日本近現代医学人名事典

1868–2011

泉 孝英 編

医学書院

序

本事典は、わが国において西洋医学が公式に採用された慶応4／明治元(1868)年3月から平成23(2011)年末までの約145年間において、わが国の医学・医療に携わり、物故された人物3762名についての記録集である。具体的な記載項目については凡例を参照されたい。

刊行を企画した理由は、医学・医療にかぎらず、すべての人々の仕事は先人の仕事の上に成り立っているとの前提からである。したがって、先人の生き方、考えたこと、成果を記載しておくことは、後世のひとびとが次の仕事を考えるときに、大きな参考になるものであることに疑いを挟む余地はない。

まずお断り、お詫びしておくべきことを記しておきたい。

本事典の編集は、基本的には編者の個人的作業であるので、この期間の中で本書に収載すべきでありながら、掲載されていない人物が少なくはないこと、また正確さに欠ける記載があり得ることを、編者として少なからず懸念していることである。読者、関係各位からの更なる情報提供に期待したい(FAX.075-211-4505)。しかるべき時期の増補・改訂版において、加筆・訂正を行うことを目指している。

本事典の名称は『日本近現代医学人名事典』であり、医学・医療領域を網羅する人名事典たることを志して準備を進めてきた。しかし、平成24年現在の時点において〝医学・医療〟を広義に捉えるとすれば、看護学・生物学・歯学・薬学・リハビリテーション学、さらに福祉等の領域をも含めるべきであるが、本事典においては、それらの十分な記載が行われたとは判断していない。これまた、各位からの情報提供をお願いしたいところである。

なお編集開始当時には、物故者であるか否かを問わずに編集作業を進めてきた。しかし、さまざまの検討を重ねた結果、記載人物は物故者に限定することとした。資料・情報を提供いただいた各位に陳謝する。

ここで本事典の背景となる基礎事項として、明治元年以来今日まで、わが国における医学・医療のたどった道について、編者なりにまとめた概略を記しておきたい。この約145年間を、大きくは「明治・大正・昭和戦前期」「昭和戦後期」そして「平成期」の3つの時期に区分されると考えている。

明治・大正・昭和戦前期【明治元(1868)年～昭和20(1945)年】

ドイツ医学の公式採用(明治3年)以来、わが国は多数のドイツ人教師を招聘して、主として東京大学、その前身校において医学教育が行われた。卒業生は、全国各地の医学校に赴任してドイツ医学の普及を図った(参考 吉良枝郎『明治期におけるドイツ医学の受容と普及』、平成22年)。また、明治期を通じて900余名が留学のため渡独している。驚くべきこととして、文部省留学生に代表される公費留学生が250名程度であったのに、650名を超す多数の私費留学生が渡独している。わが国がドイツ医学をいかに熱心に受容しようとしたかがうかがえる。

この時代、ドイツで学んだ技法を駆使して、わが国で数多くの優れた研究が行われた。西欧においては細菌学勃興の時期である。病原菌発見の歴史は、明治6(1873)年のハンセン(ノルウェー)による「らい菌」の発見に始まり、明治15(1882)年にはコッホ(ドイツ)によって結核菌の発見が行われている。わが国においても、ペスト菌の発見(北里柴三郎　明治27年)、赤痢菌の発見(志賀潔　明治30年)が行われている。細菌学の領域だけではない。明治43年に藤浪鑑と稲本亀五郎による移植可能なニワトリ肉腫(藤浪肉腫)の発見、大正4年には山極勝三郎と市川厚一によるタールを用いた人工発癌における世界初の成功などが報告されている。いずれも、がん研究の歴史においてきわめて重要な成果であり、特に、山極・市川の仕事がなぜノーベル生理学・医学賞を受賞できなかったのかについての議論は、今なお続いている。このように、明治・大正期のわが国における医学研究は世界的にも注目された研究が少なくない。まさに、医学にとっても『坂の上の雲』(司馬遼太郎　昭和43年)の時代であった。

一方、医療の面をみれば、明治7年の「医制」発布以来、近代的医療制度の確立が図られたが、この時期はなお、わが国が伝染病(感染症)対策に終始した時代であった。明治初期・中期は、コレラ、赤痢、腸チフスなどの急性伝染病の時代と言える。明治12年のコレラ大流行では、罹患数16万２６３７人、死者数10万５７８６人もの驚くべき数字が記録されている。政府は明治９年の天然痘予防規則以来、海港虎列刺病伝染予防規則(明治12年)、伝染病予防規則(明治13年)などの法令を制定して対策に躍起となったが、その制圧には程遠い状況であった。また、慢性伝染病である結核、ハンセン病の制圧を目指しての立法が行われたのは、それぞれ明治も末期の37年、40年に至ってのことである。

この時期、伝染病対策が遅々として進まなかった理由としては、抗菌薬が未開発であったことが挙げられるが、より基本的には、この時期、絶えず起こった戦乱・戦争――慶応４年の戊辰戦争以来、台湾出兵、西南の役、日清戦争、北清事変、日露戦争、シベリア出兵、済南事件、満州事変、日中戦争、そして昭和16年の大東亜戦争――のために多大の軍事費を要し、民生費は乏しく、上下水道といった急性伝染病の防疫上、最低限必要な環境整備すらできなかったことがある。しかし、われわれ日本人が特に好戦的であったわけではない。問題は、明治の開国以来の人口の急増による財政面での圧迫であった。明治３年から昭和15年までの70年間に、日本人はほぼ倍増した。明治元年には、早くも米国(ハワイ・本土)移民が始まり、明治41年にはブラジル移民が始まったが、いずれも相手国から門戸を閉ざされることになり、昭和7年には最後の移民地としての満州移民が開始された流れがある。このなかで、日清、日露戦争の勝利を受けて、わが国は台湾(明治28年)、朝鮮(明治43年)の外地経営に乗り出さざるを得なかった不幸な歴史がある。

昭和20年8月、日本の敗戦を迎えて、内地人口７２００万人の国土に、軍人・一般邦人を含めて５１０万人が加わった。食糧難・住宅難・交通難のなかで、引揚者からのコレラ、発疹チフスなどの急性伝染病の国内への侵入・流行が懸念されたが、10月に厚生省は臨時防疫局を設置して、伝染病に対する水際作戦を展開し、大きな被害を出さないという見事な成果を挙げている。当時の防疫関係者、厚生技官の労苦は、わが国の医療史に明記されておくべきことである。

また、この時代の前後、重要な施策が行われている。「日本医療団」の発足(昭和17年6月)と病院・療養所の国有化政策である。戦時下という状況のなかで強行されたことであるが、「医療国営化・公営化」は、戦時体制の一つとしてではなく、医療の社会化・社会保障としての医療を考える上で、避けて通れない検討課題である。現在、欧州の国民皆保険の国々は、原則、公営医療である。少なくとも、病院は公営である。日本医療団は、米占領軍の意向を受けて昭和22年11月に解散した。そのわずか13年5か月後には、「国民皆保険」である。日本医療団が温存できておれば、現在の医療の混乱も少しは防げたかもしれないと思うと残念なことである。

昭和戦後期【昭和20(1945)年～昭和64(1989)年】

医療史の上でみれば、死因第1位だった結核に代わり、脳血管疾患が死因第1位となった昭和26年から戦後期が始まることになる。昭和戦前期と較べて最も大きな変化は、医学の面では「ドイツ医学から米国医学」への転換であり、医療面では「国民皆保険」の実現(昭和36年)がある。

なぜ、「ドイツ医学から米国医学」であったのか。一つの要因は、二度にわたる世界大戦でいずれもドイツが敗北を喫し、特に第二次世界大戦後、東西に分割されたことによるその国力低下がある。しかし、より大きなことは、昭和24年に開始されたガリオア留学生、28年からのフルブライト留学生として、多数の日本人研究者・医師が米国に向かい、その帰国者によって米国医学が急速にわが国に普及したことである。

ペニシリン、ストレプトマイシンをはじめとする抗菌薬のわが国への導入とその開発・普及によって、伝染病(感染症)は激減した。しかし、抗菌薬だけが感染症を制圧したわけではない。生活環境(居住、大気、上下水道、栄養)、労働環境(職場環境、労働時間の減少)の改善・向上の果たした役割もきわめて大きい。加えて、最大の要因は「国民皆保険化」に代表される医療環境(医療施設、医療機器、薬剤)の整備・充実である。このような戦後の国民生活の向上・環境の改善は、わが国の経済成長、特に昭和30年から48年まで続いた高度経済成長に支えられたことであった。また戦後は、戦争が一度もない国となり、戦前に比較して軍事費が激減したことは、民生費、社会保障費の確保をもたらしたことは、銘記して強調されねばならないことである。

明治初年、国民の平均寿命は男女とも30歳程度であった。そして、大東亜戦争前の昭和15年になっても男46・9歳、女50・0歳の状況であったが、戦後、急速な延びをみせ、平成元年には男75・9歳、女81・8歳に延長した。

感染症に代わって浮上してきたのは、「成人病(脳卒中、がん、心臓病)・生活習慣病」である。昭和32年から開始された成人病対策は、平成8年には〝生活習慣病〟と名称が変更され、国家的レベルで対策が講じられるようになった。

一方、戦後の医学研究の動向をみると、米国医学の導入にあまりにも忙しく、「日本人は、学問であれ宗教であれ、外国で生まれたものをわが国に移植して自分のものとし、文化を作り上げてきた。必然的に外国産を尊重し、それを持ち込んだ個人をも尊敬した。加えて、外国で生まれたばかりのものを重要だと判断した。このような傾向は日本民族に深く染み付いた歴史的な体質になっているのではなかろうか」(小高健『日本近代医学史』、平成23年)との指摘を否定できない状況にあったことは事実である。"Nature" "Cell" 両誌に追悼文(いずれも２００９年4月)の掲載された花房秀三郎の「がん遺伝子の先駆的研究」(昭和38～52年)、利根川進の「多様な抗体を生成する遺伝的原理の解明」(昭和62年ノーベル生理学・医学賞)は、いずれも外国で生まれた業績である。

平成期[平成元(1989)年～]

現在に至るこの期を代表する象徴的なできごとは、「介護保険」の実施(平成12年)である。医療から介護への転換である。理由は、世界の文明国家に例をみない速度で進展した「人口の高齢化」にある。平成23年の老年人口(65歳以上)は２９７５万人、全人口の23・3%で、なかでも75歳以上の後期高齢者は１４７１万人、全人口の11・5%に達している。

なぜ、高齢者は増加したのか。病気による死亡が減少したためである。その理由は二つある。一つは生活環境(居住、大気、上下水道、栄養)、労働環境(職場、労働時間)のさらなる改善・向上による病気自体の減少である。もう一つは医療環境(施設、機器、薬剤)の改良による治療の向上である。

「成人病・生活習慣病」対策の成果として、平成期になっての病気の減少は目覚ましいものがある。脳卒中、虚血性心疾患は激減している。がんにおいても、肺がんのように増加しているものもあるが、全体としてみれば、近年の減少傾向は明らかである。

長寿自体は大変結構なことである。問題は医療・介護費、さらには生計費の負担を、わが国の社会が支えられるかである。現状、後期高齢者の医療・介護に用いられている経費は約18兆円であり、今後のさらなる増額は必至である。その増加を支えるためには、当然、経済活動の活性化が必要である。同時に「適切な医療・介護、妥当な医療・介護費」を目指しての検討が必要である。後期高齢者医療だけの問題ではない。わが国の医療全体として、英国・北欧の社会保障型国家に比較すると、国民1人あたりの年間受診回数は3～5倍、医師1人あたりの年間診療回数は3～8倍、病床数（人口あたり）は4～5倍、平均在院日数は2～3倍、人口あたりのCT台数は4～13倍、MRI台数は3～7倍、透析患者数は4倍の状況である。これらの数字だけをもって過剰医療というわけではないが、日本の医療水準の高さを示すことではない。

なお、本書の編集作業も大詰めに近くなった10月8日、大きな朗報がもたらされた。山中伸弥教授（京大）のノーベル賞受賞である。わが国で生まれた仕事に対する初の生理学・医学賞である。その業績である「iPS細胞の開発」（2006／平成18年）は、共同受賞者のジョン・ガードン卿の「クローンオタマジャクシ作製」（1962／昭和37年）の延長線上の成果であり、冒頭で記した「人々の仕事は先人の仕事の上に成り立っていること」を改めて感じさせられた快挙であった。授賞理由は「成熟細胞が初期化され、多能性をもつことの発見」。まさに生理学賞に値する偉業である。山中教授への次なる大きな期待は、iPS細胞の臨床応用・実用化である。巨大な壁への挑戦ではあるが、山中教授の二度目の栄誉を期待したい。

わが国の医学史・医療史をめぐってのこのような記載が適切かどうかの議論は別としても、本書に記載された多数の有名・無名の人物が生きてきた道を、それぞれの時代と照合してみるとき、さまざまな思いに駆られるのは編者だけではあるまいと思われる。

最後に、謝辞を記させていただきたい。

本書の記載内容は、別記のようなきわめて多数の刊行物（書籍、雑誌、新聞等）と公開されている各種データベースを参考にさせていただいた。なかでも大正10年創刊以来、91年の歴史をもつ『日本医事新報』、また『大日本博士録』（井関九郎編、発展社、大正10年～昭和5年）に拠るところが大きい。特に謝意を記載しておきたい。

情報提供をいただいたご遺族・ご親族、調査に利用させていただいた国立国会図書館、編者の地元にある京都府立図書館、京都府立医科大学図書館、京都大学医学部図書館をはじめ、全国各地の図書館・資料館・史料館、ならびに編者・編集部からの問合せにご回答・ご協力いただいた各大学・教室・医局、病院その他の関係者に厚くお礼申し上げたい。

また、大学停年退官後14年間、編者が本書編纂にあたった日々の暮らしを支えていただいた公益財団法人京都健康管理研究会・中央診療所の職員各位、また滋賀文化短期大学（現 びわこ学院大学短期大学部）、神戸薬科大学、同志社女子大学等の関係各位に感謝する。また、平成18年以来、厳しい出版不況の情勢下において本書刊行の意義を理解いただいた医学書院の七尾清編集長、7年に及んだ編集期間を通じて諸方面の連絡役・窓口を担当していただいた編集者青木大祐（E-mail：d-aoki@igaku-shoin.co.jp）、ならびに制作部黒田清、梅津善嗣の諸氏に深謝する。膨大な情報の処理に尽くされた三美印刷株式会社の諸氏とデザインを担当された町口覚・景兄弟に感謝する。

本書が、わが国の医学・医療のさまざまの領域において、あゆみを進めるときの道標の一つになり、さらには、方向性を考えていくよすがとなることが、編者の願いである。

平成24年12月

泉　孝英

凡例

日本近現代医学人名事典【1868-2011】

項目選定の基準

◇本事典は、日本の近現代、主に明治・大正・昭和・平成の時代において、わが国の医学・医療の発展に貢献した人物を収載した。

◇医学諸分野の研究・診療・教育の各方面において進歩・発展に寄与した出版物の著者・編集者を、原則として優先した。巻末に書名索引を設けた。

◇明治元(1868)年～平成23(2011)年末までの物故者に限定した。

◇人名は、原則として本名を記載し、よみがなを付した。旧姓、旧名、筆名(ペンネーム)、別名の類は適宜、本文に記載した。

◇外国人の人名は、原則として姓のカタカナ表記、原綴を「姓、名(ファーストネーム)」の順に記載した。

◇【専門領域】は、記載された人物の活動された領域を考慮の上、重要な領域を中心に判断した。

◇医療従事者に限定せず、患者(社会運動家)、事業家、行政官といったその周辺領域で業績を認められる人物をも項目とした。

◇文化勲章受賞者・文化功労者・学士院受賞は、原則として収載した。その他の受賞歴は、適宜取捨して記載した。

表示・表記

◇原則として、常用漢字(新字体・現代仮名遣い)を用いた。ただし、旧字・旧仮名遣いが適切と考えられる際には適宜用いた。

◇数字は、原則として洋数字を用いた。

◇見出し項目(人名)は、五十音順に配列した。濁音、半濁音は清音とみなした。促音、拗音はそれぞれ固有音、長音は読みを割愛した。同姓項目が順序として前後している場合がある。

◇氏名、よみがな、生年～没年、出身地、【専門領域】、学歴・留学歴、職歴、主たる業績・顕彰歴、姻戚関係、関連書籍(著書など)を基本情報とした。確定困難な部分は「不詳」とした。

◇生年・没年は、元号(西暦)で記載した。明治5年12月3日の太陽暦採用以前は、太陰暦による記載を行った。

◇没年は、原則として満年齢を記載した。在任・在職中の逝去の際は、原則として本文中にその年月を記載した。

◇各項目内の時系の経過には、年号(元号)を用いた。明治以降は一世一元である。本書収載時期における西暦との対応は以下の通りである。

寛政 1789～1801年	享和 1801～1804年	文化 1804～1818年
文政 1818～1830年	天保 1830～1844年	弘化 1844～1848年
嘉永 1848～1854年	安政 1854～1860年	万延 1860～1861年
文久 1861～1864年	元治 1864～1865年	慶応 1865～1868年
明治 1868～1912年	大正 1912～1926年	昭和 1926～1989年
平成 1989～2012年現在		

◇出身地は、明治4年の廃藩置県以前に出生の人物は、旧国名を併記した。出生地と生育地の判別は困難な事例が多く、必ずしも本籍地とは限らない。一般的に通用している情報として収載した。

◇外地(台湾、朝鮮、満州など)出身者は、出生地域(外地名)を記載した。

◇外国人の場合は、出生国を記載した。
◇姓名の読みは、原則として一般的な通称(『医学研究者名簿』(医学書院)、各大学同窓会名簿などに記載)を採用した。不明者は、欧文誌の論文署名を調査した。
◇学歴・卒年は、医学部以外の場合は学部名を明記した。3月以外の場合のみ卒業月を記載した。
◇医学部において、「内科学第一講座」のような場合、その正式講座(教室)名ではなく、原則として一般に用いられている「第1内科」の名称を記載した。
◇卒業後の進路において、基礎系への場合は「入室／専攻」、臨床系の場合は「入局」とした。適宜、調査可能な範囲で「指導教員・医師(上司)」名も付記した。
◇専門領域や肩書き・職種表記は、各所属機関(大学、研究所、病院など)により専攻科目、講座名、部署名などが異なり、また時代的変遷により名称変更がなされてきた背景を鑑みて、必ずしも統一できていない。
◇応召は、戦時下に令状を受け軍務に服する意味として用いた。
◇検索上の便宜のため、著名な通称表記には、↓に続けて参照項目を表示した。
◇欧米留学先の名称は、一般に使用される名称(訳語)を採用し、必ずしも現地における正式な表記・発音に拠っていない。
◇留学は、原則として「留学期間、留学形態(費用の負担者)、留学国、留学先」を記載した。
◇公費負担の留学において、文部省の負担による留学においては規程により明治3年12月～「海外留学生」、明治8年～「文部省貸費留学生」、明治15年～「文部省海外留学生」、明治25年11月～「文部省外国留学生」、大正9年9月～「文部省在外研究員」、大正11年1月～「在外研究員」と記載し、その他、各省、総督府、府県の場合は、負担者がわかるように記載した。
◇略語は、日本国内及び国際的に常用されているものを原則として採用した。
◇外国人名は、見出し語(日本語)に続けて、その源となった原綴を併記した。原則として『医学大辞典』(医学書院)の表記法に準拠し、「姓(Family name)、名(First name)」を記載した。
◇国名は、原則として漢字略称(一字表記)を用い、文脈を考慮してカタカナ表記を併用した。年表では漢字略称で統一した。

(米)アメリカ	(亜)アルゼンチン	(英)イギリス
(伊)イタリア	(埃)エジプト	(豪)オーストラリア
(墺)オーストリア	(蘭)オランダ	(加)カナダ
(韓)韓国	(玖)キューバ	(瑞)スイス
(典)スウェーデン	(西)スペイン	(中)中国
(丁)デンマーク	(独)ドイツ	(諾)ノルウェー
(洪)ハンガリー	(芬)フィンランド	(仏)フランス
(白)ベルギー	(波)ポーランド	(葡)ポルトガル
(南阿)南アフリカ	(露)ロシア	

◇学士院賞には、恩賜賞・帝国学士院賞・大阪毎日新聞東京日日新聞寄附東宮御成婚記念賞・日本学士院賞(昭和23年以降)などがあるが、帝国・日本の表記は省略し、「恩賜賞」「学士院賞」とした。
◇敬称は、省略した。

文献表記

◇原則として、国立国会図書館データベースに準拠した。明治以前のものは国文学研究資料館電子資料館に準拠した。
◇書名や篇名に『』「」は付せず、原則として副題は割愛した。

略語一覧(主要教育機関・研究施設)

◇一般名詞

医専	医学専門学校	医専部	医学専門部
医大	医科大学(医学科は省略)	看専	看護専門学校
看大	看護大学	歯科医専	歯科医学専門学校
高師	高等師範学校	高女	高等女学校

歯大　歯科大学　　女専　女子専門学校
大　大学（医学部・医学科は原則として省略）
短大　短期大学　　帝大　帝国大学
薬大　薬科大学　　薬専　薬学専門学校

◇固有名詞

・大阪医大　（府立／私立）大阪医科大学
・大阪市大　大阪市立大学
・大阪高医　大阪府立高等医学校
・岡崎生理研　岡崎国立共同研究機構生理学研究所
・化血研　化学及血清療法研究所
・癌研　癌研究会癌研究所
・北里研　北里研究所
・京大　京都大学
・胸部研　胸部疾患研究所
・九大　九州大学
・慶大　慶應義塾大学
・結研　結核研究所
・抗研　抗酸菌病研究所
・厚労省　厚生労働省
・国療　国立療養所
・五高　第五高等学校医学部（長崎）
・三高　第三高等学校医学部（岡山）
・慈恵医大　東京慈恵会医科大学
・佳木斯医大　満州国立佳木斯（ジャムス）医科大学
・体質研　体質医学研究所
・台湾医学校　台湾総督府医学校
・台湾医専　台湾総督府医学専門学校
・台北医専　台湾総督府台北医学専門学校
・台北帝大医専部　台北帝国大学附属医学専門部
・朝鮮医専　朝鮮総督府医学専門学校
・帝大　帝国大学（明治19～30年）
・伝研　（大日本私立衛生会附属）伝染病研究所
・東京医歯大　東京医科歯科大学
・東工大　東京工業大学
・東大　東京大学（明治10～19年までは「旧」と付記）
・富山医薬大　富山医科薬科大学
・二高　第二高等学校医学部（仙台）
・日医大　日本医科大学
・日赤　日本赤十字社（支部名のみ記載。本部は省略）
・日大　日本大学
・熱研　熱帯医学研究所
・阪大　大阪大学
・微研　微生物病研究所
・北大　北海道大学
・満鉄　南満州鉄道株式会社
・名市大　名古屋市立大学
・名大　名古屋大学
・予研　国立予防衛生研究所
・四高　第四高等学校医学部（金沢）
・横市大　横浜市立大学
・労研　労働科学研究所

あ

相沢豊三　あいざわ・とよぞう

明治41(1908)~平成6(1994)年(86歳)、神奈川

【内科】 昭和7年慶大卒。内科入局(西野忠次郎教授、大森憲太教授、平井文雄教授)、18年4月講師、21年1月兼医専部教授(~27年3月)、9月助教授、26年4月東邦大教授、30年1月慶大教授、45年5月退職。▽笑気ガスを用いる脳循環測定法をわが国に導入した。高血圧、脳血管疾患における脳循環・代謝動態の研究で知られる。

【著書】愛のざわごと(昭50) **【共著】**血圧(昭37)、高血圧と低血圧(昭38)

相澤久道　あいざわ・ひさみち

昭和25(1950)~平成23(2011)年(60歳)、宮崎

【内科(呼吸器)】 昭和52年九大卒。6月附属病院研修医(呼吸器科)、53年5月九州厚生年金病院研修医(内科)、54年6月九大附属病院医員(呼吸器科)、56年4月国療田川新生病院、57年4月九大附属病院医員(呼吸器科)、米国留学(57年7月~59年9月 カリフォルニア大サンフランシスコ校心臓血管研究所研究員、ナーデル教授の下で気道過敏性の研究に従事)、59年10月九大附属病院医員(呼吸器科)、60年1月九大胸部研助手、平成5年10月九大附属病院講師(呼吸器科)、6年10月医学部助教授(呼吸器科)、11年4月国療福岡東病院臨床研究部長、13年9月久留米大教授(第1内科)、18年4月(呼吸器・神経・膠原病内科)、在職中、23年2月急逝(4月日本呼吸器学会学術講演会長を予定されていた)。

【編著】気管支喘息の診療ポイントガイド(平20)、臨床呼吸器内科マニュアル(平21) **【共編】**呼吸器疾患研究の展望(平18) **【監修】**気管支喘息とCOPDの類似点・相違点(平19)

相沢　幹　あいざわ・みき

大正14(1925)~平成15(2003)年(78歳)、北海道

【病理学】 昭和22年9月北海道帝大卒。実地修練、23年10月第1病理入室(武田勝男教授)・大学院特別研究生、27年7月助教授、米国留学(32年~35年 スローン・ケタリングがんセンター)、40年6月教授、医学部長(58年7月~62年7月)、63年3月停年退官。退官後、北海道公安委員(平成元年8月~)、委員長(6年6月~7年8月)。▽病理学を講じた他、医学部進学課程において「医師の倫理と医の倫理」を担当した。▽昭和52年北海道医学賞(移植と移植免疫の研究)、55年日本医師会医学賞(日本人のHLA抗原の研究)

【著書】銀杏並木の晩秋(昭63) **【共編】**免疫の病理(昭44)、新病理学各論(改訂10版 昭59)、新病理学総論(改訂14版 昭62)

相磯和嘉　あいそ・かずよし

明治42(1909)~平成12(2000)年(90歳)、静岡

【衛生学】 昭和11年千葉医大卒。第2外科入局(瀬尾貞信教授)後、衛生学入室(松村粛教授)、講師を経て、19年10月助教授、21年9月教授(腐敗研究所・第1部)、27年4月千葉大教授、45年8月学長、51年7月退官。退官後、国際武道大教授、東京家政学院大教授、聖徳学園短大教授。▽腐敗菌研究の第一人者。ストレプトマイシンを梅沢浜夫とともに、日本の土壌から最初に分離、国産ストレプトマイシンを初めて製造した。また、千葉大学長時代は千葉大キャンパスの統合化を図った。

【著書】欠如と花花 相磯和嘉喜寿相磯夫妻結婚五十年記念歌文集(昭60) **【共著】**ストレプトマイシンと結核療法(昭24)、食品衛生学概説(昭39)、食品衛生実験(昭42)、応用微生物学(昭43) **【歌集】**相磯和嘉集ゐのはな(昭44)、拠点(昭45) **【自伝】**岬の家(平元)

青池勇雄　あおいけ・いさお

明治43(1910)~平成14(2002)年(92歳)、福井

【整形外科】 昭和10年東京帝大卒。整形外科入局(高木憲次教授)、19年4月東京医歯専教授(初代 医学部整形外科)、26年4月東京医歯大教授、附属病院国府台分院長(31年4月~34年3月)、附属病院長(45年4月~47年7月)、附属病院霞ケ浦分院長(事務取扱 45年5月~46年6月)、51年3月停年退官。退官後、川口総合病院長(51年4月~63年2月)。

【共編】外科・整形外科臨床検査法(昭39)、臨床外科全書全10巻(昭40~43)、骨系統疾患 その分類と病態(昭51)

青池　卓　あおいけ・たかし

大正13(1924)~平成10(1998)年(73歳)、新潟

【内科】 昭和23年新潟医大卒。実地修練、第2内科入局(桂重鴻教授)、33年信楽園副園長、37年園長、

43年（信楽園病院に改組）院長、平成2年名誉院長。▽長く結核治療に携わってきたが、結核の激減とともに、成人病医療に転換。43年、民間病院としては、全国で初めて慢性腎不全患者のための人工透析を開始した。

青木 薫　あおき・かおる

明治10（1877）～昭和13（1938）年（61歳）、東京

【細菌学】 旧姓外山。明治38年12月東京帝大卒。39年7月第1内科入局（三浦謹之助教授）、独留学［私費、40年7月～大正2年8月 シュトラスブルグ大で衛生学・細菌学を修得、助手（41年10月～44年10月）として細菌学、免疫学研究に従事、帰国］、3年2月農商務省原蚕種製造所嘱託、4年1月東北帝大医専部講師、7月東北帝大教授（初代 細菌学）、昭和13年3月停年退官。▽東北帝大にわが国初の医学図書館を開設。▽外山亀太郎（遺伝学者、東京帝大教授）は兄。

青木九一郎　あおき・くいちろう

明治21（1888）～昭和47（1972）年（83歳）、東京

【陸軍軍医（航空医学）】 大正4年京都帝大卒。陸軍軍医、5年7月（2等軍医）、8年12月（1等軍医）、13年8月（3等軍医正）、旭川衛戍病院附、昭和16年10月（軍医中将）、11月南方軍軍医部長、19年3月東部軍司令部附（陸軍航空研究所長）、4月待命、予備役編入、12月京都帝大教授（航空医学）、21年3月退官（航空医学講座廃止、軍歴のため教職追放）、29年4月大阪医大教授（衛生学・公衆衛生学）、37年3月退官。

青木恵哉　あおき・けいさい

明治26（1893）～昭和44（1969）年（75歳）、徳島

【社会事業家、ハンセン病医療】 明治42年（16歳）頃、ハンセン病発病、四国遍路（44年、45年、大正2年）、4年大島療養所仮収容所に収容、5年大島療養所入園、7年洗礼を受ける、11年父の死のため帰郷、12年熊本回春病院入院、昭和2年リデル院長より伝道のため沖縄に派遣され、ハンセン病収容所の建設に努力、12年ＭＴＬ（Mission to Lepers ハンセン病患者への伝道）相談所開設、13年ＭＴＬ相談所は厚生省に移管され、沖縄県立国頭愛楽園となる。

【著書】 選ばれた島（昭33）

青木貞章　あおき・さだあき

明治35（1902）～昭和32（1957）年（54歳）、長野

【病理学】 大正14年慶大卒。病理学入室（草間滋教授）・助手、海軍短期軍医、昭和7年2月講師、9年4月助教授、14年6月応召（上海、シンガポール海軍病院勤務）、20年（軍医少佐）復員、21年8月教授、在職中、32年2月逝去。

【著書】 肺結核治癒の病理（結核新書 昭30）

青木清四郎　あおき・せいしろう

明治27（1894）～昭和29（1954）年（60歳）、栃木

【産婦人科】 大正13年慶大卒。産婦人科入局（川添正道教授）、14年3月小樽病院産婦人科次長、昭和3年4月市立小樽病院産婦人科、4年7月医長、14年3月副院長、16年11月北支・華北交通青島鉄道病院長、戦後、23年1月国立栃木病院長、在任中、29年12月逝去。

青木大勇　あおき・ひーろ

明治9（1876）～昭和20（1945）年（68歳）、佐賀

【皮膚科】 明治30年11月五高卒。台湾・台北医院、32年4月台湾医学校開校・嘱託講師（皮膚科・黴毒科・外科）、34年12月台中医院外科医長、独・米留学（私費、37年2月～9月）、38年東京・牛込区にて開業、大正3年5月長崎医専教授（皮膚科）兼長崎県立病院科長、5年4月学友会問題紛糾のため休職、5月開業（長崎皮膚科病院）、長崎市議、昭和7年9月吉林省立医院長、11月兼医学校長、12年退職、長崎に帰る、17年9月山西省立桐旭医学専科学校名誉校長、12月帰国。▽ハンセン病対策について多くの提言を行った他、戦争中、満州、中国における医学校の再開に奔走・尽力した。▽青木義勇（細菌学、長崎大教授）は長男。

【著書】 最近黴毒療法（明43）、平凡な六十年 佐賀出身・五高医学部・長崎医専（昭11）、丹毒と其の治療の実際（昭15）

青木正和　あおき・まさかず

昭和2（1927）～平成22（2010）年（82歳）、東京

【内科（結核病学）】 昭和28年東大卒。実地修練、29年12月結核予防会結研医員（隈部英雄所長、岩崎龍郎研究部長）、30年4月渋谷診療所医員、31年6月結研医員、41年2月臨床学研究科長、49年7月疫学研究科長、52年12月第2研究部長、59年10月副所長、62年4月所長（～平成8年7月）、62年7月定年退職。退職後、結核予防会理事・常任理事（平成2年3月

〜)、理事長(8年7月〜)、副会長(11年7月〜)、会長(12年3月〜)、在職中、22年5月逝去。▽多数の結核啓蒙書を刊行している。▽平成6年保健文化賞(結核予防の分野において保健衛生の向上に貢献)▽妻は、青木玉(随筆家、幸田露伴の孫)。

【著書】肺癌検診提要(昭63)、ヴィジュアルノート(結核基礎知識 平3、結核その現状と今後 平8、結核院内感染防止ガイドライン 平10)、結核の歴史(平15)、医師・看護職のための結核病学(①基礎知識 平14、②感染・発病の診断 平15、③、④治療1、2 平15、⑤予防 平15、⑥肺外結核症・非結核性抗酸菌症 平15、結核を病んだ人たち 平16、コッホ現象 平16) **【共著】**新しい化学療法のすべて2版(結核予防新書 昭42) **【共編】**子どもの結核(新ヘルス・ライブラリー11 平7)

青木正博 あおき・まさひろ

大正9(1920)〜昭和59(1984)年(64歳)、長野

【産婦人科、社会運動家】 昭和21年東北大卒。実地修練、産婦人科入局(篠田糺教授)、薬理学(寺坂源雄教授)にて研究従事、30年4月産婦人科開業(父業継承 青木産婦人科病院)。▽自然保護と天文(富士見町に天体観測所を設置)の分野で活躍。長野県の有料道路ビーナスラインの開設反対運動に取り組み、ルートの一部を変更させた。

【編著】自然保護への道 70年代信州の自然保護運動(昭59)

青木大 あおき・まさる

大正4(1915)〜昭和45(1970)年(55歳)、大阪

【薬学(薬剤学)】 昭和13年東京帝大卒(医学部薬学科 藤田直市教授)。生薬学入室(第3講座 朝比奈泰彦教授)、19年3月助手(浅野三千三教授 〜22年8月)、23年6月阪大附属病院薬局長(文部技官)、27年9月教授(薬学部・薬剤学)兼薬局長、在任中、45年4月逝去。▽界面活性剤の利用による防腐剤の活性低下についての詳細な研究がある。▽大阪府病院薬剤師会長を務めた。

【著書】病院薬局の実際(昭41) **【伝記】**青木大 大阪大学医学部附属病院薬剤部長(伊佐幸雄 平4)

青木義勇 あおき・よしお

明治38(1905)〜平成2(1990)年(84歳)、佐賀

【細菌学】 昭和6年長崎医大卒。細菌学入室(内藤達雄教授)、11年4月大邱医専教授(細菌衛生学)、15年7月長崎医大助教授(細菌学)、17年5月教授(東亜風土病研究所・細菌部、21年4月風土病研究所と改称、22年9月まで在任)、17年9月同仁会漢口診療防疫班防疫部長嘱託(〜20年3月)、20年4月応召(西部軍管区防疫部に勤務、原爆被爆を免れる)、21年3月長崎医大教授(細菌学)、24年5月長崎大教授、46年3月停年退官。退官後、九州医学技術専門学校長(54年7月〜61年3月)。▽青木大勇(皮膚科、長崎医専教授)は父。

【著書】同仁会診療防疫班(昭50) **【編著】**長崎の学生の歌私家楽譜集 第1集〜第6集(昭52)

青地修 あおち・おさむ

大正13(1924)〜平成4(1992)年(67歳)、京都

【麻酔科、麻酔・蘇生学】 旧姓井上。昭和23年9月名大卒。京都第一赤十字病院にて実地修練、25年1月京都府立医大第2外科入局(横田浩吉教授、河村謙二教授)、27年7月助手、28年2月国立青野ケ原療養所外科医長、9月京都府立医大助手、米国留学[京都府立医大派遣、28年12月〜33年1月 ブルックリンジューイッシュ病院麻酔科研修医(パリン教授)]、34年3月京都府立医大附属病院麻酔科開設とともに助手(学内講師)、10月麻酔科部長、41年8月名市大教授(麻酔科)、附属病院長(47年9月〜50年3月)、医学部長(61年3月〜平成元年3月)、2年3月定年退職。退職後、淀川キリスト教病院麻酔科ペインクリニック(3年4月〜)、在職中、4年2月逝去。▽日本ペインクリニック学会(昭和44年)、日本集中治療医学会(49年)、日本臨床麻酔学会(55年)、日本蘇生学会(57年)設立の発起人、平成3年4月からは東海尊厳死協会理事長を務めた。

【著書】小児麻酔の実際(昭32)、集中治療医学第1巻〜第4巻(昭53〜55)、術前・術後管理ハンドブック(昭55)、麻酔法ガイダンス(昭57) **【共編】**ICUハンドブック(昭51)

青柳安誠 あおやぎ・やすまさ

明治32(1899)〜昭和57(1982)年(83歳)、秋田

【外科(結核外科)】 大正13年6月京都帝大卒。第1外科入局(鳥潟隆三教授)、14年4月助手、昭和3年10月講師、6年日赤福井支部病院外科医長、7年4月大阪女子高等医専教授、独留学(文部省在外研究員、9年12月〜10年12月)、13年5月京都帝大教授(第2外科)、22年9月京大教授兼京大結研所長(24年6月〜25年3月)、37年5月停年退官。退官後、関

西医大客員教授、関西電力病院長(41年5月～47年5月)。昭和46年4月叙勲辞退。▽青柳有美(ジャーナリスト、随筆家)は父。

【著書】PETIT忘れえぬ人々(昭38) 【編著】臨床の進歩第1巻～第8巻(昭24～30) 【共編】肺結核(昭29)、医学大字典 和羅英独仏対照(昭33)

青山進午　あおやま・しんご

明治39(1906)～平成10(1998)年(92歳)、愛知
【内科】 昭和4年愛知医大卒。第2内科入局(酒井繁教授)、8年12月名古屋医大講師、12年8月欧米出張、兼同仁会開封診療防疫班長(14年5月～19年7月)、河南省立開封医学専科学校名誉校長(19年4月～10月)、15年12月名古屋帝大助教授、21年4月名古屋帝大教授、22年10月名大教授、附属病院長(36年3月～38年3月)、名鉄病院長兼任(38年8月～42年7月)、44年3月停年退官。退官後、名鉄病院長(44年4月～54年1月)。
【共著】消化器疾患第2(現代治療学体系第7 昭33)、循環器疾患第1a(現代内科学体系第4 昭36)

青山胤通　あおやま・たねみち

安政6(1859)～大正6(1917)年(58歳)、江戸(東京)
【内科】 幼名助松。明治15年東大(旧)卒。ベルツに師事、独留学(文部省海外留学生、16年3月～20年8月 ベルリン大にてライデン教授に内科学、病理学を学び、帰途、仏・パリ大神経学シャルコー教授にも学び帰国)、9月医科大学教授、26年9月(第3内科)、医科大学附属病院長(25年2月～26年1月)、医科大学長(34年9月～大正6年9月)、伝研所長(大正4年1月～5年3月 文部省移管後初代)、在任中、大正6年12月逝去。▽帝大における日本人最初の教授。明治27年10月香港、華南各地に流行したペスト病治療法研究のため北里柴三郎とともに出張。出張中、ペストに罹患したが治癒。41年桂太郎(総裁)、渋沢栄一(副総裁)らとともに癌研究会をおこし会頭。大正3年伝研の内務省から文部省への移管問題が起こり、医科大学長であったため北里柴三郎と対立、渦中の人となる。薬局方調査委員、陸軍の脚気調査会顧問などを歴任した。明治32年には医師会法案反対運動に参加した。明治45年7月三浦謹之助とともに明治天皇の診療に当たった後、三浦謹之助、佐藤三吉とともに大正元年8月宮内省御用掛を命ぜられた。▽明治39年学士院会員 ▽青山徹蔵(外科、東京帝大教授)は養子。
【著書】ペストニ就テ(明32) 【共編】日本内科全書巻1～巻8(大2～14) 【伝記】青山胤通(鵜崎熊吉編 昭5)、思い出の青山胤通先生(熊谷謙二編 昭34)

青山徹蔵　あおやま・てつぞう

明治15(1882)～昭和28(1953)年(70歳)、長野
【外科】 旧姓熊谷。明治39年12月東京帝大卒。40年11月第1外科入局(近藤次繁教授)・助手(～41年1月、44年5月～45年1月)、独留学(私費、大正元年～3年 ベルリン、フライブルグ、ライプチヒ在留)、大正3年12月講師・三井慈善病院外科部長、8年11月助教授、14年12月教授、昭和11年12月視力障害のため退官。▽腹部外科、特に胆石症、胃潰瘍の外科療法の権威として知られた。▽青山胤通の養子(娘婿)、熊谷岱蔵(内科・結核病学、東北帝大教授)は実兄、熊谷直樹(眼科、新潟医大教授)は実弟、山田詩郎(内科、金沢医大教授)は義弟。
【著書】小外科総論(昭6)

青山友三　あおやま・ゆうぞう

大正15(1926)～平成11(1999)年(73歳)、東京
【病理学】 昭和25年東大卒。実地修練、病理学入室、28年9月伝研第6部(病理)入所(宮崎吉夫教授)、40年11月助教授、42年6月医科研病理学研究部(草野信男教授)、46年5月教授、61年3月停年退官。▽日本脳炎ウイルス抗原の証明に成功(昭和38年)。
【共著】歯科におけるウイルス性疾患の予防(クインテッセンス・ポケット 昭60) 【共編】ウイルス感染症の臨床と病理(平4)

赤井貞彦　あかい・さだひこ

昭和2(1927)～平成3(1991)年(64歳)、新潟
【外科】 昭和24年新潟大医専部卒。25年8月第1外科入局、33年10月講師、37年11月助教授、41年4月新潟県立がんセンター新潟病院外科第1医長、62年4月院長、在職中、平成3年9月逝去。▽乳癌の外科療法の他、乗馬歴でも知られる。▽昭和39年電気泳動学会児玉賞(癌患者の電気泳動像)
【共著】新潟県の胃癌(昭61) 【自伝】病床雑感(平3)

赤石 英　あかいし・すぐる

大正8(1919)～平成11(1999)年(79歳)、岩手
【法医学】 昭和18年東北帝大卒。法医学入室(石川哲郎教授)、東北大医専部講師を経て、23年11月岩手衛生研究所長(～27年3月)、25年岩手医大講師、27

年1月弘前大教授、41年4月東北大教授、58年3月停年退官。退官後、宮城県赤十字血液センター長(58年10月〜平成5年7月)。▽微量の血痕から血液型を判別する型別二重結合反応の開発、大腿四頭筋短縮症の原因が溶血性の強い注射液であることの確認などの業績で知られる。

[著書]法医学は考える(昭42)、臨床医のための法医学(昭42)

赤岩八郎 あかいわ・はちろう

明治14(1881)〜昭和37(1962)年(81歳)、徳島

【外科】 明治40年12月京都帝大福岡医大卒。第1外科入局(三宅速教授)・助手、44年11月助教授、米・瑞留学(文部省外国留学生、大正6年3月〜9年4月)、9年11月青森県立病院長兼外科・皮膚科・泌尿器科部長、11年8月岡山医大教授(第1外科)兼附属医専部教授(〜13年4月)、附属医院長(14年4月〜昭和2年3月)、2年12月九州帝大教授(第1外科)、附属病院長(5年3月〜7年3月)、医学部長(11年11月〜13年12月)、16年3月停年退官。退官後、日本海員掖済会戸畑病院長。▽岡山医大在任中、脳外科、胸部外科、胃腸外科、胆道外科と広範な分野を担当した。

[著書]各科に必要なる小手術の実際(昭14)、外科小手術の実際(昭23)

赤木勝雄 あかぎ・かつお

明治27(1894)〜昭和39(1964)年(69歳)、北海道

【内科、寄生虫学】 大正9年12月東京帝大卒。10年1月から東京帝大理学部動物学教室、北里研寄生虫研究部において研究に従事した後、5月東京帝大第3内科入局(稲田龍吉教授)、助手を経て、昭和5年4月日医大教授(内科 第一病院内科部長)、16年5月兼殉公団大陸衛生班長、18年1月兼満蒙開拓青年義勇軍病院顧問、20年6月日医大鶴岡学部主任(戦争中疎開のため)、7月日医大荘内病院長、35年1月日医大教授(衛生学・公衆衛生学)、在職中、39年6月逝去。▽回虫、蟯虫の研究者として知られ、昭和4年日本寄生虫学会設立に発起人として参加している。

赤木五郎 あかぎ・ごろう

明治42(1909)〜平成11(1999)年(90歳)、岡山

【眼科】 昭和10年岡山医大卒。眼科入局(畑文平教授)、13年青森県立病院眼科部長、15年12月岡山市民病院眼科医長(岡山医大臨時専門部講師)、17年1月岡山医大講師、18年5月満州国佳木斯医大教授、戦後、広共済病院眼科勤務を経て、22年4月広島県立医専講師、9月教授、23年4月広島県立医大教授、26年10月岡山医大教授、29年岡山大教授・附属病院長(36年5月〜39年4月)、39年5月岡山大学長、44年5月退官。退官後、川崎医大学長(45年4月〜47年3月)、岡山県立短大学長(49年4月〜55年3月)、ワールドオプティカル・カレッジ校長(平成元年1月〜10年12月)。

[著書]緑内障の病因と病理(日本眼科全書第25巻 昭34)、眼鏡学(平4) [共著]眼屈折(日本眼科全書第8巻 昭29) [自伝]わが人生の記録(昭50)、老人のたわごと(平8)

赤倉一郎 あかくら・いちろう

明治41(1908)〜昭和52(1977)年(69歳)、東京

【外科】 昭和10年慶大卒。外科入局、応召(12年9月〜17年3月)、19年講師、再応召(19年2月〜21年)、22年4月国療神奈川療養所医長、29年北里研附属病院部長、31年5月慶大教授、附属病院長(42年11月〜44年11月)、45年3月退職。退職後、国立栃木病院長(45年3月〜)、在任中、52年6月逝去。

[共編]胸部外科学上・中巻(昭38、41) [追悼]赤倉一郎 人と業績(昭60)

赤坂俊夫 あかさか・としお

大正11(1922)〜平成11(1999)年(76歳)、岩手

【皮膚科、泌尿器科】 昭和17年岩手医専卒。皮膚泌尿器科入局(増田六之助教授)、28年講師、31年助教授(伊崎正勝教授)、36年赤坂病院開設・院長。▽売春婦の検診に従事して以来「正しい性知識の普及」を目指しての啓蒙運動を展開した。▽岩手県私立病院協会長を務めた他、テレビドクターを務め、岩手県ウエイトリフティング協会長、岩手県バスケットボール協会長、岩手県柔道連盟顧問、岩手県少林寺拳法連盟副会長、岩手県表千家副支部長などを歴任した。

[随筆]赤坂俊夫のドクター日記(昭55)、続(昭63)

赤崎兼義 あかざき・かねよし

明治36(1903)〜平成元(1989)年(86歳)、宮崎

【病理学】 昭和2年東京帝大卒。病理学入室(長与又郎教授、緒方知三郎教授)、8年新潟医大助教授、独留学(10年3月〜12年3月 フライブルグ大アショ

フ教授)、12年4月新潟医大教授、29年7月東北大教授(第2病理)、40年3月停年退官。退官後、愛知県がんセンター研究所長(40年4月~54年3月)。▽珪肺症の病理、網内系の細胞学的研究などの業績があり、昭和36年には日本網内系学会設立に関与した。▽昭和43年中日文化賞(網内系学会を中心とした指導的役割)

【著書】病理学総論(昭35)【共著】毒性病理学(昭62)【編著】臨床家のための剖検例討議集(昭32)、病理学各論第1、第2(昭39)

赤沢乾一 あかざわ・けんいち

明治6(1873)~昭和37(1962)年(89歳)、広島

【内科、社会事業家】 明治28年三高卒。病院勤務、35年岡山市内にて開業、大正6年岡山博愛会病院内科主任、11年岡山博愛会理事長兼会長、岡山市医師会長(昭和5年~9年)。▽就実高女・就実高校理事長、岡山市社会教育委員など、教育・社会事業に貢献した。また、家蔵の古医書を岡山大学図書館鹿田分館に寄贈した。短歌をよくし五声会同人として多くの和歌を残している。

明石勝英 あかし・かつひで

明治41(1908)~昭和53(1978)年(69歳)、北海道

【産婦人科】 昭和7年北海道帝大卒。産婦人科入局(大野精七教授)、9年8月助手、11年3月講師、16年6月臨時医専部教授、召集(16年7月 満州在勤、戦後、中国に抑留・留用され、23年10月中国医大教授、28年8月帰国)、留用中、21年4月附属医専部教授、25年8月北大助教授、29年1月札幌医大教授、49年3月定年退職。▽抑留中の体験を「中共下の日本人医務工作者」と題して、『日本医事新報』(昭和30年)に1607~1614号まで8回にわたり、また「中共抑留九年」を1624~1632号まで8回にわたり連載している。▽大野精七(産婦人科、北海道帝大教授、札幌医大学長)の娘婿。

【著書】腟式手術の実際(昭49)、臨床解剖学2(現代産科学婦人科学大系1B 昭50)【共著】手術学総論3(同13B2 昭48)、子宮頸癌根治手術(臨床産婦人科手術全書8 昭56)

明石嘉聞 あかし・かもん

明治30(1897)~昭和48(1973)年(76歳)、北海道

【医学教育、内科、社会事業家】 昭和3年京都府立医大卒。内科入局、6年近江八幡にて田鶴子夫人とともに開業(明石医院)、16年10月川崎市にて開業(東横医院)、22年6月宗教法人聖マリアンナ会設立、10月東横病院開設、27年宗教法人を財団法人に改組、28年東横第二病院、32年東横第三病院、46年聖マリアンナ会を母体として東洋医大(47年聖マリアンナ医大と改称)を開設した。▽戦後、実妹明石志都香(修道女)が昭和19年12月29日、ニューヨークにて他界したとの報に接し、社会事業に生きることを決心し、宗教法人聖マリアンナ会、財団法人聖マリアンナ会を設立し、病院開設、医大開設に至ったと伝えられる。

明石 謙 あかし・けん

昭和9(1934)~平成17(2005)年(70歳)、岡山

【整形外科、リハビリテーション医学】 昭和34年岡山大卒。35年7月整形外科入局(児玉俊夫教授)、36年1月香川県立ひかり整肢学園、米国留学(38年7月 ピッツバーグ・セントフランシス病院、39年7月 ニューヨーク大リハビリテーション医学研究所)、42年2月岡山大整形外科助手、44年7月附属病院理学療法部講師、50年4月川崎医大教授(リハビリテーション)・附属病院リハビリテーション科部長、平成12年3月定年退職。▽平成7年4月川崎医療福祉大教授・リハビリテーション学科長、17年4月特任教授。▽昭和50年4月川崎リハビリテーション学院副学院長、59年4月学院長、16年3月顧問。在職中、17年11月逝去。

【著書】運動学(リハビリテーション医学全書4 昭48)【共著】義足(昭43)、装具(昭44)、義手(昭47)、義肢(平3)【編著】PT・OTのための一般臨床医学(平10)【共編】職業性腰痛(昭55)、リハビリテーション工学(リハビリテーション医学全書II-8 平2)【共訳】異常歩行と装具(ディーヴァー、昭42)、体のアラインメントと機能 その運動療法(ワーシンハム他 昭53)

明石博高 あかし・ひろあきら

天保10(1839)~明治43(1910)年(70歳)、山城(京都)

【医師、事業家】 祖父明石善方より西洋医学・化学を、津軽医官柏原学介より解剖学・生理学などを学ぶ。明治元年京都・御所内病院(わが国最初の病院)、2年大阪病院(ハラタマ、ボードウィンらを招いた)、3年娼妓黴毒治療所、5年京都府療病院の開設に奔走、7年医制公布に伴う医師試験制度実施の提言などを行った。また、勧業場、養蚕場、製紙場、牧畜

場の開設、4年京都博覧会(博覧会の最初)を開催するなど、京都の近代化の推進者と評されている。【著書】山階大宅寺聖跡弁(明40)【編著】窊弗涅児化学紀第1(明12)【伝記】静瀾翁明石博高略伝(大9)、明石博高翁事蹟年表(昭16)

赤須文男　あかす・ふみお

明治38(1905)～平成3(1991)年(85歳)、東京

【産婦人科】昭和4年東京帝大卒。黴菌学入室(竹内松次郎教授)・大学院、7年産婦人科入局(磐瀬雄一教授)、10年帝国女子医薬専教授、22年東邦医大教授、26年東邦大教授、33年12月金沢大教授、附属病院長(35年4月～37年3月)、46年3月停年退官。【著書】結婚診断(昭17)、健康とホルモンの科学(昭36)【共著】簡明婦人科学(昭22)、基礎婦人科学(昭38)【共編】産科婦人科診療指針(昭38)

赤塚京治　あかつか・けいじ

明治34(1901)～昭和60(1985)年(84歳)、鹿児島

【公衆衛生学(産業衛生)】大正14年12月東京帝大卒。聖路加国際病院内科医員(橋本寛敏院長)、昭和4年東京帝大伝研技手(石原喜久太郎教授)、米国留学(ロックフェラー財団研究員、6年9月～9年11月 ハーバード大公衆衛生学校にて産業衛生研修・公衆衛生修士。米国各地の研究施設、ベルリン大を中心に欧州各国の研究施設を歴訪、帰国)、10年2月公衆衛生院附属東京市特別衛生地区保健館社会衛生部長、13年8月公衆衛生院助教授、14年教授(産業衛生部長)、20年12月東京医専教授(公衆衛生学)、24年東京医大教授(公衆衛生)、27年(衛生学・公衆衛生学)、46年3月定年退職。▽わが国における産業衛生学の開拓者。戦中、4エチル鉛中毒の予防に携わり、戦後、鉛中毒予防規則、四アルキル鉛中毒予防規則の制定に貢献した。▽昭和19年海軍省兵備局長賞詞(航空燃料用耐爆防毒作業の功績)

赤塚　徹　あかつか・とおる

大正12(1923)～平成19(2007)年(84歳)、東京

【小児科、画家】昭和22年東京帝大卒。実地修練、23年10月小児科入局(詫摩武人教授)、12月東京逓信病院小児科、28年3月退職、父業継承(赤塚医院)。▽安井曽太郎、稲田三郎に師事。昭和22年新制作派協会展に初出品・入選、29年自由美術展入選、30年自由美術家協会員(～39年)、アートクラブ会員、主体美術協会委員(41年～平成5年)、5年新作家美術協会設立。▽赤塚秀雄(内科、彫刻家)は父。【共著】油絵の制作花のタブロー(新技法シリーズ 昭50)【画集】赤塚徹画集(平8)

赤塚秀雄　あかつか・ひでお

明治27(1894)～昭和63(1988)年(94歳)、奈良

【内科、彫刻家】大正11年東京帝大卒。生化学、内科を経て、昭和3年10月東京・神田小川町にて開業(赤塚医院)。▽斎藤素巌(彫刻家、芸術院会員)に師事、昭和13年二科会員、戦後、東郷青児と協力、二科会再興に尽力した。▽多数の胸像を作製したが、医学関係では島薗順次郎教授(東京帝大、内科)、塩田広重教授(東京帝大、外科)、慶松勝左衛門教授(東京帝大、薬学)、吉岡弥生夫妻(東京女子医大)、香川綾夫妻(女子栄養大)などがある。▽赤塚徹(小児科、画家)の父。

赤野六郎　あかの・ろくろう

明治37(1904)～昭和19(1944)年(40歳)、京都

【衛生学】昭和4年京都府立医大卒。衛生学微生物学入室(常岡良三教授)、8年助教授、12年4月教授(初代 衛生学)、在職中、19年11月逝去。▽下水処理の権威者として知られた。【著書】毒瓦斯(昭16)

赤羽太郎　あかばね・たろう

昭和2(1927)～平成7(1995)年(68歳)、長野

【小児科】昭和27年信州大松本医大卒(第1回卒業生)。実地修練、28年4月小児科入局(高津忠夫教授)、7月米国留学(テンプル大セントクリストファー小児病院研修医)、30年9月助手(山田尚達教授)、34年2月講師(吉田久教授)、38年5月助教授、44年2月教授、附属病院長(63年2月～11月)、平成元年11月学長、3年6月退官。【著書】小児白血病の診療(昭49)【編著】小児の白血病(昭56)

赤星研造　あかぼし・けんぞう

弘化3(1846)～明治37(1904)年(57歳)、筑前(福岡)

【外科】慶応元年、福岡藩より藩遊学生として長崎に派遣されボードウィンの精得館に入学、独留学［藩命、慶応2年4月～明治6年10月 ハイデルベルグ大に学び、普仏戦争中、独軍軍医として従軍、戦死者を解剖研究。文部省の命により帰国］、宮内庁6等侍医、8年5月東京医学校4等教授、東大(旧)医

科教授(~10年12月)、12年4月宮城県立病院長・宮城医学校長(仙台における最初の洋医)、15年秋病気辞職、16年10月筑後久留米病院長、20年仙台にて開業(仙台病院)、後、登米病院医師となり逝去。

【伝記】維新期のドイツ留学生の光と影 ドイツ大学最初の日本人学籍登録者赤星研造について(森川潤 日本医史学雑誌40巻4号、平6)

赤堀四郎 あかほり・しろう

明治33(1900)~平成4(1992)年(92歳)、静岡
【生化学】大正10年千葉医専薬学科卒、14年東北帝大理学部化学科卒(真島利行教授)。昭和5年講師、独・チェコ・米国留学(文部省海外留学生、7年5月~9年11月)、10年大阪帝大助教授(理学部化学科有機生物化学 真島利行教授)、14年教授、理学部長(22年3月~24年3月)、一般教養部長(24年9月~25年10月)、阪大蛋白質研究所長(初代 33年4月~36年11月)、35年12月阪大総長、41年12月退官。退官後、理化学研究所理事長(41年12月~45年4月)。大阪府教育委員会委員(42年10月~)、委員長(43年10月~48年9月)。▽日本の化学・生化学の重鎮。醤油の香気成分からメチオノールを発見・合成以後、多数のアミノ酸、蛋白質を合成した。蛋白質研究の重要性を痛感し、阪大蛋白質研究所の開設に尽力した。また、生命の起源についても強い関心をもち、多数の人材を育成した。▽昭和30年学士院賞(蛋白質を構成するアミノ酸の結合状態に関する研究)、39年学士院会員、40年文化勲章(生物有機学に対する貢献)・文化功労者、42年国際生化学会議(東京)会長
【著書】アミノ酸及蛋白質(昭19)、生命とは 思索の断章(昭63) 【共著】解説有機化学(昭25) 【共編】有機化学の進歩第1輯~6、8~10輯(昭13~16、21~30)、酵素化学の進歩全5集(昭24~31)、蛋白質化学全5巻(昭29~32)

赤松金芳 あかまつ・かねよし

明治29(1896)~平成6(1994)年(98歳)、大阪
【薬学、医史学、児童福祉】大正元年11月大阪道修薬学校卒。4年薬剤師試験合格、6年工業薬品商開業、15年赤松工業薬品商店設立・所長、昭和2年より富士川游に師事、3年千葉医大薬物学専攻生(和漢薬の研究 ~10年)、23年昭和女子薬専教授、京浜女子家政理学専教授、7月昭和薬大教授(薬物学)、41年3月定年退職。
【著書】和漢薬上巻(昭21) 【共著】世界医学史(医学選書第13 昭22)、明治前日本薬物学史第1巻(昭32)、最新薬物学(昭36) 【自伝】医史学と私(日本医史学雑誌34巻2号、昭62)

赤松 茂 あかまつ・しげる

明治28(1895)~昭和55(1980)年(85歳)、広島
【生化学】大正8年12月東京帝大卒。9年1月医化学入室(柿内三郎教授)、11年1月千葉医専教授、米・英・独留学(在外研究員、11年3月~13年3月)、13年5月千葉医大教授、昭和24年5月千葉大教授、35年4月停年退官。
【著書】生化学(昭24) 【共著】現代医学大辞典5巻生化学篇(昭6)

赤松純一 あかまつ・じゅんいち

明治12(1879)~昭和21(1946)年(66歳)、岡山
【耳鼻咽喉科】明治40年12月東京帝大卒。41年1月耳鼻咽喉科入局(岡田和一郎教授)・助手、44年1月熊本県立病院部長兼私立熊本医専教授、大正10年5月熊本医専教授、欧米留学(文部省在外研究員、10年5月~11年6月)、13年4月熊本医大教授兼附属医専部教授、14年9月退職、熊本市にて開業、後、東京市渋谷区にて開業。
【著書】近世口腔病学(大2)、小耳鼻咽喉科学(大15)、耳鼻咽喉科学(昭15) 【編書】副鼻腔蓄膿症及其療法(明43) 【共編】一般医学及耳鼻咽喉科学(明43)

秋田八年 あきた・はちねん

大正6(1917)~平成19(2007)年(89歳)、長崎
【外科(心臓外科)】昭和16年九州帝大卒。第1外科入局(石山福二郎教授、三宅博教授)、陸軍軍医(関東軍、20年復員)、23年復帰、24年助手、米国留学(26年~29年 ウェイン大)、29年講師、30年九州厚生年金病院外科部長、31年4月助教授、35年10月鹿児島大教授(初代 第2外科)、附属病院長(53年7月~54年12月)、医学部長(55年1月~56年3月)、56年3月停年退官。退官後、国立南九州中央病院長(初代 56年4月~60年3月)。▽昭和47年南日本文化賞(学術部門 心臓外科部門手術の分野を開拓し、南九州と沖縄の住民の健康に寄与)
【共著】心臓外科の実際(昭56) 【共編】ベッドサイドの外科学(昭53)

秋月辰一郎 あきづき・たついちろう

大正5(1916)〜平成17(2005)年(89歳)、長崎

【医師、社会運動家】 昭和15年京都帝大卒。第1内科入局(井上硬教授)、6月長崎医大放射線科(永井隆助教授)・助手、16年6月長崎市・高原医院、19年8月浦上第一病院医長、24年6月長崎県湯江町にて開業、26年12月湯江町診療所、27年4月聖フランシスコ病院医長、60年1月聖フランシスコ病院顧問。▽昭和20年8月9日の長崎原爆投下に遭遇、以来、被爆者の治療、被爆実態の調査に当たった。44年被爆の実相を伝えるため一人一人が体験を語る「長崎の証言」運動を提唱、「証言の会」代表、58年官民による「長崎平和推進協会」の設立に奔走、初代理事長に就任した。▽平成17年9月秋月医師を主人公に被爆直後の救護活動などを描いたアニメ映画「NAGASAKI・1945〜アンゼラスの鐘〜」が製作されている。▽昭和43年日医最高優功賞〔地域医療(学校保健を含む)について創意工夫のあった者で、その成果が実証されている功労者〕、46年西日本文化賞、47年吉川英治文化賞(長崎で被爆。自身原爆症におかされながら、26年間ひたすら被爆者診療に献身している)、49年朝日賞(社会奉仕賞部門 原爆被爆者の医療と爆心地復元活動に尽くした業績)、60年聖シルベステル騎士団長勲章(ローマ法王庁)、平成7年永井隆記念賞

【著書】長崎原爆記 被爆医師の証言(昭41)、長崎の証言(昭44)、死の同心円・長崎原爆医師の証言(昭47)、「原爆」と三十年(昭50) **【自伝】**医観遍路(聞書、西野研一 平5) **【伝記】**夏雲の丘 病窓の被爆医師(山下昭子 平8)

秋葉朝一郎 あきば・ともいちろう

明治36(1903)〜昭和58(1983)年(79歳)、栃木

【細菌学】 大正15年東京帝大卒。細菌学入室(竹内松次郎教授)、昭和4年5月東京衛生試験所(内務省衛生局所管)技師、13年1月東京衛生試験所(厚生省所管)、19年6月東京帝大教授(南方自然科学研究所)、21年1月(黴菌学兼伝研)、30年7月(細菌学)、38年3月停年退官。退官後、日大教授(38年4月〜48年3月)、中外製薬研究所長(38年4月〜48年5月)、共立薬科大理事長(44年5月〜)、58年2月逝去。

【著書】病原微生物学(昭38) **【編著】**菌交代症(昭38) **【共編】**細菌学第1、第2、第3(昭29〜30) **【共訳】**細菌学(バロウズ他 昭28〜30)

秋元寿恵夫 あきもと・すえお

明治41(1908)〜平成6(1994)年(85歳)、長野

【血清学、作家】 昭和13年東京帝大卒。血清学入室(緒方富雄助教授)、17年東京帝大附属医専部講師、19年5月関東軍防疫給水部技師、戦後、長尾研究所、神奈川保健所長を経て、34年3月横浜市衛生研究所長、41年3月退職。▽昭和24年秋元研究所設立(27年病体生理研究所と改称)、38年東京保健会設立、病体生理研究所長(41年4月〜59年5月)、新日本医師協会理事長(40年11月〜54年11月)、衛生検査技師学校長(48年新日本臨床検査技師学校と改称、42年1月〜63年3月閉校)。▽731部隊(関東軍防疫給水部)に参加していたことの反省から、戦後は医学者の道を捨て、医学を志す若者たちの教育を目指した。著書に少年向きの科学啓蒙書も多い。また、臨床検査技師の地位向上に尽力した。▽秋元波留夫(精神科)は兄。

【著書】生きた反応 血清学史の一断面(昭18)、レオナルド・ダ・ヴィンチの解剖手稿(昭22)、近代医学の道(昭24)、医学概論(昭27)、細菌とたたかった人々(昭40)、ウイルスの謎(昭46)、人間・野口英世(昭46)、医の倫理を問う(昭58)。**【訳書】**獄中からの手紙(ローザ・ルクセンブルグ 昭27)、微生物の狩人上・下(クライフ 昭55)

秋元波留夫 あきもと・はるお

明治39(1906)〜平成19(2007)年(101歳)、長野

【精神科】 昭和4年東京帝大卒。北海道帝大精神科入局(内村祐之教授)、大学院特選給費生、助手、10年4月講師、府立松沢病院医員、12年12月東京帝大講師(〜17年1月)、16年12月金沢医大教授、附属病院長(25年3月〜26年3月)、28年4月金沢大教授、33年4月東大教授、41年3月停年退官、退官後、国立武蔵療養所長(41年4月〜52年3月)、東京都立松沢病院長(54年11月〜58年8月)。▽昭和13年松沢病院在勤中、石田昇(元長崎医専教授)を主治医として担当、戦後21年「爾光尊」(新興宗教の教祖)、23年帝銀事件平沢貞通、平成18年にはオウム真理教代表麻原彰晃の精神鑑定を行った。▽秋元寿恵夫(血清学、作家)は弟。

【著書】失行症(昭10)、異常と正常(昭41)、心の病気と現代(昭51)、精神医学と反精神医学(昭51)、精神障害者の医療と人権(昭62)、空想的虚言者に蹂躙された日本社会病理学的一考察(平8)、実践精神医学講義(平14)、精神医学遍歴の旅路 10の講演(平16)

【共編】日本精神医学全書全6巻(昭40～41)【訳書】社会精神医学(バリュック 昭35)【自伝】99歳精神科医の挑戦 好奇心と正義感(平17)

秋山太一郎 あきやま・たいちろう

大正4(1915)～平成18(2006)年(90歳)、山形

【医師、事業家】昭和15年東京帝大卒。口腔外科入局(金森虎男教授)、19年東京帝大理学部化学科入学、22年卒。医療用材料の研究開始、34年高研(日本医用高分子材料研究所、医用機器会社)設立。36年社長、61年荘内日報社長、平成8年会長、12年相談役。▽高分子材シリコンの医用導入を試み、耳鼻科用医療器具などを開発した。また、出身地の新聞社の再建に努めた。▽昭和56年科学技術振興功労者表彰(生体モデルの開発育成)【著書】これから北国の時代が来る(昭62)、秋山太一郎対談集(平3)

秋吉正豊 あきよし・まさとよ

大正2(1913)～平成14(2002)年(88歳)、東京

【病理学】昭和11年東京高等歯科医学校卒。病理学入室、21年1月東京医歯専助教授(口腔病理)、30年5月東京医歯大助教授(歯学部)、35年5月教授、48年9月難治疾患研教授、所長(事務取扱52年3月～5月、6月～53年4月)、53年4月停年退官。退官後、鶴見大学教授(53年4月～58年3月)、化学療法研究会主任(病理研究室、58年4月～)。▽歯周病の発生過程の病理組織学的研究、耳毒性薬剤による内耳障害の発生過程に関する研究で知られる。【著書】歯周組織の構造と病理(昭37)【共著】口腔病理学(昭47～48)【共編】聴覚障害 基礎と臨床(昭53)、薬物と感覚障害(昭55)

芥川信 あくたがわ・まこと

明治24(1891)～昭和34(1959)年(68歳)、東京

【衛生学(行刑衛生、社会衛生)】大正2年11月金沢医専卒。11月医化学入室(須藤憲三教授)、3年9月病理学に移籍(福士政一教授)、5年2月東京帝大衛生学(緒方正規教授、横手千代之助教授 司法省委託学生)、7年7月行刑衛生事務嘱託、10年6月司法省衛生官、欧米出張(15年6月～12月 ベルンでの国際刑務委員会へ帝国政府代表として参加、後、欧米各国の社会衛生調査を行う)、昭和16年頃司法省行刑局第4課長、戦後、21年4月埼玉県入間郡豊岡町にて開業。▽司法省最初の衛生官。大正15年「拘禁生活の衛生学的研究」にて東京帝大より学位受領。【著書】行刑衛生(横手社会衛生叢書第9冊 大14)、指紋の話(クロモシーリズ 昭6)

阿久津邦男 あくつ・くにお

昭和3(1928)～平成12(2000)年(72歳)、栃木

【生理学(運動生理学)】昭和28年東京教育大体育学部健康教育学科卒。助手、38年慈恵医大大学院(第2生理 杉本良一教授)修了、助教授(酒井敏夫教授)、45年4月専修大教授(法学部)、平成9年3月退職。【著書】歩く健康法(栄大ブックス 昭49)、健康生理学序説(昭50)、歩行の科学(不昧堂新書 昭50)、スポーツ科学論 トレーニングとエアロビクス(平7)、健康科学論 行動体力と防衛体力(平7)

阿久津三郎 あくつ・さぶろう

明治6(1873)～昭和7(1932)年(59歳)、福島

【外科、泌尿器科】旧姓菅野。明治31年12月東京帝大卒。32年1月助手(外科)、33年1月順天堂医院泌尿器科、独・墺留学(私費、34年2月～36年6月 ベルリン大、ウィーン大にて皮泌科生殖器学研学)、泌尿生殖器科長(初代)、大正4年開業(阿久津病院)。▽日本泌尿器学会(明治44年)創立者の一人。【著書】泌尿器病纂録(近世医学叢書 明43)、ワッセルマン氏黴毒血清診断法(明45)、通俗生殖器病治療養生法(大8)【共著】性知識と性道徳(健康増進叢書 昭9)

阿久津哲造 あくつ・てつぞう

大正11(1922)～平成19(2007)年(85歳)、群馬

【人工臓器】昭和22年9月名古屋帝大卒。桐生厚生病院にて実地修練、結核にて1年療養、24年第1外科入局(戸田博教授)、29年1月(橋本義雄教授)、32年4月米国クリーブランド・クリニック人工臓器部研究員(所長 ページ博士。コルフ研究室)、39年4月ニューヨーク州立大助教授(外科 カントロビッツ教授)、41年9月ミシシッピー州立大準教授(外科 ハーディー教授)、44年9月教授、49年9月テキサス心臓研究所血管外科研究部主任、51年9月ヒューストン大教授(生物工学)、56年9月国立循環器病センター研究所人工臓器部長、57年10月副所長、平成元年3月定年退官。退官後、金沢医大教授(総合研究所・臓器置換研究部門 平成元年6月～3年3月)、テルモ(元年副社長兼研究開発センター所長、5年

4月社長、7年会長、後、相談役）。▽人工心臓開発の先駆者。名大時代から人工心肺の研究を重ねた。昭和29年6月「人工心肺の研究」で学位取得、24年間の滞米の後、帰国した当時「帰ってきた流出頭脳」と報道された。▽昭和62年科学技術庁長官賞研究者表彰（人工心臓の研究）

【著書】心臓づくり人生　臓器置換のフロンティア（平8）

阿久根睦　あくね・むつみ

明治27（1894）～昭和59（1984）年（89歳）、北海道

【海軍軍医（耳鼻咽喉科）】　大正8年東京帝大卒（海軍依託学生）。4月（軍医中尉）、10年12月（軍医大尉）、14年東京帝大耳鼻科（岡田和一郎教授、増田胤次教授）にて研究従事、昭和6年12月名古屋医大教授、14年4月名古屋帝大教授、16年10月（軍医少将）、12月予備役編入、21年8月退官（軍歴のため教職追放）。退官後、名古屋市・野垣病院（23年～）、開業（阿久根耳鼻咽喉科医院　41年～43年）。▽愛知県保険医協会顧問（昭和25年～）、理事長（初代　30年～57年）、愛知県耳鼻科医会長（30年～43年）を務めた。

浅井健吉　あさい・けんきち

明治5（1872）～昭和20（1945）年（72歳）、滋賀

【耳鼻咽喉科】　明治33年12月東京帝大卒。34年1月耳鼻咽喉科入局（岡田和一郎教授）、11月助手、35年10月京都帝大講師、瑞留学（38年11月～41年5月　バーゼル大ジーベンマン教授に師事）、41年7月大阪回生病院耳鼻咽喉科（新設）科長（菊池篤忠院長）、大正7年9月退職、大阪市天王寺区にて開業。

【共著】ペスト病論（明32）

浅井国幹　あさい・こっかん

嘉永元（1848）～明治36（1903）年（55歳）、尾張（愛知）

【漢方医、漢方医存続運動家】　慶応2年尾張藩医学代講。明治7年8月「医制」が公布され、医業は許可制となって以来、漢方医存続運動が開始されたが、12年2月浅井樺園・国幹父子が中心となり愛知博愛社結成、4月官許を得て、名古屋に皇漢医学校設立、14年神田に皇漢医学講習所設立、温知社全国大会にて議長、15年11月国幹の奔走により、愛知博愛社、東京温知社、京都賛育社、熊本杏雨社（漢方医団体）が合同・議長、16年和漢医学講習所設立・館主となる。しかし、10月太政官布告により「医師資格制度」が法律化され、17年1月「医術開業試験規則」「医師免許規則」が施行され、西洋医学中心の医療体制が確立された。以後、漢方医存続の請願を繰り返すが却下される。20年1月有力者の逝去、請願運動停滞から会費未納増となり、温知社解散。24年帝国医会を結成、議会闘争に入るが、28年帝国議会にて漢方医提出の「医師免許規則改正法案」は否決され、漢方復興運動は終止符を打たれた。▽尾張藩医浅井樺園の長男。

【著書】浅井氏家譜大成古医方小史　浅井国幹遺稿（復刻版　昭55）【参考】浅井国幹先生顕彰記念文集（昭50）、浅井国幹先生告墓文百周年記念文集（昭55）

浅井淳平　あさい・じゅんぺい

昭和8（1933）～平成10（1998）年（64歳）、愛知

【病理学】　昭和33年名大卒。国立名古屋病院において実地修練、名大第1病理入室（宮川正澄教授）、カナダ・米国留学（40年10月～43年9月　トロント大モバット教授、ウィスコンシン大酵素研究所グリーン教授）、52年8月講師、54年2月助教授、56年6月教授（医学部附属無菌動物研究施設）、58年4月（病態制御研究施設・生体防御研究部門）、59年8月（医学部第1病理）、在任中、平成10年1月逝去。

【共著】ミトコンドリア（昭46）【自伝】井底蛙談　或る研究者の心象風景（平9）

浅井光之助　あさい・みつのすけ

明治8（1875）～昭和16（1941）年（66歳）、東京

【医書出版】　薬種問商万屋山本治兵衛の次男。生家は没落し乳母家の養子に。明治25年文光堂書店創業。明治期は一般書店として、大正以降は本郷の地の利を生かして医・歯・薬学の専門出版を開始した。昭和14年株式会社に改組。▽代表的な刊行物に井口乗海『看護学教科書』（大正14年）があり、戦前戦後を通じて百数十版を重ねた。

浅賀ふさ　あさが・ふさ

明治27（1894）～昭和61（1986）年（92歳）、愛知

【ソーシャルワーカー】　旧姓小栗。大正6年日本女子大英文科卒。米国留学［8年12月　15年6月シモンズ女子大社会事業専門学校大学院卒、昭和3年6月ハーバード大大学院教育学部（幼児教育学を修得）、12月帰国］、4年2月聖路加国際病院社会事業部勤務、22年4月厚生省児童局2級事務官、25年4月日本社会事業専門学校講師、28年4月中部社会事業短大教授、32年4月日本福祉大教授、49年3月定年退職。▽わが国の医療ソーシャルワークの先駆者。

【著書】ソーシャルケースワーク(昭28)、ケースヒストリーの要点(昭46)【伝記】浅賀ふさ 日本におけるケースワークの母『科学者のあゆんだ道』(下)、昭57」

浅川範彦 あさかわ・のりひこ

慶応元(1865)~明治40(1907)年(41歳)、土佐(高知)

【細菌学】県立高知医学校を終えて明治16年上京、済生学舎に学び、17年医術開業試験及第、18年郷里(高知県土佐郡秦村)にて開業の後、高知病院副院長、27年1月私立伝染病研究所助手、29年血清療院助手、32年4月内務省所管伝研第3部長(講習、予防消毒、治療材料検査担当)、在職中、40年1月急逝。▽北里柴三郎所長を助けて、治療血清の製造、治験を担当した他、破傷風、自然免疫の病態研究に従事した。また、腸チフス診断液、丹毒治療薬の開発などを行ったことで知られる。▽没後、北里が死を悼み数々の業績を記念するため学会、財界に呼びかけて募金を集め、明治42年浅川博士奨学賞(浅川賞)を設けた。浅川賞は昭和34年に日本細菌学会賞と改称された。高知県衛生局の庭に顕彰碑が建立されている。

【編著】虎列刺のむし(明24)、実習細菌学(明29)、実布垤里亜血清応用論(明30)

朝倉文三 あさくら・ぶんぞう

文久3(1863)~昭和10(1935)年(71歳)、上野(群馬)

【泌尿器科】明治21年帝大別課卒。21年12月から26年8月の間、札幌病院、根室病院副長、岩内病院勤務、この間、2年間岩内町にて開業、独留学(私費、28年11月~30年 フライブルグ大にて泌尿器科を専攻・学位受領、帰国)、31年東京にて朝倉病院(わが国最初の泌尿器科専門病院)を開設、瑞留学(私費、35年1月~36年6月 ベルン大)、44年ロンドンで開催の国際泌尿器学会総会出席、大正11年朝倉病院閉鎖。4月慈恵医大教授(わが国最初の大学泌尿器科講座)、昭和4年6月退職。▽わが国における泌尿器科の始祖。明治30年帰国の際、膀胱鏡を持参、紹介した。36年8月帰国の際は泌尿器科に関するあらゆる新式諸器械を多数購入持参した。帰国後、東京帝大皮膚科、日本赤十字社で、膀胱鏡の実地示説、腎機能検査法の紹介を行った他、わが国最初の結核腎剔出術、前立腺肥大症の手術を行った。また、日本泌尿器科学会の設立を図り、明治45年3月第1回日本泌尿器科総会を開催、会長に選出された。

【著書】膀胱鏡検査法(大3)、腎臓疾患之分類及治療(大14)

麻田栄 あさだ・さかえ

大正5(1916)~平成5(1993)年(77歳)、京都

【外科(心臓外科)】昭和15年京都帝大卒。海軍軍医[海軍軍医学校普通科学生、(軍医中尉)、8月練習艦隊「香取」乗組、9月「伊勢」乗組、16年8月第7潜水艦隊ロ号第67潜水艦乗組、17年3月(軍医大尉)、8月海軍軍医学校教官、19年6月第103海軍病院副官(マニラ)、20年12月帰国、召集解除]、21年1月国立舞鶴病院外科、10月京都帝大第2外科入局(青柳安誠教授)、23年5月公立小浜病院外科医長、25年3月大学院学生、27年5月京大助手、29年4月講師、10月大阪医大教授[初代第2外科(胸部外科)]、41年4月神戸大教授(第2外科)、54年4月停年退官、退官後、高砂市民病院長(54年4月~平成元年3月)。▽昭和45年、大伏在静脈を用いた冠動脈バイパス術にわが国で初めて成功した。

【共著】虚血性心疾患の外科療法(昭51)

浅田順一 あさだ・じゅんいち

明治24(1891)~昭和42(1967)年(76歳)、広島

【寄生虫学】明治42年私立静学館教師を経て、神戸市・船員病並熱帯病研究所技手(桂田富士郎所長)、大正13年東京帝大理学部動物学科にて研究に従事、昭和2年伝研入所、10年12月満州国衛生技術廠技佐、技正を経て研究官、戦後、22年、広島県三原市に財団法人日本寄生虫病研究所を創設・所長。在職中、42年5月逝去。▽わが国で初めて人体より膵吸虫の持続的排卵を確認報告している(昭和41年)。

【著書】満州開発と風土病(満州開拓参考資料第5号 昭15)【共分担】縮小条虫・矮小条虫(日本における寄生虫学の研究第3巻 昭38)

浅田宗伯 あさだ・そうはく

文化12(1815)~明治27(1894)年(78歳)、信濃(長野)

【漢方医、漢方医存続運動家】中村中倧に医を学び、中西深斎について古医方を修め、猪飼敬所に経書、頼山陽に史学を学び、天保4年江戸で開業したが、来診するものなく、一時困窮に陥る。法眼本康宗円の知遇を得て、江戸医学館に出仕、天保7年剃髪、宗伯と改名。安政2年幕府御目見医師となり『医心方』校正に当たった。奥医師に累進、安政4年仏公使ロッシュ病気の際、幕府の命を受けて治療に当たり効を得た。これに対し、フランス皇帝より自鳴鐘(時計)と氈羯(せんかつ、敷物)を贈られた。▽東京

漢方医界の大御所的存在となり、親王明宮(大正天皇)の尚薬、東宮(昭和天皇)侍医を務め、漢方存続運動、漢方医界の復興に尽力した。また、当時医学が学と術に分かれていることに嘆き、病理治法の合一を主張し、西洋医学を排斥した。▽浅田恭悦(漢方医 安政3年〜明治42年)は養嗣子。【著書】先哲医話(明13)、傷寒弁要(明14)、橘窓書影全4巻(明19)、浅田宗伯選集全5集、続3集(長谷川弥人編 昭62〜平4)【編著】小児寿草(明20)【伝記】浅田宗伯 現代に蘇る漢方医学界の巨星(油井富雄 平22)

浅田敏雄 あさだ・としお

大正12(1923)〜平成21(2009)年(86歳)、愛媛

【生化学】昭和21年東京帝大卒。33年東邦大教授(〜63年)、45年7月学長代行、48年7月学長、平成3年6月退任。▽日本私立医科大学協会長、厚生省医療審議会長、文部省大学設置・学校法人審議会長などを歴任した。【共編】医学領域における生化学実験法(昭34)、蛋白分解酵素と生体制御1(昭48)

浅田一 あさだ・はじめ

明治20(1887)〜昭和27(1952)年(65歳)、大阪

【法医学】大正元年12月東京帝大卒。東京市養育院精神病科(伊丹繁医長)を経て、2年9月法医学入室(片山国嘉教授、三田定則教授)、3年2月助手、5年9月東京医学講習所教授(〜10年12月)、6年11月東京帝大講師、仏・独留学(文部省在外研究員、10年4月〜12年4月 パリ大、ベルリン大にて研学)、12年2月長崎医専講師兼附属病院精神科医長、4月長崎医大教授(〜昭和9年1月)兼附属医専部教授(〜13年4月)、欧米留学(昭和2年3月〜4年3月)、昭和9年4月東京医専教授、21年5月東京医大教授、在職中、27年7月逝去。▽窒息の権威。また、英語、独語、仏語、ラテン語のみならず、エスペラント語、ギリシャ語、ロシア語、イタリア語、チベット語にも通じ、「語学の天才」と評された。【著書】医心放語(昭12)、最新法医学(昭12)、窒息(昭22)、首つりと窒息死(昭24)【訳書】科学警察(ルリッシュ 昭27、文庫クセジュ第42)

浅沼武夫 あさぬま・たけお

明治19(1886)〜昭和24(1949)年(62歳)、大阪

【眼科】大正元年京都帝大卒。眼科入局(浅山郁次郎教授)、小倉記念病院勤務、6年大学院入学、10年2月長崎医専教授兼県立長崎病院眼科医長、独・英・米留学(在外研究員、11年8月〜13年11月)、12年4月長崎医大医専部教授、14年2月長崎医大教授、昭和9年8月退官、長崎市にて開業。▽昭和9年8月の退官は、昭和8年東京帝大閥と京都帝大閥を背景とした「長崎医大学位事件」が起こり、京都帝大出身の教授、助教授が辞職したことによる。▽新制長崎県医師会長(昭和23年1月〜24年3月)を務めた。

浅沼広 あさぬま・ひろし

大正15(1926)〜平成12(2000)年(74歳)、兵庫

【生理学、神経生理学】昭和27年慶大卒。神戸大生理入室、28年講師、米国留学(ロックフェラー大客員研究員、31年〜33年 ロイド教授)、34年大阪市大助教授(第1生理 古河太郎教授)、39年ニューヨーク医大准教授(ブルック教授)、47年ロックフェラー大教授(神経生理)、平成8年名誉教授。▽筋と脳研究に関する先駆的研究と評される皮質内微小刺激技術、微小電極用のマニピュレーターの開発、運動中に筋、皮膚、関節で起こった情報が閉ループを形成して運動を発した部位に戻る現象の発見、脳の可塑性と運動の学習に関わる研究業績で知られる。【業績】Neuroreport Vol 7, No 14, 1996

浅野均一 あさの・きんいち

明治34(1901)〜昭和59(1984)年(83歳)、東京

【内科、スポーツ医学】大正15年慶大卒。15年4月内科入局(西野忠次郎教授)・助手、1年志願兵(15年12月〜昭和2年9月)、4年3月(軍医少尉)、8年12月中島飛行機東京製作所診療所長、11年1月中島飛行機東京病院長。15年3月中島飛行機武蔵野病院長、18年11月中島飛行機武蔵野工場総務部長、20年4月第1軍需工場総務部長、21年1月荻窪病院長、23年9月慶大教授(体育科目)、24年4月慶大法学部教授(体育科目)、36年4月慶大体育研究所長、45年3月定年退職。▽大正12年極東選手権大会(大阪)で1マイル・リレー、メドレー・リレーに出場、極東記録を作る。15年4月慶大競技部監督、昭和11年ベルリン大会には本部総務として参加、26年第1回アジア五輪大会(ニューデリー)日本選手団長、以後、数回の五輪大会の役員を務めた他、日本陸上運動連盟理事長、国際陸連理事、JOC委員、日本体育協会役員を務め、わが国スポーツ界の振興に大きな貢

献を果たした。▽昭和51年放送文化賞(多年にわたり、アマチュアスポーツ放送の充実に、積極的に協力するとともに、日本放送協会中央放送審議会委員として常に有益かつ適切な示唆を与え、わが国放送文化の向上に寄与した)
[著書]産業と結核予防(昭17) [共著]勤労者の厚生施設(昭17)

浅野献一　あさの・けんいち

大正14(1925)~平成10(1998)年(73歳)、東京
【外科(心臓外科)】 昭和24年東大卒。実地修練、25年6月第2外科入局(福田保教授)、35年5月助手、40年6月新潟大教授(第2外科)、51年10月東京医歯大教授(第2外科)、56年4月東大教授(胸部外科)、61年3月停年退官。退官後、中央鉄道病院長(61年4月~)、JR東京総合病院長(62年4月~平成3年6月)。
[共編]外科学(昭51)、現代外科手術学大系全17巻(昭54~58) [監訳]ベッドサイドマニュアル 治療と検査の基本手技(ツィンメルマン 昭55) [自伝]運・鈍・根(平9)

浅野誠一　あさの・せいいち

明治40(1907)~平成9(1997)年(89歳)、埼玉
【内科】 昭和8年慶大卒。内科入局(西野忠次郎教授、大森憲太教授、平井文雄教授)・助手、15年7月臨時召集(南方、満州、シベリア抑留)、23年11月帰国復員、24年4月講師、米国留学(28年9月 コーネル大)、38年12月教授(内科 腎臓・内分泌・代謝科)、48年3月定年退職。退職後、浦和市民病院長(48年4月~57年3月)、狭山博愛病院長(57年5月~平成6年9月)。
[著書]体液の臨床(昭31)、兎眠庵雑記(昭49)、続(昭63) [共著]腎臓病の治療と食事(昭50) [編著]輸液療法(昭40) [共編]食事療法事典(昭49) [共訳]病理生理学全5巻(ゾーデマン 昭32~38) [歌集]兎眠歌集(昭45)、続(昭63)

旭憲吉　あさひ・けんきち

明治7(1874)~昭和5(1930)年(56歳)、京都
【皮膚科(黴毒科)】 明治32年12月東京帝大卒。皮膚病学黴毒学入局(土肥慶蔵教授)・助手・大学院入学、独留学(文部省外国留学生 36年5月~39年9月)、36年12月京都帝大福岡医大助教授(皮膚病学黴毒学)、39年10月教授(初代)、大正8年4月九州帝大教授、附属医院長(8年1月~10年1月)、昭和4年5月1日中国出張、病を得て6月2日帰国、在任中、5年1月逝去。
[著書]泌尿生殖器病学(明37) [共著]皮膚病診断及治療法(明34)、花柳病診断及治療法(明35) [編著]袖珍皮膚病花柳病医典(明44) [共訳]梅毒図譜(ムラツェック 明34)

朝日茂　あさひ・しげる

大正2(1913)~昭和39(1964)年(50歳)、岡山
【社会運動家】 昭和11年中央大学(夜間部)卒業後、肺結核に罹患、岡山・早島光風園(国立結核療養所)に入所、入所中逝去。▽昭和20年病院民主化闘争を組織、23年日本患者同盟結成、中央委員に選出される。29年頃から生活保護費・基準をめぐっての闘争を開始した。31年県、国に不服申し立てを行ったが却下されたため、32年東京地裁に提訴(朝日訴訟)、「現行保護基準は憲法25条(すべて国民は、健康で文化的な最低限度の生活を営む権利を有する)の精神に違反する」との判決を得たが、38年11月の東京高裁は「低額だが不当とは言えない」の判決となった。朝日は最高裁に上告したが、39年2月に逝去、養子夫妻が訴訟を続けたが、42年5月最高裁は「保護を受ける権利は相続できない」として訴訟終了の判決を出した。▽朝日訴訟は生存権の解釈、生活保護行政の在り方に大きな影響を与えた。▽津山市本行寺に朝日訴訟顕彰墓誌がある。
[手記]人間裁判 死と生をかけた抗議朝日茂の手記(昭40)

朝比奈一男　あさひな・かずお

明治41(1908)~昭和61(1986)年(77歳)、東京
【生理学】 旧名倭男。昭和9年名古屋医大卒。第1内科入局(勝沼精蔵教授)、勝沼教授とともに訪独、13年6月哈爾浜医大助教授(内科)、16年7月名古屋帝大助教授(航空医学研究所・第1航空医学 勝沼精蔵教授)、20年12月(環境医学研究所・第4部門職業性疾患学方面 勝沼精蔵教授)、24年4月東邦医大教授(生理学)、25年4月東邦大教授(第1生理)、医学部長(39年3月~42年3月)、学長代行(44年6月~45年7月)、49年3月定年退職。退職後、中京大教授(体育学部 49年4月~60年3月)。▽訪独時、コルンミュラー教授に脳波を学び、帰国後、わが国で初めて脳波を記録した。東邦大在職中、日本学術会議南極特別委員会委員、また基礎生理学研究所設立

委員会委員として、南極観測の推進、基礎生理学研究所設立に尽力した。

【著書】なぜ疲れるのでしょう(昭23)、病態生理学上・下(昭30～31)、疲労生理学(昭30)、日本人の体力と健康(昭54)、運動とからだ(昭56)【共著】疲労(昭23)、臨床生理学(昭34)

朝比奈藤太郎 あさひな・とうたろう

慶応3(1867)～昭和16(1941)年(73歳)、大坂(大阪)

【歯科】明治19年東京帝大予備門に入門したが中退、21年第一高等中学校医学部に転学、24年(3学年終了)片山敦彦に師事し歯科に転向、29年渡米、35年カリフォルニア州立大歯学部卒。サンフランシスコで開業、38年帰国、神戸で開業。45年5月大阪歯科医学校教員(継続架工学)講師、大正6年9月大阪歯科医専に昇格、教授、13年5月校長兼附属医院長、在職中、昭和16年8月逝去。

朝比奈泰彦 あさひな・やすひこ

明治14(1881)～昭和50(1975)年(94歳)、東京

【薬学(生薬学)】明治38年東京帝大薬学科卒。生薬学入室(下山順一郎教授)、瑞・独留学(文部省外国留学生、42年8月～大正元年9月 チューリッヒ国立高等工芸学校ウィルシュテッター教授、ベルリン大フィッシャー教授に有機化学を学ぶ)。大正元年9月東京帝大助教授(生薬学)、7年2月教授(生薬学、植物化学)、昭和16年4月停年退官。退官後、国立資源科学研究所研究員(所長 柴田桂太)、財団法人資源科学研究所所長(25年2月～41年3月)。▽漢方薬の権威、正倉院の薬物の分析を行ったことで知られる。地衣成分と分類の研究にも業績を残したが、リトマスの製造、樟脳の酸化生成体である強心剤ビタカンファー開発など、製薬分野でも業績を挙げた。▽昭和5年学士院会員、12年恩賜賞(漢薬成分の科学的研究)、18年文化勲章(薬学・植物化学に対する貢献)、26年文化功労者

【共著】地衣成分の化学(昭24)【編著】第五改正日本薬局方註解(昭9)、日本隠花植物図鑑(昭14)、正倉院薬物(昭30)【自伝】私乃たどった道(昭24)【伝記】朝比奈泰彦伝(根本曽代子 昭41)

浅見敬三 あさみ・けいぞう

大正10(1921)～昭和60(1985)年(64歳)、石川

【寄生虫学】昭和22年慶大卒。寄生虫学入室(小泉丹教授)、27年4月講師、30年7月助教授、米国留学(チャイナ・メディカル・ボード留学生、35年12月～37年1月 ルイジアナ州立大熱帯病学教室)、48年4月教授、副学部長(50年10月～52年9月)、医学部長(52年10月～56年9月)、在職中、60年11月逝去。▽日伯協力としての熱帯病の基礎研究の推進に貢献。ペルナンブコ州レシフェ市に浅見敬三記念免疫病理学センターが設置されている。

【著書】寄生虫卵(昭40)

浅海吾市 あさみ・ごいち

明治23(1890)～昭和48(1973)年(82歳)、山口

【整形外科】明治40年ハワイ渡航、高校卒後、大正2年スタンフォード大理学部入学、ワシントン大医学部進学、9年卒。ハワイ州医術開業試験合格、ハワイ各地で開業/病院勤務、昭和2年京都帝大研修生(整形外科 伊藤弘教授)、4年学位取得、名古屋にて開業、6年5月愛媛県の病院勤務、8年6月山口宇部・沖ノ山同仁病院勤務、12年徳山市にて開業、13年中国済南市にて開業、21年徳山市に浅海診療所開設。48年4月逝去。▽伊藤教授らと共著の論文"A new radical operation for Pott's disease"(J Bone Joint Surg 16 : 499-515, 1934)は現在も国際的に引用され続けている。

【伝記】浅海吾市[広谷速人 京大整形外科伊藤弘教授の門下生たち、医譚復刊88号(通巻２０５号)、平20]

浅見誓堂 あさみ・ちかたか

明治15(1882)～昭和19(1944)年(62歳)、福井

【陸軍軍医(皮膚科)】明治41年京都帝大卒。陸軍軍医となり、青島攻略戦、シベリア出兵に従軍、陸軍士官学校教官、平壌衛戍病院長、昭和3年軍医学校主任教官、6年8月(軍医監)、7年1月陸軍軍医学校教官、8年予備役編入、日赤中央病院主幹、在職中、19年5月逝去。

浅水十明 あさみず・じゅうめい

万延元(1860)～昭和18(1943)年(82歳)、相模(神奈川)

【眼科(盲人教育)】明治10年医術開業試験及第。十全医院勤務後、順天堂・佐藤尚中に学び、明治15年横浜末吉町にて眼科開業。▽盲人教育の先駆者。明治23年鍼治揉按医術講習学校を開設、40年横浜盲人学校と改称、後に横浜市立盲学校となる。横浜盲学校校庭に胸像がある。▽浅水解剖学、浅水生理学、浅水病理学など全10冊(わが国最初の盲人用西洋医学書 明治23年)の著書あり。

【著書】杖の栞（明24）【伝記】浅水十明先生概伝（十明会編、昭10）

浅山郁次郎　あさやま・いくじろう

文久元（1861）～大正4（1915）年（54歳）、江戸（東京）

【眼科】明治17年帝大卒。眼科をスクリバ、梅錦之丞、須田哲造、井上達也に学ぶ。17年4月京都府医学校教諭（初代）、31年10月休職、独留学（文部省外国留学生、31年6月～35年1月 ハイデルベルグ大レーバー教授、ウィーン大フックス教授に師事）、留学中、34年2月京都帝大助教授、35年2月教授（初代 眼科）、在任中、大正4年11月逝去。▽日本眼科学会（明治30年）設立者の一人。市川清（京都帝大教授）、菅沼定男（慶大教授）、小柳美三（東北帝大教授）は浅山郁次郎門下の三羽烏と謳われた。▽浅山忠愛（内科、京都府立医大学長）は養嗣子。

朝山新一　あさやま・しんいち

明治41（1908）～昭和53（1978）年（70歳）、京都

【発生学、性科学】昭和9年京都帝大理学部動物学科卒。大学院修了、16年10月新京畜産獣医大教授、応召（19年～21年）、22年神戸経済大予科教授、24年大阪市大理工学部教授（生物学教室動物発生形態学）、34年理学部教授（生物学科動物発生学）、理学部長（42年4月～44年3月）、46年3月定年退職。▽戦前、労働者・学生の性の実態を調査、その後、動物の性転換を研究、戦後、日本最初の性行動アンケート報告「現代学生の性行動」（昭和24年）は、米国の性科学者キンゼイの注目するところとなった。47年日本性教育協会を創立した。50年、56年には総理府委託調査報告書『青少年の性行動』を刊行した。日本のキンゼイと呼ばれた。▽昭和54年キンゼイ博士とともに第1回国際性学賞受賞。

【著書】性の現象（昭14）、20世紀のセックス（昭33）、性教育（昭42）

浅山忠愛　あさやま・ただやす

明治12（1879）～昭和28（1953）年（73歳）、京都

【内科】旧姓上野。明治39年11月京都帝大卒。40年2月第1内科入局（笠原光興教授）・助手、43年1月助教授（佐々木隆興教授）、欧州留学（大正3年4月～4年11月）、10年教授（無任所）・京都市立宇多野療養所長兼市立京都病院長、12年3月京都府立医大教授（内科第2部長）、学長兼医院長・内科第1部長（15年8月～昭和11年1月）、兼済生会京都府病院長（昭和4年7月～）、欧米出張（7年6月～8年1月）、18年1月定年退職。退職後、済生会京都府病院長、在職中、28年3月逝去。▽浅山郁次郎（眼科・京都帝大初代教授）の養嗣子。

浅山亮二　あさやま・りょうじ

明治37（1904）～平成5（1993）年（88歳）、京都

【眼科】昭和3年京都帝大卒。眼科入局（市川清教授、盛新之助教授）、10年10月助教授、13年1月退官、京都市上京区にて開業、25年2月京大教授、附属病院長（40年1月～43年3月）、43年3月停年退官。退官後、大阪北逓信病院長（43年8月～50年6月）。▽特発性網膜剥離の手術療法を改良、発展させた。

【共著】美容整形手術学（昭32）【共編】眼科最近の進歩（昭30）

芦沢真六　あしざわ・しんろく

大正9（1920）～平成13（2001）年（80歳）、東京

【内科（消化器）】昭和20年9月東京帝大卒。第1内科入局（柿沼昊作教授）、24年助手、27年9月（田坂定孝教授）、35年9月東京医大助教授、40年12月教授（第4内科）、平成3年3月定年退職。▽早期胃癌研究会のメンバーの一人として、胃カメラ開発に携わり、内視鏡による早期胃癌診断の研究に貢献した。

【共著】消化器内視鏡アトラス（昭51）【共編】消化管内視鏡診断学大系第1巻～第10巻（昭49～53）

足高善雄　あしだか・よしお

明治40（1907）～昭和46（1971）年（64歳）、奈良

【産婦人科】昭和8年大阪帝大卒。産婦人科入局（緒方十右衛門教授）、12年6月助手、13年2月講師、14年8月奈良県協同病院副院長兼産婦人科医長、23年3月奈良医大教授、29年8月阪大教授、46年3月停年退官。

【著書】流早産（日本産婦人科全書第21巻 昭41）【共著】新産科学（昭44）

東 健彦　あずま・たけひこ

大正15（1926）～昭和62（1987）年（61歳）、東京

【生理学】昭和26年東大卒。第1内科入局（田坂定孝教授）、米国留学の後、生理学教室に転じ、41年12月信州大教授（第1生理）、医学部長（55年6月～59年2月）、59年3月退官。退官後、順天堂理事長（59年4月～）、在職中、62年11月逝去。▽東龍太郎（東京帝大教授、東京都知事）は父、東博彦（整形外科、

埼玉医大教授）は弟。東俊郎（スポーツ医学、順天堂大教授）の甥。越夫人は有山登（生化学、順天堂2代理事長）の次女。

［共編］微小循環（昭54）［訳書］入門レオロジー（スコットブレアー 昭45）

東 俊郎 あずま・としろう

明治31（1898）～昭和62（1987）年（88歳）、大阪

【内科、スポーツ医学】 大正12年東京帝大卒。昭和8年順天堂医院第2内科部長。16年6月順天堂医事研究会附属茶崖医院長、19年3月順天堂医専教授、22年3月順天堂医院長、23年10月文部省体育局長、25年4月順天堂大教授（診療部長、第2内科 ～30年3月）、26年1月兼体育学部長、32年4月学部長兼内科教授、49年3月退職。▽昭和7年ロサンゼルス五輪にボート選手、11年のベルリン五輪では選手団長として参加。21年日本体育協会国内委員長として国民体育大会の創設に努力した。日本学校保健会長、日本体力医学会理事長、国際スポーツ医学会長、体協理事、JOC委員などを歴任。▽東龍太郎（東京都知事）、東陽一（外科、熊本医大教授・東京厚生年金病院長）は兄。

［編著］スポーツと体力管理（昭39）［訳書］体育と保健のカリキュラム（アーウィン 昭25）

東 陽一 あずま・よういち

明治30（1897）～平成2（1990）年（92歳）、大阪

【外科】 大正11年東京帝大卒。第1外科入局（近藤次繁教授）、英・仏・独・瑞・伊留学（在外研究員 大正14年1月～昭和2年1月）、九州帝大整形外科入局（神中正一教授）、3年講師、5年6月助教授、7年6月熊本医大教授（第2外科 ～18年5月）、同仁会南京診療班長（14年7月～16年4月）、16年7月マカッサル研究所病院長、敗戦直前帰国、戦後、熊本県阿蘇郡馬見原農業組合診療所長、24年8月日赤中央病院長、29年9月九州厚生年金病院長、40年11月東京厚生年金病院長、44年3月退職。▽東龍太郎（東京都知事）の弟、東俊郎（スポーツ医学、順天堂体育学部長）の兄。

［著書］墨水墨堤（昭59）［監修］最新看護学（昭28）

東 義国 あずま・よしくに

大正4（1915）～平成19（2007）年（92歳）、神奈川

【内科（結核病学）、海外医療活動】 昭和19年昭和医専卒。21年結核予防会に入り、結核集団検診活動に従事するとともに開発途上国の結核予防に従事。32年WHO職員となり、ジュネーブ本部での世界結核対策策定計画研究に参画。36年インドネシアで実践活動、39年WHO東南アジア地域事務所駐在となり、タイ政府に協力。44年帰国、50年まで結核予防会で世界唯一の英語による開発途上国の結核対策専門家育成事業に尽力し、外務省やWHOなどの要請で東南アジア諸国、イラン、アラブ共和国などへの結核対策支援に奔走。▽昭和56年外務大臣表彰、62年保健文化賞（WHO本部において世界の結核対策の立案に参画し、その後東南アジア地域等で自らその実施と指導にあたる等30年間における国際医療協力活動）

［著書］クメール・安南・タイ（陶器講座13 昭48）

東 龍太郎 あずま・りょうたろう

明治26（1893）～昭和58（1983）年（90歳）、大阪

【薬理学、スポーツ医学、政治家】 大正6年東京帝大卒。7年小児科入局（弘田長教授）、8年生理学入室（橋田邦彦教授）、英国留学（10年～14年 ロンドン大ヒル教授に師事、体育生理学研究に従事）、15年8月東京帝大助教授（薬理学）、昭和4年4月文部省学校衛生官、9月助教授（生理学）、5年2月助教授（薬理学）、英国留学（7年4月～8年 薬理学研究に従事）、9年4月教授（第2薬理）、兼東京高等体育学校長（16年～）、兼海軍司政長官・南西方面海軍民政府衛生局長（17年5月～19年7月）、兼厚生省医務局長（21年11月～26年7月）、26年7月東大教授（教育学部体育学科体育学コース）、28年3月停年退官。退官後、茨城大学長（28年10月～33年9月）、東京都知事（34年4月～42年4月）、東邦大学長（42年9月～43年3月）、日赤社長（43年3月～53年3月）。▽厚生省医務局長在任中、医師国家試験導入など医療制度の改革に当たった。また、わが国におけるスポーツ医学の先駆者。学生時代はボート選手として活躍、弟の東陽一、東俊郎と並んで「スポーツ3兄弟」と呼ばれた。昭和22年日本体育協会会長、25年IOC（国際五輪委員会）委員。東京都知事として39年の東京五輪開催に尽力。また、全日本スキー連盟会長、日本レクリエーション協会会長などを兼任した。▽昭和56年東京都名誉市民 ▽照子夫人は山川健太郎（東京帝大総長、枢密顧問官）の3女。東克彦（化学、北大触媒研究所長）は長男、東健彦（生理学、信州大教授・順天堂理事長）は次男、東博彦（整形外科、埼玉

医大教授）は3男。

【著書】スポーツと共に（昭28）、オリンピック（昭37）、独善独語（昭53）【共編】現代生理学全6巻（昭31～32）、保健体育学大系全8巻（昭32）、スポーツ小六法（昭33、34）

阿曽弘一　あそ・こういち

大正13（1924）～平成9（1997）年（73歳）、東京
【外科】昭和23年9月東大卒。附属病院にて実地修練、24年12月第2外科入局（福田保教授）、36年4月助手、40年4月講師、45年7月北里大教授、附属病院副院長・診療部長（46年7月～）、院長（53年12月～58年12月）、平成元年3月定年退職。退職後、NTT関東逓信病院院長（元年4月～8年3月）。
【共著】結腸癌の手術（最新図解手術叢書8 昭56）
【共編】低温医学（昭58）

麻生徹男　あそう・てつお

明治43（1910）～平成元（1989）年（79歳）、福岡
【産婦人科】昭和10年九州帝大卒。産婦人科入局（白木正博教授、馬屋原茂教授）、応召（12年11月陸軍衛生部見習士官として14号兵站病院勤務、中国各地を転戦、16年4月解除）、再応召（17年1月独立野戦高射砲第34中隊附、ラバウル上陸、21年4月解除）、21年6月福岡市にて産婦人科医院開設。▽軍医として中国、南太平洋を転戦した際の日記、写真集は、千田夏光の写真集『従軍慰安婦』正・続（昭48、49）、高橋隆治編『軍医官の戦場報告意見集』（十五年戦争重要文献シリーズ 平2）として世の中に紹介され、朝鮮人慰安婦問題が注目される契機となった。
【著書】麻生次郎左衛門家氏（昭45）、ラバウル日記第1部瘴癘、第2部焚書、第3部反逆と呼はば呼べ（平元）、上海より上海へ（平5）、麻生徹男資料1陣中日誌、2中支通信、3日記、4写真（平6）

足立寛　あだち・かん

天保13（1842）～大正6（1917）年（75歳）、遠江（静岡）
【外科】安政2年江戸に出て、木村軍太郎（軍学者）の従僕となり、蘭学、西洋医術を学ぶ。5年帰郷、蘭学塾を開く。文久2年大坂・緒方洪庵の門に入り蘭医術を修術、3年江戸に出て、医学所に入る。慶応3年医学所塾長、明治2年東校中助教兼寮長、3年大助教、4年少教授、7年4等教授、8年長官に抗し罷免。7月陸軍軍医部（2等軍医正）・陸軍軍医学校教官、11年兼大学医学部教授、17年（1等軍医正）兼東大（旧）教授、19年陸軍省医務局教育第2課長、24年6月軍医学校長、25年3月医務局第1課長、26年8月予備役編入、27年9月医務局長心得、28年7月（軍医総監）、召集解除。▽陸軍軍医部創設者の一人。医学の著訳書多数。
【著書】創傷論第1、2号（明10）、育児談（明24）、通俗救急処置（明27）【編著】看護法教程（明31）【訳書】外科各論（彪氏）全3冊（明14）、軍陣外科学（柴氏）巻1、2（ザイデル 明27）、外科通論（彪氏）全10冊（明17～22）、整骨図説（明33）【校閲】漢洋医通全2冊（明19～20）

足立忠　あだち・ただし

明治40（1907）～昭和61（1986）年（79歳）、北海道
【放射線科】昭和7年東京帝大卒。放射線科入局（中泉正徳助教授）、9年11月（中泉正徳教授）、17年4月講師、23年3月助教授（分院・放射線科）、25年11月東京医歯大教授（診療教授）、29年4月（放射線科）、47年1月停年退官。退官後、鶴見大教授（歯学部歯科放射線科 47年4月～53年3月）。
【著書】放射線医学臨床篇総論（昭24）、胸の写真 読影上の基礎（昭27）、胸の写真の読影まで（昭34）

足立春雄　あだち・はるお

明治45（1912）～昭和53（1978）年（66歳）、京都
【産婦人科】昭和12年大阪帝大卒。産婦人科入局（吉松信宝教授）、大阪逓信病院部長を経て、39年7月徳島大教授（～53年3月）、附属病院長（43年2月～47年1月）、医学部長（47年4月～51年4月）、52年9月香川医大創設準備室長、在任中、53年7月逝去。
【著書】臨床家のための酵素学（昭35）【共著】新婦人科学（昭52）【編著】臨床婦人生化学（昭53）【共編】産婦人科対症看護（昭40）

足立文太郎　あだち・ぶんたろう

慶応元（1865）～昭和20（1945）年（79歳）、伊豆（静岡）
【解剖学、人類学】明治27年3月帝大卒。解剖学入室（田口和美教授）、28年4月三高講師、31年10月教授、独留学（文部省外国留学生、32年5月～37年5月シュトラスブルグ大にて研学）、33年11月京都帝大助教授、37年5月教授（第2解剖）、医学部長（大正10年7月～14年7月）、14年7月停年退官。退官後、大阪高等医専校長（昭和2年2月～7年3月）。▽軟部人類学の開拓者、日本人解剖学の確立者。京大医学部構内に胸像がある。京都帝大解剖学の初代は、鈴

木文太郎(第1)、足立文太郎(第2)、加門桂太郎(第3)の3人であり、「三太郎」と呼ばれた。▽昭和5年恩賜賞(日本人の動脈研究)、学士院会員 ▽井上靖(小説家)の岳父。

【著書】Das Arteriensystem der Japaner(日本人の動脈系統)2巻(1928/昭3)、Das Venensystem der Japaner(日本人の静脈系統)2巻(1933/昭8、1940/昭15)

新城之介　あたらし・じょうのすけ

大正3(1914)~平成16(2004)年(89歳)、埼玉

【内科】 昭和16年3月東京帝大卒。4月第2内科入局(佐々貫之教授)、5月海軍軍医[2年現役、(軍医中尉)]、21年1月復帰、22年9月有給嘱託、24年4月文部技官、26年5月助手、29年6月東京都養育院附属病院内科医長、35年1月日医大教授(第2内科)・第一病院内科医長、56年3月定年退職、4月特任教授、57年3月退職。

【著書】新しい血圧降下剤の臨床(医家叢書 昭30)、脳卒中(成人病ガイド no. 9 昭55)

阿知波五郎　あちわ・ごろう

明治37(1904)~昭和58(1983)年(78歳)、愛知

【陸軍軍医(内科)、医史学】 昭和5年九州帝大卒。4月陸軍軍医、名古屋帝大生化学にて研究従事(堀田一雄教授)。戦後、20年9月厚生省技官、21年3月岡山市、26年1月京都市にて開業、53年廃業。▽西欧医学の歴史、またそれが日本に移入される過程について多くの研究業績を重ねた。特に、ヘルマン・ブールハーヴェ(17~18世紀のオランダ・ライデン大の植物・医学の教授)のわが国への紹介者として知られる。▽昭和44年日医最高優功賞(医史学領域における功績)

【著書】ヘルマン・ブールハーヴェ(昭44)、近代日本の医学 西欧医学受容の軌跡(昭57)、医学史点描(昭61)、近代医史学論考(昭61) **【共著】**人類医学年表(昭56)

吾妻勝剛　あづま・かつたけ

慶応3(1867)~大正12(1923)年(56歳)、出羽(秋田)

【産婦人科】 明治26年11月帝大卒。産婦人科入局(浜田玄達教授)・助手、独留学(文部省外国留学生 31年2月~34年6月 フライブルグ大、シュトラスブルグ大、ブレスラウ大、ベルリン大にて研学)、32年12月京都帝大助教授、34年6月教授(初代)、39年10月退官、東京産科婦人科病院勤務、43年5月順天堂医院産科婦人科長、大正5年9月開業(吾妻病院)、関東大震災のため逝去。

【著書】お産の心得(明44) **【共著】**婦人健康増進法(大11)

吾妻俊夫　あづま・としお

明治24(1891)~昭和30(1955)年(64歳)、東京

【内科】 大正7年東京帝大卒。昭和3年4月昭和医専教授(兼内科相談部医長)、21年4月昭和医大教授(初代 第1内科)、在職中、30年7月逝去。

【著書】胃腸病の話(昭6) **【共著】**新内科学(昭6)、各科領域ニ於ケル出血ト其処置(昭9)、疼痛の診断(昭10)

阿南功一　あなん・こういち

大正13(1924)~平成9(1997)年(73歳)、大分

【生化学】 昭和21年東京帝大卒。実地修練、生化学入室(児玉桂三教授)、27年4月東京医歯大助教授(宮本璋教授)、39年3月教授(心臓血管病研究施設生化学部門)、49年11月筑波大教授(医学専門学群 生化学)、副学長(厚生補導 53年5月~、総務 54年4月、医療・医学専門学群長 55年4月~56年3月)、61年4月学長、平成2年4月退官。▽筑波新大学構想の推進者。

【共編】医化学実験入門(昭31)、医化学入門(昭33)、基礎生化学実験法1~6(昭49~51)

安部浅吉　あべ・あさきち

明治31(1898)~昭和21(1946)年(48歳)、北海道

【小児科、栄養学】 大正10年南満医学堂卒。小児科入局(稲葉逸好教授)、東京留学(12年3月~14年5月 国立栄養研究所、帝国ホテル、新橋花月など)、14年5月満洲医大助教授・栄養部主任、昭和17年5月退官、奉天にて開業(小児科)、戦後、全満に多発した発疹チフスのため逝去。▽安部公房(作家、劇作家)の父。

阿部勝馬　あべ・かつま

明治25(1892)~昭和43(1968)年(76歳)、大分

【薬理学】 大正6年1月京都帝大卒。東北帝大薬理学入室(八木精一教授)・助手、8年9月慶大講師(薬物学)、10年6月教授(初代 薬物学)、欧米視察(12年)、医学部長(昭和21年4月~30年10月)、特殊薬化学研究所長、38年3月定年退職。退職後、三越診療所理事。▽モルヒネなど麻薬の慢性中毒、解毒剤の研究、体温調節の生理などの業績で知られる。

【著書】体温および体温調節の生理(昭40)

阿部完市　あべ・かんいち

昭和3(1928)~平成21(2009)年(81歳)、東京

【精神科、俳人】　昭和24年金沢大医専部卒。25年和歌山・初島病院、塩津村に国保診療所開設、28年滋賀・水口病院、29年金沢大精神科、31年甲府市、33年川口市、37年東京・新宿に居住、38年6月浦和神経サナトリウム開設・院長、平成11年退職。▽昭和25年和歌山・初島病院の俳句グループ「落し文」で俳句を始める。以後、「青玄」「海程」に参加。『海程』編集長、現代俳句協会副会長・事務局長を務めた。▽昭和45年現代俳句協会賞、平成21年現代俳句大賞

【著書】俳句幻形(俳論集 昭50)、芭蕉へ(昭52)**【句集】**無帽(昭31)、絵本の空(昭44)、にもつは絵馬(昭49)、春日朝歌(昭53)、阿部完市全句集(昭59)、軽のやまめ(平3)、中日俳句集(平6)、阿部完市俳句集成(平15)

安部公房　あべ・こうぼう

大正13(1924)~平成5(1993)年(68歳)、東京

【小説家、劇作家】　昭和23年東大卒(満州奉天で育ち、東京帝大在学中、奉天に帰省しており、日本の敗戦に遭遇、医師国家試験を受験しないことを条件に卒業を認められたとの逸話がある)。▽昭和23年『終わりし道の標べに』で戦後文学の一員としてデビュー、25年「赤い繭」で戦後文学賞、26年「壁―S・カルマ氏の犯罪」で芥川賞、38年長編『砂の女』で読売文学賞、最優秀外国文学賞(仏)、50年戯曲『緑色のストッキング』で読売文学賞。▽『砂の女』は作者自身の脚色、勅使河原宏監督で映画化され、カンヌ映画祭で世界的評価を得た。作品の多くが外国語に翻訳され国際的作家として評価され、ノーベル賞候補と噂された。▽昭和48年劇団「安部公房スタジオ」を結成、俳優育成にも尽力した。▽昭和61年簡易着脱型タイヤチェーン「チェニジー」により国際発明家エキスポ'86で銅賞受賞。▽夫人(山田真知子)は画家として安部の作品の装丁、舞台美術を担当した。安部浅吉(小児科・栄養学、満州医大助教授)は父。

【著書】安部公房全集全30巻(平9~21)**【伝記】**安部公房伝(安部ねり 平23)

安倍三史　あべ・さんし

明治40(1907)~平成5(1993)年(86歳)、北海道

【衛生学】　昭和8年北海道帝大卒。衛生学入室(井上善十郎教授)、10年7月助手、14年7月講師、16年5月助教授、応召[16年8月、ソ満国境勤務、(軍医少尉)から(軍医中尉)、ソ連軍との戦闘の中で戦死の公報が出されていた。戦後、中国医大教授として留用、28年8月帰国]、28年8月助教授(高桑栄松教授)、31年6月教授(公衆衛生学)、医学部長(38年12月~42年12月)、46年3月停年退官。退官後、北海道衛生研究所長(46年12月~)、東日本学園大学長(52年7月~平成3年3月、兼歯学部長 53年4月~11月、54年11月~55年3月)。▽昭和41年北海道文化奨励賞、59年北海道開発功労賞(公衆衛生の推進)

【著書】最近の職業病(昭40)、大気汚染と生体影響(昭41)**【共編】**新衛生公衆衛生学(昭44)

安部英　あべ・たけし

大正5(1916)~平成17(2005)年(88歳)、山口

【内科(血液病学)】　昭和16年12月東京帝大卒。短期海軍現役軍医[17年1月(軍医少尉)、18年11月(軍医中尉)、ガダルカナル海戦などに従事、20年復員]、21年3月東京帝大第1内科入局(柿沼昊作教授)・助手、27年9月(田坂定孝教授)、米欧留学(28年5月~32年1月 コーネル大、ウェイン大、デンマーク・カルルスバーグ研究所)、39年講師、46年7月帝京大教授、医学部長(55年4月~62年3月)、62年4月副学長、平成8年2月退職。▽血友病の権威。昭和58年6月厚生省エイズ研究班長に就任(~59年3月)。60年非加熱血液製剤を投与した患者がエイズを発病したところから、平成8年8月業務上過失致死にて逮捕、起訴(薬害エイズ事件)されたが、当時、明確な危険性の認識が浸透していなかったこと、代用のクリオ製剤には使用上問題があったところから、平成13年3月東京地裁は無罪判決とした。検察側が控訴、裁判中、16年東京高裁は心神喪失状態にあるとして公判停止を決定、17年逝去。▽妻は高橋雄豺(内務官僚・香川県知事、読売新聞副社長)の3女。

【著書】エイズとは何か(昭61)**【共著】**主要症状からみた各科救急療法(昭36)**【共編】**血液(日本医師会生涯教育シリーズ5 昭53)、血液学(昭60)**【随筆】**シャルロッテンルントの森の道(昭53)**【伝記】**「流れる血液」と取組んで50年(平3)

阿部達夫　あべ・たつお

大正5(1916)~平成17(2005)年(89歳)、愛知

【内科、栄養学(臨床栄養学)】 昭和16年12月慶大卒。17年1月内科入局(西野忠次郎教授)、4月横浜警友病院内科医員(中沢恒三良院長)、軍務(軍医予備員として10月甲府歩兵聯隊入隊、甲府陸軍病院勤務の後、軍曹として除隊)、11月慶大講師、応召[18年5月 野戦重砲兵第4聯隊入隊、ラバウル、ブーゲンビルを転戦、(軍医少尉)、21年2月浦賀上陸・復員]、慶大内科復帰(大森憲太教授)、国立大蔵病院内科医長(黒川清之院長)、29年11月慶大講師、30年1月東邦大教授(第2内科)、57年3月定年退職。退職後、済生会横浜市南部病院副院長(58年4月~)、院長(12月~61年6月)、総持寺鶴見総合病院長。▽器質的異常のない不定愁訴症候群を「自律神経失調症」と定義した(疾患名としては未公認)。【著書】簡明生理学(昭31)、栄養病理と栄養療法(昭34)【共著】最新食事療法(昭42)、これなら続けられる糖尿病の食生活(昭53)【自伝】枯木庵雑記(昭57)

阿部俊男 あべ・としお

明治25(1892)~昭和22(1947)年(54歳)、宮城

【細菌学】 大正8年東京帝大卒。伝研入所、独・英・米留学(在外研究員、11年11月~13年11月)、12年4月長崎医大助教授、14年2月教授、昭和7年5月伝研技師(第1細菌血清研究室主任)、9年10月満州国衛生技術廠長、13年12月大陸科学院衛生技術廠長、22年4月長春で逝去。▽戦後、衛生技術廠は長春生物製品廠と改称された。▽和田正男(生理学、東北帝大教授)、佐藤和男(細菌学、東大伝研助教授)は実弟。

阿部敏雄 あべ・としお

明治28(1895)~昭和27(1952)年(57歳)、愛知

【厚生行政】 大正10年京都帝大卒。昭和3年12月京都府防疫医(内務省官吏)、国際連盟保健部へ派遣、7年秋田県衛生技師、11年内務省防疫官(衛生局勤務)、12年第1船舶輸送司令部附兼陸軍運輸部附、13年厚生省防疫官(予防局勤務)、12月興亜院技師、16年厚生省技師兼防疫官、17年南西方面艦隊司令部附、18年マカッサル研究所熱帯衛生部長(海軍技師)、19年6月南西方面海軍民政府衛生局長(海軍司政長官)、20年9月厚生省臨時検疫課長、10月防疫局検疫課長、21年1月(厚生技監)厚生省臨時防疫局長、3月引揚援護局医務局長、11月検疫局長、23年10月神戸市衛生局長、25年7月連合軍健保組合本部事務局長、26年7月厚生省医務局長、在任中、27年9月逝去。

棈松紀雄 あべまつ・のりお

大正14(1925)~昭和59(1984)年(58歳)、東京

【整形外科】 昭和24年東北大卒。実地修練、25年8月整形外科入局(飯野三郎教授)・助手、31年1月講師、10月信州大助教授(藤本憲司教授)、46年6月名市大教授、病院長(54年1月~56年3月)、在職中、59年9月逝去。【共著】骨折治療AO法の実際(昭48)

天木一太 あまき・いちた

大正10(1921)~平成14(2002)年(81歳)、愛知

【内科(血液病学)、免疫学】 昭和20年9月東北帝大卒(3月仮卒業)、海軍軍医(4月戸塚海軍衛生学校入学、海軍見習尉官、7月佐世保海軍鎮守府附、霧島海軍病院勤務)、9月第3内科入局(黒川利雄教授)・大学院特別研究生、25年10月助手、27年2月国立弘前病院、28年国立東京第一病院、29年7月日大第1内科入局(比企能達教授)兼任講師、33年8月助教授、米国留学(40年4月~41年4月 ボストン・タフツ大ダメシェク教授)、45年10月教授(第1内科血液学・免疫学)、61年3月定年退職。退職後、日大総合科学研究所教授(61年4月~62年3月)、東京都赤十字血液センター所長(61年4月~平成4年10月)。▽昭和35年地中海性貧血(サラセミア)のわが国第1例を発見・報告。【著書】血液病へのアプローチ(昭48)【共著】貧血・白血病の新しい食事療法(昭60)【共編】内科学の診断演習1~4(昭45~50)【自伝】恵風和暢(平12)

天岸敏介 あまぎし・としすけ

明治19(1886)~昭和47(1972)年(85歳)、愛媛

【微生物学、衛生学、眼科】 旧姓中村。大正5年大阪医大卒。北里研入所、微生物学を専攻の傍ら東京帝大眼科(河本重次郎教授)にて眼科見学、兵庫県技師(学校衛生主事として赴任)の後、10年3月朝鮮総督府技師、昭和18年9月陸軍勅任技師、20年7月マライ医大教授、戦後帰国、22年6月宇和島保健所長兼岩松保健所長、38年退職。

天児民恵 あまこ・たみえ

明治6(1873)~昭和10(1935)年(62歳)、徳島

【伝染病学、内科】 明治26年大阪医学校卒。32年7月大阪府細菌検査所防疫官、33年5月兵庫県細菌検

査所防疫官、34年伝研入所(北里柴三郎所長)、35年10月神戸市立東山病院長、欧米出張(神戸市派遣、42年7月～43年11月 ブダペストの万国医学会出席、ベルリン・伝研にて血清学、ウィルヒョー病院にて臨床医学研学、帰国)、復職、大正7年兼神戸市立屯田療養所長および市立衛生試験所長、9年4月退職。神戸市にて天児内科院開業、天児研究所、天児病院開設。▽天児研究所では各種ワクチン、痘苗の製造を行い、高田桂とともにビオフェルミンを創製した。また、神戸市医師会長(大正15年3月～昭和7年3月)、兵庫県医師会長(5月～)を務めた。▽天児民和(整形外科、九州帝大教授)は長男。

【著書】ペスト菌検査法(明33) **【編著】**新ツベルクリン療法(明31)

天児民和 あまこ・たみかず

明治38(1905)～平成7(1995)年(89歳)、兵庫

【整形外科】 昭和5年九州帝大卒。整形外科入局(神中正一教授)、7年4月助手、8年10月講師。独留学(在外研究員、10年7月～11年10月 ベルリン大ゴホト教授に師事、滞在中ベルリン五輪嘱託医)、11年10月助教授、応召(14年5月大阪陸軍病院金岡分院、16年東京第一陸軍病院、20年4月召集解除)、20年6月新潟医大教授、附属病院長(24年6月～)、25年10月九大教授、附属病院長(33年8月～35年4月)、医学部長(35年4月～39年3月)、44年3月停年退官。退官後、九州労災病院長(44年4月～55年8月)。▽日本手の外科学会を設立・初代会長(昭和32年)、わが国初の骨銀行、骨腫瘍登録制を設立し、肢体不自由児医療施設の整備に尽力した。また、医学史にも造詣が深い。▽昭和39年西日本文化賞、54年朝日社会福祉賞(リハビリテーション医学の発展と身障者の社会復帰に貢献した功績) ▽天児民恵(内科)の長男。

【著書】整形外科学(昭35)、整形外科臨床40年(昭44)、整形外科を育てた人達(平11) **【編著】**整形外科学概説(昭43) **【共編】**臨床整形外科全書全6巻(昭38～40)、理学療法士・作業療法士教本全4冊(昭40～41) **【自伝】**無常迅速(述 昭55)

尼子富士郎 あまこ・ふじろう

明治26(1893)～昭和47(1972)年(78歳)、山口

【内科、老年医学】 大正7年11月東京帝大卒。8年9月法医学入室(片山国嘉教授)、12月第3内科入局(稲田龍吉教授)、14年12月浴風会病室医長(初代)、昭和35年12月浴風会院長、43年4月名誉院長、44年4月浴風会顧問、47年3月逝去。▽父の四郎が夏目家の家庭医だったので、漱石が英語の家庭教師をしてくれた。▽わが国における老年医学の開拓者、老年医学の最高権威者。また、昭和3年、父の創刊した医学文献雑誌の「医学中央雑誌」の代表者となり、39年には医学中央雑誌社刊行会を創立・理事長。▽昭和26年保健文化賞(老人病学の研究および老年者の診療従事)、40年朝日賞(社会奉仕賞部門 老人医学の開拓に多年尽くした功績)、52年日医最高優功賞(医学文献功労者)

【著書】老化(昭49) **【共監】**老年病学全3巻(昭31～33) **【伝記】**尼子富士郎(村上元孝、関増爾編 昭53)、尼子富士郎 わが国老年医学を生み育んだ偉人(篠原恒樹『精神医学を築いた人びと』下巻、平3)

天野重安 あまの・しげやす

明治36(1903)～昭和39(1964)年(60歳)、滋賀

【病理学、血液学】 昭和4年京都帝大卒。病理学入室(藤浪鑑教授、清野謙次教授)、5年1月助手、7年9月講師、10年大阪女子医専講師、14年12月京都帝大助教授、31年4月教授(ウイルス研病理部)、ウイルス研所長(32年7月～36年7月)、在任中、39年3月逝去。▽主な業績として、形質細胞抗体産生の確認、リンパ球の免疫応答における役割の解明、ウイルス性白血病の研究などがある、また、原爆症、結核、肝硬変についての業績でも知られる。▽昭和37年ストラットン賞(国際血液学会賞)

【著書】肺の結核の諸形相と其の構造(昭22)、血液学の基礎上巻(昭23)、旅信 一科学者の世界スケッチ(昭28) **【分担】**血液及び造血臓器(病理学各論上巻 昭31) **【遺稿】**鏡頭無心 天野重安遺文集(昭40)

天野恒久 あまの・つねひさ

大正6(1917)～平成15(2003)年(86歳)、広島

【細菌学】 昭和16年大阪帝大卒。細菌学入室(谷口腆二教授)、理学部赤堀研究室にて研究従事、陸軍軍医[10月陸軍医候補生、12月(陸軍軍医中尉)、17年1月中国新郷陸軍病院、21年4月復員]、21年11月助手(微研)、23年8月助教授(医学部細菌学)、24年3月兼微研助教授、27年4月教授、6月兼微研教授(防疫学部門)、33年9月(免疫化学部門)、微研所長(39年4月～43年3月)、医学部長(50年3月～52年2月)、56年4月停年退官。退官後、国立大阪病院長(56年11月～59年3月)、行岡保健衛生学園長(59年7月

〜63年4月)。▽昭和53年野口英世記念医学賞(卵白リゾチームの抗原構造の解析並びに生体防御機構の研究)
[共編]免疫(生物科学シリーズ5 昭48)、ウイルス・細菌とその感染症(岩波講座現代生物科学11 昭50)

天谷千松 あまや・せんまつ

万延元(1860)〜昭和8(1933)年(73歳)、駿河(静岡)
【生理学】明治18年東大(旧)卒。19年3月東京衛生試験所(内務省1等技手)、21年9月第二高等中学校教諭、独留学(文部省外国留学生 29年7月〜32年2月ヴュルツブルグ大、ライプチヒ大にて研学)、12月京都帝大教授(初代 生理学)、45年5月(第1生理)、大正2年8月病気退官。退官後、日本医専校長(3年12月〜、学校騒動のため5年10月退任)、朝鮮製薬合資会社附属牛込病院長。▽わが国における生理学の開拓者。業績は神経・筋生理学の原論的研究と心臓・肺臓の支配に関する研究に要約される。
[校閲]石川大生理学上巻(明42)

綾部正大 あやべ・まさとも

大正元(1912)〜平成18(2006)年(94歳)、大分
【外科】旧姓膳所。昭和12年九州帝大卒。第2外科入局(後藤七郎教授)、薬理学(福田得志教授)にて研究従事、17年講師(友田正信教授)、応召(19年 熊本陸軍病院)、22年米子医専講師、23年3月米子医大教授(初代 第1外科)、24年5月鳥取大教授、附属病院長(35年5月〜39年5月)、欧米出張(在外研究員 38年5月〜8月)、医学部長(39年5月〜43年5月)、50年4月学長、58年3月退任・退官。▽胃癌の専門家。早期胃癌研究の草分け的存在。▽綾部健太郎(衆議院議員、運輸相、日本鉄道建設公団総裁)は養父、膳所正威(大分県医師会長)は実兄。
[著書]胃癌の細胞学的診断(昭32)

新居 昭 あらい・あきら

昭和3(1928)〜平成20(2008)年(79歳)、東京
【内科、料理研究家】昭和27年昭和医大卒。実地修練、国立東京第一病院内科・小児科をへて、35年新宿医院開設・院長、平成元年医療法人社団医食会理事長兼院長、3年昭和大客員教授。▽筆名 新居裕久。新宿クッキングアカデミー校長として食生活による健康管理の重要性を訴えて「医食同源」(昭和47年造語)の実践・普及に努めた。
[著書]にんにくの効用(昭47)、中国食の秘密(カッパ・ホームズ 昭49)、医食同源(昭54)、食べて治す(生活と健康シリーズ 昭55)、あなたの子供が危ない(ノラブックス 昭60)、40代50代を超健康に生きる食事学(昭61)、医は食にあり(昭62)、長生きレシピ(平12)、健康長寿食 生活習慣病を防ぐ食生活30か条(平15) [共著]薬膳で治す おいしく食べて健康づくり(平2)

荒井 清 あらい・きよし

昭和4(1929)〜平成4(1992)年(62歳)、東京
【産婦人科】昭和28年東大卒。実地修練、29年4月産婦人科入局(長谷川敏雄教授)・大学院、33年12月助手、米国留学(35年12月〜38年1月)、39年4月講師、43年4月東京警察病院医長、46年4月帝京大教授(初代 第2産科婦人科)、在職中、平成4年7月逝去。
[共著]婦人科学(昭59)

新井サダ あらい・さだ

大正11(1922)〜平成22(2010)年(87歳)、埼玉
【看護師(従軍看護婦)】昭和16年10月日赤中央病院救護看護婦養成所卒。召集「10月広島、船舶輸送軍医部暁7141部隊所属301救護班、まにら丸、病院船勤務(第1〜2航海)、17年(第3〜16航海)、18年(第17〜20航海)、マニラ陸軍病院勤務、19年帰国、解除」、20年与野赤十字病院勤務、22年大宮赤十字病院(名称変更)、25年看護婦長、27年看護科長、28年中国在留邦人引揚救護に従事、33年看護部長、35年北朝鮮帰還者救護業務に従事。▽平成元年フローレンス・ナイチンゲール記章
[伝記]くちなしの花のように 救護から介護、看護に捧げた新井サダの生涯(島田善生 平22)

新井正治 あらい・しょうじ

明治32(1899)〜昭和63(1988)年(89歳)、長野
【解剖学、人類学】大正13年慈恵医専卒。解剖学入室(新井春次郎教授)・助手、昭和3年講師、8年助教授、18年11月慈恵医大教授、19年4月兼医専部主任教授(〜27年3月)、39年4月定年退職。退職後、東京医大教授(第2解剖 40年10月〜49年3月)、非常勤講師(〜54年4月)。▽日本人の骨盤研究で知られ、人工股関節の人工骨頭開発の際にその成果は臨床応用された。
[共著]英和医語大辞典(昭30) [編著]透視人体解剖図(昭41)

荒井恒雄　あらい・つねお

明治16(1883)～昭和46(1971)年(87歳)、東京

【内科】 旧姓奥平。明治41年12月東京帝大卒。42年1月三井慈善病院内科医員、瑞留学(大正2年9月～5年5月、11月ローザンヌ医大ビュイス教授に結核病理学、ベルン医大薬物学ビュルギー教授に心臓機能、強心剤、ザアリー教授に内科臨床を学んでいたが、第一次大戦勃発のため帰国)、5年9月順天堂医院内科部長、8年3月兼東京医専教授、12年9月関東大震災による順天堂医院消失のため、13年3月浅草橋千葉病院勤務、東京医専教授専任、昭和18年退職。退職後、43年まで竹田総合病院内科顧問。

新井恒人　あらい・つねと

明治44(1911)～昭和39(1964)年(52歳)、東京

【病理学】 昭和12年北海道帝大卒。病理学入室(今裕教授、武田勝男教授)、16年5月附属医専部助教授、応召、戦後、22年3月附属医専部教授、23年6月和歌山県立医大教授(病理)、32年(第1病理)、在職中、39年3月逝去。▽動脈硬化症の発症機序に関する業績で知られる。▽新井隼人(外科、札幌市立病院長)の長男、里見三男(細菌学、大阪高等医専教授)は岳父。

【追悼】新井恒人の追憶(里見三男編　昭39)

新井春次郎　あらい・はるじろう

安政3(1856)～昭和6(1931)年(75歳)、武蔵(埼玉)

【解剖学】 明治16年東大(旧)別課卒。茨城県医学校・病院勤務、18年東大(旧)御用掛・助手、21年一高教授、27年5月東京慈恵医院医学校教員(初代)、36年6月東京慈恵医院医専教授、欧州留学(私費、36年6月～39年2月)、41年5月東京慈恵会医院医専教授、大正10年10月慈恵医大教授、昭和5年12月病気退職。

新井正男　あらい・まさお

大正10(1921)～昭和52(1977)年(55歳)、埼玉

【眼科、ハンセン病医療】 昭和20年千葉医大卒。国療長島愛生園勤務を経て、28年国療多磨全生園勤務、31年眼科医長、49年医務課長、50年副園長、51年園長。在任中、52年1月逝去。▽患者・職員の信望厚く、顕彰碑が園庭に建立された。

新井養老　あらい・ようろう

明治31(1898)～昭和52(1977)年(78歳)、茨城

【内科、栄養学】 大正14年東京帝大卒。第1内科入局(島薗順次郎教授、柿沼昊作教授)、昭和18年6月講師、22年1月東京都衛生試験所長、24年3月東京都衛生研究所長(初代)、35年3月退職。

【著書】救荒食品〈上〉(昭22)、栄養と食餌療法(昭35)

【共著】栄養失調と食餌療法(生理学講座[7]　昭27)、栄養病理(昭45)

荒川雅男　あらかわ・つねお

大正3(1914)～平成5(1993)年(79歳)、宮城

【小児科】 昭和12年東北帝大卒。小児科入局(佐藤彰教授)、22年11月青森医専教授、23年2月弘前医大教授、24年5月弘前大教授、35年4月東北大教授、52年4月停年退官。退官後、仙台逓信病院開設準備室長(52年1月～)、病院長(初代　54年12月～61年6月)。▽昭和35年日本ビタミン学会賞(ビタミンB_2欠乏症候群に関する研究)、44年日本ビタミン学会賞(先天性葉酸代謝異常児の研究)

【著書】小児科臨床診断学(昭35)、乳児の慢性下痢症(昭40)、葉酸の臨床(昭44)　**【共編】**現代小児科学大系全18巻、補遺1～3(昭40～44、昭45～46)

荒木イヨ　あらき・いよ

明治10(1877)～昭和44(1969)年(91歳)、東京

【看護師】 明治28年立教女学校卒。神戸聖公会立看護婦学校卒。神戸のマクドナルド医院勤務後、33年東京で外国人(女性宣教師)向け派出・家庭看護婦として勤務。患者ミス・マンの紹介でトイスラーと出会う。聖路加病院開設準備要員・職員第1号に採用され渡米。オールド・ドミニアン病院附属看護婦学校留学、ジョンズ・ホプキンズ病院、マウント・ウィルソン小児病院研修。35年帰国、看護婦長、総看護婦長。聖路加看護婦学校にて米国式看護教育の指導に努めた。昭和4年日本帝国看護婦協会設立発起人、8年副会長。9年トイスラー逝去後に退職。▽退職後、久保徳太郎(聖路加国際病院第2代院長)と結婚した。

荒木辰之助　あらき・たつのすけ

大正15(1926)～平成13(2001)年(74歳)、大阪

【生理学、神経生理学】 昭和24年京都帝大卒。実地修練、第1生理入室(大谷卓造教授)、31年5月助教授、37年7月教授、平成2年3月停年退官。退官後、光華女子大教授(3年4月～10年3月)。▽単一神経細胞の電気生理学的研究、特に神経細胞内に微小電

極を挿入し、刺激を加えて電位を測定する方法を考案したことで知られる。

荒木千里　あらき・ちさと

明治34(1901)～昭和51(1976)年(75歳)、熊本

【外科(脳外科)】　大正15年京都帝大卒。第1外科入局(鳥潟隆三教授)、昭和2年11月助手、4年5月宇和島市立病院外科部長、6年9月講師、米・仏・独留学(11年4月～13年3月　米、仏、独の脳外科施設を訪問、特にシカゴ大のベイリー教授には5か月間師事し、帰国)、16年3月教授、38年6月兼田附興風会北野病院理事長、40年3月停年退官。退官後、北野病院長(40年4月～47年3月)。▽昭和29年急性期頭部外傷の実用的分類(荒木の分類　意識レベルと脳の局所症状などの臨床症状のみで4型に分類)を提唱した。▽荒木俊馬(天文学、京都帝大教授、京都産業大の創設者)は兄。

【著書】脳外科概論(昭20)、脳外傷の経験(昭22)、荒木千里遺作集　留学日記、随筆集(昭53)　【共著】悪性腫瘍の治療(昭23)　【編著】脳下垂体内分泌に関する研究の現状(昭23)

荒木寅三郎　あらき・とらさぶろう

慶応2(1866)～昭和17(1942)年(75歳)、上野(群馬)

【医化学】　明治20年帝大別課卒。群馬にて開業の後、生理学入室(大沢謙二教授)・助手、独留学(私費、22年4月～28年12月　シュトラスブルグ大ホッペザイラー教授、バウエル教授について生理化学を学び学位取得、帰国)、29年2月三高教授、32年9月京都帝大教授(初代　医化学)、医科大学長(36年7月～大正4年6月)、総長事務取扱(3年4月～8月)、4年6月総長、昭和4年3月退官。退官後、学習院長(4年10月～12年4月)。▽隈川宗雄(東京帝大教授)とともにわが国の生化学の開祖と呼ばれる。▽大正8年学士院会員

【著書】勤学語　宣誓式訓辞(昭5)、学業と人格(述昭12)

荒木直躬　あらき・なおみ

明治30(1897)～昭和37(1962)年(64歳)、岡山

【精神科】　大正12年東京帝大卒。精神科入局(呉秀三教授)、13年東京府立松沢病院医長、昭和2年東京帝大講師兼松沢病院医長、欧米留学(10年～11年)、11年7月千葉医大教授(精神病学)、附属病院長(20年12月～22年3月)、24年5月千葉大教授(～36年5月)、医学部長(30年11月～33年10月)、36年6月学長、在任中、37年1月逝去。▽荒木蒼太郎(精神病学・岡山医専教授)は父。

【著書】本因坊秀和全集全6巻(昭31～35)、本因坊秀策全集(昭54)

荒木日出之助　あらき・ひでのすけ

大正14(1925)～平成15(2003)年(77歳)、新潟

【産婦人科】　昭和24年昭和医専卒。実地修練、産婦人科入局(藤井吉助教授)、33年講師、36年1月助教授、47年4月(中山徹也教授)、50年6月教授(員外)、63年昭和大藤が丘病院副院長、平成元年3月退職。

【共著】産科領域におけるX線診断と超音波診断(昭61)　【編著】周産期管理の実際(昭59)

荒木正哉　あらき・まさや

明治35(1902)～平成10(1998)年(96歳)、京都

【病理学、神経病理学】　昭和4年京都府立医大卒。病理入室(角田隆教授)・助手、講師を経て、11年6月助教授(梅原信正教授)、16年11月教授、40年3月定年退職。退職後、松下記念病院顧問、京都薬大理事、宇治製薬研究所顧問。▽昭和27年日本ビタミン学会鈴木賞(荒木正哉、高田亮平　ビタミンAの組織化学的研究)、28年日本ビタミン学会武田賞(ビタミンB_1の組織化学的研究)

【編著】腫瘍細胞　その診断法について　シンポジウム(昭31)

有賀槐三　ありが・かいぞう

明治44(1911)～平成21(2009)年(98歳)、長野

【内科】　昭和9年日大専門部卒。内科入局(八田善之進教授)、助手を経て、13年1月医局長、生化学教室(志賀直教授)にて研究従事(13年4月～)、15年4月講師、18年4月駿河台日大病院、応召[19年2月宇都宮陸軍病院にて、超音波、碧素(ペニシリン)の研究に従事、20年9月復員]、19年4月助教授(専門部)、21年1月岡谷日大病院内科部長、21年6月助教授(医学部)、22年4月駿河台日大病院(内科　八田善之進教授)、26年6月教授(内科　比企能達主任教授)、29年6月(初代　第3内科主任教授)、駿河台日大病院診療部長(38年6月～)、副院長(39年4月～)、院長(43年4月～49年11月)、医学部長(49年10月～52年10月)、日大総合研究所長(52年10月～53年1月)。▽昭和37年胃集検学会設立・理事長。▽昭和57年対

がん協会賞（X線間接撮影を開発、胃集検に貢献）
【著書】内科診断学（昭45）、胃カメラ診断（昭47）、人体病理学（昭54）【共編】臨床内科全書全10巻（昭45～昭52）

有末四郎 ありすえ・しろう

明治40（1907）～平成3（1991）年（84歳）、北海道

【内科、厚生行政】 昭和7年北海道帝大卒。第1内科入局（有馬英二教授）・大学院（～12年4月修了）、8年1月札幌市・天使病院内科、応召［12年8月軍医見習士官（軍医中尉）、第7師団第2兵站司令部附、杭州、南京、徐州に駐屯、16年5月除隊、8月北千島要塞司令部附幌筵島駐屯、9月函館上陸、17年10月除隊（軍医大尉）］、18年7月札幌保健所長、19年11月傷痍軍人北海道第2療養所長、兼北海道帝大助教授［20年3月～25年11月 結研（有馬英二教授）］、23年5月厚生省医療局北海道出張所長、兼北大教授（25年12月～26年12月 結研）、38年4月厚生省北海道地方医務局長、46年4月北海道立衛生学院長、53年12月退職。退職後、北海道栄養短大学長（55年4月～）。▽北海道の医療、特に結核対策に貢献。結核予防会北海道支部長、北海道社会事業協会理事長などを務めた。▽昭和61年北海道開発功労賞（医療の向上と社会福祉の推進）▽有末精三［陸軍中将、戦後、対連合軍陸軍連絡委員会（有末機関）長］の弟。

有薗初夫 ありぞの・はつお

明治43（1910）～平成13（2001）年（90歳）、鹿児島

【衛生学】 昭和12年京都帝大卒。衛生学入室（戸田正三教授）、13年2月厚生省入省（衛生局指導課）、18年3月日本鋼管予防医学研究所、20年3月退職・帰農（鹿児島）、21年10月和歌山県立医専（衛生学担当）、24年6月和歌山医大助教授兼医専教授（小松富三男教授）、27年12月教授、36年4月山口県立医大教授、39年4月山口大教授、医学部長（46年10月～48年9月）、49年3月停年退官。退官後、愛知医大教授（49年2月～56年3月）。▽環境生理学は環境衛生学の基盤であるとの見解から研究を展開した。▽清水信夫（生理学、阪大高次研教授）は実兄、有薗秀夫（ハンセン病医療、国療奄美和光園長）は弟。

有薗秀夫 ありぞの・ひでお

大正8（1919）～平成20（2008）年（88歳）、鹿児島

【耳鼻咽喉科、ハンセン病医療】 昭和26年和歌山県立医専卒。実地修練、27年10月国療星塚敬愛園、11月医師免許取得、29年7月国療奄美和光園、30年8月国療星塚敬愛園、32年10月国療奄美和光園兼国療星塚敬愛園（～35年6月）、54年4月国療奄美和光園副園長、59年10月園長、63年3月退官。退官後、慈愛会奄美病院勤務（63年4月～平成20年2月）、5月交通事故により逝去。▽昭和53年南海文化賞、55年鹿児島医療功労者表彰 ▽有薗初夫（衛生学、山口大教授）、清水信夫（解剖学、阪大高次研教授）は兄。

有田不二 ありた・ふじ

明治32（1899）～昭和38（1963）年（64歳）、茨城

【小児科】 大正13年東京帝大卒。小児科入局（栗山重信教授）、昭和7年11月横浜市立十全病院小児科医長、19年4月横浜市立医専教授、24年4月横浜医大教授、27年4月横市大教授、在職中、38年8月逝去。
【著書】小児の血液病（昭28）、小児科診療手技（昭43）【共著】内科・小児科常用検査手技（昭36）

有田幸子 ありた・ゆきこ

大正14（1925）～平成22（2010）年（85歳）、大分

【看護師】 昭和20年3月大阪赤十字病院甲種救護看護婦養成所卒。5月佐伯市・増村外科、25年3月日赤大分支部、29年6月大分赤十字病院婦長、31年3月日赤幹部看護婦教育部卒、33年3月大分赤十字病院看護副部長、45年8月看護部長、51年2月日赤衛生部看護課長、平成元年7月退職。▽日本看護協会理事（56年5月～）、第1副会長（60年5月～）、会長（62年5月～平成5年5月）。▽日本看護協会長として5月12日を「看護の日」と制定（平成2年）することに尽力した。▽平成5年フローレンス・ナイチンゲール記章
【監修】ナイチンゲール 愛に生きたクリミアの天使（平2）

有馬英二 ありま・えいじ

明治16（1883）～昭和45（1970）年（86歳）、福井

【内科】 明治41年12月東京帝大卒、第3内科入局（青山胤通教授）、44年3月助手、大正2年10月朝鮮総督府医院医官、瑞留学（総督府派遣、5年3月～6年10月 バーゼル大にて生理学、内科学の研究に従事）、6年12月兼京城医専教授、英・仏・独留学（文部省在外研究員、9年12月～10年10月）、9年11月北海道帝大教授（初代 第1内科）、附属病院長（初代 10年10月～14年3月）、昭和19年4月兼樺太医専校長（～21年1月）、21年3月停年退官。▽退官後、衆議院議員

（北海道1区、民主党、当選1回 21年4月～22年3月）、参議院議員（北海道、自民党、当選2回 25年6月～34年5月）、その他、北星学園理事長、柏戸記念財団会長などを務めた。▽日本の結核病学の先駆者。熊谷岱蔵、今村荒男とともに三羽烏と呼ばれた。▽明治44年石川啄木・節子夫妻の診察をしたことでも知られる。▽有馬純（細菌学、北大教授）は次男。**【著書】**肺結核の予後（昭11）、北海道農村の結核対策（昭25）**【共著】**胆汁酸による結核治療の理論と実際（昭24）**【自伝】**わが七十七年の歩み（昭和36）

有馬 啓　ありま・けい

大正5（1916）～昭和63（1988）年（71歳）、東京

【微生物学】 昭和16年東京帝大農学部農芸化学科卒。22年3月助教授（坂口謹一郎教授）、33年10月教授（農芸化学・発酵学）、52年3月停年退官。▽発酵工学の権威者。色素を産生しないペニシリン株の開発などペニシリン生産菌の改良の他、チーズ作りに実用されているカビの酵素発見、ステロイドホルモン合成への細菌の利用など微生物利用技術の開発者として知られる。また、バイオインダストリー協会長としてバイオ技術開発と産業化に指導的役割も果たした。▽昭和54年学士院賞（微生物の産業的利用に関する研究）、62年学士院会員

【著書】アセトン・ブタノール発酵工業（昭19）**【編著】**微生物学基礎講座全10巻（昭60～62）**【共編】**生物による環境浄化（昭55）

有馬 玄　ありま・しずか

明治33（1900）～平成2（1990）年（90歳）、和歌山

【海軍軍医（内科）】 大正11年5月岡山医専卒（海軍依託生徒）。6月（軍医少尉）・海軍軍医学校普通科学生、13年12月（軍医中尉）、15年12月（軍医大尉）、昭和2年9月第29駆逐隊軍医長、3年12月佐世保海軍病院部員、4年5月第21駆逐隊軍医長、11月「木曽」軍医長、5年9月軍医学校高等科学生、6年3月第19駆逐隊軍医長、12月横須賀鎮守府附、7年3月フィリピン駐在、12月（軍医少佐）、9年3月帰国、6月「神通」軍医長、11年7月「愛宕」軍医長、12月上海特別陸戦隊附、12年12月（軍医中佐）、海軍経理学校軍医長、13年9月海軍省軍務局出仕兼医務局出仕、15年4月医務局員、17年6月南西方面艦隊民生府衛生局防疫課長、17年11月（軍医大佐）、18年11月第1南遣隊軍医長、19年11月軍医学校教官（防疫学）、20年5月医務局第1課長、11月医務局長事務取扱、予備役、充員召集、12月第2復員官・第2復員省医務部長、21年6月充員召集解除、復員庁第2復員局医務課長、22年4月退官。戦後、東京・中目黒にて開業（内科・小児科）

【著書】風土病誌（東亜共栄圏科学叢書 昭17）、波浪三本マストの記（昭48）**【共著】**海軍奉仕五十年回顧録（昭51）

有馬 純　ありま・じゅん

大正7（1918）～平成20（2008）年（89歳）、朝鮮（京城）

【細菌学】 昭和19年9月北海道帝大卒。10月細菌学入室（中村豊教授）・大学院戦時特別研究生、22年10月結核予防会結核研究所医務嘱託（大林容二博士の指導の下でBCGワクチンの研究に従事）、24年10月北方結核研究所技師、25年4月北大助教授（結研・予防部）、仏・独留学（45年1月～46年1月 パストゥール研究所、ボルステル実験医学・生物学研究所にて研学）、49年4月（免疫科学研究所に改組）、11月教授（細菌感染部門）、57年4月停年退官。退官後、北海道女子栄養短大教授（57年4月～59年3月）、北星学園大学長事務取扱（59年4月～）、学長（60年3月～平成元年3月）。▽有馬英二（内科、北海道帝大教授）の次男。

【自伝】恩寵の七十年（平元）

有馬 頼吉　ありま・よりきち

明治14（1881）～昭和20（1945）年（64歳）、鳥取

【内科（結核病学）】 旧姓平井。明治38年10月府立大阪高医卒。京都帝大医化学入室（荒木寅三郎教授）、39年助手、40年大阪府検疫委員、府立大阪高医助手（病理 佐多愛彦教諭）、43年助教諭、墺・独留学（私費、大正2年～3年グラーツ大、ベルリン大にて研学中、第一次大戦勃発のため、オランダ・英国経由帰国）、3年11月府立大阪高医教授嘱託、5年4月府立大阪医大教授（実験診療科 ～13年3月）、6年9月大阪市立刀根山療養所長（初代 ～13年5月）、昭和元年12月有馬研究所開設、20年逝去。▽刀根山療養所において太縄寿郎、青山敬二とともに創製した結核予防治療薬AO（サポニン培地に増殖したS型結核菌を原料とした死菌ワクチン）の製造発売のために有馬研究所を開設した。また、日本微生物学会の創立（大正4年）に尽力した。

【著書】結核予防の根本策（大11）、結核の話（大12）**【随筆】**欧米みやげ話（昭6）**【歌集】**歌集美稲 有馬頼吉遺歌集（有馬頼興編 昭22）

有村 章　ありむら・あきら

大正12(1923)～平成19(2007)年(83歳)、兵庫

【生理学、神経生理学】　昭和26年名大卒。31年渡米、イェール大研究員、33年チューレン大講師、36年北大講師、40年ニューオーリンズ・在郷軍人病院研究員(53年～58年 NIH内分泌研究部門)、54年チューレン大解剖学准教授、55年チューレン大医学センター臨床RIA研究室開設、55年神経内分泌・糖尿病研究室、60年室長、60年日米協力生物医学研究所(チューレン大)開設。平成19年米国にて逝去。▽神経化学の研究者。ニューオーリンズにおいてシャリー(1977年ノーベル生理学医学賞)研究室で松尾寿之、馬場義彦とともに視床下部ホルモンの研究に従事、PACAP(下垂体アデニル酸シクラーゼ活性化ポリペプチド)を発見、LHRH、ソマトスタチン、IL-1、PACAPの共同作用の機序を解明した。

有本邦太郎　ありもと・くにたろう

明治31(1898)～昭和59(1984)年(86歳)、和歌山

【栄養学】　大正13年京都帝大理学部卒。東京市衛生試験所(横手千代之助、竹内松次郎、石原房雄所員)を経て、昭和13年わかもと研究所、15年1月労研栄養部長、21年12月厚生省公衆衛生局栄養課長(初代～23年7月)、25年12月国立栄養研究所長、40年12月退官。退官後、国民栄養協会理事長。

【著書】栄養概論(昭31)　**【共著】**栄養科学(昭6)、美しく健康な暮らしのために(昭36)

有山 登　ありやま・のぼる

明治29(1896)～昭和63(1988)年(92歳)、東京

【生化学】　大正11年東京帝大卒。生化学入室(柿内三郎教授)、13年新潟医大助教授(医化学 川北元三教授)、米国留学(在外研究員、15年4月～昭和3年4月 ワシントン大シェーファー教授に師事)、3年9月新潟医大教授(医化学)、8年4月(生化学)、21年11月順天堂医専教授(生化学)、22年3月順天堂医大学長兼順天堂医専校長、26年3月順天堂大学長、59年4月順天堂会頭、在職中、63年4月逝去。▽寛夫人は佐藤達次郎(順天堂医大初代学長・理事長)の次女。

粟田口省吾　あわたぐち・しょうご

明治45(1912)～平成20(2008)年(96歳)、栃木

【耳鼻咽喉科】　昭和13年3月東北帝大卒。4月耳鼻咽喉科入局(和田徳次郎教授)、応召(13年10月～21年4月)、22年9月東北大耳鼻咽喉科、26年6月助教授(抗研)、37年7月弘前大教授、附属病院長(48年4月～52年3月)、兼青森県立中央病院長(51年8月～)、52年3月停年退官。退官後、青森県立中央病院長(～55年6月)、公立学校共済東北中央病院長(56年4月～63年3月)。

【著書】気管支結核(結核新書第15 昭28)　**【随筆】**ひょうたん読本(昭58)、世界ひょうたん風土記(平10)

粟屋和彦　あわや・かずひこ

大正11(1922)～平成7(1995)年(72歳)、山口

【解剖学】　昭和18年9月九州帝大医専部卒。陸軍軍医(ビルマを転戦、21年7月復員)、23年1月山口医専第1外科入局(松本彰教授)、25年4月山口県立医大助手(尾曽越文亮教授)、28年8月講師、31年6月(第1解剖)、37年4月(金関丈夫教授)、助教授、40年2月山口大教授(第1解剖)、オーストラリア出張(45年11月より1年間 オーストラリア国立大ジョン・カーティン医学研究所名誉研究員)、医学部長(52年10月～56年9月)、59年5月学長、平成2年5月退官、退官後、宇部短大学長(平成2年7月～)、在職中、7年5月逝去。

【著書】解剖学用語とその解説(昭44)　**【自伝】**南半球の月 基礎医学者の随想集(平3)　**【遺稿】**アルス・ロンガヴィタ・ブレヴィス(平7)

安 克昌　あん・かつまさ

昭和35(1960)～平成12(2000)年(39歳)、大阪

【精神科】　昭和60年神戸大卒。研修医［神戸大精神科(中井久夫教授)、兵庫県立尼崎病院］、平成5年神戸大精神科助手、医局長、9年講師、12年神戸西市民病院精神神経科医長、在職中、12月逝去。▽阪神大震災(平成7年)後、心的外傷後ストレス障害(PTSD)の専門家として全国から集まった精神科ボランティアをコーディネートするとともに、救護所、避難所で診療、カウンセリングに当たった。▽平成8年サントリー学芸賞(社会・風俗部門『心の傷を癒すということ 神戸……365日』)

【共訳】多重人格性障害 その診断と治療(パトナム 平12)、多重人格者の心の内側の世界 154人の当事者の手記(コーエン、ギラー他編 平15)

安斎 博　あんざい・ひろし

明治43(1910)~平成7(1995)年(85歳)、福島

【細菌学】 昭和12年慶大卒。北里研入所、13年神戸税関コレラ検疫事務、日赤健康相談所医務などを兼務(~20年)、米国留学(33年 バッファロー大小児科)、37年北里大教授(衛生学部)、学部長(39年4月~51年6月)、退職後、北里環境科学センター理事長。【共書】公衆衛生学(薬学演習講座16 昭42)【共編】微生物学実習指針(昭42)

安西安周　あんざい・やすちか

明治22(1889)~昭和44(1969)年(79歳)、栃木

【漢方医、医史学】 明治45年東京帝大選科入学(皮膚病学黴毒学)、大正13年病理学教室に在籍のかたわら文学部で宗教哲学を聴講、15年浅田流漢方を研修、昭和3年開業(漢方専門・両全堂医院)、16年より日大講師として日本医学史を講じた。▽日本医事新報社嘱託として杉野大沢のペンネームで、「書斎巡礼」「東都掃苔記」「医人・文人あれこれ」などを連載。【著書】漢方の真義と新食療法(実験漢方医学叢書第4 食養篇 昭9)、実験漢方新解(昭9)、漢方読本(昭10)、明治先哲医話(昭17)、日本儒医研究(昭18)

アンダーソン　Anderson, William

天保13(1842)~明治33(1900)年(57歳)、英国

【お雇い外国人(外科)】 1864(元治元)年ロンドン大セント・トーマス病院医学校入学、卒後、外科、ダービー施療病院勤務を経た後、セント・トーマス病院にて解剖学、外科を担当。▽明治6年10月海軍軍医寮にて海軍軍医教育に従事、また、中央衛生会議議員、英国公使館医務嘱託など歴任、任期満了、13年1月離日。帰国後、セント・トーマス病院復帰、1887(明治20)年皮膚科兼担、1891(明治24)年主任外科医、王立美術院解剖学教授を歴任。▽ホイラーとともに、わが国における海軍軍医教育の基礎を築いた。また、脚気についての研究業績がある。▽在日中、約3000点のわが国美術品の収集を行い、1881(明治14)年大英博物館に収蔵された。帰国後、"The Pictorial Arts of Japan" (London, 1886)を刊行、一部は末松謙澄により『日本美術全書』と題し、翻訳・出版された。【伝記】アンダーソンとホイーラー 本邦海軍軍医教育の基礎を築いた2人の英人医師(長門谷洋治『医学近代化と来日外国人』、昭63)

安藤画一　あんどう・かくいち

明治18(1885)~昭和43(1968)年(83歳)、大分

【産婦人科】 明治44年11月京都帝大卒。産婦人科入局(高山尚平教授)、大正2年1月講師、3年8月岡山医専教授、英・米・独留学(文部省在外研究員、9年11月~11年8月)、11年4月岡山医大教授兼附属医専部教授(~13年4月)、附属医院長(昭和8年3月~9年4月)、昭和9年4月慶大教授、31年4月退職。▽産婦人科領域におけるレントゲン学、子宮癌手術、人工授精などのわが国における先駆者。昭和24年、わが国最初の人工授精児誕生にかかわった。【著書】安藤婦人科手術学総論(大7)、各論(大7)、婦人科学(大9)、産婆学上・下巻(大13、14)、産科学上・下巻(昭4、6)、新撰ペニシリン(昭24)、子宮癌の早期診断(昭29)、幸福な夫婦(昭36)【編著】産児制限の研究(昭22)【共訳】キンゼイ報告 人間に於ける男性の性行為上・下巻(キンゼイ、ブメロイ、マーティン 昭25)

安東洪次　あんどう・こうじ

明治26(1893)~昭和51(1976)年(82歳)、東京

【細菌学】 大正8年12月東京帝大卒。9年1月北里研入所(草間滋部長)、14年9月満鉄大連衛生研究所細菌科長(金井章次所長)、欧米留学(満鉄派遣、昭和6年3月~8年3月)、8年3月所長、13年4月関東軍防疫給水部大連支部長(満鉄衛生研究所が陸軍に移管のため ~20年8月)、戦後、留用され24年帰国、24年12月武田薬品顧問(~51年2月)、25年6月東大教授(伝研第5研究部)、29年3月停年退官。退官後、実験動物中央研究所長(29年4月~)、理事長・所長(32年8月~)、常務理事・所長(36年12月~)、常務理事・名誉所長(41年3月~)、在職中、51年2月逝去。▽戦後は、昭和26年実験動物研究会を設立・理事長に就任するなど、わが国における実験動物の近代化に貢献した。d(独)d(伝研)マウスの量産化で知られる。▽昭和5年浅川賞(猩紅熱に関する研究)【著書】感染と免疫(昭28)【共著】ワクチンと血清(昭30)、医学研究と動物実験 医学研究における動物実験の反省(昭35)【共編】動物実験法 医学研究(昭31)

安藤重郎　あんどう・しげろう

明治23(1890)~昭和54(1979)年(88歳)、山形

【外科】 大正3年東京帝大卒。第2外科入局(佐藤

三吉教授)、昭和2年4月同仁会青島医院副院長、14年1月退職、浦賀市・小川医院勤務、戦後、東京都板橋区にて開業。▽俳号は北冠星(河東碧梧桐派)。

【共著】最新外科手術後療法(大5)

安保 寿　あんぽ・ひさし

明治34(1901)~昭和61(1986)年(84歳)、北海道
【病理学】 大正15年北海道帝大卒。第1病理入室(今裕教授)、昭和2年満州医大助教授、5年7月北海道帝大助教授、独留学(在外研究員、11年2月~12年2月)、12年3月教授、22年11月北大教授、医学部長(28年12月~32年12月、36年12月~38年12月)、40年4月兼北海道立衛生研究所長、43年3月停年退官。退官後、北海道立衛生研究所長専任(~46年11月)。▽戦争中、航空医学を課題として低圧の臓器・組織、特に脳の形態学的変化について研究した他、礼文島の多包虫症についても研究した。
【著書】安保病理学上(昭24)、顕微鏡下の癌(昭24)

安楽茂己　あんらく・しげみ

大正11(1922)~平成5(1993)年(70歳)、鹿児島
【病理学、神経病理学】 昭和19年九州高等医専卒。精神神経科入局(王丸勇教授)、41年3月久留米大脳研助教授(病理学)、53年7月教授、61年3月定年退職。
【共編】ミオクローヌスてんかん(昭49)

飯尾正宏　いいお・まさひろ

昭和4(1929)~平成2(1990)年(61歳)、東京
【放射線科、核医学】 昭和30年東大卒。実地修練、第2内科入局(美甘義夫教授)、米国留学(36年~39年ジョンズ・ホプキンズ大)、47年東京都養育院附属病院核医学放射線部長、56年4月東大教授(放射線科)、平成2年3月停年退官。12月急逝。
【共著】核医学(昭46)、心臓核医学の実際(昭55)、ホリスティック・メディスン(昭61)【共編】末期癌の医療(昭61)

飯倉洋治　いいくら・ようじ

昭和16(1941)~平成15(2003)年(61歳)、神奈川
【小児科、アレルギー学】 昭和41年慈恵医大卒。実地修練、小児科入局(国分義行教授)・大学院、43年国立小児病院アレルギー科非常勤医師、51年カリフォルニア大サンフランシスコ校臨床講師、53年国立小児病院アレルギー科医長、60年兼医療研究センター免疫アレルギー研究部長、平成8年2月昭和大教授(小児科)、在職中、15年2月逝去。
【著書】お母さんがぜんそく発作を楽にする(グリーンヘルスブックス 昭57)、アレルギーに克つ生活術(ザ・ベストライフ 平元)、新・アレルギー読本(平11)、アトピー性皮膚炎 基礎編(平12)【共編】喘息児の水泳指導(昭57)【監修】学校・園、集団生活における小児気管支ぜん息指導Q&A(平10)

飯島 魁　いいじま・いさお

文久元(1861)~大正10(1921)年(59歳)、遠江(静岡)
【動物学、寄生虫学】 明治14年7月東大(旧)卒(理学部生物学科第1回 モース、ホイットマンに師事)。独留学(文部省海外留学生、15年2月~18年6月 ライプチヒ大ロイカルト教授の下でプラナリアの研究に従事)、講師、19年3月教授(動物学)、26年8月(動物学第2講座)、在任中、大正10年3月逝去。▽わが国における近代動物学、寄生虫学の開祖。わが国の近海産を中心とするガラス海綿の分類に関する報告は海外からも高い評価が与えられている。▽明治39年学士院会員
【編著】中等教育動物学教科書2冊(わが国初の動物学教科書 明22~23)、動物学提要(大7)【伝記】報恩感謝(吉田貞雄 昭26)

飯島浩一　いいじま・こういち

昭和4(1929)~平成16(2004)年(75歳)、栃木
【解剖学】 昭和33年東京医歯大卒。実地修練、第1解剖入室(山田平弥教授)・助手、米国留学(フルブライト奨学生、40年7月~42年 エモリー大ヤーキーズ霊長類研究所ボーン教授)、阪大にて研究(高次神経研 清水信夫教授)、42年7月講師、44年4月助教授、46年4月秋田大教授(初代 第2解剖)、平成6年3月停年退官。▽脳組織の酵素組織化学的解析、免疫組織学的研究を展開した。
【著書】神秘の青斑核(平7)

飯島 茂　いいじま・しげる

慶応4(1868)~昭和28(1953)年(85歳)、甲斐(山梨)
【陸軍軍医】 明治21年3月千葉県立医学校卒。22年4月山梨県立病院当直。24年8月山梨県日川病院長、25年峡東医会会頭として山梨県下の医政に関与。27年9月(陸軍3等軍医)、第6師団附として日清戦争に従軍、30年10月陸軍医学校修了、(2等軍医)、37年12月(3等軍医正)、第3師団野戦病院長として

日露戦争に従軍、40年横須賀衛戍病院長、42年（2等軍医正）、名古屋衛戍病院長、大正3年独立第18師団軍医部長として第一次大戦の青島攻略に従軍、4年12月（1等軍医正）、第15師団軍医部長、8年陸軍省医務局医事課長。9年4月（軍医監）、関東軍軍医部長、13年12月（軍医総監）、14年5月軍医学校長、15年3月待命、予備役編入。▽竜孫、甲山、不求安居主人の号にて詩歌をよくした。

【著書】臨床児科医典（明42）、行軍病論（明45）、硯墨新語（昭10）、日本選兵史（昭18）、日本軍陣医学史（未刊）**【伝記】**飯島茂（吉田鞆子編 昭30）

飯島 進　いいじま・すすむ

大正11（1922）～平成4（1992）年（70歳）、大阪

【皮膚科】 昭和20年9月東北帝大卒（3月仮卒業、海軍衛生学校、大湊軍港勤務）。9月皮膚科黴毒科入局（伊藤実教授）、23年講師、26年4月福島県立医大助教授（皮膚泌尿器科）、30年9月教授、43年（皮膚科）、附属病院長（46年～48年）、62年3月定年退職。▽勝沼精蔵（内科、名大学長）夫人は伯母、勝沼晴雄（公衆衛生学、東大教授）は従兄。

【著書】皮膚色素異常症とその治療（昭37）

飯島宗一　いいじま・そういち

大正11（1922）～平成16（2004）年（82歳）、長野

【病理学、教育行政、社会運動家】 昭和21年9月名古屋帝大卒。第1病理入室（宮川正澄教授）、大学院終了、27年講師、西独留学（30年～33年 フライブルグ大病理）、33年助教授、36年7月広島大教授（第1病理）、44年5月学長、52年5月教授、53年3月名大教授、医学部長（55年4月～）、56年7月学長、62年7月退官。退官後、愛知芸術文化センター総長（初代 平成4年10月～10年5月）。▽平成7年日本医学会総会会頭（名古屋）▽被爆病理学の第一人者。米陸軍に撤収された被爆直後の解剖資料を日本に返還させ、各地に散らばっていた研究資料を広島大、長崎大に収集・整理した。一方、核戦争防止国際医師の会の設立など平和運動にも参画した。名大学長として、昭和62年「名古屋大学平和憲章」を制定した。また、中央教育審議会委員など国の教育政策にかかわる委員を歴任した。アララギ派の歌人としても知られ、平成2年の昭和天皇を偲ぶ歌会で召人を務めた。▽没後、蔵書など5000点が遺族から名大附属図書館に寄贈された。

【著書】医学と人間（昭56）、世紀の境に 教育・社会・平和（昭62）**【共著】**最新病理学（昭38）**【共編】**岩波講座現代生物科学1～17（昭49～52）、現代病理学大系1～23（昭58～平8）**【共訳】**現代病理学における構造・代謝・機能（ビュヒナー 昭46）**【歌集】**水薦苅（みこもかる 昭53）**【随筆】**学窓雑記1～5（昭62～平12）

飯田広夫　いいだ・ひろお

大正11（1922）～平成4（1992）年（69歳）、北海道

【微生物学】 昭和21年9月北海道帝大卒。実地修練、22年6月細菌学入室（中村豊教授）・助手、25年3月北海道立衛生研究所（血清検査室主任 技術吏員）、29年11月疫学科長、カナダ出張（36年9月～37年3月 ブリティッシュコロンビア大）、45年9月北大教授、61年3月停年退官。▽食中毒（ボツリヌス中毒）、多包性エキノコックス症の専門家。国際食品微生物規格委員会の委員を務めた。▽昭和41年小島三郎記念文化賞（ボツリヌス中毒とその予防に関する研究）

【著書】細菌学（昭49）、ウイルス学（昭50）、微生物学入門（昭52）、免疫学を学ぶ人のために（昭52）、感染症（昭56）、西洋医学史（昭56）、食中毒の話（北大選書11 昭57）**【編著】**食中毒の臨床（最新医学文庫53 昭62）**【随筆】**記憶の中の旅（昭61）

飯塚スヅ　いいづか・すづ

明治40（1907）～平成6（1994）年（87歳）、茨城

【看護師（従軍看護婦）】 大正12年日赤病院救護看護婦養成所入学、早大高等女学校入学（通信教育、14年終了）、15年救護看護婦養成所卒、産婆試験合格、日赤病院勤務（外科・整形外科）、昭和2年中央手術室配属、伊豆相模地方震災救護班要員として派遣（5年）、日赤救護看護婦長候補生教程修了（9年）、台湾大震災救護班員として派遣（10年）、12年看護婦長（内科病棟、手術室）、応召（12年9月 日中戦争救護要員、陸軍第34病院船摩耶丸、波上丸乗組）、14年6月復員、手術室復帰、16年（日赤病院、日赤中央病院と改称）、再応召［18年8月 太平洋戦争、日赤第475救護班婦長として海軍病院船高砂丸、天応丸乗組、9月ラバウル第8海軍病院、19年2月、トラック島第4海軍病院勤務、8月海軍軍医学校附（品川経理学校に派遣）、海軍病院熱海分院、11月召集解除］、12月日赤中央病院に復帰、21年日赤女子専門学校兼務、22年日赤女子専門学校主事（～28年）、23年日赤中央病院看護婦監督、29年日赤女子短大助教授、看護科長（規則改正）、33年看護部長（規則改正）、38年日赤看

護婦研修所講師、47年看護部長退職。▽日本産婆看護婦保健婦協会理事(昭和23年～27年)を務めた。▽昭和8年ナイチンゲール石黒記念牌、54年フローレンス・ナイチンゲール記章
【著書】手術場の勤務(昭26) 【自伝】わたしの看護昭和史(昭62)

飯塚直彦 いいづか・なおひこ

明治20(1887)～昭和29(1954)年(67歳)、秋田
【内科】 明治45年東北帝大農学部卒、大正5年京都帝大医学部卒、東北帝大細菌学教室在室の後、京都帝大第1内科(辻寛治教授)入局・大学院、講師を経て、11年1月助教授、仏・独・英・瑞留学(在外研究員、13年2月～15年2月)、15年9月京都府立医大教授(第1内科)、附属医院長(昭和23年4月～24年4月)、25年5月定年退職。退職後、沼津市立病院長(25年7月～)、在職中、29年12月逝去。
【著書】日本人の栄養及び栄養失調症(昭22)、糖尿病及び合併症の治療(昭24)

飯塚喜一 いいづか・よしかず

昭和6(1931)～平成20(2008)年(76歳)、千葉
【歯科(口腔衛生学)】 昭和31年東京歯科大卒。衛生学入室(上田喜一教授)、33年4月助手、講師、42年2月神奈川歯大教授(口腔衛生学)、平成9年4月副学長、14年4月学長、17年3月退職。▽平成15年医療功労賞(御蔵島で巡回歯科診療 昭和44年以来、東京から船で7時間半かかる伊豆諸島の御蔵島で、長年歯科巡回診療に携わってきた。神奈川歯科大学の診療団を代表して島を訪れたのは昭和44年。翌年から年2回の出張診療を開始した。島民の要望にも応え、機械がないため困難とされていた「入れ歯作り」も行った。巡回診療は後輩に引き継がれ、平成9年から年7回に増えた。「若い人たちにはもっと不便なところに目を向けてもらいたい」。いまは大学の責任者として、島の巡回診療を支えている)
【著書】口腔衛生学(昭47)、要説口腔衛生学(昭57) 【共著】歯の相談室(昭53) 【共編】齲蝕を考える(昭55) 【共訳】歯科栄養 歯科疾患予防のためにその考え方と実際(ナイゼル 昭53)

飯塚理八 いいづか・りはち

大正13(1924)～平成18(2006)年(82歳)、北海道
【産婦人科】 昭和23年慶大卒。実地修練、産婦人科入局(安藤画一教授)、41年4月講師、42年1月助教授、46年12月教授(産科診療部長)、平成2年3月定年退職。退職後、東京・品川に不妊治療のクリニック飯塚を開設。▽不妊症対策として人工体外受精の研究を行い、昭和24年8月慶大病院産婦人科家族計画相談所において、わが国で初の人工授精に成功、話題を呼んだ。体外受精・胚移植、男女産み分け、凍結受精卵妊娠などと取り組んで成果を挙げた。また、生命倫理に関連した発言も多い。57年には日本受精着床学会を設立、初代会長に就任。
【著書】あなたも妊娠できる(昭37)、不妊の治療(昭45)、不妊と妊娠の医学(昭46)、不妊症学(昭49)、肥満婦人の指導(昭55) 【共著】赤ちゃんが欲しい(昭63)

飯塚礼二 いいづか・れいじ

大正15(1926)～平成19(2007)年(81歳)、北海道
【精神科、神経病理学】 昭和26年北大卒。実地修練、精神科神経科入局(諏訪望教授)、31年助教授、41年11月京都府立医大教授(精神医学)、45年3月退職(大学紛争中)、マールブルグ大客員教授、47年2月順天堂大教授、平成4年3月定年退職。
【著書】老年期の痴呆(昭63) 【編著】精神疾患と神経症状(昭59) 【訳書】脳のメッセンジャー(A・カールソン、L・カールソン 平5)

飯沼巌 いいぬま・いわお

明治45(1912)～平成9(1997)年(85歳)、大阪
【眼科】 昭和12年名古屋医大卒。4月大阪帝大眼科入局(中村文平教授)、陸軍軍医(12年11月～20年3月)、眼科専攻生(宇山安夫教授)、21年7月神戸掖済会病院医長、23年8月大阪市立桃山市民病院眼科長、25年1月和歌山県立医大講師、2月教授、50年3月定年退職。退職後、和歌山労災病院長(50年8月～62年3月)。
【分担】保護眼鏡と眼(日本眼科全書第4巻第2冊 昭30)

飯野三郎 いいの・さぶろう

明治41(1908)～昭和53(1978)年(70歳)、富山
【整形外科】 旧姓水口。昭和7年東京帝大卒。整形外科入局(高木憲次教授)、17年4月東京逓信病院部長兼東京帝大講師(～19年3月)、応召(18年9月金沢陸軍病院、20年10月復員)、東京逓信病院復帰、24年5月東北大教授、附属病院長(36年7月～38年6月)、46年3月停年退官。▽骨折固定用金属の研究、飯野法と呼ばれる手術法の開発などの業績がある。昭和25年、三木威勇治(東大教授)とともに雑誌『整

形外科』を発刊。

【著書】腰痛と背痛(昭26)【共編】私の診かた治しかた(昭39)

飯野四郎　いいの・しろう

昭和11(1936)～平成20(2008)年(72歳)、福岡

【内科(肝臓病学)】 昭和39年東大卒。実地修練、第1内科入局(吉利和教授)・大学院、米国留学(50年～52年 ボストン・タフツ大)、63年講師、平成4年聖マリアンナ大教授(難病治療センター)、8年(内科・臨床検査)、14年定年退職。退職後、東京・清川病院長。▽肝炎治療の第一人者。薬害肝炎訴訟では原告側の証人として国の予見可能性を証言した。清川病院玄関に「インターフェロン治療発祥の地」の碑がある。

【著書】C型肝炎のインターフェロン療法(平9)、最強のC型肝炎治療法(平16)【監修】防ぐ治す肝臓ガンの最新治療(平17)

井内功　いうち・いさお

明治44(1911)～平成4(1992)年(81歳)、兵庫

【医師、考古学(古代瓦研究)】 昭和10年日医大卒。兵庫県立病院勤務の後、20年11月明石市にて開業(井内内科外科医院)。▽古代瓦の研究家。直良信夫(明石原人の発見者)に師事、井内古文化研究室を開設、研究成果を井内古文化研究室報として、昭和43年の第1報から52年の第19報まで刊行した。昭和40年明石市の高丘3号窯遺跡で鴟尾の1対を発掘復元、61年明石市文化財に指定されたが、平成4年明石市立文化博物館に寄贈した。

【著書】古代瓦研究論誌(昭57)、慶州史跡ひとり旅2泊3日のみどころ(昭59)、むくげの花 韓日探古録(平元)、朝鮮瓦研究史(平3)、漢日古瓦図譜(平10)【共著】鬼面紋瓦の研究(昭43)

家原小文治　いえはら・こぶんじ

明治23(1890)～昭和58(1983)年(93歳)、大分

【陸軍軍医(内科)】 大正4年九州帝大卒(陸軍依託学生)。5年(陸軍2等軍医)、九州帝大にて研究従事、昭和9年8月陸軍軍医学校部員(1等軍医正)、10年8月習志野陸軍病院長、13年7月哈爾浜陸軍病院長(軍医少将)、15年3月予備役、満州国民生部技正、16年8月哈爾浜医大学長兼哈爾浜市立医院長。戦後、東京・中野区にて開業、47年廃業。

五百木良三　いおき・りょうぞう

明治3(1870)～昭和12(1937)年(66歳)、伊予(愛媛)

【ジャーナリスト、社会運動家】 明治9年小学校に入学とともに、河東静渓(俳人碧梧桐の父)の塾に入り漢籍を修めた。18年松山県立医学校入学、20年退学、21年医術開業試験及第、免状取得(18歳)したが、「病を癒さんより国を癒すの医」の志により、以後は国事に奔走した。▽明治29年近衛篤麿とともに国民同盟会を結成、東亜国策を調査、雑誌『東洋』を発刊。明治34年新聞『日本』の編集長となり、対外交の国論を指導、37年対露同志会として政府に日露開戦を鞭撻した。38年9月東京日比谷にて国民大会を開き、講和条件不服、ポーツマス条約放棄を喚起した。39年「城南荘」を組織して対清国策討究、大正2年内田良平らとともに対支聯合会を結成、満蒙問題の解決を主張、3年国民義会結成、5年大隈内閣の密命を受け満州に入り、独立を図った。昭和4年雑誌『日本及び日本人』を主宰、対外強硬論を展開した。▽俳号を飄亭と称し、同郷の正岡子規を感嘆させたとの記載もある。昭和12年6月近衛文麿首相就任に当たり、「五月晴の不二の如くにあらせられ」の句を送り、新宰相は死の床の五百木を病床慰問した。

【著書】新条約実施論及其善後策(明32)、尼港問題を通して(述 大9)、所謂大権干犯問題(述 大12)

庵政三　いおり・まさぞう

明治34(1901)～昭和46(1971)年(70歳)、神奈川

【陸軍軍医(内科)、地域医療】 旧姓五十嵐。大正13年松本高校卒、東京帝大農学部林学科入学兼松本近郊の小学校代用教官、14年金沢医大入学(陸軍依託学生)、昭和4年卒。(陸軍2等軍医)、陸軍軍医学校乙種学生課程修了、5年第9師団管下、福井県鯖江歩兵第36聯隊、7年2月第1次上海事変のため出動、5月昌城守備隊附、6月北朝鮮羅南歩兵第75聯隊、11年9月軍医学校甲種学生、12年9月所沢飛行学校熊谷飛行隊附、14年9月軍医学校長期学生、15年8月上海陸軍病院勤務、16年南京陸軍病院内科主任(軍医少佐)、19年4月内地勤務、20年3月臨時東京第一陸軍病院内科部長兼庶務課長、8月東京第三陸軍病院内科部長、12月国立相模原病院内科医長、21年2月神奈川県座間にて開業(庵医院)、46年2月逝去。▽開業以来25年地域医療に邁進、没前、1000枚以上の患者紹介状を作成した。没後、47年4月座間市民の寄金により胸像が座間市福祉文化会館の敷地内に建立された。

【伝記】ある聖医伝・庵政三の生涯(福林正之 昭47)

伊賀文範 いが・ふみのり

明治22(1889)~昭和31(1956)年(67歳)、大阪

【眼科】 明治41年医術開業試験及第、東京帝大眼科選科生(河本重次郎教授)、44年鉄道医として鉄道病院勤務、昭和5年大阪鉄道病院医長、6年欧州に派遣、20年頃退官、芦屋市にて開業。▽大正2年、伊賀式色盲検査表を公表。

【著書】新撰色盲検査表(大2)

伊賀六一 いが・ろくいち

大正12(1923)~平成15(2003)年(79歳)、愛知

【内科】 昭和25年慶大卒。実地修練、内科入局、35年医局長、39年4月講師、44年4月助教授、5月社会保険埼玉中央病院長、60年5月東京都済生会中央病院長、平成9年3月退職。▽慶大客員教授、日本医療機能評価機構専務理事などを務めた。

【共編】図解成人病の運動処方・運動療法 虚血性心疾患編(昭61)、基礎・実技編(平元)、クオリティ・オブ・ライフのための医療と福祉(平6) 【監修】この病院の先端治療であなたは治る(平3)

猪飼道夫 いかい・みちお

大正2(1913)~昭和47(1972)年(58歳)、愛知

【生理学(運動生理学)】 昭和13年東京帝大卒。生理学入室、23年助手、25年お茶の水女子大助教授、29年4月東大講師(生理学)、32年1月助教授、4月教授(教育学部体育学健康教育学科体育学コース)、米国留学(フルブライト交換教授、33年~35年 ジョージ・ウィリアムズ大スタインハウス教授と共同研究)、教育学部長(41年10月~43年3月)、在任中、47年1月逝去。▽体育生理学の権威。東京五輪時はスポーツ科学研究委員会の中心で活躍、陸連のトレーニングドクターとして体力測定とスポーツ医科学を結び、後の運動処方の研究に寄与。また、水泳選手の筋電図による研究とアイソメトリックを利用した陸上トレーニング、高地トレーニングの研究なども行った。東大在任中の昭和38年トレッドミルをわが国で初めて設置した。また、日本体育学会理事長(昭和42年~47年)も務めた。

【著書】運動生理学入門(昭38)、猪飼道夫論文選集1~3(昭47~48)、猪飼道夫随筆集(昭48) 【共著】運動の生理(昭40)、身体発達と教育(昭42)、教育生理学(昭43)

五十嵐正紘 いがらし・まさひろ

昭和15(1940)~平成20(2008)年(68歳)、奈良

【地域医療、小児科】 昭和41年東大卒。小児科入局(高津忠夫教授)、42年5月国立小児病院小児科、43年5月東京警察病院小児科、45年東大小児科助手、米国留学(48年~50年 アルバート・アインシュタイン医大神経内科)、51年2月自治医大小児科講師(鴨下重彦教授)、54年助教授、56年3月退職。56年4月北海道町立厚岸病院長・自治医大客員教授(地域医療)、平成2年退職、2年7月自治医大教授(地域医療)、13年開業、五十嵐こどもクリニック院長。20年11月逝去。▽わが国におけるプライマリ・ケアの開拓者の一人。総合医療の基本要素を「五十嵐の10の軸」にまとめ、家庭医療学研究会、総合診療医学会、外来小児科学会の創設に携わった。▽米国留学中、adrenoleukodystrophy(ALD)代謝異常の発見を発表(世界初)、1975(昭和50)年6月米国神経病理学会第51回総会学会賞(臨床病理部門)。映画『ロレンツォのオイル』(平成4年)でALD患者家族がその論文を読む場面が用いられた。

【著書】目・耳・鼻・口のけがと病気 子ども救急事典(昭62) 【共編】こどもを上手にみるためのルール20(総合診療ブックス 平11) 【監修】外来小児科初診の心得21か条(総合診療ブックス 平15)

猪狩 忠 いかり・ただし

大正5(1916)~平成18(2006)年(90歳)、岩手

【整形外科】 昭和18年9月東北帝大卒。整形外科入局(三木威勇治教授)、19年4月助手、23年4月講師、12月国立仙台病院医長、31年4月岩手医大教授、附属病院分院長(31年12月~33年12月)、副院長(41年12月~47年12月)、院長(53年12月~56年3月)・岩手県高次救急センター長、医学部長(56年4月~60年3月)、副学長(58年4月~60年3月)、60年3月定年退職。退職後、岩手労災病院長。

【共著】骨折治療の実際(昭41)、腰痛と坐骨神経痛(昭43) 【編著】関節疾患と関節液(整形外科 mook no.32 昭59)、救急医学(昭61) 【随筆】わが心豊かに(昭60)

生井 浩 いくい・ひろし

明治45(1912)~昭和60(1985)年(73歳)、福岡

【眼科】 昭和11年九州帝大卒。眼科入局(庄司義治教授)、12年3月助手、18年6月講師(田村茂美教授)、19年8月助教授兼久留米大講師(~31年4月)、米国

留学(31年～32年 ハーバード大にて眼病理学の研究)、31年12月久留米大教授、34年6月九大教授、51年4月停年退官。▽眼病理学の研究で知られる。

【共編】最新眼科手術書(昭39)

生沢クノ　いくさわ・くの

元治元(1864)～昭和20(1945)年(80歳)、武蔵(埼玉)
【産婦人科】 蘭医生沢良安の3女。明治10年上京、13年東京府病院見習生(山崎産婦人科山崎元修に師事)、15年神田駿河台・私立東亜医学校入学、17年2月済生学舎入学、東京慈恵医院医学校附属東京病院にて実地修練、18年3月医術開業試験前期試験及第、19年11月後期試験及第、20年2月医師免許取得(女医第2号)、榛沢郡寄居町にて父の医業を助け、21年川越町に移転独立開業、30年深谷町に帰郷、33年大里郡本畠村にて開業、39年深谷町にて開業、大正10年借家の明け渡しを求められ廃業、栃木県足利市・岩根病院副院長、昭和6年退職。
【伝記】生沢クノ伝 日本女医第二号(田中正太郎 昭53)、野菊の如く 女医第2号生沢クノの生涯(長谷川美智子 平13)

生田信保　いくた・しんぽ

明治31(1898)～昭和51(1976)年(77歳)、富山
【歯科】 大正6年7月東京歯科医学校卒。7年1月歯科医師開業試験及第。8年4月朝鮮総督府医院医員、11年4月兼京城医専助教授、昭和3年6月京城帝大助教授兼京城医専教授、戦後、帰国、22年4月東京都衛生技師、6月東京都職員共済組合診療所勤務、26年5月開業。
【著書】抜歯学(昭13)、歯科臨牀に必要なる口腔手術図説(昭16)、歯痛(昭22)、口腔衛生学(昭23)

井口乗海　いぐち・じょうかい

明治16(1883)～昭和16(1941)年(58歳)、滋賀
【厚生行政、仏教者】 明治34年滋賀師範講習科卒。朝日尋常小学校尋常科訓導、37年歩兵第37聯隊補充大隊入隊、38年陸軍看護手、40年大阪九条第1尋常小学校訓導、42年日本医学校入学、43年医術開業前期試験及第、大正2年日本医学校卒、医術開業後期試験及第、医師免許状下付、3年警視庁検診委員、警視庁警察医員、8年警視庁技師兼警察医員、15年警視庁防疫課長、昭和2年警視庁技師、3年兼警視庁細菌検査所長、15年厚生省防疫官兼厚生技師、在任中、16年12月急逝。▽大正6年大日本看護協会が東京府、警視庁の「教育機関」設置の指導と財政基盤および人的派遣を受け、東京看護学校(校長 栗本東明)を設置するに当たり、講師を委嘱され、13年には教務主任(校長 二木謙三)に就任した。昭和9年には仏眼協会盲学校長に就任。▽僧籍(大谷派本願寺)にあり、昭和3年権僧都(近江国通覚寺住職)、5年僧都、9年権大僧都、12年大僧都、15年権僧正昇格。
【著書】看護学教科書(大12)、痘瘡及種痘論(昭4)、防疫保健の常識(昭12) 【回想】父母を偲びて 乗海・政能の思い出(井口信海編 昭58) 【伝記】井口防疫官井口乗海博士伝(穎田島一二郎 昭17)、苦学立志秘伝井口乗海(川上昌三 昭17)

池上奎一　いけがみ・けいいち

大正13(1924)～平成元(1989)年(64歳)、東京
【泌尿器科】 昭和24年熊本大卒。実地修練、皮膚科泌尿器科入局(楢原憲章教授)、29年講師、36年助教授、米国留学(40～41年)、44年8月教授、附属病院長(52年4月～54年3月)、医学部長(54年3月～56年3月)、在任中、平成元年2月逝去。
【編著】腎機能検査 臨床的立場からの再検討(昭49)

池田亀夫　いけだ・かめお

大正7(1918)～平成5(1993)年(74歳)、群馬
【整形外科】 昭和17年3月慶大卒。海軍軍医(16年9月仮卒業、海軍軍医学校、呉海軍病院、ニューギニア戦線)、戦後、整形外科入局(岩原寅猪教授)、25年10月講師、28年5月助教授、41年12月教授、59年3月定年退職。▽手の外科の専門家。わが国で初めてハンセン病患者の整形手術を行ったことで知られる。
【著書】これが腰痛治療の鍵だ(金原医学新書11 昭50) 【共編】整形外科治療指針(昭38)、新整形外科学上巻(昭54)、中巻(昭55)、下巻(昭51)

池田菊苗　いけだ・きくなえ

元治元(1864)～昭和11(1936)年(71歳)、京都
【化学(物理化学)】 明治22年帝大理科大学化学科卒。大学院入学、23年9月高等師範学校雇、29年8月帝大助教授(理科大学)、独留学(文部省外国留学生、32年7月～34年10月 ライプチヒ大オストワルド教授に師事)、34年10月東京帝大教授(初代 化学第3講座)、大正8年3月(化学第1講座)、12年3月停年退官。▽大正6年3月理化学研究所化学部長(～昭和7年6月)、昭和6年7月池田研究所(自宅)開設、7年12月日本学術振興会第5常置委員長(化学関係)、

11年5月逝去。▽わが国における物理化学、化学教育の先駆的指導者、「味の素」の創製者としても知られる。昆布のうま味がグルタミン酸塩であることを解明、明治41年世界初の調味料グルタミン酸ナトリウムの合成に成功、鈴木三郎助を援助して「味の素」としての商品化に成功した。▽大正8年学士院会員▽ロンドン滞在時、漱石との交流でも知られる。

【著書】化学教科書（明27）、近世化学教科書（明36）、中学化学教科書（明36）【訳書】近世無機化学（オストワルド　明37）【伝記】池田菊苗博士追憶録（昭31）、池田菊苗　漱石・旨味・ドイツ（広田鋼蔵　昭59）

池田恵一　いけだ・けいいち

大正15（1926）～平成20（2008）年（82歳）、鹿児島

【外科（小児外科）】　陸軍航空士官学校を経て、昭和21年九州帝大入学、25年九大卒。実地修練、第2外科入局（友田正信教授）、独留学（昭和36年　ブレーメン大レーベイム教授に師事）、48年7月助教授、51年7月、51年10月附属病院小児外科長、54年10月教授（初代　小児外科）、附属病院長（62年4月～平成元年）、平成元年4月停年退官。退官後、福岡逓信病院長。▽わが国における小児外科の開拓者の一人。国立大学における最初の小児外科講座を開設（昭和54年）、周産母子センター（平成元年）を開設した。ヒルシュスプルング病の根治手術として「池田式Z型吻合術」を発表した他、ヒルシュスプルング病の全国調査を行っている。

【著書】ベッドサイドの小児外科（昭54）【共著】幼小児の手術1（現代外科手術学大系第3巻A　昭55）【共編】消化管内圧測定法（昭58）

池田謙斎　いけだ・けんさい

天保12（1841）～大正7（1918）年（76歳）、越後（新潟）

【陸軍軍医（外科）】　旧姓入沢。緒方洪庵に入門、文久2年西洋医学所入学、才を認められ、元治元年幕府医官池田秀真の養子となり池田謙斎と改名、同年、長崎精得館にてボードウィン、マンスフェルト、ハラタマに学ぶ。維新の際、兵部省医師として戊辰の役従軍。明治2年7月大学東校に入り大助教、独留学（大学東校派遣、3年12月～9年5月　ベルリン大に学び学位取得）、帰国後、9年6月（陸軍軍医監）、兼宮内省御用掛（侍医）、7月東京医学校長、10年4月東大（旧）医学部綜理（初代　～14年6月）、西南の役に従軍、19年2月宮内省侍医局長官、22年7月侍医局長、日清戦争従軍（27年～28年）、28年6月成蹊堂医院開院、31年2月退任、35年9月宮中顧問官。▽橋本綱常、三宅秀、高木兼寛、大沢謙二とともにわが国最初の医学博士（明治21年5月）。▽入沢恭平（蘭方医、入沢達吉の父）は実兄。

【著書】プロイセン国ベルリン１８９０～１８９３（昭59）【自伝】回顧録（入沢達吉編　大6）【伝記】東京帝大医学部綜理（長谷川つとむ　平元）、明治天皇の侍医池田謙斎（高崎斐子　平3）、東大医学部初代綜理池田謙斎　池田文書の研究　上（池田謙斎研究会編　平18）、下（平19）

池田茂人　いけだ・しげと

大正14（1925）～平成13（2001）年（76歳）、東京

【外科、気管支鏡学】　昭和27年慶大卒。実地修練、外科入局（前田和三郎教授、加納保之教授）、37年10月国立がんセンター病院放射線科（病院長　石川七郎）、39年外来部気管食道科医長、52年8月内視鏡部長、平成3年3月定年退官。▽気管支ファイバースコープ（BF）の開発者。昭和42年BFを世界に先駆けて開発、肺癌をはじめ呼吸器疾患の臨床の場に革命的進歩をもたらした。53年世界気管支学会を設立、理事長就任、57年日本気管支学会を設立。51年北里大学客員教授、57年慶大客員教授。▽昭和50年ジャクソン賞（米国）、52年科学技術庁科学技術功労者表彰（気管支ファイバースコープの開発）、54年西独内視鏡学会賞、55年高松宮妃癌研究基金学術賞（気管支ファイバースコープの開発と、それによる肺癌の診断・治療の改善に関する研究）、58年日本胸部疾患学会熊谷賞（気管支ファイバースコープの開発と、それによる各種胸部疾患の診断法の開発）、平成元年米国気管食道科学会賞、平成9年欧州胸部疾患学会第1回キリアン賞

【編著】肺門部早期肺癌図譜（昭51）、肺癌集検の実際（昭61）【共編】癌とレーザー（図説臨床「癌」シリーズ no. 5　昭61）【参考】ガン回廊の朝（柳田邦男　昭54）

池田孝男　いけだ・たかお

明治17（1884）～昭和31（1956）年（71歳）、千葉

【外科】　明治44年東京帝大卒。第2外科入局（佐藤三吉教授）、大正5年日本医専教授（解剖学）、米・独留学（13年～15年）、昭和2年日医大教授、5年退職、霊岸島病院／京橋病院長、戦後、外科医長、30年4月顧問。

【著書】我国の医学語を如何すべきか（大11）

池田廉一郎　いけだ・れんいちろう

明治3(1870)~昭和5(1930)年(59歳)、近江(滋賀)

【外科】 明治29年帝大卒。外科入局・助手、31年二高教授、32年11月熊本県立病院外科医長、35年7月京都府立医専教諭、独留学(37年7月~40年1月 ベルリン大にて研学)、44年5月新潟医専教授(第2外科)、附属医院長(44年5月~大正3年9月)、6年1月校長、11年4月新潟医大学長兼附属医専部教授、14年3月病気退官。

池松武之亮　いけまつ・たけのすけ

明治45(1912)~平成2(1990)年(77歳)、大分

【耳鼻咽喉科】 昭和14年大邱医専卒。東京逓信病院耳鼻科(部長 大沢林之助博士)、野田醤油附属病院勤務を経て、16年千葉県野田市にて開業。応召(20年4月~)。戦後、柏市にて開業。▽「いびき博士」として世界的に知られ、世界いびき大会名誉会長(パリ、昭和62年)を務めた。柏市に「池松武之亮いびき研究所・資料館」がある。

【著書】わかりやすい耳鼻咽喉科(昭53)、いびきで困らない本(昭57)、いびき博士(昭57)

池見酉次郎　いけみ・ゆうじろう

大正4(1915)~平成11(1999)年(84歳)、福岡

【心療内科、心身医学】 昭和16年九州帝大卒。第3内科入局(小野寺直助教授、沢田藤一郎教授)、25年3月講師、26年6月助教授(~27年3月)、米国留学(26年12月~28年3月)、27年11月助教授、36年10月教授(心身医学研究施設)、54年4月停年退官、退官後、北九州市立小倉市民病院長(54年4月~60年3月)。▽心身医学の第一人者。昭和35年三浦岱栄教授とともに内科、精神科の境界領域として日本心身医学会を発足させ、36年九大にわが国初の心身医学研究施設(後、心療内科)を創設した。また、52年、日本プライマリ・ケア学会結成に参加した。

【著書】心療内科(昭38)、愛なくば(昭40)、催眠(昭42)、池見酉次郎博士の心身セルフ・コントロール法(昭64) 【共著】アレルギーの話(昭46) 【編著】医学における暗示療法(昭40)

池本秀雄　いけもと・ひでお

大正15(1926)~平成23(2011)年(84歳)、高知

【内科(感染症学)】 昭和24年東大卒。附属病院にて実地修練、25年5月第2内科入局(佐々貫之教授)、27年7月助手(美甘義夫教授)、29年6月研究生、30年3月順天堂大講師嘱託(第1内科 村上精次東大第2内科助教授・順天堂大非常勤講師)、6月講師、8月(村上精次教授)、39年7月助教授(内科)、43年11月助教授(呼吸器科)、44年5月(本間日臣教授)、50年2月教授(呼吸器内科)、57年4月担当教授事務取扱、59年12月担当教授、60年4月(初代 内科感染症学/診療科 化学療法科)、平成4年3月定年退職。

【著書】薬の効果と副作用(昭40)、肺炎の診かた(金原医学新書94 昭57) 【共著】感染症4(新内科学体系55 昭50) 【編著】肺感染症(内科 mook no.37 昭63) 【共編】感染症(昭56)、真菌症とその化学療法(昭62) 【共訳】化学療法剤・生物学的製剤 感染症の治療と予防(コント、バリエール 平6) 【監訳】カラーアトラス感染症(ランバート、ファラー 昭58)

伊古田純道　いこだ・じゅんどう

享和2(1802)~明治19(1886)年(83歳)、武蔵(埼玉)

【産婦人科】 比企郡番匠村の産婦人科医小室元貞に蘭方医を学び、江戸、長崎で医学・和漢蘭、佐倉順天堂にて学んだ後、帰郷して大宮郷にて開業。▽嘉永5年4月飯能の医師岡部均平(甥)の求めにより、坂元村(飯能)の33歳の女性「本橋みと」の難産にあたり、わが国最初の帝王切開術を麻酔なしに施行した。母は救命され、88歳の長寿を全うしたが、児は死亡した。その後、明治12年までの27年間、わが国では帝王切開術は行われていない。▽秩父市太田小学校前に、昭和16年「始祖帝王截開術伊古田純道翁」、また、本橋家の敷地(飯能)に「本邦帝王切開術発祥之地」記念碑が建立されている。▽本名 伊古田寧、幼名 富次郎、諱 重満。

【伝記】いとしきものすこやかに生まれよ 日本初の帝王切開物語(秋山圭 平21、小説) 【参考】「帝王切開術発祥の地」記念会会誌(平元)

伊崎正勝　いさき・まさかつ

大正8(1919)~昭和63(1988)年(69歳)、米国

【皮膚科、ハンセン病医療】 メソジスト派伊崎清二牧師の子息としてハワイ州マウイ島に出生、ワシントン州タコマ在住後、帰国。▽昭和18年9月慶大卒。10月陸軍軍医候補生として満州第318部隊入隊、満州第72部隊を経て、第9師団(武部隊)第2野戦病院所属、那覇、台湾に移動、20年8月(軍医大尉)に昇進の後、21年2月帰国復員、3月慶大皮膚泌尿器科入局(横山硈教授)・助手、26年6月講師、29年1

月東京中野組合病院皮膚科泌尿器科部長、30年10月岩手医大教授(皮膚科泌尿器科)、41年4月(皮膚科)、兼岩手同仁会青山病院長(47年7月~54年3月)、兼八戸赤十字病院長(54年4月~56年3月)、62年3月定年退職。▽戦争中、軍医としての沖縄での任務はハンセン病の調査とハンセン病患者の収容作業であったことから、ハンセン病に深い関心をもち、岩手医大在職中、沖縄におけるハンセン病対策、インドにおけるハンセン病の研修対策に尽力した。また、社会福祉活動にも大きな関心をもち、カナンの園(知的障害者対策施設)、みちのく協会(特別養護老人ホーム)、みちのく愛隣協会(リハビリテーションセンター)、豊仁会(リハビリテーションセンター)、めぐみ学園、カナン学園などの理事長を務めた。

【著書】臨床皮膚科学(昭47) **【自伝】**わが人生ノート(昭60)

伊沢一男 いざわ・かずお

明治43(1910)~平成10(1998)年(87歳)、栃木

【薬学(生薬学)】 昭和7年明治薬専卒。家業の薬局経営、18年6月星薬専講師(非常勤)、応召(薬剤少尉 20年6月~8月)、助教授を経て、24年教授、25年星薬科大教授、51年3月定年退職。▽薬用植物標本収集家として知られた。

【著書】薬草採取ポケット図鑑(主婦の友生活シリーズ 昭61)、薬草療法なんでも相談(主婦の友健康ブックス 平元)、薬草カラー図鑑全4冊(平2~7)、驚くべきドクダミの効用と健康法(平3)、あっぱれスギナの大薬効(ビタミン文庫 平4)、日本の薬草437種 初めてでも迷わず採取できる(平15)

伊沢為吉 いざわ・ためきち

明治21(1888)~昭和34(1959)年(70歳)、栃木

【伝染病学】 大正3年11月京都帝大卒。第1内科入局(中西亀太郎教授)、5年1月市立京都病院、8年3月副院長、10月兼京都帝大講師、12年5月院長。▽昭和31年京都市名誉市民(伝染病学の発展に貢献)

【著書】最新臨床疫痢(昭10)、腸チフスの診断(臨牀医学文庫第100 昭25) **【共著】**腸チフス(昭4)

石井兼央 いしい・かねお

大正11(1922)~平成2(1990)年(67歳)、北海道

【内科(消化器)】 昭和21年9月東京帝大卒。実地修練、22年9月東京帝大立地自然科学研究所研究員(秋葉朝一郎教授)、23年4月細菌学入室(秋葉朝一郎教授)、25年5月助手、27年10月第1内科入局(田坂定孝教授)、米国留学(30年1月~32年8月 ペンシルベニア大)、阪大蛋白研流動研究員(34年9月~11月)、37年9月国立がんセンター医長(内科)、38年10月内分泌部長、40年10月血清部長、49年4月旭川医大教授(第2内科)、副学長(教育・研究および厚生補導担当 58年10月~60年6月)、63年3月停年退官。▽昭和52年北海道医師会賞(膵疾患の診断並びに治療の研究)

【共著】膵疾患(新内科学大系25 昭52) **【編著】**膵臓 基礎と臨床(昭51)、膵炎のすべて(昭53) **【共編】**膵臓の病気(昭44)

石井完一郎 いしい・かんいちろう

大正8(1919)~平成2(1990)年(71歳)、山口

【カウンセラー】 昭和19年京都帝大農学部卒。軍務(比島)、戦後、26年京大大学院文学研究科(教育指導学)修了、京都府立一女、鴨折高校、山城高校勤務を経て、29年4月大阪学芸大講師、10月京大助教授(学生懇話室カウンセラー)、57年4月教授(教育学部)、58年4月停年退官。退官後、龍谷大教授。▽京大在任中は教育指導学、自殺学を担当、退官後は、「京都いのちの電話」運営委員長を担当した。

【著書】現代教育指導論 現代社会に対する教育の緊張(昭28)、米国高等教育における助育活動の発達過程(昭32)、産業カウンセリング基礎論 産業において人を生かして行くために(昭53)、青年の生と死との間 出会いへの軌跡から(弘文堂選書 昭54)、自立のすすめ 学生相談27年から(昭58)

石井吉五郎 いしい・きちごろう

明治25(1892)~昭和32(1957)年(65歳)、福島

【医学教育、外科】 大正8年12月東京帝大卒。9年1月第1外科入局(近藤次繁教授)、11年1月助手(~9月)、独留学(11年10月~14年4月)、昭和3年4月昭和医専を創立[上条秀介と協力・教授(初代外科)]、昭和医専理事長(18年4月~26年2月)、21年4月昭和医大教授、昭和医大理事長(26年2月~)、病院長(31年8月~9月)、在職中、32年4月逝去。▽渡辺又治郎(陸軍薬剤監)は岳父。

【著書】肛門病の話(昭5) **【共著】**新外科学上・下巻(昭14~15)

石井絹治郎 いしい・きぬじろう

明治21(1888)~昭和18(1943)年(55歳)、香川

【事業家（製薬業）、薬剤師】 明治34年薬業見習のため上京、37年神田薬学校夜間学部入学、39年明治薬学校卒。薬剤師国家試験合格（年少のため薬剤師免許交付2年間保留）。明治41年泰山堂薬局開設、45年大正製薬所設立、昭和3年株式会社大正製薬と改称、8年日本微生物研究所開設、13年日本鉱業開発、日生鉱業を設立・社長、14年興亜炭素を設立・社長、18年石井精機社長、4月東京商工会議所満鮮北支経済使節団長として渡支、帰国後、発疹チフス発病、5月逝去。▽日本薬剤師会理事・副会長、東京商工会議所議員、全国薬業団体連合会長、東京市会議員等を歴任。▽石井輝司（大正製薬2代目社長）は長男、石井啓太郎（薬学、明治薬大副学長）は孫。【著書】南方生命線基地台湾・南支の感想（昭15）【伝記】父の思い出 石井絹治郎伝（石井輝司 昭40）

石井十次 いしい・じゅうじ

慶応元（1865）～大正3（1914）年（48歳）、日向（宮崎）

【社会事業家、医師】 明治15年1月岡山県医学校入学、19年5月卒。▽明治13年5月岩倉右府暗殺の嫌疑で捕縛、7月無罪放免。15年8月カトリックで受洗、17年7月「同志社大学設立趣意書」の教育観に共鳴、8月馬場原教育会設立。11月プロテスタントに改宗。20年9月孤児教育会を設立、23年岡山孤児院と改称、1月医書を焼き、社会事業に専念する覚悟をした。2月第三高等中学校中退、24年11月名古屋震災孤児院開設（26年12月廃止）、45年1月岡山孤児院茶臼原孤児院（宮崎）、岡山孤児院大阪分院設置、昭和3年4月逝去。▽生涯、孤児教育事業に従事した。岡山孤児院に、活版部、米搗部、機械部、理髪部、麦稈部、マッチ製造部、出獄者感化部、鍛冶部、製本部などを設けるなど、事業活動を進め、出身者のなかで、宮崎移住者、ブラジル渡航者も多い。【著書】石井十次日誌全46巻（昭31～昭58）【伝記】愛の人熱の人石井十次先生を語る（原澄治 昭12）、石井十次の生涯と思想（柴田善守 昭53）

石井四郎 いしい・しろう

明治25（1892）～昭和34（1959）年（67歳）、千葉

【陸軍軍医（細菌学）】 大正9年京都帝大卒（陸軍依託学生）。10年4月（陸軍2等軍医）近衛歩兵第3聯隊附、11年8月東京第1衛戍病院、京都帝大大学院［13年4月～15年3月 木村廉教授（微生物学）］、14年8月（1等軍医）、15年4月京都衛戍病院、欧米出張（昭和3年4月～5年4月）、5年8月（3等軍医正）、軍医学校教官、7年8月兵本附兼軍医学校附（防疫研究室）、8年4月軍医学校部員、9月防疫研究室主幹、10年8月（2等軍医正）、11年8月兵本（関東軍防疫給水部長）、13年3月（軍医大佐）、14年4月参謀本部附、兼中支派遣軍防疫給水部長（14年4月～16年1月）、16年3月（軍医少将）、17年8月第1軍軍医部長、18年8月軍医学校附、20年3月（軍医中将）、関東軍防疫給水部長、20年8月帰国・復員、12月予備役編入。▽石井式無菌濾水機の発明者、細菌兵器の開発者。陸軍軍医学校教官時代から細菌戦を提唱、哈爾浜市近郊に建設された関東軍防疫給水部（通称 満州第731部隊）において生体実験を含めて細菌戦研究の組織化を指導した。戦後米軍の関心を集め、資料提供と戦犯免除の司法取引を行ったと伝えられる。▽昭和16年陸軍技術有功章 ▽荒木寅三郎（生化学者、京都帝大総長）の娘婿。【評伝】石井四郎（昭和史研究会編『太平洋戦争人物列伝』、平17）【参考】医学者たちの組織犯罪 関東軍第七三一部隊（常石敬一 平6）

石井善一郎 いしい・ぜんいちろう

明治44（1911）～平成15（2003）年（92歳）、東京

【病理学】 昭和11年東京帝大卒。病理学入室（緒方知三郎教授）、応召（12年～15年）、17年助手、青島医専教授、18年大東亜病院病理嘱託、19年順天堂医専教授、23年6月松本医大教授、24年6月信州大教授、27年4月（第1病理）、38年3月東京医歯大教授（第2病理）、52年3月停年退官。退官後、佐久総合病院臨床病理部長（昭和52年4月～平成6年3月）。【共編】小児病理学（昭47）

石井信義 いしい・のぶよし

天保11（1840）～明治15（1882）年（41歳）、美作（岡山）

【蘭方医】 別名謙道。安政元年父とともに江戸に移り、箕作阮甫、松木弘安（寺島宗則）に蘭学を学び、文久2年江戸長崎に移り蘭医ポンペに医術を学び、勝山藩に仕え、医学所教授（病理学担当）、明治2年大学東校・大学少博士、文部中教授（大阪医学校長）、陸軍軍医寮に入り、軍医監、在任中、15年1月病没。▽石井宗謙（蘭方医）の長男。【共訳】丹氏医療大成（タンネル 明8）

石井裕正 いしい・ひろまさ

昭和13（1938）～平成22（2010）年（72歳）、愛知

【内科（消化器）】 昭和38年慶大卒。聖路加国際病

院にて実地修練、内科入局(三辺謙教授)、43年助手、米国留学(44年〜47年 ニューヨーク市大マウント・サイナイ医学校内科リーバー教授に師事)、48年講師、54年助教授(土屋雅春教授)、平成6年4月教授(消化器内科)、16年3月定年退職。▽わが国におけるアルコール医学研究の先駆者の一人。

【著書】アルコール内科学 臓器障害と代謝異常の臨床(昭56)、医者がすすめる酒とつきあう50章(昭64)、肝臓病から身を守る こうすれば防げる治せる(平2) 【編著】消化器内科診療チェックポイント(昭64) 【共編】肝・胆・膵の臨床(昭50)、臨床消化器病学(平17) 【共監訳】アルコールと臓器障害 病態生理と治療(リーバー 昭60)

石井洋一 いしい・よういち

昭和2(1927)〜平成22(2010)年(83歳)、福岡

【寄生虫学】 昭和25年九大卒。実地修練、寄生虫学入室(宮崎一郎教授)、35年5月助教授、46年4月教授、平成3年3月停年退官。▽昭和51年桂田賞(寄生蠕虫類の走査電子顕微鏡的研究)

【共編】Electron micrographs of parasitic helminths(1991/平3)

石井亮一 いしい・りょういち

慶応3(1867)〜昭和12(1937)年(69歳)、肥前(佐賀)

【社会事業家(障害児教育)】 明治23年築地立教学校卒。熱心なプロテスタントとなり立教女学校教頭、24年濃尾地震に被災した孤児を収容するため聖三一孤女学院創設。孤女の中に知的障害児を見出したため、25年東京府滝野川村に、わが国最初の知的障害児施設「滝乃川学園」(初代理事長渋沢栄一)を開設、知的障害児の教育法を研究のため29年春渡米、30年春帰国、31年9月再渡米、32年春帰国。昭和10年東京府児童研究所長。在職中、逝去。▽わが国における知的障害児教育の先駆者。知的障害児の教育に専念し、理論と実際の両面から研究と実践に生涯を貫いた。▽筆子夫人(男爵渡辺清の長女)は近代日本の女子教育者として知られ、後、滝乃川学園の運営に携った。

【著書】白痴児 其研究及教育(明37) 【伝記】石井亮一伝(石井筆子他 昭15)

石井露月 いしい・ろげつ

明治6(1873)〜昭和3(1928)年(55歳)、秋田

【俳人、ジャーナリスト、医師】 本名祐治。明治21年4月秋田中入学、24年4月退学。河辺郡田草川尋常小学校準教員(1週間で退職)、26年10月上京、27年4月新聞『小日本』記者(正岡子規の紹介)、28年12月医学を志す、29年10月医術開業前期試験及第、帰郷、30年6月上京、済生学舎入学、31年4月医術開業後期試験及第、32年12月故郷にて開業、37年日露戦争に際し、陸軍医員として弘前第8師団に3か月勤務。▽明治27年4月以来、正岡子規に師事、高浜虚子、河東碧梧洞、佐藤紅緑とともに子規門四天王と称された。33年雑誌『俳星』創刊。大正3年雑誌『瓦川』、12年『雲蹤』創刊、15年『俳星』再興。▽秋田市に石井露月資料室がある。

【著書】蜩を聴きつゝ(昭10)、石井露月日記(平8) 【句集】露月全句集(平22) 【伝記】俳人石井露月の生涯(福田清人 昭24)、石井露月目で見る生涯(生誕130年記念誌 平14)

石垣純二 いしがき・じゅんじ

明治45(1912)〜昭和51(1976)年(64歳)、兵庫

【厚生行政、医事評論家】 昭和12年東京帝大卒。16年兵庫県衛生部(防疫医)、内務省、日本鋼管予防医学研究所、軍医として中支勤務の後、21年復員、厚生省勤務のかたわら23年NHK初代ラジオドクターとして医事解説の分野を開拓した。23年3月厚生省児童局母子衛生課長在任中、予算折衝において大蔵省主計局の方針に憤慨、政治家を志し12月退官、25年、28年の参議院選挙に立候補したが落選。以後、医事評論家として活躍した。▽昭和45年、大渡順二と「和田心臓移植を告発する会」を組織、46年には日本医師会(会長武見太郎)の保険医総辞退運動を批判したなどの他、産児調節運動、保健師活動、学校給食、保健体育教科書など医療・福祉の分野で幅広く活発な評論活動を行った。

【著書】健康ごよみ三百六十五日(昭37)、医者がくるまでにこれだけは(昭46)、生命の安い国・ニッポン(昭47)、常識のウソ(昭47)、続(昭48)、セックス常識のウソ(昭49)

石上浩一 いしがみ・こういち

大正13(1924)〜平成9(1997)年(73歳)、大阪

【外科(消化器)】 昭和21年9月京都帝大卒。附属病院にて実地修練、22年4月外科入局・大学院特別研究生(第2外科 青柳安誠教授)、25年11月助手、26年4月公立豊岡病院日高分院外科医長、27年4月京大助手、29年5月講師、41年2月助教授、44年11月山

口大教授(第2外科)、62年3月停年退官。退官後、京都武田病院副院長(62年4月〜)、顧問(63年4月〜10月)、大阪・水野病院長(平成5年9月〜6年12月)。

【著書】十二指腸潰瘍の手術(手術アトラス no. 11 昭55) 【編著】食道非癌性疾患(外科 mook no.33 昭58)

石神襄次 いしがみ・じょうじ

大正11(1922)〜平成11(1999)年(77歳)、大阪
【泌尿器科】 昭和20年9月京都帝大卒(3月仮卒業、嬉野陸軍病院在勤)、泌尿器科入局(柳原英教授)、23年1月広島医専講師(皮膚科泌尿器科)、25年5月広島医大講師(柳原英教授)、26年8月助教授、27年1月京大泌尿器科(稲田務教授)、30年8月大阪医大助教授(皮膚泌尿器科)、32年5月教授(泌尿器科)、41年1月神戸大教授、60年3月停年退官。退官後、国立神戸病院長(60年8月〜62年3月)。▽男性不妊治療の権威。
【著書】精嚢(平3) 【共編】泌尿器内分泌学(昭51)

石神亨 いしがみ・とおる

安政4(1857)〜大正8(1919)年(62歳)、肥後(熊本)
【海軍軍医(細菌学、外科)】 旧姓吉永。熊本・古城医学校に学び、明治10年西南の役に従軍、12年熊本県下で診療に従事。15年上京、16年3月医術開業試験及第、7月海軍軍医、横須賀病院勤務、24年軍艦「厳島」受け取りのため渡欧、ベルリンにて北里柴三郎と出会い、帰国後、25年12月伝研入所(北里門下生第1号)、27年6月香港におけるペスト流行調査のため出張(北里の随員)、ペストに感染したが回復、8月帰国。29年海軍大学校教官、横須賀海軍病院、30年石神病院開設、伝染病研究所併設、31年大阪痘苗製造所長、35年堺市浜寺に石神療養所(結核)開設。▽ツベルクロトキソイヂン(結核菌体成分製剤)などの細菌製剤の製造販売をしながらオプソニンの研究を続けた。また、わが国における腹部切開手術の嚆矢である卵巣嚢腫摘出手術を行ったことでも知られる。
【著書】通俗肺病問答(明35)

石川桜所 いしかわ・おうしょ

文政8(1825)〜明治15(1882)年(56歳)、陸奥(宮城)
【陸軍軍医】 本名良信。大槻俊斎、伊東玄朴に西洋医学を学び、長崎にて蘭人について研修、安政5(1858)年大槻俊斎、伊東亥朴と図りお玉が池種痘所を設立。仙台藩医員を経て文久2(1862)年8月幕府医師となる、徳川慶喜の侍医(戊辰戦争に際して慶喜に尽くしたため入獄1年)。明治4年7月兵部省に入り、軍医権助となり、林紀、石黒忠悳らとともに初期の陸軍医事制度を確立した。▽『内科簡明』『養生訓』『香雲閣詩鈔』などの著訳書がある。

石川数雄 いしかわ・かずお

明治38(1905)〜昭和57(1982)年(76歳)、大分
【事業家(出版)、放射線科】 旧姓井上。昭和6年九州帝大卒。放射線治療学科入局(中島良貞教授)、独留学(10年3月〜12年11月 物理医学研究所)、講師兼陸軍軍医学校診療部業務嘱託、16年2月助教授、16年8月附属医専部講師、20年7月兼医専部教授(〜21年6月)、21年3月上京、神田駿河台に診療所(石川医院)開設、5月主婦の友社社長、6月九州帝大退官、52年6月会長、在職中、57年4月逝去。
【著書】旅の眼(昭40) 【編著】新女性百科事典(昭46)
【追悼】追憶石川数雄(昭58)

石川清 いしかわ・きよし

大正7(1918)〜平成15(2003)年(84歳)、埼玉
【眼科】 昭和19年9月千葉医大卒。眼科入局(伊東弥恵治教授)、短期軍役(満州、シベリア)、25年10月助手、31年2月講師、32年7月助教授、50年5月教授、59年4月停年退官。▽糖尿病性網膜症の研究で知られ、「糖尿病黄斑症」の概念をわが国に導入した。
【共編】糖尿病性網膜症と光凝固(昭60)

石川公一 いしかわ・こういち

安政3(1856)〜明治37(1904)年(47歳)、播磨(兵庫)
【内科】 旧姓堤。旧名儀一。明治4年藩費生として上京、5年9月第一大学区医学校入学、13年7月東大(旧)卒(ベルツに師事)。9月青森県立医学校長、12月兼弘前病院御用掛、14年8月公立千葉病院長心得兼医学教頭心得、15年7月県立千葉医学校長心得1等教諭、附属病院長心得、20年12月第一高等中学校教諭、21年3月県立千葉病院司療医長(県立千葉医学校、附属病院廃止)、24年7月辞任、8月侍医局勤務、27年3月侍医本官、独留学(宮内省派遣、29年9月〜31年11月 ベルリン大病理ウィルヒョー教授、内科ゲルハルト教授に師事、ハイデルベルグ大に学び帰国)、33年4月侍医局主事、在任中、37年2月逝去。▽石川憲夫(外科、千葉医大教授)の父。

石川七郎 いしかわ・しちろう

明治43(1910)〜昭和61(1986)年(76歳)、東京

【外科】 昭和11年慶大卒。外科入局(茂木蔵之助教授)、19年9月陸軍技師としてマニラに赴任、11月より同仁会「日本病院」に勤務、21年帰国、慶大外科助手を経て、22年4月助教授、37年1月教授、37年4月国立がんセンター病棟部長、39年8月副院長、45年2月院長、51年2月総長、59年7月退官。▽わが国における麻酔の草分け、肺癌の外科治療の開拓者。昭和25年、米国式閉鎖循環式麻酔器をわが国に初めて輸入し、石川を中心に外科麻酔研究班を組織した。27年には雑誌『麻酔』の創刊に関与した。肺癌については外科治療の進展に尽力しただけでなく、Surgical Oncologyの概念を提唱(昭51)、また、自身の肝臓癌が発見された後は、末期癌患者のホスピス介護に意欲を示した。▽ヘビー・スモーカーとしても知られた。▽夫人は緒方富雄(血清学、東大教授)の従妹。肺結核のため加納保之(慶大客員教授)から肺切除術を受けている。

【著書】肺癌の臨床(昭33) 【共著】麻酔(日本外科全書第4巻 昭30)、肺・気管支3(現代外科学体系30C 昭44) 【共編】ホルモン産生腫瘍(昭52)、臨床腫瘍学(昭57)

石川純 いしかわ・じゅん

大正11(1922)~平成17(2005)年(82歳)、東京

【歯科(歯周病学)】 昭和20年9月東京医歯専歯学科卒、24年3月東京医歯専医学科卒。附属病院にて実地修練、25年5月助手(歯学部歯科保存学)、30年4月講師、米国留学[フルブライト交換研究員、33年7月~35年7月 ボストン・タフツ大歯周病学教室(グリックマン教授)]、36年5月助教授、43年7月北大助教授(第1歯科保存学 岡田泰紀教授)、44年4月(口腔細菌学 鈴木武教授)、45年4月教授(予防歯科学)、46年4月(第2歯科保存学)、歯学部長(53年5月~57年4月)、歯学研究科長(55年5月~57年4月)、61年3月停年退官。

【共著】臨床歯周病学(昭43) 【共編】歯周治療学(昭56) 【共監訳】歯周治療学(ゴールドマン、コーヘン 昭54)

石川哮 いしかわ・たける

昭和7(1932)~平成20(2008)年(76歳)、東京

【耳鼻咽喉科】 昭和35年千葉大卒。実地修練、耳鼻咽喉科入局(北村武教授)・大学院、40年助手、米国留学(44年~47年 ニューヨーク州立大アレルギー研究室)、47年講師、52年10月助教授(金子敏郎教授)、53年9月熊本大教授、平成10年3月停年退官。退官後、聖十字会九州アレルギー・免疫センター勤務。

【著書】子どもの耳・鼻・のどの病気(グリーンヘルスブック 昭57)、免疫・アレルギー学からみた耳鼻咽喉疾患(昭63)、アレルギー医学(平10)、ポレポレ 生のリズムと医のリズム(平10) 【編著】癌免疫医学(平10)

石川太刀雄 いしかわ・たちお

明治41(1908)~昭和48(1973)年(65歳)、富山

【病理学、東洋医学(鍼灸学)】 幼名太刀雄丸。昭和6年京都帝大卒。第2病理学入室(清野謙次教授)、9月助手、11年5月講師、13年3月陸軍技師(関東軍防疫給水部 ~19年3月)、18年7月金沢医大教授(第2病理)、24年5月金沢大教授、がん研究所長(43年4月~46年3月)、48年3月停年退官。▽関東軍防疫給水部(満州第731部隊)在任中、流行性出血熱、森林ダニ脳炎の原因・病理を解明した。戦後、東洋医学に関心をもち、電気心電図の一種である皮電計を開発。第18回日本東洋医学会総会長、日本鍼灸皮電研究会代表を務めた。また、昭和24年には勝沼精蔵とともに日本細胞化学会を創設した。▽石川日出鶴丸(生理学、京都帝大教授)の長男。

【著書】皮電計診断の実技(昭36)、内臓体壁反射(昭37)

石川千代子 いしかわ・ちよこ

明治36(1903)~昭和63(1988)年(85歳)、鳥取

【看護師】 旧姓浅井。若狭町立裁縫女学校卒、大正9年4月京都帝大附属看護婦養成所入学(看護婦、産婆実習)、12年卒、13年9月附属産婆養成所卒。附属医院看護婦・産科病棟、10月主任、昭和6年8月京都市立児童院助産婦看護婦長、19年石川兼一(京都市調度課長)と結婚。23年2月定年退職。退職後、国立宇多野療養所准看護学院講師(31年4月~32年3月)、京都博愛会病院看護婦長補佐(36年6月~39年7月)、京都博愛会富田病院看護婦長補佐(39年8月~41年12月)。▽京都市退職後も京都市嘱託として新生児訪問指導、受胎調節指導を担当した。

【伝記】生涯を母子保健衛生事業に尽くした 石川千代子女史(雪永正枝『看護史の人びと第3集』、昭54)

石川貞吉 いしかわ・ていきち

明治2(1869)~昭和15(1940)年(71歳)、出羽(山形)

【精神科】 明治28年帝大卒。29年3月山形・公立病院済生館副院長、32年7月静岡県富士病院長、35年7月退職、36年4月東京帝大大学院(呉秀三教授)、

37年4月警視庁医務嘱託、39年11月私立精神病院保養院長、大正2年2月私立巣鴨脳病院設立・院長、昭和3年顧問。▽石川養貞(医師、政治家)は父。
[著書]精神療法学(明43)、如何にして最良最大の精神作業を為し得るか(明44)、診療医典上・下巻(大4)、各科専門診療医典上下(昭15) **[編著]**神経病診断及治療学(明39)

石川哲郎 いしかわ・てつろう

明治12(1879)~昭和38(1963)年(83歳)、岩手
【法医学】 明治39年東京帝大卒。内科研修(医術開業試験附属病院)を経て、法医学入室(片山国嘉教授)・助手、大正6年11月東北帝大講師(法医学)、9年7月教授(初代)、英・仏・独留学(文部省在外研究員、9年9月~10年11月)、医学部長(昭和4年7月~6年7月、14年7月~16年3月)、欧州留学(11年)、16年3月停年退官。▽リン中毒、窒息の病態生理に業績を残した。退官後は、郷里で地域医療に貢献した。

石川知福 いしかわ・ともよし

明治24(1891)~昭和25(1950)年(58歳)、愛媛
【衛生学(労働衛生)】 大正8年東京帝大卒。生理学入室(永井潜教授、橋田邦彦教授)、10年4月大原社会問題研究所入所、7月倉敷労働科学研究所、独・英・米留学(ロックフェラー財団留学生 昭和2年~8年)、13年3月公衆衛生院教授(生理衛生学部)、22年8月国立公衆衛生院労働衛生学部長、23年11月東大教授(初代 公衆衛生学)、在任中、25年5月逝去。▽わが国の労働衛生学の確立者。主として放熱と疲労についての研究を行い、炭鉱その他の産業で実地に生かされた。
[著書]労働の衛生学(昭14)、環境衛生学(昭17)、生活と勤労(昭22)、小衛生学(昭22) **[共著]**衛生学的工場診査(昭18)

石川昇 いしかわ・のぼる

明治26(1893)~昭和12(1937)年(43歳)、大分
【外科】 大正5年九州帝大卒。第1外科入局(三宅速教授)、外国留学(私費 12年3月~)、13年2月助手、独・英・米留学(在外研究員、13年3月~14年3月整形外科研究)、14年4月金沢医大教授(第1外科)、欧州出張(昭和6年7月~7年5月)、附属医院長(9年5月~11年5月)、在任中、12年1月逝去。▽わが国における肺結核外科療法の開拓者。大正15年、わが国最初のザウアーブルッフ法胸郭成形術に成功した。また、昭和2年、「移動性内臓疾患の外科」と題して、日本外科学会最初の特別講演を行っている。

石川憲夫 いしかわ・のりお

明治22(1889)~昭和38(1963)年(73歳)、千葉
【内科】 大正4年12月東京帝大卒。5年5月伝研技手・附属病院勤務(青山胤通教授、二木謙三教授、真鍋嘉一郎教授)、6年11月物理的治療所(真鍋嘉一郎教授)、7年7月助手、11年生理学入室(永井潜教授、橋田邦彦教授)・研究員、12年4月千葉医大附属医専部講師、5月千葉医大助教授兼附属医専部教授(内科診断学・理学療法)、独・仏・米留学(在外研究員、15年3月~昭和2年5月 内科、生理学、放射線診断・治療学を研修)、昭和9年7月千葉医大教授(第1内科)、附属病院長(11年4月~12年3月、19年3月~20年7月)、28年4月千葉大教授、30年3月停年退官。▽わが国における放射線医学の開拓者の一人。▽「礫泉」の俳号をもつ「ホトトギス」同人としても知られる。▽父は石川公一(宮内省侍医局主事)。
[分担]物理的原因による疾患(日本内科全書第13巻第2冊 昭36) **[句集]**東郊句集(昭39)

石川春律 いしかわ・はるのり

昭和10(1935)~平成20(2008)年(73歳)、鹿児島
【解剖学】 昭和35年九大卒。附属病院にて実地修練、36年整形外科入局(天児民和教授)、第2解剖(山田英智教授)にて研究従事、米国留学(41年~45年ペンシルベニア大ピーチィ教授に師事)、45年10月東大助手(第1解剖 山田英智教授)、47年4月助教授、58年9月群馬大教授(第2解剖)、医学部長(平成6年4月~10年3月)、13年3月停年退官。▽中間径フィラメントの発見者、わが国における細胞生物学の開拓者。
[共編]共焦点レーザ顕微鏡の医学・生物学への応用(新しい光学顕微鏡第2巻 平7)、標準細胞生物学(平11)

石川日出鶴丸 いしかわ・ひでつるまる

明治11(1878)~昭和22(1947)年(69歳)、富山
【生理学】 明治36年12月東京帝大卒。37年1月京都帝大生理学入室(天谷千松教授)・助手、38年1月助教授、独留学(文部省外国留学生、41年11月~大正元年8月 ゲッティンゲン大生理学フェルボルン教授に師事、ボン大にて研学、帰国)、9月教授(初代 第2生理)、昭和13年11月停年退官。▽神経の興奮伝

導の研究に重きをなし、「減衰伝導学説」を提唱したが、後に門下の加藤元一（慶大）が反対説「不減衰伝導学説」を提出、京都帝大対慶大の論争が展開されたことで有名。生理学を医学の領域にとどめず、生理学全般に押し広めて研究し、パブロフの条件反射に興味を抱き、イワノフの家畜人工授精の方法を輸入、琵琶湖畔に陸水研究所（現・生態学研究センター）を建設した。また、京都帝大理学部の動・植物学研究室設置においても多大の貢献をした。▽昭和22年のGHQの鍼灸術禁止に反対した。▽石川太刀雄（丸）（病理学、金沢大教授）は長男。

【著書】大生理学上巻（明42）、石川女子生理衛生教科書（3訂 大11）、紙（大15）、実用生理衛生教材全2巻（昭9、10）**【追悼】**石川老博士を偲ぶ（昭28）

石川 中　いしかわ・ひとし

大正15（1926）～昭和60（1985）年（59歳）、愛知

【心療内科、心身医学】　昭和23年9月東大卒。附属病院にて実地修練、分院内科入局（坂本秀夫助教授・科長）、27年3月助手、37年7月講師、40年9月第4内科（小林太刀夫教授）、47年7月助教授（初代 分院心療内科主任）、59年9月教授（初代 心療内科）、在任中、60年3月逝去。

【著書】医原性疾患の治療（昭43）、心とからだ（昭53）、瞑想の科学（昭56）、心身症（昭57）**【監訳】**心と身体の対話上・下（ブラウン 昭54）

石川 誠　いしかわ・まこと

大正14（1925）～平成4（1992）年（66歳）、東京

【内科（消化器）】　旧姓土門。昭和24年東北大卒。実地修練、第3内科入局（黒川利雄教授）、29年助手、米国留学（フルブライト留学生、30年～33年 ミシガン大消化器内科）、38年講師（山形敞一教授）、45年5月助教授、49年4月山形大教授（第2内科）、平成3年3月停年退官。退官後、寒河江市立病院長（3年4月～）、在職中、4年2月逝去。

【共著】胃の疾患とその治療（昭52）

石川正臣　いしかわ・まさおみ

明治24（1891）～昭和62（1987）年（96歳）、岡山

【産婦人科】　大正5年12月東京帝大卒。産婦人科入局（木下正中教授、磐瀬雄一教授）、7年9月浜町産婦人科医院医員、9年1月東京帝大病理学教室において研究従事（～11年5月）、11年10月日本医専教授兼附属医院産婦人科部長、昭和3年2月東大講師、3年3月泉橋慈善病院産婦人科部長、9年1月日医大教授兼附属第一病院、第二病院産婦人科部長、附属第一病院長（17年10月～）、学長兼理事長（37年10月～46年9月）、学長（46年9月～49年3月、57年2月～10月）。▽木下正中（産婦人科、東京帝大教授）の娘婿。

【著書】産婦人科領域における異状出血（昭23）、雪よりも白く 石川正臣先生講話集（昭56）、石川正臣画集（昭61）

石川昌義　いしかわ・まさよし

明治43（1910）～昭和52（1977）年（67歳）、奈良

【泌尿器科】　昭和9年大阪帝大卒。19年大阪逓信病院医長、21年3月奈良県立医専教授嘱託（皮膚科泌尿器科）、11月教授（初代）、24年7月奈良県立医大教授、38年11月（泌尿器科）、47年8月学長、（50年3月教授退職）、51年8月退職。▽昭和49年11月奈良県で最初の腎移植を実施した。

石川光昭　いしかわ・みつてる

明治30（1897）～昭和59（1984）年（86歳）、東京

【法医学】　大正12年慈恵医専卒。細菌衛生学入室（綿引朝光教授、寺田正中教授）・助手、米国留学（15年9月～昭和5年3月 ワシントン大ケンダル教授の助手、ノースウェスタン大講師を務め、帰国）、5年4月講師（社会医学）、9年5月教授（法医学）、38年3月定年退職。▽昭和28年日本法医学会賞（実験的過敏性現象に関する研究）

【著書】医学の史的展望（昭5）、バクテリヤと人生（昭7）、社会医学の諸問題（昭9）、アナフィラキシイ概論（昭14）、結核・黴毒・犯罪（昭16）、医学と社会（昭25）**【共著】**実験的アレルギー（昭35）**【監修】**英和医語大辞典（昭30）

石川喜直　いしかわ・よしなお

安政6（1859）～大正5（1916）年（57歳）、江戸（東京）

【解剖学】　明治17年東大（旧）解剖学にて修業（金子治郎を知る）、19年10月大阪医学校解剖（金子治郎教諭）、33年12月四高講師（解剖 金子治郎教諭）、34年5月金沢医専教授（第2解剖）、大正2年8月北京医学堂教授（解剖 湯爾和校長）、5年帰国、9月金沢にて逝去。

【著書】人体解剖実習法（明42）、局所解剖学全2巻（大元～2）**【編著】**解剖描写帖全4巻（明35）、人体解剖学全3巻（明36～37）

石倉 肇　いしくら・はじめ

大正4(1915)〜平成14(2002)年(86歳)、北海道

【外科】 昭和14年北海道帝大卒。第2外科入局(柳壮一教授)・大学院、病理学にて研究従事、網走中央病院、倶知安厚生病院副院長、27年8月岩内郡栄町にて開業(石倉医院)。札幌医大講師兼任(41年〜54年 札幌医大第1外科)。▽アニサキス(生鮮魚介類に寄生する線虫)の生食が激しい腹痛を起こすアニサキス症の原因であることを発見・確認した。▽昭和41年日医最高優功賞(急性腹症としての終末回腸炎の本態について、特にアニサキス症の関連について)、54年保健文化賞[岩内地方の多発した局所性腸炎(アニサキス症)に関する研究]、平成2年北海道文化賞

【著書】アニサキス症 論文集(昭53)【編著】Host response to international parasitic zoonoses(1998)【共著】Gastric anisakiasis in Japan(1989)、Interstinal anisakiasis in Japan(1990)【随筆】裏話医学(昭52)

石黒忠悳　いしぐろ・ただのり

弘化2(1845)〜昭和16(1941)年(96歳)、陸奥(福島)

【陸軍軍医】 旧姓平野。慶応元年医学所入学、2年句読師、大学東校少寮長心得、4年罷免、明治4年10月兵部省軍医寮、6年8月(1等軍医正)、7年佐賀の乱、10年西南の役に従軍。12年3月東大(旧)医学部綜理心得(〜14年4月)、13年9月(陸軍軍医監)、軍医本部次長、18年4月内務省衛生局次長(〜20年5月)、19年3月陸軍省医務局次長、欧州出張(20年5月〜21年9月)、21年12月軍医学校長、陸軍衛生会議長、23年10月(軍医監)、陸軍省医務局長、27年6月兼大本営野戦衛生長官、30年4月(軍医総監)、9月休職、34年4月予備役。貴族院議員(35年1月〜12月)、38年5月召集・大本営附(〜12月)、40年4月予備役、43年日本医学会名誉会頭、大正6年2月日赤社長(〜昭和11年12月)、大正9年2月枢密顧問官(〜昭和11年12月)。▽わが国の陸軍軍医制度の確立者、軍医界の大御所的存在。明治43年ナイチンゲール石黒記念牌制定(銀牌百個を日赤に寄贈、大正6年基金制度化)。看護職の地位向上に努めた。▽石黒忠篤(農相)は嗣子、小野塚喜平次(政治学者、東京帝大総長)は長女・孝の夫。

【著書】長生法(明6)、况翁叢話(明34)、耄録(大13)【自伝】石黒忠悳懐旧九十年(昭11)

石黒芳雄　いしぐろ・よしお

明治26(1893)〜昭和44(1969)年(75歳)、新潟

【海軍軍医(内科)】 大正5年新潟医専卒。海軍軍医、昭和3年新潟医大にて内科・生理学専攻、15年11月航空技術廠医務部長、18年4月兼航空医学部長、19年5月(軍医中将)、11月佐世保海軍病院長、20年10月予備役。復員後、茨城県潮来町にて、26年新潟市にて開業、新潟県医師会監事(32年〜43年)。▽昭和7年ジュネーブ一般軍縮会議全権委員随員を務めた。

石坂惟寛　いしざか・いかん

天保11(1840)〜大正12(1923)年(83歳)、備前(岡山)

【陸軍軍医】 旧姓茅原。大坂・緒方洪庵の塾に入り、帰郷後、池田侯の侍医、藩命により上京、大学東校卒。病院医員、陸軍軍医となり陸軍軍医正、西南の役従軍、各地の陸軍衛戍病院長、27年8月第1軍軍医部長(軍医総監)、日清戦争従軍、28年9月台湾総督府陸軍局軍医部長、29年12月第4師団軍医部長、30年9月医務局長、31年8月休職、33年3月予備役編入。▽陸軍軍医部創設者の一人。西南の役の従軍記「鞍頭日録 明治十年西南役」は手稿の複製が国会図書館に保存されている。また、手稿に参考図を加えた記載が守屋正によって『石坂惟寛・明治十年西南役「鞍頭日録」』と題して、日本医事新報2788号〜2794号(昭和52年)に掲載されている。▽石坂善次郎(砲兵、陸軍中将、哈爾浜特務機関長)は養嗣子。

石坂伸吉　いしざか・しんきち

明治14(1881)〜昭和44(1969)年(87歳)、富山

【生理学、薬理学】 明治40年12月東京帝大卒。41年1月生理学入室(大沢謙二教授)・助手、42年7月金沢医専講師(生理学)、独留学(文部省外国留学生、43年11月〜大正3年10月 ライプチヒ大、ゲッチンゲン大にて研学)、大正元年5月教授兼附属医専部教授(初代 生理学)、蘭・英・独留学(在外研究員、12年5月〜15年5月 薬物学研究)、5月教授(初代 薬物学)、医大学長(昭和7年4月〜29年3月)、金沢医大附置結研所長(17年4月〜24年4月)、24年5月金沢大教授、医学部長・金沢大結研所長(24年5月〜29年3月)、29年4月停年退官。▽昭和30年金沢大最初の名誉教授。▽石坂友太郎(薬理学、九州帝大教授)は兄、鈴木文太郎(解剖学、京都帝大教授)は従兄。

石坂友太郎　いしざか・ともたろう

明治6(1873)～昭和38(1963)年(90歳)、富山

【薬理学】 明治34年12月東京帝大卒。35年1月薬物学入室(高橋順太郎教授)・助手、2月大学院、36年4月助教授、独留学(文部省外国留学生、37年8月～41年1月 シュトラスブルグ在留)、37年10月(留学中)京都帝大福岡医大助教授、41年1月教授(初代)、44年4月九州帝大医大教授、大正8年4月九州帝大教授、昭和8年1月停年退官。▽石坂伸吉(生理学・薬理学、金沢医大学長)は弟、鈴木文太郎(解剖学、京都帝大教授)は従兄。

石崎有信　いしざき・ありのぶ

明治42(1909)～平成12(2000)年(91歳)、富山

【公衆衛生学】 昭和8年金沢医大卒。衛生学入室(古屋芳雄教授)、6月助手(～9年1月)、10年2月副手、16年9月講師、18年10月助教授、25年5月金沢大教授(公衆衛生学)、米国留学(在外研究員、34年10月～35年11月 ジョンズ・ホプキンズ大公衆衛生学部生物統計学研究室にて研学)、35年4月教授(衛生学)、医学部長(44年4月～46年4月)、50年3月停年退官。退官後、金沢医大教授(初代 50年4月～)、学長(55年11月～60年11月)。▽イタイイタイ病の解明に取り組んだ。

【著書】医学研究のための統計法(昭30)

石崎 達　いしざき・たつし

大正4(1915)～平成17(2005)年(90歳)、栃木

【アレルギー学、内科】 昭和14年東京帝大卒。物療内科入局(三沢敬義教授)、24年助手、27年予研寄生虫部室長、42年2月寄生虫部部長、50年4月獨協医大教授(アレルギー内科)、55年3月定年、4月特任教授、57年3月退職。退職後、上武呼吸器科内科病院名誉院長(57年～平成17年)。▽わが国におけるアレルギー学の先駆者。わが国初のブタクサ花粉症発見者の一人。

【編著】食中毒・アレルギー・寄生虫病(昭45)、医寄生虫学(昭49)、花粉アレルギー(昭54)

石沢政男　いしざわ・まさお

明治27(1894)～昭和27(1952)年(57歳)、栃木

【解剖学】 大正7年九州帝大卒。解剖学入室(小山龍徳教授、桜井恒次郎教授、進藤篤一教授)、11年8月助教授、独・仏・米留学(在外研究員、13年3月～15年7月)、15年10月教授(第3解剖)、22年10月九大教授、在任中、27年2月逝去。

【著書】組織学提要第1巻(昭16)、組織学提要第2巻(昭26) 【共著】顕微鏡の使い方(昭28)、組織学提要第3巻(昭29)

石田一宏　いしだ・かずひろ

昭和13(1938)～平成12(2000)年(61歳)、福井

【精神科】 昭和37年金沢大卒。代々木病院神経科、新松戸診療所長、東葛病院副院長、東葛看専校長、老人保健施設あじさい(福井市)施設長。在職中、平成12年逝去。▽こどもの発達研究会を主宰。

【著書】働く婦人の精神衛生(昭51)、子どもの精神力(昭57)、心の殻をやぶるとき(昭59)、働きざかりの精神衛生(ヒューマン・ネットワーク・シリーズ7 昭62)、現在のストレスと神経疲労 新・働くものの精神衛生(平12) 【共著】働くものの精神衛生(昭45)

石田熊治郎　いしだ・くまじろう

明治8(1875)～昭和35(1960)年(84歳)、宮城

【放射線技師】 旧姓三浦。明治20年岩沼高等小学校卒。30年仙台衛戍病院陸軍磨工手(医科器機の修理保全を担当)、43年公立宮城病院、大正3年東北帝大磨工手兼レントゲン技術者、昭和20年技手、21年3月定年退官。▽昭和6年、黒川利雄(東北帝大教授)の助言を得て、X線透視から撮影に移る時間短縮装置を独自開発。古賀良彦の間接X線撮影法の開発にも協力した。29年1月公務上疾病(慢性放射線障害)と認定され、国立仙台病院での療養歴がある。

石田二郎　いしだ・じろう

明治33(1900)～昭和56(1981)年(81歳)、福島

【内科(結核病学)】 大正13年3月慶大卒。内科入局・助手、独留学(昭和3年～5年 キール大シュテルベルム教授、ハンブルグ大ブラリー教授、クニッピング教授に師事)、8年1月講師、9年5月警友病院内科医長、14年1月慶大助教授、19年7月教授(呼吸循環器内科)、兼政府職員共済組合連合会立川病院長(22年10月～26年11月)、附属病院長(36年10月～38年9月)、38年9月定年退職。退職後、警友病院長(38年10月～54年7月)。▽北里柴三郎(細菌学、伝研所長、北里研所長、慶大医学部長)の娘婿。

【共著】最新内科学(昭37) 【共分担】呼吸器疾患第2b(現代内科学大系[第3]第2b 昭35)

石田名香雄　いしだ・なかお

大正12(1923)〜平成21(2009)年(86歳)、新潟

【細菌学、ウイルス学】　昭和21年9月東北帝大卒。細菌学入室(黒屋政彦教授)、23年8月助手、26年3月助教授、米留学(29年8月〜31年 ミシガン大ウイルス研フランシス教授)、35年4月教授(細菌学〜59年9月)、医学部長(50年8月〜54年7月)、58年5月総長、平成元年4月退官。退官後、仙台微生物研究所理事長、仙台国際交流協会理事長、インテリジェント・コスモス研究機構社長。▽センダイウイルスの発見(昭和28年)、制癌薬ネオカルチノスタチンの発見(40年)などの業績がある。▽昭和55年朝日賞(B型肝炎研究グループとして ウイルス肝炎B型の総合的研究)、野口英世記念医学賞[センダイウイルス(HVJ)に関する研究]、62年学士院賞(センダイウイルスの発見及びその構造と機能に関する研究)、平成元年仙台市名誉市民

【著書】抗ウイルス物質の世界(昭41)【共著】病原微生物学(昭30)【共編】ウイルス学(昭39)、実験感染学(昭42)【監修】医学英和辞典(平11)【訳書】感染から発症への生化学(デュボス 昭33)【随筆】妙高 医学身辺雑記(昭54)、飯縄 同(平元)

石田昇　いしだ・のぼる

明治8(1875)〜昭和15(1940)年(64歳)、宮城

【精神科】　明治36年12月東京帝大卒。精神科入局(呉秀三教授)・助手、東京府巣鴨病院医員、明治40年7月長崎医専教授(初代)、大正6年11月文部省外国留学生、12月横浜出港、ジョンズ・ホプキンズ大精神科マイヤー教授の下に留学、7年12月幻聴のため同僚のジョージB・ウルフを射殺、8年3月休職辞令、4月米国メリーランド州立刑務所に送致、9年9月依願免官、12年州立精神病院に移送、14年12月横浜に帰国、松沢病院入院、昭和15年5月結核のため逝去。▽わが国の精神医学の草創期の第一人者。開放治療と作業療法を早くより実践した。▽筆名 雄島浜太郎。

【著書】新撰精神病学(明39)、雄島浜太郎短編小説集(明40)、健全なる精神(大2)、新撰催眠療法(大6)【訳書】世界奇書ドンキホーテー(サーヴァンテス著、雄島浜太郎訳 明35)【伝記】非運の精神医学者石田昇(秋元波留夫 臨床精神医学13巻4号、昭59)、長崎医専教授石田昇と精神病学(中根允文 平19)

石田正統　いしだ・まさのぶ

大正5(1916)〜平成17(2005)年(88歳)、福井

【外科(小児外科)】　昭和16年3月東京帝大卒。第2外科入局(都築正男教授)、海軍軍医[終戦時、(軍医大尉)]、助手(福田保教授)、33年9月講師(羽田野茂教授)、40年4月国立小児病院外科医長(初代)、5月東大助教授(初代 小児外科主任)、46年4月教授(第2外科)、附属病院長(48年4月〜50年3月)、51年4月停年退官、退官後、昭和大教授(一般外科・小児外科)、東京船員保険病院長(50年〜60年)、埼玉医大学長(平成2年8月〜9年7月)。

【編著】小児外科学(昭50)【共編】症候群事典(昭40)

石館守三　いしだて・もりぞう

明治34(1901)〜平成8(1996)年(95歳)、青森

【薬学】　大正14年東京帝大医学部薬学科卒。生薬学専攻(朝比奈泰彦教授)、教育召集(15年4月〜昭和元年6月)、9年5月助手、独留学(在外研究員、11年3月〜13年7月 ハイデルベルグ大クーン教授に師事、オーストリア、チェコ、米国を視察、帰国)、14年6月助教授、17年1月教授(初代 薬品分析化学)、22年10月東大教授、薬学部長(初代 33年4月〜35年3月)、36年3月停年退官。退官後、国立衛生試験所長(40年12月〜45年11月)。▽東京生化学研究所長、日本キリスト教海外医療協力会長、共立薬科大学理事長、厚生省中央薬事審議会長、日本薬剤師会長、日本食品衛生学会長、食品薬品安全センター理事長、笹川記念保健協力財団理事長、日中医学協会理事長などを歴任。▽ハンセン病治療薬プロミンの合成、樟脳の強心作用の解明、ナイトロミン(癌の化学療法薬)の開発、グルクロン酸の合成ならびにその生化学的研究、などわが国の薬学の進歩に貢献した。▽昭和8年服部報公会賞(樟脳の強心作用の本態に関する研究)、18年学士院賞(田村憲造、石館守三、木原玉汝 樟脳の強心作用の本態に関する研究)、21年日本薬学会賞(石館守三、竹松常松 ジギタリス葉の強心体配糖体の研究)、63年青森市名誉市民

【著書】微量定性分析(昭24)【編著】生活環境と発がん(昭54)【共編】印度薬用植物誌解説(昭19)【自伝】はまなすのこみち 私の歩んだ道(平元)【伝記】石館守三伝 勇ましい高尚なる生涯(蝦名賢造 平9)

石津俊　いしづ・しゅん

明治36(1903)〜平成3(1991)年(88歳)、東京

【皮膚科】　昭和4年東京帝大卒。皮膚泌尿器科入局

（遠山郁三教授、高橋明教授）、10年帝国女子医薬専教授（初代 皮膚泌尿器科）、22年1月東邦医薬専（校名変更）、25年4月東邦大（校名変更）、附属病院長（34年4月～36年1月）、46年3月退職。退職後、田園調布中央総合病院皮膚科部長。

石津 寛　いしづ・ひろし

明治17（1884）～昭和11（1936）年（51歳）、千葉

【陸軍軍医（眼科）】 大正元年東京帝大卒。2年（2等軍医）、6年（1等軍医）、陸軍砲工学校附兼済生会病院麹町分院眼科医長嘱託、11年軍医学校教官兼日赤病院眼科部長嘱託、在職中、昭和11年2月逝去。▽陸軍に多かった脚気調査の眼症状の分担研究を行い、中心性網膜炎と脚気弱視の鑑別点となる「石津暗点」を報告した。長波赤外線照射器（ophra）を開発、また、石原忍教授の東大在職10年の記念事業の推進者として知られる。

【著書】脚気の眼症状について（大7）、実際眼科治療学（大15）、めがねをかける人のために（昭3）

石塚左玄　いしづか・さげん

嘉永4（1851）～明治42（1909）年（58歳）、越前（福井）

【陸軍軍医（薬剤学）】 明治元年福井藩医学校勤務、2年福井藩助句読師、4年福井藩病院調合方、5年大学南校化学局御雇。7年陸軍軍医試補、本病院薬剤課勤務、仙台陸軍病院薬剤課長、14年（陸軍薬剤監）を経て29年予備役。▽西南の役に従軍し、包帯や担架などを創作、また、外科包帯脱脂綿法、死体の化学的貯蔵法を発明した。また、明治27年頃から一種の食養療法を考案し、食本主義を唱えた。

【著書】検尿必携（明9）、鑑薬精義巻1～3（明9）、飲水要論（明13）、化学的食養長寿論（明29）　**【伝記】**石塚左玄（桜沢如一　昭3）

石塚三郎　いしづか・さぶろう

明治10（1877）～昭和33（1958）年（81歳）、新潟

【歯科】 明治30年4月高山歯科医学院に学僕として採用され、血脇守之助に師事、野口英世との親交が始まる。31年4月歯科医師開業試験及第、11月清国に渡り、血脇守之助を助け歯科診療に従事、大正7年長岡市にて歯科医院を開設。▽衆議院議員（新潟第2区、立憲民政党、当選2回　大正15年5月～昭和5年1月）。昭和24年野口英世記念館を設立・理事長。

【著書】わが友野口英世（昭28）

石塚直隆　いしづか・なおたか

大正元（1912）～平成5（1993）年（80歳）、米国

【産婦人科】 移民の子としてサンフランシスコで生まれる。昭和13年大阪帝大卒。産婦人科入局（吉松信宝教授）、15年10月上海同仁会医院勤務、18年6月応召、戦後帰国、21年12月大阪帝大助手、25年2月阪大助教授、34年9月奈良医大教授、36年8月名大教授（～51年3月）、医学部長（47年4月～49年3月）、50年7月学長、56年7月退官。退官後、大阪府立母子保健総合医療センター総長（56年8月～59年12月）。▽名大学長在任中、教養部改革を進めた功績は大きく評価されている。▽昭和47年中日文化賞（絨毛性腫瘍の研究）、55年イタリア教育文化功労賞

【自伝】もう一つの軌跡（昭60）

石西 伸　いしにし・のぶる

昭和3（1928）～平成13（2001）年（73歳）、福岡

【衛生学（環境衛生）】 昭和28年九大卒。福岡県・飯塚病院にて実地修練、29年4月福岡県・三井産業医学研究所入所、6月九大衛生学入室（猿田南海雄教授）、11月助手、36年12月九大附属病院講師、米留学（38年8月より2年間 ピッツバーグ大学修士課程）、40年8月助教授、45年9月教授（衛生学）、平成3年3月停年退官。退官後、中村学園大教授（3年4月～10年3月）。▽大気汚染、金属などの健康障害に関する研究、産業保健の分野で活躍した。

【編著】公衆衛生学（平2）　**【共訳】**National Research Council 編 環境汚染物質の生体への影響14粒子状多環式有機物質（昭56）、16ヒ素（昭60）

石橋 晃　いしばし・あきら

昭和9（1934）～平成22（2010）年（75歳）、東京

【泌尿器科】 昭和35年慈恵医大卒。日赤中央病院にて実地修練、泌尿器科入局（南武教授）、45年5月講師、46年2月助教授、59年10月北里大教授、病院長（平成3年7月～6年6月）、8年4月兼救世軍ブース記念病院長、12年3月定年退職。退職後、救世軍ブース記念病院長（～17年3月）、ブース記念老人保健施設グレイス施設長（17年4月～）、22年3月逝去。

【共編】泌尿器科サブノート（昭63）、看護のための薬事典（平5）　**【共監】**抗生物質適正使用ハンドブック（平9）

石橋卯吉　いしばし・うきち

明治36(1903)~昭和57(1982)年(79歳)、千葉

【厚生行政】 昭和4年慶大卒。皮膚科泌尿器科入局(北川正惇教授)・助手、7年7月退職、8年5月復帰、9月神奈川県防疫医、12年7月神奈川県勤務(地方技師)、13年3月厚生省予防局勤務(厚生技師)、応召(15年12月近衛歩兵第5聯隊、20年9月復員)、12月厚生省臨時防疫局防疫課長、21年3月衛生局防疫課長、24年6月公衆衛生局環境衛生部長、25年12月大阪府衛生部長、33年7月防衛庁衛生局長、35年7月退官、退官後、医療金融金庫理事(35年7月~)、日本公衆衛生協会理事長(36年2月~)、会長(45年2月~)、在職中、57年7月逝去。

石橋長英　いしばし・ちょうえい

明治26(1893)~平成2(1990)年(97歳)、千葉

【小児科】 大正7年東京帝大卒。8年法医学入室(片山国嘉教授)、9年東京女子医専講師、11年小児科入局(弘田長教授、栗山重信教授)、13年日本医専教授・附属病院小児科部長、昭和2年開業(小児科)、21年東京農大教授(初代 栄養学科長 ~39年)、47年7月獨協医大学長(初代)、49年4月退任。▽独医学に傾倒、大正14年医学談話会を設立、以後、昭和9年国際医学協会設立・理事、11年日独医学協会設立・理事、20年日本国際医学協会・理事、27年国際医学協会と改称、理事長として、独医学会との交流に打ち込んでいた。昭和14年6月締結された日独医学協定に基づく訪独医学使節団(15年7月~10月)団長を務めた。▽昭和30年独政府功労十字勲章、32年フライブルグ大名誉評議員、41年日医最高優功賞(国際医学交流功労者)、42年シーボルトメダイエ、45年西独大十字功労章、48年西独大功労十字星章、58年西独バーデン・ヴュルテンベルグ州最高功労章 ▽石橋長生(国際医学協会理事長)は長男。

【著書】乳児の下痢(昭5)、疫痢(昭5)、自家血液療法の理論と実際(昭17)、石文記(昭37) **【共著】**初級医学ドイツ語(昭33)、母子栄養(昭35)、お雇い外国人9医学(昭44) **【編著】**日独医学と日本国際医学協会 武見太郎語る(昭49) **【訳書】**エルウィン・フォン・ベルツ(ショットレンダー 昭46) **【記念】**石橋長英博士喜寿の祝記念誌(島田信勝編 昭45)

石橋長生　いしばし・ちょうせい

大正14(1925)~平成14(2002)年(77歳)、東京

【内科】 昭和24年東大卒。実地修練、第3内科入局(沖中重雄教授)、30年4月助手、32年3月退官、9月開業(石橋医院)。▽昭和38年国際医学協会に入会、評議員、理事、常務理事を経て、61年5月理事長、平成13年12月退任。▽平成9年日医最高優功賞(国際医学の交流に献身した功労者)。▽石橋長英(国際医学協会設立者)の長男。

石橋俊実　いしばし・としみ

明治35(1902)~平成3(1991)年(88歳)、福島

【精神科】 大正15年東京帝大卒。精神科入局(三宅鉱一教授)、北海道帝大講師(内村祐之教授)を経て、昭和14年北海道帝大教授(精神病学)、22年10月北大教授、23年3月東北大教授(精神病学)、30年7月(精神医学)、41年3月停年退官。

【編著】間脳の機能と臨床(昭29)、異常児(昭33)

石橋豊彦　いしばし・とよひこ

明治38(1905)~昭和30(1955)年(49歳)、千葉

【病理学】 昭和8年千葉医大卒。第1病理入室(石橋松蔵教授)、12年講師、応召(14年~15年)、18年7月助教授、24年6月教授(第2病理)、在任中、30年2月逝去。

石橋ハヤ　いしばし・はや

明治13(1880)~昭和36(1961)年(81歳)、佐賀

【看護師】 明治34年11月東京帝大附属医院看病法講習科卒。12月東京帝大附属医院勤務(第2内科 入沢達吉教授)、37年11月東京府巣鴨病院長呉秀三博士の所望により、取締として転職をするところ平看護婦として勤務。38年12月組長、取締、45年2月病気退職、大正6年2月巣鴨病院看護長、(8年10月東京府立松沢病院に改称)、昭和18年3月婦長、(7月東京都立松沢病院に改称)、21年3月退職、嘱託として後進の指導にあたる。▽精神科看護の先駆者。大正、昭和を通じ50余年を精神障害者の友となって看護の道一筋、歴代院長の信頼厚く「松沢の母」として尊敬された。▽昭和23年GHQ東京軍政部司令官表彰、26年東京都衛生局長表彰、27年厚生大臣表彰、30年フローレンス・ナイチンゲール記章、31年黄綬褒章(多年精神科看護および指導育成にあたった功績に対して)。31年ナイチンゲール記章受賞記念碑が松沢病院に建立され、「うつつなる狂者の慈母の額よりひかり放たむごとき尊さ」(斎藤茂吉)の短歌が刻まれた。

【伝記】石橋ハヤ女史の軌跡 明治・大正・昭和を駆け抜けたナイチンゲール(浦野シマ編 平8)

石橋松蔵 いしばし・まつぞう

明治16(1883)~昭和29(1954)年(70歳)、茨城

【病理学】旧姓吉原。明治43年12月京都帝大福岡医大卒。東京帝大第2病理入室(山極勝三郎教授)・助手、大正9年4月千葉医専教授、欧米留学(在外研究員 11年4月~12年3月)、12年10月千葉医大教授(病理)兼附属医専部教授(~14年3月)、昭和2年(第1病理)、19年3月停年退官。▽実験腫瘍学、黄疸発生の病理学。内分泌異常領域における研究業績で知られる。

石橋美和子 いしばし・みわこ

昭和38(1963)~平成16(2004)年(40歳)、京都

【看護師】平成11年大阪府立看大大学院修士課程修了。13年がん看護専門看護師の認定を受け、愛知県がんセンター病院に勤務、在職中、胃癌のため、16年1月逝去。▽平成18年、遺族の寄付を受け日本看護協会に「石橋美和子がん看護専門看護師奨学金」が創設された。大阪府立大羽曳野図書センターには「石橋美和子文庫あんず」が開設されている。

石橋幸雄 いしばし・ゆきお

明治44(1911)~平成4(1992)年(80歳)、島根

【外科(臓器移植外科)】昭和16年東京帝大卒。第2外科入局(都築正男教授、福田保教授、木本誠二教授)、32年10月助教授(伝研第2臨床研究部)、35年1月教授(第2臨床研究部)、4月(外科研究部)、42年6月(伝研は医科学研究所に改名・改組)、医科研附属病院長(44年~46年)、46年3月停年退官。▽わが国における臓器移植外科の開拓者。

【著書】肺の血管分布(昭28)、外科外来診療の手引(昭32)、抗体と拒絶反応(昭46)【共著】免疫外科学入門(昭49)【共訳】免疫理論 クローン選択説(バーネット 昭38)

石浜淳美 いしはま・あつみ

大正4(1915)~平成20(2008)年(92歳)、茨城

【産婦人科】昭和16年12月九州帝大卒。産婦人科入局(馬屋原茂教授)、助手(木原行男教授)、29年6月岩手医大助教授(秦良麿教授)、49年4月小山市民病院長、60年3月退職。

【著書】子宮内避妊法(昭43)、家族計画と避妊(性のヘルスケア3 昭63)、人の一生の性(ブルーバックス 平3)、心と体を活かす性(同 平7)、おとなの性教育(平7)、誰も教えてくれない性知識(平10)、性摩訶不思議(平14)、太田典礼と避妊リングの行方(平16)、間違いだらけの中高年の性(平16)【共著】産科薬物療法の実際(昭46)、老化を防ぐ栄養健康学(主婦の友健康ブックス 平元)【自伝】私の万華鏡(平元)、2(平4)、3(平5)

石原明 いしはら・あきら

大正13(1924)~昭和55(1980)年(56歳)、山梨

【医史学、外科】昭和20年日大専門部卒。26年横浜医大外科入局・助手、27年横市大兼横浜医大助手、28年横市大講師(わが国初の医史学担当)、48年助教授、在職中、55年7月逝去。

【著書】生理学史年表(抜刷 昭27)、医史学概説(昭30)、日本の医学(昭34)、漢方(中公新書 昭38)【共著】看護史年表(ナーセス・ライブラリ第18 昭26)、看護史(系統看護学講座別巻5 昭46)

石原一郎 いしはら・いちろう

大正5(1916)~平成7(1995)年(78歳)、三重

【内科(内分泌・代謝学)】昭和17年名古屋帝大卒。27年7月名大助教授(環境研第2部門)、35年8月教授(環境研 小川巌教授)、所長(46年4月~50年3月)、54年4月停年退官。▽代謝・内分泌学の研究者が少ない時期に研究体制確立に努め、副腎皮質の分泌能力を検査するインスリンテストの開発者。

石原修 いしはら・おさむ

明治18(1885)~昭和22(1947)年(61歳)、兵庫

【衛生学(産業衛生、労働衛生)】明治41年京都帝大福岡医大卒。東京帝大衛生細菌学入室(横手千代之助教授)、44年東京市技師、大正5年農商務省に入り、鉱務監督官兼鉱業監督官、工場監督官、10年欧米出張、11年内務省社会局監督官、15年1月大阪医大教授(衛生学)、昭和8年7月休職。12年内務省社会局健康相談所事務取扱、戦後、年金保険厚生団事業部長。在職中、22年6月逝去。▽わが国における産業衛生、労働衛生の先駆者。医療の社会化運動に影響を及ぼした。学位論文「衛生学上ヨリ見タル女工之現況」の附録「女工と結核」は有名。珪肺、映画館の空気調査、貧民街の調査、研究などがある。大正15年には産業医学会を設立した。▽石原弘(内科、北海道帝大教授)は長兄。石原誠(生理学、九州帝大教

授）は次兄。

［著書］衛生学上ヨリ見タル女工之現況（大2）、新稿労働衛生（大15）［共著］袖珍衛生試験法（大8）

石原喜久太郎　いしはら・きくたろう

明治5（1872）～昭和19（1944）年（72歳）、島根

【衛生学、細菌学】 明治34年東京帝大卒。衛生細菌学入室（緒方正規教授）・助手、36年東京高師講師、37年侍医寮御用掛（～大正10年）、41年7月東京帝大助教授（衛生学）、独・墺留学（44年11月～大正3年1月）、3年11月兼任伝研技師、4年12月伝研第3部主任、8年11月専任伝研技師、12月兼医学部教授（衛生学～9年6月）、昭和7年3月停年退官。▽鼠咬症の実験的研究からスピロヘータを確認した業績で知られる。▽小泉八雲の教え子。▽大正7年浅川賞（二木謙三、石原喜久太郎 鼠咬症病原に関する研究）、昭和4年東宮御成婚記念賞（石原喜久太郎、太田原豊一 鼠咬症の実験的研究）

［著書］新編家庭衛生（明41）、家庭必読伝染病予防講話（明42）、石原学校衛生（大9）、衛生視察南米紀行（昭6）

石原恵三　いしはら・けいぞう

明治38（1905）～昭和63（1988）年（83歳）、神奈川

【外科（消化器）】 昭和5年東京帝大卒。第1外科入局（青山徹蔵教授）、応召、9年11月助教授（大槻菊男教授）、再応召、18年8月前橋医専教授（外科）兼附属病院院長、23年7月前橋医大教授、26年3月群馬大教授、29年10月（第1外科）、医学部長（30年4月～36年3月）、45年3月停年退官、退官後、群馬大学長（46年12月～50年12月）。

［著書］小外科総論（青山徹蔵著、改訂16版、石原恵三改訂 昭45）

石原 忍　いしはら・しのぶ

明治12（1879）～昭和38（1963）年（83歳）、東京

【陸軍軍医（眼科）】 明治38年12月東京帝大卒（陸軍依託学生）。39年5月（陸軍2等軍医）、近衛歩兵聯隊入隊、40年10月東京第一衛戍病院（外科学専攻）、41年12月（1等軍医）、東大大学院入学（眼科 河本重次郎教授）、陸軍軍医学校教官、独駐在（大正2年1月～3年11月 イエナ大、フライブルグ大、ミュンヘン大にて研学、帰国）、軍医学校教官、（2等軍医正）、9年8月東京第二衛戍病院長兼軍医学校教官、10年（1等軍医正）、15年3月（軍医監）、予備役となり東京帝大教授専任、昭和15年4月停年退官、退官後、東京逓信病院長（16年2月～21年1月）、前橋医専校長（18年4月～21年1月 軍歴のため教職追放）、静岡県賀茂郡下河津村にて眼科開業。▽石原式色盲検査表・視力検査表の考案者。徴兵検査に必要な視力、色覚、屈折異常など、機能検査法の研究をはじめ、先天性全色盲の存在を発見、万国式日本試視力表を発表するなど、この分野の先駆者となった。最初の色覚異常検査表は、大正5年徴兵検査専用に使われた「大正5年式色神検査表」である。昭和4年第13回国際眼科学会で色覚の国際検査法として国際的に認定された。東京帝大教授時代には近視の研究、プロワツェック小体がトラコーマの病原であることを発見、予防のためのプロジェクト研究方式を打ち出した。14年、陸軍省の依頼で北京に赴き、王克敏（北支臨時政府主席）の白内障の手術を行った。▽昭和16年朝日賞（文化賞部門 色盲検査表の研究）、16年学士院賞（色神及色盲に関する研究）、32年学士院会員、32年河津町名誉町民、36年文化功労者（眼科学）▽石原氏基（陸軍砲兵大佐）は父、石原亮（耳鼻咽喉科、東京女子医専教授）は弟。

［著書］石原式日本色盲検査表（大7）、学校色盲検査表（大10）、トラホーム図説（大12）、小眼科学上巻（大14）、中・下巻（大15）、眼底図譜（昭17）、日本人の眼（昭17）［編著］近世眼科処方集（大13）［随筆］学窓余談（昭15）［自伝］回顧八十年（東京医事新誌、昭34）

［伝記］石原忍の生涯 色盲表とともに五十年（須田経宇 昭59、講談社学術文庫）

石原寿郎　いしはら・としろう

大正6（1917）～昭和44（1969）年（52歳）、愛知

【歯科】 昭和17年9月東京帝大卒。軍務［20年10月（陸軍軍医大尉）、12月復員］、21年4月東京医歯専歯学科入学、23年3月卒、東大口腔外科入局（金森虎男教授）・助手、25年東京医歯大歯学部講師（補綴学）、28年9月助教授、34年4月教授、附属顎口腔総合研究施設長（43年7月～）、附属病院長（44年1月～）、在任中、44年9月逝去。

［共著］臨床家のためのオクルージョン 石原・咬合論（昭47）

石原 久　いしはら・ひさし

慶応2（1866）～昭和16（1941）年（74歳）、武蔵（埼玉）

【歯科】 明治27年12月帝大卒。28年2月第1外科入

局（近藤次繁教授）、独留学（文部省外国留学生・私費留学延長、32年5月～36年2月 ベルリン大にて歯科学研学）、留学中33年5月助教授、36年3月歯科学担当（初代）、41年2月兼陸軍医学校講師（口腔外科）、大正4年1月教授、昭和2年1月停年退官。

【共著】生活篇（健康増進叢書第3巻 昭4）

石原房雄 いしはら・ふさお

明治16（1883）～昭和49（1974）年（91歳）、岡山

【衛生学】 明治42年12月東京帝大卒。医化学入室（隈川宗雄教授）、44年4月衛生学（横手千代之助教授）・助手、大正4年4月兼東京女子医専（衛生学～10年）、6年11月講師、8年4月兼薬学部（細菌学～9年）、独・英・米留学（文部省在外研究員 9年5月～13年3月）、13年4月講師（血清学 三田定則教授）、独・英・米再留学（在外研究員、昭和2年4月～4年）、4年7月助教授（横手千代之助教授）、8年4月東京市衛生研究所長（～21年）、10年4月兼日本女子大教授（衛生学 ～13年）、兼東京都食糧研究所長（18年3月～21年）、18年東京都理事。定年退職後、日大微生物研究所副所長（22年8月～25年）、社会保険横浜中央病院公衆衛生部長（26年7月～29年）、埼玉大講師（微生物学 27年4月～31年）、社会保険東京中央病院公衆衛生部長（29年7月～36年3月）、女子栄養大教授（36年4月～）、在職中、49年9月逝去。
【著書】 血清学（大10）、栄養之原理（横手社会叢書第10冊 昭元）

石原 誠 いしはら・まこと

明治12（1879）～昭和13（1938）年（59歳）、兵庫

【生理学】 明治34年東京帝大卒。生理学入室（大沢謙二教授）、独・墺留学（35年2月～39年9月 マールブルグ大）、36年12月京都帝大福岡医大助教授、39年9月教授（初代 生理学）、大正7年6月（第1生理）、8年4月九州帝大教授、医学部長（15年3月～昭和3年3月）、在任中、13年12月逝去。▽主な業績は心臓の自動性の研究。また、九州大学医学部の基礎を作った功績は大きい。▽石原弘（内科、北海道帝大教授）は長兄、石原修（衛生学、大阪帝大教授）は弟。

石原 亮 いしはら・りょう

明治17（1884）～昭和32（1957）年（73歳）、東京

【海軍軍医（耳鼻咽喉科）】 明治41年11月京都帝大福岡医大卒（海軍依託学生）。42年7月（海軍中軍医）、横須賀海軍病院附、44年12月（大軍医）、大正4年6月呉海軍病院附、5年9月九州帝大大学院（久保猪之吉教授）、6年4月（軍医小監）、7年9月佐世保海軍病院附、9年6月軍医学校教官、昭和7年4月東京女子医専教授（初代 専任）、20年3月退職。▽没後、図書、診療器械は東京女子医大に寄贈され、「石原記念館」が設けられている。▽石原忍（眼科、東京帝大教授）の弟。
【詩集】 二行詩集靴（昭8）、二行詩集大いなる朝（昭15）

石光 薫 いしみつ・かおる

明治28（1895）～昭和55（1980）年（84歳）、広島

【内科】 大正9年東京帝大卒。産婦人科入局（磐瀬雄一教授）、泉橋慈善病院、11年8月香港馬島医院、12年9月泉橋慈善病院（小児科）、13年6月メキシコ渡航、メキシコシティにて開業、昭和2年6月帰国、12月英・カルカッタ出張（神戸熱帯病船員病研究所嘱託）、3年香港馬島医院副院長、4年イラン公使館附（外務省嘱託）、9年9月帰国、10年1月東京帝大伝研にて研究従事、13年3月満州第731部隊（破傷風担当、部隊長 石井四郎陸軍軍医中将）、戦後、21年広島県海田町にて開業。

石本 茂 いしもと・しげる

大正2（1913）～平成19（2007）年（94歳）、石川

【看護師（従軍看護婦）、政治家】 昭和8年3月日赤富山支部病院救護看護婦養成所卒。大聖寺尋常高等小学校勤務、日赤社会看護婦教育課程（8年11月～9年10月）、9年11月日赤福井支部勤務（公衆衛生看護事業）、応召（12年8月日赤第60救護班要員として、病院船、東京第一陸軍病院、中支・南京陸軍病院、北支・開封陸軍病院）、21年4月日赤石川支部引揚船要員（第1救護班要員）として引揚業務に従事、22年3月国立山中病院総婦長、25年4月厚生省医務局国立病院課兼看護課、35年7月国立国府台病院総婦長、36年12月厚生省関東信越地区医務局看護指導官兼厚生省医務局国立病院課兼国立がんセンター準備委員、37年2月国立がんセンター総婦長（初代）、39年12月辞職。▽昭和40年6月参議院議員［自民党（全国区）］当選、43年6月落選、46年6月再選、平成元年6月引退。この間、第2次中曽根内閣の環境庁長官を務めた（59年11月～60年7月）。▽平成7年北国文化賞、13年フローレンス・ナイチンゲール記章
【著書】 看護管理（高等看護学講座第29、改訂新版 昭39）**【自伝】** 紅そめし（昭57）、紅そめし草の色 石本茂日記（平元）**【伝記】** 行政畑の経験から看護の政治

的側面を強調 石本茂女史（雪永政枝『看護史の人びと第2集』、昭45）

石森国臣 いしもり・くにおみ

明治7（1874）〜昭和30（1955）年（81歳）、福井

【生理学、医化学】 明治31年11月四高卒。32年1月病理学入室、9月福井県検疫官、33年1月京都帝大生理入室・助手、36年2月愛知医学校教諭、7月愛知県立医専（昇格）教授、独留学（文部省外国留学生、43年4月〜大正元年9月 シュトラスブルグ大医化学ホフマイスター教授、フランクフルト大解剖学ゼンケンベルグ教授、エーナンゲル博士に師事）、復職（生理医化学担当）、5年8月（初代 医化学）、9年12月退職（愛知県立医専が愛知県立医大への昇格のため）。欧米留学（私費、結核治療法研究 10年9月〜）、帰国後、名古屋市にて開業。▽世界で最初の睡眠物質の発見者。明治42年「不眠動物ノ脳質中ニ證明シ得タル催眠性物質―睡眠ノ真因」（東京医学会雑誌23 429〜457、1909）と題した睡眠調節、睡眠物質に関する論文を発表。▽福井県坂井郡三国町の生家は三国町指定有形文化財として保存されている。

【伝記】 石森国臣先生の履歴と功業（寺畑喜朔 北陸医史29巻1号、平20）

石山俊次 いしやま・しゅんじ

明治43（1910）〜昭和58（1983）年（73歳）、東京

【外科】 昭和10年東京帝大卒。第1外科入局（青山徹蔵教授）、16年10月同仁会済南診療班外科医長、18年3月青島医専教授兼同仁会青島診療班外科部長、戦後、24年10月東大講師、26年9月関東逓信病院外科部長、38年6月日大教授（第3外科）・駿河台病院外科部長、日大駿河台病院長（49年11月〜51年3月）、51年3月定年退職、4月日大総合研究所教授、53年3月退職。

【共著】 ザルコマイシン（昭30）、外科診断学（昭34）、図説包帯法（昭35） **【共編】** 今日の治療指針（昭34〜59）、抗生物質療法の実際（昭38）

石山福二郎 いしやま・ふくじろう

明治26（1893）〜昭和21（1946）年（53歳）、東京

【外科】 大正7年12月九州帝大卒。第1外科入局（三宅速教授）、9年助手、昭和3年3月助教授、7年9月台北医専教授、8年12月岡山医大教授（第1外科）、16年7月九州帝大教授（第1外科）、米爆撃機B29搭乗員捕虜に対する生体解剖事件（20年5月）のため、21年7月13日戦争犯罪人として米軍に逮捕され福岡刑務所土手町支所に拘置され、18日自決。▽岡山医大在任中、肺虚脱について研究、肺外科発展に貢献した。

【著書】 診療百科事典（昭21） **【共著】** 外科的見地に於ける内外境域問題としての胆石症（昭2）

石渡忠太郎 いしわた・ちゅうたろう

【皮膚科、泌尿器科】 大正13年慶大卒。皮膚科泌尿器科入局（笹川正男教授）、昭和3年8月京城帝大助教授（皮膚科 広田康教授）、15年5月道立大邱医院医官兼大邱医専教授、16年9月退任、王爺廟（満州・興安南省）に赴き、10月省立興安医学院長として、開校に向け奔走、17年2月開校。戦後、茨城県・土浦市在住。57年3月逝去。

石渡コト いしわたり・こと

明治7（1874）〜昭和22（1947）年（73歳）、東京

【看護師、ハンセン病医療】 旧姓関根。明治33年6月東京市養育院に保母として就職、35年3月回春病室（ハンセン病患者の隔離病室 光田健輔医師）勤務、42年9月全生病院主席看護婦（光田健輔院長）、大正13年7月看護婦長、昭和11年3月退職。▽35年にわたってハンセン病患者の看護に尽くした。

泉 伍朗 いずみ・ごろう

明治17（1884）〜昭和8（1933）年（49歳）、山口

【外科（消化器）】 明治43年11月京都帝大福岡医大卒。12月第1外科入局（三宅速教授）・助手、大正6年12月助教授、米・英・瑞・仏・独留学（文部省外国留学生 7年11月〜10年12月）、11年12月金沢医専教授兼附属医院第2外科医長、12年4月金沢医大教授兼附属医専部教授（〜13年4月）、昭和3年3月岡山医大教授（第2外科）、在任中、8年12月逝去。▽消化器外科の開拓者。胃癌手術時には、病変部切除だけでなく、リンパ節の切除郭清が必要と報告（大正3年）、脾腫の外科手術について報告（昭和3年）などの業績がある。▽榊原亨（心臓外科の開拓者）は岡山医大時代の助教授。

泉 仙助 いずみ・せんすけ

明治21（1888）〜昭和54（1979）年（91歳）、茨城

【小児科】 大正3年東京帝大卒。血清学入室（三田定則教授）の後、小児科入局（弘田長教授）、5年東北

帝大医専部教授、7年東北帝大医学部講師、10月助教授、英・仏・独・米留学（在外研究員、11年7月～13年7月）、13年9月金沢医大教授（初代 小児科）兼附属医専部教授、附属病院長（26年3月～28年4月）、28年7月石川県立中央病院長兼金沢大医学部長（31年4月～33年3月）、33年3月停年退官。退官後、石川県立中央病院長（～37年4月）。▽泉熱の発見者。昭和2年猩紅熱に似た発疹、二相性発熱、結節性紅斑、腸症状を示す小児疾患について報告（25年、所謂異型猩紅熱研究班により「泉熱」と命名された）。▽昭和28年金沢市文化賞（泉熱の研究）

【著書】小児科領域に於けるビタミン（昭21）、ビタミン欠乏症ビタミンA欠乏症（日本小児科全書第11編第1冊 昭27）、泉熱（昭33）

和泉成之 いずみ・なりゆき

明治30（1897）～昭和50（1975）年（77歳）、北海道

【小児科（小児免疫学）】 大正13年東京帝大卒。慶大小児科入局（唐沢光徳教授）、昭和3年2月講師、16年7月京城帝大教授、戦後、20年12月帰国、21年6月東京・国際聖母病院小児科医長、22年9月清水市立病院長、24年5月長崎大・長崎医大教授（～38年3月）、附属病院長（25年12月～26年10月）、医学部長・長崎医大学長（26年10月～28年3月）、長崎大附属病院長（30年1月～33年3月）、37年11月長崎大学長、41年11月退官。

【著書】育児と治療より見たる小児科学（昭10）、症候上より見たる小児科学（昭11）、新小児病学（昭23）、麻疹（昭24）、小児急性伝染病の食餌療法（昭32）、和泉小児病学（昭39）

泉 幸雄 いずみ・ゆきお

大正6（1917）～平成8（1996）年（79歳）、宮城

【小児科（小児循環器病学）】 昭和16年12月東北帝大卒。17年1月小児科入局（佐藤彰教授）、海軍軍医、23年4月講師、10月（佐野保教授）、24年2月東北大医専部教授、29年4月医学部講師、33年5月助教授、35年4月（荒川雅男教授）、35年6月弘前大教授、米国留学（カリフォルニア大にて小児循環器疾患について研究）、附属病院長（51年4月～54年3月）、退官後、国立弘前病院長（55年11月～59年10月）、東北女子大教授（59年4月～平成3年9月）。

【著書】小児の心疾患（新臨床医学文庫 昭39）**【編著】**北国の赤ちゃん（昭53）**【共編】**現代の小児科学（昭51）

岩動康治 いするぎ・こうじ

明治16（1883）～昭和38（1963）年（79歳）、岩手

【医師、俳人】 明治41年京都府立医専卒。新潟、山口、北見などに勤務の後、昭和4年埼玉県上尾にて開業。▽俳号は炎天。中学時代より『ホトトギス』などに投稿、京都府立医専在学中に「懸葵」同人、「俳星」主幹（昭和3年～12年）。▽子規の弟子で、啄木の友人だった。

【句集】片雲（昭37）

井関尚栄 いせき・しょうえい

明治44（1911）～昭和61（1986）年（74歳）、福井

【法医学】 昭和9年金沢医大卒。法医学入室（古畑種基教授）、12年古畑教授の東京帝大への転出に伴い、東京帝大法医学に移籍、19年前橋医専講師（法医学）、21年教授、23年5月前橋医大教授、24年5月群馬大教授、医学部長（45年4月～47年3月）、47年警察庁科学警察研究所長、60年退官。▽血液鑑定の権威。昭和61年ノーベル生理学・医学賞の候補者として指名され、書類を発送した直後の61年3月逝去。▽昭和27年日本法医学会賞（細菌に於ける異性抗原の変異に関する研究）、30年日本遺伝学会賞（微生物の免疫遺伝学的研究）、31年学士院賞（微生物の免疫遺伝学的研究）、43年日本人類遺伝学会賞（血液型物質の遺伝生化学的研究）、44年学士院賞（酵素による血液型の転換に関する実験的研究）

【共著】遺伝医学（昭35）

磯田仙三郎 いそだ・せんざぶろう

明治29（1896）～平成7（1995）年（98歳）、埼玉

【小児科】 大正11年東京帝大卒。小児科入局（栗山重信教授）、昭和2年日本医専教授、6年6月東京女子医専教授（初代 専任）、附属病院副院長（24年9月～32年9月）、25年4月東京女子医大教授、附属病院長（32年9月～36年8月）、42年3月定年退職。退職後、獨協医大副学長（47年7月～49年4月）、学長（49年4月～59年3月）。

【著書】小児科学上・下巻（昭11）、臨床児科学（昭17）、小児の糖尿病（昭22）、先天梅毒の臨床（昭24）**【共著】**症例小児科（昭31）

磯部喜右衛門 いそべ・きえもん

明治14（1881）～昭和34（1959）年（78歳）、富山

【外科】 明治40年京都帝大卒。第2外科入局（伊藤隼三教授）、43年10月助教授、大正2年9月長崎医専

教授、独留学(文部省外国留学生 8年6月~11年)、12年4月長崎医大教授、13年9月京都帝大教授(第2外科)、昭和13年4月退官(学内自粛問題のため)。【共編】臨床上最必要なる疾患の類症鑑別及検査法(昭12)

磯部検蔵 いそべ・けんぞう

明治5(1872)~昭和24(1949)年(77歳)、山口

【医学教育、皮膚科、泌尿器科】 済生学舎に学び、明治30年医術開業試験及第、日本橋浜町にて開業、警視庁衛生部勤務。36年、長谷川泰の済生学舎廃校に際し、医学生救済策を川上元治郎(日本医事週報主幹)から相談を受け、山根正次氏と相諮り、37年4月日本医学校を創立。東京医学校を買収、45年7月日本医専に昇格させた。しかし、大正5年5月医専第1回生の卒業に当たり、無試験で医師免許の与えられる指定校認可が得られなかったことから学校騒動が起こり、7年辞職した。▽日本医学校の機関誌『日本医学』を創刊した他、日本医専退職後は、渡満、『ハルビン日日新聞』を発刊した。

井田武雄 いだ・たけお

嘉永4(1851)~昭和8(1933)年(81歳)、伯耆(鳥取)

【海軍軍医】 慶応元~明治元年長崎養生所で蘭方医を学び、カナダに3年間滞在の後、10年警視庁医員(西南の役に従軍)、11年海軍軍医となり軍艦「鳳翔」軍医として朝鮮に派遣され朝鮮人の診察に従事、帰国後、養神病院長、16年荒尾精らとともに東方通商協会(上海)を創立。28年台湾公医としてペスト病院長、日本官憲の台湾島民に対する暴挙に抗議したため土匪教唆として投獄される。帰国後、30年四谷病院長。大正3年幸楽病院長。▽経営の傍ら、東亜問題に尽力した。

板井悠二 いたい・ゆうじ

昭和16(1941)~平成15(2003)年(61歳)、東京

【放射線科】 昭和41年東大卒。附属病院研修医、43年4月国立がんセンター研究所生化学研修生、44年5月三楽病院第2内科、10月東大助手(放射線科 診断)、51年4月講師、59年8月助教授、60年5月附属病院中央放射線科副部長、平成2年11月筑波大教授(臨床医学系放射線医学)、陽子線医学利用研究センター長(併任 6年4月~8年3月)、附属病院副院長(10年4月~)、在任中、平成15年1月急逝。▽2002(平成14)年北米放射線学会名誉会員、『消化器画像』誌の創刊者。【共著】超音波・CTによる消化器病診断(昭57)、腹部CT読影テキスト(平3) 【編著】図解放射線医学(平元) 【共編】画像診断のピットフォール(平2)、超音波診断とCT画像(画像診断セミナー 平5)

板垣政参 いたがき・まさみつ

明治15(1882)~昭和42(1967)年(84歳)、岩手

【生理学】 明治40年京都帝大京都医大卒。京都帝大福岡医大生理学入室(石原誠教授)・助手、44年4月助教授、独・墺・英国留学(文部省外国留学生、大正3年3月~6年8月)、7年8月九州帝大教授(第2生理)、欧州各国・アフリカ出張(昭和6年5月~10月)、医学部長(7年3月~9年4月)、兼九州帝大温泉治療学研究所長(8年7月~9年4月)、18年4月停年退官。ジャカルタ医大学長(陸軍司政長官 ~20年8月)、21年8月復員、米軍第3地区民間検閲局(22年2月~24年10月)、久留米大附属高校長(25年3月~34年6月)、久留米大学長代理(28年1月~38年8月 36年3月まで久留米医大学長代理を兼任)。▽内分泌、特に黄体ホルモンについての研究で知られる。▽板垣征四郎(陸軍大将・陸相、戦後、A級戦犯)は弟。【著書】英国少年団『ボーイ・スカウト』(述 大11)

板倉克明 いたくら・かつあき

昭和8(1933)~昭和56(1981)年(47歳)、東京

【病理学、免疫学】 昭和33年北大卒。附属病院にて実地修練、34年第1病理入室(武田勝男教授)・大学院、38年4月助手、10月国立がんセンター研究所病理部(室長大星章一博士)、40年6月北大第1病理、米国留学(44年12月~46年12月 スローン・ケタリングがんセンターボイス博士に師事)、49年4月旭川医大教授(第2病理)、55年3月北大教授(医学部癌研究施設遺伝部門)、在任中、56年3月急逝。▽免疫遺伝学のわが国への導入者。【共訳】免疫遺伝学入門(フーデンバーグ 昭54) 【追悼】板倉克明教授追悼業績集(昭57)

板原克哉 いたはら・かつや

大正5(1916)~平成5(1993)年(77歳)、和歌山

【神経内科】 昭和15年東北帝大卒。第2内科入局(加藤豊治郎教授)、航空医学研究所、応召(ハルマヘラ島)、29年4月助教授(中沢房吉教授、鳥飼龍生教授)、40年12月教授(初代 脳疾患研究施設脳循環部門)、41年2月兼脳内科科長(附属病院長町分院)、51

年4月停年退官。

[共著]内科学第1、第2、第3(昭30、34)

伊丹 繁　いたみ・しげる

明治13(1880)～大正10(1921)年(41歳)、埼玉

【内科、衛生学】 明治38年東京帝大卒。第1内科入局(三浦謹之助教授)・大学院、独留学(私費、40年7月～42年 ハイデルベルグ大在籍)、養育院勤務。大正4年済生会附属病院副院長、在職中、大正10年9月逝去。▽自邸内に研究所を設け、衛生学の研究を行った。▽近藤次繁(外科、東京帝大教授)は義兄。

[共編]臨床神経病学総論(大4)

市井ノリ子　いちい・のりこ

昭和16(1941)～平成2(1990)年(49歳)、石川

【看護師(保健師)】 東京警察病院高等看護学院卒。東京都立保健婦助産婦学院保健科卒。金沢市中央保健所勤務、大阪府に転勤、豊中、泉大津、和泉、貝塚保健所勤務、昭和60年泉佐野市勤務、63年和泉保健所、尾崎保健所勤務、在職中、平成2年11月逝去。▽結婚のため、金沢より大阪に転勤、泉佐野市勤務中、乳癌を発病。

[著書]乳がんのうた(平2) [歌集]保健婦のうた(昭56)

市岡正道　いちおか・まさみち

大正5(1916)～平成18(2006)年(89歳)、東京

【生理学(感覚生理学)】 昭和15年東京帝大卒。第2生理入室(橋田邦彦教授、坂本嶋嶺教授)、25年東京医歯大助教授(歯学部口腔生理 山極一三教授)、西独留学(32年11月～33年11月 エルランゲン大ランケ教授、キール大ルリー教授に師事)、36年1月教授、西独再留学(37年11月～38年2月 エルランゲン大カイデル教授に師事)、57年3月停年退官。退官後、昭和大教授(57年～60年)、歯学部長(58年～60年)。▽味覚と歯痛を中心とする痛覚の神経生理学的研究を課題とした。

[共編]歯科生理学(昭42) [訳書]皮膚感覚(シンクレー 昭44) [共訳]医科生理学展望(ガノング 昭44)、生理学教程上・下(カイデル 昭46) [随筆]生寄集(昭58)、回首五十年(平元)、臨老雑記(平4)、佚老雑記(平6) [歌集]従老雑詠(平7)、夕陽(平9)

市川 清　いちかわ・きよし

明治11(1878)～昭和12(1937)年(58歳)、山口

【眼科】 明治37年京都帝大卒。眼科入局(浅山郁次郎教授)・助手、38年日露戦争従軍、38年9月(2等軍医)、助手を経て、40年6月助教授、42年5月日赤大阪支部病院眼科医長。欧州留学(45年～大正2年プラハ大エルシュニッヒ教授)、4年12月2日助教授、24日教授、附属医院長(12年11月～14年12月)、昭和5年11月退官。退官後、京都市上京区にて開業。▽小柳美三(東北帝大教授)、菅沼定男(慶大教授)とともに浅山郁次郎(京都帝大教授)門下の三羽烏と謳われた。▽ちよ夫人は井街清顕(農林技師)の4女、井街謙(眼科・京都帝大教授)、井街譲(眼科・神戸医大教授)の伯母。
[共著]新撰眼科学上・中・下(大9～11)

市川厚一　いちかわ・こういち

明治21(1888)～昭和23(1948)年(60歳)、茨城

【病理学】 大正2年7月東北帝大農大畜産学科卒。11月東北帝大大学院兼東京帝大病理学教室研究生(山極勝三郎教授)、7年10月北海道帝大大学院(農学部畜産学科)、8年3月講師(獣医学第2講座)、9年1月助教授(畜産学科第2比較病理)、英・米・独・仏出張(在外研究員、12年4月～14年8月)、14年8月教授、昭和16年兼帯広高等獣医学校教授、21年3月病気退官。▽タールによる人工発癌の成功者。大正4年山極勝三郎とともに、ウサギの耳にタールを塗布することで人工癌の発生に成功・報告(9月)した。化学発癌を実証した最初の報告で、癌発生の刺激要因説に最も有力な根拠を与えた。以後、発癌物質・発癌機構の研究が世界的に発展した。8年ラノリンタールによる乳癌発生にも成功。また、癌の早期診断法、癌と神経との関係の研究、馬の伝染性貧血・豆穀中毒による脳炎など家畜病理学の諸分野で業績をあげ、獣医学の水準を向上させた。比較病理学の2代目教授は山極勝三郎の3男三郎が継承している。▽大正8年学士院賞(山極勝三郎、市川厚一 癌腫の人工的発生研究)

市川定吉　いちかわ・ていきち

明治12(1879)～大正11(1922)年(43歳)、山形

【伝染病学】 旧姓伊藤。明治31年11月二高卒。32年1月伝研、7月東京帝大医科大学選科入学、33年4月神戸市立東山病院医長、34年1月大阪市立桃山病院副院長、独留学(大阪市派遣、45年7月～大正2年3月 ベルリン大)、5年11月大阪市立桃山病院院長。11年9月腸チフスの研究中、感染・殉職。

市川篤二 いちかわ・とくじ

明治35(1902)～平成5(1993)年(91歳)、東京

【泌尿器科】 昭和2年東京帝大卒。泌尿器科入局(遠山郁三教授、高橋明教授)、6年5月講師、兼泉橋慈善病院泌尿器科部長(昭和6年～20年)、独・仏留学(在外研究員、11年8月～12年1月)、15年7月助教授、20年12月教授、附属病院長(33年4月～37年3月)、38年3月停年退官、退官後、国立東京第一病院長(38年4月～)、国立病院医療センター院長(49年4月～12月)。▽昭和32年梅沢浜夫が発見したカナマイシンの結核に対する有効性を確認した。また、ブレオマイシンの悪性腫瘍に対する有効性を確認するなど化学療法の研究に貢献した。▽昭和51年武田医学賞(腹部大動脈のX線撮影法並びに化学療法に関する研究)、52年学士院会員

【著書】性病の最新化学療法(昭23)、淋疾(昭24)、泌尿器科学(昭32) 【共著】臨床生化学(昭26) 【共編】結核と手術(昭24)

市川 宏 いちかわ・ひろし

大正11(1922)～平成11(1999)年(77歳)、東京

【眼科】 昭和20年9月名古屋帝大卒。眼科入局(中島実教授)、21年10月名古屋鉄道病院眼科、27年11月東京鉄道病院、36年3月札幌鉄道病院眼科主任医長、40年2月中央鉄道病院眼科主任医長、49年7月名大教授、60年3月停年退官。退官後、開業。

【編著】色覚異常(昭57)、眼機能学1、2(新臨床眼科全書第2巻A、B 昭60、平5) 【共著】産業眼科学(昭63) 【共編】眼科器械の使い方(昭50)、視覚障害とその代行技術(昭59)

市川康夫 いちかわ・やすお

昭和2(1927)～平成12(2000)年(73歳)、大阪

【細胞生物学】 昭和27年京大卒。実地修練、28年小児科入局(永井秀夫教授)、長浜市立長浜病院勤務を経て、31年京大技官(ウイルス研・癌ウイルス部門)、32年助手、37年9月助教授、イスラエル留学(40年9月～42年8月 ワイツマン研究所)、51年4月教授(結核胸部疾患研究所・細胞化学部門)、61年3月退官。退官後、ノートルダム女子大教授(61年4月～)、在職中、平成12年12月逝去。▽白血球研究の権威。癌細胞が分化の障害によって生ずる可能性を明らかにした。▽昭和49年高松宮妃記念癌研究基金学術賞(菅野晴夫、市川康夫、古沢満、穂積本男、井川洋二白血病細胞の再分化の研究)

【自伝】山なみ遠に 僕にとって研究とは(平2)

市田文弘 いちだ・ふみひろ

大正12(1923)～平成15(2003)年(79歳)、富山

【内科(消化器)】 昭和21年9月京都帝大卒。実地修練、22年4月第1内科入局(井上硬教授)・大学院特別研究生(10月～27年10月)、助手、29年7月講師、34年8月助教授(ウイルス研・予防治療部)、西独留学(37年11月～38年11月 リューベック医大)、41年12月新潟大教授(初代 第3内科)、附属病院長(59年6月～61年6月)、63年6月停年退官。退官後、富山赤十字病院長(平成元年8月～5年3月)。▽昭和54年新潟日報文化賞(ウイルス肝炎の免疫血清学的診断法の確立)、55年朝日賞(ウイルス肝炎B型の総合的研究)

【著書】あなたの肝臓は泣いている(平4) 【共著】黄疸の臨床(昭44)、新臨床肝臓病(平6) 【編著】慢性肝炎(昭53)、臨床肝臓病(昭59) 【共編】オーストラリア抗原(昭48)、肝疾患診断法 腹腔鏡所見と直視下肝生検による(昭54) 【共訳】肝疾患診断図譜(ヴァルネファー他編 昭50)

一井正典 いちのい・まさつね

文久2(1862)～昭和4(1929)年(66歳)、肥後(熊本)

【歯科】 明治10年西南の役の西郷軍に従軍・敗走、18年4月渡米、ヴァンデンボルグ家(歯科医)に寄留・雇用され、農業労働に従事、22年3月フィラデルフィア・デンタルカレッジ入学、24年2月首席卒業、フィラデルフィアにて開業(日本人初の歯科医院)、25年10月オレゴン州ポートランド歯科医師会勤務、27年9月帰国、高山歯科医学院講師(器械学)、宮内省侍医寮御用掛(明治41年1月～昭和2年3月)。▽明治29年1月非公開で笑気麻酔を実施、30年6月電気応用無痛歯科治療研究のため渡米。局所麻酔薬オブダンデントを創製。

【伝記】青雲遥かなり 歯科医ジュウグリット先生一井正典伝(渋谷敦 平8)

市橋保雄 いちはし・やすお

大正8(1919)～平成17(2005)年(86歳)、福井

【小児科】 昭和19年9月慶大卒。小児科入局(鎮目専之助教授、中村文弥教授)、27年2月講師(市立小樽病院医長)、30年市立川崎病院医長、38年10月慶大助教授、42年4月教授、56年3月定年退職。退職後、

国立小児病院長(56年10月～62年3月)・小児医療研究センター長(59年10月～62年3月)。
【著書】小児科と化学療法(新臨床医学文庫 昭45)
【編著】話題の感染症(小児科 mook no.27 昭58)【共編】新小児科学(昭52)、小児科診療講座全4巻(昭50～51)【共訳】ママが診る子供の病気 セルフ・ケア こんなときにどうするか(パンテル 昭58)

市原 硬 いちはら・かたし

明治29(1896)～昭和54(1979)年(82歳)、島根
【生化学】大正12年大阪医大卒。生化学入室(古武弥四郎教授)、助手、助教授を経て昭和15年8月教授、教養部長(25年11月～27年11月)、医学部長(33年4月～35年1月)、35年4月停年退官。退官後、和歌山県立医大教授(35年4月～)、学長(36年4月～44年3月)。▽昭和36年学士院賞(市原硬、須田正巳 二、三アミノ酸の中間代謝及び之に関する酵素の研究)。▽市原明(生化学・徳島大教授)は長男。
【著書】新医化学提綱(昭12)、蛋白質及アミノ酸の生化学(昭23)、口多し(昭35)、画信三十年(昭43)【共編】臨床生化学第1・第2(昭33、34)

一色嗣武 いっしき・つぎたけ

明治30(1897)～昭和38(1963)年(66歳)、和歌山
【保険医学】大正13年東京帝大卒。第2内科入局(入沢達吉教授、呉建教授)、昭和6年帝国生命保険入社、欧米留学、22年朝日生命取締役、34年常務、35年朝日生命成人病研究所常務理事、在職中、38年8月逝去。▽昭和35年朝日生命創立70周年を記念して開設された成人病研究所の設立事業を担当した。
【著書】最新の保険医学(昭31)

井出源四郎 いで・げんしろう

大正9(1920)～平成20(2008)年(88歳)、長野
【病理学】昭和19年千葉医大卒。第1病理入室(滝沢延次郎教授)、31年12月助教授、40年7月教授(肺癌研究施設病理部門)、43年8月(第1病理)、医学部長(53年8月～57年7月)、57年8月学長、63年7月退官。▽井出一太郎(政治家。農相、郵政相、三木武夫内閣の官房長官)の弟、井出孫六(小説家)の兄、丸岡秀子(評論家)の弟。

井戸 泰 いど・ゆたか

明治14(1881)～大正8(1919)年(37歳)、岡山
【内科】明治41年12月京都帝大福岡医大卒。第1内科入局(稲田龍吉教授)、大正5年4月助教授、7年9月教授、8年4月九州帝大教授、在任中、8年5月逝去。▽ワイル病病原体の発見者。大正4年稲田龍吉と共にワイル病の病原体スピロヘータを発見し、九州や四国の風土病である出血性黄疸もこの病原体により発病することを証明した。▽大正5年恩賜賞(稲田龍吉、井戸泰 黄疸出血性スピロヘーテ病に関する研究)▽1919(大正8)年、稲田龍吉とともにノーベル生理学・医学賞候補となったが、逝去のために失したと伝えられる。

糸井素雄 いとい・もとお

明治34(1901)～昭和46(1971)年(70歳)、京都
【眼科】大正14年東北帝大卒。医化学入室(柿内三郎教授)、昭和5年眼科入局(石原忍教授)、8年福島公立医院眼科医長、9年8月神田駿河台・一楽医院眼科医長、10年横浜市十全医院眼科医長、19年8月横浜医専教授、23年3月退職、京都・宮津市にて開業。

伊藤 章 いとう・あきら

大正15(1926)～平成4(1992)年(66歳)、愛知
【公衆衛生学】昭和25年名大医専部卒。実地修練、26年4月愛知県立中村病院研究生、5月愛知県衛生部技師、名大公衆衛生入室(野辺地慶三教授)、27年7月国立公衆衛生院正規医学科入学、28年4月名大助手、35年6月講師(古武弥人教授、水野宏助教授)、36年8月助教授(教養部・保健体育)、45年2月教授(教養部)、46年4月保健管理センター、50年4月(名大総合保健体育科学センター)、平成2年4月停年退官。
【共著】保健体育提要(昭36)、保健科学要説(昭57)

伊藤賀祐 いとう・かすけ

明治44(1911)～平成23(2011)年(99歳)、愛媛
【皮膚科】昭和11年12月京都帝大卒。皮膚科黴毒科入局(松本信一教授)、12年8月大阪女子高等医専講師(山本俊平教授)、18年9月助教授、19年2月京都帝大講師、5月佳木斯医大教授、23年4月大阪医大講師(皮膚泌尿器科 栗原善夫教授)、25年2月助教授、27年4月岐阜県立大教授(初代 皮膚泌尿器科)、29年5月岐阜県立医大教授、独留学(30年4月～31年3月 ホフマン教授に師事)、41年4月岐阜大教授、50年3月停年退官。退官後、名古屋保健衛生大教授(50年4月～56年3月)、桶狭間病院(58年～平成11年)。
【訳書】裸形・黴・王者(カステラーニ 昭45)

伊東貫斎　いとう・かんさい

文政9(1826)~明治26(1893)年(67歳)、武蔵(東京)

【蘭方医】 旧姓織田。江戸、長崎に遊学、緒方洪庵に師事、嘉永6年、伊東玄朴の娘婿となる。安政2年紀州藩医、4年下田詰となり、9月米国総領事ハリス江戸登城にあたり、医務・翻訳を担当、米国大統領の親書を訳した。また、ハリスの主治医として名声を得た。同年、奥医師、万延元年種痘所設立に参加、文久元年西洋医学所教授、3年西洋医学所取締、明治3年大典医、26年10月逝去。▽明治以前の著作(訳書)に、『遠西方彙』『眼科新編』『日用方叢』などがある。

伊藤機一　いとう・きいち

昭和16(1941)~平成23(2011)年(69歳)、東京

【臨床検査医学】 昭和43年9月順天堂大卒。50年2月中央鉄道病院医長、56年4月都立荏原病院検査科長、59年4月東海大助教授・附属大磯病院診療協力科長、63年4月米国スクリップス記念病院・研究所臨床病理部客員教授、平成2年4月静岡県環境衛生科学研究所長、11年7月神奈川県立衛生短大学長、16年4月神奈川県立保健福祉大教授(人間総合専門・基礎学科)、18年4月大東文化大教授(スポーツ・健康科学部健康科学科)、19年4月健康科学部学部長。在職中、23年8月逝去。▽日本臨床検査同学院院長・理事長(平成16年1月~21年12月)。

【著書】尿沈渣検査法 尿の知識(平21) **【共著】**症例から学ぶ尿検査の見方・考え方(昭60)、臨床検査(新版看護学全書別巻4 平元)、臨床検査総論(臨床検査技術学9 平10)

伊藤圭介　いとう・けいすけ

享和3(1803)~明治34(1901)年(97歳)、尾張(愛知)

【蘭方医、博物学】 旧姓西山。水谷豊文に本草学を学ぶ。文政3年町医の資格を得て開業、4年京都にて藤林普山に洋学を修め、文政10年長崎に赴き、シーボルトに博物学を学ぶ。安政6年洋学館総裁心得。文久元年幕府に招かれて蕃書取調所出仕、2年蕃書取調所物産局出役、明治3年新政府により大学出仕、13年小石川植物園担当、14年東大(旧)教授。▽長崎滞在中、文政12年『泰西本草名疏』を刊行、附録に日本で初めてリンネの植物分類体系を紹介して名声を挙げた。天保9年の飢饉の際には『救荒食物便覧』刊行、12年『英吉利国種痘奇書』を刊行して牛痘法を紹介、種痘所を設けた。▽明治21年わが国最初の理学博士。

【著書】日本産物志(明5~9)、小石川植物園草木目録(明10) **【伝記】**伊藤圭介(杉本勲 昭35)

伊東玄伯　いとう・げんぱく

天保2(1831)~明治31(1898)年(67歳)、相模(神奈川)

【眼科】 旧姓鈴木。伊東玄朴に師事、長崎でポンペに学び、文久2年6月幕府留学生(わが国最初の留学生)としてオランダ留学、明治元年12月帰国、図書少允に任じられ典薬寮医師、2年8月大学中博士、3年9月大典医、侍医規則取調御用掛、オランダ再留学(10月~7年4月 ユトレヒト大学にて眼科修得)、留学中、大侍医となり、8年1月官制改革のため3等侍医、5月2等侍医、10月1等侍医。20年東京慈恵医院商議医員、渡欧(20年4月~22年2月 医学研究)、29年2月宮中顧問官、在任中、31年5月逝去。▽明治6年わが国最初の日本文字の試視力表を作成した。▽伊東玄朴(幕末・維新の蘭方医、西洋医学所取締)の養嗣子。

伊東玄朴　いとう・げんぼく

寛政12(1800)~明治4(1871)年(70歳)、肥前(佐賀)

【蘭方医】 文化12年漢方医古川左庵に師事、文政元年肥前にて開業。5年蘭方医島本龍嘯に師事、6年長崎にて通詞猪股伝次右衛門に蘭語、シーボルトに蘭医方を学ぶ。9年シーボルトの江戸参府に同行、江戸に留まり、11年開業、12月シーボルト事件にて入獄。天保4年家塾象先堂を開設、14年佐賀藩主鍋島直正の匙医、安政5年西洋内科医として初めて奥医師、文久2年西洋医学所取締、3年医学所と改名、明治元年医学校兼病院と改称。▽幼名は勘造、本姓は執行(しぎょう)、名は淵、字は伯寿、号は沖斎、長翁。▽弘化3年佐賀藩主鍋島直正に牛痘苗輸入を進言、嘉永2年種痘に成功、西日本に普及する契機となった。▽平成25年度より佐賀県によって「伊東玄朴・相良知安顕彰奨励賞」が設けられる。▽伊東玄白(眼科)は養嗣子。

【訳書】医療正始(ビジョップ 天保6)、牛痘種法篇(フーフェランド 天保9) **【伝記】**伊東玄朴伝(伊東栄 大5)

伊東高麗夫　いとう・こまお

明治43(1910)~平成元(1989)年(79歳)、北海道

【精神科、病跡学】 昭和8年京城帝大卒。精神科・

神経科入局（久保喜代二教授）、助手、講師、16年助教授、戦後、国立霞ケ関病院副院長、32年長崎県立東浦病院長兼県立精神衛生センター所長兼長崎大講師、49年病気退職。退職後、鈴木病院長。▽鹿子木敏範（熊本大教授）、王丸勇（久留米大教授）とともに病跡学懇話会（日本病跡学会の前身）を設立した。▽中島敦（作家）の中学時代の友人の1人。

【著書】ヘミングウェイ 芸術と病理（パトグラフィ双書8 昭47）、天才の秘密 巨匠たちの病跡をめぐるエッセーズ（昭54）、病跡学とオカルト（昭55）、病跡学夜話（昭57）、文学と病跡 心霊学は成立するか（昭63）

伊東重　いとう・しげる

安政4（1857）～大正15（1926）年（68歳）、陸奥（青森）

【医師、政治家】 明治19年帝大卒（在学中、モースの講義を受ける）。卒後、弘前公立病院長、青森公立病院長を経て、洋式病院を開業（家業継承）。▽東奥義塾に学び、明治8年集団洗礼。弘前にて「養生哲学」を提唱し、養生学会を設立。弘前医師会長、青森県医師会長を経て、35年市政刷新会を結成、大正2年弘前市長となるが2か月にて辞任、6年衆議院議員（青森市弘前市選出、政友会、当選1回 6年4月～9年2月）、15年8月欧米旅行中、パリで急逝。▽官立弘前高校の開設（大正9年）に尽力した。

【著書】養生新論（明25）、養生哲学（明30）、養生哲学通俗講話（再版 昭3）

伊藤昌一　いとう・しょういち

明治40（1907）～昭和57（1982）年（74歳）、岩手

【解剖学】 昭和6年東北帝大卒。北海道帝大助教授、16年応召、23年教授（第1解剖）、34年（第2解剖）、46年3月停年退官。▽東北大で児玉作左衛門教授に師事して、ヒト脳灰白結節の研究を開始、アイヌの形態学・人類学的研究に携わった。

【著書】解剖学概要（昭46）**【共著】**アイヌの文身の研究（抜刷 昭14）、アイヌの髪容の研究（抜刷 昭16）

伊藤真次　いとう・しんじ

明治45（1912）～平成15（2003）年（91歳）、三重

【生理学】 昭和10年名古屋医大卒。生理学入室（福田邦三教授、久野寧教授）、13年北支、満州に出張、16年講師、17年タイへ出張、18年6月同仁会開封防疫班、9月河南省開封医学専科学校教授、19年応召、22年名大助教授、米国留学（29年～31年 コロンビア大、ロックフェラー研究所）、32年9月北大教授（第1生理）、50年3月停年退官。退官後、塩野義製薬顧問。▽神経内分泌学のわが国における開拓者、気候生理学の権威。▽昭和43年北海道科学技術賞（人体の寒冷適応性の研究）

【著書】汗の化学（昭28）、適応のしくみ（昭49）、内分泌学（昭51）、神経内分泌学（昭53）、明日の医学（昭54）、脳ホルモンを探る（昭60）**【共著】**ホルモン（昭51）**【編著】**生体情報学（昭56）**【共監】**日本医学のパイオニア1（平14）、2（平15）

伊東祐彦　いとう・すけひこ

慶応元（1865）～昭和11（1936）年（71歳）、出羽（山形）

【小児科】 明治24年帝大卒。小児科入局（弘田長教授）・助手、28年1月福岡県立病院小児科部長、独留学（34年4月福岡県派遣、36年4月～37年5月文部省外国留学生 ベルリン大にて研学）、37年6月京都帝大福岡医大教授（初代 小児科）、附属医院長（44年2月～大正2年2月）、医科大学長（2年2月～8年1月）、8年4月九州帝大教授、昭和2年8月停年退官。退官後、九州医専初代校長兼附属病院長（3年2月～8年4月）。▽疫痢の命名者。明治31年には疫痢の病原菌として一つの大腸菌を発見したと報告したが、追試はできなかった。その後、疫痢の病原菌をめぐって、門弟の箕田貢（九州帝大教授）、大原清之助（熊本医大教授）の間で激しい競争、論争が行われた。▽仮性小児コレラの命名者。明治39年阪本清が「小児コレラ」として報告した乳児白色便性下痢症を、コレラ菌が発見されないことから40年「仮性小児コレラ」と命名した。現在のロタウイルス胃腸炎の典型例が該当する。▽伊東昇迪（蘭方医。シーボルトに師事）は祖父、伊東祐順（陸軍軍医。ポンペに師事）は父。伊東忠太（建築家、東京帝大教授）の兄。

【著書】疫痢ト赤痢（大2）、結核及其治療法（大11）

伊藤泰一　いとう・たいいち

明治32（1899）～昭和49（1974）年（75歳）、秋田

【細菌学】 大正15年新潟医大卒。細菌学入室（宮路重嗣教授）、助手、助教授を経て、昭和18年6月教授、24年5月新潟大教授、医学部長（25年9月～28年8月、事務取扱28年8月～9月）、学長（28年8月～32年8月）、35年12月停年退官。退官後、秋田赤十字病院長（35年12月～41年2月）、秋田大学長（41年3月～44年6月）

【著書】恐ろしい伝染病と微生物の話（昭24）

伊藤忠厚 いとう・ただあつ

大正4(1915)～平成2(1990)年(74歳)、長野

【整形外科】 昭和17年日医大卒。整形外科入局(斎藤一男教授、高木憲次教授)、米国留学(32年～34年コロンビア大整形外科)、34年教授、附属病院長(49年5月～59年5月)、56年3月定年、特任教授(～58年3月)、59年5月退職。▽病院長時代、昭和50年、わが国で初めて救急救命センターを開設した。

【著書】心に残ることごと(昭60)、医療改革の先を読む(昭63)

伊藤辰治 いとう・たつじ

明治37(1904)～昭和60(1985)年(80歳)、新潟

【病理学】 昭和3年新潟医大卒。病理学入室(川村麟也教授)、12年助教授、米国留学(14年9月～16年9月 ニューヨーク大)、17年1月附属医専部教授、18年8月新潟医大教授(第1病理)、24年5月新潟大教授、医学部長(28年9月～34年9月)、34年10月学長、42年9月退官。退官後、新潟女子短大学長(48年4月～56年3月)。▽恙虫病の研究に従事した後、米国留学後は脳腫瘍の病理学的研究に従事。

【共編】新潟県の恙虫及び恙虫病(昭36)

伊藤鉄夫 いとう・てつお

大正2(1913)～平成14(2002)年(89歳)、山口

【整形外科】 昭和14年京都帝大卒。整形外科入局(近藤鋭矢教授)、22年2月講師、23年2月山口県立医専教授(初代 整形外科)、25年12月山口県立医大助教授、28年9月教授(初代 整形外科)、32年1月広島大教授(初代 整形外科)、38年12月京大教授、大阪大手前整肢学園長(併任 42年5月～47年8月)、52年4月停年退官。退官後、京都市身体障害者リハビリテーションセンター所長(52年6月～平成4年3月)。▽昭和46年人工関節研究会を創立した。

【著書】末梢神経の外科(昭52) **【共著】**末梢神経・リンパ系の外科(現代外科学大系18 昭48) **【編著】**膝関節外科学(昭51)、整形外科学総論上・下巻(昭61)

伊東徹太 いとう・てつた

明治11(1878)～大正8(1919)年(41歳)、岡山

【皮膚科、泌尿器科】 旧姓星島。明治38年12月東京帝大卒。39年2月皮膚病学黴毒学入局(土肥慶蔵教授)、40年2月助手、42年6月三井慈善病院皮膚科医長、独留学(私費 43年7月～大正2年2月)、2年9月千葉医専教授兼県立病院皮膚病花柳病科医長、4年10月(皮膚泌尿器科)、在任中、大正8年8月逝去。▽「伊東反応(軟性下疳の診断法)」の開発者。

伊東俊夫 いとう・としお

明治37(1904)～平成3(1991)年(86歳)、愛知

【解剖学】 昭和5年慶大卒。解剖学入室(岡島敬治教授)、助手、7年4月講師、9年4月助教授、16年4月東京女子医専教授兼慶大講師(～31年3月)、23年1月群馬大教授(解剖)、27年10月(第1解剖)、医学部長(36年4月～38年3月)、45年3月停年退官。退官後、帝京大教授(46年4月～53年3月)。▽生体におけるビタミンAの恒常性の維持機能を果たしている肝臓星細胞(伊東細胞)の発見者。▽昭和54年学士院賞(肝臓の脂肪摂取細胞に関する研究)

伊藤利根太郎 いとう・とねたろう

大正14(1925)～平成20(2008)年(83歳)、新潟

【病理学、ハンセン病医療】 昭和23年9月阪大卒。日生病院にて実地修練、第2外科入局(岩永仁雄教授)・大学院特別研究生、28年5月国療星塚敬愛園、31年4月阪大助手(皮膚科)、31年10月(微研・癩研究部)、34年8月助教授(微研 西村真二教授)、タイ国ウイルス研究所(39～41年)、46年7月教授(微研・癩部門)、インド・ジャルムらい研究所(48～49年)、63年3月停年退官。退官後、タイ国公衆衛生省伝染病対策局顧問(63年6月～平成5年9月)、阪大微生物研究会観音寺研究所長(6年3月～11年6月)。▽昭和38年、阪大アジア医学踏査隊長となり、アフガニスタン、パキスタン、インド、バングラデシュなどにて4か月の医学調査に従事。▽昭和52年桜根賞(高坂健二、森竜男、伊藤利根太郎 Lepromatoid lesion developed in nude mouse inoculated with *Mycobacterium leprae*)、63年保健文化賞(らい予防に関する地道な研究だけでなく、国内のらい医療整備に協力するとともに、国際協力にも貢献)

【著書】〝らい〟を追いかけて 少年の日の夢に生きる(昭59)

伊東信行 いとう・のぶゆき

昭和3(1928)～平成22(2010)年(81歳)、京都

【病理学(毒性病理学)】 昭和27年奈良県立医大卒。実地修練、病理入室(佐藤寿昌教授)、29年1月助手、34年4月講師(北村旦教授)、36年3月助教授、米国留学(37年9月～39年12月 ピッツバーグ大ファーバ

ー教授に師事)、47年8月教授(附属がんセンター腫瘍病理)、所長(49年4月〜)、9月名市大教授(第1病理)、独国立がん研究センター客員研究員(57年1月〜58年6月)、医学部長(平成3年4月〜5年3月)、平成6年4月学長、12年3月退任。▽化学物質の発癌性の病理学的研究で知られる。毒性病理研究会(昭和60年 現日本毒性病理学会)の設立に尽力した。▽昭和60年高松宮妃癌研究基金学術賞(膀胱癌の実験的研究)、中日文化賞(化学発がんに関する病理学的追究)

【著書】図説実験用小動物組織学(昭49)、実験動物組織図譜(昭50)、実験動物組織学 カラーアトラス(昭61)**【編著】**最新毒性病理学(平6)**【共編】**実験腫瘍病理組織学(昭62)、発がん性(毒性試験講座13 平3)**【共監訳】**リスクと生きる リスクの科学と政治(バーク 平7)

伊藤 肇 いとう・はじめ

明治25(1892)〜昭和49(1974)年(82歳)、鳥取

【外科、整形外科】 大正6年11月京都帝大卒。7年1月外科入局、8年5月助手、11年6月助教授(整形外科 伊藤弘教授)、14年12月大連・満鉄病院外科医長、昭和4年7月辞職、鳥取・伊藤病院長(父業継承)、6年4月伊藤病院を鳥取市に寄付(市立鳥取病院となる)、大阪・北野病院外科長、5月名古屋市民病院外科長(初代)、19年3月名古屋女子高等医専教授(外科)、22年6月名古屋女子医大教授(第1外科)、25年4月名市大教授、29年12月退職。退職後、中国労災病院長(30年3月〜40年7月)。▽伊藤隼三(外科、京都帝大初代第2外科教授)の長男。

伊藤蓮雄 いとう・はすお

明治44(1911)〜平成3(1991)年(80歳)、熊本

【厚生行政】 旧名嘉明。昭和13年熊本医大卒。29年12月水俣保健所長(〜38年7月)、42年熊本県衛生部長(〜51年)。▽水俣病を正式に確認した当時の水俣保健所長。昭和32年4月、ネコ実験で水俣病の発症を確認し、水俣産魚介類の毒性を実証した。

伊藤隼三 いとう・はやぞう

元治元(1864)〜昭和4(1929)年(65歳)、因幡(鳥取)

【外科】 旧姓小林。明治22年帝大卒。24年鳥取市私立伊藤病院長、26年県立鳥取病院米子支院長、27年北海道区立札幌病院長、瑞留学(私費、29年〜32年11月 バーゼル大にて研学)、札幌病院長に復職、33年7月京都帝大教授(初代 第2外科)、医科大学長(大正4年6月〜10年7月)、13年6月停年退官。退官後、伊藤病院を経営。▽わが国で最初の真性てんかんに対するコッヘル減圧開頭術を行い、脳外科の端緒を開いた。▽大正7年学士院会員 ▽伊藤肇(外科、名市大教授)は長男。

伊藤久次 いとう・ひさじ

明治41(1908)〜平成22(2010)年(102歳)、神奈川

【リウマチ学、温泉医学】 昭和8年東京帝大卒。物療内科入局(真鍋嘉一郎教授)、応召(12年〜14年 東京第一陸軍病院熱海分院長)、18年傷痍軍人伊東温泉療養所長、20年12月国立伊東温泉療養所長、25年4月国立伊東温泉病院長、54年4月定年退官。退官後、上板橋病院リウマチセンター所長。▽わが国で、初めて「リハビリテーション」の用語を使用し、リウマチ友の会の育成に尽力した。▽俳人(俳号 東筍子)としても知られる。

【著書】リウマチと神経痛(昭38)、リウマチと神経痛をなおす(昭45)、伊藤久次博士の新編リウマチと神経痛(昭54)、関節リュウマチを治す本(昭55)**【記念】**伊藤久次先生記念集『流』より(平4)**【句集】**凪(昭63)

伊藤 斉 いとう・ひとし

大正14(1925)〜昭和60(1985)年(59歳)、神奈川

【薬理学(神経精神薬理学)】 海軍兵学校(第75期)を経て、昭和25年3月千葉医大卒。実地修練、伝研入所(細谷省吾教授)、30年3月慶大神経科入局(三浦岱栄教授)・助手、講師を経て、47年6月助教授(保崎秀夫教授)、在職中、60年8月逝去。▽トフラニール(抗うつ薬)のわが国への紹介者(昭和34年)。

【共編】向精神薬 その効用と副作用(昭48)**【監訳】**精神分裂病の生物学(バン、昭51)、臨床精神薬理学 フランスの疾病分類と向精神薬の選択(サッター 昭52)**【共監訳】**今日の精神科薬物治療 精神医学の薬理学的側面(シルバーストーン、ターナー 昭55)、日常臨床における向精神薬の使い方(バン、ホランダー 昭59)

伊藤 宏 いとう・ひろし

大正10(1921)〜昭和51(1976)年(54歳)、東京

【薬理学】 昭和20年東京帝大卒。21年横浜福音医療宣教団横浜ミッション診療所勤務、33年横市大助教授(田辺左門教授)、42年1月教授、在職中、51年5月逝去。▽わが国で初めて生理学・生化学的視点を

取り入れて体系化した薬理学の教科書を執筆した。【著書】薬理学(昭34)

伊藤 弘　いとう・ひろむ

明治18(1885)〜昭和59(1984)年(99歳)、京都

【整形外科】明治43年11月京都帝大卒。外科入局、44年2月助手、1年志願兵[44年12月歩兵第38聯隊入隊、(3等軍医)として退役、予備役編入、大正元年11月除隊]、2年4月大学院、5年8月助教授、兼京都府立医専講師(7年4月〜10月)、欧州留学(文部省外国留学生、8年10月〜10年12月 メイヨー・クリニックに滞在の後、ケンブリッジ大生理学ラングレー教授の下で交感神経の生理学的研究に従事)、11年2月京都帝大教授(整形外科)、欧米視察(昭和9年3月〜10月)、昭和13年5月退官(学内自粛問題のため)。退官後、京都市上賀茂にて開業(伊藤外科医院 18年12月閉院)、国立山中病院長(22年4月〜38年11月)。▽伊藤卓次(京都・平安病院長)は父。【著書】骨関節結核及其療法(昭2)、植物性神経系統ノ一般学説及其外科(昭2)、交感神経切断療法(新撰医学叢書第1輯第2冊 昭2)、整形外科学近況の趨移(昭11)

伊藤文雄　いとう・ふみお

大正11(1922)〜昭和59(1984)年(61歳)、兵庫

【内科、保健学】昭和20年9月大阪帝大卒。10月薬理学入室(岡川正之教授)・大学院特別研究生、22年9月助手、24年4月(第3内科 堂野前維摩郷教授)、34年11月講師、米国留学(35年7月〜36年6月 デンバー・全米ユダヤ医療研究センター)、40年7月助教授、43年7月教授(教養部)、保健管理センター所長(44年4月〜56年3月)、56年4月(健康体育部)、12月国療刀根山病院長、在任中、59年2月逝去。【共編】肺機能検査(〈臨床検査データの読み方、考え方〉シリーズ 昭52)

伊藤正義　いとう・まさよし

明治23(1890)〜昭和34(1959)年(68歳)、宮城

【内科】大正5年東京帝大卒。第3内科入局(稲田龍吉教授)、米国留学(11年〜)、13年9月朝鮮医専教授兼朝鮮総督府医院医官、昭和2年4月京城帝大教授(第2内科)、附属医院長(19年6月〜20年9月)。戦後、21年12月国立霞ケ浦病院長、在任中、34年1月逝去。

伊藤光三　いとう・みつぞう

明治43(1910)〜昭和56(1981)年(70歳)、島根

【解剖学】昭和12年京都帝大卒。解剖学入室、16年講師、同仁会東亜医科学院教授、19年7月青島医専教授、戦後、20年9月岐阜県立女子医専講師、21年2月教授、20年11月三重県立医専教授、23年5月米子医大教授(第1解剖)、24年5月鳥取大教授、51年4月停年退官。

伊東弥恵治　いとう・やえじ

明治24(1891)〜昭和33(1958)年(66歳)、静岡

【眼科】大正6年12月東京帝大卒。7年1月眼科入局(河本重次郎教授)、8年5月千葉医専講師兼県立千葉病院眼科部長、9月教授、瑞・独留学(文部省在外研究員、10年2月〜12年12月 ベルン大生理学アッシャー教授に眼の電気生理学、ベルリン大薬物学ヘフター教授に実験薬物学を学ぶ)、12年4月千葉医大教授兼医専部教授(〜14年4月)、附属医院長(昭和3年3月〜4年3月、16年3月〜17年3月)、欧米出張(4年11月〜5年9月 瑞・ベルン大生理学アッシャー教授に師事)、28年4月千葉大教授、29年1月病気休職、30年12月退官。▽千葉医大の第1号学位記取得者(大正14年)。わが国の眼科におけるイオン療法の紹介者。また、東洋医学に強い関心を示し、千葉医大に東洋医学研究会を創設(昭和14年)、漢方の発展およびインド医学のわが国への紹介に努めた。書画の名手としても知られる。【著書】伊東式トラコーマ集団治療手引(昭25)、梅毒と眼疾患(昭25)【訳書】アーユルヴェーダスルタ大医典(スルタ著、伊東弥恵治原訳、鈴木正夫補訳、昭46〜49)【伝記】伊東弥恵治先生(昭34)

伊藤洋平　いとう・ようへい

大正12(1923)〜昭和60(1985)年(62歳)、三重

【微生物学、登山家】昭和22年京大卒。微生物学入室(木村廉教授)、助手を経て、33年1月奈良学芸大助教授(保健体育科保健学)、米国留学(在外研究員、34年〜36年 ワシントン大)、37年教授、39年12月愛知県がんセンターウイルス研究部長、48年12月京大教授(微生物学)、医学部長(56年12月〜)、在任中、60年8月逝去。▽米国留学中、昭和34年ショープ乳頭腫ウイルスによりできた乳頭腫や癌から核酸(造腫瘍性核酸)を分離し、ウサギの皮膚に接種して腫瘍をつくることに成功した。▽登山家としても知られ、穂高屏風岩積雪期初登攀、アンナプルナ遠征(28

年）、第1回南極観測隊員（31年）の経歴がある。また、昭和22年雑誌『岳人』を創刊、初代編集長。▽昭和38年野口英世記念医学賞（ショープ乳頭腫の研究）、48年中日文化賞（がんウイルスの研究とその国際交流への貢献）、52年米国がん特別功労賞【著書】岩登技術（昭24）、回想のヒマラヤ（昭30）、山と雪の青春（昭33）【編著】白血病（昭49）【訳書】K2 非情の山（ハウストン、ベーツ　昭31）

伊藤良雄　いとう・よしお

大正7（1918）～平成7（1995）年（77歳）、岐阜

【内科（循環器）】 昭和16年12月東京帝大卒。第2内科入局（佐々貫之教授、美甘義夫教授、上田英雄教授）、34年11月講師（分院第4内科　小林太刀夫教授）、37年6月助教授、分院長（45年4月～52年3月）、47年4月教授（第4内科、分院内科長）、54年4月停年退官。退官後、三楽病院長（54年4月～61年3月）。▽心筋代謝の権威として業績を残した。【著書】心不全の診療（新臨床医学文庫　昭45）【共著】心電図と其の臨床（昭29）、心疾患の病態生理と臨床（昭41）【共編】臨床循環器病講座全5巻（昭50～51）

伊藤隆太　いとう・りゅうた

大正11（1922）～平成19（2007）年（85歳）、広島

【薬理学】 昭和21年東京帝大卒。実地修練、第1内科入局（柿沼昊作教授）、薬理学教室、薬理研究所を経て、30年東邦大助教授、米国留学（国際生理科学連合奨学金、31年　コーネル大薬理学）、40年教授、62年定年退職。▽作曲を高田三郎、諸井三郎、池内友次郎に師事、音楽コンクール2回、芸術祭6回、民放祭、宮城賞他、計12の賞を獲得した。【著書】活性酸素病（平9）【共編】くすりの代謝（昭46）、発達薬理学（昭53）、新医薬品開発要覧臨床編、非臨床編（昭61）【随筆】シーボルトの香炉（昭62）

糸賀一雄　いとが・かずお

大正3（1914）～昭和43（1968）年（54歳）、鳥取

【社会事業家（障害者福祉）】 昭和13年3月京都帝大文学部哲学科（宗教哲学専攻）卒。文学部副手（～14年3月）、13年4月京都市第2衣笠尋常小学校代用教員（～14年12月）、応召（14年5月陸軍2等兵として鳥取第40聯隊入隊、3か月後発病、衛戍病院入院、11月召集解除）、15年1月滋賀県総務部総動員課兼学務部社会教育課（社会教育主事補）、16年1月知事官房秘書課長、7月再応召（中部第47部隊入営、即日解除）、17年7月（地方事務官滋賀県勤務　内務省）、18年6月内政部兵事厚生課長、9月内政部経済統制課長、12月石山学園（生活的に特殊教育を行うための知的障害児施設　園長田村一二）開設、20年6月肺浸潤の診断、21年1月発病、11月近江学園（戦災孤児・知的障害児収容施設）を開設、22年5月（滋賀県事務吏員主事・教育民生部厚生課勤務）、23年4月近江学園長、28年7月あざみ寮（年長女子知的障害児のための職業指導施設　寮長糸賀房）、30年9月信楽青年寮（成人知的障害者のための自由契約施設　寮長池田太郎）、36年4月一麦寮（年長男子のための知的障害児施設　寮長田村一二）開設、38年4月びわこ学園（重症心身障害児施設　園長岡崎英彦）を開設、在職中、43年9月逝去。▽松江高校在学中、キリスト教に入信。「この子らを世の光に」と訴えて、知的障害児の福祉と教育に一生を捧げた。▽昭和42年朝日賞（社会奉仕賞部門　心身障害者の福祉事業に尽くした功績）【著書】この子らを世の光に（昭40）、福祉の思想（昭43）、糸賀一雄全著作集全3巻（昭57～58）

稲垣克彦　いながき・かつひこ

明治44（1911）～平成16（2004）年（92歳）、広島

【陸軍軍医（内科）】 昭和11年3月東京帝大卒。4月陸軍軍医学校入学（軍医中尉）、12年7月第9師団軍医部、9月北支出征（第109師団司令部附　～15年3月）、15年4月陸軍軍医学校尉官学生、18年4月内閣総力戦研究所研究生、12月陸軍軍医学校研究部主宰、20年8月敗戦（軍医少佐）、11月退役、東京帝大研究生（衛生学　田宮猛雄教授）、21年公職追放、23年11月東京警察病院内科、内科医長・中央検査部長を経て、54年3月退職。東京警察病院勤務中の45年11月、日本橋にイナガキ・リウマチクリニック開業、平成13年8月クリニック廃業。▽わが国におけるペニシリン（碧素）開発担当者。陸軍軍医学校研究部在任中の昭和19年2月碧素委員会を結成、11月国産ペニシリン「碧素」を完成した。【訳書】新医学ものがたり　人間は病魔を克服する（エバール　昭33）【随筆】旅路（昭54）【追悼】碧素　国産ペニシリン開発の旗振り稲垣軍医少佐と一高生学徒動員（稲垣晴彦編　平17）【参考】碧素・日本ペニシリン物語（角田房子　昭53）

稲垣長次郎　いながき・ちょうじろう

明治8（1875）～昭和19（1944）年（69歳）、愛知

【内科】 明治35年12月東京帝大卒。独留学（私費、36年3月～40年1月 ヴュルツブルグ大にて研学）、40年4月台湾総督府医院医長兼医学校教授、44年1月兼研究所技師（～6年4月）、大正2年3月兼台北医院長、10年3月退官、東京市京橋区銀座にて開業。

稲垣義明 いながき・よしあき

昭和2（1927）～平成8（1996）年（69歳）、東京

【内科（循環器）】 昭和26年千葉医大卒。実地修練、27年第2内科入局（田坂定孝教授、斎藤十六教授）、31年助手、39年9月講師、46年5月助教授（熊谷朗教授）、米国留学（47年7月～48年7月 ロサンゼルス・シティオブメディカルセンター、ロッドバード教授に師事）、49年12月千葉大教授（初代 第3内科）、附属病院長（60年4月～62年3月）、平成5年3月停年退官。退官後、千葉労災病院長（6年4月～）、在職中8年6月逝去。

【共著】心・血管系のCT診断（昭58）、心・血管系のMRI診断（平3）【編著】循環器疾患の非侵襲的検査有用性と限界（昭57）【共編】循環器内科治療ハンドブック（昭60）、臨床脈管学（平4）【共訳】身近な医学 医学は何を解決できるか（バラノウスキー 昭53）

稲田進 いなだ・すすむ

明治18（1885）～昭和26（1951）年（65歳）、愛知

【内科】 明治43年11月京都帝大福岡医大卒。医化学入室（後藤元之助教授）・助手、45年4月第2内科入局（武谷広教授）、大正4年10月医化学教室、7年11月北里研医員、9年4月慶大助教授（西野忠次郎教授）、11月日赤山口支部病院長兼内科医長兼山口県衛生技師、10年10月朝鮮総督府医院医官（第2内科部長）、12月兼京城医専教授、欧州視察（在外研究員 13年8月～15年1月）、14年12月岡山医大教授（第1内科）、昭和20年3月停年退官。退官後、国立岩国病院長（22年10月～24年9月病気退官）。▽稲田龍吉（内科、九州帝大・東京帝大教授）の実弟。稲田豊（麻酔科、昭和大教授・東大教授）は6男。

稲田務 いなだ・つとむ

明治36（1903）～昭和57（1982）年（78歳）、京都

【泌尿器科】 昭和3年京都帝大卒。第2内科入局（松尾巌教授）、5年4月大学院（～8年3月）、9年7月泌尿器科入局（松本信一教授）、12年助手、14年講師（井上五郎教授）、19年11月助教授（柳原英教授）、25年7月京大教授、42年3月停年退官。退官後、滋賀県立短期大学長（47年4月～51年6月）。▽尿路結石症に関する業績で知られる。俳人として高野素十の高弟、稲田壷青と号した。太田典礼らとともに「葬式無用論」を提唱、逝去後、病理解剖の後、荼毘に付された。

【著書】泌尿器科学（昭22）、包茎手術（昭24）、尿道瘻の手術（昭26）、随想集（昭42）【共編】葬式無用論（昭43）

稲田秀爾 いなだ・ひでじ

明治19（1886）～昭和57（1982）年（96歳）、京都

【耳鼻咽喉科】 明治42年7月慈恵医専卒。9月京都帝大耳鼻科入局（和辻春次教授）、瑞留学（大正7年5月～11年12月 11年11月ベルン大にて学位取得）、14年京都市中京区にて開業。▽昭和27年、京都府耳鼻咽喉科専門医会長（大正12年12月～昭和32年11月）として、3月3日「耳の日」の設定を提唱した。

稲田ユキ いなだ・ゆき

明治8（1875）～昭和21（1946）年（71歳）、新潟

【看護師】 明治31年日赤病院救護看護婦養成所卒。日赤病院勤務。33年北清事変に応召、広島陸軍予備病院に勤務、日本およびフランス傷病兵の看護に従事、37年日露戦争に応召、東京陸軍予備病院渋谷分院救護看護婦長、39年日赤病院に復帰、患者の看護と看護学生の教育指導を担当、昭和11年看護婦監督、14年退職。19年戦禍を受け帰郷。▽大正12年フローレンス・ナイチンゲール記章

稲田豊 いなだ・ゆたか

大正15（1926）～平成22（2010）年（83歳）、岡山

【麻酔科】 昭和24年東大卒。25年6月第2外科入局（福田保教授、木本誠二教授）、30年12月麻酔科（山村秀夫教授）・助手、32年1月助教授、39年2月昭和医大教授（麻酔学）、4月昭和大教授、55年7月東大教授、62年3月停年退官。退官後、太田綜合病院長（62年4月～平成元年9月）、太田綜合病院附属太田西ノ内病院長（元年9月～12年3月）。▽わが国で心臓手術が始まった昭和20年代末から30年代には、心臓麻酔に関する研究、40年以降は、人口・手術症例の高齢化とともに老人麻酔に関する問題点に取り組んだ。▽稲田進（内科、岡山医大教授）の6男、稲田龍吉（内科、東京帝大教授）は伯父。稲田栄一（麻酔科、順天堂大教授）は子息。

【著書】老人麻酔の実際（新臨床医学文庫 昭49）【共著】心臓外科の麻酔（昭34）【編著】呼吸管理ハンドブ

ック（昭54）［共編］最新麻酔科学（昭59）、輸液療法（昭63）

稲田龍吉　いなだ・りょうきち

明治7（1874）～昭和25（1950）年（75歳）、愛知

【内科】 明治33年1月東京帝大卒。第3内科入局（青山胤通教授）、独留学（文部省外国留学生、35年8月～38年11月 ベルリン大、ヴュルツブルグ大、マールブルグ大、シュトラスブルグ大にて研学）、留学中、36年12月京都帝大福岡医大助教授、38年11月教授（第1内科）、大正7年9月東京帝大教授（第3内科）、昭和9年3月停年退官。退官後、癌研附属康楽病院長（初代 9年5月～17年6月）、日本医療団総裁（初代 17年6月～20年4月）、日本医師会長（18年1月～21年2月）。▽京都帝大福岡医大教授当時、心電図計を導入し、心臓病学の先駆的研究を行った。また、大正4年井戸泰とともにワイル病の病原体スピロヘータを発見、純粋培養に成功、世界的名声を博した。ワクチン血清を作製、ワイル病の予防と治療に成功した。さらに九州や四国の風土病、出血性黄疸の病原体もワイル病病原体と同一であることを立証した。▽大正5年恩賜賞（稲田龍吉、井戸泰 黄疸出血性スピロヘーテ病に関する研究）。8年、井戸泰とともにノーベル生理学・医学賞候補となったが、井戸の逝去のために失したと伝えられる。昭和3年学士院会員、19年文化勲章（細菌学に対する貢献）▽天淵と号して書をよくした。▽稲田三之助（逓信省工務局長）、稲田進（内科、岡山医大教授）は弟。

【著書】 インシュリンに就て（大13）、黄疸出血性レプトスピラ病（ワイル氏病）（昭26）**［共著］** 境域疾患（昭6）、重要なる疾患の予後（昭14）、家庭の医学（昭24）

稲臣成一　いなとみ・せいいち

大正6（1917）～平成21（2009）年（91歳）、東京

【寄生虫学】 昭和17年9月岡山医大卒。細菌学入室（鈴木稔教授）、陸軍軍医（中支を転戦、21年復員）、25年4月講師（寄生虫学 山口左仲教授）、30年10月助教授、米国留学（33年9月～34年9月 ジョンズ・ホプキンズ大バング博士の下で、電顕を用いての共同研究に従事）、10月教授、医学部長（50年6月～54年6月）、58年3月停年退官。退官後、香川労災病院長（58年4月～平成3年3月）。▽昭和44年小泉賞（寄生虫の微細構造）

【著書】 医動物学（臨床検査技術全書 昭47）**［共著］** 寄生虫学（昭57）

稲葉逸好　いなば・いつよし

明治12（1879）～昭和18（1943）年（65歳）、三重

【小児科】 明治37年12月京都帝大卒。小児科入局（平井毓太郎教授）、38年助手、42年12月助教授、43年1月兼満鉄大連医院小児科医長、独・墺留学（満鉄派遣、44年～大正3年10月 ベルリン・伝研にて研学）、3年12月南満医学堂教授、11年5月満州医大教授、学長（大正9年8月～昭和10年10月）兼附属病院長（大正9年8月～14年8月）、昭和10年10月退職。芦屋市に転居。▽百日咳菌の動物感染実験に初めて成功した。

【著書】 百日咳（大日本小児科全書 第21編第6冊 昭12）

稲葉俊雄　いなば・としお

明治41（1908）～平成2（1990）年（81歳）、大阪

【ハンセン病医療】 昭和7年大阪帝大卒。国立巴久光明園医務課長、26年10月国療多磨全生園、32年8月国立駿河療養所長、49年5月退官。▽昭和16年の日本癩学会総会で小笠原登のハンセン病体質病論に反論した。42年第40回日本ハンセン病学会総会長。

稲葉益巳　いなば・ますみ

大正14（1925）～平成10（1998）年（72歳）、東京

【皮膚科】 昭和24年昭和医専卒。実地修練、25年整形外科入局（松丸寛教授）、27年法医学入室（野田金次郎兼任講師）、30年5月開業（稲葉クリニック）、40年東京ワキガ研究所併設。▽わきが（腋臭症）をはじめとする体臭の総合的研究と発毛に関する新説（皮脂腺説）で知られる。開発した養毛発毛剤は欧州7か国をはじめ世界17か国で特許取得。▽昭和54年日医最高優功賞（開業医師で学術的貢献の著しい功労者）

【著書】 多汗症・ワキガの治療 その生理と理想的な治療法（昭51）、髪が甦った！（オレンジバックス 昭60）、気になるボディーの臭い解消法 頭髪・口臭・ワキガ・足臭がスッキリ治る（昭63）、イナバ式治療で多汗症・ワキガはきれいに治る（平2）**［共著］** 男性型脱毛症 基礎的研究と予防・治療法（平10）

稲葉良太郎　いなば・りょうたろう

明治10（1877）～大正8（1919）年（42歳）、埼玉

【陸軍軍医（衛生学）】 明治32年12月東京帝大卒（陸軍依託学生）。33年（陸軍2等軍医）、34年4月陸軍

軍医学校御用掛、35年11月(1等軍医)、40年陸軍軍医学校教官(衛生学担当)、東京帝大大学院(医化学 隈川宗雄教授)、独留学(陸軍省官費留学生、41年2月~43年3月 細菌学、病理学を修得)、43年軍医学校教官兼陸軍技術審査部、陸軍戸山学校御用掛。大正8年万国衛生学会(パリ)に参加、帰途、4月30日逝去。

【共著】実用工業衛生学(大5)

稲福盛輝 いなふく・せいき

大正11(1922)~平成14(2002)年(80歳)、沖縄

【医史学、地域医療】 昭和20年満州・錦州医学院卒。22年2月沖縄民政府医師、31年10月稲福医院開業。42年東大教育学部健康教育研究室にて健康教育学専攻、49年東京医歯大難治疾患研究所疫学部門専攻科修了。▽戦後の混乱期、沖縄群島政府医師として久高島診療所に5年間勤務するなど、離島の地域医療に奔走した。沖縄キリスト教短大教授(47年4月~平成12年3月)、沖縄県公衆衛生協会長(58年6月~平成7年6月)、県小児保健会長、県学校医会長などを歴任。県バドミントン協会長をも務めた。▽沖縄の医学史について数多くの著書がある。特に、金城清松とともに企画、金城の逝去後、完成・刊行された『沖縄医学史 近世・近代編』(平成10年)で知られ、平成14年2月東恩納寛惇(沖縄の生んだ歴史学者、特に沖縄史の研究で知られる)賞を受賞した。▽昭和49年文部大臣賞(学校保健に対する功績)、58年日医最高優功賞、平成14年11月県功労者に選ばれ、3日の表彰式直前に急逝。

【著書】沖縄の医学 母子健康編(昭60)、フィラリア小史 沖縄のフィラリア病が撲滅されるまで(昭63)、沖縄コレラ小史(昭63)、沖縄疾病史(平7)、沖縄医学史 近世・近代編(平10)【編著】沖縄の医学 医学資料目録編(昭51)、沖縄の医学 医学・保健統計資料編(昭54)、医学沖縄語辞典(平4)

稲福全志 いなふく・ぜんし

明治42(1909)~平成13(2001)年(92歳)、沖縄

【医政家】 昭和7年3月台北医専卒。4月日赤台湾支部医院、8年8月台中慈恵院彰化診療所、13年9月台北市診療所(~20年8月)、戦後、沖縄に帰る。21年12月沖縄中央病院、26年4月コザ保健所長、27年4月那覇市牧志にて開業(~59年6月)。沖縄群島医師会長(26年3月~28年6月)、沖縄群島医師会理事(30年6月~31年7月)、沖縄医師会理事(31年7月~32年6月)、沖縄医師会常任理事(32年7月~38年6月)、沖縄医師会長(38年7月~40年6月)、沖縄医師会副会長(42年7月~44年6月)、沖縄医師会長(44年7月~47年6月)。▽昭和48年日医最高優功賞(メディカル・アドミニストレーションに貢献した功労者)

稲村 博 いなむら・ひろし

昭和10(1935)~平成8(1996)年(60歳)、徳島

【精神科、精神衛生学】 昭和38年東大卒。実地修練、脳研、東京医歯大助手(難治研犯罪心理学研究部 中田修教授)、50年筑波大講師、53年助教授(社会医学系精神衛生学 小田晋教授)、平成5年兼附属病院福祉相談室長、6年4月一橋大教授兼保健管理センター所長、在任中、8年5月逝去。▽昭和52年以来、ナイジェリア・イフェ大客員教授を兼任。

【著書】自殺学 その予防と治療のために(昭52)、子殺し(昭53)、日本人の海外不適応(NHKブックス 昭55)、家庭内暴力(昭55)、思春期挫折症候群(昭58)、いじめ問題(シリーズ・やさしい心理学 昭61)、機械親和性対人困難症(昭61)、若者・アパシーの時代 急増する無気力とその背景(NHKブックス 平元)、不登校の研究(平6)【共編】情緒障害事典(心身障害事典シリーズ 昭52)、親と教師のための思春期学1~7(昭63)

稲本 晃 いなもと・あきら

明治42(1909)~平成13(2001)年(91歳)、京都

【外科、麻酔科】 昭和8年京都帝大卒。外科入局、16年講師、31年3月教授(初代 麻酔学)、48年3月停年退官。退官後、愛知医大教授(初代 麻酔科 48年4月~51年8月)、大阪歯大教授(初代 歯科麻酔学 51年9月~)、客員教授(55年4月~56年3月)。▽稲本亀五郎(病理学、京城医専教授)は父。

【共編】ストレスと体質(昭42)、臨床麻酔学全書全3巻(昭43~44)

稲本亀五郎 いなもと・かめごろう

明治10(1877)~昭和15(1940)年(62歳)、和歌山

【病理学、内科】 明治39年京都帝大卒。病理学入室(藤浪鑑教授)、助手、講師を経て、大正2年8月京城医専教授(病理学・法医学)、独留学(朝鮮総督府派遣 10年~13年)、昭和6年4月退官、京都市上京区にて開業。7年「再帰熱病理解剖知見補遺」により京都帝大より学位取得。▽明治43年4月第1回日本病

理学会において、藤浪鑑と連名で「移植シ得キ鶏ノ腫瘍ニツイテ」と題した講演を行った。後、「藤浪肉腫」を呼ばれるようになった肉腫の開発者。▽稲本晃(外科・麻酔学、京大教授)の父。

猪 初男 いの・はつお

大正3(1914)～平成11(1999)年(84歳)、新潟

【耳鼻咽喉科】 昭和13年新潟医大卒。国立東京第二病院、39年7月教授、附属病院長(48年4月～51年6月)、54年10月学長、60年10月退官。

【著書】めまい 診断と治療(昭38)、小児耳鼻咽喉科トピックス(新臨床医学文庫84 昭和42) **【共著】**耳鼻咽喉科学(昭24)、耳鼻咽喉科外来診療(昭45)

伊能秀記 いのう・ひでき

大正5(1916)～平成3(1991)年(75歳)、東京

【外科】 昭和14年東京医専卒。附属淀橋病院外科入局(佐藤清一郎教授)、応召(18年1月 北支野戦病院附、中支陸軍病院外科主任、21年4月上海より復員)、21年4月東京医大講師、25年両国病院開設・院長、45年東京医大理事、57年常務理事(病院担当)を務めた。▽昭和10年原三郎教授の『青い蛙』を経て、前田夕暮の『詩歌』に入会、15年同人、23年戦後の復刊に際し、前田透、香川進とともに実務委員を分担、42年第3期『詩歌』復刊、運営委員。

【歌集】冬靄(詩歌叢書 昭44)、超高層群(現代短歌全集 昭62)、伊能秀記歌集(青天叢書 平5)

井上 章 いのうえ・あきら

大正3(1914)～平成19(2007)年(92歳)、神奈川

【生理学】 昭和13年京都帝大卒。第1生理入室(正路倫之助教授)・助手、17年2月講師、20年2月附属医専部教授、23年4月山口医専教授、24年4月山口県立医大教授、33年3月神戸医大教授(第1生理)、34年3月京大教授(第2生理)、スウェーデン留学(38年3月 カロリンスカ研究所)、53年3月停年退官、退官後、明治鍼灸大教授(53年4月～58年8月)。▽山口大在職中、呼吸生理学の研究を進め、空閑(くが)秀邦とともに電磁血流計の試作を試み、注目された。京大在任中、神経伝達物質〝substance P〟が中枢神経から抽出したシナプトソーム分画に存在することを報告した(昭和37年)。▽井上健(基礎物理学、京大教授)の兄。

【共著】運動生理学序説(昭41)

井上一男 いのうえ・かずお

明治43(1910)～昭和46(1971)年(61歳)、島根

【病理学】 昭和10年満州医大卒。病理学専攻(稗田憲太郎教授)、満州国ペスト防疫所、大連満鉄衛生研究所、新京衛生試験所、18年満州医大助教授(病理)、戦後帰国、25年9月山口県立医大教授、39年4月山口大教授、医学部長(44年4月～)、在任中、46年8月逝去。

井上和彦 いのうえ・かずひこ

昭和21(1946)～平成20(2008)年(62歳)、愛知

【整形外科】 昭和46年金沢大卒。57年10月東京女子医大講師(膠原病・リウマチ痛風センター)、60年1月助教授、副所長(平成4年11月～11年4月)、平成7年10月教授、11年5月(第二病院整形外科)、副院長(12年4月～14年3月)、院長(14年4月～)、在職中、20年12月逝去。

【著書】ひざの教室(ブルーバックス 平元)、ゴルフ百まで(平8)、関節の痛みがよくわかる本(平11)

【共著】ひざの痛い人が読む本 中高年の膝痛症からスポーツ障害まで(平7)、リウマチの病態生理と診断・治療(大衆医学撰書 平13)

井上 硬 いのうえ・かたし

明治27(1894)～昭和44(1969)年(75歳)、岡山

【内科】 大正8年京都帝大卒。第2内科入局(松尾巌教授)、14年8月助教授、独留学(在外研究員、ミュラー教授に内科学、フェリクス教授に蛋白化学・病態生理学を学ぶ)、昭和14年12月教授(第1内科)、附属病院長(24年12月～28年12月)、ウイルス研究所長(31年7月～32年7月)、32年7月停年退官。退官後、神戸学院大(栄養学部長 43年4月～)、在職中、44年10月逝去。▽ビタミンの臨床応用の系統的研究、肝・消化器領域の研究に従事。井上・雲反応(肝機能検査法)を開発。▽昭和30年日本ビタミン学会鈴木(万)賞(ビタミンB群の臨床応用)

【著書】十二指腸ゾンデの臨牀的応用(大13)、日本人の栄養(昭23) **【共編】**臨床生化学第1、第2(昭34～35)

井上嘉都治 いのうえ・かつじ

明治9(1876)～昭和19(1944)年(67歳)、京都

【医化学】 明治34年12月東京帝大卒。35年2月京都帝大医化学入室(荒木寅三郎教授)・助手、36年5月助教授、独留学(文部省外国留学生、44年3月～大正

2年6月 ハイデルベルグ大にて研学)、大正2年9月東北帝大医専部教授、4年7月東北帝大医大教授(初代 医化学)、医科大学長(5年4月~)、医学部長(8年4月~9年7月)、昭和13年3月停年退官。▽昭和9年、子息の思想(赤化)問題から辞表提出、慰留され留任したことがある。

井上佳代子 いのうえ・かよこ

昭和27(1952)~平成19(2007)年(55歳)、大阪

【内科、遺伝学(遺伝疫学)】 昭和49年京大教育学部卒、松下電器技術本部勤務、60年筑波大卒。附属病院、63年関西労災病院内科、平成6年住友生命社会福祉事業団総合検診システム、12年京大大学院入学(社会健康医学系 小泉昭夫教授)、14年修士課程修了、仏留学、17年博士課程修了、医学研究科講師、在職中、19年6月逝去。▽家族性脳動脈瘤の原因遺伝子の一つを発見、もやもや病の遺伝解析に挑戦していた。また、化学物質による環境汚染の問題にも関心をもち、京大生物試料バンクの創設に貢献した。

井上喜美雄 いのうえ・きみお

昭和7(1932)~平成14(2002)年(70歳)、東京

【内科】 昭和32年東大卒。実地修練、物療内科入局(大島良雄教授)、全国共済農業協同組合連合会勤務、医務部長、常務理事。▽国民栄養協会理事、日本農村医学会理事を歴任。

【訳書】あなたの遺伝子1未来の親たちへ、2遺伝と健康(ミランスキー 昭55)、肥満は親がつくる ゼロ歳からのダイエット(ウィルキンソン 昭63)

井上恭一 いのうえ・きょういち

昭和11(1936)~平成13(2001)年(64歳)、大阪

【内科】 昭和36年京大卒。新大阪病院にて実地修練、第1内科入局(脇坂行一教授)・大学院、42年新潟大助手(第3内科 市田文弘教授)、45年講師、51年富山医薬大助教授(佐々木博教授)、平成2年関西医大教授、附属病院長(9年4月~13年3月)、在職中、13年7月逝去。

【編著】原発性胆汁性肝硬変 病態・治療・予後(消化器病セミナー54 平6) **【共編】**自己免疫性肝疾患(平8) **【監修】**肝癌のマイクロ波凝固治療(平11)

井上清恒 いのうえ・きよつね

明治37(1904)~昭和63(1988)年(83歳)、福岡

【生理学】 昭和3年東京帝大卒。第1生理学入室(橋田邦彦教授)、16年昭和医専教授、21年4月昭和医大教授、32年2月(第1生理)、39年4月昭和大教授、医学部長(42年8月~46年9月)、46年3月定年退職。

【著書】生物学(昭18)、生体の科学(昭21)、高校生物(昭34)、医学史概説(昭43) **【編著】**近代科学者評伝(昭23)

井上権治 いのうえ・けんじ

大正7(1918)~平成10(1998)年(79歳)、福岡

【外科】 昭和19年九州帝大卒。第2外科入局(友田正信教授)、鳥取大助教授、36年10月九大助教授(結研)、39年11月愛知県がんセンター部長(胸部第2部)、41年2月徳島大教授(第2外科)、附属病院長(47年2月~49年1月)、59年3月停年退官。▽昭和58年徳島新聞賞科学賞(乳癌研究)

【編著】肺癌(外科 mook no.25 昭57)

井上五郎 いのうえ・ごろう

大正6(1917)~平成8(1996)年(79歳)、愛媛

【栄養学】 昭和16年京都府立医大卒。召集(小倉陸軍病院)、戦後、精神科入局、22年9月第1生理入室(吉村寿人教授)・助手、25年助教授、26年大阪市大教授(家政学部 初代栄養生理学)、40年4月徳島大教授(栄養学科 初代栄養化学)、米国留学(45年 マサチューセッツ工大スクリムショウ教授)、58年3月停年退官。退官後、中村学園大教授(家政学部 58年4月~60年3月)。▽栄養学の権威。日米医学協力研究栄養部会長、アジア栄養学会長など国際的にも活躍した。

【共著】基礎栄養学(昭38) **【共編】**食物と栄養の科学1~14(昭61~63) **【訳書】**エネルギー・蛋白質の必要量(FAO/WHO合同特別専門委員会報告 昭49)

井上駿一 いのうえ・しゅんいち

昭和5(1930)~昭和62(1987)年(57歳)、宮城

【整形外科】 昭和32年千葉大卒。東京逓信病院にて実地修練、千葉大整形外科入局(鈴木次郎教授)、講師を経て、43年1月助教授、43年8月教授、在任中、62年9月逝去。▽脊椎外科の分野で活躍した。

【著書】脊椎側彎症(昭57) **【共著】**小児の脊椎変形・下肢変形(昭50) **【編著】**脊椎靭帯骨化症(昭57) **【共編】**脊椎変形(昭52)、標準整形外科学(昭54)

井上治郎　いのうえ・じろう

昭和11(1936)～平成20(2008)年(72歳)、東京

【眼科】　旧姓丸山。昭和35年東大卒。実地修練、36年5月眼科入局(萩原朗教授)・助手、39年7月大蔵省診療所、米国留学(41年12月～45年9月 シカゴ大眼科研究所講師)、45年10月虎の門病院勤務、46年7月帝京大助教授、48年10月井上眼科病院副院長、56年9月院長(第9代 ～平成13年)、14年理事長、在職中、20年6月逝去。▽井上正澄(眼科、第8代井上眼科病院)の嗣子、桐沢長徳(整形外科、東北大教授)の娘婿。

【著書】白内障はこうして治す(平4)、眼の成人病(平5)、正常眼圧緑内障(平14)【共著】眼科領域における医原性疾患と薬剤の副作用(昭48)【編著】眼科病院システムと診療のコツ(平14)

井上善十郎　いのうえ・ぜんじゅうろう

明治26(1893)～昭和36(1961)年(68歳)、埼玉

【衛生学】　大正9年12月東京帝大卒。伝研技手(長与又郎所長)、欧州留学(国際連盟交換研究生、昭和2年6月～4年7月 パストゥール研究所にて修学)、4年7月北海道帝大教授、兼外務省中華民国出張防疫事務嘱託(13年4月～16年7月 同仁会上海防疫処長)、医学部長兼附属医専部長(20年12月～22年12月)、22年10月北大教授、32年3月停年退官。▽在任中、結核予防会北海道支部長、北海道医師会長、北海道文化協会長、北海道労働科学研究所長など学外でも広く活躍した。昭和34年社会党公認で参議院全国区に立候補したが落選した。▽昭和29年保健文化賞(公衆衛生各分野における研究および衛生行政への貢献)、北海道新聞文化賞(科学技術賞 予防医学の研究)

【著書】近世衛生学(昭12)、新衛生学(昭19)、空気イオンの医学的研究(昭21)、新生中国を打診する(昭33)【訳書】伝染病ニ於ケル免疫ニ関スル研究(ア・ベスレドカ　昭8)

井上善次郎　いのうえ・ぜんじろう

文久2(1862)～昭和16(1941)年(78歳)、讃岐(香川)

【内科】　明治22年11月帝大卒。第二医院(下谷)医員(佐々木政吉教授)、24年1月第三高等中学校教授、9月内科副医長(医長は院長の管之芳)、27年6月三高教授、28年岡山県病院内科医長、31年3月一高教授、4月県立千葉病院司療医長、34年4月千葉医専教授、独留学(文部省外国留学生、34年9月～36年10月 シュトラスブルグ大ホフマイステル教授、ヴュルツブルグ大クンケル教授、エルランゲン大シュトリュンペル教授の下で胃腸病、医化学の研究従事)、大正4年10月第1内科医長、5年9月辞任、千葉市にて井上診療所(後の井上病院)開設、昭和4年井上病院を花岡和夫に譲渡、5年1月自邸に博愛会医院を開設、逝去まで医業継続。▽井上内科新書は第1巻を明治38年9月刊行以来、各巻が昭和2年までに15～16版が刊行されている。

【著書】井上内科新書第1巻消化器病編(明38)、第2巻呼吸・循環・泌尿・生殖器病編(明39)、第3巻神経病・中毒編(明39)、第4巻伝染病・全身病編(明40)、井上小内科書(明41)【共著】内科診断学(大4)【伝記】井上善次郎先生伝(昭18)

井上剛　いのうえ・たけし

明治39(1906)～昭和62(1987)年(81歳)、京都

【法医学】　昭和5年金沢医大卒。第1病理入局(中村八太郎教授)、7年5月東北帝大助教授(法医学石川哲郎教授)、11年5月金沢医大助教授(古畑種基教授 東京帝大兼任)、独留学(在外研究員、11年5月～13年12月 カイザー・ウィルヘルム研究所ブーテナント教授に師事)、14年2月教授、24年5月金沢大教授、医学部長(42年4月～44年3月)、46年3月停年退官。

【著書】新法医学前編(昭27)、鑑定入門(昭55)

井上武宏　いのうえ・たけひろ

昭和27(1952)～平成22(2010)年(58歳)、岐阜

【放射線科】　昭和52年3月岐阜大卒。5月阪大放射線科入局(重松康教授)・研究員、7月研修医、53年7月大阪府立成人病センター放射線治療科(技術吏員)、57年12月阪大助手(歯学部放射線科 渕端孟教授)、60年8月(医学部放射線科 小塚隆弘教授)、平成元年7月NTT大阪逓信病院放射線科医長、5年1月阪大助手(放射線科 小塚隆弘教授)、6月助教授(附属バイオメディカル教育研究センター生体情報部門集学放射線治療学研究部 井上俊彦教授)、17年4月教授(放射線治療学)、在職中、22年4月急逝。▽前立腺癌に対する高線量率小線源治療単独療法を世界で初めて実施。

【共編】放射線治療学(改訂3版　平19)

井上達一 いのうえ・たついち

明治12(1879)~昭和17(1942)年(62歳)、東京

【生理学】 明治39年12月東京帝大卒。40年1月生理学入室(大沢謙二教授)・助手、独留学(私費 40年6月~44年12月)、45年1月仙台医専教授、4月東北帝大医専部教授、大正4年4月辞職、5年9月東京医学講習所講師、7年4月東京医専教授、10年5月退職。▽井上達也(眼科、井上眼科初代病院長)の長男。井上達二(7代病院長)は弟、井上誠夫(6代病院長)は義弟。

井上達二 いのうえ・たつじ

明治14(1881)~昭和51(1976)年(95歳)、東京

【眼科】 明治37年12月東京帝大卒。眼科入局(河本重次郎教授)・大学院、陸軍衛生部衛生勤務幇助員(38年5月~9月)、独留学(私費、39年7月~42年11月ライプチヒ大ザットレル教授らに師事、ベルリン国立伝染病研究所、ロンドン大附属病院、パリ大を訪問、帰国)、42年11月井上眼科病院長(7代)を継承。▽井上達也(眼科医、井上眼科医院の創立者)の次男。独留学中、「視中枢の銃創による視力障害」にて学位受領。88歳まで診療を続け、小児試視力用画本(大正4年)、国際試視力集本(昭和31年)などの発表を行った。

井上達也 いのうえ・たつや

嘉永元(1848)~明治28(1895)年(47歳)、阿波(徳島)

【眼科】 明治3年7月大学南校入学[ミュルレル(外科・産婦人科・眼科を担当)に師事]、4年卒。眼科専攻としミュルレルに師事、9年12月東京医学校眼科掛(わが国における最初の眼科担当者)、11年3月兼東大(旧)別課生・通学生の教授、13年助教授(~15年10月)、14年2月神田駿河台に済安堂医院開設、独留学(私費、18年6月~19年7月 ベルリン大ヒルシュベルグ教授などに師事)、24年井上眼科医院、25年井上眼科病院と改称、28年7月落馬のため大腿骨折、15日逝去。▽わが国における近代眼科学の開拓者。白内障手術を得意とした。▽井上達二(7代井上眼科病院長)は次男。

[著書]井上眼療書巻之1(明11)、白内障手術篇(明27)[編著]井上眼療書備忘録篇(明27)[校閲]掌中試視力表解説(武氏)(ブヒアルド 明25)

井上なつゑ いのうえ・なつえ

明治31(1898)~昭和55(1980)年(82歳)、兵庫

【看護師】 大正2年京都産婆学校修業、産婆検定試験合格。6年日赤大阪支部病院救護看護婦養成所卒。11年同病院看護婦長。13年応召(樺太陸軍病院)、15年津田塾大予科内地留学、昭和3年英国留学(ロンドン大ベッドフォードカレッジ)、4年11月日赤救護班、日赤病院勤務(~15年11月)。16年11月日本保健婦協会設立・初代会長。21年11月日本産婆看護婦保健婦協会(26年、日本看護協会に改称)設立・初代会長。22年第1回参議院選挙当選(看護職初の国会議員)。

[自伝]わが前に道はひらく(昭48)

井上誠夫 いのうえ・のぶお

明治8(1875)~昭和46(1971)年(96歳)、長野

【眼科】 旧姓木内。明治34年12月東京帝大卒。眼科入局(河本重次郎教授)、独留学(私費、35年8月~38年8月 フライブルグ大、ライプチヒ大にて研学)、9月井上眼科医院長(6代 ~42年2月)、独・瑞留学(42年12月~45年2月 ハイデルベルグ大、ベルン大、ライプチヒ大に学ぶ)、45年6月岡山医専教授、大正6年1月順天堂医院眼科部長兼東京医専教授、8年12月赤坂溜池に井上眼科医院開設、12年4月永田町井上眼科医院開設、昭和5年2月順天堂医院眼科部長兼宮内省侍医御用掛(~20年)、10年3月順天堂退職、自宅診療。▽井上達也(井上眼科病院創立者)の養子、娘婿(長女茂登子と結婚)。

[共著]近世看護婦学上巻(大14)、中巻(大15)

井上正澄 いのうえ・まさずみ

明治44(1911)~平成16(2004)年(93歳)、東京

【眼科】 昭和11年千葉医大卒。眼科入局(伊東弥恵治教授)、陸軍軍医(14年2月 軍医予備員として近衛歩兵第3聯隊入隊、3月千葉陸軍病院、5月衛生軍曹として除隊)、5月横須賀海軍共済病院医長(海軍嘱託)、応召(16年7月 近衛第1聯隊出頭、見習士官として満州・孫呉野戦病院、11月除隊)、横須賀海軍共済病院復帰、再応召(18年9月市川・東部高射砲師団第5聯隊入隊、20年8月復員)、11月築地の米陸軍病院勤務、欧米出張(27年9月~28年2月 眼科事情調査視察)、38年5月第8代井上眼科病院長、56年9月院長辞任。▽軍務のかたわら「対空監視による眼底の太陽傷と其の対策」の論文をまとめ、昭和20年4月千葉医大より学位受領。▽井上達二(第7代院長)の長男、井上治郎(第9代院長)は長男。

【著書】内科と眼科の眼底検査の実際（医家叢書第117　昭27）、白内障全摘出手術（昭29）【訳書】眼と薬物中毒（ウォルシュ　昭27、綜合医学新書第21）【随筆】コロンボの義眼（昭62）

井上通夫　いのうえ・みちお

明治12（1879）～昭和34（1959）年（80歳）、徳島

【解剖学】旧姓笠井。明治36年12月東京帝大卒。37年4月東京外語仏語専修科入学、独・仏留学（文部省外国留学生、39年7月～44年12月　ゲッチンゲン大、グライフスワルド大）、解剖学入室（大沢岳太郎教授）、45年1月講師、大正3年7月助教授（第1解剖）、10年2月教授（第2解剖）、11年1月（第1解剖）。昭和14年3月停年退官・名誉教授。退官後、東京医大教授（大正5年9月東京医学講習所開設以来、教授を務めていた。昭和25年4月顧問教授となり、27年4月退職、東京医大初の名誉教授）、日本歯大教授（26年5月～）、在職中、34年6月逝去。▽口蓋の発生、兎唇、狼咽、顔面の形成についての研究で世界的に知られる。

【著書】解剖学［井上通夫述、小笠原正名編　昭12（謄写版）］

井上通泰　いのうえ・みちやす

慶応2（1866）～昭和16（1941）年（74歳）、播磨（兵庫）

【眼科、歌人】旧姓松岡。明治23年11月帝大卒。眼科入局（河本重次郎教授）・助手、26年4月兵庫県立姫路病院副院長兼眼科部長、28年7月三高教授兼岡山県病院眼科医長、34年4月岡山医専教授、35年11月退官。上京、渋谷区にて眼科開業。▽大正15年12月（60歳）医業を廃業、以後、国文学、国学史の研究に専念。▽明治40年御歌所寄人、大正9年宮中顧問官、昭和12年芸術院会員、13年12月貴族院議員（勅選～16年8月）▽松岡鼎（千葉県医師会長）は兄、柳田国男（民俗学者、貴族院書記官長）、松岡静雄（海軍少将）、松岡映丘（日本画家、帝国美術院会員）は弟。

【歌集】南天荘集（柳田国男編　昭18）

井上義弘　いのうえ・よしひろ

明治37（1904）～昭和44（1969）年（65歳）、石川

【陸軍軍医、陸上自衛隊医官】昭和4年台北医専卒。陸軍見習医官、6年（3等軍医）、18年（軍医中佐）。戦後、第1復員省、厚生省復員局勤務、28年保安庁出向、陸上幕僚監部衛生課長、陸上自衛隊衛生学校長。33年陸将補、35年退官。近代5種競技世界選手権大会（ブダペスト）に日本選手団長として参加中、44年9月急逝。▽昭和44年日本体育協会近代5種・バイアスロン連合会副理事長となり、専門の体力医学の分野で活躍した。

猪木正三　いのき・しょうぞう

明治44（1911）～昭和60（1985）年（73歳）、三重

【寄生虫学】昭和14年3月大阪帝大卒。5月助手（微研・寄生虫学　吉田貞雄教授）、18年10月大学院特別研究生、19年8月戦時研究補助員、23年2月助教授（森下薫教授）、米国留学（28年8月　インディアナ大ソネボーン教授、海軍医学研究所フック博士）、30年8月阪大教授（原虫学部）、35年4月（寄生虫原虫学部）、50年4月停年退官。

【監修】原生動物図鑑（昭56）

猪子吉人　いのこ・きちんど／よしと

慶応2（1866）～明治26（1893）年（27歳）、但馬（兵庫）

【薬理学】明治20年11月帝大卒。大学院、21年7月助手（薬学）、22年12月助教授、独留学（25年9月文部省外国留学生として毒物学研究を命ぜられ、10月出発、12月ベルリン大コッセル教授のもとで研究開始）、留学中、腸チフスに罹患、26年9月逝去。▽帝大卒後、フグ中毒、毒キノコに関する多数の論文を発表、内外からの高い評価を受け独に留学した。▽猪子止戈之助（外科、京都帝大初代第1外科教授）の弟。

猪子止戈之助　いのこ・しかのすけ

万延元（1860）～昭和19（1944）年（83歳）、但馬（兵庫）

【外科】明治15年東大（旧）卒。5月京都府甲種医学校教諭、16年1月副校長、20年1月校長、欧州留学（私費、25年2月～27年2月　ウィーン大で耳科をポリツェル教授、喉科をキアリ教授、外科をビルロート教授、ベルリン大学で病理学をウィルヒョー教授に学び帰国）、32年7月京都帝大教授（初代　第1外科）、附属医院長（32年7月～34年2月）、36年4月京都帝大京都医大教授、大正8年4月京都帝大教授、大正10年1月停年退官。▽わが国における大手術の開祖。明治17年、卵巣嚢腫剔出に成功、18年子宮筋腫の剔出成功、脾臓剔出を行ったが数日後死亡、19年頸部食道癌切除を行ったが3週後死亡、20年腎臓腫瘍剔出に成功、23年喉頭癌に対する喉頭全剔出に成功、盲腸周囲膿瘍切開に成功、24年結腸切除に成功、28年胃癌切除に成功、29年肺結核空洞の切開焼灼に成功。▽藤浪鑑（病理学、京都帝大教授）、今村

新吉（精神病学、京都帝大教授）は娘婿、森茂樹（病理学、京都帝大教授）、汐見三郎（経済学、京都帝大教授）は孫。猪子吉人（薬理学、独留学中逝去）の兄。

猪瀬 正　いのせ・ただし

大正3（1914）～平成7（1995）年（81歳）、栃木

【精神科】昭和12年東京帝大卒。精神科入局（内村祐之教授）、13年助手、15年東京市立松沢病院、応召（16年～21年）、26年副院長、29年1月横市大教授（精神神経科）、52年3月定年退職。退職後、国立武蔵療養所長（52年4月～57年3月）。

【著書】精神科常用検査手技（昭36）**【共編】**精神分裂病（昭41）

井林 博　いばやし・ひろし

大正12（1923）～平成10（1998）年（74歳）、北海道

【内科（内分泌・代謝学）】昭和22年9月東京帝大卒。附属病院にて実地修練、24年4月第3内科入局（冲中重雄教授）、26年6月助手、32年8月父急逝のため退職、帰郷開業（父業継承）、33年11月助手復職、米国留学（フルブライト研究員、35年10月～37年9月　ユタ大生化学、ハーバード大薬理学）、37年10月助手（中尾喜久教授）、46年9月九大教授（第3内科）、62年3月停年退官。退官後、門司労災病院長（62年5月～平成8年3月）。▽昭和39年日医医学研究助成費（薄層クロマトおよびガスクロマトグラフィー法によるステロイドホルモンの微量測定法の基礎的研究）、43年朝日学術奨励金（副腎アンドロジェンに関する実験的および臨床的研究）、47年山路自然科学賞（生体試料中ステロイドホルモンの微量定量に関する研究）

【共訳】簡明内分泌学（キャット　昭51）

井深八重　いぶか・やえ

明治30（1897）～平成元（1989）年（91歳）、台湾（台北）

【看護師、ハンセン病医療】大正7年同志社女学校英文科卒。長崎県立長崎高女の英語教師となる。8年ハンセン病で神山復生病院に入院、11年土肥慶蔵（皮膚科）が誤診と判定。しかしレゼー院長の献身的姿から病院に留まり、12年東京看護婦学校速成科卒。同病院初の看護婦として勤務、昭和53年4月名誉婦長就任。▽生涯をハンセン病患者の看護に捧げた。▽遠藤周作『わたしが・棄てた・女』（昭和39年）のモデルとされる。▽父は井深彦三郎（大陸浪人、衆議院議員）、叔父は井深梶之助（明治学院長）、井深大（ソニー創始者）は遠縁。▽昭和36年フローレンス・ナイチンゲール記章、52年朝日社会福祉賞（半世紀以上にわたり癩者の福祉向上に尽くした功績）

【伝記】人間の碑　井深八重への誘い（平14）

今井 澄　いまい・きよし

昭和14（1939）～平成14（2002）年（62歳）、満州

【医師、政治家】昭和45年東大卒。47年佐久市立国保浅間総合病院、49年諏訪中央病院勤務、55年院長、63年名誉院長、平成4年参院選長野地方区から当選（社会党）、8年民主党、10年参院選比例区に当選（2回）。▽在学中、安保闘争、大学管理法案闘争に参加、昭和43年～44年、インターン制度問題を契機とした東大闘争では全共闘のリーダー、安田講堂事件では、最後まで講堂内に残り、実刑判決を受け服役。医療を通じての地域運動を志し、地域医療、医療情報システムについて発言を続け、後、政界に進出、参議院厚生委員長、民主党医療制度改革ワーキングチーム座長などを務めた。

【著書】理想の医療を語れますか　患者のための制度改革を（平14）、たちまち日記　今井澄獄中日記・往復書簡・未発表草稿（平20）

今井真吉　いまい・しんきち

慶応2（1866）～昭和23（1948）年（81歳）、越前（福井）

【眼科】明治23年10月帝大卒。11月眼科入局（河本重次郎教授）、助手、24年4月大阪医学校教諭（清野勇校長）、独留学（大阪府派遣　30年5月～32年6月）、35年12月嘱託、38年11月退職。大阪市北区土佐堀で開業、戦中・戦後、豊中に隠栖。▽大阪医学校の第1回留学生として佐多愛彦（内科、大阪医学校長・大阪高等医学校長・大阪医大学長）とともにドイツに派遣された。しかし、積極性に欠け、医学校の大阪高等医学校昇格に際して教授選考より漏れ、退職せざるを得なくなったと伝えられる。

今井 環　いまい・たまき

明治41（1908）～昭和56（1981）年（73歳）、大分

【病理学】昭和7年九州帝大卒。病理学入室（田原淳教授、大野章三教授、小野興作教授）、14年6月助教授、17年5月附属臨時医専部教授、19年3月（附属医専部）、19年7月兼医学部助教授、20年12月医学部教授（第1病理）、22年9月九大教授、医学部附属がん研究施設長（36年4月～41年4月）、46年3月停年退官。退官後、福岡大教授（46年4月～53年3月）、

特任教授(53年4月～)、在職中、56年10月急逝。
【著書】ガン(昭38) **【共編】**病理学(昭38)

今泉亀撤　いまいずみ・きてつ

明治40(1907)～平成21(2009)年(102歳)、福島

【眼科】 昭和11年東北帝大卒。眼科入局(小柳美三教授)、12年1月助手、15年3月助教授、24年6月岩手医大教授、兼八戸赤十字病院長(41年9月～45年8月)、兼国立花巻温泉病院長(49年4月～)、50年3月定年退職。退職後、国立花巻温泉病院長専任(～53年8月)、今泉眼科病院・今泉西病院理事長。▽角膜移植の功労者。国内初の角膜移植に成功。昭和31年3月、わが国で初めて岩手医大に「目の銀行」を開設。第1回世界角膜学会議(39年10月、ワシントンＤＣ)においてジョンソン米副大統領から感謝状を贈られた。▽49年河北文化賞(アイバンク設立の基礎を築き世界的水準の角膜移植術を確立)、平成19年保健文化賞(角膜移植の普及とアイバンク設立に尽力し、多くの視覚障害者が視力を得る手段を提供した。社会に与えた影響は極めて大きい)

【著書】角膜の解剖及び生理、角膜の臨床検査法、角膜の炎症(日本眼科全書第17巻第2冊第1分冊 昭37) **【随筆】**氷のささやき(平3)、蝉の生涯(平4) **【回想】**秘すれば花(平10)

今泉恭二郎　いまいずみ・きょうじろう

大正4(1915)～平成5(1993)年(77歳)、福岡

【精神科】 昭和15年九州帝大卒。精神科入局(下田光造教授、中脩三教授)、助手、応召(18年3月第117兵站病院附軍医として東部ニューギニア、19年1月結核、マラリアのため内地送還。3月小倉陸軍病院を経て久留米陸軍病院入院、3か月帰郷療養の後、久留米陸軍病院附軍医として敗戦、20年11月復員)。21年1月宮崎精神病院、25年3月徳島大徳島医大助教授(精神神経科 桜井図南男教授)、33年6月徳島大教授、49年7月辞職、11月大阪回生病院神経科部長、55年4月定年退職。8月中神経科、62年退職。

【著書】精神病患者の生活指導と作業療法(昭32) **【訳書】**ソヴェトにおける精神分裂病の研究(ソ連医学アカデミー 昭32) **【共訳】**人間の大脳活動 人間の高次神経活動生理学概説(トラーウゴット、バローノフ、リーチコ 昭39、現代ソヴェト条件反射叢書) **【自伝】**語膾(平3)

今泉忠男　いまいずみ・ただお

明治35(1902)～平成11(1999)年(97歳)、愛知

【医師、歌人】 昭和2年慈恵医大卒。東京市芝松山病院勤務の後、3年12月愛知県御津町にて開業(父業継承)、63年廃院(今泉医院は登録有形文化財に指定されている)。▽歌人(御津磯夫 みと・いそお)。大正10年「アララギ」に入会、昭和7年三河アララギ会を創立、29年『三河アララギ』を創刊・主宰。

【歌集】陀兜囉の花(昭37)、わが冬葵(昭52)、御津磯夫歌集(平元)、続(平4)、続々(平7) **【歌論】**海浜独唱1～5(昭44～51)、続1～5(昭53～平3)

今泉礼治　いまいずみ・れいじ

明治38(1905)～昭和62(1987)年(82歳)、長崎

【薬理学】 昭和10年大阪帝大卒。薬物学入室(長崎仙太郎教授)、助教授(第2薬理 岡川正之教授)、21年助教授(第1薬理)、24年7月教授(第1薬理)、医学部長(37年1月～42年3月)、44年4月停年退官。退官後、大阪労災病院長(44年～52年)。▽本態性高血圧の発症機序の研究と下降剤の研究で知られた。

【編著】カテコールアミン(昭43)

今枝保　いまえだ・たもつ

昭和3(1928)～昭和63(1988)年(60歳)、岐阜

【皮膚科、細菌学(細菌遺伝学)】 昭和28年京大卒。附属病院にて実地修練、皮膚科入局(山本俊平教授)、助手(皮膚病特別研究施設 西占貢教授)、助手(皮膚科)、ベネズエラ国立科学研究所実験病理部門、45年米国ニュージャージー医歯大教授、在職中、63(1988)年8月ニュージャージー州にて逝去。▽昭和39年日本らい学会桜根賞(癩菌の超微細構造に関する研究)、アカデミックアワード(米国政府)

今川与曹　いまがわ・よそう

明治35(1902)～昭和59(1984)年(82歳)、長野

【口腔外科】 昭和2年新潟医大卒。病理入室(川村麟也教授)、16年東京高等歯科医学校附属病院講師(保存科)、22年4月東京医歯専教授、24年7月岡山大教授(初代 歯科学)、29年12月阪大教授(歯学部口腔治療学)、32年4月東京医歯大教授(歯学部第2保存学)、43年4月停年退官。退官後、鶴見大教授(歯学部第2保存学 45年4月～48年3月、短大部保健科長 48年4月～52年3月)。▽新潟時代、昭和6年川村麟也教授とともに、「動物体内における恙虫病病原リケッチアの増殖について」と題した論文を日

本病理学会雑誌に独文で発表。▽昭和7年浅川賞（緒方規雄、海野幸胤、長与又郎、宮川米次、田宮猛雄、三田村篤志郎、佐藤清、川村麟也、今川与曹　恙虫病病原発見に関する業績）【著書】膿漏処置の実際（昭35）【共著】臨床歯周病学（昭43）

今田見信　いまだ・けんしん

明治30(1897)～昭和52(1977)年(80歳)、島根

【医書出版、歯科、歯学史】 大正6年東京歯科医学校卒、7年東洋歯科医学校実地科卒（佐藤運雄教授）。歯科医院開業。10年歯苑社創立、『日本の歯界』主幹、『歯科公報』主幹、日本医学雑誌社社長を経て、26年医歯薬出版創立・社長、42年会長。▽昭和43年歯学史研究会創立に参加・理事、58年日本古医学資料センター評議員、60年野口英世記念会監事などを務めた。**【著書】** 今田見信著作集1イーストレーキ先生、2小幡英之助先生、3開国歯科医人伝（昭48）**【共著】** 日本の歯科医学教育小史（昭52）**【編著】** 歯科臨床技術講座1～6（昭41～43）、歯科史料（昭42）、続（昭47）

井街　謙　いまち・けん

明治36(1903)～昭和24(1949)年(46歳)、山口

【眼科】 昭和3年京都帝大卒。眼科入局（盛新之助教授）、7月助手、5年4月大学院、6年4月北野病院眼科医長、7年4月大阪女子医専教授、9年8月倉敷中央病院医長、21年12月倉敷市にて開業、24年8月京大教授、在任中、12月急逝。▽昭和25年4月日本眼科学会総会宿題報告「視神経疾患に対する開頭術」は静代夫人（眼科医）によって代読された。▽京都帝大在学中、陸上ハードルの日本新記録を樹立、極東選手権競技会には日本代表選手としてマニラに遠征した。▽市川清（眼科、京都帝大教授）夫人、志賀潔（細菌学、京城帝大総長）夫人は叔母、井街讓（眼科、神戸大教授）、井街仁（工学、東海大教授）は弟。

井街　讓　いまち・じょう

明治42(1909)～平成21(2009)年(99歳)、京都

【眼科】 昭和8年京都帝大卒。眼科入局（盛新之助教授）、12年4月大学院、13年9月講師、16年1月兼附属医専部講師、18年7月兵庫県立神戸病院眼科部長、陸軍軍医（19年1月～20年12月 広島陸軍病院）、20年12月兵庫県立医専眼科部長、21年10月講師、22年11月兵庫県立医大兼県立医専教授、27年2月神戸医大教授、附属病院長（37年8月～39年3月）、41年4月神戸大教授、48年3月停年退官。退官後、兵庫医大教授（48年4月～57年3月）、病院長（55年4月～57年3月）。▽神経眼科、特に家族性視神経萎縮症（レーバー病）の研究で知られる。▽志賀潔（細菌学、京城帝大総長）夫人、市川清（眼科、京都帝大教授）夫人は叔母。井街謙（眼科、京大教授）の弟。

【随筆】 忘れ得ぬことども（平16）

今永　一　いまなが・はじめ

明治35(1902)～平成9(1997)年(95歳)、大分

【外科（消化器）】 昭和3年九州帝大卒。第1外科入局（赤岩八郎教授）、8年6月助手、9年3月講師、独留学（在外研究員 11年10月～13年4月）、13年11月助教授、14年7月熊本医大教授（第1外科）、附属病院長（20年3月～22年6月）、附属医専部長（24年3月～25年3月）、24年5月熊本大教授、11月名大教授（第2外科）、欧米出張（在外研究員 34年9月～35年5月）、附属病院分院長（35年5月～36年4月）、兼愛知県立がんセンター病院長（初代 39年12月～）、40年6月停年退官。退官後、県立がんセンター病院長専任（40年7月～）、総長（48年6月～54年3月）。▽昭和33年膵頭十二指腸切除後の消化器再建法の新法（今永法）を考案、報告した。▽昭和38年中日文化賞（門脈圧亢進症の研究）

【著書】 主訴による外科疾患の診断と治療（昭32）、胆道・肝臓外科手術（昭34）

今西ヨシ　いまにし・よし

明治17(1884)年～不詳、奈良

【看護師（助産師）】 私立大和女学校を経て、明治38年4月奈良県立産婆看護婦養成所（1年制）入学、39年4月産婆（奈良県における第1号助産婦）、看護婦試験合格、5月大阪回生病院産婦人科にて実技修得、42年11月今西房吉と結婚、43年4月助産婦開業、44年5月今西看護婦会設立（派出看護婦事業 ～昭和14年4月閉鎖）、大正3年4月今西産婆看護婦養成所設立（～昭和8年3月廃校）。▽奈良市産婆会長（大正12年4月～昭和18年4月）を務めた。

今村荒男　いまむら・あらお

明治20(1887)～昭和42(1967)年(79歳)、奈良

【内科（結核病学）】 大正元年東京帝大卒。伝研（内務省所管）入所、11年7月伝研（東京帝大）技師、14年9月大阪府立医大教授兼附属病院肺癆科医長、昭和

6年4月大阪帝大教授(第3内科 ~23年8月)、兼微研教授(臨床部門 9年9月~23年8月)、兼奈良県立医専校長(20年4月~21年12月)、21年12月大阪帝大総長、29年12月退官。退官後、大阪府立成人病センター所長(初代 34年4月~)、在職中、42年6月逝去。▽わが国における結核病学の先駆者。有馬英二(北海道帝大教授)、熊谷岱蔵(東北帝大教授)とともに結核の三羽烏と呼ばれた。昭和4年、わが国で初めてBCGの人体接種を実施した。なお、伝研在任中は恙虫の研究を行っている。▽昭和26年学士院会員、35年文化功労者、38年日本医学会総会会頭(大阪)

【著書】肺結核の常識(昭7)、肺結核の発病と症状(昭8)

今村新吉　いまむら・しんきち

明治7(1874)~昭和21(1946)年(71歳)、石川

【精神科】 明治30年12月東京帝大卒。精神科入局(呉秀三助教授、教授)、31年1月助手、大学院(31年7月~32年8月)、独・墺留学(私費、32年8月~36年11月 フライブルグ大)、36年12月京都帝大教授(初代 精神病学)、附属医院長(大正14年12月~昭和3年4月)、医学部長(3年4月~7年4月)、9年12月停年退官。第二次大戦直後の混乱期に疎開先から帰京時、満員列車中で発疹チフスに罹患、急逝。▽わが国における精神病理学の先駆者。欧州の精神病理学を格調高く紹介した。仏医学に傾倒し、京都帝大附属医院精神科病棟の設計に際し、パリのサンタンス病院を模した。また、大本教出口王仁三郎の精神鑑定書を作成したことで知られる。▽今村有隣(仏語学、一高校長)の長男。猪子止戈之助(外科、京都帝大教授)の娘婿。

【著書】神経衰弱に就いて(大14)、精神病理学論稿(昭23) 【伝記】今村新吉 わが国における精神病理学の草分け(三好功峰『続・精神医学を築いた人びと』下巻、平6)

今村豊　いまむら・ゆたか

明治29(1896)~昭和46(1971)年(74歳)、長崎

【解剖学、人類学】 大正10年京都帝大卒。第2解剖入室(足立文太郎教授)、13年2月京城医専講師、独留学(13年3月~15年5月)、15年4月京城帝大助教授、昭和3年4月教授(第3解剖)、医学部長(13年10月~15年10月)、兼京城帝大大陸資源科学研究所長(19年~)、戦後、20年12月帰国、21年博多引揚援護局検疫所長、広島記念病院長を経て、22年12月広島医大講師、23年9月教授(解剖)、24年9月(第1解剖)、27年4月新潟大教授(第1解剖)、34年3月三重県立医大教授(第1解剖)、医学部長(36年4月~9月)、学内事件のため37年4月依願退職。退職後、精神科鑑定医の資格を取得、40年三重県上野市信貴山病院副院長。▽形態人類学、骨格人類学の権威、在鮮中の人骨収集は有名。「日本人は朝鮮人などとの混血人種である」との説を提唱した。

【共著】日本民族(昭29) 【分担】朝鮮人の体質に関する文献目録(人類学・先史学講座第2部日本人及び近隣諸民族の人類学第9巻 昭15) 【共分担】北満諸民族の体質人類学(同第10巻 昭15)

井丸コト　いまる・こと

明治25(1892)~平成3(1991)年(99歳)、広島

【看護師】 明治39年3月広島・東部高等小学校卒。広島市内にて医院手伝い、43年12月京都帝大附属医院看護婦見習講習科入学、大正元年12月卒、附属医院看護婦・外科勤務、2年5月京都府産婆試験合格、7年5月北京日華同仁医院・外科、8年5月婦長、10年5月京都帝大附属医院看護長・外科勤務、15年看護事務婦長、昭和8年1月総婦長、32年1月退職。▽昭和34年フローレンス・ナイチンゲール記章

井村寿二　いむら・じゅじ

大正12(1923)~昭和63(1988)年(64歳)、石川

【事業家(出版)】 昭和21年金沢医大卒。三菱商事に入社。財閥解体で三菱商事は解体されたため、金沢に帰り、祖父が創業した大和百貨店に入社、33年社長、37年会長。▽昭和45年大和百貨店の出版部門の勁草書房を独立させ、社長、羽仁五郎の『都市の論理』(昭和42年刊)など硬派のアカデミズム書をベスト・セラーにしたり、東南アジア各国の文学、基本的文献の邦訳・刊行に尽力、ホセ・リサールの著作物の刊行に対してフィリピン政府から表彰されるなど活躍した。また、日本郵便碁愛好会長を務めた。

【著書】異境有情 フィリピンの友と(平2)

井村恒郎　いむら・つねろう

明治39(1906)~昭和56(1981)年(74歳)、千葉

【精神科】 昭和3年京都帝大文学部哲学科卒(西田幾太郎教授)、9年東京帝大医学部卒。精神科入局(三宅鉱一教授)、10年助手、16年軍事保護院傷痍軍人下総療養所医官、22年国立国府台病院副院長兼神経科医長、院長心得、24年国立東京第一病院神経科

医長、27年国立精神衛生研究所心理学部長、30年10月日大教授(精神神経科)、47年9月定年退職。退職後、鵬友会精神衛生問題研究所長。▽神経症論に関する多数の著作で知られる。▽昭和19年第1回日本精神神経学会森村賞(失語 日本語における特性)【著書】井村恒郎著作集1～3巻(昭58～59)【共編】異常心理学講座1～8(昭29)【訳書】自我論(フロイト 昭28)【評伝】井村恒郎・人と学問(懸田克躬編 昭58、井村恒郎著作集別巻)

弥政洋太郎 いよまさ・ようたろう

大正9(1920)～平成8(1996)年(76歳)、山口

【外科(心臓外科)】 昭和20年9月名古屋帝大卒。第1外科入局(斎藤真教授)・大学院、48年6月教授、附属病院長(55年3月～57年3月)、59年4月停年退官。退官後、名古屋逓信病院長(59年～平成元年)。【著書】外科医が患者になったとき(平6)【共編】現代の外科学(昭60)、循環器疾患の救急医療(循環器病講座1 昭60)

入江英雄 いりえ・ひでお

明治39(1906)～昭和63(1988)年(82歳)、福岡

【放射線科】 昭和5年九州帝大卒。放射線科入局(中島良貞教授)、助手、講師を経て、10年5月助教授、15年12月満州医大教授(1年後、病気のため帰国)、21年10月九州帝大復帰、22年1月助教授兼医専部教授(～27年3月)、11月九大教授、附属病院長(35年4月～37年4月)、医学部長(41年4月～43年4月)、医学部長事務取扱(44年8月～44年11月)、44年11月学長、45年11月退官。退官後、国立九州がんセンター長(47年3月～53年1月)。▽肺癌検診のためのX線高圧撮影法を開発、胃癌検診のための消化器間接撮影法を開発、全国で初めて胃癌集団検診を実施した。【共著】疾患別放射線療法(昭29)、レントゲン検査法(昭37)【共編】放射線診断学 全6巻(昭42)

入江英博 いりえ・ひでひろ

大正2(1913)～平成5(1993)年(80歳)、神奈川

【小児科】 昭和15年東京帝大卒。小児科入局(栗山重信教授、詫摩武人教授)、26年7月横浜医大助教授(有田不二教授)、38年8月横浜市立港湾病院長、12月横市大教授、53年3月定年退職。退職後、横浜女子短大教授(54年4月～63年3月)。【編著】最新小児科診療手技(昭50)、新版小児保健(昭59)

入沢 彩 いりさわ・あや

大正8(1919)～平成21(2009)年(89歳)、福岡

【生理学(循環生理学)】 旧姓船石。昭和17年東京女子医専卒。生理学入室(冨田恒男教授)、24年助教授、27年2月退職、入沢宏(広島医大生理助手)と結婚、広島医大生理(西丸和義教授)、30年7月助手、国内留学(東大生化学島薗順雄教授 27年5月～28年3月)、米国留学(32年6月～34年7月 ワシントン大ラシュマー教授)、35年7月(第1生理入沢宏教授)、54年5月助教授、8月退職。【共訳】循環器の臨床生理学的診断の基礎(ラシュマー 昭38)、心・血管系の構造と機能(ラシュマー 昭49)

入沢恭平 いりさわ・きょうへい

天保2(1831)～明治7(1874)年(42歳)、越後(新潟)

【陸軍軍医】 旧名譲。安政3年江戸に出て、洋方を戸塚静海、土生玄昌に学び、万延元年長崎に赴き蘭医ポンペに師事、文久2年帰郷、開業。明治元年東北遊撃軍将久我通久に従い奥羽に出征、4年陸軍1等軍医副として東京鎮台第1分営(新発田)勤務、分営新潟に移動、6年12月陸軍軍医、在任中、7年1月逝去。▽池田謙斎(侍医長)は実弟、竹山屯(新潟医学校長)は義弟、入沢達吉(内科、東京帝大教授、侍医頭)は長男。【参考】贈従五位入沢恭平先生日記(入沢達吉編 大13)

入沢達吉 いりさわ・たつきち

慶応元(1865)～昭和13(1938)年(73歳)、越後(新潟)

【内科】 明治22年11月帝大卒(ベルツに師事)。独留学(私費、23年3月～27年2月 シュトラスブルグ大、ベルリン大にて内科学、生理学、病理学を研修、ホッペザイラー、レックリングハウゼン、ウィルヒョーの各教授に師事)。27年3月宮内省侍医局(～27年5月)、日本橋に医院開業、28年10月医科大学助教授、30年4月兼東京市養育院医長、30年5月兼駒込病院、34年5月東京帝大教授(ベルツの後任、第2内科)、38年7月兼永楽病院長(～41年7月)、欧米出張(45年6月～大正2年5月)、9年12月兼宮内省御用掛、13年6月兼侍医頭(大正天皇の治療を担当)、附属医院長(10年2月～4月)、医学部長(10年4月～13年4月)、14年1月停年退官。退官後、専任侍医頭(～昭和2年9月)、同仁会副会長(14年2月～昭和13年

3月)。▽明治30年内閣の委託により足尾鉱毒事件の調査を担当、脚気、寄生虫病等幅広い分野に業績がある。▽同仁会(明治35年)、日本医史学会(昭和2年)の設立、第一次大戦後の日独協会の再興(大正15年)に参加、日本医学会会頭(昭和9年)を務めた。▽医学用語統一運動にも関与した。東京帝大教授60歳定年制の推進者。▽入沢恭平(蘭方医)の3男、池田謙斎(陸軍軍医、東京医学校長、東京帝大医学部綜理、侍医局長官)の甥。

【著書】老人病学上・下巻(大元~大3)、糖尿病の療法(大5)、雲荘詩存(昭5、中国にて刊行)、入沢先生の演説と文章(昭7)、雲荘随筆(昭8)、楓荻集(昭11)、如何にして日本人の体格を改善すべきか(昭14) 【監修】内科学全6巻(大6~昭11) 【訳書】伯林市庁撰定処方(明29)

入沢 宏　いりさわ・ひろし

大正11(1922)~平成3(1991)年(69歳)、東京
【生理学(循環生理学)】 昭和22年慈恵医大卒。実地修練、広島医大生理入室(西丸和義教授)、25年3月助手、27年2月船石彩と結婚、米国留学(32年6月~34年7月 ワシントン大ラシュマー教授)、33年9月助教授、35年7月教授(第1生理)、ウエストバージニア大客員教授(42年7月~12月)、ベルン大生理客員教授(45年9月~46年8月)、54年4月生物科学研究機構生理研教授(生体調節系)、63年3月停年退官。退官後、カナダ・カルガリー大(ジャイルズ教授研究室)、東京女子医大附属日本心臓血圧研究所にて研究継続。
【著書】心臓の生理学(昭57) 【共著】新生理学入門(昭49) 【共編】循環の生理学(新生理科学大系第16巻 昭56) 【共訳】心・血管系の構造と機能(ラシュマー 昭49)

入野田公穂　いりのだ・きみほ

明治44(1911)~昭和62(1987)年(75歳)、宮城
【眼科】 昭和13年東北帝大卒。眼科入局(小柳美三教授、林雄造教授)、15年2月助手、17年4月宮城県公立刈田病院医長、19年6月東北帝大講師、20年4月青森医専教授(初代)、24年4月弘前医大教授、29年4月弘前大教授、附属病院長(32年3月~34年6月)、52年3月停年退官。▽シビ・ガッチャキ症(弘前地方小児栄養失調症)を中心とするビタミンと眼に関する研究、高血圧と眼底所見に関する研究で知られる。
【著書】新陳代謝障碍に伴う眼疾患(日本眼科全書第12巻第6冊第1分冊 昭36)

入鹿山且朗　いるかやま・かつろう

明治39(1906)~昭和52(1977)年(71歳)、鹿児島
【衛生学】 旧名勝郎。昭和7年京都帝大卒。衛生学入室(戸田正三教授)、11年2月助手、7月大阪市立衛生研究所(大阪市技師)、13年4月厚生省衛生局(厚生技師)、17年9月昭南軍政監部(シンガポール)、18年8月スマトラ・メダン病理学研究所長、21年5月復員、衛生局、予防局、24年8月名市大教授(衛生学)、27年9月熊本大教授(衛生学)、46年3月停年退官。退官後、尚絅短大教授。▽水俣湾の汚染状況と水俣病の関係について検討した。▽昭和43年西日本文化賞(熊本大学医学部研究班「水俣病研究」の功績)
【著書】気候衛生学(昭25)

岩井誠四郎　いわい・せいしろう

明治19(1886)~昭和38(1963)年(76歳)、千葉
【内科】 旧姓木内。大正元年12月九州帝大卒。生理学入室(板垣政参教授)・助手、3年10月第1内科入局(稲田龍吉教授)、この間東京帝大にて血清化学の研究に従事、7年4月山口県立病院内科部長代理(西野忠次郎院長)、11月北里研技師、9年4月慶大助教授(西野忠次郎教授)、11月朝鮮総督府医院医官、欧米留学(総督府派遣 12年4月~13年8月)、昭和2年4月京城帝大教授(第2内科)、附属医院長(9年5月~11年5月)、20年帰国、21年5月国立療養所久里浜病院長、25年12月神奈川警友病院長、在職中、38年7月逝去。▽在鮮中、李王家の主治医を務めた。▽岩井禎三(侍医寮御用掛)の養嗣子。岩井誠三(麻酔科、神戸大教授)は3男。
【著書】常習(慢性)便秘(昭29) 【共著】泰国の疾病と其の診療(昭17)

岩井誠三　いわい・せいぞう

大正14(1925)~平成7(1995)年(69歳)、東京
【麻酔科】 昭和26年神戸大卒。実地修練、27年国立東京第一病院外科入局(大槻菊男顧問、浜口栄祐博士)、米国留学(34年~36年 南カリフォルニア大小児科)、43年4月神戸大教授、平成元年3月停年退官。▽岩井誠四郎(内科・京城帝大教授)の3男。
【編書】新生児・未熟児・乳児の呼吸管理 ベンチレータの使用とその臨床(昭58) 【共編】呼吸管理の基本手技(昭58)

あ

岩井孝義　いわい・たかよし

明治27(1894)〜昭和44(1969)年(74歳)、滋賀

【放射線科、結核病学】 大正10年京都帝大卒。12年8月助教授(レントゲン部)、独・仏・米国留学(在外研究員、昭和3年5月〜5年5月)。16年3月教授(結研結核の物理的診断ならびに治療法研究部門)、32年5月停年退官。退官後、京都府立洛東病院長(33年〜43年)、滋賀県虎姫町浅井病院長(43年〜)、在職中、44年1月逝去。▽結核の化学療法以前、「結核の基盤療法」と称する絶対的安静病臥療法を主唱したことで知られる。

岩井禎三　いわい・ていぞう

安政5(1858)〜大正4(1915)年(57歳)、伊予(愛媛)

【内科、皇室侍医】 旧姓真鍋。松山医学校入学、明治9年師の太田雄寧任期終了帰京にともない上京、10年東大(旧)別課入学、13年卒。附属医院助手、15年岩手県医学校教諭、公立稗貫郡病院長、19年第1回移民医官(ハワイ政府招聘)としてハワイ渡航、21年帰国、22年東京府養育院医局副長(かたわら平河町にて開業)、23年日赤病院医員、幹事、治療主幹、日清・日露戦争に病院船医長として従軍、41年辞任、1月侍医寮御用掛(朝鮮王李垠殿下附)、在任中、大正4年12月逝去。▽日赤在職中、明治27年山県有朋に従い、清国派遣、29年赤十字視察のため欧州各国に派遣、40年英国王戴冠式に名代伏見宮に随従渡英。▽岩井誠四郎(内科、京城帝大教授)は養嗣子。

【編著】人寿百年(明43) 【訳書】看護の栞(ナイチンゲール 明30) 【校閲】長寿食物論(ホルブルーク 大2)

岩井弼次　いわい・ひつじ

明治27(1894)〜昭和44(1969)年(74歳)、大阪

【医師、社会運動家】 大正5年京都府立医専卒。東京、大阪の実費診療所勤務の後、14年桜宮公衆病院を設立、昭和2年労働農民党に入党、各地の無産者診療所の設立運動に参加、4年共産党シンパ事件で初検挙、6年共産党に入党、8年検挙され、9年出獄、無産者診療所活動に従事、12年検挙され、16年出獄、戦後、21年関西医療民主化同盟の設立・指導に当たる。22年十三診療所、西淀病院設立(わが国最初の民主診療所)。▽大阪市長選挙、衆議院選挙に立候補したこともある。

【著書】岩井弼次 七十五年の足跡(平13)

岩井宏方　いわい・ひろかた

大正11(1922)〜平成17(2005)年(83歳)、大分

【耳鼻咽喉科】 昭和23年9月慶大卒。実地修練、耳鼻咽喉科入局(西端驥一教授)、31年岩井診療所勤務、小岩診療所開設、35年岩井総合病院開設、43年霞が関ビル診療所開設、45年ホテル・ニューオータニ診療所(アスレチッククラブ併設)開設。▽健康医学協会(昭和46年)、メンタルヘルス研究会(58年)、高度先進医療研究会(60年)などを設立。また、会員制人間ドックの導入者として知られる。▽渡辺昌平(呼吸器内科、千葉大教授)は義兄。

【著書】医を考え、医を論ず 岩井宏方著作集撰集 武見太郎先生没後20年にあたって(平16)

岩垣　宏　いわがき・ひろし

明治31(1898)〜昭和46(1971)年(72歳)、大阪

【歯科】 大正9年東京歯科医専卒。慶大医学部歯科にて矯正学を修得、14年東京市渋谷区神山町にて開業、昭和3年京城歯科医学校教授、6年8月日大専門部歯科講師、8年4月教授、21年岩垣研究所開設、25年日大歯学部教授、33年退職、39年日大総合研究所教授、43年退職。

【著書】矯正歯科学の実際(昭15)、わたくしの矯正第1(昭34)、第2(昭37) 【共著】保育歯科学(昭和30)

岩佐　純　いわさ・じゅん

天保7(1836)〜明治45(1912)年(75歳)、越前(福井)

【医政家、皇室侍医】 藩医の家系に生まれ、当初、藩の医学校で坪井信良について西洋医学を学ぶ。安政3年江戸に赴き坪井芳洲に、佐倉に赴き佐藤尚中に学び、万延元年帰国、福井藩主の侍医兼洋学校長に任ぜられたが、長崎に赴きポンペに西洋医学を学び、文久2年帰国、元治元年再び長崎に赴きボードウィンらについて西洋医学を研究、慶応2年帰国。慶応3年在洛中に孝明天皇を診療。明治2年医学校設立を建言し、医学校取調御用掛に採用され、相良知安とともに独医学の採用を建議、実現。大学少丞を経て4年大丞に任ぜられた。5年明治天皇の大侍医、16年1等侍医、渡欧(17年)、帰国後再び侍医、31年兼宮中顧問官、在任中45年1月逝去。▽わが国における近代医学教育制度の貢献者。明治天皇の侍医を30年務めた。

【編訳】急性病類集巻1〜6(ニーマイル 明6〜12)

岩崎　憲　いわさき・けん

明治24(1891)～昭和53(1978)年(86歳)、福島

【生化学】　明治40年11月私立東京薬学校卒。41年5月薬剤師試験合格、44年5月医術開業試験及第、大正8年10月金沢医専生化学入室(須藤憲三教授)、独・墺留学・米国視察[私費、13年5月～昭和6年2月 ベルリン大カイザー・ウィルヘルム研究所マイヤーホフ教授(細胞生機学)、グラーツ大プレーグル教授(微量元素分析法)に師事]、6年5月金沢医大助教授、8年1月教授、33年3月停年退官。▽生化学的超微量分析法の体系確立者。このため開発したアゾトメトリーは、微量の窒素の量を測るために窒素ガスにしてその体積を測る測定器で、無窒素物質も含窒素化合物に導くことによって測定可能とした。▽昭和28年朝日賞(文化賞部門 アゾトメトリーの研究)、学士院賞(アゾトメトリーの研究)

[伝記]岩崎憲博士伝記(遠藤孫一 平5)

岩崎龍郎　いわさき・たつろう

明治40(1907)～平成9(1997)年(90歳)、静岡

【病理学(結核病学)】　昭和6年東京帝大卒。物療内科入局(真鍋嘉一郎教授)、10年4月病理入室・大学院、14年3月伝研業務委託、8月技手、15年5月結核予防会結研技師(長与又郎所長、佐々木隆興所長、隈部英雄所長)、26年7月研究部長、36年3月結研所長、42年3月定年退職、結研所長委嘱、50年10月退職。▽結核予防審議会委員、WHO専門委員会結核部会委員、日米医学協力委員会結核専門部会員などを歴任、結核の行政面でも活躍した。▽昭和42年保健文化賞(結核病学の研究と結核対策に貢献)

[著書]結核の病理(昭26)、日本の結核(昭64)　[編著]胸部レ線写真読影講座第1集～第28集(昭28～31)　[共編]肺のびまん性・散布性陰影(昭48)　[共監]非結核性胸部疾患図譜第1巻～第6巻(昭38～41)

岩崎洋治　いわさき・ようじ

昭和3(1928)～平成7(1995)年(66歳)、長野

【外科(臓器移植外科)】　昭和29年千葉大卒。附属病院にて実地修練、第2外科入局(中山恒明教授)・大学院、37年2月助手、米国留学(国際外科学会奨学金、40年10月～41年10月 コロラド大外科スターツル教授の下で臓器移植の研究に従事)、41年3月講師(佐藤博教授)、48年2月助教授、50年4月筑波大教授(臨床医学系外科)、平成4年3月停年退官。退官後、茨城県立医療大設置準備委員長(4年4月～)、7年1月学長、在職中5月逝去。▽わが国の臓器移植の草分け。昭和39年世界初の異所性肝移植、42年生体腎移植第1例成功、死体腎移植施行、43年わが国初の死体腎移植成功、わが国初の同所性同種死体肝移植施行、59年わが国初の膵腎同時移植を施行した。▽昭和45年朝日学術奨励賞(自然科学部門、岩崎洋治、花岡建夫、雨宮浩、岡村隆夫 移植免疫抑制に関する研究―組織適合性と抗リンパ球血清を中心として)

[追悼]芸に游ぶ(平8)

岩下健三　いわした・けんぞう

明治37(1904)～昭和57(1982)年(77歳)、山梨

【皮膚科】　昭和5年東京帝大卒。皮膚科泌尿器科入局(遠山郁三教授、高橋明教授)、宮内省互助会病院、17年4月北海道帝大教授(皮膚泌尿器科)、24年4月(皮膚科・兼泌尿器科)、27年4月(皮膚科)、30年12月京都府立医大教授(皮膚泌尿器科)、39年5月(皮膚科)、43年3月定年退職。

[共編]皮膚病態生化学(昭45)

磐瀬雄一　いわせ・ゆういち

明治8(1875)～昭和21(1946)年(71歳)、東京

【産婦人科】　明治33年12月東京帝大卒。34年1月産婦人科入局(木下正中助教授)・助手、35年4月岡山医専教授兼岡山県病院医長、37年2月東京帝大助教授、独・仏留学(文部省外国留学生、39年8月～43年4月 テュービンゲン、ミュンヘン在留)、大正3年2月教授、14年5月宮内省御用掛、昭和11年3月停年退官。退官後、順天堂医院顧問。

[著書]新撰産科学上巻(大3)、下巻(大4)、新撰産科手術学(大8)　[分担]分娩ノ初生児ニ及ボス影響(日本小児科叢書第1編 大元)

岩田和夫　いわた・かずお

大正8(1919)～平成17(2005)年(85歳)、鳥取

【細菌学】　昭和19年9月東京帝大卒。短期現役軍医、細菌学入室(竹内松次郎教授)、陸軍軍医[12月(軍医中尉)、～21年]、戦後、24年6月東大助手(秋葉朝一郎教授)、30年6月講師、31年1月助教授、米国出張(31年7月～32年10月 デューク大医学部客員助教授)、38年4月教授、55年4月停年退官。退官後、明治薬大教授。▽昭和51年野口英世記念医学賞(真菌毒素およびその病因学的研究)

[著書]真菌・真菌症・化学療法(平6)　[編著]微生物

によるバイオハザードとその対策(昭55)、病原微生物学(昭56)【共編】中毒症(昭50)

岩田繁雄 いわた・しげお

明治39(1906)～平成9(1997)年(91歳)、石川

【内科】 昭和5年京都帝大卒。第2内科入局(松尾巌教授)、7年1月大阪高等医専助手、8年3月予備役3等軍医、7月講師、応召[12年9月 第9師団第3野戦病院軍医、上海、南京、漢口、岳陽を転戦、13年9月予備役(2等軍医)、14年7月解除]、15年6月助教授、再応召(17年7月 満州第79兵站病院内科診療主任、18年3月解除)、再々応召(18年9月 金沢陸軍病院内科診療主任、粟津分院長、20年9月解除)、20年11月教授、25年8月大阪医大教授(第2内科)、附属病院副院長(35年9月～)、院長(37年4月～44年2月)、50年3月退職。

【著書】診断学概論草稿(昭50)【共著】寄生虫病の診断と治療(昭24)【自伝】白雲無尽(昭57)

岩田隆信 いわた・たかのぶ

昭和22(1947)～平成10(1998)年(51歳)、愛知

【外科(脳外科)】 昭和48年慶大卒。飯田市立病院研修医、50年済生会宇都宮病院脳外科、52年川崎市立川崎病院、慶大外科、56年済生会宇都宮病院脳外科医長補佐、平成2年昭和大助教授(脳外科 松本清教授)、在職中、10年12月逝去。▽平成9年悪性脳腫瘍発病以来の闘病生活の手記を刊行、続編を含めて25万部のベストセラーとなった。

【著書】医者が末期がん患者になってわかったことある脳外科医が脳腫瘍と闘った凄絶な日々(平10)【著書】続医者が末期がん患者になってわかったこと家族の闘いと看護の記録(平10)

岩田一 いわた・はじめ

明治6(1873)～昭和8(1933)年(60歳)、愛知

【陸軍軍医(耳鼻咽喉科)】 明治31年12月東京帝大卒。32年5月陸軍軍医(2等軍医)、金沢衛戍病院勤務兼四高講師、34年11月(1等軍医)、35年9月東京帝大大学院(耳鼻咽喉科 岡田和一郎教授)、37年12月(3等軍医正)、40年2月軍医学校教官(～大正7年12月)、42年5月(2等軍医正)、欧州派遣(42年10月～43年11月 耳鼻咽喉科見学)、43年12月軍医学校教官(大正2年7月～8月学校長代理)、大正3年6月(1等軍医正)、5年4月近衛師団軍医部長、12月東京第1衛戍病院長、7年12月関東軍軍医部長(軍医監)、10年1月日赤病院耳鼻咽喉科主幹、12年8月(軍医総監)、14年5月軍医学校長、15年3月待命、予備役編入。東京にて開業。

【共著】近世耳鼻咽喉科学(明40)

岩田平太郎 いわた・へいたろう

昭和2(1927)～平成21(2009)年(81歳)、大阪

【薬理学(神経精神薬理学)】 昭和26年阪大卒。実地修練、27年10月奈良県立医大薬理学入室(山本巌教授)・助手、32年名市大助教授、34年阪大助教授(薬学部薬理学 羽野寿教授)、41年7月教授、薬学部長(54年6月～56年6月)、平成3年3月停年退官。退官後、大正製薬顧問。▽昭和53年日本ビタミン学会賞(神経機能におけるTHIAMINEの役割に関する薬理・生化学的研究)

【共著】タウリン(昭50)【共訳】薬物の分子作用機構(ポーター 昭47)【監訳】薬物の用量-反応関係(タラリダ、ジャコブ 昭和61)

岩田正道 いわた・まさみち

明治27(1894)～昭和49(1974)年(80歳)、東京

【産婦人科】 大正8年12月東京帝大卒。産婦人科入局(磐瀬雄一教授)、11年12月北海道帝大助手(外科産婦人科担当)、12年5月助教授(産婦人科、13年4月大野精七教授)、独・墺留学(在外研究員、15年8月～昭和2年11月 ワイベル、ラツコウ、ザイツの各教授に師事)、昭和2年12月辞任、3年3月日医大教授(第2産婦人科)兼附属飯田橋医院産婦人科部長、9年12月泉橋慈善病院産婦人科部長、22年2月三井厚生病院長兼産婦人科部長、30年3月退職。34年4月立正佼正会佼正病院長、41年3月定年退職。

【著書】妊娠時生殖器出血の診断(昭5)、婦人の生理と衛生(昭8)、結婚と出産(昭23)、子宮筋腫の手術(昭23)、成熟期への到達(昭24)、婦人科薬物療法(昭24)、婦人科学訂補(簡約医学叢書第20 昭24)

岩津俊衛 いわつ・としえ

明治26(1893)～昭和57(1982)年(89歳)、岡山

【産婦人科】 旧姓谷野。大正7年12月東京帝大卒。産婦人科入局(磐瀬雄一教授)・助手、15年2月千葉医大助教授(杉山文祐教授)、独留学(在外研究員 昭和3年4月～5年3月)、13年10月千葉医大教授、24年5月千葉大教授、33年3月停年退官。▽子宮癌早期診断法としてヒンゼルマン教授(独)によって開発されたコルポスコープをわが国に紹介した。▽谷野

数之(外科、広島県立病院長)は実兄、谷野富有夫(産婦人科、金沢大教授)は実弟。

岩永仁雄　いわなが・ひとお

明治23(1890)〜昭和39(1964)年(74歳)、長崎

【外科】 大正5年九州帝大卒。第1外科入局(三宅速教授)、11年8月助教授、13年3月大阪医大教授(第2外科)、昭和6年5月大阪帝大教授、附属医院長(18年6月〜21年1月)、兼奈良医専校長(22年4月〜)・奈良県立医大学長(初代 22年6月)、22年10月阪大教授、27年4月停年退官。退官後、関西労災病院長(初代 28年4月〜39年10月)。▽腸結核の外科療法の権威。昭和5年の日本外科学会において「腸結核の外科」と題した105例の手術例を中心に宿題報告を行った。

【著書】穿孔性汎発腹膜炎の治療(臨牀医学講座第131輯 昭14)、胆石症の手術(昭23)、外科学(昭23) 【共著】救急補血(医学選書第26 昭23)

岩根久夫　いわね・ひさお

昭和7(1932)〜平成8(1996)年(64歳)、東京

【スポーツ医学】 昭和28年3月千葉大(文理学部哲学科)中退、29年東京医大入学、33年卒。実地修練、第2内科入局(東光平教授)・大学院、38年7月助手、48年1月講師、55年3月兼東京医大八王子医療センター循環器内科部長、56年1月助教授、61年12月八王子医療センター副センター長、62年4月教授(衛生学・公衆衛生学)、在職中、平成8年10月急逝。▽トライアスロンが人体に及ぼす影響についての検討を行った他、健康のための運動量の決定とその国際的基準化などに取り組んだ。

【著書】心臓病はここがポイント(昭63)、心臓病から身を守る(ブルーブックス 平2) 【監修】心臓病らくらく自己診断法 心電図の見方(昭61)

岩橋武夫　いわはし・たけお

明治31(1898)〜昭和29(1954)年(56歳)、大阪

【社会事業家(盲人福祉)】 早稲田大学理工科在学中失明中退、大正12年関西学院英文科卒、大阪市立盲学校勤務。英国留学(エディンバラ大で宗教哲学・純粋哲学を研修)。昭和2年帰国、関西学院教師、6年盲人協会設立、会長就任。9年米国内を講演行脚。10年愛盲会館「ライトハウス」設立・館長。11年燈影女学院設立、学院長を兼任。日本盲人会連合会長、日本ヘレン・ケラー協会幹事長、世界盲人福祉協議会日本委員長などを歴任した。▽盲人福祉の貢献者。愛盲事業に挺身し、盲人の啓発と一般社会の盲人に対する認識と理解を深めることに尽力、身体障害者福祉法制定(昭和24年)に尽力した。昭和12年、25年の2回ヘレン・ケラーを日本に招き、29年10月逝去の際はヘレン・ケラーが駆けつけた。▽寿岳しづ(随筆家)は妹。

【著書】愛盲(昭7)、失楽園の詩的形而上学(昭8)、母・妹・妻 女性に与ふ(昭8)、光は闇より(昭10)、ヘレン・ケラー伝(昭23)、創造的平和 クェーカーの思想とその実践(昭24) 【共訳】ヘレン・ケラー全集(ヘレン・ケラー 昭11〜12)。

岩原 拓　いわはら・たく

明治21(1888)〜昭和34(1959)年(71歳)、東京

【衛生学(学校保健)】 大正3年九州帝大卒。東京帝大、北里研究所研究生、8年神奈川県技師、10年文部省学校衛生官、昭和3年欧米の体育・学校衛生を視察、8年文部省体育課長、9年6月文部省体育研究所長(体育官)、16年3月退官(体育研究所、厚生省へ移管のため)。▽大正9年帝国学校衛生会の設立に尽力、10年理事、昭和21年1月日本学校衛生会副会長、兼理事長、22年4月学校衛生研究所長、29年7月日本学校保健会(名称変更)・理事長、在職中、34年5月逝去。

【著書】教育生理学(大14)、農村の体育運動(農村更生叢書21 昭8)、青春のいずみ(昭25)、新しい学校給食(昭26)

岩原寅猪　いわはら・とらい

明治34(1901)〜昭和63(1988)年(86歳)、高知

【整形外科】 昭和2年慶大卒。1年志願兵として陸軍軍務に服した後、3年外科入局(茂木蔵之助教授)、5年整形外科入局(前田和三郎教授)、7月講師、9年4月助教授、応召(12年8月〜16年5月 高知、善通寺、東京にて脊髄戦傷の治療に従事)、兼国立箱根療養所長(20年12月〜33年12月)、21年10月教授、病院長(35年7月〜36年10月)、41年5月定年退職。退職後、国立村山療養所長(41年5月〜45年7月)。▽ウダール・岩原変法(反復性肩関節前方脱臼の手術法)で知られる。慶大病院の形成外科(昭和38年)、リハビリテーションセンター(48年)開設に尽力した。

【著書】脊髄損傷の臨床(医家叢書第99 昭27) 【共編】整形外科学(昭39、40)

岩間吉也　いわま・きちや

大正8(1919)～平成22(2010)年(90歳)、宮城

【生理学、神経生理学】　昭和18年9月東北帝大卒。第1生理入室(本川弘一教授)、25年6月助教授、29年12月金沢大教授(初代　第2生理　～38年3月)、米国・カナダ留学(30年8月ペンシルベニア大解剖学、31年7月モントリオール神経研究所ジャスパー教授に師事、32年1月帰国)、37年9月阪大教授(附属高次神経研究施設・神経生理学研究部)、医学部長(54年8月～56年8月)、58年4月停年退官。▽東北大、金沢大で脳波、条件反射の問題に取り組み、阪大では睡眠、特に深睡眠を研究課題として業績をあげた。

【著書】生理学第1(GM選書　昭30)【共著】標準生理学I(昭53)【共編】現代生理学(昭49)、脳研究最前線(朝日カルチャーブックス55　昭60)【訳書】心臓の動きと血液の流れ(講談社学術文庫、ハーヴィ　平17)【共訳】医学と生物学のための物理学(リチャードソン、ニイアガード　昭49)

岩村　昇　いわむら・のぼる

昭和2(1927)～平成17(2005)年(78歳)、愛媛

【医師(海外医療活動)】　昭和29年鳥取大卒。衛生学入室(村江通之教授)、35年助教授、40年退官、ネパールで公衆衛生活動に従事、55年神戸大教授(医学部医学研究国際交流センター)。61年3月退官、5月国際協力事業団(JICA)派遣専門家としてタイの ASEAN Training Center for Primary Health Care Development プロジェクトリーダー。63年帰国、三井生命大阪総局医務室、国際人材開発機構理事、平成4年理事長、在職中、平成17年11月逝去。▽昭和20年8月6日、広島にて学徒動員中原爆に被爆、友人を失ったことから医師を志した。37年より日本キリスト教海外医療協力会派遣医として、ネパールで結核対策を主とした公衆衛生活動に従事、45年現地の孤児のための救護施設をカトマンズに設置。48年からは地域保健活動の組織運営やネパール人医療従事者の養成に尽力した。55年神戸大教授就任後は、アジア・太平洋地域の平和と健康をつくる人材育成の草の根交流を図ろうという運動を展開した。63年以降は国際人材開発機構理事としてアジア地域での農村開発指導者の育成を図った。▽昭和48年吉川英治文化賞(ネパール医療協力に献身して11年、ネパール王国の全域の公衆衛生の指導者として活躍、海外医療協力に優れた業績をあげている)、平成5年マグサイサイ賞、日医最高優功賞、宇和島市名誉市民

【著書】ネパールに生きる(昭42)、ヒマラヤから祖国へ(昭51)、共に生きるために　アジアの医療と平和(昭57)【共著】山の上にある病院　ネパールに使いして(昭40)、ネパールの一粒の麦(昭45)【自伝】あなたの心の光をください　アジア医療・平和活動の半生(昭60)【伝記】遠い国、近い国、そしてネパール　草の根の人たちと生きる岩村昇博士(内山三郎　昭59)

印東玄得　いんどう・げんとく

嘉永3(1850)～明治28(1895)年(45歳)、紀伊(和歌山)

【保険医学】　旧姓坪井。明治12年大学東校卒。病院を設立し医療に従事。阿部泰蔵と明治生命保険会社を創立、わが国最初の生命保険医となる。28年11月逝去。

【共著】処方学(明17)

宇井　純　うい・じゅん

昭和7(1932)～平成19(2007)年(74歳)、東京

【衛生工学】　昭和31年東大工学部応用化学科卒。ゼオン化学勤務(～34年)、37年東大大学院工学研究科化学工学専攻修士課程修了、40年東大工学部都市工学科助手、欧州留学(WHO研究員、昭和43年～44年欧州の公害調査)、米国留学(フルブライト研究員、57年～58年　ミシガン州立大)、61年沖縄大教授、平成15年定年退職。▽東大在任中、水俣病の調査研究を行うとともに、欧州留学の経験から45年東大にて自主講座「公害原論」を開講、講義録は公害反対運動の指針として各地の住民運動に大きな影響を与えた。沖縄では新石垣島空港反対運動にかかわった他、沖縄の環境保護のネットワーク作りを試みた。別名　富田八郎(とんだ・やろう)。▽昭和38年毎日出版文化賞(公害原論)、平成3年グローバル500(UNEPが環境保護に貢献した個人・団体に贈る賞)受賞

【著書】公害の政治学(昭43)、欧州の公害を追って(昭45)、公害原論1～3(昭46)、キミよ歩いて考えろ(昭54)、沖縄の公害(昭63)、宇井純公害問題資料1、2(平17)【共著】大学解体論1～3(昭50～51)【共編】現代科学と公害(昭47)

宇井信生　うい・のぶお

大正12(1923)～昭和60(1985)年(61歳)、宮城

【生化学】　昭和22年9月東京帝大理学部化学科卒

(指導 水島三一郎教授)。東大輻射線化学研究所入所(水島三一郎所長)、嘱託、研究員、24年6月助手、25年3月理工学研究所(生物物理化学部 渡辺格教授)、32年10月群馬大教授(医学部附属内分泌研究施設)、スウェーデン留学(37年11月～38年11月 ウプサラ大ティセリウス教授)、附属図書館長(58年4月～)、内分泌研究所長(59年4月～)、在職中、60年2月急逝。▽生体成分の分離分析(ゲル濾過、電気泳動、超遠心など)、物理定数の測定におけるわが国の第一人者。蛋白質、ホルモンの研究で知られた。▽宇井伯寿(仏教学、駒沢大学長)の次男。

【共編】ホルモン上・下(生化学実験講座16 昭52)、生化学辞典(昭59) **【追悼】**宇井信生教授を偲ぶ物理化学から内分泌へ 戦後40年のある断面(昭60)

ヴィダル Vidal, Jean Paul Isidore

文政13(1830)～明治29(1896)年(65歳)、フランス

【お雇い外国人(陸軍軍医)】 1848(弘化5)年リールにて外科研修、1853(嘉永6)年モンペリエ大にて学位取得、フランス陸軍入隊、ベトナム、アルジェリアに勤務、1867(慶応3)年除隊(陸軍大尉)。▽明治6年1月来日、東京・迎曦塾にてフランス語教師として勤務、5月新潟医学教場医学教師、人身究理学を講義、7年5月満期解任、7月大蔵省租税寮富岡製糸場(工場指導員として仏人女性が多数在住)診療所医師、10年2月海軍省横須賀造船所(艦艇建造指導に仏人が雇用されていた)診療所医師、帰国。帰国後、開業医生活を送った。▽明治5年箱根温泉の泉質調査を行い、フランスで学会発表した。

【伝記】ヴィダル、ヘーデンとフォック 新潟医学校の碧い目の医学教師たち―フランス人とオランダ人(蒲原宏『医学近代化と来日外国人』、昭63)

ウィリス Willis, William

天保9(1837)～明治27(1894)年(56歳)、英国

【お雇い外国人(外科)】 アイルランド出身。文久元年5月駐日英国公使館附医官として来日。3年生麦事件負傷者の治療、明治元年鳥羽・伏見の戦いで鹿児島藩の戦傷病者を京都相国寺内軍陣病院で治療。維新戦争時、各地の軍陣病院に出張して切断手術・弾丸摘出術などで負傷者を治療した。明治2年3月、医学校教師兼大病院長、12月日本政府の独医学採用決定により失職、西郷隆盛の斡旋により、3年5月鹿児島にて医学校、病院開設、10年2月西南の役のため医学校閉鎖。8月帰国。14年11月再来日、帰国、18年1月バンコック駐在英国公使館医官、25年12月まで在職の後、帰国。▽鹿児島士族江夏八重子と結婚、一子アルベルトを得たが、間もなく帰国、再来日時、アルベルトを伴い帰国。

【伝記】ある英人医師の幕末維新 W・ウィリスの生涯(コータッツィ 昭60)、幕末維新を駆け抜けた英国人医師 甦るウィリアム・ウィリス文書(大山瑞代訳 平15)

植木幸明 うえき・こうめい

大正3(1914)～昭和61(1986)年(72歳)、新潟

【外科(脳神経外科)】 昭和15年新潟医大卒。外科入局(中田瑞穂教授)、16年5月厚生省厚生科学研究所技師、21年7月新潟医大外科、23年3月国立新発田病院外科、26年12月新潟大助教授(外科 中田瑞穂教授)、28年8月(第2外科 中田瑞穂教授)、31年8月教授(第2外科)、37年10月(脳外科研究施設脳神経外科)、42年6月(脳研究所脳外科学)、脳研所長(42年6月～44年3月)、55年4月停年退官。

【共編】癌治療の進歩第7集内分泌編(昭32) **【評伝】**植木幸明 日本の脳外科を世界レベルへ(水野肇『私の出会った名ドクター』、平3)

植木昭和 うえき・しょうわ

昭和2(1927)～平成5(1993)年(66歳)、長崎

【薬理学(神経精神薬理学)】 昭和24年九大卒。実地修練、薬理学入局(福田得志教授)、25年助手、29年講師(貫文三郎教授)、31年3月助教授、米国留学(32年～34年)、41年5月教授(薬学部・薬品作用学)、平成2年3月停年退官。退官後、福岡大講師(薬学部非常勤 2年4月～5年3月)。

【共編】抗不安薬・抗うつ薬の進歩(昭56) **【共監】**臨床薬物治療学大系1～21(昭63) **【監訳】**薬理学上・下(ゴース 昭52)

上坂きさ うえさか・きさ

明治21(1888)～昭和49(1974)年(86歳)、福井

【看護師(助産師)】 高等小学校卒後、17歳で養子を迎え1男2女を設けたが、28歳時、夫と死別、大正4年鯖江で産婆の講習を受け、5年福井県産婆試験合格、自宅開業。7年丹生郡立待村公設産婆、昭和3年今立郡片上村公設産婆、4年丹生郡豊村にて開業。

【伝記】上坂きさ(高橋政子『写真でみる日本近代看

あ

護の歴史』，昭59）

上田 彰　うえた・あきら

明治33（1900）～平成3（1991）年（91歳），徳島

【医化学】　大正15年九州帝大卒。医化学入室（近藤元之助教授）・助手，講師，昭和7年4月九州医専講師，11年10月教授，18年2月九州高等医専教授，21年3月久留米医大教授，27年2月久留米大教授，41年3月定年退職。

［編著］栄養生理学（昭45）

上田喜一　うえだ・きいち

明治43（1910）～昭和55（1980）年（70歳），関東州（大連）

【衛生学】　昭和10年慶大卒。衛生・公衆衛生学入室（草間良男教授）・助手，12年4月講師，内地留学（理研鈴木梅太郎，鈴木庸生博士の下でビタミン，アミノ酸の研究に従事），19年1月助教授（原島進教授），20年8月戸塚海軍衛生学校，33年3月東京歯大教授（衛生学），50年2月退職。退職後，昭和大教授（歯学部 50年3月～），在職中，55年6月逝去。▽農業中毒の研究で知られる。また，阿賀野川有機水銀中毒の調査専門委員会委員長を務めた。

［著書］衛生・公衆衛生（昭45）［共著］農薬中毒（昭53），食品衛生学（昭54）

植田三郎　うえだ・さぶろう

明治36（1903）～平成10（1998）年（94歳），大阪

【細菌学】　昭和4年京都帝大卒。微生物学入室（木村廉教授），仏・独留学（在外研究員 11年2月～13年2月），13年12月助教授，16年3月教授（結研・結核の細菌ならびに社会的衛生学的研究部門），所長（33年10月～35年10月），42年1月停年退官。

［著書］結核菌検査の実際（昭17），結核菌の研究第1（形態及び発育様式 昭26），病巣内の結核菌 切除肺病巣内の菌の生死の問題（結核選書第4集，昭32）［訳書］結核菌の特異な染色性とその本質（オードロイ 昭28，結核新書第14集）

上田英雄　うえだ・ひでお

明治43（1910）～平成5（1993）年（83歳），東京

【内科（循環器，肝臓病学）】　昭和9年東京帝大卒。第2内科入局（呉建，佐々貫之教授），応召［12年9月陸軍衛生部見習士官，中国に赴任，13年11月（軍医少尉），15年3月歩兵第154部隊，（軍医中尉），17年2月解除］，17年2月第2内科復帰，再応召［19年6月佐倉陸軍病院，8月（軍医大尉）］，21年3月第2内科復帰，22年7月附属医専部講師，23年4月講師，25年7月慈恵医大教授（第1内科），33年4月東大教授（第2内科），附属病院長［42年2月～3月（扱），42年4月～43年8月］，45年4月停年退官。退官後，東京女子医大日本心臓血圧研究所客員教授（循環器内科学 45年4月～50年3月），中央鉄道病院長（47年3月～58年3月）。▽昭和43年東大附属病院長時代，登録医制度をめぐる紛争で医学部学生17名を処分，東大紛争の契機となった。昭和41年より横綱審議会委員，委員長（平成2年～5年）をも務めた。▽長沢俊彦（内科，杏林大学長）は長女美知子の婿，杉下靖郎（内科，筑波大教授）は次女久美子の婿。

［共著］レコードによる肺臓の聴診（昭37），臨床心図学（昭38）［共編］ベクトル心電図（昭39），臨床肝臓病学（昭51），心臓学（昭53），内科学（昭52）［追悼］上田英雄（平6）

上田政雄　うえだ・まさお

大正11（1922）～平成19（2007）年（85歳），大阪

【法医学】　昭和19年京都帝大卒。第2病理入局（森茂樹教授），21年5月兵庫県監察医務室（兵庫県嘱託），11月兵庫県立医専教務嘱託，22年6月兵庫県警刑事課鑑識事務嘱託，23年9月兵庫県立医大助教授（黒岩武次教授），27年2月神戸医大助教授，31年教授，38年1月京大教授，60年3月停年退官。▽島田事件（昭和29年 幼女誘拐殺人，殺人死体遺棄事件での死刑囚が再審で無罪となった事件）の再審請求における法医学的鑑定を行った。

［共著］顕微鏡的組織化学（昭30）

上田三四二　うえだ・みよじ

大正12（1923）～平成元（1989）年（65歳），兵庫

【内科，歌人，文芸評論家，小説家】　昭和23年9月京大卒。京大附属病院にて実地修練，第3内科入局（前川孫二郎教授），27年9月国立京都療養所，36年8月府中刑務所，37年7月国療東京病院，49年7月清瀬上宮病院，63年退職。▽昭和20年，在学中より作歌を始め，36年群像新人賞（「斎藤茂吉論」）にて文壇に登場，50年亀井勝一郎賞（評論集『眩暈を鎮めるもの』），62年日本芸術院賞（評論，小説，短歌と広汎な分野にわたる文学上の業績），63年川端康成文学賞（「祝婚」）など受賞多数。宮中歌会始選者も務めた。

［著書］上田三四二全歌集（平2）

上田 泰　うえだ・やすし

大正2(1913)～平成20(2008)年(94歳)、長野

【内科(感染症学、腎臓病学)】 昭和14年慈恵医大卒。内科入局(加藤義夫教授)、24年9月助教授(上田英雄教授)、31年4月(第1内科)、33年7月教授(初代 第4内科)、39年4月(第3内科)、51年4月(第2内科)、54年3月定年退職。退職後、神奈川県衛生看護学校附属病院長(56年4月～63年4月)。▽没後、上田教授の篤志により「上田記念感染症・化学療法研究奨励基金」が設けられた。▽上田隆三(物理学、早大教授)は弟。

【著書】腎臓病(昭50)　**【共著】**AIDS(昭62)　**【共編】**臨床腎臓病講座第1巻～第3巻(昭55～56)、感染症学(昭57)、キノロン薬(平3)

植竹久雄　うえたけ・ひさお

大正5(1916)～平成7(1995)年(78歳)、神奈川

【ウイルス学】 昭和15年北海道帝大卒。細菌学入室(中村豊教授)、17年2月助手、18年10月大学院特別研究生、海軍軍医[20年6月(軍医少尉)、9月召集解除]、21年2月講師、9月北海道立女子医専教授(細菌学)、25年6月札幌医大教授(微生物学)、米国留学(ロックフェラー財団研究員、31年10月～33年7月イリノイ大にてルリア教授に師事、研究従事)、39年4月京大ウイルス研究所教授(血清免疫部)、所長(40年7月～55年7月)、55年4月停年退官。退官後、富山県衛生研究所長(55年4月～62年9月)。▽昭和27年北海道医師会賞(サルモネラにおける抗原の人工変換)、47年野口英世記念医学賞(細菌形質に及ぼす細菌ウイルス遺伝子の作用)

【著書】ウイルスと癌(生命の科学8 昭55)　**【編著】**ウイルス学(昭54)　**【共編】**微生物遺伝学(昭42)、腫瘍ウイルス第1、第2(昭43、44)

ヴェッチ　Vetch, Agnes

天保13(1842)～昭和17(1942)年(100歳)、英国

【看護師(看護教育)】 スコットランド出身。エディンバラ王立救貧院病院看護学校卒。セント・メアリ病院(ロンドン)勤務の後、明治20年観光目的で来日、桜井女学校附属看護婦養成所に短期間勤務の後、帝大医科大学第一医院にて1年間、ナイチンゲール方式による看護法の講義、看護師の実地訓練の指導にあたり、21年帰国。

【伝記】アグネス・ヴェッチについて(亀山美智子 京都市立看護短大紀要13号、昭63)

上野一恵　うえの・かずえ

昭和4(1929)～平成17(2005)年(76歳)、岐阜

【細菌学】 昭和25年岐阜農林専卒。8月予研入所(結核研究部 柳沢謙部長)、29年11月岐阜大助手(微生物学 栗本珍彦教授、鈴木祥一郎教授)、46年5月助教授、米国留学(46年12月～47年12月 カリフォルニア大ロサンゼルス校、ワッズワース在郷軍人病院感染症科)、53年10月教授(医学部附属嫌気性菌実験施設)、施設長(54年4月～平成5年3月)、5年3月停年退官。退官後、岐阜医療短大教授(5年4月～)、副学長(9年4月～)、学長(10年5月～15年3月)。▽嫌気性菌分離増菌用培地GAM(Gifu Anaerobic Medium)の開発者。▽昭和46年岐阜日日新聞社学術賞(鈴木祥一郎、上野一恵)、小島三郎記念文化賞(鈴木祥一郎、上野一恵 無胞子嫌気性群に関する研究)

【共著】嫌気性菌(昭44)、嫌気性菌の分離と同定法(昭63)

上野正吉　うえの・しょうきち

明治41(1908)～昭和52(1977)年(69歳)、岩手

【法医学】 昭和8年東京帝大卒。法医学入室(三田定則教授)・大学院(～11年3月)、13年10月講師、14年1月国立北京大学医学院教授、19年3月北海道帝大教授、22年11月北大教授、27年9月東大教授、43年3月停年退官。退官後、東邦大教授(43年4月～48年3月)、帝京大客員教授(48年4月～)、在職中、52年6月逝去。▽グロビンによる種属鑑別法の開発者。また、警視庁顧問として、昭和35年「60年安保闘争」で死亡した樺美智子さんの死因を圧死と認定、また、38年「吉展ちゃん誘拐殺人事件」では東京南千住から発見された頭骨から吉展ちゃんの遺体と断定したなど、数多くの司法鑑定を行った。

【著書】犯罪捜査の法医学(昭27)、法医学(昭34)、頭部外傷の法医学(昭40)

上野 正　うえの・ただし

明治44(1911)～平成7(1995)年(84歳)、滋賀

【口腔外科】 昭和10年東京帝大卒。口腔外科入局(金森虎男教授)、21年4月日医大助教授(歯科／主任 ～25年3月)、26年10月東京医歯大教授(歯学部口腔外科)、歯学部附属病院長(35年4月～41年3月)、38年4月(第1口腔外科)、52年4月停年退官。

退官後、昭和大教授(初代 歯学部第1口腔外科 52年4月～58年3月)、歯学部附属病院長(56年4月～58年3月)、客員教授(58年4月～60年3月)。【著書】口腔小外科の要点(医歯薬セミナー選書 昭42)

上野忠彦 うえの・ただひこ

昭和18(1943)～平成15(2003)年(60歳)、熊本 【小児科】 昭和44年九大卒。自衛隊中央病院小児科、52年兼三宿病院小児科長、54年第1航空団衛生科長、57年自衛隊中央病院研究検査科長・小児科医局長、59年兵庫県・坊勢島にて開業(上野医院)、平成11年5月熊本県ニュー天草病院副院長、在職中15年12月逝去。▽川崎病の研究者。自衛隊中央病院勤務当時、松見富士夫病院長とともに、川崎病の研究に打ち込み、昭和49年溶連菌原因説を提唱した。後、退職して辺地医療に取り組んだ。【著書】幻の川崎病、その正体と対策 秘められた溶連菌族の策謀(平7)【編著】コウナイの石 秘境家島(平11)

上野道故 うえの・どうこ

明治12(1879)～昭和16(1941)年(62歳)、新潟 【産婦人科】 明治39年京都帝大卒。産婦人科入局(吾妻勝剛教授、高山尚平教授)、41年札幌病院産婦人科長、大正2年満鉄大連医院産婦人科医長、3年兼南満医学堂教授、京大大学院(4年～7年)、10年8月新潟医専教授、11年3月新潟医大教授、昭和13年7月停年退官。【著書】子宮筋腫(木下産科婦人科叢書第17巻 昭11)、上野産婆学教科書上・下(昭12)

上野博正 うえの・ひろまさ

昭和9(1934)～平成14(2002)年(67歳)、東京 【精神科、産婦人科】 昭和33年東京教育大文学部日本史学科卒。40年東京医歯大卒、実地修練、公衆衛生入室(前田博教授)、賛育会病院、隅田病院勤務、52年4月上野めだか診療所開設・所長、55年新宿区柏木に移転、平成14年1月逝去。▽丸山真男、鶴見俊輔らが、昭和21年5月創刊した『思想の科学』の編集に従事、平成2年社長。▽ベトナムに平和を!市民連合(ベ平連)の活動を支援した。【著書】水俣とヨソ者を結ぶもの(昭50)、新宿にせ医者繁盛記(昭61)

上野元男 うえの・もとお

大正元(1912)～平成14(2002)年(90歳)、福井 【保険医学】 昭和12年千葉医大卒。日本生命入社、応召(12年7月、南支、広東、海南島、香港攻略戦に参加、18年東京陸軍第一病院、第1高射砲野戦部隊)、戦後、24年大阪本社勤務、37年東京医長(～38年)、40年1月医務部長、42年5月取締役、10月常務、48年5月監査役、49年5月退社。

上野幸久 うえの・ゆきひさ

大正10(1921)～平成15(2003)年(81歳)、神奈川 【内科(肝臓病学)】 昭和19年9月東京帝大卒。陸軍軍医(短期現役、台湾在勤)、21年第1内科入局(柿沼昊作教授)、32年自衛隊中央病院内科医長、45年三宿病院副院長、55年川崎中央病院長、平成2年退職。▽ウイルス性肺炎、アルコール性肝臓障害などの研究者として知られる。【著書】Banti 症候群(南江堂医学新書 昭38)、肝臓病療養のコツ(療養のコツシリーズ 昭46)、肝臓病(家庭医学選書 昭61)、ベートーヴェンは肝硬変(昭63)、月曜日は休肝日(平3)【随筆】風流医譚 ある内科医のカルテから(昭55)、風流肝腎譚 同2(昭59)

上原正吉 うえはら・しょうきち

明治30(1897)～昭和58(1983)年(85歳)、埼玉 【事業家(製薬業)、政治家】 大正3年錦城商業卒。4年4月大正製薬所入社(新聞広告により応募)、7年明治薬学校(夜間部)卒、昭和3年3月株式会社大正製薬所取締役、4年4月大阪支店長、13年5月常務、18年6月専務、21年6月社長(3代目)、23年5月大正製薬株式会社と改称、48年会長、58年3月逝去。▽昭和25年6月参議院議員(埼玉県選出、日本自由党、民主自由党、自由党、自由民主党、当選5回 25年～55年)、40年6月科学技術庁長官(～42年2月)、49年7月自民党両院議員会長(～55年7月)。▽大正製薬創業者石井絹治郎に見出され、石井の没後、経営権を握り、「ゴッドマザー」と称された小枝夫人とともに同族経営を進め、「飲まず吸わず遊ばず」をモットーに無借金経営、問屋を通さない直販体制の整備を進め、栄養剤「リポビタンD」の大ヒットを通じて、大正製薬を優良企業に育てあげた。▽高額納税者番付の常連として知られ、昭和39年～41年、51年、52年、54年の計6回トップを占めた。▽上原昭二(大正製薬第4代社長)は長男、土屋義彦(上原正吉の秘書、国会議員、埼玉県知事)は甥。

[自伝]商売は戦い 勝つことのみが善である(昭39)
[伝記]波濤を越えて 大正製薬の五十年上原正吉・小枝夫妻の足跡(小俣行男 昭55)、上原正吉と大正製薬(昭57)、「上原正吉」伝 頭から煙が出るほど考え続けろ! 大正製薬の基礎を築いた男の発想と行動(真鍋繁樹 平18)

植松七九郎 うえまつ・しちくろう

明治21(1888)~昭和43(1968)年(79歳)、長野
【精神科、精神病理学】 大正4年東京帝大卒。第1内科入局(三浦謹之助教授)後、精神科入局(呉秀三教授)、東京府立巣鴨病院医員(4年10月~5年9月)、米国留学[6年~11年5月 マサチューセッツ、ダンバース両州立精神病院病理研究所員、ボストン精神病院病理研究所員(ハーバード医大神経病理部講師兼任)]、王子脳病院、12年4月慶大講師(神経科下田光造教授)、14年助教授、15年1月教授、昭和12年桜ケ丘保養院長兼任(~32年)、28年1月退職。▽神経病理の研究をすすめ、びまん性老人斑(diffuse plaque)を初めて記載している。昭和5年昭和医専精神科の創立に尽力した。15年国民優生法として断種法案が提案されると、金子準二(精神科、慶大講師)とともに反対の論陣を張った。19年日本精神病院協会を設立し理事長、24年には全国私立精神病院協会の設立を提唱・理事長。また、戦後、医学界を代表して占領軍との折衝に当たったことで知られる。
[著書]掌中医学新辞典(掌中医学英和辞典と改題 昭2)、発熱療法(昭22)、精神医学(昭23) [共著]簡明精神病診断類症鑑別学(昭6)、智能測定法(昭19)
[伝記]植松七九郎(保崎秀夫 臨床精神医学10巻8号、昭56)

上村和夫 うえむら・かずお

昭和9(1934)~平成16(2004)年(70歳)、山形
【放射線科】 昭和35年東北大卒。実地修練、放射線科入局(古賀良彦教授)・助手、43年12月講師(星野文彦教授)、44年1月秋田県立脳血管研究センター放射線医学研究部主任研究員、50年4月放射線医学研究部長、平成元年4月副所長兼放射線医学研究部長、2年4月センター所長、12年4月定年退職。退職後、敬仁会理事長(12年4月~)、在職中、16年1月逝去。▽昭和50年日本核医学会賞
[編著]Quantification of Brain Function(1993/平5)、脳のSPECT 機能画像のよみ方・使い方(平11)

植村尚清 うえむら・ひさきよ

明治14(1881)~昭和38(1963)年(82歳)、愛知
【内科】 明治39年東京帝大卒。第3内科入局(青山胤通教授)・大学院、42年10月区立札幌病院内科医長兼小児科、欧州留学(医務出張 大正3年4月第一次大戦開戦により、8月捕虜となり、11月解放、6年1月帰国)、札幌病院内科医長兼北海道帝大講師、10年4月退職、札幌市にて開業(植村内科医院)、戦後、東京都豊島区にて開業。▽植村俊二(外科、京城医専教授)の弟、加藤高明(政治家、外相、首相)の従弟。
[手記]第一次世界戦争中ドイツ幽閉記(未刊)

植村秀一 うえむら・ひでかず

明治20(1887)~昭和21(1946)年(59歳)、愛知
【陸軍軍医(内科)、厚生行政(満州国)】 明治43年愛知医専卒。44年2月陸軍に入り、第7師団軍医部員(歩兵第25聯隊)、関東軍軍医部員(奉天守備隊)、歩兵第26聯隊、大阪衛戍病院、陸軍造兵廠大阪工廠勤務を経て(軍医中佐)にて待命。昭和9年満州国に入り、哈爾浜特別市技正衛生科長兼市立第一医院長、哈爾浜市衛生処長を経て、15年1月哈爾浜医大学長兼哈爾浜市立医院長、16年8月満州国民政部保健司長。戦後の混乱の中、21年満州にて逝去。▽植村直親(内科、大邱慈恵医院長)は兄。

植村操 うえむら・みさお

明治33(1900)~平成9(1997)年(96歳)、東京
【眼科】 大正14年慶大卒。眼科入局(菅沼定男教授)・助手、昭和3年講師、6年9月助教授、16年1月教授、19年7月、慶大前田和三郎教授を団長とするビルマ医療団(43名)に参加、21年6月帰還、病院長(32年10月~35年7月)、医学部長(34年10月~36年10月)、36年10月退職。退職後、国立東京第二病院長(36年11月~45年12月)、琉球大教授・保健学部附属病院長(46年7月~48年9月)。▽白点眼底、昼盲症、結膜乾燥症を呈する症候群(植村症候群)について報告(昭和3年)。▽昭和3年日本眼科学会市川賞、45年日医表彰(在任10年日医委員)
[著書]眼科治療学(昭13)、眼血圧(昭31) [共著]高血圧とその眼底(昭34)、弱視の診断と治療(昭37)
[共編]小児の眼科(昭41) [監修]臨床眼底図譜(昭36)

植村元覚　うえむら・もとかく

大正5(1916)～平成9(1997)年(81歳)、富山

【薬史学、経済地理学】 昭和14年3月京都帝大経済学部卒。16年12月文学部地理専攻修了。17年3月神宮皇学館予科兼附属専門部講師、18年4月教授、8月臨時召集(北部仏印在勤)、21年4月浦賀上陸、復員(9月まで国立横須賀病院入院)、21年10月富山高校講師、24年4月教授、6月富山大助教授(文理学部経済学科)、34年2月教授(経済学部)、経済学部長(42年4月～12月、53年9月～55年9月)、56年3月停年退官。退官後、富山女子短大教授(商業史／商業地理 56年10月～62年3月)、七尾短大学長(63年4月～平成4年3月)。▽富山県から研究費を得て、富山売薬商人の関係資料約1万点を収集、富山薬業史の編集・刊行で知られる。▽昭和35年富山新聞文化賞(学術賞)、62年富山県政功労者

【著書】行商圏と領域経済 富山売薬業史の研究(北陸経済研究所叢書第1集 昭34)、富山の風土と売薬(生涯教育新書32 昭58) **【編著】**富山県近代産業百年史史料集5冊(昭47～昭48) **【訳書】**日本の村落社会 須恵村(エンブリー 昭30)、経営史(グラース 昭32)

植村恭夫　うえむら・やすお

大正13(1924)～平成8(1996)年(71歳)、東京

【眼科】 昭和28年慶大卒。眼科入局(植村操教授、桑原安治教授)、29年4月助手、36年4月講師、40年4月助教授、10月国立小児病院医長(初代)、48年6月慶大教授、医学部長(58年10月～平成元年9月)、平成2年3月定年退職。▽わが国における小児眼科学の確立者。国立小児病院附属視能訓練学院の設立(昭和40年)、視能訓練士法の成立(46年)に尽力した。

【著書】眼科検査の進め方(昭53) **【共著】**弱視の診断と治療(昭37)、小児眼科トピックス(昭41)、ベッドサイドの眼科学(昭53) **【編著】**神経眼科学1、2(新臨床眼科全書第4巻A、B 昭63、59) **【共編】**あすへの眼科展望1975年版～1977年版

上村良一　うえむら・りょういち

明治41(1908)～昭和62(1987)年(78歳)、兵庫

【外科】 昭和8年岡山医大卒。第1外科入局(泉伍朗教授、石山福二郎教授、三宅博教授)、11年11月助手、13年5月玉造船所附属病院外科部長、14年5月講師、15年3月助教授、20年6月広島県立病院外科、7月広島県立医専講師、21年3月教授、23年4月広島県立医大教授兼医専教授、24年5月(第1外科)兼済生会県病院長(24年1月～25年9月)、27年4月広島医大教授、29年4月広島大教授、附属病院長(37年4月～39年3月)、47年3月停年退官。退官後、広島記念病院顧問(47年4月～48年3月)、病院長兼吉島病院長(48年4月～50年3月)。

【追悼】上村良一(昭63)

ヴォーリズ　Vories, William Merrell

明治13(1880)～昭和39(1964)年(83歳)、米国

【建築家、社会事業家】 日本名一柳米来留。1904年コロラドカレッジ哲学科卒。1905(明治38)年滋賀県立商業学校の英語科教師として来日、明治41年京都で「建築設計監督事務所」を開業、43年建築家チェーピン、吉田悦蔵と3人で「ヴォーリズ合名会社」を設立、大正7年「近江療養院」を開設、8年一柳満喜子(子爵一柳末徳3女)と結婚、昭和16年日本国籍を取得、一柳米来留と改名。▽明治41年開設の建築設計監督事務所は、大正9年W・M・ヴォーリス建築事務所、昭和16年一柳建築事務所と改称したが、学校、教会、YMCA、病院、百貨店、住宅など種類も様式も多彩な建築物を残した。▽明治43年開設のヴォーリズ合名会社は、昭和9年近江兄弟社と改称、「メンソレータム軟膏」を広くわが国に普及させた。▽大正7年5月開設の近江療養院(結核病院)は、昭和21年7月近江サナトリアムと改称、46年5月にはヴォーリズ記念病院と改称、一般病院に転換した。▽近江商人発祥の滋賀県八幡を活動の中心としたところから「青い目の近江商人」、また、わが国の太平洋戦争敗戦後、マッカーサー連合軍総司令官と近衛文麿との仲介工作に尽力したことから「天皇を守ったアメリカ人」とも評される。▽昭和33年近江八幡市名誉市民第1号

【自伝】失敗者の自叙伝(一柳米来留 昭45) **【伝記】**ヴォーリズ評伝 日本で隣人愛を実践したアメリカ人(奥村直彦 平17) **【参考】**ヴォーリズの建築 ミッション・ユートピアの都市の華(山形政昭 平元)、ヴォーリズの西洋館 日本近代住宅の先駆(山形政昭 平14)

宇佐玄雄　うさ・げんゆう

明治19(1886)～昭和32(1957)年(71歳)、三重

【仏教者、精神科、心理療法】 旧姓中井。明治41年7月早大文学部哲学科卒。研究科(41年9月～43年9月)、兵役(43年12月～44年2月 輜重兵第16聯隊)、

修禅（大正2年4月～12月 京都・大徳寺臨済宗専門道場）、2年12月臨済宗東福寺派2等教師・上野市山渓寺住職、4年4月東京慈恵医院医専入学、8年3月卒。精神科入局（森田正馬教授 神経病学を研究・診療従事）、東京帝大精神科在籍（8年9月～10年7月 呉秀三教授）、11年11月京都下京区に三聖医院開設・院長（院主 東福寺住職家永一道）、京都帝大精神科在籍（11年11月～昭和11年3月 今村新吉教授、三浦百重教授、11年3月「感覚残像と心的態度との関係」にて学位取得）、昭和2年12月三聖病院と改称。30年1月兼正眼短大教授（教育学・公衆衛生学）、在職中、32年2月逝去。▽山渓寺の住職当時、気質の一様でない人々を教化するには精神医学を学ぶ必要があることを痛感していた。大正3年内務省の感化救済事業講習に参加、この念を強くして、4年東京慈恵医院医専に入学、森田療法と仏教の共通性を意識して、森田療法の最初の病院である「三聖病院」を設立、神経症性障害に対する森田療法を独自の禅的風格を加えて実施した。強迫観念に悩んだ倉田百三が治療を受けたことでも知られる。没後、三聖病院は宇佐晋一（長男）が継承している。

【著書】説得療法（昭11）、癖の直し方（昭14）、神経衰弱と癖の療法（昭15）、精神病の看護法（昭16）、神経質・神経衰弱の自覚療法（昭27）

宇治達郎 うじ・たつろう

大正8(1919)～昭和55(1980)年(61歳)、長野

【外科】 昭和18年8月東京帝大卒。9月分院外科入局（福田保助教授）、10月陸軍軍医候補生（第58師団司令部入隊。中支を転戦、21年7月復員）、分院外科に復帰（林田健男助教授）、24年6月助手、28年4月大宮市にて開業（父業継承）、33年5月宇治病院設立・理事長。▽胃カメラの開発者、昭和24年林田助教授のもとで、オリンパス光学工業技師の杉浦睦夫、深海正治らとともに胃カメラを開発開始、25年末完成した。世界に先駆けての開発で、吉村昭の小説『光る壁画』の題材となった。

【追悼】追想宇治達郎（昭61）

潮田きよ うしおだ・きよ

明治28(1895)～昭和56(1981)年(86歳)、茨城

【看護師（従軍看護婦）】 明治45年日赤病院救護看護婦養成所入学（日赤茨城支部依託生）、大正4年卒。4月日赤茨城支部外勤看護部（家庭看護婦）、7年6月入山病院（～9年9月）、家事手伝い、12年6月日赤茨城支部病院婦長（初代）、日中戦争勃発、応召（12年8月～14年5月 病院船勤務、38回にわたり中支を往復、傷病兵輸送）、茨城支部病院陸軍病院（12年12月～16年5月）、15年看護婦副監督、18年監督、水戸赤十字病院陸軍病院（18年12月～20年8月）、8月空爆により病院全焼、9月元東部第37部隊営舎を借りて業務再開、22年1月元陸軍病院跡に木造新築移転、25年看護科長、33年3月病院再建、看護部長、41年6月定年退職。▽日赤茨城支部病院救護看護婦養成所は大正12年10月併設され、昭和25年3月制度改革のため中止されたが、28年4月再開、10月水戸赤十字病院高等看護学院として認可されている。▽大正、昭和の混乱のなかで水戸赤十字病院の看護の基礎を築き、看護学生の指導にも力を注ぎ、有能な赤十字看護師の育成に尽くした。▽昭和39年保健文化賞（患者の看護と後進の指導に貢献）、40年フローレンス・ナイチンゲール記章

【伝記】水戸赤十字病院の看護の基礎を築いた 潮田きよ女史（雪永政枝 『看護史の人びと第1集』、昭45）

牛島宥 うしじま・ひろし

大正5(1916)～平成4(1992)年(75歳)、福岡

【病理学】 昭和19年9月名古屋帝大卒。病理入室（木村哲二教授、大島福造教授）、35年助教授（附属病院臨床検査部）、49年4月教授（初代 附属病院検査部長）、55年3月停年退官。▽わが国における外科病理学の先駆者。

【著書】唾液腺腫瘍 病理組織（昭49）

牛場大蔵 うしば・だいぞう

大正2(1913)～平成15(2003)年(90歳)、兵庫

【細菌学、医学教育】 昭和11年慶大卒。細菌学入室（秦佐八郎教授、小林六造教授）、助手、14年10月講師、応召［16年陸軍見習士官として東部16部隊（近衛師団通信隊）、（軍医少尉）、村山陸軍病院、軍医学校防疫研究室、20年復員］、21年4月助教授、22年6月教授、米国留学（ロックフェラー財団研究員、26年9月～27年10月 ハーバード大）、医学部長（40年1月～44年11月）、53年3月定年退職。▽昭和44年日本医学教育学会を設立、会長・理事長に就任。国際医学情報センター理事長、国家公安委員（57年2月～平成4年2月）を歴任。▽昭和46年野口英世記念医学賞（実験チフス症の感染と免疫の研究）▽牛場友彦（実業家・政治家）、牛場信彦（外交官・駐米大使）は兄。

あ

【著書】免疫と臨床 予防接種を中心に(昭39)、感染症の概念(新内科学大系52Ａ 昭51)、医学教育に思う上・下(平2)【共編】新細菌学入門(昭57)【監修】最新医学略語辞典(昭62)

後沢長四郎 うしろざわ・ちょうしろう

明治15(1882)〜不詳、長野

【看護師、ハンセン病医療】 日露戦争に陸軍看護人として従軍、明治42年10月全生病院(ハンセン病療養所)看護人、大正13年9月看護長、昭和21年3月退職。▽試験室(研究室)勤務として光田健輔院長の研究を助け、大工の患者を指揮して院内建築を進め、また、大正8年レントゲン装置が導入された以降は助手を務めた。

碓居龍太 うすい・りゅうた

明治10(1877)〜昭和27(1952)年(75歳)、滋賀

【内科】 明治37年12月東京帝大卒。38年1月第3内科入局(青山胤通教授)、独留学(43年〜大正3年 ハイデルベルグ大)、医局長を経て、大正9年4月助教授兼東京市養育院医長、昭和12年8月25日教授、26日退官。退官後、帝国臓器顧問。▽ホルモン学者として知られ、喘息家系の遺伝関係についてわが国初の記載を行っている(昭和4年)。

【著書】ホルモン療法の理論と実際(昭15)

臼杵才化 うすき・さいか

明治9(1876)〜大正6(1917)年(41歳)、三重

【小児科】 明治35年7月東京帝大卒。小児科入局(弘田長教授)、東京女医学校講師、38年12月台湾総督府台北医院医長兼台湾医学校教授、独留学(総督府派遣、40年9月〜43年2月 ブレスラウ大)、大正2年9月退官。3年2月東京・神田にて開業。

【共著】児科処方新書(明38)

薄田七郎 うすだ・しちろう

明治31(1898)〜昭和58(1983)年(85歳)、新潟

【病理学】 大正12年東京帝大卒。病理入室、教育召集(軍医予備員 4月〜7月)、14年1月泉橋慈善病院、15年11月兼日医大教授、昭和12年4月台北帝大医専部教授兼医学部助教授(第1病理 和気巌教授)、20年7月教授、戦後留用、12月国立台湾大教授、21年10月帰国、22年5月帝国女子医専教授、11月東邦女子医薬専教授、36年4月新潟県立がんセンター新潟病院研究部長、46年3月退職。退職後、新潟医療技術専門学校非常勤講師(46年4月〜)、在職中、58年10月逝去。

内薗耕二 うちぞの・こうじ

大正5(1916)〜平成18(2006)年(90歳)、鹿児島

【生理学、神経生理学】 昭和16年東京帝大卒。生理学入室(橋田邦彦教授、坂本嶋嶺教授、若林勲教授)、海軍軍務[18年〜20年 潜水艦乗艦、横須賀・航空研究所勤務、復員時、(軍医中尉)]、戦後、国療嬉野病院(整形外科)勤務の後、東大生理復帰、27年4月助手、31年1月講師、4月新潟大教授(第1生理)、米国留学(34年〜36年 ユタ大、ワシントン州立大)、37年10月東大教授(第2生理)、52年4月停年退官。退官後、国立生理学研究所長(52年4月〜)、岡崎国立共同研究機構長(58年4月〜60年3月)、静岡女子大学長(60年6月〜)、静岡県立大学長(62年4月〜平成5年3月)。▽生理学研究に電子顕微鏡技術を導入。特に、神経終末部の機能と微細構造の解明を課題とした。▽昭和52年学士院賞(シナプスの機能と形態に関する研究)

【著書】生体の電気現象第1 基礎編(昭42)、眠りの精を探る(昭和51)、図説基礎生理学(昭53)【編著】長寿傑出人と語る(平6)【共編】新英和医学辞典(昭32)【訳書】生きている脳(ウォルター 昭34)、ストレスからの解放(ブザンジャン 昭37)

内田準一 うちだ・じゅんいち

大正7(1918)〜昭和45(1970)年(52歳)、東京

【外科(美容外科)】 昭和16年東京帝大卒。第2外科入局(都築正男教授、福田保教授)、24年丸ビル整形外科院長(父業を継承)。▽目頭切開W法を創始するなど、わが国の美容形成外科の先駆者。

【著書】内田式眼瞼下垂症手術(昭29)、形成美容外科の実際(昭32)、鼻の美容外科(昭45)【共著】美容整形(昭30)

内田誉 うちだ・ほまれ

明治43(1910)〜平成元(1989)年(79歳)、和歌山

【内科(結核病学)】 昭和17年9月大阪帝大卒。12月刀根山病院医員、18年5月日本医療団(刀根山病院 院長渡辺三郎)、召集(20年1月善通寺陸軍病院予備役軍医、上海方面に派遣、第161師団第一野戦病院楊州患者療養所、敗戦、21年2月鹿児島上陸、解除)、復職、34年4月兼厚生省近畿地方医務局(藤原九十郎局長)、35年5月近畿地方医務局指導課長、

沖縄派遣(総理府 36年12月〜37年3月)、39年6月国療松籟荘所長(結核療養所から精神療養所への転換業務)、42年12月国療春霞園、43年9月国療兵庫中央病院副院長、49年1月定年退官。退官後、清風園今井病院(結核)、三田宝田病院(精神病院)、枚方療養園・有馬温泉病院(老人医療)で医療に携わる他、日本予防医学協会関西支部療養所長、有馬温泉病院長、長岡京病院長、日和佐医院長を務めた。

[追悼] カトレアに偲ぶ 内田誉(平3)

内田槙男 うちだ・まきお

大正5(1916)〜平成20(2008)年(91歳)、大阪

【生化学】 昭和16年大阪帝大卒。生化学入室(市原硬教授)、助教授、米国留学(29年8月〜30年8月)、30年10月熊本大教授(生化学)、49年4月(第1生化学)、56年4月停年退官。▽水俣病研究において、貝から硫化メチル水銀の抽出に成功した。▽昭和43年西日本文化賞(熊本大学水俣病研究班「水俣病研究」の功績)

内田三千太郎 うちだ・みちたろう

明治24(1891)〜昭和46(1971)年(79歳)、埼玉

【伝染病学】 大正3年11月新潟医専卒(第1回)。12月細菌学入室(宮路重嗣教授)・助手、4年8月北里研副手、6年10月私立熊本回春病院兼研究室主任、8年12月警視庁細菌検査所防疫医、13年1月慶大内科助手を経て、14年4月市立豊島病院副院長、15年5月院長、昭和30年退職。退職後、中野組合病院長(31年2月〜36年6月)、不二薬品研究所長(〜37年2月)。

[著書] 急性伝染病図譜全3巻(昭27〜32)、泉熱(昭27) **[自伝]** 不如愛(昭26)、余録(昭43)

内田勇三郎 うちだ・ゆうざぶろう

明治27(1894)〜昭和41(1966)年(71歳)、東京

【心理学】 大正10年東京帝大文学部心理学科卒。産業能率研究所、12年松沢病院心理学研究室嘱託、14年五高講師(〜昭和3年)、5年文部省体育研究所嘱託、法政大講師、早大講師、傷兵保護院顧問。戦後、22年日本・精神技術研究所を設立・所長、日大教授、23年埼玉大、社会事業大講師、25年東京高等獣医学校教授。▽内田クレペリン精神検査(単純な連続的加算を一定の条件で被検者に課し、作業の遂行、経過、結果を分析することによりパーソナリティや作業能力を調べる作業検査法)の開発研究者。▽内田清之助(鳥類学者)は兄。

[著書] 素質型と其の心理学的診断(昭5)、内田クレペリン精神検査法手引(昭26)、実用クレペリン内田作業素質検査法手引(昭26)、新適性検査法(昭32)

[評伝] 迷留辺荘主人あれやこれや 心理学者内田勇三郎の生き方の流儀(内田純平 平7)

内田幸男 うちだ・ゆきお

大正15(1926)〜平成9(1997)年(71歳)、埼玉

【眼科】 昭和28年東大卒。実地修練、眼科入局(萩原朗教授)、29年8月助手(〜33年3月)、37年3月徳島大助教授(三井幸彦教授)、米国留学(38年〜39年カリフォルニア大サンフランシスコ医学センター)、42年10月東京女子医大助教授、47年7月教授(定員外)、49年4月(主任教授)、附属病院長(63年4月〜平成4年3月)、4年3月定年退職。退職後、東京女子医大常務理事(4年4月〜7年6月)、事務局長(5年4月〜)、専務理事(7年7月〜)、在職中、9年12月逝去。▽眼感染症の権威。急性出血性結膜炎の病因ウイルスの解明で知られる。

[著書] 角膜疾患の臨床(昭50) **[共著]** 解説結膜の疾患(昭61) **[編著]** 角膜ヘルペスとその関連疾患(平4) **[共監]** 眼科症候群辞典(昭59)

内野仙治 うちの・せんじ

明治27(1894)〜昭和32(1957)年(63歳)、東京

【生化学】 大正7年京都帝大卒。第3内科入局(島薗順次郎教授)の後、医化学入室(荒木寅三郎教授、前田鼎教授)、11年5月助教授、独留学(在外研究員、昭和4年6月〜6年6月 ミュンヘン大ヴィーラント教授)、昭和7年6月京都帝大教授(化研)、11年3月兼長崎医大教授、13年6月東北帝大教授、16年12月京都帝大教授、22年9月京大教授、化学研究所長(23年9月〜28年12月)、医学部長(27年12月〜31年12月)、32年3月停年退官。退官後、名市大学長(32年7月〜)、在職中、32年9月逝去。▽内野治人(血液病学、京大教授)は長男。

[分担] アミダーゼ(発酵学研究法第8巻 昭25)

内野治人 うちの・はると

大正15(1926)〜平成22(2010)年(83歳)、東京

【内科(血液病学)】 昭和23年8月京大卒。附属病院にて実地修練、24年10月第2内科入局(菊池武彦教授)、大学院(特別大学院学生 25年4月〜28年3月)、4月助手、28年11月神戸医大第1内科(中院孝

円教授)、29年7月助手、31年12月京大講師(第1内科 脇坂行一教授)、米国留学(フルブライト奨学生、33年8月～34年8月 ニューヨーク医大内科)、40年9月広島大教授[原爆放射能医学研究所臨床第1(内科)研究部門]、50年10月京大教授(第1内科)、附属病院長(61年4月～62年4月)、医学部長事務代理(61年8月～9月)、医学部長・医学研究科長(62年4月～平成元年3月)、平成元年3月停年退官。退官後、大阪赤十字病院長(元年4月～8年3月)。▽平成4年京都新聞大賞文化賞。▽内野仙治(生化学、京都帝大教授、名市大学長)の長男。

[編著]ビタミンB_{12}(血液と脈管シリーズ 昭53)、病態生理よりみた内科学(昭56)、ビタミンB_{12}の生体内動態と活性(昭59)、新血液病学(昭59)、貧血(内科mook no.33 昭62)**[共編]**病態血液学(昭52)、前白血病状態(昭59)**[監訳]**ハイルマイヤー臨床血液学アトラス(ベーゲマン、ラステッター 平元)

内村祐之 うちむら・ゆうし

明治30(1897)～昭和55(1980)年(82歳)、東京

【精神科】 大正12年東京帝大卒。精神科入局(呉秀三教授)、東京府立松沢病院医員、13年2月北海道帝大助手(精神医学)、14年3月助教授、独留学(在外研究員、14年4月～昭和2年3月 ミュンヘン・ドイツ精神医学研究所シュピールマイヤー教授に師事。神経病理の研究に従事)、3年4月教授、11年5月東京帝大教授、兼都立松沢病院長(11年6月～24年2月)、22年4月東大教授、脳研所長(17年5月～、官制化28年4月～33年3月)、医学部長(28年8月～32年4月)、33年3月停年退官。退官後、神経研究所長(26年～52年)、国立精神衛生研究所長(36年10月～37年4月)。▽精神病の疫学調査、傑出人脳の研究、双生児研究、司法精神病理学的研究で知られ、また、日本の精神医学界の重鎮として国の精神衛生行政にも深く関与した。▽東京帝大在学中、野球部投手として活躍、東大野球部長(14年～18年)、日本プロ野球コミッショナー(37年5月～40年4月)。▽昭和40年学士院会員。58年野球殿堂入り。▽内村鑑三(思想家)の長男。

[著書]精神医学教科書上巻(昭23)、天才と狂気(昭27)、アメリカ野球物語(昭31)、鑑三・野球・精神医学(昭48)**[訳書]**天才の心理学(クレッチュマー 昭28)、精神病理学総論上巻、中巻、下巻(ヤスペルス 昭28、30、31)、野球王タイ・カップ自伝(タイ・カップ 昭38)、ジョー・ディマジオ自伝(ディマジオ 昭53)**[随筆]**精神医学者の滴想(昭22)**[自伝]**わが歩みし精神医学の道(昭43)**[伝記]**回想の内村投手(ベーズボール・マガジン編 昭57)**[追悼]**内村祐之その人と業績(昭57)

内村良二 うちむら・りょうじ

明治25(1892)～昭和42(1967)年(74歳)、東京

【小児科】 大正8年京都帝大卒。慶大小児科入局(唐沢光徳教授)、生理学教室(加藤元一教授)に学内留学、15年慶大講師、昭和3年昭和医専教授(初代)、21年4月昭和医大教授(～36年4月)、31年9月学長、34年1月理事長(～34年6月)、37年4月学長退任・退職。

[著書]新小児科学(昭6)、小児結核と小児急性伝染病(昭19)、症候を主とした小児疾患の診断治療(昭29)

内山圭梧 うちやま・けいご

明治26(1893)～昭和39(1964)年(71歳)、青森

【伝染病学、内科】 大正8年12月東京帝大卒。9年1月駒込病院伝染病科(二木謙三院長、村山達三院長)、昭和8年4月副院長(高木逸磨院長)、13年4月院長代理、14年12月東京帝大助教授兼駒込病院副院長、16年4月院長(～30年6月)、32年3月退職。退職後、日医大教授(第1内科 32年4月～)、私立学校共済組合下谷病院長(32年6月～)、在職中、39年9月逝去。▽昭和37年保健文化賞(伝染病患者の診断、治療に貢献)

[著書]発疹チフス(臨牀医学文庫〔11〕 昭21)**[参考]**研究業績集成 我が国伝染病学最後の巨星内山圭悟博士(磯貝元編 平17)

内山孝一 うちやま・こういち

明治31(1898)～昭和53(1978)年(80歳)、新潟

【生理学、医史学】 大正12年慈恵医専卒。生理学入室(浦本政三郎教授)、助教授を経て、昭和8年東京帝大生理研究員(橋田邦彦教授)、9年兼日大講師、14年8月日大教授、休職(15年7月～18年4月 橋田邦彦文相秘書官)、26年6月(第1生理)、39年4月定年退職。▽心臓生理研究の権威。また、医史学にも通暁していた。

[著書]心臓生理学概論(昭7)、涓滴集(昭11)、生命力といふもの(昭12)、精神力といふもの(昭13)、日本科学史への反省(昭16)、和蘭事始(昭23)、生物科学の創始者ヴェサリウスの生涯(昭24)

内山 卓　うちやま・たかし

昭和21(1946)～平成22(2010)年(64歳)、大阪

【内科(血液病学)】　昭和45年9月京大卒。11月附属病院臨床研修医、47年11月関西電力病院内科医員、大学院(49年4月～53年3月)、米国留学(NIH客員研究員　53年6月～)、55年10月ユニチカ中央病院内科副部長、57年8月京大助手(原子炉実験所)、59年1月(第1内科)、平成3年5月教授(ウイルス研附属免疫不全ウイルス研究施設エイズ免疫研究領域)、10年4月(大学院医学研究科臨床器官病態学講座血液病態学・附属病院第1内科)、14年10月(内科系専攻内科学講座血液・腫瘍学内科学)、附属病院長(17年4月～20年3月)、21年3月停年退官。退官後、北野病院長(21年4月～)、在職中、22年7月逝去。▽高月清(血液学、熊本大教授)とともにATLの疾患概念の確立、サイトカインの研究において業績を挙げた。

【共監】三輪血液病学［血液病学第2版(昭57)の改訂版　平18］

内山長司　うちやま・ちょうじ

昭和8(1933)～平成20(2008)年(75歳)、長崎

【歯科(口腔細菌学)】　昭和35年九州歯大卒。口腔細菌学入室(大曲靖夫教授)、37年7月助手、43年10月講師、49年10月教授、平成6年7月学長、11年7月退職。

【共編】微生物学(昭61)、歯科衛生士のための歯科用語小辞典　基礎編(昭63)

内山八郎　うちやま・はちろう

明治40(1907)～平成7(1995)年(88歳)、福岡

【外科】　昭和5年九州帝大卒。第1外科入局(赤岩八郎教授、石山福二郎教授)、14年7月助教授、米・カナダ・独留学(私費、14年10月～15年10月)、18年8月ジャカルタ医大教授(陸軍軍政地教授)、21年6月帰国、10月県立鹿児島医専講師、22年8月教授、26年1月県立鹿児島医大教授(第1外科)、27年4月鹿児島県立大教授、32年7月鹿児島大教授、附属病院長(33年1月～35年5月)、医学部長(44年4月～45年3月)、47年3月停年退官。退官後、霧島温泉労災病院長。▽大彎側胃管形成術(食道癌の手術で切除した食道の代わりに胃を用いる方法)の考案者。▽昭和43年南日本文化賞(肺臓および食道、胃の外科手術に先駆者の役割を果たした)

【共分担】結腸癌(日本外科全書第20巻　昭30)

宇都野 研　うつの・けん

明治10(1877)～昭和13(1938)年(60歳)、愛知

【小児科、歌人】　本名研(きわむ)。明治40年東京帝大卒。45年東京・本郷にて開業(小児科)。▽大正6年佐々木信綱の門に入り、若山牧水、昭和9年窪田空穂に師事。大正9年『朝の光』創刊、14年『白樺』創刊、昭和4年『勁草』創刊。

【著書】哺乳児栄養論上(日本小児科叢書第17編　大5)、実作者の言葉　短歌評論(昭8)　【編著】春寒抄(昭8)

内海貞夫　うつみ・さだお

明治41(1908)～平成3(1991)年(83歳)、兵庫

【耳鼻咽喉科】　昭和9年大阪帝大卒。耳鼻咽喉科入局(山川強四郎教授)、14年9月奈良県協同病院耳鼻咽喉科医長、20年6月奈良県立医専教授、軍務の後、11月着任、22年6月奈良県立医大教授、48年3月定年退職。退職後、国立奈良病院長(48年4月～54年4月)。▽国立奈良病院長時代、国立病院初の「めまいセンター」を開設した。

【訳書】前庭迷路器官の機能(エグモンド他　昭34)

有働正夫　うどう・まさお

昭和13(1938)～平成5(1993)年(54歳)、東京

【生理学、神経生理学】　昭和38年東大卒。実地修練、39年4月第2生理入室(内薗耕二教授)、43年4月助手、スウェーデン留学(10月～45年10月　イエーテボリ大ルンドベリ教授)、阪大助教授(基礎工学部生物工学科神経生理学　塚原仲晃教授)、56年教授(健康体育部運動生理学部門)、健康体育部長(平成3年8月～)、在任中、5年1月逝去。▽歩行運動の研究を基礎に、大脳基底核の歩行運動制御、大脳基底核における可塑性シナプスの研究に展開した。

【訳書】スポーツ体育学(ワイネック　昭59)　【監訳】最適トレーニング(ワイネック　昭59)

宇野 朗　うの・ほがら

嘉永3(1850)～昭和3(1928)年(78歳)、伊豆(静岡)

【外科、皮膚科】　慶応3年江戸に出たが帰国、明治3年再上京、大学東校にて独人教師ミュルレル、ホ

あ

フマンに学び、9年12月東京医学校卒。12月東京医学校雇、10年10月助教(外科 シュルツェ)、14年7月東大(旧)助教授(外科)、17年4月教授(初代 第1外科)、11月附属第一医院長心得、19年3月帝大教授、第一医院長心得兼第二医院長(~25年1月)、欧州出張(私費、22年10月~25年6月 ベルリン大)、医科大学附属医院長(26年9月~30年4月)、兼皮膚泌尿器科(26年9月~30年4月)。27年12月日清戦争の際、官命により戦地へ差遣、30年4月依願免官(病気のため)、休養の後、楽山堂病院開設(浅草小島町)。▽欧州出張中、明治23年コッホが肺結核治療剤としてのツベルクリンを創製発表、この研究のため独留学中の24年4月在留を命ぜられている。

【共訳】外科各論(シュルツェ 山田良叔訳、宇野朗補訂、長谷川泰閲、明15)**【追悼】**宇野朗追悼録(石黒忠悳他編 昭4)

馬詰嘉吉 うまづめ・かきち

明治28(1895)~昭和56(1981)年(85歳)、徳島

【眼科】 大正9年東京医専卒。眼科・助手[明々堂医院(須田貞爾教授)、博済病院眼科(井上誠夫教授)勤務]、13年徳島・小松島町にて開業、昭和2年4月愛知医大専科、研究科(小口忠太教授 ~5年3月)、5年5月東京医専助教授、7年5月教授、病院副院長(22年4月~27年5月)、23年4月東京医大専門部教授、25年4月東京医大教授、病院長(27年6月~39年2月)、学長(38年12月~42年3月)、理事長(46年4月~56年12月)。▽視野、色覚について研究、東京医大式色覚検査法、馬詰・太田式中心暗点検査表を開発。

【著書】基礎眼科学(昭13)、恩師井上誠夫先生(昭46)**【編著】**恩師須田貞爾先生(昭47)**【共編】**眼科の診断と治療診断編、治療編(昭37)**【句集】**蓼科(昭40)、蓼科高原(昭47)

梅錦之丞 うめ・きんのじょう

安政5(1858)~明治19(1886)年(27歳)、出雲(島根)

【眼科】 浪速仮病院医学校より東京医学校に転じ、明治11年11月東大卒(旧制。第1回生)、独留学(文部省外国留学生、12年11月~16年1月 ベルリン大シュワイガー教授、ブレヒト教授に師事)、16年1月東大(旧)講師、17年10月教授(初代 眼科)、18年12月退官。▽わが国最初の眼科教授。明治12年7月、佐々木政吉、清水郁太郎、片山国嘉、新藤二郎、清野勇らとともに、わが国最初の医学士。東大における日本人教授育成のため、12年留学生として清水郁太郎(産婦人科)、新藤二郎(病理)とともに選ばれ、独留学、帰国後、スクリバに代わり眼科の講義・診療を担当した。17年日本における眼科専門学者集会の最初となる眼科専門会を、須田哲造、井上達也、安藤正胤らとともに設立した。しかし、性豪放、独身、酒のために生活が乱れ、病を得て辞職せざるを得ないこととなり、再び、スクリバが眼科を担当した。▽ベルリン大留学中、検眼器を開発した大きな業績がある。▽梅謙次郎(民法学者、東京帝大教授)は弟。

【伝記】我が国最初の眼科教授梅錦之丞先生(山賀勇 日本医事新報1640号、昭30)

梅垣健三 うめがき・けんぞう

大正10(1921)~平成12(2000)年(79歳)、大阪

【臨床検査医学、血液学】 昭和21年慈恵医大卒。36年5月奈良県立医大附属病院中央検査部助教授(専任)、47年8月奈良県立医大教授(病態検査学)、52年11月学長事務取扱、53年4月学長、59年3月退職。退職後、星ケ丘厚生年金病院長(59年4月~平成2年3月)。

【編著】図説臨床検査法血液学(昭59)

梅垣洋一郎 うめがき・よういちろう

大正11(1922)~平成22(2010)年(87歳)、京都

【放射線科】 昭和20年東京帝大卒。放射線科入局(中泉正徳教授)、29年12月千葉大助教授(筧弘毅教授)、33年3月信州大教授、米国留学(33年7月~34年7月 オークリッジ原子力研究所)、37年7月国立がんセンター病院外来部長(初代)、38年4月放射線診療部長、46年2月放医研臨床研究部長(初代)、54年7月癌研病院放射線科部長、56年11月退職。▽わが国の癌放射線治療の基礎を築いた。

【編著】がんと放射線治療(昭60)**【共編】**放射線治療学(臨床放射線医学全書第14巻A・B 昭61)**【共監】**放射線治療学(昭41)

梅沢純夫 うめざわ・すみお

明治42(1909)~平成12(2000)年(90歳)、東京

【有機化学(有機合成化学)】 昭和8年北海道帝大理学部化学科卒。大学院、11年助手、13年助教授、17年藤原工大助教授、19年慶大工学部教授、33年微

生物化学研究会理事、40年工学部長、49年退職。退職後、微生物化学研究会生物有機化学研究所長(49年〜)、微生物化学研究会長(平成5年〜)、在職中、12年3月逝去。▽昭和19年梅沢浜夫(弟)との共同研究でペニシリンの開発に成功。アミノ配糖体抗生物質の合成、特にカナマイシン(昭和43年)、ストレプトマイシン(49年)の全合成で知られる。▽昭和38年日本化学会賞(抗菌性物質ならびに関連化合物の研究)、55年学士院賞(アミノ配糖体抗生物質の合成に関する研究)、57年藤原賞(アミノ配糖体抗生物質に関する合成的研究)

【著書】拮抗微生物の化学(昭24)、抗菌性物質(昭29)、有機化学全2巻(昭29、30)、実験有機化学(昭31)

梅沢浜夫 うめざわ・はまお

大正3(1914)〜昭和61(1986)年(72歳)、福井

【細菌学】 昭和12年東京帝大卒。黴菌学入室(竹内松次郎教授)、応召(14年〜18年4月 習志野陸軍病院検査室)、助手、19年6月伝研助教授(長谷川秀治教授)、22年7月予研、27年抗生物質部長、兼応用微研教授(29年8月〜31年7月、37年8月〜38年7月、40年4月〜41年3月、42年4月〜50年3月)、兼伝研教授(46年4月〜50年3月)、50年3月停年退官。47年微生物化学研究所を開設・所長。▽日本の抗生物質研究の先駆者。昭和19年2月陸軍軍医学校によって企画・召集された碧素委員会に加わり、薮田貞次郎とともに培養液を作製、濃縮液を梅沢純夫(兄)が精製、11月ペニシリン(碧素)の国産化に成功した。戦後は、フラジオマイシン、ザルコマイシン(28年)、カナマイシン(35年)、ブレオマイシン(41年)などを発見・開発した。▽昭和34年朝日賞(文化賞部門 抗生物質の研究、とくにカナマイシンの研究)、37年学士院賞(カナマイシンの研究)、文化勲章(微生物学に対する貢献)・文化功労者、44年学士院会員、55年エールリッヒ賞

【著書】ストレプトマイシン(昭23)、ペニシリンとストレプトマイシン(昭24)、よい菌とわるい菌(昭28)、抗生物質の話(昭37)、Bioactive peptides produced by microorganisms(昭53) **【共著】**抗生物質(現代自然科学講座第3巻 昭26)、ザルコマイシン(昭30) **【共編】**微生物のつくる生物活性ペプチド(昭53)

梅沢彦太郎 うめざわ・ひこたろう

明治26(1893)〜昭和44(1969)年(76歳)、東京

【医書出版、蒐集家】 東京慈恵会医院医専中退。『日本之医界』編集長を経て、大正10年日本医事新報社を創立、『日本医事新報』は2月5日発行の第1号以来、休刊することなく刊行されている。▽趣味としての陶磁器についての造詣深く、日本陶磁協会理事長、文化庁文化財保護専門委員を歴任した他、日本出版協会長、東都医師信用組合理事長なども務めた。

【編著】近代名医一夕話第1輯(昭12)、岡田和一郎先生伝(昭18)、姫谷焼(昭40)、渥美半島古窯址群(昭40)

梅沢 実 うめざわ・みのる

明治37(1904)〜平成6(1994)年(89歳)、東京

【産婦人科】 昭和5年東京帝大卒。産婦人科入局(白木正博教授、長谷川敏雄教授)、25年3月群馬大前橋医大教授、附属病院長(27年11月〜28年10月、30年7月〜32年4月)、33年2月横市大兼横浜医大教授、45年3月定年退職。退職後、横市大学長(45年5月〜49年3月)。

【著書】産科・婦人科常用検査手技(昭36)

梅田 薫 うめだ・かおる

明治36(1903)〜昭和20(1945)年(42歳)、神奈川

【病理学】 大正15年東京帝大卒。病理学入室、昭和4年10月京城帝大助教授(第2病理 徳光美福教授)、19年7月長崎医大教授(第2病理)、20年8月原爆のため講堂で講義中に学生314名とともに逝去。

梅田芳次郎 うめだ・よしじろう

明治36(1903)〜昭和18(1943)年(40歳)、新潟

【細菌学】 大正15年北海道帝大卒(1期生)。細菌学入室(中村豊教授)、昭和4年助教授、13年6月同仁会臨時対支防疫事業部(上海)嘱託医員及外務省嘱託、14年2月同仁会南京防疫処長、16年6月教授(講座外)、18年8月南京郊外にて自動車事故のため逝去。

梅津小次郎 うめつ・こじろう

明治15(1882)〜昭和32(1957)年(75歳)、山形

【泌尿器科】 明治42年12月東京帝大卒。皮膚病学黴毒学入局(土肥慶蔵教授)、44年5月東京鉄道病院科長(初代 〜昭和11年8月)、昭和2年4月日大専門部医学科教授(初代 皮膚泌尿器科)・附属病院長、医学科長(〜18年6月)、12年2月駿河台病院長(〜18年4月)、15年4月板橋病院長(〜18年6月)、17年3月日大医学部教授、医学部長(初代)・予科長(〜18年6月)、20年3月退職、東京都中央区にて開業。▽日

大専門部医学科長として専門部の医学部昇格に尽力した。【著書】淋疾ノ病理及治療法（大7）【共著】黴毒血清診断法（明44）【編著】エールリッヒ秦氏新剤駆黴療法（明43）、皮膚結核（明44）、皮膚科泌尿器科臨床宝典（明45）

梅津八三 うめづ・はちぞう

明治39（1906）～平成3（1991）年（84歳）、岩手

【心理学、障害児教育】 昭和6年東京帝大文学部卒。24年6月東大助教授（教養学部）、26年12月教授、30年11月（文学部心理学科）、42年1月停年退官。退官後、関西大教授（42年4月～46年3月）、国際基督教大教授（46年4月～52年3月）、客員教授（52年4月～53年3月）。▽実験心理学の手法を障害児教育に導入、山梨盲学校などで実践したことで知られる。【著書】重複障害児との相互輔生（平9）、心理学梅津八三の仕事全3巻（平12）【共編】心理学事典（昭32、34年毎日出版文化賞）

梅原千治 うめはら・せんじ

大正8（1919）～昭和57（1982）年（63歳）、東京

【内科】 昭和18年東京帝大卒。応召（南方勤務）、戦後、第2内科入局（佐々貫之教授）、大阪市大講師（第1内科 小田俊郎教授）、29年8月東京医大助教授（小宮悦造教授）、35年9月教授（第3内科）、在職中、57年10月逝去。

【著書】ステロイドホルモン第1～第7（昭41～43）、飢えと死と 歌集『ニューギニア戦記抄』（昭44）

梅本芳夫 うめもと・よしお

明治40（1907）～昭和58（1983）年（76歳）、東京

【歯科、細菌学】 昭和5年大阪歯科医専卒。5月副手、7年4月助手、11年1月助教授、18年12月教授（細菌学）、24年7月大阪歯大教授、46年2月岐阜歯大学長、55年3月退職。▽大阪歯科医専卒後、細菌学教室創設を命ぜられ、東京帝大伝研、大阪帝大細菌学教室にて研究を続け、昭和20年10月「牛痘病原の家兎歯牙並に周囲組織に対する研究」により大阪帝大より学位取得。

【編著】微生物学実習教程（昭18）

宇山俊三 うやま・しゅんぞう

明治10（1877）～昭和36（1961）年（84歳）、兵庫

【外科】 旧姓久保田。明治38年11月京都帝大卒。外科入局・助手、40年9月満鉄入社、大連医院外科部長、41年10月撫順炭鉱医院長兼外科医長、43年1月長春分院長兼外科医長、44年7月安東県分院長兼外科医長、独・瑞留学（満鉄派遣、大正元年9月～5年4月 ベルリン大、ボン大ガレー教授について外科学、2年1月ハイデルベルグ大ウィルムス教授に外科学、7月マールブルグ大ウィルムス教授につき外科学、ヨーレス教授に病理学を学ぶ。第一次大戦のため抑留され10月解放、ベルン大コッヘル教授に外科学を、ローザンヌ大ルー教授に外科学を、ミショー教授に病理学を学び、仏、英の大学を視察、帰国）、4月長春医院長兼外科医長、9年5月退職。京都にて研究整理に従事、10年1月日赤和歌山支部病院長、昭和8年退職。京都・寺町にて開業。▽満鉄退社後、京都にて羊の腸からとった手術用腸線をわが国で初めて開発した。

宇山昌延 うやま・まさのぶ

昭和7（1932）～平成23（2011）年（79歳）、大阪

【眼科】 昭和31年京大卒。大阪・北野病院にて実地修練、32年5月眼科入局（浅山亮二教授）、41年4月講師、米国留学（41年10月～42年12月 カリフォルニア大サンフランシスコ校眼科眼病理学ホーガン教授に師事）、50年8月助教授、51年2月関西医大教授、附属病院長（58年4月～62年3月）、平成11年3月定年退職。▽マイケルソン賞（イスラエル 眼循環に関する研究業績、1992／平成4年）

【著書】中心性網膜炎と類縁疾患（カラーアトラス網脈絡膜疾患シリーズ 昭63）【編著】ぶどう膜炎（眼科mook no.12 昭55）【共編】黄斑疾患テキスト&アトラス（平12）、眼の細胞生物学（平12）

宇山安夫 うやま・やすお

明治28（1895）～昭和56（1981）年（86歳）、徳島

【眼科】 大正10年大阪医大卒。5月解剖学入室、12年4月眼科入局（中村文平教授）、14年3月助手、昭和2年3月試講、6年6月講師、9年5月助教授、18年7月大阪帝大教授、附属病院長（27年2月～30年4月）、32年11月退官。退官後、国立大阪病院副院長（32年11月～36年2月）。▽昭和25年『日本眼科紀要』を創刊。

【著書】眼鏡検査に必要なる智識（昭10）、白内障の手術とアレルギー性眼内炎（昭27）、目薬（昭31）、眼の一生と養生（昭31）、眼鏡士読本（昭35）、わが銀海の

パイオニア 明治以後における眼科の人々(昭48)

【共編】眼病の診断と治療診断篇・治療篇(昭37)

浦 良治 うら・りょうじ

明治36(1903)～平成4(1992)年(88歳)、新潟

【解剖学】 昭和2年東京帝大卒。解剖学入室(西成甫教授)、9年助手、11年3月講師、14年8月助教授、18年5月岡山医大教授(第2解剖)、24年5月岡山大教授、30年8月東北大教授(第1解剖)、42年3月停年退官。退官後、岩手医大非常勤講師(第1解剖 42年5月～)、教授(43年4月～47年3月)。▽比較解剖学の権威。岩手医大在職中(昭和46年)、人体解剖実習全コース65回分をビデオテープ全74巻(69時間)に収録・作成。

【著書】実習人体解剖図譜(昭16)【共著】人体解剖実習第1冊～第3冊(昭3)【自伝】解剖学教室での四十年(昭42)

浦城二郎 うらき・じろう

明治39(1906)～平成11(1999)年(93歳)、三重

【内科】 昭和5年岡山医大卒。生化学入室(清水多栄教授)、名古屋市民病院内科、18年名古屋市立女子医専、21年3月広島県立医専教授(内科)、23年4月広島県立医大教授（初代第1内科）、27年4月広島医大教授、28年8月広島大教授、附属病院長(35年4月～37年3月)、医学部長[39年4月～41年3月、44年5月(扱)、5月～10月]、45年3月停年退官。▽胆汁及び胆汁酸に関する研究を中心に消化器系の研究業績で知られる。▽娘は柳原英(眼科、京都帝大・広島大教授)の子息と結婚、子息は井上靖(作家)の娘婿。

浦口健二 うらぐち・けんじ

明治39(1906)～平成元(1989)年(83歳)、東京

【薬理学】 昭和7年東京帝大卒。薬理学入室、18年9月講師、22年9月助教授、31年4月教授(衛生看護学科第1基礎医学)、40年3月停年退官。▽昭和38年学士院賞(小林芳人、浦口健二、三宅市郎 カビ類代謝産物の中毒学的研究)

【共著】Toxicology, biochemistry and pathology of mycotoxins(昭53)【共編】トキシコロジー 毒理学の基礎的問題点とその実際(昭53)

宇良田 唯 うらた・ただ

明治6(1873)～昭和10(1935)年(62歳)、熊本

【眼科】 東京・明治女学校卒、熊本薬学校卒。明治28年上京、済生学舎入学、32年医術開業試験及第、伝研勤務、郷里・天草にて開業。35年上京、独語修得、独留学(私費、36年～40年 マールブルグ大眼科・衛生学研究所にて研学)、帰国後、東京にて眼科医院開業、42年中村常三郎と結婚、中国・満州にて病院経営(同仁病院)、昭和7年(夫死亡のため)帰国、天草・牛深にて開業、10年東京にて開業。6月逝去。▽1905(明治38)年、女性として初めてマールブルグ大から学位を取得。

【伝記】ドイツでMDを取得した初の日本人女性宇良田唯(石原あえか『ドクトルたちの奮闘記』、平24)

【参考】理系の扉を開いた日本の女性たち(西條敏美 平21)

浦野多門治 うらの・たもんじ

明治19(1886)～昭和29(1954)年(67歳)、長野

【外科、放射線科】 明治41年千葉医専卒。12月千葉県立病院外科助手、43年新潟医専外科助手、独・墺留学(私費、45年3月～大正3年12月 ミュンヘン大にて研学の後、ウィーン医大にてホルツクネヒト教授に師事、X線診断と治療学を修得)、大正4年3月岡山医専講師(初代 レントゲン科)兼岡山県立病院レントゲン科副部長、5年大阪回生病院レントゲン科長、7年7月京都帝大第3内科(島薗順次郎教授)、9年京都帝大講師(中央レントゲン室主任)兼大阪回生病院勤務。11年回生病院専任、島津製作所顧問(X線発生装置の製作指導)、昭和2年島津レントゲン技術講習所(診断撮影法講座)、5年4月大阪高等医専講師(～12年 レントゲン科創設に参画、講義を担当)、8年大阪市にレントゲン専門の診療所開設。▽放射線医学と技術の普及に尽力し、肥田七郎・藤浪剛一とともにわが国における放射線医学の先駆者とされる。

【編著】レントゲン写真図譜 内臓検査法(大8)

浦野順文 うらの・よしのり

昭和7(1932)～昭和63(1988)年(55歳)、東京

【病理学(血液病理学、小児病理学)】 昭和32年東大卒。附属病院にて実地修練、33年病理入室(三宅仁教授)・大学院、38年7月助手、40年4月都立墨東病院検査科長、41年6月東大助手、仏留学(仏政府留学生、41年9月～43年9月 パリ大ネッケル小児病院ネゼロフ教授の下で小児病理学を研学)、47年4月

講師、49年10月助教授(森亘教授)、50年11月(附属病院病理部副部長)、55年3月神戸大教授(第1病理~9月)、58年5月東大教授(第2病理)、在任中、63年1月逝去。▽病理における情報処理の分野におけるわが国の開拓者。▽昭和天皇の手術の病理組織診断を担当したことでも知られる。【共著】病理学(昭63)【共訳】骨髄・骨の臨床組織病理図譜(ブルクハルト 昭46)【追悼】浦野順文教授追悼誌(昭64)

占部 薫 うらべ・かおる

明治39(1906)~平成2(1990)年(83歳)、広島

【細菌学】 昭和7年満州医大卒。細菌学入室(戸田忠雄教授)、13年3月九州帝大講師(細菌学)、14年3月助教授、17年4月九州医専教授、18年2月九州高等医専教授、21年3月久留米医大教授、25年1月広島医大教授、28年8月広島大教授、45年3月停年退官。▽癩菌、非結核性抗酸菌の研究業績で知られる。【共著】学生の細菌学免疫学実習(昭15)

卜部美代志 うらべ・みよし

明治41(1908)~昭和61(1986)年(78歳)、埼玉

【外科】 昭和8年東京帝大卒。第2外科入局(都築正男教授、福田保教授)、18年7月助手、20年12月附属医専部教授、欧米出張(25年8月~27年1月)、27年2月講師、10月助教授(木本誠二教授)、29年6月金沢大教授、兼結研教授(30年11月~38年5月)、兼神経情報施設長(42年11月~)、48年3月停年退官。▽肺結核外科療法の開発・普及に貢献。▽昭和44年中日文化賞(内臓知覚の受容・認知機構の解明)【共著】呼吸循環機能検査法(昭36)【共編】慢性胃炎と胃潰瘍(昭31)

浦本政三郎 うらもと・まささぶろう

明治24(1891)~昭和40(1965)年(74歳)、山形

【生理学(運動生理学)】 旧姓榊原。大正5年11月京都帝大卒。生理学入室(石川日出鶴丸教授)・大学院学生、8年4月助手、11年4月慈恵医大教授(生理)、昭和20年5月(第1生理)、(群馬県)鬼石分校長(疎開のため 20年8月~12月)、22年7月(教職追放)、26年10月追放解除、11月辞職、退職後、熊本大講師(医学概論 28年4月~29年3月)、山形県衛生研究所長(29年4月~36年8月)、国士舘大講師(37年4月~39年3月)。▽わが国における運動生理研究の開拓者。刺激生理学、条件反射の研究で多くの業績をあげ、日本体力医学会の設立(昭和24年)に尽力した。戦争中、国民体力強化の問題に取り組み、教科書図書調査会委員(16年2月~20年8月)、文部省委員(17年4月~18年3月)を務めた関係から、戦後、教職追放となった。▽尺八の名手で、日本民謡協会の初代理事長。【著書】生理学実習(大15)、生物理化学(昭2)、近世日本生理学思想史論(昭10)、人間復興期(昭14)、生命の文化(昭18)【共著】生理学(昭23)

浦山 晃 うらやま・あきら

大正7(1918)~平成4(1992)年(74歳)、山形

【眼科】 昭和17年9月東北帝大卒。眼科入局(林雄造教授)、18年5月助手、24年6月助教授(桐沢長徳教授)、47年4月秋田大教授、附属病院長(51年4月~54年3月)、58年4月停年退官。退官後、東北労災病院顧問(59年4月~63年3月)。▽ベーチェット病を中心としたぶどう膜炎の研究で知られ、「秋田県におけるベーチェット病実態調査」報告がある。【著書】眼科学(昭31)【共著】小児の眼疾患(昭41)

瓜生 岩 うりゅう・いわ

文政12(1829)~明治30(1897)年(68歳)、陸奥(福島)

【社会事業家】 油商家に生まれ、叔父の山内春瓏(会津藩医、産婦人科)のもとで行儀見習。前半生を通して種々の逆境に遭うが、弱者救済を志し、慶応4年戊辰戦争に際し、戦傷者を敵味方の区別なく救護に当たる。明治2年小田付幼学校設立、4年救養会所(東京都深川)で貧者救済事業を学ぶ。5年小田付救養会所会津支部設立、12年裁縫教授所設立、22年福島救育所設立認可、24年第1回帝国議会に「婦人慈善記章の制」請願書提出(却下)、東京養育院幼童世話係長(渋沢栄一院長の招聘)、育児会(若松)・産婆研究所(喜多方)設立、25年瓜生会(福島)結成、26年福島鳳鳴会育児部設置、私立済生病院(若松)設置、27年日清戦争に際し東京下谷に移り、福島瓜生会支部水飴伝習所設立(傷病兵救護のため水飴30貫寄贈)、29年藍綬褒章(女性初)。▽明治19年磐梯山噴火、24年濃尾大地震、29年三陸大津波と、災害のつど被災者救護・チャリティバザー開催など救済事業にあたった。没後、浅草寺境内ほか全国に複数の銅像が建てられた。【伝記】瓜生岩子(奥寺竜渓 明44)、瓜生イワ(菊池義昭 平13)

宇留野勝弥 うるの・かつや

明治27(1894)～昭和53(1978)年(83歳)、山形

【小児科、海外医療活動、開拓医】 大正10年7月東京帝大卒。小児科入局(弘田長教授、栗山重信教授)、15年11月県立広島病院小児科部長、昭和6年9月山形市立済生館小児科医長、14年11月拓務省技師、17年11月大東亜省満州事務局(組織改正)技師、20年8月大東亜省廃止、21年4月日本医療団山形病院長、22年6月退任(日本医療団解散)、山形県上山町にて開業。▽拓務省、大東亜省在任中、満州開拓民の保健医療の責任者を務めた。戦後は、日本の医師免許を有さない多数の開拓医の救済に奔走、開拓医の同門誌『黄塵』1号～5号(昭和33年～37年)、別冊(37年)、『蘭香』(表題変更)第1号～第4号(38年～41年)、通巻第10号～14号(42年～46年)を編集発行した。また、地域の学童保健に貢献した。▽昭和35年保健文化賞(乳幼児、学童の保健衛生に貢献)、40年日医最高優功賞

[著書]開拓地の保健衛生心得(満州開拓叢書4 昭17)、開拓地の保健状況(同12 昭17)、満州の地方病と伝染病(昭18)、開拓地衛生読本(同15 昭19)、満州開拓地の母子に関する調査(昭和19年秋集計 昭35)、学童のツベルクリン反応の記録1、2(昭35、37)、勝沼精蔵先生の家系(昭41)、遠山椿吉(昭43)、満州開拓医の誕生(昭53) **[編著]**三代の旅日記 誠庵・藤吉・勝弘(昭43)

エイクマン Eijkman, Johann Frederik

嘉永4(1851)～大正4(1915)年(64歳)、オランダ

【お雇い外国人(薬学)】 中学校卒後、1869(明治2)年ハーグの薬局で働き、1871(明治4)年アムステルダムアセニウムに入学、化学教授の助手、1875(明治8)年ライデン大入学、研究中、日本政府の招きで明治10年2月来日。6月長崎司薬場で勤務、11年6月東京司薬場に転勤、14年5月東大(旧)医学部製薬学科に転勤、18年9月退任。帰国後、フローニンゲン大教授(化学)を務めた。▽わが国における天然物化学研究の先駆者。有毒植物シキミから配糖体、日本産ケシ科植物からアルカロイドの発見などの業績を残している。食物分析研究、栄養化学面での業績もある。▽クリスティアーン・エイクマン(生理学、ノーベル賞受賞者)の兄。

[編著]日本薬局方註釈(明23)

江上信雄 えがみ・のぶお

大正14(1925)～平成元(1989)年(64歳)、石川

【動物学、放射線生物学】 昭和22年東大理学部動物学科卒。25年3月講師、36年11月放医研生物研究室長、部長、45年2月東大教授(理学部生物学科動物学)、理学部長(57年4月～60年3月)、60年3月停年退官。退官後、国立公害研究所副所長(60年6月～)、所長(60年10月～63年7月)。▽硬骨魚の性現象を研究、メダカ学の権威として知られたが、後、放射線が動物に与える影響、環境変異原の研究をも進めた。▽没後、妻によって「早生まれ早寝早起き早がてん浄土へまいるもちょっと早めに。合掌」の辞世の句が発見されている。▽昭和38年日本動物学会賞(硬骨魚の第二次性徴発現機構に関する実験的研究)

[著書]生きものと放射線(昭50)、老化と寿命(昭53)、放射線生物学(昭60)、メダカに学ぶ生物学(中公新書 平元) **[共編]**生物学上・下(昭58、59) **[共訳]**動物の老化のしくみ(コーン 昭49)

江上不二夫 えがみ・ふじお

明治43(1910)～昭和57(1982)年(71歳)、東京

【生化学、分子生物学】 昭和8年東京帝大理学部化学科卒。仏留学(仏政府給費留学生 9年～12年)、17年名古屋帝大助教授(理学部化学 柴田雄次教授)、18年4月教授(有機化学)、33年4月東大教授(酵素学)、兼埼玉大教授(43年～)、46年4月停年退官。退官後、三菱化成生命科学研究所長(46年6月～55年11月)。▽わが国における分子生物学研究の先駆者。硝酸還元酵素の研究、リボヌクレアーゼの研究などを行い、タカジアスターゼ中に存在した2種のリボヌクレアーゼを分離発見した。柴谷篤弘、渡辺格らとともに核酸研究会を組織し、日本における分子生物学の定着と発展に尽力した。▽昭和28年日本化学会賞(細菌酵素および細菌毒素の化学的研究)、42年朝日賞(文化賞部門 リボヌクレアーゼT_1に関する研究)、46年学士院賞(リボヌクレアーゼに関する研究) ▽日本エスペラント学会の理事長(第4代)、会長(第2代)を務めた。▽江上波夫(考古学、東大教授)は兄。

[著書]生体の化学(昭21)、生化学研究の進みかた(昭25)、核酸及び核蛋白質(昭26)、生命を探る(昭42 毎日出版文化賞) **[共著]**核酸(昭28) **[訳書]**生命の起源と生化学(オパーリン 昭31)、細胞と生物(ファイファー 昭50) **[共訳]**微生物(ボワヴァン 昭28)、二重らせん DNAの構造を発見した科学者の記録(ワ

あ

トソン 昭43）、化学進化 宇宙における生命の起源への分子進化（カルビン 昭45）

江熊要一 えぐま・よういち

大正13（1924）～昭和49（1974）年（49歳）、東京

【精神科】 昭和23年前橋医専卒。実施修練、精神神経科入局（稲見好寿教授）、42年佐久総合病院神経科医長（初代）、34年5月群馬大助教授（台弘教授）、在任中、49年1月急逝。▽統合失調症の臨床研究に取り組み、病院偏在の医療から、社会とのかかわりを重視した「生活臨床」を提唱、昭和42年地域精神医学会の設立を主導。40年代に始まったわが国の地域精神衛生活動の方向付けを行うとともに、その質を飛躍的に高めた。しかし、48年1月以降、精神医療研究会（新左翼）による激しい攻撃を横井晋教授とともに受けることとなり、誠実な対応が生命を縮めたと言われる。逝去の後、異例の学部葬が行われた。

【共著】精神医療 精神病はなおせる（昭39）

江副勉 えぞえ・つとむ

明治43（1910）～昭和46（1971）年（60歳）、大阪

【精神科】 昭和12年東京帝大卒。精神科入局（内村祐之教授）・東京府立松沢病院医員（内村祐之院長）、医長、35年2月副院長、37年12月院長、在職中、46年7月逝去。▽東京帝大在学中の昭和11年7月、同級生と朝鮮農村の社会衛生学的調査を行い「朝鮮の農村衛生調査」を発表。戦後、病院の民主化を推進、台弘とともに、慢性覚醒剤中毒、統合失調症について研究した。40年の精神衛生法改正にあたり精神衛生審議会臨時委員として参加した。

【著書】薬物の心理的効果（異常心理学講座第1部E第7 昭29）【編著】精神障害の発見と管理（昭41）【共編】精神科看護の研究（昭40）

江橋節郎 えばし・せつろう

大正11（1922）～平成18（2006）年（83歳）、東京

【薬理学、生物物理学】 昭和19年9月東京帝大卒。海軍軍医［（軍医中尉）、上海勤務、21年7月復員］、薬理学入室（熊谷洋講師）・助手、米国留学（33年12月～35年3月 ロックフェラー研究所リップマン博士に師事）、34年5月東大教授（第1薬理）、38年カリフォルニア大客員教授、兼理学部教授（生物物理学 46年5月～58年3月）。49年ハーバード大医学部客員教授、58年3月停年退官。退官後、岡崎生理研教授（分子生理研究系神経科学 58年4月～61年9月）、機構長（平成3年4月～5年3月）。▽昭和34年、杉田秀夫らとともに、筋ジストロフィー患者の血清中のクレアチンホスホキナーゼ活性が異常に高いことを見出し、筋ジストロフィーの診断法を確立した。35年、筋小胞体がカルシウム・イオンを取り込んで筋肉を弛緩させることなどを世界で初めて実証、カルシウムと反応する蛋白質（トロポニン）を発見するなど、カルシウムで調節されている生命現象の存在を確認した。▽昭和44年朝日賞（文化賞部門 カルシウムを中心とした筋収縮現象の研究）、47年恩賜賞（筋の収縮及び弛緩の機構に関する研究）、50年文化勲章（薬理学に対する貢献）・文化功労者、53年学士院会員、平成7年岡崎市名誉市民 ▽昭和54年国際生物学賞の他、国際的顕彰の機会多く、また、ドイツ、米国、ベルギーなどのアカデミー会員に推されている。

【著書】無機イオンと生命（平12）【編著】筋肉（昭50）、発生薬理学（昭54）、Muscular dystrophy（1982／昭57）、Calcium regulation in biological systems（1984／昭59）、Regulatory mechanisms of striated muscle contruction（2007／平19）

江原勇吉 えばら・ゆうきち

明治43（1910）～昭和20（1945）年（34歳）、兵庫

【眼科】 昭和10年大阪帝大卒。眼科入局（中村文平教授）、講師を経て、15年5月大阪高等医専助教授、16年4月教授、20年8月15日、終戦の詔勅を学校のラジオで聴き、非常なショックを受け、疎開先の京都の自宅にたどりつくなり心臓麻痺にて逝去。▽暗順応と視紅の分解について研究していたが、戦争中は内閣の戦時研究員として、眼の疲労防止の研究に没頭していた。

海老名敏明 えびな・としあき

明治32（1899）～平成2（1990）年（91歳）、山形

【内科（結核病学）】 昭和2年東北帝大卒。第1内科入局（熊谷岱蔵教授）、3年2月助手、9年6月甲南病院内科医長、10年5月東北帝大講師、独・米留学（在外研究員、12年6月～14年9月 ベルリン・伝研、トルドー・サナトリウム、ヘンリー・フィップス研究所）、15年4月助教授、16年3月教授（第1内科）、17年1月東北帝大抗研所員、東北大抗研所長（23年3月～38年3月）、兼厚生会理事長（23年4月～平成2年12月）、兼東北中央病院院長（33年8月～47年1月）、兼結核予防会宮城県支部長（37年9月～）、38年

4月停年退官。厚生会BCG研究所長(41年6月～)。▽BCG凍結乾燥ワクチンの製造と普及に尽力した。また、昭和39年菊地喜充、田中元直とともに心拍同期心臓断層法を開発した。▽昭和19年技術院賞、31年朝日賞(文化賞部門、柳沢謙、海老名敏明、大林容二、戸田忠雄、河盛勇造 乾燥BCGワクチンの製造方法に関する研究)、35年コッホ賞、36年科学技術庁長官賞(海老名敏明、大林容二、朽木五郎作、沢田哲治、室橋豊穂、柳沢謙 BCG乾燥ワクチン製造技術の確立)、52年山形県村山市名誉市民、53年保健文化賞(保健衛生の向上に貢献 結核予防事業)

【著書】結核菌の検出(昭21) **【共編】**レコードによる肺の聴診第1、第2(昭37) **【自伝】**潮流 結核の歩みに学ぶ(平2) **【追悼】**道遠無限(平5)

海老原進一郎 えびはら・しんいちろう

昭和7(1932)～平成7(1995)年(63歳)、東京

【神経内科】 昭和31年慶大卒。実地修練、内科入局・大学院、米国留学(ウェイン大神経内科)、48年10月講師(後藤文男教授)、53年11月助教授、60年5月済生会向島病院副院長、平成2年4月青山学院大教授(理工学部)、在職中、平成7年6月逝去。

【共著】脳卒中ビジュアルテキスト(平元)

エルドリッジ Eldridge, James Stuart

天保14(1843)～明治34(1901)年(58歳)、米国

【お雇い外国人(外科)】 南北戦争には北軍義勇軍として参加、戦後、米政府農務省図書館司書、1868(明治元)年、ジョージタウン大より医博取得。解剖学助手、講師、明治4(1871)年日本政府より開拓使顧問として招聘されたケプロン将軍の一行として来日。▽明治5年函館医学校教授、かたわら函館病院にて診療従事、7年函館医学校閉鎖のため、横浜居留地にて開業、9年ゼネラルホスピタル院長(～18年)、17年横浜十全病院外科治療主任、在留中、34年11月横浜にて逝去。▽『日本の脚気』『アイヌの矢毒』『ペスト略説』などの著書の他、明治初年から10年間の『西欧居留民の疾病に関する覚書』を明治11年上海で刊行している。

【伝記】御雇医師エルドリッジの手紙 開拓使外科医長の生涯(大西泰久編 昭56)

円城寺次郎 えんじょうじ・じろう

明治40(1907)～平成6(1994)年(86歳)、千葉

【事業家(新聞)、ジャーナリスト】 昭和8年早大政経学部卒。8年中外商業日報社(21年日本経済新聞に社名変更)入社、22年取締役編集局長、40年専務、43年社長、51年会長、55年顧問。▽中央社会医療協議会長(昭和45年～平成元年)の他、日本経済研究センター初代理事長、会長、石油審議会長、原子力産業会議会長などを歴任した。▽昭和50年土川元夫賞、平成元年新聞文化賞

【編著】美の美百選1、2(昭51、52)、敦煌の美百選(昭53)

遠城寺宗知 えんじょうじ・むねとも

大正15(1926)～平成22(2010)年(83歳)、福岡

【病理学】 昭和26年九大卒。実地修練、第1病理入室(今井環教授)、助手、講師を経て、33年10月助教授、米国留学(ボストン)、38年3月鹿児島大教授(第2病理)、45年10月九大教授(第2病理)、平成2年3月停年退官。退官後、福岡対がん協会長(2年～14年)。▽遠城寺宗徳(小児科、九大学長)の長男、寺脇保(小児科、鹿児島大教授)は義兄。

【著書】腫瘍病理学講本(昭54) **【編著】**寒梅 今井環先生追想集(昭57) **【共編】**病理学改訂第3版(昭52)、軟部腫瘍アトラス(平元)、わかりやすい病理学(平元)、外科病理学第3版(平11)

遠城寺宗徳 えんじょうじ・むねのり

明治33(1900)～昭和53(1978)年(78歳)、大分

【小児科】 大正13年九州帝大卒。小児科入局(伊東祐彦教授)、昭和4年11月助教授、6年6月平安南道立平壌医院小児科医長、8年3月兼平壌医専教授、12年4月九州帝大助教授、14年6月独留学のため出発、海路ベルリンに到着したが、第二次大戦勃発のため、米国経由11月帰国、16年3月、再度独留学のためシベリア鉄道経由出発、ベルリン(ベッソン教授)、ウィーン(ハンブルゲル教授)滞在、17年6月ウィーン出発(小アジア、中央アジア、シベリア経由)、7月帰国、九州帝大教授、22年10月九大教授、附属病院長(24年8月～26年6月小児科教室本館火災により焼失のため辞任、27年8月～31年8月)、医学部長(33年3月～35年3月)、36年11月九大学長、42年11月退官。退官後、久留米大学長(43年1月～47年1月)。▽昭和28年西日本文化賞(小児体質の研究)
▽遠城寺宗知(病理学、九大教授)は長男。

【著書】小児伝染病診療の実際(昭12)、小児科学(昭33)、小児科処方の実際(昭33)、強い子弱い子(昭41)、遠城寺式乳幼児分析発達検査(昭53) **【共著】**医学の

あ

ともしび(昭53) 【伝記】草ケ江 遠城寺宗徳生誕百年記念文集(遠城寺宗知編 平12) 【追悼】一生一竿(合屋長英編 昭54)

遠藤繁清 えんどう・しげきよ

明治17(1884)～昭和40(1965)年(81歳)、北海道

【内科(結核病学)】 明治41年東京帝大卒。42年5月病理学入室、(44年2月結核のため療養)、第3内科入局(稲田龍吉教授)、大正9年5月東京市結核療養所副所長(初代 田沢鐐二所長)、昭和11年南満州保養院長(初代)、15年10月結研療養部長、16年1月結核予防指導看護婦養成所長、17年6月日本医療団理事、19年8月鎌倉病院顧問、平塚共済病院顧問。▽画家中村彝の最後の主治医。

【著書】通俗結核病論(大8)、療養新道(昭4)、看護の仕方上手とされ方上手(昭7)、結核の完全治療(昭29)

遠藤 滋 えんどう・しげし

明治2(1869)～昭和12(1937)年(68歳)、駿河(静岡)

【細菌学】 明治23年二高卒。静岡・興津町にて父の遠藤周民(陸軍軍医)とともに開業、27年大日本私立衛生会附属伝染病研究所入所(主として養生園にて臨床を担当、午後は研究に従事)、39年12月父出征、興津町にて診療に従事、44年2月父帰還、養生園医員、大正9年9月退職、芝区にて呼吸器科開業。▽遠藤培地の開発者。明治36年、腸チフス菌と大腸菌の鑑別に用いる遠藤氏フクシン寒天培養基を開発した。この培地は昭和35年頃まで使用されていた。

遠藤俊吉 えんどう・しゅんきち

昭和12(1937)～平成20(2008)年(71歳)、東京

【精神科】 昭和38年日医大卒。精神科入局(広瀬貞雄教授)、助手、47年講師、58年教授、平成15年定年退職。▽うつ病など精神感情障害の精神生理学的研究の第一人者、抗うつ薬治療の権威とされる。

【共著】専門医が語るよくわかるこころの病気(平8) 【共編】こころの不調(メンタルヘルス実践大系教育編3 昭63) 【共訳】うつ病とその治療(ポリット 昭48)

遠藤辰雄 えんどう・たつお

大正5(1916)～平成8(1996)年(79歳)、北海道

【心理学(臨床心理学、犯罪心理学)】 昭和14年東京帝大文学部心理学科卒。22年5月東京拘置所司法技官(1年後、小管刑務所、東京矯正保護管区本部兼務)、25年1月矯正保護兼務、米国留学(30年～31年)、31年法務省矯正局、34年7月法務総合研究所研究員、40年9月九大助教授(教育学部教育心理学科 牛島義友教授)、42年7月教授、教育学部長事務取扱(44年7月～8月)、教育学部長・教育研究科長(44年8月～45年10月)、54年3月停年退官。退官後、鹿児島女子大教授(54年4月～63年3月)、鹿児島女子短大学長(平成元年4月～6月)。

【著書】犯罪心理学概説(昭29) 【共著】社会心理学(昭30) 【編著】青年心理学(昭51)、非行心理学(現代心理学シリーズ8 昭52)、アイデンティティの心理学(昭56) 【共編】親子の断絶(昭46) 【共訳】分析的集団心理療法(スラブソン 昭33)

遠藤中節 えんどう・ちゅうせつ

明治22(1889)～昭和44(1969)年(80歳)、京都

【法医学】 大正4年京都帝大卒。医化学入室(前田鼎助教授)、後、法医学入室(岡本梁松教授)にて研究、12年3月助教授、墺留学(在外研究員、12年5月～14年8月)、14年9月岡山医大教授、兼京都帝大／京大教授(昭和19年7月～24年9月)、岡山大医学部長・岡山医大学長・附属医専部長(24年7月～28年7月)、兼神戸医大教授(29年6月～)、30年3月岡山大停年退官。退官後、神戸医大教授(～30年3月)、神戸医大学長(31年4月～43年3月)、神戸大医学部長(39年7月～43年3月)。▽死体分解産物の化学的研究、法医中毒学の両分野で多くの業績を残した。また、森永ヒ素ミルク事件(昭和30年)の解明に当たった。

及川 淳 おいかわ・あつし

昭和4(1929)～平成4(1992)年(63歳)、東京

【薬理学】 昭和28年阪大卒。国立がんセンター生化学部(河内卓部長)代謝研究室長を経て、49年10月東北大教授(抗研・薬理学研究部門)、平成4年3月停年退官。▽メラニン合成の調節機構についての研究を展開した。

【共著】がん(教養講座ライフサイエンス〔10〕 昭61) 【共編】色素細胞 この特異な集団(昭57)

及川邦治 おいかわ・くにじ

明治16(1883)～不詳、千葉

【耳鼻咽喉科】 旧姓加藤。明治39年千葉医専卒。東京杏雲堂佐々木病院、42年1月菊池耳鼻咽喉科医院、

43年2月京城・漢城病院耳鼻咽喉科主任、44年6月慶北慈恵医院、平南慈恵医院、欧米留学(大正13年9月～)、昭和4年8月道立平壌医院長兼道立平壌医学講習所長、8年3月道立平壌医専校長、戦後、21年千葉県二宮町にて開業。

及川 周　おいかわ・まこと

明治26(1893)～昭和44(1969)年(75歳)、宮城

【衛生学】 大正7年東京帝大卒。衛生学入室(横手千代之助教授)、13年11月新潟医大助教授(衛生学・細菌学)、独留学[昭和2年～4年 ベルリン大フォルマー教授(物理化学)に師事]、4年5月教授(初代衛生学)、24年5月新潟大教授、29年7月停年退官。▽日照・気温・気湿・紫外線・水質・地質などの理化学的環境とヒトの健康との関係についての研究を進めた。また、農村地帯、特に豪雪地域の環境衛生学的研究は注目された。▽ホトトギスの同人で及川洗石と号した。

【著書】農村雪譜(昭18)、雪国の生活(昭24)、雪中作業と疲労度(昭26) **【共著】**小衛生学(大14)

生沼曹六　おいぬま・そうろく

明治9(1876)～昭和19(1944)年(68歳)、石川

【生理学(感覚生理学)、航空医学】 明治31年四高卒。32年9月東京帝大生理学入室(大沢謙二教授)・助手、36年4月慈恵医専講師、39年6月教授、独・英留学(私費、41年9月～44年8月)、大正10年10月慈恵医大教授、11年4月岡山医大教授、米・英・独留学(在外研究員、12年3月～13年9月)、欧州視察(昭和6年6月～12月)。18年3月停年退官。▽感覚生理学および航空医学の先駆者。明治38年発表された「富士山における生理学的実験」はわが国における航空医学の第1報であった。しかし、昭和18年1月成層圏飛行に関する研究目的で濃厚酸素を混ぜた低圧タンク内で火災が発生、教室員2名が殉職する事故も生じている。▽ローマ字論者として知られる。▽昭和18年中国文化賞(航空医学の創始)

【著書】生理学実習(大7) **【監修】**日本解剖学及生理学計数(昭9)

黄 基雄　おう・もとお

昭和2(1927)～平成22(2010)年(83歳)、熊本

【解剖学、組織学】 昭和29年熊本大卒。実地修練、第2解剖入室(忽那将愛教授)、43年3月助教授、46年2月山口大教授(第2解剖)、平成2年3月停年退官。

【共訳】よくわかる解剖学(マレー 昭61)

王丸 勇　おうまる・いさむ

明治34(1901)～平成7(1995)年(94歳)、福岡

【精神科、病跡学】 大正15年九州帝大卒。精神科入局(下田光造教授)、昭和4年9月講師、10月九州医専教授(脳神経科)、21年3月久留米医大教授、25年4月久留米大教授、41年3月定年退職。退職後、久留米病跡研究所設立・所長。▽病跡学の著書多数。講道館柔道8段としても知られた。

【著書】持続睡眠療法(昭34)、英雄の医学考(昭38)、病跡学からみた伊達騒動(昭46)、病跡学・史学閑談(昭58)、千利休と村田珠光(昭61)

大井玄洞　おおい・げんどう

嘉永7(1854)～昭和5(1930)年(76歳)、加賀(石川)

【薬学、政治家】 旧姓渡辺。幼名直。藩校明倫堂、道済館に学び、明治改元後、上京(藩費学生)、大学南校入学、明治6年1月文部省11等出仕、第1大学区医学校勤務(独語教場兼通訳)、10年医学部製薬学科助教諭(柴田承桂教諭)、13年3月金沢医学校2等教諭(生理学)兼石川県立金沢病院薬局長、ローレッ(13年4月～8月金沢滞在の外人医師)の通訳を務める、17年12月陸軍薬剤官、18年(2等薬剤官)、独留学、19年東京鎮台病院薬剤課、23年(1等薬剤官)、27年日清戦争に従軍、軍医学校教官、陸軍薬局方編纂委員、第2師団軍医部員、衛生材料仙台支廠長を歴任後、32年退役。退役後、小石川区会議員(38年～大正14年)、東京府会議員(明治40年～昭和3年)。▽東京府会議員在職中、江戸川、千川の護岸改修工事、治水工事を推進した。江戸川公園に胸像が建立されている。▽わが国における毒物学の創始者。

【著書】毒物学巻1、2(明12) **【訳書】**衛生汎論(チーゲル 明12)、生薬学巻3(ウィカント 明13) **【伝記】**大井玄洞の履歴と功業(寺畑喜朔 金沢大学医学部十全同窓会報134号、平18)

大井 実　おおい・みのる

明治39(1906)～平成17(2005)年(99歳)、山形

【外科】 昭和6年東京帝大卒。第1外科入局(青山徹蔵教授、大槻菊男教授)、帝国女子医専教授を経て、16年5月熊本医大医専部教授、22年10月慈恵医大教授(外科)、31年(第2外科)、44年3月定年退職。退

職後、東京厚生年金病院長(44年4月～53年4月)。▽胃潰瘍の成因として、粘膜と筋の2つの法則により規制されるとする二重規制学説の提唱者。

【著書】胃十二指腸潰瘍症の診断及び治療(昭26)、胃潰瘍症(昭32)、消化性潰瘍の発生と二重規制学説(昭51) 【共編】外科学上・中・下巻(昭31、32)

大池弥三郎　おおいけ・やさぶろう

大正2(1913)～平成10(1998)年(84歳)、長野

【内科】 昭和15年東北帝大卒。第1内科入局(熊谷岱蔵教授)、17年5月助手(抗研)、25年11月助教授、26年4月弘前大・弘前医大助教授、7月教授、27年4月(第2内科)、29年4月弘前大教授、附属病院長(38年6月～42年6月)、医学部長(50年4月～53年1月)、53年2月弘前大学長兼医療技術短大学長、57年1月退任。退官後、黎明郷(リハビリテーション病院)理事長。

【自伝】岩木の山と川に四十五年(平8)

大石省三　おおいし・しょうぞう

明治42(1909)～平成13(2001)年(92歳)、京都

【眼科】 昭和10年満州医大卒。眼科入局(船石晋一教授)、16年4月専門部講師、18年4月満州医大講師、19年3月兼専門部助教授、戦後、中長鉄路医学院副教授、国立瀋陽医学院副教授(留用)、23年6月帰国、10月京都・南丹病院眼科部長、25年3月山口県立医大教授、産業医学研究所長(27年4月～)、附属病院長(30年11月～33年10月)、41年4月山口大教授、兼愛媛労災病院長(43年2月～)、43年6月退官。退官後、愛媛労災病院長専任(～59年3月)。

【共著】X線診断・詐病診断(日本眼科全書第5巻第2冊 昭29)

大石誠之助　おおいし・せいのすけ

慶応3(1867)～明治44(1911)年(43歳)、紀伊(和歌山)

【医師、社会運動家】 明治17年大阪西教会にて受洗、9月同志社英学校普通科入学、19年7月同志社英学校中退、9月神田共立学校入学、20年9月東京軽罪裁判所にて窃盗により重禁錮1か月20日、監視6か月の刑を受ける。21年大阪へ帰り、9月田辺治安裁判所で監視違犯による重禁錮1か月の欠席判決を受ける。▽23年5月渡米、26年5月オレゴン州立大医科在学中、オレゴン州内医師免許を受け、ポートランド市内にて開業(～28年3月)、28年3月卒業、7月ブリティッシュコロンビア州スティーブストン市にて開業(～10月)、11月帰国、12月内務省から医師免許を得る。29年4月新宮市で開業(～31年10月)、32年2月シンガポールにて開業、12月インド・ボンベイに赴く、ボンベイ大でペストなどの伝染病を研究、34年帰国、新宮市にて再開業。▽社会主義に傾倒、『週刊平民新聞』『直言』『熊野新聞』『牟婁新報』『サンセット』などに寄稿、しばしば筆禍問題を生じた。新宮の平民クラブの中心であったが、43年大逆事件(社会主義者・無政府主義者に対する弾圧事件、幸徳秋水らが天皇暗殺を企てたとして逮捕され、12名が死刑)に連座、44年1月刑死。

【著書】大石誠之助全集(昭57)

大石武一　おおいし・ぶいち

明治42(1909)～平成15(2003)年(94歳)、宮城

【医師、政治家】 昭和10年東北帝大卒。第2内科入局(加藤豊治郎教授)、14年助手、17年講師、19年2月助教授、22年12月国立仙台病院内科医長、23年4月、衆議院議員(亡父大石倫治の後継、宮城県第2区、自民党、当選10回 ～51年12月)、52年7月参議院議員(宮城県、新自由クラブ民主連合、当選1回 ～58年7月)、引退。▽この間、環境庁長官(初代 46年7月～47年7月)、農相(51年9月～12月)、また、国際軍縮促進議員連盟会長を務めた。環境庁長官時代、水俣病患者救済に尽力した。▽大石正光(衆議院議員)は子息。

【著書】尾瀬までの道 緑と軍縮を求めて(昭57) 【編著】医者に行くまで(昭43) 【共編】地球の選択 緑を守れ(昭58)、健康革命 21世紀への挑戦!!(昭60)

大礒敏雄　おおいそ・としお

明治41(1908)～平成20(2008)年(99歳)、東京

【厚生行政、栄養学】 昭和10年京都帝大卒。衛生学入室(戸田正三教授)、12年内務省栄養研究所入所(佐伯矩所長)・技手、13年1月厚生省栄養研究所、12月技師(厚生技官 国民栄養行政担当)、15年12月厚生研究所国民栄養部(杉本好一部長)、21年兼農林技師、25年人事院健康課長、28年11月厚生省公衆衛生局栄養課長、38年7月大臣官房参事官(科学技術参事官)、40年12月国立栄養研究所長、49年7月退任・退官。退官後、日本国際医療団顧問、理事長。▽在任中、国民栄養調査を担当し、栄養改善法(昭和27年)の制定に尽力した。

【著書】栄養学入門(昭23)、日本食品標準成分表(昭26)、栄養学要論(昭37)、混迷のなかの飽食(昭55)

【共著】大礒重助(八十治)とその一族(平2)【編著】栄養学(昭49)【訳書】世界の学校給食(スコット 昭29)、食品のアミノ酸含有量表(米国農務省編 昭41)

大内 仁　おおうち・じん

大正8(1919)~昭和60(1985)年(65歳)、福島

【耳鼻咽喉科】 昭和17年9月東北帝大卒。耳鼻咽喉科入局(立木豊教授)、海軍軍医(海軍軍医見習士官、ジャワ・スラバヤ海軍病院バタビア分院、22年4月帰国)、24年4月講師、24年5月附属医専部教授、26年4月助教授、32年8月福島県立医大教授、附属病院長(48年5月~49年4月、56年5月~59年4月)、60年3月定年退職。

【著書】耳鼻咽喉科学(昭33)【共編】鼓室形成術 手技と最近の進歩(昭48)、耳臨床1、2(臨床耳鼻咽喉科・頭頸部外科全書第2巻A・B 昭61)

大江規玄　おおえ・ただひろ

大正10(1921)~平成4(1992)年(71歳)、東京

【解剖学】 昭和19年9月東京帝大卒。陸軍軍医(見習士官、熊本・第13聯隊補充隊、12月軍医中尉、陸軍軍医学校、20年5月戦車第1師団機動歩兵第1聯隊、12月復員)、国立横須賀病院、21年10月解剖学入室(小川鼎三教授、藤田恒太郎教授)・大学院、26年2月東京医歯大助教授(医学部第1解剖)、32年教授(歯学部第2解剖)、39年4月東大教授(第2解剖)、56年4月停年退官。退官後、防衛医大教授(第1解剖 56年4月~61年3月定年退官)。

【著書】歯の発生学(昭44)【編著】Human Tooth and Dental Arch Development(1981/昭56)【共編】解剖学辞典(昭59)

大岡良子　おおおか・よしこ

大正5(1916)~平成5(1993)年(76歳)、東京

【眼科】 昭和15年帝国女子医薬専医学科卒。16年10月横浜市十全医院眼科医員、20年7月慶大助手(植村操教授)、26年6月東邦大講師、11月助教授、30年4月教授、医学部長(51年4月~54年3月)、57年3月定年退職。▽わが国における最初の女性医学部長として話題となった。

大上正裕　おおがみ・まさひろ

昭和29(1954)~平成12(2000)年(46歳)、兵庫

【外科(内視鏡外科)】 昭和54年慶大卒。外科入局、カナダ留学(62年1月~平成2年3月 ブリティッシュコロンビア大肺研究実験室にて研究従事)、4月川崎市立川崎病院外科医長、12年4月慶大講師(一般消化器外科 北島政樹教授)、在職中、12年9月逝去。▽平成4年3月胃癌の腹腔鏡下手術に初めて成功(大上式と呼ばれる)、慶大の内視鏡外科グループの責任者として約30種類、2400例の内視鏡下手術を行った。また、慶大理工学部、企業と共同で手術支援ロボット、遠隔手術治療の研究に取り組んだ。

大川嗣雄　おおかわ・つぎお

昭和10(1935)~平成4(1992)年(57歳)、神奈川

【リハビリテーション医学、整形外科】 昭和34年横市大卒。附属病院にて実地修練、35年4月整形外科入局(土屋弘吉教授)、38年2月神奈川県立身体障害者更生相談所医員、40年7月横市大整形外科助手、41年7月榛名荘病院、42年7月神奈川県七沢病院、43年5月横市大病院リハビリテーション科医務吏員、49年5月リハビリテーション科長兼参事、平成3年4月リハビリテーション科助教授兼部長、在職中、4年8月逝去。▽わが国におけるリハビリテーション医学の開拓者の一人。障害児・者の教育支援に尽くした。

【著書】障害者の医療と療育(昭62)【共著】車いす(昭62)【編著】リハビリテーション技術ハンドブック(昭55)【共編】こどものリハビリテーション(平3)

大北 威　おおきた・たけし

大正14(1925)~平成20(2008)年(83歳)、三重

【内科(血液病学)、社会運動家】 昭和25年名大卒。実地修練、第1内科入局(日比野進教授)、37年1月広島大助教授(原医研血液学部門)、40年8月教授、所長(52年4月~56年3月)、60年3月停年退官。退官後、国立名古屋病院副院長(60年4月~)、院長(61年4月~平成2年3月)。▽反核を訴え、昭和60年IPPNW(核戦争防止国際医師会議日本支部事務局長)のメンバーとしてノーベル平和賞を受賞。

大宜見朝計　おおぎみ・ちょうけい

明治40(1907)~昭和53(1978)年(70歳)、沖縄

【公衆衛生学】 昭和13年新潟医大卒。5月皮膚泌尿器科入局(橋本喬教授)、7月富山県警察医、14年6月沖縄県学務部社会課(地方技師)、18年3月内政部兵事厚生課、19年7月内政部衛生課長、応召[20年1月沖縄部隊軍医予備員、2月戦時救護班(~21年1月)]、21年8月沖縄諮詢会委員、公衆衛生部長、25

年10月沖縄民政府公衆衛生部長、25年10月那覇地区病院長、27年4月琉球政府立首里病院長、29年7月琉球政府立那覇検疫所長兼那覇保健所長、38年4月退官。退官後、琉球生命済生会琉生病院長(38年4月～)、在職中、53年1月逝去。▽沖縄群島医師会長・沖縄医師会長(昭和30年7月～38年6月、42年7月～44年6月)の他、沖縄ハンセン病予防協会副会長、沖縄寄生虫予防会理事・副会長、琉球大学医学部設置準備委員会専門委員などを務めた。▽昭和46年琉球政府行政主席賞、47年日本公衆衛生協会会長賞(公衆衛生事業特別表彰)、日医最高優功賞(在任10年都道府県医師会長)、48年厚生大臣賞(公衆衛生特別功労)、沖縄県知事賞(長年にわたる沖縄のハンセン病予防事業に献身した功績)

大国岩太郎 おおくに・いわたろう

明治30(1897)～平成3(1991)年(93歳)、山形

【学会事務】 大正14年中央大学法学部卒。大正7年から昭和59年まで日本内科学会事務長、日本医学会医学用語委員会(昭和27年)の委員を務めた。

【句集】 椿(昭48)、第三句集赤翡翠(昭60)

大久保舜三 おおくぼ・しゅんぞう

昭和5(1930)～昭和53(1978)年(48歳)、大阪

【遺伝学】 昭和29年阪大卒。実地修練、遺伝学入室(吉川秀男教授)・大学院、34年4月助手、米国留学(37年9月シカゴ大微生物学部、39年9月カリフォルニア大分子生物学研究所)、43年6月助教授(微研・原虫部門 猪木正三教授)、49年3月教授(医学部・遺伝学)、在任中、53年10月日本遺伝学会大会のため東京出張中、急逝。▽放射線、化学発癌剤の遺伝的影響を分子レベルで研究する分野のわが国における開拓者。

大久保直穆 おおくぼ・なおむつ

明治11(1878)～昭和24(1949)年(70歳)、滋賀

【小児科】 明治39年11月京都帝大卒。内科入局後、小児科に転科(平井毓太郎教授)、42年5月日赤大阪支部病院内科、44年10月小児科部長、内地留学(大正5年5月 京都帝大病理学、小児科)、米国留学(7年2月～10月)、昭和6年9月副院長兼小児科部長、14年5月退職。▽大正5年保健衛生調査会の「乳児、幼児の死亡率低減の方策としての小児保健所の設置」との答申に応じて、昭和3年「大阪乳幼児保護協会」を設立(理事長)、わが国最初の小児保健所「大賀小児保健所」の開設に尽力した。▽大久保滉(内科、関西医大教授)は長男、谷口喬(小児科、岐阜大教授)は甥。

【著書】 新撰育児法講義(明44) **【編著】** 急性発疹症及其療法(近世医学叢書第13編 明42)

大久保滉 おおくぼ・ひろし

大正4(1915)～平成13(2001)年(86歳)、大阪

【内科】 昭和13年京都帝大卒。第2内科入局(菊池武彦教授)、応召(19年1月軍医予備員として、北支、河南作戦、ゴビ砂漠、中支を転戦)、復員後、講師、29年6月大阪女子医大教授、12月関西医大教授、附属牧野病院長補佐(31年1月～)、院長(4月～33年3月)、附属病院院長代理(33年3月～)、附属病院長(33年4月～37年3月)、57年3月定年退職。退職後、関西医大附属洛西ニュータウン病院長(57年3月～61年3月)。▽大久保直穆(小児科、日赤大阪支部病院副院長)の長男、谷口喬(小児科、岐阜大教授)は従兄。

【共著】 抗菌剤の安全性(昭62) **【編著】** MIL感染症診断(Medical illustraton library 昭58)

大熊輝雄 おおくま・てるお

大正15(1926)～平成22(2010)年(83歳)、岡山、

【精神科】 昭和24年東大卒。実地修練、精神科入局(内村祐之教授)、28年4月助手、33年4月(秋元波留夫教授)、36年2月順天堂大助教授(懸田克躬教授)、41年8月鳥取大教授、49年4月東北大教授、60年10月退官。退官後、国立武蔵療養所副所長(10月～)、国立精神・神経センター武蔵病院長(61年10月～)、国立精神・神経センター総長(平成4年1月～6年2月)、大熊クリニック院長(6年9月～)。

【著書】 臨床脳波学(昭38)、人間を変える 洗脳のメカニズム(昭41)、睡眠の臨床(昭52)、不眠症をなおす(昭53)、現代臨床精神医学(昭55) **【共著】** 臨床脳波アトラス(昭49) **【訳書】** 暗室のなかの世界(ヴァーノン 昭44)、夜明しする人、眠る人(デメント 昭50)、午前3時に目がパッチリ(コールマン 昭63)

大熊篤二 おおくま・とくじ

明治41(1908)～昭和56(1981)年(73歳)、東京

【眼科】 昭和7年東京帝大卒。眼科入局(石原忍教授)、13年3月同仁会中支派遣第1診療救護班員、14年6月仏眼協会眼科診療所医長、16年1月山形市立病院済生館医長、18年1月順天堂眼科(～19年3月)、

陸軍臨時嘱託(陸軍軍医学校)、19年3月陸軍専任嘱託、20年9月臨時東京第一陸軍病院、12月国立病院医療事務嘱託(国立東京第一病院)、22年12月横浜市立医専十全病院眼科医長、23年6月横浜市立医専教授(初代)、25年9月横浜医大教授、27年4月横市大教授、病院長(37年4月〜39年3月)、48年3月定年退職。退職後、神奈川県立足柄上病院顧問。▽色盲色弱度検査表を考案した。

【共著】眼科・耳鼻咽喉科常用検査手技(昭36)

大熊博雄　おおくま・ひろお

明治39(1906)〜昭和58(1983)年(77歳)、埼玉
【泌尿器科】 昭和7年日大専門部卒。助教授(皮膚科泌尿器科)を経て、26年日大教授(泌尿器科)、31年4月(性病科)、46年3月定年退職。退職後、東松山市立市民病院長(47年4月〜)、在職中、58年8月逝去。
【著書】新しい性病の診療(新臨床医学文庫74 昭42)

大倉興司　おおくら・こうじ

大正13(1924)〜平成9(1997)年(72歳)、東京
【遺伝学(人類遺伝学)】 昭和23年9月日大卒。実地修練、25年1月内科入局、26年6月長崎原子爆弾影響研究所(厚生技官)兼ABCC研究員、29年4月慶大解剖学入室、31年4月日大講師(解剖)、32年6月東京医歯大助教授(医学部附属総合法医学研究施設人類遺伝学部 田中克己教授)、米国留学(32年7月ミシガン大人類遺伝学)、平成2年4月日本家族計画協会遺伝センター長、在職中、9年10月逝去。▽平成9年保健文化賞(遺伝相談を医療領域に導入し、医師・カウンセラー・看護職の養成、遺伝相談サービスの全国ネットワークの構築に貢献)
【著書】病気と遺伝(昭37)、人類遺伝学入門(昭49)、人間社会と遺伝学(昭50)【編著】医師のための臨床遺伝学(昭59)、遺伝性疾患への対応(昭60)【監修】看護のための臨床遺伝学(平4)【共訳】人類遺伝学(シュール 昭32)、原子力時代の遺伝学(アウエルバッハ 昭37)

大黒勇　おおぐろ・いさむ

大正2(1913)〜平成22(2010)年(97歳)、東京
【細菌学】 昭和13年慈恵医大卒。細菌学入室(寺田正中教授)、応召(18年12月〜21年6月 ニューギニア)、戦後、国立霞ケ浦病院、慈恵医大助教授を経て、28年3月東京医大教授、米国留学(42年4月〜43年3月 南イリノイ大生物学研究所)、58年3月定年退職。退職後、河野臨床医学研究所顧問。
【著書】細菌学(昭37)、閑話夢幻油(昭57)、真八百文字遊戯(平2)、夢現奇怪話(平6)、捩遊言葉戯(平12)、歌遊折句類(平15)、腹から硬軟雑記(平16)

大黒安三郎　おおぐろ・やすさぶろう

明治3(1870)〜大正4(1915)年(45歳)、美作(岡山)
【内科】 旧姓南条。明治32年東京帝大卒。第1内科入局(三浦謹之助教授)、35年5月佐賀県立病院好生館副館長兼内科部長、38年4月館長、独留学(私費、41年4月〜42年11月)、在職中、大正4年10月急逝。▽明治45年佐賀県下の地方病「ワイル病」の病因に関する論文を発表している。
【共著】新和独辞典(明34)

大河内一郎　おおこうち・いちろう

明治38(1905)〜昭和60(1985)年(79歳)、福島
【整形外科、社会事業家(障害者福祉)】 昭和6年日医大卒。4月東京市立大塚病院、7年3月東京市立警察病院(整形外科)、9年9月開業(大河内医院)、25年6月いわき福祉協会設立、27年10月平市に福島整肢療護園を設立・園長(初代 〜58年3月)、36年10月大河内病院開設。▽障害者の自立に尽力した。
【著書】光の丘の子供たち(昭39)【歌集】人魚(昭33)【詩集】雑木林(昭49)、蕗のとう(昭50)

大河内一雄　おおこうち・かずお

昭和3(1928)〜平成19(2007)年(79歳)、千葉
【血液学(輸血学)、ウイルス学、血清学】 昭和28年東大卒。仏中央輸血センター、オランダ赤十字中央輸血研究所勤務の後、東大講師(病院輸血部)、51年4月九大教授(輸血部)、平成6年3月退官。退官後、日赤中央血液センター技術顧問。▽昭和43年オーストラリア抗原がB型肝炎の起因であることを解明、血清肝炎とウイルスの関連性を明らかにし、ウイルス肝炎克服の端緒を開いた。薬害エイズ問題では、昭和58年発足した厚生省研究班では加熱製剤(クリオ製剤)への転換を主張、非加熱継続使用を主張する安部英班長と対立した。▽昭和48年野口英世記念医学賞(輸血後肝炎とオーストラリア抗原の研究)、49年朝日賞(B型肝炎研究グループ、代表織田敏次 ウイルス肝炎B型の総合的研究)
【共編】オーストラリア抗原(昭48)【共訳】血液・心臓と血管(ハンドラー 昭53、ヒューマンライフエン

サイクロペディア4）

大里広次郎　おおさと・こうじろう

明治8（1875）～昭和30（1955）年（79歳）、福岡

【産婦人科】 旧姓福間。明治31年12月五高卒。32年1月東京帝大第3内科入局（青山胤通教授）、12月福岡県立病院医員、33年6月退職、大里病院（福岡県嘉穂郡最初の私立病院）開設・院長。昭和30年2月逝去。▽嘉穂郡郡医（明治41～大正7年）、福岡県会議員（明治45年～大正8年）、嘉穂郡産婆会長（明治45年～大正9年）、飯塚保険組合病院長（大正3年～昭和5年）、嘉穂郡医師会長（大正4年～8年）、衆議院議員（13年～昭和7年）、大日本医師会副会長（昭和6年～14年）、福岡県医師会長（17年～22年）などの公職を務めた他、大正11年飯塚家政女学校を設立、昭和22年飯塚学園に組織変更、23年飯塚女子高校長、飯塚女子中学校長に就任。▽大里俊吾（内科、東北帝大教授）は娘婿・養嗣子。

大里俊吾　おおさと・しゅんご

明治21（1888）～昭和49（1974）年（85歳）、福岡

【内科】 旧姓深町。大正3年東京帝大卒。第3内科入局（青山胤通教授）、東北帝大講師（第1内科 熊谷岱蔵教授）を経て、6年3月助教授、欧州留学（文部省在外研究員 9年9月～13年4月）、13年4月金沢医大教授（第2内科）、昭和19年2月東北帝大教授（第1内科）、25年3月停年退官。退官後、福島県立医大学長（初代 25年4月～36年3月）、秋田県立中央病院長（37年4月～40年3月）、飯塚女子高校長（40年4月～）、在職中、49年2月逝去。▽大里外誉郎（ウイルス学、北大教授）は長男。

【著書】光線療法（昭6）、結核問題一般（昭22）、内科鑑別診断（昭29）、癌をめぐる化学物質（昭42）**【共著】**内科診断学（昭10）**【自伝】**内科臨床五十年 老教授生涯之手記（昭46年）、走馬灯（昭47）

大里外誉郎　おおさと・とよろう

昭和6（1931）～平成14（2002）年（70歳）、石川

【ウイルス学】 昭和32年東北大卒。実地修練、細菌学入室（石田名香雄教授）・大学院、米国留学（ロスウエルパーク記念研究所）、40年愛知がんセンター研究所室長、43年北大教授（癌研究施設ウイルス部門）、平成7年3月停年退官。退官後、北海道医療大教授（7年4月～14年3月）。▽昭和63年野口英世記念医学賞（ヒトEBウイルス感染と発がんの本態に関する研究）▽大里俊吾（内科、東北帝大教授）は父。

【著書】Epstein-Barr virus infection and oncogenesis（1995／平7）**【編著】**Epstein-Barr virus oncogenesis（1979／昭 54）、Oncogenic herpesvirus（1988／昭63）、医科ウイルス学（平4）

大沢岳太郎　おおさわ・がくたらう

文久3（1863）～大正9（1920）年（57歳）、三河（愛知）

【解剖学】 旧姓大橋。明治20年11月帝大卒。解剖学入室・助手、23年一高講師、7月医科大学助教授、独留学（27年8月私費、28年7月文部省外国留学生 フライブルグ大比較解剖学ヴィーダースハイム教授に師事、31年9月帰国）、33年4月東京帝大教授（第3解剖）、在任中、大正9年12月逝去。▽比較解剖学、特に、日本産大山椒魚に関する研究で知られる。▽大沢謙二（生理学、東京帝大教授）の甥、長女は乾政彦（法学者）、次女は高橋信美（外科、千葉医大学長）、養女は桜井恒次郎（解剖学、九州帝大教授）の妻。

【著書】日本婦人待遇論（明32）、胎生学（明34）**【編著】**新撰解剖学全4巻（明38～44）**【訳書】**組織学講本（ストヨール 明35）

大沢謙二　おおさわ・けんじ

嘉永5（1852）～昭和2（1927）年（74歳）、三河（愛知）

【生理学】 旧姓大林。明治2年医学所句読師、独留学（第1回海外留学生、3年10月 ベルリン大ヘルムホルツ教授に物理学、デュ・ボア・レイモン教授に生理学を学ぶが、留学生召還令のため7年帰国）、東京医学校教授、独再留学（私費、11年4月～15年11月 シュトラスブルグ大ゴルツ教授に生理学、ホッペザイラー教授に医化学を学び、学位取得、帰国）、19年3月東大（旧）教授、帝大医科大学長（23年11月～26年9月）、34年欧米視察、大正4年1月退官（勇退）。▽わが国における生理学の開拓者。東大医学部初の日本人教授となり、チーゲルに代わり生理学講座を担当した。また、池田謙斎、橋本綱常、三宅秀、高木兼寛とともにわが国最初の医学博士（明治21年5月）。▽貴族院議員（勅選 明治24年12月～）、明治39年学士院会員、大正3年第4回日本医学会会頭

【著書】体質改良論（明37）、生理学上より見たる婦人の本分（明41）、通俗結婚新説（明42）、冷水浴と冷水摩擦（明44）**【自伝】**灯影虫語（昭3）

大沢 達　おおさわ・とおる

明治25（1892）～昭和59（1984）年（92歳）、長野

【外科】 大正10年7月京都帝大卒。第1外科入局(鳥潟隆三教授)、12年11月助手、15年6月講師、昭和2年1月助教授、第1外科・第2外科担当(4～6年 鳥潟隆三教授、磯部喜右衛門教授外遊中)、独・伊・米留学(在外研究員 8年4月～10年6月)、14年3月(萩原義雄教授就任)、15年11月大連医院外科部長(～20年10月)、戦後、20年11月中国長春鉄路公司大連総医院外科医長、21年5月中共公安総局第1・第2療養院最高顧問、帰国、25年1月河村病院副院長、26年1月大沢外科診療所開設、34年4月大沢外科病院開設、院長・理事長、53年3月院長辞任、理事長在任中、59年5月逝去。▽大正15年特発性脱疽に対する腰部交感神経節切除術の成功を報告(世界の血管外科の開拓者と評価されている)。平圧開胸下における胸部外科手術の理論を確立、昭和4年、過圧、平圧開胸開腹術の下、胸腔内食道消化管手術に世界で初めて成功。大腸機能失調症に対する腰部交感神経節切除術1100例の報告を行ったなどの業績がある。▽夫人は鳥潟隆三(外科、京都帝大教授)の姪。

大島研三 おおしま・けんぞう

明治40(1907)～平成20(2008)年(100歳)、愛知

【内科(腎臓病学)】 昭和6年東京帝大卒。第2内科入局(呉建教授)、15年12月助手、16年7月附属臨時医専部講師、18年7月講師(～29年7月)、22年9月都立養育院附属医院医長(～28年12月)、28年10月日大教授(第1内科)、附属板橋病院長(40年2月～41年3月)、50年3月定年退職。退職後、大島記念嬉泉クリニック開院。▽日本腎臓学会設立(昭和34年7月)・初代理事長。理事長当時、尿毒症患者を救うため、「全国に人工腎臓を増やそう」と厚生省に働きかけ、「腎研究会」を結成(47年9月)した。また、日本動脈硬化学会創設(49年4月)に尽力、初代会長を務めた。▽昭和43年ベルツ賞(腎疾患と Immune Deposit Disease)、52年腎研究会賞(第1回 わが国腎臓学の発展に寄与)、53年日医最高優功賞(在任10年日本医学会役員)

【著書】現代診断検査法大系第1部門～第15部門(昭48～52) 【自伝】人間の軌道 医人としての半世紀(昭60)

大島駿作 おおしま・しゅんさく

昭和2(1927)～平成23(2011)年(84歳)、岡山

【内科(結核病学)】 昭和26年京大卒。附属病院にて実地修練、京大結研入局(病態生理学部門 辻周介助教授)、29年12月助手、32年10月助教授、米国留学(34年8月～35年10月 バージニア大微生物学ミルヴィック教授)、50年8月教授(結核胸部疾患研究所第2内科)、研究所附属病院長(57年6月～61年4月)、研究所長(61年4月～平成3年3月)、63年4月(胸部疾患研究所環境呼吸器病学)、平成3年3月停年退官。退官後、結核予防医学センター診療所長。▽結核の生体防御機構の研究に従事。▽昭和48年日本結核病学会今村賞(健康人尿中における結核菌発育抑制因子の研究) ▽堀井五十雄(解剖学、京大教授)の娘婿。

【共編】呼吸器病学(昭54)、臨床呼吸器病学(昭58)

大島福造 おおしま・ふくぞう

明治27(1894)～昭和52(1977)年(82歳)、愛知

【病理学】 大正6年愛知医専卒。病理学入室(林直助教授)、独留学(昭和2年9月～4年9月 フライブルグ大アショフ教授)、6年名古屋医大助教授、14年名古屋帝大教授(第2病理)、22年10月名大教授、33年3月停年退官。退官後、関西医大教授(第2病理 33年4月、38年5月客員教授～42年3月)、名古屋保健衛生大教授(45年10月～)、在職中、52年1月逝去。▽大島系家鶏肉腫を発見、ウイルス発生を実験的に証明した。▽昭和32年中日文化賞(家鶏肉腫に関する研究)

【著書】鳥類疾病論(養鶏学講座第10編 昭和2) 【共編】名古屋大学医学部史話(昭33)

大島正光 おおしま・まさみつ

大正4(1915)～平成22(2010)年(95歳)、群馬

【生理学、人間工学】 昭和13年3月東京帝大卒(海軍依託学生)。第1内科入局(柿沼昊作教授)、7月(軍医中尉)、海軍砲術学校講習員、海軍軍医学校普通科、軽巡「那珂」「妙高」乗組、14年12月鈴鹿航空隊、15年5月(軍医大尉)、12月特務艦「鶴見」軍医長、16年横須賀・海軍航空技術廠航空医学部員、(軍医少佐)、戦後、公職追放、20年11月労研労働生理第1研究室、31年2月防衛庁航空幕僚監部衛生課(1佐)、米国出張(31年4月～10月 ランドルフ空軍基地航空医学校ストルグホールド教授に師事)、32年11月臨時航空医学実験隊長、33年航空医学実験隊長、38年7月東大教授(医用電子研究施設基礎医学電子部

門）、施設長（初代　39年）、50年3月停年退官。退官後、医療情報システム開発センター理事長（50年～平成6年）、日本健康科学学会（昭和60年設立・理事長）・健康科学研究所長。▽応用生理学、航空医学、医用電子工学、人間工学などの領域で先駆的研究に従事、日本ME学会長、日本健康科学学会長、人間工学学会長などを務め、新しい学際的な領域で指導的役割を果たした。

【著書】睡眠（昭28）、疲労の研究（昭35）、環境生理学（昭42）、人間工学（昭45）、バイオニクスとは何か（昭46）、ヒトを深くみつめて　大島正光論文選集（平15）**【共著】**労働と年齢（昭30）**【共編】**宇宙医学（昭34）、解説エレクトロニクス・コース1～7（昭40～41）、ME入門講座全6巻（昭45～49）**【監修】**テレメディシン（昭58）**【監訳】**ヒトとコンピュータ（サルバンディ　昭61）

大島良雄　おおしま・よしお

明治44（1911）～平成17（2005）年（93歳）、北海道

【内科、温泉医学】昭和9年6月東京帝大卒。物療内科入局（真鍋嘉一郎教授、三沢敬義教授）、17年11月附属臨時医専部講師、19年5月岡山医大講師（放射能泉研究所）、6月教授、臨時召集［20年7月東京第二陸軍病院（陸軍軍医少尉）］、21年3月放射能泉研究所長、25年4月放射能泉研究所は温泉研究所と改称、附属病院三朝分院長、28年8月信州大教授（第2内科）、30年6月東大教授（物療内科）、附属病院長（43年4月～）、46年3月停年退官。退官後、埼玉医大教授（46年5月～48年8月）、附属病院長（47年4月～58年5月）。▽温泉の効用、漢方薬に関心をもち、埼玉医大に東洋医学外来を開設した。

【著書】温泉療法（昭26）、痛風（昭45）**【共編】**結合組織病（昭44）、臨床アレルギー学（昭42）、難病の事典（昭52）**【共監】**喘息の治療（昭44）

大須賀謙一　おおすか・けんいち

明治43（1910）～平成19（2007）年（96歳）、静岡

【臨床検査医学、俳人】昭和10年日医大卒。16年講師（臨床検査室主任）、18年5月助教授、19年3月臨時医専部教授、23年山形県酒田病院臨床検査部長、25年退職、26年静岡県磐田郡豊岡村にて開業（父業継承）。▽俳号　魚師。昭和10年日医大教授田宮貞亮（俳号　更幽子）に師事、50年「万蕾」同人、後、『絵硝子』創刊。▽平成3年豊岡村功労賞

大萱俊明　おおすが・としあき

昭和5（1930）～平成15（2003）年（73歳）、富山

【内科（消化器）】昭和29年東大卒。実地修練、第1内科入局（田坂定孝教授、吉利和教授）、米国留学（42年12月～45年12月　オレゴン霊長類研究所代謝部門研究員、ポートマン教授に師事）、50年1月筑波大助教授、53年12月教授、附属病院長（61年4月～平成2年3月）、平成6年3月停年退官。退官後、癌研附属病院（6年4月～8年11月）・相川内科病院長（6年4月～8年11月）、老健つねずみ施設長（8年12月～9年12月）、東京労災病院長（9年10月～13年3月）、相川内科病院長（13年12月～）、在職中、15年11月逝去。▽フルブライト留学生試験に合格したが、体調不良のため2度断念。回復後は、当初の希望どおり米国国立衛生研究所から滞在費を得て、ハーバード大からオレゴン大に移籍したポートマン教授の下に留学している。▽肝臓癌への対応に腐心し、『大萱俊明先生追悼記念業績集』（平成17年）には「ヒポクラテスの木　肝細胞癌の陽子線治療の普及を夢みて」の副題が記載されている。胆石の成因に関する研究でも知られた。

【編著】肝臓病の臨床　トピックスと展望（平4）**【共編】**今日の消化器疾患治療指針（平3）

大須賀都美次　おおすが・とみじ

明治26（1893）～昭和58（1983）年（89歳）、愛知

【海軍軍医】大正5年千葉医専卒。千葉医大生理にて研究従事、医務局、昭和17年11月海軍軍医学校教頭、20年2月横須賀工廠医務部長、5月（軍医中将）、11月予備役。東京・大田区久が原町にて開業。▽桜医会（海軍軍医の集い）会長を務めた。

大鈴弘文　おおすず・ひろぶみ

明治39（1906）～平成元（1989）年（83歳）、東京

【内科（循環器）】昭和5年東京帝大卒。陸軍軍医［陸軍軍医学校、東京帝大大学院（第3内科　呉建教授）、支那駐屯軍、14年8月独駐在、16年7月（独ソ開戦前の最後の列車でシベリア経由）帰国、陸軍軍医学校軍陣内科主任教官兼東京第一陸軍病院］、戦後、国立東京第一病院内科医長、東京警察病院内科医長、41年6月病院長、48年4月退職。

【著書】軍隊心電図学（昭19）、内科学提要（昭22）、心臓神経症（医家叢書27　昭25）、心不全の臨床（昭34）

大関 和　おおぜき・ちか

安政5(1858)~昭和7(1932)年(74歳)、下野(栃木)

【看護師】 黒羽藩家老大関増虎の次女。次席家老渡辺家に嫁ぐが2児を連れ離婚、明治19年12月桜井女学校附属看護婦養成所入学。20年10月受洗、帝大にて実習開始、21年4月修了(1期生)、看護婦資格を得て、近代教育を受けた「わが国初の看護婦」となる。帝大附属第一医院外科看護婦取締、23年11月新潟・高田女学校舎監兼伝道師、24年11月新潟・知命堂医院開院・看護長、27年4月兼知命堂病院産婆看護婦養成所講師、29年4月上京、10月東京看護婦会講習所責任者(33年会頭)、32年大日本看護婦人矯風会設立、42年神田猿楽町に大関看護婦会設立、看護師養成と社会的地位確立に努めた。

【著書】 派出看護婦心得(明32)、実地看護法(明治41)　**【伝記】** 大風のように生きて 日本最初の看護婦大関和物語(亀山美知子 平4)、近代看護への道 大関和の生涯(尾辻紀子 平8)

大薗 卓　おおその・たかし

大正5(1916)~平成4(1992)年(76歳)、東京

【細菌学、薬理学】 昭和16年12月東京帝大卒。22年山之内製薬研究部長、54年退職。▽昭和41年梅沢浜夫とともにジョサマイシンを発見した。

【共著】 化学療法の未来像(昭45)

太田いそ　おおた・いそ

明治22(1889)~昭和56(1981)年(91歳)、新潟

【栄養学】 新潟県立高田高女卒。大阪市立衛生研究所嘱託を経て、昭和36年4月帝塚山短大教授(家庭生活科 調理学、調理実習担当)、44年3月退職。▽昭和30年優良栄養士表彰(第1回)▽戦後の混乱期に栄養のバランスの重要性を訴え、指導した。

【共著】 子供のための栄養十二か月(昭34)　**【参考】** 栄養学とともに 大正・昭和に生きた母・娘(村田希久 昭61)

太田和雄　おおた・かずお

大正13(1924)~平成8(1996)年(72歳)、岐阜

【内科】 昭和23年名大卒。39年11月愛知県がんセンター内科第2部長、58年1月兼副院長、61年4月病院長、62年4月総長、平成元年3月退職。

【著書】 癌の化学療法(昭48)　**【共著】** フローサイトメトリー(昭54)、癌治療におけるインフォームド・コンセントの実践と検証(平6)　**【共編】** Oncology frontier 第1部・第2部(平8、9)

太田和夫　おおた・かずお

昭和6(1931)~平成22(2010)年(79歳)、東京

【外科(臓器移植外科)、人工臓器】 昭和32年東大卒。第2外科入局(木本誠二教授)・大学院、39年助手、45年1月東京女子医大心研研究部・助手、10月東京女子医大講師、47年2月助教授、48年1月教授(人工腎臓センター)、54年4月腎臓病総合医療センター副所長(所長 梅津隆子)、55年4月主任教授(第3外科)、58年7月腎臓病総合医療センター所長、平成9年3月定年退職。退職後、太田医学研究所開設。▽昭和39年、東大第2外科のメンバーとして国内初の腎臓移植(生体腎)を体験、46年東京女子医大初の腎臓移植(生体腎)成功、在職中、約１３００例の腎臓移植を行った。59年移植治療の普及や研究助成を目的として臓器移植基金設立。平成3年日本移植学会理事長に就任、7年米国から空輸された腎臓を患者に移植した経緯をめぐり、日本腎臓移植ネットワークと見解が分かれ、理事長再任を断念した。▽昭和58年腎研究会学術賞(腎移植、血液浄化療法および体外外科の開発に関する研究)

【著書】 人工腎臓の実際(昭49)、これが透析療法です(昭49)、これが腎移植です(昭51)、臓器移植はなぜ必要か(平元)　**【共著】** これが透析の食生活です(昭51)、透析患者の診かた考え方(昭54)　**【共編】** 人工腎臓の基礎と臨床(昭55)、新しい血液浄化法(昭56)、ＣＡＰＤの臨床(昭59)　**【伝記】** 移植医療を築いた二人の男 その光と影(木村良一 平14)

太田邦夫　おおた・くにお

大正2(1913)~平成9(1997)年(84歳)、兵庫

【病理学】 昭和12年東京帝大卒。応召(北支)、16年附属医専部講師、再応召[ラバウル、(軍医中尉)]、22年4月癌研究所病理部長、23年11月東京医歯専教授(病理)、24年4月東京医歯大教授、米国留学(在外研究員、27年~28年 スローン・ケタリングがんセンター)、27年4月(第1病理)、38年4月東大教授(第1病理)、48年3月停年退官。退官後、東京都老人総合研究所長(47年~56年)。▽外科病理学のわが国への導入者。昭和43年札幌医大(和田寿郎教授)で、わが国で初めて行われた心臓移植手術において、移植後死亡した患者の心臓弁の鑑定を検察側の依頼で実施した。また、癌の発生、老化の研究者として知られた。

【著書】癌の知識(昭29)、病理学入門(緒方知三郎原著、改訂13版 昭46)【共著】病理顕微鏡標本の作り方(昭44)【共編】老年学(昭51)、癌の科学全5巻(昭54、55)

太田敬三 おおた・けいぞう

明治35(1902)～平成8(1996)年(93歳)、長野

【小児科】 大正15年東京帝大卒。宮内省侍医寮勤務を経て、昭和20年5月東京医歯専講師、21年2月教授、24年4月東京医歯大教授(～43年3月)、43年3月学長事務取扱を経て学長、44年10月退任。

【著書】消化器疾患(昭44)【共編】小児科学(昭35)、スタンダード看護事典(昭37)、小児科治療(昭43)

太田孝之 おおた・こうじ

明治12(1879)～昭和28(1953)年(74歳)、東京

【小児科】 明治38年12月東京帝大卒。医化学入室(隈川宗雄教授)、41年2月助手、独留学[43年11月～大正3年3月 ベルリン大(ノイベルグ教授)、フランクフルト市立病院、ベルリン市立病院にて生化学、血清学を研究、更にベルリン大(チェルニー教授)にて小児科の研究と診療に従事の後、帰国]、大正4年1月東京帝大小児科入局(弘田長教授)、8年3月千葉医専講師、7月教授兼県立千葉病院小児科部長、10年9月退職、10年5月泉橋慈善病院小児科部長、13年退職、麻布にて開業。20年戦災の後、熱海に転居。

【著書】乳児の育て方(大7)、育児の実際(大14)【編著】育児保健図譜(昭5)

太田三郎 おおた・さぶろう

慶応2(1866)～昭和24(1949)年(83歳)、陸奥(福島)

【医師、政治家】 明治22年福島医学校卒。28年郡山町に太田病院開設。▽大正6年郡山町会議員を振り出しに県会議員、県会議長、郡山商工会議所会頭、県医師会長、日本医師会副会長などを歴任、東北医界、福島県政界の重鎮として活動した。▽三沢敬義(物理療法学、東京帝大教授)は娘婿。

太田すみ子 おおた・すみこ

昭和13(1938)～平成23(2011)年(73歳)、北海道

【看護師】 札幌市に生まれ中国で育つ。昭和21年岩見沢市に引き揚げ、35年北大医学部附属看護学校卒。4月北大附属病院勤務(第2外科、手術部)、42年看護学校専任教員、45年3月退職。10月札幌市立高等看護学院、47年3月退職。4月北大附属病院婦長(教育担当)、副看護部長(教育、総務)を経て、平成2年看護部長、11年退官。北海道看護協会長(10年5月就任、11年5月常勤～)。▽平成9年人事院総裁賞(看護職として初。大学病院の枠を超え地域・在宅医療に貢献)

【著書】マトロンの眼 北大病院での看護の思い出(平11)、続・マトロンの眼 北海道看護協会会長としての足跡(平16)

太田千鶴夫 おおた・ちづお

→肥後栄吉(ひご・えいきち)

太田典礼 おおた・てんれい

明治33(1900)～昭和60(1985)年(85歳)、京都

【産婦人科】 大正14年九州帝大卒。京都帝大産婦人科入局(岡林秀一教授)・大学院修了、昭和3年太田病院開設(宮津)、26年医療法人太田病院理事長。▽産児調節運動に共鳴し、昭和7年避妊リングを考案したが、国策に合わず認められず、戦後、逆輸入の形で49年厚生省認可となった。22年衆議院議員(社会党 1期)となり、優生保護法の立案・成立に尽力した。23年社会党除名、50年日本安楽死(後、尊厳死)協会を設立、理事長。戦前、治安維持法違反による逮捕歴がある。▽昭和9年高山賞、60年京都府野田川町名誉町民

【著書】青春期の教養(昭28)、太田リングの記録(昭49)、日本産児調節百年史(昭51)、老人島 短編集(昭59)【編著】安楽死(昭47)、エロスの周辺(昭55)【共編】葬式無用論(昭43)【伝記】生き生きて八十余年(昭61)

太田正雄 おおた・まさお

明治18(1885)～昭和20(1945)年(60歳)、静岡

【皮膚科、詩人、劇作家】 筆名木下杢太郎。大正元年東京帝大卒。皮膚病学黴毒学入局(土肥慶蔵教授)。5年9月南満医学堂(奉天)教授(皮膚科泌尿器科)兼満鉄奉天医院長、欧米留学(9年7月～13年9月)、13年10月愛知医大教授(皮膚泌尿器科)、15年10月東北帝大教授(皮膚病黴毒学)、附属病院長(昭和6年3月～8年3月)、12年5月東京帝大教授(皮膚科)、伝研所員を兼任。在任中、20年10月逝去。▽研

究課題は3領域に大別されている。第1は皮膚糸状菌の研究、多くの分類学的研究を重ね、大正12年太田・ランジェロン(Langeron)の分類を発表。第2はハンセン病の研究でらい菌の動物接種にある程度まで成功した。第3は皮膚腫瘍の研究で、昭和14年眼上顎部褐青色母斑(太田母斑)について報告している。▽明治40年、東大在学中に新詩社の与謝野寛、平野万里、吉井勇、北原白秋と九州のキリシタン遺跡探訪の旅行、これを契機に、自ら「緑金暮春調」と名づけた〈南蛮詩〉をつくる。同年末新詩社脱退。41年洋画家石井柏亭らと「パンの会」を興す。この頃生涯の師森鷗外を知る。

【著書】膿皮症と其治療(臨床医学講座第13輯 昭10)、皮膚疾患の一般的療法(同第101輯 昭13)、黴毒(昭22)、木下杢太郎全集全12巻(昭23～26)、全25巻(昭56～58)**【編著】**日本の医学(昭21)**【伝記】**木下杢太郎(高田瑞穂 昭24)、木下杢太郎 ユマニテの系譜(杉山二郎 昭49)

太田元次 おおた・もとつぐ

大正2(1913)～平成2(1990)年(76歳)、愛知

【医学教育、外科】 昭和13年名古屋医大卒。第1外科入局(斎藤真教授)、応召[5月陸軍軍医候補生、7月(軍医中尉)、16年2月(軍医大尉)、19年1月解除]、教室復帰、再召集[7月、20年11月解除、12月(軍医少佐)、第1復員省東海復員監部、21年4月解除]、21年1月大学院、23年1月日本海員掖済会名古屋病院長、26年7月名古屋掖済会病院(改称)院長、45年6月両国学園理事長、47年12月愛心会(改称)理事長、51年4月愛心会愛知医大学長、52年2月退任。▽愛知県医師会長、日本医師会理事・常任理事、日本病院協会理事などを歴任。▽昭和33年海事功労者表彰(運輸大臣)、51年中日社会功労賞(交通事故者の救命及び救急医療体制の整備充実に尽くした功績)

【著書】太田元次軍医の汪兆銘看護日誌抄 汪兆銘客死抄から抜粋(昭63)**【自伝】**戦前派病院長の回顧録(昭54)、続(遺稿集 平4)

太田裕祥 おおた・やすよし

大正4(1915)～平成3(1991)年(76歳)、東京

【皮膚科、泌尿器科】 昭和16年名古屋帝大卒。22年中京病院皮膚泌尿器科部長、49年病院長、平成元年退職。▽在職中、全国に先駆けて透析センター、熱傷センターを開設、腎不全治療に尽力した。

太田雄寧 おおた・ゆうねい

嘉永4(1851)～明治14(1881)年(30歳)、江戸(東京)

【医書出版、医師】 旧名善貞。慶応2年西洋医学所(頭取 松本良順)に入門、4年3月幕府軍事掛3等医師、明治3年早稲田の蘭疇舎(松本順創設)塾頭、5年2月軍医寮15等出仕、10月退職。米国留学(私費、5年12月～7年4月 ニューヨーク大製薬学校に学び、チャンドラー教頭に製薬学の指導を受け、次いでフィラデルフィア製薬学校にて化学、製薬学を修得)、7年6月愛媛県医学校長、8年4月退任。以後は日本における西洋医学の推進に志を向ける。▽明治10年、新訂各国薬量一覧(明治8年刊)、独米局方一覧(9年刊)、原素一覧(9年刊)、薬舗心得草(9年刊)、温泉論3冊(9～11年刊)、民間四季養生心得(10年刊)、薬物学大意第1、2(11年刊)、儒門医学全4冊(12年刊)、新式化学全10冊(訳纂 17年刊)、酸類及び塩類表などの印税をもって、『東京医事新誌』(わが国最初の週刊医学雑誌)を創刊した。▽明治14年7月逝去後、『東京医事新誌』は、養子會田恒麿に引き継がれ、さらに大島盛一が主幹として刊行が続けられたが、昭和35年12月廃刊となった。

【伝記】太田雄寧伝 週刊医学雑誌の開祖(太田安雄 平15)

太田幸雄 おおた・ゆきお

大正9(1920)～昭和48(1973)年(53歳)、大阪

【精神科】 昭和19年京都帝大卒。31年大阪赤十字病院部長、在職中、48年12月逝去。

【著書】頭部外傷の精神医学(昭46)**【共著】**精神科学・精神科看護法(高看双書 昭35)、精神医学シノプシス(昭36)**【共訳】**ノイローゼ(シュルツ、昭32)、脳外傷後遺症(クレメンス 昭34)

大高裕一 おおたか・ゆういち

大正7(1918)～平成10(1998)年(79歳)、東京

【病理学】 昭和16年12月東京帝大卒。病理学入室(緒方知三郎教授、三田村篤志郎教授)、伝研出向、19年助手(鈴木遂教授)、24年4月東京医大助教授(組織学 緒方知三郎学長・教授)、27年4月副教授、28年3月教授(組織学)、9月兼病理学、学長(48年9月～57年8月)、63年3月定年退職。▽リウマチ性疾患に関する病理解剖学的および実験病理学的研究で知られる。▽昭和46年日医医学賞(結合組織病の病理学的研究)

【著書】結合組織病(昭49)**【編著】**図説膠原病(昭51)

【共編】免疫学叢書1〜11（昭44〜47）、臨床免疫学叢書1〜10（昭48〜50）【随筆】続花発風雨（昭58）

大滝潤家　おおたき・ますえ

明治9（1876）〜昭和23（1948）年（72歳）、東京

【内科】旧姓佐藤。明治34年12月東京帝大卒。35年駒込病院伝染病科（橋本節斎院長）、独留学（私費、39年〜41年6月 ミュンヘン大細菌学グルーバー教授に師事）、順天堂内科医長、独再留学（大正3年4月第一次大戦勃発のため10月帰国）、大正8年3月内科主任、昭和18年定年退職。▽本郷区医師会長、文京区医師会長（初代）を務めた。▽佐藤尚中（第2代順天堂主）の5男、大滝富三の養子。

大竹 久　おおたけ・ひさし

大正15（1926）〜平成12（2000）年（74歳）、大分

【放射線科】昭和24年九大卒。実地修練、放射線科入局（入江英雄教授）、31年講師、33年10月岩手医大助教授（足沢三之介教授）、48年11月九大医療短大教授、52年4月久留米大教授、平成3年3月定年退職。▽切手収集家としても知られるが、対がん、禁煙切手に集約、約500枚を収集、各地で切手展を開催している。

【著書】泌尿生殖器（放射線医学双書7 昭48）

大嶽康子　おおたけ・やすこ

大正4（1915）〜平成19（2007）年（92歳）、静岡

【看護師（従軍看護婦）】昭和10年日赤病院救護看護婦養成所卒。日赤病院勤務、応召（12年病院船乗務、13年東京第一陸軍病院、15年中国・広東野戦病院などに勤務、17年解除）、日赤救護部養成課、日米交換船勤務（帝亜丸 18年9月〜11月）、24年日本看護協会機関誌『看護』編集長、34年東京衛生病院にて臨床看護研修、35年武蔵野赤十字病院看護婦長、武蔵野赤十字看護学院講師、米国留学（ニューヨーク大教育学部腫瘍看護学）、37年武蔵野赤十字看護学院教務主任、39年武蔵野赤十字病院看護部長、44年日赤武蔵野女子短大講師、50年助教授、60年教授、63年3月退職。▽病院船勤務の体験を記録した『病院船』は大きな反響を呼び、教科書にも引用され、映画化された。▽昭和22年ナイチンゲール石黒記念牌、62年フローレンス・ナイチンゲール記章

【著書】病院船（昭14）、野戦病院（昭16）、病院船・野戦病院（昭54）

大谷佐重郎　おおたに・さじゅうろう

明治27（1894）〜昭和62（1987）年（92歳）、奈良

【衛生学】大正11年7月京都帝大卒。衛生学入室（戸田正三教授）、12年5月助手、14年10月助教授、兼大阪高医教授嘱託（昭和5年1月〜15年1月）、15年1月金沢医大教授、24年5月金沢大教授兼金沢医大教授（〜35年3月）、医学部長（33年3月〜35年3月）、35年3月停年退官。退官後、金沢医大学長（初代 47年4月〜52年9月）。52年8月、金沢医大の入試問題のあり方について報道が行われ、9月西東利男教授が学長補佐に就任、学長職を代行する事態を生じた。▽昭和44年金沢市文化賞（北陸地方における気候、気象の変化に適応する衣食住に関する研究）

【著書】日本衛生学会史（昭42）

大谷節夫　おおたに・さだお

明治25（1892）〜昭和44（1969）年（76歳）、三重

【病理学】大正8年千葉医専卒。病理学入局（石橋松蔵教授）、11年渡独、ブラウンシュヴァイク州立病院シュルテ教授に師事、渡米、14年ニューヨーク医大大学院・研究助手、昭和2年以来、マウント・サイナイ病院にて病理解剖学・外科病理学に従事、顧問病理医、マウント・サイナイ医大教授を経て名誉教授。▽クレンペラー教授の共同研究者。骨の好酸球性肉芽腫、頸動脈毬腫瘍、気管支腺腫の研究者として知られる。

大谷周庵　おおたに・しゅうあん

安政6（1859）〜昭和9（1934）年（74歳）、江戸（東京）

【内科】旧姓設楽、幼名友吉。明治7年司馬盈之より独語を修め、同年外国学校入学、のち大学東校に転じ、16年東大（旧）卒。19年熊本医学校附属病院長、21年10月第五高等中学校教諭・教授、独留学（私費、29年〜30年）、30年9月長崎病院長兼五高教授、31年2月辞職、開業（長崎市）、明治40年侍医拝命（皇太后侍医）、大正4年休職。▽明治23年長崎においてコレラ菌を確認、24年熊本医学校において、ジャクソンてんかんによる死亡者を解剖、初めて肺ジストマに原因する脳疾患を発見した。

【著書】我楽多集（木下俊夫編 昭10）【伝記】医者大谷周庵（大谷彬亮 昭10）

大谷象平　おおたに・しょうへい

明治34（1901）〜平成9（1997）年（95歳）、鳥取

【生化学】 昭和3年府立大阪医大卒。生化学入室(古武弥四郎教授)の後、微研入所(細菌化学部 世良好太教授)・助手、12年6月助教授、21年2月教授、23年6月大阪市大教授(生化学)、医学部長(38年7月～42年3月)、42年3月定年退職。退職後、甲子園大教授(栄養学部 43年4月～55年3月)。▽大阪帝大微研当時、陸軍の碧素委員会(昭和19)年に参加、大阪市大では、抗菌性ペプチドの構成が通常の蛋白構成とは異なっていることを明らかにした。

【編著】微生物と私たちの生活(目で見る社会科55 昭28)

大谷杉士 おおたに・すぎし

大正10(1921)～昭和61(1986)年(65歳)、新潟

【内科】 昭和20年東京帝大卒。33年4月助教授[伝研第1臨床研究部(内科) 北本治教授]、42年6月(医科研)、49年7月教授、医科研附属病院長(52年～56年)、57年4月停年退官。

【著書】からだを守る(昭53年)、在外邦人医療対策のあり方(昭58、59、60)【訳書】自己免疫病(マッケイ、バーネット 昭42)、病気の免疫学(ターク 昭55)【共訳】免疫理論(バーネット 昭38)【共監訳】医学・生物学のための免疫学入門(ウィーザー、マービック、ピアーソル 昭48)、看護の基礎技術1、2(ルイス 昭55)、看護百科マニュアル1～4(キャンベル 昭56)

大谷卓造 おおたに・たくぞう

明治38(1905)～昭和37(1962)年(56歳)、大阪

【生理学】 昭和4年京都帝大卒。第2生理入室(石川日出鶴丸教授)、講師、8年3月助教授、22年11月京大教授(第1生理)、米国出張(31年～32年 カリフォルニア大ブロック教授)、在任中37年2月急逝。▽微小電極法による電気生理学的研究で知られた。

【著書】興奮伝導学説小論(実験生物学集成第14 昭13)、生理学(昭23)、小生理学(昭34)

大谷敏夫 おおたに・としお

明治39(1906)～昭和55(1980)年(74歳)、熊本

【小児科】 昭和8年京都帝大卒。小児科入局(服部峻治郎教授)、助手、海軍軍医(セレベス島海軍総合研究所勤務)、戦後、国立京都病院小児科部長を経て、26年11月広島県立医大教授、27年4月広島医大教授、28年8月広島大教授、附属病院長(39年4月～41年3月)、45年3月停年退官。▽大谷国吉(小児科、熊本医専教授)は父、足立文太郎(解剖学、京都帝大教授)は岳父。

【著書】小児の咳(昭30)【共編】小児血液学(昭42)

大谷武一 おおたに・ぶいち

明治20(1887)～昭和41(1966)年(78歳)、兵庫

【体育学】 大正2年東京高師卒。研究科入学、3年4月助教授、9月広島高師助教授、4年4月東京高師助教授、米国留学(文部省外国留学生、6年2月～10年5月 体育研究)、10年8月東京高師教授、13年11月兼文部省体育研究所技師、昭和16年4月東京高等体育学校教授、19年7月東京体育専門学校長、24年7月東京教育大教授(体育学部)兼東京体育専門学校教授、体育学部長(初代 25年11月～)、兼東京体育専門学校長、26年4月兼東京学芸大教授、30年3月退官。退官後、天理大体育学部長(30年4月～38年3月)。▽文部省学校衛生官(大正13～昭和9年)を務め、昭和5年日本体操連盟の創立に尽力、7年ロサンゼルス五輪総監督を務め、25年日本体育学会を創立・理事長。ハンドボールの日本への紹介者としても知られる。

【著書】体育の諸問題(大13)、大谷武一体育選集1～5、別冊(昭35)

大谷藤郎 おおたに・ふじお

大正13(1924)～平成22(2010)年(86歳)、滋賀

【厚生行政】 昭和19年9月京都帝大医専部卒(陸軍依託生徒)、陸軍軍医、23年京大医学部入学、27年卒。公衆衛生学入室(西尾雅七教授)、滋賀県保健所、小原村診療所勤務の後、34年厚生省入省、45年6月公衆衛生局検疫課長、46年7月薬務局細菌製剤課長、47年8月医務局国立療養所課長、50年7月公衆衛生局地域保健課長、52年7月大臣官房審議官(科学技術)、54年9月公衆衛生局長、56年12月医務局長、58年8月退官。▽京大在学中、小笠原登(ハンセン病学者)に師事、滋賀県保健所勤務を経て、厚生省に技官として入省、昭和40年代からのハンセン病、精神衛生法改正(40年)、インターン問題後の医師法改正から輸血後肝炎、国民健康づくり、老人保健法制定(53年)、精神保健法改正(62年)に至る厚生行政に関与した。▽退官後、医療金融金庫理事、社会福祉医療事業団理事、藤楓協会理事長、国際医療福祉大学総長(初代)、高松宮記念ハンセン病資料館長(初代)を歴任。▽平成5年レオン・ベルナール賞(社会医学・公衆衛生分野におけるノーベル賞とも言われ、

WHOから授与される）

【著書】地域精神衛生活動指針（昭41）、21世紀健康への展望（昭55）、一樹の蔭（昭57）、叫び出づる者なし（昭59）、現代のスティグマ ハンセン病・精神病・エイズ・難病の艱難（勁草-医療・福祉シリーズ51 平5）、ハンセン病・資料館・小笠原登（平5）、らい予防法廃止の歴史 愛は打ち克ち城壁崩れ陥ちぬ（勁草-医療・福祉シリーズ66 平8）、らい予防と小笠原登（平8）、医の倫理と人権 共に生きる社会へ（平17）、大谷藤郎著作集第1巻社会医学・公衆衛生・統計論編（平7）、第2巻プライマリ・ヘルスケア編（平9）、第3巻精神保健福祉編上巻（平12）【共著】高齢化社会への対応 みんなで考える成人病予防（ヤクルト健康シリーズ4 昭56）、公衆衛生の軌跡とベクトル 対談（平2）、我が国のアルコール関連問題の現状 アルコール白書（平5）【監修】ハンセン病医学 基礎と臨床（平9）【監訳】プライマリ・ヘルス・ケアの行動指針 WHOの健康戦略（昭58）【自伝】ひかりの足跡 ハンセン病・精神障害とわが師わが友（平21）

大谷彬亮 おおたに・もりすけ

明治13（1880）～昭和14（1939）年（58歳）、長崎

【内科】 旧姓志波。明治39年11月京都帝大卒。40年1月内科入局、41年1月内務省伝研助手（北里柴三郎所長）、4月長崎市にて開業、43年4月伝研助手、独留学（大正2年4月～3年10月 ザクセン・国立血清学研究所にて研学中、第一次大戦勃発のため帰国）、帰国後、北里研附属病院（養生園）副院長、6年6月院長・北里研臨床部長（～14年1月）、9年6月慶大教授（初代 内科 ～10年1月）、12年7月済生会芝病院長（～昭和6年12月）。▽養父大谷周庵（内科、五高教授）は北里柴三郎と東大（旧）の同窓。

【著書】刺激療法（昭4）、医者大谷周庵（昭10）

大谷よし おおたに・よし

明治27（1894）～昭和62（1987）年（93歳）、千葉

【看護師】 明治45年3月千葉県・新治村尋常高等小学校卒。大正3年4月東京慈恵会看護婦教育所入学、6年3月卒。4月東京慈恵会医院3等看護婦、12月京都市・本野家（京都帝大教授）にベビーシッターとして派遣、7年4月～9年3月家庭看護婦として派遣、4月米国ニューヨーク市山田家（副院長実吉子爵の息女）のベビーシッターとして派遣、13年8月帰国、慈恵医大病院看護婦・手術室、昭和2年4月手術部婦長（～12年3月）、12年6月大阪・愛染橋病院婦長（大原孫三郎理事長）、総婦長、47年6月退任。▽昭和12年石井記念愛染園附属愛染橋病院開設とともに婦長として招聘され、35年間地域医療に貢献した。

【伝記】信仰と看護の道に生きた大谷よしの生涯（米本信篤 平6）

太田原一祥 おおたはら・かずよし

明治35（1902）～昭和37（1962）年（60歳）、岡山

【衛生学（環境衛生、労働衛生）】 昭和2年岡山医大卒。衛生学入室（緒方益雄教授）、5年5月助手、8年3月講師、9年6月助教授、20年6月附属医専部教授、29年7月岡山大教授（初代 公衆衛生）、在任中、37年1月逝去。

太田原豊一 おおたわら・とよいち

明治22（1889）～昭和23（1948）年（59歳）、岡山

【衛生学】 大正3年熊本医専卒。東京帝大伝研事務嘱託（石原喜久太郎教授）、5年技手、11年12月県立熊本医専講師（衛生細菌）、13年4月熊本医大教授（衛生微生物）、昭和4年3月官立熊本医大教授（衛生・細菌・微生物）、22年4月学長、在任中23年6月逝去。▽鼠咬症スピロヘータの実験的研究で知られた。昭和20年化学及血清療法研究所（ワクチン開発、血液製剤の製造）の開設を首唱、尽力した。▽昭和4年東宮御成婚記念賞（石原喜久太郎、太田原豊一 鼠咬症の実験的研究）

【著書】流行性腺熱の研究（昭18）

大津正一 おおつ・しょういち

大正元（1912）～昭和62（1987）年（74歳）、静岡

【病理学】 昭和12年東京帝大卒。病理学入室、軍務（6年間）、戦後、23年1月講師、30年7月助教授（初代 分院臨床検査科部長）、40年4月（初代 分院中央検査部長）、48年3月停年退官。退官後、東京都老人総合研究所臨床病理部長（48年4月～54年3月）、東京都老人医療センター顧問、浴風会浴風病院顧問。

大津正雄 おおつ・まさお

明治42（1909）～平成2（1990）年（80歳）、茨城

【矯正医学】 昭和7年6月東京帝大卒。9月大阪刑務所、8年4月岡山刑務所保健技師、9年10月滋賀刑務所、13年8月名古屋刑務所、16年5月東京拘置所、17年12月司法省行刑局（衛生官）、23年3月矯正

総務局科学管理課長、5月矯正総務局医療科学分類課長、27年8月法務省矯正局医療分類課長、37年3月法務総合研究所研究第2部長、38年3月仙台矯正管区長、42年3月中央矯正研究所長、43年3月東京矯正管区長、45年3月定年退官。退官後、星美学園短大講師(46年4月~53年3月)、法政大講師(法学部 47年4月~53年3月)、浦和家庭裁判所調停委員(51年4月~59年3月)。▽わが国における矯正医学の確立者。

[分担]矯正保護(法律学体系第2部〔第12〕 昭26)

[追悼]大津正雄追想録(若林近生編 平6)

大塚 任　おおつか・じん

明治44(1911)~昭和61(1986)年(74歳)、茨城

【眼科】 旧姓仁平。昭和10年東京帝大卒。眼科入局(石原忍教授)、11年9月東京警察病院眼科医員、13年9月東京海軍共済組合病院眼科医長、16年2月仏眼科診療所眼科医長、8月東京警察病院眼科医長代理、応召[19年5月~20年6月 中部中華給水部軍医補充員、漢口第一陸軍病院、(軍医少尉)にて解除]、21年11月東京医歯専講師、12月教授、25年3月東京医歯大教授、26年4月附属国府台分院長(~29年3月)、英国留学(在外研究員、31年10月~32年10月 眼研究所)、53年4月停年退官。退官後、渋谷区恵比寿にて開業。▽わが国における近視研究の第一人者。X線測定器による眼軸の測定法を開発した。

[著書]馬の目医者(昭56) [共編]臨床眼科全書全8巻(昭44~47)、眼科診療二頁の秘訣(昭51)

大塚すゑ　おおつか・すゑ

明治8(1875)~昭和23(1948)年(73歳)、滋賀

【看護師(従軍看護婦)】 明治32年日赤病院救護看護婦養成所卒。日赤兵庫支部姫路病院救護看護婦養成係(教育指導担当)、日露戦争(37~38年)従軍、姫路陸軍野戦予備病院救護看護婦長、京城陸軍病院婦長、大正3年姫路病院婦長(病院管理、看護管理、救護看護婦養成所舎監兼養成係主任)、昭和13年看護監督、18年退職。▽昭和6年フローレンス・ナイチンゲール記章

大塚親哉　おおつか・ちかや

昭和6(1931)~平成21(2009)年(78歳)、千葉

【小児科】 昭和33年順天堂大卒。順天堂医院にて実地修練、34年小児科入局(岩川克信教授)・大学院(第1回生)、38年4月助手、41年講師(加藤英夫教授)、50年助教授、59年4月教授(浦安病院 ~平成8年3月)、副院長(62年4月~)、院長(平成元年4月~8年4月専任~12年3月)。▽退職後、浦安市教育委員、委員長を務めた。▽平成20年習志野市市政功労者表彰(子どもセンター子育て相談員)▽大塚軍記(慶大医学部中退、習志野市長)の長男。

[著書]こどものけいれん(お母さんシリーズ5 平7) [編著]消化器疾患(図説臨床小児科講座第9巻 昭58)、小児保健と学校保健(同第1巻 昭60)、イラストによるお母さんへの病気の説明と小児の診療イラスト編、解説編(平4)、イラストによるお母さんへの子育てアドバイスと育児相談イラスト編、解説編(平8) [共編]診療手技と検査(図説臨床小児科講座第3巻 昭59)

大塚敏文　おおつか・としふみ

昭和6(1931)~平成13(2001)年(70歳)、静岡

【救急医学】 昭和31年日医大卒。実地修練、32年4月第1外科入局(松倉三郎教授)、42年10月講師、50年12月助教授・附属病院救急医療センター(室長 55年11月、部長 61年9月~63年4月)、56年10月教授(~平成9年3月)、58年4月(救急医学主任 ~平成4年1月)、附属病院長(63年5月~平成3年12月)、平成3年12月日医大理事長、在職中、13年12月逝去。

[著書]外傷(昭58)、熱傷の診断と治療(金原医学新書 昭59)、救急医療(ちくまライブラリー 平3) [共著]当直医救急マニュアル 初期救急から救命救急まで(平7)、ERハンドブック 初期救急から救命救急まで(平14) [編著]熱傷(外科mook 昭58) [共編]救急医療の基本と実際1~16(昭60~61)

大塚長康　おおつか・ながやす

昭和5(1930)~平成2(1990)年(60歳)、滋賀

【解剖学】 昭和31年京都府立医大卒。実地修練、32年5月解剖学入室(佐野豊教授)・助手、36年10月講師、独留学(36年12月~39年3月 ハンブルグ大ホルストマン教授)、39年3月助教授、45年4月岡山大教授(第1解剖)、在任中、平成2年10月逝去。

[分担]刺激伝導系 基礎と臨床(昭49)

大塚武三郎　おおつか・ぶさぶろう

明治24(1891)~昭和45(1970)年(78歳)、徳島

【事業家(製薬業)】 小学校卒後、農業・漁業に従事、

兵役の海軍で製薬技術を修得、大正10年徳島県撫養町に大塚製薬工業部(昭和10年大塚製薬工場に改称)を創設、昭和39年大塚製薬工場の販売部門を「大塚製薬株式会社」に改組・会長、44年には製造部門を「株式会社大塚製薬工場」として改組、会長就任。▽昭和5年写真乳剤の国産化に成功、戦後は、ブドウ糖液、リンゲル液を発売、また、「オロナイン軟膏」は大衆薬のベストセラーとなり、製薬業としての地位を確立、一代で「大塚製薬グループ」を作りあげた。昭和42年には長者番付全国第1位となった。▽書を愛し、号は月峰。昭和24年徳島県教育委員選挙に立候補、選挙違反で有罪判決を受けたこともある。▽大塚正士(大塚グループ総帥)は長男。

【自伝】真心(述 昭42)

大塚正士 おおつか・まさひと

大正5(1916)～平成12(2000)年(83歳)、徳島

【事業家(製薬業)】 昭和9年撫養中卒。大塚製薬工業部入社、応召(12年8月 徳島第43聯隊・平野部隊、12月除隊)、再応召(13年10月 徳島聯隊、12月除隊)、再々応召(17年12月 松江聯隊、富士写真フィルムの要請により除隊)、4回目応召(20年2月 徳島聯隊、東部第6479部隊、8月除隊)、22年1月大塚製薬工場代表者(父業継承)、25年8月大塚化学薬品社長、39年大塚製薬社長、51年大塚グループ各社社長を退任、会長、62年各社取締役相談役就任。平成10年大塚国際美術館館長。▽大塚グループ総帥として「本業一筋」を経営理念に経営の指揮を取り、「オロナイン軟膏」「オロナミンC」「ボンカレー」などのヒット商品を送り出すとともに、「君の名はオロナミン」「ごきぶりホイホイ」などの宣伝文句、ネーミングを手掛けた。▽大塚武三郎(大塚製薬創業者)の長男。

【自伝】わが実証人生 三五〇年を生きた一人の男その酒と女と経営人生(平3)、続 金儲けの秘訣(平11)

【伝記】大塚正士の一日一得(平元)

大塚恭男 おおつか・やすお

昭和5(1930)～平成21(2009)年(79歳)、高知

【薬理学、東洋医学】 昭和30年東大卒。実地修練、第1内科入局(田坂定孝教授)、大学院(薬理学)、独・墺留学(37年～41年)、帰国後、東洋医学に転じ、51年北里研東洋医学総合研究所研究部長、57年副所長、61年8月所長、平成8年3月退職。父大塚敬節が開業した修琴堂大塚医院を再興。▽大塚敬節(北里研東洋医学総合研究所初代所長)の長男。

【著書】東洋医学入門(昭58)、東西生薬考(平5)、東洋医学(岩波新書 平8) **【編著】**東洋医学をさぐる(昭48) **【共編】**臨床医の漢方治療指針(昭60)、最新の漢方薬理(昭63)、講談社東洋医学大辞典(昭63)

【訳書】医学史の旅 パリ(ザイドラー編 昭47)

大塚敬節 おおつか・よしのり

明治33(1900)～昭和55(1980)年(80歳)、高知

【漢方医】 大正12年熊本医専卒。高知市・武田病院勤務、14年修琴堂大塚医院継承、昭和5年2月上京、湯本求真の門に入り、6年牛込に漢方医院開設、9年日本漢方医学会創立、10年偕行学苑・拓大漢方講座開講、18年同愛記念病院東方治療研究所設立、25年日本東洋医学会創立・理事、47年6月武見太郎とともに北里研究所に東洋医学総合研究所創設・初代所長。53年8月日本漢方医学研究所設立・理事長、在職中、55年10月逝去。▽漢方医学復興運動の先駆者。現代医療における東洋医学の普及とその研究の推進に尽力。▽昭和53年日医最高優功賞(東洋医学の発展に貢献)

【著書】漢方医学(昭31)、臨床応用傷寒論解説(昭41)、大塚敬節著作集全8巻(昭55～56)、別巻(昭57) **【共著】**漢方診療の実際(昭16) **【詩集】**処女宮(大11)

大槻菊男 おおつき・きくお

明治20(1887)～昭和52(1977)年(89歳)、宮城

【外科】 大正2年12月東京帝大卒。3年1月第1外科入局(近藤次繁教授)、4年10月助手、6年1月楽山堂病院副院長、8年8月東京帝大大学院、11年3月分院医長、6月東京帝大助教授、昭和11年12月教授(第1外科)、23年9月停年退官。退官後、国立東京第一病院顧問(24年～)、虎の門病院長(初代 33年5月～38年5月)。▽戦後、昭和22年戦後の印刷用紙不足と物価騰貴のため、日本外科学会雑誌の2年発行遅れの状況の克服に尽力、23年、胸部外科研究会を設立し会長、研究会は翌年胸部外科学会と改称された。

【共著】外科総論(昭26) **【編著】**大槻外科学各論上・中・下巻(昭31～33) **【共監】**外科治療学上巻(昭33)、下巻(昭34)

大坪五也 おおつぼ・いつや

明治23(1890)～昭和40(1965)年(74歳)、佐賀

【細菌学】 大正5年5月千葉医専卒。衛生細菌学入

室(宮入慶之助教授)、6年6月北里研入所、8年8月関東庁検疫医、9年7月朝鮮総督府検疫医、10月北里研助手、欧米留学(北里研派遣、12年10月～14年2月 ウィーン大にて細菌学、血清学研学)、昭和2年警視庁細菌検査所長、16年警視庁防疫課長。戦後、東京都世田谷区に居住。

大鶴正満 おおつる・まさみつ

大正5(1916)～平成20(2008)年(92歳)、福岡

【寄生虫学】 昭和15年3月台北帝大卒。解剖学入室、応召[12月南支防疫給水部員(陸軍軍医中尉)、19年9月予備役(軍医大尉)]、戦後、復員帰国、21年9月九州帝大附属病院医員、22年7月司法技官、23年6月三井産業医学研究所衛生課長、26年12月九大非常勤講師(寄生虫学)、29年8月新潟大教授(医動物学)、医学部長(46年6月～48年6月)、53年1月併任琉球大学教授医学部創設準備室長、54年10月琉球大学医学部長、62年3月停年退官。▽昭和27年第3回桂田賞(戦後マラリアの流行学的研究)、35年新潟日報文化賞(新潟県の人体寄生虫および衛生害虫に関する研究)、38年小泉賞(人畜の毛様線虫に関する研究)、62年沖縄県疾病研究財団功労賞(亜熱帯環境下における医学部創設)

【編著】臨床寄生虫学(昭53)

大鳥次郎 おおとり・じろう

明治10(1877)～明治39(1906)年(28歳)、東京

【薬理学】 明治32年東京帝大卒。助手、独留学(私費、34年8月～37年10月 ベルリン大、マールブルグ大にて研学)、台湾医専教授、在職中、39年6月逝去。▽大鳥圭介(男爵、枢密顧問官)の次男

大鳥蘭三郎 おおとり・らんさぶろう

明治41(1908)～平成8(1996)年(88歳)、オランダ

【医史学】 ハーグ生まれ。昭和7年慶大卒。4月助手(理学診療科)、20年8月講師(医史学)、41年6月教授、48年3月定年退職。退職後、慶大客員教授、東海大医療技術短大教授。▽大鳥圭介(男爵、枢密顧問官)の孫。慶大医学部弓道部長を務めた。▽昭和37年日医最高優功賞、51年野口英世記念医学賞(「蘭館日誌」の医学史的研究)

【著書】日本医学史選要(医学選書15 昭23)、近世医学史から(昭50)、半世の思い出(昭57) 【共著】シーボルト研究(昭13)、日本医学の発展(昭30) 【共訳】シーボルト関係書翰集(昭16) 【訳注】解体新書1～5、別冊(クルムス 昭48) 【参考】漢方のスゝメ慶應義塾の東洋医学を支えた人々(大蔵多美子、出野智史 平20)

大成潔 おおなり・きよし

明治18(1885)～昭和14(1939)年(54歳)、広島

【精神科、精神病理学】 明治42年12月東京帝大卒。精神科入局(呉秀三教授)、東京府巣鴨病院、44年7月私立新潟脳病院、大正3年8月東京帝大精神科、助手、6年10月南満医学堂教授(精神科)、11年5月満州医大教授(組織改正)、独留学(12年8月～13年12月 ミュンヘン大にてシュピールマイヤー教授の下、シュパッツ講師に師事、ハンブルグ大ヤコブ教授に師事)、昭和14年3月(精神神経科と改称)、在職中、7月逝去。▽ミュンヘン大留学中、老年性精神障害のなかで重要な疾患の一つであるピック病に関する論文を発表している。

【伝記】大成潔(田村幸雄 臨床精神医学13巻7号、昭59)

大西鐘寿 おおにし・しょうじゅ

昭和10(1935)～平成15(2003)年(68歳)、愛知

【小児科】 昭和35年名市大卒。島田市民病院にて実地修練、名市大小児科入局(小川次郎教授)・大学院、44年講師、52年助教授、56年香川医大教授、平成13年停年退官。退官後、高松短大教授(幼児教育学科)、在職中、15年逝去。▽新生児医療に寄与する膨大な基礎的研究を続け、「学問というストレートボールを投げ続けた小児科医」と仁志田博司(小児科、東京女子医大名誉教授)に評された。

【編著】周生期薬物療法(小児科 mook no.36 昭60)

大西祥平 おおにし・しょうへい

昭和27(1952)～平成22(2010)年(57歳)、兵庫

【内科、スポーツ医学】 昭和52年3月慶大卒。5月内科(呼吸・循環器科)入局(横山哲朗教授)・助手、63年5月横浜市立市民病院内科(循環器科)、平成元年5月慶大助手(スポーツ医学研究センター)、6年4月講師、9年4月副所長、12年4月助教授、16年4月教授、17年4月兼大学院健康マネジメント研究科、18年4月兼研究科長、20年4月所長、在職中、22年3月逝去。▽日本オリンピック委員会医学サポート部会委員・アンチドーピング委員会委員、日本相撲協会医務委員会委員・再発防止委員会委員として反ドーピング運動に尽力した。その他、全日本ス

キー連盟、国際スキー連盟、日本アンチドーピング機構の役員を務めた。

【著書】健康寿命をのばす本 カラダ再生(平19)【共著】野球肩・ひじ・腰を治す 野球の障害でもう泣かない！自分でできる治し方＋予防法(平19)【監訳】シニアのためのスポーツ医学 50歳からのスポーツ現場での最新知識(ロジャーズ他 平12)

大西克知 おおにし・よしあきら

慶応元(1865)~昭和7(1932)年(67歳)、伊予(愛媛)

【眼科】 明治17年東大(旧)予備門入学、独留学(私費、18年12月~23年6月 ハレ大学にて理科、医学、チュービンゲン大学にて眼科修得)、23年12月三高教授兼岡山県病院眼科医長(初代)、28年6月辞職、東京市神田区にて開業、38年1月京都帝大福岡医大教授(初代)、附属医院長(39年6月~44年2月)、大正8年4月九州帝大教授、欧米視察(9年)、15年5月停年退官。▽明治30年2月日本眼科学会を創立、4月『日本眼科学雑誌』を発刊。▽長女は稲田進(内科、岡山医大教授)の妻。
【著書】学生近視ノ一予防策(明30)、万国式視力表(明43)

大根田玄寿 おおねだ・げんじゅ

大正5(1916)~平成12(2000)年(84歳)、東京

【病理学】 昭和15年慶大卒。病理学入室(川村麟也教授、沓掛諒教授)・助手、25年4月助教授(青木貞章教授、小林忠義教授)、29年4月群馬大教授(第2病理)、56年3月停年退官。退官後、老年病研究所長。▽脳血管障害と動脈硬化の病理学的研究業績で知られる。
【著書】脳出血の病理(昭49)

大野公吉 おおの・きみよし

大正6(1917)~昭和63(1988)年(71歳)、東京

【生化学】 昭和15年北海道帝大卒。理学部化学講座に学び、17年医学部医化学(安田守雄教授)・助手、21年助教授、24年北海道立女子医専教授、25年4月札幌医大教授、43年9月(第1生化学)、57年3月定年退職。退職後、北海道老年医学振興会研究所長。▽大野精七(産婦人科、北海道帝大教授・札幌医大学長)の長男。
【著書】脂質代謝(中外医学双書 昭40)、生化学(昭57)

大野洒竹 おおの・しゃちく

→大野豊太(おおの・とよた)

大野丞二 おおの・じょうじ

大正8(1919)~平成17(2005)年(85歳)、兵庫

【内科(腎臓病学)】 昭和17年9月東京帝大卒。10月第2外科入局(都築正男教授)、19年10月第1内科(柿沼昊作教授)入局、22年10月開業(自宅)、25年10月東大第1内科に復帰、27年9月(田坂定孝教授)、31年8月順天堂大講師(第2内科 東俊郎教授)、32年4月助教授(山川邦夫教授 腎・高血圧グループ責任者)、39年7月特任教授、43年4月教授(内科・腎臓)、44年10月(腎臓内科)、副院長・診療部長(53年4月~55年3月)、60年3月定年退職。退職後、目白クリニック院長(60年4月~)。

【著書】腎炎・ネフローゼ(昭49)、腎臓病のはなし 腎臓病の正しい理解と生活管理法(DBS cosmos library 昭54)【共編】腎とカルシウム(昭48)、腎臓病ケーススタディ(PO case study 昭55)、糖尿病の透析 患者指導と治療の実際(昭62)

大野章三 おおの・しょうぞう

明治18(1885)~昭和53(1978)年(92歳)、福岡

【病理学】 大正元年九州帝大卒。病理学専攻、内科にも在籍、5年12月南満医学堂教授、11年5月満州医大教授、欧州留学(満鉄派遣 10年~12年)、昭和7年4月九州帝大講師、8月教授、医専部主事(16年12月~17年12月)、医学部長(18年11月~20年9月)、20年9月停年退官。退官後、国立筑紫病院、国立福岡中央病院にて病理医として勤務。
【著書】病理学提要(昭5)、黄疸発生一元論(昭8)、肝障碍のない黄疸はない(昭29)、八十翁黄疸物語(昭41)

大野乾 おおの・すすむ

昭和3(1928)~平成12(2000)年(71歳)、朝鮮(京城)

【遺伝学】 昭和24年東京農工大獣医学科卒。27年渡米、シティ・オブ・ホープ・ベックマン研究所実験病理部研究員、生物部主任研究員、生物部長。57年終身特別研究員。▽性染色体や生物進化の研究で活躍。「哺乳類X染色体上遺伝子不変説」「遺伝子重複による進化説」などの仮説の提唱で知られる。▽昭和58年以降、地球上での生命誕生当時の元祖遺伝子の研究に取り組んだ。また、「DNA音楽(遺伝子音楽)」を試みたことでも知られる。▽昭和56年日本人類遺伝学会賞(ヒトを含む哺乳類の性決定機構に関

する研究)、58年日本遺伝学会・木原賞(性決定機構の進化への貢献)▽妻大野翠は青山敬二(結核病学、結核予防薬AOの開発者)の娘。

【著書】遺伝子重複による進化(昭52)、生命の誕生と進化(昭63)、大いなる仮説(平3)、続(平8)、未完先祖物語 遺伝子と人類誕生の謎(平12) 【自伝】大野乾の世界(平15)

大野精七 おおの・せいしち

明治18(1885)~昭和57(1982)年(97歳)、茨城

【産婦人科】 大正元年東京帝大卒。産婦人科入局(木下正中教授、磐瀬雄一教授)、10年5月北海道帝大助教授、独留学(文部省在外研究員、10年11月~13年3月 ベルリン大産婦人科、病理アショフ教授に師事)、4月教授、附属病院長(昭和6年4月~8年3月)、医学部長(10年12月~12年12月)、兼札幌女子医専校長事務取扱(20年1月~、兼校長20年4月~)、23年3月停年退官。退官後、札幌女子医専校長専任、札幌医大学長・教授(学長 25年4月~36年3月、教授 ~28年12月)、東日本学園大学長(初代 49年4月~52年6月)。▽スキーの振興を通じて体育振興にも貢献した。▽昭和36年北海道文化賞(教育部門における功績)、43年札幌市開拓功労者(札幌市創建百年記念)、45年北海道開発功労賞(本道医学の発展とスキーに貢献した功績)、47年北海道新聞文化賞(社会文化賞 スキーの普及・札幌オリンピック成功への努力と本道医学教育への貢献)▽大野公吉(生化学、札幌医大教授)は長男、明石勝英(産婦人科、札幌医大教授)は娘婿。

【著書】北海道のスキーとともに(昭46) 【伝記】大野精七のあゆみ(昭56)

大野豊太 おおの・とよた

明治5(1872)~大正2(1913)年(40歳)、熊本

【性病科、俳人】 明治36年東京帝大卒。皮膚病学黴毒学入局(土肥慶蔵教授)、40年東京・京橋区木挽町に大野病院(性病科)を開設。▽俳号 大野洒竹。在学中の明治27年佐々醒雪らと「筑波会」を結成。俳諧文献の収集家として知られ「洒竹文庫」を荻窪に開設すべく計画したが挫折、東京帝大図書館に保存されている。

【著書】芭蕉以前俳諧集上巻(俳諧文庫第2、3編 明30)、横井小楠(少年読本第20編 明33) 【翻刻・校訂】芭蕉句選年考上・下2巻(共著 明44)

大場覚 おおば・さとる

昭和11(1936)~平成21(2009)年(73歳)、静岡

【放射線科(放射線診断学)】 昭和36年金沢大卒。実地修練、放射線科入局(平松博教授)・大学院、41年4月助手、米国留学(43年8月~45年8月 ニューヨーク州立大ブルックリン校)、46年8月国立東静病院放射線科医長、52年4月静岡県立こども病院放射線科医長、53年1月浜松医大助教授(附属病院放射線部)、62年1月名市大教授、附属病院長(平成11年4月~)、13年3月定年退職。

【著書】腹部単純X線写真の読み方(平2)、胸部X線写真のよみ方(平11)、レントゲン博士の旅(平13)

大橋宏一 おおはし・こういち

明治29(1896)~昭和51(1976)年(80歳)、宮城

【内科】 大正12年東北帝大卒。全羅南道立順天医院長、昭和19年5月道立光州医専校長、戦後、秋田県農業会由利医療組合病院長(22年~26年5月)、退職後、本荘市にて開業。

大橋孝平 おおはし・こうへい

明治39(1906)~昭和54(1979)年(72歳)、東京

【眼科】 昭和4年慈恵医大卒。眼科入局(村上俊泰教授)・助手、8年講師、11年助教授、22年6月教授、46年3月定年退職。

【著書】実際眼科学(昭23)、新眼科手術学(昭25)、眼科手術のコツ(昭25)、眼科臨床のために(昭29)、眼治療必携(昭33)

大橋成一 おおはし・せいいち

明治44(1911)~昭和59(1984)年(72歳)、富山

【病理学、臨床検査医学】 昭和11年東京帝大卒。第2内科入局(呉建教授)、7月軍医候補生として近衛第1聯隊入隊、日中戦争に従軍、12年11月(中支)第101師団第4野戦病院附、14年7月陸軍軍医学校入学、6月独立混成第17旅団司令部附、8月(軍医大尉)、15年11月腸チフスにて上海兵站病院入院、内地へ還送、三島陸軍病院副院長、16年9月三島陸軍病院長、12月(軍医少佐)、18年4月軍医学校、医務局附・東京帝大大学院学生(病理 緒方知三郎教授、三田村篤志郎教授)、19年12月陸軍軍医学校教官(病理)、20年9月広島原爆症収容病院院長代理、12月厚生省医務局医官(国立東京第一病院・公衆衛生院)、21年6月国立東京第一病院研究検査課医長、欧米出張(34年9月 外科病理学体系化のため)、38年6月

研究検査課部長、49年10月国立病院医療センター臨床研究部長、54年3月退官。退官後、社会保険中央総合病院臨床検査部長(54年4月〜)、在職中、59年10月逝去。▽広島原爆症患者(昭和20年)、ビキニ環礁被曝者久保山愛吉(昭和29年)の医療・剖検を担当。**【著書】**病理診断の実際 診断困難例を中心として(昭40) **【自伝】**青山 病院病理医への道(昭56)

大橋博司 おおはし・ひろし

大正12(1923)〜昭和61(1986)年(62歳)、静岡

【精神科】 昭和21年9月京都帝大卒。実地修練、精神科入局(三浦百重教授)、23年9月大阪市大助手(坂本三郎教授)、28年5月京大助手、10月講師、41年11月京大助教授(保健センター)、42年4月(精神科)、44年7月名市大教授、48年12月京大教授、60年3月退官、4月国立京都病院長、在任中、61年9月急逝。▽精神心理学、特に失語症に関する業績で知られる。昭和52年日本失語症研究会の設立に参加・会長、53年神経心理学懇話会を創設。**【著書】**失認症(異常心理学講座第2部E第4 昭31)、失語・失行・失認(昭35)、臨床脳病理学(昭40)、失語症(昭42)、パラケルススの生涯と思想(叢書・人間の心理 昭53) **【訳書】**精神分析の理論と実際(ラガーシュ 昭32、文庫クセジュ)、意識第1、第2(アンリ・エー 昭44、46)、ジャクソンと精神医学(アンリ・エー 昭54)、無意識1〜5(アンリ・エー 昭61〜62)

大橋六郎 おおはし・ろくろう

明治41(1908)〜昭和46(1971)年(63歳)、兵庫

【厚生行政】 昭和13年京都帝大卒。兵庫県防疫医、応召(満州に従軍)、戦後、24年兵庫県西脇保健所長、26年宮崎県衛生部長、30年厚生省入省、6月公衆衛生局予防研究課長、31年4月精神衛生課長、34年7月神戸検疫所長、46年11月退官。

大畑正昭 おおはた・まさあき

昭和4(1929)〜平成17(2005)年(76歳)、兵庫

【外科(呼吸器)】 昭和25年岡山大医専部卒。下谷病院にて実地修練。26年8月日大第2外科入局(宮本忍教授)、34年7月講師、西独留学(36年12月ハイデルベルグ・ロールバッハ病院にてガウバッツ教授の下で呼吸器外科を専攻、38年8月ギーセン大ボスシュルゼ教授の下で心臓血管外科、胸部外科及び一般外科を研修、39年4月帰国)、日大講師(第2外科宮本忍教授)、45年4月日大板橋病院胸部外科長、55年3月助教授、平成2年11月教授、救急救命科部長、6年3月定年退職。退職後、客員教授(6年4月〜8年9月)。**【著書】**自然気胸(昭57) **【共著】**プリンシパル医学ドイツ語(昭52) **【監修】**とっさの時の応急手当(トクマのP&Pブックス 平4)

大林容二 おおばやし・ようじ

明治39(1906)〜昭和46(1971)年(64歳)、岐阜

【内科(結核病学)】 昭和8年京都帝大卒。第1内科入局(辻寛治教授)、伝研勤務の後、15年4月結核予防会結研研究部、26年結研副部長、36年副所長、41年定年退職。退職後、結研兼附属療養所嘱託。▽乾燥BCGワクチンの開発者。▽昭和31年朝日賞(文化賞部門、柳沢謙、海老名敏明、大林容二、戸田忠雄、河盛勇造 乾燥BCGワクチンの製造方法に関する研究)、36年科学技術庁長官賞(海老名敏明、大林容二、朽木五郎作、沢田哲治、室橋豊穂、柳沢謙 BCG乾燥ワクチン製造技術の確立) **【著書】**BCG接種の理論と実際(昭27) **【共著】**結核の本態(昭17)

大原健士郎 おおはら・けんしろう

昭和5(1930)〜平成22(2010)年(79歳)、高知

【精神科】 東京陸軍幼年学校を経て、昭和31年慈恵医大卒。実地修練、精神科入局(高良武久教授)・大学院、米国留学(41年〜42年 南カリフォルニア大招聘教授、ロサンゼルス自殺予防センター特別招聘研究員)、講師(新福尚武教授)、51年助教授、52年4月浜松医大教授、平成8年3月停年退官。退官後、愛知淑徳大教授(9年〜17年)、浜松市にて月照庵クリニック開業。▽自殺研究の第一人者。「自殺の要因に関する研究」で医博。かつて20歳前後の青年と60歳過ぎの老年に多かった自殺が子どもや中年にまで広がった原因や親子心中などを分析。社会的条件や家族関係だけでなく、人の心の内側まで見つめる必要を提唱。うつ病、アルコール依存症も研究した。また、森田療法への取り組みでも知られ、昭和63年森田療法学会理事長に就任。▽平成2年森田正馬賞(第1回) **【著書】**遺書の研究(昭38)、日本の自殺 孤独と不安の解明(昭40)、うつ病と管理社会(昭52)、ノイローゼ その本態と療法(昭53)、うつ病の時代(昭56)、おれたちは親子 精神科医の自己診断(昭59)、「不安と憂うつ」の精神病理(平8)、「生きること」と「死ぬこ

と」人はなぜ自殺するのか(平8)、とらわれる行き方、あるがままの生き方(平8)、シングルライフを生きる 愛する人をなくしたときの処方箋(平10)
【編著】老人の精神病理(昭51)、現代の森田療法 理論と実際(昭52)、精神科治療ハンドブック(昭63)
【共編】森田正馬全集全7巻(昭49～50)、森田療法文献目録(森田正馬生誕百年記念事業会 昭50)、アルコール・薬物依存 基礎と臨床(昭59)、高良武久著作集全7巻(昭63)【訳書】精神医学(ギボンズ 昭61)
【共訳】アルコール中毒(ヘイマン 昭43)、自殺の理論 精神的打撃と自殺行動(ファーバー 昭52)

大原甞一郎 おおはら・しょういちろう

大正4(1915)～昭和62(1987)年(71歳)、福島

【外科】 昭和15年東北帝大卒。耳鼻咽喉科入局、海軍軍医[9月(軍医中尉)、17年5月(軍医大尉)、20年4月(軍医少佐)、8月横須賀海兵団より復員]、18年6月大原病院長(軍務のため岩永幾太郎が病院管理者を務めた)、20年9月東北帝大耳鼻咽喉科復帰、10月第2外科(関口蕃樹教授、桂重次教授)に転科、25年1月大原病院長に復帰、野兎病研究室再開、26年1月大原綜合病院長(改称)、47年3月院長辞任。▽福島市医師会長、福島県公安委員などを務めた。▽昭和30年河北文化賞(野兎病に関し親子二代にわたる研究)、34年野口英世記念医学賞(日本野兎病の研究)、39年日医最高優功賞(父子二代にわたる野兎病研究)

大原清之助 おおはら・せいのすけ

明治18(1885)～昭和26(1951)年(65歳)、宮城

【小児科、伝染病学】 大正元年11月九州帝大卒。2年1月衛生学入室(宮入慶之助教授)、3年1月小児科入局(伊東祐彦教授)、5年関東都督府医院小児科医長、10年10月宮崎県立病院小児科部長、13年9月青森県立病院小児科部長、昭和3年2月熊本医大教授(初代 小児科)、独・ハンガリー・米留学(在外研究員、6年8月～8年1月)、附属医院長(16年3月～18年3月)、21年3月停年退官。▽疫痢菌の発見者。大正3年、九州帝大衛生学教室在籍中、疫痢病原菌の検索を開始、病原菌を発見した(大原菌)。疫痢病原菌に関しては、6年箕田貢(九州帝大小児科)も発見、パラ赤痢菌(箕田菌)として報告した、後に、同一菌であることが明らかになり、「大原・箕田菌」の名称に統一された(国際分類ではD群ゾンネ菌)が、以後も疫痢の病態をめぐって論争を重ねた。▽昭和6年浅川賞(大原清之助、箕田貢 疫痢病原の研究)
【著書】小児肺炎の診療(昭14)、小児赤痢様疾患の予後と療法(昭25)【伝記】学燈の人びと わが父大原清之助(大原淳 平18)【参考】エキリ物語 GHQと日本の医師たち(二至村菁 平8、中公新書)

大原達 おおはら・とおる

大正5(1916)～平成15(2003)年(87歳)、北海道

【細菌学】 昭和15年北海道帝大卒。細菌学入室(中村豊教授)・助手、応召(16年～20年)、25年4月北大助教授(結研・予防部 有末四郎教授)、27年1月教授、4月(細菌部)、米国留学(35年9月～39年9月 ラホーヤ・スクリップスクリニック免疫部、コロラド大、ウェスタン・リザーブ大、ニューヨーク大)、49年6月(改組 免疫研・血清学部門)、所長(初代 49年6月～54年3月)、54年3月停年退官。▽結核のアレルギーの研究で知られた。
【共著】現代免疫学(昭48)、新しい免疫学(ブルーバックス 昭56)【編著】免疫の科学(昭52)

大原八郎 おおはら・はちろう

明治15(1882)～昭和18(1943)年(60歳)、福島

【外科、耳鼻咽喉科】 旧姓阿部。明治43年11月京都帝大卒。耳鼻咽喉科入局(和辻春次教授)、44年3月助手、45年退職、大原病院副院長、大正6年11月東北帝大助手(外科 山形仲芸教授)、8年10月講師、10年2月助教授(外科)、11年11月退官、大原病院副院長、12年6月院長、在職中、昭和18年6月逝去。▽大正14年、日本の野兎病の病原菌(*Francisella tularensis*)を発見した。感染実験にリキ夫人が協力したことも知られている。子息大原甞一郎は父の野兎病の研究を継承、父子2代にわたる研究者として知られる。また、医師会の運営に関与、福島市医師会長(昭和12年4月～18年3月)、福島県医師会長(17年12月～18年6月)。▽昭和2年桂田賞、5年浅川賞(野兎より感染する疾病の病原体について)
【著書】本邦に於ける野兎病の研究(昭10)、野兎病ノ疫学的並ニ臨床医学的研究(抜刷 昭10)

大原博夫 おおはら・ひろお

明治27(1894)～昭和46(1971)年(77歳)、広島

【医師、政治家】 大正9年3月慈恵医専卒。5月自宅にて開業、10年4月河内町会議員(4期)、11月自宅前に診療所開設、12年9月広島県会議員(5期)、

昭和9年11月県会副議長(～11年11月)、上河内療養所設置、12年7月河内町長(～9月)、13年3月県会議長(～14年11月)、18年広島県医師会長、日本医師会理事、21年4月衆議院議員(広島2区、協同民主党、国民協同党、当選2回 ～23年12月)、24年河内町にて医療に従事、26年1月広島県知事(3選 ～37年4月)。

[伝記] 大原博夫伝(昭46)

大原孫三郎　おおはら・まごさぶろう

明治13(1880)～昭和18(1943)年(62歳)、岡山

【事業家、社会事業家】 明治30年4月東京専門学校入学、34年1月退校。39年9月倉敷紡績社長、昭和14年5月退任、15年5月中国銀行頭取。在職中、18年1月逝去。倉敷銀行頭取、倉敷電灯社長、早島紡績社長、岡山染色整理社長、福山貯蓄銀行社長、合同貯蓄銀行頭取、第一合同銀行頭取、倉敷住宅土地社長、備作電気社長、近江銀行頭取、三豊紡績会長、倉敷絹織社長、中国レーヨン社長、備北電気、京阪電鉄、中国水力電気、中国合同銀行、中国信託銀行、岡山合同貯蓄銀行などの重役を歴任。▽大正8年大原社会問題研究所を設立、高野岩三郎、森戸辰男、櫛田民蔵らの社会科学者を集め、『日本労働年鑑』を刊行、10年倉敷労働科学研究所を設立。また、大原奨農会、大原美術館、倉敷中央病院、倉敷奨学金などを設立・運営。また、岡山孤児院長(大正3年～8年)、石井記念愛染園設立(6年)、倉紡中央病院(12年)開設など社会福祉面でも活躍した。▽大原孝四郎(倉敷紡績所の創立者)の3男。

[伝記] 大原孫三郎伝(昭58)、わしの眼は十年先が見える 大原孫三郎の生涯(城山三郎 平6、小説)

大平一郎　おおひら・いちろう

明治43(1910)～平成2(1990)年(80歳)、茨城

【内科】 昭和14年慈恵医大卒。内科入局(加藤義夫教授)、19年9月講師(第2内科 林直敬教授)、細菌学教室(寺田正中教授)にて研究従事(19年～22年)、25年助教授、35年2月教授(定員外)、36年1月第三病院長兼内科部長兼平和病院長、38年4月慈恵医大病院に復帰、43年主任教授(第三分院内科)、50年定年退職。▽昭和32年慈恵医大同窓会理事、51年副会長、56年会長、平成2年名誉会長。

[著書] 臨床検査の実際(昭22)、内科学(昭36)

大平得三　おおひら・とくぞう

明治15(1882)～昭和37(1962)年(79歳)、山形

【衛生学】 明治41年12月京都帝大福岡医大卒。衛生学入室(宮入慶之助教授)・助手、大正2年8月助教授、米国留学(文部省外国留学生、4年3月～5年9月 コロンビア大、ロックフェラー研究所にて衛生学研究)、9年1月東洋紡衛生課長、14年10月九州帝大教授、医学部長(昭和13年12月～14年11月)、昭和14年11月退官。満州国民生部技監(初代)、盛京医大学長、戦後、帰国、23年7月県立鹿児島医専校長、24年4月鹿児島県立大医学部長、7月学長、26年3月退任。退職後、西南学院高校長。▽大平昌彦(衛生学、岡山大教授)は3男。

[著書] 耐乏生活と健康の大道(昭23) **[訳書]** 老衰の原因及其予防(ローランド 昭11) **[歌集]** さわらび(昭14)

大藤真　おおふじ・ただし

大正7(1918)～平成21(2009)年(90歳)、岡山

【内科、免疫学】 昭和16年12月岡山医大卒。12月第2内科入局(北山加一郎教授)、短期現役軍医[17年1月入隊、5月中・南支に転戦、(陸軍軍医大尉)、21年5月復員]、9月助手、24年4月講師、5月岡山医大附属病院金光分院内科部長、26年4月附属医専部教授、28年1月助教授(平木潔教授)、米国留学(34年7月～35年8月 タフツ大デムセック教授に師事、米欧各地視察)、42年11月教授(初代 第3内科)、附属病院長(51年7月～)、医学部長(54年6月～)、56年6月学長、62年6月退官。退官後、吉備国際大学長(初代 平成2年4月～7年3月)、順正短大学長(11年4月～16年3月)

[著書] 日常診療に必要な免疫学の知識(新臨床医学文庫203 昭47)、自己免疫疾患(現代医学叢書 昭50) **[共著]** 自己免疫疾患とその治療(今日の治療シリーズ 昭52) **[編著]** 痛風(内科 mook no.21 昭58) **[共編]** 臨床免疫病学(昭47)、関節リウマチとその周辺(昭54) **[自伝]** 流霞 記録と随想(昭62)

大淵重敬　おおぶち・しげよし

明治40(1907)～昭和62(1987)年(79歳)、熊本

【内科】 昭和8年東京帝大卒。東京市立清瀬病院勤務、21年6月東京医歯専附属医院霞ケ浦分院(結核療養施設)開設のため赴任、12月分院診療開始、霞ケ浦分院長(22年5月～44年12月)、26年4月東京医歯大教授(第2内科・分院)、40年4月(本院)、48年3月停年退官。退官後、仁和会病院長。▽大淵重太郎

（衆議院議員、西鉄社長）は父。

【編著】常用新薬便覧（昭40）【共編】症状よりみた処置と処方（昭37）、スタンダード看護事典（昭37）【共監】680専門家による私の治療（昭55）

大星章一　おおぼし・しょういち

大正14（1925）～昭和53（1978）年（52歳）、北海道

【病理学】　昭和23年9月北大卒。札幌鉄道病院にて実地修練、第3内科入局（高杉年雄教授）、25年4月弘前大助手（第2病理 臼淵勇教授）、26年11月講師、27年3月青森県立中央病院検査科長、30年11月北海道北空知組合病院検査科長兼理療科医長、32年7月弘前大助教授、37年8月国立がんセンター第2組織病理研究室長、50年3月新潟大教授（第1病理）、在任中、53年6月逝去。▽昭和26年弘前肉腫の発見に貢献。

【共編】人癌細胞の培養（昭50）

大村得三　おおむら・とくぞう

明治28（1895）～昭和63（1988）年（93歳）、静岡

【法医学】　大正11年大阪医大卒。法医学入室（中田篤郎教授）、助教授、昭和18年7月大阪帝大教授、22年4月阪大教授、医学部長（31年4月～33年3月）、33年3月停年退官。退官後、大阪市大教授（33年4月～36年3月）。

【共著】法医学提要（昭9）【共編】法医学的鑑定必携（昭3）

大村敏郎　おおむら・としろう

昭和11（1936）～平成13（2001）年（65歳）、東京

【外科、医史学】　昭和39年慶大卒。外科・大学院、助手、仏留学（46年 パリ大コシャン病院）、48年川崎市立井田病院、59年総合心療部長、平成9年4月川崎市高津保健所長、12年12月退職。▽慶大非常勤講師・客員教授（医史学）を務めた。

【著書】聴診器と注射器のふるさと 医療のシンボルをめぐって（昭63）【監訳】骨折篇・脱臼篇 外科の源流をたずねて（アンブロアズ・パレ 昭59）

大村ひさゑ　おおむら・ひさえ

明治34（1901）～平成元（1989）年（88歳）、静岡

【産婦人科】　昭和5年東京女子医専卒。産婦人科入局、6年4月（堤辰郎教授）、12年4月講師、20年8月助教授（第二病院）、第二病院長（24年5月～35年12月）、35年12月教授、退職。▽昭和59年第1回荻野吟子賞

大村泰男　おおむら・やすお

明治37（1904）～昭和60（1985）年（81歳）、山口

【外科】　昭和5年東京帝大卒。第1外科入局（青山徹蔵教授）、11年5月助手、6月台北帝大附属医専教授、13年3月助教授兼附属医専教授、8月附属医専教授、18年8月国立北京大学医学院教授、21年3月帰国、21年11月東京都養育院外科医長、31年5月自衛隊中央病院診療第2部長（陸将補）、36年7月（陸将）、39年1月定年退官。退官後、小山医師会病院長（41年5月～42年3月）、女子栄養大教授（42年4月～50年3月）。

【著書】外科栄養学（昭34）、腹部外傷の臨床（昭36）、やさしい病態栄養（昭45）

大森憲太　おおもり・けんた

明治22（1889）～昭和48（1973）年（83歳）、熊本

【内科】　大正4年12月東京帝大卒。第2内科入局（入沢達吉教授）、第1生理入室（永井潜教授）・助手、9年6月慶大講師、11年10月助教授、15年8月兼食養研究所主任、欧米留学（12年11月～昭和2年12月）、昭和2年12月教授。兼横浜警友病院長（8年9月～）、慶大病院長（21年4月～28年10月）、35年3月定年退職。▽循環器・腎・新陳代謝疾患に対して食餌療法を加えた研究に従事した。大正15年慶大食養研究所設立とともに主任となり、ここでの研究成果により、慶大病院が他の大学病院に率先して病人給食制度を行う契機となった。戦後、日本栄養・食糧学会を設立・初代会長、国民栄養研究協議会設立など臨床栄養学の発展に多くの功績を残した。▽昭和23年ビタミン学会賞（ビタミンB_1に関する臨床実験的研究）、34年保健文化賞（日本国民の栄養に関する研究）

【著書】糖尿病の診断と治療（大7）、栄養の概念（大14）、脚気 日本食餌の欠陥に関する研究（昭2）、栄養化学実験法（昭7）、母と子の栄養学（昭7）、国民食の構成（述 昭16）、栄養失調症（昭22）、国民栄養概論（昭23）、臨床歴程 心・腎・新陳代謝病を繞って（昭24）、栄養病理と食餌療法（昭28）、【共編】ビタミンと臨床（昭17）【訳書】戦時下の栄養（ヒンドヘーデ 昭17）

大森清一　おおもり・せいいち

明治39（1906）～平成元（1989）年（82歳）、東京

【皮膚科、形成外科】 昭和6年東京帝大卒。皮膚科泌尿器科入局(太田正雄教授)、8年10月大分県立病院皮泌科部長代理、10年4月東京帝大皮泌科、12年12月逓信省(大臣官房保健課)、東京逓信病院皮泌科、16年7月医長代理、17年5月東京警察病院皮泌科医長、35年1月東大講師(形成外科)、39年10月形成外科医長、41年4月助教授、42年3月10日教授、3月31日停年退官。退官後、東京警察病院副院長(42年4月〜)、院長(48年4月〜54年6月)、形成外科研究センター所長(54年7月〜62年3月)。▽わが国における形成外科の開拓者。日本形成外科学会の創設(昭和33年)に貢献。

【著書】整容皮膚外科学(第2版 昭25)、皮膚外科手術 植皮術・植毛術・抜毛術・雪状炭酸療法・サンドペーパー法(昭29)、あなたの形成美容外科 正しい知識と手術のすすめ(昭44)**【監修】**形成外科学(昭43)**【監訳】**形成外科図説第1〜第3(ブリアン 昭44)**【追悼】**瑞雨大森清一先生(昭62)

大森治豊 おおもり・はるとよ

嘉永5(1852)〜明治45(1912)年(59歳)、出羽(山形)

【外科】 明治3年大学東校予備門入学、12年11月東大(旧)卒。12月福岡医学校教師、18年8月福岡医学校長・福岡薬剤学校長、21年福岡県立病院長、欧米留学(福岡県派遣 31年4月〜11月)、36年4月京都帝大福岡医大教授(初代 外科)、37年9月(第1外科)、初代学長(36年4月〜42年12月)、初代附属医院長(36年4月〜39年6月)、42年12月病気辞職。▽わが国における近代外科の開拓者。明治18年池田陽一(婦人科医)とともに帝王切開術を実施、38年胃癌手術189例の集計成績を報告、38年日本外科学会創設の発起人。また、「ガーゼ事件」(わが国初めての医療訴訟 38年、東京帝大木下正中教授が腹腔内にガーゼを遺留、告訴された)では、浜田玄達、高木兼寛とともに、ガーゼ遺留は医師の過失ではないと鑑定、木下教授は無罪となった。39年の日本外科学会総会会長に決定されていたが、出席できず、佐藤三吉が代理を務めた。

【伝記】医傑大森先生の生涯(宇留野勝弥編 昭36)

大森文子 おおもり・ふみこ

大正元(1912)〜平成14(2002)年(90歳)、鳥取

【看護師】 昭和6年慶大医学部附属看護婦養成所卒。10年傷痍軍人療養所村松晴嵐荘勤務、戦争中、海軍看護部隊婦長として東部ニューギニアの海軍野戦病院勤務、戦争直後は、厚生省医務局勤務、外地引揚患者の移送、収納業務を指導、パラオ島、ラバウルからの引揚航海にも従事、GHQの看護改革の一環として、国立病院看護婦再教育読本の編纂に従事。また、関東医療少年院、東大医学部助手を経て、35年国立中野療養所総婦長、45年北里大病院の開設にあたり、わが国の看護管理システムの改革体制を確立した。▽日本看護協会の創設期から関与し、職能団体としての協会組織確立に尽力、昭和50年から12年間会長を務めた。▽平成3年フローレンス・ナイチンゲール記章

【著書】大森文子が見聞した看護の歴史(「看護」を考える選集15 平15)**【共著】**婦長必携(昭44)**【共編】**患者に目を向けよう(昭41)

大谷明 おおや・あきら

大正14(1925)〜平成20(2008)年(82歳)、千葉

【ウイルス学】 昭和23年東大卒。実地修練、25年1月予研入所、米国留学(31年〜32年 ロックフェラー研究所)、45年4月ウイルス・リケッチア部長、62年4月副所長、63年4月所長、平成3年3月退官。▽平成3年野口英世記念医学賞(日本脳炎の疫学及び予防に関する研究)

【編著】ワクチン学(昭62)**【共編】**バイオハザード対策ハンドブック(昭56)**【共監訳】**微生物学上・下(ジャウェッツ 昭50、51)

大矢全節 おおや・ぜんせつ

明治34(1901)〜昭和57(1982)年(81歳)、大阪

【皮膚科、医史学】 昭和3年京都帝大卒。皮膚泌尿器科入局(松本信一教授)、北野病院部長、仏出張(11年8月〜11月 パリ大サンルイ病院)、京大講師を経て、25年国立京都病院医長、45年退官。▽昭和13年、杏林温故会(現・日本医史学会関西支部)を設立。また、わが国における仏医学の普及に貢献した。▽昭和35年レジオン・ドヌール勲章

【著書】泌尿器科学史(昭13)、伊日医学新辞典(昭14)、小皮膚科学(昭14)、表解皮膚科学提要(昭15)、医家伊太利語独修(昭15)、タイ日新辞典(昭17)、独修タイ語提要(昭17)、速修タイ語階梯(昭17)、内分泌臓器移植術(昭28)、無毛症と禿頭(昭31)、英和医学辞典(昭38)**【編著】**掌中仏和医学新辞典(昭8)、西日医学大辞典(昭19)、ラテン医薬辞典(昭44)、ソ連医学辞典(昭45)、蘭和医学辞典(昭48)

大家 裕 おおや・ひろし

大正14(1925)〜平成3(1991)年(66歳)、東京

【寄生虫学】 昭和28年東京文理大理学部卒。30年順天堂大薬理学入室(板東丈夫教授)・助手、講師、36年内地留学(東北大医化学 菊地吾郎教授)、米国留学(37年〜40年4月 メリーランド大ワインスタイン教授)、40年9月助教授(新設 寄生虫学研究室)、43年4月(寄生虫学講座)、46年4月教授、平成2年3月定年退職。▽昭和47年日本寄生虫学会小泉賞(寄生蠕虫におけるリンゴ酸代謝とその生理学的意義)

大山捨松 おおやま・すてまつ

万延元(1860)〜大正8(1919)年(58歳)、陸奥・会津(福島)

【社会事業家、看護師】 旧姓山川。幼名さき。わが国初の女子留学生。明治4年11月岩倉使節団とともに渡米、ワシントン滞在の後、11年9月ニューヨーク州ヴァッサーカレッジに進学、15年6月卒業。ニューヘイブン病院附属コネティカット看護養成学校に短期留学、上級看護婦免許取得、11月帰国。▽帰国後、明治16年11月陸軍卿大山巌の後妻となり鹿鳴館の華として活躍、高木兼寛に看護学校設立を薦め、わが国最初の慈善バザーを鹿鳴館で開催、有志共立病院看護婦教育所開設の資金とした。また、日赤篤志看護婦人会、愛国婦人会理事として看護法、衛生学の普及にも尽力した。▽徳富蘆花の小説『不如帰』の浪子の継母のモデルと伝えられる。

【伝記】鹿鳴館の貴婦人大山捨松(久野明子 昭63)

大和田国夫 おおわだ・くにお

大正7(1918)〜平成元(1989)年(70歳)、大阪

【衛生学】 昭和18年9月慶大卒。予防医学入室(草間良男教授)、10月応召(ビルマ、ニューブリテン在勤)、戦後、荻窪病院勤務の後、大阪市大講師(衛生学公衆衛生学 堀内一弥教授)、助教授兼天王寺保健所長(32年〜37年)、36年教授(公衆衛生学)、医学部長(53年4月〜57年3月)、59年3月定年退職。

【著書】公衆衛生学概論(昭44) **【共著】**衛生公衆衛生学必携(昭40)、大阪における脱病院化への試み(昭63) **【共編】**食品衛生学概論(昭59)

大渡順二 おおわたり・じゅんじ

明治37(1904)〜平成元(1989)年(84歳)、岡山

【医書出版、医事評論家】 昭和4年京都帝大文学部哲学科選科中退。朝日新聞社入社、政経部次長、日本木材企画部長、太平木材監査役を経て、21年保健同人社を設立、主筆を経て、60年会長。▽結核の闘病経験から出発し、結核に対する啓蒙書の刊行とともに患者の立場から多くの提言を行ってきた。また、昭和29年わが国初の「人間ドック」を共同創案した。

【著書】蒙彊(昭14)、新体制読本(昭15)、結核療養のコツ(昭29)、医者の選び方(昭37)、健康ご意見番(昭40)、大渡順二文集1〜3(昭56〜平2) **【編著】**保健同人・家庭の医学(昭44)

岡 玄卿 おか・げんきょう

嘉永5(1852)〜大正14(1925)年(72歳)、石見(島根)

【皇室侍医】 明治9年東京医学校卒(わが国最初の医学士)。助教授、独留学(宮内省派遣 22年4月〜24年8月)、侍医、31年2月侍医頭、大正元年10月宮中顧問官兼医寮御用掛。▽明治天皇御不例の際は青山胤通、三浦謹之助とともに拝診した。

【訳書】診断捷径(ハーゲン 明11、13)

岡 小天 おか・しょうてん

明治40(1907)〜平成2(1990)年(82歳)、東京

【生物物理学】 昭和5年東京帝大理学部物理学科卒。助手、8年大阪帝大講師(理学部)、10年助教授、14年小林理学研究所研究員、34年東京都立大教授(理学部)、46年4月慶大教授(医学部)、52年6月国立循環器病センター研究所長、56年10月退官。▽昭和51年藤原賞(高分子物理学、特に生物レオロジーの研究)、56年学士院賞(生物レオロジーの理論的研究)

【著書】誘電体論(昭29)、高分子の粘弾性(岩波講座現代物理学2E 昭30)、高分子物性論(同1K 昭31) **【編著】**レオロジー入門(昭45) **【共訳】**生命とは何か(シュレーディンガー 昭26、岩波新書)、高分子化学上・下(フローリ 昭30、31)、科学と人間(ハイトラー 昭40)

岡 捨巳 おか・すてみ

明治42(1909)〜平成13(2001)年(92歳)、宮城

【内科(結核病学)】 昭和9年東北帝大卒。第1内科入局(熊谷岱蔵教授)、13年7月助手、臨時召集(13年9月〜17年9月 仙台陸軍病院)、17年10月助教授(抗研)、24年3月教授(抗研)、仏・スウェーデン留学(27年10月〜28年3月 パストゥール研究所など)、

兼岩手医大教授(第2内科　31年8月～35年7月)、38年東北大教授(抗研内科)、抗研附属病院長(初代39年4月～48年3月)、48年3月停年退官。退官後、微生物化学研究所研究員(48年4月～)、福島県立医大客員教授(49年5月～51年3月)。▽岡・片倉培地(結核菌培養用　昭和12年)を考案、熊谷教授とともに日本式SM、PAS、INH 3者併用療法を確立した。また、わが国で第1例の pulmonary alveolar proteinosis 症例を発見、肺胞蛋白症と命名した。

【著書】肺結核の化学療法(昭31)、呼吸器疾患のまとめ(昭52)【訳書】慢性気管支炎の化学療法(メイ　昭49)

岡　直友　おか・なおとも

大正2(1913)～平成5(1993)年(80歳)、大分

【泌尿器科】　昭和13年京都帝大卒。名古屋市立女子医専教授、名市大助教授、28年教授、51年3月定年退職。退職後、名古屋保健衛生大教授(51年～53年)。▽水腎症の分類の第一人者。

【著書】症候上より見たる泌尿器疾患の診断と治療(昭29)、泌尿器科診療の実際(昭32)、実地泌尿器科新書(昭38)、腎・尿管疾患の薬物療法(昭40)【共著】前立腺の疾患(新臨床医学文庫　昭46)

岡　治道　おか・はるみち

明治24(1891)～昭和53(1978)年(86歳)、東京

【病理学(結核病学)】　大正6年12月東京帝大卒。7年1月病理学入室(緒方知三郎教授)、8年1月第3内科入局(稲田龍吉教授)、9年11月帰郷(父業手伝い)、12年11月東京帝大病理、昭和2年2月市立東京市療養所医員、11年6月兼東京帝大講師兼海軍軍医学校嘱託教授、15年1月結核予防会結研入所、16年8月研究部長、17年11月兼東京帝大附属医専部講師、21年7月結核予防会結研所長(～22年11月)、21年9月東京帝大教授(第1病理)、22年4月東大教授。27年3月停年退官。退官後、国鉄中央健康管理研究所、結核予防会結研顧問。▽わが国の結核病学の指導者。肺の結核初期変化群を検索、戦前、わが国の青年に蔓延していた結核症が、初感染に引き続いて発症すること(初感染発病説)を病理解剖学の面から明らかにした。また、多数の肺標本と生前・死後の胸部X線像との比較を行い、肺結核症のX線診断学に確固たる基礎を与えた。昭和17年肺結核の進展について病理学的所見と胸部X線学所見を対比・検討したX線所見の病型分類(岡肺結核病型分類)を提唱した。また、予防会時代、市立療養所以来の協力者、隈部英雄とともに結核症の集団検診、BCG接種など、早期発見・予防の普及に努力した。東大時代、抗結核剤の作用機構や塵肺の研究に成果をあげ、塵肺対策にも積極的に関与、退官後はサルコイドーシスの研究にも関与した。また、戦後の監察医制度の実施、死体解剖保存法の制定に貢献した。▽昭和26年保健文化賞(肺結核レントゲン映像の病理解剖学的分析)、30年朝日賞(文化賞部門、岡治道、隈部英雄　肺結核のエックス線診断学への貢献と『肺結核症のX線読影』の刊行)

【著書】結核常識問答(述　昭24)、結核病論上巻(昭25)、岡治道・胸部レ線写真の読み方(昭37)【追悼】岡治道先生記念文集(昭55)

岡　正典　おか・まさのり

昭和13(1938)～平成15(2003)年(64歳)、京都

【整形外科】　昭和37年京大卒。実地修練、整形外科入局(桐田良人助教授、伊藤鉄夫教授)、42年助手、西独留学(43年～)、45年岐阜市民病院医長、46年京大助手(整形外科)、49年近大助教授(山室隆夫教授)、60年4月京大教授(医用高分子研究センター人工臓器学部門)、平成2年4月(生体医療工学研究センター運動器系人工臓器学領域　改組)、10年4月(再生医科学研究所組織再生応用分野)、13年3月停年退官。退官後、京都市身体障害者リハビリテーションセンター所長(13年4月～)、在職中、15年2月逝去。▽人工関節軟骨の創始者。▽岡宗夫(外科、関西医大学長)の次男。岡隆宏(外科、京都府立医大教授)は兄。

【共著】運動医学　スポーツマンのために(昭61)【編著】人工関節・バイオマテリアル(図説整形外科診断治療講座15　平2)

岡　益尚　おか・ますひさ

大正8(1919)～平成17(2005)年(85歳)、大阪

【外科】　昭和18年9月大阪帝大卒。第1外科入局(小沢凱夫教授)、海軍軍医(台湾在勤)、23年3月第1外科復帰、24年6月助手、32年12月講師、34年8月(武田義章教授)、37年4月大阪労災病院外科部長、41年7月和歌山県立医大教授(第1外科)、附属病院副院長(44年11月～45年5月)、45年11月(外科　脳神経担当)、附属病院長(47年4月～49年3月)、52年3月定年退職。退職後、大阪厚生年金病院長(52年4

月～平成2年3月)。▽超音波医学会設立者の一人。昭和32年6月強力超音波による脳外科手術を世界に先駆けて成功した。▽岡芳包(生理学、徳島大教授)は兄。

岡 宗夫 おか・むねお

明治38(1905)～平成9(1997)年(92歳)、三重

【外科】 昭和3年京都帝大卒。外科入局、9年9月大阪女子医専教授、24年3月大阪女子医大教授、29年12月関西医大教授、44年6月学長、51年12月退任。▽岡隆宏(外科、京都府立医大教授)は長男、岡正典(整形外科、京大生体医療工学研究センター教授)は次男。

岡 芳包 おか・よしかね

大正4(1915)～平成3(1991)年(76歳)、大阪

【生理学】 昭和12年大阪帝大卒。第1生理入室(久保秀雄教授)、13年東北帝大金属材料研究所留学、15年大阪帝大助手(第1生理)、18年講師、20年助教授(戦時研究員 高空における飛行士の低圧耐性を管理する研究)、23年7月徳島医大教授(初代 生理学)、26年4月徳島大教授、32年(第1生理 ～55年)、医学部長(42年5月～44年11月)、54年1月学長、57年1月退官。▽岡益尚(外科、和歌山県立医大教授)は弟。**【著書】**あま漁業に関する医学的並に生物学的研究(昭31)

岡 良一 おか・りょういち

明治38(1905)～平成6(1994)年(89歳)、石川

【精神科、神経内科、政治家】 昭和4年金沢医大卒。精神科入局(早尾乕雄教授)、6年5月免官(共産党員を無断入院させたため)、仮開業、8月金沢市小立野に医院開設、9年9月小立野保養院開設、15年9月医院新築、応召[19年8月(2等兵)東部第49部隊入営、12月(衛生見習士官)征旅団(中支・南昌)に転属、8月南昌にて敗戦を迎える(軍医少尉)、21年8月復員]、11月小立野保養院を十全病院と改称、33年6月岡医院開業、38年6月医王ケ丘ホーム(精神病者社会復帰の施設)を開設。43年4月北陸学院短大教授。▽大正12年9月社会思想研究会を結成、昭和2年9月労働農民党入党、7年10月社会大衆党石川県連を結成・委員長、14年9月県会議員(社会大衆党公認)、15年8月社会大衆党解党、17年6月金沢市議、21年11月日本社会党入党、県連会長。22年3月公職追放(東亜連盟会員であったため、9月追放解除)、24年1月衆議院議員(石川1区、社会党)、6回当選3回落選(～41年12月)、47年8月金沢市長(当選2回)、53年11月病気辞任。▽市長在職中、コンピューター導入による行政事務能率化を図り、49年12月「身障者福祉モデル都市」に指定されるなどの業績を挙げた。▽五木寛之(作家)の玲子夫人は3女。**【著書】**欧亜の旅(昭26)、誰にもやさしい原子力発電(昭42)、核軍縮の夜明け 核拡散防止条約のもたらすもの(昭43)、釣りの秘境能登(昭46)、明日の金沢を考える 討議資料として(昭52) **【自伝】**わが反骨の記 ふるさとの同志と共に歩んだ50年(昭47)

岡崎哲夫 おかざき・てつお

大正9(1920)～平成12(2000)年(80歳)、岡山

【社会運動家】 昭和16年早大中退(軍事教練拒否)。20年懲罰召集(満ソ国境虎頭勤務、戦後、ソ連に抑留され民主分子として活躍、スターリン主義に反発・追放)、23年帰国。30年長女が森永ヒ素ミルク中毒に罹患、被災者同盟全国協議会初代委員長、31年森永ミルク中毒のこどもを守る会を結成・事務局長、後遺症対策を求めて、47年森永を相手取り民事訴訟、森永製品不買運動を起こすが、48年森永、厚生省との3者合意で被害者の恒久救済が決まり、49年5月救済のための「ひかり協会」を発足させた。

岡崎英彦 おかざき・ひでひこ

大正11(1922)～昭和62(1987)年(65歳)、岡山

【小児科、障害児医療】 昭和19年9月京都帝大卒。小児科入局(服部峻治郎教授)、応召(10月、中国戦線、21年6月復員)、小児科復帰、23年12月滋賀県立近江学園技術吏員、38年4月大木会重症障害児施設第一びわこ学園園長、40年2月第一びわこ学園園長、45年3月社会福祉法人びわこ学園理事長、在職中、62年6月逝去。▽学生義勇軍の運動に参加、関西支部長の糸賀一雄(当時、滋賀県秘書課長)の面識を得た。21年9月糸賀一雄と再会、近江学園建設の事業参加をすすめられた経緯がある。▽昭和52年読売新聞医療功労賞、53年吉川英治文化賞(重症心身障害児施設「びわこ学園」の園長を務めるほか、大津市の障害乳幼児対策に多大の成果をおさめている)、60年朝日社会福祉賞(重症心身障害児の療養と福祉に尽くした功績) **【著書】**障害児と共に三十年 施設の医師として(昭53)、岡崎英彦著作集(平2) **【伝記】**人と仕事(平元)

あ

岡崎令治 おかざき・れいじ

昭和5(1930)～昭和50(1975)年(44歳)、広島

【分子生物学】 昭和28年名大理学部生物学科卒。理学部研究補助員(生物学科 山田常雄教授)、発生学研究に従事。33年頃分子生物学に転向、米国留学[35年9月ワシントン大研究員、36年12月スタンフォード大研究員(コーンバーク教授)]、38年名大助教授(理学部化学科 鈴木旺教授)、42年名大教授(分子生物学研究施設)、兼カンサス州立大客員教授(42年10月～43年2月)、兼東大教授(理学部 46年7月～47年3月)。50年8月、中学時代広島で被爆したことによる慢性骨髄性白血病のため逝去。▽岡崎フラグメント、岡崎ビーズの発見者。昭和41年、DNAが複製される過程で作られる短い鎖(岡崎フラグメント、岡崎ビーズ)を発見した。恒子夫人(名大教授)が研究を引き継いだ。▽昭和45年朝日賞(文化賞部門 DNA複製の機構に関する研究)

【共編】分子生物学の進歩1、2(昭48、49)、核酸の生合成(生化学実験講座8 昭52)

小笠原一夫 おがさわら・かずお

明治43(1910)～昭和59(1984)年(73歳)、愛知

【細菌学】 昭和8年名古屋医大卒。細菌学入室(大庭士郎教授)、13年助教授(鶴見三三教授)、20年応召、21年3月教授、43年9月退官。退官後、金沢医大教授(48年4月～56年3月)。▽昭和30年中日文化賞(疫痢成因に関する研究)

【共著】微生物学入門(昭39)、医科微生物学(昭53)

小笠原 登 おがさわら・のぼる

明治21(1888)～昭和45(1970)年(82歳)、愛知

【ハンセン病医療、仏教者】 大正4年11月京都帝大卒。薬物学入室(森島庫太教授)、14年12月皮膚科黴毒科入局(松本信一教授)、15年1月第5診察室(ハンセン病専門)担当、9月助手、昭和3年9月講師(無給)、13年8月皮膚科特別研究室主任、16年7月助教授、23年10月停年退官。退官後、国立豊橋病院皮膚泌尿器科医長(23年12月～30年7月)、国療奄美和光園医官(32年9月～41年10月) ▽実家の寺において江戸時代からハンセン病患者を世話してきた経験からハンセン病体質病説(昭和16年日本癩学会において否定された)を唱え、光田健輔らの絶対隔離主義と対立した。弟子に西占貢、和泉真蔵がある。▽小笠原秀美(哲学者)の弟。

【伝記】やがて私の時代が来る 小笠原登伝(大場昇 平19)

小笠原道生 おがさわら・みちなり

明治32(1899)～昭和30(1955)年(56歳)、和歌山

【体育行政】 大正14年東京帝大卒。生理学入室、昭和2年文部省体育研究所入所、5年文部省体育科(学校衛生官)、独・伊留学(7年10月～9年3月)、体育研究所、学校衛生官、体育官を経て、14年体育研究所長、16年1月体育局長、19年7月退官。戦後、24年3月大映監査役を経て常務、在職中、30年11月急逝。▽学生時代、野球、陸上競技選手として活躍。

【著書】体育生理学要綱(昭3)、スポーツと衛生(昭5)

岡島敬治 おかじま・けいじ

明治15(1882)～昭和11(1936)年(54歳)、富山

【解剖学】 明治34年11月金沢医専卒。12月解剖学入室(金子治郎教授、石川喜直教授)・助手、応召(35年12月～36年3月)、4月講師、9月京都帝大助手、充員召集[37年5月第9師団入隊、(3等軍医)、日露戦争に従軍、38年12月除隊]、39年10月長崎医専教授(解剖学)、40年10月退官、京都帝大助手、大正3年8月京都府立医専教授、7年11月慶大教授(初代 解剖)、在職中、昭和11年4月急逝。▽遺書に「遺骸は慶大にて病理解剖を行い、後解剖学教室にて晒骨し、全身骨格に鉸連して標本となす事」とあり、遺髪は京都・東本願寺に葬られた。

【著書】解剖学(昭8)

緒方 章 おがた・あきら

明治20(1887)～昭和53(1978)年(90歳)、大阪

【薬学】 明治45年7月東京帝大薬学科卒。大学院(長井長義教授)、大正2年7月助手、独留学(ベルリン大ヨアヒモグル教授、2年間)、9年12月助教授(第2講座 近藤平三郎教授)、昭和5年2月教授(初代 臓器薬品化学)、22年10月東大教授、23年3月停年退官。▽わが国におけるホルモン化学の創始者。ウシの精巣から男性ホルモン、耳下腺から蛋白系唾液腺ホルモンの純粋抽出などを行った。▽緒方洪庵(蘭方医)の孫、緒方惟準(眼科、陸軍軍医監、緒方病院の開設者)の4男。

【著書】臓器薬品化学(昭6)、ホルモン化学実験法(昭7)【共著】化学実験操作法上・下巻(大14)【監修】

国民医薬品集解説(昭24)【自伝】一粒の麦 老薬学者の手記(昭35)、同 大正の巻(昭39)

岡田正 おかだ・あきら

昭和13(1938)～平成19(2007)年(68歳)、兵庫

【外科(小児外科)】 昭和38年阪大卒。附属病院にて実地修練、第1外科入局(武田義章教授)・大学院、41年4月(曲直部寿夫教授)、米国留学(44年7月～46年3月 ミネソタ大外科)、46年7月助手、53年1月(川島康生教授)、55年10月講師、57年2月阪大教授(附属病院 初代小児外科)、平成元年5月(医学部 初代小児外科学)、附属病院長(10年4月～12年3月)、14年3月停年退官。退官後、大阪府立母子保健総合医療センター総長(14年4月～18年3月)、岡田病院理事長(18年4月～)、在職中、19年8月逝去。【編著】経腸栄養の手引き(平5)、静脈栄養の手引き(平6)、系統小児外科学(平13)【共編】亜鉛と臨床(昭59)、標準小児外科学(平12)、新臨床栄養学(平19)【監修】最新栄養アセスメント・治療マニュアル 静脈栄養、経腸栄養の基本から小児、病態別、在宅栄養までの知識と技術(平14)

尾形悦郎 おがた・えつろう

昭和7(1932)～平成21(2009)年(77歳)、東京

【内科】 昭和31年東大卒。実地修練、第1内科入局(田坂定孝教授)・大学院、37年助手、米国留学(38年ヴァンダービルト大内科、39年ウィスコンシン大農学部生化学、40年ペンシルベニア大生化学に学び、42年帰国)、東大保健センター助手、43年筑波大助教授、49年1月兼東大助教授(保健センター)、50年4月教授兼東大教授(保健センター)、54年5月東大教授(第4内科・分院内科)、附属病院分院長(60年4月～平成3年3月)、分院長事務取扱(3年4月)、4年3月停年退官。退官後、癌研附属病院長(5年7月～14年2月)。▽内分泌内科学、特にカルシウム、骨代謝の権威。▽尾形利郎(呼吸器外科、防衛医大校長)は兄。【編著】内科診療のあゆみ 尾形悦郎15氏と語る(平6)【共編】腎とカルシウム(昭48)、ホルモンの作用機序(河口湖カンファランス第10回 昭52)、カルシウム代謝とホルモン(同第21回 昭59)、新臨床内科学第5版(昭62)、今日の治療指針 私はこう治療している(総編集 平元～13)、ビタミンDのすべて(平5)【監修】エストロゲン補充療法の基礎と臨床(昭52)

緒方喜久昭 おがた・きくあき

大正3(1914)～昭和41(1966)年(52歳)、熊本

【病理学】 幼時南米ペルーに渡り、リマ市サンマルコス大自然科学科卒後、渡独、昭和10年ハイデルベルグ大医学部入学、15年マールブルグ大医学部卒。精神神経科入局(クレッチマー教授)、17年病理学入室(ベルゼ教授)、戦後帰国、20年北海道帝大講師(安保寿教授)、23年助教授、27年4月徳島大教授(第2病理)、在任中、41年3月逝去。▽実験的肝硬変の組織発生に取り組んだ。

緒方規矩雄 おがた・きくお

大正11(1922)～平成13(2001)年(79歳)、東京

【生化学】 昭和20年東京帝大卒。生化学入室(児玉桂三教授)、24年6月新潟大助教授(平出順吉郎教授)、32年3月教授、62年3月停年退官。退官後、土橋共立病院附属遺伝子発現研究所長。▽昭和53年日医医学賞(動物組織における蛋白質生合成の研究)、56年新潟日報文化賞(動物細胞のタンパク質生合成の研究)▽緒方益雄(衛生学、岡山大教授)の長男、緒方卓郎(外科、高知医大教授)は弟。

岡田強 おかだ・きょう

明治28(1895)～昭和49(1974)年(79歳)、福岡

【精神科】 大正12年九州帝大卒。京都帝大精神科入局(今村新吉教授)、講師、京都脳病院、兵庫県立甲風寮副院長を経て、昭和27年6月岐阜県立大教授、29年4月岐阜県立医大教授、附属病院長(33年9月～35年6月)、学長(35年5月～39年3月)、39年4月岐阜大教授、医学部長(39年4月～41年5月)、41年5月停年退官。▽ロールシャッハ・テストをわが国に初めて紹介した。【著書】文明と狂想(昭11)、神経と生活(昭17)

岡田敬蔵 おかだ・けいぞう

大正4(1915)～平成11(1999)年(83歳)、東京

【精神科】 昭和15年東京帝大卒。精神科入局(内村祐之教授)、都立梅ケ丘病院長、47年9月都立松沢病院長、48年東京都精神医学総合研究所発足・所長(初代 松沢病院長兼務)、52年7月松沢病院退職。57年大正大カウンセリング研究所専任教授・所長。▽福永武彦(作家)と結核療養所での患者仲間で、その小説に影響を与えた。【著書】遺伝と環境〔異常心理学講座第1部(A) 昭

29）［共著］精神薄弱医学（昭47）［共訳］精神病理学総論上・中・下巻（ヤスペルス 昭28～31）

緒方公介 おがた・こうすけ

昭和21（1946）～平成10（1998）年（52歳）、宮崎

【整形外科】 昭和47年九大卒。整形外科入局（西尾篤人教授）、米国留学（49年ユニオンメモリアル病院にて実地修練、50年7月ワシントン大整形外科レジデント、54年7月講師）、54年11月九大整形外科、61年8月講師、平成3年10月福岡大教授、在職中、10年12月逝去。

［編著］ 膝関節鏡（整形外科関節鏡マニュアル 平10）

緒方洪平 おがた・こうへい

明治26（1893）～昭和56（1981）年（88歳）、大阪

【衛生学】 大正9年京都帝大卒。衛生学入室（戸田正三教授）、講師を経て、昭和21年12月京都府立医大教授、31年3月定年退職。▽衣服衛生学の研究者。昭和24年衣服研究会を組織、28年衣服学会に発展させ、『衣服学会雑誌』を刊行。

緒方維弘 おがた・これひろ

明治38（1905）～昭和54（1979）年（73歳）、大分

【生理学（運動生理学）】 昭和7年満州医大卒。生理学入室（久野寧教授）、11月講師、助教授、14年12月教授、戦後留用、中長鉄路医大、国立鉄路医学院、国立瀋陽医学院教授、21年1月帰国、22年6月熊本医大教授（体質研・体質生理学部）、24年5月熊本大教授、研究所長（30年7月～34年6月、38年7月～44年3月）、46年3月停年退官。退官後、熊本女子短大教授（46年4月～50年3月）。

［著書］ 寒冷と体温調節（昭24）、気候風土に対する適応（講座健康の生理学第9 昭48）**［共著］** 結核と癩の生理及び病理（昭30）

緒方惟準 おがた・これよし

天保14（1843）～明治42（1909）年（65歳）、大坂（大阪）

【陸軍軍医（眼科）】 幼名平三。嘉永2年後藤松陰に漢学、安政元年渡辺卯三郎に漢学・蘭学、4年長崎にてポンペ、ボードウィンに蘭学を学ぶ。文久3年西洋医学所教授、オランダ留学［幕府留学生、慶応2年～明治元年 ユトレヒト大］、明治元年9月京都・典薬寮医師（洋方侍医の最初）、10月東京医学校、大病院取締、2年2月大阪・浪華仮病院長（ボードウィンとともに病院の運営にあたる）、4年軍事病院医官、5年（2等軍医正）、6年（1等軍医正）、軍医寮学舎専務。10年西南の役に際し、征討軍団病院副長（久留米・長崎）、11年文部省御用掛［東大（旧）医科大学生理学、眼科学教授嘱託］、大阪鎮台病院長（～14年）、16年7月（陸軍軍医監・薬剤監）、軍医本部次長、17年3月東京陸軍病院長、18年近衛軍医長、19年6月初代陸軍軍医学舎（後の陸軍軍医学校）長兼近衛軍医長（～20年2月）、4月辞職。21年大阪慈恵病院、23年緒方病院（大阪）を開設、27年まで院長。▽松本順らとともに陸軍軍医制の確立に貢献した。一方、軍に蔓延していた脚気の予防策として麦飯給食を実施、好成績を挙げたが、松本順と対立、退役した。▽緒方洪庵（蘭方医）の次男。

［著書］ 衛生新論（明5）、薬局秤量新古比較表（明7）、海陸撰兵必携（明11）**［訳書］** 野営医典（ブッケマ 明6）、薬物学中・下巻（ベーム、ルドルフ 明16、17）、医家懐中必携（ローレンツ 明23）**［伝記］** 緒方惟準翁小伝（ドーデー女史編 大元）、緒方惟準伝 緒方家の人々とその周辺（中山沃 平23）

小片重男 おがた・しげお

明治43（1910）～平成2（1990）年（79歳）、群馬

【法医学】 昭和13年新潟医大卒。法医学入室（高野与巳教授）、19年台北帝大医専部教授、戦後帰国、23年5月米子医大教授、24年5月鳥取大教授、32年2月京都府立医大教授（初代 法医学）、49年3月定年退職。▽生体内のアルコール問題の研究者として知られる。昭和40年、日本アルコール医学会を創設・初代会長。▽小片保（解剖学・人類学、新潟大教授）の兄。

岡田重文 おかだ・しげふみ

大正14（1925）～平成13（2001）年（75歳）、三重

【放射線科】 昭和23年東大理学部卒、英国・ロチェスター大医学部卒。44年9月東大教授（専任初代放射線基礎医学）、アイソトープ総合センター長（58年4月～61年3月）、59年2月兼京大教授（放射線生物研究センター・晩発効果研究部門）、61年3月東大停年退官。退官後、京大教授（～平成元年3月）、放射線生物研究センター長（63年4月～平成元年3月）

［共編］ Radiation research（1979／昭54）

緒方十右衛門 おがた・じゅうえもん

明治8（1875）～昭和11（1936）年（61歳）、熊本

【産婦人科】 明治35年12月東京帝大卒。36年1月産

婦人科入局(千葉稔次郎教授)・助手、3月大学院入学、7月市立鹿児島病院医長、38年6月大阪府立高等医学校教諭兼産婦人科医長、独出張(大阪府派遣、40年3月~41年5月 フライブルグ在留)、大正8年11月大阪医大教授、欧米出張(昭和4年12月~5年7月)、6年5月大阪帝大教授、10年11月停年退官。【著書】婦人科診断学及治療学(明44)、産科学提要(大5)、過去二十四年間ニ於ケル我教室ノ子宮癌腫治療成績(昭10)

緒方準一 おがた・じゅんいち

明治29(1896)~昭和63(1988)年(91歳)、大阪

【内科】 大正11年東京帝大卒。第1内科入局(島薗順次郎教授)の後、病理学(緒方知三郎教授)研修、緒方病院[緒方銈次郎(父)院長]に3年勤務、大阪済生会病院内科医長を経て、昭和14年奈良県農業会協同病院長、応召(南方勤務)、20年11月奈良県立医専教授、附属病院長(20年11月~31年)、校長事務取扱(21年12月~22年4月)、22年11月奈良県立医大教授、35年2月学長、47年2月退職。▽緒方洪庵(蘭方医)の直系の曾孫、緒方安雄(小児科、山王病院長)、緒方富雄(血清学、東京帝大教授)の兄。

岡田清三郎 おかだ・せいざぶろう

明治18(1885)~昭和21(1946)年(61歳)、埼玉

【内科】 旧姓横田。明治43年12月東京帝大卒。第3内科入局(青山胤通教授)、英・仏・瑞・米留学(大正3年7月~6年4月)、6年9月講師、12年10月千葉医大教授(第2内科)、昭和5年3月愛知医大教授(第2内科)、6年5月名古屋医大教授、欧米出張(7年3月~12月、12年7月~10月)、14年4月名古屋帝大教授、在任中、21年3月逝去。▽岡田和一郎(耳鼻咽喉科、東京帝大教授)の養嗣子。【著書】肺結核患者に於ける胃腸障碍、内科的救急処置(昭12)

緒方拙斎 おがた・せっさい

天保5(1834)~明治44(1911)年(77歳)、豊前(福岡)

【蘭方医】 本姓西、名羽。漢学を広瀬淡窓、旭荘に学び、蘭学を青木周弼、緒方洪庵(蘭方医)に学ぶ。文久2年洪庵が幕府に召され江戸に赴いた後は適塾を継ぎ、医生の教育に当たる。明治2年1月(文部中助教)大阪仮病院・医学校(緒方惟準校長)、4年(権大助教)、5年造幣局御用掛、20年緒方病院院主、22年大阪慈恵病院設立、28年引退。▽緒方洪庵の養子となり、娘八千代と結婚。緒方正清(産婦人科、緒方婦人科病院開設者)は養子。【著書】南湫詩稿第1集(明27)、第2集(明37)、第3集(明45)

緒方大象 おがた・だいぞう

明治19(1886)~昭和31(1956)年(70歳)、福岡

【生理学】 明治40年9月東京帝大入学、12月京都帝大福岡医大転学、44年11月卒。45年1月生理学入室(石原誠教授)、大正2年9月熊本医専教授、3年4月九州帝大講師、米国留学(6年10月~8年4月)、8年5月九州帝大助教授、英・仏・独留学(文部省在外研究員、9年9月~12年3月)、12年10月長崎医大教授、昭和14年10月九州帝大教授(第1生理)、21年9月停年退官。▽緒方竹虎(朝日新聞記者、政治家)の兄、緒方道彦(生理学、九大教授)の父。【著書】淋巴心臓(昭22) 【分担】リンパ(生理学講座11 昭26)

緒方卓郎 おがた・たくろう

昭和5(1930)~平成20(2008)年(77歳)、岡山

【外科】 昭和29年岡山大卒。附属病院にて実地修練、第1外科入局(陣内伝之助教授)・大学院、34年7月助手、38年4月(田中早苗教授)、米国留学(39年8月~41年11月 マサチューセッツ総合病院)、11月講師、53年4月高知医大教授(初代 第1外科)、平成8年3月停年退官。▽平成4年日本電子顕微鏡学会瀬藤賞(骨格筋細胞の電子顕微鏡的研究)、8年日本臨床電子顕微鏡学会安澄記念賞(胃酸分泌機構と消化性潰瘍発生・治癒機序の電子顕微鏡的研究)▽緒方益雄(衛生学、岡山大教授)の次男。【著書】ヘリコバクター・ピロリ菌 胃潰瘍、十二指腸潰瘍、慢性胃炎の元凶(ブルーバックス 平9)【共著】術前術後の管理と合併症(昭38)、外科領域における副腎皮質ホルモンの応用(昭40)

小片保 おがた・たもつ

大正5(1916)~昭和55(1980)年(64歳)、東京

【解剖学、人類学】 昭和16年新潟医大卒。細菌学入室(宮路重嗣教授)、海軍軍医[16年9月~20年12月(軍医中尉)から(軍医大尉)に昇進、復員]、20年12月厚生技師(引揚援護局援護官)、21年4月(浦賀引揚援護局)、6月退官、22年4月東大理学部人類学科入学、25年3月卒、27年3月大学院終了、4月鳥取大助教授(解剖学 伊藤光三教授)、31年10月教授(初代

第2解剖)、34年8月新潟大教授(第1解剖)、在任中、55年1月急逝。▽人骨の調査研究から日本人の起源に取り組んだ。日本人の祖先の研究、ミイラの研究のためアラブ・欧米出張(昭和41年3月～6月)の他、東大第5次アンデス地帯学術調査団(44年8月～12月)、早大古代エジプト調査隊(51年11月～52年1月、52年11月～53年1月、54年12月～55年1月)などにも参加した。▽小片重男(法医学、京都府立医大教授)は兄。

【編著】日本人1、2(人類学講座5、6 昭53、56)

緒方富雄 おがた・とみお

明治34(1901)～平成元(1989)年(87歳)、大阪

【血清学、医史学】 大正15年東京帝大卒。病理学入室、大学院(昭和3年6月～4年7月)、血清学入室(三田定則教授)、昭和4年7月講師、米国留学(在外研究員/ロックフェラー財団医学研究員、9年3月～10年6月 シカゴ大、ニューヨーク市・マウント・サイナイ病院)、11年2月助教授(血清化学担当)、24年8月教授(血清学)、37年3月停年退官。退官後、37年緒方医学化学研究所を設立し、理事長・所長。▽緒方法(梅毒血清診断法)を開発(昭和26年)、東大医学部図書館開設に尽力、館長(36年4月～37年3月)、『医学と生物学』創刊(17年)、『医学のあゆみ』創刊(21年)。▽昭和47年オランエ・ナッサウ勲章コマンダー章(オランダ) ▽緒方銈次郎(大阪府医師会長)の3男、緒方知三郎(病理学、東京帝大教授)、緒方章(薬学、東京帝大教授)は叔父、緒方準一(内科、奈良県立医大学長)は長兄、緒方安雄(小児科、山王病院長)は次兄、緒方洪庵(蘭方医)の曽孫。

【著書】緒方系譜考(大15)、語原ギリシヤ語法(昭4)、緒方洪庵伝(昭17)、論文を書く人のために(昭18)、蘭学のころ(昭19)、科学とともに(昭20)、理論血清学(昭40)、現代文蘭学事始(昭59) **【共編】**医学の動向第1集～第29集(昭30～37)、科学随筆全集1～15(昭36～41)

緒方知三郎 おがた・ともさぶろう

明治16(1883)～昭和48(1973)年(90歳)、東京

【病理学】 明治40年12月東京帝大卒。第2病理入室(山極勝三郎教授)、41年8月助手、独・仏・英留学(文部省外国留学生、43年8月～大正2年9月 フライブルグ大アショフ教授に師事、また、ベルリン大、ベルリン・伝研にて研学、帰国)、大正2年10月講師(第1病理)、3年12月助教授、12年11月教授、昭和12年9月(第2病理)、18年3月停年退官。退官後、東京医専教授(大正7年4月兼任、18年4月専任)、校長(18年4月～)、東京医大学長(初代 21年6月～27年5月)、老人病研究会附属研究所長(29年2月～43年3月)、日医大老人病研究所長(移管 43年4月～48年8月)。在職中、48年8月逝去。▽ビタミンB_1欠乏症、唾液腺ホルモンの研究で知られる。わが国が中国東北部(満州)を支配していた時代、カシン・ベック病の調査研究を行った。▽大正15年学士院賞(島薗順次郎、緒方知三郎 ヴィタミンB欠乏症についての実験的研究)、昭和19年恩賜賞(唾液腺内分泌に関する研究)、21年学士院会員、32年文化勲章(病理学に対する貢献)・文化功労者 ▽緒方洪庵(蘭方医)の孫、緒方惟準(洪庵の次男 陸軍軍医監)の3男、緒方章(薬学、東京帝大教授)は弟。

【著書】病理組織学を学ぶ人々に(訂補7版 昭9)、病理学入門(昭32)、いつまでも若く(昭37)、老年病理学総論概説(昭48) **【共著】**病理学総論上(昭2)、中(昭6)、下(昭8)、結核(昭18)、癌腫の歴史(昭28) **【編著】**常用医語事典(昭43) **【自伝】**一筋の道 私の研究回顧録(昭22) **【追悼】**緒方知三郎先生追想録(昭50)

緒方規雄 おがた・のりお

明治20(1887)～昭和45(1970)年(83歳)、東京

【細菌学】 大正5年12月東京帝大卒。細菌学入室(緒方正規教授)、副手、助手、8年4月千葉医専講師、10年4月教授、独・墺留学(在外研究員、11年10月～14年3月 ベルリン・伝研、ウィーン血清研究所)、13年9月千葉医大教授、16年9月帝国女子医薬専教授、22年11月東邦女子医薬専教授、25年4月東邦医大教授、27年4月東邦大教授、29年4月日本歯大教授(口腔細菌学)、在職中、45年2月逝去。▽昭和4年恙虫病病原体(*Rickettsia tsutsugamushi*)のウサギ精巣接種法を創案、リケッチア病原体説を確立。▽昭和7年浅川賞(緒方規雄、海野幸雄、長与又郎、宮川米次、田宮猛雄、三田村篤志郎、佐藤清、川村麟也、今川与曹 恙虫病病原発見に関する業績)、32年野口英世記念医学賞(恙虫病病原体の発見) ▽緒方正規(細菌学、東京帝大教授)の次男。

【著書】細菌への挑戦(ラジオ新書第26 昭15)、RICKETTSIA(綜合医学新書第18 昭26)、日本恙虫病(昭33) **【編著】**細菌学血清学実習(昭12)

岡田 博 おかだ・ひろし

明治45(1912)～平成13(2001)年(89歳)、京都

【予防医学、結核病学】 昭和12年名古屋医大卒。第1内科入局(勝沼精蔵教授)、17年3月講師、18年7月助教授(予防医学 鶴見三三教授)・公衆衛生院(野辺地慶三教授に研修)、応召(18年9月～21年9月 フィリピン戦線)、29年7月教授、米国留学(29年8月～30年8月 ジョンズ・ホプキンズ大大学院衛生公衆衛生学部修士課程修了)、50年4月停年退官。退官後、愛知医大教授(公衆衛生学 50年4月～57年3月)、学長(57年4月～60年3月)。▽わが国における非結核性抗酸菌症研究の先駆者。日比野進との共同研究「非定型抗酸菌症の疫学と臨床」で本症の診断基準を確立した。名古屋市教育委員長、名古屋市立科学館長などを務めた。▽昭和40年中日文化賞(非定型抗酸菌症の疫学的研究)、53年保健文化賞(1脳卒中、心疾患の地域健康管理の推進、2結核およびその他感染症の疫学的調査活動を基盤とした対策の推進)

【著書】現代の疫学(昭56)

緒方正清 おがた・まさきよ

元治元(1864)～大正8(1919)年(55歳)、讃岐(香川)

【産婦人科、医史学】 旧姓中村。明治20年東大(旧)医学部別課卒。独留学(私費、21年～25年 イエナ大、フライブルグ大、ベルリン大にて研学、留学中『日本産科史』によりフライブルグ大より学位取得)、25年緒方病院産婦人科長(院長緒方惟準)、25年緒方婦人科病院(大阪今橋 わが国初の本格的産婦人科病院)を開設。▽文部省医術開業試験委員、内務省産婆試験委員を歴任。病院内に「助産婦教育所」を併設、助産師教育に当たる。明治29年助産婦学会を起し、月刊誌『助産の栞』を発刊。「産婆」という呼称を「助産婦」に改めることを提唱した。39年富山県氷見郡のくる病を調査、44年腟式帝王切開術を実施(わが国初)、大正元年日本泌尿器病学会発足に発起人として参画した。逝去時、大阪府医師会長、大日本医師会副会長を務めていた。▽緒方拙斎(緒方病院院主)の養子。

【著書】臨床婦人科軌範(明33)、緒方婦人科学紀要巻1～10(明40～大4)、再遊記(明43)、日本婦人科学史上・下(大3)、新撰助産婦学上・下巻(大5)、日本産科学史(大8) **【共著】**実用産科手術学(大9) **【共訳】**産褥婦と初生児の看護法(ワルテル 大2)

緒方正規 おがた・まさのり

嘉永6(1853)～大正8(1919)年(65歳)、肥後(熊本)

【細菌学】 熊本医学校にてマンスフェルトに師事の後、大学東校に入学、明治13年7月卒。大学雇(医院勤務)、独留学[文部省貸費留学生、13年11月～17年12月 ライプチヒ大ルートヴィヒ教授、ホフマン教授(生理学)、ミュンヘン大ペッテンコーフェル教授(衛生学)、ベルリン・伝研レフレル博士(細菌学)に師事]、18年東大(旧)御用掛、19年3月帝大教授(初代 衛生学 細菌学を併せて講じた)、海軍省兼務(24年～27年)、医科大学長(31年9月～34年9月)、在任中、大正8年7月逝去。▽明治17年帰国時、チフス菌の純培養を持ち帰り、細菌学をわが国に伝えた。29年ペスト研究のため台湾に渡り、ネズミに寄生したノミによってペストが人間に伝染することを解明した。▽緒方正規(東京帝大)と北里柴三郎(伝研)は、しばしば病原菌をめぐって対立した。明治32年神戸で流行したペストについて調査、病原菌をめぐり、緒方、中浜東一郎のエルサン菌と北里柴三郎の北里菌の間で論争が起こったが、後、北里菌は混合感染菌であることが明らかになった。また、35年東京に流行した下痢症の病原菌をめぐって、北里はコッホ菌(コレラ)としたが、緒方はコッホ菌ではないと報告した。しかし、この問題は病原菌は多種であるとする二木謙三の報告によって解決された。▽一方、脚気が国民病と称された時期の明治18年4月、脚気黴菌を発見したと報告したが、高木兼寛は食物の重要性を指摘して反論している。▽明治39年学士院会員 ▽緒方規雄(細菌学、千葉医大教授)は次男、緒方益雄(衛生学、岡山医大教授)は3男。

【校閲】生理学講本(スタイネル 明22)、衛生学講本(ゲルトネル 明28)、実用黴菌学総論・各論(児玉豊次郎著 明38、39) **【共校閲】**病原細菌学前・後編(佐々木秀一著 明42、43) **【伝記】**北里柴三郎と緒方正規 日本近代医学の黎明期(野村茂 平15)

岡田正弘 おかだ・まさひろ

明治33(1900)～平成5(1993)年(93歳)、兵庫

【薬理学】 大正14年東京帝大卒。薬理学入室(田村憲造教授)、15年第1内科入局(島薗順次郎教授)、8か月後、薬理学に帰り、昭和4年4月昭和医専教授、5年5月東京高等歯学校教授、21年4月東京医歯大教授、25年8月兼歯学部教授、医学部附属硬組織生理研究施設長(33年7月～38年3月)、医学部長(34

年4月～36年6月)、36年7月学長、40年6月退官。退官後、昭和大歯学部長(52年4月～58年4月)。▽三村二(たすく)とともに、骨および歯牙組織の染色方法を考案した(昭和13年)。▽昭和34年学士院賞(硬組織の生理および薬理の研究)、44年学士院会員 【随筆】忙裡雑筆集(昭58)

緒方益雄 おがた・ますお

明治24(1891)～昭和51(1976)年(84歳)、東京

【衛生学】 大正6年12月東京帝大卒。衛生学入室、英・独・米留学(在外研究員、12年4月～14年3月)、14年6月岡山医大教授(初代 衛生学)、昭和32年2月停年退官。退官後、ノートルダム清心女子大教授(32年～50年)。▽緒方正規(細菌学、東京帝大教授)の3男、緒方正名(公衆衛生学、岡山大教授)は長男、緒方卓郎(外科、高知医大教授)は次男。

岡田道一 おかだ・みちかず

明治22(1889)～昭和55(1980)年(90歳)、和歌山

【衛生学、歌人】 大正6年京都帝大卒。東京市衛生技師、逓信診療所長を経て、昭和9年6月豊島区千早町にて開業。▽昭和3年東京市衛生技師として、麹町区の全小学校に衛生婦を初めて配置するなど、現在の養護教諭、学校医制度、林間・臨海学校の基礎を作った。▽号 鯨洋。窪田空穂を中心とした若い投稿者の会「十月会」の世話人となったが、趣味的な作風は窪田らの人生的な作風と齟齬をきたし、後、「春草会」を作った。また、竹久夢二の友人で「夢二会」会長。

【著書】児童の生理衛生(大12)、赤ん坊の衛生(大13)、少女の衛生(大13)、美容衛生(昭3)、学校衛生概論(昭9)、身体に及ぼす煙草の害毒(昭11)、学生の生理と保健(昭22) 【共著】林間学校(大13) 【編著】身体に及ぼす飲酒の害毒(昭12) 【訳編】恐るべき喫煙と健康(リッキント 昭12) 【歌集】花ざくら(大8)

緒方道彦 おがた・みちひこ

大正15(1926)～平成20(2008)年(82歳)、長崎

【生理学】 昭和27年九大卒。実地修練、生理入室、助手、講師、米国留学(36年～ ロックフェラー研究所)、39年助教授(教養部)、42年教授、43年オックスフォード大研究員、教養部長(45年9月～48年5月)、53年4月(健康科学センター)、平成元年3月停年退官。退官後、久留米大附設中・高校長(2年4月～5年3月)。▽登山家としても知られる。五高山岳会、福岡山の会などで山登りを続け、海外の7000m級の山々を踏破、昭和31年の第1次南極観測隊にも参加。▽緒方大象(生理学、九州帝大教授)の長男。

緒方安雄 おがた・やすお

明治31(1898)～平成元(1989)年(91歳)、京都

【小児科】 大正13年東京帝大卒。小児科入局(栗山重信教授)、病理学教室にて研修、昭和11年1月聖路加国際病院小児科、20年医長、51年山王病院院長、60年退職。▽この間、昭和12年から宮内省東宮侍医(皇太子附)を11年半、35年から宮内庁御用掛(皇太子の健康管理)を12年務めた。▽緒方洪庵(蘭学者)直系の曽孫、緒方準一(内科、奈良県立医大学長)は兄、緒方富雄(血清学、東大教授)は弟。

【著書】赤ちゃん(昭23)、育児の事典(昭32)、赤ちゃんの健康(昭33)、赤ちゃん十二カ月事典(昭34)、赤ちゃんのからだと病気(昭35)、ナルちゃんのお医者さま(昭42)、妃殿下と若宮さま(昭48)

岡田幸夫 おかだ・ゆきお

大正13(1924)～昭和56(1981)年(57歳)、奈良

【精神科、児童精神医学】 昭和24年大阪市立医専卒。25年9月精神科入局(阪本三郎教授、黒丸正四郎助教授)、34年4月神戸大講師(黒丸正四郎教授)、49年4月近大教授(精神神経科)、在職中、56年8月逝去。

【著書】現代人の行動(昭47)、子どもの精神衛生(昭51) 【編著】幼児の保健(朝倉保育基礎講座5 昭49) 【共訳】自閉症・うつろな砦I・II(ベッテルハイム 昭48、50)、記憶の解体(ドレー 昭53) 【追悼】岡田幸夫先生追悼文(花田雅憲 児童精神医学とその近接領域23巻3号、昭57)

岡田 要 おかだ・よう

明治24(1891)～昭和48(1973)年(82歳)、兵庫

【動物学】 大正7年東京帝大理科大学動物学科卒。第3動物学教室入室(渡瀬庄三郎教授)、臨海実験所助手、英・独・仏留学(在外研究員、13年9月～昭和4年9月 発光動物、動物の再生と生殖との関係、寄生性甲殻類の研究に従事)、5年1月京都帝大教授(初代 理学部動物学第3講座)、14年4月東京帝大教授(理学部動物学第3講座)、27年3月停年退官。退官後、国立科学博物館長(28年4月～41年6月)。▽昭和45年文化功労者(動物学)

【著書】ねずみの話(少年の観察と実験文庫27 昭26)、

ネズミの知恵(昭29)、けものの生活(講談社の学習図鑑17 昭30)【編著】実験発生学上巻、下巻(昭36、39)【共編】現代の生物学第1集～第3集(昭24～25)、原色少年動物図鑑(昭28)

岡田善雄　おかだ・よしお

昭和3(1928)～平成20(2008)年(79歳)、広島

【細胞生物学】 海軍兵学校(最後の75期)、高知高を経て、昭和27年阪大卒。附属病院にて実地修練、阪大微研入所(防疫学部 谷口腆二教授)、28年助手、37年助教授(深井孝之助教授)、渡米(41年～42年 シカゴ大客員教授)、47年10月教授(動物ウイルス部門)、57年4月教授(細胞工学センター)、センター長(初代 57年4月～62年)、平成3年3月停年退官。退官後、千里ライフサイエンス振興財団理事長(平成2年～19年)。▽細胞融合現象の発見者。昭和32年センダイウイルスを感染させることにより2種の異なった細胞が融合現象を起こすことを発見。阪大細胞工学センター設立の功労者。▽昭和47年朝日賞(文化賞部門 細胞融合現象の解析)、54年藤原賞(HVJによる細胞融合現象の発見と研究)、55年恩賜賞(細胞融合現象の解析と細胞工学的応用)、57年文化功労者、62年文化勲章(細胞遺伝学に対する貢献)、平成元年広島県名誉県民、5年学士院会員

【著書】細胞融合(昭46)、細胞融合と細胞工学(昭51)、研究雑感(平7)【共著】体細胞遺伝学(昭56)【伝記】岡田善雄(広島県名誉県民小伝集 平3)

緒方 龍　おがた・りゅう

明治28(1895)～昭和30(1955)年(60歳)、福岡

【医師、薬理学】 大正10年京都帝大卒。満州斉斉哈爾鉄道病院長、朝鮮清津赤十字病院長を歴任、戦後、福岡市・在外同胞援護会救護部聖福病院長。海外引揚者の医療救護にあたった。在職中、昭和30年3月逝去。▽緒方郁蔵(蘭方医。緒方洪庵の義弟)の孫、緒方竹虎(朝日新聞記者、政治家)の弟。

緒方六治　おがた・ろくじ

明治5(1872)～昭和25(1950)年(77歳)、愛知

【歯科、薬剤師】 旧姓東谷、大国。大阪・緒方病院勤務(書生、薬局助手 薬局長緒方惟孝)、明治28年11月薬剤師試験合格、免許取得、29年上京、歯科医業勉学のため伊沢信平の門下に入る、32年12月歯科医術開業試験及第、免許取得、33年6月渡米、9月ペンシルベニア大歯学部入学、34年9月ニューヨーク歯科・口腔外科大に転学、35年5月卒業、8月ニューヨーク州歯科医師開業試験合格、免許取得、帰国、36年1月大阪・緒方病院歯科部長(～昭和3年12月緒方病院解散のため)、44年1月大阪歯科医学校長(初代)、大正6年9月大阪歯科医専校長、昭和3年12月大阪市西区にて歯科診療所開設。在職中、25年1月逝去。

岡田和一郎　おかだ・わいちろう

元治元(1864)～昭和13(1938)年(74歳)、伊予(愛媛)

【耳鼻咽喉科】 明治22年11月帝大卒。12月外科助手、27年12月日清戦争に従軍(宇野朗教授に従い、威海衛、旅順方面を転戦)、明治28年12月助教授、独留学(29年3月～31年8月 耳科学をルーツェ、トラウトマン、喉頭学をベルリン大フレンケル教授に師事)、31年12月(耳鼻咽喉科担当)、35年3月東京帝大教授(初代 耳鼻咽喉科)、欧米視察(大正5年6月～6年5月)、大正14年2月停年退官。退官後、昭和医専校長(初代 昭和3年4月～)、在職中。13年5月逝去。▽わが国における耳鼻咽喉科の始祖。明治19年東京医学会、私立医学校刀圭学舎を創立、23年東京医事新誌主筆の他、大日本耳鼻咽喉科学会、日本耳鼻咽喉科医会など耳鼻咽喉科関係の学会のみならず、日本医学会など多数の学会の設立、運営に関与した。35年には同仁会(日本の医療をアジア諸国に普及する目的とする団体)を設立し、幹事長。39年2月には根岸養生院を設立、経営に当たった。

【著書】鼻科学纂録(明44)、咽喉気管病纂録(明45)、耳科学纂録(明45)、本邦ニ於ケル耳鼻咽喉科学発達史(大元)、音声生理学(昭9)、黎明期の日本医学(昭16)【校閲】近世耳鼻咽喉科学(明40)【伝記】岡田和一郎先生伝(昭18)

岡西順二郎　おかにし・じゅんじろう

明治38(1905)～平成3(1991)年(85歳)、岡山

【内科(結核病学)、医史学】 昭和4年東京帝大卒。伝研入所(宮川米次教授)・技手、米国出張(在外研究員 9年6月～12月)、15年2月伝研附属医院副院長、16年東京府立淀橋健康相談所長、17年東京府立清瀬病院副院長、22年東京都港保健所長、23年小石川保健所長、30年都立府中病院長、40年辞職。▽東京医大教授(専門部内科 21年2月～25年4月)を兼務。▽伝研時代、宮川米次教授らとともに鼠径リンパ肉芽腫症の病因に関する研究を行った。戦後、結核に関する多くの著作を送り出した。▽妙子夫人は宮川

米次（内科、東京帝大伝研教授）の長女。▽昭和37年日医最高優功賞、47年保健文化賞（結核予防事業全般にわたる貢献）

【著書】肺結核のレントゲン図譜（昭17）、肺結核治療法の変遷（セリオ・メジチーナ 昭23）、肺結核のレントゲン鑑別診断第1部、第2部（昭23、24）、人工気胸療法（昭26）、人類と結核（昭48）、結核とたたかった人々（昭54）【共著】肺結核（昭16）、保健指導の実際（昭28）【追悼】ある結核医の記録（小松良夫他編 平4）

岡西為人　おかにし・ためと

明治31（1898）～昭和48（1973）年（74歳）、広島

【医史学】大正8年南満医学堂卒。大連医院内科、13年4月満州医大薬物学入室（久保田晴光教授）、15年9月満州医大中国研究室（黒田源次教授）、昭和10年6月満州医大東亜医学研究所講師。戦後、中国に留用され、21年国立瀋陽医学院副教授（医学史）、22年教授（薬学、薬理学）、23年5月留用解除、帰国、23年9月塩野義研究所顧問、在職中、48年5月逝去。

【著書】中国医学書目（昭6）、満州の漢薬（昭12）、本草経集注全7巻（昭47）、重輯新修本草（昭48）、中国医書本草考（昭49）、本草概説（昭52）【共編】和漢薬標本目録（昭6）

岡野丈雄　おかの・たけお

明治33（1900）～昭和57（1982）年（82歳）、福岡

【衛生学】大正14年九州帝大卒。東京帝大衛生学入室（横手千代之助教授）、昭和7年9月台北医専教授兼台湾総督府技師、11年4月台北帝大附属医専部教授、12年4月健康保険中央相談所保健技師、13年1月厚生省社会保険局技師、応召（20年3月～9月）、22年9月久留米大教授（衛生学・公衆衛生）、24年12月（公衆衛生）、40年3月定年退職。

【共著】栄養と体質（産業衛生講座第7巻 昭13）

岡林篤　おかばやし・あつし

明治43（1910）～平成7（1995）年（84歳）、高知

【病理学、アレルギー学】昭和10年東京帝大卒。病理学入室（緒方知三郎教授、鈴木遂教授）、16年応召（南方戦線、比島）、戦後、23年予研病理部主任、24年10月大阪市医大教授（病理）、25年5月（第1病理）、30年4月大阪市大教授、31年4月千葉大教授（第2病理）、51年停年退官。退官後、国保旭中央病院病理科顧問。▽リウマチなど免疫アレルギー性疾患研究の先駆者。千葉大時代、馬杉復三、石橋豊彦教授以来の伝統的アレルギー性炎症の研究を進展した。▽昭和43年日医医学賞（慢性腎炎の免疫病理学的研究）

【著書】胃潰瘍、その形態その発生（昭29）【編著】免疫病理学的疾患（昭54）

岡林秀一　おかばやし・ひでいち

明治17（1884）～昭和28（1953）年（69歳）、奈良

【産婦人科】明治41年11月京都帝大卒。産婦人科入局（高山尚平教授）、42年11月助手、43年6月岡山医専教授兼岡山県病院産科婦人科医長、大正3年8月京都帝大助教授、米・英・独留学（文部省在外研究員、9年8月～11年7月）、11年9月教授、附属医院院長（昭和7年5月～11年5月）、兼北野病院長・研究所長（7年5月～12年12月）、12年12月依願退官（特診事件のため）。退官後、緒方病院客員（12年5月～21年8月）、国立大阪病院顧問嘱託（22年6月～26年6月）。▽昭和3年高山術式を改良した岡林術式（系統的広汎性子宮全摘出術式）を発表、わが国における子宮頸癌手術の標準術式となった。

【著書】子宮頸癌の根治手術 系統的腹式広汎性子宮頸癌剔出術（図解手術叢書 昭27）【編著】産婆学上巻（大14）、下巻（大15）

岡部和彦　おかべ・かずひこ

昭和8（1933）～平成8（1996）年（62歳）、東京

【内科（消化器）】昭和35年慈恵医大卒。同愛記念病院にて実地修練、第1内科入局（高橋忠雄教授）・大学院、米国留学（41年3月～43年5月 タフツ大生化学シュミット教授の研究員としてスフィンゴリピドの研究に従事）、43年5月医長、44年4月助手、48年4月聖マリアンナ医大講師（第2内科）、49年4月助教授、62年2月教授、4月兼聖マリアンナ医大附属横浜市西部病院消化器内科部長兼西部病院副院長、平成5年1月兼院長、在職中、8年1月逝去。

【著書】安心して酒が飲める本（平6）【共著】病態栄養学（昭58）【編著】酒・たばこ・コーヒー（栄大選書 昭63）【追悼】臨床医そして医学者として駆け抜けた36年（平8）

岡部均平　おかべ・きんぺい

文化12（1815）～明治28（1895）年（80歳）、武蔵（埼玉）

【産婦人科】比企郡明覚村の蘭方医小室元長について漢学・蘭学・医学を学び、佐倉順天堂にて修業の後、秩父郡我野村南川（飯能市大字南川）にて開業。

▽嘉永5年4月、伊古田純道とともに、坂元村(飯能)の33歳の女性「本橋みと」の難産にあたり、わが国最初の麻酔なしの帝王切開を実施した。母は救命され88歳の長寿を全うしたが、児は死亡した。その後、明治12年までの27年間、わが国では帝王切開術は行われていない。▽飯能市内に「本邦帝王切開発祥の地」の石碑がある。
【伝記】いとしきものすこやかに生まれよ 日本初の帝王切開物語(秋山圭 平21、小説) **【参考】**「帝王切開術発祥の地」記念会会誌(平元)

岡部浩洋 おかべ・こうよう

明治41(1908)~昭和49(1974)年(65歳)、福岡

【寄生虫学】 昭和9年九州帝大卒。22年大分県森保健所長、24年9月久留米大教授、在職中、49年2月逝去。▽日本住血吸虫病の権威。▽岡部庸三郎(内科)の長男。

岡部庸三郎 おかべ・ようさぶろう

明治15(1882)~昭和14(1939)年(57歳)、福岡

【内科】 明治35年11月長崎医専卒。12月福岡県立福岡病院医員、36年4月京都帝大福岡医大助手(~39年6月)、39年5月日本郵船汽船乗組医員嘱託(~40年5月)、40年7月北米ワシントン州医術開業試験合格、10月病気のため帰国、41年4月大分県別府町にて開業(~大正5年3月)、大正5年6月九州帝大第1内科勤務(稲田龍吉教授 ~7年4月)、7年5月蘭領東印度医術開業試験合格、11月ジャワ・スラバヤ市にて開業(~13年4月)、14年1月九州帝大衛生細菌学教室にて研究(小川政修教授 ~昭和3年3月)、3年7月宮崎県飫肥町鈴木病院長(~4年11月)、5年2月大分県別府市にて開業。▽岡部浩洋(寄生虫学、久留米大教授)は長男。
【著書】熱帯衛生(大14)

岡見京子 おかみ・けいこ

安政6(1859)~昭和16(1941)年(82歳)、陸奥(青森)

【医師、教育者】 旧姓西田。慶応3年、東京へ移住。明治6年横浜共立女学校入学、在学中に受洗、11年卒後、竹橋女学校に進学したが、廃校となり、14年桜井女学校の英語教師となる。17年8月キリスト教徒で絵画教師の岡見千吉郎と結婚、退職。12月渡米、18年ペンシルベニア女子医大入学、わが国最初の女子医大生となる。22年卒業、4月帰国。9月慈恵病院婦人科主任(~25年6月)、25年9月赤坂溜池にて開業、26年淀橋町角筈にツルーとともに衛生園(サナトリウム)開設(30年12月赤坂病院分院衛生園、39年閉鎖。この間、看護学校経営、看護婦派出事業)、39年9月女子医学院教授(英語)、41年病気辞任。
【伝記】岡見京子 女子医学留学生第一号(長門谷洋治 日本医事新報1807号、昭33)

岡村景楼 おかむら・けいろう

天保6(1835)~明治23(1890)年(54歳)、土佐(高知)

【医師】 幼少時、医術を吉松万弥に学び、大坂で森川銀山と華岡塾、長崎で英人ホシナに内・外科、解剖学を学ぶ。明治元年東征の役に従軍、凱旋後高知病院医監。▽明治13年楠正興(山内容堂侍医)、山崎立生(戊辰戦争軍医)と私立医学校「鼎立義塾」を創立。19年コレラ流行に際し、綿布で腰臀を堅く縛り、疫痢を防ぐ治療法を発見、多数の生命を救ったと伝えられている。

岡村利平 おかむら・りへい

元治元(1864)~昭和8(1933)年(68歳)、飛騨(岐阜)

【医師、郷土史、政治家】 済生学舎に学び、明治25年医術開業試験及第、26年郷里・国府村にて開業。37年岐阜県会議員、45年国府村長などを歴任。▽飛騨に関する歴史の研究にも従事、生涯に収集した飛騨関係史料は「岡村文庫」として国府町郷土館に収蔵されている。
【著書】飛騨国畜産史(大3)、飛騨編年史要(大10)、孔子伝(昭12)、日本政記論文新釈(昭17) **【編著】**飛騨史料維新前後之一(昭2)

岡本老能 おかもと・おいの

慶応2(1866)~昭和45(1970)年(103歳)、丹波(京都)

【看護師】 旧姓上野。郷里で結婚・離婚の後、明治23年9月京都看病婦学校入学(小崎弘道校長)、在学中洗礼を受け、看護実習中、腸チフスに罹患、1年遅れ、26年6月卒。7月平安教会の伝道看護婦(わが国初の巡回看護事業)、28年愛知病院(熊谷幸之輔院長)婦長、31年横浜・フランス病院勤務、在職中、岡本敏行(内科医師)と結婚。後、開業した夫を助け、7人の子宝に恵まれて、「忠実な妻」「敬虔なキリスト教徒」として長命を保った。
【伝記】ヨブの如く 百二歳岡本老能(岡本さかき 昭44)、岡本老能(高橋政子『写真でみる日本近代看護の歴史』、昭59)

岡本耕造 おかもと・こうぞう

明治41(1908)~平成5(1993)年(84歳)、富山

【病理学】 昭和6年京都帝大卒。病理学入室・助手、応召(7年1月~11月 歩兵第6聯隊)、7年10月看護長、10年3月(3等軍医)、11年5月講師、12年2月(軍医少尉)、13年3月陸軍技師・関東軍防疫給水部部員、20年7月附属医専部教授(20年9月専任)、21年11月兵庫県立医大教授、27年2月神戸医大教授、28年4月東北大教授、米国出張(30年12月~31年4月)、31年8月京大教授(第2病理)、医学部長(43年8月~44年8月)、47年3月停年退官。退官後、近畿大教授(49年4月~59年9月)、医学部長(51年10月~59年9月)。▽組織化学の研究、糖尿病の実験病理学(特に糖尿病亜鉛説の提唱)、高血圧および脳卒中のモデル動物の生成とその応用の研究などで知られ、昭和40年には高血圧自然発症ラット協議会を組織。▽昭和37年日医医学賞(糖尿病の実験病理学的研究)、47年学士院賞(糖尿病と高血圧症の基礎的研究)、52年学士院会員

【著書】糖尿病の実験病理学(昭26)【共著】顕微鏡的組織化学(昭30)、内分泌腺の組織化学(昭33)

岡本彰祐 おかもと・しょうすけ

大正6(1917)~平成16(2004)年(87歳)、東京

【生理学】 昭和16年6月慶大卒。10月生理学入室(加藤元一教授、林髞教授)・助手、国内留学(17年9月~18年3月 東京帝大血清学緒方富雄助教授)、19年4月慶大医専部講師(生理学・生物学)、応召[5月北支軍独立第38大隊(天津)、7月衛生部見習医官(内蒙古・太原)、9月第7陸軍技術研究所生理学研究主任(東京、石川県寺井町)、20年5月(軍医少尉)、9月兵役解除]、慶大復帰、助手兼医専部講師、22年4月医学部講師、31年12月助教授、34年4月神戸医大教授(第1生理)、39年4月(神戸大)、55年4月停年退官。退官後、湊川女子短大学長(55年11月~平成7年3月)。▽凝固・線溶領域で、イプシロン、トランサミン、アルガトロバンなど開発に成功した。▽昭和39年サンケイ児童出版文化賞大賞(『人体のすべて』により)、45年大河内記念賞(抗プラスミン剤としての4-アミノメチルシクロヘキサンカルボン酸の研究)、61年サンケイ児童出版文化賞(『からだのはたらきと健康』により)▽歌子夫人(旧姓 阿部。慶大講師を経て神戸学院大教授)は慶大生理以来の共同研究者。

【著書】血液のはたらきを探る(岩波科学の本 昭52)、血液の謎と子どもの成長(みんなの保育大学13 昭62)【共著】人体のすべて(科学図説シリーズ5 昭39)、からだのはたらきと健康(岩波ジュニア科学講座6 昭60)、くすりの誕生(平23)【編著】世界を動かす日本の薬(平13)【共編】線溶現象の基礎と臨床(昭41)【訳書】人間はどこまで機械か 脳と意識の生理学(ヤング 昭31)【共訳】科学50年史 20世紀の科学(オッペンハイマー編 昭30)、脳の化学(ショシャール 昭32、文庫クセジュ)【追悼】岡本彰祐アンソロジー(岡本歌子編 平20)

岡本肇 おかもと・はじめ

明治35(1902)~平成6(1994)年(91歳)、石川

【薬理学】 昭和2年金沢医大卒。薬物学入室(石坂伸吉教授)、6年5月助教授、16年1月教授(附設結核研究施設)、17年結研薬理製剤部主任、29年6月薬理学教授、兼結研所長(29年~33年)、医学部長(35年4月~38年3月)、兼附属がん研究施設長(38年9月~)、金沢大がん研究所長(42年5月~)、43年3月停年退官。退官後、富山県立中央病院顧問(43年8月~)、院長(44年12月~49年12月)。▽溶連菌における核酸およびこれに基づく制癌の研究を行い、昭和41年溶連菌制癌剤ＯＫ４３２(商品名ピシバニール)を開発した。▽昭和27年浅川賞(核酸に因る溶血性連鎖状球菌の溶血毒増産現象に就いて)、31年中日文化賞(核酸による溶血性連鎖状球菌の溶血毒増産現象の発見)、32年学士院賞(核酸による溶血性連鎖状球菌の溶血毒増産現象の発見について)

岡本寛雄 おかもと・ひろお

明治24(1891)~昭和47(1972)年(80歳)、熊本

【産婦人科】 大正5年熊本医専卒。病理入室(川上漸教授)、慶大病理、10年産婦人科入局(川添正道教授)、独留学(11年~12年 ハイデルベルグ大エルンスト教授に師事)、講師、15年東京・日本橋蛎殻町にて開業、昭和13年北京東城棲鳳楼にて開業(岡本病院)、戦後、21年帰国。日本橋本町にて開業。▽北京医師会長、河北医師会長、日本橋医師会長(初代 昭和27年4月~45年4月)を務めた。

岡本梁松 おかもと・やなまつ

文久3(1863)~昭和20(1945)年(82歳)、但馬(兵庫)

【法医学】 旧姓下村。明治22年帝大卒。法医学入室(片山国嘉教授)、24年9月助教授。独留学(文部省

外国留学生、32年5月～35年12月 ベルリン大にて研学)、32年12月京都帝大助教授、35年12月教授(初代)、大正12年6月停年退官。▽わが国における法医学体系の確立者。

岡山 巌　おかやま・いわお

明治27(1894)～昭和44(1969)年(74歳)、広島

【内科、歌人】 大正10年東京帝大卒。物療内科入局(真鍋嘉一郎教授)、昭和5年東京鉄道病院物療科医長、15年退職、洋行。帰国後、三菱製鋼診療所長、八幡製鉄所本社診療所顧問、39年東京・高円寺にて開業。▽六高在学中から作歌し、『水甕』『連作』『自然』を経て、昭和6年『歌と観照』を創刊、13年「短歌革新の説」で歌壇を震撼させた。▽岡山たづ子(看護師・助産師、歌人、茶道教授)は妻。

[歌論] 現代歌人論(昭11)、現代短歌論(昭13)、短歌文学論(昭14) **[歌集]** 思想と感情(昭11)、運命(昭15)、体質(昭46)

小川和朗　おがわ・かずお

昭和3(1928)～平成9(1997)年(68歳)、滋賀

【解剖学、組織化学】 昭和29年京大卒。附属病院にて実地修練、New York Polyclinic Medical School and Hospital にてインターン(30年7月～31年6月)、テキサス大組織代謝研究室研究員(31年7月～33年3月)、アルバート・アインシュタイン医大モンテフィオーレ病院神経病理学研究員(33年4月～34年5月)、34年7月神戸医大助手(第2解剖 岡本道雄教授)、35年3月京大助手(第1解剖 岡本道雄教授)、38年4月助教授、米国留学(38年5月～39年4月 イェール大解剖研究員)、39年8月関西医大教授(第1解剖)、51年4月京大教授(第2解剖)、平成4年3月停年退官。▽電子顕微鏡レベルの組織化学の分野で業績を残した。▽平沢興(解剖学、京大総長)の娘婿。

[著書] 細胞(昭56) **[編著]** ライソゾームの基礎とライソゾーム病(平6) **[共編]** 細胞学大系1～7巻、続1～4巻(昭46～53)、病態酵素組織化学(昭47)、電子顕微鏡図説細胞学(昭49)、細胞生物学全7巻(昭52～53)、組織学(昭62)、無機物と色素(平6)

小川勝士　おがわ・かつお

大正9(1920)～平成21(2009)年(89歳)、香川

【病理学】 昭和17年東京高等歯科医学校卒、20年9月新潟医大卒。10月日本医療団香川県中央病院内科医員、24年11月岡山医大第2病理入室(浜崎幸雄教授)・助手、27年12月岡山大講師、独留学(在外研究員、35年8月～36年11月 ハンブルグ大病理クラウスペ教授に師事、ホジキン病の微細構造の研究に従事)、36年2月助教授、37年4月教授、60年3月停年退官。▽実験神経病理の研究に従事。

[監修] カラーアトラス病理組織の見方と鑑別診断(昭47)

小川剣三郎　おがわ・けんざぶろう

明治4(1871)～昭和8(1933)年(62歳)、駿河(静岡)

【眼科】 明治30年12月東京帝大卒。眼科入局(河本重次郎教授)・助手、32年8月岐阜県立病院眼科部長、11月静岡にて開業、35年11月岡山医専教授、独・墺留学(文部省外国留学生、37年9月～39年12月 ベルリン大グレブ教授に師事)、45年5月辞職、東京にて開業(小川眼科医院)、晩年、健康を害し、院長を黒沢潤三(娘婿)に託した。

[著書] 眼科手術(明38)、近世眼科学全4巻(明40～45)、医師と経済(昭4)

小川瑳五郎　おがわ・さごろう

明治9(1876)～昭和26(1951)年(75歳)、大阪

【内科】 明治35年12月東京帝大卒。京都帝大大学院学生として内科学専攻。38年9月長崎医専教授、独・英留学(文部省外国留学生、43年8月～大正2年9月 ベルリン、ハイデルベルグ、ミュンヘン、ロンドンの各大学にて研学)、3年10月京都府立医専教授、6年7月校長、10年10月京都府立医大学長兼医専校長(～13年9月)、院長、欧米出張(13年1月～7月)、15年8月退職。退職後、兵庫県立神戸病院長(昭和3年6月～21年2月)、兵庫県立医専校長事務取扱(19年2月)、初代校長(3月～21年1月)。

小川幸男　おがわ・さちお

大正12(1923)～平成19(2007)年(84歳)、鹿児島

【内科、皮膚科、漢方医】 昭和19年熊本医大附属医専部卒。鹿児島県立医大第1内科入局(桜井之一教授)、薬理学(小島喜久男教授)にて研究、36年鹿児島市に漢方専門医院開設。▽昭和60年日医最高優功賞(開業医で学術貢献著しい功労者)、平成7年大塚敬節記念東洋医学賞、15年南日本文化賞(医療部門)

小川 蕃　おがわ・しげし

明治24(1891)～昭和14(1939)年(47歳)、新潟

【外科】大正6年東京帝大卒。第1外科入局(近藤次繁教授)、8年神戸三菱造船病院、10年6月朝鮮総督府医院医官(外科科長)兼京城医専教授、独留学(総督府派遣)、昭和3年4月京城帝大教授(第2外科)、在任中、14年9月逝去。【著書】簡明外科各論全3冊(昭5～6)、簡明外科総論(昭11)

小川次郎　おがわ・じろう

大正元(1912)～平成8(1996)年(83歳)、台湾(台北)

【小児科】昭和11年京都帝大卒。小児科入局(服部峻治郎教授)、13年5月倉敷中央病院、16年4月宇部同仁病院医長、17年4月岐阜市民病院部長、応召(20年1月～9月)、26年6月名市大講師(相沢澄雄教授)、9月助教授、27年1月教授、51年3月定年退職。退職後、聖隷浜松病院未熟児センター所長(52年～)。▽未熟児研究の開拓者。「未熟児」という名称の創始者。退官記念誌の表題は『未熟児・新生児と共に』とされている。【共著】育児学新書(昭46)【編書】発達小児科学 周生期を中心に(昭53)【共編】新生児学 基礎と臨床(昭53)

小川忠子　おがわ・ただこ

明治38(1905)～平成8(1996)年(91歳)、新潟

【看護師】大正9年県立長岡高女卒。家事手伝いの後、上京、12年東京慈恵会看護婦教育所入学、入学早々、関東大震災があり、院長とともに宮内省巡回救護班に所属、14年5月卒。東京慈恵会医院派出看護婦、片山整形外科病院勤務、昭和6年賛育会産婆学校復習科入学、7年修了、8年11月大阪朝日新聞社会事業団公衆衛生訪問婦協会(保良せき主任)、13年大阪市衛生局保健婦長(大阪市の保健所開設に尽力)、戦後、25年1月慈恵高等看護学院教務主任、35年7月慈恵医大附属病院総婦長、45年3月定年退職。退職後、東急病院勤務(45年4月～58年3月)。【伝記】小川忠子(高橋政子『写真でみる日本近代看護の歴史』、昭59)

小川辰次　おがわ・たつじ

明治39(1906)～平成6(1994)年(87歳)、山形

【内科】昭和6年東北帝大卒。内科入局、9年4月甲南病院、15年3月結核予防会結核研技師、29年北里研附属病院細菌部長、40年兼北里衛生科学専門学院副学院長、46年定年退職。退職後、浦和市立病院、旭ケ丘病院勤務。▽戦後間もなく、結核菌を含むマイコバクテリウム属の分離培地を開発、昭和33年より小川培地と呼ばれている。▽昭和37年保健文化賞(小川培地による結核菌の検査方法)、49年桜根賞(鼠らい菌に関する第一報鼠らい菌培養の試み)、58年結核予防功労者賞【著書】結核菌検索の基礎と応用(保健同人結核ライブラリー2 昭26)

小川睦之輔　おがわ・ちかのすけ

明治18(1885)～昭和26(1951)年(65歳)、東京

【解剖学】明治42年11月京都帝大卒。43年1月第1解剖入室(鈴木文太郎教授)・大学院、9月助手、1年志願兵(43年12月～44年1月)、45年1月助手、大正2年4月助教授、米・英・瑞留学(文部省外国留学生、8年8月～10年6月)、10年6月教授(第1解剖)、昭和21年2月停年退官。▽記載解剖学と実験発生学の領域における業績で知られる。

小川鼎三　おがわ・ていぞう

明治34(1901)～昭和59(1984)年(83歳)、大分

【解剖学、神経学、医史学】旧姓井坂。大正15年東京帝大卒。東北帝大第1解剖入室(布施現之助教授)・助手、昭和3年5月助教授、11年3月兼東京帝大講師[医学部附属脳研究室(室長 三宅鉱一教授、第1部主任)]、米国留学(在外研究員／ロックフェラー財団研究員、12年10月～13年10月 ノースウェスタン大、イェール大)、14年3月東京帝大助教授(第3解剖主任兼脳研第1部主任)、19年10月教授、20年10月(第1解剖)、33年6月脳研施設長併任、37年3月停年退官。退官後、順天堂大教授(医史学 37年4月～44年3月、44年4月客員教授)。▽鯨やイルカの脳の構造や機能がヒトときわめて類似していることを解明し「クジラ博士」の異名をとった。昭和35年日本雪男学術探検隊長としてヒマラヤで「頭皮」「骨」を収集。▽昭和26年学士院賞(平沢興、小川鼎三 錐体外路系に関する研究)、41年学士院会員【著書】鯨の話(昭25)、脳の解剖学(昭26)、杉田玄白(昭31)、医学の歴史(中公新書 昭39)、医学用語の起り(昭58)【共著】小組織学第1冊(昭21)、第2冊(昭22)、お雇い外国人9医学(昭44)【共編】解剖学全3巻(昭26)、医学大辞典(昭34)【監訳】図説医学の歴史(ライオンズ、ペトルセリ 昭55)

小川正子　おがわ・まさこ

明治35(1902)〜昭和18(1943)年(41歳)、山梨

【ハンセン病医療】　大正7年山梨県立甲府高女卒。10年4月樋貝詮三(政治家、吉田内閣の国務相)と結婚、12年7月協議離婚、13年4月東京女子医専入学、昭和4年卒。4月東京市立大久保病院勤務(内科・細菌学)、5年賛育会病院砂町診療所、泉橋慈善病院勤務(小児科)、7年6月長島愛生園勤務、8年九州へ患者検診の旅、11年高知県へ患者検診の旅、13年結核発病、14年3月退職。蓼科高原、郷里春日居村にて療養、18年4月逝去。▽療養後執筆した、長島愛生園の日々を綴った『小島の春』(昭和13年)は30万部を超すベストセラーとなり、15年映画化され、夏川静江(小川正子)、中村メイコが主役を演じ、ロングランとなった。

【伝記】悲しき病世に無からしめ　名誉町民小川正子女史生誕100周年記念(平14)

小川政修　おがわ・まさなが

明治8(1875)〜昭和27(1952)年(76歳)、石川

【細菌学、寄生虫学、医史学】　明治35年東京帝大卒。衛生学入室(緒方正規教授)、12月京都帝大京都医大衛生学(松下禎二教授)・助手、37年10月京都帝大福岡医大衛生学助手(宮入慶之助教授)、38年5月助教授、独・仏留学(文部省外国留学生、42年10月〜大正2年3月　ミュンヘン大ドーフライン教授に寄生原虫学、グルーバー教授に黴菌学、パストゥール研究所メニル博士に寄生原虫学を学び、帰国)、大正4年4月教授(第2衛生)、12年1月(初代　細菌学)、昭和10年9月停年退官。▽医学史に関する著作の収集家として知られ、蔵書は九大医学部図書館に所蔵されている。

【著書】住血原虫論(大7)、細菌学概論(昭2)、泰西医学史古代中世篇(昭6)、西洋医学史(昭19)、パラツェルズス伝(昭19)　**【訳編】**自然科学者としてのゲエテ(マグヌス　大5)

小川雄之亮　おがわ・ゆうのすけ

昭和11(1936)〜平成14(2002)年(65歳)、滋賀

【小児科】　昭和37年名市大卒。米国空軍ジョンソン病院・立川病院にて実地修練、38年名市大小児科入局(小川次郎教授)、米国留学(42年〜44年　ニューヨーク州立大ダウンタウン医療センター・レンマン教授に師事)、講師、54年ハーバード大小児科講師、56年名市大助教授(和田義郎教授)、60年7月埼玉医大教授(総合医療センター・小児科)、総合周産期センター長(平成12年4月〜)、総合医療センター副センター長(13年1月〜)、センター長(14年1月〜)、在職中、14年6月逝去。▽わが国における新生児学、新生児医療の確立者。

【編著】小児(平元)、NICUの感染防止ハンドブック(平2)、胎児・新生児仮死(New mook 産婦人科 no.5 平5)　**【共編】**新生児の診療と検査(平元)、新生児学(平7)

小川義雄　おがわ・よしお

大正6(1917)〜昭和60(1985)年(68歳)、東京

【生理学、体育学】　昭和17年9月慈恵医大卒。18年2月横浜市十全医院検査室(西丸和義主任)、19年4月横浜市立医専講師(生理学)、応召(19年8月　東京第二陸軍病院附医官、20年9月復員)、復帰、21年11月助教授、24年11月横市大講師、26年4月助教授(文理学部体育医学)、32年6月教授(文理学部体育)、53年10月依願退職。

【共著】体力測定(昭37)

小川　龍　おがわ・りゅう

明治11(1878)〜昭和7(1932)年(53歳)、茨城

【海軍軍医】　明治36年東京帝大卒。海軍軍医、日露戦争従軍(「鎮遠」乗組)、大正7年3月英駐在、8年12月(軍医大佐)、9年6月海軍軍医学校教官、11年12月海軍省医務局主席局員、13年12月横須賀海軍病院第1部長、(軍医少将)、14年4月佐世保海軍病院長兼同鎮守府医長、12月軍医学校長、昭和3年12月(軍医中将)、昭和4年11月医務局長、在任中、7年2月逝去。

翁　久次郎　おきな・きゅうじろう

大正10(1921)〜平成8(1996)年(74歳)、富山

【厚生行政】　昭和21年9月東京帝大法学部政治学科卒。22年4月厚生省医務局薬務課、27年5月行政管理庁管理部、29年11月大阪府教育委員会教職員課長、31年6月大阪府総務部人事課長、33年12月大阪府民生部次長、34年8月大阪府知事室次長、35年7月厚生省社会局生活課長、42年9月大臣官房人事課長、45年1月内閣総理大臣官房総務課長兼内閣官房主席内閣参事官、48年7月厚生省児童家庭局長、49年6月社会局長、51年10月社会保険庁長官、52年8月厚生事務次官、53年12月内閣官房副長官、57年11月退

官。▽退官後、厚生年金基金連合会理事長、厚生団理事長、全国生活組合連合会理事長、全国社会福祉協議会長、全国老人クラブ連合会長、恩賜財団済生会理事長などを歴任。▽厚生省在任中、わが国の社会保障制度の充実に尽力した。

【自伝】思い出の人びと(昭58) 【遺稿】時の流れ(平9)

冲中重雄 おきなか・しげお

明治35(1902)～平成4(1992)年(89歳)、石川

【内科】 旧姓太田。昭和3年東京帝大卒。第2内科入局(呉建教授)、米・欧視察(6年4月～11月 呉教授に同行)、9年12月講師、18年6月助教授、21年12月教授(第3内科)、38年3月停年退官。退官後、虎の門病院長(38年6月～48年5月)、38年6月冲中記念成人病研究所設立・理事長(～62年12月)。▽自律神経系の研究を行い、神経病理学の確立に努力し、内科の専門分化を主張、神経内科を提唱。病理解剖を重視した。昭和22年日本精神神経学会評議員会に学会を二分する動議を提出、32年内科神経同好会結成を経て、36年勝沼精蔵、勝木司馬之助らとともに日本臨床神経学会を創立した。38年の最終講義「内科臨床と剖検による批判」で教授在職17年間の誤診率14・2%を公表した。▽昭和36年恩賜賞(自律神経に関する研究)、40年学士院会員、45年文化勲章(内科学および神経学に対する貢献)・文化功労者、46年第18回日本医学会会頭

【著書】内科書(昭23)、内科臨床と剖検 冲中内科17年のあゆみ(昭38)、冲中重雄-医の道(平4) 【自伝】私の履歴書(昭46) 【追悼】我が師冲中重雄先生(平6)

荻野朝一 おぎの・あさいち

明治28(1895)～昭和56(1981)年(86歳)、福島

【耳鼻咽喉科】 大正8年愛知医専卒。眼科入局(八木沢文吾教授)、昭和2年日赤長野支部病院医長、独留学(7年～8年)、12年長野市にて開業。▽昭和43年日医功労賞(開業医師で学術的貢献著しい功労)▽荻野洋一(耳鼻咽喉科・形成外科、聖マリアンナ大教授)は長男。

【著書】副鼻腔臨床応用解剖図説(昭42)

荻野久作 おぎの・きゅうさく

明治15(1882)～昭和50(1975)年(92歳)、愛知

【産婦人科】 旧姓中村。明治42年12月東京帝大卒。43年5月産婦人科入局(木下正中教授)、45年3月新潟市竹山病院産婦人科部長、新潟医大にて研究(大正11年2月～昭和4年)、欧米出張(私費 昭和4年8月～5年7月)、11年5月竹山病院長、32年5月退任。▽大正11年～昭和4年、新潟医大病理学教室でオギノ式受胎調整法の基礎になった月経周期に関する研究を行い、大正12年論文「人類黄体ノ研究」で月経は排卵の12～16日後(受胎しない場合)におこることを示した。昭和5年ベルリン『婦人科中央雑誌』に発表した「排卵日と受胎日」で欧米学会に大反響を起こした。後に有名になるオギノ式避妊法の原理であるが、当初は避妊法を目的とした研究ではなかった。また、戦前から戦後にかけて、子宮頸部癌の根治手術に京大岡林教授の方法を改良した「岡林術式荻野変法」を開発した。また、助産師養成に尽力するなど、大学外の在野医師として大きな業績をあげた。▽昭和26年新潟名誉市民、30年第2回世界不妊学会名誉会長、39年日医最高優功賞、41年朝日賞(文化賞部門 オギノ学説による人口問題への貢献)。

【著書】婦人ノ受胎期(木下産科婦人科叢書第9巻 昭9) 【評伝】荻野久作(鈴木厚『世界を感動させた日本の医師 信念を貫いた愛と勇気の記録』、平18)

荻野吟子 おぎの・ぎんこ

嘉永4(1851)～大正2(1913)年(62歳)、武蔵(埼玉)

【医師】 明治6年上京、井上頼圀(漢方医)に入門、12年東京女子師範卒、好寿院(下谷)で医学修練、15年医術開業試験を出願するが拒否される。石黒忠悳らの斡旋により内務省衛生局長与専斎を説得、女子の医術開業試験を認めさせた。17年医術開業試験を受け、9月前期(基礎)、18年3月後期(臨床)及第、医籍登録された(わが国の女医第1号)。▽明治18年5月東京湯島にて開業、次いで下谷にて開業、22年明治女学校教師。23年神学生志方之善と結婚、25年明治女学校舎監、27年開拓のため北海道に渡り、30年瀬棚町で開業、夫の死後、41年東京に戻り、向島小梅町で開業。▽北海道瀬棚町に記念像が建立されている。

【伝記】荻野吟子(昭42)、花埋み(渡辺淳一 昭45、小説)、荻野吟子(奈良原春作 昭59)

荻野恒一 おぎの・こういち

大正10(1921)～平成3(1991)年(70歳)、大阪

【精神科、精神病理学、病跡学】 昭和19年9月京都帝大卒。陸軍幹部候補生、精神科入局(三浦百重教

授、村上仁助教授に師事）、助手、南山大講師（文学部教育学科）、仏留学（28年9月〜30年7月 パリ大精神科）、31年1月助教授、36年4月教授、45年2月金沢大教授（教育学部）、48年東京都精神医学総合研究所参事研究員（社会精神医学部門）、56年7月非常勤研究員（〜平成3年4月）、57年4月慶大客員教授（文学部人間科学科 〜62年3月）。

【著書】精神病理学入門（昭39）、苦悩と不安（ヒューマン選書 昭44）、現存在分析（紀伊国屋新書 昭44）、ドストエフスキー（パトグラフィ双書6 昭46）、現象学的精神病理学（昭48）、文化精神医学入門（昭51）、過疎地帯の文化と狂気 奥能登の社会精神病理（昭52）、故郷喪失の時代（昭54）、分裂病の時代（昭55）、嫉妬の構造（昭58）【共編】カルチュア・ショックと日本人 異文化対応の時代を生きる（昭58）【訳書】夢と実存（ビンスワンガー 昭35、みすず・ぶっくす）

沖野節三 おきの・せつぞう

明治37（1904）〜昭和51（1976）年（71歳）、和歌山

【歯科】 旧姓亀井。大正7年東京歯学校卒。14年日大専門部歯科教授、瑞留学（昭和4年〜6年 チューリヒ大歯学部卒）、九州歯科医専教授兼附属医院長、13年日大専門部歯科教授、20年10月日大歯学部教授（補綴学）、39年3月定年退職。▽沖野岩三郎（作家）の養子。

【著書】総義歯学理論編（大15）、有牀補綴学上巻（理論編 昭11）、人工歯の植立、排列の科学技術（昭45）【共著】英羅和訳近世歯科辞典（大15）

荻野博 おぎの・ひろし

大正13（1924）〜平成5（1993）年（68歳）、新潟

【産婦人科】 昭和23年千葉医大卒。実地修練、産婦人科入局（岩津俊衛教授）、米国留学（ジョンズ・ホプキンズ大）、東京逓信病院産婦人科、27年国立公衆衛生院衛生人口学部（古屋芳雄院長兼部長）、家族計画室長（久保秀史部長、村松稔部長）、61年退職。退職後、大妻女子大講師、日本家族計画連盟理事。▽荻野久作の「荻野学説」を基に、受胎調節用として家族計画に携わる医師らと「オギノ式用のセーフリズム計算尺」「体温法との組み合わせを勧めるパンフレット」を作成、日本家族計画協会、家族計画国際協力財団らと正しい家族計画の普及、指導と「中絶の悲劇と子供のできない悩みの減少」のために国内外において尽力した。▽荻野久作（産婦人科、竹山病院長）の次男。

【著書】家族計画指導ノート（荻野博指導、母子衛生研究会編 平2）

荻生規矩夫 おぎゅう・きくお

明治28（1895）〜昭和56（1981）年（86歳）、千葉

【薬理学】 大正11年京都帝大卒。第3内科入局（島薗順次郎教授）の後、薬理学教室（尾崎良純教授、森島庫太教授）に転籍、助手を経て、大正14年12月助教授（第1薬理）、独・墺留学（在外研究員 昭和5年4月〜7年7月）、7年9月教授、兼大阪女子医専校長事務取扱（21年9月〜）・校長（10月〜）・大阪女子医大学長（22年7月〜23年12月）、京大医学部長（23年12月〜27年12月）、33年9月停年退官。退官後、関西医大学長（33年9月〜44年6月）。▽モルヒネの作用機序の研究で知られる。▽荻生録造（眼科、千葉医専校長）の3男。

【著書】薬理学（森島庫太原著薬物学の改訂版 昭29）

荻生録造 おぎゅう・ろくぞう

安政6（1859）〜大正3（1914）年（55歳）、江戸（東京）

【眼科】 旧姓福永。明治17年6月東大（旧）卒（スクリバ、須田哲造助教授に眼科を学ぶ）。17年7月県立千葉医学校教諭兼眼科医長、21年3月第一高等中学校教諭、23年10月教授、34年4月千葉医専教授（眼科・法医学）兼教頭、35年7月千葉医専校長心得、11月校長、独留学（文部省外国留学生、36年7月〜37年12月 ベルリン大シレックス教授に師事）、在任中、大正3年12月逝去。▽儒者荻生徂徠の一家を継いだ。日本眼科学会創立（明治30年）の発起人。▽荻生規矩夫（薬理学、京都帝大教授・関西医大学長）は3男。

【著書】トラホーム（述 明42）、近世トラホーム講話（明44）

奥アキ おく・あき

明治31（1898）〜平成11（1999）年（100歳）、福岡

【看護師】 大正2年3月福岡県・行事高等小学校卒。4年3月郡立教員養成所卒。4月日赤大阪支部病院救護看護婦養成所入学（日赤福岡支部依託生）、7年3月卒。日赤福岡支部外勤部、8年1月日赤大阪支部病院看護婦、10年5月看護婦副長、産婆検定試験合格、横浜派遣（関東大震災救護 12年9月〜12月）、14年1月看護婦長、応召（上海事変 昭和7年3月

～5月、小倉陸軍病院勤務)、大阪支部病院に復帰、再応召[日中戦争 14年9月～16年6月、病院船輸送業務(あめりか丸乗組)]、大阪支部病院に復帰、再々応召[16年10月～18年8月、病院船輸送業務(吉野丸、ぶえのすあいれす丸)]、18年3月看護婦副監督、19年6月大阪師団司令部陸軍臨時嘱託(～20年8月)、21年4月兼大阪赤十字病院看護婦養成所講師、兼大阪府立厚生学院(看護婦、保健婦)講師、21年11月看護婦監督、大阪赤十字病院高等看護学院教務主任(23年5月～40年6月)、40年6月退職。▽日赤大阪支部病院は、昭和12年陸軍病院に移管され、戦後の20年11月進駐軍に接収され、31年4月に接収解除されたが、この間、病院、看護学院の維持に尽力した。▽昭和34年フローレンス・ナイチンゲール記章

[伝記]赤十字看護婦の誇りも高く臨床と看護教育に尽くした五〇年(雪永政枝『看護史の人びと第3集』、昭54)

奥田観士 おくだ・かんじ

明治43(1910)～平成16(2004)年(93歳)、岡山

[眼科] 昭和11年岡山医大卒。12年9月眼科入局(畑文平教授)・専攻生、13年7月愛媛県周桑病院眼科主任、15年7月岡山医大病理(田村於兎教授)にて研究従事、17年11月大阪造兵廠播磨病院嘱託眼科医長、応召[18年4月佳木斯陸軍病院、19年11月(軍医少尉)、23年復員]、復帰(萩原朗教授)、11月国立岡山病院眼科医長、25年9月岡山大附属医専部教授、27年3月岡山大講師(赤木五郎教授)、29年4月助教授、34年1月国立岡山病院副院長、39年11月岡山大教授、48年11月退官、退官後、国立岡山病院長(48年11月～55年4月)。▽電子顕微鏡の眼病理研究への応用を試みた。▽伊丹康人(整形外科、慈恵大教授)は義兄。

[共著]眼病理組織学入門(昭39)

奥田清 おくだ・きよし

昭和2(1927)～平成14(2002)年(74歳)、大阪

[臨床検査医学] 昭和25年大阪市立医専卒。実地修練、27年助手、39年講師(中央検査科 寺島寛助教授)、49年3月教授(初代 検査医学)、平成5年3月定年退職。

[編著]図説臨床検査法基本臨床化学(昭55)、臨床化学検査マニュアル(昭58) **[随筆]**独楽(昭62)

奥田邦雄 おくだ・くにお

大正10(1921)～平成15(2003)年(81歳)、石川

[内科(消化器、肝臓病学)] 昭和19年9月満州医大卒。12月(陸軍軍医中尉)、20年9月復員帰国、国立千葉病院内科勤務、23年6月千葉医大第1内科入局(三輪清三教授)、26年9月山口県立医大講師(水田信夫教授)、28年5月助教授、米国留学(フルブライト奨学生、28年7月～31年3月 ジョンズ・ホプキンズ大)、33年3月ジョンズ・ホプキンズ大助教授(～35年8月)、38年4月久留米大教授(第2内科)、46年8月千葉大教授(第1内科)、62年3月停年退官。▽昭和19年9月満鉄総裁賞、満州医大学長賞(満州医大首席卒業)、19年12月陸軍大臣賞、陸軍軍医学校賞(軍医学校短期現役教育首席卒業)、38年日本ビタミン学会賞(ビタミンB_{12}の吸収に関する研究)、日本核医学賞(核医学領域の貢献)、平成11年 Bockus メダル

[著書]肝・胆・膵疾患(昭49) **[共著]**医学英語の書き方(昭35)、最新食事療法(昭42)、流行性肝炎とその診療(新臨床医学文庫 昭43)、図解医学英語辞典(昭49)

奥田三郎 おくだ・さぶろう

明治36(1903)～昭和58(1983)年(80歳)、北海道

[精神科、障害児教育] 大正14年東京帝大文学部心理学科卒、昭和6年慈恵医大卒。東京帝大精神科入局(三宅鉱一教授)、松沢病院医局長、北海道家庭学校医を経て24年北大教授(教育学部教育衛生講座)、41年3月停年退官。▽小金井学園(昭和8～20年)、滝乃川学園(昭14～19年)の指導・経営に関与した。

[共訳]ちえ遅れの子の家庭教育(ディットマン 昭39)

小口忠太 おぐち・ちゅうた

明治8(1875)～昭和20(1945)年(70歳)、長野

[眼科] 済生学舎に学び、明治22年医術開業前期試験及第、24年6月医術開業後期試験及第、医術開業免許取得。9月明々堂眼科(須田哲造院長)、26年4月東京帝大選科(河本重次郎教授)。27年12月陸軍軍医(陸軍1年志願兵)、日清戦争に従軍、28年4月(3等軍医)、29年長野市公立長野病院医員嘱託、30年東京衛戍病院附、32年(2等軍医)、33年国府台衛戍病院附、34年8月私立湘南病院眼科部長、36年8月台湾総督府台南医院医務嘱託・眼科主任、37年4月高崎聯隊区徴兵医官(1等軍医)、日露戦争、奉天会戦に参加、43年1月陸軍軍医学校教官(3等軍医正)、

45年1月南満医学堂教授、独留学(満鉄派遣、45年1月〜大正3年7月 ハイデルベルグ大ワーゲマン教授、ミュンヘン大ヘス教授に師事)、8年11月愛知県立医専講師・愛知病院眼科部長、11年7月愛知医大教授、学長(15年2月〜昭和2年11月)、6年5月名古屋医大教授、14年4月名古屋帝大教授、15年10月停年退官。▽小口病の報告者。明治36年特殊な夜盲症患者を発見し、39年小口病として報告した。先天停止性夜盲の一つで常染色体劣性遺伝形式をとり、明順応下で剝げかかった金箔様の光沢を帯びた眼底所見を呈し、十分に暗順応すると正常の眼底所見となる(水尾・中村現象)。色覚、視野は大半が正常である。特徴的な眼底所見から診断は容易である。▽昭和8年東宮御成婚記念賞(小口氏病の研究)▽小口芳久(眼科、慶大教授)は孫。

【著書】小口式色神検査法(明43)、日露戦争における眼外傷(大2)

奥貫一男 おくぬき・かずお

明治40(1907)〜平成11(1999)年(92歳)、埼玉

【生化学】 昭和4年東京帝大理学部植物学科卒。大学院・東京府立第9中学校教諭、6年徳川生物学研究所、19年岩田植物生理化学研究所、20年長尾研究所を経て、24年阪大教授(理学部生物学科微生物学講座)、45年停年退官。▽細胞呼吸のメカニズムに関する基礎的研究で知られ、各種チトクローム成分の抽出、精製に世界で初めて成功した(昭和15年)。▽昭和35年朝日賞(文化賞部門 チトクロームの研究)、43年学士院賞(チトクローム系の研究)、60年学士院会員

【著書】発酵化学(昭26)、植物生理化学(昭29) **【共編】**チトクロム(昭45) **【共訳】**チトクロムと細胞呼吸 電子伝達系確立への道上・下(ケイリン 昭62)

奥野良臣 おくの・よしおみ

大正4(1915)〜平成23(2011)年(96歳)、奈良

【ウイルス学、ワクチン開発】 旧姓牧浦。昭和16年大阪帝大卒。4月細菌学入室(谷口腆二教授)、17年1月助手、6月大阪帝大微生物病研究所研究嘱託、応召(18年11月、軍医予備員候補者として歩兵第8聯隊入営、12月大阪陸軍病院、衛生軍曹、教育終了につき除隊、軍医予備員)、12月臨時附属医専部講師、19年8月戦時研究補助員(〜20年5月期限満了)、20年12月附属医専部教授、21年9月大阪帝大講師、22年10月(大阪大学と改称)、23年3月阪大助教授(微研 谷口腆二教授)、31年12月教授(初代 麻疹部門)、微研所長(43年4月〜46年3月)、53年4月停年退官。▽昭和18年デング熱ウイルスの分離・発見、29年麻疹ウイルスの分離・発見、35年麻疹生ワクチンの開発などの業績がある。▽昭和40年小島三郎記念文化賞(第1回 はしかウイルスの分離とワクチンの開発に関する研究)、平成元年大阪文化賞(医学)

【著書】ワクチンと私 伝染病が消えてきたこの半世紀(講話 平6、なにわ塾叢書53) **【共編】**麻疹・風疹(微生物学シリーズ 昭44)

小熊捍 おぐま・まもる

明治18(1885)〜昭和46(1971)年(86歳)、東京

【昆虫学、遺伝学】 明治38年札幌農学校予修科入学、44年7月東北帝大農科大学(札幌)卒。9月助手、大正2年10月助教授、7年4月北海道帝大農科大学助教授、9年12月(動物学昆虫学養蚕学第2講座 松村松年教授)、独留学(在外研究員、大正11年9月〜14年6月 ベルギーのウィニワルターに師事、顕微鏡技術を修得、英、独、米を経て帰国)、昭和4年5月北海道帝大教授(農学部動物学昆虫学養蚕学第1講座)、5年4月(理学部動物学講座 〜18年9月)、理学部長(12年9月〜18年9月)、16年12月(動物学第2講座)、低温科学研究所長(初代 16年12月〜23年3月)、触媒研究所長(初代 18年1月〜23年3月)、23年3月停年退官。退官後、国立遺伝学研究所長(初代 24年8月〜30年9月)、木原生物学研究所理事(31年4月〜)、理事長(11月〜)、在職中、46年9月逝去。▽昆虫学の研究を行い、トンボ研究の権威として知られていたが、動物細胞学に転じ、染色体の研究を行い、大正11年木原均との共同研究(人類の染色体に関する研究)で、ヒトの染色体数について男女異数説(男47本、女48本)を提唱した。▽昭和32年日本エッセイストクラブ賞(桃栗三年)

【著書】国立遺伝研究所設立の急務 人的資源・食料生産拡充・及び民族強化問題解決の根本対策(昭14)

【随筆】桃栗三年(昭32)、雀の食堂(昭41) **【伝記】**小熊捍「理学モノグラフ」誕生の触媒役が芸術好き(杉山滋郎『北の科学者群像』、平17)

奥村三策 おくむら・さんさく

元治元(1864)〜明治45(1912)年(47歳)、加賀(金沢)

【鍼灸師、鍼灸教育】 旧姓吉田。幼名良吉/良太郎。慶応2年10月(2歳)眼病のため全盲となる。明治4年3月(7歳)加賀藩医・久保三柳に入門、鍼灸按腹

などの修得開始、13年金沢・森下町にて開業、兼ねて金沢医学校の教授から西洋医学を学ぶ、19年10月楽善会訓盲唖院入学、按摩術助手、按摩術教授嘱託、20年10月訓盲唖院、東京盲唖学校と改称、26年3月鍼治按摩教授嘱託、43年7月東京盲学校訓導兼教諭、45年1月急逝。▽わが国における近代鍼灸教育の先駆者。金沢卯辰山公園に「故奥村三策先生頌徳碑」が建立されている。【著書】鍼用人体略説(明22)、普通按鍼学(明35)、家庭用衛生マッサージ法(述 明44)【伝記】奥村三策の生涯 近代鍼灸教育の父(松井繁 平16)

奥村鶴吉 おくむら・つるきち

明治14(1881)～昭和34(1959)年(77歳)、神奈川

【歯科】明治31年6月高山歯科医学院卒。在学中、歯科医術開業前期試験及第、32年後期試験及第、歯科開業免許取得。33年2月講師、37年渡米、ペンシルベニア大歯学部入学、39年卒業、8月帰国、東京歯科医学院講師、40年9月東京歯科医専教授。昭和18年4月校長、21年7月東京歯科大学長、22年3月東京歯科大学理事長、32年2月学長・理事長退任。▽大正15年日本歯科医師会理事長、昭和6年全国学校歯科医大会副会長、7年日本連合学校歯科医会理事長、21年歯科教育審議会委員長、24年歯科医師国家試験審議会委員、医道審議会委員、25年日本学術会議会員など多数の公職を歴任した。▽野口英世とは同門の友人。【著書】歯科解剖及組織学(明35)、歯科技工学(大3)、歯科充填学(大13)【共著】最近歯科技工学(大8)【編著】野口英世(昭8)

奥村二吉 おくむら・にきち

明治38(1905)～平成5(1993)年(88歳)、福岡

【精神科】昭和7年九州帝大卒。精神科入局(下田光造教授)、10年4月大学院、12年8月講師、13年3月助手、7月大阪・藤井寺脳病院、14年5月台北帝大助教授(中脩三教授)兼教授(医専部)、17年8月九州帝大助教授、陸軍軍医(20年5月軍医予備員候補生、10月復職)、24年11月鳥取大米子医大教授(神経精神科)、26年5月鳥取大教授、附属病院長(27年7月～31年5月)、31年5月岡山大教授、欧州出張(34年8月～12月 スウェーデン、西独、オーストリア、英国)、45年3月停年退官。退官後、川崎医大教授(精神科学 45年6月～)、客員教授(51年3月～56年3月)。【著書】神経病の診断と検査の仕方(昭26)、原事実について(昭60)【共編】内観療法(昭47)

奥山虎章 おくやま・とらふみ

弘化4(1847)～明治20(1887)年(39歳)、出羽(山形)

【海軍軍医】通称又三郎。上山藩医、慶応2年4月慶應義塾入社、4年8月横浜軍陣病院手伝、明治元年10月大病院医師試補手伝兼通弁役、11月大病院医師試補、3年1月鹿児島医学校御用掛兼病院掛、4年7月海軍病院出仕、10月兵部省9等出仕、5年1月8等出仕、6年1月(海軍大軍医)、7年12月退官。▽『医語類聚』(英和医語辞典)の編纂者として知られる。▽奥山虎炳(海軍大医監)の弟。【著書】医語類聚(明5)、独和医学字典初編解剖生理学語部(明14)【共訳】講筵筆記全40巻(ホイラーの解剖学講義 明4)【伝記】『医語類聚』の著者海軍大軍医奥山虎章(深瀬泰旦 日本医史学雑誌42第1巻、平8)

奥山虎炳 おくやま・とらへい

天保11(1840)～大正15(1926)年(86歳)、出羽(山形)

【海軍軍医】旧名玄省。文久3年9月歩兵屯所附医師、慶応元年5月歩兵屯所附御抱医師富士見御宝蔵番格、3年5月歩兵屯所医師取締介、明治2年3月大病院3等医師病院掛、5月大病院副当直医官(6等官)、12月大学校中助教、3年6月大学校中助教兼大舎長、4年7月海軍病院専務。9月兵部省7等出仕、5年2月6等出仕、3月海軍省6等出仕、6年1月海軍軍医寮(海軍大医監)、8月兼海軍病院学舎長、9年8月退官。父の開業を手伝う、17年5月開業医免許取得、34年廃業。▽海軍軍医部の創立と運営に貢献した。▽奥山虎章(海軍大軍医)の兄。【校閲】講筵筆記(明4)、海軍軍医寮薬局方(明5)、外科拾要(明6)、消毒新論(明7)【伝記】海軍大医監奥山虎炳(1840-1926)(深瀬泰旦 日本医史学雑誌41巻3号、平7)

奥山雄介 おくやま・ゆうすけ

昭和11(1936)～平成15(2003)年(67歳)、山形

【細菌学】昭和33年日大農獣医学部獣医学科卒。7月埼玉県東松山生乳品質改善指導所(～平成8年3月)、34年10月東松山保健所(技術嘱託 ～36年2月)、38年5月埼玉県衛生研究所病理細菌部細菌第1科、48年7月疫学部第2科長、50年5月感染症科長、米国留学[科学技術庁中期在外研究員、53年9月～12

月 米国国立防疫センター(CDC)」、55年10月病理細菌部長、平成8年3月定年退職。退職後、国際学院埼玉短大教授(8年4月〜)、在職中、15年10月逝去。▽平成2年埼玉県衛生研究所病理細菌部長当時、浦和市にて発生した集団下痢症が、わが国初のO157集団発生例であることを細菌疫学的に究明した。

小黒八七郎　おぐろ・やなお

昭和4(1929)〜平成9(1997)年(68歳)、新潟

【内科】 昭和28年東大卒。実地修練、第1内科入局(田坂定孝教授)、37年国立がんセンター病院、内科医長、平成3年4月内視鏡部長、4年7月国立がんセンター中央病院内視鏡部長、7年3月定年退職。▽昭和48年田宮記念賞(胃癌の内視鏡診断の確立)**【著書】**胃癌と内視鏡検査(昭55)**【編著】**癌治療におけるレーザー医学(平3)、内視鏡治療の進歩(平6)**【共編】**消化管ポリープの治療 内視鏡的ポリペクトミーを中心に(昭55)、Endoscopic approaches to cancer diagnosis and treatment(平2)、上部消化管癌の先進的内視鏡治療手技(平7)、大腸癌 診断と治療(平8)

桶谷そとみ　おけたに・そとみ

大正2(1913)〜平成16(2004)年(90歳)、富山

【看護師(助産師)】 昭和5年看護婦資格取得。高岡市高岡病院勤務、婦長、8年助産婦資格取得、11年結婚、渡満、助産院開業、21年引揚、高岡市にて助産所開設、22年按摩師資格取得、乳房専門治療院併設、55年桶谷式乳房治療手技研鑽会(56年桶谷式乳房管理研鑽会と改称)を創立・会長。▽在満中、母乳を出す方法を研究、高岡にてその方法の体系化を図ったと言われる。昭和53年母性衛生学会(大阪)にて桶谷式乳房治療手技について発表以来、桶谷式乳房マッサージ法の普及に努め、58年7月には第9回国際母乳連盟国際会議に招待され、講演と手技のデモンストレーションを行った。**【著書】**母乳のすすめ(昭49)、桶谷そとみの母乳育児の本(昭58)、桶谷式乳房管理法の実際(実技編 昭58)、桶谷式乳房管理法理論編(昭59)

小此木啓吾　おこのぎ・けいご

昭和5(1930)〜平成15(2003)年(73歳)、東京

【精神科、精神分析学】 昭和29年慶大卒。実地修練、精神神経科入局(三浦岱栄教授、保崎秀夫教授)、助手、47年助教授、平成2年4月教授(環境情報学部兼医学部、総合政策学部)、7年3月定年退職。退職後、東京国際大教授(人間社会学部 7年4月〜)、在職中、15年9月逝去。▽古沢平作(精神分析学の日本への導入者)に師事。研究業績としては、精神分析における治療構造の明確化、英国に始まる対象関係論を日本の臨床において洗練させたことなどが高く評価されている。また、『モラトリアム人間の時代』(昭和53年)をはじめとする一連の啓蒙書で、現代日本人の行動様式を精神力動的に解説し、社会一般にも影響を与えた。特に、家族精神医学の領域では、わが国の第一人者であった。**【著書】**生きている人間関係(昭41)、エロス的人間論(昭45)、現代精神分析1、2(昭46)、シゾイド人間(昭55)、家庭のない家族の時代(昭58)、英雄の心理学(昭59)、現代人の心理構造(昭60)、現代人のこころをさぐる(昭61)**【訳書】**性格分析 その技法と理論(ライヒ 昭39)**【訳編】**自我同一性(エリクソン 昭49)

小此木修三　おこのぎ・しゅうぞう

明治20(1887)〜昭和36(1961)年(73歳)、福島

【耳鼻咽喉科】 大正4年12月東京帝大卒。5年1月病理学入室(山極勝三郎教授、長与又郎教授)、6年4月第2衛生(黴菌学 緒方正規教授)、11月耳鼻咽喉科入局(岡田和一郎教授)、9年9月慶大講師、11年10月助教授、欧州留学(私費、12年1月〜13年4月)、13年7月教授(初代)、昭和9年6月退職。退職後、東京四谷・本村町にて開業(耳鼻咽喉科小此木病院)、20年5月戦災を受け、10月より25年3月まで神奈川県藤沢にて開業。**【著書】**耳鼻咽喉科総論(大15)、耳鼻咽喉科学(昭3)

小此木信六郎　おこのぎ・しんろくろう

万延元(1860)〜昭和3(1928)年(67歳)、陸奥(福島)

【耳鼻咽喉科】 福島の外国語塾、須賀川医学校を経て、東大(旧)予科に入学したが、明治20年中退、独留学(私費、24年テュービンゲン大卒。ワーゲンホイゼル教授について耳科学を学び学位取得、29年6月帰国、8月東京神田にて開業、10月より済生学舎で耳鼻咽喉科の講義開始、39年6月日本医学校臨床講習会にて耳鼻咽喉科講義開始、大正7年4月日本医専理事長、昭和2年12月日医大学長、在職中、3年1月急逝。▽日本医専の大学昇格(大正15年)の功労者。大正7年、日本医専が学校紛争により存立の

あ

危機に瀕した際、学校後継者として招請され、騒動を解決、経営難を克服して大学昇格を実現した。

【共訳補】新薬纂論(明20)

尾崎俊行 おざき・としゆき

大正11(1922)～昭和62(1987)年(65歳)、長崎
【生理学】　昭和22年長崎医大卒。実地修練、病理学入室・助手、23年12月生理学助手(斎藤幸一郎教授、鈴木達二教授)、27年講師、30年助教授(佐藤謙助教授)、米国留学(34年1月～12月　ノースウェスタン大解剖学スナイダー教授)、37年8月弘前大教授(第1生理)、在任中、62年5月逝去。▽脳波の生理的研究において業績を残した。
【編著】基礎人体生理学(昭59)、生理・薬理学実習書(昭63)

尾崎嘉篤 おざき・よしあつ

大正2(1913)～昭和42(1967)年(54歳)、愛媛
【厚生行政】　昭和12年東京帝大卒。5月三重県防疫医、15年7月蒙古政府晋北政庁技正、派允警務庁保安弁事、16年6月内政府技正、派允内政部衛生課弁事、17年9月中央医学院研究官兼教授、20年5月厚生省体育官兼厚生技師、健民局体力課勤務、7月四国地方総監部派遣、10月衛生局保健課兼医務課、11月公衆衛生局栄養課、23年7月食品衛生課長、30年6月医務局国立療養所課長、33年7月国立病院課長、36年9月大臣官房統計調査部長、37年9月医務局長、40年10月退官。退官後、国民金融金庫理事(大阪支店長)、在職中、42年10月急逝。▽戦時中、蒙古政府の衛生行政の確立に貢献した。

尾崎良胤 おざき・よしたね

明治16(1883)～大正8(1919)年(35歳)、大阪
【外科】　明治41年11月京都帝大卒。外科入局・大学院、44年5月助教授(外科)、独・米留学(大正3年～7年4月　整形外科研究のため渡独したが、第一次大戦勃発のため米に渡り、イェール大、ハーバード大で外科・細菌病理学を研究)、帰国後、大正7年5月教授(初代　整形外科)、在任中、8年3月逝去。
【追悼】尾崎嘉篤さんを偲んで(昭45)

長内国臣 おさない・くにおみ

大正4(1915)～昭和63(1988)年(73歳)、東京
【産婦人科】　昭和15年慶大卒。産婦人科入局(安藤画一教授)、26年川崎市立病院産婦人科医長、27年横浜警友病院産婦人科部長、45年北里大教授、56年客員教授、63年3月退職。▽無痛分娩の研究者として知られる。
【著書】産科麻酔の実際(昭42)、無痛分娩と帝王切開(昭56)、産科マニュアル(昭56)【共著】無痛分娩(昭24)

小山内　建 おさない・たてし

弘化3(1846)～明治18(1885)年(38歳)、陸奥(青森)
【陸軍軍医】　別名玄洋。明治3年1月大学東校少句読師、5年文部省10等出仕、10月兵部省陸軍軍医寮8等出仕、7年9月(2等軍医正)、東京鎮台歩兵第2聯隊附、8年2月陸軍本病院第1課長。10年3月西南の役に際し、第4旅団軍医長として鹿児島派遣、11月帰京、12年広島鎮台病院長・治療課長、兼広島医学校教授、在任中、18年2月急逝。▽わが国で初めてクロロホルム麻酔を施行したこと、また高橋お伝(妖婦、死刑)の遺体解剖(明治12年)を行ったことで知られる。▽小山内薫(劇作家、演出家、批評家)は8男、岡田八千代(小説家、劇作家、劇評家)は3女。
【校閲】旧薬新説巻之1、2(明7)【訳書】眼科約説(明5)、丹氏察病学(明7～10)、貎氏成形手術図譜(明15)

長村重之 おさむら・しげゆき

大正4(1915)～平成6(1994)年(79歳)、東京
【内科】　昭和15年東京帝大卒。第1内科入局(柿沼昊作教授)、陸軍短期現役軍医(15年10月～)、20年11月国療再春荘(厚生技官)、22年10月国立熊本病院、25年4月国療東京病院、30年9月東京医大助教授(小宮悦造教授)、31年11月教授、米国留学(37年6月～38年6月　ダラス・ワドレー血液研究所)、61年3月定年退職。
【著書】血液の病気(昭43)

納村千代 おさむら・ちよ

明治20(1887)～昭和39(1964)年(77歳)、福井
【看護師(助産師)】　武生から上京、戸板女学校卒、日赤病院救護看護婦養成所(日赤福井支部依託生)に入り、明治40年卒。福井県産婆試験合格、43年東京帝大産科産婆復習科にて研修後、坂井郡芦原村の自宅で開業、大正13年芦原村公設産婆。▽戦後は、福井県助産婦会長、保健婦助産婦看護婦協会長として活動した。

【伝記】納村千代(高橋政子『写真でみる日本近代看護の歴史』、昭59)

小沢 勲　おざわ・いさお

昭和13(1938)~平成20(2008)年(70歳)、神奈川

【精神科】 昭和38年京大卒。京都南病院にて実地修練、39年精神科入局(村上仁教授)(京都南病院内浜診療所勤務)、40年滋賀県中央児童相談所、兵庫県立光風寮、41年京大大学院、45年京都府立洛南病院、平成3年副院長、6年退職、老健・桃源の郷施設長、13年種智院大教授(仏教福祉学科)、15年客員教授、在職中、20年11月逝去。▽平成14年、末期の肺癌を宣告されると、『痴呆を生きるということ』を10日間で執筆した。認知症の人のこころに光をあてた一般啓蒙書としてロングセラーとなり、闘病生活のかたわら講演活動を続けた。

【著書】反精神医学への道標(昭49)、自閉症とは何か(昭59)、痴呆を生きるということ(岩波新書 平15)、認知症とは何か(同 平17)

小沢修造　おざわ・しゅうぞう

明治13(1880)~昭和19(1944)年(64歳)、滋賀

【内科】 明治40年12月東京帝大卒。第2内科入局(入沢達吉教授)、病理学専攻(山極勝三郎教授)、42年7月大阪府立高等医学校教諭、独・英留学(大阪府派遣、大正2年2月~4年4月 キール大生理フェイバー教授に師事、第一次大戦勃発のため、ロンドン大スターリング教授に師事、帰国)、大正6年2月教授、8年11月大阪医大教授(第2内科)、11年12月大阪市立桃山病院長(大阪医大休職)、12年1月兼大阪医大講師(第2内科医長)、13年11月大阪医大教授(復職)、昭和6年5月大阪帝大教授、医学部長(9年6月~12年6月)、14年11月(病気のため)依願退官。▽昭和12年胃癌診断法「K-I-K反応」を発表した。▽志賀直(生化学、台北帝大教授)は娘婿。

【著書】健康と寿命(昭14)、東亜医術と厚生訓(昭17)、内科読本(昭18) 【共著】糖尿病と食事計算(昭7)、最新内科学上・下巻(昭15、16) 【伝記】小沢修造先生(昭35)

小沢利治　おざわ・としはる

昭和6(1931)~平成5(1993)年(62歳)、長野

【ハンセン病医療】 昭和31年信州大卒。国療多磨全生園、57年国立多摩研第2研究部臨床研究室長、平成元年8月国立駿河療養所副所長、3年2月所長、在任中、5年7月逝去。

小沢 光　おざわ・ひかる

大正3(1914)~平成15(2003)年(88歳)、岐阜

【薬理学】 昭和15年東京帝大医学部薬学科卒。29年日大教授(工学部)、35年4月東北大教授(薬学科・薬品作用学)、47年5月薬学部(薬品作用学)、53年4月停年退官。退官後、秋田県立脳血管研究センター部長(53年4月~)、富山医薬大副学長(54年7月~57年3月)、東京医大客員教授(57年4月~59年3月)。

【著書】常用新薬の薬理(昭37) 【共著】薬物学全2冊(昭32) 【共編】薬物療法の実際1972 薬のまとめ(昭47)

小沢凱夫　おざわ・よしお

明治28(1895)~昭和53(1978)年(82歳)、静岡

【外科(心臓外科)】 大正9年6月大阪医大卒。病理入室(佐多愛彦教授)、11年4月外科入局(ヘルテル博士)、15年2月助教授、独留学(大阪府派遣、昭和3年1月~5年5月 ベルリン大)、昭和5年10月教授(第1外科)、6年5月大阪帝大教授、兼整形外科教授(18年5月~20年5月)、兼大阪府立病院長(初代 29年7月~)、34年3月停年退官。退官後、大阪府立病院長専任(~36年9月)、大阪労災病院長(初代 36年10月~42年5月)、香雪記念病院長(初代 42年6月~51年4月)。▽4例の肺結核患者に対して肺切除術を施行、成功(昭和13年)、小沢の指導下で、陰山以文が脳溢血に対する開頭血腫除去手術を施行した(本邦最初の脳溢血手術の第1例)。また、昭和6年以来、常温下に心臓直視下手術を行ってきたが、30年日本医学会において「日本に於ける心臓外科の歴史」と題した特別講演を行った。▽夫人は上原勇作(工兵出身の陸軍元帥、陸相、教育総監、参謀総長と陸軍3長官を初めて歴任した大立者)の3女。

小沢 龍　おざわ・りゅう

明治36(1903)~昭和40(1965)年(62歳)、朝鮮(京城)

【厚生行政】 昭和4年慶大卒。4月東京市立豊島病院、11年3月香川県健康相談所長、15年7月結核予防会技師、17年9月新潟県衛生課長、21年11月衛生部長、22年12月厚生省医務局東海北陸医務出張所長、23年7月医務局国立病院課長、27年12月大臣官房統計調査部長、28年厚生統計協会理事、31年9月厚生

省医務局長、34年7月退官。▽退官後、全国社会保険連合会副会長などを歴任。
【追悼】小沢龍さんの思い出(昭40)

押鐘 篤　おしかね・あつし

明治41(1908)～平成2(1990)年(82歳)、長野
【生化学、性科学、歯科】　昭和6年日大専門部歯科卒。医学科歯科共同研究室化学研究室入室(高橋学而教授)、7年助手、11年1月自然科学研究所生物化学研究室(主任 細谷省吾東京帝大助教授)、13年10月助教授(専門部歯科)、16年7月日大教授(専門部歯科・生化学)、24年4月日大教授(歯学部)、46年4月(日大松戸歯科大 生化学)、50年10月(松戸歯学部)、53年3月退職。退職後、北原歯科衛生士学院長(55年～)。
【著書】人と細菌(生活科学新書第8 昭17)、アナ先生のペン(季節風文庫 昭30)、女体のメカニズム(実用セックス講座第3 昭34)、性の診察室(昭37)、性生活の指導(昭38)、医師の性科学(昭52)、歯科医療心理(昭58)　【共著】歯学生化学(昭41)　【編著】ポケット歯科辞典(昭57)　【自伝】優雅に突っぱって突っぱって(昭57)

鴛淵 茂　おしぶち・しげる

大正11(1922)～平成18(2006)年(83歳)、長崎
【厚生行政】　満州医大在学中、敗戦、九州帝大に編入、24年卒。実地修練、25年福岡県技術吏員、33年厚生省公衆衛生局防疫課、37年医務局指導課、39年大阪府衛生部環境衛生課長、42年9月厚生省公衆衛生局栄養課長、43年9月結核予防課長、44年9月環境衛生局食品衛生課長、47年7月長崎県保健部長、49年福岡県衛生部長、51年大阪府衛生部長、54年退職。退職後、食品薬品安全センター常務理事(初代54年12月～)、理事長代行(平成2年3月～6年6月)、顧問。

尾関才吉　おぜき・さいきち

明治10(1877)～大正5(1916)年(38歳)、広島
【耳鼻咽喉科】　広島三高中退、明治30年8月第2回小此木耳科講習会、第1回鼻咽喉科講習会卒。独留学(30年～33年 ハイデルベルグ大で耳科学をパッソウ教授、喉科学をユーラシ教授に学び、ヴュルツブルグ大にて研学)、帰国後、大阪・緒方病院部長、35年退職、大阪市東区にて開業。大正5年7月逝去。
【著書】鼻科学新論上・下(明38、39)、最新喉頭気管病学上・下(明40、41)

尾曽越文亮　おそごえ・ぶんすけ

大正2(1913)～平成3(1991)年(77歳)、広島
【解剖学】　昭和15年京都帝大卒。第2解剖入局(木原卓三郎教授)、18年3月京都帝大臨時医専部講師、19年5月3日教授、19年5月15日山口県立医専教授、24年3月山口県立医大教授(解剖)、30年4月(第1解剖)、36年4月岡山大教授(第1解剖)、44年4月京大教授(第2解剖)、51年3月停年退官。退官後、川崎医大教授(51年4月～58年3月)、客員教授(58年4月～59年3月)、川崎医療技術短大教授(59年4月～61年3月)、重井医学研究所嘱託(61年10月～平成3年3月)。▽リンパ球に関する研究業績で知られる。
【著書】基礎解剖学(昭和49)

小田完五　おだ・かんご

大正元(1912)～昭和50(1975)年(62歳)、広島
【泌尿器科】　昭和12年京都府立医大卒。皮膚泌尿器科入局(中川清教授)、応召(13年9月～18年3月)、19年10月退職、21年3月広島県にて勤務、23年6月附属女専部教授、25年1月兼助教授、26年4月助教授専任兼伏見病院皮膚泌尿器科部長、39年5月教授(初代 泌尿器科)、在職中、50年6月逝去。▽腎機能と体液平衡を研究課題とした。

小田俊郎　おだ・としお

明治26(1893)～平成元(1989)年(95歳)、三重
【内科】　大正7年12月東京帝大卒。8年1月伝研(血清部)入所、10年1月第3内科入局(稲田龍吉教授)、11年3月北海道帝大助教授(第1内科 有馬英二教授)、昭和9年9月台湾総督府台北医院医長兼医専教授、12年3月台北帝大教授(第1内科)、附属医院長(13年～)、医学部長(17年10月～20年8月)、戦後、国立台湾大学医学院教授、22年5月引き揚げ、大阪市立医大開設準備嘱託、23年6月大阪市立医大教授(第1内科)、30年4月大阪市大教授、附属病院長(24年7月～28年4月)、35年3月定年退職。退職後、公立学校共済組合近畿中央病院長(35年9月～46年10月)。▽北海道では結核、台湾ではマラリア、結核を主な研究課題とし、大阪では運動医学、高地医学に関する研究を展開した。昭和18年熱帯医学会を創立。▽富田三郎(北京大学医学院内科教授、小倉市民病院長)は実弟、堀内次雄(台湾医専／台北

医専校長）は岳父。小田稔（天文物理学、宇宙科学研究所長・理研理事長）は長男、小田滋（国際法、東北大教授・国際司法裁判所裁判官）は次男。

【著書】運動医学（昭6）、臨牀マラリア学（昭15）、デング熱（昭18）、中・高年者のスポーツと健康（昭42）、近代ドイツ医学の百年（昭43）、老年病の話（昭48）、台湾医学五十年（昭49）【共著】熱帯医学提要（昭19）【自伝】医学者南船北馬 大学教授四十年の回想（昭39）【伝記】堀内・小田家三代百年の台湾 台湾の医事・衛生を軸として（小田滋 平14）

小田嶋成和 おだしま・しげよし

昭和2（1927）～昭和55（1980）年（52歳）、宮城
【病理学】 昭和26年東北大卒。第1病理入室（吉田富三教授）、28年佐々木研究所、米国留学（エリノア・ルーズベルト奨学生、38年～40年 米国国立癌研究所病理部スチュワート博士の下で癌の実験的発生研究に従事）、45年9月国立衛生研究所薬品病理部長、国立衛生試験所安全性生物試験研究センター病理部長、在任中、55年2月急逝。▽昭和37年藤原賞（癌の発生、治療に関する基礎的研究）、47年高松宮妃癌研究助成金（BNU及びその誘導体による実験白血病）
【共編】化学物質と癌の発生（昭53）

越智貞見 おち・さだみ

明治12（1879）～昭和46（1971）年（92歳）、愛媛
【眼科】 明治39年12月東京帝大卒。京都帝大福岡医大眼科入局（大西克知教授 叔父）、大正2年5月九州帝大助教授、米・英・仏・瑞留学（文部省外国留学生 6年8月～9年9月）、11年6月北海道帝大教授（初代 眼科）、附属医院長（14年3月～昭和4年3月）、17年3月停年退官。退官後、18年4月樺太庁立医専校長、19年4月辞職。戦後、札幌市にて開業。▽トラコーマ病原体についての研究者として知られた。▽越智真逸（生理学、京都府立医大教授）の兄。
【著書】眼科学指針（大14）

越智真逸 おち・しんいつ

明治17（1884）～昭和35（1960）年（76歳）、愛媛
【生理学（生殖生理学）】 明治44年11月東京帝大卒。細菌学入室（緒方正規教授）、大正2年京都帝大第2生理入室（石川日出鶴丸教授）、4年12月京都府立医専教諭、12年3月教授、学長事務取扱（昭和20年7月～）、学長（9月～21年2月）、22年9月定年退職。退職後、京都学芸大教授（保健体育 25年～33年）。▽越智貞見（眼科、北海道帝大教授）の弟。
【著書】医学上より観たる理想的文化生活（大11）、最新生理学（大12）、最新ホルモン学説（大12）、夫婦読本第1・2巻（大14、15）、生理衛生解説（国定教科書 大15）、実用解剖生理衛生（昭8）

落合英二 おちあい・えいじ

明治31（1898）～昭和49（1974）年（76歳）、千葉
【薬学（薬化学）】 大正11年東京帝大卒（医学部薬学科）。薬化学専攻（近藤平三郎教授）、昭和5年3月助教授、独・墺留学（在外研究員、5年7月～7年9月 フライブルグ大シュタウディンガー教授、グラーツ大プレーガー教授、ボン大ファイファー教授に師事、高分子研究に従事）、13年3月教授、33年4月（薬学部薬化学）、34年3月停年退官。▽昭和19年学士院賞（芳香族複素環塩基に関する研究）、44年文化勲章（薬化学に対する貢献）・文化功労者
【共著】有機微量小量定量分析法（昭12）、医薬品結合研究法（昭19）、有機定量分析法新訂版（昭51）【編著】近藤平三郎アルカロイド研究の回顧（昭28）

落合京一郎 おちあい・きょういちろう

明治40（1907）～平成3（1991）年（83歳）、東京
【泌尿器科】 昭和9年東京帝大卒。皮膚泌尿器科入局（高橋明教授）、16年東京逓信病院皮泌科部長代理、21年三井厚生病院皮泌科部長、25年3月東大講師（分院泌尿器科）、5月助教授（分院部長）、35年6月東京医歯大教授（初代 泌尿器科）、医学部長事務取扱（43年3月）、医学部長（43年3月～45年4月）、47年6月停年退官。退官後、埼玉医大学長（初代 47年4月～平成2年3月）
【著書】泌尿器科（昭26）、前立腺肥大症（昭30）、尿道の手術（昭30）、ホルモン（昭41）【共編】日本泌尿器科全書全10冊（昭34～36）

尾中守三 おなか・もりぞう

明治8（1875）～大正9（1920）年（44歳）、山口
【内科】 明治35年12月東京帝大卒。36年6月伝研助手、37年内務省衛生局医務課長、38年8月樺太南部病院医長、40年4月樺太庁医院長、独留学（42年1月～44年4月 42年3月ベルリン・伝研にてワッセルマン博士に細菌学・血清学、43年5月ハイデルベルグ大クレール教授に内科学を学び、帰国）、44年5月共立福島病院長、大正4年4月日赤滋賀支部病院長、大津市立円山病院長、6年9月京都府立医専教授、

12月長崎医専教授(内科)兼校長事務取扱、8年12月校長、在任中、9年4月スペインかぜから肺炎を併発し逝去。

小野興作 おの・こうさく

明治23(1890)~昭和43(1968)年(78歳)、東京

【病理学】 大正6年九州帝大卒。第2病理入室(田原淳教授)、12年6月助教授、独留学(在外研究員、昭和2年1月~4年6月 ライプチヒ大フック教授に師事)、9年1月教授、附属医専部長(21年9月~25年5月)、28年3月停年退官。退官後、鳥取大教授(第1病理 28年7月~31年7月)。▽リンパおよびバンチ病に関する研究を続け、リンパ胚中心に関する研究は世界的に高く評価されている。昭和31年以降は、広島原爆病院嘱託となり、原爆症に関する病理学的研究を続けた。▽昭和16年ウィルヒョウ・山極賞(淋巴網状組織)

小野譲 おの・じょう

明治31(1898)~昭和63(1988)年(89歳)、福島

【耳鼻咽喉科】 昭和3年ジェファーソン医大卒。ペンシルベニア州立療養所、ジェファーソン医大気管食道科勤務の後、9年帰国、聖路加国際病院内科(気管食道科)、23年2月慶大講師(耳鼻咽喉科)、24年6月客員教授、開業。▽昭和24年日本気管食道科学会を設立、日本の気管食道科の発展に貢献した。**【著書】**食道癌の臨床(昭23)、仁医ジャクソン先生(昭26) **【訳書】**気管食道科診療の実際(ジャクソン、ジャクソン 昭25)、肺癌(ファーバー 昭30)、耳鼻咽喉科学史(スチーブソン、ガスリー 昭34)、なぜ医師になるのか(イバニエス 昭45)

小野寅之助 おの・とらのすけ

明治23(1890)~昭和43(1968)年(78歳)、京都

【歯科(口腔病理学)】 京都帝大病理学教室勤務、大正元年9月東京歯科医専卒。5年9月東京歯科医専助教授(~9年3月)、11年4月大阪歯科医専兼任教授、14年9月大阪歯科医専教授専任、昭和23年7月大阪歯大教授、40年3月退職。**【著書】**口腔組織学綱要(昭23)、根管(歯髄腔)解剖図鑑(昭41) **【編著】**歯科衛生学(昭16)、歯科組織学綱要(昭17)、歯科胎生学綱要(昭17)、歯科病理学綱要(昭18)

小野道衛 おの・みちえ

明治9(1876)~昭和22(1947)年(70歳)、福岡

【耳鼻咽喉科】 明治38年11月東京帝大卒。40年2月京都帝大福岡医大耳鼻咽喉科入局(久保猪之吉教授)・助手、42年1月鹿児島市中村病院勤務、8月福岡市にて開業、大正元年京都帝大福岡医大整形外科勤務、欧米留学(3年3月~6年2月 独・ハイデルベルグ大キュンメル教授、蘭・ユトレヒト大ツワァデマーケル教授、瑞・バーゼル大ジーベンマン教授に師事)、3月九州帝大耳鼻科勤務、7月退職、7年10月大阪回生病院耳鼻咽喉科長、10年6月退職、南区に好仁堂病院を開設・院長。

小野庸 おの・よう

大正10(1921)~平成12(2000)年(78歳)、福岡

【放射線科】 昭和18年九州高等医専卒。陸軍軍医〔軍医学校乙種学生、(軍医大尉)〕、21年久留米医大放射線科入局(江村正志教授)・助手、三井三池鉱業所病院医員、九大専攻生、30年山口県立医大助教授(桜井孝教授)、40年久留米大助教授、48年4月福岡大教授、平成4年3月定年退職。退職後、雪の聖母会聖マリア病院勤務。**【随筆】**放射線の窓から(昭61)、X線の影と光と(平2)、γ線のさゝやき(平4)

小野江為則 おのえ・ためのり

大正6(1917)~平成6(1994)年(77歳)、北海道

【病理学】 昭和16年北海道帝大卒。医化学入室(正宗一教授)、17年助手、第1病理(今裕教授)・助手、大学院、20年10月北海道女子医専教授、27年4月札幌医大教授、39年7月(第2病理)、57年3月定年退職。▽小野江和則(病理、北大免疫研教授)は長男。**【編著】**肝がん(昭49)、電顕腫瘍病理学(昭57) **【共編】**病理学(昭53)

小野寺丹元 おのでら・たんげん

寛政12(1800)~明治9(1876)年(76歳)、陸奥(岩手)

【蘭方医】 本名将順。大槻平泉に学び、長崎にてシーボルトに師事、蘭語、露語を修得、幕府蕃書取調所に出仕、仙台藩医員となり、医学館学頭、府学蘭学局総裁。▽種痘術の普及に尽力、安政3年『済生一方』を刊行、防疫に貢献、また、地理書『新訳牛奄忽伊斯』を刊行、幕末の北海警備に貢献した。**【伝記】**小野寺丹元略伝(小野寺昭二他 平9)

小野寺直助　おのでら・なおすけ

明治16(1883)〜昭和43(1968)年(85歳)、岩手

【内科】 明治41年11月京都帝大福岡医大卒。医化学入室(後藤元之助教授)、独・墺留学(文部省外国留学生 大正2年2月〜5年9月)、6年1月教授(第3内科)、附属医院長(昭和3年3月〜5年3月)、医学部長(9年4月〜10年12月)、温泉研究所長(15年5月〜)、18年5月停年退官。退官後、新京市立第一病院長兼新京医大教授(18年〜)、21年帰国、国立亀川病院長(22年1月〜)、久留米大学長(25年3月〜27年12月)、下関厚生病院長(28年1月〜)、飯塚病院長(39年1月〜)、在職中、43年10月急逝。▽消化器疾患の診断法としての圧痛点(小野寺圧痛点)について報告がある。▽金田一京助(言語学、東京帝大教授)、野村胡堂(小説家、音楽評論家)は盛岡中の同級生、石川啄木(詩人、歌人)は1級下級生。▽昭和33年学士院会員、38年文化功労者(内科学)

【著書】マラリアの診断と治療(臨牀医学講座第148輯 昭14) **【評伝】**日露戦争時代のある医学徒の手記 小野寺直助が見た明治(小野寺龍太 平22)

小幡英之助　おばた・えいのすけ

嘉永3(1850)〜明治42(1909)年(58歳)、豊前中津(大分)

【歯科】 中津藩の藩校・進脩館に学び、長州戦争に従軍、明治2年上京、4年慶應義塾卒。佐野諒元に医学、近藤良薫に外科を学んだ後、横浜にて米人歯科医セント・ジョージ・エリオットについて歯科医術を修業、8年歯科医術開業試験及第、歯科医専門の開業免状第1号を得て築地采女町にて開業。▽小幡式治療椅子の開発などの他、名優8代目市川団十郎の治療により盛名を馳せたことで知られる。

【校閲】歯の養生法(ホワイト著、桐村克己訳 明12)

【伝記】小幡英之助先生(今田見信著作集2 昭48)

小幡亀寿　おばた・かめひさ

明治7(1874)〜昭和24(1949)年(75歳)、大阪

【外科】 明治32年10月大阪府立高等医学校卒。外科入局(三宅速教授、木村孝蔵教授、鳥潟隆三教授)、35年6月助教諭、37年6月日赤救護班医員として満州派遣(日露戦争)、42年12月教諭、大阪医大教授、独留学(大阪府派遣、44年1月〜大正2年6月 ミュンヘン在留)、9年欧米各国出張、11年1月(第2外科)、昭和12年6月退職、退職後、大阪市民病院長(13年〜16年)、同仁会上海支部長(上海診療班第一医院班長 16年3月〜19年1月)、大阪市立医専校長(初代 19年4月〜22年8月)、大阪市立医大学長事務取扱(22年6月〜8月)。

小畑惟清　おばた・これきよ

明治16(1883)〜昭和37(1962)年(79歳)、熊本

【産婦人科、医政家】 明治41年12月東京帝大卒。産婦人科入局(木下正中教授)、42年1月浜田病院医員(浜田玄達院長)、独留学(43年10月〜大正元年12月ギーセン大、ベルリン大)、大正2年1月浜田病院副院長、8年10月院長、昭和32年退任。▽昭和16年神田区医師会長、23年2月東京都特別区公安委員長、26年4月日本医科大学監事、29年5月東京都医師会長、30年10月日本医師会長(〜32年10月)を歴任。

【著書】産婆学教科書正常編、異常編(昭7)、産科の実地経験(昭9) **【自伝】**一生の回顧 喜寿(昭34)

小原安喜子　おばら・あきこ

昭和8(1933)〜平成16(2004)年(70歳)、東京

【ハンセン病医療】 昭和35年東大医学部衛生看護学科卒、39年千葉大医学部卒。39年京大病院にて実地修練、京大皮膚科特別研究施設入局(西占貢教授)、40年京大整形外科助手(伊藤鉄夫教授)、JOCS(日本キリスト教海外医療協力会)より台湾癩救済協会へ派遣(40年12月〜43年 台湾のハンセン病医療に従事)、44年京大皮膚科特別研究施設、国療大島青松園、京大整形外科、韓国ハンセン病医療(47年〜55年愛養再活病院など)、56年国療大島青松園、京大病院勤務。退官後、ハンセン病国際パーソナルボランティアとして国外のハンセン病医療に参加。

小原喜重郎　おばら・きじゅうろう

明治43(1910)〜昭和62(1987)年(76歳)、岩手

【生化学】 昭和8年岩手医専卒。青森県三戸郡の病院にて6か月勤務、愛知県豊橋市・可知病院副院長を経て、12年4月名古屋医大医化学入室(専攻生 堀田一雄教授)、19年4月講師(〜21年4月)、7月(兼平壌医専教授(〜22年9月)、平壌抑留の後ナホトカ経由、22年8月帰国、10月岩手医専教授(〜27年3月)、23年4月岩手医大助教授、26年10月岩手医大教授(〜54年3月)、医学部長(49年7月〜54年3月)、53年4月副学長、57年4月学長、在職中、62年10月逝去。

【伝記】切嵯琢磨 小原喜重郎の生涯(昭63)

小原辰三　おはら・たつぞう

明治37(1904)～昭和53(1978)年(74歳)、鳥取
【外科】 昭和4年東京帝大卒。第1外科入局(青山徹蔵教授)、東京市養育院、横浜中央病院勤務を経て、37年国立東京第一病院副院長、43年4月国立横浜病院長、49年9月退官。▽皇太后(貞明皇后)侍医(昭和20年～26年)を務めた。
【共著】ナイトロミンの臨床(昭32)

小原芳樹　おはら・よしき

明治25(1892)～昭和19(1944)年(52歳)、長野
【小児科】 旧姓花岡。大正7年東京帝大卒。8年1月小児科入局(弘田長教授、栗山重信教授)、医化学教室(柿内三郎教授)にて研究従事(8年1月～9年11月)、11年10月千葉医大附属医専部講師・附属医院小児科医長、千葉医大教授(13年5月～12月 小山武夫教授外遊中)、開業のかたわら13年12月東京女子医専教授、在職中、昭和19年11月急逝。▽乳幼児体力向上指導方策に献身的貢献を果たした。日本小児保健報国会(昭和19年1月設立)の発起人・幹事。▽花岡和夫(千葉県医師会長)は実兄。
【著書】疫痢の話(衛生叢書 昭3)

尾見薫　おみ・かおる

明治7(1874)～昭和2(1927)年(52歳)、京都
【外科】 明治30年京都府立医学校卒。31年7月助教諭、32年7月京都帝大外科(猪子止戈之助教授)・助手、36年7月台湾医学校講師兼台北医院医員、助教授、独留学(私費、38年12月～40年 ブレスラウ大にてガレ教授に外科学、レーマン教授に生理化学を学び、学位取得)、台北医院医長兼台湾医専教授、42年満鉄入社、大連医院副院長兼外科医長、44年6月兼南満医学堂教授、大正8年7月大連医院専任外科医長、欧米視察(8年～9年 医学教育の調査・研究)、大連医院長兼満州医大教授、14年退職、別府・野口病院勤務、京都に帰る。▽大正3年、わが国で初めて肺結核に対する外科療法(横隔神経、肋間神経切断による虚脱療法)を行った。
【著書】外科総論(口演 刊行年不明)

尾村偉久　おむら・たけひさ

大正2(1913)～平成2(1990)年(77歳)、東京
【厚生行政】 昭和10年慶大卒。外科入局の後、厚生省入省、23年7月医務局国立療養所課長、27年12月兼国立病院課長、28年1月国立病院課長、32年6月公衆衛生局環境衛生部長、33年7月公衆衛生局長、38年7月国立世田谷病院長、40年4月国立小児病院長(初代)、56年10月定年退官。
【共著】子どもの病気(昭51)、母性の看護・小児の看護(最新看護学入門59年度版7 昭59)

沢瀉久敬　おもだか・ひさゆき

明治37(1904)～平成7(1995)年(90歳)、三重
【哲学、医学哲学】 昭和4年京都帝大文学部哲学科卒(九鬼周造教授)。大学院を経て、10年仏政府招聘留学生として渡仏、12年帰国、13年講師、16年大阪帝大講師、23年9月阪大教授(法文学部哲学科・第1哲学史)、30年8月(文学部)、文学部長(41年8月～43年3月)、43年3月停年退官。退官後、南山大教授(43年4月～52年3月)。▽ベルクソンを基礎とした仏哲学の普及に努めた。大阪帝大医学部に医学概論研究室が設けられた際、講師として41年まで担当した。▽61年学士院会員 ▽沢瀉久孝(国文学者、京都帝大教授)は兄。
【著書】医学概論第1～第3部(昭20～35)、医学と哲学(昭25)、医の倫理(昭46)

尾持昌次　おもち・しょうじ

明治41(1908)～昭和62(1987)年(79歳)、大阪
【解剖学】 昭和7年大阪帝大卒。第2解剖入室(高木耕三教授)・助手、13年7月助教授、18年2月辞職、東京・府中刑務所刑務医官、19年5月松本医専教授、23年2月松本医大教授、24年5月信州大教授、26年4月(第1解剖)、医学部長事務取扱(44年11月～)、医学部長(～48年3月)、48年3月停年退官。退官後、岩手医大教授(歯学部第2口腔解剖 48年4月～51年3月)。また、国立松本病院、長野県立駒ケ根病院、諏訪赤十字病院の看護学校非常勤講師として看護学生教育に尽力した。
【著書】家鶏発生学(昭16)、常識医語辞典第1和英編、第2英和編(昭24)、簡明解剖図解(昭24)、医学ラテン語捷径(昭29)、解剖学名辞書(昭30)、看護学生のための解剖学(昭50) 【共著】解剖学名集覧(昭12)
【訳書】Orban 口腔組織・発生学(バスカー 昭52)

親泊康順　おやどまり・やすのぶ

明治21(1888)～昭和35(1960)年(71歳)、沖縄
【ハンセン病医療】 大正5年医術開業試験及第。昭和10年9月沖縄県立宮古保養院(沖縄県技師・医員)、

13年3月(地方技師)、21年4月米国軍政府所管、22年1月国頭愛楽園医官、26年12月園長、27年4月琉球政府立国頭愛楽園長、在職中、35年3月逝去。

織畑秀夫　おりはた・ひでお

大正11(1922)~平成16(2004)年(81歳)、東京
【外科】 昭和20年9月東京帝大卒(3月仮卒業、海軍戸塚衛生学校)、第2外科入局(都築正男教授、福田保教授)、25年7月東京女子医大助教授(第1外科榊原仟教授)、30年10月教授(第2外科)、12月(一般外科 心臓外科以外を担当)、62年3月定年退職。
【著書】糖尿病を患いて 成人病への対応(平2)【編著】外科領域の対症看護(昭42)

オルト　Alt, E. Grace

明治38(1905)~昭和53(1978)年(73歳)、米国
【厚生行政、米国陸軍看護師】 ジョンズ・ホプキンズ看護学院卒。ジョンズ・ホプキンズ大大学院公衆衛生学修士課程修了。昭和12年朝鮮のメソジスト系病院の看護婦長として赴任、帰国後、第二次大戦中は陸軍看護婦として従軍、戦後、20年GHQ公衆衛生福祉局看護課長(初代 サムス局長)・陸軍大尉(のち少佐)。24年退任、26年陸軍中佐で退官。保健婦助産婦看護婦法の制定、厚生省に看護課の設置などを通じて日本の保健師・助産師・看護師制度の近代化、社会的地位の向上に貢献した。

恩地　裕　おんじ・ゆたか

大正9(1920)~昭和63(1988)年(68歳)、兵庫
【整形外科、麻酔科】 昭和18年9月大阪帝大卒。衛生学入室(梶原三郎教授)、応召[11月歩兵第136聯隊入隊、北京陸軍病院勤務、8月(軍医少尉)、21年復員]、整形外科入局(清水源一郎教授)、22年8月文部教官、28年4月助手、29年10月奈良県立医大教授(初代 整形外科)、米国留学(ユタ大麻酔科)、36年7月(兼麻酔科医長)、40年10月阪大教授(麻酔学)、特殊救急部長(42年6月~53年5月)、附属病院長(52年3月~53年9月)、53年9月退官。退官後、香川医大副学長(53年10月~)、附属病院長(58年4月~)、在任中、63年11月逝去。▽わが国における麻酔学の開拓者、近代麻酔の普及に努めた。▽日医最高優功賞
【著書】麻酔の反省(昭30)、小児麻酔(昭33)、一片の生 ある病院長の病床講義(述 平元)【共著】骨折・脱臼・捻挫(昭38)【編著】麻酔学入門(昭46)、臨床麻酔科ハンドブック(昭50)、救急医療ハンドブック(昭54)

恩田重信　おんだ・しげのぶ

文久元(1861)~昭和22(1947)年(86歳)、信濃(長野)
【薬学、薬学教育】 明治15年6月東大(旧)薬学科卒。15年3月内務省衛生局東京司薬場、11月千葉医学校2等助教諭、附属病院調剤官(~18年1月)、17年8月千葉医学校附属病院薬局長(~18年1月)、10月仙台鎮台病院課僚、(薬剤官試補)、19年10月仙台鎮台病院薬剤官、(3等薬剤官)、20年10月新発田分営重病室附、21年11月新発田衛戍病院附、22年11月仙台衛戍病院附、(2等薬剤官)、24年3月松山衛戍病院附、25年3月広島衛戍病院附、26年11月高崎衛戍病院附、27年8月第1師団衛生予備廠附、日清戦争従軍(10月宇品発、旅順戦に参加、28年6月宇品帰着)、台湾出張、7月台湾総督府陸軍軍医部附、8月(1等薬剤官)、29年3月名古屋衛戍病院附、30年6月休職、35年6月予備役編入、37年2月召集、近衛師団衛生予備廠附、日露戦争従軍(3月宇品発、鴨緑江の役に参加、7月宇品帰着)、東京第2衛戍病院附、10月東京予備病院附、世田谷分院附、39年1月召集解除、2月(3等薬剤正)。▽明治35年3月東京薬学専門学校開設・校長、36年11月神田薬学校(改称)、41年明治薬学校(改称)、大正15年12月明治薬専(昇格 東京女子薬専を合併)、昭和7年4月校長退任・総理、在職中、22年7月逝去。▽医学用語の統一を図り、医薬分業を提唱した。
【著書】医薬独逸語独学自在(明34)、植物学表解(大6)、欧米薬剤註釈(大11)、既成宗教撲滅論(昭10)、医療国営論(昭11)、漢方医薬全書(昭13)【編著】独和他国字書大全(明33)、最新日本薬局方全集(明35)、五都遊記(昭3)【共編】新医学大辞典(明35)、薬名字典(昭14)【伝記】剛堂恩田重信(林柳波 昭19)

か

貝田勝美 かいた・かつみ

明治44(1911)～昭和36(1961)年(49歳)、長崎

【内科(結核病学)】 昭和4年九州帝大卒。第3内科入局(小野寺直助教授)、講師を経て、14年5月助教授、20年7月医専部教授兼助教授、27年3月医学部助教授、27年7月教授(医学部附属結核研専任)、施設長(33年8月～)、在任中、36年1月逝去。

【著書】結核対症療法の理論と実際(昭22) 【共著】伝染病学(昭21)、結核と体質に関する考察(昭23) 【訳書】天才の疾患と宿命(ブラウン 昭18、白水社科学選書) 【随筆】研究室余燼(昭18)、医学者の散歩道(昭34)

開原成允 かいはら・しげこと

昭和12(1937)～平成23(2011)年(74歳)、東京

【医療情報学】 昭和36年東大卒。米国留学(フルブライト留学生 ジョンズ・ホプキンズ病院)、講師、47年5月東京都老人総合研究所[総合研究部室長(非常勤)・電子計算機室研究員 ～50年1月]、50年11月助教授(病院情報処理部)、58年11月教授(中央医療情報部)、平成9年3月停年退官。退官後、国立大蔵病院長、医療情報システム開発センター理事長、国際医療情報学連盟会長、国際医療福祉大医療福祉学部医療経営管理学科長兼副学長、在職中、23年1月急逝。4月開催の日本医学会総会副会頭に予定されていた。▽コンピュータを用いた病気の診断、遠隔医療についての研究に従事。

【共著】医療情報学(昭55) 【編著】テレメディシン(昭58) 【共編】和英医学用語大辞典3冊(平2)、患者の声を医療に生かす(平18)

海輪利光 かいわ・としみつ

明治36(1903)～平成9(1997)年(94歳)、秋田

【小児科】 昭和2年東北帝大卒。小児科入局(佐藤彰教授)、講師、日赤宮城支部病院、13年甲南病院小児科部長、17年芦屋市にて開業。

【著書】育児のための母の読本(昭9)、最新小児科治療(昭12) 【共著】小児結核臨牀の実際(昭18) 【共訳】最新小児腎臓病学(ロワイエー 昭54)、最新小児肝臓病学(アラジル、オディエーヴル 昭56)、最新小児呼吸器病学(ジェルヴォー 昭59)、最新小児内分泌学(ジョブ 昭61)

加賀美照太郎 かがみ・てるたろう

元治元(1864)～大正10(1921)年(57歳)、甲斐(山梨)

【海軍軍医】 日清・日露戦争に従軍し、(海軍軍医大佐)、(軍医大監)に累進、大正5年予備役編入。退役後、海軍掖済会横浜病院長に就任。▽加賀美光賢(海軍軍医総監)の弟。姉の加賀美繁子は、竹田宮昌子(常宮 明治天皇の6女)、北白川宮房子(周宮 明治天皇の7女)の養育掛。

加賀美光賢 かがみ・みつかた

弘化3(1846)～明治40(1907)年(61歳)、甲斐(山梨)

【海軍軍医】 明治元年上京、石神良策に師事し、英人医師ウィリスに西洋医術を学ぶ。5年海軍軍医部の創設とともに海軍に入り、海軍軍医頭、横須賀海軍病院長、25年8月海軍軍医学校長、26年5月(海軍軍医総監)、予備役編入、宮中顧問官。28年英仏視察、帰国後、常宮、周宮御用掛を務めた。▽加賀美照太郎(海軍軍医)の兄。

加賀谷勇之助 かがや・ゆうのすけ

明治28(1895)～昭和45(1970)年(75歳)、秋田

【法医学】 大正9年東京帝大卒。法医学入室(片山国嘉教授、三田定則教授)、助手を経て、13年12月千葉医大助教授、欧州留学(在外研究員、14年3月～昭和2年10月)、3年1月教授、医学部長(24年11月～27年11月)、35年3月停年退官。▽血液型を含めて血清学的研究を進めた。「加賀谷・アイスラー抗原」の名称が残されている。

【句集】山桜(昭51)

香川 綾 かがわ・あや

明治32(1899)～平成9(1997)年(98歳)、和歌山

【栄養学】 大正7年和歌山師範学校卒。附属小学校教諭を経て、15年東京女子医専卒。15年東京帝大第1内科入局(島薗順次郎教授)、脚気の予防とビタミンのかかわりについて研究。同内科の香川昇三と結婚。昭和8年食生活における栄養不足が病気の原因であるとして、自宅に家庭食養研究会を開設した。夫の死後(昭和20年)、25年女子栄養短大開設(学長)、26年香川栄養学園設立(理事長)、36年女子栄養大開設(学長)と発展させた。平成2年理事長・学長を引退。▽栄養学を日常の料理と結びつけ、戦後の日本

人の食生活改善と体格の向上を指導、栄養学を一般の常識にまで普及させた。昭和10年月刊誌『栄養と料理』を刊行。減量法「香川式・四群点数法」を考案した。▽平成3年文化功労者（栄養学・教育）、5年東京都名誉市民 ▽香川靖雄（生化学、自治医大教授）は長男。

【著書】一皿に生命こめて（昭52）、一日一日ていねいに（昭62）**【監修】**四群点数法の食事全8巻（昭56）**【自伝】**栄養学と私の半生記（昭60）**【伝記】**香川綾の歩んだ道 現代に活きる実践栄養学（香川綾、香川芳子 平20）**【参考】**炎燃ゆ 香川栄養学園創立者香川昇三伝（昭58）

香川三郎 かがわ・さぶろう

大正12（1923）～平成23（2011）年（87歳）、東京

【皮膚科】 昭和23年東大卒。実地修練、皮膚科入局（北村包彦教授）、25年4月三楽病院皮膚泌尿器科、26年4月東大大学院入学、29年4月東京逓信病院泌尿器科、30年4月東大助手、31年7月大分県立病院皮膚科泌尿器科部長、32年7月東大助手、34年1月日立製作所日立病院皮膚科、35年1月東大助手（川村太郎教授）、35年8月講師、47年6月助教授、48年2月東京医歯大教授、平成元年3月停年退官。

【編著】皮膚科（臨床医学示説第7巻 昭57）**【訳書】**皮膚疾患カラーアトラス（レヴェン、カルナン 昭55）

柿内三郎 かきうち・さぶろう

明治15（1882）～昭和42（1967）年（85歳）、東京

【生化学】 明治39年12月東京帝大医科大学卒、43年7月理科大学化学科卒。7月東京帝大講師（医化学 隈川宗雄教授）、45年4月助教授、米国留学（文部省外国留学生、大正4年4月～7年6月 イェール大、シカゴ大、コロンビア大にて研究）。7年8月東京帝大教授（医化学）、8年10月兼理学部教授（生化学）、欧州視察（12年8月～13年3月）、昭和2年10月（医化学を生化学と変更）、18年3月退官。▽「生化学」の提唱者。生化学の名称を広く生命現象を化学的に究明する学科名として提唱、欧文生化学専門誌〝Journal of Biochemistry〟を刊行（大正11年）、大正15年日本生化学会の創立に主導的役割を果たした。生体構成物質の物理化学、細胞内物質代謝、生体酸化と脂質との関係、栄養学などの領域において業績がある。臨時脚気調査委員も務めたこともある。▽昭和5年退官後、幼稚園教育に邁進することを決意、18年倶進会（幼児教育の研究・振興）設立・理事長、22年日本学園理事長・校長（～28年）、音羽幼稚園長（～35年）・理事長（～39年）。音羽幼稚園内に胸像あり、また、能楽にも造詣が深かった。▽小金井良精（解剖学、東京帝大教授）は岳父、坂田昌一（素粒子物理学、名古屋帝大教授）は次女信子の婿。

【著書】生化学提要（大14）、同2（昭2）、実験生化学（昭3）、嗚呼学聖隈川宗雄先生（昭34）**【共著】**医化学提要（大3）**【自伝】**私の半生（未刊）**【遺稿】**柿内三郎の生涯（志水禮子編 平14）

垣内史朗 かきうち・しろう

昭和4（1929）～昭和59（1984）年（55歳）、石川

【生化学】 昭和29年阪大卒。生化学入室（市原硬教授）・大学院、34年10月助手、米・英留学［36年5月フェルス研究所、37年10月ケース・ウエスタン・リザーブ大、40年ロンドン大先端研究所サザーランド教授（cAMPの発見者、1971年ノーベル生理学・医学賞受賞）らに師事］、41年5月大阪府立中宮病院勤務・研究検査科長、51年11月阪大教授（医学部附属高次神経研究施設神経薬理生化学部門）、在任中、59年9月逝去。▽カルモジュリンの発見者。昭和44年、中宮病院在職時、細胞の生命現象を調節する蛋白質カルモジュリンを発見。▽昭和59年朝日賞（カルモジュリンとカルモジュリン結合たんぱく質の発見）

【共編】カルモデュリン（昭56）**【監訳】**脳の機能的生化学（ダン、ボンディ 昭53）

蠣崎 要 かきざき・かなめ

昭和4（1929）～昭和55（1980）年（50歳）、北海道

【産婦人科】 昭和30年弘前大卒。実地修練、産婦人科入局（古賀康八郎教授）、国立浜松病院産婦人科医長を経て、42年浜松市にて開業。55年3月自宅の失火により逝去。▽弘前大在職中、妊婦の尿をがまの背中につけて妊娠を判定する方法を考案、昭和47年にはわが国で初めて鍼による帝王切開を施行した。また、NETテレビ（現テレビ朝日）の主婦向けの「性の相談コーナー」に出演するなど「がま先生」として若い人からも親しまれた。

【著書】がま先生診察記（昭37）、女の味 婦人科医の診察ノート（昭46）、性の発見 豊かな愛を実現するために（昭47）、がま先生の性教育 高校生の部（昭48）、おとこ大学（昭51）**【共著】**私はガンに克った 子宮癌患者と医師の闘病記（昭41）、お産の科学 やさしい母親教室（昭46）、ハリと産科診療（昭50）、図

解鍼灸医学入門（昭54）

柿崎 勉　かきざき・つとむ

明治45（1912）～平成12（2000）年（87歳）、長野

【泌尿器科】 昭和15年東京帝大卒。応召〔16年6月陸軍軍医学校卒、19年12月（軍医少佐）、満州在勤、23年8月復員〕、23年9月東大泌尿器科入局（市川篤二教授）、28年4月助手、30年9月講師、31年3月三井厚生病院皮膚泌尿器科医長、32年5月助教授、35年10月（分院・泌尿器科医長）、36年4月信州大教授（皮膚泌尿器科）、37年4月（初代 泌尿器科）、医学部長（48年4月～）、53年4月停年退官。退官後、市立甲府病院長（53年4月～56年5月）。

【著書】一般医家のための泌尿器科疾患の診断（昭40）

【共著】腎臓結核の諸問題（昭26）

柿下正道　かきした・まさみち

明治33（1900）～昭和47（1972）年（71歳）、石川

【内科（結核病学）】 大正11年5月金沢医専卒。軍務（1年志願兵）、細菌学入室（谷友次教授）、講師を経て、昭和5年7月第1内科入局（山田詩郎教授、谷野富有夫教授）、助教授、附属医専部教授（応召 7年2月、12年9月、2年6か月戦時勤務）、22年11月国立金沢病院副院長、12月金沢医大教授（附属結核研究所細菌免疫部）、24年5月金沢大教授（結核研究所）、所長（33年7月～35年6月）、41年3月停年退官。

【著書】喀痰検査法（昭27）

柿沼昊作　かきぬま・こうさく

明治25（1892）～昭和27（1952）年（59歳）、東京

【内科】 大正5年12月東京帝大卒。第3内科入局（青山胤通教授、稲田龍吉教授）入局。10年4月大学院（特選給費学生）、独留学（文部省在外研究員、10年11月～13年3月）、13年3月岡山医大教授（第2内科）、欧米出張（昭和3年1月～4年1月）、附属医院長（4年3月～6年3月）、12年5月東京帝大教授（第1内科）、附属医院長（20年3月～22年8月）、医学部長（26年8月～）、在任中、27年4月、医学部長室にて急逝。▽剖検時、脳の重量が1670gあり、日本人の脳重量の記録を更新した。▽夫人は川島慶治（陸軍軍医、軍医監）の息女。山川章太郎（内科、東北帝大教授）、川島震一（胃腸病院長）は義弟。

【著書】日本流行性脳炎篇（日本内科全書巻8第11冊 昭9）、診療要覧（昭10）、脳膜炎症候群の鑑別診断（臨床医学講座第82輯 昭12）、浮腫と其療法（同第91輯 昭13）、内科総論（昭30）【追悼】柿沼昊作先生思い出集（昭42）

加来春斎　かく・しゅんさい

文化5（1808）～明治24（1891）年（83歳）、豊前（大分）

【蘭方医（種痘医）】 佐伯太庵より蘭学を修め、長崎にてシーボルトに師事。後、近江日野（滋賀県）にて開業、当時まだ信じられていなかった種痘の術を率先して広め、水口藩主より功労を賞された。

加来素六　かく・そろく

明治24（1891）～昭和39（1964）年（72歳）、福岡

【歯科、口腔外科】 大正7年九州帝大卒。8年東京帝大副手、9年歯科医術開業試験場附属病院助手、11年6月九州帝大助手（歯科学 問田亮次教授）、14年7月講師、助教授、昭和2年10月（歯科学口腔外科）、18年10月教授（初代）、29年3月停年退官。退官後、下関厚生病院歯科部長（29年～35年）。

加来天民　かく・てんみん

明治28（1895）～昭和60（1985）年（90歳）、熊本

【生化学、薬理学】 大正6年熊本薬専卒。満鉄中央試験所（慶松勝左衛門所長）・助手、10年4月京城帝大（微生物学 志賀潔教授）、昭和2年京城帝大助教授（第2薬理 杉原徳行教授）、14年4月北京大医学院教授、薬学部主席、中薬研究所副所長、戦後、21年4月帰国、24年5月熊本大教授（薬学部）、薬学部長（35年4月～12月）、36年3月停年退官。退官後、東京理科大教授（理学部 36年4月～45年3月）。▽京城医専在任中、ハンセン病の治療薬として大楓子油を研究、小鹿島更生園、道立光州医院、セブランス病院にて治験を行った。▽昭和25年熊日社会賞（さそり毒の研究）

【著書】薬効学（昭27）

加来道隆　かく・みちたか

明治37（1904）～平成8（1996）年（92歳）、福岡

【産婦人科】 昭和3年東京帝大卒。産婦人科入局（磐瀬雄一教授）、5年4月大学院血清学専攻（三田定則教授）、8年3月修了、6月助手（産婦人科）、13年東京警察病院医長、22年3月熊本医大講師、6月教授、27年9月熊本大教授、欧米出張（在外研究員 30年8月）、附属病院長（38年4月～40年3月）、44年4月停年退官。退官後、国立所沢病院長（44年5月～）、48年4月国立西埼玉中央病院長（国立豊岡病院

と統合 ~51年4月)。▽妊娠中毒症(妊娠高血圧症候群)のアレルギー機序の解明を試みた。ヒト胎盤から問題抗原(多糖体様物質KPS)の抽出を行い、報告している。▽昭和44年熊日文化賞(学術賞 妊娠中毒症の研究)

【著書】産科学第1(昭28)、第2(昭30)、産婦人科臨床講義集(昭32)、第2(昭34)【共著】女性肥満症とその臨床(昭42)【自伝】わが生涯の回顧(昭62)

角永武夫 かくなが・たけお

昭和12(1937)~昭和63(1988)年(50歳)、朝鮮(京城)

【分子生物学、細胞生物学】 昭和35年金沢大薬学部薬学科卒。40年阪大大学院薬学研究科応用薬学博士課程修了、41年阪大助手(微研腫瘍ウイルス部門 釜洞醇太郎教授)、48年助教授(豊島久真男教授)、渡米、NIH、化学発癌研究部長、58年4月阪大教授(微研・発癌遺伝子部門)、所長(63年4月~)、在任中、9月逝去。▽阪大助手時代、試験管内で動物細胞の癌化に成功、在米中、左巻きDNAの解明、ヒト細胞の癌化に成功した。▽昭和45年高松宮妃癌研究基金学術賞(釜洞醇太郎、角永武夫 4-ニトロキノリン誘導体による試験管内発癌に関する研究)、62年大阪科学賞(癌細胞の表現形質発現の分子機構に関する研究)

角本永一 かくもと・えいいち

明治36(1903)~昭和63(1988)年(84歳)、兵庫

【内科】 昭和3年京都府立医大卒。第1内科入局(飯塚直彦教授)、講師を経て、16年2月助教授、26年8月(館石叔教授)、27年1月1日教授、1日退職。退職後、国立舞鶴病院長(27年2月~33年4月)。

【著書】熱発を主訴とする腹部臓器疾患(臨牀医学文庫 昭23)

加倉井駿一 かくらい・しゅんいち

大正9(1920)~昭和49(1974)年(54歳)、茨城

【厚生行政】 昭和20年10月慶大卒[20年3月仮卒業。4月相模原誠部隊大樋隊(陸軍軍曹)、5月陸軍軍医候補生、6月陸軍衛生部見習士官、9月解除]。21年3月茨城県内務部衛生課(地方技官)、6月日立保健所長、衛生部予防課長、23年1月厚生技官(茨城県駐在)、25年3月25年厚生省入省、医務局、保険局、大臣官房企画室、公衆衛生局勤務、37年12月鳥取県厚生部長、40年12月厚生省医務局国立療養所課長、44年9月大臣官房参事官、45年9月大臣官房統計調査部長、47年8月公衆衛生局長、在任中、49年6月逝去。▽参事官当時、厚生省川崎病研究班の発足に尽力した。

【編著】衛生行政ノート(昭46)、衛生行政罰則集(昭47)【追悼】寒蕾風花(昭50)

筧繁 かけい・しげし

明治15(1882)~昭和29(1954)年(72歳)、福井

【内科】 明治39年東京帝大卒。第2内科入局(入沢達吉教授)、43年台湾総督府医院医長兼台湾医学校教授、墺・英・瑞留学(総督府派遣 大正3年~5年)、8年8月岡山医専教授、11年3月岡山医大教授、附属病院長(11年4月~7月)、7月退官、欧米視察、13年5月千葉医大教授、8月退官、宮内省侍医寮勤務、大正天皇侍医、宮内省互助会病院長、昭和天皇侍医。戦後、退職して神田駿河台にて開業。▽筧弘毅(放射線科、千葉大教授)は長男。▽岡山在任中、箆形二口虫(肝吸虫)の臨床・治療・予防を研究課題とした。

筧弘毅 かけい・ひろたけ

明治43(1910)~平成3(1991)年(80歳)、東京

【放射線科】 昭和12年東京帝大卒。放射線科入局(中泉正徳教授)、20年4月講師、29年7月千葉大教授(初代 放射線科)、附属病院長(36年10月~38年9月)、50年3月停年退官。▽第5福竜丸事件(ビキニ環礁での水爆実験による死の灰を被った事件 29年6月)への対応に尽力した。▽筧繁(内科、岡山医大・千葉医大教授)の長男。

【共著】ラジオアイソトープの医学的応用(昭28)【編著】癌のアイソトープ診断(昭50)【共編】簡易なエックス線技術(医家叢書第93 昭27)

影浦尚視 かげうら・なおみ

明治25(1892)~昭和41(1966)年(73歳)、愛媛

【内科】 大正6年東京帝大卒。内科入局、12年4月長崎医大助教授、独留学(在外研究員 14年12月~昭和2年12月)、昭和4年6月教授(栄養学科)、9年6月(第2内科)、長崎医大学長兼長崎大医学部長(24年8月~26年10月)、29年6月停年退官、退官後、英・独・米留学、後、長崎市にて開業。

【著書】糖尿病の治療法(昭22)

懸田克躬 かけた・かつみ

明治39(1906)~平成8(1996)年(90歳)、宮城

【精神科】 昭和6年東北帝大卒。精神科入局(丸井清泰教授)、生理学教室にて研究従事、12年東京帝大精神神経科入局(内村祐之教授)、附属脳研究室第1部(内村祐之教授)、23年4月講師、25年4月順天堂医専教授(初代)、9月順天堂医大教授、27年4月順天堂教授、学長(47年4月~55年3月)、理事長(54年4月~55年5月、63年2月~平成4年3月)。▽日本の精神分析学、脳波学の草分け。昭和42年順天堂精神医学研究所、43年附属順天堂越谷病院開設に尽力した。

【著書】感覚の世界(昭18)、新しい頭脳の衛生(昭31)、愛について(昭43) 【共著】医学概論(昭26)、新英和医学辞典(昭32) 【共編】現代精神医学大系全25巻、別巻(昭50~57)、年刊版(昭62~平2)

掛見喜一郎 かけみ・きいちろう

明治41(1908)~昭和46(1971)年(63歳)、大阪

【薬学(薬剤学)】 昭和8年東京帝大医学部薬学科卒。薬品製造学入室(慶松勝左衛門教授、菅沢重彦教授)、12年5月助手、15年3月金沢医大教授(附属薬学専門部)、17年9月京都帝大医学部附属病院薬局長、26年6月京大教授(初代 医学部薬学科薬剤学)兼医学部附属病院薬局長、35年4月(薬学部)、薬学部長(43年5月~45年4月)、46年3月停年退官。▽昭和31年日本薬学会学術賞(エンテリックコーティングの研究)

【編著】薬物の吸収・代謝・排泄(昭46) 【訳書】国際薬局方第1巻(昭30)、第2巻(昭32)、薬物の吸収と分布(ビンズ 昭41)

掛谷令三 かけや・れいぞう

明治13(1880)~昭和31(1956)年(76歳)、広島

【耳鼻咽喉科】 明治36年岡山医専卒。外科入局(坂田快太郎教授)、東京帝大、京都帝大福岡医大にて耳鼻咽喉科修得、40年9月岡山医専教授(初代 耳鼻咽喉科)、43年6月退官。岡山市にて開業。▽岡山市医師会長などを務めた。

影山圭三 かげやま・けいぞう

大正7(1918)~平成14(2002)年(84歳)、岡山

【病理学(人体病理学)】 昭和19年9月慶大卒。病理学入室(川村麟也教授、沓掛諒教授、青木貞章教授)・助手、応召(20年5月~21年4月)、21年4月助手として復帰、24年7月講師、28年2月助教授、米国留学(ロックフェラー財団研究員、30年7月~31年8月 インディアナ大)、35年11月教授、59年3月定年退職。退職後、埼玉医大客員教授(59年4月~平成9年3月)。

【編著】病理学(昭44) 【共編】医学研究者名簿 1989~2002(年刊)

景山直樹 かげやま・なおき

大正13(1924)~平成20(2008)年(84歳)、京都

【外科(脳神経外科)】 昭和23年京大卒。実地修練、第1外科入局(荒木千里教授)、40年3月助教授(半田肇教授)、41年6月関西医大教授(初代 脳神経外科)、46年5月名大教授(初代 脳神経外科)、62年3月停年退官。退官後、岸和田市民病院長(62年4月~平成10年3月)。▽昭和55年中日文化賞(下垂体腺腫とくにクッシング病の外科的研究)、57年日医医学賞(下垂体腫瘍の外科的治療並びに内分泌学的、病理学的研究)

【著書】下垂体腫瘍の臨床(昭39) 【編著】脳神経外科学(昭63) 【共編】下垂体腺腫(昭61) 【訳書】頸部症候群 いわゆる〝むちうち損傷〟の診断と治療(ジャクソン 昭42)

賀古鶴所 かこ・つると

安政2(1855)~昭和6(1931)年(75歳)、遠江(静岡)

【耳鼻咽喉科】 東京医学校を経て、明治14年東大(旧)卒(第1回陸軍依託学生)。衛生学入室(緒方正規教授)、陸軍軍医学校にて衛生学を初めて講義、渡欧(21年12月~22年10月 山県有朋の随員として渡欧、後、パリでシャテリエ教授に、ベルリン大の休暇講習会にてローゼンベルグ教授、ハギンスキー教授に鼻喉科を、ヤコブソン教授に耳科学を学ぶ)、22年陸軍軍医学校教官、23年2月日赤病院に耳鼻咽喉科を新設、24年東京市神田区裏猿楽町にて仮開業、25年神田区小川町にて本開業。▽わが国における耳鼻咽喉科学の創始者。また、良質な医師確保の立場から医術開業試験に反対、廃止を主張したことで知られる。▽三浦守治、森林太郎、佐藤佐、長町耕平は東大の同級生で、ともに陸軍依託学生であった。なかでも、森林太郎(鷗外)とは、終生水魚の交わりを結んだ。晩年は『帝国大学五十年史』の編纂に尽力した。▽賀古桃次(眼科、愛知医専教授)は弟。

【著書】耳之衛生(明治41) 【編著】耳科新書(中耳とは呼ばず「間耳」と記載している 明26、27) 【訳書】歇爾曼氏生理学(ケルマン 明15)、産婦備用(パイペル 明20)

賀古桃次　かこ・ももじ

慶応3(1867)～昭和6(1931)年(64歳)、遠江(静岡)

【眼科】 明治24年7月帝大卒。眼科入局(河本重次郎教授)、25年7月助手、26年4月福島県福島病院部長、9月副院長、31年6月愛知医専教授兼愛知県立病院眼科部長、独留学(愛知県派遣、33年9月～36年4月 ライプチヒ大、ブレスラウ大ウートフ教授に師事)、36年4月愛知県立医専教授、大正5年7月辞職、名古屋市内にて開業。▽賀古鶴所(耳鼻咽喉科、陸軍軍医監)の弟、額田晋(内科、帝国女子医専校長)は娘婿。

【校閲】 実用眼科手術学(明41)

鹿児島 茂　かごしま・しげる

明治15(1882)～昭和28(1953)年(71歳)、福岡

【眼科】 明治39年11月千葉医専卒。40年1月東京帝大眼科入局(河本重次郎教授)、42年2月退職、4月大牟田市にて開業、45年2月廃業。45年4月東京外語学校独逸科入学、大正3年3月卒業、5年5月東京帝大病理入室(緒方知三郎教授)、10年1月千葉医専講師(伊東弥恵治教授海外留学のため)、12年10月教授、13年3月退官(伊東教授帰朝のため)、4月横浜十全病院眼科医長、独留学(在外研究員、13年8月～14年8月)、15年1月熊本医大教授、昭和4年4月県立熊本医大教授、5月官立熊本医大教授、16年7月退官。熊本市にて開業。▽幼時左眼を失っていたが、単眼にて手術をこなし、精力的に活動したことで知られる。

【共著】 検眼鏡用法(昭5)

籠山 京　かごやま・たかし

明治43(1910)～平成2(1990)年(79歳)、長崎

【衛生学(労働衛生)、社会学】 昭和9年慶大卒。衛生学入室(草間良男教授)・助手、11年7月講師、9月満鉄衛生研究所(田中文侑主任)、15年5月慶大講師、6月兼日本鋼管予防医学研究所員(～17年5月)、17年6月日本製鉄保健課、19年6月満鉄副参事(衛生試験所長)、戦後、留用され、20年11月中長鉄路公司衛生研究所長、21年7月留用解除、帰国、9月中央労働学園調査部参事(大河内一男部長)、22年4月中央労働学園教授、24年4月中央労働学園大教授、26年8月法政大学教授、27年4月北大教授(教育学部)、教育学部長(39年4月～41年3月)、43年12月退官、退官後、上智大教授(文学部社会学科 44年1月～56年)。▽満鉄衛生研究所では労働衛生の研究に従事したが、満鉄衛生試験所長として再渡満した当時「満州における中国人・日本人の最低標準生活」の研究に従事することを命ぜられたことが動機となり、生活基準の研究を行った。昭和34年の朝日訴訟では、厚生省側の証人であったが、生活保護基準は低すぎることを明言した。▽昭和18年社会事業文献賞、51年日本生活学会賞

【著書】 家庭生活(昭24)、貧困と人間(昭28)、家庭の経営と管理(昭33)、戦後日本における貧困層の創出過程(昭51)、籠山京著作集全6巻(昭56～60) **【共著】** 家庭管理学(昭32)、家庭経済学(昭35)、社会福祉論(昭49)

河西健次　かさい・けんじ

慶応4(1868)～昭和2(1927)年(59歳)、信濃(長野)

【陸軍軍医(内科)】 明治26年帝大卒(陸軍依託学生)。27年(陸軍3等軍医)、陸軍軍医学校、33年京大大学院入学、37年(3等軍医正)、独留学(陸軍官費留学生 39年5月～41年3月)、帰国後、満鉄大連医院長、44年6月南満医学堂長(初代)・内科教授(兼任)、大正3年11月満鉄衛生課長、大連医院長を経て、東京にて開業(私立武蔵野病院)、昭和2年5月逝去。

葛西森夫　かさい・もりお

大正11(1922)～平成20(2008)年(86歳)、青森

【外科】 昭和22年東北帝大卒。実地修練、23年第2外科入局(桂重次教授)、24年助手、28年講師、米国留学(34年7月～35年7月 ペンシルベニア大にて形成外科、フィラデルフィア小児病院にて小児外科研修)、35年7月助教授、38年4月教授、附属病院長町分院長(51年～55年)、兼秋田県立脳血管センター長(53年～55年)、61年4月停年退官。退官後、NTT東北病院長(61年6月～平成5年3月)。▽先天性胆道閉塞症治療の権威。肝臓と腸を直接つないで胆汁の通り道を作る「葛西式手術法」を確立した。また、小児肝癌の病理組織学ならびに外科治療に関する業績、ヒルシュスプルング病に対する後方三単弁法の開発などの業績がある。退官後は、宮城県教育委員会委員長(昭和63年～平成7年)をも務めた。また、登山家としても知られ、昭和61年チベット高原の最高峰ニンチェンタングラ(7162 m)の世界初登頂に成功した東北大学日中友好チベット学術登山隊総

隊長を務めた。▽昭和57年朝日賞(先天性胆道閉塞症の治療法の確立)
【共編】臨床小児外科全書全3巻(昭45〜49)、完全静脈栄養法(昭50) **【監訳】**肝臓の外科(カルネ 昭61)

葛西洋一　かさい・よういち

大正13(1924)〜昭和59(1984)年(59歳)、青森
【外科】 昭和23年9月北大卒。附属病院にて実地修練、24年10月第1外科入局(三上二郎教授)、26年8月助手、33年8月三井砂川鉱業所病院外科医長、35年12月北大講師、米・英・独・瑞出張(38年4月〜)、41年10月助教授、42年5月教授、在任中、59年5月逝去。▽昭和52年北海道医師会賞(肝臓外科における病態生理学的研究)
【共著】肝・胆・膵の外科臨床(昭54) **【編著】**腹部臓器広汎切除(昭57)、閉塞性黄疸の処置(昭60) **【共編】**肝・膵腫瘍の診断と治療(昭54)、臨床輸血学(昭56)、神経芽腫の臨床(昭59)

葛西嘉資　かさい・よしすけ

明治39(1906)〜平成13(2001)年(95歳)、新潟
【厚生行政】 昭和4年東京帝大法学部卒。内務省入省、和歌山県、愛知県、東京府に勤務の後、厚生省入省、17年7月厚生省生活局生活課長、18年7月官房秘書課長、20年9月官房総務課長、21年1月社会局長、23年3月厚生次官、25年7月厚生事務次官、26年5月退官。退官後、日赤副社長(28年2月〜36年6月)、社会福祉事業振興会長、日本児童福祉給食会理事長、医薬品副作用被害救済基金理事長、東京パラリンピック運営委員会長、藤楓協会長などを務めた。
【訳書】クララ・バートン 赤十字の母(ボイルストン 昭36)

笠原道夫　かさはら・みちお

明治16(1883)〜昭和27(1952)年(69歳)、大阪
【小児科】 明治40年11月京都帝大卒。小児科入局(平井毓太郎教授)・助手、講師、大正6年7月助教授(〜15年11月)、欧州留学(在外研究員 11年3月〜)、15年5月大阪医大教授。昭和6年5月大阪帝大教授、20年3月停年退官。▽ビタミンやポリオの研究で知られる。
【著書】小児結核症及其療法(明42)、小児痙攣及其療法(明44)、小児肺炎及其療法(明45)、百日咳及其療法(明45)、小児髄膜炎及其療法(大3)、新生児病学(大4)、臨床小児科学(昭8)、乳幼児鉛中毒症(日本小児科学叢書第1輯 昭16)

笠原光興　かさはら・みつおき

文久元(1861)〜大正2(1913)年(51歳)、駿河(静岡)
【内科】 旧姓羽根、幼名興胤。明治21年4月帝大卒。24年4月京都府立医専教諭兼内科部長、独留学(私費、27年2月〜29年4月 ベルリン大)、31年8月京都市立日吉病院長、32年8月京都帝大教授(初代 第1内科)、在任中、大正2年1月逝去。▽明治28(1895)年12月独・ヴュルツブルグ大のレントゲン教授からX線の発見が報ぜられた。独留学中の笠原は、医学的応用を考え、真空管を京都に持ち帰った。この真空管を用いて三高村岡範為馳教授、島津源蔵らは29年10月10日X線撮影に成功した。
【共編】新纂診断学上巻(明24)

笠松　章　かさまつ・あきら

明治43(1910)〜昭和62(1987)年(77歳)、和歌山
【精神科】 昭和11年東京帝大卒。精神科入局(内村祐之教授)、22年10月講師、31年2月助教授(分院・神経科)、32年4月教授(臨床医学看護学第4講座)、分院長(44年4月〜45年3月)、46年3月停年退官。退官後、国立精神衛生研究所長(46年4月〜52年3月)。
【共編】精神医学最近の進歩(昭32)

笠森周護　かさもり・しゅうご

明治22(1889)〜昭和57(1982)年(92歳)、石川
【産婦人科】 大正5年12月東京帝大卒。産婦人科入局(磐瀬雄一教授)、助手を経て、9年2月横浜十全医院婦人科部長、10年3月東京帝大講師(〜昭和3年1月)、10年5月兼泉橋慈善病院医長(〜昭和3年1月)、昭和2年12月金沢医大教授、欧米留学(在外研究員 3年12月〜5年7月)、附属医院長(13年5月〜15年5月)、28年4月金沢大教授、33年3月停年退官。
【著書】図解産科手術学(昭4)、産科手術学(昭11)、人工妊娠中絶法と人工不妊法(昭24)、子宮頸初期癌の組織診断図譜(昭31)、婦人科手術図譜(昭47)

加地正隆　かじ・まさたか

大正2(1913)〜平成21(2009)年(96歳)、熊本
【耳鼻咽喉科】 昭和13年九州医専卒。応召(中国戦線を転戦、21年8月復員)、11月八代市にて耳鼻咽喉

科医院開業、28年2月熊本市にて開業（父業継承）。▽熊本ラグビー協会長を務めた他、昭和47年「熊本走ろう会」を結成、48年市民マラソンの先駆け「天草パールラインマラソン大会」を開催した。▽応召中、中国河南省の戦闘で中国軍捕虜のなかの7歳の少年を帰国時連れ帰り養育した。

【伝記】変人・奇人・加地正隆（加地道子 平22）【参考】七歳の捕虜（光俊明 昭41）

梶浦睦雄 かじうら・むつお

大正2（1913）～平成9（1997）年（83歳）、愛媛

【眼科】昭和13年岡山医大卒。眼科入局（畑文平教授）、15年9月助手、16年5月講師、17年1月岡山市民病院医長、18年4月岡山医大講師、18年5月助教授、23年6月東京医歯大勤務（大塚任教授）、24年12月講師、26年3月福島県立医大教授、附属病院長（34年5月～36年4月）、54年3月定年退職。退職後、54年5月開業。▽網膜検査法の確立に貢献。▽昭和52年日医医学賞（眼底の細隙灯顕微鏡法 その理論と臨床）

【共編】生理光学と眼鏡による治療（昭42）

梶川欽一郎 かじかわ・きんいちろう

大正7（1918）～平成10（1998）年（80歳）、石川

【病理学】昭和16年金沢医大卒。第1病理入局（中村八太郎教授、宮田栄教授）、20年10月助手、23年8月助教授、44年1月教授、医学部長（51年6月～55年6月）、58年4月停年退官。退官後、福井医大学長（61年4月～平成元年3月）。▽結合組織の構造及び組織反応の微細構造に関する研究を進めた。▽昭和50年北国文化賞（細胞間マトリックスの病理）

【著書】膠原病の概念（昭39）、結合組織（昭59）、医療を探る（平4）

樫田亀一郎 かしだ・かめいちろう

明治3（1870）～大正4（1915）年（45歳）、大和（奈良）

【内科】明治21年東京帝大卒。内科専攻（ベルツ教師）、長野・小千谷病院長、新潟・知命堂病院長、東京帝大第1内科（三浦謹之助教授）、陸軍衛戍病院、37年学習院医務部長、43年宮内省侍医寮、在任中、大正4年10月逝去。▽明治天皇、昭憲皇太后逝去の際、拝診、更に東宮（昭和天皇）の侍医を務めた。

【共編】模範英和辞典（明44）【訳書】臨床細菌学（レヰイ 明30）

樫田五郎 かしだ・ごろう

明治16（1883）～昭和13（1938）年（54歳）、東京

【精神科】大正2年12月東京帝大卒。3年1月精神科入局（呉秀三教授）、助手（～5年1月）・巣鴨病院医員（3年4月～5年3月）、8年4月大阪府立感化院修徳館医（～9年7月）、6月大阪府技師、9年7月内務技師（衛生局）、10年7月内務省衛生局主任技術官、欧州出張・留学（内務省派遣、11年10月～13年4月 パリにおける国際社会衛生／予防教育宣伝会議に政府委員として出席、後、ハンブルグ大精神科クリニック、フリードリヒスベルグ病院ウェイガン教授の下、学位論文を作成）、昭和8年9月上海総領事館内務防疫官、12年7月退官、帰国。▽樫田良精（臨床検査学、東大教授）は甥。

【著書】精神病問題（大6）、日本ニ於ケル精神病学ノ日乗（昭3）【共著】精神病者私宅監置ノ実況及ビ其統計的観察（大9）【伝記】樫田五郎 ある社会精神医学者の肖像（岡田靖雄 臨床精神医学13巻6号、昭59）

樫田良精 かしだ・りょうせい

明治44（1911）～昭和61（1986）年（74歳）、東京

【内科、臨床検査医学】昭和12年東京帝大卒。第2内科入局（呉建教授）、21年6月助手（佐々貫之教授）、26年3月講師（美甘義夫教授）、30年4月（東大病院臨床検査部副部長）、34年4月助教授（中央検査部副部長）、42年11月教授（中央検査部長兼中央診療部長）、47年3月停年退官。退官後、関東中央病院長（49年4月～58年3月）。▽昭和23年東大工学部とともに、わが国初の交流電源式心電計を開発した。国立大学初の中央検査部教授。

【著書】一般臨床検査の手びき（昭37）、臨床検査50年（昭60）【追悼】ひとすじの道（昭63）

梶谷鐶 かじたに・たまき

明治41（1908）～平成3（1991）年（82歳）、岡山

【外科】昭和7年東京帝大卒。癌研康楽病院外科入局（久留勝医長）、16年4月外科医長、21年8月癌研附属病院外科部長、37年9月副院長、48年6月院長、59年6月定年退職。▽昭和17年わが国初の癌患者の胃全摘術を施行、24年、雨宮三代次、吉岡一らとともに、わが国初の膵頭十二指腸切除術に成功、40年肝門部胆管癌に対して世界初の肝右葉切除、門脈合併切除再建（エック瘻）に成功した。執刀6000例以上はわが国最高と言われている。▽昭和50年日医医学賞（胃癌の外科療法の研究 診断及び治療法の研

究による遠隔成績の向上)、63年高松宮妃癌研究基金学術賞(癌の外科治療による遠隔成績向上に関する研究 特に胃癌について)
【著書】消化器癌手術アトラス(平4) **【共著】**大腸の癌(昭49)、消化器外科原色図譜1、2(昭56、57)

梶塚隆二　かじつか・りゅうじ

明治21(1888)~昭和51(1976)年(87歳)、宮城

【陸軍軍医(細菌学)】 大正3年東京帝大卒(陸軍依託学生)。見習士官、4年(2等軍医)、7年(1等軍医)、陸軍軍医学校専攻学生、8年東京帝大伝研(竹内松次郎教授)にて細菌学の研究に従事、9年臨時野戦防疫部附(シベリア出兵)、11年帰還、東京第一衛戍病院附、13年日赤病院細菌検査主任嘱託、昭和12年8月第2軍軍医部長、13年12月朝鮮軍軍医部長、14年12月関東軍軍医部長、15年8月(軍医中将)、戦後、抑留され、昭和31年帰国。

梶原三郎　かじはら・さぶろう

明治28(1895)~昭和61(1986)年(91歳)、福岡

【衛生学】 大正10年大阪医大卒。薬物学入室(長崎仙太郎教授)、11年7月助手、14年7月衛生学入室(福原義柄教授)、15年1月東京帝大伝研留学、昭和3年4月大阪医大講師(衛生学)、欧米出張(大阪府派遣3年5月~)、5年5月大阪帝大講師、7月助教授、8年8月教授、20年12月(第1衛生)、23年10月兼公衆衛生学(~26年9月)、医学部長(27年4月~31年3月)、33年3月停年退官。退官後、大阪府立公衆衛生研究所長(35年3月~40年3月)。
【著書】生活と環境(昭18)、労働衛生(昭19)、公衆衛生学ノート(昭21)、デカルトと医学(昭27)、こどもの汗(昭41) **【訳書】**自然環境の適合性(ヘンダーソン 昭18) **【伝記】**生誕101年没後10年梶原三郎先生をしのぶ(平9)

樫村清徳　かしむら・きよのり

弘化4(1848)~明治35(1902)年(54歳)、出羽(山形)

【医師】 藩校興譲館に学び、慶応元年江戸に出て医学所に学び、帰郷、明治元年7月上京、官兵藩出仕、2年8月医学校入学、10月句読師、3年10月中得業、4年5月大学大得業生兼舎長、8月文部権中助教監事、5年東校卒。少助教8等出仕、7年10月総監事兼勤宮内省御用掛、8年3月東大(旧)雇、東京医学校教授、東大(旧)医学部5等教授嘱託、12年医学部附属病院内科部長、14年東大(旧)教授、独留学(私費、17年4月~18年12月)、19年辞職。辞職後、神田駿河台に山龍堂病院開設。35年7月逝去。▽明治29年樋口一葉を「肺結核で絶望的」と診断したことがある。▽娘ひさは加藤恒忠(外交官)夫人。
【著書】一般療法空気篇(明17)、ヱルブ氏電気応用点(明19) **【編著】**新纂薬物学巻1~6、付録(明10~13) **【共編】**日本薬局方随伴巻上・下(明20) **【共訳】**薬学講本上・中・下(フヰレーネ 明25~26) **【校閲】**袖珍医家必携独逸新附方(ラボー 明13)、医通(明15)、内科病論上・中・下篇(ベルツ 明15~16)、産婆学2冊(ヴィンケル 明21~22)、医療方針(フォセルギル 明22)、臨床袖珍療法大全(アイヒホルスト 明23) **【伝記】**ドイツ医学の先駆者 樫村清徳(松野良寅 山形大学紀要11巻4号、平元)

上代皓三　かじろ・こうぞう

明治30(1897)~昭和59(1984)年(87歳)、兵庫

【生化学】 旧姓片岡。大正11年九州帝大卒。岡山医大医化学入室(清水多栄教授)、12年助手、昭和2年助教授、独留学(在外研究員、6年10月~9年9月ミュンヘン大ウィーランド教授に師事、英・米経由帰国)、11年日医大教授、40年定年退職。退職後、山陽女子高・女子中校長(40年~54年)、山陽学園短大学長(44年~)、学校法人山陽学園長(54年~)、在職中、59年5月逝去。▽アララギ派歌人(石黒醇)としても知られる。中村憲吉、土屋文明に師事。▽昭和56年山陽新聞社賞(教育功労者) ▽上代淑人(生化学、東大教授)は次男。
【著書】生化学実習(昭30)、非情への傾斜 上代皓三遺文集(平元) **【編著】**生化学(昭40)、近代の生化学(昭43) **【歌集】**石神井(昭47)、石黒醇歌集(昭58)、緑の野に臥して(昭59)、石神井選歌集(昭60)

上代淑人　かじろ・よしと

昭和4(1929)~平成23(2011)年(82歳)、岡山

【生化学、分子生物学】 昭和29年東大卒。附属病院にて実地修練、生化学入室(島薗順雄教授)・大学院、米国留学[34年ニューヨーク大医学部生化学研究員(オチョア教授)]、38年東大助手、41年12月助教授(伝研化学研究部 山川民夫兼任教授、佐々学兼任教授)、48年4月教授(医科研化学研究部)、平成元年3月停年退官。退官後、米国DNAX研究所客員研究員(元年~)、山陽学園学園長(平成2年~)、東京工大生命理工学部客員教授(4年~)、山陽学園大副学長(12

年～15年)、京大医学研究科先端領域融合医学研究機構特任教授・機構長(15年～20年)。▽エネルギー変換・シグナル伝達の開拓者。▽平成11年学士院賞(GTP結合タンパク質の反応機構ならびに生理機能に関する研究)▽上代晧三(生化学、日医大教授)の次男。

【著書】蛋白質生合成の機構(昭52)【共編】遺伝生化学(昭45)、ビタミンと補酵素上・下(生化学実験講座 昭50)、トレーサー実験法上・下(同 昭52)、酵素ハンドブック(昭57)、細胞増殖・細胞運動(シリーズ分子生物学の進歩7 平元)【監訳】ハーパー・生化学(マーチン他 昭59)、輝く二重らせん バイオテクベンチャーの誕生(コーンバーグ 平9)

柏木幸助 かしわぎ・こうすけ

安政3(1856)～大正12(1923)年(67歳)、周防(山口)

【薬剤師、事業家、発明家】 三田尻の薬種商の家に生まれ、16歳にて牟礼村の桂権吾に化学を学び、後、県立華浦医学校卒。▽明治8年安全マッチの研究を行い、10年製造開始したが失敗した。15年桂皮水用のガラス瓶の製造を開始するとともに体温計の開発を試み、「留点式体温計」の実用化に成功した。他に醤油速成醸造法の開発、ジアスターゼの製造なども行った。▽また、三田尻港築堤工事、三田尻海水浴場開設に貢献した他、『防長実業新聞』の発刊にも参加した。

【伝記】柏木体温計と地域社会(重枝慎三 平18)

柏木大治 かしわぎ・だいじ

大正2(1913)～平成14(2002)年(88歳)、兵庫

【整形外科】 昭和15年九州帝大卒。整形外科入局(神中正一教授)、17年教育召集(3週間)、応召(12月軍医予備員、軍医見習士官として久留米聯隊入隊、姫路聯隊を経て、中支野戦病院、上海第一陸軍病院勤務、21年5月復員)、21年5月医局復帰、24年12月助教授(天児民和教授)、26年4月鳥取大教授。29年6月神戸医大教授(初代 整形外科)、39年7月神戸大教授、52年4月停年退官。退官後、明和病院顧問。▽昭和40年から約25年間にわたりインドネシアからの医師、看護師を受け入れ、教育・育成に当たった。▽平成元年ナラリア勲章(インドネシア栄誉章)

【編著】インドネシアとの医学交流25年の歩み(平2)【共編】スポーツ障害(昭59)【共訳】股関節症 分類と病因に基づく骨切り術の効果(ボンベリ 昭63)【監訳】骨・関節の外傷(ワトソン-ジョーンズ原著、ウィルソン編)第1巻(昭57)、第2巻(昭58)【自伝】わたしの旅 古稀を迎えて(昭63)

柏木力 かしわぎ・つとむ

大正12(1923)～平成6(1994)年(70歳)、東京

【医療統計学】 昭和21年東京帝大卒。気象庁気象研究所を経て、36年4月名大助教授(環境医学研)、41年12月教授(第1部門 神経・感覚)、56年8月辞職。

【著書】医学統計解析(昭53)【訳書】医学統計の基礎(メインランド 昭46)【共訳】医学における統計的推理(メインランド 昭37)

柏崎禎夫 かしわざき・さだお

昭和10(1935)～平成9(1997)年(62歳)、東京

【内科】 昭和36年慶大卒。実地修練、37年内科入局・助手、40年北里大講師、50年助教授、62年教授、平成2年4月東京女子医大教授(附属膠原病リウマチ痛風センター ～9年10月)、所長(平成2年5月～9年10月)、4年5月附属青山病院副院長(～9年10月)、在職中、9年11月逝去。

【著書】非ステロイド抗炎症薬(実地医家のためのQ&Aシリーズ 平9)【編著】リウマチ・膠原病(平5)、実践臨床リウマチ病学(平5)【共編】炎症と抗炎症戦略(平9)

柏戸貞一 かしわど・ていいち

明治41(1908)～昭和55(1980)年(72歳)、栃木

【耳鼻咽喉科】 昭和7年東京帝大卒。耳鼻咽喉科入局(増田胤次教授、颯田琴次教授)、22年6月横浜市立医専附属十全病院医長、教授、25年9月横浜医大教授、29年4月横市大教授、48年3月定年退職。退職後、鶴見総合病院耳鼻咽喉科部長、在職中、55年5月逝去。▽耳硬化症における内耳開窓術をわが国で初めて実施した。

【著書】内耳開窓術(昭30)、下咽頭異常感症(昭38)【共著】耳鼻咽喉科新書(昭33)

柏戸留吉 かしわど・とめきち

明治11(1878)～昭和16(1941)年(63歳)、栃木

【陸軍軍医(内科)】 旧姓武井。明治31年10月一高卒。応召[31年12月近衛歩兵第1聯隊入隊(1年志願兵)、33年11月現役満期予備役に編入、34年3月解除]、34年4月東京帝大第1内科入局(三浦謹之助教授)、35年6月帝国生命医務室(台湾・高雄)、36年8月県立千葉病院司療医(井上善次郎司療医長)、日露

戦争従軍［37年6月充員召集、第8師団衛生隊編入、10月(2等軍医)、第2軍として38年1月黒溝台、3月奉天の会戦に参加、(1等軍医)に昇進、除隊］、39年4月県立千葉病院司療医、6月千葉医専講師(診断学)、独留学(千葉県派遣、42年6月～45年5月 ベルリン大ザルコフスキー教授に医化学、ハレ大シュミット教授に消化器病理、アブデルハルデン教授に医化学を学び帰国)、大正元年9月千葉医専教授(初代 医化学)、5年9月(内科学)兼県立千葉病院第2内科部長、11年4月千葉医専附属病院内科医長、12年4月千葉医大教授兼医専部教授、独・仏・英・米留学(在外研究員 12年8月～14年10月)、昭和2年10月辞職。3年1月千葉市にて開業(柏戸内科病院)、17年6月逝去。▽千葉市医師会長(昭和8年3月～15年3月)を務めた。

【著書】新撰医化学実習(大2)、流行性脳炎又ハ嗜眠性脳炎ニ就テ(大13) **【改訂】**井上内科新書第1～2巻(井上善次郎著、16版 昭4～7)

柏原学而　かしわばら・がくじ

天保6(1835)～明治43(1910)年(75歳)、讃岐(香川)

【蘭方医、将軍侍医】 本名孝章、別名学介。嘉永7年緒方洪庵の適塾に入門、文久2年塾頭、3年幕府侍医石川桜所に入門、桜所の推輓により元治元年徳川慶喜の侍医となり、京都、大坂、江戸、水戸と移り、明治2年静岡にて開業、同年駿府病院を設立、戸塚文海とともに勤務、4年廃藩置県、病院解散のため、自宅にて開業、門弟の教育に努めた。▽柏原省私(耳鼻咽喉科、台湾医学校教授)は長男。

【著書】流行牛病予防説(明6)、箋註格致蒙求巻1、2(明7、8)、病者須知(明13) **【訳書】**牛痘新書(ニューマン 明7)、耳科提綱(クロッス 明9)、化学新書(羅斯古)全4冊(ロスコー 明9～10) **【随筆】**舟車日乗(明31)

柏原長弘　かしわばら・ながひろ

明治20(1887)～昭和39(1964)年(76歳)、香川

【産婦人科】 大正2年11月京都帝大卒。産婦人科入局(高山尚平教授)・助手、5年5月岐阜県立病院部長、6年5月京都帝大講師、10年5月助教授、11年6月大阪回生病院婦人科部長、欧米視察(昭和2年2月～9月)、9年1月柏原病院開設・院長。▽昭和25年4月日本産科婦人科学会共同調査(人工妊娠中絶法)報告者を務めた。

【著書】婦人の健康(述、児童教養叢書 大13)、結婚医学(昭4)、看護と療養 凡ゆる病気の家庭大宝典診断・予防・手当一切の秘訣最新医学(昭24)

春日忠善　かすが・ただよし

明治39(1906)～平成元(1989)年(82歳)、長野

【細菌学】 昭和8年慶大卒、細菌学入室(草間良男教授)・助手、9年7月満鉄総局ペスト調査所長、12(康徳4)年12月満州国民生部防疫官ペスト調査所長、13(康徳5)年3月大連衛生研究所、戦後ソ連軍の要請により残留、24年10月帰国、24年12月北里研嘱託、部長(25年9月～46年11月)、副所長(35年12月～38年12月)、兼北里大薬学部教授(微生物学 37年4月～50年3月)。▽満州時代、ペスト対策に励み、北里研では、細菌学研究のかたわら、コレラ、百日咳、ジフテリアなどのワクチン製造を担当した。▽昭和29年浅川賞(百日咳菌に関する研究)、44年保健文化賞(百日咳菌の免疫学的研究に貢献)、49年野口英世記念医学賞(ペスト生菌ワクチンと疫学の研究)

【著書】日本のペスト流行史(昭62)、研究回想録(昭63)

春日豊和　かすが・とよかず

大正8(1919)～昭和51(1976)年(56歳)、神奈川

【内科、小児科】 昭和19年日医大卒。海軍軍医(大湊海軍病院勤務)、戦後、日医大生化学、整形外科に在籍、内原病院、菊地病院内科勤務の後、30年新宿区山吹町にて開業。▽戸塚1期生(明治22年築地に設立された海軍医学校は、昭和19年7月増員に備えて戸塚海軍病院に分校を設置した)。昭和38年2月、実地医家のための会(会長 永井友二郎)を設立した。▽春日雅人(内科、神戸大教授)は長男。

【著書】外来の詩(昭50)、続(昭51) **【共編】**カゼ(昭42)、急患としての心臓病(昭45)、心臓病診断のポイント(昭47) **【共訳】**病人と病気(ゴールドバーガー 昭43)

加瀬正夫　かせ・まさお

大正3(1914)～昭和63(1988)年(74歳)、東京

【内科】 昭和16年東京帝大卒。海軍軍医［20年(軍医少佐)］、23年関東逓信病院内科、28年第3内科部長、44年4月伊豆逓信病院長兼第3内科部長、46年7月関東逓信病院副院長兼第3内科部長、9月腎臓内科部長、兼獨協医大教授(49年4月～50年3月)、55年10月退職(病気)。

【著書】頭痛を診るコツ(昭51)、問診・視診のコツ(昭

51）【編著】神経疾患のみかた（昭39）【共編】微症状（昭44）、パーキンソン病（昭53）、脳卒中の臨床（昭54）

加瀬佳年　かせ・よしとし

大正6（1917）～平成15（2003）年（85歳）、福岡

【薬理学】　昭和16年熊本薬専卒、18年9月熊本医大卒。日本製鉄勤務、20年10月熊本医大助手、24年8月熊本大助教授（薬学部薬物学　加来天民教授）兼熊本薬専教授、米国留学（31年8月～32年8月　ユタ州立大）、36年4月教授、薬学部長（51年6月～57年4月）、57年4月停年退官。退官後、城南病院精神科医師、サントリー生物医学研究所顧問。▽鎮咳薬の研究で知られ、加瀬法と呼ばれる効力検定法を考案した。昭和28年鎮咳薬「チペピジン（商品名　アスベリン）」を開発。▽昭和35年熊日社会賞（学術　新しいセキ止発見　乏しい設備克服して）

片岡八束　かたおか・やつか

明治24（1891）～昭和52（1977）年（85歳）、鹿児島

【皮膚科、泌尿器科】　大正5年京都府立医専卒。皮膚病・黴毒学入局（佐谷有吉教授、中川清教授）、10年京城医専助教授（皮膚科泌尿器科）、15年教授、附属医院長（昭和12年～15年）、戦後帰国、22年6月京都府立医大附属女子医専部教授、10月京都府立医大教授（皮膚科　～29年12月）、28年9月学長、31年2月大学院設置をめぐる教授の適格性問題から学内が紛糾、辞職。

片桐鎮夫　かたぎり・しずお

大正9（1920）～平成18（2006）年（85歳）、静岡

【内科】　昭和19年慶大卒。海軍軍医、21年内科・助手、30年北里研附属病院、西独留学（35年～36年　ヴュルツブルグ大）、38年北里大教授（衛生学部）、43年北里研附属病院臨床結核科部長、44年12月副院長、56年12月院長、57年4月北里研理事、58年4月北里大教授（薬学部臨床薬理学）、61年3月定年退職。

【共著】図解臨床生理検査の実技（昭47）

片倉　孝　かたくら・たかし

明治33（1900）～昭和33（1958）年（58歳）、宮城

【内科】　昭和6年東北帝大卒。14年片倉病院長（父業継承　～30年1月）。▽結核菌を含むマイコバクテリウム属の分離培地で、マイコバクテリウム属の窒素源としてグルタミン酸ナトリウムを含むのが特徴の岡・片倉培地を岡捨巳とともに東北大にて開発した。

片峰大助　かたみね・だいすけ

大正4（1915）～平成3（1991）年（75歳）、長崎

【寄生虫学】　昭和14年長崎医大卒。厚生技官、24年12月長崎大長崎医大助教授（風土病研究所）、24年12月（臨床部第2研究室主任）、35年1月教授（風土病研究所臨床部）、40年4月（寄生虫部門）、42年6月（熱帯医学研究所と改称）、所長（44年12月～48年11月）、56年4月停年退官。▽糸状虫症の研究において国際的に評価される業績を挙げた他、長崎県の糸状虫症の撲滅に貢献した。▽昭和29年西日本学術文化賞（北村精一と共同）

片山国嘉　かたやま・くにか

安政2（1855）～昭和6（1931）年（76歳）、遠江（静岡）

【法医学】　明治12年10月東大（旧）卒。生理学入室（チーゲルの助手として裁判医学の講義・通訳を担当）。14年12月助教授（裁判医学・衛生学担当）、独・墺留学（文部省海外留学生、17年8月～21年10月　ベルリン大、ウィーン大にて裁判医学を研修）、11月帝大教授（初代　法医学）、30年8月（精神病学兼担）兼東京府巣鴨病院医長（～34年10月）、欧米出張（39年4月～40年5月）、45年10月兼海軍軍医学校法医学教授（～大正10年4月）、大正10年9月停年退官。▽「法医学」の名称を提唱、わが国における法医学の創始者。明治35年清・韓との医学交流のため同仁会の設立を提唱。大正11年より禁酒禁煙運動を始め、没年まで尽力。▽片山国幸（整形外科、慈恵医大教授）は長男。

【著書】衛生学（明18）、法医学提綱（明23）、最新法医学講義（明41）、羅馬字之仮名式遣方（大3）、医師薬剤交付権論（大4）、禁酒誓約論（大9）、酒害予防論（大11）【伝記】法医学始祖片山国嘉（小沢舜次　昭50）

片山国幸　かたやま・くにゆき

明治17（1884）～昭和37（1962）年（77歳）、東京

【整形外科】　明治43年12月東京帝大卒。整形外科入局（田代義徳教授）、独留学（私費　43年～大正3年）、大正11年2月慈恵医大教授（初代　整形外科）、欧米出張（内務省社会局、慈善事業協会嘱託、13年5月～14年10月　身体障害者の後療法研究）、昭和19年7月退職。▽昭和初期の義手、義足の研究が学会宿題

報告「義肢と切断術」となり、その後の肩関節離断術後の片山式能動義肢の製作に発展した。骨関節結核についても研究を進めた。▽片山国嘉（法医学、帝大教授）の長男。

【著書】一般医家に必要なる整形外科（臨牀医学講座第76輯 昭12）、臨牀整形外科学（昭15）

片山 仁　かたやま・ひとし

昭和8（1933）～平成20（2008）年（75歳）、福岡

【放射線科（放射線診断学）】　昭和33年九大卒。九州厚生年金病院にて実地修練、九大放射線科入局（入江英雄教授）、35年8月助手、36年6月国立筑紫病院、37年6月九大助手、39年6月予研広島支所（広島ABCC）、米国留学（41年7月～43年7月 セントラファエル病院）、44年7月九大助手、46年5月講師、48年7月順天堂大教授（～平成11年3月）、附属順天堂医院副院長（診療部門担当 平成元年4月～6年3月）、院長（6年4月～8年3月）、8年4月学長、11年4月学長専任、12年3月退任。15年第26回日本医学会総会副会頭。

【共著】小児の胸部写真の読みかた（昭61）【共編】胸部X線写真のABC（平2）、放射線医学（平4）【監修】X線CTのABC（平9）、MRIのABC（平11）

片山良亮　かたやま・りょうすけ

明治34（1901）～昭和57（1982）年（80歳）、三重

【整形外科】　旧姓城。昭和2年慈恵医大卒。整形外科入局（片山国幸教授）・助手、5年11月講師、10年6月助教授、20年5月主任教授、第三病院長（26年8月～32年1月）、附属東京病院長（37年12月～）、41年3月定年退職。退職後、東急病院長（41年4月～56年6月）。▽片山国幸（整形外科、慈恵医大教授）は養父。

【著書】脊椎カリエス（昭23）、骨関節結核と其の治療（昭26）、結核の化学療法（昭27）、片山整形外科上・下巻（昭29）、カリエス読本（昭34）、五十肩と変形性関節症（昭40）、頸・肩・腕の痛みと外傷（昭41）、片山整形外科手術書上・下巻（昭41）

勝 正孝　かつ・まさたか

大正11（1922）～平成18（2006）年（84歳）、福岡

【内科】　昭和14年慶大卒。聖路加国際病院内科入局（橋本寛敏副院長兼内科部長）、応召［16年1月見習士官・久留米陸軍病院、17年3月（軍医少尉）・第116兵站病院病理検査部主任、フィリピン・ケソン市駐屯、9月南方第14陸軍病院（セブ市）・（軍医中尉）、21年3月復員］、21年5月慶大内科助手、川端病院出張（21年9月～22年10月）、23年4月臨床細菌研究室入室（三方一沢教授）、大学院研究奨学生（25年4月～28年3月）、28年12月内科講師、36年11月客員教授、川崎市立川崎病院副院長（宮尾啓院長）、39年9月院長、50年8月退職。56年9月国立霞ケ浦病院長、58年4月定年退官。▽勝正憲（民政党幹事長、米内内閣の逓信大臣）は実父、中川望（貴族院議員、枢密顧問官）は岳父。

【著書】内科領域における副腎皮質ステロイドの臨床（昭41）、実地医家のための膠原病治療の実際（昭42）、リウマチ・神経痛・痛風の治療相談（昭50）【自伝】竹林襍話（平3）

勝 義孝　かつ・よしたか

明治30（1897）～平成4（1992）年（94歳）、京都

【生理学】　大正8年京都府立医専卒。解剖学入室（島田吉三郎教授）、9年京都帝大第1生理入局（正路倫之助教授）、14年講師、15年8月助教授（解剖 島田吉三郎教授）、昭和3年4月教授、23年1月（生物物理化学）、学長（21年2月～28年9月）、31年2月（第2生理）、32年11月定年退職。退職後、関西医大客員教授（第2生理 36年4月～39年3月）。▽膜電位、界面現象、体液の物理化学に関する広汎な研究を精力的に行った。▽学長としては、敗戦直後の困難な時期に当たり、過激な労働運動、学生の教授会乱入事件と、その訴訟問題などに対応し、その間基礎1号館の建設と記念講堂の建設、さらには創立80周年行事などを行った。

勝木司馬之助　かつき・しばのすけ

明治40（1907）～平成5（1993）年（85歳）、福岡

【内科】　昭和5年九州帝大卒。第2内科入局（武谷広教授）、10年1月助手、独留学（在外研究員、11年2月～12年2月 ゲッチンゲン大ストラウブ教授に師事）、15年9月附属臨時医専部講師、16年2月医学部助教授、19年6月附属医専部教授兼医学部助教授、23年3月国立筑紫病院副院長（厚生技官）兼医学部助教授、7月院長、25年1月熊本大教授（第1内科）、附属病院長（31年4月～）、31年12月九大教授（第2内科）、37年9月兼九州中央病院長（～40年3月）、附属病院長（43年4月～44年4月）、46年3月停年退官。退官後、九州中央病院長（46年9月～48年9月）、宮

崎医大学長(49年6月~55年6月)。▽熊本大在任中、水俣病に遭遇、「水俣地方に発生した原因不明の中枢神経疾患」に対して、昭和33年頃、「水俣病」と呼ぶことを提唱した。▽昭和43年西日本文化賞(熊本大学医学部水俣病研究班「水俣病研究」の功績)、50年武田医学賞(脳卒中の疫学的研究 福岡県久山町における追跡疫学)

【著書】最新内科処方(昭22)【編著】内分泌の中枢調節(昭40)【随筆】風と水と(昭43)、流れる(昭53)

勝木新次 かつき・しんじ

明治36(1903)~昭和61(1986)年(82歳)、石川

【衛生学(産業衛生)】 昭和2年東京帝大卒。日本労働科学研究所入所(暉峻義等所長)、16年10月(大日本産業報国会に統合され大日本産業報国会労働科学研究所となる)、20年9月(大日本産業報国会解散、労研解散)、11月「財団法人労働科学研究所(労研)再建」、24年2月所長、25年1月(GHQの命令により労働医学心理学研究所と改名)、26年6月所長辞任、副所長、27年7月労働科学研究所に戻る、32年9月所長、37年8月所長退任。退任後、明治生命厚生事業団体力研究所長(37年~53年)。▽勝木保次(生理学、東京医歯大学長)の兄。

【著書】産業衛生学的測定法(昭14)、産業保健管理(昭17)、産業衛生(昭23)、衛生学(昭27)、オフィスの疲労と健康(昭29)、労働科学読本(昭39)、中高年齢者の体力と労働(昭51)【共著】はきものの科学(昭23)【共編】日本の労働科学(昭25)

香月秀雄 かつき・ひでお

大正5(1916)~平成4(1992)年(75歳)、東京

【外科】 昭和16年千葉医大卒。第1外科入局(河合直次教授)、兵役を経て、23年助手、講師(第1外科)、34年4月(肺癌研究施設専任)、36年助教授、37年8月教授(~51年7月)、51年8月学長、57年6月退官。退官後、放送大学長(初代 58年4月~平成元年4月)、喫煙科学研究財団理事長(初代 昭和61年4月~)、在職中、平成4年8月逝去。▽国立大学協会副会長、大学設置審議会委員などを務め、共通1次試験実施に尽力した。

【編著】人間の病気(昭63)

勝木保次 かつき・やすじ

明治38(1905)~平成6(1994)年(88歳)、石川

【生理学(聴覚生理学)】 昭和6年東京帝大卒。耳鼻咽喉科入局(増田胤次教授)の後、9年生理学入室(橋田邦彦教授)。応召(13年~19年)、24年4月東京医歯大教授(第1生理)、米留学(戦後第1回在外研究員、27年 マサチューセッツ工大、カリフォルニア大)、医学部長(39年7月~42年6月)、ハワイ大感覚科学研究所にて共同研究(42年~44年)、46年3月停年退官。退官後、鶴見大教授(46年4月~)、東京医歯大学長(49年9月~52年7月)、国立生物科学総合研究機構長(52年8月~56年4月)。▽聴覚機構に関する権威者。太平洋戦争中、軍医として華南・北満・南方(マレー、ビルマ)に従軍中も魚を使って音を感知する側線器の研究を続け、「音の高低は間脳で、音色は大脳で感知する」と結論づけ、「音は耳で分析して脳で聞く」という19世紀以来の学説を覆した。また、魚類の側線器の研究から、聴覚器と味覚器は進化的に起源が同じであることを解明した。▽昭和37年朝日賞(文化賞部門 聴覚の神経機序の研究)、38年学士院賞(聴覚機構の研究)、47年学士院会員、48年文化勲章(生理学に対する貢献)、54年スウェーデン北極星賞、63年小松市名誉市民 ▽勝木新次(労働衛生学、労研所長)の弟。

【著書】声ときこえ(昭24)、聴覚生理学への道(昭42)

【編著】中枢神経系制御第1~第3(情報科学講座B・8・1~3 昭43~46)

勝田甫 かつた・はじむ

大正7(1918)~昭和56(1981)年(63歳)、静岡

【組織培養学】 昭和18年9月東京帝大卒。病理入室、海軍軍医(駆逐艦乗務)、病理復帰、25年4月伝研入所、助手を経て、36年8月助教授、41年1月教授(癌細胞学研究部)、53年3月停年退官。退官後、獨協医大客員教授(組織培養センター 53年9月~)、在職中、56年3月逝去。▽わが国における組織培養の開拓者。▽昭和10年富士山頂からスキーで初滑降の記録がある。

【著書】積雪季登山(昭18)、組織培養法(昭30)【追悼】濫觴 勝田甫教授退官記念文集(昭57)【伝記】癌細胞を撮る 勝田甫と組織培養(山田喬、高岡聡子編 昭58)

勝沼精蔵 かつぬま・せいぞう

明治19(1886)~昭和38(1963)年(77歳)、兵庫

【内科(血液病学)】 明治44年12月東京帝大卒。45

年1月第1内科入局(三浦謹之助教授)・副手、大正2年7月病理学・勤務、3年2月助手、パリ講和会議特使随員(三浦教授に随行 8年1月～8月)、8年11月愛知県立医専教授、兼県立愛知病院内科第1部長(9年10月～12年4月)、臨床検査部長(11年4月～12年7月)、12年4月愛知医大教授、欧米各国出張(12年5月～14年5月)、昭和6年5月名古屋医大教授(第1内科)、14年4月名古屋帝大教授、附属医院長(14年4月～21年2月)、16年1月兼航空医学第1講座、航空医学研究所員(18年10月～20年12月)、兼環境医学研究所長(21年5月～24年7月)、国立名古屋病院長(22年10月～24年8月)、名大学長(24年7月～34年7月)。▽名大創設・整備の功労者。血液学、航空医学、神経病学、腫瘍学などに業績を残した。「脳波」の用語を提唱。血液学では国際血液学会長を務め、日本血液学会(昭和13年)、日本航空医学会(18年)、日本老年医学会(34年)、日本網内系学会(36年)等の創設に尽力。名大豊田講堂に胸像が置かれている。▽西園寺公望(パリ講和会議日本全権)の主治医、皇室の医学顧問(昭和26年6月～38年5月)を務めた。クラシック音楽を好み、欧州を旅行するとレコードを買い求め、その数4 6 3枚、逝去後の55年遺族から中部工大図書館に寄贈された。▽大正15年学士院賞(オキシダーゼの組織学的研究)、昭和22年学士院会員、42年第17回日本医学会総会会頭、54年文化勲章(血液学および航空医学に対する貢献)、57年西独フライブルグ大より名誉博士号 ▽勝沼晴雄(公衆衛生学、東大教授)は長男。

【著書】Intrazelluläre Oxydation und Indophenolblau-synthese(1924) **【自伝】**桂堂夜話 邂逅と郷愁(昭30) **【伝記】**勝沼精蔵先生の家系(宇留野勝弥 昭41)、乱世三代の夢(三輪和雄 平3)

勝沼晴雄 かつぬま・はるお

大正5(1916)～昭和60(1985)年(68歳)、東京

【衛生学】 昭和16年3月東京帝大卒。病理学入室、7月海軍軍医(グアム、トラック島、横須賀航空技術廠、操縦士)、24年公衆衛生入室(石川知福教授)、米国留学(27年から1年半 ピッツバーグ大)、30年11月助教授、34年4月東大教授、51年4月停年退官。退官後、杏林大教授(衛生学 51年4月～)、医学部長・副学長(53年4月～58年3月)、国立公害研究所副所長(58年5月～)、在職中、60年3月逝去。▽勝沼精蔵(内科、名大学長)の長男。

【著書】あなたの職場と健康(昭35) **【共著】**煙霧の文明(昭38)、環境衛生管理(昭39) **【共編】**成人病管理(昭36)、人類生態学ノート(昭45) **【監訳】**高齢化の科学 その心理と生活(ブロムレー 昭51)

勝沼六郎 かつぬま・ろくろう

明治31(1898)～平成元(1989)年(91歳)、静岡

【内科】 昭和2年長崎医大卒。助手、台湾総督府技師、愛知・西尾病院長、8年12月名古屋帝大講師、9年3月欧米出張、13年9月勝沼病院長、22年4月国療大府荘長、41年4月国療中部病院長、44年7月定年退官。▽勝沼信彦(生化学、徳島大教授)は長男、勝沼恒彦(生化学、東海大教授)は次男。

勝又 正 かつまた・ただし

明治35(1902)～昭和57(1982)年(80歳)、宮城

【解剖学】 大正15年東北帝大卒。第1解剖入室(布施現之助教授)・助手、昭和4年助教授、日医大助教授、10年日医大教授、21年3月辞職、日本歯科医専教授、21年11月横浜市立医専講師、23年4月教授、25年9月横浜医大教授、27年4月横市大教授、30年4月(第1解剖)、医学部長(35年12月～37年11月、40年4月～42年3月)。退官後、福島県立医大学長(42年5月～43年4月)。

【共著】人体顕微解剖図説(昭19) **【共編】**頸部・胸部(人体解剖図譜第3巻1 昭35)

勝俣 稔 かつまた・みのる

明治24(1891)～昭和44(1969)年(77歳)、長野

【厚生行政】 大正8年12月東京帝大卒、9年1月慶大病理細菌学入室・助手、12年内務省衛生局勤務、13年5月兼農商務省特許局技師、特許局審査官、13年12月兼内務省保健課、昭和11年8月内務省衛生局防疫課長、11月兼伝研技師、13年1月厚生省予防局予防課長、14年4月結核課長、12月公衆衛生院講師、16年7月兼厚生科学研究所技師、17年6月予防局長、18年12月日本医療団医療局長、20年12月厚生省臨時防疫局長、21年1月衛生局長、11月退官。退官後、結核予防会副会長、理事長、衆議院議員(長野2区、自民党、当選1回 27年10月～28年3月)、参議院議員(全国区、自民党、当選1回 31年7月～37年7月)、日本公衆衛生協会長(35年～44年)を歴任。▽近代公衆衛生の父と称される。厚生省結核課長当時、結核予防会創設に尽力。また、医療の国家統制を目的とした日本医療団の医療局長に就任。戦後の混乱期、衛生局の拡充、医務局、予防局、公衆保健局の新設

に力を注ぎ、各局長に技官を充当することに努めた。**【追悼】**近代公衆衛生の父勝俣稔(昭45)

桂 英輔　かつら・えいすけ

明治45(1912)～平成13(2001)年(88歳)、京都

【内科】 昭和11年京都帝大卒。第1内科入局(辻寛治教授、井上硬教授)、応召(12年8月～16年4月 中国大陸、16年10月～18年10月 比島)、24年5月助教授(栄養治療室主任)、43年1月教授(初代 老年医学)、50年4月停年退官。退官後、小倉記念病院長(50年9月～56年4月)、医仁会武田病院長(61年10月～平成3年4月)。

【著書】病態栄養学総論(病態栄養学双書1 昭46) **【共著】**食事療法(昭52) **【共編】**ビタミン研究(昭50)

桂 重次　かつら・しげつぐ

明治32(1899)～昭和45(1970)年(70歳)、新潟

【外科】 大正13年東北帝大卒。第2外科入局(関口蕃樹教授)、助手を経て昭和4年2月講師、9年4月助教授、独・英・米留学(在外研究員、11年3月～13年6月 脳外科研究)、13年7月金沢医大教授(第1外科)、16年3月東北帝大教授(第2外科)、38年停年退官。退官後、岩手県立中央病院長(40年～)、兼岩手県成人病センター所長(44年～)、在職中、45年7月逝去。▽北陸地方では初めての脳外科手術を実施した。また、昭和36年には、日本外科学会長として保険医療費の改善に関する要望書を池田勇人首相、古井喜実厚相、荒木万寿夫文相、衆参両院社会労働委員宛提出している。▽桂重鴻(内科、新潟大教授)の弟。

【著書】青年医のための外科治療学提要(昭40) **【共著】**食道癌の手術(図解手術叢書 昭30) **【共監】**新外科各論上・下巻(昭33、34)

桂 重鴻　かつら・しげひろ

明治28(1895)～平成元(1989)年(94歳)、新潟

【内科】 大正9年東北帝大卒。第1内科入局(熊谷岱蔵教授)、助手、独留学(在外研究員、大正15年6月～昭和3年10月 内科学研究)、昭和4年2月助教授、13年2月台北帝大教授(第2内科)、戦後、留用され、20年11月中華民国国立台湾大学医学院教授、21年12月引揚、22年4月熊本医大教授(第1内科)、24年3月新潟医大(第2内科)、24年5月新潟大教授、35年3月停年退官。退官後、岩手県立中央病院長(35年4月～40年6月)、総持寺鶴見総合病院長(40年7月～46年12月)。▽結核、赤痢、恙虫病などについて研究。ロジン酸、ヒノキチオールを用いた肺結核、化膿性腐敗性肺疾患の化学療法の試みで知られる。▽桂重次(外科、東北大教授)の兄。

【自伝】遍歴(昭35)、続(昭46)、続々(昭59)

桂 戴作　かつら・たいさく

大正8(1919)～平成19(2007)年(88歳)、福岡

【心療内科、心身医学】 昭和17年東京医歯専歯学部卒。27年東京医歯大微生物学入室(相沢憲教授)、29年東京医歯大専修科修了、32年日大卒。実地修練、第1内科入局(比企能達教授)、43年助手(萩原忠文教授)、49年講師、54年日大板橋病院心療内科科長、56年助教授、59年教授、61年退職。退職後、豊島中央病院心療内科部長、LCCストレス医学研究所長。▽わが国における心身医学の開拓者。九大、東大、東北大に次ぐわが国4番目(私学では最初)の心療内科を日大に開設。63年第1回日本心理医療諸学会連合会長、平成8年日本心療内科学会設立・理事長。

【著書】さらばネクラ病 サラリーマン心療内科(イルカの本 昭59)、結婚生活症候群 心療内科からの幸せの処方箋(平5) **【編著】**ストレスから守る心と体の健康 情報化社会を生きぬく安心学(昭59)、心身症ハンドブック(平7) **【共編】**気管支喘息の心身医療 気管支喘息患者の心身両面に対応するために(平9)

桂 秀馬　かつら・ひでま

万延2(1861)～明治44(1911)年(50歳)、越後(新潟)

【外科】 明治19年帝大卒。助手(スクリバに師事)、21年第一高等中学校教諭、22年宮内省侍医、独留学(宮内省派遣、31年3月～33年 ベルリン大)、侍医寮主事。▽『外科総論』『外科手術学』は、当時の学生、医家の指針として広く用いられた。

【著書】外科講話(家庭衛生講話 明41) **【編書】**外科総論(明24)、外科手術学(明31)

桂田富士郎　かつらだ・ふじろう

慶応3(1867)～昭和21(1946)年(78歳)、加賀(石川)

【寄生虫学】 旧姓庄田、幼名幸吉。明治20年7月石川県立金沢医学校卒。12月東京帝大医学部病理入局(三浦守治教授)・研究生、23年7月第三高等中学校医学部講師(病理学・法医学担当)、26年9月岡山医専教授(病理学)、独留学(文部省外国留学生、明治32年8月～35年2月 フライブルグ大アショフ教授に

師事）、兼京都帝大福岡医大教授（病理解剖学：38年1月〜9月）、大正元年11月休職（岡山医専校長菅之芳の上申により文部省発令）。3年11月神戸に船員病並熱帯病研究所・附属病院（摂津病院）を設立、所長兼院長。昭20年3月研究所・病院戦災のため研究資料すべて消失。郷里（大聖寺）に帰り開業、21年4月逝去。▽わが国における寄生虫学の開祖、日本住血吸虫の発見者。明治37年山梨県において猫の門脈より病原虫を発見し「日本住血吸虫」と命名した。岡山医専退職後、学生400名が復職を求めて授業をボイコットした事件がある。▽大正7年学士院賞（桂田富士郎、藤浪鑑 日本住血吸虫病の研究）

【著書】病理汎論全3巻（明27〜29）

加藤暎一　かとう・えいいち

大正13（1924）〜平成18（2006）年（82歳）、東京

【内科（内分泌・代謝学）】 昭和22年慶大卒。実地修練、内科入局、米国留学（30年〜 イエール大）、35年国立栃木病院内科部長、38年慶大講師、46年助教授、61年慶應義塾看護短大学長・教授、平成2年定年退職。

【著書】栄養生理学（昭31）、腎臓の病気（名医の診断シリーズ 昭49）、浮腫 その病態と治療（平元）**【共著】**人体の構造と働き（やさしい科学選集 昭26）、体液バランスの基礎と臨床（昭40）、腎炎診療の要点（金原医学新書40 昭52）、腎炎、ネフローゼの食事療法（新・食事療法シリーズ9 平8）**【共編】**負荷試験（昭47）**【監修】**腎臓病とつき合う 食事療法から人工透析まで（昭61）

加藤勝治　かとう・かつじ

明治18（1885）〜昭和36（1961）年（75歳）、大阪

【小児科、血液学】 中学卒後、明治37年6月渡米、カラマゾフ・カレッジを経てシカゴ大卒後、大正12年12月ラッシュ医大卒。ロサンゼルスにて開業、昭和6年シカゴ大小児科講師、10年7月助教授、日米開戦により、第1次日米交換船にて17年7月帰国、18年日医大教授（小児科）、21年10月東京医大教授（血液学）、附属病院長（22年4月〜27年5月）、32年（第2生理）、在職中、36年8月逝去。▽戦後、血液銀行視察のため再渡米（昭和24年9月〜25年2月）、26年3月東京医大血液銀行を開設・所長、また、32年3月日本血液銀行協会理事長に就任した。昭和35年わが国最初の本格的医学英和大辞典を編集・刊行した。

【著書】米国大学と日本学生（初期在北米日本人の記録北米編第93冊 大7）、新産児出血症と其対策（昭20）、血液学研究法（昭23）、新臨床血液学（昭24）、輸血学（昭26）、血液銀行（昭28）、臨床血液学図譜〔第1〕赤血球系（昭30）、〔第2〕白血球（昭33）**【編著】**医学英和大辞典（昭35）

加藤寛二郎　かとう・かんじろう

明治16（1883）〜昭和35（1960）年（76歳）、長野

【衛生学、法医学】 明治35年日本医専卒。地方県立病院、市立病院勤務を経て、警視庁衛生部医務課長、東京府保健課長を歴任。

【著書】救急療法（述 昭4）**【共著】**殺人と性的犯罪（近代犯罪科学全集第11篇 昭5）

加藤金吉　かとう・きんきち

明治44（1911）〜昭和62（1987）年（75歳）、愛知

【眼科】 昭和12年東京帝大卒。眼科入局（石原忍教授）、16年7月同仁会北京診療班眼科医長、戦後、留用され、20年10月北京市立第3病院眼科主治医師、21年12月辞任帰国、22年3月聖ヨゼフ病院眼科医長、23年9月東京女子医専教授、26年2月東京女子医大教授、49年3月定年退職。

【著書】色盲（昭25）、色覚及びその異常（昭30）

加藤謙　かとう・けん

大正3（1914）〜昭和59（1984）年（70歳）、東京

【眼科】 昭和13年慶大卒。眼科入局（菅沼定男教授）・助手、応召（陸軍軍医 13年〜22年）、眼科復帰、27年10月日本鋼管川崎病院眼科部長、31年10月慶大助教授（植村操教授）、38年6月日大教授（駿河台病院）、48年2月主任教授（板橋病院）、55年3月定年退職。

【著書】回想の慶應義塾（昭59）**【共著】**高血圧とその眼底（昭34）、眼科必携（昭42）、眼底図譜（昭47）**【共編】**あすへの眼科展望 1971〜1977（昭47〜51）

加藤元一　かとう・げんいち

明治23（1890）〜昭和54（1979）年（89歳）、岡山

【生理学】 大正5年京都帝大卒。第2生理入局（石川日出鶴丸教授）、7年12月慶大教授（初代 生理学）、医専部長（昭和19年3月〜27年3月）、35年3月定年退職。▽「神経の不減衰伝導学説」を大正12年に提唱、国内では恩師石川日出鶴丸京都帝大教授をはじ

めとする「減衰伝導学説」論者と大論争となったが、15（1926）年ストックホルムで開催された第12回万国生理学会で認められた。また、動物の1本の神経線維と筋線維の生体摘出に成功、以後の生理学の発展に寄与した。微細生理学の開拓者として評価されている。▽昭和2年学士院賞（神経における不減衰伝導に関する研究）、40年第23回国際生理科学会議を主宰、41年日医最高優功賞（基礎医学推進功労者）、51年学士院会員

【著書】生理学上・下巻（大12～14）、参考生理衛生学（昭4）、日常生活の生理学（昭7）、世界著名の生理学者の業績と略伝（昭12）、Microphysiology of Nerve（1934／昭9）**【共著】**人体の構造と働き（昭32）**【自伝】**科学者の歩める道 不減衰学説から単一神経繊維まで（昭32）

加藤三郎 かとう・さぶろう

明治19（1886）～昭和46（1971）年（85歳）、長野

【内科、牧師】 明治36年4月私立東京医学校入学（～39年4月）、37年4月医術開業試験前期試験及第、38年10月後期学説試験及第、39年10月後期実地試験及第、12月医師免許取得。順天堂医院、40年9月長野県諏訪郡立高島病院、43年12月内務省伝研研究嘱託（北里柴三郎所長 細菌学、特にペスト菌の研究に従事、ツベルクリンの製造にも関与した）、大正3年6月東京市新宿区大久保にて開業、5年11月下関市立高尾病院長兼細菌検査所長、7年10月東京にて再開業、米欧視察（11年10月～12年12月 各地の研究所訪問、ロックフェラー研究所野口英世の指導も受けた）、13年1月東京市衛生課、5月中野療養所、昭和6年東京市大塚健康相談所長（初代）、7年東京市立中野療養所（結核社会事業）、7年12月聖十字軍開設（～9年）。▽昭和4年2月聖十字軍を浄風園と改称、浄風園病院を開設、8年4月看護婦養成所を開始、14年11月浄風園病院を財団法人化、27年4月浄風園を社会福祉法人に変更。▽明治40年2月海老名弾正牧師から洗礼を受け、聖十字軍開設以来、教会活動を続けていたが、昭和17年5月日本基督教団浄風伝道所の認可、21年7月日本基督教団教師按手礼を受け、24年12月日本基督教団浄風教会の登記完了、正式の牧師となった。

【著書】浄風叢書（恩寵篇、医療篇、随筆篇 昭25）**【追悼】**浄風（昭47）

加藤寿一 かとう・じゅいち

大正9（1920）～昭和51（1976）年（55歳）、北海道

【小児科】 昭和19年北海道帝大卒。小児科入局（永井一夫教授）、26年札幌医大助教授（南浦邦夫教授）、42年7月岐阜大教授、在任中、51年3月逝去。

【著書】臨床小児科学（昭44）、育児学と小児病学（昭45）、小児科領域における医原性疾患（昭46）、臨床小児科ハンドブック（昭47）

加藤周一 かとう・しゅういち

大正8（1919）～平成20（2008）年（89歳）、東京

【内科、文芸評論家】 昭和18年東京帝大卒。第2内科入局（佐々貫之教授）、20年8月を長野県上田（内科の疎開先 結核療養所）で迎え、戦後、東京帝大医学部と米軍医団共同の原子爆弾合同調査団の一員として広島に赴いた。血液学専攻、仏留学（仏政府半給費留学生、26年～30年 ソルボンヌ大、パストゥール研究所）。▽昭和33年医業廃業、評論、創作活動に専念。カナダ・ブリティッシュコロンビア大客員教授（35年～44年）、イェール大客員講師（49年～51年）、上智大教授（51年～59年）、東京都立中央図書館長（63年～平成6年）。▽文化芸術から時事問題まで幅広く論じた日本の戦後を代表する知識人。昭和55年、日本の文学・思想・美術の歴史を世界的視野から見つめた労作『日本文学史序説』は大佛次郎賞を受賞、英語、仏語、伊語などにも翻訳された。また、平凡社『大百科事典』編集長を務めた。平成16年には護憲の立場から「九条の会」の呼びかけ人になった。▽昭和55年大佛次郎賞（日本文学史序説）、平成5年仏芸術文化勲章オフィシエ章、6年朝日賞（戦後続けてきた旺盛な評論と創作活動）、12年レジオン・ドヌール勲章オフィシエ章

【著書】道化師の朝の歌（方舟叢書 昭23）、現代フランス文学論第1（昭23）、ある晴れた日に（昭25）、文学とは何か（角川新書 昭25）、美しい日本（昭26）、抵抗の文学（岩波新書 昭26）、現代詩人論（アテネ文庫 昭26）、雑種文化（昭31）、日本文学史序説上（昭50）、下（昭55）、加藤周一著作集全24巻（昭53～平9）、富永仲基異聞 消えた版木（平10）、私にとっての20世紀 付最後のメッセージ（平21）、加藤周一自選集全10巻（鷲巣力編 平21～22）**【共著】**1946文学的考察（昭22）**【詩集】**マチネ・ポエティク詩集（昭23）**【自伝】**羊の歌 わが回想正・続（岩波新書 昭43）

加藤信一 かとう・しんいち

明治40（1907）～平成元（1989）年（81歳）、福井

【解剖学】 昭和7年慶大卒。解剖学入室(岡島敬治教授)、9年4月講師、12年3月助教授、17年8月日大専門部歯科教授、19年4月助教授兼専門部、22年6月日大教授(歯学部予科)、43年4月日大松戸歯科大教授、51年4月日大松戸歯学部教授、52年3月定年退職。

【著書】ラテン語・ギリシャ語教本(昭24)、医学・歯学ラテン語教本(昭47)

加藤静一 かとう・せいいち

明治43(1910)~昭和62(1987)年(77歳)、岐阜

【眼科】 昭和10年東京帝大卒。眼科入局(石原忍教授)、13年7月同仁会太原診療班員、15年12月東京帝大眼科、18年4月樺太医専教授、戦後、21年6月松本医専教授、22年2月松本医大教授、24年6月信州大教授、附属病院長(33年7月~36年12月)、医学部長・附属順応医学研究施設長(41年9月~44年5月)、48年11月信州大学長、56年11月退任。退任後、江戸川女子短大学長(60年4月~)、在職中、62年12月逝去。▽世界初のエスペラント語の眼科教科書を出版した。

【著書】小天地(昭45)、十年経たるか(昭56)

加藤清治 かとう・せいじ

明治8(1875)~昭和32(1957)年(81歳)、長野

【歯科】 明治43年日本歯科医学校卒。43年9月日本歯科医専助手、米国留学(45年1月ノースウェスタン大歯学部、大正3年8月卒、帰国)、日本歯科医専教授(口腔外科)、5年8月附属医院長、11年日本歯科医専校長、昭和22年6月日本歯大学長事務取扱、12月退職。▽大正10年宮内省侍医寮御用掛、昭和21年日本歯科医師会長などを歴任。

【著書】実験口腔外科学(昭11)、臨牀歯牙抜去術(昭12)、実験歯牙抜去術(昭13)

加藤照麿 かとう・てるまろ

文久3(1863)~大正14(1925)年(62歳)、江戸(東京)

【小児科】 外国語学校、東大(旧)医学部中退、独留学(私費 明治17年4月ベルリン大入学、19年4月学位取得、11月ミュンヘン大小児科・種痘科助手、次いでウィーン大に学び、ベルリン大に帰り、1年間研究、ロンドン、パリを経て21年11月帰国)、21年12月宮内省侍医(摂政宮、秩父、高松、澄宮に小児科医として出仕)、大正13年5月辞職。14年5月貴族院議員(男爵議員)、9月逝去。▽加藤弘之(官僚、東大初代綜理、帝国学士院長)の長男。古川緑波(喜劇役者)は6男。

【著書】通俗育児衛生と小児病手当(明41)

加藤伝三郎 かとう・でんさぶろう

明治24(1891)~昭和49(1974)年(82歳)、北海道

【内科】 大正5年東京帝大卒。第2内科入局(入沢達吉教授)、墺留学(私費)、14年東京にて開業、昭和3年三菱嘱託、ロンドンにて開業、セント・トーマス病院、16年3月第二次大戦勃発のため帰国。戦後、27年11月東京厚生年金病院内科部長兼副院長(~33年9月)、34年3月退職。退職後、日本歯大教授(内科)、東京・海上ビル診療所長。

【編著】模範家庭医学(昭3)

加藤享 かとう・とおる

明治8(1875)~昭和11(1936)年(61歳)、大阪

【耳鼻咽喉科】 明治36年12月東京帝大卒。37年1月大阪府立高等医学校助手(外科)、3月東京帝大耳鼻咽喉科入局(岡田和一郎教授)、39年4月大阪府立医学校教諭(耳鼻咽喉科)、欧州留学(大阪府派遣、43年6月~大正元年11月 ウィーン大生理クイドル教授に師事)。大正2年10月府立大阪医大教授、15年5月退職、大阪市東区にて開業。▽大正15年4月大阪市に聾口話学校を創立・校長。

加藤時次郎 かとう・ときじろう

安政5(1858)~昭和5(1930)年(72歳)、豊前(福岡)

【医師、社会運動家】 本姓吉松、旧姓加治。明治8年上京、壬申義塾、大学医学部予備校、外国語学校、警視医学校、済生学舎などで学び、16年医術開業試験及第。19年千住加藤病院を開院、独留学(私費、21年7月~23年10月 エルランゲン大にて学位取得、ブレスラウ大、ベルリン大、ウィーン大にて研学)、23年京橋区に加藤病院開設、44年実費診療所を開設、以後、各地に実費診療所、また、平民病院、平民薬局を開設した。▽独留学中、社会主義思想に触れ、社会主義研究会・社会主義協会に参加、社会運動に関心を示し、明治36年幸徳秋水・堺利彦らの平民社創設、週刊『平民新聞』の創刊を財政的に援助した。大正5年には『平民』誌を創刊している。

【著書】労働組合早わかり(大正9)、加藤時次郎選集(成田龍一編 昭56) 【訳書】万国史上篇(太古史)(ウエルテル 明18) 【共訳】自然界之応用 空気の過去、

現在及未来の研究(ヒプソン 明36) 【伝記】加藤時次郎(成田龍一 昭58)

加藤豊治郎 かとう・とよじろう

明治15(1882)~昭和42(1967)年(85歳)、三重

【内科】 明治40年12月東京帝大卒、第1内科入局(三浦謹之助教授)、43年仙台医専教授兼宮城病院神経科長、独・墺留学(大正2年2月~4年11月 フライブルグ、ウィーン在留)、4年7月東北帝大教授、5年7月(第2内科)、附属病院長(昭和15年6月~17年6月)、兼東北帝大航空医学研究所長(18年10月~19年3月)、19年3月停年退官。退官後、航空医学研究所事務取扱(19年3月~20年12月)、国立仙台病院長(21年8月~36年9月)。▽昭和35年学士院会員

【著書】高血圧の成因と其の療法(臨牀医学講座第43輯 昭11) 【共著】高周波医学(昭24) 【編著】臨床上最必要なる疾患の類症鑑別及検査法(昭12)、三浦謹之助先生(昭39) 【自伝】回想(昭36)

加藤虎之助 かとう・とらのすけ

明治38(1905)~昭和9(1934)年(29歳)、静岡

【外科、社会運動家】 昭和6年3月京都帝大卒。外科入局、洛北診療所[無産者(労働者・農民)医療施設開設者太田武夫(典礼)]非常勤医師、8月三島無産者診療所所長(初代)、応召(7年2月 豊岡聯隊、8年12月除隊)、9年1月往診の途中、虫垂炎性腹膜炎のため倒れ、大阪帝大附属病院にて手術中逝去。労農葬が行われた。

加藤英夫 かとう・ひでお

大正8(1919)~平成7(1995)年(76歳)、愛知

【小児科】 昭和18年9月東京帝大卒。12月小児科入局(栗山重信教授)、21年12月(詫摩武人教授)、22年10月大学院特別研究生、26年3月信州大助教授(高津忠夫教授、山田尚達教授)、33年7月三井厚生病院部長、米国留学(35年7月~36年6月 イリノイ大)、40年9月順天堂大教授、59年3月定年退職。退職後、国際親善総合病院長(60年1月~)、在職中、平成7年3月逝去。

【著書】ひとこと(平8) 【共編】今日の小児治療指針第1版~第6版(昭45~60)、小児科診療講座全4巻(昭50~51)、新小児科学(昭52)

加藤普佐次郎 かとう・ふさじろう

明治20(1887)~昭和43(1968)年(80歳)、愛知

【精神科】 旧姓出原。大正元年10月千葉医専卒。九州帝大法医学入室(高山正雄教授)・助手、応召(2年12月~3年2月、豊橋第15大隊・輜重輸卒)、5年9月千葉医専精神科入局(松本高三郎教授)、8年9月東京帝大精神科入局(呉秀三教授)・東京府立松沢病院医員(~14年3月)、14年4月愛知県日進村にて開業、15年9月東京府立代用精神病院戸山脳病院長、昭和3年8月開業、6年1月中野組合病院設立、14年4月明治大法学部(夜間部)入学、18年10月卒業、24年4月明治大教授(体育生理学、精神衛生学)、33年3月定年退職。退職後、講師(34年4月~40年3月)。▽精神病患者の作業療法の開拓者。作業療法にあたり患者の立場で問題点を主張、精神衛生面でも独自の発言をした。論文「精神病者ニ対スル作業治療並ビニ開放治療ノ精神病院ニ於ケル之ガ実施ノ意義及ビ方法」(神経誌25巻)は古典視されている。▽中野組合病院は産業組合法による病院で、新渡戸稲造、賀川豊彦とともに設立に奔走した。▽戦後、日本指圧学院の浪越徳治郎と協力して、指圧療法の奨励と確立に努めた。

【著書】体育理論と保健衛生(昭25)、現代精神衛生(昭34)、指圧療法原理(昭38)、精神衛生と精神分析(昭39)、精神衛生の将来(昭40) 【伝記】白天録(加藤清光 昭44)

加藤正明 かとう・まさあき

大正2(1913)~平成15(2003)年(90歳)、東京

【精神科】 昭和12年東京医専卒。東京帝大精神科入局(内村祐之教授)、16年国立下総療養所、22年国立国府台病院神経科医長、30年10月国立精神衛生研究所心理学部長、35年10月精神衛生部長、48年7月老人精神衛生部長、49年12月東京医大教授、52年3月国立精神衛生研究所長、58年1月退官。退官後、富士心身リハビリテーション研究所理事長(58年5月~)、在職中、平成15年3月逝去。▽ストレス研究、メンタルヘルス研究の第一人者。薬物乱用、アルコール障害、自殺などの社会精神医学的研究で知られた。

【著書】異性ノイローゼ 歪んだ性行動の心理診断(カッパ・ブックス 昭31)、異常心理学 精神医学による人間の把握(昭32)、愛と死について(昭33) 【編著】アルコール関連障害(精神障害 mook no.5 昭58) 【共編】異常心理学講座第1部~第5部(昭29~昭42)

加藤義夫　かとう・よしお

明治17(1884)～昭和39(1964)年(79歳)、三重

【内科】 明治42年東京帝大卒。第3内科入局(青山胤通教授、稲田龍吉教授)・大学院、大正8年10月慈恵医専教授(東京病院)、11年2月慈恵医大教授(内科)、附属東京病院長(昭和18年12月～)、附属病院長(22年11月～)、25年3月定年退職。退職後、慈恵医大第三病院長(25年8月～26年7月)。

【著書】小内科学診断学(昭6)、低血圧の臨床(昭26)、異常血圧(昭29)　**【共著】**低血圧・成人肺門リンパ腺結核(昭24)、栄養病理(昭39)

加藤鐐五郎　かとう・りょうごろう

明治16(1883)～昭和45(1970)年(87歳)、愛知

【産婦人科、政治家】 明治38年愛知医専卒。名古屋市内にて開業。大正2年名古屋市議(政友会)4回、愛知県議4回、13年5月衆議院議員(愛知県1区)、戦後、公職追放、27年10月衆議院議員(自由党、自民党)、以来38年10月引退するまで通算12回当選。この間、第5次吉田内閣の国務相、法相、33年12月衆議院議長、35年2月デモ規制法案通過に伴う混乱の責を取り辞任。▽産婦人科喜安病院を設立、理事長、院長に就任した他、椙山女子大、中京短大教授、愛知淑徳学園理事なども務めた。

【著書】蘭印は動く 現地報告(昭16)

門脇真枝　かどわき・さかえ

明治5(1872)～大正14(1925)年(53歳)、島根

【精神科】 小学校教員検定試験、神官試験合格後、上京、明治24年10月東京医学院入学、28年9月済生学舎卒。10月医術開業試験及第、東京帝大附属第一医院内科、30年7月東京帝大精神科入局(榊俶教授)・助手、8月巣鴨病院嘱託、34年10月退職、35年2月王子脳病院長(～11月)、36年9月巣鴨・東京精神病院(39年10月保養院と改称)院長(～大正7年11月)、結核にて病臥、9年1月横浜脳病院顧問医、10年9月院長(～12年12月)、関東大震災のため、島根に帰り開業、14年、患者の丹毒に感染して逝去。▽日本の憑きものの代表である「狐つき」の研究者。明治26年頃、巣鴨病院入院中の患者で狐つき症状を呈する113例を集めて多角的に分析し、『狐憑病新論』を35年に刊行した。

【著書】狐憑病新論(明35)、精神病看護学(明35 わが国最初の精神病看護学書)、精神病学(医学新書 明35)、安眠法(大5)　**【伝記】**門脇真枝(上村安一郎 臨床精神医学10巻3号、昭56)

金井泉　かない・いずみ

明治29(1896)～平成4(1992)年(96歳)、長野

【海軍軍医(内科)】 大正7年新潟医専卒(海軍依託学生)、軍医学校教官を経て、昭和20年2月軍医学校教頭、3月戸塚病院長、4月戸塚衛生学校長、9月軍令部出仕、10月横須賀海軍病院長兼横須賀鎮守府軍医長、11月予備役。12月国立久里浜病院長、21年5月退官(軍歴のため公職追放)。松本市にて開業。▽昭和44年日医最高優功賞(開業医師であって学術的貢献著しい功労者)

【著書】臨床検査法提要[昭16 長男金井正光(信州大教授)によって改訂が行われている]、生物学的臨床診断学(昭16)

金井章次　かない・しょうじ

明治19(1886)～昭和42(1967)年(81歳)、長野

【衛生学、植民地行政】 大正元年東京帝大卒。2年1月第2病理入室(山極勝三郎教授)、3年1月内務省伝研(北里柴三郎所長)入所、10月伝研の文部省移管に伴い11月辞職、北里研に移籍、8年6月副部長、9年英国留学(ロンドン大リスター研究所)、11年国際連盟(ジュネーブ)保健部部員、12年5月慶大教授(細菌学 ～13年3月)、13年5月満鉄地方部衛生課長、14年満鉄衛生研究所初代所長、昭和3年満州青年連盟顧問、理事長、遼寧省治安維持会最高顧問、満州国建国(昭和7年)後は、濱江省総務庁長、間島省長、12年蒙古連合自治政府最高顧問(～16年12月)。▽「満州建国の父」と評価された。

【著書】満蒙行政瑣談(昭18)、社会不安の考察(昭23)、金井章次博士著作集(平3)　**【共編】**臨牀実験微生物学(大6)　**【伝記】**金井章次(長木大三『北里柴三郎とその一門』、平元)

金杉英五郎　かなすぎ・えいごろう

慶応元(1865)～昭和17(1942)年(76歳)、下総(千葉)

【耳鼻咽喉科】 明治20年1月帝大別課卒。第1内科入局(佐々木政吉教授)、独留学(私費、21年11月～25年4月 ヴュルツブルグ大で病理学をリンドフライシュ教授、耳科学をキルヒナー教授、鼻咽喉科をザイフェルト教授、エルランゲン大学にて生理学をローゼンタール教授、内科学をストリュンペル教授、鼻咽喉科学をキーゼルバッハ教授に学び学位取得、

ベルリン大学で耳科学をルーツェ教授、喉頭科学をクラウゼ教授、フレンケル教授に学び帰国)、25年5月東京病院にて耳鼻咽喉科診療開始、9月より東京慈恵医院医学校で耳科学、鼻咽喉科学の講義開始、12月東京耳鼻咽喉科医院を開設、大正10年10月東京慈恵会医大学長(初代)、在任中、昭和17年1月逝去。▽わが国における耳鼻咽喉科の開祖。明治25年当時、欧州では耳科、鼻咽喉科として診療されていたが、まとめて「耳鼻咽喉科」の診療科目を提唱した。岡田和三郎(東京帝大教授)とともに、耳鼻咽喉科学界の実力者であった。明治26年2月東京耳鼻咽喉科会を結成、会頭に就任。衆議院議員(東京市選出、正交倶楽部、当選1回 大正6年4月～9年2月)、貴族院議員(勅選 11年2月～昭和17年1月)としても活躍した。

【著書】耳科学上・下(明26、27)、鼻科学(明28)、脳力と勉強(最新衛生叢書第6編 明45)、婦人の使命(大5)、赤穂事件の検討(昭9)【伝記】極到余音 伝記・金杉英五郎(西山信光編 昭10)

金関丈夫 かなぜき・たけお

明治30(1897)～昭和58(1983)年(86歳)、香川

【解剖学、人類学、考古学】大正12年京都帝大卒。第2解剖学入室(足立文太郎教授)、14年4月助教授、昭和9年9月台北医専教授、11年4月台北帝大教授(第2解剖)、戦後、25年1月九大教授(第2解剖)、35年3月停年退官。退官後、鳥取大教授(第2解剖 35年3月～37年3月)、37年4月山口大教授(第1解剖 37年4月～39年3月)、帝塚山大教授(39年4月～)。▽山口県土井ケ浜の弥生遺跡から、日本人として初めて弥生時代の人骨を発見し、日本人は混血民族であることを提唱した。▽昭和53年朝日賞(南島の人類学的研究の開拓と弥生時代人研究の功績)▽金関毅(解剖学、九大教授)は長男。

【著書】胡人の匂い(昭18)、日本民族の起源(昭51)、南方文化誌(昭52)、形質人類誌(昭53)

金森高山 かなもり・こうざん

→金森義雄(かなもり・よしお)

金森辰次郎 かなもり・たつじろう

明治元(1868)～大正元(1912)年(44歳)、越前(福井)

【病理学】明治27年7月帝大卒。第1病理入室(三浦守治教授)、32年10月東京帝大助教授、35年4月依願免官。福井・大野町にて開業。38年4月病のため静岡・舞阪町にて静養。▽明治29年1月、山極勝三郎教授に随行、ペスト研究のため台湾に赴き、30年1月帰国。▽金森虎男(口腔外科、東京帝大教授)は養嗣子。

金森虎男 かなもり・とらお

明治23(1890)～昭和32(1957)年(67歳)、福井

【口腔外科】旧姓伊藤。大正5年東京帝大卒。歯科入局(石原久教授)、7年歯科医師試験附属病院助手(島峰徹教授)、英・独・米留学(14年6月～昭和2年6月)、3年千葉医専講師、4年東京高等歯科医学校教授、9年4月東京帝大教授(歯科学)、附属病院長(24年7月～25年2月)、26年3月停年退官。退官後、札幌医大教授(口腔外科 26年6月～)、歯学部設置のため奔走中、32年11月逝去。▽金森辰次郎(病理、東京帝大助教授)の養嗣子。

【著書】子供とむし歯(昭21)【共著】金森口腔外科学(昭47)【随筆】人生百題と人百態 徹石随筆(昭24)、身辺雑記(昭30)、渡道五ケ年を顧みて(昭31)

金森義雄 かなもり・よしお

明治22(1889)～昭和53(1978)年(88歳)、和歌山

【医師、尺八家】大正3年京都帝大卒。10年和歌山市内に金森病院開設。▽尺八家(芸名 金森高山)としては、明治42年三高在学中、初代中尾都山に入門、大正元年准師範、6年師範、10年楽士、12月竹琳軒大師範。都山流の発展に寄与。▽作品に「潮風」「清姫」「星月夜」などがある。また、邦楽学理について論説を多数発表。

【分担】尺八の音律について(日本・東洋音楽論考 昭44)

金子丑之助 かねこ・うしのすけ

明治36(1903)～昭和58(1983)年(79歳)、埼玉

【解剖学】昭和3年日医大専門部卒。東京帝大解剖学入室、兼日本歯科医専教授(4年4月～6年10月)、昭和医専教授(4年11月～)、5年3月日医大講師(専任)、11年助教授、19年附属医専部教授、21年日医大教授、46年定年退職。退職後、埼玉医大教授(第1解剖 47年4月～53年4月)。▽昭和20年金子皮膚比色計を開発。

【著書】最新組織学総論(昭12)、各論(昭13)、最新解剖学図譜上巻(昭23)、組織学実習(昭26)、組織学上巻(昭27)、日本人体解剖学第1～3巻(昭31～32)

金子魁一　かねこ・かいいち

明治16(1883)～昭和28(1953)年(70歳)、宮城

【整形外科】　明治41年東京帝大卒。血清学入室(三田定則教授)の後、整形外科入局(田代義徳教授、高木憲次教授)、大正13年9月東京女子医専教授(初代整形外科)、昭和16年退職、楽山堂病院整形外科医長。▽肢体不自由児の養護学校市立光明学校の運営にも参画した。

【著書】マッサージ講義(大10)、日光浴(昭13)、整形外科マッサージ療法(昭24)　【共著】スポーツマッサージ(昭26)

金子清俊　かねこ・きよとし

昭和3(1928)～平成6(1994)年(65歳)、東京

【寄生虫学】　昭和25年麻布獣医畜産専門学校獣医学部獣医学科卒。28年東京医歯大助手(医学部寄生虫学　加納六郎教授)、50年6月愛知医大教授、平成6年3月退職、7月逝去。

【著書】寄生虫(臨床検査アトラス4　昭57)　【分担】医動物学(臨床検査講座18、第2版　昭52)　【編著】医動物学(寄生虫学)(医学生のための基礎医学問題詳解　昭62)　【共編】医動物学(平8)

金子準二　かねこ・じゅんじ

明治23(1890)～昭和54(1979)年(89歳)、岐阜

【精神科】　大正6年12月東京帝大卒。7年1月精神科入局(呉秀三教授)・東京府巣鴨病院医員、10年1月東京府立松沢病院医長、3月大阪府技師(修徳館医)、12年3月警視庁衛生技師、13年3月東洋大教授(犯罪心理学)、昭和6年4月昭和医専教授、10年7月東京府立少年鑑別所鑑別員、17年10月慈雲堂病院顧問、30年10月理事、在職中、54年8月逝去。▽熱療法(精神病患者を腸チフスに罹患させる療法)の開発者。▽昭和15年の国民優生法(断種法)の成立にあたっては植松七九郎とともに猛烈に反対した。戦後、精神衛生法制定(昭和25年)に尽力、日本精神病院協会を設立・初代理事長(昭和29年～38年)を務めた。

【著書】現代犯罪の精神病学的研究(大15)、犯罪と精神異常(昭4)、犯罪者の心理(近代犯罪全集　昭5)、女性と犯罪(コバルト叢書　昭16)、文化と犯罪の性格(昭16)、三宅鉱一博士事績(昭38)　【編著】日本精神病名目志・日本精神病俚誌・日本精神病志・日本精神病作業療法書史(昭39)、日本精神病学書史江戸以前篇・江戸篇(昭40)、日本狐憑史資料集成(昭41)、続(昭42)、日本精神医学年表(昭48)　【伝記】金子準二(田辺子男　臨床精神医学10巻7号、昭56)

金子治郎　かねこ・じろう

安政5(1858)～昭和12(1937)年(79歳)、石川

【解剖学(胎生学)】　明治7年4月金沢医学館入学、12年2月金沢医学所卒。10月金沢医学所助教心得、13年12月教諭、14年9月東京帝大助手(解剖学　田口和美教授、ディッセ博士)、18年12月大阪医学校教諭、29年8月四高教授、34年3月金沢医専教授(解剖学・組織学・胎生学)、4月(第1解剖)、独留学(文部省外国留学生、35年8月～37年10月　ハレ大解剖学教室にて胎生学の創始者ルー教授に師事)、大正12年4月金沢医大教授、13年4月停年退官。退官後、講師(解剖学)。▽わが国における胎生学の紹介者・創始者。

【著書】細胞及組織論(金子解剖学第1編　明44)、胎生論上巻(同第2編　明44)、母校の沿革(述　大15)

金子仁郎　かねこ・じろう

大正4(1915)～平成9(1997)年(82歳)、大阪

【精神科】　昭和13年大阪帝大卒。精神科入局(和田豊種教授、堀見太郎教授)、応召(14年～20年　中支、南支)、戦後、23年奈良医大講師、24年奈良医大助教授(初代)、28年兼県立橿原病院長、教授、31年8月阪大教授、附属病院長(42年3月～44年3月)、53年4月停年退官。退官後、関西労災病院長(53年～平成2年)。▽奈良県精神衛生鑑定医第1号、わが国における老年精神医学の開拓者。

【著書】老年の心理と精神医学(昭60)、病人の心理(昭61)、治るボケ治らないボケ(平5)　【分担】老人の心理(老人の精神障碍　昭31)　【共編】精神生理学(昭53)

金子嗣郎　かねこ・つぐお

昭和5(1930)～平成9(1997)年(66歳)、東京

【精神科】　昭和31年東大卒。附属病院にて実地修練、精神科入局(内村祐之教授、秋元波留夫教授)、33年4月大学院・関東労災病院、37年7月東京都立松沢病院医員、45年3月医長、49年英国留学(ロンドン大精神医学研究所)、52年8月診療部長、57年6月副院長、平成2年7月院長、6年7月定年退職。▽昭和38年11月、戦後最大の炭鉱災害となった福岡県大牟田市の三井三池鉱炭塵爆発による一酸化炭素中毒患者の診断と治療に携わった。

【著書】拘禁の病理(昭48)、精神医療 その新方向(昭54)、松沢病院外史(昭57)、妄想社会(昭58) 【訳書】脱病院化社会(イリッチ 昭54)

兼子俊男 かねこ・としお

昭和6(1931)~平成10(1998)年(67歳)、東京

【内科(内分泌・代謝学、糖尿病学)】 昭和33年東大卒。実地修練、第1内科入局(田坂定孝教授)・大学院(吉利和教授)、55年1月山口大教授(第3内科)、附属病院長(平成元年11月~5年11月)、平成6年3月停年退官。退官後、山口労災病院長(6年4月~)、在職中、10年9月逝去。

【共編】Cyclic AMP 基礎と臨床(昭50)

金子敏輔 かねこ・としすけ

明治31(1898)~昭和43(1968)年(70歳)、山口

【内科、外科】 大正13年米国ユタ州立大文理学部卒、昭和5年シカゴ・ロヨラ大卒。イリノイ州オークパーク病院内科、ジャクソンパーク病院内科、ニューヨークメディカルセンター外科、メイヨー・クリニック外科、11年2月帰国、聖バルナバ病院外科部長、13年1月開業、戦後、米国進駐軍医療アドバイザー、21年兵庫医大講師(医用英語)、神戸医大助教授、昭和40年退官。▽わが国における病院管理学の草分け的存在。

【著書】医療における人間関係(昭36)、オープンシステム病院の運営(病院管理新書 昭38)

金子なお かねこ・なお

明治9(1876)~昭和46(1971)年(95歳)、長野

【看護師】 明治30年7月有志共立東京病院看護婦教育所入学、33年5月卒。派出看護婦として、鷹司公爵邸、陸奥伯爵邸、内大臣牧野伸顕、増上寺大本山大島上人などの元に訪問した。脊椎カリエスに罹患、40年鈴木孝之助(海軍軍医総監)が麻布飯倉片町に開業した医院に勤務、44年神奈川・腰越結核療養所取締、カリエス悪化・休養、大正2年腰越八貫町に金子看護団を創設(貸別荘を借り、結核患者を収容)、8年新築、静晃園と改称、関東大震災で被害を受け閉鎖したが、後、再建、昭和19年閉園・帰郷した。戦後の24年東京養老院(藤沢)に移った。▽金子成三(蘭方医、佐久間象山の弟子)の次女。

【自伝】いのち護りて 看護の業七十年の記(昭41)

【伝記】金子なお(高橋政子『写真でみる日本近代看護の歴史』、昭59)

金子仁 かねこ・まさし

大正12(1923)~昭和62(1987)年(64歳)、千葉

【病理学】 昭和22年9月日医大卒。国立東京第一病院にて実地修練、24年5月日医大病理入局(緒方知三郎教授、木村哲二教授)、33年国立東京第一病院病理主任(大橋成一部長)、45年10月日医大助教授(老人病研究所基礎部主任)、46年3月教授、所長(57年2月~)、在職中、62年3月逝去。

【著書】組織標本(昭46)、内科疾患の臨床病理(昭50)、老人に多い病気の病理上・中・下(昭51~54)、老人のからだと心(昭58) 【随筆】病理夜話(昭49)、続(昭50)、春夏秋冬(昭60)

金子光 かねこ・みつ

大正3(1914)~平成17(2005)年(91歳)、東京

【看護師、政治家】 昭和7年女子学院卒。聖路加女専入学、10年卒。11年公衆衛生看護学科卒。4月日本メソジスト社会事業団愛敬学園保健婦、カナダ留学(ロックフェラー財団研究員として聖路加国際病院より派遣 14年8月トロント大看護部公衆衛生看護学科入学、15年6月修了、9月帰国)、東京市特別衛生地区保健館保健指導婦、17年9月厚生省人口局保健婦事業担当官(厚生技手)、健民局、23年7月医務局看護課長補佐(課長 保良せき)、米国留学(ロックフェラー財団研究員として聖路加国際病院より派遣 8月イェール大医学部公衆衛生学修士課程修了、24年8月卒・帰国)、25年6月看護課長、31年4月看護参事官、35年10月東大助教授(医学部衛生看護学科基礎看護学講座)、40年3月退官。▽昭和38年日本看護協会長、47年12月衆議院議員(東京4区、日本社会党、当選6回 ~平成2年1月)、社会党副委員長(委員長土井たか子 昭和61年~平成2年)▽厚生省在任中、保健婦助産婦看護婦法の制定に尽力した。

【著書】保健婦助産婦看護婦法の解説(昭38)、看護の将来像(昭44) 【共編】保健医療問題入門(労大新書73 昭57) 【自伝】看護の灯高くかかげて 金子光回顧録(平6) 【伝記】日本の看護使節として国際的に活躍 金子光女史(雪永政枝『看護史の人びと第2集』、昭45)

金子義晁 かねこ・よしあき

明治27(1894)~昭和41(1966)年(72歳)、新潟

【内科】大正11年東京帝大卒。病理学入室の後、昭和2年第2内科入局(呉建教授)、7年同仁会東京病院長、21年5月GHQによる同仁会解散命令により、東京病院は「同和病院」と改称、初代病院長に就任、24年3月財団法人となり、理事長・院長、在職中、41年11月逝去。【校閲】実用臨床処方集(昭19)

金子義徳 かねこ・よしのり

大正6(1917)～平成13(2001)年(84歳)、富山

【衛生学】昭和17年9月東京帝大卒。伝研入所(第2部 田宮猛雄教授)、海軍軍医[17年9月見習尉官、18年1月(軍医中尉)、19年5月(軍医大尉)、航空隊、空母勤務、21年4月復員]、21年10月伝研技官、22年3月助手、24年10月国立公衆衛生院(衛生微生物学部 染谷四郎部長)、米国出張(31年7月～32年8月ジョンズ・ホプキンズ大公衆衛生)、33年2月衛生微生物学部血清室長、38年10月兼東邦大教授(衛生学・公衆衛生学 ～12月)、39年1月東邦大教授、41年4月国立公衆衛生院衛生微生物学部長兼東邦大教授、42年7月東邦大教授(公衆衛生)、医学部長(46年1月～51年3月)、58年3月定年退職。退職後、国際協力事業団フィリピン共和国熱研における総括及び公衆衛生指導(58年5月～63年3月)。▽厚生省各種委員会委員を務めた他、専門家としてWHOの活動に参画した。【共編】予防接種(昭42)【訳書】食物中毒(ダック 昭33)【共訳】疫学 原理と方法(マクマホン、パフ 昭47)

金子廉次郎 かねこ・れんじろう

明治19(1886)～昭和20(1945)年(59歳)、新潟

【内科】明治41年京都帝大福岡医大卒。第2内科入局(中金一教授、武谷広教授)・助手、大正7年10月助教授、英・米・仏・瑞・墺・独留学(文部省外国留学生 8年11月～11年7月)、11年7月岡山医大教授(第1内科)兼附属医専部教授(～13年3月)、14年6月九州帝大教授(第2内科)、昭和15年1月病気退官。【著書】肺炎の診断と治療(臨牀医学講座第21輯 昭11)

金田弘 かねだ・ひろむ

明治39(1906)～昭和49(1974)年(68歳)、京都

【放射線科】昭和7年12月京都府立医大卒。8年6月放射線科入局(後藤五郎教授)、応召(12年7月～15年10月 北京陸軍病院、16年7月～18年3月 満州)、助手、講師、19年3月助教授、21年1月京都第一赤十字病院部長、26年4月信州大教授、33年4月京都府立医大教授、附属病院長(41年7月～43年7月)、45年3月定年退職。退職後、国立舞鶴病院長(48年4月～)、在任中、49年11月急逝。▽篩照射法の肺癌治療への応用で知られる。【共著】小放射線医学書(昭40)

金原一郎 かねはら・いちろう

明治27(1894)～昭和61(1986)年(91歳)、東京

【医書出版】大正8年東京帝大文学部卒。金原商店入社、昭和18年社長、19年8月企業統合により、金原商店より雑誌部門を分離、日本医学雑誌株式会社を創立・筆頭常務、戦後、統合各社は分離・独立、25年12月日本医学雑誌株式会社を医学書院と改称・代表取締役、26年9月社長、49年8月相談役。▽「葬式を改善する」との持論から、遺志により献体が行われ、葬儀は行われなかった。日本書籍出版協会副会長などを歴任。▽金原医籍店創業者の金原寅作の次男。【著書】父寅作の憶い出(昭33)、まむしのたわごと第1集～18集(昭39～56)

金原作輔 かねはら・さくすけ

明治25(1892)～昭和40(1965)年(72歳)、東京

【医書出版】明治43年名古屋商業学校卒。英国留学(44年～大正2年)、合名会社金原商店勤務、大正15年1月株式会社金原商店設立・社長、昭和19年7月日本医書出版社長(企業統合)、戦後、28年7月金原出版会長(改称)。▽金原医籍店創業者の金原寅作の長男。【追悼】作輔の面影(昭41)

金原四郎 かねはら・しろう

明治33(1900)～平成4(1992)年(91歳)、東京

【医書出版】大正15年京大経済学部卒。昭和19年7月企業整備令により金原商店より書籍出版部門を分離、同業5社と統合、日本医書出版を設立・筆頭常務、28年7月統合各社が分離・独立したので金原出版と変更・社長、43年9月金原商店執行役員、45年12月金原出版社主。▽昭和42年医学文化保存会を設立・理事長、医学文化資料の保存を目的とした日本医学文化館を建設した。▽昭和44年日医最高優

功賞（日本医師会刊行物出版に関する功労者）▽金原医籍店創業者の金原寅作の4男。
【著書】一諾千金 著者の思い出（平2）【編著】寅作と鑄 金原出版の草創（昭44）

金原寅作　かねはら・とらさく

天保14（1843）～明治41（1908）年（65歳）、遠江（静岡）
【医書出版】 明治2年湯島で質屋を開業、8年1月本郷金原医籍店創業。33年7月本郷貯蔵銀行設立、41年3月合名会社金原商店設立・代表者、4月逝去。▽学生の質草に医学書の原書が多かったことから医学書の知識が身につき医書店を創業したと伝えられる。独書輸入とともに、明治15年以降、ハイツマン『解剖書』（明治19年）、弘田長『児科必携』（21年）、ベルツ『内科学』（26年）などを出版した。没後は、妻金原鑄（明治2年～昭和43年）が出版業を引き継ぎ、大正15年株式会社金原商店を設立、日本医書出版を経て、昭和28年「金原出版株式会社」と改称した。▽4人の息子はそろってわが国の医書出版界で創業した。長男作輔（金原出版）、次男一郎（医学書院）、3男次郎（金原出版販売）、4男四郎（金原出版）。

金原 元　かねはら・はじめ

大正13（1924）～昭和53（1978）年（54歳）、東京
【医書出版】 昭和23年東大文学部西洋史学科卒。学術書院入社、専務取締役。25年日本雑誌株式会社と学術書院、メディカル・サービス・ステーション（販売会社）が合併して医学書院設立時に取締役、26年専務取締役、49年社長。洋書部の創設、欧文出版の拡充など、国際的視野での出版事業の拡大を推進、53年医学書院ニューヨーク設立、社長。▽逝去の際、生前からの遺志に基づき、葬儀ではなく宗教的儀式を廃した告別のつどいを行った。▽金原一郎（医学書院創業者）の長男。
【追悼】金原元 1924.1.1-1978.9.9（昭54）

金久卓也　かねひさ・たくや

大正3（1914）～平成20（2008）年（94歳）、鹿児島
【内科】 昭和13年九州帝大卒。第1内科入局（金子廉次郎教授）、33年3月助教授、34年3月鹿児島大教授（第1内科）、附属病院長（47年7月～49年7月）、55年4月停年退官。▽内科疾患の精神身体医学的側面についての研究者。
【著書】ニューヨーク滞在記（昭55）【共訳】心と肉体（ダンバー 昭26）、コーネル・メディカル・インデックス（昭48）、あるアメリカ人医学者のみた日本の医学教育（バワース 昭55）、日本における西洋医学の先駆者たち（バワース 昭63）【監訳】逆制止による心理療法（ウォルピ 昭52）

金光克己　かねみつ・かつみ

大正3（1914）～平成18（2006）年（92歳）、岡山
【厚生行政】 昭和14年岡山医大卒。細菌学入室（鈴木稔教授）・助手、軍医、21年岡山保健所、25年厚生省公衆衛生局防疫課、31年岐阜県衛生部長、36年6月厚生省公衆衛生局環境衛生部環境整備課長（初代）、37年7月保健所課長、40年4月愛知県衛生部長、43年6月環境衛生局長、45年6月退官。退官後、ビル管理教育センター理事長（45年～）、環境衛生金庫理事（50年～）、日本公衆衛生協会理事長（54年～）、日本環境整備教育センター理事長（55年～）、日本産業廃棄物処理振興センター理事長（平成元年～）、日本公衆衛生協会長（平成2年12月～6年6月）、全日本墓園協会長（平成11年～）、在職中、18年6月逝去。
【編著】保健所五十年史（昭63）

金光正次　かねみつ・まさつぐ

明治43（1910）～昭和60（1985）年（74歳）、秋田
【衛生学】 昭和10年北海道帝大卒。4月泉橋慈善病院外科入局、軍務［10年10月（短期軍医候補生）近衛第3聯隊入隊、11年4月（軍医中尉）、朝鮮平壌航空廠、12年4月満期除隊］、12年4月泉橋慈善病院に復帰、応召（12年8月～14年1月、日中戦争に従軍、山西省路安にて戦傷、除役）、14年6月東京帝大伝研嘱託、15年6月技手、17年5月熊本医大助教授（衛生学小栗一好教授）、22年4月北方結核研究所技師、24年4月北海道女子医専講師、6月教授（初代 衛生学）、25年6月札幌医大教授、51年3月定年退職。
【著書】疫学とその応用（昭41）

加野太郎　かの・たろう

明治31（1898）～昭和54（1979）年（80歳）、岐阜
【内科、衛生学】 大正12年東京帝大卒。泉橋慈善病院、15年富士瓦斯紡績小山病院医長・院長、昭和8年愛知医大第2内科（岡田清三郎教授）、10年愛知県渥美病院院長、13年7月開業（内科・小児科）、28年名古屋商大教授。▽「小山工場より観たる紡績工場の衛生状態」と題した論文は、わが国における労働衛生史上の原典と評価されている。▽昭和40年名古屋市長表彰（地域の保健衛生の向上、推進における尽

カ)、49年厚生大臣表彰(生活改善事業の功労者)

加納魁一郎　かのう・かいいちろう

明治36(1903)～昭和62(1987)年(83歳)、愛知

【皮膚科】　昭和3年愛知医大卒。皮膚泌尿器科入局(田村春吉教授)、6月助手、9年12月名古屋医大(官立移管)講師、12年12月臨時医専部教授、19年1月名古屋帝大(昇格)助教授、21年3月名古屋帝大教授、22年10月名大教授、附属病院長(32年3月～36年3月)、42年3月停年退官。

[共著]皮膚分泌異常・毛髪の疾患・爪甲の疾患・皮膚筋炎・ウェーバー・クリスチャン病(日本皮膚科全書第6巻第2冊　昭30)

加納保之　かのう・やすゆき

明治43(1910)～平成4(1992)年(81歳)、岐阜

【外科(胸部外科)】　昭和11年慶大卒。整形外科入局(前田和三郎教授)、12年12月晴嵐荘(内務省所管西野重孝荘長)、13年1月(厚生省所管)、17年9月医務課長、11月傷痍軍人村松晴嵐荘、20年12月国療村松晴嵐荘、21年慶大講師(外科)、米国出張(厚生技官として)、27年4月慶大客員教授、37年1月国療村松晴嵐荘院長、44年4月国立霞ケ浦病院長、50年9月防衛医大副校長(診療担当)・附属病院長、53年9月校長、60年3月退任。▽結核の外科療法、特に、わが国における肺切除療法の先駆者。

[訳書]肺結核症の外科治療(フォーシー　昭30)

加納六郎　かのう・ろくろう

大正9(1920)～平成12(2000)年(80歳)、東京

【医動物学】　旧姓青木。昭和20年千葉医大卒。応召(陸軍軍医中尉)にて復員」、群馬伊勢崎病院、21年慈恵医大病理(木村哲二教授)・助手、23年伝研技師、27年東京医歯大講師(衛生学)、29年東京医歯大助教授(農村厚生医学研究施設兼医動物学)、31年4月助教授(公衆衛生学)、32年1月教授、38年4月(医動物学)、医学部長(52年8月～55年7月)、60年8月学長、平成3年7月退任。▽青木信光(子爵・枢密顧問官)の6男、加納百里(日本輸出入銀行副総裁)の娘婿。

[著書]日本のハエ(衛生害虫叢書3　昭29)[共著]医動物学(昭34)、新寄生虫病学(昭35)、日本の有害節足動物(平9)[共編]医学基本用語辞典 独-日-英(昭42)

鹿子木敏範　かのこぎ・としのり

大正10(1921)～平成14(2002)年(81歳)、熊本

【精神科、精神病理学】　昭和19年熊本医大卒。海軍軍医(佐世保海軍潜水艦基地隊)、戦後、熊本医大体質研に入所、医学部精神神経科助手、講師、30年8月昭和医大精神科講師、34年6月熊本大助教授(体質研究気質学研究部教育主任)、40年6月教授、59年4月(附属遺伝医学研究施設遺伝疫学部門)、62年3月停年退官。▽水俣病研究に従事、また、王丸勇らとともに病跡学懇話会の発起人としても知られる。▽日本と独医学の交流に関する多くの業績がある。

[著書]北里柴三郎回顧(昭53)、超感覚考(昭53)、落穂集 鹿子木敏範著作集1癒しと時代のこころ、2翻訳・ドイツ語編(昭54)、「瀬石の祝辞」についてはたして自筆か(昭55)[共編]肥後医育史年表(昭51)[共訳]臨床精神病理学(シュナイダー　昭32)、精神医学入門(コレ　昭36)、今日の精神医学(シュナイダー　昭51)、[監訳]小児自閉症 概念・特徴・治療(ラター　昭53)

鎌倉正雄　かまくら・まさお

明治31(1898)～昭和34(1959)年(61歳)、岐阜

【法医学】　昭和6年東京帝大卒。法医学入室(三田定則教授)、12年10月台湾総督府警務局技師兼台北帝大助教授兼附属医専部教授、戦後、留用され、21年11月国立台湾大学医学院教授、22年5月退職・帰国。23年10月岐阜県立女子医専講師、25年3月岐阜県立医工大講師、26年3月岐阜県立大講師、26年5月教授(初代 法医学)、32年1月年昭和医大教授、在職中、34年10月逝去。

鎌倉正雄　かまくら・まさお

明治42(1909)～昭和63(1988)年(79歳)、山形

【生理学】　昭和11年7月大阪帝大卒。9月第1生理入室(久保秀雄教授)、応召(陸軍軍医 13年1月～18年1月 弘前陸軍病院など)、18年10月大学院特別研究生、20年8月徳島医専講師、12月教授(～21年8月)、12月奈良県立医専教授、23年3月奈良県立医大教授、学長代行(46年12月～47年1月)、50年3月定年退職。退職後、東大阪市公害センター専門医(52年4月～55年3月)、大阪女子学園短大学長(55年4月～59年3月)。▽陸軍軍医時代、高校時代の学生運動歴のため衛生軍曹に留め置かれた。ハイポキシア(低酸素症)耐性、特に戦後はウレタンのハイポキシア耐性増強効果についての業績を重ねた、

鎌田竹次郎 かまた・たけじろう

明治32(1899)～昭和45(1970)年(71歳)、青森

【外科】 大正12年慶大卒。外科入局、昭和2年済生会芝病院外科部長、12年3月慶大助教授、5月ブラジル・サンパウロ日本病院長、16年3月慶大助教授、17年11月マニラ・同仁会日本病院、戦後、22年3月国立所沢病院長、12月兼国立村山療養所長(～24年10月)、24年7月国立埼玉病院長、30年1月国立栃木病院長、45年3月退官。

神尾友和 かみお・ともかず

昭和12(1937)～平成21(2009)年(72歳)、東京

【耳鼻咽喉科】 昭和40年日医大卒。実地修練、耳鼻咽喉科入局(橋本泰彦教授)、46年4月帝京大講師(鈴木淳一教授)、米国留学(48年12月～50年3月 ロサンゼルス・ハウス耳科学研究所)、51年4月日医大講師(永井汜教授)、53年4月助教授、58年4月神尾病院理事長、60年4月院長、平成元年神尾記念病院理事長・院長、8年7月日医大客員教授、在職中、21年9月逝去。▽神尾病院は明治44年神尾友修によって開設され、長男友彦が2代目、友彦の長男友和は3代目院長。

【共著】めまい・難聴・耳鳴りはここまで治る(平14)

【共監】難聴・めまい・耳鳴りを解消する(健康ライブラリー 平15)

神尾友修 かみお・ともよし

明治17(1884)～昭和34(1959)年(75歳)、福島

【耳鼻咽喉科】 明治42年12月東京帝大卒。43年1月耳鼻咽喉科入局(岡田和一郎教授)・大学院、兼根岸養生院(菊池循一院長)勤務、44年1月本郷金助町にて夜間開業、45年4月根岸養生院長(～大正10年3月)、大正7年東京・神田旅籠町に神尾病院開設、同級生の斎藤茂吉とともに独留学(10年10月～12年4月 ヴュルツブルグ大マナッセ教授、グライフスワルド大フリーベルグ教授)、20年3月東京大空襲により病院全焼。▽病院運営の傍ら、日本曹達取締役、東京医師建築信用購買利用組合長、日本医師会理事、東京医師共同組合組合長、中央医療信用組合組合長などを務めた。▽神尾病院は、20年11月2代目院長に長男友彦就任、23年2月再建され、60年4月3代目院長友和(友彦の長男)就任、63年5月神尾記念病院と改称した。▽中野友礼(日本曹達株式会社の創立者)は弟。

【著書】初生児及哺乳児ノ中耳炎(大元)、耳鼻咽喉科診察法(大3) **【伝記】**友修一代(神尾友彦編 昭35)

【参考】神尾記念病院の77年(昭63)

上条一也 かみじょう・かずや

大正11(1922)～昭和57(1982)年(60歳)、東京

【薬理学】 昭和20年9月東北帝大卒。21年3月薬理学入室(寺坂源雄教授)・助手、24年8月昭和医大助教授、25年8月カリフォルニア大助手、26年9月コロンビア大講師、27年8月ペンシルベニア大助教授、31年6月昭和医大教授(第2薬理)、39年4月昭和大教授、医学部長(53年10月～)、56年11月学長、在職中、57年12月急逝。

【共監訳】薬理学 薬物治療の基礎と臨床上・下(グッドマン、ギルマン 昭49)

上条清明 かみじょう・きよあき

大正14(1925)～昭和57(1982)年(57歳)、長野

【細菌学】 昭和22年東京帝大卒。実地修練、順天堂大助教授(細菌学 土屋毅教授)、46年4月教授(組織培養研究室)、在職中、57年9月逝去。

【共著】入門微生物学上・下巻(昭44)

上条秀介 かみじょう・しゅうすけ

明治26(1893)～昭和31(1956)年(62歳)、長野

【内科】 大正8年12月東京帝大卒。第1内科入局(三浦謹之助教授)の後、第1病理(山極勝三郎教授)にて研究、12年4月助手(第1内科 ～昭和3年3月)、昭和2年4月兼日本女子歯科医専理事、3年3月(石井吉五郎とともに)昭和医専を設立・理事・教授・附属病院長(岡田和一郎校長)、13年7月校長、21年4月昭和医大学長、在職中、31年5月逝去。▽医育および医政面で活躍。日本病院協会長を務めた。

【著書】血圧と動脈硬化(昭5) **【共著】**新内科学上・下巻(訂8版 昭25)、臨牀診断学(昭8) **【編著】**日常医語集覧(昭6)

上村聖恵 かみむら・さとえ

大正9(1920)～昭和62(1987)年(67歳)、高知

【看護師(保健師)】 昭和11年高知県看護婦試験合格、高知県西豊永村立診療所勤務。13年広島陸軍病院勤務。17年高知県立保健婦講習所卒、安芸郡川北村駐在。22年国立公衆衛生院看護学科卒。29年国立公衆衛生院衛生看護学科卒。32年日本看護協会理

事。35年および46年保健婦業務指導のため厚生省より琉球政府に派遣。43年高知県立保健婦専門学院長。51年日本看護協会保健婦部会長。56年同保健婦職能委員長。57年琉球大医学部保健学科講師、59年助教授。62年日本看護協会第2副会長。▽高知県保健婦第1号として全国初の駐在保健婦制度を確立。わが国の保健行政のモデルとなった。沖の島駐在保健婦の荒木初子を第1回吉川英治文化賞に推薦、映画『黒い靴とともに』『孤島の太陽』制作に協力するなど、広く保健師の職務・地位の向上に努めた。▽昭和53年保健文化賞(地域保健功労)
【著書】公衆衛生看護の原理と実際(昭46) **【追悼】**ひとすじに生きる(昭63)

上村親一郎　かみむら・しんいちろう

明治23(1890)～昭和25(1950)年(60歳)、高知
【耳鼻咽喉科】 大正5年九州帝大卒。耳鼻咽喉科入局(久保猪之吉教授)、7年久留米市立病院耳鼻咽喉科部長、8年九州帝大助手、10年大分県立病院耳鼻咽喉科部長、12年11月台湾医専教授、昭和2年4月台北医専教授、11年4月台北帝大附属医専部教授、13年3月台北帝大教授、戦後、帰国、高知県在住。

上村忠雄　かみむら・ただお

明治35(1902)～昭和51(1976)年(73歳)、新潟
【精神科】 昭和3年新潟医大卒。精神科入局(中村隆治教授)、13年12月岡山医大助教授(林道倫教授)、16年4月新潟医大教授、24年5月新潟大教授、附属病院長(34年9月～38年8月)、40年3月停年退官。▽日本の精神神経学を国際的に紹介する英語版学術誌"Folia Psychiatrica et Neurologica Japonica"(昭和8年創刊)の編集に17年間携わった。
【著書】結核と闘った天才達(昭15) **【共訳】**言語と大脳 言語と脳のメカニズム(ペンフィールド、ロバーツ 昭40)、世界観の心理学上・下(ヤスパース選集25、26 昭46)

神谷敏郎　かみや・としろう

昭和5(1930)～平成16(2004)年(74歳)、東京
【解剖学】 昭和30年青山学院文学部教育学科卒。東大第1解剖入室(小川鼎三教授)・大学院、35年助手、46年講師(細川宏教授)、55年筑波大医療短大教授、平成5年停年退官。退官後、東大総合博物館(終身学芸員)。
【著書】人魚の博物誌 海獣学事始(平4)、鯨の自然誌 海に戻った哺乳類(中公新書 平4)、骨の動物誌(平7)、あるミイラの履歴書 エジプト・パリ・東京の三千年(中公新書 平12)、骨と骨組みのはなし(岩波ジュニア新書 平13)、川に生きるイルカたち(平16) **【共訳】**鯨(シュライバー 昭40)、イルカと話す日(リリー 平6)

神谷斉　かみや・ひとし

昭和14(1939)～平成23(2011)年(71歳)、愛知
【小児科】 昭和39年三重県立大卒。関東逓信病院にて実地修練、三重県立大小児科入局(井沢道教授)、45年公立紀南病院小児科医長、47年5月三重県立大助手、米国留学(55年10月～56年11月 ペンシルベニア大フィラデルフィア小児病院感染症科プロトキン教授に師事)、12月助教授、63年9月国療三重病院長、平成16年4月国立病院機構三重病院長、17年3月定年退職。退職後、三重県予防接種センター長(17年4月～)、22年2月急逝。▽小児への予防接種推進に尽力した。阪大微研奥野良臣教授、高橋理明教授、上田重晴教授、東大平山宗宏教授の指導を受けた。平成13年東大病院で生体肝移植手術(幕内雅敏教授)を受けている。▽平成19年医療功労賞(子どもを助けたい一心で)
【共編】ワクチン最前線3(平11)、感染症予防必携(平11) **【監修】**次世代ワクチンの産業応用技術(ファインケミカルシリーズ 平22) **【共監訳】**予防接種は安全か 両親が知っておきたいワクチンの話(オフィット、ベル 平14)

神谷美恵子　かみや・みえこ

大正3(1914)～昭和54(1979)年(65歳)、岡山
【精神科、ハンセン病医療】 昭和10年津田英学塾本科卒。13年米国コロンビア大大学院ギリシャ文学科、14年9月コロンビア大医学進学課程、16年東京女子医専入学、19年卒業、東京帝大精神科入局(内村祐之教授 大川周明の精神鑑定を手伝う)、26年神戸女学院大非常勤講師、27年阪大精神科研究生(金子仁郎教授)、35年4月神戸女学院大教授(～38年3月)、38年4月津田塾大教授(～51年3月)、40年長島愛生園精神科医長(～44年)。▽大正3年、前田多門(内務官僚・新聞記者・政治家)の長女として岡山市に生まれ、父の転勤に従い、長崎、東京、ジュネーブ(12年～15年)、東京、ニューヨーク(昭和13年～16年)と転居した。ジュネーブに在住中新渡戸稲造の影響を受けた。帰国後、昭和8年内村鑑三の弟子で

ある叔父の金沢常雄に伴われハンセン病療養所多磨全生園を訪れ、そのときの強い印象が後年の活動の礎となった。18年長島愛生園を見学、光田健輔園長の人格にひかれた。32年～47年の間、長島愛生園医長、非常勤職員としてハンセン病患者の精神医学的調査を行った。▽多数の訳書を通じて思想界に影響を与え、著書は青年層の広範な読者を得た。▽前田陽一(仏文学、東大教授)は長兄、神谷宣郎(植物学、阪大教授)は夫。

【著書】生きがいについて(昭41)、人間を見つめて(昭46)、極限の人(昭48)、こころの旅(昭49)、精神医学と人間(昭53)、神谷美恵子著作集全10巻、別巻1、補巻2(昭52)、神谷美恵子・エッセイ集1・2(昭56、55～60)**【訳書】**自省録(アウレリウス 昭24)、医学的心理学史(ジルボーグ 昭33)、臨床医学の誕生(フーコー 昭44)、ある作家の日記(ウルフ 昭51)**【伝記】**神谷美恵子 その生涯と業績(高橋幸彦『精神医学を築いた人びと』下巻、平3)

亀谷 了　かめがい・さとる

明治42(1909)～平成14(2002)年(93歳)、岐阜

【寄生虫学】 昭和11年長崎医大卒。生理学入室(緒方大象教授)の後、第1内科入局(角尾晋教授)、14年満鉄入社、鞍山、奉天の満鉄医院勤務の後、18年満州国立厚生研究所、20年4月満鉄衛生試験所、戦後、留用され、長春鉄路瀋陽衛生研究所長、22年7月帰国。23年目黒にて内科小児科診療所開業、28年世界唯一の寄生虫だけの私設博物館「目黒寄生虫館」を開設。▽昭和36年保健文化賞(寄生虫予防事業に貢献)、日医最高優功賞

【著書】寄生虫の博物館(昭36)、寄生虫紳士録(昭40)、忘れ得ぬ人々(昭62)、亀谷日記「寄生虫学」出版の回想(平元)、寄生虫館物語(平6)**【共監】**日本における寄生虫学の研究全7巻(昭36～40、平11)

亀田治男　かめだ・はるお

大正14(1925)～平成22(2010)年(85歳)、栃木

【内科(消化器)】 昭和24年東大卒。第2内科入局(佐々貫之教授)・大学院、34年助手、39年講師、米国留学(40年3月～ ジョンズ・ホプキンズ大内科・消化器科)、49年4月慈恵医大教授(第1内科)、平成元年3月定年退職。退職後、東急病院長。▽胆石研究で知られ、集積された胆石標本3912標本は、慈恵医大標本館に「亀田胆石標本」として展示されている。

【編著】消化器病学(NIM 昭53)、肝疾患ハンドブック(昭55)

加茂 甫　かも・はじめ

大正11(1922)～平成10(1998)年(75歳)、兵庫

【寄生虫学】 昭和23年九大卒。実地修練、衛生学入室(宮崎一郎教授)、25年福岡県技術吏員、26年九大助手(寄生虫学 宮崎一郎教授)、28年講師、30年9月助教授、米国留学(32年～33年 ジョンズ・ホプキンズ大衛生・公衆衛生学部)、35年4月鳥取大教授、63年3月停年退官。▽昭和36年新種の宮崎肺吸虫を発見した他、宮崎肺吸虫の自然感染第1中間宿主の発見、新種裂頭条虫の発見などの業績がある。▽昭和42年日本寄生虫学会桂田賞(宮崎肺吸虫に関する研究)、63年中国文化賞(農山村の保健活動、肺吸虫、裂頭条虫の研究)

【著書】裂頭条虫の同定のためのハンドブック(平11)**【共編】**保健医療問題入門(労大新書 昭57)**【随筆】**当世風の良心(昭63)

蒲生逸夫　がもう・いつお

明治34(1901)～平成6(1994)年(93歳)、大阪

【小児科】 昭和9年大阪帝大卒。小児科入局(笠原道夫教授)、16年応召(満鮮、戦後、シベリア、欧州ロシアに抑留)、帰国後、川崎造船病院、川崎重工病院勤務の後、阪大講師、29年7月和歌山県立医大教授、38年6月阪大教授、49年1月停年退官。退官後、兵庫医大教授(49年4月～57年3月)。

【著書】小児の発育および発育異常(昭34)、小児科学(昭40)、小児レントゲン診断図譜(昭43)、図説小児科学(昭44)、新しい小児科診断学(昭46)、基準小児科学(昭53)

鴨下重彦　かもした・しげひこ

昭和9(1934)～平成23(2011)年(77歳)、北海道

【小児科】 昭和34年東大卒。実地修練、小児科入局(高津忠夫教授)・大学院、45年12月助教授(小林登教授)、49年4月自治医大教授、60年4月東大教授、医学部長(平成4年4月～5年3月)、6年3月停年退官。退官後、国立国際医療研究センター病院長(6年4月～)、総長(8年4月～12年3月)、賛育会病院長(8年7月～18年6月)、小児医学研究振興財団理事長(20年4月～)、在職中、23年11月急逝。

【編著】小児慢性神経・筋疾患ハンドブック(平3)、現代に求められる教養を問う 新渡戸稲造、南原繁、

矢内原忠雄、吉田富三に学ぶ（平17）【共編】小児の診察診断学（昭61）、小児科学（NIM 昭62）、ベッドサイドの小児神経の診かた（平5）、矢内原忠雄（平23）

加門桂太郎 かもん・けいたろう

元治元（1864）〜昭和10（1935）年（70歳）、備前（岡山）

【解剖学】 明治23年11月東京帝大卒。24年3月京都府医学校教諭、校長事務取扱（32年7月〜9月）、校長（32年9月〜33年5月）、33年5月京都帝大助教授、独留学（文部省外国留学生、36年1月〜39年7月 ベルリン大にて研学、ヴュルツブルグ大ステール教授に師事）、39年8月教授（第3解剖）、大正10年2月病気退官。▽京都帝大解剖学講座の初代は鈴木文太郎（第1）、足立文太郎（第2）、加門桂太郎の3人であり、「三太郎」と呼ばれた。

【校閲】人体局処解剖図譜（明治34）

賀屋隆吉 かや・りゅうきち

明治4（1871）〜昭和19（1944）年（73歳）、周防（山口）

【内科】 明治30年帝大卒。附属医院助手、31年公立大津病院長、33年4月京都帝大助教授、独・英・仏留学（文部省外国留学生、39年10月〜42年10月 ベルリン大にて研学）、42年11月教授（初代 第3内科）、大正5年5月辞職。京都市下京区堺町にて開業。▽京都府医師会長を務めた。美術愛好家、特に狩野芳崖の絵画、諏訪蘇山の陶器の収集で知られる。

【訳書】脚気論（ショイベ 明30）

茅野タヅ子 かやの・たづこ

昭和18（1943）〜平成18（2006）年（63歳）、鹿児島

【看護師、ハンセン病医療】 昭和36年国療星塚敬愛園准看護婦、38年国療箱根病院、39年国療多磨全生園、43年国療多磨全生園附属看護学校進学課程入学、45年2月卒、国療多磨全生園看護婦、55年国療村山病院附属看護学校専任教員、60年国療多磨全生園看護師長、平成16年3月定年退職。▽平成8年東京都医療功労者

【共編】見守りと看取りと（平19）

加用信憲 かよう・のぶのり

明治17（1884）〜昭和48（1973）年（89歳）、高知

【内科】 明治43年東京帝大卒。小樽病院副院長兼小樽慈恵病院内科医長、東京帝大にて研究従事、大正6年大分県立病院内科部長、10年病院長、欧米留学（10年〜11年）、12年3月日赤大分支部産院長、昭和8年東京市教育局体育課長（東京市技師）、11年10月市立広尾病院長、20年5月退職、戦後、逗子にて開業。▽大分では県医師会長を3期（昭和4年〜6年）務めた。東京市役所教育局体育課長当時、難聴学級、養護学級、知的障害学級、吃音学級、弱視学級、身体障害者の学校などの創設・改善に尽力した。▽日本医事新報に随筆〝洗心余滴〟を第1回（2114号、昭和39年10月31日）から第99回（2558号、48年5月5日）まで連載したことでも知られる。

【著書】喘息及其療法（近世医学叢書第47編 明44）、臨牀的諸検査一覧表（大12）、注射薬一覧表（昭8）、糖尿病の自宅療法（昭10）、喘息（昭13）、何が病ひを治すか（昭18）

唐沢光徳 からさわ・みつのり

明治11（1878）〜昭和24（1949）年（70歳）、東京

【小児科】 明治35年東京帝大卒。小児科入局（弘田長教授）、独留学（私費、41年〜42年 ミュンヘン在留）、44年4月泉橋慈善病院部長（〜大正8年9月）、大正9年7月慶大教授（初代 小児科）、在職中、昭和24年3月逝去。▽昭和8年、発起人の一人として小児保健研究会を発足させた。また、24年に婦人共立育児会病院を開設した。

【著書】育児のはなし（明38）、小児急性下痢ノ療法（明45）【共著】児科処方新書（明38）、新生児疾患（日本小児科叢書第1篇 大元）、バラック生活の衛生（講述 大12）

刈米達夫 かりよね・たつお

明治26（1893）〜昭和52（1977）年（83歳）、大阪

【薬学（生薬学）】 大正6年7月東京帝大薬学科卒。生薬学専攻（朝比奈泰彦教授）、7年4月内務技師兼衛生試験所技師、衛生局勤務、東京衛生研究所、11年4月衛生試験所技師兼内務技師、昭和4年3月兼特許局技師、11年8月内務技師兼衛生試験所技師、13年1月厚生技師、15年12月京都帝大教授（薬学科無機薬化学）、16年4月（生薬学）、19年8月兼厚生技師（衛生局）、28年5月兼国立衛生試験所長、31年4月停年退官。退官後、国立衛生試験所長専任（〜40年12月）。▽刈米重夫（内科、福島県立医大教授）は長男。

【著書】最新生薬学（昭24）、植物成分の化学（昭28）、

最新生薬化学(昭37)【共著】和漢薬用植物(昭3)、薬用植物栽培法(昭9)【編著】世界植物成分文献総覧1957年版~1973年版(昭32~48)

河合清之　かわい・きよゆき

大正11(1922)~昭和57(1982)年(59歳)、東京

【病理学】昭和20年東京帝大卒。病理入室、兼東京都衛生局医務課勤務(死体検案医)、国立東京第二病院研究検査課病理を経て、29年伝研病理部入所、独留学(35年~37年 ボン大)、38年5月助教授、6月労働省労働衛生研究所職業病部長、51年労働省産業医学総合研究所実験中毒研究部長、在任中、57年1月逝去。▽胸部軟部組織の悪性腫瘍に関する研究業績で知られる。

【共編】環境大気汚染研究のための吸入実験(昭54)

河井貞明　かわい・さだあき

昭和15(1940)~平成2(1990)年(50歳)、東京

【ウイルス学(腫瘍ウイルス学)】昭和38年東大理学部生物化学科卒。大学院修了後、44年東大伝研助手・渡米、ロックフェラー大(花房秀三郎教授)、47年ロックフェラー大助教授、50年12月東大助教授(医科研・制癌研究部 山本正教授)、60年10月教授(癌ウイルス研究部)、在任中、平成2年8月逝去。▽癌遺伝子研究の創生期から癌遺伝子の分離に取り組み、トリ肉腫ウイルスを用いた癌遺伝子の解明で先駆的業績を挙げた。▽平成2年高松宮妃癌研究基金学術賞(鶏の肉腫ウイルスによる癌遺伝子の研究)

河合直次　かわい・なおじ

明治27(1894)~昭和50(1975)年(81歳)、岐阜

【外科】大正10年東京帝大卒。独・伊・米出張(昭和5年5月~8月)、昭和9年8月長崎医大教授(第1外科)、12年7月東京逓信病院外科医長、16年3月千葉医大教授(第1外科)、34年4月停年退官。退官後、千葉労災病院長(39年10月~44年4月)。▽肺結核の外科療法を課題とした。昭和23年わが国最初の肺結核の肺切除を実施、後には、肺癌の外科療法に挑戦した。

【著書】肺結核の剝離術(胸部外科双書第6巻 昭32)、病気と人間(昭44)【共著】肺結核の外科(日本外科全書第16巻第1 昭29)、断層撮影法(胸部レ線写真読影講座第5集 昭29)

河合隼雄　かわい・はやお

昭和3(1928)~平成19(2007)年(79歳)、兵庫

【心理学(臨床心理学)】昭和27年京大理学部数学科卒。大学院(文学部心理学)、奈良育英高教諭(数学)、30年4月天理大講師、米国留学(フルブライト留学生、34年9月~36年1月 カリフォルニア大大学院クロッパー教授、シュピーゲルマン教授に師事)、瑞留学(37年4月~40年2月、ユング研究所 日本人初のユング派分析家の資格取得)、44年4月天理大教授、47年1月京大助教授(教育学部臨床心理学)、50年1月教授、教育学部長(55年4月~58年3月)、62年5月兼国際日本文化研究センター教授(~平成2年3月)、2年6月国際日本文化研究センター教授、7年2月所長(~13年5月)、14年1月文化庁長官(~19年1月)。▽カルフの箱庭療法を完成普及させ、日本にユング派心理療法を確立した。▽日本心理臨床学会理事長(昭和60年11月~平成3年10月、6年11月~9年11月、12年11月~15年11月)、63年心理系16学会を統合し日本臨床心理士資格認定協会を発足、平成元年臨床心理士第1号を世に出した。▽昭和57年大佛次郎賞(昔話と日本人の心)、63年新潮学芸賞(明恵夢を生きる)、平成12年文化功労者▽河合雅雄(動物生態学・京大教授)の弟。

【著書】ユング心理学入門(昭42)、カウンセリングの実際問題(昭45)、コンプレックス(昭46)、影の現象学(昭51)、心理療法論考(昭61)、心理療法序説(平4)、子どもと学校(平4)、河合隼雄著作集第1期(全14巻 平6~7)、第2期(全11巻 平13~16)【自伝】未来への記憶 自伝の試み上・下(岩波新書 平13)

【追悼】河合隼雄先生を偲ぶ(平19)

川井浩　かわい・ひろし

昭和8(1933)~平成18(2006)年(73歳)、岐阜

【生理学(運動生理学)】昭和33年東大教育学部体育学科卒。34年京大助手(教養部)、39年三重県立大助手(第1生理 村上長雄教授)、41年三重県立大講師、50年4月京大教授(医療技術短大 一般教育保健体育)、平成9年3月停年退官。

【共著】バスケットボール(キネシオロジーによる新体育・スポーツ選書 昭35)【共編】国内保健体育文献集 Vol. 2~Vol. 3(昭45~49)

川合渉　かわい・わたる

明治18(1885)~昭和34(1959)年(73歳)、東京

【歯科】 明治39年4月東京歯科学院卒。10月東京帝大歯科(主任 石原久助教授)、40年6月年満鉄大連医院歯科部、米国留学(満鉄派遣、大正元年10月 シカゴ大)、3年南満医学堂講師、4年11月開業、5年4月東洋歯科医学校講師兼幹事、10年4月東洋歯科医専教授、11年6月日大専門部歯科教授(東洋歯科医専、日大に合併、歯科技工学)、昭和15年日大歯科医学校長、専門部歯科附属病院長(23年9月～27年3月)、日大歯学部長(24年4月～27年3月)、27年3月退職。

河石九二夫 かわいし・くにお

明治28(1895)～昭和48(1973)年(78歳)、広島

【外科】 大正10年東京帝大卒。第1外科入局(近藤次繁教授)、病理(山極勝三郎教授)にて研究従事、昭和3年4月愛知医大助教授(第1外科 斎藤真教授)、12年7月台北帝大講師、13年1月教授(第2外科)、附属病院長(19年～24年)、20年国立台湾大医学院教授(留用)、24年帰国、9月広島県立医大教授、27年4月広島医大教授、28年4月広島大教授、広島医大学長(28年4月～29年9月)・医学部長(28年8月～31年4月)、32年11月広島厚生連尾道総合病院長兼任、33年3月広島大停年退官。退官後、尾道総合病院長専任(～37年3月)、広島市にて河石病院創立。▽わが国における輸血の先駆者。東京帝大時代より輸血の研究を始め、愛知医大時代、わが国で最初の標準血清の製造、河石式輸血器の開発、職業的供血者の組織化などに尽力した。戦後、台湾に留用中、第41回台湾医学会総会(昭和23年11月)において「血液代用物質殊に自製動物血漿製剤 Plasmonal に就いて」と題した特別講演を行っている。

【著書】甲状腺腫(補習医学講座219 昭16) 【共著】輸血法講習録(述 昭7) 【追悼】河石九二夫(昭50)

川上漸 かわかみ・すすむ

明治16(1883)～昭和19(1944)年(61歳)、新潟

【病理学】 明治42年11月京都帝大卒。12月陸軍1年志願兵として歩兵第58聯隊入隊、43年11月満期退営、12月京都帝大第1病理入室(藤浪鑑教授)、44年12月助手、大正2年11月講師、3年2月(2等軍医)、5年8月熊本県立病院病理部長兼私立熊本医専教授、8年6月慶大教授(初代 病理)、欧州留学(12年6月～13年3月)、昭和13年3月辞職、関東軍(陸軍技師)、15年8月関東軍防疫給水部調査部長、在任中、19年4月公病死。

【著書】病理組織学実習説明集(昭10) 【随筆】断紘(昭9)、寒灯(昭11)

河上征治 かわかみ・せいじ

昭和14(1939)～平成11(1999)年(59歳)、栃木

【産婦人科(不妊症学)】 昭和38年慶大卒。実地修練、産婦人科入局(坂倉啓夫教授)、助手、49年4月講師、60年11月藤田保健衛生大助教授、63年9月教授、在職中、平成11年1月逝去。

【共著】不妊と妊娠の医学(Home doctor books 昭46)、人工授精の臨床(昭47)、不妊症の手術(昭63)、不妊はこうして治す(Home doctor books 平4) 【編著】不妊の治療(今日の治療 平6) 【共編】産婦人科サブノート(昭63)

川上清哉 かわかみ・せいや

安政元(1854)～明治28(1895)年(40歳)、越後(新潟)

【医師(恙虫病研究)】 明治10年東大(旧)本科在学中、ベルツと協力して新潟県古志郡黒津村にて恙虫病の調査・研究を行い、12年ドイツの学会誌に連名で報告した。20年以後、長岡上田町で開業するかたわら、26年10月、古志郡四箇村に恙虫研究会を設立、私立新潟県恙虫研究所を養子の川上政八とともに開設、28年5月急逝。▽「恙虫病原調査顛末書」(23年)、「しまむし(日本洪水熱)患者実験記事」(27年)、「長岡地方熱性病に就いて」(27年)などの研究論文がある。

川上武 かわかみ・たけし

大正14(1925)～平成21(2009)年(83歳)、山梨

【内科、医事評論家、医史学】 昭和25年順天堂医専卒。久我山病院医務課長、杉並組合病院長。▽臨床のかたわら日本近現代の医療問題・歴史に取り組み、また、日雇労働者の集団検診、九州炭鉱労働組合医療班などに参加し、社会科学的な視点から調査、分析を行った。

【著書】日本の医者 現代医療構造の分析(昭36)、現代日本医療史(昭40)、内科往診学(昭42)、市民の医学(昭45)、医療と人権(昭46)、現代医療論(昭47)、医療と福祉(昭48)、現代日本病人史(昭57)、技術進歩と医療費(昭61)、21世紀の社会保障政策(勁草医療福祉シリーズ 平9)、戦後日本病人史(平14) 【共著】医療の倫理(昭45) 【共編】国崎定洞 抵抗の医学者(昭45)、講座現代の医療1～5(昭47～48)

川上博　かわかみ・ひろし

明治37(1904)〜平成元(1989)年(84歳)、鹿児島

【産婦人科】 昭和4年京都帝大卒。産婦人科入局(岡林秀一教授)、講師、12年1月助教授、13年11月満鉄大連医院副院長、15年12月鞍山昭和製鋼病院、戦後、留用され中華民国鞍山製鉄職工医院、28年帰国、29年鹿児島市立病院産婦人科医長を経て、35年7月東京女子医大教授、附属第二病院長(36年1月〜43年4月)、48年3月定年退職。▽川上泉(九大理学部教授)は弟、高良武久(精神科、慈恵医大教授)は従兄。

【著書】現代産婦人科診断学(昭49)、新婦人科学(昭57)

川上正澄　かわかみ・まさずみ

大正10(1921)〜昭和57(1982)年(61歳)、岡山

【生理学】 昭和18年11月満州国佳木斯医大卒(第1期生)。生理学専攻(正路倫之助教授)。戦後、22年7月兵庫県立医専嘱託(正路倫之助教授)、助手、講師、27年4月神戸医大助教授(第1生理)、米国留学(ミネソタ大ゲルホルン教授、カリフォルニア大ロサンゼルス校ソーヤー教授の下で脳波と生殖機能の関係について研究)、33年4月(井上章教授)、34年4月(岡本彰佑教授)、35年12月横市大教授、医学部長(52年4月〜56年3月)、在職中、57年12月逝去。▽性ホルモンと中枢神経系に関する研究で知られる。▽川上六馬(厚生官僚、厚生省医務局長)は叔父。

【著書】性ホルモンと骨格筋(昭37)、男の脳と女の脳(昭57)【編著】脳機能と生殖(昭43)、入門分泌生理学(昭61)［共編］適応と脳ホルモン(昭54)

川上六馬　かわかみ・むつま

明治35(1902)〜昭和61(1986)年(84歳)、岡山

【厚生行政】 大正15年慶大卒。細菌学(小林六造教授)、京都帝大衛生学(戸田正三教授)、昭和3年倉敷労働科学研究所、7年工場衛生官、満鉄に入り、11年満州国保健司長。戦後、厚生省嘱託、22年埼玉県衛生部長、24年福岡県衛生部長、31年兵庫県衛生部長、33年7月関東信越医務出張所長、34年7月厚生省医務局長、37年7月退官。退官後、日本リハビリテーション振興会理事長(52年〜)、在職中、61年7月逝去。▽川上正澄(生理学、横市大教授)は甥。

川上理一　かわかみ・りいち

明治28(1895)〜昭和57(1982)年(86歳)、東京

【衛生統計学】 大正6年千葉医専卒。眼科入局の後、慶大予防医学入室、昭和4年助教授(医学統計学科)、13年7月公衆衛生院助教授(衛生統計学部)、8月教授、15年12月厚生科学研究所教授(国民優生部)、21年5月公衆衛生院部長(衛生統計学部)、24年6月国立公衆衛生院部長(衛生統計学部)、43年8月退官。▽わが国における衛生統計学の開拓者。

【著書】優生学と遺伝学(優生学講座第7 昭7)、生物統計学概論上巻(昭14)、下巻(昭18)、眼の科学(昭23)、結婚の科学(昭26)、生物統計学入門(昭31)

川北祐幸　かわきた・すけゆき

大正15(1926)〜平成12(2000)年(74歳)、福井

【病院管理学】 昭和29年順天堂医大卒(1期生)。細菌学入室(土屋毅教授)、助手、34年講師(体育学部)、37年講師(医学部細菌学)、44年2月(兼病院管理学)、46年1月(病院管理学専任、守谷博客員教授・副院長)、54年5月助教授(病院管理学後任)、59年12月教授、平成3年3月定年退職。退職後、国際医療福祉大教授(7年4月〜)、在職中、12年7月逝去。▽平成4年日本医療・病院管理学会初代理事長。

川喜田愛郎　かわきた・よしお

明治42(1909)〜平成8(1996)年(87歳)、東京

【ウイルス学、医史学】 昭和7年東京帝大卒。伝研入所(細菌感染研究部 高木逸磨教授)、16年5月助教授、24年6月千葉医大教授(細菌学)、43年3月千葉大学長、44年4月退任。▽ウイルス学、特に日本脳炎研究の先駆者。感染病理学の分野と近代医学史に業績がある。エジプト(カイロ)にWHO技術専門職として駐在歴あり。▽昭和54年学士院賞(近代医学の史的基盤)

【著書】病原細菌学(昭29)、感染論(昭39)、近代医学の史的基盤上・下巻(昭52)、医学概論(昭57)

河北恵文　かわきた・よしふみ

大正8(1919)〜昭和48(1973)年(53歳)、東京

【内科】 昭和18年9月東京帝大卒。10月病理学入室、海軍軍医[10月見習尉官2年現役、青島特別根拠隊附、19年3月(軍医中尉)、軍医学校普通科学生、4月横須賀海軍病院部員、12月「宵月」艦装員、20年1月「宵月」乗組、3月(軍医大尉)、5月「宵月」第41駆逐隊に編入、10月「宵月」特別輸送艦となる、復員]、10月病理学教室復帰、河北病院内科勤務、4月成蹊

大非常勤講師(保健体育 ~44年7月)、6月文部教官(有給副手)、25年12月医療法人財団河北病院理事、27年4月第1内科入局(柿沼昊作教授)、12月河北病院理事長、28年7月理事長兼副院長、32年7月東京女子医大助教授(第1病理 ~34年3月)、37年4月理事長兼院長、48年7月東京都医師会ゴルフ大利根カントリークラブにて急逝。▽日本医療法人協会幹事・常務理事、杉並区医師会長、日本病院協会常務理事などの他、日本ラグビー協会役員を務め、また霞ケ関ゴルフクラブ理事を務め、没後、追悼ゴルフ会が父真太郎とともに親子2代にわたり開催された。▽河北真太郎(河北病院創設者)の長男、河北博文(河北病院理事長・院長)は長男。

【追悼】恕(おもいやり)(昭49)

川口陽一郎　かわぐち・よういちろう

大正11(1922)~平成9(1997)年(75歳)、東京

【ハンセン病医療】 昭和22年9月東京帝大卒。東大病院にて実地修練、23年10月国立予研、11月(厚生技官)、26年7月国立療菊池恵楓園、47年8月東大助教授(医科研)、10月国立多摩研第2研究部疫学研究室長、60年3月定年退官。▽昭和32年日本らい学会桜根賞(癩と結核の免疫学的関連性について)、40年日本らい学会桜根賞(高坂健二、川口陽一郎、森龍男、西村真二 健康マウスの鼠癩菌様抗酸菌による汚染)

川崎和雄　かわさき・かずお

大正10(1921)~昭和19(1944)年(23歳)、福島

【海軍軍医】 旧姓五十嵐。昭和18年9月東京帝大卒。病理学教室に入室願を提出していたが入室できず、海軍軍医見習士官、(軍医少尉)、19年5月氷川丸にてスラバヤ(インドネシア)着、ダバオ基地(フィリピン)、8月第1航空艦隊(フィリピン・パラオ方面航空隊)司令部附、西カロリン航空隊附、ミンダナオ島デゴス基地、ペリリュー島(マーシャル群島)航空基地附軍医、米軍の攻撃により12月31日戦死(戦死公報による、ただし、戦死公報が家族に届いたのは22年1月)。戦死後、(軍医大尉)に昇進。▽風祭元(精神科、松沢病院長)は義理の従弟。同級生には島薗安雄(精神科、国立精神神経センター総長)、田縁修治(精神科、東大助教授、関東逓信病院部長)、林宗義(国立台湾大教授)、山村秀夫(麻酔科、東大教授)、加藤周一(精神科、評論家)、勝田甫(病理学、東大伝研教授)、河北恵文(内科、河北総合病院理事長)など。和雄の養母川崎ふみは堤康次郎(実業家、政治家)の妻であった時期がある。

【伝記】海軍軍医川崎和雄とその母ふみ(風祭元 平18)

川崎順二　かわさき・じゅんじ

明治31(1898)~昭和46(1971)年(73歳)、富山

【外科、郷土芸能保存家】 大正11年金沢医専卒。第2外科入局(泉伍朗教授)、14年4月富山県八尾町にて開業。▽郷土芸能保存功労者。大正13年「民謡おわら研究会」理事長に推挙されて以来、「おわら」の育成に尽力した。昭和4年「越中八尾民謡おわら保存会」を設立、会長に就任、30年には全日本民謡連盟理事長に就任した。▽富山県教育委員、富山県医師会長なども務めた。▽昭和42年北日本新聞文化賞(富山県民謡おわら保存会を創立し、おわら節の保存、普及に努めた)

川崎祐宣　かわさき・すけのぶ

明治37(1904)~平成8(1996)年(92歳)、鹿児島

【医学教育、外科】 昭和6年岡山医大卒。第2外科入局(津田誠次教授)、7年助手、8年専攻科入学(~11年)、岡山市立番町診療所、11年岡山市立病院外科医長、14年2月開業(外科川崎病院開設)、18年川崎病院は臨時海軍病院に、院長(海軍軍医少尉)、20年応召(戸塚海軍病院)、病院は空襲のため全焼、21年病院再建、25年8月川崎病院設立、理事長兼病院長、45年3月川崎学園を設立・理事長(~63年3月)。▽川崎学園設立以来、理事長在職中、川崎医大、附属高校(昭和45年)、川崎医療短大、川崎医大附属病院(48年)、川崎リハビリテーション学院(49年)を開設、また、旭川荘(32年)を設立するなど、医学・医療・福祉の総合学園としての川崎学園の礎を築いた。

【伝記】回想の八十年 川崎祐宣先生の人と事業(川端清、時本堅編 昭58)**【評伝】**旭川荘 川崎先生の医療福祉事業(川端清 昭59)、川崎学園 川崎先生の医学・医療教育(川端清編 昭61)、川崎病院 川崎先生の医療事業(川端清編 昭62)

川崎近太郎　かわさき・ちかたろう

明治39(1906)~昭和63(1988)年(81歳)、京都

【薬学(衛生化学)】 昭和4年東京帝大医学部薬学科卒。徳島高工講師、東京帝大助手、14年国立公衆衛生院助教授(衛生薬学部)、厚生科学研究所教授(衛生薬学部長)、25年9月阪大教授(薬学部衛生化学)、

薬学部長(31年6月〜32年7月)、45年3月停年退官。退官後、神戸学院大教授(薬学部 45年4月〜、薬学部長 47年4月〜58年3月)。▽ビタミンの化学的、生化学的研究、栄養化学の研究に関する業績で知られる。

【著書】コレステリン誘導体(科学文献抄第19 昭14)、京都府舎密局(昭18)、食品衛生学(栄養と食糧叢書第3 昭25)、衛生化学第1(昭29)、第2(昭30)、ビタミン(岩波全書 昭30)

川島慶治 かわしま・けいじ

明治2(1869)〜昭和26(1951)年(82歳)、下野(栃木)

【陸軍軍医(内科)】 明治28年帝大卒。陸軍軍医(3等軍医)、33年東京帝大大学院、独留学(陸軍官費留学生、41年10月〜43年3月 ベルリン大にて研学)、陸軍軍医学校教官(精神医学を講義)、東京第一衛戍病院長、大正5年11月(軍医監)、7年12月近衛師団軍医部長兼臨時脚気病調査会委員、8年シベリア出兵、浦塩派遣軍医部長、第4師団軍医部長、9年待命、東京・四谷にて開業。▽川島震一(内科、胃腸病院長)は長男、川島健吉(外科、東京医歯大教授)は次男、山川章太郎(内科、東北帝大教授)、柿沼昊作(内科、東京帝大教授)は娘婿。

【編著】伝染病療法新編(明25)

川島健吉 かわしま・けんきち

明治36(1903)〜平成2(1990)年(87歳)、東京

【外科】 昭和5年東京帝大卒。第2外科入局(都築正男教授)、18年9月東京高等歯科医学校教授(初代外科)、19年4月東京医歯専教授、24年4月東京医歯大教授、29年10月(第1外科)、附属病院長[24年5月〜26年3月、(国府台分院長 34年4月〜35年3月)、35年4月〜38年3月]、44年3月停年退官。▽川島慶治(陸軍軍医)の次男、川島震一(内科、胃腸病院長)の弟。

【共編】一般臨床検査法(昭39)、外科・整形外科臨床検査法(昭39)

川島震一 かわしま・しんいち

明治30(1897)〜昭和62(1987)年(89歳)、東京

【内科】 大正12年東京帝大卒。第3内科入局(稲田龍吉教授)、独留学(昭和2年〜4年)、胃腸病院副院長、7年8月院長、29年10月川島胃腸クリニック開設。▽川島慶治(陸軍軍医)の長男、川島健吉(外科、東京医歯大教授)の兄。

【著書】世界の医学をたづねて(昭27) 【共著】消化器病診療の実際(昭31)

川島好兼 かわしま・よしかね

明治19(1886)〜昭和48(1973)年(87歳)、愛知

【内科】 明治39年愛知医専卒。大正15年日大専門部教授兼附属病院内科副部長、昭和12年内科部長、駿河台病院長(18年5月〜20年9月)、21年医学部教授、26年定年退職。退職後、日大駿河台病院顧問(〜36年)。

【著書】胃潰瘍・十二指腸潰瘍診療の実際(昭8)、図解内科診断検査法手技上・下巻(昭13、15)、医者を迎へる迄(昭21)

川島吉良 かわしま・よしろう

昭和3(1928)〜平成9(1997)年(69歳)、愛知

【産婦人科】 昭和27年名大卒。国立名古屋病院にて実地修練、産婦人科入局(吉川仲教授、石塚直隆教授)、30年助手、35年7月講師、43年1月助教授、50年4月浜松医大教授、副学長兼附属病院長(55年5月〜59年4月)、平成2年5月学長、8年4月退官。退官後、トヨタ刈谷総合病院長(8年5月〜)、在職中、9年12月逝去。▽昭和58年中日文化賞(B型肝炎ウイルス母児垂直感染防御体制の樹立)

【著書】子宮内膜症の臨床(昭47)、絨毛性腫瘍とその治療(昭52)、女性のからだ(昭53) 【編著】子宮内膜症(昭58)

川島弥 かわしま・わたる

大正3(1914)〜平成9(1997)年(83歳)、千葉

【整形外科】 昭和13年東京帝大卒。整形外科入局(高木憲次教授)、17年1月助手、18年10月大学院特別研究生(〜23年9月)、24年6月都立広尾病院医長、29年4月昭和医大教授、39年4月昭和大教授、46年3月退職。

【共著】高木の兎唇治療法(図解手術叢書 昭27)

河瀬収 かわせ・おさむ

明治42(1909)〜昭和58(1983)年(74歳)、滋賀

【病理学】 昭和9年京都帝大卒。病理入室(清野謙次教授)、講師(森茂樹教授)、15年臨時医専部教授、講師、22年1月大阪高等女子医専教授、24年4月大阪女子医大教授、26年10月熊本大教授(体質研・体質

病理学部)、38年3月(病理学部門)、体質研究所長(44年3月~46年3月)、50年4月停年退官。退官後、神戸常盤短大教授(50年4月~)、在職中、58年4月逝去。▽結合組織化学の研究で知られる。

川瀬元九郎 かわせ・もとくろう

明治4(1871)~昭和20(1945)年(74歳)、美濃(岐阜)

【体育学】 明治25年米国留学(ボストン医大卒。ボストン体操師範学校でスウェーデン体操を学ぶ)、33年帰国。東京・築地病院内科勤務のかたわら、10月より日本体育会体操学会にて生理衛生を担当、ニルス・ポッセのスウェーデン体操の普及に努めた。37年文部省体育遊戯取調委員。

【著書】瑞典式体操(明35)、体育研究資料(明36)、体育学講義(明39)、家庭衛生(明41)、解剖生理及体育(明42) **【共著】**瑞典式体操初歩(明39) **【共編】**衛生美容術(明35)

川添正道 かわぞえ・まさみち

明治4(1871)~昭和32(1957)年(86歳)、肥前(長崎)

【産婦人科】 明治24年7月五高卒。助手(病理解剖学、外科)、26年1月沖縄県立病院医員、29年9月台北病院医員、30年台湾総督府医院医長兼医学校教諭、32年台湾医学校助教授、34年台北医院産婦人科部長、独留学(総督府派遣、36年2月~37年10月 エルランゲン大、ハレ大にて研学)、37年台湾医学校教授兼台北医院医長、独再留学(総督府派遣、43年8月~大正2年7月)、3年8月長崎医専講師兼県立長崎病院副院長・産科婦人科部長、8年12月慶大教授(初代産婦人科)、昭和9年3月退職、東京市新宿区にて開業(川添病院)、32年9月急逝。▽台湾滞在中、川添式尿管切断法を開発、また、明治40年助産婦講習所を設立したことで知られる。

【著書】実用産婆学(大15)、簡明産科学上巻(昭4)、下巻(昭5)、最新助産婦学(昭6)、医学常識第1~10巻(昭4~6)

河田 茂 かわた・しげる

明治23(1890)~昭和34(1959)年(69歳)、埼玉

【産婦人科】 大正4年12月東京帝大卒。5年1月皮膚病学黴毒学入局(土肥慶蔵教授)、6年12月東京帝大学生基督教青年会医院主任医員、7年12月浜町産婦人科病院医員(木下正中院長)、12年7月賛育会本所産院長、昭和5年2月賛育会病院長、20年3月東京大空襲により賛育会病院全焼・解散、21年11月賛育会病院再開、病院長・常務理事在職中、34年12月逝去。▽木下正中、吉野作造らとともに生活困窮者のための産院として賛育会病院を開設した。ローマ字論者としても知られた。

【伝記】賛育会を育てた人びと 河田茂と丹羽昇の生涯(斉藤実 昭63)

河田政一 かわた・せいいち

明治39(1906)~平成4(1992)年(85歳)、朝鮮

【耳鼻咽喉科】 昭和6年九州帝大卒。耳鼻咽喉科入局(久保猪之吉教授)、11年12月講師、独留学(在外研究員、12年6月 第二次大戦勃発のため、13年2月帰国)、13年8月助手、14年3月助教授、20年7月附属医専部教授兼助教授(~22年12月)、21年9月久留米医大教授、附属病院長(32年4月~7月)、32年8月九大教授、医学部長事務取扱(43年8月~44年11月)、45年3月停年退官。退官後、福岡逓信病院長(44年~52年)、福岡市立心身障害者福祉センター顧問(53年~58年)。▽騒音による聴器障害の研究で知られる。

【共著】耳鼻咽喉科学(昭35) **【共編】**臨床耳鼻咽喉科全書全3巻(昭37~40)、耳鼻咽喉科手術全書全3巻(昭50) **【随筆】**南公園 歌と絵(昭56)、閑雲野鶴 随想集1931~1981(昭57)

川田貞治郎 かわた・ていじろう

明治12(1879)~昭和34(1959)年(80歳)、茨城

【社会事業家(障害者福祉)】 明治35年4月独人ハウス博士経営普及福音神学校に入学、哲学・心理学・神学を修業(~38年3月)、44年8月水戸市外に日本心育園を設立、知的障害児の収容教育を開始(大正5年閉園)、米国留学(5年~7年11月 ニュージャージー州、ペンシルベニア州の知的障害者収容所において実地見学、指導を受ける)、大正8年藤倉電線の創立者中内春吉の出資により東京・千駄ケ谷に財団法人藤倉学園を創立、常務理事・園長、15年大島元町に施設移転、昭和27年5月社会福祉法人に改組、33年1月八王子に多摩藤倉学園を開設。▽日本精神薄弱児愛護協会の設立(昭和9年)に参画、会長(24年~30年)を務めた。

【著書】教育的治療学全集1~6(平元) **【追悼】**川田貞治郎追悼録(昭36)

河野眞一郎 かわの・しんいちろう

昭和24(1949)~平成21(2009)年(60歳)、宮崎

【眼科】 昭和50年3月京大卒。7月附属病院研修医(眼科 塚原勇教授)、51年7月神戸中央市民病院眼科医員、52年1月和歌山赤十字病院医員、53年4月大学院入学、57年3月修了、4月助手、8月静岡県立総合病院医長、米国留学(60年10月 スタンフォード大)、62年10月京大助手、63年3月講師、平成元年4月帝京大助教授、13年4月教授、16年3月附属溝口病院眼科長、在職中、21年11月逝去。
【編著】眼科手術入門(平19) 【共編】ハンズオン前眼部・外眼部診療 診断・治療・小手術(平12)

河野友信 かわの・とものぶ

昭和12(1937)~平成17(2005)年(67歳)、宮崎
【心療内科、心身医学】 昭和40年熊本大卒。実地修練、九大精神身体医学入局(池見酉次郎教授)・大学院、助手、51年東京都立駒込病院心身医療科長。平成8年東洋英和女学院大教授(人間科学部)、在職中、17年5月急逝。▽PHRストレス科学研究所副所長、トータルストレス研究所附属健生会クリニック院長などを務めた。▽労働者ストレス研究の第一人者。また、患者の精神面を重視した癌医療に取り組み、昭和52年「死の臨床研究会」結成に関与した。
【著書】小児の心身症(小児のメディカル・ケア・シリーズ 昭55)、会社ストレス症候群(平4) 【共著】女性の自律神経失調症 はつらつとした心とからだをつくる(平2) 【編著】産業ストレスの臨床(昭60)、医療学(平2) 【共編】生と死の医療(昭60)、ストレスの科学と健康(昭61)、うつ病の科学と健康 一般医のための(昭62)、臨床死生学事典(平12) 【監修】リラックス・エクササイズ 心と体がほっとする(平15)

河野博臣 かわの・ひろおみ

昭和3(1928)~平成15(2003)年(75歳)、福岡
【外科、心療内科、心身医学】 昭和29年久留米医大卒。九大、京大、六甲病院消化器外科に勤務の後、昭和40年神戸に河野胃腸科外科医院開設。▽わが国における癌患者の終末期医療の草分け。戦争中、海軍にて人間魚雷要員として勤務。ユング派の教育分析学を同志社大樋口和彦教授に学び、在宅ホスピスケアを提唱、ユング派の教育分析を末期癌患者のケアに生かすことを課題とした。昭和52年「死の臨床研究会」を結成・世話人、60年癌患者のセルフヘルプの組織「いずみの会」を結成・世話人、61年日本臨床精神腫瘍学会(日本サイコオンコロジー学会)を設立し、会長・理事長を務めた。
【著書】死の臨床 死にゆく人々への援助(昭49)、病気と自己実現 真の治療関係を求めて(昭59)、ガンの人間学(昭59)、震災診療日誌(平7) 【共著】ホリスティック・メディスン(昭61)

川畑愛義 かわばた・あいよし

明治38(1905)~平成17(2005)年(99歳)、鹿児島
【衛生学】 昭和6年京都帝大卒。衛生学入室(戸田正三教授)、厚生省衛生局、日大教授、25年4月京大教授(教養部 保健体育)、44年3月停年退官。退官後、京都府衛生研究所長(44年4月~48年7月)、京都府公害研究所長(初代 46年6月~48年7月)。▽健康な体づくりの研究に取り組み、日本体育学会長、日本学校保健学会長など歴任。独特の指先中心の座禅・瞑想の姿勢を打ち出すなど異色の医学者としても知られる。府バイコロジーをすすめる会長、府サイクリング協会長を歴任。川畑式身長増進法でも知られた。
【著書】学校衛生学(昭16)、塵埃と屎尿の科学(昭19)、実用環境衛生学(昭22)、環境衛生学(昭24)、欧米の健康教育と公衆衛生(昭36)、頭がよくなる5つの方法(昭56)、背がグングン伸びる本(昭62)、97歳、健康博士のいきいき生活術(平15) 【共著】公衆衛生学(昭22)

河端貞次 かわばた・ていじ

明治7(1874)~昭和7(1932)年(58歳)、大阪
【医師、教育者】 明治29年京都府立医学校卒。京都にて開業、45年上海に移転開業。大正11年上海居留民団行政委員・会長となり在留邦人のため奔走し、初等および中等学校を建設した。昭和7年上海事件勃発後は不眠不休の活動を続けたが、4月29日、上海新公園で開催された天長節祝賀会挙行中、爆弾を投擲され、上海派遣軍司令官白川義則陸軍大将、重光葵駐支公使らとともに重傷を負い、30日逝去。

川俣順一 かわまた・じゅんいち

大正7(1918)~平成10(1998)年(79歳)、大阪
【細菌学】 昭和16年大阪帝大卒。細菌学入室(谷口腆二教授)、24年助教授(微研・細菌化学部 谷口腆二教授併任)、29年(名称変更 化学療法部門)、30年12月教授(微研・化学療法部門)、感染実験動物施設長(42年9月~51年3月)、所長(51年4月~55年3月)、56年4月停年退官。退官後、関西鍼灸短大学長(初

代 60年4月〜平成4年3月)。
【共著】鍼灸への招待(平6)【編著】実験動物学への招待(昭59)、腎症候性出血熱(昭62)【共編】疾患動物モデルハンドブック(昭54)、同 no. 2(昭57)、インターフェロンの臨床応用(平4)

川村明義　かわむら・あきよし

大正8(1919)〜平成18(2006)年(86歳)、東京
【免疫学】昭和20年9月千葉医大卒。10月東京帝大伝研入所(田宮猛雄教授)、34年7月助教授(免疫学山本郁夫教授)、46年4月教授、55年3月停年退官。▽昭和27年恙虫病リケッチアの実験中、感染したが回復したことがある。また、30年代、免疫蛍光法の確立と普及に尽力したことで知られる。▽平成元年野口英世記念医学賞[病原体解析の基礎的研究並びに臨床的研究(1)免疫蛍光法の確立と普及]▽川村麟也(病理学、新潟医大教授・慶大教授 恙虫病の研究者)は父。
【編著】免疫(医科研セミナー'77 昭55)【共編】プリンシパル臨床免疫(昭51)、Immunofluorescence in medical science(1982/昭57)、Tsutsugamushi disease(1995/平7)

河村郁　かわむら・いく

明治35(1902)〜平成2(1990)年(88歳)、長野
【看護師(保健師)】大正7年県立横須賀高女卒、12年聖路加国際病院附属高等看護婦学校卒(第1期生)、13年北京ユニオンメディカルカレッジ看護学科卒(ロックフェラー奨学生)。聖路加国際病院勤務(〜14年12月)、15年鎌倉サナトリアム勤務、昭和2年自由学園勤務(講義の他、職員生徒の健康管理も担当)、4年近江サナトリアム主事兼婦長、5年日本結核予防協会書記、18年日赤東京支部保健婦養成所主事・保健衛生係長、健康相談所婦長(〜20年12月)、21年東京都衛生局医務課技手、公衆衛生局技師、23年神奈川県立看護指導所長、24年兼神奈川県立保健婦養成所長、28年県立公衆衛生看護学院長、39年退職。▽日本結核予防協会では、結核看護事業に精魂を傾注し、早期発見・治療のための結核予防センターを渋谷に開設、結核療養所村松晴嵐荘の開設(昭和10年)に尽力、戦後、東京都ではGHQ軍政部指導下で都庁に看護課設置、病院・保健所の整備、看護師確保・再教育に活躍した。また、21年からは日本看護協会副会長、理事、監事、部会長として16年間歴任した。▽昭和33年保健文化賞(看護教育に貢献)
【伝記】河村郁 悲しみの阿修羅(別所智枝子 昭59)

河村謙二　かわむら・けんじ

明治35(1902)〜昭和46(1971)年(68歳)、大阪
【外科】昭和4年京都府立医大卒。第2外科入局(横田浩吉教授)、5年6月助手、8年7月講師、19年7月助教授、29年5月教授(第2外科)、社会保険神戸中央病院長併任(初代 36年10月〜37年3月)、41年3月定年退職。退職後、愛媛県立今治病院長(42年7月〜44年5月)、明石市立病院長(45年1月〜)、在職中、46年5月急逝。▽臓器移植研究の先駆者の一人。昭和40年日本移植学会を設立・会長(初代)を務めた。
【著書】骨移植(昭29)【共著】外科臨床の手引(昭34)

川村耕造　かわむら・こうぞう

昭和7(1932)〜平成5(1993)年(60歳)、三重
【内科、老年医学】昭和32年名大卒。日赤中央病院にて実地修練、33年4月名大第3内科入局(山田弘三教授)、10月辰野病院内科、36年12月名大第3内科、42年8月市立四日市病院内科医長、44年12月開業(川村消化器科内科)、46年8月医療法人社団主体会理事長、在職中、平成5年3月逝去。▽主体会理事長として、病院を3か所、老人ホームを5か所、老人保健施設を3か所開設するなど、地域医療、特に老人医療に貢献した。なかでも、昭和56年に開設した「第二小山田特別養護老人ホーム」はわが国初の認知症高齢者専用施設である。
【共編】呆けを看とる(昭57)、施設のケア・スキル(平5)

川村太郎　かわむら・たろう

明治45(1912)〜平成9(1997)年(84歳)、東京
【皮膚科】昭和11年東京帝大卒。皮膚科泌尿器科入局(太田正雄教授)、13年9月東京逓信病院皮膚科泌尿器科(土屋文雄部長 〜15年4月)、17年5月東京帝大助手(皮膚科)、19年東京帝大皮膚科外来医長、20年3月助教授、25年4月金沢大教授、米国出張(32年6月〜33年5月 イェール大ラーナー教授に師事)、34年7月東大教授、48年4月停年退官。退官後、関東逓信病院嘱託(48年〜53年)、埼玉医大客員教授(48年4月〜62年12月)。▽色素細胞母斑の神経櫛起源説を提唱した。▽橋爪一男(産婦人科、日大教授)は義兄。

【著書】皮膚性病科学総論、各論(昭21)、皮膚科検査法(昭29)、皮膚病(昭32)【共著】結婚と純潔(昭23)、性病の常識(昭24)

河村虎太郎　かわむら・とらたろう

大正3(1914)～昭和62(1987)年(73歳)、朝鮮

【内科(消化器)、社会運動家】昭和13年3月京城帝大卒。京城医専生理学入室(大沢勝教授)、15年4月講師(～20年8月)、19年9月応召、(陸軍軍医中尉)、戦後帰国、20年12月広島県西城町にて河村医院開業、22年7月広島市中区にて河村医院開業、29年12月河村病院開設。▽広島県病院協会長(昭和57年5月～)、広島女学院短大講師(28年4月～31年3月)、広島YMCA理事(41年5月～)、広島女学院理事(44年10月～54年3月)などを務め、35年核禁会議広島県民会議結成、58年5月核禁会議広島県民会議議長に就任、59年8月には在韓被爆者渡日治療広島委員会代表に就任、12月韓国全斗煥大統領より表彰状を受けた。

【遺稿】医療と信仰(平4)

河村文夫　かわむら・ふみお

大正11(1922)～平成16(2004)年(81歳)、北海道

【放射線科】昭和22年北海道帝大卒。32年1月徳島大教授、西独・スウェーデン留学(在外研究員 37年2月～38年2月)、附属病院長(55年1月～56年11月)、63年3月停年退官。退官後、四国中央病院長(63年4月～平成7年3月)。

【共著】放射線生物学・病理学・放射線治療(放射線医学大系第35巻 昭59)、放射線同位元素の科学 基礎と応用改稿版(平元)

河邨文一郎　かわむら・ぶんいちろう

大正6(1917)～平成16(2004)年(86歳)、北海道

【整形外科】昭和16年12月北海道帝大卒。第2外科入局(柳壮一教授)、18年7月東京帝大整形外科入局(高木憲次教授)、20年1月東京逓信病院、24年9月道立札幌女子医専講師(外科)、26年4月札幌医大助教授(外科)、27年10月教授(初代 整形外科)、兼北海道立札幌整肢学院長(28年1月～44年5月)、附属病院長(53年4月～)、副学長(53年8月～)、58年3月定年退職。退職後、登別厚生病院長(58年5月～)、北海道形成外科病院名誉院長(62年4月～)。▽股関節脱臼機能療法のための「河邨式ドーム型骨盤骨切り術」の開発者。ポリオ(小児マヒ)の後遺症としての下肢の短縮を生じた病児のための「河邨式肢延長器」の開発などポリオの後遺症治療の権威として知られ、肢体不自由児の療育、教育にも尽力した。▽詩人としても知られ、北海道帝大在学中から金子光晴に師事、金子光晴の会運営委員長、詩誌『核』を主宰。47年札幌冬季五輪の愛唱歌「虹と雪のバラード」を作詞。▽父河邨百合人は、明治39年東京帝大にわが国最初の整形外科が開設された当時の医局長、後、小樽で開業。▽昭和31年北海道医師会賞、47年札幌市民芸術賞、50年北海道新聞賞、51年高木賞、56年北海道文化賞、平成4年北海道開発功労賞(社会福祉の向上と芸術文化の振興)、10年日本詩人クラブ賞

【編著】金子光晴画帖(昭56)、金子光晴抄 詩と散文にみる詩人像(平7)【詩集】天地交驩(昭24)、湖上の薔薇(昭33)、物質の真昼(昭34)、河邨文一郎詩集(昭57)、美しい背中(平8)、シベリア(平9)

川村麟也　かわむら・りんや

明治12(1879)～昭和22(1947)年(68歳)、山梨

【病理学】明治39年12月東京帝大卒。病理学入局(三浦守治教授、山極勝三郎教授)、40年7月助手、独留学(文部省外国留学生、41年6月～44年2月 ベルリン大オルト教授、フライブルグ大アショフ教授に師事)、44年4月新潟医専教授、大正11年4月新潟医大教授、欧米出張(14年2月～15年2月)、昭和12年4月慶大教授兼北里研部長、在職中、22年10月逝去。▽恙虫病の研究者。大正5年恙虫の発育環を発表した。13年には日本住血吸虫に対する塩酸エメチンの効果を確認している。昭和22年、宮島幹之助教授らとともに精神医学研究所を設立した。▽大正13年学士院賞(類脂質の研究)、昭和7年浅川賞(緒方規雄、海野幸胤、長与又郎、宮川米次、田宮猛雄、三田村篤志郎、佐藤清、川村麟也、今川与曹 恙虫病病原発見に関する業績)▽川村明義(免疫学、東大教授)の父。

【著書】新潟県の地方病(述 大11)、恙虫病之研究(大14)【共著】病理総論上・下巻(大11)【追悼】川村麟也先生追慕録(小林忠義編 昭25)

川本幸民　かわもと・こうみん

文化7(1810)～明治4(1871)年(61歳)、摂津三田(兵庫)

【化学、蘭方医】藩校造士館に学び、村上良八から漢方医学を修得。文政12年江戸に遊学、足立長雋に蘭方医学を学び、坪井信道(安懐堂)に蘭学を学ぶ。

天保5年藩医、6年江戸・芝露月町にて開業、嘉永6年薩摩藩校学頭、安政3年蕃書調所教授手伝、万延元年精錬方教授(理化学分野)を兼任、明治元年7月三田に帰郷、英蘭塾開校、明治3年英蘭塾閉校、8月隠居。▽理学に精通し、青地林宗の訳著『気海観瀾』に対し増訳を行い、嘉永4年から『気海観瀾広義』15巻を著して天文・力学・熱学・光学・電気・化学など広範にわたる内容を紹介した。また、マッチ・ビールを試作し、銀板光画による写真術に成功するなど、西洋理化学の紹介と実用化に尽くした功績は大きい。

【著書】遠西奇器述(安政元)**【訳書】**気海観瀾広義15巻(ボイス 嘉永4～安政3)、化学新書(ステックハルト 文久元)**【伝記】**蘭学者川本幸民 近代の扉を開いた万能科学者の生涯(北康利 平20)

川本輝夫 かわもと・てるお

昭和6(1931)～平成11(1999)年(67歳)、熊本

【社会運動家】 昭和23年水俣高中退後、葦北郡医師会立准看護学院卒。58年より水俣市議選に3選。▽土木、炭鉱労働者、鳶職、新日本窒素肥料臨時労働者などを遍歴。昭和40年にチッソで働いていた父が死亡、44年水俣病認定促進の会を結成、以後、未認定患者救済闘争の先頭に立った。46年自らも熊本県より患者に認定され、11月よりの補償をめぐるチッソとの自主交渉を開始、47年チッソ五井工場の第2組合議長に面会の際、傷害事件として起訴され、1審有罪、2審にて公訴棄却となり、検察側が上告、55年12月最高裁が上告棄却と決定した(川本事件)。しかし、水俣病補償協定締結後、認定申請の結論がでない人が多数いたため、49年水俣病認定申請患者協議会(現・水俣病患者連合)を組織、行政による認定制度は患者切り捨てだとの批判を続けた。また、水俣病センター相思社理事長(52年～平成3年)を務めた。▽平成11年田尻賞(チッソ未認定患者救済に尽力した)

【追悼】さようなら川本輝夫さん 激しく、心優しき闘士を悼む(平11)、熱意とは事ある毎に意志を表明すること(平11)

河盛勇造 かわもり・ゆうぞう

明治44(1911)～平成11(1999)年(87歳)、大阪

【内科】 昭和10年大阪帝大卒。第3内科入局(今村荒男教授、堂野前維摩郷教授)、23年助教授、米欧留学(レダリー留学生、31年 サナラレイク結核研究所、コロンビア大、パストゥール研究所)、31年5月熊本大教授(第1内科)、42年5月国立泉北病院長、50年12月定年退官。退官後、香雪記念病院長。▽昭和30年朝日賞(文化部門、柳沢謙、海老名敏明、大林容二、戸田忠雄、河盛勇造 乾燥BCGワクチンの製造方法に関する研究)▽河盛隆造(内科、順天堂大教授)は長男。

【編著】感染症第2(現代診断検査法大系第10部門第2 昭41)

菅修 かん・おさむ

明治34(1901)～昭和53(1978)年(77歳)、広島

【精神科、障害者福祉】 昭和2年北海道帝大卒。東京帝大精神科入局(三宅鉱一教授)、11月東京府立松沢病院、16年神奈川県立芹香院長、戦後、24年兼神奈川県立ひばりが丘学園長、33年国立秩父学園長、46年1月国立コロニーのぞみの園長、50年退職。▽松沢病院にて作業療法を中心に治療にあたった精神科リハビリテーションの先駆者。知的障害者への対応に尽力、日本精神薄弱者愛護協会(現・日本知的障害者福祉協会)長を務めた。

【著書】医学的心理学 精神薄弱者の理解と処遇のために(昭53)、治療教育学(昭54)、精神薄弱者福祉概論(昭57)**【共訳】**精神遅滞の分類とその用語[AAMD(米国精神薄弱協会) 昭40]、治療教育学の基礎(ヘラー 昭52)

閑歳雄吉 かんさい・ゆうきち

明治38(1905)～昭和61(1986)年(81歳)、大阪

【内科】 昭和4年京都帝大卒。第2内科入局(松尾巌教授)、11年帯広市島田病院医長、13年満鉄入社(検診所主任医長)、18年11月満州国立佳木斯医大教授兼附属医院長。戦後、中共に抑留され、哈爾浜医大教授、28年帰国、大阪府枚岡市立病院長、31年新潟県立中央病院長、50年3月退職。

神崎三益 かんざき・さんえき

明治30(1897)～昭和61(1986)年(88歳)、岡山

【内科】 大正11年東京帝大卒。日赤病院内科医員、昭和10年4月日赤秋田支部病院長、24年11月武蔵野赤十字病院長、27年4月兼高等看護学院長、39年7月兼東京都赤十字血液センター所長、41年4月兼日赤武蔵野女子短大学長、48年4月兼日赤学園武蔵野看専校長、49年3月退職。▽日本病院会副会長(昭和31年10月～)、会長(45年3月～49年3月)として、

わが国の病院の充実を目指した提言を行った。【共著】現代医療の癌(昭46)【参考】日本病院会三十年史(昭59)

神立 誠　かんだつ・まこと

明治42(1909)～平成10(1998)年(89歳)、茨城

【生化学(栄養化学)】　昭和9年東京帝大農学部農芸化学卒。農学部農芸化学・化学第3講座入室(平塚英吉教授)、13年助手、19年盛岡農専教授、20年東北帝大講師、23年6月東大助教授(平塚英吉教授)、28年4月教授(農芸化学・化学第3講座)、29年4月(栄養化学・家畜飼養学講座)、45年3月停年退官。退官後、麻布獣医大教授(47年4月～55年3月)。▽骨格筋蛋白質の研究、反芻胃に生息する原生動物の研究で知られる。▽昭和35年日本農学賞(反芻胃の消化におけるインフゾリアの役割)、43年学士院賞(反芻胃内消化に対する繊毛虫類の機能に関する生化学的研究)

【著書】栄養化学概説(新農業全書第3冊　昭25)、栄養化学(昭34)、食品材料学(昭42)【編著】最新食品分析法(昭39)、たんぱく質の知識(昭46)【共監】新編食品成分表(平10)

神鳥文雄　かんどり・ふみお

明治37(1904)～昭和56(1981)年(77歳)、大分

【眼科】　昭和7年九州帝大卒。眼科入局(庄司義治教授)、8年那覇病院眼科部長、大学院入学、17年2月青島医専教授、21年帰国、22年1月米子医専教授(初代)、23年2月米子医大教授、24年5月鳥取大教授、45年3月停年退官。

【著書】眼科学(昭28)、症状による眼病の鑑別診断(昭45)

神野三郎　かんの・さぶろう

明治34(1901)～昭和59(1984)年(82歳)、石川

【細菌学】　昭和2年慶大卒。内科入局、東京市立豊島病院勤務の後、警視庁細菌検査所入所、16年所長、24年4月東京都立衛生研究所細菌部門、退職後、七尾市にて開業。

上林豊明　かんばやし・とよあき

明治21(1888)～昭和14(1939)年(50歳)、東京

【皮膚科】　大正3年東京帝大卒。皮膚病学黴毒学入局(土肥慶蔵教授)、順天堂医院勤務の後、8年3月東京医専教授(皮膚花柳病科)、10年3月(皮膚泌尿器科)、在職中、昭和14年2月逝去。▽皮膚病に関与する細菌類の生物学的研究のわが国における先駆者。

【著書】江戸ニ於ケル売笑婦ノ地理的分布ニ就テ(大6)、皮膚疾患の療法と其手技(大14)、淋疾ノ療法ト其手技(昭5)

神林 浩　かんばやし・ひろし

明治23(1890)～昭和41(1966)年(75歳)、長野

【陸軍軍医(内科)】　大正5年東京帝大卒。陸軍軍医、後、東京帝大にて研究従事、昭和10年3月東京第二陸軍病院長、8月(1等軍医正)、12年2月(軍医大佐　階級呼称変更)、3月医務局衛生課長、11月兼大本営野戦衛生長官部高級部員、13年12月軍医学校幹事(軍医少将)、16年3月北支方面軍軍医部長、11月(軍医中将)、12月支那派遣軍軍医部長、18年3月医務局長、20年10月予備役編入。戦後、長野県更級郡稲里村、長野市にて開業。▽最後の陸軍省医務局長。衛生課長時代には小泉親彦医務局長を補佐し、陸軍首脳部を動かして厚生省設立に尽力した。昭和20年8月自決した阿南惟幾陸軍大臣の遺体処理に従事した。

【伝記】思い出の数数(神林嘉代　昭43)

神林美治　かんばやし・よしはる

明治23(1890)～昭和54(1979)年(88歳)、長野

【海軍軍医(内科)】　大正6年11月九州帝大卒。海軍中軍医、12年4月九州帝大大学院(第1内科にて研究従事　小野寺直助教授)兼佐世保海軍病院、昭和14年11月連合艦隊軍医長、15年11月別府海軍病院長、16年10月軍医学校教頭、(軍医少将)、17年11月呉海軍病院長、18年10月軍医学校長、11月(軍医中将)、20年10月兼第1療品廠長、11月予備役編入。東京・杉並区にて開業。

神戸文哉　かんべ・ぶんさい

嘉永元(1848)～明治32(1899)年(50歳)、信濃(長野)

【医師】　安政6年藩命にて江戸に遊学、野呂俊臣らに和漢学を学んだ後、元治元年杉田玄端に蘭学を、慶応元年開成所にて川本清次郎らに英学を学び、明治2年大坂医学校に入り、ボードウィン、エルメレンスに医学を学ぶ。4年大学東校で医学、独語を学び、同年文部省13等出仕を命ぜられ、医学教育に従事、8年京都療病院管学事、14年9月大阪医学校教諭・校長代理、21年8月辞職、大阪市にて開業。▽

わが国で最初の西洋精神医学書の翻訳者。『精神病約説』(3冊、明治9年)は、『レーノルズ内科学全書』下巻のモーズレイの「精神病」の章を翻訳した著作である。また、京都療病院在職中、療病院の雑誌『西医雑報』(9年10月～10年10月)、『療病院雑誌』(12年3月～14年5月)の編集を担当した。▽開業後は盛業をきわめ、奨学金の支給、貧民救済事業などに熱心であったと伝えられる。

城井尚義 きい・なおよし

明治10(1877)～昭和21(1946)年(68歳)、奈良

【陸軍獣医(微生物学)】 明治26年8月大阪府立農学校卒(獣医科)。30年(陸軍3等獣医)、33年(2等獣医)、36年(1等獣医)、40年休職、5月内務省所管伝研第4部事務嘱託(北里柴三郎所長、志賀潔部長～43年4月)、45年陸軍獣医学校教官、大正3年文部省所管伝研第5部主任(技術嘱託 痘苗業務担当)、4年(3等獣医正)、5年3月文部省伝研技師、仏留学(在外研究員 昭和2年4月～4年3月)、昭和4年陸軍獣医学校研究業務嘱託、13年3月定年退官。▽伝研の文部省移管により北里柴三郎門下が退任した後の製造部門を他の陸軍軍医とともに支えた(西沢行蔵、八木沢正雄とともに北里から裏切り者と呼ばれた)。大正3年牛化人痘苗の製造開始、6年痘苗力価の検定法としての不全免疫犢体接種法を発表、8年人痘の牛痘化に成功した。昭和12年日本では同じ日本脳炎ウイルスがヒトと馬に脳炎を起こすことを確認した(米国では別のウイルスによると報告されていた。また、ワクチンの有効性を証明した)。この事実は22年に至って日米で確認された。▽昭和23年浅川賞(城井尚義、三田村篤志郎、北岡正見 馬脳炎病毒に関する研究業績)。

【著書】日本脳炎の研究(城井尚義博士業績紀要 昭27) **【共著】**獣医内科学読本上・下(大正4、6)

木内 幹 きうち・みき

明治12(1879)～昭和48(1973)年(93歳)、千葉

【産婦人科】 明治38年東京帝大卒。産婦人科入局(千葉稔次郎教授、木下正中教授)・大学院、40年日赤関東州医院婦人科主任、42年関東都督府医院婦人科部長、独留学(私費、43年2月～45年7月 ベルリン大、ハレ大にて研学)、大正元年7月区立函館病院産科婦人科医長、大正13年4月退職、開業・尿研究所開設。▽在独中、尿の酵素化学に注目、一種のフィラメントを発見、以来、尿に関する研究を続けた。▽函館市医師会長、函館市会議員、日本医師会理事などを歴任、函館市市政功労者、福祉功労者としての表彰を受けた。▽昭和39年日医最高優功賞

【著書】尿診断(大5)、続(大14)、胎児男女診断(昭26)

貴家寛而 きか・かんじ

大正2(1913)～平成9(1997)年(84歳)、千葉

【産婦人科】 昭和15年東北帝大卒。産婦人科入局(篠田糺教授)、応召[16年7月～24年11月 19年9月予備役(陸軍軍医中尉)、戦後、ソ連に抑留]、東北大復帰、25年3月助手、5月講師、27年1月助教授、33年4月福島県立医大教授、附属病院長(38年5月～40年4月)、44年7月退職、45年福島市にて開業。▽女子性器結核の研究業績で知られる。▽貴家学而(産婦人科、東京女子医専教授)は父。

【著書】産婦人科領域に於ける位相差顕微鏡の応用(昭29)、産科学(昭30)、婦人科学(昭30)、子宮卵管造影法の実際(昭41)、子宮外妊娠の臨床(昭42)

菊田 昇 きくた・のぼる

大正15(1926)～平成3(1991)年(65歳)、宮城

【産婦人科】 昭和24年東北大医専部卒。実地修練、産婦人科入局(篠田糺教授)、32年秋田市立病院産婦人科医長、33年石巻市にて産婦人科肛門科医院開設。▽母性保護、胎児の生命尊重の精神から、堕胎手術を希望する母親を説得して出産させ、子のない別の夫婦に「実子」としての斡旋を始め、昭和48年告発を受けるまでの10年間に100人の赤ちゃんを斡旋した。同年参院法務委員会に参考人として出頭「実子特例法の制定」を訴えた。また、「7か月中絶は殺人である」と主張、優生保護法の中絶可能期間の解釈(厚生省通知)を1か月短縮させる契機を生んだ。しかし、53年3月仙台簡裁より医師法違反、公正証書原本不実記載、同行使の罪で罰金刑の略式命令、54年厚生大臣より医業停止6か月の処分を受けた。さらに、宮城県医師会から優生保護法指定医を取り消され、処分取り消しと損害賠償請求の訴訟を起こしたが、58年6月東京地裁の第1審、61年3月東京高裁の第2審、63年6月最高裁の上告審まで、すべて棄却され、敗訴した。平成3年閉院。

【著書】私には殺せない(昭49)、この赤ちゃんにもしあわせを(昭53)、天使よ大空へ翔べ(昭54)、赤ちゃんあげます(昭56)、お母さん、ボクを殺さないで!(昭63) **【訳書】**わたしの命を奪わないで(ウイルキー 平3) **【評伝】**菊田昇(鈴木厚『世界を感動させた日本

の医師 信念を貫いた愛と勇気の記録』、平18)

菊池篤忠 きくち・あつただ

弘化2(1845)~大正13(1924)年(79歳)、肥前(佐賀)

【陸軍軍医】 好生館(佐賀藩)に学び、明治2年3月大学東校入学、第4大学区医学校(大阪)に転学、ボードウィン、エルメレンスに師事、5年大学東校に復学、ミュルレルに師事、6年置賜県病院長(米沢)、7年大阪にて開業。後、陸軍に入り、21年11月第5師団軍医部長、日清戦争に従軍、29年3月第6師団軍医部長、31年4月(軍医監)、9月第4師団(大阪)軍医部長、10月辞任。33年7月、堂島に大阪回生病院開設・院長、43年4月院主(弟常三郎、開院以来、外科長として勤務、院長となり、大正5年8月病気退職、嗣子米太郎院長就任)、8年4月院主・院長(米太郎副院長)、12年7月院主、13年9月逝去。▽菊池常三郎(外科、陸軍軍医総監)の兄。

菊地邦雄 きくち・くにお

昭和11(1936)~平成10(1998)年(61歳)、福島

【体育学、運動生理学】 昭和37年東大教育学部体育学健康教育学科卒・大学院修士課程、39年修了、京大助手(教養部)、広島大講師(教養部)、47年1月助教授、49年6月(総合科学部)、62年10月教授、在任中、平成10年11月逝去。

【著書】健康・体力づくり 行動科学からみた長生きと運動(平2) 【共著】現代健康論(昭54)

菊池循一 きくち・じゅんいち

明治8(1875)~昭和35(1960)年(84歳)、宮崎

【耳鼻咽喉科】 明治31年五高卒。東京帝大第3内科(青山胤通教授)、小此木耳科医院勤務を経て、33年東京帝大耳鼻咽喉科入局(助手第1号 岡田和一郎教授)、独留学(私費、34年~36年 ロストック大ケルナー教授に師事)、帰国後、東京・日本橋にて開業。▽宮内省御用掛(侍医 大正6年~昭和23年)を務めた。

【著書】臨床耳鼻咽喉診療書(小此木信六郎校閲 明33)

菊地真一郎 きくち・しんいちろう

明治40(1907)~平成2(1990)年(83歳)、山形

【外科】 昭和6年日医大卒。東京帝大分院外科入局(大槻菊男教授)、12年菊地外科医院開業、軍務、20年12月銀座菊地病院開設。▽日本医師会常任理事、全日本病院協会長、日医大同窓会長などを歴任。▽菊地吾郎(生化学、東北大教授)は弟。

【著書】外科医と急患(新臨床医学文庫70 昭41)

菊池武彦 きくち・たけひこ

明治26(1893)~昭和60(1985)年(91歳)、岡山

【内科】 大正8年京都帝大卒。薬物学入室(森島庫太教授)、第1内科入局(辻寛治教授)、10年11月助教授、14年5月日赤高松支部病院長、昭和13年5月京都帝大教授(第2内科)、22年9月京大教授、附属病院長(23年12月~24年5月)、27年6月兼大阪赤十字病院長。31年9月停年退官。退官後、大阪赤十字病院長(~44年6月)。▽菊池晴彦(脳外科、京大教授、国立循環器病センター総長)は長男。

【編著】京都大学原子爆弾災害総合研究調査班の成立とその活動(昭45)

菊池常三郎 きくち・つねさぶろう

安政2(1855)~大正10(1921)年(65歳)、肥前(佐賀)

【陸軍軍医(外科)】 明治14年東大(旧)卒(陸軍省第1回依託学生)。独留学(19年3月陸軍私費留学生許可、22年3月陸軍官費留学生 シュトラスブルグ大、テュービンゲン大にて研学、23年5月帰国)。28年4月第1師団軍医部長、10月兼軍医学校教官、31年10月第4師団軍医部長、(陸軍軍医監)、33年7月大阪回生病院外科長、日露戦争に際し復職、37年2月大本営附、第1軍医部長として出征、38年12月第1師団司令部附、大阪回生病院外科長、39年7月休職、40年3月(軍医総監)・予備役編入。42年7月大韓医院長兼医学校長、43年8月退官、12月大阪回生病院長・外科長、大正5年8月病気退職。▽陸軍軍医部創設の功労者。韓国在勤中、李完用(総理大臣)の大手術を行い名声を博した。▽菊池篤忠(陸軍軍医、大阪回生病院開設者)は兄。

【著書】簡明病理通論(明18)、袖珍外科手術書(明24)、実用外科各論(明24、26)、銃創論(明25)、薬灰繃帯論(明25)

菊地喜充 きくち・よしみつ

明治43(1910)~昭和59(1984)年(74歳)、大阪

【電気工学】 昭和8年東北帝大工学部電気工学科卒。11年5月助教授(~13年2月)、21年2月教授(電気通信研超音波通信工学研究部門)、35年4月(第5部門、超音波に関する研究)、所長(39年3月~47年11月)、49年4月停年退官。退官後、東北工大学長(49年4月~51年9月)。▽超音波診断法、魚群探知機、

金属探傷器の開発で知られる。▽昭和51年朝日賞（菊地喜充、和賀井敏夫 超音波診断法を創始した功績）

【著書】磁歪振動と超音波（昭27）【共編】電子・通信・電気工学基礎講座1～19（昭47～55）

菊池米太郎 きくち・よねたろう

明治6（1873）～昭和28（1953）年（79歳）、佐賀

【内科】 明治34年12月東京帝大卒。大学院、独・墺・英留学（私費、36年5月～38年12月 ベルリン大、プラハ大、ロンドン・セントメアリー病院にて研修）、40年1月大阪回生病院内科長、大正5年8月院長、在職中、昭和28年逝去。▽大阪回生病院開設者菊池篤忠の嗣子、菊池常三郎（陸軍軍医総監）の甥。▽松本烝治（商法学、東京帝大教授）は義兄、石原誠（生理学、九州帝大教授）は義弟。

【著書】病気と養生（述 大6）、肺病の養生及び予防の心得（大6）、私立綜合病院の由来及其使命（昭12）、第2輯（昭17）【遺稿・追悼】菊池米太郎先生遺文及追悼録（村山長一 昭30）

木崎国嘉 きざき・くによし

明治40（1907）～昭和59（1984）年（77歳）、大阪

【内科、医事評論家】 昭和7年京都帝大卒。第1内科入局（辻寛治教授）、9年4月大学院入学、12年4月退学。6月日赤大阪支部医務嘱託、8月日赤大阪支部病院医員、応召［13年2月～17年、19年（3回）ノモンハン事件従軍、朝鮮師団司令部、大阪陸軍病院］、19年日赤大阪支部病院内科部長、（20年大阪赤十字病院が米軍に撤収されたので現職のまま、米陸軍病院総合病院渉外部長）、44年4月退職、退職後、大手前女子大教授（44年4月～）、在職中、59年6月逝去。▽ソ連医学の研究家。昭和28年、日赤島津忠承社長らとともに抑留日本人引き揚げ交渉のためソ連に出張。読売テレビの『11PM』のレギュラーを務めるなどタレントとして知られた。46年参議院選全国区より自民党公認で出馬したが落選。59年3月、『虹に躍る吾が心―英医ウィリアム・ウィリスと江夏八重の物語』が完成したが、未刊となる。

【著書】結核（昭29）、長生と若返り（昭30）、ソヴェトの医学（昭31）、応急手当（昭33）、人間ドック（昭39）、浮気の味覚（昭42）、イレブンドクターの医学教室（昭43）、これからの性（昭45）、ママほんとうはどうなの（昭45）、永遠の青春（昭45）、人間のからだ（昭46）、あなた自身の作る病気（昭51）、医学こぼれ話（昭51）、驚異の高麗人参（昭55）【追悼】人間木崎国嘉（昭61）

岸一太 きし・かずた

明治7（1874）～昭和12（1937）年（62歳）、岡山

【耳鼻咽喉科、事業家（航空機製造）】 明治29年三高卒。東京耳鼻咽喉科医院（金杉英五郎院長）、独留学（私費、32年12月～35年3月 ハレ大にて研学）、35年1月台湾総督府医院医長兼医学校助教授、5月教授、40年7月大連病院医長、大正2年東京市京橋区築地にて開業、6年10月医業廃業。▽飛行機製作に関心をもち、大正4年自ら開発した発動機にモーリス・ファルマンの機体を付けた「つるぎ号」を製作、続いて、初の国産機「第2つるぎ号」を製作、医業廃業後、本格的な飛行機製作事業（赤羽航空機製作所）に乗り出し、岸科学研究所を創設、鉱山開発、機械製作、自動車製造にかかわり始めた。また、東京・赤羽に岸飛行場、赤羽飛行学校を開設、「第5つるぎ号」まで製造したが、10年鉱山開発の失敗で、飛行場、飛行学校も閉鎖、飛行機事業から撤退した。

岸三二 きし・さんじ

明治32（1899）～平成3（1991）年（92歳）、東京

【生化学】 旧姓小金井。大正14年東京帝大卒。医化学入室（柿内三郎教授）、昭和4年4月助手、独・英留学（在外研究員 5年7月～8年12月）、9年4月癌研化学部長（～21年3月）、17年6月兼昭和医専教授、21年3月昭和医大教授、39年4月昭和大教授（～44年9月）、医学部長（42年1月～7月）、6月学長、44年3月辞任。▽森鷗外（作家、軍医総監）の甥。

岸井キミコ きしい・きみこ

大正3（1914）～平成17（2005）年（91歳）、山口

【看護師（従軍看護婦）】 昭和6年山口県立柳井高等女学校卒、9年日赤山口支部病院救護看護婦養成所卒。山口県立下関健康相談所勤務。12年日中戦争応召、日赤第72救護班要員として病院船勤務。13年臨時東京第一陸軍病院転属。18年日赤外事部勤務。19年第592救護班看護婦長として岩国海軍病院勤務。広島原爆投下時、現地で救護活動に携わる。戦後、21年日赤復職。30年英国留学（ロイヤルカレッジ・オブ・ナーシング）。33年衛生部看護課長。34年日本赤十字学園理事。36年日赤看護婦同方会常務理事。平成3年同方会理事長。▽退職後も前橋赤十字病院受付案内ボランティア、看護専門学校講師として活動を続け、病院患者のために移動型図書館を設

置した。▽昭和46年ギリシャ赤十字社看護功労賞、60年フローレンス・ナイチンゲール記章

岸川基明　きしかわ・もとあき

明治43(1910)～昭和60(1985)年(74歳)、愛知

【内科】 昭和12年3月名古屋帝大卒。4月内科入局、海軍軍医(12年6月海軍2年現役軍医科士官、21年6月予備役)、21年7月内科復帰、22年2月助手、23年9月講師、25年2月助教授、31年10月分院内科長兼放射線科長、36年9月名市大教授(第1内科)、附属病院長(42年12月～44年)、49年3月定年退職。退職後、岐阜県立多治見病院長(49年4月～56年3月)。

【共編】 慢性胃炎(昭45)

岸田隆　きしだ・たかし

大正3(1914)～平成6(1994)年(79歳)、鳥取

【内科、歌人】 昭和16年日医大卒。日医大第一病院赤木内科入局、17年傷痍軍人徳島療養所医官、20年退職、日医大第1内科復帰、23年山形県・公立酒田病院、34年社会保険酒田病院長、35年酒田市にて開業。▽アララギ派歌人。昭和12年「アララギ」入会、戦後、「新泉」「羊蹄」に入会、廃刊後、『群山』『潮汐』『放水路』に参加、潮汐廃刊後、『北斗』創刊に参加、61年『砂防林』創刊・主宰。酒田市美術館に絵画を中心とする「岸田隆コレクション」が遺族より寄贈されている。▽昭和54年高山樗牛賞、62年酒田市功労表彰

【歌集】 温床(潮汐叢書第22篇 昭32)、歌集酒田十五年(みちのく豆本第26冊 昭39)、砂防林の空(昭60)、岸田隆集(日本全国歌人叢書第16集 平元) **【評論】**「槐の花」と文明短歌(昭62)

岸田綱太郎　きしだ・つなたろう

大正9(1920)～平成18(2006)年(86歳)、東京

【微生物学】 昭和14年10月同志社大文学部心理学科卒。18年10月文学部助手、20年4月京都帝大理学部動物学教室研究嘱託、25年京都府立医大卒。実地修練、微生物学入室(鈴木成美教授)、27年6月助手、34年11月退職、仏留学(仏政府技術留学生、34年11月～36年1月 ギュスターブ・ルッシィ癌研究所)、36年1月助手、国内留学(谷口留学生、阪大 39年4月～40年3月)、42年7月助教授(菅沼惇教授)、50年4月教授、58年3月定年退職。退職後、神戸常盤短大教授(58年4月～61年3月)、京都パストゥール研究所を設立、理事長・所長(61年3月～、平成8年4月ルイ・パストゥール医学研究センターと改称)、在職中、18年9月逝去。▽昭和47年、ヒト白血球インターフェロンの生産にわが国初の成功、仏のサン・ルイ病院実験血液学研究所においてインターフェロンの抗白血病作用に関する共同研究(49年4月)を行うなど、インターフェロンの臨床的応用を意図した研究を重ね、私財を投じて京都パストゥール研究所を開設した。また、原爆投下2か月後の昭和20年10月、広島に京都府立医大調査団の一員として赴いた経験から、「反核医師の会」京都代表を務めた。▽昭和54年教育文化功労勲章(仏政府)、61年国家功労勲章(仏政府)

【著書】 インターフェロンの生物学(昭46) **【共著】** インターフェロン(昭55) **【編著】** インターフェロンの医学(昭58) **【共編】** 病原ウイルス学(平元)、インターフェロンの臨床応用(平4) **【監訳】** インターフェロン物語(カンテル 平12)

木嶋光仁　きじま・みつじ

昭和3(1928)～平成17(2005)年(77歳)、石川

【整形外科】 昭和28年金沢大卒。国立山中病院にて実地修練、金沢大整形外科入局(高瀬武平教授)、助手を経て、東大麻酔科、ニューヨーク大留学、34年3月帰国、4月講師、37年開業(木島整形外科医院)、47年4月北信越柔整専門学校設立・校長。▽講道館柔道8段保有者。▽柔道功労賞(講道館創立１００周年記念)

【共著】 鎖骨骨折後の肩・肘関節拘縮に対するリズム棒体操の開発(抜刷 平7)

岸本正雄　きしもと・まさお

明治44(1911)～平成3(1991)年(79歳)、京都

【眼科】 昭和10年京都帝大卒。眼科入局(盛新之助教授、山本清一教授、井街譲教授)、11年3月助手、12年10月四天王寺施薬療病院医長、応召(陸軍軍医 13年2月～16年3月)、16年5月新潟県高田病院医長、再応召(16年7月～21年2月)、21年8月福井赤十字病院医長、24年12月助教授(浅山亮二教授)、37年5月長崎大教授、附属病院長(42年4月～43年4月)、43年6月京大教授、50年4月停年退官。退官後、大阪北逓信病院長(50年7月～57年7月)。▽網膜剝離の原因の究明と手術法の改良、緑内障の研究で知られた。

【共著】 要説眼科学(昭27)

貴田丈夫 きだ・たけお

明治40(1907)~昭和59(1984)年(76歳)、福岡

【小児科】 昭和8年熊本医大卒。小児科入局(大原清之助教授)、11年6月助手、14年6月講師、臨時召集(16年7月、軍医見習士官として第12師団衛生隊編入、18年2月除隊)、22年4月兼附属医専部教授(~27年3月)、34年7月教授、48年3月停年退官。退官後、熊本女子短大教授(48年4月~)、学長(54年4月~58年3月)。▽昭和43年西日本文化賞(熊本大学医学部水俣病研究班「水俣病研究」の功績)

【自伝】喜寿の年(昭59)

北博正 きた・ひろまさ

明治43(1910)~平成11(1999)年(89歳)、大阪

【衛生学(環境衛生)】 昭和9年東京帝大卒。衛生学入室(田宮猛雄教授)、陸軍軍医(12年~17年)、19年4月東京医歯専教授(初代 衛生学)、24年5月東京医歯大教授、医学部長(26年4月~28年3月、42年7月~43年3月)、50年3月停年退官。退官後、日体大教授(研究科長 53年4月~54年3月)、東京都公害研究所長(55年4月~平成4年3月)。▽環境衛生学を基盤に産業医学、高圧医学、高所医学、体力学に業績を残した。

【共著】衛生学A・B(昭23) 【共編】医学研究者名簿(年刊 昭22~平10) 【共訳】温度と人間(ウィンスロー、ヘリングトン 昭41)

木田文夫 きだ・ふみお

明治41(1908)~昭和45(1970)年(61歳)、岡山

【小児科(小児体質学)】 昭和7年東京帝大卒。小児科入局(栗山重信教授)、仏留学(仏政府招聘留学生、13年5月~15年1月 パリ大小児科ノベクール教授に師事)、16年6月東京帝大講師、10月国立北京大学医学院教授、17年9月熊本医大教授(体質研・臨床体質学)、24年1月日医大教授、附属病院長(44年4月~)、在職中、45年2月逝去。

【著書】遺伝体質学(昭22)、体質医学(昭23)、ちえの遅れた子供の医学(昭25)、神経衰弱と性格異常(昭26)、からだをじょうぶに(昭26)、女の一生の科学(昭33) 【共訳】結核(ドラリュ 昭27)

北杜夫 きた・もりお

昭和2(1927)~平成23(2011)年(84歳)、東京

【精神科、作家】 本名斎藤宗吉。昭和19年3月麻布中4年修了時、松本高校受験不合格、4月東京帝大臨時医専部合格、通学せず麻布中に復学、卒業、松本高校合格、昭和27年東北大卒。附属病院にて実地修練、慶大神経科入局(三浦岱栄教授)・助手、30年12月山梨県立精神病院(~31年12月)、31年12月斎藤神経科医院(非常勤、院長斎藤茂太 ~40年)、35年「精神分裂病における微細精神運動の一考察」にて学位取得。▽小・中学生の頃は昆虫採集に熱中、昆虫学者を夢見たが、関心は文学に移り、東北大在学中の昭和25年「百蛾譜」を『文芸首都』に投稿した。▽昭和33年11月から34年4月にかけて水産庁調査船の船医として乗船、その体験記『どくとるマンボウ航海記』がベストセラーとなり作家活動に転身、35年、ナチスドイツに抵抗する精神科医を描いた『夜と霧の隅で』で芥川賞、39年斎藤家をモデルにした『楡家の人々』で毎日出版文化賞、61年『輝ける碧き空の下で』で日本文学大賞、平成10年父で歌人の斎藤茂吉の評伝『青年茂吉』などで大佛次郎賞を受賞。また、児童文学、童話、さらには、自己の躁うつ病(双極性障害)を題材とした随筆など、幅広い作家活動を展開した。▽斎藤茂吉(精神科、歌人)の次男。斎藤茂太(精神科、随筆家)は兄。

【著書】北杜夫全集全15巻(昭51~52) 【共編】現代漫画全27巻(昭44~46)

北錬平 きた・れんぺい

明治43(1910)~平成9(1997)年(87歳)、東京

【内科(結核病学)】 昭和12年東京帝大卒。13年国療村松晴嵐荘、23年結核予防会結核研究所技師、33年4月久我山病院長、55年退職。▽日本結核病院協会理事長(昭和49年~平成2年)を務めた。

【著書】空洞(昭29)、蕾はしっかりと(昭30)、若く・強く・美しく(昭40)、戦争と平和・病気と健康(昭48) 【共著】肺結核の歩行・作業療法(昭21)、結核症候学(保健同人結核ライブラリー第3 昭27)、肺結核病変の組織像(昭33) 【訳書】白い疫病(デュボス他 昭57)

北岡正見 きたおか・まさみ

明治36(1903)~昭和54(1979)年(75歳)、富山

【病理学、ウイルス学】 昭和2年東京帝大卒。第3内科入局(稲田龍吉教授)、伝研入所(第5研究部 三田村篤志郎教授)、16年5月助教授、22年7月予研リケッチア・ウイルス部、27年10月部長、36年4月ウイルス・リケッチア部長、45年3月予研副所長、48

年12月退官。▽日本脳炎の伝染経路と予防の研究、ポリオ生ワクチンの開発、恙虫病、レプトスピラ症の疫学研究に業績を残した。▽昭和23年浅川賞（城井尚義、三田村篤志郎、北岡正見 馬脳炎病毒に関する研究）

北川乙治郎　きたがわ・おつじろう

元治元(1864)～大正11(1922)年(58歳)、近江(滋賀)

【外科】　明治17年東大(旧)入学・中退、独留学(私費、20年ベルリン大にて研学の後、ヴュルツブルグ大に転学・学位取得、墺、仏、英の大学に学んだが、肺結核に罹患、22年12月帰国)、23年5月和歌山県立病院長、24年4月名古屋・好生館病院長。日清戦争時は名古屋予備病院に勤務。▽わが国における脊髄麻酔の最初の報告者。明治34年日本外科学会において「脊髄ノ古加乙涅麻酔ニ就テ」と題した報告を行った。この報告ではコカインに加えて、2例ではモルヒネが用いられていた。モルヒネを用いた報告では世界最初の報告であった。盲腸炎、虫様垂炎の外科療法の権威として知られた他、35年胃の全摘術にわが国で初めて成功した。▽明治28年好生館医事研究会を組織、『好生館医事研究会雑誌』を発行、昭和17年まで続けられた。▽静子夫人は好生館病院長横井信之の次女。

北川　淏　きたがわ・きよし

明治31(1898)～昭和45(1970)年(71歳)、福井

【泌尿器科】　大正12年東京帝大卒。皮膚病学黴毒学入局(土肥慶蔵教授)、15年日医大専門部嘱託教授(皮膚泌尿器科学)、昭和5年日医大講師、6年教授、22年(泌尿器科学専任)、36年退職。退職後、文京区春日町にて開業。

北川正惇　きたがわ・まさあつ

明治18(1885)～昭和23(1948)年(62歳)、愛媛

【泌尿器科】　明治44年東京帝大卒。皮膚病学黴毒学入局(土肥慶蔵教授)、大正9年6月慶大助手(皮膚科泌尿器科)、助教授、15年1月教授(初代 泌尿器科)、昭和21年4月定員外教授(病気のため)、23年3月逝去。▽わが国における性的神経衰弱研究の開拓者。

【著書】泌尿科診断療法(大12)、最新泌尿器科学(昭2)、膿尿の診断及治療(昭10)、慢性淋疾の治療(昭12)、性的神経衰弱の本態及治療法(昭14)、国民と純血(昭18)

北里柴三郎　きたさと・しばさぶろう

嘉永5(1852)～昭和6(1931)年(78歳)、肥後(熊本)

【細菌学】　時習館(藩校)、熊本古城医学校(マンスフェルトに師事)を経て、明治16年東大(旧。入学時校長 長与専斎)卒。9月内務省衛生局(長与専斎局長)勤務、17年東大(旧)衛生学助手(緒方正規教授)、独留学(18年11月～25年5月 ベルリン大衛生学コッホ教授に師事)、25年11月長与専斎、福沢諭吉らの後援により大日本私立衛生会附属伝染病研究所創立・所長。32年4月研究所、内務省に移管。大正3年10月伝研の文部省移管のため退官。11月北里研究所設立、6年4月慶大医学部創立・医学部長兼附属病院長、昭和3年3月医学部長辞任、5月附属病院長辞任。▽滞独中、明治22年破傷風菌の培養単離に成功、菌体の毒素を少量ずつ増量しながら動物に注射し、血清中に抗体を生じさせ、治療に利用する血清療法を開発。この方法をジフテリアに応用、ベーリングと連名で発表(23年)。27年、香港でペストの流行時、香港へ出張、イェルサン(Yersin, A)とは独立にペスト菌を発見。42年恩賜財団済生会の創立時、評議員として医務を主管、大正2年日本結核予防協会を設立、理事長に就任するなど、社会事業に貢献。▽大正5年大日本医師会、12年日本医師会を創設、会長に就任している。▽明治39年学士院会員、大正6年12月貴族院議員(勅選 ～昭和6年4月)▽北里善次郎(有機化学、北里研所長)は長男。

【著書】黴菌学研究(明26)、北里細菌及伝染病学雑纂(明44)【伝記】北里柴三郎伝(宮島幹之助 昭6)、北里柴三郎(高野六郎 昭34)、北里柴三郎 北里大学学祖(長木大三 昭61)、北里柴三郎と緒方正規 日本近代医学の黎明期(野村茂 平15)

北里善次郎　きたさと・ぜんじろう

明治30(1897)～昭和53(1978)年(80歳)、東京

【有機化学】　大正13年東京帝大理学部植物学科卒。植物生理化学入室(柴田桂太教授)、欧州留学(昭和2年～ 国際狂犬病会議出席の後、マンチェスター大ロビンソン教授、ミュンヘン大にて研究従事)、昭和4年11月北里研入所、24年4月副所長、25年4月所長、36年3月退任。▽アルカロイドを中心とする有機化学の領域で業績を残した。▽昭和13年学士院賞(サポゲニンの構造に関する研究)▽北里柴三郎(細菌学者、北里研究所の開設者)の次男。

【共著】天然物取扱法1(化学実験学第2部 昭19)

北島多一 きたじま・たいち

明治3(1870)~昭和31(1956)年(86歳)、加賀(石川)

【細菌学】明治27年12月帝大卒。伝研入所(北里柴三郎所長)・助手、独留学(伝研派遣、30年10月~34年4月 マールブルグ大衛生学ベーリング教授に細菌学、免疫学を学ぶ)、34年5月内務省伝研第1部長兼血清薬院技師、技師、臨時検疫事務官、38年4月伝研技師兼臨時検疫事務官、9月内務技師(衛生局)、44年4月衛生局防疫課長、大正3年11月伝研退所、北里研創立・副所長(細菌部担当)、昭和6年9月所長、24年3月退任。▽大正6年9月慶大教授・主事、医学部長(昭和3年5月~19年4月)、21年5月退職(教職追放)。▽伝研では北里柴三郎に師事、研究所の発展と伝染病の防圧に尽力、北里とともに伝研を退所し、北里研究所の発展に尽力した。抗ハブ毒血清製造などの功績がある。慶大医学部創設とともに主事として北里を助けた。北里没後、後継者として医学部長を務めた他、日本医師会第2代会長(昭和6年7月~18年1月)を務めた。▽昭和28年文化功労者(細菌学)▽夫人は小池正直(陸軍軍医総監)の娘。

【著書】マラリアの予防(大正11)【編著】国民と結核(大11)【自伝】北島多一自伝(昭30)

木谷健一 きたに・けんいち

昭和10(1935)~平成20(2008)年(72歳)、三重

【生理学(老年生理学)】昭和35年東大卒。実地修練、第2内科入局(上田英雄教授)、デンマーク留学(デンマーク国費留学生、デンマーク王立病院にて肝循環の研究、UCLAにて核医学による肝臓生理学の研究従事)、47年東京都老人研臨床生理学研究室長、平成4年7月東大教授(放研兼放射線研究室長)、7年12月国立長寿医療研究センター長、13年3月定年退官。▽昭和40年日本貿易振興会派遣医師としてアフリカ各地を歴訪、その記録は没後『アフリカの親類たち』(平成21年)として出版された。▽木谷実(棋士)の長男。

木谷威男 きたに・たけお

明治38(1905)~昭和37(1962)年(56歳)、兵庫

【内科】昭和5年大阪医大卒。第2内科入局(小沢修造教授、福島寛四教授)、18年助教授、29年12月教授、在任中、37年2月逝去。▽木谷照男(内科、阪大微研教授)は長男。

【著書】微生物と病気(昭24)【共著】肝疾患総論(現代内科学体系消化器疾患4 昭36)

北野周作 きたの・しゅうさく

大正14(1925)~平成22(2010)年(84歳)、和歌山

【眼科】昭和24年東大卒。附属病院にて実地修練、25年6月眼科入局(中島実教授、萩原朗教授)、26年1月助手、28年6月大蔵省印刷局東京病院、31年3月関東中央病院眼科部長、33年1月日大助教授(国友昇教授)、米国留学(フルブライト奨学生、38年9月~40年9月 レチナファウンデーション眼研究所、マサチューセッツ眼科耳鼻科病院)、48年2月教授、平成3年9月定年退職。退職後、総合科学研究所教授(3年10月~5年10月)。

【編著】図説眼感染症(平元)

北野豊治郎 きたの・とよじろう

明治6(1873)~昭和27(1952)年(79歳)、山梨

【厚生行政】明治26年済生学舎卒。27年医術開業試験及第、27年横浜大隊区徴兵医官補、仙台予備病院附、28年渡米、カリフォルニア州立医大にて内科学、法医学研究、30年学位取得、カリフォルニア州医籍登録、31年2月帰国、6月山梨県検疫官、10月清国政府営口海港検疫官、32年帰国、日大法科入学(同時に北里研にて細菌学研究に従事)、35年日大卒。38年4月静岡県技師、39年9月大阪府防疫事務官、41年神奈川県衛生技師、神奈川県衛生課長、大正元年警察部衛生課長、10年香港総領事附防疫官、12年外務省事務嘱託(国際連盟衛生部員)、13年防疫官、英・仏・伊を視察、9月帰国、12月退官。退官後、横須賀市松島病院長を経て、昭和12年2月大阪市北久宝寺町にて開業、戦後、鎌倉・三陽医院長、26年11月東京都中野に転居。▽結核予防対策に見識を有し、結核病学会などで論戦を展開したことで知られる。

【著書】ペスト予防及撲滅ニ関スル殺鼠剤ノ応用(大5)、憲法之神髄(大8)、医事法制学(昭4)、天皇機関説(昭10)、国体の本義と元首の国法上の地位(昭13)【共著】結核予防方法と治療方法の完成並びに発見に至れる経緯(昭15)

北野政次 きたの・まさじ

明治27(1894)~昭和61(1986)年(91歳)、兵庫

【陸軍軍医(細菌学)】大正9年12月東京帝大卒(陸軍依託学生)。見習士官として近衛歩兵第2聯隊入隊、10年3月(2等軍医)、近衛師団歩兵第4聯隊附、

11年8月臨時敦賀検疫所長、12年4月東京帝大伝研研究員(西沢行蔵教授、高木逸麿教授、二木謙三教授に師事)、11月(1等軍医)、14年4月近衛師団輜重兵大隊附、7月兼東京第二衛戍病院、15年3月東京第一衛戍病院兼陸軍省医務局課員、昭和4年8月(3等軍医正)、7年8月軍医学校教官、11年6月満州医大教授(黴生物学、関東軍御用掛)、13年7月(軍医大佐)、16年10月(軍医少将)、17年8月関東軍防疫給水部(満州第731部隊)長兼軍医学校教官、20年3月第13軍(支那派遣軍)軍医部長、4月(軍医中将)、戦後、上海にて拘留され、21年3月復員、中村滝製薬公衆衛生研究所長、後、日本血液銀行の設立に参画、ミドリ十字(改称)東京プラント長を務めた。▽満州医大在任中、波状熱、発疹及び満州チフス、流行性出血熱の研究で業績を挙げた。関東軍防疫給水部長在任中、流行性出血熱の人体実験を行ったと伝えられる。▽昭和34年石井四郎(関東軍防疫給水部長)逝去に際しては、葬儀委員長を務めた。

【著書】肺結核及胸膜炎ノ統計的観察(昭7)【訳書】採血・検査と輸血(アメリカ血液銀行協会編 昭32)

北畠 隆 きたばたけ・たかし

昭和3(1928)~昭和52(1977)年(49歳)、青森
【放射線科】昭和27年弘前大卒(第1回)。実地修練、放射線科入局(高橋信次教授)、28年11月助手、29年4月広島ABCC勤務、32年1月名大放射線科(高橋信次教授)・助手、38年2月名市大助教授(稲田五郎教授)、39年12月愛知県がんセンター病院第2放射線(放射線治療)部長、42年9月新潟大教授、在任中、52年6月逝去。▽昭和50年朝日学術奨励賞、新潟日報文化賞(放射線医療被ばくの分析と被ばく防護対策の研究)
【著書】臨床放射線学(昭39)、放射線生物学(アイソトープ講座第4 昭39)、放射線障害(昭43)、北畠隆病床日記(北畠桂子編 昭55)【遺稿】海の青・空の青(昭53)

北畠正義 きたばたけ・まさよし

昭和19(1944)~平成16(2004)年(59歳)、三重
【衛生学(環境衛生)】昭和42年3月順天堂大卒(体育学部健康教育学科)、8月三重県立大医学部助手(公衆衛生学 吉田克巳教授)、61年三重大講師、平成9年4月四日市大学教授(環境情報学部)、在職中、16年8月逝去。▽四日市公害の研究者。また、中国東北部の工業都市(遼寧省本渓市)でも慢性気管支炎など大気汚染が原因とされる公害病の調査を行った。

北林貞道 きたばやし・さだみち

明治5(1872)~昭和23(1948)年(76歳)、長野
【精神科】明治29年6月愛知県医学校卒。外科・助手、30年10月東京帝大内科選科研修、31年7月東京市駒込病院医員嘱託(~33年1月)、33年4月東京帝大助手兼東京府巣鴨病院医員、40年12月愛知県立医専教諭(初代)兼愛知病院精神神経科部長、大正6年1月教授、瑞留学(愛知県派遣、6年6月~9年8月チューリヒ大でブロイラー教授より臨床面をモナコフ教授より脳病理解剖学を学ぶ)、11年7月愛知医大教授、昭和6年4月名古屋医大昇格に際し退職。退職後、11年名古屋市に北林病院(精神科)開設、在職中、23年11月逝去。▽脳脈絡叢の研究者として知られた。

北原覚雄 きたはら・かくお

明治39(1906)~昭和52(1977)年(71歳)、長野
【農学(応用微生物学)】昭和4年京都帝大農学部農芸化学(発酵生理・醸造学専攻 片桐英郎教授)卒。講師、12年5月助教授、22年京大教授(食糧科学研究所・北原研究室)、28年11月東大教授(初代 応用微生物研究所菌学部分離分類部門)、30年10月(酵素菌学・第1研究部)、41年3月停年退官。退官後、東京農大教授(41年~51年)、客員教授(52年~)、在職中、52年1月逝去。▽昭和24年日本農学賞(乳酸菌の発酵化学的研究とその応用)、35年学士院賞(乳酸菌殊にそのラセミアーゼの研究)▽乳酸菌研究の権威。
【編著】乳酸菌の研究(昭41)

北原健二 きたはら・けんじ

昭和16(1941)~平成20(2008)年(67歳)、東京
【眼科】昭和42年慈恵医大卒。附属病院にて実地修練、眼科入局(大橋孝平教授)、45年7月助手、米国留学(52年9月~55年6月 ミシガン大視覚研究所)、56年10月講師(船橋知也主任教授)、59年8月助教授(松橋浩主任教授)、平成2年4月主任教授、附属病院副院長(9年1月~15年12月)、院長業務代行(16年1月~3月)、19年3月定年退職。
【著書】先天色覚異常 より正しい理解のためのアドバイス(コンパクト眼科学 平11)【編著】プルミエ眼科各論 最新医学知識の整理(平2)【共編】服薬指導眼科編(Q&Aシリーズ 平17)【訳書】カラーアトラ

ス眼科診断のポイント（M・ルーベン、S・ルーベン編 昭63）【監訳】スパルトン臨床眼科学カラーアトラス（スパルトン、ヒッチング、ハンター 平18）

北原哲夫 きたはら・てつお

大正3(1914)～平成7(1995)年(80歳)、東京

【外科】 昭和12年東京帝大卒。第1外科入局（大槻菊男教授）、軍務（南支勤務）、19年8月再召集（石垣島勤務）、22年東京逓信病院外科、30年11月外科部長、51年7月副院長、55年8月院長、58年8月定年退職。▽北原静夫（アレルギー学、北原研究所）は弟。

【著書】脊髄麻酔のコツ（昭43）【共著】実地医家のための麻酔（昭39）、新包帯法（昭47）、臨床外科看護学（昭64）【編著】日常外科手術（昭42）【自伝】遥かなる道（平3）

北村一郎 きたむら・いちろう

明治17(1884)～昭和43(1968)年(84歳)、東京

【歯科】 明治44年東京帝大卒。大正元年助手、6年3月愛知県立医専講師、愛知県立愛知病院歯科部長、7年5月教授（歯科学）、12年愛知医大教授、欧米留学（12年10月～14年6月）、昭和6年5月名古屋医大講師（大学昇格の際、歯科学講座は廃止され、診療科に変更）、14年3月名古屋帝大講師（歯科学主任）、22年10月名大教授、30年3月停年退官。

【著書】歯髄の処置（昭19）

北村和夫 きたむら・かずお

大正8(1919)～平成14(2002)年(82歳)、兵庫

【内科（循環器）】 昭和20年9月東京帝大卒（20年4月陸軍軍医学校入学）。26年第1内科入局（柿沼昊作教授、田坂定孝教授）、30年6月順天堂大講師（第2内科 山川邦夫助教授）、39年特任教授（第2内科循環器）、42年12月教授（第2内科）、43年4月（第2内科・循環器）、44年4月（内科・循環器）、60年3月定年退職。▽わが国における医用電子工学（ME）の先駆者。心臓カテーテルの先端にマイクを取り付け心臓内に挿入、心音を記録する心内心電図を考案、また、心電図の電送法を開発するなどの業績がある。

【共著】後天性心疾患（臨床心電図判読講座第9集第2 昭34）、医学へのME機器の応用（ME入門講座第6巻 昭47）【共編】不整脈（新臨床心電図判読講座2 昭53）、心不全の病態と治療（循環器講座3 昭60）

北村勝俊 きたむら・かつとし

大正12(1923)～平成16(2004)年(81歳)、広島

【外科（脳外科）】 昭和20年9月九州帝大卒。軍医学校入学の後、戦後、第1外科入局（三宅博教授）、カナダ留学（モントリオール神経研究所）、41年8月九大教授（初代 附属脳神経研究施設外科）、施設長（45年4月～47年3月）、附属病院長（46年4月～48年3月）、医学部長（58年1月～59年12月）、61年3月停年退官。退官後、62年4月新小倉病院長（～平成5年3月）。▽医師の生涯教育を持論に医学教育の変革を提言した。

【共著】神経放射線診断図譜（昭49）【編著】脳神経外科学（昭60）

北村包彦 きたむら・かねひこ

明治32(1899)～平成元(1989)年(90歳)、神奈川

【皮膚科】 大正12年東京帝大卒。皮膚病学黴毒学入局（土肥慶蔵教授）、昭和4年12月熊本医大助教授（三宅勇教授）、10年10月長崎医大教授（皮膚泌尿器科）、独・仏・米留学（在外研究員 11年3月～13年1月）、21年6月東京帝大教授（皮膚科）、22年4月東大教授、附属病院長（31年3月～33年3月）、34年3月停年退官。退官後、東京医大教授（34年4月～38年3月）、東京逓信病院長（37年8月～42年8月）、東京医大学長（42年9月～48年8月）。▽昭和39年野口英世記念医学賞［北村包彦、小宮義孝 長江浮腫（顎口虫症）の研究］

【著書】湿疹（昭13）、小皮膚科学（昭24）、梅毒（昭26）、内科医のための皮膚科学（昭40）【共編】臨床皮膚科全書全5巻（昭43～44）

喜多村孝一 きたむら・こういち

大正11(1922)～平成7(1995)年(72歳)、岡山

【外科（脳外科）】 昭和21年9月東京帝大卒。実地修練、第1外科入局（大槻菊男教授、清水健太郎教授）、40年6月助教授（脳神経外科）、44年5月東京女子医大教授（脳神経外科）、46年10月脳神経センター長、63年3月定年退職。▽昭和50年9月わが国最初のCT装置EMIスキャナーを導入した（東京海上火災寄贈）。▽喜多村勇（小児科、岡山大教授）は弟。

【著書】頭部外傷の治療と看護（昭40）、こんな頭痛は危険な兆候（昭63）【共著】頭部のCT（昭53）、脳卒中（昭54）【共編】脳波アトラス全5巻（昭50～52）

喜田村朔治 きたむら・さくじ

明治9(1876)～昭和25(1950)年(74歳)、福岡

【眼科】 旧姓西村。明治34年12月東京帝大卒。35年1月眼科入局(河本重次郎教授)、4月京都帝大眼科入局(浅山郁次郎教授)・助手、36年5月兵庫県立神戸病院勤務、独留学(39年9月～41年3月 ブレスラウ大学)、41年満鉄大連医院、44年9月兼南満医学堂教授、大正2年欧州視察、5年退職、大阪市にて開業、昭和19年廃業、京都市に隠退。▽喜田村善一(電子工学、阪大教授)は長男、喜田村正次(公衆衛生、熊本大教授・神戸大教授)は次男、喜田村健三(大蔵官僚、国税庁次長)は3男。

喜田村正次 きたむら・しょうじ

大正4(1915)～平成15(2003)年(87歳)、京都

【公衆衛生学】 昭和15年京都帝大卒。衛生学入室(戸田正三教授)、24年11月助教授、29年3月熊本大教授(初代 公衆衛生)、35年4月神戸医大教授(初代 公衆衛生学)、40年4月神戸大教授、54年3月停年退官。退官後、神戸学院大教授(54年4月～)、客員教授(61年4月～63年3月)。▽熊本時代に水俣病研究班に加わり、疫学調査、原因究明などの研究に従事。瀬辺恵鎧(熊本大教授)とともに、モデル実験によりアセトアルデヒドの製造工程で水俣病の原因物質の一種のメチル水銀が副生されることを証明した。水俣病をめぐる裁判では患者側証人として発病機序を説明、注目された。また、新潟水俣病に関する調査にも関与した。▽喜田村朔治(眼科、南満医学堂教授)の次男。▽昭和53年西日本文化賞(熊本大学医学部水俣病研究班「水俣病研究」の功績)、54年保健文化賞(環境汚染の地域住民に及ぼす健康影響に関する研究)

[共著]水銀(昭51)

北村四郎 きたむら・しろう

明治44(1911)～平成2(1990)年(79歳)、和歌山

【病理学】 昭和14年新潟医大卒。病理学入室(鈴木遂教授、赤崎兼義教授)、軍務、15年助手、応召(16年4月 南支、インパール作戦に従軍)、22年5月復員、講師、25年4月福島県立医大助教授(病理)、26年4月教授、31年1月(第1病理)、35年12月新潟大教授(第1病理 ～48年10月)、医学部長(48年6月～)、48年10月学長、54年10月退官。▽福島県立医大在職中、野兎病の研究と類白血病反応の病理、新潟大在任中は炎症のメカニズム、肺の炎症から肺線維症の研究を展開した。▽昭和16年4月当時、新劇運動を理由に逮捕、留置され、公判を待つ身であったが、応召により起訴却下となったことがある。

[随筆]激動の中に生きて(昭63)

北村四郎 きたむら・しろう

大正12(1923)～平成15(2003)年(79歳)、兵庫

【医動物学】 昭和23年東大理学部卒。兵庫県立医大講師、神戸医大助教授、兵庫県立衛生研究所ウイルス部長を経て、46年2月三重県立大教授(医動物学)、48年4月三重大教授、62年3月停年退官。▽蝶の収集家としても知られ、平成11年幻の蝶と呼ばれる〝アレキサンドラトリバネアゲハ〟を含む約1万点のコレクションを伊丹市昆虫館に寄贈した。

北村精一 きたむら・せいいち

明治31(1898)～昭和55(1980)年(81歳)、東京

【皮膚科】 大正14年九州帝大卒。東京帝大皮膚科入局(土肥慶蔵教授)、昭和3年水戸常磐病院皮膚科長、5年満州医大助教授(皮膚泌尿器科橋本喬教授)、墺留学(8年9月～10年5月 ウィーン大にてアレルギーの研究に従事)、13年兼満鉄北寧鉄路医院長、14年3月京城帝大教授、附属病院長(17年6月～19年5月)、戦後、20年12月引揚、21年6月長崎医大教授、24年5月長崎大教授(～36年7月)。33年11月学長、37年11月退官。退官後、国立静岡病院長(37年12月～45年12月)。

[著書]アレルギー(昭35) [共著]日本皮膚科全書第3巻第2～4冊、第4巻第1冊(昭30～38) [共編]泰国の疾病とその診療(昭17)

北村 武 きたむら・たけし

明治44(1911)～平成8(1996)年(85歳)、茨城

【耳鼻咽喉科】 昭和12年千葉医大卒。耳鼻咽喉科入局(久保護躬教授)、24年6月助教授、26年8月教授、52年3月停年退官。退官後、東海大教授。▽耳鼻咽喉科領域にも超音波診断法を導入した。

[著書]粘膜下下甲介切除術(医家叢書第123 昭27) [編著]頭頸部腫瘍(昭46) [共編]耳鼻咽喉科学上・下巻(昭35) [共監]鼻アレルギー(昭44)

北村直躬 きたむら・なおみ

明治25(1892)～昭和47(1972)年(80歳)、熊本

【生理学】 大正6年11月京都帝大卒。12月第1生理学入室(石川日出鶴丸教授)・助手、12年2月講師、5月助教授、独・西・米留学(昭和4年5月～6年5月)、11年5月満州医大教授、戦後、22年7月熊本医

大助教授、23年9月退官。退官後、熊本女子大学長(24年4月～42年10月)。▽熊本県立大構内に記念碑が建立されている。
【著書】生命化学の研究 人体の生化学(昭5)、簡明生理学(昭8) 【共著】吾が古代仏像の体質的様相(抜刷 昭9)、古代仏像の人類学的研究(昭10)

北村博則 きたむら・ひろのり

大正9(1920)～平成18(2006)年(86歳)、広島
【歯科(口腔解剖学)】 昭和17年東京高等歯学校卒、18年陸軍軍医学校卒。19年陸軍歯科医官、21年歯科医院開業、30年阪大歯学部専攻生(口腔治療学 今川与曹教授)、31年東京医歯大講師、米国留学(在外研究員 36年ワシントン大歯学部)、米国再留学(38年ピッツバーグ大歯学部)、40年神奈川歯大助教授、44年教授(口腔組織学)、63年定年退職。▽平成12年国際文化勲章(the Order of Merit 歯の解剖学・組織病理学への貢献)、13年英国より名誉爵位・勲1等大綬章
【著書】歯からはじまる咄(昭63)、霊魂と肉体(平7)、Oral Embryology and Pathohistology(1998/平10)、Dental Malformation and Pathohistology(1998/平10)、歯・口・舌のはなし(平14) 【共編】人体口腔組織図譜(昭45)、簡明口腔解剖学(昭57)、

北村義男 きたむら・よしお

明治38(1905)～昭和54(1979)年(74歳)、石川
【小児科】 昭和5年3月東京帝大卒。泉橋慈善病院小児科入局(太田孝之医長)、12年2月樺太庁豊原医院小児科医長、13年7月樺太庁医官、16年9月樺太庁豊原医院附設医学講習所講師、17年1月同仁会東亜医科学院教授兼青島診療班医長、19年8月(校名改称)青島医専教授、戦後、21年7月秋田赤十字病院小児科医長、25年11月副院長、27年9月徳島医大教授、28年4月徳島大教授、附属病院長(29年2月～31年2月)、医学部長(40年5月～42年5月)、45年1月学長、51年1月退官。退官後、四国女子大学長(52年1月～)、在職中、54年12月急逝。
【著書】小児の下痢(昭32) 【共著】ビタミン欠乏症(日本小児科全書第11編第3冊 昭37)

北本治 きたもと・おさむ

明治44(1911)～平成10(1998)年(86歳)、愛知
【内科】 昭和10年東京帝大卒。第3内科入局(坂口康蔵教授)、14年6月仏政府招聘給費生に選考されたが、第二次大戦勃発のため渡仏できず、14年11月同仁会大原病院内科医長、15年7月医局復帰、19年9月講師、12月陸軍軍医予備員、22年7月国立東京第一病院内科(厚生技官)、23年1月助教授、仏出張(仏政府招聘給費生、25年8月～26年8月 パストゥール研究所、パリ大医学部)、26年11月東大教授(伝研・臨床研究部)、伝研・医科研附属病院長(27年4月～44年3月)、42年6月医科研教授、47年3月停年退官。退官後、杏林大教授、49年学部長、53年副学長、56年退職。▽昭和30年、わが国ではじめて多剤耐性赤痢菌を検出した。マイコプラズマ肺炎の権威者としても知られる。36年日本胸部疾患学会(現 日本呼吸器学会)を設立・会長。
【著書】かぜと肺炎(成人病ガイド no. 30 昭50)、医学概論(標準看護学講座1 昭55) 【編著】臨床ウイルス病学(昭31)、肺結核症のすべて(昭47)、肺癌のすべて(昭49) 【共編】結核の化学療法(結核新書第19 昭28)、急性感染症治療の実際(昭41)、胸部エックス線図譜(昭42)

北山加一郎 きたやま・かいちろう

明治29(1896)～昭和27(1952)年(56歳)、和歌山
【内科】 大正11年東京帝大卒。第3内科入局(稲田龍吉教授)、13年6月岡山医大講師(第2内科 柿沼昊作教授)、14年助教授、独・墺・米留学(昭和2年1月～4年4月)、11年4月日赤岡山支部病院長兼内科医長、12年5月教授(第2内科)、附属医院長(17年4月～19年4月)、24年5月岡山大教授、27年10月辞任。▽鉤虫症を中心とした研究の他、奇石収集でも知られる。
【著書】鉤虫症の臨床(昭26)

吉川仲 きっかわ・なか

明治21(1888)～昭和43(1968)年(79歳)、静岡
【産婦人科】 大正5年12月東京帝大卒。6年1月産婦人科入局(木下正中教授)、10年1月助手、13年4月県立愛知医大講師、6月助教授、昭和2年3月教授、6年5月官立名古屋医大教授、14年4月名古屋帝大教授、22年9月名大教授、附属病院長(25年4月～27年4月)、30年1月停年退官。退官後、守山市民病院長。▽研究業績は多方面にわたるが、昭和18年学内に設置された戦時科学研究会では「妊娠と結核」を担当した。
【著書】産道の損傷(産婦人科選書第11集 昭31)

吉川秀男 きっかわ・ひでお

明治41(1908)~平成2(1990)年(82歳)、兵庫

【遺伝学(遺伝生化学)】 昭和6年京都帝大理学部動物学科卒。農林省蚕糸試験場勤務を経て、25年4月阪大教授(遺伝学)、26年4月兼理学部教授[生物学科第4講座(遺伝子)]、46年3月停年退官。退官後、兵庫医大教授(47年4月~56年3月)。▽蚕の眼色素形成過程を明らかにする過程で、遺伝子とその発現をめぐる独自の理論を発表、「1遺伝子1酵素説」確立の立役者の一人。▽昭和27年学士院賞(昆虫類を材料とする遺伝生化学的研究)

【著書】遺伝(昭22) **【編著】**近代遺伝学(昭31) **【共訳】**遺伝のしくみ(スタール 昭43) **【監訳】**遺伝子のはたらき(ハートマン、サスキンド 昭42)、ヒトの遺伝学(マキュージック 昭53)

吉川文雄 きっかわ・ふみお

昭和3(1928)~昭和61(1986)年(57歳)、山梨

【解剖学】 昭和27年日医大卒。実地修練、29年1月解剖学入室(金子丑之助教授)・助手、35年講師、西独留学(37年~39年 ベルリン自由大解剖学ヘラー教授に師事)、40年助教授、46年教授(第2解剖)、在職中、61年3月逝去。▽鋳型解剖法を駆使しての脈管構築の研究、脊髄神経後枝と交感神経との交通枝の形態を研究課題とした。

【著書】人体系統解剖学(昭59) **【共著】**解剖生理学(標準看護学講座第2巻 平6、第3版) **【訳書】**人体局所解剖学(ボルン 昭54)

城戸謙次 きど・けんじ

大正12(1923)~平成9(1997)年(73歳)、福岡

【厚生行政】 昭和16年東京帝大法学部政治学科入学、19年9月学徒出陣(海軍主計短期現役、海軍経理学校入学)、20年卒。厚生省入省、34年7月統計調査部指導課長、35年12月公衆衛生局環境衛生課長、36年6月環境衛生局環境衛生課長、37年1月社会局庶務課長、40年6月大臣官房総務課長、43年6月大臣官房参事官、44年8月環境衛生局公害部長、45年7月大臣官房参事官、46年4月公害対策室長、7月環境庁官房長、48年7月企画調整局長、50年7月事務次官、53年6月退官。退官後、公害防止事業団理事長(53年6月~54年7月)、国民休暇村理事長(58年12月~平成元年11月)。

【編著】逐条解説公害健康被害補償法(昭50)

木戸哲二 きど・てつじ

明治41(1908)~昭和63(1988)年(79歳)、石川

【発生学】 昭和14年京都帝大理学部動物学科卒。石川師範、金沢一中、金沢高師助教授、26年金沢大助教授(理学部生物学科)、39年4月教授、49年4月停年退官。退官後、金沢医大教授(教養部生物学 49年4月~54年3月)、非常勤講師(54年4月~55年3月)。▽下等動物プラナリアを研究対象として、「生物の再生現象は外部からの何らかの刺激によって起こる」との説を立て、「発生初期から残されている未分化細胞が再生に関係する」とのデュポアの説と学界を二分する論争を展開した。

紀藤 毅 きとう・つよし

昭和10(1935)~平成11(1999)年(64歳)、三重

【外科】 昭和34年名大卒。実地修練、35年5月第1外科入局(橋本義雄教授)、9月中部労災病院、41年7月名大第1外科、45年愛知県がんセンター外科第3部診療科医長、53年7月外科第3部副部長、62年4月病棟部長、平成5年4月消化器外科部長、6年4月副院長、11年4月1日院長、在職中、13日逝去。▽胃癌の外科治療の第一人者。特に悪性リンパ腫の手術例数は国内一。

【共編】胃悪性リンパ腫 病理・診断・治療(平3)

城所信五郎 きどころ・しんごろう

明治35(1902)~昭和55(1980)年(78歳)、東京

【耳鼻咽喉科】 昭和2年東京帝大卒。耳鼻咽喉科入局(岡田和一郎教授)、8年10月三楽病院医長、28年8月副院長、37年4月院長、44年3月定年退職。退職後、杏林大教授(45年4月~48年11月)。

【著書】気管切開術(昭29)、耳鼻咽喉科学(簡約医学叢書第25 昭30)

喜納 勇 きのう・いさむ

昭和7(1932)~平成7(1995)年(62歳)、東京

【病理学】 昭和32年東大卒。附属病院にて実地修練、8月カナダ・オンタリオ州キングストン・ホテル・デュー病院にて実地修練続行、33年8月米国・ニューヨーク州ユダヤ病院にて研究従事、34年7月ケンタッキー州ルイビル大にて研究従事、35年3月東大病理学入室・大学院、38年4月癌研病理(太田邦

夫部長)、48年4月東大助教授、49年6月浜松医大教授(初代 第1病理)、在職中、平成7年3月逝去。

【共著】消化管の病理と生検組織診断(昭55)

木下和子 きのした・かずこ

大正13(1924)~平成22(2010)年(85歳)、神奈川
【産婦人科、性医学評論家】 筆名ドクトル・チエコ(ドクトルチエコ)。昭和24年帝国女子医薬専卒。東邦医大附属病院と実家で診療に従事。▽謝国権、奈良林祥とならぶ日本の性医学評論の先駆者。夫はキノトール(劇作家、本名 木下徹)。▽昭和25年『オール読物』の健康解説「お脈拝見」連載を機に医事評論家となる。女性誌で性の相談や医学解説を担当、性に男女差はないと主張した。著作のみならず、テレビ、映画でも活躍した。
【著書】てれないでお母さん 思春期までの性教育(昭56)、女の快適更年学(昭62)、よく効くチエコ抄 四〇年かけて選んだほんとうに効く健康法、効かせ方の秘密(平4)、ティーンズのSex医学ブック AIDS時代の正しい知識(平4)

木下正一 きのした・せいいつ

明治34(1901)~昭和62(1987)年(85歳)、東京
【産婦人科】 昭和2年東京帝大卒。九州帝大産婦人科入局(白木正博教授)、7年木下産婦人科病院長(~19年)、35年4月賛育会病院長、49年12月退職。▽木下正中(産婦人科、東京帝大教授)の長男。
【共著】フジンビョォノヒトノタメニ(昭11)、最新助産学上巻(昭26)、中巻(昭27)、下巻(昭29)、乳幼児健康相談の実際 250の母親の質問に答える(昭41)、助産婦必携(昭42)

木下正中 きのした・せいちゅう

明治2(1869)~昭和27(1952)年(82歳)、若狭(福井)
【産婦人科】 明治27年11月東京帝大卒。附属医院外科(スクリバ教師)・助手、28年9月福島県三郡共立福島病院副院長兼外科医長、独留学(私費、30年2月~31年12月 ミュンヘン大、ライプチヒ大にて研学)、32年1月大阪府立医学校教諭婦人科長(~35年6月)、32年7月東京帝大助教授、33年4月教室主任、37年4月教授、欧米視察(大正4年~5年)、大正6年9月退官。▽退官後、大正6年9月私立浜町産婦人科病院(東京・日本橋)設立、7年3月母性保護事業のための賛育会を創立・初代理事長(~15年9月)、8年賛育会本所産院を開設。12年関東大震災時には日赤本郷臨時産院長として救護活動を行った。▽わが国における産婦人科の事実上の創設者。また、北陸地方における奇病を骨軟化症と診断したことで知られる他、日本医学会医学用語生理委員長、文部省学術用語委員長を務めた。▽明治35年卵巣嚢腫の手術の際のガーゼの置き忘れに対する損害賠償事件が起こされた(わが国初の医療訴訟)が、東京地裁は不可抗力を理由に敗訴とされた。▽木下正一(産婦人科、賛育会病院長)は長男、木下東作(生理学、大阪医大教授)の兄。
【著書】産婆学講義上巻(明35)、下巻(明36)、産科婦人科纂録(明43)、オサンオスルヒトノタメニ(昭10)、世界医学人名辞典(昭25) 【共著】フジンビョォノヒトノタメニ(昭11)

木下東作 きのした・とうさく

明治11(1878)~昭和27(1952)年(74歳)、京都
【生理学(運動生理学)】 明治36年12月東京帝大卒。医化学入室(隈川宗雄教授)・大学院、37年5月助手、39年2月大阪府立高等医学校教諭(生理学)、墺留学(41年2月~43年11月 ウィーン大にて生理学を研修)、大正3年10月府立大阪医大教授、11年10月退職(この間、神戸高商体育顧問、東京高師講師を務めた)。退職後、大阪毎日新聞社運動部長。▽大正13年日本女子スポーツ連盟を設立、人見絹江などを育て、15年第2回女子オリンピック(イェーテボリ)、昭和5年第3回(プラハ)、9年第4回(ロンドン)の各大会の団長を務め、女子スポーツの育成・発展に尽くした。13年ロンドンで開かれた国際陸上競技連盟総会に首席代表として出席した。また、日本体育協会・大日本相撲協会・日本自転車連盟など各種スポーツ団体の会長を歴任した。▽木下正中(産婦人科、東京帝大教授)の弟。
【著書】ひとりごと(大3)、六甲山(昭3)、健康増進叢書第8巻鍛錬篇(昭4)、児童養護の理論と実際縦の巻(昭11) 【共著】健康増進叢書第7巻強壮篇(昭4)

木下福麿 きのした・ふくまろ

明治18(1885)~昭和16(1941)年(55歳)、福岡
【陸軍軍医(耳鼻咽喉科)】 明治38年大阪高医卒。昭和7年4月第7師団軍医部長、8年4月大阪陸軍病院長、8月(軍医監)、9年3月第4師団軍医部長、15年6月満州国立龍井開拓医学院校長、在職中、16

年1月逝去。

木下杢太郎　きのした・もくたろう

→太田正雄(おおた・まさお)

木下康民　きのした・やすたみ

大正3(1914)～昭和57(1982)年(68歳)、鳥取

【内科】　昭和15年東北帝大卒。第1内科入局(熊谷岱蔵教授)、16年2月台北帝大(第2内科　桂重鴻教授)・助手、20年7月講師、24年6月新潟大新潟医大講師(第1内科)、25年6月助教授、35年5月新潟大教授、54年6月停年退官。退官後、重井医学研究所附属病院長(54年7月～)、在職中、57年8月逝去。▽昭和29年わが国最初の腎生検を実施したことで知られる。▽昭和43年第四銀行功労賞(慢性腎炎の研究)、53年新潟日報文化賞(科学部門　腎疾患治療大系の確立)

【著書】腎生検法(昭45)**【共著】**泌尿器疾患2(現代内科学体系[第5]第2　昭36)、蛋白尿とその臨床(昭43)**【追悼】**木下康民先生を偲んで(昭58)

木下良順　きのした・りょうじゅん

明治26(1893)～昭和52(1977)年(83歳)、和歌山

【病理学、実験腫瘍学】　大正9年東京帝大卒。第2病理入室(長与又郎教授)、11年3月北海道帝大助教授(今裕教授)、独・英留学(在外研究員、11年5月～15年4月　フライブルグ大アショフ教授、ロンドン大スターリング教授)、15年7月教授(第2病理～昭和9年10月)、10年2月大阪帝大教授(第2病理)、22年6月大阪市立医専校長兼大阪市立医大学長事務取扱、8月大阪市立医専校長兼大阪市立医大学長(～24年6月)。24年6月渡米、シティ・オブ・ホープ医学研究所創設に関与・所長就任、帰国せず26年6月阪大教授辞任。52年9月、米国にて逝去。▽昭和11年バター・イエローによるラットの肝癌発生に成功するなど実験腫瘍学の発展に貢献した。

【著書】病材料検査法　臨床病理(昭23)**【編著】**医学の進歩第1～第7集(昭16～26)

木原岩太郎　きはら・いわたろう

慶応3(1867)～明治33(1900)年(32歳)、長門(山口)

【外科】　明治26年11月帝大卒。外科入局、28年7月熊本県人吉病院長、30年4月福岡県立病院外科部長、32年3月東京帝大皮膚病学黴毒学教室助手(土肥慶蔵教授)、33年6月新設予定の京都帝大耳鼻咽喉科教授予定者として独留学を命ぜられ、7月出発、33年10月ベルリンにて腸チフス、肺炎のため逝去。遺骨は12月25日同郷の山根正次に抱かれて帰国、28日小石川伝通院にて追悼会が開催された。▽明治28年3月、下関で李鴻章(日清談判の清国全権)が狙撃された際、スクリバ、石黒忠悳、佐藤進とともに派遣されている。

木原玉汝　きはら・ぎょくじょ

明治27(1894)～昭和21(1946)年(51歳)、東京

【薬理学】　大正12年東北帝大卒。第3内科入局(山川章太郎教授)、東京帝大薬理学入室(田村憲造教授)、昭和9年4月新潟医大教授(薬理学)、在任中、21年7月逝去。▽昭和18年学士院賞(田村憲造、石館守三、木原玉汝　樟脳の強心作用の本態に関する研究)

木原卓三郎　きはら・たくさぶろう

明治25(1892)～昭和44(1969)年(77歳)、千葉

【解剖学】　旧姓谷中。大正6年京都帝大卒。外科入局(助手)を経て、解剖学入室(解剖学)、講師、12年5月助教授、独・英・米留学(在外研究員　14年4月～昭和2年3月)、2年6月教授(第2解剖)兼大阪女子高等医専講師、21年5月退官(軍歴のため教職追放)、23年8月京大教授復職(第3解剖)、30年2月停年退官。退官後、大阪医大教授(30年2月～)、在職中、44年10月逝去。▽脊椎動物、ヒトのリンパ管系の解剖学について研究した。▽昭和31年朝日賞(文化賞部門　脈管外通液路系の研究)、33年学士院賞(脈管外通液路系に関する研究)▽木原隆(解剖学、大阪医大教授)は長男、翠川修(病理学、京大教授)は娘婿。

貴宝院秋雄　きほういん・あきお

明治41(1908)～平成14(2002)年(93歳)、京都

【微生物学】　昭和9年京都府立医大卒。微生物学入室(常岡良三教授)、13年講師、陸軍技師[13年11月～19年10月　陸軍軍医学校教官、関東軍防疫給水部／満州731部隊第11課(病原菌研究)貴宝院班(天然痘研究)長、南方軍防疫給水部]、19年11月山梨県立医専教授(微生物学・公衆衛生学)、20年12月京都微生物研究所所長、39年5月社団法人の認可を受け、理事長、62年5月理事、平成4年5月辞任。▽わが国における臨床検査受託機関の草分け、京都微生物研究所の充実に尽力した。

君 健男　きみ・たけお

明治44(1911)〜平成元(1989)年(77歳)、新潟

【内科、政治家】昭和11年新潟医大卒。内科入局、新潟県栃尾病院内科医長、22年新潟県衛生部公衆衛生課勤務、24年予防課長、30年公衆衛生課長、33年衛生部長、37年総務局長、40年副知事、47年参議院補欠選当選(自民党田中派)、49年知事選当選、以来4選、平成元年4月19日病気辞職、20日逝去。【評伝】土着権力(四方洋 昭61)、さらば田中角栄(蜷川真夫 昭62)、閉塞感を打ち破れ!(角間隆 昭63)

木村郁郎　きむら・いくろう

昭和4(1929)〜平成22(2010)年(81歳)、岡山

【内科】昭和28年岡山大卒。附属病院にて実地修練、第2内科入局(平木潔教授)、32年4月助手、33年10月講師、米国留学(在外研究員、48年10月〜49年9月 カリフォルニア州・スクリップス臨床研究財団クロスビー博士に師事、血液学研究に従事)、51年4月教授、医学部長(平成3年4月〜5年3月)、6年3月停年退官。【編著】血液・腫瘍(治療薬学シリーズ 昭59)、感染/免疫、アレルギー(図説臨床看護医学第7巻 昭62)、アレルギーの理論とその展開(平3)【共監】有機ゲルマニウムの科学(オルタナティブ選書 平13)

木村栄一　きむら・えいいち

大正4(1915)〜昭和57(1982)年(66歳)、宮城

【内科(循環器)】昭和14年東京帝大卒。第2内科入局(呉建教授、美甘義夫教授)、軍務(19年6月〜21年7月)、復員後、助手、27年12月東北大助教授(第1内科 中村隆教授)、34年1月日医大教授(第1内科)、55年10月学長、在職中、57年2月逝去。▽木村男也(病理学、東北帝大教授)の長男。【著書】心電図(昭23)、心電図の読み方 症例解説(昭32)、心臓病とその治療(昭40)、心電図のはなし(昭44)、虚血性心疾患(平11)【共著】臨床心電図学(昭25)【共編】内科診断学(昭42)

木村英一　きむら・えいいち

大正5(1916)〜平成13(2001)年(84歳)、台湾

【生理学】昭和15年台北帝大卒。陸軍軍医、戦後、福島県診療所勤務、25年大阪市立医大助教授(生理 細谷雄二教授)、30年4月大阪市大助教授、32年4月教授(第2生理)、医学部長(48年3月〜50年3月)、55年9月学長、61年3月退任。▽視物質の研究で知られるが、在任中、大学紛争による研究中断と資料消失の非運を経験している。【著書】軍国臨終物語 応召軍医の体験記録(平11)

木村男也　きむら・おなり

明治16(1883)〜昭和29(1954)年(71歳)、山口

【病理学、神経病理学】明治43年7月東京帝大卒。内科入局、独・仏留学(文部省外国留学生、45年1月〜大正4年1月 フライブルグ大にて病理学研究)、4年7月東北帝大教授(初代 第1病理学・病理解剖学)、医学部長(昭和6年9月〜8年7月)、18年10月停年退官。退官後、マレー熱研所長兼マレー医科大学長(陸軍司政長官)、21年3月帰国、国立弘前病院長(22年10月〜24年11月)、仙台市中央保健所長、在職中、29年6月逝去。▽木村栄一(内科、日医大教授)は長男。【著書】小病理学総論上巻(昭6)、中巻(昭8)、下巻(昭19)

木村 潔　きむら・きよし

明治33(1900)〜平成5(1993)年(93歳)、京都

【精神科】大正13年京都帝大卒。精神科入局(三浦百重教授)、大阪・北野病院精神科長、26年4月和歌山県立医大教授(神経精神科)、40年3月定年退職。▽木村廉(細菌学、京都帝大教授、名市大学長)は兄。【著書】筋萎縮性側索硬化症(アミトロ又は牟婁病)研究回顧(昭62)、辻邦生書誌年譜(平3)【分担】牟婁病(日本の奇病 昭40)

木村禧代二　きむら・きよじ

大正8(1919)〜平成7(1995)年(75歳)、北海道

【内科(血液病学)】昭和19年9月名古屋帝大卒。第1内科入局(勝沼精蔵教授)、10月陸軍軍医候補生(マニラ第4航空軍司令部へ赴任中、経由地台湾にて交通難のため台北帝大熱研にて宮原初男教授の下でマラリアを研究、血液学を専攻とする契機となる)、21年6月帰局、24年10月助手、34年4月講師、37年4月助教授、国立がんセンター病院臨床検査部長兼内科部長、45年9月副院長、53年4月国立名古屋病院長、60年4月定年退官。退官後、名古屋記念病院長。【著書】悪性リンパ腫の病態と臨床(昭51)、癌の臨床とその治療各論編(昭56)【自伝】この道ひとすじ・蟹を追って(昭60)

木村健二郎　きむら・けんじろう

明治29(1896)~昭和63(1988)年(92歳)、青森

【分析化学】 大正9年7月東京帝大理学部化学科卒。9月副手、10年2月講師(分析化学)、11年7月大学院修了、11月助教授(分析化学)、欧米留学(在外研究員、14年1月~昭和2年2月 デンマークにおいて分析化学研究、独、仏、英、米経由帰国)、8年3月教授、兼理化学研究所(所員 15年2月~、主任研究員 7月~33年6月)、17年4月(化学第2講座)、理学部長(28年10月~30年10月)、31年7月退官。退官後、日本原子力研究所理事(31年7月~39年7月)、東京女子大学長(39年9月~43年12月)、日本分析化学研究所理事長(47年8月~49年2月)。▽温泉中の微量成分を分析、温泉の医療効果の研究に貢献、昭和15年ウランの新しい核種(237U)の合成に成功、20年広島、長崎の放射性降下物を解析、29年第5福竜丸の死の灰事件では、分析結果から水爆であることを確認した。▽俳号 木村形型子。▽昭和16年服部報公賞(本邦産含稀元素鉱物の化学的研究)、19年海軍技術有功章(ストロンチウム塩資源及びその製法に関する研究)、陸軍技術有功章(救急食創製に協力)、20年学士院賞(稀元素の地球化学的及分析化学的研究)、36年学士院会員 ▽妻芳子は楠瀬熊治(工学者、東京帝大教授、楠瀬火薬の開発者)の長女。

【著書】無機定性分析(昭6)、分析化学実験法1~6(実験化学講座 昭9)、無機定量分析(昭24)、無機化合物分析法(岩波全書 昭31)、放射線データブック(アイソトープ応用技術講座 昭32) **【共編】**稀元素の化学分析(昭24)、岩波講座現代化学(昭31) **【句集】**若菜野(昭49)、窓前草(昭51)、松三日(昭和59) **【追悼】**遠き峯々(平2)

木村康一　きむら・こういち

明治34(1901)~平成元(1989)年(88歳)、東京

【薬学(生薬学)】 大正13年東京帝大医学部薬学科卒。生薬学入室(朝比奈泰彦教授)、昭和3年4月外務省東方文化事業部研究嘱託、6年4月東方文化事業部上海自然科学研究所研究員(生薬学科)、14年7月京都帝大講師(医学部兼薬学科創設委員会事務嘱託)、15年12月助教授(薬学科 刈米達夫教授)、16年4月(生薬学講座発足)、18年8月海軍技師(マカッサル研究所熱帯衛生部薬用資源科長)、21年8月復員、21年10月同志社工専講師(薬学部 ~24年3月)、22年6月京都帝大助教授(薬学科生薬学)、25年8月阪大教授(薬学科生薬学 ~33年3月)、31年12月京大教授(薬学科生薬学)、39年3月富山大教授(薬学部)併任、40年3月停年退官。退官後、富山大教授・和漢薬研究施設長(40年4月~44年3月)、名城大教授(43年4月~、薬学部長45年~49年3月)、東日本学園大教授・薬学部長(49年4月~55年3月)。

【著書】総天然色日本の薬用植物 Vol. 1(昭33)、Vol. 2(昭35) **【共著】**薬用植物学総論(昭24)、各論(昭31)、原色日本薬用植物図鑑(昭39) **【自伝】**良き師良き友(昭56)

木村繁　きむら・しげる

昭和12(1937)~平成18(2006)年(69歳)、愛知

【薬剤師、薬学(社会薬学)】 昭和35年名市大薬学部卒。製薬会社勤務の後、41年薬局継承、62年名市大薬学部非常勤講師、平成6年客員教授。▽昭和51年医薬分業の推進、薬価基準の適正化について発言するため草川昭三(衆議院議員)らとともに医薬制度研究会設立・副代表。63年刊行された『医者からもらった薬がわかる本』は平成22年に至るまで、毎年改訂版が刊行されている。

【著書】危ない薬効かない薬(平8)

木村修治　きむら・しゅうじ

大正10(1921)~平成23(2011)年(89歳)、香川

【放射線科】 昭和20年9月岡山医大卒(4月仮卒業、戸塚海軍衛生学校、大村海軍病院)。21年放射線科入局(武田俊光教授)、24年附属医専部講師、26年住友別子病院放射線科、28年兵庫県立神戸医大講師(楢林和之教授)、助教授、癌研附属病院巣鴨分院派遣(31年8月~12月)、42年神戸大助教授、46年兵庫県立病院がんセンター院長(兵庫県参事)、49年川崎医大教授(放射線治療学)、51年9月神戸大教授、附属病院長(54年~56年)、60年3月停年退官。退官後、兵庫県立成人病センター院長(60年4月~)、総長兼院長(平成元年4月~4年3月)。

【共編】放射線腫瘍学(New minor textbook 平2)、放射線診断学(Minor textbook 平5)、放射線治療学(同 平7)

木村敬義　きむら・たかよし

明治14(1881)~昭和19(1944)年(63歳)、三重

【外科】 明治40年東京帝大卒。病理学入室の後、41年12月第1外科入局(近藤次繁教授)、独・仏・英留学(43年~大正元年)、四日市にて外科病院開設、米

国留学(5年~7年)、帰国後、東京帝大法医学教室にて研究従事(片山国嘉教授)、東京市養育院外科医長、東京市立深川病院長、東京市健保組合明石病院長を経て、昭和19年1月東京医専教授、附属淀橋病院長、在職中、19年12月逝去。▽木村義民(細菌学・免疫学、日医大学長)は長男。

木村忠二郎 きむら・ちゅうじろう

明治40(1907)~昭和53(1978)年(71歳)、広島

【厚生行政】 昭和2年東京帝大入学、4年高等試験行政科合格、5年東京帝大法学部法律科卒。内務省入省。京都府警察部保安課、6年内務部庶務課、7年学務課社会課長、9年秋田県警察部保安課長兼工場課長、10年北海道警察部保安課長、12年内務省社会局職業課、社会局臨時軍事援護部労務調整課、13年厚生省臨時軍事援護部労務調整課、職業部、16年職業局総務課、登録課、17年4月衛生局衛生課長、11月薬務課長、19年9月厚生省東京製薬管理官事務所長、20年12月軍事保護院総裁官房総務課長兼医療局庶務課長、21年1月厚生省大臣官房会計課長、11月経済安定本部第4部長、22年労働局次長(労働局長心得)、23年3月厚生省社会局長、27年1月引揚援護庁長官、28年9月厚生事務次官、32年5月退官。▽退官後、日本社会事業学校理事長、日本社会事業短大学長、日本社会事業学校長、中央共同募金会副会長兼常務理事他、多数の公職を歴任。▽社会福祉の偉大な指導者と評されている。厚生省社会局長当時、占領下に公布された基本的な社会福祉立法である民生委員法(昭和23年)、身体障害者福祉法(昭和24年)、新・生活保護法(昭和25年)、社会福祉事業法(昭和26年)などの企画立案に尽力した。

【著書】 救貧法制概要(昭9)、社会福祉事業法の解説(昭26)、米国公的扶助行政の瞥見(昭28)、社会福祉事業の知識(昭37) **【訳書】** 外辺医療 イギリスにおける正統外医療の実態(イングリス 昭46) **【編著】** 融和事業行政例規(昭9) **【参考】** 木村忠二郎日記(昭55)

木村哲二 きむら・てつじ

明治17(1884)~昭和44(1969)年(84歳)、岡山

【病理学】 明治41年東京帝大農科大学獣医学科卒、大正3年東京帝大医科大学卒。病理入室(山極勝三郎教授、長与又郎教授)、5年11月助手、8年10月講師、9年9月慈恵医専教授、11年1月慈恵医大教授(~昭和25年3月)、15年兼東京帝大農学部講師(~昭和21年)、昭和6年名古屋医大講師、7年4月教授、14年4月名古屋帝大教授、21年2月停年退官。退官後、東京歯科医専教授、帝国女子医専教授、日医大教授(25年~35年)。▽昭和10年日本病理学会ウィルヒョウ・山極賞(動物界に於けるグリコーゲンの発現分布に就ての形態学的研究)

【著書】 病理学総論(大13)、病理学図譜(大15)、養素及酵素(昭2)、簡明病理学総論(昭24)、各論(昭25)、病理学総論教科書上巻(昭23)、下巻(昭23) **【随筆】** 暁の鐘鳴る(昭17) **【伝記】** 残雪 木村哲二遺稿と追憶(根岸良夫、木村隆吉編 昭47)

木村 登 きむら・のぼる

明治44(1911)~昭和58(1983)年(72歳)、宮城

【内科(循環器)】 昭和11年九州帝大卒。第1内科入局(金子廉次郎教授、操坦道教授)、18年9月講師、20年5月助教授、20年10月附属医専部教授兼医学部助教授、27年3月助教授(医学部)、33年1月久留米大教授(第3内科 ~52年3月)、51年10月佐賀医大副学長(医療担当 ~54年12月)、55年1月久留米大学長、57年8月退任。▽昭和51年日医医学賞(心筋梗塞の発症防止に関する研究)

【著書】 高血圧(昭37)、毎日みる心電図(昭39) **【共著】** 心電図とその推理(昭41)、私の外来でみる心臓病(昭47)、心臓病療養のコツ(昭47)

木村資生 きむら・もとお

大正13(1924)~平成6(1994)年(70歳)、愛知

【遺伝学(集団遺伝学)】 昭和22年京都帝大理学部植物学科卒。京大助手(農学部 木原均教授)、24年国立遺伝研研究員、1956(昭和31)年ウィスコンシン大大学院遺伝学専攻博士課程卒、39年集団遺伝学部長、59年集団遺伝研究系主幹・教授、63年定年退官。▽集団遺伝学の分野に数学的理論を導入、「分子進化の中立説」を提唱し、20世紀最大の科学論争のひとつ「中立説対淘汰説」論争を引き起こした。▽昭和34年日本遺伝学会賞(集団の遺伝的荷重とその進化における意義)、43年学士院賞(集団遺伝学の理論の研究)。45年日本人類遺伝学賞(人類集団遺伝学の理論に関する研究)、51年文化勲章(遺伝学に対する貢献)・文化功労者、57年学士院会員、61年朝日賞(集団遺伝学の研究、とくに分子進化の中立説の提唱)、63年国際生物学賞(集団生物学 生物の生存にとって有利でも不利でもない中立的な突然変異が分子レベルの進化となっているとの中立説を提唱した)

【著書】集団遺伝学概論(昭35)、分子進化の中立説(昭61)、生物進化を考える(岩波新書 昭63)【編著】遺伝学から見た人類の未来(昭49)、分子進化学入門(昭59)【共訳】遺伝学序説(クロー 昭46)

木村嘉一 きむら・よしかず

明治27(1894)～昭和54(1979)年(85歳)、滋賀

【産婦人科】 大正7年京都府立医専卒。産婦人科入局(加治安信教授)、病理学教室にて研究従事、昭和8年4月京都市北区にて開業(外科・産婦人科)、31年4月京都市伏見区に桜花会醍醐病院開設。▽京都市上京東部医師会長、京都府医師会副会長、日本医師会代議員の他、立命館理事長(昭和46年9月～50年9月)を務めた。

木村義民 きむら・よしたみ

大正8(1919)～平成15(2003)年(83歳)、東京

【細菌学、免疫学】 昭和20年9月日医大卒。細菌学入室(中村敬三教授)、10月東京帝大伝研嘱託、25年日医大講師、27年助教授、米国留学(フルブライト留学生、31年12月～33年11月 シャイヤー教授、スレード教授)、34年10月教授(微生物学、免疫学)、49年10月学長、55年10月退任。▽木村敬義(外科、東京医専教授)の長男。

【著書】基礎微生物学及び免疫学(昭35)【共著】現代免疫学(昭48)、英語での医学論文の書き方(平6)

【共編】アレルギー(昭32)

木村廉 きむら・れん

明治26(1893)～昭和58(1983)年(89歳)、京都

【微生物学】 大正8年11月京都帝大卒。微生物学入室(松下禎二教授)、10年講師(清野謙次教授)、11年2月助教授、独・米留学(在外研究員、15年1月～昭和3年3月 組織培養の研究に従事)、3年3月教授。医学部長(19年12月～23年12月)、兼ウイルス研究所長(31年4月～7月)、31年7月停年退官。退官後、名市大学長(32年12月～38年12月)。▽昭和24年浅川賞(電子顕微鏡による細菌学的研究)、27年日本ビタミン学会賞(腸内細菌によるビタミンB_1の分解)、34年学士院賞(藤田秋治、木村廉、藤原元典、松川泰三 ビタミンB_1の研究)、43年学士院会員 ▽木村潔(精神科、和歌山県立医大教授)は弟。

【著書】組織培養之研究(昭5)、組織培養(昭8)、細菌学及免疫学(昭11)

木本誠二 きもと・せいじ

明治40(1907)～平成7(1995)年(87歳)、広島

【外科(心臓外科)】 昭和6年東京帝大卒。第2外科入局(塩田広重教授、都築正男教授)、18年9月講師、19年8月助教授、27年5月教授(第2外科 ～40年3月)、39年12月(初代 胸部外科)、附属病院長(40年4月～42年1月)、40年4月兼三井厚生病院(三井記念病院)院長、43年3月停年退官。退官後、三井記念病院長専任(～昭和52年3月)。▽わが国における心臓外科の開拓者。昭和26年わが国最初のブラロック・タウシグ手術に成功、30年わが国初の心房中隔欠損症の縫合、心室中隔欠損症の縫合、ファロー四徴症根治手術に成功、また、人工肝臓の臨床応用に三上二郎とともに成功(38年)、腎移植をわが国で初めて実施(成功せず 39年)などの業績がある。▽喜多流能楽教授としても知られる。▽昭和39年朝日賞(文化賞部門 心臓血管外科における功績)

【著書】外科学全4篇(昭21)、頸胸部外科学(昭37)【編著】医学・生物学のための実験外科ハンドブック(昭37)【共編】表解図解外科診断学(昭43)【監修】現代外科学体系全44巻(昭43～49)

木本浩 きもと・ひろし

大正13(1924)～平成17(2005)年(80歳)、岡山

【小児科】 昭和23年岡山医大卒。実地修練、25年小児科入局(浜本英次教授)、27年三原赤十字病院、講師、32年2月助教授、44年7月教授、平成2年3月停年退官。退官後、旭川荘療育センター児童院顧問。▽森永ヒ素ミルク事件(昭和30年)で、粉ミルクに含まれたヒ素が原因であることを解明した岡山大医学部メンバーの一員。

久徳重盛 きゅうとく・しげもり

大正13(1924)～平成14(2002)年(78歳)、愛知

【小児科、医事評論家】 昭和24年名大卒。実地修練、小児科入局(坂本陽教授)、26年名古屋赤十字病院(～30年)、36年講師、47年7月愛知医大教授(初代小児科)、54年8月退職。退職後、久徳クリニック開設。▽「母原病」の呼称は社会的関心を呼び、一連の著書はミリオンセラーとなった。

【著書】育児書を読む前に(昭46)、気管支喘息(昭50)、育児の秘訣(昭50)、現代っ子と文明病(昭50)、心身症(昭53)、母原病(昭54)、続(昭55)、続々(昭56)、精神衛生(昭57)、病める現代と育児崩壊(昭59)

か

及能謙一　きゅうの・けんいち

明治15(1882)～昭和28(1953)年(71歳)、石川

【内科】　明治41年東京帝大卒。第1内科入局(三浦謹之助教授)、欧州留学(私費、大正2年～5年12月ベルリン大にて研究中、第一次大戦勃発のため英・米経由帰国)、第1内科復帰、欧州再留学[前田侯爵随員、9年～11年3月 仏(パストゥール研究所)、英、ベルギー、瑞]、12年6月横浜十全病院副院長兼内科部長、昭和8年院長、19年8月横浜市立医専校長、21年9月辞任。▽糞便学の大家。

[著書]糞便学(大7) [歌集]竹馬抄(昭28)

行徳健助　ぎょうとく・けんすけ

明治22(1889)～昭和39(1964)年(74歳)、福岡

【内科】　大正4年12月東京帝大卒。医化学入室(隈川宗雄教授)、第3内科入局(稲田龍吉教授)、10年助手、11年1月金沢医専教授、第1内科医長(山田詩郎教授外遊中　11年10月～13年3月)、13年3月辞任、欧州留学(在外研究員、13年6月～15年5月)。昭和4年2月日医大教授兼内科部長、附属第二医院長(4年12月～、29年12月附属病院と改称)、29年2月副学長、33年3月退職。

清浦雷作　きようら・らいさく

明治44(1911)～平成10(1998)年(86歳)、東京

【化学(無機化学)】　昭和12年東京工大応用化学科卒。18年1月東京工大助教授(窯業研究所　鈴木信一教授、河嶋千尋教授)、30年教授、33年4月(工業材料研究所焼結材料部門)、39年4月(合成無機材料部門)、47年3月停年退官。▽化学工業と産業公害についての多くの研究があり、公的にも公害対策に奔走したが、水俣病(昭和28年)では、35年病因として有毒アミン説を提唱、水銀説を否定した。

[著書]工業廃水(昭37)、公害への挑戦　一億人をむしばむ文明のガン(ブルーバックス　昭41)、公害の経済衝撃(昭46)、世界の環境汚染　その実態と各国の対策(昭47) [共著]工業化学計算(工業化学全書第12　昭34)

清川謹三　きよかわ・きんぞう

大正3(1914)～平成11(1999)年(85歳)、神奈川

【内科】　昭和14年東京帝大卒。第3内科入局(坂口康蔵教授)、10月同仁会青島診療班内科医員、16年7月同仁会東亜医科学院講師、興亜錬成所(18年3月～19年2月)、4月同仁会青島診療班医長・青島医専舎監、5月助教授、20年7月現地召集(陸軍衛生曹長)、8月(軍医少尉)、10月現地除隊、12月帰国、21年1月鎌倉養生院(祖父清川来吉開設)副院長、9月東京帝大薬理学にて研究従事、26年10月医療法人養生院設立・常務理事、36年5月医療法人養生院清川病院と改称・理事長就任。鎌倉女学院理事長(48年～)、神奈川県医師会長(54年4月～62年3月)。

清野　勇　きよの・いさむ

嘉永元(1848)～大正15(1926)年(78歳)、駿河(静岡)

【眼科】　明治11年11月東大卒(旧。第1回)、14年5月岡山県立病院1等医兼医学校教頭、21年2月三高教諭兼岡山県立病院長・眼科医長、22年7月大阪府立医学校長、31年7月けがのため退職、大阪市土佐堀にて開業、大阪府医師会長をも務めた。▽大阪医学校長として、不振の学校、病院の再興を図ったことで知られる。▽清野謙次(病理学、京都帝大教授)は長男。

清野謙次　きよの・けんじ

明治18(1885)～昭和30(1955)年(70歳)、岡山

【病理学、人類学】　明治42年1月京都帝大卒。病理学入室(藤浪鑑教授)、44年1月助手、12月休職、独・仏留学(文部省外国留学生、44年12月～大正3年11月　フライブルグ大アショフ教授)、大正3年11月講師、休職(3年11月～4年11月)、5年6月助教授、10年3月教授(微生物学)、欧米視察(10年3月～11月)、13年3月兼第2病理学担当、昭和3年2月第2病理専任、13年7月辞任、10月逮捕(京都神護寺寺宝窃盗事件)、南方旅行(16年5月～8月)、22年東京医大教授、23年茨城県厚生科学研究所長。▽医学の領域では、網状織内皮細胞系の存在を提唱、特異遊走細胞としての組織球の概念を樹立した。人類学考古学領域では、日本原人論(日本列島の先住民族として日本石器時代人なる基本人種の存在を実証し、これに大陸および南方系諸民族が渡来混血して古墳時代人を形成、漸次現代日本人になるという論説)がある。▽大正11年学士院賞(生体染色法に就ての研究)▽清野勇(眼科、大阪府立医学校長)の長男。

[著書]生体染色研究ノ現況及其検査術式(大10)、日本原人の研究(大13)、日本考古学・人類学史上巻(昭29)、下巻(昭30)、日本貝塚の研究(昭44) [共著]人類起源論(昭3)

切替一郎　きりかえ・いちろう

明治42(1909)～平成2(1990)年(80歳)、東京

【耳鼻咽喉科】 昭和8年東京帝大卒。耳鼻咽喉科入局(増田胤次教授、颯田琴次教授)、13年9月助手、17年4月帝国女子医薬専教授、18年10月東京帝大講師、22年6月東大教授、医学部附属音声・言語医学研究施設長(初代 40年6月～44年3月)、44年3月停年退官。退官後、三楽病院長(44年4月～47年3月)、自治医大教授(47年4月～60年3月)。

【著書】 前庭迷路機能検査法(医学検査法第10巻 昭26)、耳鼻咽喉科(昭27)、新耳鼻咽喉科学(昭42) **【共著】** 聴覚検査法(昭39) **【編著】** 中枢神経障害へのアプローチ(昭48) **【共編】** 臨床耳鼻咽喉科全書全3巻(昭37～40)、耳鼻咽喉科手術全書全3巻(昭50) **【訳書】** めまい その成因と対策(アルペルス 昭35)

切替辰哉　きりかえ・たつや

大正9(1920)～平成10(1998)年(78歳)、千葉

【精神科、神経内科】 昭和20年北海道帝大卒。精神科入局(石橋俊実教授)、27年札幌医大助教授(神経精神科 中川秀三教授)、西独留学(フンボルト給費生、30年 テュービンゲン大クレッチマー教授に師事)、41年4月岩手医大教授(神経精神科)、附属病院長(60年4月～平成元年3月)、平成元年3月定年退職。▽性格学に関する業績が多い。

【著書】 多次元精神医学(昭53)、精神医学的性格学(昭59) **【訳書】** 敏感関係妄想(クレッチメル 昭36)、精神医学総論(ブロイラー 昭63)

桐沢長徳　きりさわ・ながのり

明治40(1907)～昭和55(1980)年(72歳)、福島

【眼科】 昭和6年東京帝大卒。眼科入局(石原忍教授)、9年6月岩手医専教授、11年4月東京帝大眼科、12年4月助教授、兼附属医専部教授(19年9月～25年4月 20年7月～8月海軍軍医)、30年5月東北大教授、46年3月停年退官。退官後、日本専売公社東京病院長(48年12月～)、在職中、55年1月逝去。

【著書】 眼科学(昭21)、主訴による眼疾患の診断(昭24)、眼科治療学(昭34) **【共著】** 特殊感覚器官とその衛生(昭25)、眼科手術学(昭37)

桐原葆見　きりはら・しげみ

明治25(1892)～昭和43(1968)年(75歳)、広島

【衛生学(労働衛生)】 大正8年7月東京帝大文学部心理学科卒。心理学入室、大学院在学中に倉敷労働科学研究所設立に参画、10年7月倉敷労働科学研究所研究員(暉峻義等所長)、昭和11年10月倉敷労研解散、12年1月日本労働科学研究所設立(暉峻義等所長)、16年10月労研、大日本産業報国会に統合、17年1月大日本産業報国会労働科学研究所(暉峻義等所長)、20年9月大日本産業報国会、労研解散、20年11月財団法人労働科学研究所再建(暉峻義等所長)、24年2月(勝木新次所長)、26年6月所長、32年8月所長退任。退職後、36年日本女子大教授。▽産業心理の面から労働者の疲労を研究した。暉峻義等、石川知福、八木高次とともに倉敷労働科学研究所設立当時からの労働科学研究者。

【著書】 月経と作業能力(昭18)、疲労と精神衛生(昭43) **【共著】** オフィスの作業と健康(昭42)

桐原真一　きりはら・しんいち

明治22(1889)～昭和24(1949)年(60歳)、大阪

【外科】 大正4年東京帝大卒。8年2月京城医専教授兼朝鮮総督府医院副医官、10年兼医官医長、欧米留学(11年)、15年1月愛知医大教授(第2外科)、昭和6年5月名古屋医大教授、14年4月名古屋帝大教授、22年10月名大教授、在任中、24年2月逝去。▽わが国における輸血の先駆者。また、桐原式軟性胃鏡を開発するなど、胃鏡診断法の開拓者でもある。

【著書】 胃鏡診断法(昭18)

金城清松　きんじょう・きよまつ

明治13(1880)～昭和49(1974)年(94歳)、沖縄

【内科(結核病学)、医史学】 明治31年医術開業前期試験及第、33年4月沖縄県病院附属医生教習所卒、医術開業後期試験及第、7月医術開業免許下付、8月若狭病院医員(～34年2月)、34年3月大阪石神私立伝染病研究所入所(ハブ毒免疫研究従事)、35年石神病院療養所(サナトリアム 浜寺)開設・勤務、3月痘苗製造所技手(～12月)、37年9月石神病院退職、12月那覇市にて開業、(39年6月チフス罹患)、40年9月共立銀行設立監査役、44年12月白山療養園(沖縄初の結核のサナトリウム)開設、大正8年7月産業銀行取締役、農工銀行取締役、9年5月衆議院議員選挙立候補落選、昭和6年1月沖縄県結核予防協会創設、20年3月疎開のため離島、26年7月帰覇、沖縄医師免許証下付、沖縄医師会長(28年3月～30年6月)、30年白山の土地売却、32年4月沖縄引揚、

上京、39年4月論文「琉球の種痘」により東京女子医大より学位（医学博士）取得、東京にて逝去。▽沖縄における伝染病・結核対策の貢献者。現役引退後は沖縄医学史研究者として活動した。▽金城清勝（生理学、琉球大教授）の父。
【著書】沖縄に於ける結核の歴史的論究（昭37）、琉球の種痘（昭38）、沖縄医学年表（昭51）**【遺稿】**飲水思源（山川岩美編　昭52）

金原節三　きんばら・せつぞう

明治34（1901）～昭和51（1976）年（74歳）、愛知
【陸軍軍医（耳鼻咽喉科）、陸上自衛隊医官】　大正15年東京帝大卒（陸軍依託学生）。6月（陸軍2等軍医）、陸軍軍医学校（15年8月～昭和2年6月）、済南事変のため出征（3年5月～4年4月）、東京帝大大学院（耳鼻咽喉科増田胤次教授　4年4月～6年3月）、4年8月（1等軍医）、7年8月東京第一衛戍病院附、9年1月陸軍省軍務局附、独駐在（9年12月～11年8月　軍事研究）、11年8月（3等軍医正）、軍医学校附、12年8月医務局医事課員、逓信省事務官、13年2月航空局事務官（～14年3月）、13年6月傷兵保護院事務官（～14年3月）、16年11月医務局医事課長、17年8月（軍医大佐）、18年9月近衛第2師団（スマトラ）軍医部長、19年10月第15軍（ビルマ）軍医部長、20年7月第38軍（仏印）軍医部長、21年5月帰還復員、6月厚生省東海北陸医務出張所長、22年12月退官（追放令による）、23年1月名古屋市にて開業（金原医院）。30年8月陸上自衛隊衛生学校長（陸将補）、32年7月（陸将）、32年12月陸上幕僚監部衛生課長、33年7月陸上幕僚監部衛生監、36年11月退官。退官後、国家公務員共済組合連合会三宿病院顧問（36年11月～45年11月）、社団法人防衛衛生協会長（35年3月～48年12月）。▽金原庄治郎（静岡病院長、名古屋市厚生課長）は父、今村新吉（精神科、京都帝大教授）は岳父。
【編著】大東亜戦争陸軍衛生史全9巻（昭43～46）、陸軍省業務日誌摘録全35冊（昭45）

九鬼左馬之助　くき・さまのすけ

明治25（1892）～昭和42（1967）年（75歳）、三重
【内科】　大正11年東京帝大卒。内科入局、15年12月東京市吏員（～昭和2年3月）、6年9月樺太庁医院医長（豊原医院長）、16年9月～18年4月兼樺太庁豊原医院附設医学講習所長、19年1月華北交通天津鉄路局北載河療養所長／北載河保健院長／北載河保養院長、戦後、中国政府交通部留用者として勤務、21年5月引揚、22年10月国立静岡病院、23年3月病院長、37年12月退官。▽樺太における医学教育の功労者。また、樺太在任中、文学活動に関心をもち、昭和13年、樺太の優秀な作家に与えられる「九鬼賞」を設けた。

草川三治　くさかわ・さんじ

大正12（1923）～平成6（1994）年（70歳）、兵庫
【小児科】　昭和23年東大卒。実地修練、24年12月小児科入局（詫摩武人教授）、29年1月東京逓信病院小児科、35年6月東京女子医大講師（磯田仙三郎教授～42年3月）、37年6月（第二病院）、42年6月助教授（第二病院）、43年5月教授（第二病院）、平成元年3月定年退職。退職後、聖母病院長（平成2年4月～）、在職中、平成6年1月逝去。▽昭和61年日本中毒情報センターを設立、理事長。
【著書】小児の心臓病（小児メディカル・ケア・シリーズ　昭55）、日本の少産問題を考える（小児保健シリーズ no. 41　平6）**【共編】**川崎病研究の歩み（昭51）

草野熊吉　くさの・くまきち

明治37（1904）～平成11（1999）年（94歳）、福島
【社会事業家（障害児福祉）】　日本聖書学院卒。関東大震災の際、宣教師に助けられたのを機会に受洗。昭和30年頃家庭裁判所の調停委員を行っていた頃、家庭不和の原因にしばしば障害児が登場してくることから、31年11月私財を投じて無認可秋津療育園を設立、37年東京都より財団法人の認可を得、39年には重症心身障害児施設と認可された。▽日本重症児福祉協会理事長を務めた。▽昭和52年朝日社会福祉賞（重症心身障害児の療育に尽くした業績）

草野信男　くさの・のぶお

明治43（1910）～平成14（2002）年（92歳）、東京
【病理学、社会運動家】　昭和8年東京帝大卒。病理入室、15年伝研入所（病理部　三田村篤志郎教授）、27年11月助教授（宮崎吉夫教授）、37年12月教授、45年3月停年退官。▽病理学者としては、多くの炎症は感染と関連している以上、病理形態について発言する場合、組織病変部に微生物を認める努力を払うべきであることを主張した。▽昭和20年原爆投下後の広島へ調査に赴き、28年ウィーンで開かれた国際医師会議で原爆被害の実態を報告。当時、ベールに包まれていた原爆症の研究"Atomic Bomb Injuries"を

世界で初めて発表した。第1回原水爆禁止世界大会（30年）以来「核兵器，放射能・化学兵器は人類に対する犯罪」として核廃絶運動に参加し続けた。原水爆禁止日本協議会（原水協）理事長（30年～38年）。また，21年10月伝研に職員組合が結成された時，初代委員長を務めている。

【著書】Atomic Bomb Injuries（昭28／1953）

草間悟　くさま・さとる

大正10（1921）～平成13（2001）年（80歳），茨城

【外科】　旧姓戸川。昭和20年東京帝大卒。第1外科入局（大槻菊男教授，清水健太郎教授），24年助手，38年6月講師，米国留学（41年～42年　エリス・フィッシェルがんセンター），42年7月助教授，51年4月教授，56年3月停年退官。退官後，昭和大豊洲病院長（56年12月～63年3月），客員教授（63年4月～平成9年3月），教授（57年2月～63年3月），客員教授（63年4月～平成9年3月）。▽日本癌治療学会の公式紋章をデザインしたことでも知られる。

【著書】医学研究発表の方法（昭61）【共著】医師国家試験のための外科重要用語事典（昭55），医者の言葉が分かる本　インフォームド・コンセントに役立つ（平6）【編著】乳癌（昭56），臨床腫瘍学（昭57），手術学入門（平元）【監修】標準人体解剖図（昭33）

草間滋　くさま・しげる

明治12（1879）～昭和11（1936）年（57歳），長野

【病理学】　明治38年12月東京帝大卒。39年1月第2病理入室（山極勝三郎教授），41年1月内務省伝研技手，独留学（私費，43年11月～大正2年2月　フライブルグ大アショフ教授より病理学，ハンブルグ熱研にて熱帯病学を研学），2年3月伝研技師，3年11月北里研部長，9年4月慶大教授（初代　病理学），在職中，昭和11年10月逝去。▽草間良男（衛生学，慶大教授）の伯父。

【共著】病理総論上・下巻（大正11）

草間敏夫　くさま・としお

大正8（1919）～平成20（2008）年（88歳），東京

【解剖学】　昭和17年12月東京帝大卒。第1解剖入室（小川鼎三教授），応召（北京陸軍病院，陸軍軍医学校），戦後，医学部脳研（小川鼎三教授），23年4月東大助教授（脳研），米国留学（30年　カリフォルニア大），31年10月千葉大教授（第1解剖），36年1月東大教授（脳研・解剖），55年4月停年退官。▽草間良男（衛生学，慶大教授）の甥，安川加寿子（ピアニスト）の従兄，豊川行平（公衆衛生学，東大教授）は義弟，夫人は田宮猛雄（衛生学，東京帝大教授・日本医学会長・日本医師会長・国立がんセンター総長）の姪。

【著書】脳の話（昭26）【共編】脳の解剖学（昭46），神経の変性と再生（昭50）

草間良男　くさま・よしお

明治21（1888）～昭和43（1968）年（79歳），長野

【衛生学】　明治45年9月渡米，スタンフォード大入学，大正3年2月細菌学科助手，8年7月附属病院医員，9年6月帰国，10年1月慶大勤務。外科，病理細菌学教室在籍の後，衛生学教室助手，13年10月国際阿片会議（ジュネーブ）出席，14年4月講師（衛生学担当），昭和2年2月助教授，4月狂犬病国際会議（パリ・パストゥール研究所）出席，9月渡米（ジョンズ・ホプキンズ大学公衆衛生学部大学院），4年帰国，5年2月教授（衛生学），医学部長（30年10月～34年9月），34年9月定年退職。▽戦後GHQ公衆衛生福祉部サムス准将に協力してインターン制度の導入をはじめとするわが国の医療制度改革に参画し，わが国への米国医学移入に大きな役割を果たした。▽草間滋（病理学，慶大教授）の甥，安川加寿子（ピアニスト）は姪。

【著書】熱帯環境医学（昭19），医道訓（昭22）【共著】身体検査の意義と其の方法（昭18）【編著】英和医学小辞典（昭23）

久慈直太郎　くじ・なおたろう

明治14（1881）～昭和43（1968）年（86歳），岩手

【産婦人科】　明治39年12月東京帝大卒。藩主に同行して米国視察，41年1月産婦人科入局（木下正中教授），41年12月盛岡市岩手病院産婦人科長，大正2年9月朝鮮総督府医院医官，5年兼京城医専教授，独留学（8年5月～10年5月　キール大ステッケル教授に師事），12年5月金沢医大教授，兼日赤石川支部産院長（14年6月～昭和2年11月），2年11月日赤産院長（～39年11月），24年11月東京女子医大学長（初代），理事長（兼任　24年12月～40年4月），40年4月退職。▽宝生流の能にも造詣が深かった。▽昭和30年保健文化賞（母子衛生向上への貢献）

【著書】医学上よりみたる婦人（大3），産婦人科臨床の為に（昭15），図解婦人科手術学（昭17），寿命をのばす美と健康の科学（昭34），近代産科学の変遷（昭40）【自伝】産科婦人科四十年（昭31）

九嶋勝司 くしま・かつし

明治44(1911)～平成17(2005)年(94歳)、秋田

【産婦人科】昭和11年東北帝大卒。産婦人科入局(明城弥三吉教授、篠田糺教授)、14年12月講師、16年9月助教授、22年2月福島県立女子医専教授、24年4月福島県立医大教授、附属病院長(29年7月～31年5月)、31年5月東北大教授(～45年10月)、45年4月秋田大教授・医学部長、51年2月学長、56年2月退任。▽妊娠中毒症(妊娠高血圧症候群)の研究で知られる。

【著書】妊娠中毒症の臨床(昭25)、更年期(昭33)、産婦人科学(昭44)、更年期のはなし(産婦人科選書 昭49)、山桜の記前・後編(昭61)、秋田での古里言葉あれこれ(平14)【共著】新生児の臨床(昭37)【編著】心身症の治療 各科臨床医のために(昭40)、未熟(児)網膜症のすべて(産婦人科シリーズ no. 16 昭51)

楠井賢造 くすい・けんぞう

明治36(1903)～昭和57(1982)年(79歳)、和歌山

【内科】昭和5年長崎医大卒。5年4月医化学入室(富田雅次教授)・助手、6年4月内科入局(角尾晋教授)、8年10月長崎紡織医務所医長、11年11月長崎医大第1内科勤務、12年5月講師、13年8月済生会長崎病院医員兼病院長、18年3月長崎医大臨時医専部教授兼長崎医大講師、兼済生会長崎病院長(18年3月～24年4月)、22年4月長崎医大教授(風土病研究所臨床部主任)、10月横田素一郎教授病気欠勤中第1内科兼担、24年4月和歌山県立医大教授、附属病院長(41年4月～43年3月)、兼和歌山市立城南病院長(43年9月～)、学長事務取扱(44年3月6日～3月16日)、3月31日定年退職。

【著書】黄疸(昭27)、楠井内科新書上(昭27)、ラッセルと呼吸音(昭30)【共著】胃炎(昭37)

楠 五郎雄 くすのき・ごろお

明治29(1896)～昭和43(1968)年(72歳)、福岡

【内科】大正11年九州帝大卒。第2内科入局(武谷広教授)、昭和8年4月助教授、10年10月教授、31年8月停年退官。退官後、福岡赤十字病院長(28年12月～)、在職中、43年9月逝去。▽内分泌と自律神経の関連性について研究を進めた。喘息患者にみられる気道過敏性の存在を欧米に先駆けて報告した(昭和16年)。

【著書】尿の診断と予後(昭21)【共著】糖尿病(昭32)

楠 隆光 くすのき・たかみつ

明治39(1906)～昭和42(1967)年(60歳)、愛知

【泌尿器科】昭和6年東京帝大卒。第1外科入局(青山徹蔵教授)を経て、皮膚科泌尿器科入局(高橋明教授)、16年8月昭和医専教授(皮膚科泌尿器科)、応召(19年10月～)、21年12月東京帝大附属医専部教授(～24年12月)、22年3月医学部講師、22年10月東大助教授(分院皮膚科泌尿器科医長)、24年12月新潟大・新潟医大教授(初代 泌尿器科)、31年11月阪大教授、在任中、42年8月逝去。▽わが国における戦後の泌尿器科発展の貢献者。恥骨後前立腺剔除、腸管を利用した尿路変更法、腎結核・腎結石の腎部分剔出術などを行った。腎移植術にも先鞭をつけた。▽楠太(皮膚科花柳病学、愛知医専教授)の長男。定子夫人は木下正中(産婦人科、東京帝大教授)の5女。

【著書】最近の泌尿器外科(昭23)、尿路結石症(昭24)、血尿(昭24)、小泌尿器科学(昭30)、泌尿器科レントゲン診断図譜(昭31)

楠 豊和 くすのき・とよかず

昭和6(1931)～平成11(1999)年(68歳)、神奈川

【解剖学(神経解剖)】昭和29年横浜医大卒。東京都交通局病院にて実地修練、30年4月第1解剖入室(勝又正教授)・助手、36年1月横市大講師、4月(第2解剖 正井秀夫教授)、38年4月助教授、48年10月教授、平成8年3月定年退職。▽各種の動物の脳を材料として生息環境と脳の関連性について検討した。昭和37年6月から3か月間、鯨類脳採取のため北太平洋アリューシャン海域へ出張した。

【共編】解剖生理学(モダン・ナース・シリーズ2 平5)【共訳】グラント解剖学図譜(グラント 昭52、原著第6版)

楠 信男 くすのき・のぶお

明治42(1909)～昭和53(1978)年(69歳)、宮城

【内科】昭和7年6月東京帝大卒。7月伝研入所、8年東北帝大第1内科入局(熊谷岱蔵教授)、12年7月助手、14年2月講師、15年3月台北帝大助教授(桂重鴻教授)兼専門部教授、18年臨時召集(陸軍病院勤務)、戦後21年3月帰国、11月日本医療団花巻診療所長、22年4月岩手県農業会厚生連盛岡病院長、25年11月岩手県立盛岡病院長、26年4月福島県立医大教授(第3内科 ～49年3月)、附属病院長(31年5月～34年4月、44年5月～7月)、44年8月福島県立医

大学長心得、45年11月学長、51年11月退任。退職後、福島県保健衛生協会長(52年4月〜)、在職中、53年11月急逝。

[著書]医は和である(昭54) [共著]利尿薬・降圧剤の使い方(昭44)

楠 正信　くすのき・まさのぶ

明治15(1882)〜大正7(1918)年(36歳)、高知

【内科】 明治41年11月京都帝大福岡医大卒。42年1月第1内科入局(稲田龍吉教授)・助手、病理学教室において研究従事、独留学(45年2月〜大正3年11月ゲッチンゲン大学にてカウフマン教授に病理学、ピルシュ教授に内科学を学ぶが、大正3年第一次大戦勃発のため渡英、ロンドン、ケンブリッジなどの諸大学を視察して帰国)、九州帝大第1内科復帰、4年12月佐賀県立病院副院長・内科部長、6年12月高知市立楠病院・内科長、7年1月病院長、在職中、4月逝去。

[編著]益軒五訓(昭7)

楠本イネ　くすもと・いね

文政10(1827)〜明治36(1903)年(76歳)、肥前(長崎)

【産婦人科】 シーボルトの娘。母は其扇(楠本瀧)、シーボルトの帰国後、門人二宮敬作らに託され成人、弘化2年岡山の石井宗謙(父の門人)に産科学を学び、嘉永4年宗謙との間に娘たかをもうけた。長崎にて外科修業、安政3年開業、明治2年横浜に移る。4年には京橋・築地に移り開業(日本の産科女医第1号)、6年、権典侍葉室光子が皇子を妊娠した時、宮内省御用掛に任ぜられた。10年長崎に帰ったが、15年上京して宮中に出仕した。

[伝記]ふぉん・しいほるとの娘上・下(吉村昭 昭53、小説)、蘭方女医者事始 シーボルト・イネ(片野純恵 平8)

楠本五郎　くすもと・ごろう

大正8(1919)〜昭和59(1984)年(65歳)、兵庫

【放射線科】 昭和16年12月大阪帝大理学部物理学科卒。海軍に入り海軍技術士官(大尉)として横須賀航空技術廠勤務中敗戦、21年大阪帝大医学部入学、25年阪大卒。実地修練、微研内科入局(山口寿教授)、32年癌研附属病院放射線科(塚本憲甫部長)、36年放射線総合医学研究所臨床研究部、40年国立呉病院放射線科医長、54年副院長、57年11月国立病院四国がんセンター院長、在任中、59年11月逝去。▽楠本長三郎(内科、大阪帝大総長)の長男。

楠本長三郎　くすもと・ちょうざぶろう

明治4(1871)〜昭和21(1946)年(75歳)、肥前(長崎)

【内科】 明治33年12月東京帝大卒。内科入局(三浦謹之助教授)、34年7月第2内科(入沢達吉教授)・助手、38年4月大阪府立高等医学校教諭兼内科医長(第1内科)、独留学(私費、39年4月〜41年12月 ブレスラウ大ロンベルク教授に師事)、大正4年10月府立大阪医大教授、8年11月大阪医大教授、学長兼附属医院長(13年6月〜)、昭和6年5月大阪帝大教授、医学部長兼附属医院長(〜7年4月)、総長事務代理、9年6月総長、18年2月退官。▽大阪帝大創設の功労者、医学、理学、工学の他、微生物病研究所、産業科学研究所を附設して大阪帝大の基礎を作った。

楠本ミサノ　くすもと・みさの

明治32(1899)〜昭和54(1979)年(80歳)、広島

【看護師(助産師)】 大正3年3月広島県・吉浦高等小学校卒。家事手伝い、5年10月呉市・久保内科医院看護助手(〜11年11月)、11年9月県立呉産婆看護婦学校産婆科入学、12年9月卒。産婆検定試験合格、看護科入学、13年4月卒。5月看護婦検定試験合格、11月香川県西田医院看護婦、15年4月尾道・木村助産婦の下で修業、病気療養(変形リウマチ 10月〜昭和4年12月)、5年1月済生会呉診療所(有床)婦長、4月済生会呉病院、23年4月総婦長、31年広島県済生会県病院総婦長、40年3月定年退職。退職後、嘱託(40年4月〜41年6月)。

[伝記]多くの苦難を乗り越えて細民との三六年 楠本ミサノ女史(雪永政枝『看護史の人びと第3集』、昭54)

葛谷信貞　くずや・のぶさだ

明治45(1912)〜平成11(1999)年(86歳)、愛知

【内科(糖尿病学)】 昭和11年東京帝大卒。第3内科入局(坂口康蔵教授、冲中重雄教授)、23年6月東大講師、33年11月虎の門病院内分泌部長、43年朝日生命成人病研究所長、56年退職。▽大平正芳(首相)、伊東正義(外相)の主治医を務めた。

[共著]インスリン(昭55) [共編]糖尿病のすべて(昭46)

葛谷文男　くずや・ふみお

昭和3(1928)〜平成11(1999)年(70歳)、愛知

【内科、老年医学】 昭和29年松本医大卒。実地修練、名大第3内科入局（宇佐美鍵一教授）・大学院、35年助手（山田弘三教授）、講師、45年助教授、54年教授（老年科）、平成4年3月停年退官、退官後、中津川市民病院長（4年4月〜）、在職中、11年6月逝去。【共編】動脈硬化症（昭50）、老化に関する縦断的研究マニュアル（平8）、老年者における基準値のみかた（平9）

沓掛諒 くつかけ・りょう

明治29（1896）〜昭和49（1974）年（77歳）、新潟

【海軍軍医（病理学）】 大正6年新潟医専卒（海軍依託生徒）。（軍医少尉）、新潟医大病理にて研究従事（川村麟也教授）、海軍軍医学校教官（軍医大佐）を経て、昭和16年4月慶大教授（第2病理）、21年3月退職（軍歴のため教職追放）、退職後、神奈川県相模原町にて開業。▽「肺臓の初期結核に就て」で学位取得（昭和3年）。

忽那将愛 くつな・まさちか

明治37（1904）〜平成7（1995）年（90歳）、愛媛

【解剖学】 昭和4年熊本医大卒。4月京都帝大第2解剖学入室（木原卓三郎教授）・助手、9年5月熊本医大助教授（佐々木宗一教授）、12年2月台北帝大助教授、13年8月兼附属医専部教授、戦後帰国、21年9月久留米医大教授（初代 第1解剖）、24年5月熊本大教授（初代 第2解剖）、医学部長（36年4月〜40年3月）、45年3月停年退官。▽昭和41年日医医学賞（リンパ本幹に関する解剖学的研究）、42年朝日賞［文化賞部門 熊本大学医学部水俣病研究班（代表忽那将愛）水俣病に関する研究］、43年西日本文化賞（熊本大学医学部水俣病研究班「水俣病研究」）【著書】日本人のリンパ系解剖学（昭43）【分担】台湾人の生体学（人類学・先史学講座第2部第10巻 昭15）【編著】水俣病 有機水銀中毒に関する研究（昭41）

工藤喬三 くどう・きょうぞう

明治21（1888）〜昭和33（1958）年（70歳）、不詳

【解剖学】 大正元年東京帝大卒。解剖学入室、4年日本医専教授、5年11月南満医学堂教授、11年5月満州医大教授、戦後、昭和22年帰国、23年12月弘前医大教授（第2解剖）、26年1月弘前大教授、医学部長（28年8月〜30年11月）、学長（28年11月〜30年11月）、32年3月停年退官。▽専門は中枢神経系。▽満州医大在任28年8か月は、教授として最長の奉職期間であった。

工藤達之 くどう・たつゆき

明治44（1911）〜平成3（1991）年（79歳）、東京

【外科（脳外科）】 昭和11年慶大卒。外科入局、応召（12年〜17年 飯塚部隊、満州・中北支従軍）、19年講師、23年7月助教授、米国留学（29年〜30年 スタンフォード大外科）、37年10月教授（脳外科）、52年3月定年退職。退職後、客員教授。▽ウィリス動脈輪閉塞症（もやもや病）のわが国における研究の先駆者。【共著】頭部外傷（昭37）【編著】頭蓋内に異常血管網を示す疾患（昭42）、脳血管疾患の臨床（昭50）【共編】脳神経外科学（昭40）、脳神経外科手術書（昭45）

工藤得安 くどう・とくやす

明治21（1888）〜昭和30（1955）年（66歳）、東京

【解剖学、人類学】 大正2年11月京都帝大卒。解剖学入室・助手、4年2月新潟医専教授（解剖学）、米・英・仏・瑞・蘭留学（7年10月〜10年12月）、11年4月新潟医大教授兼医専部教授（〜14年3月）、昭和24年5月新潟大教授、26年12月停年退官。▽オオサンショウウオの発生に関する知見では世界的に知られる。日本における蛍光顕微鏡創案者の1人。【著書】比較形態学（昭26）【共著】蛍光顕微鏡学（昭25）【分担】Normentafeln zur Entwicklungsgeschichte des Japanischen Riesensalamanders (*Megalobatrachus japonicus* Temminck)（昭13／1938）

工藤尚義 くどう・なおよし

大正10（1921）〜平成元（1989）年（68歳）、青森

【内科】 昭和20年東北帝大卒。25年厚生連大鰐病院長、31年8月五所川原市立病院長、32年3月退職。開業、54年2月陸奥新報社長、在職中、平成元年7月急逝。▽リンゴ栽培に利用される農薬中毒を調査研究、集団検診などを行った。また、青森県医師会常任理事を務めた。▽昭和52年日医表彰（開業医で学術的貢献著しい功労者）【著書】工藤浅吉先生を偲ぶ（昭46）

工藤正四郎 くどう・まさしろう

明治39（1906）〜平成10（1998）年（92歳）、青森

【細菌学】 昭和4年東京帝大卒。4月伝研技手、14年12月東京市衛生試験所医学試験部長（東京市技

師)、15年8月公衆衛生院講師、12月厚生科学研究所、17年11月厚生省研究所、18年8月京城帝大教授(微生物学)、19年3月兼朝鮮総督府技師、戦後帰国、21年6月東京医大専門部教授(細菌血清学)、24年4月東京医大教授、27年1月東大教授(伝研・第6細菌研究部長)、医学部教授(併任 31年12月～40年3月)、所長(33年12月～40年3月)、41年3月停年退官。退官後、聖路加看大教授(41年4月～52年3月)。▽伝研在任中、伝研の医科学研究所への改組(昭和42年)の準備を進めた他、病原菌保存に関する基礎的研究をすすめ、微生物株保存施設開設(昭和47年)に尽力した。

工藤祐三 くどう・ゆうぞう

明治31(1898)～昭和56(1981)年(83歳)、岩手

【内科】 大正14年東北帝大卒。第1内科入局(熊谷岱蔵教授)、昭和4年岩手医専教授(内科)、東京帝大伝研にて研究従事(6年～ 高木逸磨教授)、12年岩手医専三戸町分院長、14年工藤内科部長、24年岩手医大教授、附属病院長(29年11月～31年12月)、31年(第1内科)、兼岩手労災病院長(39年～)、41年3月定年退職。退職後、岩手労災病院長専任(～42年)。

国井長次郎 くにい・ちょうじろう

大正5(1916)～平成8(1996)年(79歳)、福島

【寄生虫学】 昭和18年慶大文学部仏文卒。▽十二指腸虫症による入院を機会に寄生虫の研究を始め、昭和42年東京寄生虫予防協会を設立、寄生虫駆除に成果を収めて以後、家族計画、特に、国際協力の家族計画を実践するなど予防医学に貢献した。▽保健会館理事長、予防医学事業中央会長、東京都予防医学協会長、日本家族計画協会長、全国母子健康センター連合会常務理事、日本家族計画連盟常任理事、家族計画国際協力財団理事長、厚生省人口問題審議会専門委員などを歴任。▽昭和53年保健文化賞(保健衛生の向上に貢献)

【著書】蟹(文学作品集 昭36)、私の戦後運動史(昭52)、長寿国日本 それは、虫から始まった(平3)、国井長次郎著作集第1巻(ハラの虫奮戦記 平元)、第2巻(合作社運動 平3)、第3巻[FP(「家族計画」)ぷろむなあど 平5]、第4巻(ロマンの残党 平6)、第5巻(人間的家族計画 平6)、第6巻(ふるさとの笛 平7) **【随筆】**いのちなり(昭44) **【詩文集】**家郷物語(昭62)

国崎定洞 くにさき・ていどう

明治27(1894)～昭和12(1937)年(43歳)、熊本

【衛生学、社会医学、社会運動家】 大正8年東京帝大卒。9年伝研入所(長与又郎教授)、青島出張、1年志願兵を経て、13年8月医学部助教授(衛生学 横手千代之助教授)、独留学(在外研究員 15年9月)、帰国せず、昭和4年5月免官。▽伝研時代、当初はペスト、次いでインフルエンザの研究に従事していたが、小宮義孝、曽田長宗らとともに社会医学、マルクス主義への傾斜を深める。大正15年社会衛生学の講座を新設するため独留学。ベルリンでは衛生学の研鑽よりも、日本人留学生(有沢広巳、山田勝次郎、堀江邑一、千田是也など)の社会科学研究会に参加し、その中心メンバーとなって活躍。昭和2年堀江邑一とともに独共産党入党、3年には国内で3・15事件が起こり情勢が一変、帰国期限もせまっていたが、帰国せず、昭和4年東京帝大免官、在独日本人グループの中心として実践活動に入る。その後、7年「32年テーゼ」を河上肇に送る。秋頃にナチス台頭により、片山潜のすすめでモスクワに亡命、外国語出版社で働いていたが、12年スターリン粛清でスパイ容疑で逮捕され、12月10日銃殺された。

【著書】社会衛生学から革命へ 国崎定洞の手紙と論文(昭52) **【訳書】**社会衛生学(カーエス 昭2) **【伝記】**国崎定洞 抵抗の医学者(川上武、上村茂暢編 昭45)

国友鼎 くにとも・かなえ

明治10(1877)～昭和32(1957)年(80歳)、長崎

【解剖学】 明治33年11月五高卒。34年2月京都帝大解剖学入室・助手、37年7月長崎医専教授、米国留学(文部省外国留学生 大正4年5月～6年9月)、校長事務取扱(9年4月～8月)、12年4月長崎医大教授(第1解剖)、昭和12年3月退官。退官後、16年長崎市立博物館長(初代 ～17年)、長崎市会議員(17年～19年)、23年9月日大講師(～25年8月)。▽解剖学会の最長老。日本人胎児の諸臓器の大きさ・重量に関する研究などで知られる。▽長崎県人で、長く長崎に居住したが、23年春、東京に移転、しかし、25年夏以降、長崎に転住。▽国友昇(眼科、日大教授)は長男。

【編著】退職記念通俗講演集(昭14)

国友昇 くにとも・のぼる

明治40(1907)～平成2(1990)年(82歳)、長崎

【眼科】 昭和6年東京帝大卒。眼科入局(石原忍教授)、9年10月八戸市・三八病院眼科医長、12年6月台北帝大医専部教授、13年4月兼台北帝大助教授(茂木宣教授)、応召(13年12月〜17年7月 台北陸軍病院)、20年10月自然退職。21年3月引揚、8月日大教授、附属板橋病院副院長(26年10月〜)、院長(28年7月〜29年11月、37年4月〜40年2月)、48年3月定年退職。▽国友鼎(解剖学、長崎医大教授)の長男。
【共編】最新眼科学上・下巻(昭36、37)、眼科手術学(昭37)、症候別眼科診療(昭41)

国房二三 くにふさ・ふみ

明治34(1901)〜昭和20(1945)年(44歳)、福岡
【法医学】 昭和4年東京帝大卒。法医学入室(三田定則教授)、昭和6年5月京城帝大助教授(佐藤武雄教授)、15年7月長崎医大教授、20年8月原爆のため逝去。

国部ヤスエ くにべ・やすえ

明治23(1890)〜昭和54(1979)年(89歳)、和歌山
【看護師】 明治44年4月日赤和歌山支部病院救護看護婦養成所入学、大正3年卒。和歌山支部病院看護婦、5年5月和歌山県産婆試験合格、10年8月婦長心得、11年3月婦長、4月日赤和歌山支部産婆嘱託、15年2月日赤和歌山支部救護看護婦長、昭和12年12月和歌山支部病院は和歌山陸軍病院赤十字病院となる、14年3月看護婦監督(のち和歌山赤十字病院看護婦監督)、19年6月第44師団陸軍臨時嘱託、41年5月退職。退職後、嘱託。▽大正11年ナイチンゲール石黒記念碑、昭和26年フローレンス・ナイチンゲール記章
【自伝】野菊(昭27) 【伝記】和歌山赤十字病院の看護の推進者 国部ヤスエ女史(雪永政枝『看護史の人びと第1集』、昭45)

久野敬二郎 くの・けいじろう

大正8(1919)〜平成8(1996)年(77歳)、東京
【外科(乳腺外科)】 昭和17年東京帝大卒。第2外科入局(都築正男教授、福田保教授)、25年1月癌研外科(梶谷鐶部長)、副部長を経て48年7月外科部長兼手術部長、59年2月定年退職。
【著書】乳腺の手術(最新図解手術叢書2 昭52) 【分担】乳がん(健康手帖3、NHKきょうの健康 昭58)

久野宗 くの・もとい

昭和3(1928)〜平成21(2009)年(80歳)、満州(奉天)
【生理学、神経生理学】 昭和29年京大卒。実地修練、第1生理入室(大谷卓造教授)・大学院、山口医大(生理学 井上章教授)・助手、助教授、米国留学(ユタ大)、帰国、42年ユタ大助教授、46年ノースカロライナ大教授、55年7月京大教授(第2生理)、平成4年3月停年退官。退官後、塩野義製薬研究所顧問(5年〜7年)、科学技術振興機構戦略的創造研究推進事業(CREST)「脳を知る」研究領域総括(10年〜17年)、藤本製薬研究所顧問、国立精神・神経センター神経研究所顧問。▽久野寧(生理学、満州医大教授・名大教授)の長男。久野貞子(神経内科、国立精神・神経センター副院長)は妻。
【共編】脳・神経の科学1(岩波講座現代医学の基礎6 平10) 【監修】脳を知る(平11)

久野寧 くの・やす

明治15(1882)〜昭和52(1977)年(95歳)、愛知
【生理学】 明治36年12月愛知医専卒。1年間軍務に服した後、37年4月東京帝大生理学教室入室(大沢謙二教授)・助手、38年6月(陸軍3等軍医)、日露戦争従軍、39年3月京都帝大生理学教室(天谷千松教授)・助手、44年1月京都府立医専講師、6月南満医学堂教授、独留学(満鉄派遣、大正2年7月〜3年8月 ライプチヒ大ベーリング教授に師事)、11年5月満州医大教授、昭和10年9月(55歳)定年制施行のため退職、京都帝大講師、12年6月名古屋医大教授、14年4月名古屋帝大教授(第1生理)、22年10月名大教授、30年1月停年退官。退官後、三重県立医大教授(第1生理 31年4月〜38年3月)。▽発汗生理学の開拓者、発汗量の測定法を開発、汗には精神的発汗と温熱性発汗の2種類があることを明らかにした。▽昭和16年恩賜賞(人体発汗の研究)、24年学士院会員、38年文化勲章(生理学への貢献)、英国生理学会、米国生理学会、ドイツ生理学会の名誉会員 ▽久野宗(生理学、京大教授)は長男。
【著書】人体発汗の生理学(英文 昭9)、熱帯生活問題(昭18)、汗(昭21)、気候と人生(昭24)、汗の話(昭38)

久保猪之吉 くぼ・いのきち

明治7(1874)〜昭和14(1939)年(64歳)、福島
【耳鼻咽喉科】 明治33年12月東京帝大卒。34年1月耳鼻咽喉科入局(岡田和一郎教授)、7月助手、京都帝大福岡医大教授候補者として独留学(文部省外国

留学生、36年6月～40年1月 フライブルグ大キリアン、バーゼル大ジーベンマン、ウィーン大ポリツエル、クライドル、ユトレヒト大ツアデマーケルの各教授に師事)、36年10月京都帝大福岡医大助教授、40年1月教授(初代)、昭和10年2月停年退官。▽近代耳鼻咽喉科学の開拓者。わが国で最初に上気管支直達鏡を使用した。手術法、道具、検査機器など数多くの開発を行い、また形成外科領域に属する造鼻術、造耳術の術式も開発した。また、『福岡医科大学雑誌』の創刊(明治40年)、『九大医報』の創刊(昭和2年)、『耳鼻咽喉科』の創刊(3年)を行った他、わが国最初の耳鼻咽喉科学全書刊行に着手した(8年)。▽歌人として尾上柴舟らとともに「いかづち会」を結成した他、ホトトギス派の俳人、また蝶の収集家としても知られる。▽九大医学部構内に久保記念館(昭和2年開館)があり、医学資料、蔵書が保管されている他、記念像、歌碑あり。▽久保護躬(耳鼻咽喉科、金沢医大・千葉医大教授)は弟。

【著書】鼻科学上・中・下巻(明42～大2)、臨牀耳鼻咽喉科学(昭4)、直達鏡検査法と癌の早期診断(昭12) **【編著】**耳鼻咽喉科史料展覧会目録及解説(昭2)、日本耳鼻咽喉科学全書全11巻(昭8～17)

久保喜代二 くぼ・きよじ

明治28(1895)～昭和52(1977)年(82歳)、北海道

【精神科】 大正7年東京帝大卒。精神科入局(呉秀三教授)、12年北海道帝大助教授(内村祐之教授)、14年4月京城医専教授、昭和2年4月京城帝大教授、16年5月頭部戦傷痍軍人下総療養所長、戦後、帝国女子医専教授を経て、24年日医大教授、35年定年退職。退職後、三鷹新川病院、壁山荘久保病院に勤務。▽昭和10年精神分裂病(統合失調症)に対するインスリン・ショック療法のわが国初の追試を行った。

【共訳】精神医学における人間像 K・コッレの学術講演集(クルト・コッレ 昭40)

久保政次 くぼ・せいじ

大正元(1912)～平成12(2000)年(87歳)、千葉

【小児科】 昭和13年千葉医大卒。千葉県衛生課(防疫医)を経て、小児科入局(詫摩武人教授)、17年11月講師、18年5月沼津共済病院、中野組合病院、19年6月千葉医大講師、20年9月助教授(佐々木哲丸教授)、26年4月東邦大教授、38年7月千葉大教授、附属病院長(50年4月～52年3月)、52年3月停年退官。

【著書】百日咳とその治療(昭24) **【共著】**甲状腺の臨床(昭32) **【編著】**新しい考え方による小児気道疾患の日常診療(昭56)

久保盛徳 くぼ・せいとく

明治26(1893)～昭和43(1968)年(75歳)、大阪

【生理学】 大正6年京都帝大卒。慶大生理入室(加藤元一教授)、助教授を経て、昭和12年12月兼東京医専教授、17年4月慶大教授、21年2月東京医大教授(専任)、38年3月定年退職。

【分担】腎臓(生理学講座〔第8〕 昭25) **【共編】**最新生理解剖学(昭35)

久保武 くぼ・たけし

明治12(1879)～大正11(1922)年(42歳)、石川

【解剖学、人類学】 明治31年11月四高卒。32年1月助手、34年1月第2解剖(鈴木文太郎教授)・助手、36年8月愛知県立医専教諭、41年1月大韓医院附属医学校教授、40年8月南満医学堂教授、大正2年12月金沢医専教授、4年8月朝鮮総督府医院医学講習所教授、5年4月京城医専教授、在職中、11年8月逝去。▽朝鮮人の人種解剖学的研究を行ったが、大正10年5月解剖学教室のヒト頭蓋骨標本の紛失事件があり、久保の発言を機として、朝鮮人を侮辱したとの理由から学生ストライキが生じた事件がある。

久保信之 くぼ・のぶゆき

明治18(1885)～昭和14(1939)年(54歳)、佐賀

【病理学】 明治34年11月岡山医専卒。35年3月病理学入室(桂田富士郎教授)・助手、36年12月助教授、39年12月台湾総督府医学校助教授、独留学(総督府派遣、明治44年 ヴュルツブルグ大クレッツ教授、45年1月 ミュンヘン大法医学リヒター教授、大正2年帰国)、2年台湾医学校教授(病理学・法医学)、8年4月台湾医専教授、昭和11年4月台北帝大附属医専部教授、12年3月20日台北帝大教授、22日退官。

【著書】黒水熱発病論(大7)

久保久雄 くぼ・ひさお

明治27(1894)～昭和54(1979)年(85歳)、和歌山

【病理学】 大正10年7月京都帝大卒。病理学入室(藤浪鑑教授、速水猛教授)、14年9月満州医大教授(第2病理)兼南満医学堂教授(～昭和3年3月)、独留学(満鉄派遣 昭和2年12月～5年5月)、戦後、23年10月熊本医大教授(病理)、27年9月熊本大教授、32年8月(第1病理)、35年3月停年退官。退官後、

和歌山赤十字病院、大阪医大にて病理業務に従事した他、常盤短大教授。▽満州時代の地方病性甲状腺腫、カシン・ベック病、克山病について研究で知られる。

久保秀雄 くぼ・ひでお

明治35(1902)~昭和60(1985)年(82歳)、大阪

【生理学】 昭和2年大阪医大卒。生理学入室(中川知一教授)、6月助手、東京帝大物理に留学(~4年3月)、6年5月大阪帝大(第1生理)助手、11月助教授、8年5月第1生理担当、仏留学(10年7月~11年12月 パリ大生物物理化学研究所ユルムセル教授に師事、生体酸化還元の研究に従事)、12年1月教授(第1生理)、32年4月兼阪大理学部附属たんぱく質研究施設教授(~33年4月)、41年4月停年退官。退官後、大阪体育大教授(41年4月~55年3月)▽専門は酸化還元電位。

【著書】 酸化還元電位(昭22)、生物理化学(昭25)、生物理化学序説(昭39) **【共編】** 生命現象の物理面(昭41)

久保文苗 くぼ・ふみなえ

明治44(1911)~平成10(1998)年(87歳)、新潟

【薬学】 昭和11年3月東京帝大医学部薬学科卒。4月薬化学・臓器薬品化学入室(緒方章教授)、20年6月日本医療団福井県中央病院薬局長、21年8月大分県立病院調剤部長、23年5月国療久里浜病院調剤科長、7月(厚生技官)、26年4月電気通信省大臣官房人事部保健課(電気通信技官)、9月関東逓信病院薬局長、45年10月日本医療情報センター理事・所長、47年12月日本医療情報センター理事長、平成4年会長、6年7月退任。

【著書】 薬剤学上・下(薬学双書第16 昭33~34)、医師のための医薬品と調剤の知識(昭39)、くすりの教室(DBSコスモスライブラリー 昭63) **【共著】** 新薬の知識(昭45)

久保全雄 くぼ・まさお

明治44(1911)~平成元(1989)年(77歳)、東京

【公衆衛生学(社会医学)】 昭和11年日医大卒。胃腸病院勤務の後、衛生・労働行政官として勤務(発令先は警視庁、陸軍省、内閣、厚生省)、21年病気退官。25年新日本医師協会の結成に参加、全国理事、東京支部長、事務局長、幹事長、会長を経て名誉会長。▽昭和34~36年、青森県八戸市周辺で小児麻痺が流行した際、母親たちの「子どもを小児マヒから守る中央協議会」の組織づくり、ソ連の生ワクチンの緊急輸入、接種の実施を積極的に助言した。40年の新潟水俣病裁判では原告側補佐人として証言した。また、アジア産業保健会議の設立に参画した。▽民族医学の発展のために、昭和40年、漢方・鍼灸医とともに日本民族医学研究所を設立した他、日ソ、日中、日キューバの国際親善団体役員を務めた。また、日本学術会議会員(第7部 50年~52年)にも就任している。

【著書】 小児マヒ その絶滅のために(昭36)、生きる条件上・下巻(昭46)、ポリオに抗して 日本からポリオを駆逐した母親たちの記録(昭58) **【分担】** 人間の尊厳と科学(昭53) **【伝記】** 久保全雄医師風雲伝 人の心に火を放つ人(増岡敏和 平7)

久保護躬 くぼ・もりみ

明治18(1885)~昭和37(1962)年(77歳)、福島

【耳鼻咽喉科】 大正元年12月東京帝大卒。2年1月耳鼻咽喉科入局(岡田和一郎教授)、5年3月九州帝大講師(久保猪之吉教授)、10年1月助教授、独・スウェーデン留学(在外研究員、11年12月~14年3月ベルリン大フォン・アイケン教授、ウプサラ大バラニー教授、ベルリン大ヴィットマーク教授に師事)、14年3月金沢医大教授、昭和4年11月千葉医大教授、欧米視察(9年8月~10年2月)、25年5月停年退官。退官後、国立千葉病院顧問。▽内耳の組織学的研究者として知られた。▽東京帝大耳鼻咽喉科入局当時、岡田教授から助手に指名されたが、医局の反対にあい、兄久保猪之吉が教授の九州帝大耳鼻咽喉科に移籍した経緯がある。▽俳人、「風花」同人。

【共編】 聴器疾患、口腔及咽腔疾患(日本耳鼻咽喉科全書第2巻5、第6巻5 昭16、17) **【校訂】** 臨牀耳鼻咽喉科学(久保猪之吉原著 昭15) **【句集】** 鱸(昭36)

窪田金次郎 くぼた・きんじろう

大正12(1923)~平成18(2006)年(83歳)、山梨

【解剖学、歯科】 昭和19年9月東京高等歯科医学校卒、10月新潟医大入学、12月千葉医大転学、24年9月千葉大卒。実地修練、25年4月東大助手(解剖学)、28年6月東京医歯大講師(歯学部口腔解剖学 新島迪夫教授)、10月助教授(桐野忠大教授、大江規玄教授)、43年2月教授(歯学部附属顎口腔総合研究施設・咬合研究部門)、施設長(事務取扱 44年9月~46年5月)、63年3月停年退官。▽平成2年日本咀嚼学会

を設立・会長。

【著書】解剖学入門　咀嚼システム解明への道（昭63）

久保田くら　くぼた・くら

大正4(1915)～平成17(2005)年(90歳)、千葉

【解剖学】　昭和14年東京女子医専卒。慶大解剖入室（谷口虎年教授、伊東俊夫助教授）・助手、20年6月秋田県立医専教授、22年9月東京女子医大助教授、26年11月教授、56年3月定年退職。▽伊東細胞で知られる伊東俊夫教授の影響を受け、精巣の細胞学的研究を課題とした。▽谷口虎年（解剖学、慶大教授）の義姪。

【著書】解剖図譜（昭35）、体育のための解剖学（昭47）

久保田重孝　くぼた・しげたか

明治41(1908)～昭和58(1983)年(74歳)、東京

【衛生学（労働衛生）】　昭和7年慶大卒。病理入室・助手、14年5月講師（～16年5月）、7月労研職業病研究室主任、36年6月全国労働衛生協会健康管理部長兼研究調査部長（～39年12月）、38年4月武蔵大教授（労働科学～45年9月）、40年1月中央労働災害防止協会労働衛生サービスセンター所長（～47年5月）、44年6月常務理事（～56年5月）、47年6月中央労働災害防止協会管理本部長（～53年5月）、50年8月兼中央労働災害防止協会労働衛生検査センター所長、53年6月中央労働災害防止協会センター長、58年4月慶大客員教授、在職中、58年4月逝去。

【著書】職業病対策（昭19）、最近の職業病（昭23）、有害作業とその管理（昭32）、酸素の欠乏と過剰（昭45）、産業衛生管見回顧50年（昭54）【編著】職業病図譜（昭54）【追悼】久保田重孝（昭59）

久保田晴光　くぼた・せいこう

明治17(1884)～不詳、岩手

【薬理学】　明治43年11月京都帝大卒。外科入局（ヨード・アレルギーと判明、外科医を断念）、44年7月第1生理学入室（天谷千松教授）、大正元年9月南満医学堂教授（薬物学）発令、2年4月着任、欧米留学（満鉄派遣　6年3月～8年12月）、11年3月満州医大教授、専門部初代主事（14年4月～昭和6年10月）、学長（10年10月～）、12年11月病気退職、東京市目黒区居住。▽在職中、蒙古巡回診療班（大正12年）、専門部（14年）の開設、設置に当たった他、東亜医学研究所（15年）、附属薬学専門部（昭和12年）の設置に尽力した。

【編著】東部内蒙古の概況並に其医事衛生事情（昭7）

【共著】和漢薬標本目録（昭6）

隈　鎮雄　くま・しずお

明治23(1890)～昭和40(1965)年(75歳)、長崎

【外科（甲状腺外科）】　大正5年九州帝大卒。第2外科入局（三宅速教授）、宮崎県立病院外科部長、昭和3年野口病院長（野口雄三郎の万国外科学会出席中の留守を預かる）、退職後、7年12月神戸にて甲状腺疾患専門の隈病院開設。

熊谷　朗　くまがい・あきら

大正9(1920)～平成9(1997)年(77歳)、大阪

【内科】　昭和20年岡山医大卒。大阪帝大第3内科入局（今村荒男教授）、助手（堂野前維摩郷教授）、34年講師、36年助教授（山村雄一教授）、46年2月千葉大教授（第2内科）、57年7月退官。退官後、富山医薬大副学長（医療担当）・附属病院長（57年4月～63年7月）。▽熊谷謙三郎（伝染病学、大阪市立桃山病院長、大阪市立医大学長）の長男。

【著書】ホルモンの分泌調節（昭45）、ＥＰＡの医学（平6）【共著】ＡＣＴＨ（昭45）、40からのからだのぎもん　老化への挑戦（昭48）【編著】薬用人参'95（平7）

【共編】病態生化学第1、第2（昭43）、免疫とホルモン（昭54）、薬用人参'85、'89（昭60、64）

熊谷謙三郎　くまがい・けんざぶろう

明治21(1888)～昭和56(1981)年(93歳)、山形

【伝染病学、内科】　大正2年11月大阪府立高等医学校卒。病理入室（佐多愛彦教授・校長）・助手、外島保養院出向（1年）、9年大阪医大助教授、第1内科入局（楠本長三郎教授）、12年6月大阪市立桃山病院副院長兼医長、欧米出張（大阪市派遣、12年7月～13年9月　ハンブルグ熱研）、13年9月兼大阪市立熱帯病研究所長（～昭和23年）、13年11月大阪市立桃山病院長、昭和21年12月兼大阪市保健部長、22年7月兼大阪市衛生局長（～23年8月）、24年7月兼大阪市立医大学長（～28年6月）、30年9月桃山病院長退職。▽熊谷朗（内科、富山医薬大副学長）は長男。

【著書】経口免疫（昭7）、疫痢と赤痢の新治療法（昭21）、誤診され易い伝染病（昭30）【共著】日本脳炎（昭30）【自伝】桃山病院とともに50年（昭48）

熊谷玄旦　くまがい・げんたん

嘉永5(1852)～大正12(1923)年(70歳)、周防（山口）

【内科】 明治12年東大(旧)卒。11月県立福岡医学校教諭兼附属医院長(21年3月廃校)、4月県立福岡病院副院長(大森治豊院長)、31年2月(福岡県技師)、独留学(福岡県派遣、33年~36年 ベルリン大)、36年4月京都帝大福岡医大教授(初代 内科)、38年4月(第1内科)、5月病気辞職。後、福岡市にて開業。
【共訳】電気療法(ヒルソン 明14)

熊谷幸之輔　くまがい・こうのすけ

安政4(1857)~大正12(1923)年(66歳)、出羽(秋田)
【外科】 明治14年東大(旧)卒。同年愛知医学校1等教諭、愛知病院外科医長、16年1月愛知病院長、10月兼愛知医学校長、34年8月愛知県立医学校長、36年7月愛知県立医専校長兼病院長、独留学(愛知県派遣、42年1月~43年6月 ベルリン、ギーセン在留)、大正5年6月依願免職。▽外科学会の重鎮。第10回日本外科学会総会(明治42年)において、池田廉一郎とともに「急性化膿性骨髄炎」と題した宿題報告を行い、また、第16回総会(大正4年)会長を務めた。愛知医大の基礎をつくった功労者。森鷗外、賀古鶴所は東大時代の同窓。終生博士論文を提出しなかったことで知られる。名大鶴舞キャンパスに銅像がある。▽熊谷強助(生理学、愛知医大教授)は孫。
【共編】類症鑑別(明14)

熊谷岱蔵　くまがい・たいぞう

明治13(1880)~昭和37(1962)年(81歳)、長野
【内科(結核病学)】 明治39年12月東京帝大卒。40年1月第3内科入局(青山胤通教授)、12月助手、米国留学(42年8月~12月)、独留学(私費、44年4月ベルリン大クラウス教授に免疫学、大正元年1月ブレスラウ大レーマン教授に医化学、シンコウスキー教授に内科学を学び、2年9月帰国)、2年10月東北帝大医専部教授、5年7月医大教授(初代 第1内科)、附属医院長(大正7年5月~10年7月、昭和14年4月~15年5月)、15年5月東北帝大総長、21年2月退官。東北帝大抗酸菌病研究所を創設・所長(16年12月~23年3月)。退官後、岩手医大理事長・学長(30年6月~31年3月)。▽わが国の結核病学の先駆者。有馬英二、今村荒男とともに三羽烏と呼ばれた。内科的虚脱療法、特に人工気胸療法を早期に導入、SM、INH、PASによる日本式3者併用療法を提唱した。また、大正11年カナダのバンティング、ベスト両博士と同時に膵ホルモンのインスリンを世界で初めて発見した(報告は6か月遅れた)。日本胸部疾患学会の創設(昭和36年)に貢献している。▽昭和18年学士院会員、27年文化勲章(結核医学への貢献)、31年仙台市名誉市民 ▽青山徹蔵(外科、東京帝大教授)、熊谷直樹(眼科、新潟医大教授)は弟。
【著書】人工気胸療法・結核の血清学的診断(新撰医学叢書第1輯第4冊 昭3)、肺結核の早期診断と其治療指針(昭15)【随筆】筆のまゝ(昭32)

熊谷直樹　くまがい・なおき

明治18(1885)~昭和48(1973)年(88歳)、長野
【眼科】 明治43年12月東京帝大卒。44年1月眼科入局(河本重次郎教授)・助手(~大正2年12月)、欧州留学(3年3月渡欧、ウィーン大生理学クライドル教授に眼生理を研修中、第一次大戦勃発のため11月帰国)、4年4月東京帝大眼科にて研究従事、5年8月愛知県立医専教授兼県立愛知病院眼科部長、8年8月新潟医専教授兼県立新潟病院眼科部長、11年4月新潟医大教授兼附属医専部教授(~14年3月)、附属医院長(昭和15年10月~17年10月)、20年3月停年退官。▽わが国における緑内障、特に眼圧研究の開拓者。▽熊谷岱蔵(内科、東北帝大教授)は長兄、青山徹蔵(外科、東京帝大教授)は次兄。

熊谷　洋　くまがい・ひろし

明治37(1904)~平成4(1992)年(88歳)、新潟
【薬理学】 旧姓瀬水。昭和5年東京帝大卒。薬理学入室、15年6月講師、18年8月ジャカルタ医大教授(陸軍軍政地教授)、戦後帰国、22年3月東京帝大助教授、29年4月教授(第2薬理)、医学部長(38年4月~39年3月)、40年3月停年退官。退官後、日本医師会副会長(39~51年)、日本医学会長(51年4月~59年3月)。▽アドレナリンの中枢神経系への作用に関する研究、筋収縮の薬理学的研究などの業績で知られる。
【編著】薬の使い方(ナーセス・ライブラリ第20 昭26)、筋化学(昭34)【共訳】化学薬理学 化学構造と薬理作用(バーロー 昭33)

熊谷美津子　くまがい・みつこ

明治44(1911)~平成7(1995)年(84歳)、石川
【医師、歌人、随筆家】 昭和12年東京女子医専卒。21年8月開業(クマガイ医院)。▽筆名 熊谷優利枝(くまがい・ゆりえ)。昭和29年「歩道」入会、63年『紅霞』を創刊・主宰。▽昭和62年日本随筆家協会賞(さだすぎ果てて)

【歌集】春蝉(歩道叢書第34篇 昭38)、造影(同第95篇 昭45)、朱雲(平9)【随筆】朝霧の中で(現代随筆選書81 昭63)

熊谷優利枝 くまがい・ゆりえ

→熊谷美津子(くまがい・みつこ)

隈川宗悦 くまがわ・そうえつ

天保9(1838)〜明治35(1902)年(64歳)、陸奥(福島)

【医師】旧姓高橋、幼名高景。二本松藩侍医服部恭安の門に入り、解剖・生理・治療等を学ぶ。万延元年漢方医学の名家浅田宗伯に師事。その後、西洋医学所に入学、元治元年幕府所属軍艦の医師となり、初めて海軍養成所を創設、所長。明治2年米国人医師シモンズに師事、新治療術を修業。4年侍医出仕を断り、一般貧者に施療を施すなど、民間開業医として専ら仁術を念とし、社会奉仕に徹した。▽隈川宗雄(生化学、東京帝大教授)は養嗣子。

隈川宗雄 くまがわ・むねお

安政5(1858)〜大正7(1918)年(60歳)、陸奥(福島)

【生化学】旧姓原、幼名郁次郎。明治16年4月東大(旧)卒。17年大学御用掛(梅錦之丞教授の眼科助手、次いでベルッについて内科学を学ぶ)。独留学(私費、17年10月〜23年 ベルリン大ザルコフスキー教授から医化学、生理学をムンク教授、病理学をウィルヒョー教授、内科学をゲルハルト教授、ライデン教授、ゼナルト教授に学び、帰国)、帰国後、講師(医化学)、23年東京府駒込病院伝染病科、24年4月東京帝大教授(初代 医化学)、医科大学長(大正6年9月〜7年4月)、在任中、7年4月逝去。▽わが国最初の医化学教授。主な業績としては、食物需要量として蛋白質極小値の研究、動物体における蛋白質から脂肪への変換の研究がある。隈川・須藤氏脂肪定量法および糖定量法の開発者。▽明治41年学士院会員▽隈川宗悦(幕末の洋医)の養嗣子。

【共著】医化学提要(大3)

熊倉賢二 くまくら・けんじ

大正15(1926)〜平成18(2006)年(80歳)、栃木

【放射線科(放射線診断学)】昭和27年千葉大卒。実地修練、第1内科入局(石川憲夫教授、三輪清三教授)、39年10月癌研附属病院内科医長、49年1月慶大教授(放射線科)、平成3年3月定年退職。▽昭和45年朝日賞(文化賞部門 白壁彦夫、市川平三郎、熊倉賢二 胃のX線二重造影法の開発とそれによる早期胃ガン診断技術確立の功績)

【著書】図解による胃X線診断学 基本所見の成り立ちと読影(昭43)【共著】胃X線診断学検査編(平5)

熊田衛 くまだ・まもる

昭和12(1937)〜平成14(2002)年(65歳)、東京

【生理学】昭和37年東大卒。実地修練、附属病院勤務の後、第1生理入室(松田幸次郎教授、伊藤正男教授)、47年4月助手、米国留学(49年7月 ジョンズ・ホプキンズ大佐川喜一教授、ライス博士に師事)、51年筑波大教授、62年11月東大教授(第2生理)、平成9年9月退官。退官後、聖路加看大教授(9年10月〜)、在職中、14年3月逝去。

【共著】新生理学(平6)【共編】標準生理学(昭60)、循環の生理学(新生理科学大系第16巻 平3)【共訳】電子計算機と頭脳(ノイマン 昭39)、医科生理学展望(ギャノング 昭55)

熊取敏之 くまとり・としゆき

大正10(1921)〜平成16(2004)年(83歳)、和歌山

【内科(血液病学)、放射線科】昭和20年東京帝大卒。第3内科入局(坂口康蔵教授、冲中重雄教授)、27年国立東京第一病院。英国留学(31年〜 オックスフォード大、ハーウェル原子力研究所)、34年科学技術庁放射線医学総合研究所臨床研究部室長、53年5月所長、61年6月退官。▽放射線障害の研究・治療におけるわが国の第一人者。昭和20年被爆直後の広島の調査団に参加したのが契機となり、臨床血液学を専攻、29年米のビキニ環礁での水爆実験による第5福竜丸事件の被爆者の診療に従事、ビキニ水爆実験被爆患者を追跡調査した他、放射線障害に関する研究を行った。また医療用サイクロトロンの開発など、放射線機器の開発に深く関与した。

熊埜御堂進 くまのみどう・すすむ

明治25(1892)〜昭和34(1959)年(67歳)、大分

【外科】大正7年12月東京帝大卒。第1外科入局(近藤次繁教授)、13年5月北海道帝大助教授(第2外科 柳壮一教授)、独留学(在外研究員 14年11月〜昭和3年7月)、昭和3年6月金沢医大教授(第2外科)、欧米出張(11年6月〜12月)、附属病院長(15年5月〜17年5月)、33年3月停年退官。退官後、富山労災病院長(初代 33年4月〜)、在職中、34年7月逝去。

【著書】最新学校応急手当(昭7)、肝及び胆道の外科的疾患(昭25)

隈部英雄 くまべ・ひでお

明治38(1905)～昭和39(1964)年(59歳)、東京

【内科(結核病学)】 昭和5年東京帝大卒。5年4月中華民国青島同仁会医院内科(～6年2月)、6年2月1年志願兵(健康状況のため除隊)、6月東京市立中野療養所勤務(岡治道に師事)、(6年～7年東京市立大塚健康相談所勤務)、18年4月日本医療団中野療養所(東京市立中野療養所統合)勤務、応召(19年8月世田谷輜重隊 1週間後除隊)、20年9月結核予防会結研研究部勤務、21年3月東京中央健民修練所(19年11月開設 岡治道所長)を予防会に移管、上北沢予防所開設・所長(～22年12月)、22年7月結研研究部長、12月兼第1健康相談所長(～27年12月)、26年1月新宿診療所開設・所長兼任(～27年12月)、26年4月結核予防会常務理事(30年9月専務理事に変更)、7月BCGワクチン製造所開所・所長兼務、32年7月専務理事辞任、35年10月結研所長辞任。▽結核が国民病と呼ばれた時代、結核対策、結核の研究、結核医の育成に貢献、岡とともに結核患者の病理解剖を重ねて結核の病理を明らかにし、肺結核のX線診断法を体系化した。また、結核の啓蒙運動にも努め、21年6月大渡順二が発刊した『保健同人』誌の第1号から「結核の正しい知識」を24年11月まで連載した。▽昭和24年毎日出版文化賞(結核の正しい知識)、25年保健文化賞(岡治道、隈部英雄 肺結核レントゲン映像の病理解剖学的分析)、29年朝日賞(文化賞部門 肺結核のエックス線診断学への貢献と『肺結核症のX線読影』の刊行 岡治道と共同)

【著書】結核の正しい知識(昭24)、肺結核症のX線読影 病理形態学と臨床との比較研究全5巻(昭29～31)【編著】結核集団検診の実際(昭26)【訳書】結核の病理発生論上・下(リッチ 昭29、31)【随筆】結核落穂集(昭27)

倉岡彦助 くらおか・ひこすけ

明治9(1876)～昭和16(1941)年(64歳)、福岡

【細菌学】 明治37年12月東京帝大卒。39年8月台湾総督府防疫医官兼専売局技師、大正12年3月台北医院長兼中央研究所技師、昭和10年6月退官。退官後、台北市会議員、台北市名誉参事会員、台北成淵学校長。▽台湾におけるコレラ、ペストの予防に貢献。

倉繁隆信 くらしげ・たかのぶ

昭和14(1939)～平成12(2000)年(60歳)、鳥取

【小児科】 昭和40年岡山大卒。附属病院にて実地修練、41年6月小児科入局(浜本英次教授)、44年3月助手、48年12月香川県立中央病院部長、53年4月高知医大助教授(喜多村勇教授)、米国留学(在外研究員 54年4月～55年4月)、62年1月教授、在任中、平成12年4月逝去。

【編著】小児感染症治療マニアル(平4)【共編】標準小児科学(平3)、臨床医のための医学発生学(平6)

倉智敬一 くらち・けいいち

大正9(1920)～平成12(2000)年(79歳)、福岡

【産婦人科】 昭和19年9月大阪帝大卒。海軍軍医[見習尉官、20年1月(軍医中尉)]、20年12月国立鳴尾病院産婦人科、22年6月国立大阪病院産婦人科、23年4月阪大助手(第3解剖 黒津敏行教授)、26年1月(産婦人科 吉松信宝教授)、28年10月済生会中津病院産婦人科医長、独留学(32年8月 ベルリン大ユンクマン教授、クラーツ教授に師事)、35年10月助教授(足高善雄教授)、47年6月教授、附属病院長(55年10月～57年10月)、59年4月停年退官。退官後、大阪府立母子保健総合医療センター総長(60年1月～平成元年3月)。▽間脳下垂体性腺系の神経内分泌学、胎児心電計の開発で知られる。

【著書】子宮筋腫(昭56)、更年期こそ豊かな日々を(昭59)、更年期は、第三の人生の出発点(平5)、くわしくわかるピルの本(平11)【共編】現代産科婦人科学大系全20巻(昭47～51)

倉知与志 くらち・よし

明治38(1905)～昭和57(1982)年(76歳)、石川

【眼科】 昭和7年金沢医大卒。眼科入局(中島実教授)、助手、10年講師、12年助教授、14年夏、北支出張(興亜青年勤労報国隊金沢医大北支班指導教官)、17年10月教授、附属病院長(29年1月～33年4月)、医学部長(38年4月～42年4月)、46年3月停年退官。退官後、金沢医大教授・医学部長(47年4月～50年11月)。▽昭和37年金沢市文化賞(功労賞 刀圭の道に精進せられ、後進の育成と、辺地診察並びに、医療機関充実に努力せられた)、41年中日文化賞(眼球における各構成組織の生化学的・生理学的研究)

【著書】眼とビタミン(昭22)【共著】臨床眼科学提要(昭21)

倉持彦馬 くらもち・ひこま

【内科】 明治38年京都帝大卒。満鉄大連医院内科部長、奉天分院長を経て、44年6月南満医学堂専任教授(内科)に就任したが、12月赤痢アメーバに感染、殉職死。

栗秋 要 くりあき・かなめ

明治44(1911)～昭和37(1962)年(50歳)、大分

【薬理学】 昭和9年京城帝大卒。薬理学入室(大沢勝教授)、仏留学(招聘学生 パリ大にて薬理学、生化学研究)、15年6月陸軍技師(満州第731部隊)、戦後、22年5月久留米大教授、米国留学(コーネル大薬理学)、28年10月日医大教授、在職中、37年1月急逝。▽中枢神経の薬理学的研究で知られた。

【著書】薬の原理とその応用(昭29)、最新薬理学1・2(昭29)、英語医学論文の書き方(昭30) 【訳書】現代医学の主要問題(ラド 昭19)、科学研究の態度(ビバリッジ 昭36)

クリスティー Christie, Dugald

安政5(1858)～昭和11(1936)年(78歳)、英国

【宣教医】 スコットランド出身。明治15年ユナイテッド・プレスビテリアン教会の宣教医として中国・牛荘、16年奉天に居住、医療と伝道に従事、18年奉天に病院開設、40年新病院を開設、大正元年奉天医科大学を開設した。11年帰国。

【自伝】奉天30年上・下(矢内原忠雄訳 昭13、岩波新書)

栗原操寿 くりはら・そうじゅ

大正11(1922)～平成19(2007)年(85歳)、宮城

【産婦人科】 昭和24年慶大卒。実地修練、産婦人科入局(安藤画一教授)、8月助手、41年4月講師、42年1月助教授。45年6月婦人科診療科長、47年4月教授、病院長(52年10月～55年9月)、59年12月定年退職。退職後、国立東京第二病院長(60年1月～62年9月)。

【著書】コルポスコピー図譜 子宮頸癌の初期診断と狙い組織診(昭37) 【共著】子宮頸癌検診の手びき(昭47)

栗本鋤雲 くりもと・じょうん

文政5(1822)～明治30(1897)年(74歳)、江戸(東京)

【医師、ジャーナリスト】 旧姓喜多村。通称瀬兵衛。安積艮斎に師事の後、昌平黌に入り佐藤一斎に師事、嘉永元年多紀楽真院、曲直瀬養安院に漢方医学を学ぶ。3年幕府奥詰医師、安政5年幕府から函館に移住、移住諸士の統率を命ぜられる、文久元年、函館病院創設、2年函館奉行支配組頭、北海道、樺太、千島巡視、3年昌平黌頭取、元治元年目付(外国問題担当)、慶応元年10月外国奉行、仏派遣(3年6月 幕府外交官としてパリ万国博などで活動、明治元年5月帰国)、幕臣として節義を貫き維新後は帰農、5年横浜毎日新聞社入社、7年6月郵便報知新聞入社、19年退社。在野の記者として知られた。

【著書】唐太小詩(明24)、匏菴遺稿前・後編(明33) 【編著】匏菴十種巻之1、2(明2) 【校閲】読史贅議逸編(明4)、中央亜細亜露英関係論(テレンチエフ 明18)

【伝記】栗本鋤雲 大節を堅持した亡国の遺臣(小野寺龍太 平22、ミネルヴァ日本評伝選)

栗本庸勝 くりもと・ようしょう

慶応元(1865)～昭和8(1933)年(67歳)、出羽(山形)

【厚生行政】 旧姓平石、幼名芳五郎。明治20年3月帝大卒。3月山形県医学校長、6月兼山形県立病院済生館副長、7月兼山形県医学校教諭、21年3月第二高等中学校教諭、23年5月福島県三郡共立福島病院副院長、25年5月公立秋田病院長、29年5月高知病院第2部長嘱託、30年10月(栃木県技師)栃木県立宇都宮病院長、33年5月(大阪府技師)衛生技術事項取扱、9月衛生課長心得、12月臨時ペスト予防事務局事務官、32年8月兼大阪府立難波病院長、35年3月(臨時検疫事務官兼内務技師)衛生局医務課長、11月(警察警務長兼臨時検疫事務官)警視庁第3部長、欧米派遣(41年4月～)、43年4月鉄道院保健課所属嘱託、8月(兼鉄道技師)、大正2年6月警視庁衛生部長(兼鉄道院技師)、3年6月東京鉄道病院、6年6月(警察講習所講師)、8年4月鉄道院総裁官房保健課事務、東京鉄道病院長事務取扱、12月(鉄道院技師兼内務技師)、9年12月退官。

【著書】売春ノ害毒及其予防(近世医学叢書第41編 明44)、性病予防に就いて(学芸講演通信社パンフレット第28編 大15) 【共訳】列氏皮膚病学(レッセル 明21) 【校閲】実践検疫指針(明36)

栗山重信 くりやま・しげのぶ

明治18(1885)～昭和52(1977)年(92歳)、兵庫

【小児科】 明治44年12月東京帝大卒。小児科入局

（弘田長教授）・助手、医化学教室（隈川宗雄教授）にて研究従事、米国留学（文部省外国留学生、大正4年4月～7年8月 ハーバード大フォリン教授、モース教授、イェール大メンデル教授、アンダーヒル教授、コロンビア大ラフェトラ教授に師事）、7年8月講師兼泉橋慈善病院小児科医長、10年4月助教授、11年4月教授、昭和21年10月停年退官。退官後、国立東京第一病院副院長、院長（31年12月～37年1月）。▽日本小児科学会の理事、会頭、理事長などを務めて中心的存在となり、教授としては幾多の英俊を教育、多くの大学教授を生んだ。▽昭和39年学士院会員

【著書】乳児栄養障碍の治療（臨牀医学講座第48輯 昭11）、小児結核の診断（同第１０２輯 昭13）

栗山 熙　くりやま・ひろし

昭和3（1928）～平成15（2003）年（75歳）、佐賀

【薬理学】 昭和25年九大医専部卒。附属病院にて実地修練、26年6月第1生理入室（問田直幹教授）・助手、31年10月鹿児島大助教授（第2生理 後藤昌義教授）、米・英留学（34年2月ロックフェラー大、35年6月オックスフォード大、37年7月オックスフォード大リンカーンカレッジ修了、10月シニアリサーチオフィサー）、39年8月九大助教授（問田直幹教授）、43年4月教授（初代 歯学部口腔生理）、51年12月（医学部薬理学）、平成4年3月停年退官。退官後、中外製薬顧問（4年4月～）、西南女学院大教授（保健福祉学部看護学科 6年10月～）、学長（10年4月～）、西南女学院長（14年12月～）、在職中、15年12月逝去。▽わが国における平滑筋の生理薬理学的研究の先駆者。▽平成3年西日本文化賞（「平滑筋の生理学的研究で基礎医学の発展に大きく貢献した」功績）

久留春三　くる・はるぞう

明治9（1876）～昭和5（1930）年（54歳）、三重

【外科】 済生学舎に学び、明治28年医術開業試験及第、29年東京帝大内科入局、日赤三重支部山田病院勤務、独留学（私費、40年～42年 ヴュルツブルグ大、ゲッチンゲン大にて研学）、山田病院外科婦人科医長、大正2年松阪病院開設、昭和5年5月逝去。▽号 品山、春窓、憑宵。漢学、書道、詩に通じ、雨龍閣文庫と称して。和漢の群書、法帖類、医学文献、その他珍書奇書を収集した。▽久留勝（外科、阪大教授）は次男。

【著書】春窓詩稿 【共著】品山詩稿（昭6）

久留 勝　くる・まさる

明治35（1902）～昭和45（1970）年（67歳）、三重

【外科】 大正15年東京帝大卒。第2外科入局（塩田広重教授）、独留学（昭和6年10月～8年1月 ハイデルベルグ大エンデルレン教授に師事）、8年11月癌研究会附属康楽病院外科医長、16年3月金沢医大教授（第1外科）、24年5月金沢大教授、附属病院長（28年4月～）、29年4月阪大教授、附属癌研究施設長（33年～37年）、37年2月国立がんセンター病院長、42年1月総長、在任中、45年9月逝去。▽癌の研究と感覚伝導路の研究で知られる。▽昭和24年学士院賞（脊髄後角内に於ける痛温度覚伝導に関する細胞群の決定に関する研究）▽号 車猿、隣孤庵。▽久留春三（外科、松阪病院長）の次男。

【著書】いたみ（昭26）、系統外科学（昭33）【共編】乳腺腫瘍図譜（昭37）【随筆】夢録（昭23）、猿のはらわた（昭30）、エジプト・イタリアの旅（昭36）、はなよろい（華甲）（昭38）、竹林雀語（昭41）【追悼】隣孤庵追憶（昭46）

久留 裕　くる・ゆたか

昭和3（1928）～平成13（2001）年（72歳）、三重

【放射線科】 昭和20年金沢医大附属医専部卒。阪大放射線科入局（西岡時雄教授、立入弘教授）、48年1月順天堂大教授、平成8年3月定年退職。▽昭和53年～58年まで日本神経放射線学会の学会長を務めた。

【編著】頭部ＣＴ診断のポイント（昭61）【共編】神経放射線学（昭54）、救急のための頭部・脳疾患の放射線診断（昭61）【訳書】脳と脊髄 解剖実習用アトラス（メイヨー 昭63）【共訳】ＣＴ診断のための脳解剖と機能系（クレッチマン、ワインリッヒ 昭61）

呉 建　くれ・けん

明治16（1883）～昭和15（1940）年（56歳）、東京

【内科】 明治40年東京帝大卒。医化学入室（隈川宗雄教授）の後、43年第3内科入局（青山胤通教授）、独・墺留学（私費、44年～大正2年3月 ベルリン在留後、プラハ大にてへーリング教授の下、心臓生理の研究に従事）、大正3年4月泉橋慈善病院内科主任、8年11月東京帝大講師（第3内科 稲田龍吉教授）、9年1月九州帝大教授（第1内科）、14年5月東京帝大教授（第2内科）、在任中、昭和15年6月逝去。▽自律神経の研究を中心課題とした。日本循環器学

会の設立(昭和10年)に尽力した。▽昭和14年恩賜賞(脊髄副交感神経に関する研究) ▽呉文聡(統計学、農商務省統計課長)の長男、呉文炳(経済学、日大総長)は弟、呉秀三(精神科、東京帝大教授)は叔父。【著書】心臓病診断及治療学(大4)、呉文聡(大9)、自律神経系(昭9)、【共著】内科書上・中・下巻(昭6～9) 【随筆】池の素描(昭15)

呉秀三 くれ・しゅうぞう

元治2(1865)～昭和7(1932)年(67歳)、江戸(東京)

【精神科、医史学】 明治23年11月帝大卒。精神科入局(榊俶教授)・大学院、24年6月助手兼東京府巣鴨病院医員、29年4月助教授、墺・独留学(文部省外国留学生、30年7月～34年10月 ウィーン大オーバーシュタイナー教授に神経病理学を学んだ他、クラフト・エービング教授、ハイデルベルグ大クレペリン、ニッスル、エルプの各教授にも師事)、34年10月教授(精神病学)兼東京府巣鴨病院医長、37年4月兼東京府巣鴨病院長、大正8年10月兼府立松沢病院長、14年3月停年退官、6月松沢病院長定年退職。▽わが国における精神病学の創始者。クレペリン学派の新しい精神病学の普及を通じて精神病患者の看護法を改めた。わが国で最初の精神衛生団体である精神病者慈善救治会を組織(明治35年)、三浦謹之助とともに日本神経学会を創立(36年)、『神経学雑誌』を発刊(36年)。教室員樫田五郎との共著『精神病者私宅監置ノ実況及ビ其統計的観察』(大正7年)は、座敷牢を公認して精神病者の治療を放棄している国家・社会の態度を厳しく批判したものである。また、巣鴨病院の運営を抜本的に改革し、大正8年には病院を世田谷の現在地に移転させた。▽若年より、同郷の富士川游、同級の土肥慶蔵とともに医史学研究を始め、シーボルト研究で知られる。昭和2年には日本医史学会を設立・理事長に就任。また、明治42年、クレチン症調査のため台湾に出張したが、この調査は台湾における地方病性甲状腺腫研究の嚆矢であった。▽外祖父に箕作阮甫(洋学)、兄に呉文聡(統計学、農商務省統計課長)、従兄に菊池大麓(数学、帝大総長)、子に呉茂一(西洋古典学、東大教授)がある。【著書】精神啓微(明22)、精神病学集要(明27)、シーボルト 其生涯及功業(明29)、精神病鑑定例第1～4集(明36～42)、華岡青洲先生及其外科(大12)、呉秀三著作集全2巻(昭57) 【訳書】シーボルト江戸参府紀行(昭3)、ケンプェル江戸参府紀行上・下巻(昭3～4) 【伝記】呉秀三小伝(昭8)、呉秀三 その生涯と業績(岡田靖雄 昭57)

黒岩武次 くろいわ・たけじ

明治31(1898)～昭和53(1978)年(80歳)、和歌山

【法医学】 大正12年6月京都帝大卒。9月病理学入室、昭和2年3月助手、10月助手(法医学 小南又一郎教授、遠藤中節教授)、3年11月助教授、23年9月兵庫県立医大教授(法医学)、25年7月京大教授。36年3月停年退官。退官後、関西医大客員教授(36年4月～40年3月)、神戸常盤女子短大教授(42年4月～52年9月)。

黒岩福三郎 くろいわ・ふくさぶろう

明治5(1872)～昭和13(1938)年(65歳)、佐賀

【耳鼻咽喉科】 済生学舎卒。明治25年医術開業試験及第、27年市立新潟病院外科(部長 和辻春次)勤務、34年5月市立新潟病院耳鼻咽喉科部長兼眼科部長、43年7月新潟医専教授(初代 耳鼻咽喉科)、大正5年5月退官、新潟市にて開業。

黒岩義五郎 くろいわ・よしごろう

大正11(1922)～昭和63(1988)年(66歳)、群馬

【神経内科】 昭和20年9月東京帝大卒。第3内科入局(坂口康蔵教授、冲中重雄教授)・大学院、米国留学(コロンビア大)、33年1月九大助教授(第2内科 勝木司馬之助教授)、38年9月教授(附属脳神経研究施設)、施設長(43年4月～45年3月、51年4月～53年3月、55年4月～57年3月)、61年3月停年退官。▽多発性硬化症の世界的権威。わが国初の神経内科教授。【共編】神経疫学(昭51)、多発性硬化症 基礎と臨床(昭60)、目でみた神経疾患(昭61) 【監訳】神経学の基礎(ガードナー 昭47)

黒川清之 くろかわ・きよゆき

明治31(1898)～平成4(1992)年(94歳)、愛知

【内科】 大正9年5月愛知医専卒。7月北里研入所(草間滋部長)、11月慶大病理(草間滋教授)・助手、13年1月講師、昭和3年1月内科転科、14年1月助教授、6月傷痍軍人神奈川療養所長、20年12月国立神奈川療養所長、21年6月国立大蔵病院長、46年1月退官。【自伝】愚なる可し(昭60)

黒川高秀 くろかわ・たかひで

昭和13(1938)〜平成21(2009)年(71歳)、大阪

【整形外科】 昭和38年東大卒。実地修練、整形外科入局(三木威勇治教授)・大学院、43年4月助手(附属病院分院 松本淳科長/助教授)、44年1月都立駒込病院、45年8月助手(東大 津山直一教授)、49年5月講師、55年1月助教授(分院整形外科長)、59年4月教授、附属病院長(平成3年4月〜5年3月)、医学部長(5年4月〜7年3月)、10年3月停年退官。退官後、日医大客員教授(10年4月〜)、昭和大横浜市北部病院長(初代 11年11月〜16年3月)、12年2月昭和大教授(〜16年3月)、10月交通事故に遭遇、21年12月逝去。▽頸椎棘突起縦割法の考案者、また、RAの表面置換型 Kudo 人工肘関節の普及で知られる。

【編著】高齢者の脊髄疾患(昭62)、整形外科手術全13巻(平6〜平8)**【共訳】**臨床筋電図 神経筋疾患の電気診断法の新しい動向(レンマン、リッチー 昭50)**【共監訳】**ビジュアル機能解剖1運動器(マキノン、モリス 平6)

黒川利雄 くろかわ・としお

明治30(1897)〜昭和63(1988)年(91歳)、北海道

【内科(消化器)】 大正11年7月東北帝大卒。第3内科入局(山川章太郎教授)、12年4月助手、昭和2年5月助教授、墺留学(5年〜7年 ウィーン大ホルツクネヒト教授の最後の弟子として消化管のX線診断を修得)。16年3月東北帝大教授(第3内科)、医学部長(23年3月〜28年2月)兼附属医専部長(23年3月〜27年3月)、32年7月学長、38年6月退官。退官後、癌研究会附属病院長(38年7月〜48年5月)、宮城県成人病センター院長(42年4月〜6月)。▽胃癌の早期発見、治療の必要性を提唱、X線撮影装置の改良を重ね、昭和31年胃集団検診用X線間接狙撃撮影装置を開発。33年に発足した宮城対がん協会を指導、西山正治と共同開発したX線撮影装置を積載した胃検診車による集団検診は〈宮城方式〉として全国の模範となる。▽太平洋戦争中(昭和18年〜19年)、汪精衛(南京政府主席)診療のため中華民国に出張したことでも知られる。▽昭和39年仙台名誉市民、40年学士院会員、43年文化勲章(内科学に対する貢献)・文化功労者、58年東京都名誉市民、61年12月学士院長(〜63年2月)

【著書】胃及び十二指腸潰瘍の診断と療法(昭22)、X線像による消化器診断集成上・下巻(昭31)、消化器病学(昭34)、胃と胃ガンを語る(昭41)**【共著】**消化管ノレントゲン診断(昭11)**【監訳】**腫瘍学(カラブレシ他 昭63)**【共監】**現代内科学大系〔第1〕〜〔第9〕(昭34〜37)**【自伝】**山上に山あり 医道62年黒川利雄自伝(昭59)**【伝記】**黒川利雄 その人と思想(松岡英宗編 昭50)**【評伝】**黒川利雄 ガン検診を推進(水野肇『私の出会った名ドクター』、平3)**【追悼】**黒川利雄先生追悼集(昭63)

黒川正則 くろかわ・まさのり

昭和2(1927)〜平成18(2006)年(78歳)、福井

【生化学(神経生化学)】 昭和27年東大卒。実地修練、精神科入局(内村祐之教授)、30年6月助手、33年4月(秋元波留夫教授)、英国留学(ブリティッシュ・カウンシル奨学生、33年7月〜35年1月 ロンドン大精神医学研究所マキルウェイン教授に師事)、36年7月東大講師(医学部附属脳研脳生化学部門)、38年4月助教授、48年10月教授、施設長(59年4月〜61年3月)、63年3月停年退官。退官後、明治薬科大教授(63年4月〜平成3年3月)、東京都精神医学総合研究所長(3年4月〜10年3月)。▽わが国における神経生化学の創成・成長期の指導者。

【著書】脳の機能と物質(現代科学選書 昭48)**【共編】**中枢神経実験法生化学編(昭41)、神経生物学(生物科学シリーズ2 昭48)、微小管(昭53)**【共訳】**精神病の治療(バリュック 昭31、文庫クセジュ)、中枢神経系の生化学(マキルウェイン 昭32)、脳の細胞生物学(ワトソン 昭54)**【随筆】**からたち(平9)

黒川正身 くろかわ・まさみ

明治43(1910)〜平成11(1999)年(88歳)、大阪

【細菌学】 昭和10年慶大卒。細菌学入室(小林六造教授)・助手、14年講師、応召〔19年2月陸軍衛生見習士官、20年3月(軍医少尉)〕、21年9月国立亀川病院、22年10月予研、24年6月国立予研、25年11月生物学的製剤第2検定部長、31年11月一般検定部長、58年4月退官。

【著書】ワクチンは安全か(科学全書50 平5)**【共著】**バイオアッセー(昭53)

黒川良安 くろかわ・まさやす

文化14(1817)〜明治23(1890)年(73歳)、越中(富山)

【蘭方医】 文政11年長崎にて吉雄権之助(通詞)、シーボルトに師事、蘭学を修める。天保12年江戸にて

加賀藩医員となり、名医坪井信道の塾に入り塾頭となる。信州松代に赴き、漢籍を佐久間象山から学ぶ。弘化3年帰郷し、加賀藩主前田斉泰侍医。安政4年上京し蕃書調所の役員、文久元年加賀藩軍艦御用、明治3年金沢藩医学館総督医、4年辞職。▽理化学、天文、地歴、兵学および論理の諸書に通じ、本草書、薬剤書、治療書なども研究し、就中病理学および診断学に精通した。

黒木利克　くろき・としかつ

大正2(1913)〜昭和53(1978)年(64歳)、東京

【厚生行政、政治家】 昭和11年4月東京帝大入学、14年10月高等文官試験行政科合格、15年3月東京帝大卒(法学部)。4月(内務省属)衛生局保健課、9月内閣祝典係員・食糧部配給班庶務課長、16年4月(地方事務官)秋田県、5月経済部産業課長、17年7月農政課長、18年7月(厚生事務官)衛生局防疫課兼医務課、19年3月防空課兼防疫課、医務課、10月戦時産業極限要員量臨時調査室、医療衛生班員委嘱、20年3月兼健民局戦時援護課、5月勤労局兼衛生局、勤労局動員部動員課、9月兼大臣官房総務課、21年1月大臣官房総務課、22年2月社会局兼大臣官房総務課、庶務課、23年8月社会局更生課長、米国出張(23年9月〜24年4月)、24年4月社会局更生課長、7月兼生活課長、12月庶務課長、27年1月保護課長、厚生省参事官(大臣官房企画室長併任)、34年8月医務局次長、36年11月児童局長、39年10月退官。▽退官後、参議院議員(全国区、自民党 昭和40年7月〜46年7月)、行政管理政務次官の他、健康づくり振興財団理事長などを歴任。

【著書】 アメリカの社会事業瞥見(昭24)、現代社会福祉事業の展開 社会福祉事業法の解説(昭26)、社会福祉主事(昭27)、生活保護(昭29)、日本社会事業現代化論(昭33)、日本の社会保障(昭37)、日本の児童福祉(昭39)、私本児童手当白書(昭40)、社会保障法概論(昭42)、女性の政治教室(昭43)、青年の政治教室(昭45) **【追悼】** 黒木利克追想録(昭55)

黒沢潤三　くろさわ・じゅんぞう

明治27(1894)〜昭和41(1966)年(72歳)、埼玉

【眼科、医政家】 旧姓堀口。大正10年東京帝大卒。眼科入局(河本重次郎教授、石原忍教授)、11年9月東京女子医専講師(〜13年1月)、12年4月大学院入学、15年日医大教授、昭和3年辞職、6年4月小川眼科病院長(岳父より継承)。また、杉山鍼按学校長をも継承。15年小川病院と改称。▽医政に携わり、台東区医師会長、東京都医師会長、日本医師会副会長を経て、昭和29年4月日本医師会長に選出されたが、翌30年9月、中央医療審議会で了解した「薬価引き下げ」に対して、東京都医師会をはじめ各地の医師会の反対運動にあい引責辞職した。その後、鉄道医会長、東京眼科医会長、東京医業健保組合理事長などを務めた。

【著書】 医家必携税のハンドブック(昭37) **【編著】** 医界の動き第1号〜第5号(昭23〜24)

黒沢良臣　くろさわ・よしたみ

明治15(1882)〜昭和41(1966)年(84歳)、山形

【精神科】 明治40年12月東京帝大卒。41年1月精神科入局(呉秀三教授)・助手兼東京府巣鴨病院、42年2月大学院(〜大正3年1月)、病理にて研究従事(3年6月〜6年10月)、6年2月国立感化院武蔵野学院(〜10年7月)、内務省嘱託(6年11月〜8年1月)、10年7月東京府立松沢病院医長、10月東京帝大講師、14年5月熊本医大教授、昭和5年4月官立熊本医大教授、学長(12年5月〜18年7月)、兼附属体質研究所長(14年10月〜18年7月)、18年7月ジャワ熱研所長(陸軍司政長官)、戦後、衣笠病院長を経て国立国府台病院長(25年10月〜36年10月)、兼国立精神衛生研究所長(27年1月〜36年10月)。▽中枢神経系梅毒の組織病理学および保護児童の精神医学面を中心に研究した。▽黒沢良介(精神科、三重大教授)は次男。

【著書】 汎発性脳白質硬化ヲ伴ヘル幼年麻痺性痴呆ニ就テ(抜刷 大5) **【共著】** 黴毒血清診断法(明44) **【訳書】** 変態性欲心理(エビング 大2)、性欲研究(フォーレル 大4)

黒須巳之吉　くろす・みのきち

明治18(1885)〜昭和47(1972)年(87歳)、千葉

【耳鼻咽喉科】 大正元年12月東京帝大卒。瑞留学(2年〜4年 バーゼル大学ジーベンマン教授・助手)、5年東京耳鼻咽喉科病院(金杉英五郎院長)・副院長、10年10月東京慈恵医大講師兼東京耳鼻咽喉科病院部長、11年あそか病院部長、東京市麻布区にて開業。▽昭和44年日医最高優功賞(開業医師であって学術的貢献著しい功労者)

黒須　靖　くろす・やすし

昭和4(1929)〜平成12(2000)年(71歳)、栃木

【外科、警察医】 昭和27年日大卒。実地修練、28年

か

国立東京第一病院外科勤務、37年11月宇都宮・黒須外科病院長(父業継承)。▽昭和55年栃木県藤原町の川治プリンスホテル火災の死亡者など、生涯4133件の検視を行った。また、留学生支援にも尽力した。

黒須吉夫　くろす・よしお

大正14(1925)~平成13(2001)年(75歳)、東京

【外科、麻酔科】 昭和23年千葉医大卒。国立沼津病院にて実地修練、25年11月千葉大第2外科入局(中山恒明教授)、27年11月渡米、ハーバード大ピーター・ベント・ブリガム病院麻酔科レジデント、テキサス大MDアンダーソンがんセンター麻酔科シニアレジデント、30年ベイラー医大麻酔科講師、32年6月助教授、36年4月東北大非常勤講師、40年4月東邦大教授(麻酔学)、平成3年3月定年退職。▽黒須巳之吉(耳鼻咽喉科、黒須病院)は父。

【訳書】挿管困難の臨床(ラット、ローゼン 昭63)

黒住一昌　くろすみ・かずまさ

昭和2(1927)~平成17(2005)年(78歳)、朝鮮(大邱)

【解剖学】 昭和20年4月京城帝大入学、12月引揚、21年2月千葉医大編入学、24年3月卒。実地修練、解剖学入室(森田秀一教授)、26年助手、28年講師、31年10月群馬大助教授(第1解剖 伊東俊夫教授)、35年10月教授(内分泌研究施設・形態学部門)、38年4月(群馬大内分泌研究所・形態学部門)、研究所長(45年1月~50年12月、平成元年4月~3年3月)、3年3月停年退官。▽昭和39年日本電子顕微鏡学会瀬藤賞(分泌の形態学に関する電子顕微鏡学的研究)、58年日本臨床顕微鏡学会安澄賞

【共編】基礎皮膚科学(昭48)、物質輸送の細胞生物学(昭58)

黒住静之　くろずみ・しずゆき

大正5(1916)~昭和59(1984)年(67歳)、東京

【耳鼻咽喉科】 昭和16年岡山医大卒。耳鼻咽喉科入局(小田大吉教授)、海軍軍医(16年9月 南太平洋、ミッドウェー作戦に従軍、20年復員)、戦後、岡山医大助手、講師兼附属医専部教授(高原滋夫教授)、29年広島赤十字病院医長、33年岡山大助教授、米国留学(エヴァンチェリスト医大)、38年7月広島大教授、53年3月停年退官。退官後、広島県立身体障害者リハビリテーション所長(53年~)、在職中、59年4月急逝。▽唇顎口蓋裂症を中心とした顔面・頸部の形成外科に従事。▽昭和58年中国文化賞

【著書】山青花欲然(昭53)、生・彩・寂 黒住静之植物写真集(昭60)

黒田　勲　くろだ・いさお

昭和2(1927)~平成21(2009)年(81歳)、北海道

【航空医学】 昭和26年北大卒。実地修練、衛生学入室(井上善十郎教授)・助手、28年国立公衆衛生院技官、32年航空自衛隊医官、55年航空医学実験隊長(空将補)、58年退官。退官後、日本航空特別顧問(58年~平成7年)、慶大講師(59年~63年)、早大教授(人間科学部 63年~平成10年)、日本ヒューマンファクター研究所設立(平成10年~)・所長、在職中21年2月逝去。▽航空、医学など幅広い分野における事故の人的要因の研究で知られ、厚労省医療安全対策検討会議委員、薬害等再発防止システムに関する研究会座長などを務めた。

【著書】翔んでる医学 航空医官の手記(昭56)、ヒューマン・ファクターを探る 災害ゼロの道を求めて(安全衛生新書 昭63)、安全文化の創造へ(平12)、「信じられないミス」はなぜ起こる(中災防新書 平13) 【監修】飛行とこころ 航空心理学入門(昭53)

黒田嘉一郎　くろだ・かいちろう

明治38(1905)~昭和63(1988)年(82歳)、兵庫

【生化学】 昭和5年京城帝大卒(第1回生)。生化学入室(佐藤剛蔵教授)、講師、13年7月助教授(中村拓教授)、16年7月三井産業医学研究所医化学部長、25年2月徳島大教授、医学部長(34年5月~40年5月)、46年3月停年退官。退官後、徳島文理大教授、学長・短大学長(46年4月~)、在職中、63年1月逝去。

【著書】スダチのビタミンCについて(昭30)、臨床家のための最新生理化学(昭32)、採血行脚(昭34)、血液化学(昭38)、生き抜く くらしの中の人間性(昭42)、血液水分の研究(昭44)、木彫師平賀石泉(昭51)

【随筆】阿波雑記(昭47)

黒田源次　くろだ・げんじ

明治19(1886)~昭和32(1957)年(70歳)、熊本

【生理学(感覚生理学)、美術研究家】 旧姓有馬。明治41年京都帝大文学部心理学科卒。大正3年京都帝大生理学入室(石川日出鶴丸教授)、講師、独留学(在外研究員 13年12月~14年10月)、15年5月満州医大教授(生理 ~昭和14年10月)、満州医大東亜医学研究所長(大正15年9月~)、欧米再留学(昭和6年

～9年)、21年帰国、22年帝室博物館嘱託、9月国立博物館奈良分館長、27年8月奈良国立博物館長(初代)、在職中、32年1月急逝。▽号 喪志亭。

【著書】芭蕉翁伝(大11)、条件反射論(大13)、中国医学書目(昭6)、長崎系洋画(日本初期洋画史論第1篇 昭7)、司馬江漢(昭47)、気の研究(昭52)【共著】遼の陶磁(陶器全集第14巻 昭31)【追悼】黒田源次先生と東亜医学(岡西為人 医譚32号、昭32)

黒田俊夫 くろだ・としお

明治42(1909)～平成18(2006)年(97歳)、兵庫
【人口学】 昭和6年東京商大商学専門部卒、11年日大商経学部経済学科卒。14年4月上海中支那軍票交換用物資配給組合、22年9月厚生省人口問題研究所入所、米・仏留学(31年7月～32年9月 プリンストン大人口研究所、フランス国立人口研究所)、49年6月所長、51年5月退官。退官後、日大教授(経済学部 51年4月～)、日大人口研究所長(初代 54年6月～55年11月)。▽国連人口委員会委員、世界人口会議日本代表(昭和49年)として国際的にも活躍した。平成11年非政府組織(NGO)家族計画国際協力財団理事長に就任。▽平成9(1997)年国連人口賞
【著書】世界の人口(昭35)、日本人口の転換構造(昭51)、日本人の寿命(昭53)、黒田俊夫著作選集人口と社会全8巻(清水浩昭編 平21)【共編】現代の人口問題(平2)【訳書】国際連合世界人口年鑑第23集～25集(昭48～50)【共訳】人口爆発 世界人口安定化の戦略(ブラウン 昭49)【監訳】世界人口と開発 挑戦と展望(ハウザー 昭60)【監修】世界人口白書(平6～17)

黒津敏行 くろつ・としゆき

明治31(1898)～平成4(1992)年(94歳)、京都
【解剖学】 大正13年大阪医大卒。解剖入室(塚口利三郎教授)、7月助手、昭和6年助教授(第1解剖)、欧州留学(昭和8年～10年 アムステルダム王立中央脳研究所カッパース教授に師事)、11年8月大阪帝大教授(第1解剖)、12年5月(第3解剖)、医学部長(23年12月～26年4月)、36年4月高次神経研究施設教授(神経生理学研究部門)兼施設長、37年3月停年退官。退官後、園田学園女子大学長(38年4月～51年3月)。▽昭和28年朝日賞(文化賞部門 自律神経中枢の研究)

黒羽 武 くろばね・たけし

明治42(1909)～平成元(1989)年(80歳)、宮城
【病理学】 昭和9年東北帝大卒。第1病理入室(木村男也教授)、附属医専部教授、助教授を経て、29年4月教授(初代 抗研病理解剖学部門)、47年5月(病理学研究部門)、48年3月停年退官。
【著書】病理学(昭31)

黒屋政彦 くろや・まさひこ

明治30(1897)～昭和42(1967)年(70歳)、東京
【細菌学】 大正11年東京帝大卒。伝研入所(佐藤秀三教授)、15年日医大教授(細菌衛生学 ～昭和3年)、独・伊・米留学(在外研究員 昭和4年7月～6年6月)、6年4月上海自然科学研究所細菌学部主任(横手千代之助所長、新城新蔵所長)、13年11月東北帝大教授(細菌学)、22年10月東北大教授、医学部長(30年4月～32年3月)、35年3月停年退官。退官後、武蔵野赤十字病院顧問(中央検査部)。▽わが国における最初のペニシリン開発者。軍学共同の碧素委員会には参加できず、単独でペニシリンの開発を行い、わが国で最初の国産ペニシリンによる治験実験報告を昭和19年9月の東北医学会で発表した。また、28年、石田名香雄、白取剛彦らとともに、センダイウイルスを発見、細胞工学への道を開いた。
【共編】英語科学論文用語辞典(昭35)

桑島治三郎 くわじま・じさぶろう

大正2(1913)～平成21(2009)年(95歳)、山形
【眼科(神経眼科学)】 昭和15年東北帝大卒。眼科入局(小柳美三教授)、応召[18年5月比島、ベトナム、カンボジア、タイ、マレー、ビルマ、インド戦線に従軍、(軍医少尉)として21年7月復員]、21年9月講師、32年12月助教授、37年2月兼長町分院医局長(長町分院・脳疾患研究施設神経眼科担当)、43年7月教授(教育学部・視覚欠陥学兼脳疾患研究施設)、52年4月停年退官。退官後、酒田市立病院長(52年6月～57年3月)、仙台市広南病院長(57年6月～60年3月)▽わが国における多発性硬化症の権威。視覚欠陥のリハビリテーションで知られる。
【著書】神経眼科の臨床(昭32)、殉国の軍医大尉(昭49)、回顧実録日本の多発性硬化症(昭60)【共著】新眼科学入門(昭35)、高血圧症の眼底検査法(昭39)

桑島直樹 くわじま・なおき

明治39(1906)～昭和59(1984)年(78歳)、熊本
【法医学】 昭和6年金沢医大卒。法医学入室(古畑

種基教授)、12年助教授、18年北京大学医学院医員、19年教授、戦後、20年12月帰国、21年4月東京帝大講師(古畑種基教授)、25年2月横市大教授、医学部長(38年4月~40年3月)。学長(49年5月~53年4月)。▽下山事件(昭和24年)の鑑定を担当した。

【著書】法医学(昭23)

桑島謙夫 くわじま・よしお

明治39(1906)~昭和62(1987)年(80歳)、山梨
【細菌学】 昭和8年満州医大卒。東京帝大伝研嘱託(第1細菌部 細谷省吾教授)、12年2月技手(13年5月~14年1月 同仁会医員として上海滞在)、16年8月台北帝大熱研技師(土林支所)、21年4月武田薬品工業細菌部長、24年8月大阪市立医大教授、30年4月大阪市大教授、47年3月定年退職。退職後、高野産業乳酸菌研究所長(49年4月~55年3月)。▽上海では、コレラワクチンの製造、台湾では抗蛇毒血清の製造に貢献、大阪では百日咳感染防御機構の解明をライフワークとした。
【著書】ワクチンとは(昭50) 【共訳】一般微生物学(ステニヤー他 昭36)

桑田衡平 くわた・こうへい

天保7(1836)~明治38(1905)年(69歳)、武蔵(埼玉)
【厚生行政】 旧姓小久保。坪井信道、杉田玄端に蘭学を修め、文久2年江戸住吉町にて開業、肥前藩医となり、文久3年『コレラ病篇および解毒篇一冊』翻訳出版、蘭学塾を開いた。その後、英国医学を研究、文部省勤務。明治4年兵部省に転じ、(2等軍医)、6年(1等軍医)、『癰疽治範』(ドロイット著)を校閲出版、次いで(2等軍医正)に昇進。7年台湾出兵時には都督随行病院および予備医長。9年1月内務省御用掛・衛生局勤務、全国医術開業試験開始時、試験問題を作成した。10年、西南の役時には警視臨時病院長、12年東京府准奏任御用掛・衛生課長。24年病気辞任。▽丸屋書店(丸善)の開業出資者。▽桑田立斎(蘭医)の娘婿、高林謙三(医師、製茶機械発明者)は実兄。
【訳書】袖珍薬説3冊(ウェーゼス 明3)、華氏内科摘要上・下(訳述、ハルツホールン 明9)、病理新説13冊(訳述、グリイン 明9)

桑田立斎 くわた・りゅうさい

文化8(1811)~慶応4(1868)年(57歳)、越後(新潟)
【蘭方医(小児科)】 旧姓村松。坪井信道に師事。天保13年、深川万年橋畔にて小児科開業。▽小児への種痘普及の貢献者。嘉永2年蘭医モーニケによって牛痘種がはじめてわが国に伝来した際、幼児ら10数名に接種し、種痘に関する書を執筆するなどして、種痘の有効性についての知識の普及に努めた。庶民向け育児書の著者としても知られる。▽安政4年蝦夷地(北海道)で痘瘡が蔓延した際、幕命を受け、門下生、従僕、苗児、その母親を連れて江戸を出発、道すがら幼児に接種し、良痘児を選んで次駅に伴うという駅伝方法をとって目的地に活漿を運び、全道を3か月かけて6400人の接種を終えて江戸に帰還した。▽済幼院設立による捨子救済と10万児の牛痘接種を念願としたが、済幼院設立はならず、生涯の接痘7万余に達したとき逝去。▽桑田衡平(厚生行政)は娘婿。
【著書】牛痘発蒙(嘉永2)、愛育茶譚(嘉永6) 【伝記】或る蘭方医の生涯(桑田忠親 昭57)、桑田立斎先生(二宮睦雄 平10)

桒原章吾 くわはら・しょうご

大正10(1921)~平成20(2008)年(86歳)、愛知
【細菌学】 昭和18年東京帝大卒。細菌学入室(竹内松次郎教授)・大学院特別研究生(~20年)、21年助手(秋葉朝一郎教授)、22年国立衛生試験所技官、24年松本医大助教授(竹内松次郎教授)、29年東邦大教授、医学部長(35年~44年)、理事長(44年~平成3年)。▽「微生物の話」と題して、「戦後の日本微生物学史」を16回にわたり連載(『最新医学』平成7年8月号~8年12月号)。また、わが国における薬事行政、殊に医薬品の審査と認可基準の確立に貢献した。▽昭和51年小島三郎記念文化賞(コレラ菌における薬剤耐性プラスミッドの研究)
【著書】微生物学こぼれ話(平4) 【共著】薬学領域の病原微生物学(昭32)、医学微生物学(昭35) 【共編】衛生検査技師のための病原微生物学(昭40)、臨床細菌学アトラス(昭53) 【監修】抗微生物薬の基礎知識(平10)

桑原登一郎 くわばら・といちろう

大正9(1920)~平成3(1991)年(70歳)、愛媛
【病理学(眼病理学)】 昭和19年九州帝大医専部卒。病理入室・助手、1952年ハーバード大眼研究所助手(~1955年)、1954年マサチューセッツ眼科耳科病院眼病理助手(~1960年)、1955年ハーバード大眼研究所講師、1957年助教授、

1960年マサチューセッツ総合病院眼病理客員(〜1974年)、1966年ハーバード大眼科病理部門助教授、1971年教授(〜1974年)、1972年NIH眼病理部門主任、1989年インディアナ大眼科教授、在職中、1991年4月米国にて逝去。▽米国における眼病理学の第一人者。電子顕微鏡と組織化学を眼病理に導入したことで知られる。1960年米国籍取得。

桑原康則 くわばら・やすのり

明治38(1905)〜昭和57(1982)年(77歳)、大分

【医師、社会運動家】 大正14年佐賀高2年次中退(社会科学研究会活動のため退学)、昭和2年4月大阪高等医専入学、5年10月学園紛争(民主化運動)発生、学生代表による統制委員、7年3月卒(第1期生)。耳鼻咽喉科入局(山崎春三教授)、浜地耳鼻咽喉科病院勤務、奈良分院長、8年特別高等警察に拘留される(滝川事件抗議運動に関連して47日間)、8年7月大阪に東成診療所(無産者診療所)開設、9月診療所長、12年診療所閉鎖(官憲の弾圧のため)、応召(16年7月〜20年10月 満州・林口の第20師団勤務)、21年7月大阪・十三に耳鼻咽喉科開業。▽昭和11年、大阪の無産者診療所の医師を中心とした「青年医師クラブ」結成に参加、21年1月、「関西医療民主化同盟」創立・初代理事長、22年2月関西医療民主化同盟の方針として西淀病院開設・初代事務長、22年10月「大阪府保険医連盟」結成に努力、幹事、23年11月「医療民主化全国会議」を結成・幹事、27年3月日本医師会代議員、28年9月大阪府医師会理事(〜33年8月)、33年4月大阪府医師国保設立・理事、37年9月大阪府保険医協会・副理事長、44年1月「全国保険医団体連合会」結成・副会長、48年10月大阪府保険医協会理事長、49年2月「大阪の医療を良くする連合会」結成・理事、50年4月「明るい革新大阪府政をつくる会」結成・理事長。▽岩井弼次、中野信夫、川上貫一らとともに戦前、大阪の無産者診療所運動を進めた。

桑原安治 くわはら・やすはる

明治41(1908)〜昭和60(1985)年(77歳)、埼玉

【眼科】 昭和7年慶大卒。眼科入局(菅沼定男教授)・助手、11年9月講師、兼済生会兵庫病院眼科医長(13年6月〜14年3月)、16年5月助教授、31年8月東京医大教授、37年4月慶大教授、48年3月定年退職。退職後、桑原眼科クリニック開設(48年4月〜)、東海大委嘱教授(49年4月〜59年3月)、白内障研究所長(50年10月〜)、慶大客員教授(60年4月〜)、60年12月逝去。

【著書】可動性義眼手術(昭26)、眼症状と中枢神経疾患(昭28)、角膜移植の臨床(昭41)、白内障吸引法(昭45)、白内障(岩波新書 昭50)、眼とこころ(昭58)、内科医のための眼底図譜第1(昭34)、第2(昭35)

【評伝】桑原安治 白内障手術の開発者(水野肇『私の出会った名ドクター』、平3)

桑原麟児 くわはら・りんじ

大正2(1913)〜昭和42(1967)年(53歳)、大分

【衛生学】 昭和15年北海道帝大卒。衛生学入室(井上善十郎教授)、19年樺太医専教授、戦後、北海道環境衛生課長を経て、28年4月福島県立医大教授(公衆衛生学)、33年4月北大教授(初代 工学部衛生工学科)、在任中、42年5月逝去。

【訳書】用廃水藻類学(パーマー 昭47)

慶松勝左衛門 けいまつ・しょうざえもん

明治9(1876)〜昭和29(1954)年(77歳)、京都

【薬学、政治家、事業家】 幼名勝太郎。明治23年4月京都府立第1尋常中学校入学後、薬剤師試験合格(免許は成人まで保留)、34年7月東京帝大卒(医学部薬学科)、8月生薬学入室(第1講座・生薬学 下山順一郎教授)・助手兼東京薬学校講師、37年6月内務省東京衛生試験所技師、40年8月関東都督府技師、41年1月中央試験所長、43年3月満鉄中央試験所長、独留学(満鉄派遣、43年3月〜44年12月 ベルリン工科大ホルデ教授に師事)、満鉄衛生課長、大正9年3月欧米旅行(〜10年1月)、6月満鉄中央試験所長、11年8月東京帝大教授(医学部薬学科薬品製造学)、昭和12年3月停年退官。退官後、京都帝大医学部薬学科創設事務嘱託(4月〜)、京都帝大講師(14年4月〜16年3月)、貴族院議員(勅選 21年7月〜)、参議院議員(全国区、日本自由党 22年4月〜)、公職追放(22年6月〜26年8月)。▽満鉄時代、大豆製油工場を建設し、ベンジン抽出法による溶媒製油工業の端緒を開いた。サルバルサン塩酸塩「アーセミン」を創製、アーセミン商会(第一製薬の前身)を創立。撫順の石炭、油頁岩の低温乾溜を研究、液体燃料工業の先駆者となった。また、満州薬学会を創立、初代理事長を務めた。▽東京帝大教授就任後は、日本薬局方調査会長、日本薬学会会頭、医薬品統制株式会社社長、日本薬剤師協会長などを務めた。

【編著】生薬便覧(明37)、製造化学図譜(大15) **【伝記】**

慶松勝左衛門伝（根本曽代子編　昭49）

ゲールツ
↓ヘールツ

小池敬事　こいけ・けいじ

明治22（1889）～昭和34（1959）年（70歳）、埼玉

【解剖学、人類学】　大正3年東京帝大卒。解剖学入室（小金井良精教授、大沢岳太郎教授）、4年12月南満医学堂教授、5年11月新潟医専教授、10年欧州留学（ベルリン大）、12年12月千葉医大教授（第1解剖）、千葉医大学長（昭和15年11月～30年10月）、24年5月千葉大教授、千葉大学長（初代　24年5月～32年5月）、32年8月新潟大学長、在任中、34年8月逝去。▽日本人50万人の指紋を採取、小池式「足蹠足母趾分類法」を完成した。千葉医大在任中、「千葉出身者の千葉医大運動」にしばしば遭遇した。

小池重夫　こいけ・しげお

大正4（1915）～平成22（2010）年（95歳）、山梨

【衛生学（労働生理）】　昭和15年東北帝大卒。16年3月公衆衛生院医学科修了（生理衛生部　石川知福教授）、応召（陸軍軍医予備員、16年8月～20年9月　陸軍兵器行政本部幹部候補生隊兼陸軍兵器本部医務部附）、20年9月神奈川県立横須賀保健所（地方技師）、21年10月東京都立蒲田保健所長兼帝国女子医薬専医学科助教授（衛生学）、24年3月日本鋼管川崎製鉄所日本鋼管病院（予防科）、25年2月新潟大助教授（公衆衛生学　小坂隆雄教授）、26年10月昭和医大助教授（衛生学　白井伊三郎教授）、29年6月教授（公衆衛生学）、33年1月労働省労働衛生研究所労働環境部長（労働技官）、36年2月労働生理部長、38年4月昭和医大教授（衛生学）、56年3月定年退職。

【共著】衛生学的工場診査（昭18）

小池　重　こいけ・しげる

明治7（1874）～昭和34（1959）年（85歳）、千葉

【内科、作家】　明治35年12月東京帝大卒。耳鼻咽喉科入局（岡田和一郎教授）・助手、37年杏雲堂分院副院長（佐々木政吉院長）、独留学（杏雲堂派遣、43年～大正2年　フライブルグ大アショフ教授、キリアン教授に呼吸器疾患について学び帰国）、杏雲堂医院上気道科長、第2呼吸器科長、昭和3年4月退職、麹町にて開業（内科・呼吸器科）、19年9月日本医療団鹿沼奨健寮院長、22年3月退職（日本医療団解散）、杉並区にて開業。寿宴並びに出版記念会の直後、34年5月31日逝去。▽文名　鰻洞（鰻坂に住居あり）、後、曼洞と改名。『東京医事新誌』に「医方五十年（刀圭余録）」と題した医界の人物像を71巻10号（昭和31年）から75巻12号（33年）まで50回にわたり連載した。また、『日本医事新報』に「珍談百話」と題した医学随筆を1614号（昭和30年6月14日）から1833号（34年6月13日）まで96回連載したことで知られる。

【著書】曼洞詩鈔（昭34）　**【編著】**杏雲堂三代記（抜刷　昭28）

小池昌四郎　こいけ・しょうしろう

明治41（1908）～昭和59（1984）年（76歳）、群馬

【内科（結核病学）】　昭和9年日大専門部卒。三楽病院勤務、11年東京市療養所、12年応召（北支勤務）、17年結核予防会結研、18年結研臨床部長、33年結研附属療養所長、51年定年退職。▽身体各部位におけるツベルクリンに対する反応性の差異、夫婦の結核についての研究業績がある。

【著書】結核と結婚（昭29）

小池文英　こいけ・ふみひで

大正2（1913）～昭和58（1983）年（69歳）、長野

【整形外科】　昭和14年東京帝大卒。整形外科入局（高木憲次教授）、17年5月財団法人整肢療護園医員、18年4月日本医療団整肢療護園医員、22年4月医療部長、24年8月厚生省児童局母子衛生課技官（～31年9月）、兼日本肢体不自由児協会整肢療護園副園長（27年4月～33年10月）、31年10月三井厚生病院整形外科部長、33年11月日本肢体不自由児協会整肢療護園副園長、38年6月園長、兼日本肢体不自由児協会むらさき愛育園園長（42年4月～55年3月）、55年4月心身障害児医療療育センター所長、兼肢体不自由児療育技術者養成所長（38年6月～）、在職中、58年7月逝去。▽高木憲次教授とともに、肢体不自由児療育の原点である整肢療護園を創設、以来、肢体不自由児あるいは重症心身障害児の医療の充実・普及、後進の指導に生涯をささげ、「障害児の父」と慕われた。▽昭和46年保健文化賞（肢体不自由児療育事業の推進に貢献）

【共編】身体障害事典（昭54）　**【訳書】**脳性麻痺の反射検査・早期診断と治療の手がかり（フィオレンティーノ　昭41）　**【共訳】**脳性まひ（カードウェル　昭44）

小池正晃　こいけ・まさあき

明治17(1884)～昭和16(1941)年(57歳)、東京

【陸軍軍医(皮膚科)】 明治42年京都帝大福岡医大卒。43年(陸軍軍医中尉)、東京帝大皮膚病学黴毒学(土肥慶蔵教授)にて研究従事、大正9年欧州留学、昭和6年8月東京第1衛戍病院長、7年8月第1師団軍医部長、9年3月朝鮮軍軍医部長、10年8月(軍医総監)、12年3月予備役編入。13年6月貴族院議員(男爵 ～16年6月)、在任中、16年6月逝去。▽小池正直(陸軍軍医総監)の長男。

小池正朝　こいけ・まさとも

明治25(1892)～昭和47(1972)年(80歳)、東京

【泌尿器科】 大正9年東北帝大医専部卒。15年順天堂医院皮膚泌尿器科(阿久津三郎科長)、昭和14年4月兼東京医専教授(皮膚泌尿器科)、19年4月順天堂医専教授(泌尿器科)、25年4月順天堂医大教授(初代 泌尿器科)、27年4月順天堂大教授、33年3月定年退職。退職後、江東病院長(初代)。▽わが国における泌尿器科の草分け、当時は腎結核が大きな対象疾患であった。▽小池正直(陸軍軍医総監)の4男。

小池正直　こいけ・まさなお

安政元(1854)～大正2(1913)年(59歳)、出羽(山形)

【陸軍軍医(衛生学)】 漢学、剣道、英語を学んだ後、上京、独語修得の後、大学東校に入学、明治14年3月東大(旧)卒(陸軍依託学生 森鷗外と同期)。6月(軍医副)、17年2月(1等軍医)、19年5月軍医学舎開設とともに教官、独留学(陸軍官費留学生、21年3月～23年12月 ミュンヘン大にて衛生学・生理学実験法、ウィーン大にて建築衛生学、ドレスデンで兵営病院の建築衛生に関する実地指導を受け、22年ベルリンでの第1回国際医学会議に出席)、26年8月陸軍省医務局第1課長、11月(1等軍医正)、27年8月第5師団兵站軍医部長、第1兵站軍医部長(日清戦争従軍)、28年4月(軍医監)、第6回万国赤十字会議出席(30～31年 ウィーン)、31年8月医務局長、34年3月軍医学校長事務取扱、台湾出張(マラリア対策)、37年2月大本営野戦衛生長官兼満州軍兵站総軍軍医部長(日露戦争に従軍)、38年6月(軍医総監)、陸軍軍医学校長、44年7月貴族院議員(男爵 ～大正2年12月)、在任中、2年12月逝去。▽陸軍軍医部創設者の一人。

【著書】日本陸軍衛生上の概況(述 明30) 【共著】衛生新篇(明30) 【伝記】男爵小池正直(青木袈裟美編 昭15)

小池上春芳　こいけがみ・はるよし

明治40(1907)～平成9(1997)年(90歳)、新潟

【解剖学(神経解剖)】 昭和5年新潟医大卒。解剖学入室(平沢興教授)・助手、9年3月助教授、21年11月教授、47年3月停年退官。退官後、杏林大教授。

【著書】大脳辺縁系(昭40) 【共著】大脳皮質に於ける中枢問題(昭18)

小石秀夫　こいし・ひでお

大正14(1925)～平成21(2009)年(84歳)、京都

【栄養学】 昭和23年9月京都府立医大卒。附属病院にて実地修練、25年9月奈良保健所(奈良県衛生技術嘱託)、26年4月京都・河原林村直営診療所長、10月大阪市大研究生(家政学部栄養生理学)、28年7月大阪学芸大講師(保健課)、30年1月大阪市大講師(家政学部栄養生理学 井上五郎教授)、32年10月助教授、米国留学(37年～39年 ニュージャージー州ラトガース大)、40年10月教授、50年4月(生活科学部)、生活科学部長(53年4月～55年3月)、63年3月定年退職。退職後、静岡県立大教授(食品栄養科学部 63年4月～平成5年3月)。▽ヒトの低蛋白適応に関する研究に従事、パプアニューギニアの高地居住民の栄養調査隊(昭和53年～56年)隊長を務めた。▽京都の蘭学の創始者小石元俊[寛保3(1743)年～文化5(1809)年]の末裔。

【共編】栄養生態学 世界の食と栄養(昭59)

小泉親彦　こいずみ・ちかひこ

明治17(1884)～昭和20(1945)年(61歳)、福井

【陸軍軍医(衛生学)】 明治41年東京帝大卒(陸軍依託学生)。見習士官、42年(2等軍医)、昭和7年4月近衛師団軍医部長兼軍医学校教官(化学兵器研究室長)、8年8月軍医学校長、9年3月(軍医総監)兼医務局長、12年2月(軍医中将)、12年11月大本営野戦衛生長官、13年12月予備役編入、16年7月厚相(～19年7月)、貴族院議員(勅選 19年7月～20年9月)、20年9月戦争責任を感じて自決。▽厚生省誕生の貢献者。医務局長時代、神林浩衛生課長とともに厚生省の誕生(昭和13年1月)に尽力。厚相時代、強兵健民対策、特に結核の予防・撲滅に尽力した。また、傷兵保護院参与、日本医療団設立委員長、技術院参与などを務めた。▽小泉親正(陸軍2等軍医)の3

男、長兄小泉親治(海軍少将)の養子。
【著書】軍陣衛生(昭2)、国民体力の現状を述べ国民の奮起を望む(昭13)、稗食の栄養に就いて(昭14)
【共著】実用工業衛生学(大5)

小泉 丹　こいずみ・まこと

明治15(1882)~昭和27(1952)年(69歳)、京都

【寄生虫学、科学史】 明治40年東京帝大理科大学動物学科卒。伝研入所(宮島幹之助に師事)、大正3年台湾総督府研究所技師、兼台湾医専教授(8年~9年)、13年7月慶大教授(初代 寄生虫学)、在職中、昭和27年10月逝去。▽伝研ではペスト、赤痢アメーバ、台湾ではマラリア、デング熱、慶大では回虫を中心に寄生虫学の研究を進めた。戦後は、定期的集団回虫駆除策を提唱、回虫保有者の激減に貢献した。科学史家、随筆家としても知られる。また、伝染病を媒介する蚤や蚊についての分類学的研究でも有名。

【著書】最近寄生原虫学(明43)、視界(昭3)、進化学経緯(昭5)、野口英世(昭14)、常識の科学性(昭16)、日本科学史私攷(昭18)、蛔虫の研究(昭19) 【訳書】種の起源上巻、中巻(チャールズ・ダーウィン 昭4、13)

鯉沼茆吾　こいぬま・ぼうご

明治24(1891)~昭和55(1980)年(89歳)、栃木

【衛生学】 大正6年12月東京帝大卒。衛生学入室(緒方正規教授、横手千代之助教授)、7年5月農商務省技師(工場監督官)、11年11月内務省技師(社会局 ~昭和13年10月)、欧米出張(昭和2年3月~3年3月 第10回国際労働会議政府代表随員としてスイス出張。後、欧米視察)、9年4月兼名古屋医大講師(衛生細菌学 大庭士郎教授)、10年7月教授(初代衛生学)、31年4月停年退官。退官後、日大歯学部教授(口腔衛生学 31年4月~38年3月)、日本産業衛生協会理事長(34年4月~44年12月)、日本歯大教授(衛生学 50年4月~52年3月)。▽わが国における労働衛生の草分け。農商務省時代、長野県の生糸工場の工場寄宿舎の衛生状態の調査を行い、内務省時代以降は工業中毒、特に鉛中毒の研究を行った。また、高原気候医学にも関心を寄せた。▽昭和39年保健文化賞(産業衛生と公衆衛生の向上に貢献)
【著書】工業中毒(大14)、職業病(昭9)、衛生学(昭12)、労働の生理及衛生(産業衛生講座第2巻 昭13)、高原気候と衛生(昭18)

郷 隆　ごう・たかし

明治28(1895)~昭和19(1944)年(48歳)、東京

【体育指導者】 大正9年東京帝大卒。病理学入室の後、第1内科入局(島薗順次郎教授)、助手、昭和2年千葉医大助教授(病理)、4年4月日華生命医長、12年退社。▽大正11年日本漕艇協会常務理事、14年大日本体育協会理事、昭和5年体協専務理事、10年体協理事、14年5月南洋貿易社長(~17年7月)、16年体協理事辞任、参事、17年6月大日本体育会(大日本体育協会を吸収)理事長、在職中、19年4月逝去。▽東京帝大在学中からボート選手として活躍、大日本体育協会理事としてスポーツの発展に努力、昭和3年第9回アムステルダム五輪大会ボート監督、11年第12回五輪大会の東京招致決定とともに組織委員会協議部長として敏腕を揮ったが、13年東京五輪中止は決定された。▽郷誠之助(明治の財界巨頭)は伯父。
【追悼】郷隆(昭50)

郷 芳男　ごう・よしお

明治13(1880)~昭和7(1932)年(51歳)、岐阜

【陸軍軍医、保険医学】 明治43年京都帝大福岡医大卒(陸軍依託学生)。見習士官、44年(2等軍医)、大正10年(3等軍医正)、後、辞職して日華生命保険会社に入り、同社医長を経て取締役。▽郷誠之助(事業家、財界人)の弟。郷隆(体育指導者)の叔父。

上坂熊勝　こうさか・くまかつ

慶応3(1867)~昭和9(1934)年(67歳)、加賀(石川)

【解剖学】 旧姓織田。明治18年12月石川県立金沢医学校卒。26年9月帝大助手(~28年11月)、29年1月四高講師、9月大阪府立医学校教諭、33年3月三高講師、34年5月岡山医専教授、大正11年3月岡山医大教授兼岡山医専教授(~13年3月)、欧米出張(14年4月~10月)、昭和6年秋、講義中に脳出血で倒れ、復職したが、7年2月退職。▽わが国における実験神経学の先駆者。変性実験を行って、各脳神経の核や2次経路を追究した。趣味は囲碁、登山、網漁。また、日清戦争、日露戦争も知らず等の逸話も多い。▽大正2年恩賜賞(脳神経起首に関する研究)
【著書】解剖学講本巻1(明38) 【共著】眼及眼筋神経ノ中枢部(近世眼科学補遺第4巻 大2)

神前武和　こうさき・たけかず

明治41(1908)～昭和51(1976)年(68歳)、和歌山

【生化学】 昭和6年京都帝大卒。医化学入室(前田鼎教授)、16年講師(内野仙治教授)、北野病院研究所科長、25年3月三重県立医大教授(第2医化学)、27年4月三重県立大教授、30年4月兼第1医化学、47年5月三重大教授、48年4月停年退官。退官後、福井医療短大副学長、在職中、51年11月逝去。▽マリグノリピン(悪性腫瘍に特異なポルフィリン親和性脂質)の発見者(昭32)。

【著書】酵素の話(昭22)、酵素学(昭25)、ポルフィリン及び金属ポルフィリンに関する研究(昭29)

香宗我部寿　こうそがべ・ひさし

明治15(1882)～昭和16(1941)年(59歳)、東京

【耳鼻咽喉科】 明治41年12月京都帝大福岡医大卒。耳鼻咽喉科入局(久保猪之吉教授)・助手、44年1月講師、6月日赤和歌山支部病院医長、大正2年10月区立札幌病院医長、欧州留学(札幌区派遣、8年11月～11年4月 瑞・バーゼル大ジーベンマン教授に師事)、10年5月北海道帝大助教授、11年6月教授(初代 耳鼻咽喉科)、在任中、昭和15年4月療養、16年12月逝去。

【著書】新耳鼻咽喉科学(昭12)

江田昭英　こうだ・あきひで

昭和4(1929)～平成14(2002)年(73歳)、大分

【薬理学】 昭和24年長崎医大薬学専門部卒。5月国立衛生試験所・助手、26年8月岐阜県立大薬理学(杉原徳行教授)・助手、34年4月岐阜県立医大講師、9月助教授、39年4月岐阜大助教授、9月岐阜薬大教授(初代 薬理学)、平成5年3月定年退職。▽わが国における免疫薬理学の開拓者。バイカレイン(天然物)が抗アレルギー作用を有することを発見、抗アレルギー薬「トラニラスト」「スプラタスト」の開発者としても知られる。

【共編】免疫毒性(毒性試験講座10 平3)、抗アレルギー薬の作用機序と効果(平4)

合田春悦　ごうだ・しゅんえつ

天保3(1832)～明治43(1910)年(78歳)、江戸(東京)

【漢方医、鍼灸師、漢方医存続運動家】 名 昌松。合田錦園の子。2歳で失明。多紀安良に漢方を、和田春孝に鍼術を学び、杉山流鍼術を極める。維新後、明治12年温知社(浅田宗伯、山田業広、浅井国幹など)に入り、16年漢方医継続の請願を繰り返したが、すべて却下され、16年10月太政官布告により「医師資格制度」が法律化され、また、18年の第8回帝国議会においては、漢方医提出の「医師免許規則改正法案」が否決され、漢方医再興の夢は潰えた。

合田平　ごうだ・ひとし

明治9(1876)～昭和9(1934)年(58歳)、新潟

【陸軍軍医】 明治36年東京帝大卒。12月近衛歩兵第1聯隊、1年志願兵、37年(2等軍医)姫路予備病院附、38年2月第2軍軍医部員(日露戦争従軍)、39年1月東京第1衛戍病院附兼軍医学校教官、東京帝大大学院、満州赤十字病院長、大正5年8月露国出張、7年9月シベリア、支那出張、8年11月欧州出張、(1等軍医正)、医務局衛生課長、近衛師団軍医部長を経て、13年12月東京第一衛戍病院長、昭和3年8月軍医学校長、12月医務局長、4年8月(軍医総監)、9年3月予備役編入、10月逝去。

神津照雄　こうづ・てるお

昭和19(1944)～平成20(2008)年(63歳)、東京

【外科(消化器)、内視鏡学】 昭和44年千葉大卒。5月社会保険船橋中央病院外科にて実地修練、45年1月千葉大第2外科(佐藤博教授)にて自主研修、46年5月至誠会谷口胃腸科外科病院、47年4月千葉大第2外科、50年4月国保長生病院外科医長、53年4月千葉大第2外科、平成2年4月講師、7年8月国保成東病院長、8年8月千葉大附属病院光学医療診療部助教授、15年3月教授、5月兼千葉大フロンティアメディカル工学開発センター教授、千葉大フロンティアメディカル工学開発センター副センター長・千葉大医学部附属病院ME機器管理センター長(18年4月～)、在職中、20年6月逝去。▽内視鏡超音波診断学の進歩に貢献、特に、食道疾患の内視鏡診断の研究で知られる。バレット食道粘膜の診断に色素法を導入した。

河野左宙　こうの・さちゅう

明治43(1910)～平成9(1997)年(87歳)、関東州

【整形外科】 昭和9年九州帝大卒。第2外科入局(後藤五郎教授)、海軍短期現役(2年)、応召(13年～18年)、20年12月整形外科入局(神中正一教授)・助手、21年11月講師、23年3月助教授、24年5月鳥取大米子医大教授(初代)、附属病院長(25年3月～)、

26年3月新潟医大教授、27年4月新潟大教授、附属病院長(30年9月～32年8月)、45年3月停年退官。退官後、聖隷浜松病院顧問・整形外科部長(45年5月～平成2年3月)。

【著書】旧海軍一衛生兵との絆 わが愛する台湾出身の日本人、広田慶光君(平7) **【共著】**関節成形術(昭24) **【自伝】**投錨(昭62)、折り折りの記 医師六十年(平5)

河野勝斎 こうの・しょうさい

明治24(1891)～昭和37(1962)年(71歳)、神奈川

【外科】 大正8年12月日本医専卒。昭和17年3月下谷区にて外科開業、司法保護司として更生保護活動に従事、司法省嘱託、文教行政にも関与、18年文部省嘱託、20年文部省社会教育局事務嘱託、21年財団法人日医大維持員、24年3月日医大事務総長、26年学校法人日医大理事、30年11月理事長、35年2月兼学長、在職中、37年9月逝去。▽私学全般の振興にも貢献、昭和25年日本私立大学協会常務理事などを経て、29年私立学校教職員共済組合を設立、理事長に就任した。▽河野林(法医学、日医大教授)、藤間紫(女優)の父。

甲野棐 こうの・たすく/すけ

安政2(1855)～昭和7(1932)年(77歳)、越後(新潟)

【眼科】 幼名繁太郎。明治14年東大(旧)卒。眼科(スクリバ、井上達也、須田哲造に師事)、16年8月助教授(梅錦之丞教授、スクリバ)、21年眼科主任、22年6月泉橋第二医院担当(河本重次郎教授就任のため)、26年日赤病院眼科部長(～29年)、独留学(31年10月～32年9月)、帰国後、33年6月兼侍医、35年6月東京帝大教授、7月休職、38年7月辞職・退官。退官後、日本橋にて眼科開業(甲野眼科医院)、侍医寮御用掛(～大正7年6月)。▽わが国における眼科学の草分けの一人。網膜膠腫のゴルジ染色、脚気における中心暗点の発見などの業績がある。日本眼科学会創立(明治30年)時の幹事。▽甲野礼作(ウイルス学、京大ウイルス研教授・予研部長)は孫。

【共編】眼科学講本上(明26) **【訳書】**眼科学(歇氏)(歇児真虞 明19)

河野庸雄 こうの・つねお

明治33(1900)～昭和57(1982)年(81歳)、福井

【口腔外科】 大正15年東京帝大卒。海軍短期現役、昭和3年4月泉橋慈善病院外科、東京帝大黴菌学(竹内松次郎教授)、池袋病院外科勤務、東京高等歯科医学校講師(口腔外科)、応召(海軍臨時湯河原病院勤務)、24年7月東京医歯大教授(歯学部・口腔外科)、26年4月東大教授(歯科学)、30年7月(口腔外科)、36年3月停年退官。

【著書】歯科外科各論(昭22)、口腔外科臨床診断学総論(昭47) **【共著】**歯科学大意(昭37) **【訳書】**口腔外科学上・中・下巻(アーチャー 昭43、45)、口腔外科学(クリューゲル 昭48)

向野利夫 こうの・としお

明治44(1911)～平成6(1994)年(82歳)、福岡

【眼科、俳人】 昭和8年九州医専卒。眼科入局(広瀬金之助教授)、10年八幡製鉄所病院、応召[13年10月小倉陸軍病院入隊、14年4月上海派遣、南京勤務を経て、第13軍派遣第14兵站病院附軍医(九江)、武昌陸軍病院、湖北・湖南における作戦に参加]、戦後、21年開業。▽俳号 楠葉。八幡製鉄所病院時代、俳句の道に入り、昭和19年中国・漢口で第1句集『柳絮』を刊行、42年から離島の無料診療に参加、第3句集『先島』を刊行した。俳誌『木の実』主宰。

【句集】遠賀野(雪解選集第37篇 昭39)、向野楠葉集[自註現代俳句シリーズ第5期40 昭63] **【回想】**若き日の日記より(平4)

向野楠葉 こうの・なんよう

→向野利夫(こうの・としお)

河野稔 こうの・みのる

大正5(1916)～平成19(2007)年(90歳)、千葉

【整形外科】 昭和16年9月慈恵医大卒。12月整形外科入局(片山国幸教授)、軍務(17年～20年9月)、25年1月助教授(片山良亮教授)、26年6月河野医院開設、27年9月河野臨床医学研究所設立・理事長、29年第一品川病院、第二品川病院設立、36年第三北品川病院設立。▽昭和55年富山県神通川流域で発生したイタイイタイ病の存在について、地元医師とともに学会で発表、以後、イタイイタイ病の研究とともに結核、リウマチなどの研究を行った。

【著書】健康開発 医は仁なり・人間経営第1部～第4部(昭40～44) **【共著】**骨関節結核の混合感染の化学療法と治癒の意義(日本整形外科学会叢書第1巻 昭26) **【編著】**医院から総合病院へ(昭46)、疲労回復の本(昭47)、健康百話(昭55)

河野 林 こうの・りん

大正4(1915)~昭和54(1979)年(63歳)、東京

【法医学】 昭和13年帝国女子医薬専卒。日医大病理入室(木村哲二教授)、助手、講師、助教授を経て、29年1月教授、36年3月(法医学)、41年7月退職。▽23年東京都監察医務院技術吏員、37年医務課副主幹、46年監察医長、48年8月副院長、54年3月退職。▽河野勝斎(日医大理事長)は父。

甲野礼作 こうの・れいさく

大正4(1915)~昭和60(1985)年(69歳)、東京

【ウイルス学】 昭和15年東京帝大卒。23年5月国立公衆衛生院衛生微生物学部門、33年1月京大教授(ウイルス研・血清免疫部門)、所長(36年7月~38年7月)、38年10月予研ウイルス中央検査部長、56年3月定年退官。退官後、埼玉医大客員教授、在職中、60年1月逝去。▽昭和44年から厚生省スモン調査研究協議会長として「キノホルム原因説」を提唱。47年アポロ病(急性出血性角結膜炎)ウイルスを発見。▽昭和52年野口英世記念医学賞[急性出血性角結膜炎(AHC)の病原体発見とその疫学に関する研究]▽甲野棐(眼科、東京帝大教授)は祖父。

【著書】滅菌と消毒の仕方(昭27)、細菌学・伝染病予防(高等看護学講座第4 昭27)、ウイルスと人間(昭56)【編著】遅発型ウイルス感染症(昭51)【共編】臨床ウイルス学(昭53)

河本重次郎 こうもと・じゅうじろう

安政6(1859)~昭和13(1938)年(78歳)、但馬(兵庫)

【眼科】 明治16年東大(旧)卒。外科入局・助手、独留学(文部省海外留学生、18年12月~22年5月 ベルリン大ヒルシュベルグ教授、フライブルグ大マンツ教授、ヴュルツブルグ大ミカエル教授について眼科研修)、22年6月帝大教授、30年6月東京帝大教授、大正11年3月依願退官。▽わが国における近代眼科学の開祖。門人943人と数えられている。ドイツの医学雑誌にも多数の論文を発表した。明治30年日本眼科学会を創立し初代会長。▽三田村篤志郎(病理学、東京帝大教授)は娘婿。

【著書】眼科学上巻(明26)、中巻(明26)、下巻(明27)、検眼鏡用法(明30)、全身眼病論(明37)【自伝】回顧録(昭11)【伝記】河本先生の想い出(昭35)

河本正一 こうもと・しょういち

明治40(1907)~平成12(2000)年(93歳)、兵庫

【眼科】 昭和6年東京帝大卒。眼科入局(石原忍教授)、8年3月樺太庁豊原病院眼科主任、13年7月台北帝大医専部教授、応召(17年1月 台北陸軍病院、21年3月復員)、11月東京警察病院部長、41年10月東京警察病院多摩分院、48年5月東京警察病院副院長、54年6月退職。

【著書】細隙灯顕微鏡検査法(昭36)

河本禎助 こうもと・ていすけ

明治15(1882)~昭和11(1936)年(53歳)、山口

【生化学】 旧姓日野。明治43年東京帝大卒。医化学入室(隈川宗雄教授)、大正4年4月伝研勤務、7年4月伝研技手(化学主任)兼講師(医学部医化学 柿内三郎教授)、11年7月助教授(医学部)、14年8月伝研技師兼助教授(医学部)、昭和2年9月19日教授(医化学)・19日退官、20日(伝研・所員)、3年3月愛知医大教授(医化学)、6年5月名古屋医大教授、10年3月長崎医大教授、在任中、11年1月逝去。

合屋長英 ごうや・ながひで

大正8(1919)~平成13(2001)年(82歳)、福岡

【小児科】 昭和19年九州帝大卒。20年小児科入局(遠城寺宗徳教授)、25年外来医長、29年6月助教授(永山徳郎教授)、48年6月教授、附属病院長(52年4月~54年3月)、併任福岡市立こども病院感染症センター院長(初代 55年9月~)、58年4月停年退官。退官後、福岡市立こども病院感染症センター院長(~63年3月)、中村学園大教授(家政学部 63年4月~平成4年3月)。

【編著】血液・リンパ節・脾・腫瘍・小児眼科(新臨床小児科全書第10巻 昭55)【共著】小児感染免疫学2(新小児医学大系第19巻B 昭56)【自伝】晴釣雨読合屋長英聞書(林道雄 昭63)

高良武久 こうら・たけひさ

明治32(1899)~平成8(1996)年(97歳)、鹿児島

【精神科】 大正13年九州帝大卒。精神科入局(榊保三郎教授)・助手(下田光造教授)、昭和4年講師、東京・根岸病院医長(森田正馬慈恵医大教授に師事)、6年7月慈恵医大講師、11年6月助教授、12年3月教授(精神神経科)、39年4月定年退職。▽森田療法による神経質の研究と治療に専念した。昭和15年8月当時の慈恵医大には外来・入院施設がなかったので医療施設「高良興生院」を開設(平成7年廃院)し

た。58年森田療法学会を設立、初代理事長に就任。

【著書】性格学(昭6)、神経質と神経衰弱(昭13)、ノイローゼの徹底療法(昭39)、森田療法のすすめ(昭44)、生きる知恵(昭47)、森田精神療法の実際(昭51)、どう生きるか(昭53)、神経質症と心のからくり(昭53)、精神医学者の随想(昭58)、高良武久著作集1～7(大原健士郎編集代表 昭63) 【詩集】高良武久詩集(昭64)

高良とみ こうら・とみ

明治29(1896)～平成5(1993)年(96歳)、富山

【心理学、社会運動家】 旧姓和田。本名富子。大正3年日本女子大英文科入学、6年卒。米国留学(6年12月～11年7月 コロンビア大心理学ソーンダイク教授に師事、ジョンズ・ホプキンズ大大学院)、九州帝大精神科・助手(榊保三郎教授)、昭和2年日本女子大教授、17年帝国女子医薬専教授、22年4月参議院議員(全国区、民主党、緑風会、当選2回 ～31年6月)。▽日本女子大では松本亦太郎教授の指導を受け、入学翌年の9月原口鶴子の葬儀に参列、鶴子の後を継ぐ決心をする。3年次、タゴール(インドの哲学者)の講演を聴き、感化される。コロンビア大に留学、鶴子より10年後(1922年)、同じ歳(27歳)でPh.D.を取得。昭和4年高良武久と結婚。▽戦前より、インドのタゴール、ガンジー、中国の魯迅、李徳全と親交があり、アジアの立場からの平和を訴えた。しかし、昭和16年には大政翼賛会に参加し婦人局を設置、運動を行っている。戦後、参議院議員となり、27年戦後初めてモスクワに入り、経済会議に出席、帰途、中国に入り、帆足計らともに第1次日中民間貿易協定を結んだ。帰国後、日本婦人団体連合会を結成・副会長。以後、キリスト教徒として平和運動、婦人運動に発言を続けた。▽高良武久(精神科医、慈恵医大教授)は夫、高良留美子(詩人)は3女。

【著書】ソ連・中共 私は見て来た(昭27)、高良とみの生と著作第1巻～8巻(高良留美子他編 平14) 【訳書】タゴール詩集 新月・ギタンジャリ(タゴール 昭37)、スイスの良心ピエール・セレゾール 平和への闘いの生涯(アネット 昭56) 【共訳】詩と人生(タゴール 昭42) 【自伝】非戦を生きる(昭58)

肥沼信次 こえぬま・のぶつぐ

明治41(1908)～昭和21(1946)年(37歳)、東京

【放射線科】 昭和9年日医大卒。4月東京帝大放射線科入局(中泉正徳教授)、12年6月ベルリン大医学部放射線研究所客員研究員(在外研究員、13年7月よりアレキサンダー・フォン・フンボルト育英財団奨学生)、16年4月研究補助員、19年8月教授資格取得。▽ドイツ敗戦後、帰国せず、同居の女性、娘とともに、ベルリン東北部のリーツェンに赴き、伝染病医療センターの責任者として勤務中、発疹チフスに罹患、21年3月急逝。▽リーツェンのフリート広場内の墓地にアスクレピオスの杖が刻まれている墓がある。

【伝記】大戦秘史・リーツェンの桜 敗戦の地ドイツでチフスと闘い、散った日本人医博・肥沼信次(館沢貢次 平7)

古賀玄三郎 こが・げんざぶろう

明治12(1879)～大正9(1920)年(40歳)、佐賀

【細菌学】 明治31年五高卒。32年8月築地林病院医員、34年岩手県盛岡病院外科部長、39年和賀郡黒沢尻町和賀病院長、43年4月辞職、京都帝大にて研究従事、大正3年2月内務省伝研入所(北里柴三郎所長)、12月北里研部長、9年10月北里柴三郎博士一行とともに大連での満州結核予防会発会式に列席、次いで満州衛生状態視察のために旅順に赴き、10月現地にて急逝。▽京都帝大時代、特発脱疽の治療法について発表。北里研では、結核治療法の研究に専念、抗結核薬「チアノクプロール」の創製者。

古賀康八郎 こが・こうはちろう

明治37(1904)～昭和55(1980)年(75歳)、佐賀

【産婦人科】 昭和6年九州帝大卒。産婦人科入局(白木正博教授、馬屋原茂教授)、16年10月青森県立病院医長、20年4月青森医専教授、23年4月弘前大教授、33年10月九大教授、43年3月停年退官。退官後、国立小倉病院長(43年4月～50年7月)。

【著書】生物学的妊娠反応(昭29)、不妊症の治療(昭40)、新生児重症黄疸と交換輸血(昭43) 【共編】婦人科学(昭40) 【随筆】竜の落し子(昭51

古賀 孝 こが・たかし

大正2(1913)～昭和62(1987)年(73歳)、福岡

【内科】 昭和16年京城帝大卒。病理学入室(徳光美福教授)、17年3月助手(高地療養研究所勤務)、20年4月助教授(高地療養研究所所員)、21年4月帰国、

宮崎市衛生検査技師、11月宮崎市にて内科開業、26年3月医療法人同心会古賀総合病院開設、54年7月古賀記念病院開設。62年1月逝去。▽超音波診断学の進歩に貢献した。▽昭和46年日医最高優功賞(脾の超音波断層に関する研究)

古賀良彦　こが・よしひこ

明治34(1901)～昭和42(1967)年(65歳)、福岡

【放射線科】 昭和2年九州帝大卒。第2内科入局(武谷広教授)、4年12月放射線治療学(中島良貞教授)、7年10月助教授、8年3月東北帝大助教授、17年1月教授(初代 放射線科)、28年診療X線技師学校を創設・校長。附属病院長(34年7月～36年6月)、39年3月停年退官。退官後、久留米大学長(39年4月～)、在職中、42年6月逝去。▽間接撮影法の創始者(昭和10年)、11年仙台陸軍教導学校学生の集団検診に用いて成功した。

【共著】放射線医学(昭40) **【共編】**放射線診断学全6巻(昭42)

古閑義之　こが・よしゆき

明治35(1902)～昭和54(1979)年(76歳)、熊本

【神経内科】 昭和3年慈恵医大卒。内科入局(加藤義夫教授)・助手、5年11月講師、19年助教授、21年6月教授(青戸病院内科)、附属青戸病院長(21年7月～26年10月)、26年11月東京病院に移転、38年4月(第2内科)、退職後、東洋医大学長・聖マリアンナ医大学長(初代 46年4月～53年5月)

【著書】神経衰弱は必ず治る(昭15)、ノイローゼの正体と生かし方(昭32)、トランキライザーの使い方(昭40)、心身医学(昭42)

小金井良精　こがねい・よしきよ

安政5(1859)～昭和19(1944)年(84歳)、越後(新潟)

【解剖学、人類学】 明治13年東大(旧)卒。卒後、独留学[文部省貸費留学生、14年1月～18年6月 ベルリン大ワルダイエル教授に解剖学と組織学(細胞学)を学び、シュトラスブルグ大にて研学、帰国]、18年7月講師、19年3月帝大教授(独人に代わり日本語で講義)、医科大学長(26年9月～27年9月)。大正10年12月停年退官。▽日本人最初の解剖学教授。▽慶応4年の戊辰戦争で長岡落城にともない、母と会津から仙台に逃げまわった体験が深く心に残り、翌年上京、医学を志す。明治21年～22年北海道においてアイヌ調査を行い、論文「アイヌ族の研究」(37年～38年)により、人類学者としての世界的評価を得た。26年日本解剖学会を設立。▽喜美子夫人は森鷗外の妹、長男は小金井良一(海軍軍医)、次女は柿内三郎(生化学、東京帝大教授)夫人。

【著書】日本石器時代の住民(明37)、人類学研究(大15) **【伝記】**小金井良精博士(横尾安夫『近代日本の科学者』第3巻、昭17)、祖父・小金井良精の記(星新一 昭49)

小金井良一　こがねい・りょういち

明治23(1890)～昭和45(1970)年(80歳)、東京

【海軍軍医(生化学)】 大正2年東京帝大卒。医化学入室(隈川宗雄教授)、3年内科入局(入沢達吉教授)、5年海軍軍医、独留学の後、昭和6年12月呉海軍病院第2艦隊軍医長、(軍医大佐)、7年12月部長、8年11月海軍技術研究所医務課長、11年12月舞鶴海軍病院長、12年12月(軍医少将)、14年12月予備役編入、15年4月昭和医専教授(生化学)兼青島医専教授(医化学、18年～)、戦後、21年4月昭和医専退職(軍歴のため教職追放)、東京都文京区にて開業、追放解除後、28年国士館大学教授、在職中、45年12月逝去。▽小金井良精(解剖学、帝大教授)の長男、森鷗外の甥。夫人は桑木厳翼(哲学者、京都帝大教授・東京帝大教授)の娘、柿内三郎(生化学、東京帝大教授)は義兄。

【著書】生化学微量定量法(大13)、新しい薬治療法(昭27)

国府達郎　こくぶ・たつお

大正15(1926)～平成7(1995)年(69歳)、大阪

【内科(循環器)】 昭和26年阪大卒。実地修練、第3内科入局(堂野前維摩郷教授)・大学院、米国留学(34年～35年 ドーパ研究所)、40年講師(山村雄一教授)、45年助教授、49年4月愛媛大教授(第2内科)、平成元年3月停年退官。退官後、公立学校共済組合近畿中央病院長(平成元年～)、在職中、7年7月逝去。

【編著】消化器・血液疾患(内科生化学入門 昭63)、呼吸器・循環器疾患(同 平元)、代謝・内分泌疾患(同 平元)、遺伝子異常(同 平2) **【共編】**レニンと高血圧(昭61) **【監修】**交感神経抑制薬と高血圧ハンドブック(平元)、高血圧マニュアル(平3)

小暮文雄　こぐれ・ふみお

昭和5(1930)～平成17(2005)年(74歳)、東京

【眼科】 昭和31年東京医大卒。実地修練、眼科入局

(桑原安治教授、馬詰嘉吉教授、松尾治亘教授)・大学院、36年7月助手、39年9月講師、仏留学(42年9月～43年9月 ストラスブール大眼科)、45年4月国立小児病院視能訓練学院講師、東京医大附属高等看護学院講師、53年8月獨協医大臨床教授、平成2年4月主任教授、8年3月定年退職。

【編著】東京眼科医会(平元) 【共編】眼科手術のコツと落とし穴全2冊(平7)、眼科検査・診断のコツと落とし穴全2冊(平8)、白内障IOL手術(平9)、インフォームド・コンセント(平11) 【監訳】現代眼科手術アトラス全3巻(クレイマン 平3、4)

小坂樹徳 こさか・きのり

大正10(1921)～平成22(2010)年(88歳)、長野
【内科(糖尿病学)】 昭和20年9月東京帝大卒。10月第3内科入局(坂口康蔵教授、冲中重雄教授)、23年6月助手、34年8月講師、38年5月(中尾喜久教授)、41年4月東京女子医大教授(第2内科)、47年4月東大教授(第3内科)、57年3月停年退官。退官後、虎の門病院副院長(57年4月～)、院長(10月～平成4年3月)、兼三楽病院長(62年4月～平成元年7月)、冲中記念成人病研究所理事長(62年12月～平成9年3月)。▽日本人の糖尿病の成因・病態の解明、診断法・治療法の確立に尽力した。
【著書】医学概論(昭58)、生活習慣病の理解(平12)、糖尿病の発症と予防(平17) 【編著】現代医療論(平14)、糖尿病学 1977～2000(昭52～平12)、糖尿病(昭55) 【共監訳】臨床糖尿病学上・下(エレンバーグ 昭52)、セシル内科学全4巻(セシル 昭60)

小坂淳夫 こさか・きよお

大正4(1915)～平成17(2005)年(89歳)、岡山
【内科】 昭和15年岡山医大卒。4月第1内科入局(稲田進教授)、応召[5月(陸軍衛生軍曹)、6月(衛生曹長)、7月(軍医中尉)、4月(軍医大尉)、21年復員]、21年7月第1内科復帰(山岡憲二教授)、23年4月講師、11月助教授、29年4月岡山大助教授、32年2月岡山大・岡山医大教授、西独出張(3月～)、医学部長(48年～)、50年6月学長、56年6月退官。退官後、大学入試センター所長(57年4月～60年3月)、重井医学研究所附属病院長(60年4月～平成5年3月)、岡山県立大学長・岡山県立短大部学長(初代 平成5年4月～8年3月)。▽ウイルス肝炎の研究で業績を残した。▽昭和58年山陽新聞賞(教育功労)
【著書】これからの大学と地域社会(平5) 【共著】食品交換表による糖尿病食事療法の実際(昭39)、消化器疾患第5(現代内科学大系[第2]第5 昭44)、腹腔鏡による肝・胆道疾患診断図譜(昭48) 【編著】瀬戸内海の環境(昭60)

小坂隆雄 こさか・たかお

明治34(1901)～昭和54(1979)年(78歳)、長野
【衛生学】 大正13年6月南満医学堂卒。関東庁衛生課長、昭和20年5月日大教授(初代 衛生学 ～27年12月)、23年10月板橋保健所長、24年5月新潟大教授(初代 公衆衛生学)、42年3月停年退官。▽関東庁在勤中、『満州開拓衛生の基礎』と題した800頁近い大冊を編集、新潟では、アイソトープ利用の重要性を予測し、全国医学部に先駆けてアイソトープ研究室を設置、新潟水銀中毒症の疫学的研究に従事。
【共著】新潟地震の状況(昭40) 【編著】満州開拓衛生の基礎(昭16)

小酒井望 こさかい・のぞむ

大正7(1918)～平成元(1989)年(70歳)、愛知
【臨床検査医学】 昭和16年12月東京帝大卒。17年1月陸軍短期現役(陸軍軍医学校防疫研究室)、20年12月東芝生物理化学研究所、23年11月国立東京第一病院研究検査科(わが国の病院では最初の中央臨床検査部 大橋成一部長)、36年3月順天堂大教授(臨床病理学)・附属病院中央臨床検査部長、附属病院長(47年4月～52年3月)、56年4月浦安病院建設本部長、58年3月定年退職。59年5月順天堂大浦安病院長(初代)、在職中、平成元年1月逝去。▽小酒井光次(不木 生理学、探偵小説家)の長男。
【著書】菌の耐性(昭28)、臨床検査室(昭33) 【共編】臨床診断指針(昭34)、衛生検査技師講座第1～第19(昭43～46)、臨床検査技師講座1～26(昭46～47)

小酒井不木 こさかい・ふぼく

→小酒井光次(こさかい・みつじ)

小酒井光次 こさかい・みつじ

明治23(1890)～昭和4(1929)年(38歳)、愛知
【生理学、小説家】 大正3年東京帝大卒。大学院(生理学、血清学)、6年12月東北帝大助教授、米・英・仏・瑞留学(文部省外国留学生、6年12月～9年11月)、9年12月東北帝大教授、病気悪化のため赴任できず13年5月退官。▽筆名 不木(ふぼく)。江戸川

乱歩を世に送り出した日本探偵小説界の草分け。退官後、作家生活に入り、和漢洋にわたる豊富な文学的素養と広汎な科学的知識を基礎として正確無比な探偵小説を執筆した。▽小酒井望(臨床病理学、順天堂大教授)は長男。

【著書】生命神秘論(大4)、西洋医談(大13)、死の接吻(大15)、犯罪文学研究(昭2)、疑問の黒枠(昭2)、実験遺伝学概説(春秋文庫 昭4)、小酒井不木全集全17巻(昭4～5)、恋愛曲線(昭7)、闘争(昭10)【訳書】過敏性(コカ 大10)

古沢平作 こざわ・へいさく

明治30(1897)～昭和43(1968)年(71歳)、神奈川
【精神科、精神分析学】 大正15年東北帝大卒。精神科入局(丸井清泰教授)、昭和6年10月助教授、墺留学(在外研究員、7年1月～8年1月 ウィーン精神分析研究所)、8年3月退職、東京に精神分析学研究所開設(戦前・戦後にわたるわが国ただ1人の精神分析医師として開業)。▽わが国における精神分析学、力動精神医学、心身医学の基礎づくりに貢献した。昭和30年日本精神分析学会を創設・会長。東北帝大時代に指導を受けた懸田克躬、山村道雄、戦後、教育を受けた土居健郎、西園昌久、前田重治、小此木啓吾、池見酉次郎など多数の弟子を育成した。
【訳書】続精神分析入門(フロイド選集3 昭28)、精神分析療法(同15 昭33)【監訳】人間の心全2冊(メニンガー 昭27)

越賀一雄 こしか・かずお

大正12(1923)～平成11(1999)年(76歳)、兵庫
【精神科】 昭和21年9月京大卒。附属病院にて実地修練、22年4月精神科入局(三浦百重教授)、29年6月大阪医大講師(神経精神病学 満田久敏教授)、12月助教授、40年8月大阪医大教授(進学課程心理学、神経精神病学兼担 ～54年10月)、平成3年3月定年退職。▽心を対象とした心理学的方法と身体を対象とした生物学的方法の統合を目指した精神病学者として評された。
【著書】クレッチメルの医学心理学(昭26)、時空間体験の異常(異常心理学第2部D第5 昭29)。異常の人間 精神病理学的人間論(ヒューマン・ブックス 昭39)、異常への可能性 現代人と人間性の狂気(富士新書 昭42)、大脳病理と精神病理のあいだ(昭57)

小島 克 こじま・こく

明治38(1905)～昭和56(1981)年(75歳)、新潟
【眼科】 昭和5年愛知医大卒。眼科入局(小口忠太教授)、9年8月名古屋医大助手、10年3月安城町更生病院眼科部長、17年5月門司鉄道病院眼科医員、10月眼科医長、20年2月名古屋帝大教授(航空医学研・第1部門感覚器・生病理学方面)、12月航空医学研廃止、22年3月名古屋鉄道病院眼科医長、25年2月大阪鉄道病院眼科医長、25年12月名大教授、附属病院長(40年3月～42年3月)、医学部長事務取扱(42年10月～44年3月)、44年4月停年退官。

小島三郎 こじま・さぶろう

明治21(1888)～昭和37(1962)年(74歳)、岐阜
【細菌学、公衆衛生学】 旧姓厳田。大正5年東京帝大卒。6年東京帝大伝研入所(二木謙三教授)、岐阜県羽島郡中屋村にて開業(2年間)、8年1月伝研技手、15年8月技師、欧米留学(昭和2年2月～4年2月 ストックホルム大オイラー教授に師事、後、欧米における下水設備と消毒を調査、帰国)、昭和2年9月助教授兼防疫官、伝研所員、10年4月兼京城帝大講師(細菌学)、10年9月教授(第4研究部長)、22年5月予防衛生研究所副所長(予研、伝研より分離)、29年3月国立予研所長、33年5月退官。この間、日本医専教授(細菌衛生学 大正14年～昭和3年)、日医大教授(衛生学 4年～27年)兼任。予研退官後、日本抗生物質学術協議会理事長、在職中、37年9月逝去。▽研究は初期に細菌衛生学、しだいに領域を広げ、主として予防医学の方面で広汎な実績を挙げた。功績を記念して「小島三郎記念文化賞、小島三郎記念技術賞」が設けられた(昭和40年)。▽昭和33年保健文化賞(伝染病の防疫対策に対する貢献)
【分担】病原菌標本及び培養法(生物学実験法講座12 昭13)【共著】食物中毒菌(昭15)、風邪とインフルエンザ(昭22)【監修】生物学的製剤基準解説第1(昭23)【共監】腸内細菌(昭31)【追悼】小島三郎博士追悼録(昭37)

小島 瑞 こじま・みず

大正10(1921)～平成7(1995)年(73歳)、新潟
【病理学】 昭和19年9月新潟医大卒。応召(海軍軍医学校、21年1月復員)、2月新潟医大第2病理入室(赤崎兼義教授)、27年10月福島県立医大講師、29年8月東北大助教授(第2病理 赤崎兼義教授)、米国留学(34年8月～35年11月 ニューイングランド医学研究所)、35年12月福島県立医大教授(第1病理)、54

年4月筑波大教授(基礎医学系病理)、医学専門群副群長(55年6月～)、60年3月停年退官。退官後、東京女子医大客員教授(60年5月～62年3月)、水戸済生会総合病院顧問。▽網内系と網内系疾患についての業績で知られる。

【著書】リンパ節の病理(昭60)【編著】悪性リンパ腫の組織病理(昭59)【共編】新分類による悪性リンパ腫アトラス(昭56)、マクロファージとその周辺(昭60)

古城管堂　こじょう・かんどう

安政4(1857)～昭和9(1934)年(77歳)、豊前(大分)
【医師、事業家】 明治13年東大(旧)別課卒。15年下田病院長、20年渡鮮、21年仁川居留地病院設立・院長、大分にて開業、36年再渡鮮、賛化病院長、京城医師会長、41年医業廃業。▽精米業、鉱山業から始め、朝鮮実業銀行頭取の他、国東銀行、朝鮮銀行、朝鮮火災海上保険の各取締役、京城園芸館社長、京城商業会議所副会頭など京城の経済界で活躍した。

小杉虎一　こすぎ・とらいち

明治24(1891)～不詳、埼玉
【病理学】 大正9年東京帝大卒、10年慶大病理学入室(草間滋教授)、13年4月京城医専講師、欧州留学(朝鮮総督府在外研究員)、15年4月京城帝大助教授、昭和2年4月教授(第1病理)、19年3月退官。戦後、東京都青梅市にて開業。
【著書】病理解剖学第1(昭10)【共訳】水代謝の生理及病理に関する実験的研究(昭10)

古武弥正　こたけ・やしょう

大正元(1912)～平成9(1997)年(85歳)、大阪
【心理学】 昭和12年関西学院大学法文学部英文科卒。13年ハーバード大大学院心理学専攻修了、14年助手、助教授を経て23年教授、31年文学部長、41年学長(～43年)、47年4月兵庫医大副学長、54年11月理事長、平成4年11月退任。▽古武弥四郎(生化学、大阪帝大教授)の3男。
【共著】条件反射(現代心理学大系第11 昭31)、人間の条件反応(昭48)【訳書】児童心理(ビューラー 昭17)、アヴェロンの野生児(イタール 昭27)、精神発達(ビューラー 昭33)

古武弥四郎　こたけ・やしろう

明治12(1879)～昭和43(1968)年(88歳)、岡山
【生化学】 明治35年9月大阪府立医学校卒。11月助手、36年9月京都帝大医化学入室(荒木寅三郎教授)・助手、40年2月大阪府立高等医学校助教諭(生理学科医化学部長)、41年4月教諭。独留学(大阪府派遣、42年4月～44年 ケーニヒスベルグ大ヤッフェ教授)、大正4年(医化学薬学部医化学部長)、8年11月大阪医大教授、昭和6年5月大阪帝大教授、微生物病研究所長(9年9月～15年6月)、医学部長(12年6月～15年6月)、15年6月停年退官。退官後、17年3月関西学院理事、20年3月和歌山県立医専校長(初代)、21年1月関西学院大学長事務取扱(～22年3月)、22年6月和歌山県立医大予科長兼学長事務取扱、23年2月学長、35年3月退職。▽大阪府立高等医学校では、従来、医化学は生理学科に含まれていたが大正14年生化学教室を正称にし、多くの弟子を育成、わが国における生化学の基礎を築いた。アミノ酸の生化学に関する広汎な研究を行ったが、特にトリプトファンの中間代謝の研究で知られる。▽昭和8年学士院賞(東宮御成婚記念賞 トリプトファーンの中間代謝に就ての研究)、36年文化功労者(生化学)、38年日医最高優功賞(医学教育功労者表彰)、39年ドイツ学士院会員、49年日本学士院会員 ▽古武弥人(生化学、名大教授)は長男、古武弥正(心理学、関西学院大学長)は3男。▽号 五経。
【著書】有機養素 附・酵素(大4)、戦局と栄養(昭19)、栄養及び治療から観た蛋白質とAmino 酸(昭21)、荒木寅三郎(昭32)【伝記】古武弥四郎先生(中島達二 昭58)

古武弥人　こたけ・やひと

明治39(1906)～昭和63(1988)年(81歳)、兵庫
【生化学】 昭和5年京都帝大理学部卒。18年5月県立徳島医専教授(生化学)、20年4月官立徳島医専教授、23年2月徳島医大教授、4月和歌山県立医大教授(生化学)、33年4月名大教授(公衆衛生学)、38年1月(初代 第2生化学)、45年3月停年退官。退官後、神戸学院大教授(45年4月～60年3月、栄養学部長48年5月～12月)。▽古武弥四郎(生化学、大阪帝大教授)の長男。
【共著】蛋白質(アミノ酸)代謝(昭27)、代謝を主体とした栄養生理学(昭47)

小立鉦四郎　こだち・しょうしろう

安政3(1856)～明治42(1909)年(52歳)、相模(神奈川)

【医書出版】　小田原藩士の4男。明治維新後、小田原裁判所長山田信道の学僕。西南の役に従軍巡査として参加した後、明治12年上京、本郷春木町に医学・薬学の専門書販売店「南江堂」を創業(南江は相模灘の意。かつ俳号)。20年頃から医学書の出版をはじめ、『臨床医典』(筒井八百珠編訳　明治23年)が22版(44年6月)を重ねた他、『度氏内科各論』(ドルンブリュート、栗本秀二郎、下江新訳　明治26年)などを出版、また、独、英の原書の輸入販売を開始した。医学書のみならず、文学書、「レクラム文庫」(独。岩波文庫のモデル)などの輸入をも行った。

小谷尚三　こたに・しょうぞう

大正11(1922)〜平成16(2004)年(81歳)、大阪

【細菌学】　昭和20年9月大阪帝大卒(4月海軍見習尉官・海軍衛生学校、7月岩国海軍病院)。戦後、大学院特別研究生第1期(細菌学　谷口腆二教授)22年9月修了、第2期(細菌学、公衆衛生学　梶原三郎教授)25年9月修了、11月助手(公衆衛生)、27年4月助教授(関悌四郎教授)、31年6月奈良県立医大教授(細菌学)、米国出張(35年7月〜36年10月　イェール大)、39年9月阪大教授(歯学部・口腔細菌学)、歯学部長(54年1月〜58年1月)、61年4月停年退官。▽昭和46年浅川賞(細菌細胞壁を溶解する微生物由来の酵素とその応用)、55年ベーリング・北里賞(細菌細胞壁成分の免疫増強作用に関する研究)

小谷新太郎　こたに・しんたろう

明治43(1910)〜昭和61(1986)年(76歳)、鳥取

【厚生行政】　昭和11年東京帝大卒。第1内科入局(島薗順次郎教授)、10月内務省衛生局防疫課、12年5月(防疫官補)、13年1月厚生省予防局防疫課、6月香港日本総領事館附(厚生省防疫官)、16年1月厚生省予防局防疫課、17年4月ボルネオ守備軍司令部附、18年2月(陸軍司政官)、19年1月南方軍政総監部附、21年3月厚生省衛生局防疫課(厚生技師)、12月予防局予防課、米国出張(23年9月〜24年6月　ハーバード大公衆衛生学校)、24年7月公衆衛生局予防課、12月兼国立公衆衛生院、26年7月保健所課長、29年5月公衆衛生局環境衛生部食品衛生課長(初代)、33年8月順天堂大教授(公衆衛生学)、50年9月退職。退職後、越谷市民病院長(50年10月〜55年3年)。

【著書】こころの話(昭43)　【共編】食品工業の衛生工学(昭41)

小谷勉　こたに・つとむ

大正7(1918)〜昭和51(1976)年(57歳)、大阪

【整形外科】　昭和17年9月大阪帝大卒。細菌学入室(谷口腆二教授)、応召[10月2等兵として大阪師団入隊、幹部候補生となり、18年12月(軍医中尉)、シンガポール南方第一陸軍病院勤務、22年12月復員]、23年阪大整形外科入局(清水源一郎教授)、助手(石橋分院)、27年12月大阪市立医大講師(水野祥太郎教授)、米国留学(29年〜32年　ニューヨークのレオ・メーヤー、ジャッフェ、ミリグラムら各教授につき整形外科学を研修、留学中、デンバーの国立ユダヤ病院で肺結核の手術を受ける)、36年1月大阪市大教授、41年兼大阪市立身体障害者福祉センター館長、附属病院長(44年3月〜9月)、医学部長(44年7月〜47年3月)、附属病院長(47年4月〜49年3月)、在職中、51年8月逝去。▽神経損傷、股関節症、骨腫瘍、手の外科にわたる広い研究分野にすぐれた業績を残した。また、附属病院長、医学部長として学園紛争の鎮静に尽力した。独立美術協会に属する画家でもあった。

【監訳】手の先天性奇形　その手術療法(ウィット、コッタ、イェガー　昭47)

小谷剛　こたに・つよし

大正13(1924)〜平成3(1991)年(66歳)、愛知

【産婦人科、作家】　昭和20年名古屋帝大医専部卒。海軍軍医、21年産婦人科開業。▽医業の傍ら文筆活動を続け、昭和23年以来、同人雑誌『作家』を主宰。24年戦後初の芥川賞受賞(「確証」)。

【著書】医師と女(昭30)、翼なき天使(昭30)、検診台(昭31)、婦人科医のカルテ(昭38)、不断煩悩(昭48)、冬咲き模様(昭59)、連獅子(平元)

児玉桂三　こだま・けいぞう

明治24(1891)〜昭和47(1972)年(81歳)、滋賀

【生化学】　大正7年東京帝大卒。医化学入室(柿内三郎教授)、12年8月助教授、英国留学(在外研究員　ケンブリッジ大ドナン教授の下で蛋白質化学、ホプキンス教授の下で生体酸化の研究に従事)、昭和2年1月愛知医大教授、3年3月九州帝大教授(生化学)、18年6月東京帝大教授(生化学)、22年10月東大教授、医学部長(24年1月〜26年8月)、27年3月停年退官。退官後、徳島大学長(28年4月〜40年3月)、女子栄養大教授(公衆栄養学　40年〜)、在職中、47年

10月逝去。▽生化学を基礎とした栄養学の研究を進めた。

【著書】最新栄養学(昭34)【共著】医化学(昭14)、やさしい栄養学(昭30)【編著】臨床生化学(昭26)

児玉 昌　こだま・さかえ

明治25(1892)～昭和28(1953)年(61歳)、広島

【精神科】大正6年12月東京帝大卒。7年1月精神科入局(呉秀三教授)・助手、巣鴨病院勤務、10年3月戸山脳病院長、12年5月東京帝大大学院、10月松沢病院勤務、14年7月医長・東京帝大講師(三宅鉱一教授)、昭和5年12月小金井治療教育所開設、7年10月愛知県立精神病院長(初代 ～18年3月)、18年6月名古屋市立女子高等医専教授、26年4月名市大講師、6月退職、静岡・駿府病院勤務、在職中、28年3月逝去。▽わが国における最初の知的障害者教育施設「小金井治療教育所」の開設者。

【著書】滅び行く宇宙及人類(大5)、癲狂院より(大8)【参考】愛知県立精神病院初代院長児玉昌博士の生涯と業績(後藤陽夫 精神医学史研究9巻2号、平17)

児玉作左衛門　こだま・さくざえもん

明治28(1895)～昭和45(1970)年(75歳)、秋田

【解剖学、人類学】大正9年東北帝大卒。第1解剖入室(布施現之助教授)・助手、10年8月助教授、独・瑞・墺留学(在外研究員 12年6月～15年3月)、昭和4年5月北海道帝大教授(第2解剖)、医学部長(18年12月～20年12月)、34年3月停年退官。▽脳解剖学者、また、アイヌの人類学、民族学研究の第一人者でもあり、昭和12年アリュート系の骨格のモヨロ貝塚人を発見・命名した。▽昭和40年北海道文化賞(社会文化賞 モヨロ貝塚の民族について)▽児玉譲次(解剖学、北大教授)は嗣子。

【著書】モヨロ貝塚(昭23)、明治前日本人類学・先史学史(昭46)【分担】アイヌの文身(人類学・先史学講座第3部第18巻 昭14)、アイヌの頭蓋学及骨学(同第2部第9巻 昭16)【共著】中枢神経系(昭17)

児玉俊夫　こだま・としお

大正元(1912)～昭和53(1978)年(65歳)、東京

【整形外科】昭和11年東京帝大卒。整形外科入局(高木憲次教授)、19年12月臨時東京第三陸軍病院、21年湯河原整形外科療養所医務部長、24年5月東大助教授(三木威勇治教授)、29年4月岡山大教授(初代 整形外科)、53年4月停年退官。5月20日急逝。▽臨時東京第3病院時代、水町四郎とともに戦傷切断肢の神経腫と予防に関する研究を行った。東大助教授時代、高木憲次とともに身体障害者福祉法制定に尽力した。岡山時代、中国地方における整形外科の普及に尽力した。また、整形外科専門医教育の体系化、医学教育の体系化に「岡山方式」を提唱した。

【著書】義肢(昭28)、関節リウマチの臨床(昭29)、整形外科教科書(昭34)、スポーツ医学入門(昭40)【共著】骨関節のX線診断(昭47)、骨折の治療(昭51)【監修】装具(昭44)

児玉豊治郎　こだま・とよじろう

明治9(1876)～昭和35(1960)年(84歳)、長野

【細菌学】明治27年済生学舎卒。27年10月医術開業試験及第、28年5月医術開業免状下付、29年1月台湾公医(～33年3月)、33年9月東京帝大選科入学(衛生学・緒方正規教授 ～34年9月)、10月介補(衛生学～36年5月)、6月東京市衛生試験所技師(～44年5月休職)、43年9月日本歯科医専教授嘱託(～44年5月)、43年9月、東京市より独・ドレスデン市にて開催される万国衛生博覧会の状況報告、衛生状況視察の命令を受ける、44年9月東京市より独・下水道の衛生調査の命を受ける、独留学(私費、43年6月～大正2年3月 シュトラスブルグ大カーレンフート教授に師事、衛生・細菌、免疫学を研学)、2年5月東京市衛生試験所技師、4年5月金沢医専教授(衛生学・細菌学)、11年5月辞任。児玉経堂病院(結核療養所)開設・院長。在職中、昭和35年9月逝去。

【著書】実用黴菌学(明42)、実地医家ノ肺結核療法(昭2)、民疫新療法(昭4)、最近の肺結核療法(昭13)

児玉 誠　こだま・まこと

明治27(1894)～昭和12(1937)年(43歳)、長野

【病理学】大正5年千葉医専卒。北里研入所(病理細菌学 草間滋部長)、慶大病理(草間滋教授)、独留学(12年2月～ アショフ教授、シュピールマイヤー教授)、15年2月慶大講師、12月満鉄衛生研究所病理部長、昭和9年2月独衛生研究所(ハーゲン博士)、帰国後、新潟医大(病理 川村麟也教授)、在室中、12年2月逝去。

【著書】最新脳神経病理学検査法(昭5)

狐塚 寛　こづか・ひろし

昭和4(1929)～平成13(2001)年(71歳)、栃木

【薬学（毒性学、裁判化学）】 昭和28年東大薬学部卒。47年警察庁科学警察研究所第1部化学第2研究室長、50年3月富山大教授（薬学部環境衛生分析学）、51年4月富山医薬大教授（薬学部臨床分析学）、平成7年3月停年退官。▽犯罪科学の第一人者。科学警察研在任中、毛髪中に含まれる重金属、ヒ素の成分分析を犯罪捜査に導入した。

【共編】最新裁判化学（昭56）、現代衛生化学（昭58）

小机弘之　こづくえ・ひろゆき

大正10（1921）～昭和58（1983）年（61歳）、東京

【衛生学】 昭和21年慈恵医大卒。実地修練、衛生学入室（矢崎芳夫教授）、22年8月助手、25年9月講師、27年10月群馬大助教授、30年3月慈恵医大助教授、35年4月教授、在職中、58年8月逝去。▽蛍光顕微鏡法とその医学的応用を課題とした。

【著書】衛生学（昭44）

後藤五郎　ごとう・ごろう

明治27（1894）～平成元（1989）年（95歳）、岐阜

【放射線科】 大正3年九州帝大卒。14年京都府立医大助教授、内地留学（東京帝大、慶大 1年間）、レントゲン科主任、昭和3年4月教授（初代 理学的診療学）、32年6月定年退職。退職後、京都第一赤十字病院長（35年9月～36年8月）。

【著書】放射線による職業性慢性障害（昭30）、日本放射線医学史考明治大正篇（昭44）、昭和篇（昭45）

後藤七郎　ごとう・しちろう

明治14（1881）～昭和37（1962）年（81歳）、福岡

【陸軍軍医（外科）】 明治39年京都帝大福岡医大卒。陸軍見習医官（歩兵第1聯隊附）、42年京都帝大大学院入学、44年京都帝大福岡医大大学院（第2外科 三宅速教授）、兼講師、福岡衛戍病院附、英国駐在、大正5年（陸軍3等軍医正）、7年帰朝、軍医学校教官、8年4月九州帝大教授（第2外科）、附属病院長（昭和2年8月～3年3月）、医学部長（3年3月～5年3月、14年11月～16年11月）、総長事務取扱（4年9月～10月）、17年3月停年退官。退官後、陸軍に復帰（軍医少将）。▽胃・十二指腸潰瘍外科の権威、わが国で最初に輸血（大正8年）を行った。

【著書】胃癌、胃潰瘍及び胃潰瘍癌に就いて（昭16）

後藤昌文　ごとう・しょうぶん

文政9（1826）～明治28（1895）年（69歳）、美濃（岐阜）

【ハンセン病医療】 後藤宗健（漢方医）の子。明治3年5月上京、大学東校附属病院にて「らい」の診療に従事、4年大学東校閉鎖に伴い退職、11月柏木成木町に癩病室開設、7年4月本所中之郷本町に癩病室を開設、8年4月両病室を合併、神田猿楽町に癩病院「起廃病院」を開設、同年浜松に分院開設、16年「起廃病院」は芝新堀町に移転。▽後藤式療法（大風子油丸薬の服用、大風子実の絞り糟などの薬湯、栃の実の使用、温浴療法）で知られた。▽後藤昌直（ハンセン病医）は長男。

【著書】癩病考稿本（明9）【校閲】難病自療（明15）

後藤新平　ごとう・しんぺい

安政4（1857）～昭和4（1929）年（71歳）、陸奥（岩手）

【医師、政治家】 明治7年2月福島県立須賀川病院附属医学校入学、9年9月愛知県病院3等医、10年9月大阪陸軍臨時病院傭医、9月医術開業免状を下付、11月名古屋鎮台病院傭医、11年3月名古屋公立医学校1等訓導、14年10月愛知病院長兼愛知医学校長、16年1月内務省御用掛、独留学（私費、23年4月～25年6月 ミュンヘン大衛生学）、25年11月内務省衛生局長、26年11月相馬事件に連座して収監、12月非職、27年5月保釈出獄、27年12月控訴裁判で無罪、28年4月内務省衛生局長、31年3月台湾総督府民生局長、6月民政長官、欧米各国出張（35年6月～12月）、39年11月満鉄総裁（初代）、露都訪問（41年4月～6月）、41年7月逓相（第2次桂内閣 ～44年8月）、兼鉄道院総裁（41年12月～44年8月）、兼拓殖局副総裁（43年6月～44年5月）、大正元年12月逓相兼鉄道院総裁兼拓殖局総裁（第3次桂内閣 ～2年2月）、5年10月内相（寺内内閣 ～7年7月）、7年7月外相（寺内内閣 ～7年9月）、8年2月拓殖大学長（～昭和4年4月）、欧米視察（8年3月～11月）、大正9年12月東京市長（～12年4月）、12年9月内相（第2次山本内閣 ～13年1月）、12年9月兼帝都復興院総裁（～13年1月）。▽明治36年11月貴族院議員（勅選～昭和4年4月）▽安場保和愛知県令に招かれ、愛知県病院に着任、愛知在任中、明治22年発表した「国家衛生原理」以来の社会事業、衛生思想の普及を図る活動は、大正11年の健康保険法制定に至った。愛知病院にて診療した板垣退助の推挙を受け衛生局長に就任したが失脚、台湾総督児玉源太郎に異例の起用を受け、台湾に赴任、新渡戸稲造を起用して糖業を振興させるなど、民生対策は植民地経営の模範とされたこともある。満鉄総裁を経て、閣僚就任後、

対外積極政策を唱え、中国の経済的分割、東亜経済同盟を構想し、シベリア出兵を強行した。第2次山本内閣の内相として帝都復興院総裁を兼ねて、関東大震災後の東京の復興に尽力した。昭和2年(12月～3年2月)には訪ソしてスターリンと会見、日ソの国交実現に努力した。また、広軌鉄道の必要性の構想は、後年、新幹線となって実現した。伝研の設立など北里柴三郎の生涯を通じての協力者としても知られる。日頃の発言から「大風呂敷」と評された。▽少年団日本連盟総長(大正11年4月～昭和4年4月)、東京放送局総裁(大正13年11月～15年8月)なども務めた。▽安場保和(内務官僚)は岳父、鶴見俊輔(哲学者、評論家)は孫。

【著書】国家衛生原理(明22)、日本膨張論(大5)、公民読本少年、青年、成人の巻(大15) **【伝記】**一世の風雲児後藤新平(昭4)、後藤新平伝第1～12(鶴見祐輔 昭18～19)、大風呂敷(杉森久英 昭40、小説)、後藤新平追想録(昭53)、後藤新平 背骨のある国際人(講演集 平13)、正伝・後藤新平1～8(鶴見祐輔、前出の決定版 平16～18)、後藤新平大全(平19)

五島清太郎 ごとう・せいたろう

慶応3(1867)～昭和10(1935)年(67歳)、長門(山口)

【寄生虫学】 明治23年帝大理科大学動物学科(箕作佳吉教授、飯島魁教授)卒。米国留学(私費、後に文部省外国留学生、27年8月～29年 ジョンズ・ホプキンズ大、ハーバード大にて動物分類学を学ぶ)、一高教授、42年12月東京帝大教授(動物学第2講座)、理学部長(大正9年12月～15年12月)、昭和3年3月停年退官。▽飯島魁とともにわが国における寄生虫学の創始者。動物寄生虫の研究とともに、ヒトデ、クラゲ、線虫類の分類学的研究が多い。▽大正2年学士院賞(外部寄生性吸虫類の研究)

【著書】新編動物初歩(明30)、新編普通動物学(明31)、動物実験学第1巻(明33)、第2巻(明36)、動物学講義(新撰百科全書第130編 大4) **【訳書】**ダーウィン氏自伝(明24)

後藤敏夫 ごとう・としお

明治40(1907)～平成2(1990)年(82歳)、静岡

【皮膚科、泌尿器科】 昭和9年東京帝大卒。国立相模原病院副院長、31年8月国立相模原病院院長心得、32年4月院長、53年4月退官。

【著書】オウム病(南江堂医学新書 昭38)

後藤敏郎 ごとう・としろう

明治39(1906)～平成5(1993)年(86歳)、福岡

【耳鼻咽喉科】 昭和5年長崎医大卒。4月耳鼻咽喉科入局(小室要教授)、6月助手、10年1月講師、3月助教授、11年12月長崎三菱重工業附属病院医長、召集[12年8月小倉陸軍病院衛生部見習士官、13年11月(軍医少尉)、14年9月解除]、臨時召集[16年10月長崎要塞司令部長崎陸軍病院附、17年11月第51師団第一野戦病院(ニューブリテン島ラバウル、ココボ、ニューギニア島ウェワク在勤)、20年8月(軍医大尉)、21年1月復員]、復職、5月退職、7月長崎医大講師(長谷川高敏教授)、11月田川病院長、22年12月長崎医大講師、23年2月教授、24年5月長崎大長崎医大教授、29年4月長崎大教授、医学部長(37年12月～41年11月)、学長(41年11月～)、44年4月学内紛争による病気辞職。退職後、長崎県立島原温泉病院長(44年7月～58年6月)、長崎県公安委員(51年12月～54年12月)・委員長(53年6月～54年6月)、県立養護老人ホーム所長(51年6月～)。

【著書】耳鳴の治療法(医家叢書第57 昭25)、舌癌の手術(図解手術叢書 昭30)、耳鼻咽喉科の手術(昭42) **【共著】**耳鳴の診療(昭45) **【編著】**兎唇・口蓋裂の治療(昭41) **【共訳】**耳鼻咽喉気管食道疾患アトラス(ベッカー編 昭45) **【随筆】**長崎医学学窓私談(昭62)、啐啄の里 不自由な人達の楽しく生きる場を考えて(平元)

後藤昌義 ごとう・まさよし

大正10(1921)～平成13(2001)年(79歳)、福岡

【生理学(循環生理学)】 昭和20年九州帝大卒。生理学入室(板垣政参教授)・大学院、26年4月助教授(瀬尾愛三郎教授)、31年4月鹿児島大教授(第2生理)、34年7月九大教授(第2生理)、米国留学(36年～38年 ワシントン州立大、ロックフェラー研究所)、ニューヨーク州立大客員教授(42年～43年)、60年3月停年退官。退官後、中村学園大教授(家政学部 60年4月～平成4年3月)。▽心機能障害の基礎的研究分野においての業績が評価されている。

【著書】心臓の生理(昭59) **【共著】**生理学(昭55)、新しい臨床栄養学(昭63) **【編著】**概説生理学上巻植物的機能編(昭54)

後藤光治 ごとう・みつはる

明治33(1900)～昭和57(1982)年(81歳)、兵庫

【耳鼻咽喉科】 大正14年京都帝大卒。耳鼻咽喉科入

局(星野貞次教授)、助手、講師、北野病院耳鼻咽喉科医長を経て、昭和6年8月京都帝大助教授、18年9月ジャカルタ医大教授(陸軍軍政地教授)、戦後、22年1月京都帝大教授、10月京大教授、北野病院長(兼任 26年10月~28年6月)、附属病院長(32年12月~36年12月)、北野病院専務理事(兼任 28年6月~31年6月)・理事長(兼任、36年10月~38年6月)、38年3月停年退官。退官後、大津赤十字病院長(38年6月~52年3月)、日独文化研究所長(45年1月~)、在職中、57年6月逝去。▽喉頭結核の研究から音声・言語の研究を展開した。▽昭和34年ドイツ連邦共和国功労1等十字勲章

【著書】喉頭結核(昭18)、後藤耳鼻咽喉科学(昭26) 【共著】美容整形手術学(昭32) 【編著】日本耳鼻咽喉科全書第5巻、補遺第1巻(昭27~28、30) 【共編】日本耳鼻咽喉科全書第1巻(昭27~28) 【共監】医学大字典(昭32)

後藤元之助　ごとう・もとのすけ

慶応3(1867)~昭和21(1946)年(79歳)、美濃(岐阜)

【生化学】 明治27年帝大卒。医化学入室(隈川宗雄教授)・助手、30年11月助教授、32年5月休職、独留学(32年5月私費、33年6月文部省外国留学生、~36年8月 ヴュルツブルグ大にて研学)、36年10月京都帝大福岡医大教授(医化学、生理学)、大正8年4月九州帝大教授、欧米出張(10年7月~)、昭和2年10月停年退官。

【分担】消化ノ化学(九州帝大医学部雑誌部編 消化器疾患、大5)、呼吸ノ化学(九州帝大医学部雑誌部編 呼吸器疾患、大7)

後藤基幸　ごとう・もとゆき

明治20(1887)~昭和36(1961)年(74歳)、北海道

【生化学】 明治44年京都帝大卒。大正4年7月東北帝大助教授(井上嘉都治教授)、ハンガリー・独留学(文部省在外研究員 10年10月~12年10月)、12年12月京都府立医大教授(医化学)、昭和19年7月兼附属女子専門部教授、21年2月辞任(戦後の民主化運動のため)、退職後、京都微生物研究所顧問、岐阜県立大学長(27年9月~29年5月)、岐阜県立医大学長(29年5月~31年6月休職、32年2月)。

【著書】栄養化学講義其1、其2(昭14)

五島雄一郎　ごとう・ゆういちろう

大正11(1922)~平成15(2003)年(80歳)、東京

【内科】 昭和20年9月慶大卒。内科入局、助手、26年8月東邦医大講師(第2内科)、27年4月助教授、30年7月慶大講師、米国留学(ロックフェラー財団研究員、31年7月~32年3月 ベイラー医大)、41年5月助教授、47年9月教授、55年1月東海大教授、附属病院長(55年3月~平成3年3月)、3年3月退職。▽生活習慣病予防に早くから取り組み、平成4年、日本禁煙医師連盟を組織・会長。▽昭和59年日医最高優功賞(在任10年日医委員表彰)

【著書】内科必携(昭35)、脂質代謝異常の臨床(昭46)、長生きの食事学(昭53)、すこやかに老いる(昭60)、音楽夜話(昭60)、続(平1) 【共著】動脈硬化症(昭47) 【編著】高脂質血症(昭51)

小西　宏　こにし・ひろし

大正6(1917)~平成19(2007)年(90歳)、不詳

【厚生行政】 昭和16年12月北海道帝大卒。海軍軍医[(軍医大尉)にて敗戦・復員]、21年4月引揚援護院医務局医療課、22年2月厚生省医務局病院課、WHO研修員として米国、英国の病院調査、27年11月帰国、28年5月厚生省病院管理研修所教育主任、33年人事院職員厚生課長、36年10月厚生省児童局母子衛生課長、37年12月公衆衛生局結核予防課長、40年4月千葉県衛生部長、43年9月国立がんセンター運営部長、45年6月神奈川県衛生部長、54年6月神奈川県こども医療センター長、57年3月退職。退職後、済生会理事(57年~62年)。

小西正光　こにし・まさみつ

昭和17(1942)~平成21(2009)年(67歳)、大阪

【公衆衛生学】 昭和42年阪大卒。附属病院にて実地修練、公衆衛生学入室(関悌四郎教授)・大学院、47年4月大阪府立成人病センター勤務、50年5月大阪府立成人病センター病院集団検診第1部循環器検診第2科副医長、53年4月第2科診療主任、55年4月第2科医長、56年4月第1科部長心得、58年5月第1科部長、平成元年9月国立循環器病センター病院集団検診部集団検診室医長、平成2年10月集団検診部長、7年7月愛媛大教授(大学院医学系研究科公衆衛生・健康医学分野)、医学部長(13年3月~17年2月)、20年1月大阪府立健康科学センター長、在職中、21年7月逝去。▽地域住民を対象とした長期追跡調査の実施とともに、地域の基幹病院において循

環器疾患死亡例の病理解剖を行い、脳卒中の発症要因を疫学的、病理学的に解明し、その成果をもとに地域における循環器疾患予防対策を推進した。
【共編】厚生省多目的コホートベースラインデータ(平8)、健康増進・病気予防の基礎と臨床(平10)、「健康日本21」を指標とした健康調査と保健支援活動(平13)

小沼十寸穂　こぬま・ますほ

明治39(1906)～平成13(2001)年(94歳)、広島
【精神科、精神衛生学、衛生学(労働衛生)】　昭和6年慶大卒。精神神経科入局(植松七九郎教授)、助手、講師を経て、応召(13年2月臨時東京第三陸軍病院頭部診療主任)、16年2月軍事保護院傷痍軍人下総療養所医務課長、20年7月所長、24年7月広島県立医大教授(初代　精神神経科、阿賀分院)、27年2月広島医大教授、30年4月広島大教授、北欧出張(在外研究員、33年10月～34年1月　カロリンスカ研究所)、45年3月停年退官。退官後、労研客員所員(労働精神医学　40年～63年)。
【著書】ヒステリー心因論(昭23)、アルコール中毒(昭36)、精神神経科のポリクリ診療録(昭36)、産業精神衛生の実際(昭41)、職場不適応と不適応症(昭46)、精神鑑定　問題例と問題点(昭46)、産業神経症(昭51)　**【共訳】**異常性欲の分析(フロイド精神分析大系第15　昭8)

古波倉正栄　こはくら・まさえ

明治21(1888)～昭和41(1966)年(77歳)、沖縄
【内科】　明治43年熊本医専卒。谷口内科入局、大正元年短期軍医(3か月)、帰郷、首里にて開業、14年名古屋医大細菌学入室(鶴見三三教授)、昭和3年東京帝大第3内科入局(稲田龍吉教授)、4年帰郷、那覇市泉崎にて開業、7年上之蔵町に病院新築移転、19年10月病院焼失、12月医療器具機械調達のため九州出張、戦況のため帰郷できず、熊本市に留まる。日本医療団南那珂病院長、国療日南荘院長、23年日南市油津にて開業、30年病院開設、12月帰郷、31年安座間医院内にて開業、33年病院新築、41年6月逝去。▽沖縄県医学会長(昭和4年)、沖縄県医師会長(17年)、琉球結核予防会長(31年)などを務めた。
【追悼】面影(昭43)

小浜基次　こはま・もとつぐ

明治37(1904)～昭和45(1970)年(66歳)、兵庫
【解剖学、形質人類学】　昭和3年大阪医大卒。外科入局、5月京城帝大第3解剖学入室(今村豊教授)・助手、6年4月助教授、8年3月大邱医専教授、応召(16年8月～21年7月　マレー、ビルマ、タイに転戦)、21年9月奈良県立医専教授(解剖)、22年6月奈良県立医大教授、28年10月阪大教授(第2解剖)、43年3月停年退官。退官後、園田女子学園大教授(43年4月～)、在職中、45年10月逝去。▽形質(計測)人類学の権威、昭和3年～16年朝鮮人と日本人の比較解剖学的調査、17年～20年マレー、ビルマ、タイの人類学的調査、26年～41年北海道アイヌと古人骨の比較調査、39年～42年タイ、マレーシア、東パキスタン、インド、アッサム、ネパールの人類学的研究などを行った。
【著書】アイヌ族(抜刷　昭30)　**【分担】**朝鮮人の生体計測(人類学・先史学講座第2部第9巻　昭15)

小林　彰　こばやし・あきら

明治36(1903)～昭和51(1976)年(73歳)、東京
【小児科、厚生行政】　昭和2年東京帝大卒。小児科入局(栗山重信教授)、9年4月市立札幌病院小児科医長(～11年3月)、11年7月育嬰協会病院長、21年東京都衛生局勤務、公衆衛生部長、31年5月衛生局長、38年11月定年退職。退職後、愛国学園短大教授(40年10月～51年3月)。
【著書】決戦下の育児(昭19)、新しい乳幼児の育て方(昭27)、母子衛生指導(昭27)　**【共著】**育児実習書(昭18)、最新育児実習書(昭34)　**【随筆】**満支草土(昭19)、江戸ッ子局長行状記(昭39)

小林参三郎　こばやし・さんざぶろう

文久3(1863)～大正15(1926)年(63歳)、播磨(兵庫)
【外科】　旧姓真島。明治16年上京、松本順(陸軍軍医総監)の学僕、20年医術開業試験及第・医師免許取得、渡米、サンフランシスコ・クーパー医大入学(外科専攻)、24年卒業、25年ハワイ・ホノルルにて日本人病院を開設(～35年)、広東・香港にて開業(35年～36年)、ハワイに戻り、41年8月帰国、42年9月済生病院(京都・東寺)院長、在職中、大正15年10月逝去。▽明治36年に結成された祖風宣揚会(真言宗の改革団体)の慈善病院計画にあたり、設立運営を依頼され、帰国、仏教会最初の慈善病院としての済生病院長に就任した。済生病院は明治末から大正初年にかけて設立された仏教慈善病院の模範となった病院である。また、済生病院は仏教者が資金を提供し

て貧窮者の医療を行っただけでなく、小林院長の提唱によって、西洋医学と仏教信仰を併用して治療する方針を採り、仏教界に大きな影響を与えた。
【著書】生命の神秘 生きる力と医術の合致(大11)、自然の名医 医術に応用される静坐(大13)、静坐物語 生きる力(昭34) 【参考】ハワイ時代の小林参三郎 19世紀末から20世紀初頭のハワイホノルルを中心に(室田保夫 関西大学社会学部紀要102号、平19)

小林静雄 こばやし・しずお

明治22(1889)~昭和20(1945)年(55歳)、山口
【耳鼻咽喉科】旧姓桑原。大正4年東京帝大卒。耳鼻咽喉科入局(岡田和一郎教授)、7年青島守備軍民政部医官(青島病院耳鼻咽喉科医長)、11年愛知県立医専講師兼愛知病院耳鼻咽喉科部長(八木沢文吾教授留学中)、13年4月京城医専教授、独留学(14~15年)、昭和3年3月京城帝大教授、附属医院長(15年5月~17年6月)、20年1月京城にて病没。

小林庄一 こばやし・しょういち

大正8(1919)~昭和58(1983)年(64歳)、東京
【生理学(呼吸生理学)】昭和16年東京高等歯学校卒、19年9月新潟医大卒。生理学入室(高木健太郎教授)、20年1月附属医専部講師、9月助手、24年7月結核予防会結研生理学研究部門、29年4月新潟大助教授(第1生理 高木健太郎教授、11月第2生理 坂本嶋嶺教授)、33年4月教授、36年4月西独ケルン大客員教授、41年9月歯学部教授(併任)、在任中、58年4月逝去。
【著書】人と潜水 水環境への適応(昭50) 【共訳】スポーツ潜水の科学と実際(アメリカスポーツ潜水協議会 昭44)

小林隆 こばやし・たかし

明治42(1909)~平成4(1992)年(82歳)、兵庫
【産婦人科】昭和8年東京帝大卒。産婦人科入局(磐瀬雄一教授)、16年応召(満州在勤)、18年10月長野赤十字病院産婦人科医長、23年4月東大講師、29年4月助教授(第2産婦人科担当)、32年4月教授(第1産婦人科)、34年8月宮内庁御用掛(東宮職)、45年3月停年退官。退官後、日赤産院長(45年1月~)、日赤医療センター副院長(47年11月~)、院長(48年4月~61年3月)。
【著書】子宮頸癌手術(昭36)、女の体(昭47) 【共著】お産の小事典(昭49) 【共編】婦人科診断学(昭43) 【共監訳】ウィリアムズ産科学上・下(プリチャード、マクドナルド 昭54)

小林隆美 こばやし・たかみ

明治27(1894)~昭和57(1982)年(87歳)、広島
【外科】大正10年東京帝大卒。外科入局、昭和8年3月平壌医専教授、18年9月道立咸興医院長、19年5月道立咸興医専校長、戦後、国立広島病院長を経て、31年10月国立所沢病院長、44年5月退官。

小林忠義 こばやし・ただよし

明治39(1906)~平成5(1993)年(86歳)、長野
【病理学】昭和7年慶大卒。内科入局、市立病院勤務の後、12年病理入室(川村麟也教授)、15年5月講師、16年8月満州国鄭家屯ペスト防疫所長、19年11月日大教授、23年4月慶大教授、47年3月定年退職。退職後、東海大教授(49年4月~59年3月)。
【著書】医学の座標(昭55)、病因論の諸問題(昭63)

小林太刀夫 こばやし・たちお

明治45(1912)~平成16(2004)年(92歳)、東京
【内科(循環器)】昭和11年東京帝大卒。第2内科入局(呉建教授、佐々貫之教授)、26年4月講師(美甘義夫教授)、30年12月助教授(上田英雄教授)、34年4月教授[分院内科/衛生看護学科臨床医学看護学(~40年3月)]、分院長(36年4月~42年3月)、40年4月(第4内科)、47年3月停年退官。▽わが国最初の心臓カテーテル法を伊藤良雄とともに施行した。昭和40年日本循環器管理研究協議会を設立。
【著書】心筋梗塞のリハビリテーション(昭47) 【共著】心電図と其の臨床(昭29)、心臓血管病学上・下巻(昭33) 【共編】家庭の医学(昭28)

小林龍男 こばやし・たつお

明治38(1905)~平成6(1994)年(89歳)、東京
【薬理学(神経精神薬理学)】昭和7年千葉医大卒。薬物学入室(福田得志教授)、応召(幹部候補生、近衛歩兵第1聯隊、8年10月除隊)、(林亥之助教授)、9年1月講師、2月(薬理学と改称)、再応召[12年7月(3等軍医)、立川飛行第5聯隊入隊、北支天津勤務、15年2月解除]、7月助教授、再々応召(16年7月 満州在勤、広東にて入院、内地送還、17年1月解除)、21年3月教授、24年11月千葉大教授、欧米出張(在外研究員 31年6月~12月)、医学部長(43年1月~44年5月)、45年3月停年退官。退官後、杏林大教授(45

年4月～51年3月)。▽昭和37(1962)年レジオン・ドヌール勲章

【著書】毒とその作用機序(セリオ・メヂチーナ6 昭23)【訳書】毒の話(ファーブル 昭28、文庫クセジュ)、麻薬と嗜好品の中毒(ポロー 昭32、同)【共監訳】薬の好ましくない作用 医薬品の副作用(ホイスヘム、ルシャ他 昭53)

小林 司　こばやし・つかさ

昭和4(1929)～平成22(2010)年(81歳)、青森

【精神科】 昭和28年新潟医大卒。実地修練、東大薬理学入室・大学院、米国留学(フルブライト研究員、34年～37年 ピッツバーグ大、ゲイルズバーグ精神医学研究所)、37年神経研究所、49年上智大、58年教授(カウンセリング研究所)、兼青山学院女子短大教授(昭和57年～59年)、平成3年退職。退職後、メンタル・ヘルス国際情報センター所長。▽筆名 奈良宏志。シャーロック・ホームズ研究者としても有名、昭和52年以来シャーロック・ホームズ・クラブを主宰。エスペランチスト(朝比賀昇)としても知られた。▽夫人(東山あかね)との共著、共訳多数。小林エリカ(漫画家)の父。

【著書】新精神薬理学 行動への薬理学的アプローチ(昭43)、精神医療と現代(昭47)、サラリーマンの心の病(昭52)、出会いについて 精神科医のノートから(NHKブックス 昭58)、シャーロック・ホームズの深層心理(昭60)、心の健康学入門 ストレスからの脱出(昭62)、悩んだら読む本 メンタルヘルス111のQ&A(平元)、「生きがい」とは何か(NHKブックス 平元)、頭をよくする栄養学(平5)、ザメンホフ(平17)【共著】医師・看護婦への道 君たちの将来は(昭53)、患者の心を開く 看護とカウンセリング(昭63)、4時間で覚える地球語エスペラント(平7)【共編】人間の心と性科学1、2(昭52、53)、精神医学・行動科学辞典(平5)【共訳】シャーロック・ホームズ ガス灯に浮かぶその生涯(グールド 昭52)、ホームズ最後の対決(ホール 昭55)、シャーロック・ホームズの死と復活(ローゼンバーグ 昭57)、消えたグロリア・スコット号(ホームズは名探偵1 平元)、ローリストン・ガーデン殺人事件(同2 平元)、怪事件まだらのひも(同3 平2)

小林提樹　こばやし・ていじゅ

明治41(1908)～平成5(1993)年(84歳)、長野

【小児科、障害児医療】 昭和10年慶大卒。小児科入局(唐沢光徳教授)、13年9月慶大医学部に小児精神衛生相談室開設・室長、応召[16年7月 陸軍軍医候補生として山砲兵部隊配属、満州在勤、19年6月沖縄、20年1月台湾、8月敗戦時(軍医中尉)、21年6月帰国]、21年4月日赤産院小児科部長(～35年10月)、23年4月慶大講師(非常勤 ～45年3月)、小児精神衛生相談を再開(～45年3月)、33年11月日本心身障害児協会設立(東京・神田、施設建設資金調達のため 会長日本商工会議所会頭足立正)・専務理事(～38年9月)、34年9月心身障害児外来診療所開設・所長(～37年3月)、35年10月島田療育園長(初代)、36年5月入園開始(東京・調布)、49年4月辞任。▽島田伊三郎の長男・良夫が昭和25年10月慶大病院小児精神衛生相談室の小林提樹を受診、31年夏、島田伊三郎からの障害児施設建設の申し出を得、35年5月に至って島田療育園が開設された。▽日赤産院乳児院創設・院長(昭和23年7月～45年3月)、日大講師(文理学部 33年5月～35年3月)、児童精神医学会理事(36年9月～平成元年5月)、日本心身障害児協会常務理事(昭和38年10月～49年4月)、早大講師(教育学部 39年4月～44年3月)、日本重症児福祉協会理事(47年6月～52年5月)、重症心身障害研究会長(50年3月～62年3月)、大妻女子大教授(児童福祉学 52年4月～58年3月)などを務めた。▽わが国における障害児の医療・療育の先駆者・開拓者。昭和42年重症心身障害児施設が児童福祉法の中に位置づけられた歴史の中できわめて大きな役割を果たした。▽昭和38年日医最高優功賞(重症心身障害児の研究など)、45年朝日賞(社会奉仕賞部門 重症心身障害児対策開拓の功績)、46年厚生大臣表彰(心身障害児の保健および精神衛生の向上の功績)、NHK厚生事業団表彰、保健文化賞(心身障害児の保健および精神衛生の向上に貢献)、49年小児保健学会賞(小児保健領域における障害児保健の新分野開拓)、52年厚生大臣表彰(児童福祉の増進の功績)、平成2年小児保健賞(日本小児科学会)

【著書】どうしましょう(昭35)、心身障害児の家庭指導第1～3(特殊教育シリーズ 昭43～44)、福祉の心(昭53)【伝記】愛はすべてをおおう 小林提樹と島田療育園の誕生(平15)

小林敏夫　こばやし・としお

大正4(1915)～平成元(1989)年(74歳)、愛知

【皮膚科】 昭和15年名古屋帝大卒。応召(15年5月～20年8月)、20年8月名古屋帝大皮膚科入局(田村

春吉教授)、24年3月助手、26年8月講師、32年4月助教授、49年6月教授、54年4月停年退官。退官後、名古屋逓信病院長(54年7月～59年6月)。

【著書】皮膚のかゆみ・痛み・炎症の簡便療法(新臨床医学文庫 昭39)

小林敏雄 こばやし・としお

大正7(1918)～平成8(1996)年(78歳)、石川
【放射線科】 昭和19年9月金沢医大卒。皮膚科入局(並木重郎教授)、軍務、戦後、20年11月金沢医大理学的診療科入局(平松博教授)・助手、24年12月金沢大講師、26年7月助教授、39年8月信州大教授、附属病院長(51年3月～53年2月)、兼諏訪赤十字病院長(58年4月～)、59年4月停年退官。退官後、諏訪赤十字病院長専任(～62年10月)。
【著書】X線解剖学(昭44)、放射線診断学(昭48) 【共著】心臓レントゲン・キモグラフ(昭26)、大腸X線像の読み方(昭50) 【編著】放射線医学(昭53)

小林晴治郎 こばやし・はるじろう

明治17(1884)～昭和44(1969)年(85歳)、岡山
【寄生虫学】 明治43年東京帝大理科大学動物学選科修了。45年伝研技手、大正2年助手、3年北里研助手、5年朝鮮総督府医院研究科技師、8年4月兼京城医専教授(寄生虫学)、15年京城帝大設立に伴い教授兼任。昭和4年京城帝大教授(第2微生物)、20年帰国。23年12月京都府立医大講師(医動物学教室主任)、33年3月病気退職。▽伝研在任中、肝吸虫第2中間宿主として12種のコイ科淡水魚を発見(明治45年)、京城在任中、イエバエ、吸虫類、特に肺吸虫の研究で有名。▽明治44年浅川賞(「肝臓ヂストマ」の研究)、昭和28年保健文化賞(寄生虫衛生動物に関する研究)、33年桂田賞(吸虫類の発育史に関する創始的研究)
【著書】蝿ノ研究(大5)、寄生虫と衛生昆虫(昭24) 【共編】日本寄生虫学文献集(昭49)

小林久雄 こばやし・ひさお

明治28(1895)～昭和36(1961)年(66歳)、熊本
【医師、考古学】 大正7年5月私立熊本医専卒。京都帝大内科入局、8月熊本・隈庄町に帰省、応召「7年12月歩兵第13聯隊(熊本)入営、8年11月病気除隊」、11年7月鹿児島市東条外科病院勤務、12年9月熊本隈庄町にて開業、再応召(16年6月宇品・台湾、広東・高雄病院船乗務、9月関東州柳樹屯第399部隊安藤隊、17年8月新京赤十字病院、12月小倉陸軍病院、18年2月除隊)。▽熊本県医師会副会長(昭和27年4月～29年3月)、下益城郡医師会長(29年4月～31年3月)、下益城郡城南町長(30年3月～34年3月病気辞任)を務めた。▽熊本医専在学中より、日本各地からの考古学者とともに、熊本地方の貝塚、古墳、遺跡調査を続けた。昭和7年9月隈庄町上宮出土の舟形弥生式土器は17年6月重要美術品に指定された。34年4月肥後考古学会長。▽昭和33年熊日社会賞(学術)
【遺稿】九州縄文土器の研究(昭42)

小林宏志 こばやし・ひろし

大正4(1915)～平成17(2005)年(90歳)、岡山
【法医学】 昭和14年京城帝大卒。第1内科入局(岩井誠四郎教授)、15年法医学(佐藤武雄教授)、17年講師、18年助教授。戦後、22年九大講師、23年4月広島県立医大講師、9月教授、29年4月広島大教授、医学部長事務取扱(44年10月～45年3月)、医学部長(45年3月～49年10月)、53年3月停年退官。▽八海事件(昭和26年山口県熊毛郡麻郷村八海で起こった夫婦強盗殺人事件)の広島高裁差戻審において鑑定(39年)を担当した。
【共著】西ニューギニアの衛生事情(南太平洋叢書4 昭20)

小林宏行 こばやし・ひろゆき

昭和9(1934)～平成23(2011)年(77歳)、山梨
【内科】 昭和33年長崎大卒。実地修練、東大伝研入所(内科学研究部 北本治教授)、独留学(43年～45年ボルステル研究所)、46年防衛庁航空医学実験隊低圧・低酸素室長、47年杏林大講師(北本治教授)、48年助教授、58年教授、医学部長(平成10年～16年)、16年退職。
【編著】ベッドサイドの呼吸器診療 症例からみたX線像(昭52)、呼吸器感染症 最近の臨床(感染症叢書4 昭58)、ニューキノロン剤の臨床応用(平13) 【共編】Key word 感染症1997-1998(平8)

小林冨美栄 こばやし・ふみえ

大正10(1921)～平成19(2007)年(86歳)、福井
【看護師】 昭和16年聖路加女専卒。福井県朝日保健所保健婦、福井県保健婦講習所専任教員、22年厚生省医務局医事課、米国留学(28年～29年 ウェイン州立大看護学部卒)、39年神奈川県立公衆衛生看護学

院講師、40年東京女子医大附属高等看護学校主事、看護短大教授、52年千葉大教授(看護学部)、56年退官。▽日本看護協会長(昭和46〜50年)を務めた。

【著書】白のえんぴつ(昭54) 【共著】現代看護の探究者たち 人と思想(昭56) 【共訳】医の限界(ウォルフ、バール 昭56) 【評伝】小林富美栄と看護 その歴史社会学的分析(守屋研二 平9)

小林政太郎 こばやし・まさたろう

明治5(1872)〜昭和22(1947)年(75歳)、三重

【医師、事業家】 明治20年上京、済生学舎に入学、23年3月済生学舎卒。5月医術開業試験及第、熊谷の病院勤務、26年帰郷、開業(父業継承)、35年オブラート(苦い薬を楽に飲める)を発明、小林柔軟オブラート製造所設立、昭和12年オブラート製造工場閉鎖、医業に専念。▽明治35年オブラートは専売特許を得、37年わが国の国際特許条約への加盟とともに、英、米、独、仏政府の特許権を得て、世界に認められた発明品となり、量産化にも成功し工場を拡張したが、昭和8年特許期限の終了とともに競争会社が出現、12年工場を閉鎖した。▽大正4年郷里田丸町に孔子廟を建設したことでも知られる。

【著書】世界一周走馬灯(大13)、国文孟子(訳述 大15)

小林マツエ こばやし・まつえ

明治40(1907)〜昭和48(1973)年(66歳)、香川

【看護師(従軍看護婦)】 昭和2年日赤兵庫支部姫路病院救護看護婦養成所卒。3年10月日赤病院にて婦長候補生課程(1年修了)、4年姫路赤十字病院勤務、6年満州事変に応召、広島陸軍病院勤務(7か月)、12年7月日中戦争に応召、上海兵站病院勤務(2年)、姫路陸軍病院(日赤姫路病院を接収)婦長、18年3月再応召、臨時東京第一陸軍病院(2年)、戦後、姫路赤十字病院の新制度教育責任者に就任、30年看護婦監督、33年看護部長、45年定年退職。▽昭和46年フローレンス・ナイチンゲール記章
【伝記】信念の人 小林マツエ女史(雪村政枝『看護史の人びと第3集』、昭54)

小林芳人 こばやし・よしと

明治31(1898)〜昭和58(1983)年(85歳)、東京

【薬理学】 大正13年東京帝大卒。内科入局後、薬理学入室、昭和9年5月助教授、19年3月教授(南方自然科学研究所、21年3月立地自然科学研究所 〜27年3月)、(医学部 21年1月)、医学部長(32年4月〜33年5月)、34年3月停年退官。退官後、杏林学園理事(45年〜)、顧問(58年9月〜)、58年12月逝去。▽日本医学会長(昭和39年4月〜51年3月)を務めた。▽昭和38年学士院賞(カビ類代謝産物の中毒学的研究)
【著書】薬理学実習講義(昭10)、薬理研究法(昭13)、治療薬の効力と毒力(昭23) 【編著】薬理学教材(昭22)

小林六造 こばやし・ろくぞう

明治20(1887)〜昭和44(1969)年(81歳)、山口

【細菌学】 大正2年11月京都帝大卒。3年1月伝研入所、3年11月北里研設立と同時入所・助手、8年6月副部長、欧米出張(11年2月〜12年12月 コペンハーゲン血清研究所)、13年4月慶大教授(細菌学)、昭和12年2月兼北里研部長、兼理事、20年1月兼副所長、22年5月予研所長兼慶大教授(〜32年3月)、30年3月国立ハンセン病研究所長、37年1月退官。▽破傷風毒素の生体内作用、梅毒血清反応、実験チフス症の免疫、特に連鎖球菌の溶血性および分類に関する業績で知られる。▽昭和10年浅川賞(連鎖球菌の研究、特に溶血性連鎖球菌と溶血性腸球菌に就て)
【著書】破傷風毒素ノ動物体内ニ於ケル攻撃点並ニ其吸収経路ヲ論ジテ破傷風血清療法ニ及ブ(大9)、簡明臨床細菌学(昭3)、細菌の変異とバクテリオファージ(昭5) 【共著】科学の統一 生存の理法と存在の理法(昭22) 【追悼】小林六造(昭47)

五味重春 ごみ・しげはる

大正5(1916)〜平成18(2006)年(90歳)、東京

【リハビリテーション医学】 昭和19年9月東大医専部卒。整形外科入局(高木憲次教授)、24年6月助手(三木威勇治教授)、26年11月東京女子医大助教授、29年1月整肢療護園副院長(小池文英院長)、44年4月東京都立府中リハビリテーション学院長(東京都衛生局主幹 初代)、54年4月埼玉県生活福祉部参事、57年3月埼玉県リハビリテーションセンター長(初代)、61年2月都立医療技術短大学長、平成6年3月退任。わが国におけるリハビリテーション医学の開拓者の一人。理学療法士・作業療法士の養成教育に尽くした。

【編著】脳性まひ児のリハビリテーション(昭51)、脳性麻痺(リハビリテーション医学全書第15巻 平2)

五味二郎　ごみ・じろう

明治41(1908)～昭和57(1982)年(73歳)、樺太(豊原)

【内科(結核病学)】 旧姓秋元。昭和8年慶大卒。内科入局・助手、軍務(13年～17年 北支在勤)、18年11月市立小樽病院内科医長、軍務(19年～21年台湾在勤)、23年5月慶大講師兼済生会中央病院内科医長、24年4月助教授、41年4月教授、49年3月定年退職。退職後、佐々木研究所杏雲堂病院長(49年4月～54年3月)。▽石田二郎とともに、結核の化学療法の作用機序、特に生体側の因子についての研究を進めた。▽昭和56年保健文化賞(肺結核症の治療に関する研究とその結核医療の適正化ならびに普及に関する貢献)

小南又一郎　こみなみ・またいちろう

明治16(1883)～昭和29(1954)年(71歳)、岐阜

【法医学】 明治41年11月京都帝大卒。法医学入室(岡本梁松教授)、助手、43年10月助教授、英・仏・瑞留学(文部省在外研究員 大正9年9月～11年2月)、12年2月岡山医大教授(初代 法医学)、13年1月京都帝大教授、昭和18年8月停年退官。退官後、京都府立医大講師(教授待遇 法医学教室を創始、22年2月～)、在職中、29年11月逝去。▽各地の法医解剖鑑定、精神鑑定を多数行った。京都の小笛事件(大正15年京都で発生した他殺を自殺に見せかけた事件。多数の法医学者が動員された)では最初の鑑定人として社会的に注目された。▽小南吉男(産婦人科、三重大教授)は長男。

【著書】実用法医学(大7)、大戦後の欧米見聞(大12)、法医学と犯罪研究(大14)、実例法医学と犯罪捜査実話(昭6)、酒と犯罪(昭23) **【共著】**飲酒と犯罪及び禁酒(昭5)

小南吉男　こみなみ・よしお

明治42(1909)～昭和56(1981)年(71歳)、京都

【産婦人科】 昭和7年京都帝大卒。産婦人科入局(三林隆吉教授)、大学院を経て、12年京都市児童院助産部、19年日本医療団岐阜産院長、20年9月三重県立医専講師、12月教授、23年2月三重県立医大教授、27年2月三重県立大教授、47年5月三重大教授、50年4月停年退官。▽小南又一郎(法医学、京都帝大教授)の長男。

【著書】新産児病学(昭15)、腹膜内下部帝王切開術(昭29)、新生児の生理(昭32)、分娩の実際(昭34)

小宮悦造　こみや・えつぞう

明治19(1886)～昭和48(1973)年(86歳)、山梨

【内科(血液病学)】 大正3年12月東京帝大卒。第2内科入局(入沢達吉教授)、助手、13年4月県立熊本医大教授兼附属医専部教授(～14年3月)、欧米留学(在外研究員 14年5月～15年)、昭和4年5月官立熊本医大教授、附属医院長(11年1月～4月)、学長(18年8月～)、22年4月退官。退官後、国立熊本病院長(22年12月～24年1月)、東京医大教授(24年2月～37年11月)、学長(31年11月～35年11月)。▽血液学に関する業績が多く、「血球の神経性調節」をライフワークとした。▽昭和41年大月市名誉市民

【著書】臨牀血液学(昭9)、各種貧血とその治療(昭22)、貧血の臨床(昭25)、血液の神経性調節(昭27) **【共著】**臨床血液図説(昭5)

小宮喬介　こみや・きょうすけ

明治29(1896)～昭和26(1951)年(54歳)、神奈川

【法医学】 大正12年東京帝大卒。法医学入室(三田定則教授)、15年9月愛知医大助教授(法医学担当)、欧米留学(2年間)、昭和6年5月名古屋医大教授、14年4月名古屋帝大教授、22年10月名大教授、23年5月退官。▽昭和24年下山事件の衆議院法務委員会に参考人招致され、生体轢断説を唱えた。

【著書】殺人の法医学(昭24)

小宮義孝　こみや・よしたか

明治33(1900)～昭和51(1976)年(75歳)、埼玉

【寄生虫学】 大正14年東京帝大卒。衛生学入室(横手千代之助教授)・助手、昭和6年4月上海自然科学研究所研究員(5月赴任 横手千代之助所長、新城新蔵所長、佐藤秀三所長)、独留学(11年1月～12年 ハンブルグ熱研にて熱帯医学、寄生虫学研究)、16年(組織変更)同仁会華中衛生研究所研究員、21年6月引揚、22年1月順天堂医専講師、2月埼玉県忍町町長選出馬・落選、4月前橋医専講師(衛生学)、23年5月前橋医大講師、24年5月群馬大教授、25年1月予研寄生虫部長、41年1月所長、45年3月退官。▽東京帝大在学中、新人会に入りセツルメント活動に従事した他、発起人として東京帝大社会医学研究会の設立に参加、足尾鉱山のヨロケ病調査に参加した。国崎定洞(社会衛生学、ソ連にて獄死)との交流でも知られる。衛生学教室時代、昭和4年日本共産党入党、5年5月検挙され、6月東京帝大免官、7月起

訴猶予にて釈放され、上海に赴任となる。▽上海在勤中、寄生虫学に転換、中小長江浮腫が寄生虫性であることを解明した。戦後は、肝吸虫、鉤虫症、日本住血吸虫、肺吸虫症、トキソプラズマ、回虫など広汎な領域にわたる寄生虫学者として活動、寄生虫制圧に貢献した。また、中国の住血吸虫撲滅の指導にもあたった。▽昭和37年桂田賞(二世吸虫類の排泄系統に関する研究)、39年野口英世記念賞[北村包彦、小宮義孝 長江浮腫(顎口虫症)の研究] ▽小宮義璋(分子病態学、群馬大教授)は次男。

【著書】農暦新春(昭19)、城壁 中国風物誌(岩波新書 昭24)、集団検便・集団駆虫指針(昭31)、鉤虫と鉤虫症(保健衛生の研究と進歩 昭33)、魚の体温(昭42) **【編著】**日本プロレタリア編年史(昭6) **【共編】**日本における寄生虫学の研究第1~第5(昭36~40) **【訳書】**無産者心理学(ジエームソン、ペンネーム片山淳訳で発行 昭2) **【遺稿・追悼】**小宮義孝《自然》遺稿・追憶(曾田長宗、国井長次郎編 昭57)

小室 要　こむろ・かなめ

明治14(1881)~昭和10(1935)年(54歳)、徳島

【耳鼻咽喉科】 旧姓園田。明治41年12月京都帝大卒。耳鼻咽喉科入局(和辻春次教授)、43年徳島市・三宅病院、大正2年9月長崎医専教授、欧米留学(8年9月~11年3月 瑞・バーゼル大ジーベンマン教授に師事、聴器病理について研究)、12年4月長崎医大教授兼附属医専教授(~14年3月)、学長(昭和8年9月~9年2月)、在任中、10年5月逝去。▽聴器結核に関する研究で知られる。

古森善五郎　こもり・ぜんごろう

明治34(1901)~昭和34(1959)年(58歳)、福岡

【外科】 昭和2年九州帝大卒。第2外科入局(後藤七郎教授)、9年12月九州医専教授、独留学(フンボルト財団給費生 16年2月出発、シベリア経由、3月ベルリン到着、日本大使館附医官、戦後、米国経由、20年12月帰国)、21年2月復職、27年4月退職。

【著書】パンピング療法(昭26) **【参考】**日本・欧米間、戦時下の旅(泉孝英 平17)

古守豊甫　こもり・とよすけ

大正9(1920)~平成20(2008)年(87歳)、山梨

【内科】 昭和18年東京医専卒。陸軍軍医(ラバウル従軍、21年復員)、22年国立甲府病院内科、29年呼吸器科古守病院開設。▽昭和13年代用教員として山梨県・棡原小学校に赴任、地域に高齢者が多いことに着目、医師となった後、43年から棡原地区が日本有数の長寿村であることを確認、長寿生活の研究・実践を行った。また、昭和34年には甲府刑務所篤志面接委員を務めた。▽昭和51年日医最高優功賞(長寿部落の実証的研究功労者)

【著書】南雲詩 ラバウル従軍軍医の手記(昭38)、長寿村回診記 山梨・棡原のおとしよりたち(老人大学文庫 昭57)、健康と長寿への道しるべ(昭63)

古屋芳雄　こや・よしお

明治23(1890)~昭和49(1974)年(83歳)、大分

【衛生学、作家】 大正4年12月東京帝大卒。衛生学入室(横手千代之助教授)、5年3月千葉医大助教授(松村粛教授)、東京医専教授併任(細菌学・衛生学 5年9月~昭和2年4月)、大正15年3月教授、独留学(昭和2年4月より3か年 民族衛生学を修得)、昭和7年4月金沢医大教授(衛生学)、14年5月厚生省勅任技師、15年12月厚生科学研究所厚生科学部長、16年兼日医大教授(衛生学 ~昭和42年4月)、17年11月厚生省研究所長、21年5月公衆衛生院長、米国出張(米軍指示 25年)、26年6月国立公衆衛生院長、31年9月退官。退官後、日医大教授専任(~42年4月)。▽金沢医大在任中は、民族衛生学を論じ、優生思想の普及に努めた。戦後は、人口問題、家族計画問題に取り組み、日本家族計画連盟会長、国際協力財団理事長、人口問題審議会委員などを務めた。

【著書】暗夜(大8)、優生学原理と人類遺伝学(昭6)、民族生物学概論(昭8)、医学統計法の理論とその応用(昭9)、医学統計法(昭22)、小公衆衛生学(昭27) **【監修】**公衆衛生学第1~4輯(昭23~24) **【自伝】**老学究の手帖から(昭45)

小柳美三　こやなぎ・よしぞう

明治13(1880)~昭和29(1954)年(74歳)、東京

【眼科】 明治41年11月京都帝大卒。眼科入局(浅山郁次郎教授)、42年1月助手、44年7月講師、45年10月助教授、大正3年8月京都府立医専教授、4年12月日赤大阪支部病院眼科部長、6年2月東北帝大教授(初代)、米・英・仏・瑞留学(文部省外国留学生 6年3月~7年11月)、昭和17年3月停年退官。▽眼病理学の権威。フォークト・小柳・原田症候群(特発性ぶどう膜炎、原田病、小柳病)と呼ばれる症状を記載(大正5年)、また、高血圧と眼症状の関連性に早

くから着目していた。▽市川清(京都帝大教授)、菅沼定男(慶大教授)とともに浅山郁次郎(京都帝大教授)門下の三羽烏と謳われた。**【著書】**眼科診療指針(大10)、眼科診療新書(昭10)、眼と高血圧(昭16)

古屋野宏平　こやの・こうへい

明治19(1886)～昭和51(1976)年(89歳)、岡山

【外科】 明治44年京都帝大卒。第1外科入局(猪子止戈之助教授)・助手、大正3年神戸市・吉田病院外科部長(～8年)、9年大学院(第2外科 伊藤隼三教授)、12年4月長崎医専教授、13年9月長崎医大教授(第2外科)、独・仏・米出張(在外研究員、14年2月～15年12月 キュリー研究所にてレントゲン学を修得)、昭和20年12月学長、兼附属医専部長(20年8月～22年5月)、兼東亜風土病研究所長(20年12月～21年4月)、風土病研究所長(21年4月～23年1月)、23年1月学長退任・退官。退官後、国立嬉野病院長(23年1月～27年3月)、長崎大学長(27年11月～33年11月)。▽キリスト者として、昭和14年YMCA医科連盟救護団長として、華中蕪湖で医療奉仕活動を行った他、38年結成されたシュワイツァー日本友の会長崎支部長を務めた。▽昭和43年長崎市名誉市民 **【自伝】**篤信楽道 わが半世紀の長崎(昭51)

小山研一　こやま・けんじ

昭和12(1937)～平成15(2003)年(66歳)、長野

【外科(消化器)】 昭和37年東北大卒。第1外科入局(槙哲夫教授)・大学院、49年5月講師(佐藤寿雄教授)、55年4月助教授、60年4月秋田大教授(第1外科)、附属病院長(平成7年8月～9年8月)、14年3月停年退官。退官後、仙台赤十字病院長(14年3月～)、在職中、15年10月逝去。**【共著】**肝・胆道・膵の手術(昭63) **【共編】**今日の消化器疾患治療指針(平3)

小山進次郎　こやま・しんじろう

大正4(1915)～昭和47(1972)年(57歳)、新潟

【厚生行政】 昭和10年4月東京帝大入学(法学部政治学科)、12年10月高等文官試験行政科合格、13年3月東京帝大卒。4月厚生省入省(厚生属)社会局、14年2月山口県経済部農務課長、規画課長、15年11月総務部振興課長兼規画課長、16年4月千葉県経済部規画課長、17年3月東京府総力戦研究所研究生、18年3月(厚生事務官)人口局修練課、11月健民局、19年4月大臣官房総務課兼健民局、8月滋賀県警察部特高課長、10月休職、21年1月復職・社会局物資課、2月浦賀引揚援護局援護官(兼社会局)、22年9月引揚援護局援護局業務課長、11月庶務課長、23年5月社会局保護課長、24年3月兼更生課長(～4月)、26年8月大臣官房総務課長、31年7月保険局次長、33年7月大臣官房審議官、34年5月年金局長、37年7月保険局長、40年6月退官。▽退官後、厚生年金基金連合会理事長(初代)の他、社会福祉事業振興会理事、経済審議会臨時委員、国民年金審議会委員、国民生活審議会委員、社会保障制度審議会委員などを務めた。**【著書】**生活保護法の解釈と運用(昭25)、国民年金法の解説(昭34) **【追悼】**小山進次郎さん(昭48)

小山晋太郎　こやま・しんたろう

大正8(1919)～平成15(2003)年(83歳)、東京

【内科(循環器)】 昭和19年9月東京帝大卒。35年1月第一生命心臓血管研究所長(～平成2年3月)、36年4月兼附属診療所長、37年9月附属病院長、54年3月退任。**【共著】**図説臨床心電図(昭33)、不整脈の治療(昭46)、心臓病(実用新書 昭46)

小山　善　こやま・ぜん

万延元(1860)～昭和8(1933)年(72歳)、越後(新潟)

【外科】 明治40年大韓医院開設時、治療部長、韓国統監技師、伊藤博文(韓国統監)の侍医、李王世子附典医長を務め、帰国後、宮内庁侍医寮御用掛。▽第2回日本外科学会(明治33年)において、「食道癌に施したる胃瘻患者のデモンストラチオン」について発表、また、第6回日本外科学会(明治38年)においては関場不二彦とともに宿題報告「腹膜結核」を担当している。

小山武夫　こやま・たけお

明治23(1890)～昭和56(1981)年(91歳)、岡山

【小児科】 大正5年東京帝大卒。小児科入局(弘田長教授)、薬理学(林春雄教授)にて研究、10年9月千葉医専教授、独・仏・英・米留学(在外研究員 11年9月～13年11月)、12年3月千葉医大教授(初代 小児科 ～昭和15年7月)、昭和14年11月宮内省侍医(東宮侍医)、20年東京都済生会乳児院長、21年9月東京都衛生局長(初代)、25年9月退職。退職後、東京都

済生会中央病院長(25年～46年)。【著書】乳児の栄養及栄養障碍(昭8)、乳幼児の下痢症と其の療法(昭22)、百日咳の予防(昭22)、乳児の栄養(昭31)

小山善之 こやま・よしゆき

明治43(1910)～平成15(2003)年(93歳)、東京【内科】昭和9年東京帝大卒。第3内科入局(坂口康蔵教授)、軍務(東京第一陸軍病院勤務)、23年1月国立東京第一病院勤務、49年12月国立病院医療センター院長、55年10月定年退官。退官後、日本対がん協会常務理事。▽ビキニ環礁において米の核実験で被爆した第5福竜丸乗組員の医療を担当した。▽柏戸留吉(内科、千葉医大教授)は義父。【著書】重症患者管理ハンドブック(昭55)

小山龍徳 こやま・りゅうとく

万延元(1860)～昭和8(1933)年(72歳)、肥後(熊本)【解剖学】明治21年帝大卒。熊本県八代郡立病院長、23年6月長崎医学校教諭(解剖学)、27年9月五高教諭、34年3月長崎医専教授、独留学(文部省外国留学生、35年1月～37年6月 解剖学研究)、37年6月京都帝大福岡医大教授(初代 第1解剖)、大正8年4月九州帝大教授、15年3月停年退官。

小山良修 こやま・りょうしゅう

明治31(1898)～平成3(1991)年(92歳)、新潟【薬理学、画家】大正12年東京帝大卒。泉橋慈善病院、東京帝大薬理を経て、昭和20年4月東京女子医専教授、25年4月東京女子医大教授、44年3月定年退職。▽水彩画家としても知られる。【著書】小児内分泌(昭19)、内分泌概説 主として小児科に関する(医家叢書 昭27)、動物実験手技(昭30)、実験動物飼育管理の実際(昭38)【画集】小山良修 水彩画集(昭55)

今裕 こん・ゆたか

明治11(1878)～昭和29(1954)年(75歳)、青森【病理学】明治33年11月二高卒。京都帝大病理学入室(藤浪鑑教授)、37年7月台湾医学校助教授、独留学(台湾総督府派遣、39年10月～41年12月 ベルリン大、ベルリン・伝研にて研学)、42年1月教授、42年9月慈恵医専教授、英・米留学(大正9年8月～10年12月 病理学の研究、英・米の研究制度・施設視察)、10年5月北海道帝大教授(第1病理)、医学部長(14年10月～昭和4年3月)、12年12月総長、20年11月退任・退官。退官後、青森県立中央病院長(27年4月～8月)。▽北海道帝大医学部創設に貢献。京都帝大時代は片山病、台湾では各種感染症、北海道帝大ではアレルギーの研究などに貢献した。▽昭和9年学士院賞(細胞の銀反応の研究)【著書】病理組織写真図譜(明43)、近世病理解剖学(大2)【訳書】ヒポクラテス全集(昭6)

コンウォール・リー Cornwall Legh, Mary Helena

安政4(1857)～昭和16(1941)年(84歳)、英国【宣教師、社会事業家(ハンセン病医療)】セント・アンドルーズ大(スコットランド)に学び、明治41年英国聖公会福音宣教協会の自給宣教師として来日、布教活動に専念、大正4年7月群馬県・草津温泉の湯の沢のハンセン病部落を視察したのが契機となり、5年5月草津に移住、12月ハンセン病患者の収容施設「愛の家庭」を開園、以後、入館者の増加とともに、聖マリア館、聖バルナバ園と改称したが、昭和12年1月国療栗生楽泉園と合併、引退、明石に移住、16年12月逝去。▽草津湯の沢頌徳公園に記念碑がある。【伝記】コンウォール・リー女史の生涯と偉業(貫民之介 昭29)

近藤喜代太郎 こんどう・きよたろう

昭和8(1933)～平成20(2008)年(75歳)、静岡【内科、公衆衛生学】昭和34年東大卒。実地修練、第3内科入局(沖中重雄教授)、38年9月助手(中尾喜久教授)、40年4月新潟大講師(神経内科 椿忠雄教授)、42年6月(脳研・神経内科)、米国留学・滞在(44年7月WHO上級研究員 ミシガン大、45年7月メイヨー・クリニック疫学部助手、52年4月助教授)、56年9月東京都神経科学総合研究所臨床神経学研究部参事研究員、58年4月臨床神経学研究部長、59年10月北大教授(公衆衛生学)、平成9年3月停年退官。退官後、放送大教授(教養学部健康科学 9年4月～15年3月)。▽鉄道史研究者としても知られる。【著書】幌内鉄道史 義経号と弁慶号(平17)、アメリカの鉄道史 SLがつくった国(平19)、医療が悲鳴をあげている(平19)【編著】公衆衛生(放送大学教材 平13)【共編】神経疫学(昭51)、神経疾患の遺伝学(平5)、医療・社会・倫理(放送大学教材 平11)、循環器科学(同 平12)、高齢者の心と身体(同 平12)、母子の健康科学(同 平12)、ゲノム生物学(平15)、国鉄

乗車券類大事典(平16)

近藤宏二　こんどう・こうじ

明治43(1910)～平成2(1990)年(79歳)、群馬

【内科、健康・医療相談】　昭和11年東京帝大卒。附属病院分院内科入局[塩谷不二雄助教授(12年4月教授)]、12年7月内務省衛生局予防課(高野六郎課長)、13年4月厚生省予防局予防課(勝俣稔課長)、14年4月結核課(名称変更)、16年7月日本医療団結核課長、22年11月日本医療団解散に伴い退職、23年3月厚生省児童局母子衛生課長、24年12月辞職・退官。退官後、東京文化短大教授(25年～48年)、31年近藤宏二内科クリニック(人間ドック・健康管理)開設。▽厚生省にて結核の撲滅、保健衛生の向上に務めた後、昭和26年参議院選に全国区で出馬・落選、27年よりNHKなどのラジオ・テレビの健康・医療相談ドクターとして活躍した。NHKラジオ『療養の時間』は放送回数1万回を超えた。▽昭和38年保健文化賞(放送を通じて国民の保健知識の普及に貢献)

【著書】人体と結核(岩波新書 昭17)、青年と結核(同 昭21)、結核対策(昭26)、老年期の健康読本(老人福祉双書 昭47)、私のみた中国医学 奇跡は真実だった(昭48)、長寿の100カ条(昭49)、ゴルフの医学(昭52)、ガンで死なないために(昭53)、突然死 なぜ起こる、どう防ぐ(昭57)、貝原益軒『養生訓』を読む(昭59)【監修】四季のくらしと健康(昭36)【歌集】こころ(昭59)【自伝】歩み 医学放送三十年(昭54)、隻腎の記(昭61)

近藤師家治　こんどう・しげじ

大正6(1917)～平成元(1989)年(72歳)、石川

【細菌学】　昭和18年東北帝大卒。細菌学入室(黒屋政彦教授)、仙台市中央保健所勤務を経て、30年仙台市衛生試験所長(初代)、57年退職。▽東北帝大において、浜上正(昭和16年東北帝大卒)、星島啓一郎(昭和19年東北帝大卒)とともに各種のカビの産生する物質の系統的研究に従事、19年、わが国で最初のペニシリンを発見、マウスの感染阻止試験に成功、患者の治療も行い9月19日の東北医学会において発表した。

【参考】碧素・日本ペニシリン物語(角田房子 昭53)

近藤駿四郎　こんどう・しゅんしろう

明治36(1903)～昭和62(1987)年(83歳)、東京

【外科(脳神経外科)】　昭和6年東京帝大卒。第1外科入局(青山徹蔵教授)、米国留学(ジョンズ・ホプキンズ大ダンディー教授)、13年10月熊本医大助教授(東陽一教授)、19年6月東京帝大教授(附属医専部～27年3月)、28年6月東京労災病院脳神経外科部長兼副院長、36年10月院長、53年8月退職。▽近藤次繁(外科、東京帝大教授)の4男、近藤台五郎(内科、東京女子医大教授)の兄。

【共著】頭部外傷の臨床第1急性期(昭32)、第2後遺症(昭32)、第3手術篇(昭35)、外傷患者の救急処置(昭33)、急患の外科(昭34)、頭部外傷(昭41)

近藤正二　こんどう・しょうじ

明治26(1893)～昭和52(1977)年(83歳)、新潟

【衛生学】　大正6年東京帝大卒。衛生学入室(横手千代之助教授)、9年東北帝大講師、10年3月助教授、独留学(在外研究員、14年5月～昭和2年5月 フライブルグ大にて衛生学研学)、昭和2年8月教授、医学部長(12年7月～17年7月)、22年10月東北大教授、31年3月停年退官。▽全国の長寿村を歴訪し、食習慣等についての調査を行った。

【著書】長寿と食習慣について(昭27)、街娼問題に関する一考察(昭29)、長寿村ニッポン紀行(昭47)、長寿者の健康食の実態(昭50)、日本の長寿村・短命村(昭57)

近藤節蔵　こんどう・せつぞう

万延元(1860)～昭和20(1945)年(84歳)、伯耆(鳥取)

【内科】　旧姓岩本。明治22年帝大卒。福島県・白河病院長、鹿児島県・川内病院長、山梨県・甲府病院長を経て、32年2月和歌山県立病院長、38年4月日赤和歌山支部病院長(初代)、43年7月退職、和歌山市内にて開業、大正2年近藤病院開設。昭和20年10月逝去。

近藤台五郎　こんどう・だいごろう

明治40(1907)～平成3(1991)年(83歳)、東京

【内科】　昭和8年東京帝大卒。第2内科入局(呉建教授)、18年同仁会大学医学院(上海)教授、戦後、22年胃腸病院副所長、30年川島胃腸クリニック勤務、42年6月東京女子医大教授(消化器病センター消化器内科部門、47年4月消化器内科)、早期胃癌検診協会中央診療所長(兼任)、48年3月退職。▽ファイバースコープの開発に貢献。▽近藤次繁(外科、東京

帝大教授)は父、近藤駿四郎(外科、東京労災病院長)は兄、近藤紘一(ジャーナリスト・作家)は長男。【著書】腹部レントゲン写真読影講座(第1～13集 昭29～31)、胃腸の病気(昭35)【分担】胃の読本(からだの読本1 昭45)【共著】図説消化器病のレ線診断(昭31)【編著】最新対症処方(昭43)

近藤坦平　こんどう・たんぺい

天保15(1844)～昭和4(1929)年(84歳)、三河(愛知)

【医師、政治家】 文久2年、江戸に上り、戸塚静海、松本良順らに洋方医学を学び、元治元年、長崎に赴き、ボードウィン、ハラタマに師事、明治元年碧南郡鷲塚村に帰郷、4年洋々堂(洋式診療所・病院 後に洋々医館と改称)を開設、5年蜜蜂義塾(私立医学校)開設、43年病院長辞職・引退。▽東海地方における西洋医学教育の先駆者。明治12年愛知県会議員、副議長となるなど地方政界でも活躍した。

近藤次繁　こんどう・つぎしげ

慶応元(1865)～昭和19(1944)年(78歳)、信濃(長野)

【外科】 旧姓鶴見。明治23年11月帝大卒。外科入局(スクリバ教師)、助手(第一医院)、欧州留学(私費、24年～28年 シュトラスブルグ大、ハイデルベルグ大、ベルリン大、ウィーン大にて研学)、洋々医館(養父近藤坦平院長)勤務の後、外科再入局(スクリバ教師)、30年3月東京帝大助教授(第1外科 宇野朗教授)、31年6月教授、附属医院長(大正10年4月～13年4月)、14年9月退官。退官後、駿河台病院開設・院長。東京市会議員も務めた。▽日本外科学会にて、わが国最初の虫垂突起炎の手術報告(明治33年)、胆汁性腹膜炎のわが国最初の報告(42年)を行った。また、日本外科学会(明治32年)、日本医科器械学会(大正12年)、日本臨床外科学会(昭和12年)の創設に尽力した。▽明治30年、野口英世の再手術を行った。▽伊丹繁(内科、衛生学)は義弟、近藤駿四郎(外科、東京労災病院長)は4男、近藤台五郎(外科、東京女子医大教授)は5男。【校閲】近世外科総論全3冊(レキセル、山村正雄訳 明41～43)、外科診断学各論2冊(山村正雄 明42)

近藤恒子　こんどう・つねこ

明治26(1893)～昭和38(1963)年(69歳)、岐阜

【看護師】 本名シュクセク・コンドウ・ツネコ。明治38年父(建築業)とともに中国へわたり、看護婦免許取得、第一次大戦時従軍、青島攻略戦で捕虜となったオーストリア・ハンガリー帝国の海軍軍人イワン・シュクセクと結婚、大正9年夫の故郷スロベニアのリュブリャナに赴き永住、リュブリャナで逝去。▽第二次大戦中、赤十字に志願、戦後も看護部長、宣伝部長などを務め、また、日本とユーゴスラビアの文化交流に貢献、300回以上の講演を行うなど「マダム・ヤパンカ」と呼ばれ親しまれた。また、父、夫の中国家具コレクションをスロベニア政府に寄贈、ユーゴに中国美術館が開設された。▽1962年ユーゴスラビア赤十字創立20周年記念日に赤十字最高勲章を授与された。【参考】すごいぞ日本人! 続・海を渡ったご先祖様たち(熊田忠雄 平21)

近藤常次郎　こんどう・つねじろう

元治元(1864)～明治37(1904)年(40歳)、江戸(東京)

【保険医学、医事評論家】 明治22年帝大卒。第一医院助手(小児科)、25年日本生命入社、27年日清戦争に軍夫救護病院長として従軍、独留学(私費、30年3月～32年7月 ベルリン大)、帰国後、脚気のため病臥の身となる。▽日清戦争従軍中経験した回帰熱について報告している。医学と哲学を軸として思索の文章を明治25年4月中央医事新報(以後、医事週報、医事集宝、日本医事新報と改名)に掲載、以来、日本医事新報37年9月20日号まで掲載した。【著書】仰臥三年(明35)、続(明37)【伝記】仰臥の医師近藤常次郎 終末期医療への提言(小山文雄、五十嵐敬子 平22)

近藤とし子　こんどう・としこ

大正2(1913)～平成20(2008)年(95歳)、福井

【栄養学】 昭和7年津田英学塾中退、9年佐伯栄養学校卒。東京市衛生試験所、13年日本労働科学研究所研究員兼日本勤労栄養学校教諭、22年女子栄養学園教諭、23年厚生省公衆衛生局栄養科(技官)、28年退官。▽昭和28年栄養改善普及会設立、29年常務理事、49年専務理事、50年会長、在職中、平成20年3月逝去。▽昭和10年日本初の工場栄養士。赤・黄・緑の「栄養三色運動」を提唱、全国を回り、草の根の栄養指導活動を続けた。【著書】根のいとなみ(昭17)、農村の栄養指導(ナーセス・ライブラリ第86 昭27)、子どもの食事アドバイス(草土新書 昭50)、歩きながら考える 食べ方は

生き方(平18)

近藤平三郎　こんどう・へいざぶろう

明治10(1877)～昭和38(1963)年(85歳)、静岡

【薬学】 明治33年7月東京帝大医学部薬学科卒(陸軍依託学生)。7月見習薬剤官、12月(2等薬剤官)陸軍衛生材料廠試験室長、35年1月東京帝大(薬化学 長井長義教授)、7月東京衛戍病院附、37年6月第1師団野戦病院附薬剤官として日露戦争に従軍・渡満、7月(1等薬剤官)、9月帰還、39年8月軍医学校教官、留学[私費(40年10月～43年3月)、文部省外国留学生(43年3月～44年3月) ベルリン工科大リーベルマン教授、ベルリン大ネルンスト教授、ベルリン工科大マクワルド教授に師事]、44年2月(3等薬剤正)、45年3月東京帝大講師、大正4年6月乙卯研究所創立、11月東京帝大教授(医学部薬学科)、大正5年5月(2等薬剤正)、7年2月薬学第1講座(衛生裁判)、第2講座(薬化学)分担、10年6月第2講座(薬化学)主任、11月(1等薬剤正)、11年5月東京帝大附属医院薬局長事務取扱、12年1月薬局長代理(～3月)。昭和12年12月停年退官。退官後、乙卯研究所理事長・所長(13年5月～20年5月)、軍歴のため公職追放(21年10月～27年4月)。▽植物アルカロイドの研究で知られ、20数種の植物から40数種のアルカロイドを分離、内、32種は新発見であった。また、長谷川秀治とともに抗結核薬セファランチンを開発したことでも知られる。▽昭和3年学士院賞(東宮御成婚記念賞 本邦産植物に含まれる数種のアルカロイドに関する研究)、28年学士院会員、33年文化勲章(薬学および薬化学に対する貢献)・文化功労者

[共編]第四改正日本薬局方註解(大10) **[校訂]**製薬化学上・下巻(原著 下山順三郎、増訂 近藤平三郎 大3～4年) **[自伝]**藤園回想(根本曽代子編 昭39) **[研究録]**近藤平三郎アルカロイド研究の回顧(落合英二編 昭28)

紺野邦夫　こんの・くにお

大正14(1925)～平成5(1993)年(67歳)、福島

【生化学】 昭和24年東大卒。生化学入室(児玉桂三教授)・大学院(～28年)、27年4月(島薗順雄教授)、35年昭和医大兼任講師、38年4月助教授(岸三二教授)、39年4月(昭和大)、44年8月教授(～62年)、理事(46年12月～)、医学部長(57年～)、理事長(60年～62年 法人資産の運用をめぐる意見の対立のため辞職)。退職後、城南総合病院長(平成2年～)、在職中、平成5年7月逝去。

[著書]生化学(高看双書 昭37)、臨床検査のすべて(昭49) **[共著]**化学(昭34)、生化学・栄養学(系統看護学講座3 昭43) **[共編]**今日の薬剤指針1961年版(昭36)、生化学データ(昭40)

今野草二　こんの・そうじ

昭和7(1932)～昭和51(1976)年(43歳)、三重

【外科(心臓外科)】 昭和33年京都府立医大卒。実地修練、東京女子医大第1外科入局(榊原仟教授)、42年10月講師、44年12月助教授、45年6月教授、46年6月主任教授、在職中、51年5月急逝。▽心筋生検法の開発(昭和32年)、大動脈左室形成術(Konno法)開発などの業績を残した。

[著書]図説外来の外科(昭47)、新・心臓カテーテル法(昭59) **[共著]**小児の心疾患(昭43)、冠状動脈造影法(昭48)、人体 構造と機能(昭62) **[共監訳]**心筋梗塞(コドディ、スワン編 昭51)

さ

犀川一夫 さいかわ・かずお

大正7(1918)~平成19(2007)年(89歳)、東京

【ハンセン病医療】 昭和19年6月長島愛生園医療事務取扱、9月慈恵医大卒。召集[9月東部第24部隊(若松)入営、12月(軍医中尉)、中国戦線に従軍、21年6月復員]、技官、外科医長(~35年3月)、35年台湾麻瘋救済協会副医務部長兼台南皮膚科診療所長、台湾麻瘋協会医務部長兼楽山療養院長、39年WHO西太平洋地域らい専門官、46年1月琉球政府らい専門官兼沖縄愛楽園長、47年5月国療沖縄愛楽園長、62年1月退官。退官後、沖縄県ハンセン病予防協会那覇診療所長。▽昭和46年以来、沖縄ハンセン病予防協会理事、理事長(48年~平成12年)、理事を務めた。▽長島愛生園在任中、ハンセン病患者の強制隔離に反対、退官。また、沖縄の本土返還(昭和47年)に伴い、らい予防法が沖縄県にも適用され、患者が強制隔離されることに反対、同県にのみ在宅医療を存続させた。▽昭和53年桜根賞(沖縄におけるらいの疫学的研究)、61年保健文化賞(日本および台湾をはじめ東南アジア諸国におけるハンセン病対策の確立と推進に貢献)、平成元年朝日社会福祉賞(沖縄におけるハンセン病治療、予防、啓発に尽くした業績)

【著書】打たれた傷(昭57)、沖縄のハンセン病疾病史(平5)、聖書のらい(平6)、中国の古文書に見られるハンセン病(平10)、ハンセン病政策の変遷(平11)【自伝】門は開かれて らい医の悲願四十年の道(平元)、ハンセン病医療ひとすじ(平8)

三枝正裕 さいぐさ・まさひろ

大正10(1921)~平成13(2001)年(80歳)、広島

【外科(胸部外科)】 昭和20年9月東京帝大卒。海軍軍医(4月見習士官、9月復員)、10月第2外科入局(都築正男教授、福田保教授)、30年7月助手、33年5月昭和医大教授(第2外科)、36年9月東大講師(木本誠二教授)、米国出張(38年10月~)、40年5月助教授、43年4月教授(胸部外科)、附属病院長(昭54年4月~56年3月)、56年3月停年退官、退官後、国療中野病院長(56年4月~62年3月)。▽三枝康高(文芸評論、静岡大教育学部教授)は兄、三枝充悳(インド哲学、筑波大教授)は弟。

【共著】心臓ペースメーカーの臨床(昭48)【編著】「ショック」その基礎と臨床(昭44)、外科臨床に必要な最近の薬剤とその使い方(昭57)【共編】胸部外科学(昭52)

西郷吉義 さいごう・きちぎ

安政2(1855)~昭和2(1927)年(71歳)、信濃(長野)

【陸軍軍医(内科)】 明治15年東大(旧)卒。助手、医学部準助教授、20年12月(陸軍1等軍医)、東京鎮台病院医官、21年11月東京衛戍病院附兼軍医学校教官、26年2月(3等軍医正)、近衛歩兵第2聯隊附兼軍医学校教官、日清戦争勃発後、28年3月近衛師団衛生隊予備員長として出征、柳樹屯兵站病院長、占領地総督府部附、台北兵站病院長、29年東京陸軍予備病院附、東京衛戍病院長兼軍医学校教官、30年(2等軍医正)、31年兼宮内省侍医、10月(1等軍医正)、34年3月近衛師団軍医部長、36年6月軍医学校長、37年9月(軍医監)、大本営附。39年4月休職、独留学(私費、39年4月~41年8月 ベルリン在留)、大正元年10月侍医寮主事、3年7月宮中顧問官兼侍医寮御用掛、10年4月予備役編入。▽陸軍軍医部創設者の一人。

【著書】詳約内科各論(斎藤芳三郎編、西郷吉義補校 明32)【訳書】人体生理図(マーシャル 明17)、人体生理図小学校用全5冊(マーシャル 明18)

斎藤有記 さいとう・ありき

安政4(1857)~大正7(1918)年(60歳)、出羽(山形)

【海軍軍医】 旧姓河原。明治17年(海軍少軍医)、37年1月医務局第2課長、37年2月大本営附、3月(軍医大監)、「出雲」軍医長として日露戦争に従軍、旅順海軍病院長、38年12月横須賀海軍病院副長、43年4月佐世保海軍病院長兼佐世保鎮守府軍医長、12月(軍医総監)、44年12月待命、大正元年12月予備役編入。

斎藤一男 さいとう・かずお

明治34(1901)~昭和28(1953)年(51歳)、東京

【整形外科、スポーツ医学】 大正15年東京帝大卒。整形外科入局、昭和5年日医大講師(整形外科)、6年2月教授(初代)兼レントゲン科部長、8年兼体育研究所技師・文部省運動医事相談所員、19年兼東京体育専教授、24年兼東京教育大教授、在職中、28年6月逝去。▽わが国におけるスポーツ医学の開拓者。昭和2年上海極東オリンピック大会救護班員、7年第10回万国オリンピック大会(ロサンゼルス)日

本側医員、11年ベルリン国際スポーツ医学大会日本代表、などを務めた。
【著書】新しい健康教育(中学保健科用教科書 昭30)

斎藤和久 さいとう・かずひさ

大正11(1922)~平成19(2007)年(85歳)、東京
【微生物学、免疫学】 昭和19年9月慶大卒。9月細菌学入室(小林六造教授)・助手、海軍軍医短期現役[19年10月~21年1月(軍医中尉)]、助手復帰、22年7月予研研究員(小林六造所長)、26年10月慶大講師(細菌学 小林六造教授、牛場大蔵教授)、米国留学(ロックフェラー財団研究員、37年3月~39年10月 ハーバード大、フロリダ大にて研究従事)、38年11月助教授(微生物学 佐々木正吾教授)、46年12月教授(微生物学)、63年3月定年退職。退職後、国際医学情報センター理事長(63年4月~平成10年3月)、大山健康財団理事(平成2年6月~19年7月)、日本学生野球協会副会長(16年3月~)。▽平成2年小島三郎記念文化賞(クローン化T細胞を用いた免疫機構の解析)
【共編】新細菌学入門(昭57) 【訳書】バーネット免疫細胞学(バーネット 昭47)、続(昭50) 【共訳】免疫学の要点(メイル 昭63)

斎藤勝寿 さいとう・かつとし

元治元(1864)~昭和19(1944)年(80歳)、陸奥(福島)
【解剖学】 明治20年成医会講習所卒。21年医術開業試験及第、帝大解剖学入室(小金井良精教授)、30年二高教授、33年10月大阪府立医学校教諭、大正8年11月大阪医大講師、昭和5年12月辞職。辞職後、大阪歯科医専教授(大正10年~昭和16年3月)。▽大阪歯科医専名誉教授第1号。詩文をよくし、森林太郎と親交があり、鷗外の号は林太郎の所望により譲ったと言われる。

斎藤干城 さいとう・かんじょう

明治18(1885)~昭和23(1948)年(62歳)、鳥取
【陸軍軍医(外科)、政治家】 大正元年九州帝大卒。陸軍軍医(熊本歩兵第13聯隊)、九州帝大外科入局・大学院在学、昭和5年3月(1等軍医正)豊橋陸軍病院長、6年8月名古屋陸軍病院長、7年12月久留米第12師団軍医部長、9年12月(軍医監)、10年8月第5師団軍医部長、13年3月関東軍軍医部長、14年3月(軍医中将)、12月予備役編入。退役後、米子市長(18年8月~20年12月)。▽米子医専設立に尽力した功労者。

斎藤紀一 さいとう・きいち

文久3(1863)~昭和3(1928)年(65歳)、出羽(山形)
【精神科】 明治19年山形県立医学校卒。医術開業前期試験及第、上京、慈恵病院、順天堂医院、済生学舎に学び、21年2月医術開業後期試験及第、12月埼玉県大宮上町にて開業、25年浅草医院開業、神田泉町に東都病院を経営。欧州留学(私費、33年11月~36年2月 パリ大、ベルリン大、ハレ大、英国にて精神病研学)、36年4月青山病院開設、38年5月帝国脳病院を設立、40年9月青山病院と帝国脳病院を合併、青山脳病院と名称変更。大正6年2月衆議院議員(山形県郡部、立憲政友会、当選1回 ~9年2月)。13年12月病院火災のため焼失、再建、昭和2年院長退任。青山脳病院は20年3月東京都に移譲、梅ケ丘病院となった。▽斎藤茂吉(精神科医、青山脳病院長)は養子。
【著書】神経衰弱の治療及健脳法(大5) 【伝記】斎藤紀一(青木義作 臨床精神医学5巻10号、昭56)

斎藤 潔 さいとう・きよし

明治26(1893)~昭和46(1971)年(77歳)、山梨
【公衆衛生学、小児科】 大正9年東京帝大卒。衛生学入室、小児科入局、聖路加国際病院小児科勤務、米国留学(ロックフェラー財団奨学生、14年12月ハーバード大公衆衛生学部入学、昭和2年卒業)、3年聖路加国際病院小児科兼公衆保健部、12年東京市特別衛生地区保健館長、13年3月公衆衛生院教授(小児衛生部長)、15年12月厚生科学研究所教授(小児衛生部長)、17年11月厚生省研究所教授(厚生科学部体力研究部小児衛生科)、21年5月公衆衛生院(小児衛生部長)、23年5月次長、24年6月国立公衆衛生院、31年9月院長、40年12月退官。▽わが国における公衆衛生学の草分け。ロックフェラー財団の補助により東京市特別衛生地区保健館が設立された際、館長に就任、また、財団の援助による国立公衆衛生院(保健衛生の総合教育研究施設)開設に参画するなど、小児科の臨床から出発して小児の保健衛生の途を歩み、国の内外を通じて公衆衛生事業を国際的視野にたって推進した。▽昭和41年保健文化賞(小児保健事業、大気汚染研究の発展等に貢献)
【著書】乳幼児の発育判定基準(昭19)、家庭看護学(昭32) 【共著】衛生教育(昭22) 【共編】保健衛生辞典(昭37)

斉藤 淏　さいとう・きよし

明治37(1904)～平成8(1996)年(91歳)、富山

【外科】　昭和5年東京帝大卒。第2外科入局(塩田広重教授)、10年日医大教授(第2外科、第一医院外科部長)、20年附属庄内病院外科部長、21年院長、22年兼公立酒田病院長(～35年)、附属第一医院長(38年3月～47年3月)、兼都立八丈島病院長(45年9月～59年7月)、47年3月定年退職。退職後、私立学校教職員共済組合下谷病院長(47年2月～62年3月)。

[著書]イレウスの診断と治療(臨床医学文庫 昭22)、急性腹症(昭41)

斎藤謙郎　さいとう・けんろう

明治7(1874)～明治41(1908)年(34歳)、群馬

【微生物学】　明治34年千葉医専卒。内務省伝研入所、38年技手。狂犬病研究に従事中、実験的狂犬病感染家兎に指を咬まれ狂犬病発病、41年6月急逝。▽1年志願兵として軍務に服し、日清戦争では少尉として内地勤務、日露戦争では中尉として出征の軍歴がある。

西東三鬼　さいとう・さんき

明治33(1900)～昭和37(1962)年(61歳)、岡山

【歯科、俳人】　本名斎藤敬直。大正14年日本歯科医専卒。シンガポールにて開業、昭和3年腸チフスに罹患し帰国、東京・大森にて開業、8年東京神田・共立病院歯科部長、13年商社勤務、17年神戸に移住、23年大阪女子医大香里病院歯科部長、31年退職。葉山に転居。▽俳人。共立病院勤務中、患者の句会に誘われて句作を始める。大戦中、遥か前線を想い描いた「戦火想望俳句」で無季俳句の可能性を求め、新興俳句系の中心作家として活躍、昭和15年新興俳句弾圧事件で検挙、起訴猶予、句作・執筆禁止処分を受け、神戸に移住、戦後、23年山口誓子を擁して『天狼』を創刊、初代編集長。角川書店『俳句』編集長(32年1月～8月)。36年俳人協会設立に奔走するも逝去。▽昭和37年(没後)俳人協会賞

[句集]旗(昭15)、夜の桃(昭23)、今日(昭27)、変身(昭37)、西東三鬼全句集(昭46)

斉藤成司　さいとう・しげじ

大正11(1922)～昭和63(1988)年(66歳)、愛知

【耳鼻咽喉科】　昭和21年9月慶大卒。実地修練、耳鼻咽喉科入局(西端驥一教授)、講師(鈴木安恒教授)、39年1月助教授、49年6月教授、62年3月定年退職。

[編著]喉頭癌診断指針(昭56)　[共編]喉頭、気管・気管支、食道1、2、3(臨床耳鼻咽喉科・頭頸部全書第10巻A、B、C 昭61、62)

斎藤茂太　さいとう・しげた

大正5(1916)～平成18(2006)年(90歳)、東京

【精神科、随筆家】　昭和14年明大文学部卒、17年9月昭和医専卒。慶大精神科入局(植松七九郎教授)、25年斎藤神経科病院(斎藤茂吉院長)を継承。▽精神科医師として、跡見短大、昭和女子大、早大の講師などを務めた他、著述活動に従事。日本精神病院協会長、アルコール健康医学協会長、日本ペンクラブ理事、日本旅行作家協会長などを歴任。飛行機マニアとしても知られる。▽斎藤茂吉(精神科、歌人)の長男、北杜夫(精神科、作家)の実兄。

[著書]茂吉の体臭(昭39)、快妻物語(昭41)、精神科医三代(中公新書 昭46)、茂吉の周辺(昭48)、精神科の待合室(昭49)、モタさんの汽車の旅(昭51)、長男の本(昭55)

斎藤順作　さいとう・じゅんさく

明治22(1889)～昭和57(1982)年(93歳)、山梨

【陸軍軍医(皮膚科、泌尿器科)】　大正元年東北帝大医専部卒。弘前陸軍病院長、岐阜陸軍病院長、奉天陸軍病院長、哈爾浜陸軍病院長を経て、昭和15年3月(軍医少将)、16年8月第3軍軍医部長、17年8月天津陸軍病院長、20年3月東部軍司令部附、4月予備役編入。戦後、仙台市にて開業。▽補充兵歩兵から衛生部見習士官となり昇進した。

斎藤章二　さいとう・しょうじ

大正3(1914)～平成13(2001)年(86歳)、東京

【薬理学(神経精神薬理学)】　旧姓菊地。昭和14年慶大卒。薬理学入室(阿部勝馬教授)、海軍軍医(7月～21年1月)、4月大学院特別研究生、米国留学(ロックフェラー財団研修員、32年 ペンシルベニア大薬理学)、35年4月講師、39年4月助教授(細谷英吉教授)、42年5月日大教授、55年3月定年退職。▽中枢神経系の機能、体温調節中枢の確定、中枢神経薬の作用機序、行動薬理学に関する業績で知られる。

[訳書]薬物の作用1、2(ゴールドスタイン他 昭46)

[監訳]メイヤーズ薬理学上・下第4版(ランゲ医学叢書 昭51)

斎藤十六 さいとう・そろく

明治38(1905)～昭和62(1987)年(81歳)、群馬

【内科】 昭和7年東京帝大卒。第2内科入局(呉建教授)、14年10月三楽病院内科(桜沢富士雄医長)、18年5月日大助教授(第2内科 桜沢富士雄教授)、21年教授、28年7月千葉大教授(第2内科)、附属病院長(31年10月～34年9月)、43年3月停年退官。▽桜沢富士雄(内科、日大教授)の末弟。

【著書】頸動脈球および洞神経(昭24)

斎藤玉男 さいとう・たまお

明治13(1880)～昭和47(1972)年(92歳)、群馬

【精神科】 明治39年12月東京帝大卒。40年1月東京府立巣鴨病院医員(～大正3年4月)、2月精神科入局(呉秀三教授)・助手、独留学(私費、大正3年4月～5年 フランクルト市立病院神経学研究所に到着したが、8月第一次大戦に独参戦のため、オランダ経由、英国滞在の後、渡米、ジョンズ・ホプキンズ大学マイヤー教授に師事)、5年2月横浜脳病院顧問、5月王子脳病院顧問、6年日本医専教授、15年2月日医大教授、昭和19年9月退職。▽大正12年4月品川区に神経科・ゼームス坂病院を開設、昭和6年6月より13年3月まで東京府立松沢病院副院長として病院運営に当たった。19年9月ゼームス坂病院閉鎖売却、郷里へ疎開。▽戦後は、進駐軍国内検閲部高等翻訳官を務めた他、いくつかの精神病院に勤務した。▽ゼームス坂病院には高村智恵子(光太郎夫人)が入院、切絵を作ったことで知られる。

【著書】健脳回春法(昭4)、性格改造法(昭16)、結婚の新倫理(昭16) 【訳書】理学的療法(ブックスバウム 明41) 【伝記】斎藤玉男 Folia Psychiatrica et Neurologica Japonica の創始者(松下正明 臨床精神医学10巻6号、昭56)

斎藤英雄 さいとう・ひでお

大正3(1914)～昭和59(1984)年(70歳)、東京

【耳鼻咽喉科】 昭和13年慶大卒。耳鼻咽喉科入局(西端驥一教授)、16年6月大蔵省印刷局東京病院医長、22年4月慶大講師、23年11月日大講師(中村四郎教授)、27年4月助教授、38年6月教授、駿河台日大病院長(51年4月～55年10月)、55年10月定年退職。▽昭和44年日医最高優功賞(日医功労者・在任10年日医功労者表彰)

【編著】口腔・咽喉・扁桃・唾液腺1、2(臨床耳鼻咽喉科・頭頸部外科全書第7巻A、B 平2、昭62)

斎藤文雄 さいとう・ふみお

明治29(1896)～昭和39(1964)年(67歳)、茨城

【小児科】 大正12年東京帝大卒。小児科入局(栗山重信教授)、昭和3年東京警察病院小児科部長、4年甲南病院部長、13年愛育研究所保健部長、21年所長、25年8月聖路加国際病院小児科医長、32年11月退任。

【著書】父親と育児(昭17)、大切な赤ちゃん(昭22)、母の育児書(昭22)、母性及び小児栄養(昭31) 【共著】育児実習書(昭18)、乳幼児の結核(昭19)、育児全書(昭27) 【共編】新しい健康教育(中学校教科書 昭27)

斎藤　真 さいとう・まこと

明治22(1889)～昭和25(1950)年(60歳)、宮城

【外科(脳外科)】 大正4年東京帝大卒。5年第1外科入局(近藤次繁教授)、6年愛知県立医専講師、8年3月教授(第1外科)、9年9月休職、欧州留学(私費、9年9月～13年1月 ウィーン大神経学研究所マールブルグ教授に師事、学位論文「脈絡叢の病理」作成、ベルリン大、パリ大にて脳外科の研鑽)、復職、昭和6年5月名古屋医大教授、欧州出張(8年)、14年4月名古屋帝大教授、附属病院長(21年2月～)、22年10月名大教授、在任中、25年1月急逝。▽わが国における脳外科の先駆者。また、わが国における脊椎麻酔の確立と普及に貢献したことで知られる。

【著書】局所麻痺法及び全身麻酔法(医学選書第27 昭24) 【共著】輸血法講習録(共述 昭7)

斎藤正己 さいとう・まさみ

昭和4(1929)～平成11(1999)年(69歳)、岡山

【精神科】 昭和28年京大卒。倉敷中央病院にて実地研修、精神科入局(村上仁教授)、29年8月助手、33年4月関西医大講師(精神神経科 岡本重一教授)、米国留学(47年4月 州立ミズリー大コロンビア校ミズリー精神医学研究所研究員 定量薬物脳波学の研究に従事)、59年4月教授、平成9年3月退職。

【共訳】女性 自然、現象、実存(ボイテンディク 昭52)

斎藤茂吉 さいとう・もきち

明治15(1882)～昭和28(1953)年(70歳)、山形

【精神科、歌人】 旧姓守谷。明治43年東京帝大卒。精神科入局(呉秀三教授)、巣鴨病院勤務、大正6年12月長崎医専教授兼県立長崎病院精神科部長、9年9月教授専任、10年3月辞任、欧州留学(文部省在外

研究員、10年12月～14年11月 ウィーン神経学研究所、ミュンヘン大クレペリン教授に学び、仏・瑞・英経由帰国）、昭和2年青山脳病院長、20年退職。▽明治38年一高時代に正岡子規を読み作歌を志す、39年伊藤左千夫に師事。41年の『アララギ』創刊に参加し、生涯その中心的存在として活躍。また、柿本人麿の研究で知られる。▽昭和12年芸術院会員、15年学士院賞（柿本人麿）、24年読売文学賞（ともしび）、26年文化勲章（短歌への貢献）▽没後、斎藤茂吉文化賞、斎藤茂吉短歌文学賞が創設された。▽妻てる子は斎藤紀一（青山脳病院長）の次女。斎藤茂太（精神科、随筆家）は長男、北杜夫（精神科、作家）は次男。

【著書】短歌写生の説（昭4）、柿本人麿全5巻（昭9～15）、伊藤左千夫（昭17）、正岡子規（昭18）、斎藤茂吉全集 全56巻・第2次全36巻（昭27～昭51）**【歌集】**赤光（大2）、あらたま（大10）、寒雲（昭15）、白き山（昭24）、ともしび（昭25）**【伝記】**精神病医斎藤茂吉の生涯（岡田靖雄 平12）

佐伯 矩 さえき・ただす

明治9（1876）～昭和34（1959）年（83歳）、愛媛

【栄養学】 明治31年三高卒。生理学入室（荒木寅三郎教授）・助手、32年帰郷・父業手伝い、34年京都帝大医化学（荒木寅三郎教授）・助手、35年内務省伝研入所（北里柴三郎所長）・技手、米欧留学（38年～44年米・イェール大、農務省技師、オルバニー医大講師を経て、英国、ベルギー、独、仏巡歴）、大正3年私立栄養研究所を開設、9年9月国立栄養研究所長（初代 内務省所管）、昭和13年1月（厚生省所管に移管）、附属病院長、15年12月退官（栄養研究所と公衆衛生院が合併、厚生科学研究所国民栄養部となる）。▽わが国における栄養学研究、公衆栄養行政の創始者。三高時代、荒木寅三郎教授と出会い、新陳代謝や栄養摂取など食生活に関する研究に没頭。佐伯栄養学校の開設（大正13年）、栄養学会の創立（昭和9年）、また、日本人栄養要求量の決定、七分搗米の提唱などを行った。一方、文部省に「営養」を「栄養」と改めることを提言、「偏食」「栄養食」などの言葉を生み出した。『世界の平和』『日本における栄養科学の進歩』などの英文著書がある。▽昭和29年保健文化賞（栄養改善事業への貢献）

【著書】栄養（大15）、新撰日本食品成分総攬（昭6）、調理食品成分照鑑（昭12）**【伝記】**栄養学者佐伯矩伝（佐伯芳子 昭61）

佐伯理一郎 さえき・りいちろう

文久2（1862）～昭和28（1953）年（91歳）、肥後（熊本）

【産婦人科、医史学、看護教育】 明治9年熊本古城病院附属医学校（熊本医学校の前身）に入学、10年西南の役のため学校消失、11年再建の熊本医学校入学（マンスフェルトの指導を受ける）、14年医術開業試験（第1回）及第、医籍登録、15年7月熊本医学校卒。上京、東大（旧）外科スクリバ、内科ベルツ、眼科梅錦之丞に学ぶ、17年10月海軍軍医補（横須賀海軍病院）、海軍軍医学校教官に就任のため米欧留学［19年10月～24年 米・ペンシルベニア大にて産科をパンロース教授、婦人科をグーデル教授に学ぶ、21年渡欧、ミュンヘン大ウィンケル教授に学び、ライプチヒ、ベルリン、エディンバラを歴訪、グラスゴーにて建造された軍艦「千代田」に乗り組み帰国］、帰国後、海軍軍医学校に産婦人科は設置されないことになり退官、24年京都同志社病院長、附設京都看病婦学校にて産科を講義、27年～28年日清戦争従軍［（海軍少軍医）、佐世保海軍病院］。31年同志社病院・京都看病婦学校の管理を委託・受託、産婆養成を開始、31年佐伯病院開設、39年同志社病院閉鎖、京都看病婦学校を同志社より移管され、佐伯病院内に産婆看護婦学校設置（～昭和23年新制度に伴う廃校まで）、42年上京区に京都産院を新築、産婆看護婦学校を移転。▽産婦人科で学会活動の他、公衆衛生、医師会など広範な分野で先進的な働きをし、また、医史学に関心をもち、優れたコレクションを残した。また、佐伯式養生法（禁酒・禁煙・玄米・菜食・小食）でも知られた。

【著書】日本女科史（明34）、京都看病婦学校五十年史（昭11）、佐伯式長寿法（昭11）**【訳書】**普通看病学（ビルロート 明28）、戦時平時救急看護法（リューレマン 明28）、産科学（朱氏）2冊（シュロエデル 明28、31）**【伝記】**阿蘇が嶺のけむり 明治の開業医佐伯理一郎小伝（松崎八重編、佐伯よし子発行、昭46）**【追悼】**佐伯先生追悼特集（医譚20号、昭28）**【参考】**佐伯の学校の卒業生たち 京都看病婦学校・京都産婆学校（遠藤恵美子、山根信子 昭59）

三枝 博 さえぐさ・ひろし

明治41（1908）～昭和58（1983）年（75歳）、福岡

【解剖学】 昭和8年九州歯科医専卒。母校に就職、13年九州帝大留学（解剖学 進藤篤一教授）、応召、19年6月福岡県立医科歯科専門学校助教授（進藤篤一校長）、20年5月教授、24年4月九州歯大教授（口腔

組織学)、48年3月定年退職。退職後、福岡歯大教授(48年4月~56年3月)。▽非哺乳動物の唾液腺の組織学的研究、下等脊椎動物(58科88種目)の歯に関する研究で知られる。

【共著】口腔組織学(昭37)

酒井 潔 さかい・きよし

明治27(1894)~昭和50(1975)年(80歳)、兵庫
【小児科】 大正9年東京帝大卒。小児科入局(弘田長教授)、11年9月同仁会漢口医院医長、14年12月台湾総督府医院医長、15年3月兼台湾医専教授、欧州留学(総督府派遣 昭和5年8月~7年8月)、13年3月台北帝大教授、戦後、留用され20年10月台湾大学医学院教授、21年12月帰国、22年11月国立相模原病院副院長・小児科医長、28年6月慈恵医大教授、35年4月定年退職。▽台湾時代は熱帯小児病、慈恵時代は百日咳、乳幼児下痢症を研究課題とした。▽酒井紀(小児科、慈恵医大教授)は長男、酒井糾(泌尿器科、北里大教授)は次男。
【伝記】温故知新 わが父を偲ぶ(酒井糾編 平11)

酒井 繁 さかい・しげる

明治18(1885)~昭和4(1929)年(44歳)、東京
【内科】 明治43年東京帝大卒。第3内科入局(青山胤通教授)。大正5年7月愛知医専教授兼愛知病院内科第2部長、欧米出張(9年2月~12年2月)、11年7月愛知医大教授、在任中、昭和4年12月急逝。▽欧米出張より帰国時、心電計を持ち帰り、これを用いて研究を行った。

坂井聖二 さかい・せいじ

昭和25(1950)~平成21(2009)年(59歳)、東京
【精神科、児童精神医学】 昭和52年東邦大卒。小児科入局(中山健太郎教授)、54年12月助手、56年4月東海大研修員(精神科・児童精神医学専攻 牧田清志教授、岩崎徹也教授)、58年4月東邦大助手(第2小児科 青木継稔教授、大森・大橋病院にて児童精神科外来担当)、平成3年9月講師、5年3月坂井医院勤務、12月院長、在職中、21年3月逝去。▽平成3年「子どもの虐待防止センター」設立に参加、運営委員、9年社会福祉法人設立より理事、15年理事長就任。
【著書】小児科からみた児童虐待(CAテキストブック no.1 平3)、子供の虐待と放置 小児科の役割(同 no.3 平3)、周産期の母親への援助 子どもの虐待を予防するために(同 no.9 平8)、子どもを病人にしたてる親たち 代理によるミュンヒハウゼン症候群(平15) 【共編】子ども虐待の臨床 医学的診断と対応(平17) 【共訳】虐待を受けた子どもの治療戦略 被害者からサバイバーへ(カープ、バトラー 平11) 【監訳】虐待された子ども ザ・バタード・チャイルド(ヘルファ他編 平15)

酒井谷平 さかい・たにへい

明治11(1878)~昭和37(1962)年(84歳)、岐阜
【内科、温泉医学】 明治36年東京帝大卒。欧州留学(大正10年~)、昭和6年日本温泉協会創立理事兼学術部委員、9年日本温泉気候学会創立幹事として学会設立に尽力。▽昭和28年保健文化賞(温泉に関する総合的研究)
【著書】温泉と疾病(大15)、温泉・気候療法(昭4)、温泉療養(昭9)、転地療養 温泉・気候(昭14)、不老長寿(昭30) 【編著】温泉気候療法の理論と実際(昭15) 【訳書】応用生理学(オヴェルトン 明41)

堺 哲郎 さかい・てつろう

明治44(1911)~昭和44(1969)年(58歳)、北海道
【外科(消化器)】 昭和9年新潟医大卒。第1外科入局(中田瑞穂教授)、朝鮮・咸鏡北道立羅南医院、長岡赤十字病院勤務、助手、講師、19年助教授兼附属医専部教授、28年8月新潟大教授、在任中、44年9月逝去。▽昭和44年8月日本癌治療学会長を務め、胃癌のため入院中、病室から会場に通い、パネルディスカッション「ガン患者に、そのガンを知らしむべきか」の司会を行い、「ガン患者には、ガン宣告はしない方がいいよ」と自らの体験を述べた。
【著書】外科臨床の高蛋白療法(昭27)、Theodor Billroth の生涯(昭45) 【共編】胃手術のすべて上・下(昭46、47)

酒井 恒 さかい・ひさし

昭和3(1928)~平成20(2008)年(80歳)、東京
【解剖学(神経解剖)、医史学】 海軍兵学校、一高を経て、昭和29年東大卒。実地修練、第1解剖入室(小川鼎三教授)・大学院修了、36年4月金沢大助教授(第2解剖 山田致知教授)、西独留学(37年~38年9月マックス・プランク脳研究所)、48年5月名大教授(第1解剖)、平成3年3月停年退官。▽動物の奇形例を組織学的に調べて中枢神経系およびその関連器官

(視覚系)の奇形の発生機序に関する研究を展開した。▽昭和61年日本翻訳出版文化賞(訳編『ターヘル・アナトミアと解体新書』)

【著書】臨床解剖学へのアプローチ(平3)【共著】医学ラテン語(昭53)、ポケット医学ラテン語辞典(平元)

酒井文徳　さかい・ふみのり

大正10(1921)~平成7(1995)年(74歳)、長野
【薬理学】 昭和20年東京帝大卒。薬理入室(小林芳人教授)、26年2月東京医歯大助教授(岡田正弘教授)、独留学(ゲッチンゲン大、31年帰国)、35年1月助教授(第2薬理 熊谷洋教授)、40年4月教授(第2薬理)、医学部長(50年4月~51年3月)、57年3月停年退官。退官後、日本学術振興会理事(57年4月~)、理事長(62年9月~平成2年4月)。
【著書】実験医学研究の手引(昭36)【共著】腎臓の話(昭53)

坂上利夫　さかがみ・としお

大正9(1920)~平成10(1998)年(78歳)、北海道
【生化学】 昭和19年9月北海道帝大卒。医化学入室(大野公吉教授)・助手、24年5月北海道立女子医専助教授(生化学 大野公吉教授)、25年2月札幌医大助教授、38年4月教授(化学)、43年9月(第2生化学)、61年3月定年退職。
【著書】生化学(昭50)【共著】脂質の生化学(昭41)

榊俶　さかき・はじめ

安政4(1857)~明治30(1897)年(39歳)、江戸(東京)
【精神科】 幼名善太郎。明治13年7月東大(旧)卒。第一医院眼科助手(シュルツェ、スクリバに師事)、独留学(文部省外国留学生、15年2月~19年10月 ベルリン大ウェストファル教授、ウィルヒョー教授に師事。精神病学、病理学を研学)、19年11月帝大教授(初代 精神病学)、20年兼東京府癲狂院医長(榊の主張により巣鴨病院と改称)、在任中、30年2月逝去。▽わが国初の精神病学を開講。わが国、また、東洋における最初の精神医学の教授。わが国における司法精神鑑定の形式を作りあげた。明治20年相馬事件において子爵相馬誠胤の精神鑑定を行ったことでも知られる。▽榊保三郎(精神科、京都帝大福岡医大教授)は弟、妹小梅は緒方正規(衛生学、東京帝大教授)夫人、妹徳子は岡田和一郎(耳鼻咽喉科、東京帝大教授)夫人。
【著書】癲狂院設立ノ必要ヲ論ス(明25)【編訳】眼科学全4冊(明14~16)【校閲】精神啓微 脳髄生理(呉秀三著 明22)、実用診断学(ザイフェルト、保利聯訳 明22)【伝記】榊俶先生顕彰記念誌 東京大学医学部精神医学教室開講百年に因んで(昭62)、榊俶 精神病学の礎石をおいた人(岡田靖雄『続・精神医学を築いた人びと』上巻、平6)

榊保三郎　さかき・やすさぶろう

明治3(1870)~昭和4(1929)年(58歳)、駿河(静岡)
【精神科】 明治32年東京帝大卒。精神科入局(榊俶教授、呉秀三教授)・助手、35年12月助教授、独留学(文部省外国留学生 36年12月~39年11月)、36年12月京都帝大福岡医大助教授、39年11月教授、大正14年8月九州帝大疑獄事件に連座辞任。昭和3年九州帝大法文科入学。在学中、昭和4年3月逝去。▽榊俶(精神科、東京帝大教授)の弟。
【著書】変り者(明治45)、性欲研究と精神分析(大7)【共訳】スタイナッハ氏若返り法研究(大11)【参考】光芒の序曲 榊保三郎と九大フィル(半沢周三 平13)

榊原仟　さかきばら・しげる

明治43(1910)~昭和54(1979)年(68歳)、福井
【外科(心臓外科)】 昭和11年東京帝大卒。第2外科入局(都築正男教授)、衛生兵勤務(北支 12年8月~14年2月)、軍医勤務(比島 16年8月~17年4月)、18年11月同仁会大学医学院(上海)教授兼第一附属医院外科部長、戦後、21年4月帰国、22年2月東京帝大/東大助手、24年7月東京女子医専教授、25年4月東京女子医大教授(外科)、欧米出張(26年9月、37年8月~11月)、附属日本心臓血圧研究所長(30年4月~48年3月)、附属病院長(36年9月~40年3月、48年4月~49年3月)、37年4月(第1外科)、49年3月定年退職。退職後、筑波大学副学長(48年11月~51年8月)。52年11月日本心臓血圧研究振興会附属榊原記念病院設立・院長、在職中、54年9月逝去。▽わが国における心臓外科の開拓者。都築外科では骨関節結核の研究に従事、東京女子医大で、ボタロー管開存症(昭和26年)、僧帽弁狭窄症(27年)の手術にわが国で初めて成功、今野草二とともに心内膜生検に成功(37年)など、小沢凱夫(阪大)、木本誠二(東大)らとともに、わが国における心臓外科の開拓者と評されている。▽昭和39年朝日賞(心臓外科における業績)▽榊原亨(心臓外科、参議院議員)は兄。
【著書】心臓の話(昭43)、医の心(昭47)【自伝】私の

履歴書(昭46)【評伝】榊原仟 家庭医の必要性を説く(水野肇『私の出会った名ドクター』、平3)

榊原ツギ さかきばら・つぎ

明治23(1890)～不詳、徳島

【看護師】旧姓田中。明治35年3月徳島県・釜島尋常小学校卒。4月上阪、此花区・伊藤病院看護婦助手、41年5月看護婦試験合格、退職、京都・済生看護婦会派出看護婦、京都府産婆試験合格、大正4年11月伊藤病院婦長、榊原呈治と結婚、伊藤病院退職。昭和4年1月「報国看護婦会」設立、5年7月「榊原家政婦会」設立、戦災により焼失、28年11月西成区に再開した。【伝記】看護婦・家政婦紹介事業に貢献 榊原ツギ女史(雪村政枝『看護史の人びと第1集』、昭45)

榊原亨 さかきばら・とおる

明治32(1899)～平成4(1992)年(92歳)、福井

【外科(心臓外科)、政治家】大正14年九州帝大卒。金沢医大第2外科入局(泉伍朗教授)、昭和3年岡山医大助教授(泉伍朗教授)、7年榊原外科病院開設。▽心臓外科の開拓者。昭和10年局所麻酔下での収縮性心嚢炎手術に成功、17年心臓鏡を用い世界で初めて僧帽弁閉鎖不全手術に成功した。また、昭和9年には日本臨床外科学会設立に尽力した。▽岡山県医師会長、衆議院議員(岡山1区、新自由党、当選1回 22年4月～23年12月)、25年日本医師会副会長、参議院議員(全国区、自民党、当選1回 28年4月～34年5月)などを歴任。▽榊原仟(心臓外科、東京女子医大教授)は弟、榊原宣(消化器外科、東京女子医大教授)は長男。【共著】心臓外科(昭29)【伝記】「タブー」にメスを入れた外科医(榊原宣 平5)

坂口勇 さかぐち・いさむ

明治13(1880)～昭和33(1958)年(78歳)、愛知

【泌尿器科】明治39年12月東京帝大卒。皮膚病学黴毒学入室(土肥慶蔵教授)、大学院(40年3月～44年7月)、41年9月順天堂医院泌尿器皮膚科、44年6月東京帝大病理にて研究(山極勝三郎教授、長与又郎教授)、独・瑞留学(私費、44年9月～大正4年10月ゲッチンゲン大、ヘルツォーグ病院にて病理、ベルン大、バーゼル大にて泌尿器科を中心に研修)、帰国後、順天堂医院泌尿器皮膚科部長、12年9月退職、東京・本郷に坂口病院、京橋に分院を開設。▽わが国の泌尿器科の先駆者。大正元年日本泌尿器病学会の創設に尽力、わが国における膀胱鏡の自主作製に成功、昭和11年坂口賞を創設。【著書】袖珍皮膚科学(大元)

阪口涯子 さかぐち・がいし

→阪口秀二郎(さかぐち・しゅうじろう)

坂口康蔵 さかぐち・こうぞう

明治18(1885)～昭和36(1961)年(75歳)、東京

【内科】明治42年12月東京帝大卒。医化学入室(隈川宗雄教授)、45年5月第3内科入局(青山胤通教授)、大正3年11月伝研技手、8年9月講師、11年6月助教授兼日赤浅草病院長、昭和4年3月兼東京警察病院長(初代 ～9年3月)、9年4月教授、附属医院長(12年3月～15年4月)、医学部長(15年4月～17年3月)、20年10月停年退官。退官後、貴族院議員(勅選 21年12月～22年5月)、国立東京第一病院長(21年3月～31年12月)。▽糖尿病研究の権威者。実用的な「坂口試験食」を考案し、医学界に広く取り入れられた。▽昭和15年内科学会恩賜金記念賞(糖排出閾に関する研究)【著書】糖尿病治療法(大8)、「ヴィタミン」ト疾病(大13)、インシュリン(大15)、小呼吸器病学(昭3)、ヒドラジドの臨床(昭27)【共著】糖尿病(昭42)【共編】結核殊に肺結核(昭11)、戦争と結核(昭18)、肺結核(昭29)【監修】家庭大医典(昭26)

阪口秀二郎 さかぐち・しゅうじろう

明治34(1901)～平成元(1989)年(88歳)、長崎

【内科、俳人】大正15年九州帝大卒。医化学入室(後藤元之助教授)、第3内科入局(小野寺直助教授)、大連遞信医院長、戦後、佐世保西海病院。34年6月天神病院長、46年2月開業。▽俳号 阪口涯子。大正15年「天の川」同人。昭和29年佐世保に「俳句基地」を起こし、43年には発展改称し「鋭角」を主宰。また、「海程」は37年の創刊時からの同人。▽昭和54年長崎新聞文化賞(芸術部門)、60年佐世保文学賞【句集】北風列車(天の川文庫3 昭25)、阪口涯子句集(戦後俳句作家シリーズ 昭52)、雲づくり(海程叢書103 昭59)【自伝】航海日誌 黒の回想(平2)

坂口弘 さかぐち・ひろし

大正13(1924)～平成10(1998)年(74歳)、東京

【病理学】昭和24年慶大卒。実地修練、病理入室(青

木貞章教授、小林忠義教授）、32年5月講師、米国留学（38年4月～39年3月）、42年4月助教授、47年4月教授、平成2年3月定年退職。▽昭和48年日本電子顕微鏡学会瀬藤賞（走査電子顕微鏡による医学・生物学研究）、59年日本臨床電子顕微鏡学会安澄賞【共著】腎臓の広視野電子顕微鏡アトラス（昭59）【共編】新腎生検の病理（平15）

坂崎利一 さかざき・りいち

大正9（1920）～平成14（2002）年（81歳）、三重

【獣医、微生物学】昭和16年日本高等獣医学校卒。応召（17年～22年）、23年三重県技術吏員、25年中滝製薬公衆衛生研究所所員、28年農林省家畜衛生試験場（農林技官）、34年国立予研（細菌部 福見秀雄部長）、36年4月（第1細菌部第1細菌室長）、49年10月（金井興美部長）、59年4月（細菌部第1細菌室長 和気朗部長）、60年定年退官。退官後、東海大客員教授（60年～平成2年）。▽腸管病原菌、腸管日和見病原菌を研究対象とし、特に、腸管侵入性大腸菌の発見で知られる。▽昭和39年朝日賞（藤野恒三郎、滝川巌、福見秀雄、坂崎利一 腸炎ビブリオの発見と研究）、平成10年野口英世記念医学賞（腸管病原菌および日和見病原菌の研究）

【著書】細菌生理学の初歩（細菌培地学講座第1集 昭40）【共著】腸内細菌検索法（昭31）、家畜微生物学（昭45）【編著】食中毒（昭56）、2（昭58）、新たに認定された食中毒菌（昭58）【共訳】医学細菌同定の手びき（コーワン、スティール 昭42）、サルモネラ症 その細菌学、病理学および臨床（ルビン、ワインシュテイン 昭54）【自伝】花咲く雑草の記 ある細菌学研究者の昭和史（平9）

坂田快太郎 さかた・かいたろう

慶応元（1865）～昭和6（1931）年（65歳）、備中（岡山）

【外科】明治21年帝大卒。3月三高教諭、24年9月岡山県病院外科副医長、26年医長、33年6月休職、独留学（文部省外国留学生、33年6月～35年12月 ベルリン大にて研学）、34年4月岡山医専教授、43年6月退官、岡山市に外科坂田病院を開設。▽号 九峰。詩書をよくした。

【遺稿】九峰遺稿（昭7）

坂上正道 さかのうえ・まさみち

大正15（1926）～平成18（2006）年（80歳）、神奈川

【小児科、医療倫理】昭和26年慶大卒。慶大病院にて実地修練、27年4月小児科入局（中村文弥教授）・助手、41年7月講師、42年4月（市橋保雄教授）、慶大病院診療副院長（～45年4月）、45年12月北里大教授（初代 小児科）、北里大病院長（60年4月～平成3年6月）、61年4月北里大教授（看護学部）、看護学部長（61年4月～平成2年6月）、4年3月定年退職。退職後、人間総合科学大学長（初代 12年4月～16年3月）。▽日本医師会副会長（平成4年4月～8年3月）を務めた。▽昭和54年より医の倫理と哲学を考える会を主宰。平成6年在宅医療を推進する医師の会を設立した。

【著書】ほんものの医療を創る（秋山財団ブックレット no.5 平9）【共編】在宅ケアとリビング・ウィル（平8）【共監】シノプシス小児医学（昭56）

坂部 孝 さかべ・たかし

大正12（1923）～平成9（1997）年（73歳）、埼玉

【外科（消化器）】昭和23年日大専門部卒。実地修練、24年8月駿河台日大病院外科入局（小坂早五郎教授）、25年6月助手、29年6月（第3外科）、32年5月講師、38年4月（石山俊次教授）、41年7月助教授、51年4月教授、駿河台日大病院長（61年10月～）、平成3年10月定年退職。退職後、日大総合研究所教授（3年10月～5年10月）。

【編著】感染症の化学療法（外科 mook no.47 昭61）

坂部弘之 さかべ・ひろゆき

大正4（1915）～平成9（1997）年（81歳）、岡山

【産業医学、公衆衛生学】昭和14年岡山医大卒。公衆衛生院、応召（16年～23年）、32年労働省労働衛生研究部長、51年労働省産業医学総合研究所部長、52年所長、60年2月退官。退官後、日本バイオアッセイ研究所長（60年～）、産業医学振興財団産業医学情報室長（63年4月～平成9年3月）。

【著書】ストレス（昭59）、ストレス研究の歴史的概観（平4）【編著】労働の場における健康問題（昭48）

坂本 昭 さかもと・あきら

大正2（1913）～昭和53（1978）年（65歳）、高知

【内科、政治家】昭和12年東京帝大卒。第3内科入局（坂口康蔵教授）、陸軍軍医（13年 北支方面軍医部）、戦後、日本医療団結核療養所浦戸荘院長、22年7月国立高知療養所長（～31年4月）、参議院議員（高知地方区、社会党、1期 31年7月～37年7月）、高

知市長(3期 42年1月～)、在職中、53年12月逝去。▽全国革新市長会長(昭和53年5月～12月)を務めていた。

坂本邦樹 さかもと・くにき

大正13(1924)～平成13(2001)年(77歳)、大阪
【皮膚科】 昭和22年大阪帝大卒。皮膚科入局(谷村忠保教授)、大学院、助教授(藤浪得二教授)、38年11月奈良県立医大教授、平成元年3月定年退職。▽激しい大学紛争の時代「学問する人は大人でなくてはならない、強制されてはならない。この認識の上に人の和をつくり、共に伸びようとするもの。それが、教室の抱負である」との精神で教室運営に当たった。
【著書】図解乾癬(昭39)、天疱瘡(症例による難病へのアプローチ no. 19 昭55)

【著書】人間でよかった(昭37)

坂本嶋嶺 さかもと・しまね

明治24(1891)～昭和41(1966)年(75歳)、茨城
【生理学】 大正7年東京帝大卒。第1生理入室(橋田邦彦教授)・助手、13年7月千葉医大講師兼附属医専部教授(酒井卓造教授 ～14年3月)、文部省歯科医師試験附属病院助手、独留学(在外研究員 昭和2年7月～4年3月)、4年4月東京高等歯科医専講師、5年5月教授(口腔生理)、16年5月東京帝大教授(第2生理)、27年3月停年退官。退官後、順天堂大教授(27年4月～)、新潟大教授(第2生理 29年9月～31年9月)兼順天堂大教授、順天堂大教授(第1生理 31年10月～37年3月)。▽電流刺激理論の解明に没頭、精密な実験を駆使して理論を展開した。

【共訳】神経系の生理学(フルトン 昭30)

坂元正一 さかもと・しょういち

大正13(1924)～平成18(2006)年(82歳)、東京
【産婦人科】 昭和18年9月海軍兵学校卒。海軍航空隊勤務、(軍医大尉)として敗戦、東京帝大入学、25年東大卒。実地修練、産婦人科入局(長谷川敏雄教授)、31年助手、関東中央病院産婦人科部長、38年東大講師、45年8月教授、59年3月停年退官。退官後、東京女子医大教授、客員教授(58年7月～)、母子愛育会母子総合医療センター所長(59年7月～平成元年1月)、母子愛育会母子保健センター所長(平成元年4月～)、在職中、18年12月逝去。▽宮内庁御用掛も務めた。祖父坂元重勝(明治28年卒)、父坂元宇之助(大正9年卒)、坂元正一(昭和25年卒)と三代にわたり、東大卒、産婦人科医局に属した。
【著書】らくなお産のできる本(昭59) 【共著】はじめてのお産と赤ちゃん12か月(昭52)、プロスタグランジン物語(昭58)、安産の本(平4) 【共編】現代産科婦人科学大系全20巻(昭45～51)、図説臨床産婦人科講座全40巻(昭52～56) 【共訳】試験官ベビー(ウォルターズ、シンガー 昭58)

坂本恒雄 さかもと・つねお

明治21(1888)～昭和47(1972)年(83歳)、広島
【内科】 大正2年12月東京帝大卒。第2内科入局(入沢達吉教授)、欧州留学(私費、8年12月～10年6月 ベルン大にて生理学、ベルリン・ウルバシ病院にて生化学研究)、12年10月日赤病院内科医長(浅草臨時病院にて診療従事)、14年7月東京帝大助教授(呉建教授)、兼三楽病院長(昭和7年2月～31年9月)、18年6月助教授辞任、7月三楽病院長専任兼世田谷三楽病院長(28年8月～31年10月)。▽大正12年労農露国全権ヨッフェ氏の主治医となり、帰国に際し同行、また昭和5年高松宮御用掛となり、欧米各国訪問に随行した。
【共著】浮腫の成立並に其療法(昭2)、内科書上・中・下(昭6～9)

坂本信夫 さかもと・のぶお

昭和6(1931)～平成19(2007)年(76歳)、高知
【内科(糖尿病学)】 昭和29年名大卒。鐘紡兵庫病院にて実地修練、第3内科入局(山田弘三教授)、35年4月助手、独留学(40年～41年 ゲッチンゲン大)、45年6月講師、50年2月教授、附属病院長(平成3年7月～5年7月)、5年7月退官。退官後、中部労災病院長(5年8月～13年3月)、中部労災看専校長(13年4月～16年3月)。▽糖尿病、特に合併症の発症機序に関する業績を残した。▽平成2年中日文化賞(糖尿病性合併症の成因解明と対応に関する研究)、9年日本糖尿病学会坂口賞
【共著】糖尿病の診療(昭54) 【共編】糖尿病 up-to-date 賢島セミナー1糖尿病のコントロール 目標・指導をどうするか(昭61)、2糖尿病の治療 処方・管理はどうするか(昭61)、9糖尿病合併症へのベストアプローチ(平5) 【共監】糖尿病臨床ノート1～5(平7～9)

坂本秀夫 さかもと・ひでお

明治32(1899)～昭和42(1967)年(68歳)、高知

【内科】大正12年東京帝大卒。血清学入室(三田定則教授)、昭和2年9月第3内科入局(稲田龍吉教授)、5年1月東京警察病院勤務、13年12月内科医長、16年1月臨時附属医専部講師、18年6月附属病院分院内科医長、7月助教授、9月臨時附属医専部教授、19年7月助教授(分院内科)、30年1月教授(第1臨床医学・看護学、分院内科)、分院長(30年4月~33年3月)、34年3月停年退官。

【著書】肺結核の早期検診法(大日本結核全書第8輯 昭17)、肺結核の人工気胸療法(同第26輯 昭23)、尿、糞便、喀痰検査法(医学検査法第1巻 昭24)、自律神経遮断剤の臨床(昭26)、正しい結核の療養と看護(昭26)、微熱(医家叢書第97 昭27)、人工気腹療法(日本結核全書第39輯 昭28)、気管支喘息の成因と其の診療(昭33)

坂本 弘 さかもと・ひろし

昭和3(1928)~平成19(2007)年(78歳)、三重
【衛生学】昭和28年三重県立医大卒。実地修練、29年衛生学入室(川畑愛浩教授)・助手、32年5月講師、フィンランド留学(38年 国立労働衛生研究所にて6か月)、48年三重大助教授(松井清夫教授)、58年8月教授、平成4年3月停年退官。退官後、三重産業保健推進センター所長(初代 10年~12年)。
【著書】わかりやすいメンタルヘルス 産業現場での活かし方(平元) 【編著】衣食住の保健指導(改訂第3版 昭58)、職場集団におけるストレス(講座生活ストレスを考える4 昭60) 【共編】家族保健 21世紀の健康へむけて(昭59)

阪本隆哉 さかもと・りゅうさい

嘉永5(1852)~明治41(1908)年(55歳)、不詳
【医師、発明家】明治7年大学東校卒。各地の病院に勤務。▽生来音楽に興味をもっており、音響を利用して完全な診断器を発明しようと退職して研究に没頭。電気を応用した診断器を大成して「電音計」と名づけ、好評を博す。38年新案特許を受け、電音計診断所を設けた。
【著書】衛生飲食調理法(明36)、電音計診断学上・下(明37、41)、病者の食餌(明37)、人体内臓一覧図解(明40)、滋養調整患者の食餌(明37)

相良元貞 さがら・げんてい

天保12(1841)~明治8(1875)年(34歳)、肥前(佐賀)
【蘭方医】藩校弘道館から藩医学校に進み、慶応元年佐倉順天堂で佐藤尚中に蘭医学を学ぶ。明治2年大学東校中助教兼大寮長、3年2月大阪医学校、12月大学東校より独・ベルリン大に派遣され、医学博士号を取得したが、病理解剖時に結核に感染、7年ライプチヒ大に転学後、発病、大学病院に入院、ベルツの診療を受けた。8年5月帰国、10月逝去。▽相良知安(わが国への独医学導入者)の弟。ベルツ来日の大きな契機をつくった。

相良知安 さがら・ともやす

天保7(1836)~明治39(1906)年(70歳)、肥前(佐賀)
【医政家】文久元年佐倉順天堂で佐藤尚中、3年長崎精得館で蘭医ボードウィンに師事、医学を学ぶ。佐賀に戻り藩主鍋島直正の侍医となり、明治元年鍋島に従い上京、1月行政官御雇、5月徴士学校権判事、2年1月学校取調御用掛、3月判事、次いで少丞、大丞、3年9月部下の汚職により入獄、5年無罪となり、10月文部省出仕、第一大学区医学校長、築造局長、6年3月兼文部省医務局長、6月免兼官、9月免文部省出仕、18年7月文部省編輯局勤務、間もなく非職。晩年は貧窮のなかに人生を閉じた。▽わが国における独医学採用の立役者。学校取調御用掛当時、英国医学、独医学採用問題が起こったが、岩佐純とともに独医学採用を進言、政治的決着により独医学採用となった。医制(明治7年)起案にも関与。東大医学部構内に記念顕彰碑あり。平成25年度から佐賀県によって「伊東玄朴、相良知安顕彰奨励賞」が設けられる。▽相良元貞(独留学中、結核に罹患、帰国後逝去。ベルツを知安に紹介した)は弟。
【伝記】相良知安(鍵山栄 昭48)、白い激流 明治の医官・相良知安の生涯(篠田達明 平9、小説)

相良守次 さがら・もりじ

明治36(1903)~昭和61(1986)年(83歳)、山形
【心理学】昭和4年東京帝大文学部心理学科卒、11年成城高校教授、18年東京帝大助教授(文学部心理学科)、27年東大教授、39年停年退官。退官後、東京女子大教授、相模工大教授、文教大教授。▽相良守峯(独文学、東京帝大教授)の弟。
【著書】記憶とは何か(岩波新書 昭25)、行動の理解(教育科学新書 昭26)、心理学概論(昭43)、欲求の心理(岩波新書 昭48) 【訳書】心理学における力学説(ケーラー 昭26) 【共訳】パーソナリティの力学説(レヴィン 昭32)

佐川一郎　さがわ・いちろう

明治40(1907)～平成12(2000)年(93歳)、大阪

【小児科】 昭和6年京都帝大卒。小児科入局(服部峻治郎教授)、16年4月助教授、33年9月金沢大教授(小児科)、47年3月停年退官。退官後、大阪成蹊女子短大非常勤講師(47年4月～)、教授(49年4月～57年9月)、非常勤講師(57年10月～61年9月)。▽佐川弥之助(肺生理、京大胸部研教授)は弟。

[著書]臨床小児結核(昭31)、小児伝染病の診療(新臨床医学文庫 昭41)

佐川喜一　さがわ・きいち

大正15(1926)～平成元(1989)年(62歳)、東京

【生理学(循環生理学)】 昭和25年横浜医専卒。実地修練、東大第1生理入室(福田邦三教授)・大学院、31年横市大講師(第1生理学 畠山一平教授)、34年米国留学(34年～35年 ミシシッピー大ガイトン教授に師事)、38年横市大助教授、39年ミシシッピー大助教授(ガイトン教授)、准教授、ケースウェスタンリザーブ大准教授、ジョンズ・ホプキンズ大准教授、43年米国籍取得、48年教授(医学部医用生体工学科)、在職中、平成元年8月米国にて逝去。▽循環器生理の権威。特に循環調節の生理学についての多数の研究業績がある。▽昭和61年米国生理学会ウィガース賞、63年米国国立衛生研究所メリット賞

[著書]英語で書く医学論文 循環器科研究者のために(昭63) [共著]Cardiac Contraction and the Pressure-Volume Relationship(1988) [自伝]木の葉(平元)

佐川弥之助　さがわ・やのすけ

大正11(1922)～平成9(1997)年(74歳)、大阪

【外科(結核外科)、呼吸生理学】 昭和22年9月京都帝大卒。国立京都病院にて実地修練、23年11月京大結研入局(結核の手術的治療法研究部門 長石忠三助教授)・志願医員、25年3月国立宇多野療養所、26年10月京大結研助手、34年6月講師(結研外科療法部門 長石忠三教授)、米国留学(37年6月～38年6月カリフォルニア大サンフランシスコ医療センター心臓血管研究所)、46年4月助教授(結核胸部疾患研究所胸部外科学部門)、6月教授(結核胸部疾患研究所臨床肺生理学部門)、研究所附属病院長(53年10月～57年6月)、所長(57年6月～61年3月)、61年4月停年退官。退官後、豊郷病院長(61年4月～)、在職中、平成9年1月逝去。▽肺結核、特に重症症例に外科療法が行われた時期、手術の適否を評価するための肺機能検査の研究から、肺生理学の進展を図った。▽佐川一郎(小児科、京大結研教授、金沢大教授)の弟。

崎田隆夫　さきた・たかお

大正9(1920)～平成14(2002)年(82歳)、広島

【内科(消化器)】 昭和20年東京帝大卒。第1内科入局(柿沼昊作教授、田坂定孝教授)・助手、37年国立がんセンター病院外来部消化器科医長、38年4月外来部長、48年11月筑波大教授(臨床医学系)、59年3月停年退官。退官後、公立昭和病院長(59年4月～平成元年8月)、兼松東京本社診療センター長。▽消化器内視鏡の開拓者、胃カメラの改良と実用化に努め、胃癌の早期発見診断学の確立に貢献。

[著書]気になる胃(昭48)、消化性潰瘍(昭61) [共著]胃カメラ研修の実際(昭45)、消化器内視鏡研修の実際(昭55) [編著]胃癌(昭54)

佐口栄　さぐち・さかえ

明治18(1885)～昭和30(1955)年(70歳)、岐阜

【解剖学】 明治40年11月金沢医専卒。第1解剖入室(金子治郎教授)、助手、44年助教授、大正5年4月教授(第2解剖)、米・英・仏・独留学(文部省外国留学生、9年3月～11年6月 米カーネギー胎生学研究所にて研学、独ゴールドシュミット教授に師事)、13年4月金沢医大教授兼医専部教授(～大正14年3月)、昭和24年5月金沢大教授(第1解剖)、在職中、30年6月急逝。▽細胞核の構造に関する業績を残した。

[著書]金子解剖学第3篇骨学及靭帯学(大8)、顕微鏡及其使用法(昭2)

佐口卓　さぐち・たかし

大正12(1923)～平成12(2000)年(77歳)、東京

【社会保険研究(医療保障)】 昭和19年早大商学部卒。32年教授、欧州留学(早稲田大学派遣留学生、36年4月～37年3月 欧州各国の社会保障制度を研究)、平成5年3月定年退職。▽中央社会保険医療協議会委員を務めた。

[著書]医療の社会化(昭39)、サラリーマンの年金学(昭51)、日本社会保険制度史(昭52)、国民健康保険形成と展開(平7) [共著]医療保険論(有斐閣双書

昭49）、社会保障概説（社会福祉選書　昭51）［編著］企業福祉（現代社会保障叢書　昭47）

佐久間兼信　さくま・けんしん

明治13（1880）～昭和40（1965）年（85歳）、東京

【産婦人科】　明治38年12月東京帝大卒。39年1月病理・産婦人科（～42年6月）、43年6月東京・神田にて開業、次いで病院経営、産婦人科診療に従事。▽この間、東京医会医学講習所、東京女医学校、東京歯科医学校などにおいて病理学または産婦人科講師。東京助産女学校を経営、校長（明治43年4月～昭和20年3月）、また、関東大震災後、大正12年10月開設された日赤本郷臨時産院医長を務めた。

［著書］妊娠と育児（大日本百科全集第31巻　昭3）

桜井郁二郎　さくらい・いくじろう

嘉永5（1852）～大正4（1915）年（62歳）、上野（群馬）

【産婦人科】　明治3年大学東校入学、9年7月東京医学校卒（ウェルニヒ、ベルツに師事）。10年西南の役に従軍、西京虎列刺病院附、10月東大（旧）助教（産科婦人科担当ベルツの助手）、13年5月私立産婆学校設立、14年7月東大（旧）医学部助教授（別課担当、わが国最初の産婦人科担当大学教員　～19年3月）、東京・浅草にて開業、20年5月桜井病院（わが国最初の産婦人科専門病院）開設。▽明治12年シュルツェ振揺発啼術をわが国で最初に紹介、21年産科婦人科研究会（わが国最初の専門学会）設立、22年『産科婦人科研究会月報』（わが国最初の産婦人科専門誌）発刊。

［著書］婦人科論（明14）　**［伝記］**桜井郁二郎先生伝（柳井貴三　昭16）

桜井恒次郎　さくらい・つねじろう

明治5（1872）～昭和3（1928）年（56歳）、兵庫

【解剖学、体操研究者】　明治33年東京帝大卒。解剖学入室・助手、独留学（文部省外国留学生　35年8月～39年5月）、36年12月京都帝大福岡医大助教授、39年5月教授（第2解剖）、大正8年4月九州帝大教授、在任中、昭和3年8月逝去。▽わが国における体操研究の先駆者。

［著書］美術解剖学ノ栞（大2）、体操の話（大14）　**［編著］**解剖学捷径（明36）、新撰解剖学（大8）

桜井図南男　さくらい・となお

明治40（1907）～昭和63（1988）年（81歳）、東京

【精神科】　昭和10年九州帝大卒。精神科入局（下田光造教授）、矯正院医官、三井産業医学研究所神経科部長、応召［13年5月～16年6月　国府台陸軍病院（諏訪敬三郎院長）］、九州帝大講師兼福岡県立筑紫保養院長、再応召［20年3月～10月（予備役軍医）　東京第二陸軍病院大蔵分院、竹田陸軍病院］、講師辞任、22年11月徳島医専講師、23年1月教授（初代）、24年9月徳島医大教授、26年4月徳島大教授、32年11月九大教授、45年3月停年退官。退官後、恵愛会福間病院顧問。▽九州帝大在学中、セツルメント活動で拘束されたが起訴猶予処分となった検挙歴あり。

［著書］神経症とトランキライザー（昭34）、精神衰弱と医学（昭34）、不安の精神医学（昭44）、私たちの精神衛生（昭51）　**［編著］**林欽次のこと（昭32）　**［自伝］**人生遍路（昭57）

桜井英徳　さくらい・ひでのり

明治39（1906）～昭和52（1977）年（70歳）、京都

【内科】　昭和5年京都帝大卒。第2内科入局（松尾巌教授）・助手、19年3月逓信院技官、23年6月京都市東山区にて開業。▽昭和9年、京都帝大在職中、わが国におけるサルコイドーシスの肺病変の第1例を「ベック氏類狼瘡の1症例」と題して報告した。▽開業後は、京都府医師会理事（昭和33年2月～）、副会長（37年2月～）、会長（42年3月～49年1月）の他、京都府公安委員（42年6月～50年10月）を務めた。京都府医師会構内に顕彰碑、桜樹がある。

桜井方策　さくらい・ほうさく

明治27（1894）～昭和50（1975）年（81歳）、静岡

【ハンセン病医療】　大正10年大阪医大卒。昭和9年大阪帝大助教授（微研癩治療研究部　佐谷有吉教授、政山龍徳教授）、21年国療松丘保養園勤務（医官）、22年3月院長、24年12月退官。25年1月国療長島愛生園（皮膚科医長・雇員）、43年3月退職。

［著書］中条園長追想録（昭24）、癩の常識と看護（昭31）、救癩の父光田健輔の思い出（昭49）　**［編著］**癩の話（昭12）

桜井靖久　さくらい・やすひさ

昭和9（1934）～平成23（2011）年（76歳）、東京

【医用工学】　昭和33年東大卒。実地修練、第2外科入局（木本誠二教授）、アラビア石油カフジ鉱業所医師、40年東大医用電子研究施設（臨床電子部門　渥美和彦教授）・助手、46年4月助教授、49年10月東京女

子医大教授(心臓血圧研究所・研究部)、51年5月(医用工学研究施設)、施設長(51年5月〜)、平成11年3月定年退職。退職後、早大客員教授(13年〜16年)。▽昭和63年日本バイオマテリアル学会賞(材料生化学的アプローチに基づく一連のミクロ相分離構造を示す共重合体と血液細胞系との界面現象の解析)
[著書]入門人工臓器(昭61)、未来医療の構図(平7)[編著]医用工学MEの基礎と応用(昭55)[訳書]サイボーグ(ハラシー Jr. 昭43)、心臓移植(ホーソン 昭45)、脳(アシモフ 昭47)[監修]医療の未来像とリスクマネジメント(平6)、ヒトのからだ(カラブレシ 平20)

桜井欽夫 さくらい・よしお

明治45(1912)〜平成17(2005)年(93歳)、東京

【薬学(癌化学療法)】 昭和11年東京帝大医学部薬学科卒。薬理研勤務を経て、金沢医大教授(薬学専門部 製薬化学)、38年4月癌研第5研究室・化学療法部長、48年5月癌研癌化学療法センター長、59年6月退職。退職後、共立薬大理事長。▽平成2年高松宮妃癌研究基金学術賞(桜井欽夫、鶴尾隆 抗癌剤耐性に関する研究)
[著書]ガンと化学療法剤(中外医学双書 昭45)[共著]がんから守る(昭59)[共編]ヌードマウスと抗癌剤評価(平3)

桜木四郎 さくらぎ・しろう

明治44(1911)〜平成10(1998)年(86歳)、大阪

【放射線科】 昭和14年東京医専卒(徴兵延期手続き遅延のため2年間北満炭鉱の守備隊員として軍務)。放射線科入局(本島柳之助教授)、15年助手、講師、25年4月助教授(〜32年11月)、33年国立東京第一病院放射線科医長、49年定年退官。退官後、東健メディカルクリニック所長。
[著書]小型装置によるレントゲン診断の実際第1巻(昭28)、第2巻(昭30)、表解図説X線診断 胸と腹(昭55)、生命が惜しい死ぬのが怖い ガンと上手につきあう本(昭58)

桜沢富士雄 さくらざわ・ふじお

明治30(1897)〜昭和25(1950)年(52歳)、埼玉

【内科】 大正12年東京帝大卒。第2内科入局(入沢達吉教授、呉建教授)、昭和6年4月講師、11月日大専門部医学科教授、19年6月医学科長兼板橋病院長、7月兼予科長、9月兼医学部長、20年11月兼駿河台病院長、23年3月医学部長、板橋病院長、駿河台病院長辞任、24年6月日大理事、在職中、25年5月逝去。
[共著]内科止血(昭18)

桜田穆 さくらだ・きよし

明治15(1882)〜昭和37(1962)年(80歳)、宮城

【伝染病学、内科】 明治42年11月東京帝大卒。43年1月駒込病院(宮本叔院長、二木謙三副院長)、44年永楽病院勤務、大正11年5月仙台市立榴岡病院長(初代)、昭和3年退職、仙台にて開業(同仁医院 父業継承)。▽絵画を愛し、サボテン、西洋蘭の収集、旅行を一生楽しみ、趣味豊かに十二分に人生を楽しんだと評されている。▽夫人は伊藤隼三(外科、京都帝大教授)の姪。

桜根孝之進 さくらね・こうのしん

明治3(1870)〜昭和25(1950)年(80歳)、紀伊(和歌山)

【皮膚科、性病科、花柳病学】 明治23年11月大阪医学校卒。24年6月大阪医学校助手、35年2月東京帝大皮膚病学黴毒学(土肥慶蔵教授)にて研修(〜10月)、12月大阪医学校、29年大阪医学校病院医員、31年3月大阪医学校助教諭、33年4月教諭、36年9月大阪高等医学校教授(初代 皮膚科)、独留学(大阪府派遣、38年夏〜39年夏 ブレスラウ大ゲハイムラート、ナイセルの各教授に師事)、大正3年10月大阪医大教授(皮膚病学、花柳病学)、15年8月退職。退職後、開業(桜根病院)。▽ローマ字論者としても知られた。

[著書]Hifubyogaku(大2)、意見書ローマ字綴りの優劣に就いて(昭5)、所謂日本式ローマ字論者に質す(われらの主張第11 昭7)[編著]Kawaii Tonosama(大10)、Romazi rongo(昭12)[共著]ローマ字万葉集(昭11)

桜根太郎 さくらね・たろう

明治36(1903)〜昭和57(1982)年(79歳)、大阪

【皮膚科】 昭和2年大阪医大卒。皮膚泌尿器科入局(佐谷有吉教授)、病理学教室にて研究従事、昭和30年大阪市にて開業(桜根皮膚科)。▽阪大皮膚科初代教授桜根孝之進の長男。故桜根孝之進教授の遺志を生かすべく、昭和28年大阪皮膚病研究会に私財を寄附、「桜根賞基金」が発足、桜根賞が設定された。
[共分担]癩・臨床的方面(日本皮膚科全書第9巻第1冊 昭29)

佐々一雄 ささ・かずお

明治21(1888)～昭和45(1970)年(82歳)、宮城

【病理学】 大正元年9月日本医専入学、5年5月学校当局と意見を異にし、同盟総退学、9月東京物理学校内に東京医学講習所設立、6年1月東京帝大病理学入室(緒方知三郎助教授)、7年4月東京医専開校、7月東京医専卒(第1回)、11月病理学・助手、12月引き続き東京帝大病理へ研究生として派遣(緒方知三郎教授 ～10年10月)、13年4月助教授(病理学兼解剖学)、昭和4年4月教授(病理学)、21年11月医師免許取得、22年5月東京医大教授、10月理事、24年3月東京医大専門部長(～27年3月)、4月常務理事、顧問教授、27年3月理事長代理、28年10月理事長、37年11月兼学長(～38年11月)、42年3月兼学長代理(～9月)、在職中、45年2月逝去。

[追悼]佐々一雄先生追慕録(昭47)

笹川久吾 ささがわ・きゅうご

明治27(1894)～昭和43(1968)年(73歳)、新潟

【生理学】 大正12年6月京都帝大卒。第2生理入室(石川日出鶴丸教授)、14年6月助手、12月講師、昭和3年11月大阪高等医専教授、15年1月京都帝大教授(第2生理)、22年9月京大教授、32年9月停年退官。退官後、大阪医大教授(第2生理 34年4月～)、在職中、43年5月逝去。▽超音波の生理学的研究、国産電子顕微鏡の開発、鍼灸を近代医学に導入した功績は大きい。また、「生活基本小体(elementary body of life)」仮説を提唱したが、分子生理学的研究の先駆的業績として評価される。

[共著]保健体育概論(昭25) **[編著]**電子顕微鏡(昭26)

佐々木智也 ささき・さとし

大正11(1922)～平成19(2007)年(85歳)、東京

【リウマチ学、リハビリテーション医学】 昭和19年東京帝大卒。物療内科入局(三沢敬義教授)、24年助手(大島良雄教授)、42年助教授(保健センター)、48年教授・保健センター所長、57年3月停年退官。退官後、杏雲堂病院長(57年4月～平成2年3月)。

[著書]リウマチと神経痛(昭37)、関節痛と神経痛(岩波新書 昭57) **[編著]**リウマチハンドブック(最新看護セミナー疾患編 昭55) **[共編]**リハビリテーション処方集(昭47)、リウマチ学(昭51) **[編訳]**作業療法(ウィラード、スパックマン 昭40)

佐々木重臣 ささき・しげおみ

明治36(1903)～平成9(1997)年(93歳)、秋田

【産婦人科、歌人】 小樽高商卒。秋田・大館税務署勤務、秋田師範教諭(戦旗事件のため退職)、昭和11年東京医専卒。30年渋谷区・笹塚にて開業(産科佐々木医院)。▽小樽高商の一級上に小林多喜二がいた。▽号 佐々木妙二。昭和4年大熊信行主宰『まるめろ』同人、渡辺順三の『短歌時代』にも参加、戦後、渡辺順三の「新日本歌人協会」結成に参加、渡辺の死後、代表幹事。▽昭和59年渡辺順三賞

[著書]働く人の妊娠調節(昭23)、現代語短歌への道(昭62)、現代語短歌読本第1集(平元)、第2集(平3)

[歌集]診療室 自由律歌集(人民短歌叢書 昭25)、限りなく(新日本歌人叢書 昭51)、生(同 昭58)、いのち(同 昭62)

佐々木宗一 ささき・そういち

明治26(1893)～昭和61(1986)年(93歳)、三重

【解剖学】 大正3年愛知県立医専卒。解剖学入室(奈良坂源一郎教諭、浅井猛郎教諭)、4年助手、5年京都帝大解剖学入室(鈴木文太郎教授、加門桂太郎教授、小川睦之輔教授)・助手、11年5月熊本医専教授、13年4月熊本医大教授、昭和24年5月熊本大教授、医学部長(25年2月～30年5月)、33年3月停年退官。

佐々木妙二 ささき・たえじ

→佐々木重臣(ささき・しげおみ)

佐々木隆興 ささき・たかおき

明治11(1878)～昭和41(1966)年(88歳)、東京

【内科、生化学、病理学】 明治35年12月東京帝大卒。医化学入室(隈川宗雄教授)・大学院(～37年6月)、独留学(私費、38年4月～43年5月 シュトラスブルグ大、ベルリン大)、7月杏雲堂医院副院長、大正2年2月京都帝大教授(第1内科)、5年9月辞職、杏雲堂医院長(3代目)、分院長、佐々木政吉の自宅に研究所開設、12年9月関東大震災のため東京本院全焼、平塚分院倒壊、13年5月佐々木研究所再開、昭和4年8月杏雲堂医院落成、14年1月財団法人佐々木研究所設立、病院は附属医院となる、理事長兼所長(～昭和28年3月)、昭和13年6月院長、分院長引退。▽癌研究会癌研所長(昭和10年2月～21年5月)、結核予防会結研所長(16年10月～21年7月)を

も務めた。▽大正2年浅川賞(細菌による二、三のポリペプチドの分解について)、13年恩賜賞(蛋白質及び之を構成するアミノ酸の細菌に因る分解とアミノ酸の合成に関する研究)、昭和11年恩賜賞(佐々木隆興、吉田富三 o-Amidoazotoluol の経口的投与による肝臓癌成生の実験的研究)、14年学士院会員、15年文化勲章(生化学および病理学に対する貢献)、26年文化功労者 ▽わが国における結核、癌研究の先駆者。特に、癌研究は吉田富三に引き継がれ、吉田肉腫へと発展した。また、血圧測定の重要性を述べ、昭和初期、わが国民間最初のX線断層撮影装置を導入した。▽佐々木東洋の長男佐々木政吉(杏雲堂医院2代目院長)の養嗣子となる。

佐々木崇寿 ささき・たかひさ

昭和27(1952)～平成19(2007)年(54歳)、北海道

【解剖学、組織学】 昭和54年東京歯大卒。昭和大助手(歯学部第2口腔解剖学)、講師、米国留学(昭和59年～ ニューヨーク州立大)、63年助教授、平成10年教授、在職中、19年1月逝去。▽歯の発生機構、歯周組織の微細構造に関する研究で知られる。

【著書】口腔組織学(平14) **【共著】**口腔組織学図説(平3) **【共編】**カラーアトラス口腔組織発生学(平13) **【共訳】**口腔組織・発生学(エイヴリー 平14)

佐々木哲丸 ささき・てつまる

明治30(1897)～昭和59(1984)年(86歳)、神奈川

【小児科】 大正11年東京帝大卒。医化学(柿内三郎教授)を経て小児科入局(栗山重信教授)、昭和5年泉橋慈善病院小児科医長、22年5月千葉医大講師、10月教授、24年5月千葉大教授、附属病院長(26年10月～28年9月)、38年3月停年退官。

【著書】小児科止血(昭18)、小児科学(昭23)、小児結核の食養療法(昭26)

佐々木東洋 ささき・とうよう

天保10(1839)～大正7(1918)年(79歳)、江戸(東京)

【内科】 佐倉藩医の佐藤泰然、長崎にてポンペに蘭医方を習い、文久2年江戸に帰り、父の医業を手伝う、かたわら幕府西洋医学所の教授助手(独人教師ホフマンに内科、特に打聴診を学ぶ)、慶応2年軍艦「蟠龍」医官、明治2年大学大得業生、3年大学東校少助教、中助教、権大助教、7年大学病院長、9年6月辞任、駿河台にて開業、10年6月、西南の役に従軍、軍医(1等軍医正)として大阪臨時陸軍病院勤務(～11年11月)、11年11月政府、脚気病院開設洋方医部門担当。13年脚気病院廃院、後、私費にて脚気病院開設、14年脚気病院を廃院、杏雲堂医院開設・院長、29年引退。杏雲堂医院は、2代目政吉、3代目隆興と引継がれた。▽内務省中央衛生委員、東京医会を創設、会長などを務めた。

【訳書】解体生理図説巻之1～4(維廉杜児寧児 明6)、内科提綱巻1～6(悉密篤 明治13) **【伝記】**佐々木東洋先生略伝(上原益蔵 昭5) **【参考】**杏雲堂病院百年史(昭58)

佐々木文蔚 ささき・ぶんい

嘉永5(1852)～明治25(1892)年(40歳)、陸奥(青森)

【外科】 明治12年10月東大卒(旧。第1回)。島根県医学校長・松江医院長、16年宮城県医学校長、19年(海軍大軍医)兼海軍医学校教授、20年「金剛」軍医長(南洋、比島方面巡視)、24年「千鳥」軍医長(仏出張)、25年11月瀬戸内海において「千鳥」、英船と衝突沈没・殉職。▽松江在勤中、明治13年5月、島根県における最初の病理解剖を行った。松江城公園に「佐々木文蔚頌徳碑」がある。

【校閲】人体解剖学第2巻(明15) **【共閲】**病名便覧(明17)

佐々木政吉 ささき・まさきち

安政2(1855)～昭和14(1939)年(83歳)、江戸(東京)

【内科】 旧姓中田。明治12年12月大学東校卒。独・墺留学(私費、13年1月～18年12月 シュトラスブルグ大、ベルリン大、ウィーン大にて研学)、18年12月東大(旧)講師、19年3月教授(日本人教授第1号 ベルツ担当の診断学を担当)、独出張(官命、24年4月～25年6月 コッホの発表した結核治療薬ツベルクリン研究のため出張)、26年9月帝大教授(第1内科)、28年9月依願免官、10月杏雲堂医院副院長、29年院長(2代目)、10月平塚に杏雲堂分院(結核療養所)開設、大正5年9月引退顧問。▽佐々木東洋(内科、杏雲堂初代院長)の養嗣子。佐々木隆興(内科、生化学・病理学、佐々木研究所の設立者)は養嗣子。

【著書】冷水養生法(述 明21) **【共著】**虎列刺病原因及療法(明24) **【校閲】**斯氏内科全書第1～第5(ストリユムペル 明28～34)

笹木 実 ささき・みのる

明治30(1897)～昭和32(1957)年(59歳)、福井

【耳鼻咽喉科】 大正13年九州帝大卒。耳鼻咽喉科入

局(久保猪之吉教授)、昭和2年12月講師、6年3月満州医大助教授(松井太郎教授)、欧米留学(満鉄派遣 9年7月~10年11月)、10年12月九州帝大教授、在任中、32年1月逝去。▽口蓋扁桃腺疾患の臨床的・病理学的・細菌学的研究を展開、『耳鼻と臨床』誌を創刊(昭和29年)。

【著書】口蓋扁桃腺摘出法(昭15)、喉頭全摘出術(昭23)

笹本 浩　ささもと・ひろし

明治45(1912)~昭和54(1979)年(67歳)、愛知
【内科】 昭和11年慶大卒。内科入局(石田二郎教授)、4月助手、東京市立豊島病院、海軍軍医、17年2月臨時医専部講師、21年9月医学部講師、24年4月助教授、米国留学(ロックフェラー財団研究員、25年10月~26年10月 ペンシルベニア大ウッド教授に心臓病の検査法、コロンビア大ベル・ビュー病院クールナン教授に心肺機能を学ぶ)、38年2月教授(呼吸・循環科)、49年1月退職、2月東海大教授、病院長、在職中、54年12月急逝。▽昭和25年わが国で初めて人体について心臓カテーテル法を実施。また、28年頃より肺機能の研究を開始、この領域におけるわが国での創始者。30年雑誌『呼吸と循環』を創刊。日本胸部疾患学会の創立(36年)に貢献した。
【著書】心臓病の治療(昭45)、肺性心(昭54)【共著】初学者のための心電図問答(昭37)、心筋梗塞症の実際(昭45)、X線像からみた肺疾患(昭48)、呼吸器の臨床(昭51)【編著】肺気腫(昭33)、循環器の臨床(昭50)【訳書】慢性肺気腫(シーガル、デュルファノ 昭30)【自伝】私のじゅびりー(昭55)

佐瀬熊鉄　させ・くまてつ

慶応元(1866)~昭和4(1929)年(63歳)、陸奥(福島)
【医師、政治家】 旧姓一瀬。明治20年海軍医学校卒。海軍少軍医候補生、27年退官。渡韓、韓国政府嘱託として警務庁医務・監獄署医務・訓練隊衛生事務・裁判医事顧問などを務め、28年閔妃暗殺事件に連座、広島に投獄される。29年免訴放免、30年再渡韓、親日党の策動を援助、35年8月衆議院議員当選(憲政本党 ~12月)、日露戦争時、3度目の渡韓、一進会(親日組織)を援助、39年韓国農商工部嘱託(平壌の無煙炭鉱の開発、対露利権問題など朝鮮の産業開発に尽力)。

佐多愛彦　さた・あいひこ

明治4(1871)~昭和25(1950)年(78歳)、鹿児島
【病理学】 明治21年県立鹿児島医学校卒。23年9月東京帝大医大選科入学、外科学(佐藤三吉教授)、病理学(三浦守治教授)を修得、26年5月市立富山病院当直員、27年3月大阪府立医学校教諭(病理学)。独留学(大阪府派遣、30年5月~33年7月 ベルリン大にて研学)、35年5月大阪府立医学校長兼病院長、36年9月大阪府立高等医学校(昇格)、40年10月大阪血清療院創立、大正3年10月府立大阪医大学長(昇格)、6年2月竹尾結核研究所開設・所長、8年11月官立大阪医大学長兼教授、13年5月辞任。▽結核研究組織の確立者。明治38年大阪高等医学校に肺癆科(わが国最初の臨床結核講座)を設置、科長となり、大正6年開設の竹尾結核研究所長を兼ねて基礎、臨床両面より結核研究を進めた。また、今日の阪大の基盤を作り上げた功績は大きい。▽昭和5年日本医学会総会会頭(大阪)▽山上茂(伝染病、大阪市立桃山病院長)は娘婿。
【著書】病理組織及黴菌類顕微鏡的研究法(明26)、医育論(明35)、病理学纂録(明45)、校舎の窓より(大3)、府立大阪医科大学成立之由来(大正4)、大阪医科大学を去るに臨みて(大13)、大学教授と内職(大13)【伝記】佐多愛彦先生伝(高梨光司 昭15)

佐竹秀一　さたけ・しゅういち

明治19(1886)~昭和19(1944)年(58歳)、北海道
【眼科】 明治42年11月金沢医専卒。眼科入局(高安右人教授)、43年4月石川県立金沢病院医員、45年1月金沢医専眼科、大正2年7月朝鮮総督府医院医官、5年4月兼京城医専助教授(早野龍三教授)、9年1月兼教授、京都帝大解剖学教室にて研究(11年7月~12年2月)、欧米出張(総督府派遣 昭和2年)、在任中、巡回診療の途上、19年12月逝去。

佐武安太郎　さたけ・やすたろう

明治17(1884)~昭和34(1959)年(74歳)、和歌山
【生理学】 旧姓鈴木。明治42年京都帝大卒。医化学(荒木寅三郎教授)を経て生理学入室(天谷千松教授)、43年9月京都府立医専教諭、独・英・露出張(京都府派遣、43年11月~大正3年2月 独ヴェルウォーン、ヘリング、英シェリントン、露パブロフの各教授に師事)、大正4年11月東北帝大教授(初代 第1生理)、医学部長(昭和3年11月~4年7月、19年3月~21年2月)、21年2月東北帝大学長、22年10月東北大学長、24年4月退官。▽パブロフの手術手技を

わが国に紹介、副腎、アドレナリンの研究、糖尿病の実験的研究に成果をあげた。▽昭和25年学士院会員

【著書】生理学実習(大15)、師範生理衛生学(中等学校用教科書 昭9)、綜合理科生理衛生学(中等学校用教科書 昭11)**【共編】**生理学講義上巻(昭19)、下巻(昭25)

佐谷有吉 さたに・ゆうきち

明治17(1884)〜昭和32(1957)年(73歳)、京都

【泌尿器科】明治44年東京帝大卒。皮膚病学黴毒学入室(土肥慶蔵教授)・大学院、大正3年8月京都府立医専教諭(皮膚病・黴毒学)、7年1月休職、仏・瑞・独・米留学(私費 ジョンズ・ホプキンズ大ヤング教授に皮膚泌尿器学を学ぶ)、8年1月退職、東京帝大講師、15年11月大阪医大教授(皮膚泌尿器科)、昭和6年5月大阪帝大教授、兼微研教授(初代 ハンセン病治療 9年3月〜21年3月)、附属医院長(12年6月〜15年6月)、医学部長(15年6月〜18年6月)、16年5月(泌尿器科)、附属医専部長、21年3月停年退官。退官後、国立大阪病院長(21年8月〜32年9月)。▽泌尿器科の研究に加えて、癩、鼠癩の研究に大きな成果をあげ、阪大にハンセン病の研究を目的とする特殊皮膚病研究所を開設。雑誌『レプラ』を創刊(昭和15年)。

【著書】新纂淋疾診断及治療法(大9)、発熱を主訴とする泌尿器疾患(昭28)**【編著】**最新家庭医学第1〜12巻(昭3〜5)

佐々貫之 さっさ・かんし

明治23(1890)〜昭和59(1984)年(93歳)、東京

【内科】大正6年12月東京帝大卒。生理学入室(永井潜教授、橋田邦彦助教授)、7年11月助手、英・独留学(杏雲堂医院派遣、8年4月〜12年5月 ライプチヒ大、オックスフォード大シェリントン教授に師事)、12年5月第3内科入局(稲田龍吉教授)、昭和2年9月千葉医大講師(第2内科)、10月教授、欧州出張(5年4月〜6年2月)、16年1月東京帝大教授(第2内科)、22年10月東大教授、26年3月停年退官。退官後、関東逓信病院長(26年9月〜44年2月)。▽佐々廉平(内科、杏雲堂医院長)の弟。

【著書】結核の化学療法(昭22)、昏睡の診断と治療(昭26)、神経梅毒の新治療 特にペニシリン療法最近の動向(昭27)、肺壊疽のペニシリン療法(昭27)、亜急性細菌性心内膜炎の抗生剤療法(昭27)、内科学上・中・下巻(昭29、25)、健康長寿 成人病への対策(昭48)**【共著】**ペニシリン療法(昭22)**【編著】**初老からの医学(昭41)**【追悼】**佐々貫之先生生誕百年記念文集(平元)

佐々学 さっさ・まなぶ

大正5(1916)〜平成18(2006)年(90歳)、東京

【寄生虫学】昭和15年東京帝大卒。伝研入所(第7部 長谷川秀治教授)、海軍軍医(短期2年現役軍医、駆逐艦「東雲」乗艦、16年12月日米開戦時、掃海母艦「永興丸」乗艦、軍医学校、敗戦時、海南島陸戦隊軍医長)、21年復員、伝研嘱託、助手、22年12月助教授(第6部衛生動物研究室)、米国留学(ロックフェラー奨学生、23年〜24年 ジョンズ・ホプキンズ大にて寄生虫学、国立博物館にてダニ学を学ぶ)、27年10月(寄生虫研究部)、33年11月教授、所長(43年11月〜46年7月、47年1月〜48年6月)、49年6月退官。退官後、国立公害研究所長(52年10月〜55年2月)、帝京大教授(寄生虫学 56年4月〜)、富山医薬大学長(57年4月〜63年3月)、富山国際大学長(平成2年〜10年)。▽風土病・熱帯病や水の汚染と虫との関係を研究、特に、恙虫病の権威。著書多数。▽昭和27年桂田賞(恙虫の研究)、30年保健文化賞(団体 七島熱の発見)、35年毎日出版文化賞(日本の風土病)、48年日本衛生動物学会賞(ダニ類とくに恙虫類コナダニ類の分類学的および生態学的研究)、54年野口英世記念医学賞(フィラリア病の疫学と駆除に関する研究)▽佐々廉平(内科、杏雲堂医院長)の長男、母方の祖父は緒方正規(細菌学、東京帝大教授)。緒方規雄(細菌学、千葉医大教授)、緒方益雄(衛生学、岡山医大教授)は伯父、佐々貫之(内科、東京帝大教授)は叔父、柿沼昊作(内科、東京帝大教授)の娘婿。

【著書】疾病と動物(昭25)、寄生動物の基礎知識(昭25)、人体病害動物学(昭32)、風土病との闘い(岩波新書 昭35)**【共著】**伝染病を媒介する鼠族昆虫撲滅指針(昭21)、蚊を調べる人のために(昭23)、衛生害虫(昭35)**【自伝】**学究三昧(平15)

佐々廉平 さっさ・れんぺい

明治15(1882)〜昭和54(1979)年(96歳)、岡山

【内科】明治32年4月医術開業前期試験及第、5月済生学舎入学、37年10月医術開業試験学説試験及第、11月実地試験及第、一高を経て、42年12月東京帝大

卒。医化学(隈川宗雄教授、須藤憲三助教授指導)、44年4月第3内科入局(青山胤通教授)、独・墺留学(杏雲堂医院派遣、45年2月～大正3年10月 ウィーン大医化学オットー教授、ハレ大内科シュミット教授に師事)、3年11月杏雲堂医院心腎科長、昭和13年5月院長、33年10月引退。▽佐々木家の学僕として医学研究を始めた。佐々貫之(内科、東京帝大教授)は弟、佐々学(寄生虫学、東大伝研教授)は長男、春子夫人は緒方正規(細菌学、東京帝大教授)の長女。
【著書】食事療法食品学之部(大9)、腎臓疾患ノ病理及療法(大11)、病人と食物(述 昭9)、あなたは高血圧に勝てる(昭39) **【共著】**腎臓病・高血圧症・糖尿病の新治療法(昭26)、腎臓病の人の栄養と食事(昭36) **【編著】**対症食餌療法(昭2)、私の治療体験集(昭38) **【自伝】**診療50年の体験(昭36)

颯田琴次　さった・ことじ

明治19(1886)～昭和50(1975)年(89歳)、東京
【耳鼻咽喉科、音声学】 明治45年7月東京帝大医大薬学科卒、大正9年12月医大医学科卒。耳鼻咽喉科入局(岡田和一郎教授)、生理学教室にて研究従事(橋田邦彦教授)、昭和3年7月東京帝大講師(分院)、10年2月助教授(分院)、17年6月兼附属医専部教授(分院)。18年7月教授(分院)、附属医専部主事(18年3月～7月事務取扱、7月～19年3月)、附属医専部長(19年4月～22年5月、22年5月～27年3月事務取扱)、22年5月医学部教授退任、附属医専部教授(分院)、27年3月退官。退官後、東京芸術大学教授(音声学 27年3月～34年3月)、国立聴力言語センター所長(34年4月～)、国立聴力言語障害センター所長(39年4月～44年4月)、日本青少年文化センター会長(42年～)、在職中、50年10月逝去。▽わが国における実験音声学の創始者。音に対する鋭い感覚をもち、音楽を趣味として、各地の音楽ホール設計にかかわった。
【著書】かたい声、やわらかい声(昭51) **【共著】**音声学(昭26)、音声障害の臨床(昭45)

佐藤　彰　さとう・あきら

明治19(1886)～昭和40(1965)年(79歳)、宮城
【小児科】 大正元年12月東京帝大卒。小児科入局(弘田長教授)、医化学教室にて研究従事(隈川宗雄教授)、米欧留学(文部省外国留学生、5年12月～7年8月 ジョンズ・ホプキンズ大ファウランド教授から微量定量法、乳児栄養学を修得)、7年8月東北帝大教授(初代 小児科)、附属医院長(8年3月～10年3月)、医学部長(昭和21年2月～23年3月)、22年10月東北大教授、23年3月停年退官。▽血液学の権威。佐藤・関谷反応(ペルオキシダーゼ反応染色法)で知られる。
【著書】具体的小児科学上巻(昭5)、中巻(昭6) **【共著】**小児臨床血液学(日本小児科全書 昭27)

佐藤　章　さとう・あきら

昭和19(1944)～平成22(2010)年(66歳)、新潟
【産婦人科】 昭和43年東北大卒。実地修練、44年4月米沢市立病院産婦人科、45年10月東北大産婦人科入局(鈴木雅洲教授)・助手、米国留学(52年4月～シカゴ大)、55年1月講師、米国再留学(55年1月～南カリフォルニア大)、56年3月仙台社会保険病院医長、60年9月福島県立医大教授、平成21年3月定年退職。▽平成18年「周産期医療の崩壊をくい止める会」を設立、代表を務め、福島県立大野病院事件(帝王切開中、妊婦が死亡、産科医が業務上過失致死罪に問われた)の医師の支援の中心的役割を果たした。
【著書】胎児心拍数監視の臨床(新臨床医学文庫310 昭59) **【共編】**胎児・新生児仮死(平5)、前期破水と早産(図説産婦人科 view 平8)、ベッドサイドの婦人科疾患の診かた(平11)、カルテ用語集(平14)

佐藤　篤　さとう・あつし

明治40(1907)～昭和19(1944)年(36歳)、東京
【海軍軍医】 昭和5年千葉医大卒(海軍依託学生)。任官(軍医中尉)、13年(軍医少佐)、軍医学校高等科選科学生、16年12月軍医学校教官、18年(軍医中佐)、航空母艦「翔鶴」軍医長、19年6月サイパン沖で戦死。▽佐藤達次郎(外科、東京医専校長・順天堂医専校長)の次男。

佐藤伊吉　さとう・いきち

明治34(1901)～昭和59(1984)年(83歳)、山形
【歯科、口腔外科】 大正12年千葉医専卒。外科入局(高橋信美教授、瀬尾貞信教授)、5月助手、14年2月兼歯科口腔外科(入戸野賢二講師、中村平蔵講師)、15年2月日大講師(専門部口腔外科)、昭和2年3月千葉医大医員嘱託(歯科口腔外科)、6年10月講師(歯科口腔外科主任)、13年2月陸軍軍医予備員、応召[13年9月～20年9月 南支バイアス湾上陸作戦野戦予備病院部隊員、広東陸軍病院、15年12月分院長(海

口)、16年6月臨時東京第一陸軍病院兼陸軍軍医学校口腔外科勤務」、22年国立東京第一病院顧問、日大教授(歯学部)、24年8月千葉大助教授、31年12月教授、33年4月(診療科正式設置)、37年4月(歯科口腔外科講座正式設置)、41年3月停年退官。退官後、日大教授専任(～46年3月)。▽千葉大における歯科口腔外科講座設置の功労者。昭和24年太平洋戦争における重症顎戦傷治療の体験から生まれた研究論文「顎骨移植の臨床的研究」によって学位を取得。
【著書】実地口腔外科上巻(昭32)、下巻(昭37)、どもりは必ずなおる(昭38)、顎の炎症の手術(昭42)**【共著】**顎顔面損傷の外科(昭32)、「どもり」の真の原因と其の永久的治療法(昭53)

佐藤 栄　さとう・えい

明治13(1880)～昭和45(1970)年(90歳)、東京
【看護師(従軍看護婦)、皇室勤務】 明治35年4月日赤準備看護婦として入学、日露戦争勃発のため、看護婦生徒のまま第2臨時救護班勤務、37年9月仮卒業、第1臨時救護班、38年5月戦争終結により解除、39年3月正卒業、4月(2等看護婦)日赤病院外科病棟、40年4月(1等看護婦)、11月看護婦長、45年3月日赤奈良支部所属、4月奈良支部救護看護婦長(勤務は日赤病院)、大正2年4月看護婦養成所附、シベリア出兵のため応召(シベリア派遣臨時救護班長として7年9月から8年11月までウラジオストックの病院勤務)、10年2月宮内省侍医寮看護事務嘱託、14年2月皇后宮御用掛、昭和21年2月退官。▽大正10年ナイチンゲール石黒記念牌
【伝記】看護婦としての半生を天皇家に奉仕 佐藤栄女史(雪永政枝『看護史の人びと第1集』、昭45)

佐藤英一　さとう・えいいち

昭和10(1935)～平成18(2006)年(71歳)、東京
【内科】 昭和38年神戸医大卒。実地修練、東大物療内科入局(三沢敬義教授)、神戸大第2内科(辻昇三教授)、58年4月教授(医療技術学科)、平成6年4月(医学部保健学科基礎検査技術科学)、11年3月停年退官。▽著書『医者の眼にも涙』は、NHK朝のテレビ小説『ええにょぼ』の脚本として取り上げられた。▽平成10年神戸・湊川神社で脳死を扱った新作能「無明の井」公演を通じて、死や臓器移植について考える「脳と能」の集いを開催した。
【著書】病むこと生きること 迫り来る死をどう迎えるか(平2)、医者の眼にも涙その1～4(My book 平4～9)

佐藤運雄　さとう・かずお

明治12(1879)～昭和39(1964)年(84歳)、東京
【歯科】 明治31年東京歯科医学院修了、10月歯科医術開業試験及第、33年5月歯科医籍登録、米留学(33年3月～36年10月 レーキフォレスト大歯学部卒、ラッシュ医大卒)、36年東京歯科医学院講師、12月医籍登録、41年5月満鉄病院歯科口腔科部長、44年兼南満医学堂教授(～大正元年9月)、大正5年4月東洋歯科医学校設立・校長、9年3月東洋歯科医専校長、10年4月東洋歯科医専、日大と合併、日大専門部歯科創設、歯科長(～昭和23年8月)、日大学長(初代 18年5月～21年1月)、22年6月日大歯学部開設。初代歯学部長(～24年3月)。▽日大歯学部設立の功労者。日大理事長(21年9月～24年12月)、日本歯科医師会長(23年～27年、33年4月～35年)などを歴任。
【著書】充填学(明38)、近世歯科全書第1巻～第9巻(大6～10)、歯の常識と衛生(昭5)、口腔外科学(昭7)、医学歯学辞典(昭33)

佐藤 清　さとう・きよし

明治16(1883)～昭和43(1968)年(84歳)、北海道
【陸軍軍医(病理学)】 明治40年11月千葉医専卒。1年志願兵として入隊、41年7月(陸軍3等軍医)、東京帝大伝研病理(陸軍依託学生、43年2月～44年1月 長与又郎教授)、44年1月軍医学校教官、大正3年4月(2等軍医)、6年8月予備役編入、日赤病院病理科主任、10年伝研嘱託、13年6月熊本医大教授(～14年11月)、15年1月東京女子医専教授、独留学(昭和3年 ベルリン大フィッシャー教授について組織培養を修得)、20年8月退職。▽大正10年から昭和5年までの間、長与又郎教授の下で研究に従事。▽昭和6年ウィルヒョウ・山極賞(長与又郎、田宮猛雄、三田村篤志郎、佐藤清 恙虫病病原体に就て、其新証明法)、7年浅川賞(緒方規雄、海野幸雄、長与又郎、宮川米次、田宮猛雄、三田村篤志郎、佐藤清、川村麟也、今川与曹 恙虫病病原発見に関する業績)
【著書】実験血液病学(大10)、図説血液学の臨床(昭29)

佐藤勤也　さとう・きんや

元治元(1864)～大正9(1920)年(55歳)、三河(愛知)
【産婦人科】 明治23年11月帝大卒。外科勤務・助手、24年7月名古屋・好生館副院長、日露戦争(37～38年)

には陸軍篤志医員として従軍。在職中、大正9年5月逝去。

【著書】実用婦人科学(明25)、医学研究回顧纂録(明40)【編著】実用産科学(明23)、黴毒学(明23)【訳書】衛生検査法導綱上・下巻(エムメリッヒ 明24、25)、診断学講本上・中・下(ウェーゼネル 明27)【編訳】眼科新書(明26)【句集】碧海絶句(大10)

佐藤邦雄 さとう・くにお

明治19(1886)〜昭和23(1948)年(62歳)、広島
【皮膚科】 明治44年12月東京帝大卒。45年1月皮膚病学黴毒学入局(土肥慶蔵教授)・大学院(45年1月〜大正3年12月)、大正6年3月東北帝大助教授(遠山郁三教授 〜10年3月)、米・英・仏・瑞留学(8年2月〜11年6月 チューリヒ大ブロック教授に師事)、11年6月千葉医専教授(皮膚泌尿器科)、12年4月千葉医大教授兼医専部教授(〜14年3月)、21年兼沼津市立病院長、23年4月停年退官。退官後、沼津市立病院長専任、在職中、23年12月逝去。▽皮膚科における放射線療法、種痘免疫、梅毒の治療において業績をあげた。
【監修】看護学上・下(昭10、11)

佐藤国蔵 さとう・くにぞう

慶応3(1867)〜明治42(1909)年(41歳)、出羽(山形)
【医師、社会事業家】 明治16年上京、順天堂医院(佐藤舜海に師事)、17年東大(旧)別課入学、医術開業試験前期及第後、視力障害をきたし失明、後期試験断念。東京盲学校入学、26年卒。視力回復し、再び順天堂医院(佐藤舜海)に学び、29年後期試験及第。30年山形県遊佐に帰郷、父の「順仁堂」を継承、地域医療・社会事業に貢献、42年6月逝去。▽東京盲学校卒業後バイオリン科再入学、点字翻案に取り組む助教授石川倉治に師事、『国民唱歌集』(小山作之助編纂)を点訳した(わが国における点字楽譜の祖)。
【伝記】盲人に音楽を 佐藤国蔵の生涯(鈴木栄助 昭和54、NHKブックス349)

佐藤健 さとう・けん

明治34(1901)〜昭和16(1941)年(40歳)、東京
【衛生学、海外医療活動】 昭和2年千葉医大卒。衛生学入室(松村粛教授)、独留学、昭和13年満州国日赤錦州病院長、在職中、16年10月チフスのため急逝。▽満州国日赤錦州病院の初代院長として、病院建築など一切を担当、開院に尽力した。▽佐藤達次郎(外科、東京医専校長・順天堂医専校長)の長男。

佐藤光永 さとう・こうえい

明治43(1910)〜昭和61(1986)年(76歳)、福島
【病理学】 昭和12年東北帝大卒。第1病理入室(木村男也教授)、助手を経て、17年附属医専部講師、応召(18年〜21年5月 軍医見習士官としてビルマ、雲南を転戦、ベトナムで敗戦)、21年6月青森医専講師、22年4月教授(初代)、23年2月弘前医大教授、25年4月(第1病理)、26年4月弘前大教授、医学部長(41年5月〜45年4月)、50年3月停年退官。▽上皮小体(副甲状腺)の研究で知られる。

佐藤恒久 さとう・こうきゅう

文久2(1862)〜明治40(1907)年(44歳)、安房(千葉)
【眼科、婦人科、外科】 旧姓松下。明治9年外国語学校に入り、10年大学予備門、19年帝大卒。独留学(私費、19年11月〜24年8月 眼科学、婦人科学を学ぶ)、順天堂医院にて眼科、婦人科開設、独再留学(私費、27年4月〜29年4月 外科学を修得)。順天堂医院外科を担当、副院長として同院の経営に当たった。▽陰嚢水腫治療法を発明。▽佐藤尚中(第2代順天堂主)の4女の夫、長女文子は佐藤清一郎(外科、東京医専教授)夫人。

佐藤剛蔵 さとう・ごうぞう

明治13(1880)〜昭和35(1960)年(79歳)、新潟
【医学教育、生化学】 明治39年11月京都帝大卒。40年6月平壌同仁医院長、43年10月日韓併合とともに朝鮮総督府医官(総督府医院医育科長)、大正5年4月京城医専教授、欧米出張(総督府派遣 9年9月〜10年12月)、14年京城帝大医学部創設事務嘱託、15年4月京城帝大教授(医化学 〜昭和3年10月)兼京城医専教授、昭和2年10月京城医専校長(〜20年8月)、兼京城女子医専校長(13年5月〜16年8月)。戦後、千寿厚生科学研究所長。▽朝鮮における医学教育の功労者、また朝鮮人参エキスの代謝に及ぼす影響についての研究で知られる。
【著書】朝鮮医育史(昭31)

佐藤孝三 さとう・こうぞう

大正2(1913)〜平成5(1993)年(79歳)、東京
【整形外科】 昭和13年東京帝大卒。整形外科入局(高木憲次教授)、海軍軍医[(軍医中尉)、中国大陸沿岸、サイパン海軍病院、シンガポール海軍病院、呉

海軍病院、19年(軍医少佐)」、戦後復員、20年国立東京第二病院、21年11月東京帝大整形外科、22年助手、24年講師(三木威勇治教授)、26年福島県立医大助教授、28年1月教授(初代)、29年11月東大助教授、38年1月日大教授、54年4月定年退職。▽手の外科で知られた。

【共著】運動器外科第2(臨床外科全書 昭42) 【共編】脳性麻痺(昭46)、上腕・肘・前腕(新臨床整形外科全書第7巻 昭55)、手(同第8巻A、B 昭56)

佐藤三郎 さとう・さぶろう

明治38(1905)~昭和61(1986)年(80歳)、宮城
【皮膚科】 昭和3年東北帝大卒。皮膚病黴毒学入局(太田正雄教授)、伝研入所、13年満鉄新義州病院、16年12月教授(抗研癩研究部門)、所長(38年4月~43年3月)、43年4月停年退官。▽わが国で最初にトリ型結核菌を報告した。

佐藤沢 さとう・さわ

明治元(1868)~昭和23(1948)年(79歳)、陸奥(宮城)
【医師、政治家】 明治24年第二高等中学校医学部卒。佐藤病院を開設・院長、34年福島町議、昭和4年3月福島市長、20年3月退任。▽阿武隈川護岸工事、道路舗装、下水施設の改良などの功績がある。また、書画に親しみ、福島洋画会初代会長を務めた。

佐藤三吉 さとう・さんきち

安政4(1857)~昭和18(1943)年(85歳)、美濃(岐阜)
【外科】 東京開成学校で鉱山学を修め、東京医学校に転じてスクリバに学び、明治15年東大(旧)卒。外科入局(スクリバの助手)、独留学(文部省海外留学生、16年~20年10月 ベルリン大ベルグマン教授に師事)、20年11月帝大教授、附属医院長(26年2月~27年1月)、27年9月(第2外科)、附属医院長(34年6月~大正7年4月)、欧米派遣(37年7月~38年7月)、兼宮内省御用掛(侍医 大正元年8月~)、東京帝大医大学長・医学部長(大正7年4月~10年4月)、10年12月停年退官。退官後、11年12月貴族院議員(勅選 ~昭和18年6月)。また、宮内省御用掛、鉄道医務顧問を務めた。▽わが国における外科療法の開拓者。明治32年第1回日本外科学会総会会長、42年学士院会員、昭和14年日本外科学会名誉会長第1号、東大医学部構内に記念像がある。▽明治30年正岡子規の腰部手術を行っている。
【共著】外科史(日本外科全書第1巻 大3) 【伝記】佐藤三吉先生伝(昭36)

佐藤重一 さとう・しげかず

明治26(1893)~昭和62(1987)年(94歳)、千葉
【耳鼻咽喉科】 大正10年東京帝大卒、耳鼻咽喉科入局(岡田和一郎教授、増田胤次教授)、昭和2年9月講師、4年4月慈恵医大助教授(佐藤敏夫教授)、5年2月教授、附属東京病院長(24年12月~26年6月)、34年4月定年退職。
【著書】耳鼻内科学の実際(昭30)、耳鼻科に必要な内科学(昭31) 【共著】聴器結核(昭15)

佐藤秀三 さとう・しゅうぞう

明治22(1889)~昭和21(1946)年(57歳)、新潟
【細菌学】 大正4年東京帝大卒。衛生学入室(横手千代之助教授)、8年3月伝研技師、昭和2年9月教授(伝研第6細菌血清学部)、仏・独・米留学(文部省在外研究員 10年7月~12年7月)、11年6月(第7研究部)、16年1月上海自然科学研究所長、21年1月帰国、10月逝去。▽結核治療薬の科学的検定法の確立者。また、フェニルヒドラジンおよびその誘導体の結核治療薬としての有効性について検討した。
【著書】社会ト医療機関(昭6) 【編書】細菌学実習提要(昭11)

佐藤舜海 さとう・しゅんかい

嘉永元(1848)~明治44(1911)年(63歳)、下総(千葉)
【陸軍軍医(外科)】 旧姓岡本、前名道庵。幼にして佐藤尚中の養子となり、尚中の旧名舜海を襲称した(2代目佐藤舜海)。養家を出て、(1等軍医正)となり、佐倉聯隊に勤務、傍ら佐倉順天堂を経営、のち官を辞して開業した。
【著書】薬品営業並ニ薬品取締規則(明22)

佐藤俊二 さとう・しゅんじ

明治29(1896)~昭和52(1977)年(80歳)、愛知
【陸軍軍医】 昭和12年大阪医大卒。陸軍軍医となり、19年3月関東軍第5軍軍医部長、20年6月(軍医少将)、戦後、32年国療長良病院、34年国療大島青松園勤務(ハンセン病の治療に当たる)、44年退職。

佐藤進 さとう・すすむ

弘化2(1845)~大正10(1921)年(76歳)、常陸(茨城)
【医学教育、陸軍軍医(外科)】 旧姓高和、前名介石。慶応3年3月佐藤尚中の養嗣子となり第3代順天堂

主。独留学(海外旅行免状第1号として明治2年6月私費渡航。3年10月大学専校よりの官費留学生となり、7年日本初のベルリン大医学部卒・学位取得。8年次いでウィーン大外科ビルロート教授に師事、8年7月帰国)、帰国後、平時には順天堂医院長として外科を担当、戦時に陸軍に出仕した。▽明治10年1月西南の役勃発に際し、4月大阪臨時陸軍病院長に就任、(陸軍軍医監)、12年10月東京陸軍病院長、15年10月軍を辞し順天堂に帰る。日清戦争(27年8月～28年3月)、28年2月(軍医総監)、日露戦争(37年2月～38年9月)にも従軍、39年6月韓国宮内省御用掛として大韓医院の建設を進め、40年11月から大韓医院院長を務めるかたわら、教育部(41年1月医育部と改称)で医学教育を進めた。42年2月順天堂医院長に復帰したが、大正9年4月院長を佐藤達次郎に譲り引退。▽大隈重信が爆弾による負傷の際、大腿切断(明治22年)を行い、日清戦争の講和使節李鴻章狙撃事件(明治28年2月)の治療にあたった。日本外科学会第2回総会(明治33年)を会長として主催。結核性頸部淋巴腺腫について報告(明治36年)した他、北里柴三郎らとともに日本結核予防協会の創設(大正2年)に関与し、副会頭に就任した。

【著書】外科通論25巻(明9～13)、外科各論18巻(明13～20)、日露戦役医談(述 明39)【伝記】佐藤進伝(『順天堂史』上巻、昭55)、外科医佐藤進 近代日本の歩みメスで支える(森田美比 昭56)

佐藤清一 さとう・せいいち

明治29(1896)～平成3(1991)年(95歳)、宮城

【内科】大正14年東北帝大卒。東京帝大物療内科入局(真鍋嘉一郎教授)、昭和3年伊東市にて開業(天城診療所)。▽第二次大戦中、疎開してきた作家らと交友を深め、坂口安吾の小説『肝臓先生』、尾崎士郎『ホーデン侍従』のモデルとなった。

【著書】あなたも肝臓病人だ 日本人の8割が慢性肝炎(昭58)

佐藤精一郎 さとう・せいいちろう

嘉永6(1853)～昭和5(1930)年(77歳)、出羽(山形)

【医学教育】明治元年医学修業のために上京、6年文部省医務局(陸軍医務局、東京府病院にて医師として勤務)、11年栃木医学校監督(5か月)、12年3月東大(旧)御用掛(医学部事務掛典籍掛 ～18年9月)、14年神田同朋町に医学予備校[東大(旧)医学部本科への入学希望者に対する予備学科]開設、21年私立東京医学院(後、東京医学校と改称)開設、26年6月仏教博愛館病院(～28年12月廃止)開設(東京医学校構内)。43年3月、東京医学校、日本医学校に吸収。▽東大(旧)在勤中、英国のテイラー(泰魯児)の法医学書“A manual of Medical Jurisprudence”の邦訳『医家断訟学』3巻を三宅秀の校閲で司法省より刊行した。▽娘婿は甥の須藤憲三(医化学、金沢医大教授)。

佐藤泰然 さとう・たいぜん

文化元(1804)～明治5(1872)年(68歳)、武蔵(川崎)

【医学教育、蘭方医、外科】蘭方医足立長雋、高野長英、長崎のオランダ商館医官ニーマンに師事し、天保9年江戸で開業、14年下総佐倉に移住し、わが国最初の私立病院、佐倉順天堂を開設、医療に当たった。嘉永6年、藩主堀田侯に招聘されて医官となる。安政6年、業を養嗣子尚中に譲り横浜に退隠、明治4年東京に移住。▽『謨斯篤牛痘篇』『瘍科集成』の訳書あり。▽佐倉における弟子には、林洞海、三宅艮斎、山口舜海(後、尚中と改名、泰然の養嗣子となる)などがいる。

【伝記】蘭医佐藤泰然(村上一郎 昭16)、佐藤泰然伝 泰然没後百年記念出版(小川鼎三 昭47)、佐藤泰然伝(『順天堂史』上巻、昭55)

佐藤尚中 さとう・たかなか

文政10(1827)～明治15(1882)年(55歳)、下総(千葉)

【医学教育、蘭方医、外科】旧姓山口。しょうちゅうとも言う。初代佐藤舜海。天保13年佐藤泰然に師事。嘉永6年2月泰然の養嗣子となる。万延元年長崎へ遊学してポンペに師事。文久2年佐倉に戻り済衆精舎・病舎を開設し、教授と診療を行う。佐倉藩医を務め、大学東校主宰者、大典医、大学大丞を歴任。明治6年東京下谷に私立病院順天堂を開設、8年湯島に移転。

【共訳】外科医法18巻(ストロマイエル 慶応元)、斯篤魯黙児砲痍論2巻(慶応元)、外科医法外篇6巻(ストロマイエル 明5)、済衆録全14巻(ニーマイル 明10～15)【伝記】佐藤尚中伝(『順天堂史』上巻、昭55)

佐藤武雄 さとう・たけお

明治28(1895)～昭和33(1958)年(62歳)、長野

【法医学】大正11年東京帝大卒。法医学入室(三田定則教授)、13年4月千葉医大嘱託講師(～14年4月)、15年9月東京医専教授、昭和4年4月京城帝大

教授(初代 法医学)、欧米留学(総督府派遣 法医学研究)、医学部長(15年10月~19年7月)、陸軍の命令で朝鮮に乾燥血漿を作る準備のため帰国中、敗戦。22年8月松本医専教授、23年2月松本医大教授、24年5月信州大教授(~32年10月)、兼名大教授(24年1月~30年3月)、25年10月医学部長、29年9月信州大学長、在任中、33年7月逝去。▽俳人(号 眉峰)としても知られる。

佐藤猛夫 さとう・たけお

明治43(1910)~平成16(2004)年(93歳)、神奈川

【内科】 昭和12年東京帝大卒。同愛会記念病院入局、13年5月陸軍第二病院(世田谷)、14年5月北支派遣(軍医中佐)、9月梁山の戦闘で八路軍の捕虜となる、15年6月八路軍野戦総合病院主任、19年八路軍野戦病院副院長、21年1月延安から帰国、2月三田病院内科主任、9月日本共産党本部に診察室を設け診察開始、代々木診療所開設、27年3月代々木病院長、51年退任、法人名を東京勤労者医療会と改称。▽昭和17年中国共産党入党、21年日本共産党入党、渋谷区議(26年~30年)、全日本民医連副会長(28年~55年)を務めた。

【著書】運のいい男 軍医・八路軍捕虜そして新生ひとりの医師として(平10)

佐藤佐 さとう・たすく

安政4(1857)~大正8(1919)年(62歳)、下総(千葉)

【内科】 旧姓井上、前名虎三。佐倉・順天堂塾(佐藤尚中)にて医学を修め、明治2年11月佐藤尚中に従い上京、8年東京医学校入学、14年東大(旧)卒。独・墺留学(私費、15年2月~19年3月 ベルリン、ウィーン、ミュンヘンの各大学内科にて研学、外科学、病理学、耳鼻咽喉科をも研学、ライデン、ノートナーゲル、ゲルハルト、ヘノッホ、ビルロートの各教授に師事)、19年3月順天堂副院長・内科主任、宮内省侍医局(31年3月~33年5月)、在職中、大正8年3月逝去。▽コッホの結核菌検査法をわが国に紹介した。日本内科学会の創立(明治36年)に尽力した。また、本郷区医師会初代会長(大正3年)の他、東京市医師会代議員、東京府医師会代議員、大日本医師会代議員などを務めた。▽佐藤尚中(順天堂主)の養子、3女楽の娘婿。長男亨、次男要、3男勉は順天堂大教授、4男孝は法政大教授(国文学)。

【著書】内科新書巻之1~6(述 明21~27)

佐藤正 さとう・ただし

明治24(1891)~昭和26(1951)年(59歳)、長野

【厚生行政】 大正6年東京帝大卒。昭和3年内務省入省(内務技師)、13年1月保険院施設課長、17年11月陸軍司政長官(南方総軍)、復員後、21年7月日赤医務課長(技師)、日赤病院院長事務取扱(兼務 23年4月~24年8月)、在職中、26年8月逝去。▽太平洋戦争中、シンガポールにて、昭南医大の開設に奔走した。

【著書】南方圏の生活医学(昭17)

佐藤達次郎 さとう・たつじろう

明治元(1868)~昭和34(1959)年(90歳)、若狭(福井)

【外科】 旧姓河合。明治29年12月帝大卒。外科(スクリバ)、順天堂医院外科、独・墺留学(私費、明治30年5月~33年8月 ベルリン大、ウィーン大にて研学)、墺再留学(36年2月~37年5月)、38年4月順天堂医院長、大正7年4月東京医専校長(~昭和18年11月)、10年女子美術専門学校校長(~昭和19年9月)、貴族院議員(男爵 14年12月~)、昭和18年12月順天堂医専校長、21年5月順天堂医大学長、22年3月退任。▽佐藤進(外科、陸軍軍医総監、第3代順天堂主、順天堂医院長)の養嗣子。**【伝記】**佐藤達次郎伝(『順天堂史』上巻、昭55)

佐藤周子 さとう・ちかこ

昭和13(1938)~昭和63(1988)年(50歳)、秋田

【放射線科】 昭和37年東北大卒。実地修練、放射線基礎医学入室[栗冠(さっか)正利教授]、助手、45年愛知県がんセンター研究所(放射線第1研究室長)、米国留学(スタンフォード大)、61年放射線部長(センター初の女性管理職)、在職中、63年6月逝去。▽昭和63年猿橋賞(放射線によるがん細胞分裂死の研究)

佐藤邇 さとう・ちかし

大正3(1914)~平成16(2004)年(90歳)、神奈川

【眼科】 昭和13年東京帝大卒。眼科入局(石原忍教授)・助手、20年父佐藤秀太郎の横浜・佐藤眼科を継承。▽戦時中、石原教授を扶けて近視の研究(日本学術振興会の戦時研究)を進め、わが国に多くみられる近視は水晶体の屈折力が後天的に変化するために起こる屈折性近視であることを提唱、大塚任の眼軸延長説と対立した。▽戦後も近視、特に学校近視に関する研究を進め国際的にも活動した。

【著書】The causes and prevention of aquired myopia(1957／昭32)

佐藤恒二 さとう・つねじ

明治11(1878)～昭和27(1952)年(73歳)、長野

【内科】旧姓太田。こうじとも言う。明治33年一高卒。独・墺留学(34年2月～37年6月 ハイデルベルグ大、ヴュルツブルグ大にて内科学、特に腸病理学、糞便学を専攻、ドレスデン市立病院、ベルリン大などを見学)、帰国後、44年佐倉順天堂医院長、在職中、昭和27年5月逝去。▽佐藤舜海(佐倉順天堂医院長)の3女かうと婚姻、舜海の養嗣子。

【著書】和漢医籍小観(大2)、最近の南支那瞥見(昭6)

佐藤恒丸 さとう・つねまる

明治5(1872)～昭和29(1954)年(81歳)、愛知

【陸軍軍医(内科)】明治29年東京帝大卒(陸軍依託学生)。30年(3等軍医)、東京帝大大学院(2か年)、35年(1等軍医)、37年(3等軍医正)、日露戦争中、旅順在勤、独留学(陸軍官費留学生、40年10月～43年3月 ベルリン大、ミュンヘン大)、軍医学校教官、京城衛戍病院長を経て、大正5年10月朝鮮駐箚軍軍医部長、6年(軍医監)、9年1月日赤病院長、11年5月(軍医総監)、12年3月予備役編入、昭和2年9月侍医頭、12年退官、宮中顧問官。

【共編】伝染病論(内科学大成巻之1 明32)、男爵小池正直伝(昭15)【訳書】神経病臨床講義前編上・下、後編(シャルコー 明39～44)【校閲】打診及聴診附検脈法(明40)

佐藤 亨 さとう・とおる

明治19(1886)～昭和42(1967)年(80歳)、東京

【内科】大正4年九州帝大卒。第2病理入室(田原淳教授)、8年伝研、10年順天堂研究所病理細菌主任、東京帝大第2内科(三浦謹之助教授)、独留学(11年～14年 ベルリン大)、14年順天堂医院内科、昭和18年12月順天堂医専教授(第1内科)、21年5月順天堂医大教授、27年3月定年退職。4月講師(教授待遇)、30年3月退職。退職後、東京・江東病院顧問、栃木・下都賀病院長、埼玉・大宮病院長、東武病院長などを歴任、40年12月引退。▽佐藤佐(内科、順天堂医院副院長)の長男、佐藤要(内科、順天堂医大教授)、佐藤勉(眼科、順天堂医大教授)は弟。

佐藤敏夫 さとう・としお

明治8(1875)～昭和9(1934)年(58歳)、新潟

【耳鼻咽喉科】済生学舎卒。明治30年10月医術開業試験及第、東京耳鼻咽喉科病院(金杉英五郎院長)勤務、独留学(私費、34年9月～36年5月 ロストック大学ケルナー教授に師事)、東京耳鼻咽喉科病院副院長、36年9月慈恵医専教授、39年東京市麹町区幸町にて開業、大正11年1月慈恵医大教授、在職中、昭和9年7月逝去。

【著書】耳鼻咽喉気管病学(明42)

佐藤信郎 さとう・のぶお

明治2(1869)～昭和9(1934)年(64歳)、羽後(秋田)

【耳鼻咽喉科】秋田県立医学校に学び、明治20年医術開業前期試験及第、上京、成医会講習所にて勉学、23年医術開業後期試験及第、24年東京耳鼻咽喉科療院開設、30年「大日本耳鼻咽喉科会々報」編集主任、瑞留学(大正2年～6年 バーゼル大)、関東大震災にて療院は焼失したが再建。その咽喉癌の主治医を務めた。▽寺崎広業(日本画家)は異父兄。

佐藤八郎 さとう・はちろう

明治43(1910)～平成5(1993)年(83歳)、鹿児島

【内科】昭和9年九州帝大卒。第3内科入局(小野寺直助教授)、14年4月台北帝大助教授(第3内科沢田藤一郎教授)兼附属医専部教授、(16年4月独政府招聘留学生に決定されたが、独ソ開戦のため出発中止)、戦後、台湾大学医学院に留用され21年末帰国、22年2月九州帝大講師(第3内科)、7月県立鹿児島医専講師(第2内科)、24年4月県立鹿児島医大教授、霧島温泉研究所長(27年4月～)、31年4月鹿児島大教授、医学部長(32年12月～33年4月、34年12月～36年12月、40年4月～44年3月)、医学部附属熱帯医学研究施設長(40年4月～44年3月)、医学部長事務取扱(48年11月～12月)、兼鹿児島逓信病院長(49年4月～)、50年4月停年退官。退官後、鹿児島逓信病院長専任。▽戦後、南薩地方に流行したマラリア対策に当たった他、癌の生物学的診断について研究した。

【著書】フィラリア症(昭28)、癌の診断と治療(昭30)

【共著】癌診断の実際(昭35)

佐藤春郎 さとう・はるお

大正9(1920)～平成14(2002)年(82歳)、東京

【病理学】昭和20年東北帝大卒。第1病理入室(吉田富三教授)、25年9月東北大助教授、米国留学(27

年〜30年 米国立癌研究所)、30年11月福島医大教授(第2病理)、35年3月東北大教授(抗研・肺癌発育本態研究部門)、所長(53年4月〜59年4月)、59年4月停年退官。▽昭和41年、4-NQQを用いて世界初の試験管内化学発癌に成功した。▽昭和46年高松宮妃癌研究基金学術賞(黒木登志夫、佐藤春郎 4-ニトロキノリン誘導体による試験管内発癌に関する研究)

【著書】がん細胞の営み(昭62)、がんを防ぐ知恵(平元)【共著】がん細胞(昭57)【監訳】癌の転移と免疫(ボールドウィン 昭54)

佐藤彦次郎 さとう・ひこじろう

明治43(1910)〜昭和56(1981)年(71歳)、山形

【内科(結核病学)】昭和13年慶大卒。内科入局・助手、17年結核予防会勤務、技師、参事を経て、保生園診療部長、28年北里研附属病院、40年院長(〜44年)、北里高等看護学院長(〜45年)。▽昭和50年保健文化賞(永年にわたる諸企業従業員およびその家族の結核対策ならびに衛生管理の推進、公害防止技術者、管理者の育成)

【著書】パスとチビオンの臨床(昭26)、最新ヒドラジッドの基礎と臨牀(昭28)

佐藤久 さとう・ひさし

明治29(1896)〜昭和41(1966)年(69歳)、愛知

【小児科】大正11年東京帝大卒。小児科入局(栗山重信教授)、昭和10年4月日大教授(専門部医学科板橋病院)、17年4月(医学部)、20年8月退職。▽大正14年宮内省侍医補、昭和3年侍医、20年東宮侍医、30年東宮侍医長、41年6月退任。

【著書】乳幼児体操の実際(昭21)、浩宮さま(昭36)

佐藤熙 さとう・ひろし

明治32(1899)〜昭和50(1975)年(76歳)、宮城

【生理学】大正14年東北帝大卒。第1生理入室(佐武安太郎教授)、助手、講師、助教授を経て、昭和9年4月岩手医専教授、19年1月東北帝大教授(航空医学研究所 陸軍航空技術研究所嘱託)、21年3月青森医専教授、23年2月弘前医大教授、24年5月弘前大教授、30年1月(第1生理)、医学部長(30年11月〜37年1月)、37年2月学長、43年1月退官。退官後、東北女子大学長(昭和44年4月〜50年5月)、在職中、50年5月逝去。▽アドレナリンの生物学的研究で知られる。

【共著】解剖生理(昭42)

佐藤昌康 さとう・まさやす

大正8(1919)〜平成9(1997)年(77歳)、長崎

【生理学、神経生理学】昭和17年東京帝大卒。海軍軍医、戦後、東京帝大立地自然科学研・生理入室(若林勲教授)、25年群馬大助教授(松本政雄教授)、英国留学(ブリティッシュ・カウンシル奨学金、27年〜29年 グレイ教授と共同研究)、29年2月熊本大教授(第2生理)、米国出張(34年〜35年 コロンビア大、ユタ大)、51年6月退官。退官後、東京都神経科学総合研究所長(51年6月〜)、ブレインサイエンス振興財団理事長(初代 62年2月〜)、在職中、平成9年8月逝去。▽在英中、グレイ教授とともに世界で初めて感覚器よりの受容体電位の記録に成功した。

【著書】神経の興奮と伝達(昭31)、味覚の生理学(平3)【編著】味覚・嗅覚の科学(昭47)、ブレインサイエンス1〜4(平元〜3)、ブレインサイエンス最前線1994〜1998(平5〜9)

佐藤光男 さとう・みつお

大正13(1924)〜昭和53(1978)年(54歳)、樺太

【麻酔科】昭和24年東北大卒。実地修練、25年第1外科入局(武藤完雄教授)、27年6月助手、29年10月助手(麻酔学 岩月賢一教授)、33年1月助教授、38年2月順天堂大教授(麻酔学)、52年8月東北大教授(麻酔学)、集中治療部長(52年10月〜)、在任中、53年7月逝去。▽順天堂大在職中、昭和39年11月わが国最初のICUを開設した。

【共編】ICUハンドブック(昭51)

佐藤堅 さとう・みつる

大正2(1913)〜平成19(2007)年(94歳)、熊本

【解剖学】昭和13年熊本医大卒。解剖入室、海軍軍医[7月短期現役軍医、(軍医中尉)、15年から18年の間、台北帝大解剖学忽那将愛(くつな・まさちか)助教授の下にて研究従事、19年5月(軍医少佐)、20年9月復員]、21年3月熊本医大助手(体質研)、23年9月県立鹿児島医大講師(予科)、12月教授(第2解剖)、24年6月鹿児島県立大教授、30年7月鹿児島大教授、53年3月停年退官。

佐藤やい さとう・やい

明治31(1898)〜昭和39(1964)年(65歳)、富山

【病理学】旧姓安川。大正2年尋常小学校卒後、看護

師となるが4年上京、東京女子医専の事務所書生となるが、吉岡弥生校長に見込まれ、夜学に通い、12年東京女子医専卒。15年1月病理学入室（佐藤清教授）・助手、昭和2年5月助教授、独留学（7年11月〜9年11月 フライブルグ大病理アショフ教授に師事）、15年4月教授、25年4月東京女子医大教授、31年5月退職（眼疾患のため）。▽昭和31年日本女医会副会長、33年国際女医会理事、34年日本女医会長を歴任、女医のリーダー的存在であった。

佐藤敬明　さとう・よしあき

大正11（1922）〜平成3（1991）年（69歳）、広島

【放射線科（消化器内視鏡）】 昭和21年9月京都府立医大卒。放射線科入局（後藤五郎教授）・助手、26年6月京都第二赤十字病院放射線科医長、32年10月広島市にて開業（佐藤胃腸科）、平成3年9月逝去。▽消化器疾患、特に早期胃癌発見のためのX線機器の開発に貢献した。▽昭和58年日医最高優功賞（開業医師で学術的貢献著しい功労者）▽佐藤徹（内科、杏林大教授）は長男。

佐藤良夫　さとう・よしお

大正14（1925）〜平成13（2001）年（75歳）、新潟

【皮膚科】 昭和26年新潟大卒。実地修練、皮膚科入局（田中宏教授）、28年8月助手、34年7月講師、36年5月助教授、41年8月教授、平成3年3月停年退官。退官後、済生会新潟病院長（平成3年10月〜6年3月）。▽円形脱毛症、ニキビの研究の第一人者として知られた。▽昭和48新潟日報文化賞（科学部門 毛嚢脂腺系の機能と病態に関する研究）

【共著】軟性下疳（日本皮膚科全書第12巻第1冊 昭39）**【共編】**標準皮膚科学（昭58）

佐藤倚男　さとう・よりお

大正12（1923）〜平成17（2005）年（81歳）、神奈川

【精神科】 昭和24年東大卒。実地修練、25年4月神経精神科入局（内村祐之教授）、9月助手、31年9月東京医大助教授（神経精神科 柴田農武夫教授）、50年3月東大講師（精神科）、54年1月助教授（医学部保健学科精神衛生学 土居健郎教授）、55年8月教授（医学部医学科）、59年4月停年退官。▽医薬品の臨床評価の先駆者。臨床精神薬理研究会の設立者。

【共訳】心理学者のための倫理基準・事例集（米国心理学会編 昭57）

佐藤了　さとう・りょう

大正12（1923）〜平成8（1996）年（72歳）、東京

【生化学】 昭和20年東京帝大理学部化学科卒。名大大学院理学研究科生物化学専攻終了、26年金沢大助教授、スウェーデン・米国留学（ノーベル研究所、ペンシルベニア大）、32年阪大助教授（蛋白研蛋白質有機化学部門）、34年教授（初代 酵素反応学部門）、35年（初代 蛋白質生理機能部門）、62年3月停年退官。▽細胞内小器官ミクロソームの膜に含まれる酸素添加酵素チトクロムP-450の発見者。▽昭和57年高松宮妃癌研究基金学術賞（チトクロムP-450の発見、チトクロムP-450の誘導的合成の発見）、60年恩賜賞（ミクロソームの複合酸素添加酵素系に関する研究）

【編著】細胞分画法（昭47）**【共編】**生命の物理的・化学的基礎1、2（岩波講座現代生物科学1 昭50）、物質代謝とその調節1、2（同5 昭50）、Cytochrome P-450（昭53／1978）、Microsomes, drug oxidations, and drug toxicity（昭57／1982）**【共訳】**細胞の構造と機能（ロウィー、シケビッチ 昭42）、生物学の発展と微生物（クリューヴァー、ニール 昭45）、生体膜と細胞活動（フィネアン、コールマン、ミッチェル 昭52）

里見三男　さとみ・みつお

明治12（1879）〜昭和42（1967）年（88歳）、東京

【陸軍軍医（微生物学）】 明治40年11月京都帝大卒（陸軍依託学生）。卒後、陸軍軍医として仙台、東京、中国・漢口、習志野、中国・天津に転職、支那駐屯軍病院長の後、善通寺衛戍病院長（陸軍2等軍医正）を経て、軍職を退き、大正11年京都帝大大学院入学、微生物学（清野謙次教授）、医化学（前田鼎教授）にて研究従事。昭和2年5月大阪高等医専教授（細菌学）、校長事務代理（7年3月〜5月）、12年陸軍病院兼務、21年7月退任（教職追放）。退任後、池田市・目黒研究所顧問として研究指導に当たった。▽『あけび』同人としても知られる。▽新井恒人（病理学、和歌山県立医大教授）は娘婿。

【著書】パラチフス（明44）、病的材料検査指針（大8）、病原微生物学（昭3）、微生物並ニ免疫学実習（昭5）、ヴィールス疾患（昭15）、戦疫ト戦病（昭19）**【編著】**肛門病及其療法（明42）、新井恒人の追憶（昭39）**【随筆】**如是山荘随筆（昭40）**【歌集】**如是山荘歌集（昭40）

里村茂夫　さとむら・しげお

大正8（1919）〜昭和35（1960）年（40歳）、不詳

【物理学】 昭和19年大阪帝大理学部物理学科卒。27年助教授(産業科学研究所音響機器部門 伊藤順吉教授)。在職中、35年逝去。逝去後、教授。▽超音波ドプラ法の開発者。超音波のドプラ効果を用いて心臓内部の弁運動の信号を得ることに、共同研究者の仁村泰治とともに世界で初めて成功(昭和30年)。その後血流からもドプラ信号が得られ、その源は赤血球であることを明らかにした。

里吉栄二郎 さとよし・えいじろう

大正13(1924)～平成23(2011)年(86歳)、東京

【神経内科】 昭和21年9月慶大卒。附属病院にて実地修練、22年8月内科入局・助手、米国留学(フルブライト留学生、30年8月～32年11月 ジョンズ・ホプキンズ大神経内科助手)、30年8月東邦大講師、31年4月助教授、32年10月(有給)、41年4月東大講師(神経内科 ～46年3月)、42年10月東邦大大橋病院内科医長、43年11月東邦大教授(特任)、46年4月東邦大教授(第4内科)、53年5月退職、退職後、6月国立武蔵療養所神経センター長(53年6月～61年9月)。▽昭和40年、「全身こむら返り病」を報告した。その後、筋のこむら返り以外に全身の脱毛、下痢、無月経、全身の骨および関節の異常を伴う全身性疾患であることが明らかになり、53年以降は里吉病(Satoyoshi syndrome)と呼ばれている。

左奈田幸夫 さなだ・ゆきお

明治42(1909)～平成10(1998)年(88歳)、広島

【整形外科】 昭和10年慶大卒。整形外科入局(前田和三郎教授)、応召(17年～)、20年12月国立塩原温泉療養所長(～23年10月)、23年4月国立世田谷病院副院長、39年2月国立埼玉病院院長、55年5月定年退官。▽日本病院協会長(昭和52年～55年)を務めた。

【著書】外来予約システム(病院管理新書11 昭45)

讃井勝毅 さぬい・しょうき

慶応3(1867)～明治41(1908)年(41歳)、不詳

【獣医、血清学】 明治23年帝大農科大学卒。農商務省に奉職。36年同省技師、在任中、41年4月逝去。▽家畜病の研究に従事。牛疫血清注射、鶏のコレラ病の血清注射などの研究に貢献するところが大きく、学術の研究に熱心なあまり結核菌ツベルクリン液を自分の体内に注射してその効果を試験したりしたが、このため罹病し、逝去。

【参考】悲惨だったツベルクリン療法の渡来(中村善紀 日本医事新報2890号、昭54)

実吉純一 さねよし・じゅんいち

明治40(1907)～平成15(2003)年(95歳)、東京

【電気工学(超音波工学)】 昭和6年東北帝大工学部電気科卒。研究助手を経て、7年日本電気入社、12年2月東北帝大助教授(工学部電気工学科)、17年8月教授(通信工学科)兼海軍技師(海軍技術研究所音響研究部)、24年9月東京工大教授(電気科学研・電気回路部門)、33年4月(精密工学研)、所長(33年4月～36年3月、39年4月～41年3月)、39年4月(超音波医学部門)、41年8月東京工大学長、43年8月退官。退官後、千葉工大教授(43年～)、玉川大教授(工学部 48年～)。▽水中音響、超音波解析を専攻、魚群探知機の開発に応用された。▽実吉安純(海軍軍医総監)は祖父。

【著書】電気音響工学(標準電気工学講座第12 昭32)

実吉安純 さねよし・やすずみ

嘉永元(1848)～昭和7(1932)年(83歳)、薩摩(鹿児島)

【海軍軍医(内科)】 造士館にて漢学を学び、京都守備隊の1兵員として上洛、隊務に服する傍ら典薬高階丹後守塾にて医学を修得。明治2年2月東京に移り、6月佐倉順天堂佐藤尚中に師事、12月大学東校入学、4年退学、12月海軍出仕(軍医副)、7年(海軍中軍医)、9年8月(大軍医)、10年西南の役に従軍、11年6月(軍医少監)、英国留学(12年～18年9月 ロンドン大セント・トーマス病院、王立大学、エディンバラ大にて研学)、18年10月(軍医中監)、海軍軍医学校教官、19年7月(軍医大監)、20年1月慈恵医院次長、22年4月軍医学校長、25年8月中央衛生会議長、(軍医総監)、日清戦争従軍、30年4月医務局長、37年2月大本営海軍医務部長、日露戦争従軍、38年12月予備役編入、大正9年7月東京慈恵会医院医専校長(～10年12月)。▽明治38年12月貴族院議員(勅選～昭和7年3月)。▽実吉純一(電気工学、東京工大学長)は孫。

佐野 勇 さの・いさむ

大正13(1924)～昭和50(1975)年(50歳)、兵庫

【精神科】 昭和24年阪大卒。実地修練、精神科入局(堀見太郎教授)、独留学(27年 第1回日独交換留学生)、30年助教授(金子仁郎教授)、42年4月教授(高次研神経薬理生化学研究部門)、瑞出張中、50年9月ジュネーブにて逝去。▽脳内アミンに関する基礎的

研究で知られる他、臨床面では、パーキンソン病におけるドーパ療法の先駆的研究があり、クロルプロマジンなどの向精神薬をわが国に最初に導入した。▽佐野豊（解剖学、京都府立医大教授・学長）の兄。

［編著］精神薄弱の原因（昭41）

佐野うめ　さの・うめ

明治元（1868）～昭和34（1959）年（91歳）、美作（岡山）

【看護師（海外医療活動）】 旧姓広瀬。父の良妻賢母への道に反旗を翻して上京、桜井女学校に入学、洗礼を受け、明治19年開設された附属看護婦養成所に移り21年卒（1期生）。卒後、神奈川師範学校で英語の教鞭を取ったが、教え子の一人、8歳年下の佐野佳三（21歳）と結婚、33年渡米、2～3年遅れて渡米してきた佳三の日本人学校経営を助けるとともに、サンフランシスコを中心の保健活動に献身した。昭和16年2月夫と死別、太平洋戦争勃発後の18年、第2次日米交換船で帰国した。

［伝記］佐野うめ（高橋政子『写真でみる日本近代看護の歴史』、昭59）

佐野圭司　さの・けいじ

大正9（1920）～平成23（2011）年（90歳）、静岡

【外科（脳神経外科）】 昭和20年9月東京帝大卒。第1外科入局（大槻菊男教授、清水健太郎教授）・大学院特別研究生（22年～27年）、米国留学（26年～27年）、31年1月講師［東大病院脳神経外科外来（新設）・外来医長］、32年1月助教授（脳研）、37年12月教授（第3外科）、38年4月（初代　脳神経外科）、56年3月停年退官。退官後、帝京大教授（脳神経外科　56年～63年）、富士脳障害研究所理事長・附属病院長（56年～平成16年）、日本脳神経財団理事長（平成5年～）、東京脳神経センター理事長（平成18年～）、在職中、23年1月逝去。▽脳血管障害の外科療法の権威。厚生省に働きかけて、昭和40年脳神経外科を診療科目として認めさせ、脳神経外科の発展に貢献した。▽平成4年美原賞（日本の脳外科の基礎を築く。脳動脈瘤治療の発展）
［著書］脳腫瘍（昭47）、脳神経外科の開拓者たち（平7）［共著］Acute aneurysm surgery（1987／昭62）

佐野　保　さの・たもつ

明治29（1896）～平成3（1991）年（94歳）、香川

【小児科】 大正12年2月東京帝大卒。病理学入室（山極勝三郎教授、長与又郎教授、緒方知三郎教授）、8月小児科入局（栗山重信教授）、15年7月金沢医大助教授（泉仙助教授）、欧米留学（在外研究員　昭和6年9月～8年12月）、昭和12年6月東大講師兼分院小児科医長（～19年7月）、13年11月助教授、14年9月医専部教授、19年5月長崎医大教授、23年10月東北大教授、附属病院長（28年7月～30年6月）、33年9月兼東北公済病院長、35年3月停年退官。退官後、東北公済病院長（～44年1月）、仙台大学長（42年4月～44年10月）。▽昭和34年河北文化賞（東北地方のクル病予防と母子衛生育児知識の普及指導に献身）
［共訳］発達診断学　小児の正常発達と異常発達（ゲゼル、アマトルダ　昭33）

佐野常民　さの・つねたみ

文政5（1823）～明治35（1902）年（79歳）、肥前（佐賀）

【外科、政治家】 旧姓下村。天保3年藩医佐野常徴の養子となり栄寿と称す。上府後、天保10年帰藩し、松尾家塾にて外科を学び、弘道館にて医学、また京都の広瀬元恭、大坂の緒方洪庵に学ぶ。一旦、開業したが、嘉永6年佐賀藩の精錬方主任となり、長崎海軍伝習所で学び海軍取調方として、慶応元年、わが国最初の蒸気船凌風丸を製造、洋船を購入して佐賀海軍を作り上げた。慶応3年パリ万国博覧会に藩代表として派遣される。明治3年常民を本名とした。8年元老院議官、13年大蔵卿、14元老院副議長、15同議長、18年宮中顧問官、25年農商務相（松方内閣25年7月～8月）と栄進した。▽日本赤十字社の創立者。明治10年西南の役を機に大給恒と博愛社を創立、後、副総長となり、日本赤十字社の基礎を作った。20年5月、博愛社を日本赤十字社と改称、初代社長。19年11月開院した博愛社病院を20年5月日本赤十字社病院と改名した。なお、日清戦争における赤十字社事業の功により伯爵を賜った。

［伝記］日本赤十字社之創立者佐野常民伝（北島磯舟　昭3）、佐野常民伝（本間楽寛　昭18）、日赤の創始者佐野常民（吉川龍子　平13）

佐野　幹　さの・つよし

明治31（1898）～昭和42（1967）年（69歳）、東京

【解剖学】 大正11年東京医専卒。病理学入室（緒方知三郎兼任教授）・助手、解剖学助手（井上通夫兼任教授）、13年5月助教授、昭和8年4月教授（初代　解剖学）、21年5月東京医大教授、31年11月（第1解剖）、在職中、42年5月逝去。
［著書］立体解剖学図譜骨学篇（昭9）、解剖学粋上・

下巻(昭12、13)［共著］解剖学要説(昭39)

佐野豊美　さの・とよみ

大正7(1918)~昭和54(1979)年(60歳)、東京

【内科(循環器)】　昭和19年9月東京帝大卒。20年6月第2内科入局(佐々貫之教授)、25年3月助手、26年3月(美甘義夫教授)、米国留学(在外研究員、26年7月~28年8月　ウェスタン・リザーブ大)、29年2月東京医歯大助教授(第2生理　島本多喜雄教授)、34年7月農村厚生医学研究施設内科(島本多喜雄教授)、米国再留学(在外研究員、35年11月~37年1月ハーバード大、ワシントン大)、37年8月教授(心臓血管研究施設生理学部門)、48年9月(難治疾患研究所循環器病部門)、在任中、54年7月逝去。

［著書］新臨牀心電図学(昭32)、臨床ベクトル心電図学(昭38)、循環器病学(昭53)［訳書］先天性心疾患の臨床上・下巻(ヘラシュタイン、キーティング　昭31)［追悼］心臓電気生理の道(昭56)

佐分利輝彦　さぶり・てるひこ

大正12(1923)~平成10(1998)年(75歳)、山口

【厚生行政】　昭和22年東京帝大卒。実地修練、23年第3内科入局(沖中重雄教授)、24年厚生省入省、43年7月公衆衛生局精神衛生課長、45年6月北海道衛生部長、47年8月医務局国立病院課長、48年7月大臣官房統計情報部長、49年4月大臣官房統計情報部長事務取扱、6月公衆衛生局長、52年6月医務局長、54年11月病院管理研究所長、60年8月退官。退官後、長寿科学振興財団理事長(平成元年12月~)、医療関連サービス振興会理事長(平成2年4月~)、在職中、10年12月逝去。

［監修］保険医療用語事典(昭57)［共監］明日の医療1~10(昭59~60)

佐分利六郎　さぶり・ろくろう

明治44(1911)~昭和63(1988)年(76歳)、東京

【外科】　昭和11年東京帝大卒。第1外科入局(青山徹蔵教授、大槻菊男教授)、出張(同仁会北支太原診療班員　13年7月~15年2月)、応召(16年8月~20年9月)、20年9月助手、21年3月東宮侍医(~31年3月)、31年4月同愛記念病院外科医長、41年5月副院長、45年7月院長、在職中、63年4月逝去。

［共著］手術室の実際(昭30)、胃癌のX線診断　手術所見と対比して(昭39)

サムス　Sams, Crawford F

明治35(1902)~平成6(1994)年(92歳)、米国

【厚生行政、米国陸軍軍医】　イリノイ州出身。1918(大正7)年陸軍入隊、1925(大正14)年ワシントン大医学校入学、1929(昭和4)年卒。連合軍最高司令官総司令部(GHQ)公衆衛生福祉局長［1945(昭和20)年10月~1951(昭和26)年5月］、1948(昭和23)年大佐より准将に昇任。▽占領下日本の公衆衛生福祉局長として、陸海軍病院の国立病院への転用、厚生省の改編、保健所制度の近代化、医学教育の改革など、敗戦で混乱した日本の医療福祉政策の改革を行い、その改革は、戦後の日本人の生活を大きく変えた原点と言われる。

［著書］回想録「Medic」［1955~1958執筆　一部は『DDT革命』(竹前栄治編訳　1986)として邦訳出版された］［評伝］日本人の生命を守った男　GHQサムス准将の闘い(二至村菁　平14)

鮫島宗弘　さめじま・むねひろ

昭和12(1937)~平成12(2000)年(62歳)、不詳

【心理学、障害者教育】　昭和36年東京教育大教育学部特殊教育科卒。40年大学院教育学研究科実験心理学専攻修士課程修了、63年東京学芸大教授(障害児教育研究室)、平成11年東京学芸大連合大学院発達支援講座主任、在任中、12年1月逝去。

［監修］障害理解への招待(平12)

更井啓介　さらい・けいすけ

昭和4(1929)~平成10(1998)年(69歳)、岡山

【精神科】　昭和28年岡山大卒(海軍兵学校在学中、敗戦となり、姫路高を経て)。実地修練、神経精神科入局(藤原高司教授、奥村二吉教授)、助手、33年5月鳥取大講師(新福尚武教授)、米国留学(38年~40年　ウースター生物学研究所、クラーク大)、45年1月岡山大講師(大月三郎教授)、45年5月広島大教授(神経精神科)、米国再留学(51年~52年　ペンシルベニア大)、平成元年12月退官。

［著書］心身症(健康手帖20　昭59)、精神科外来漢方(平8)［編著］躁うつ病の治療と予後(昭61)

猿田南海雄　さるた・なみお

明治39(1906)~昭和63(1988)年(82歳)、高知

【衛生学】　昭和10年九州帝大卒。衛生学入室(大平得三教授、水島治夫教授)、17年6月助教授(大坪潔己教授)、22年11月附属医専部教授兼医学部助教授

(宮崎一郎教授)、26年12月教授、45年3月停年退官。退官後、福岡県衛生公害センター(48年9月～59年2月)、九州産業衛生センター所長(60年3月～)、在職中、63年7月逝去。

【著書】保健食量(昭21)、労働衛生と生理(第2版 昭23)、衛生学汎論(昭28)、公衆衛生学実習(昭35)、衛生・公衆衛生学大綱(昭40)、公害と私(昭59)

沢井俊二 さわい・しゅんじ

明治10(1877)～大正14(1925)年(48歳)、広島
【内科】 明治39年11月京都帝大卒。40年2月京都市立日吉病院医員、41年4月京都市私立東山医院副院長、独留学(大正2年7月～3年12月 ケルン市アカデミー・ゲートリッヒ教授に病理学を、モーリッツ教授に内科学を学ぶ。3年7月第一次大戦勃発のため、英・蘭・伊・瑞を視察、帰国)、4年1月東山医院復職(かたわら、京都帝大病理・藤浪鑑教授の下で研究従事)、7年4月中国天津日本共立医院院長、10年8月退職。▽高楠順次郎(仏教学、東京帝大教授)は長兄。

沢木修二 さわき・しゅうじ

大正15(1926)～平成18(2006)年(79歳)、静岡
【耳鼻咽喉科】 昭和26年東大卒。耳鼻咽喉科入局(切替一郎教授)、36年講師、米国留学(37年～39年カリフォルニア大)、41年横市大助教授、48年4月教授、附属病院長(平成3年4月～)、4年3月定年退職。▽上咽頭癌の権威。医学映画で受賞歴多数。
【著書】医学略語小辞典(昭56) 【編著】耳鼻咽喉科漢方の手引き(平7) 【共編】医学略語辞典(昭44)、臨床耳鼻咽喉科学全4冊(昭51～54)、症候群小辞典(昭56)、全科でみる耳鼻咽喉の病変(平10)

沢崎寛制 さわざき・かんせい

明治11(1878)～大正7(1918)年(40歳)、石川
【内科】 明治36年12月東京帝大卒。37年3月病理解剖入室(山極勝三郎教授 ～37年12月)、病理解剖学を学び、併せて第3内科(青山胤通教授)にて内科学を学ぶ、39年駒込病院伝染病科(宮本叔院長)、42年1月日赤富山支部病院内科医長、45年7月長岡病院長、大正6年6月病気退職、小田原に転地療養、7年11月逝去。▽駒込病院在職中、ペスト、コレラ、痘瘡などの流行時、東京市が開設した臨時病院において医療に従事。

沢崎千秋 さわさき・ちあき

明治40(1907)～昭和60(1985)年(78歳)、福井
【産婦人科】 旧姓林。昭和6年東京帝大卒。産婦人科入局(磐瀬雄一教授)、14年9月助手、16年10月講師(白木正博教授)、応召(19年2月～20年9月)、22年7月助教授(長谷川敏雄教授)、29年3月京都府立医大教授、33年4月日大教授、47年3月定年退職。
【著書】妊娠梅毒(昭24)、母性栄養学(昭44)、簡明母性栄養学(昭53) 【共著】特殊栄養学(昭40)、子宮外妊娠(昭47) 【共訳】臨床内分泌細胞診断(デニィーフ 昭45)

沢田敬義 さわだ・けいぎ

明治6(1873)～昭和27(1952)年(78歳)、岐阜
【内科】 明治32年東京帝大卒。第1内科入局(三浦謹之助教授)、独留学(私費、33年3月～36年6月 フライブルグ大ツィーグラー教授、ベルリン大ウィルヒョー教授の下にて、またマールブルグ大において病理研究)、新潟県竹山病院内科医長、43年4月新潟医専教授、附属医院長(大正3年9月～13年3月)、11年新潟医大教授兼附属医専部教授(～15年3月)、欧米視察(13年3月～14年1月)、学長(14年3月～昭和6年2月)、9年3月停年退官。▽昭和26年新潟市名誉市民 ▽竹山九朗(内科、竹山病院長)の娘婿、金子義晃(同和病院長)は娘婿。
【著書】香山竹山屯先生追悼の栞(昭14) 【自伝】岐陽随筆(昭24)

沢田藤一郎 さわだ・とういちろう

明治28(1895)～昭和57(1982)年(87歳)、岩手
【内科】 大正10年九州帝大卒。法医学入室(高山正雄教授)、第3内科入局(小野寺直助教授)、昭和3年10月講師、6年12月助教授、独・仏・米留学(8年5月～11年2月)、13年12月台北帝大教授、18年9月九州帝大教授(第3内科)、附属病院長(26年7月～27年7月)、33年3月停年退官。退官後、門司市民病院(33年9月顧問、35年12月初代院長)、北九州市立小倉病院長(38年12月～54年3月)。▽消化器系の臨床研究、特に沢田氏昇汞反応(肝機能検査法)、沢田氏反応(ビタミンB_1不足診断法)の開発者として知られる。また、ヒドラジド単独大量療法を提唱した。コルフ-ブリガム型回転ドラム式人工腎臓をわが国で初めて輸入(昭和30年)、実用化を試みた。退官後、小倉病院在任中は、病院業務の改善を図る一方、基幹病院を目指しての医療高度化に取り組んだ。▽宮

沢賢治と小・中学で同級。
【共著】腎臓疾患の臨床(昭34)、黄疸(昭53)

沢田平十郎　さわだ・へいじゅうろう

明治28(1895)～昭和57(1982)年(87歳)、三重
【外科(消化器)】　大正10年7月東京帝大卒。第2外科入局(佐藤三吉教授、塩田広重教授)、昭和3年9月北海道帝大助教授(第1外科　秦勉造教授)、9年2月台北医専教授、独・墺・米留学(台湾総督府在外研究員　9年11月～11年5月)、12年4月台北帝大附属医専部教授、13年3月台北帝大教授(第1外科)、戦後、21年4月国立台湾大学医学院教授、22年5月帰国、23年1月大阪市立医大開設準備嘱託、開設準備委員、7月大阪市立医大教授兼医専教授(初代　第1外科)、30年4月大阪市大教授、病院長(32年5月～36年6月)、36年8月定年退職。

猿渡二郎　さわたり・じろう

明治31(1898)～昭和31(1956)年(57歳)、東京
【耳鼻咽喉科】　大正13年九州帝大卒。耳鼻咽喉科入局(久保猪之吉教授)、15年北海道帝大講師(香宗我部寿教授)、昭和4年助教授、独留学(在外研究員　7年4月～8年3月)、17年教授、附属病院長(20年12月～22年12月)、在任中、31年1月逝去。
【著書】耳鼻咽喉科のアレルギー(昭26)

沢村芳翠　さわむら・みどり

→沢村良高(さわむら・よしたか)

沢村良高　さわむら・よしたか

大正3(1914)～平成15(2003)年(88歳)、高知
【眼科、俳人】　昭和13年3月大阪帝大卒。4月眼科入局(中村文平教授)、10月軍医予備員として入隊、14年1月上海同仁会医院勤務、15年5月退職。大阪・陸軍造兵廠に勤務のかたわら、大阪帝大専攻科にて研究従事(宇山安夫教授)、応召(20年1月～21年3月)、21年4月高知赤十字病院副院長、29年9月開業(沢村眼科医院　父業継承)。▽俳号　沢村芳翠。「ホトトギス」同人、高浜虚子、高野素十に師事、昭和50年から俳誌『龍巻』を主宰。
【句集】雪月花(昭58)、花柊(平16)

三内多喜治　さんない・たきじ

明治20(1887)～昭和30(1955)年(67歳)、東京
【陸軍軍医(口腔外科)】　大正2年東京帝大卒。3年(陸軍2等軍医)、7年陸軍軍医学校御用掛、陸軍軍医学校教官(～昭和12年)、8年済生会麹町分院口腔外科医長(～昭和12年)、12年日赤病院歯科治療室主任、昭和12年8月(軍医少将)、日赤病院治療主幹、13年3月陸軍軍医学校附。▽戦傷顎外科の権威、三内式顎骨折副木は有名。
【著書】小児歯科総論(小児歯科学叢書第1巻　昭6)

椎野鋳太郎　しいの・こうたろう

明治12(1879)～昭和15(1940)年(60歳)、愛知
【解剖学】　明治40年12月東京帝大卒。41年1月解剖学入室・助手、44年6月南満医学堂教授、独・墺留学(満鉄派遣、44年6月～大正2年11月　フライブルグ大、ケーニヒスベルグ大、ウィーン大、インスブルック大にて解剖学、特に比較解剖学、関節学を研学)、11年4月満州医大教授、昭和10年6月定年退職。退職後、名古屋市東区にて開業。
【共編】実用和独羅医語字典(明44)

椎葉芳弥　しいば・よしや

明治24(1891)～昭和17(1942)年(51歳)、宮崎
【微生物学】　大正4年9月長崎医専卒。菊池耳鼻咽喉科医院(東京・日本橋)勤務の後、11月北里研(臨床部)、9年4月鐘淵紡績細菌室主任兼鐘淵兵庫病院伝染病科長、10年4月朝鮮総督府技師、7月朝鮮総督府医院技師、11年9月京城医専教授、欧州留学(総督府派遣、13年5月～15年5月)、15年4月京城帝大助教授(志賀潔教授)、昭和5年6月(中村敬三教授)、6年京城府立順化医院長。在任中、17年発疹チフスにて殉職。

塩入円祐　しおいり・えんゆう

明治39(1906)～平成7(1995)年(88歳)、石川
【精神科】　昭和8年慶大卒。神経科入局(植松七九郎教授)、18年助教授、32年開業(塩入神経科医院)。
【著書】精神医学の一般知識(昭31)、精神医学ハンドブック(昭38)、精神科外来(臨床精神医学叢書　昭58)、精神病はなおる　不治からの脱出(昭60)、続　家族の心がまえ(昭61)、続々　回復者の手記から(平元)

塩沢総一　しおざわ・そういち

明治27(1894)～昭和42(1967)年(73歳)、長野
【内科】　大正9年東京帝大卒。衛生学第2(黴菌学)

入室（石原喜久太郎教授）後、第3内科入局（稲田龍吉教授）、昭和4年3月東京警察病院長（～9年3月）、内科、13年12月東京帝大助教授（坂口康蔵教授）、15年5月兼東京警察病院長、23年1月専任、39年12月退職。

【著書】内科学（昭23）【共著】内科医に必要なる肺結核外科的療法の知識（昭6）、肺結核外科療法（昭22）、肺結核の空洞吸引療法（昭23）、新しい肺炎の治療（昭32）

塩沢正俊　しおざわ・まさとし

大正2（1913）～昭和54（1979）年（66歳）、長野

【外科（結核外科）】 昭和12年東北帝大卒。陸軍軍医（軍医学校入学、14年6月乙種学生卒）、東北帝大大学院（第1外科 武藤完雄教授、～18年3月）、陸軍軍医学校（整形外科専攻 16年8月～17年3月）、19年4月京都陸軍病院分院長兼外科主任、20年10月国立相模原病院外科医長、23年4月結核予防会技師、結研勤務、26年7月結研臨床部外科医長、33年4月附属療養所副所長、42年9月結核予防会保生園長、43年9月附属療養所副所長、48年4月定年退職。▽胸部外科専門家として、日本政府から沖縄技術援助計画により2回（昭和39年、40年）派遣された他、コロンボ計画によりインドネシア、タイに3回（44年、45年、46年）派遣された。54年6月万国外科学会第3回アジア太平洋部会出席のためジャカルタに滞在中、急逝。

【著書】肺区域切除上・下巻（昭30）、肺外科に必要なX線診断 病巣の位置診断（昭34）【共著】肺切除術局所解剖と手術手技（昭58）

塩田憲三　しおだ・けんぞう

大正5（1916）～平成19（2007）年（91歳）、大阪

【内科（呼吸器、感染症学）】 昭和14年大阪帝大卒。第3内科入局（今村荒男教授）、18年1月助手、10月大学院第1期特別研究生、20年10月大学院第2期特別研究生、22年3月講師、23年3月（堂野前維摩郷教授）、9月大阪市立医大助教授（第1内科 小田俊郎教授）、30年4月大阪市大助教授、36年4月教授、附属病院長事務取扱（44年9月～）、附属病院長（46年2月～47年4月）、56年3月定年退職。退職後、大阪労災病院長（56年4月～63年3月）。

【著書】ペニシリン・アレルギー（医家叢書第186 昭31）

塩田広重　しおだ・ひろしげ

明治6（1873）～昭和40（1965）年（91歳）、京都

【外科】 明治32年12月東京帝大卒。33年2月第2外科入局（佐藤三吉教授）・助手、35年12月助教授（～42年3月）、墺・独留学（私費、40年3月～42年12月ウィーン大、イエナ大にて外科病理生理学研学）、42年12月助教授、大正3年12月日赤仏派遣救護班医長としてパリ滞在、5年9月帰国、兼日本医専教授、東京帝大附属医院分院長（6年8月～13年4月）、11年2月教授（第2外科）、昭和3年9月兼日医大学長、9年3月停年退官。退官後、日医大学長（～35年1月）、厚生省医療局長（20年12月～21年11月）、内閣恩給局顧問医、貴族院議員（勅選 21年2月～22年5月）。▽昭和5年東京駅で狙撃された浜口雄幸首相の手術を行ったことで知られる。戦後、厚生省医務局長として陸海軍病院・療養所の厚生省の国立病院、国療への移管に尽力した。▽昭和24年学士院会員、29年文化功労者（外科学）、東京都名誉都民

【著書】メスと鋏（昭38）【共著】家庭の医学（昭23）【編著】近藤外科学1～5巻（大12～昭5）【共編】結核と外科（昭24）

塩田浩政　しおだ・ひろまさ

大正2（1913）～平成9（1997）年（83歳）、東京

【小児科、アレルギー学】 昭和14年北海道帝大卒。小児科入局（永井一夫教授）、5月助手、軍務［14年10月近衛歩兵第2聯隊・衛生見習士官、18年9月（軍医大尉）］、21年4月東京帝大分院小児科入局（瀬川功助教授、沢田昌三講師）、23年8月伝研研究生、26年4月国立相模原病院研究医員（小児科）、28年6月小児科医長、米国留学（35年10月～36年10月 ワシントン大小児病院）、51年5月臨床研究部長、55年10月定年退官。

【著書】子どものゼンソク（昭40）【共著】ぜんそく療養のコツ（昭45）

塩月正雄　しおつき・まさお

大正9（1920）～昭和53（1978）年（57歳）、東京

【精神科、外科（脳外科）】 昭和20年9月東北帝大卒（20年3月海軍医学校、7月大村海軍病院）。10月東京帝大精神科入局（内村祐之教授）、26年10月東大第1外科（清水健太郎教授）、32年9月東京メディカルセンター設立・診療部長、49年12月廃業。▽夫人は塩月弥栄子（華道・茶道家、裏千家14世家元碩叟宗室の娘）。

【著書】健康は誰が守るのか 看護の心を失ったニッポン人(ダイワブックス 昭51)、脳の力 頭の良い人・悪い人(昭52)、よい医者・悪い医者(昭53)、初仕事は〝安楽殺〟だった(昭53) 【訳書】外科の夜明け(ソールワルド 昭41)

塩沼英之助 しおぬま・えいのすけ

明治36(1903)~昭和54(1979)年(76歳)、福岡

【眼科、ハンセン病医療】 昭和3年慈恵医大卒。13年3月沖縄県立国頭愛楽園長(~19年2月)、21年11月星塚敬愛園長(~27年8月)、国療邑久光明園眼科医長(40年~48年)。▽ハンセン病による眼疾患病理学の権威。

【著書】沖縄救癩(昭54)、慢性伝染病疾患に伴う眼疾患癩性眼疾患(日本眼科全書第12巻第4冊第1分冊 昭28) 【共著】癩患者に来る急性虹彩毛様体炎と結節性紅斑の関係に就て(昭31) 【編著】林文雄遺稿集(昭34)

塩野義三郎 しおの・ぎさぶろう

明治14(1881)~昭和28(1953)年(71歳)、大阪

【事業家(製薬業)】 旧名正太郎。明治35年大阪高商卒。塩野義三郎商店入社、大正8年株式会社に変更、9年2月2代目義三郎襲名、社長就任、昭和18年塩野義製薬株式会社に改称。▽徒弟制度を改革、組織の近代化、合理化に努め、新薬発売では、昭和27年には総合ビタミン剤「ポポン錠」を発売した。また、日本医薬品配給統制会社長、日本製薬団体連合会長、医薬品販売協会長などを歴任。

【伝記】二代目塩野義三郎伝(昭36)

塩谷卓爾 しおのや・たくじ

明治24(1891)~昭和58(1983)年(91歳)、愛知

【内科】 大正5年12月東京帝大卒。第1内科入局(三浦謹之助教授)、12年助手、14年5月講師(島薗順次郎教授 ~昭和9年2月)、米国留学(ロックフェラー特選給費生 14年10月~昭和2年)、5年4月杏雲堂医院胃腸科部長、33年10月病院長(第5代)、42年退任・顧問。▽塩谷不二雄(内科、東京帝大教授)は兄。

【著書】胃腸病診療の実際(昭23)、腸結核と非結核性慢性小腸大腸炎(昭23)

塩谷不二雄 しおのや・ふじお

明治15(1882)~昭和38(1963)年(80歳)、愛知

【内科】 明治40年東京帝大卒。第1内科入局(三浦謹之助教授)、大正4年大学院(~6年)、米国留学(6年~8年)、8年1月講師(附属医院分院)、11年1月助教授、12年1月教授(第4内科)、分院長[13年4月~昭和8年10月(扱)、8年10月~18年3月]、昭和15年5月臨時附属医専部主事、18年3月停年退官。退官後、国立高崎病院長(23年1月~37年1月)、兼国立沼田病院長(24年10月~11月)。▽塩谷卓爾(内科、杏雲堂病院長)は弟。

【著書】ロイマチス性疾患(昭22)、リウマチ及びリウマチ性疾患(昭28)

塩原又策 しおばら・またさく

明治10(1877)~昭和30(1955)年(77歳)、神奈川

【事業家(製薬業)】 横浜英和学校卒。明治32年3月高峰譲吉のタカジアスターゼの日本一手販売権を得、三共商店を設立、35年高峰発見のアドレナリンの輸入販売開始、40年4月三共薬品合資会社に改組(代表者)、41年1月北品川に製薬工場を開設、鈴木梅太郎発見のオニザリンなどを製造、大正2年3月、高峰を社長(塩原専務)として三共株式会社設立、第一次大戦中にはサリチル酸製造に着手、内国製薬(4年11月)、また、サトウライト(5年4月)、東京石鹸(6年8月)などの姉妹会社を設立。昭和4年7月三共社長に就任、15年4月会長、21年12月引退。▽戦争中は、三共農薬(昭和13年3月)、朝鮮三共(15年1月)、満州三共(15年1月)、三共臓器(15年4月)、マライ・クアランプールに事業所・工場開設(19年5月)、中支三共(19年6月)、北支三共(19年6月)を設立するなど外地に事業を展開した。

【著書】コクゾール(大15) 【編著】高峰博士 伝記・高峰譲吉(大15)

塩屋賢一 しおや・けんいち

大正10(1921)~平成22(2010)年(88歳)、長崎

【社会事業家(盲導犬育成)】 昭和19年東京工専電気通信科卒。応召、結核のため除隊。電機会社に勤務の後、25年練馬区の自宅に「日本盲導犬学校」を設立、32年国産第1号の盲導犬「チャンピイ」を育成した。46年東京盲導犬協会を設立、平成元年アイメイト協会と改称、年間40頭前後の盲導犬を送りだしてきた。また、視覚障害者が盲導犬を同伴して飲食店を利用できる活動を進めた。

【著書】歩けアイメイト(昭56)、よくわかる愛犬のしつけと訓練法(昭56)、愛犬のしつけ方と育て方(昭

56）、犬の上手なしつけと訓練法（平５）、アイメイトと生きる（平14）

塩谷信男　しおや・のぶお

明治35（1902）～平成20（2008）年（106歳）、山形
【内科】　大正15年東京帝大卒。京城帝大・助手、昭和3年京城帝大助教授、5年東京帝大物療内科入局（真鍋嘉一郎教授）、6年5月東京市世田谷区にて開業、61年閉院。▽中学1年生の時、二木式腹式呼吸法を知り、昭和37年腹式呼吸法の一種、正心調息法を完成した。▽塩谷信幸（形成外科、北里大教授）は長男。
【著書】自在力（平10）、不老力（平14）【共著】人間百歳自由自在（平15）

志賀 亮　しが・あきら

明治22（1889）～昭和28（1953）年（63歳）、東京
【皮膚科、泌尿器科、性病科】　大正4年東京帝大卒。皮膚病学黴毒学入室（土肥慶蔵教授）、8年9月愛知県立医専教授、11年1月北海道帝大助教授、独留学（11年～13年 ヴュルツブルグ大ウーレンフート教授に師事、血清学、化学療法を研究）、13年10月教授（初代 皮膚泌尿器科）、附属医院長（昭和10年12月～12年12月）、17年1月病気退官。▽先天梅毒、腎臓結核、尿管結石について広範な研究を行った。
【著書】泌尿器科学（昭6）、腎臓と尿路のレントゲン診断及び治療（昭8）、淋疾の内科的療法（昭22）、腎臓結核に就て（昭25）

志賀一親　しが・かずちか

明治40（1907）～昭和51（1976）年（69歳）、大分
【精神科、ハンセン病医療】　昭和9年熊本医大卒。11年6月九州療養所医務嘱託、応召（11年10月～11月、12年7月～15年1月）、臨時召集（16年7月～18年5月）、30年2月退官。三井生命勤務、36年4月国療多磨全生園精神科医長、38年7月国療菊池恵楓園長、在任中、51年9月逝去。▽昭和51年保健文化賞（ハンセン病の保健医療福祉の向上に貢献）
【著書】ユーカリの実るを待ちて リデルとライトの生涯（昭51）

志賀 潔　しが・きよし

明治3（1871）～昭和32（1957）年（85歳）、陸前（宮城）
【細菌学、免疫学】　旧姓佐藤。明治29年10月帝大卒。内務省伝研入所（北里柴三郎所長）・助手、30年4月休職、31年5月臨時検疫局事務官、12月伝研部長心得、32年4月内務省技師、伝研第1部長、独留学（伝研第2回留学生、34年4月～38年1月 ベルリン・伝研に学び、フランクフルト実験治療研究所エールリッヒ所長の下で化学療法を研究、次いでハイデルベルグ大にてコッセル教授に師事）、欧州出張（45年3月～大正2年6月 ローマにおける万国医学会総会に日本代表として参加）、大正3年10月伝研の文部省移管に際し退官。4年12月北里研第4部長（血清・ワクチン製造）、9年4月慶大教授（細菌学）、10月朝鮮総督府医院長兼朝鮮医専校長、欧米再出張［13年、平和条約実施委員となり、国際赤痢血清委員会（ジュネーブ）、結核予防会議（ローザンヌ）に出席の他、欧米諸国の大学制度を視察］、15年4月京城帝大医学部長（初代）、昭和4年10月京城帝大総長。5年の開学記念式講演「癩の歴史と癩菌の研究」に対する攻撃は排斥運動に進展（隔離と断種が治療法の中心であった時代、癩菌は伝染力の弱い菌なので隔離・断種は不要と述べたと言われる）、6年10月辞任、帰京、北里研顧問。▽明治30年赤痢菌を発見した他、結核菌、癩菌を主たる研究対象としたが、大正13年フランスでＢＣＧの分与を受け、持ち帰り、わが国におけるＢＣＧ研究に貢献した。また、エールリッヒの下に留学中、トリパノソーマの治療薬、トリパンロートを発見するなど化学療法の先駆者としても評価される。昭和20年東京大空襲にて自宅を失い、仙台、次いで宮城県坂元村磯浜に居を移し、逝去。▽昭和19年文化勲章（細菌学に対する貢献）、23年学士院会員、24年仙台市名誉市民、26年文化功労者 ▽志賀直（生化学者、台北帝大教授）は長男。
【著書】伝染病論（明41）、臨床細菌及免疫学（明42）、肺と健康（大3）、細菌及免疫学綱要（昭4）、エールリッヒ伝（昭15）【自伝】或る細菌学者の回想（昭41）
【伝記】志賀潔（高橋功 昭32）、志賀潔（長木大三『北里柴三郎とその一門』、平元）

志賀 直　しが・ただし

明治34（1901）～昭和19（1944）年（42歳）、東京
【生化学】　大正15年東京帝大卒。生化学入室（柿内三郎教授）、昭和12年4月日大教授（専門部医学科）、18年9月台北帝大教授、19年7月3日、母志賀市子逝去の報に帰国途上、長崎港外で米潜水艦の魚雷攻撃のため遭難死。▽志賀潔（細菌学者、京城帝大総

長）の長男。

【著書】生化学（昭9）、生化学実習（昭9）

滋賀秀俊　しが・ひでとし

明治35（1902）～平成16（2004）年（102歳）、東京

【公衆衛生学】　昭和2年東京帝大卒。伝研入所、英国留学（7年～10年　ロンドンにて眼科を修得）、帰国後、10年1月東京市特別衛生地区京橋保健館勤務、18年3月台湾総督府技師兼台北帝大教授（熱帯研）、戦後、22年9月公衆衛生院行政学部長、31年8月WHO西太平洋地域事務局（マニラ）アドバイザー、36年1月帰国。▽東京帝大在学中に創設時の新人会に参加、また学生たちの関東大震災救援活動の活力の中から生まれた東大セツルメントで医療部診療を担当、大正13年には足尾、尾去沢の実態調査を行い「ヨロケ鉱夫の早死はヨロケ病」を共同執筆した。卒後、伝研勤務中、5年治安維持法で検挙される。大崎無産者診療所を支援、新興医師連盟に参加した。▽昭和36年WHOより帰国後は、民医連医師として働き、新医協を基盤に反核国際医師会議でも活躍した。41年には、ラッセル法廷の提唱を受けて設立された「ヴェトナムによる戦争犯罪調査日本委員会」の日本委員会第1次調査団団長として、ハノイに入り各地で戦争犯罪の証拠を収集した。後に、記録映画『真実は告発する』が製作された。

【分担】無産者衛生必携（昭7）【編著】東京帝大柳島セツルメント医療部史（昭54）【訳書】公共衛生　教科書（ナジエージジン、ヴイノグラドフ　昭30）、健康と人類（レフ他　昭37）

四ケ所ヨシ　しかしょ・よし

明治43（1910）～平成22（2010）年（100歳）、北海道

【看護師（従軍看護婦）、事業家（介護）】　旧姓吉村。昭和2年3月札幌・松華実科女学校卒、4年4月東京府立中野療養所附属看護婦養成所入学、6年3月卒（卒業前、思想問題から検挙され、就職できず）。9月ブラジル（アマゾン川上流、サンパウロ・トメアスー中央病院にて勤務、電灯もない村を馬に乗り、移民、インディオの助産に往診）、10年5月病院閉鎖のため帰国、11年秋、台湾の弥生病院（ハンセン病療養所）勤務、1か月後、比島ダバオ・ミンダナオ病院に転勤、12年四ケ所市次と結婚、応召（2人の幼児を夫の妹に託し、台北南門陸軍病院、広東陸軍病院に勤務）、日米開戦、17年5月看護婦隊「四ケ所隊」を編成、7月ジャカルタ上陸、セントクリフト病院を撤収、一般病院として開設勤務。戦後、21年帰国、G項戦犯指定、公職追放、26年上京、世田谷・児玉病院（結核療養所婦長兼事務長）、29年8月芙蓉診療所（療養所）開設、32年12月芙蓉会芙蓉病院開設（～43年4月）、38年6月第2芙蓉病院開設、39年10月芙蓉会特別養護老人ホーム芙蓉園開設、43年4月第2芙蓉病院を芙蓉病院と改称、45年11月君津市に特別養護老人ホーム上総園開設、46年1月芙蓉会会長、50年5月高齢者マンション・芙蓉ミオ・ファミリア完成、9月芙蓉病院千葉分院完成、56年9月芙蓉病院千葉分院を千葉芙蓉病院と改称、平成8年1月老人保健施設きゃらの樹ケアセンター開設。

【伝記】南米、東南アジアに勇躍した看護婦　四ケ所ヨシ女史（雪村政枝『看護史の人びと第2集』、昭45）、花と星と海と　四ケ所ヨシの歳月（木村園江　平7）

四方一郎　しかた・いちろう

大正13（1924）～平成3（1991）年（66歳）、大阪

【法医学】　昭和23年9月阪大卒。実地修練、24年10月法医学入室（大村得三教授）、25年2月助手、29年4月講師、31年4月助教授、34年4月徳島大教授、医学部長事務取扱（44年11月～46年1月）、医学部長（46年1月～47年4月）、47年4月阪大教授、63年3月停年退官。

【著書】開眼而観物（昭63）【共編】現代の法医学（昭58）

鹿野信一　しかの・しんいち

明治44（1911）～平成16（2004）年（93歳）、東京

【眼科】　昭和10年東京帝大卒。眼科入局（石原忍教授）、三楽病院勤務、応召［12年10月近衛輜重兵聯隊入隊、11月中支を連戦、（軍医少尉）、16年4月（軍医中尉）］、18年6月東京市立大塚病院眼科医長、再応召（20年6月藤沢・野戦病院）、20年10月東京女子医専教授、23年5月東大講師（庄司義治教授、中島実教授）、30年8月助教授（萩原朗教授）、兼分院眼科長（30年8月～11月）、39年4月教授、附属病院長（44年2月～3月）、46年3月停年退官。退官後、北里大客員教授。▽ベーチェット病の権威。鹿野武十の後継者として『眼科臨床医報』の編集・刊行を昭和30年より39年6月まで担当した。▽鹿野武十（眼科、明々堂眼科副院長）の長男。

【著書】小眼科学（石原忍創著、改訂第17版　昭46）、鹿

野恵一を偲ぶ(昭47)【共著】前房隅角図譜(昭40)【編著】眼科診療事典(昭34)、糖尿病眼底(昭45)【共編】臨床眼科全書全8巻(昭44～47)

式場隆三郎　しきば・りゅうざぶろう

明治31(1898)～昭和40(1965)年(67歳)、新潟

【精神科、美術評論家】 大正10年新潟医専卒。精神科入局(中村隆治教授)・助手、欧州留学(15年～昭和4年)、静岡脳病院長、昭和11年国府台病院を開設・院長、22年式場病院と改称。▽東京タイムズ社社長、同顧問、ロマンス社社長、日本ハンドボール協会長、厚生省中央優生委員、日本医家芸術クラブ委員長、日本盲人カナタイプ協会長などを歴任。▽ゴッホ研究家、放浪画家山下清の支援者として知られる。

【著書】 ファン・ホッホの生涯と精神病(昭7)、バーナード・リーチ(昭9)、文学的診療簿(昭10)、心理解剖室(昭11)、自然療法(昭13)、二笑亭綺譚(昭14)、人妻の教養(昭15)、ロートレック 生涯と芸術(昭17)、地獄島 兵士の敗戦記録(昭21)、サド侯爵夫人(昭22)、サンガー夫人伝と産児調節展望(昭22)、ヴアン・ゴッホ 生涯と芸術(昭29)**【訳書】** ゴッホの手紙1～4(昭26～27)、絵画療法(ヒル 昭30)**【自伝】** 式場隆三郎めぐりあい 人や物や(式場俊三編 昭52)**【伝記】** 式場隆三郎(徳田良仁 臨床精神医学14巻3号、昭60)

鴫谷亮一　しぎや・りょういち

大正3(1914)～平成元(1989)年(74歳)、静岡

【内科】 昭和14年東京帝大卒。第3内科入局(坂口康蔵教授)、16年12月海軍航空技術廠医務部嘱託、18年4月航空医学部勤務、20年4月東京帝大第3内科、23年4月国立東京第一病院内科医員、24年12月(厚生技官)、25年7月兼研究検査科員、32年3月内科第3医長、37年4月第3内科(循環器科)医長兼高血圧センター医長、心臓センター医長、38年7月群馬大教授(第2内科)、49年9月国立横浜病院長、53年4月定年退官。退官後、松和会大磯病院長(55年4月～58年9月)、東海大非常勤教授(58年10月～平成元年6月)。▽昭和33年第1回国際医用電子(ME)学会(パリ)に日本代表として出席するなど、わが国におけるME開発の草分け。

【共著】 高血圧療法のコツ(昭35)

重田定正　しげた・さだまさ

明治34(1901)～昭和64(1989)年(87歳)、東京

【厚生行政(学校保健)】 大正14年東京帝大卒。小児科入局(栗山重信教授)、千葉県一宮学園長、内務省に入り、昭和13年11月厚生省体力局企画課技師、文部省体育局衛生課長(初代)、20年12月厚生省衛生局医療課長、21年2月予防課長、21年11月医務局病院課長、23年7月国立埼玉病院長(～24年7月)、24年7月東大教授(教養学部保健学)、36年3月停年退官。退官後、全国療育相談センター所長、日出学園長(40年7月～46年3月)。▽厚生省体力局時代、国民の体力検査の企画を担当した。▽重田定一(広島高師教授、文部省図書審査官)は父。

【著書】 学校と結核予防(昭17)、学生の保健(昭26)、学校保健提要(昭26)**【共著】** 保健体育概論(昭32)**【共編】** 性教育用語辞典(昭49)**【訳書】** レントゲン(ウンゲル 昭34)、フィルヒョー(ウンゲル 昭35)

重藤文夫　しげとう・ふみお

明治36(1903)～昭和57(1982)年(79歳)、広島

【内科】 昭和3年九州帝大卒。第1内科入局(金子廉次郎教授)、14年日赤山口支部病院レントゲン科長兼理学療法科長、20年7月広島赤十字病院副院長兼内科医長、(20年8月6日朝、広島駅近くで被爆)。23年12月院長、31年8月兼広島原爆病院長、50年3月退職。

【共著】 対話原爆後の人間(昭46)

茂野録良　しげの・ろくろう

大正15(1926)～昭和60(1985)年(59歳)、新潟

【法医学】 昭和25年新潟大卒。附属病院にて実地修練、法医学入室(高野与巳教授)、26年7月助手、29年8月講師(山内峻呉教授)、31年5月助教授、43年5月教授、医学部長(56年10月～)、60年10月9日学長、在任中、11月24日急逝。▽水中死体の個人識別に関する業績がある。▽俳号 六花。高野素十の指導を受け、『ホトトギス』にて活躍。

【句集】 茂野六花全句集(昭62)

重松俊　しげまつ・しゅん

明治39(1906)～平成10(1998)年(91歳)、佐賀

【泌尿器科】 昭和7年九州医専卒(第1回卒業生)。皮膚科泌尿器科入局(布施四郎教授)・助手(～8年12月)、9年1月朝鮮釜山府立病院産婦人科医員、11年4月九州帝大皮膚科泌尿器科(皆見省吾教授、高木繁教授)、15年4月鶴岡市立荘内病院皮泌科部長、17年9月広島陸軍共済病院皮泌科医長(～20年9

月）、21年2月厚生省宇品検疫所医療課長心得、24年1月久留米医大教授兼九州高等医専教授（皮膚泌尿器科）、27年4月久留米大教授、附属病院長、29年12月（泌尿器科）、45年6月兼福岡県立柳川病院長、47年3月定年退職。退職後、県立柳川病院長専任。

【著書】精嚢の手術（図解手術叢書 昭30）

重松峻夫 しげまつ・たかお

大正15（1926）〜平成16（2004）年（78歳）、福岡
【公衆衛生学】 昭和27年九大卒。実地修練、第1衛生学入室（水島治夫教授）、29年9月（公衆衛生学 改称）、32年助手、35年12月（倉恒匡徳教授）、39年鳥取大助教授（石沢正一教授）、49年4月福岡大教授、平成9年退職。▽福岡県におけるがん登録事業を実施、昭和59年には第8回国際がん登録学会をアジアで初めて福岡で開催した。

重松　康 しげまつ・やすし

大正14（1925）〜昭和59（1984）年（59歳）、愛媛
【放射線科（放射線治療学）】 昭和24年阪大卒。実地修練、26年6月理学的診療科入局（西岡時雄教授）・助手、27年4月放射線科・助手、37年10月講師、米国留学（39年5月〜40年5月）、46年10月助教授、48年10月教授（放射線医学）、在任中、59年7月逝去。
【著書】癌と放射線治療（昭48）【編著】密封小線源治療（昭55）【共編】放射線医学入門（10版 昭53）【監訳】臨床腫瘍学入門（ルービン 昭62）

宍戸仙太郎 ししど・せんたろう

明治45（1912）〜昭和60（1985）年（73歳）、北海道
【泌尿器科】 昭和10年東北帝大卒。第1外科入局（杉村七太郎教授）、15年4月講師（武藤完雄教授）、17年11月附属医専部教授、出張（19年9月〜21年3月 無錫同仁会病院長）、22年4月国立仙台病院外科部長、26年3月福島県立医大教授（第1外科）、34年3月東北大教授（初代 泌尿器科）、50年4月停年退官。
【著書】泌尿器科学入門（昭36）、泌尿器科手術の実際（昭43）【共著】腸重積症（昭34）、腎性肺高血圧症（昭40）、男子性器疾患の診断と治療（昭45）

宍戸春美 ししど・はるみ

昭和21（1946）〜平成17（2005）年（58歳）、福島
【内科（呼吸器、感染症学）】 昭和47年東北大卒。52年長崎大助手、58年長崎労災病院呼吸器科内科部長、59年長崎大助手（熱研）、61年国療川棚病院呼吸器科医長、国療東京病院呼吸器科医長兼臨床研究部細菌免疫室長、在任中、17年1月逝去。
【著書】感染症と抗菌薬ハンドブック（平2）、MRSA感染防止対策のポイント（平4）、臨床現場における起炎菌決定法の実際 起炎菌のよみかた（平6）、難治性呼吸器感染症（平7）、わかりやすい喀痰塗抹標本の見方（平9）

宍戸芳男 ししど・よしお

明治36（1903）〜平成11（1999）年（95歳）、愛知
【内科】 昭和4年慶大卒。内科入局（西野忠次郎教授）、12年助手、国療晴嵐荘医務課長、15年3月軍事保護院国療天龍荘長、17年11月傷痍軍人療養所天龍荘長、20年12月国療天龍荘長、25年12月国療久里浜病院長、46年9月退官。退官後、富士ゼロックス海老名工場医務室勤務。▽久里浜病院在任中の昭和38年、わが国初のアルコール依存症患者専門収容病棟の設置に尽力した。

鎮目専之助 しずめ・せんのすけ

明治24（1891）〜昭和43（1968）年（76歳）、埼玉
【小児科】 大正6年12月東京帝大卒。8年4月慶大生理学入室（加藤元一教授）・助手、9年6月小児科入局（唐沢光徳教授）、12年2月講師、13年12月助教授、昭和18年4月教授、24年3月退職。退職後、東京電力病院長（26年5月〜32年2月）。▽大沢勝（薬理学、京城帝大教授）は岳父。

志田周子 しだ・ちかこ

明治43（1910）〜昭和37（1962）年（51歳）、山形
【地域医療】 昭和8年3月東京女子医専卒。小児科入局（磯田仙三郎教授）、11年6月山形県西村山郡大井沢村にて開業、37年5月逝去。▽昭和13年7月大井沢村社会教育委員、14年4月婦人会長、22年4月大井沢村議、29年10月西川町議などを務めた。▽山形県西村山郡左沢町に教員の長女として生まれ、父の転勤に伴い、父の故郷大井沢村に転居、女学校卒業時、村長になっていた父の僻地医を求める強い希望から女医になり、生涯を雪深い僻地医療に貢献した。▽歌人として結城健三主宰の歌誌『えにしだ』、後、結城哀草果主宰の『山塊』『赤光』によった。▽昭和17年9月山形県医師会西村山郡支部表彰、12月山形県医師会表彰、31年10月山形県学校保健連合会表彰、11月山形県教育委員会・山形県知事表彰、34年

9月保健文化賞(僻地における医療と保健衛生の福祉に貢献)。▽大井沢小中学校の校門の傍らに顕彰碑が建立されている。

[歌集]志田周子歌集(昭38) [伝記]周子の生涯(鈴木久夫 昭50)

志立富松 しだち・とみまつ

明治6(1873)~明治43(1910)年(36歳)、島根
【性病科】 明治34年7月東京帝大卒。皮膚病学黴毒学入局(土肥慶蔵教授)・助手、独留学(私費 36年10月~39年)、帰国後、朝倉病院副院長兼吉原病院長、在職中、43年11月逝去。
[著書]近世花柳病学(明41)

七条小次郎 しちじょう・こじろう

明治39(1906)~昭和62(1987)年(81歳)、徳島
【内科】 昭和8年東京帝大卒。第3内科入局(稲田龍吉教授、坂口康蔵教授)、17年5月助手、18年6月外来診療医長、19年6月前橋医専教授、23年7月前橋医大教授(第1内科)、26年3月群馬大教授、附属病院長(26年10月~27年10月)、47年3月停年退官。退官後、伊勢崎市民病院顧問、上牧温泉病院院長(57年8月~59年5月)。▽職業性喘息に関するわが国での先駆者。コンニャク喘息、マブシ喘息など数多くの職業性喘息を報告した。また、七条反応(癌の非特異的血清診断法)の提唱者としても知られる。▽書家としても知られる。

シドール Siddall, Joseph Bower

天保11(1840)~大正14(1925)年(85歳)、英国
【お雇い外国人(外科)】 1864(元治元)年セント・トーマス病院医学校卒。1865(元治2)年アバディーン大に移り学位取得、ブラックバーン病院外科、1868(明治元)年駐日公使館附医官として来日。横浜軍陣病院、東京大病院にて戊辰戦争戦傷病者の治療を担当(~明治2年)、退官、3年横浜外人居留地で開業、5年帰国、ブリストル総合病院などに勤務、1885(明治18)年からは治安判事を務めた。▽明治3年から4年天然痘流行時、種痘を提案、実施に尽力、帰国に際し、政府から外国人として、初めて旭日章を贈られた。帰国後の1876(明治9)年、「日本の陸軍病院における外科治療経験」をセント・トーマス病院誌に報告している。▽シッドルとも言う。
[伝記]ウイリスとシドール 明治戊辰戦争の戦傷病者治療に動員されたイギリス人医師たち(蒲原宏『医学近代化と来日外国人』、昭63) [参考]The imported pioneers: Westerners who helped build modern Japan (Pedlar 1990)

篠井金吾 しのい・きんご

明治38(1905)~昭和41(1966)年(60歳)、石川
【外科(呼吸器)】 昭和2年東京医専卒。外科入局(佐藤清一郎教授)・東京市立養育院、6年7月助教授、附属病院外科長、19年4月教授、23年4月東京医大教授、34年5月兼厚生中央病院長、在職中、41年9月逝去。
[著書]輸血(昭18)、肺化膿症(昭26)、肺壊疽の治療法(昭26) [共著]肺結核の治療計画とその実際(昭31)、肺臓外科(昭25)

篠崎信男 しのざき・のぶお

大正3(1914)~平成10(1998)年(83歳)、東京
【人類学、人口学】 昭和16年12月東京帝大理学部人類学科卒。理学部助手(人類学科)を経て、18年6月厚生省研究所人工民族部入所、21年4月調査部第4科長、38年4月人口資質部長、49年5月人口政策部長、51年5月所長、57年7月退官。
[著書]産児調節と夫婦性生活の実態(昭24)、日本人の性生活(昭28)、近代性生活レポート(昭32)、人類動態学入門(昭47) [監訳]世界人口年鑑[国連統計局編 1977(昭52)~1982(昭57)]

篠田甚吉 しのだ・じんきち

明治18(1885)~昭和40(1965)年(80歳)、山形
【産婦人科、地域医療】 大正3年京都帝大卒。産婦人科入局(高山尚平教授)、細菌学教室(松下禎二教授)にて研究従事、6年8月島根県浜田病院長、7年7月退職、12月山形市にて開業(篠田産科婦人科医院)、9年篠田産科婦人科病院と改称、昭和9年篠田病院と改称(外科新設)、16年天童篠田病院(天童分院)開設、21年1月高瀬村に高瀬診療所開設(~26年11月)、10月山元村に山元診療所開設(~27年8月)、11月上山町に上山分院(婦人科)開設、千布村に千布診療所開設(~26年1月)、12月芦沢村に芦沢診療所開設(~33年8月)、22年4月和田・上郷・亀岡の三か村に和田診療所開設、上山町に大橋歯科医院開設(~24年11月)、11月萩野村に萩野診療所開設(~26年5月)、上山町に坂上堂医院(上山分院外科)開設、23年柴橋診療所開設、24年4月玉野村に玉野診療所

開設(～27年8月)、5月作谷沢に作谷沢診療所開設(～29年10月)、11月白岩町に宮内診療所開設、25年山形市に柳町篠田病院(柳町分院)開設、26年5月篠田好生会設立・理事長、12月上山篠田病院開設(上山分院、坂上堂医院合併)、28年11月堀内村に帝国石油堀内診療所開設(～29年9月)、29年10月東京篠田病院林間荘を開設(～34年2月)、31年4月山形市に千歳篠田病院開設、32年8月篠田病院を篠田総合病院と改称。

【自伝】私の歩んだ道(昭37)

篠田 糺　しのだ・ただす

明治25(1892)～昭和62(1987)年(95歳)、佐賀

【産婦人科】 旧姓岡本。大正6年12月東京帝大卒。7年1月産婦人科入局(磐瀬雄一教授)、12月助手、大学院(9年7月～12年6月)、欧米留学(12年7月～13年11月)、14年4月県立広島病院産婦人科医長、15年5月東京帝大講師(分院・産婦人科医長)、昭和14年4月東北帝大教授、22年10月東北大教授、附属病院長(23年4月～28年6月)、31年3月停年退官。退官後、岩手医大学長(31年4月～49年3月)兼附属病院長(31年12月～33年12月)。

【著書】不妊症ノ原因及ビ療法ニ就テ(昭11)、新撰産婆学教科書(昭11)、結核と婦人性器(昭27) **【訳書】**医学と倫理(ベルナルディ 昭41) **【自伝】**篠田糺言行録(昭57)

篠田知璋　しのだ・ともあき

昭和9(1934)～平成15(2003)年(69歳)、東京

【内科、心身医学、音楽療法】 昭和33年東邦大卒。聖路加国際病院にて実地修練、34年内科勤務、副医長、医長、59年立教大教授(一般教育部、コミュニティ福祉学部)兼診療所長、定年退職。退職後、くらしき作陽大教授(音楽学部 平成11年4月～)、在職中、15年4月逝去。▽不安神経症の権威、音楽療法に取り組んだ。

【著書】読むだけでやせる本(21世紀ブックス 昭58)、患者から学ぶ看護学(昭63)、ふれあいの看護(昭63)、ダイエット中毒への警鐘(平3)、心と身体のセルフケア(平4) **【監修】**新しい音楽療法 実践現場よりの提言(平13)

篠遠喜人　しのとお・よしと

明治28(1895)～平成元(1989)年(94歳)、長野

【遺伝学】 大正9年東京帝大理学部植物学科卒。昭和13年4月助教授(第3植物学 藤井健次郎教授)、18年5月教授(第4植物学)、28年4月停年退官。退官後、国際基督教大教授(28年4月～)、学長(46年9月～50年8月)。▽メンデル(遺伝学者)をわが国に初めて本格的に紹介した。昭和59年日本メンデル協会を設立。

【著書】日本細胞学史植物学の部(昭7)、植物細胞学実験法(生物実験法講座第4巻 昭12)、十五人の生物学者(科学新書 昭16)、遺伝学史講(昭20)、植物(昭23)、メンデル(科学史をつくる人々 昭25)、日本の科学者(中学生全集49 昭26) **【共著】**遺伝学(岩波全書 昭40)

篠原昌治　しのはら・まさじ

明治11(1878)～昭和6(1931)年(52歳)、山口

【内科、保険医学】 明治36年12月東京帝大卒。第2内科入局(入沢達吉教授)、衛生学教室にて衛生学、細菌学研究(37年1月～3月)、38年2月(陸軍2等軍医)、日露戦争に従軍、8月休職、東京帝大第2内科復職、40年12月高知県高知病院内科医長、43年7月小樽市にて私立病院を経営、大正3年3月東京帝大法医学(三田定則教授)にて研究従事、5年6月逓信官吏練習所保険医学教授、9年10月為替貯金局技師、簡易保険局技師、船員保険局技師を兼任。欧米出張(10年3月～)、11年12月逓信省技師、簡易保険局契約課長、在任中、昭和6年5月逝去。

【著書】社会保険(横手社会衛生叢書第5冊 大14)、通俗生命保険医学(大15) **【分担】**呼吸器疾患(内科学第2巻 大7) **【共編】**近世診療技術(明41)

四宮 学　しのみや・まなぶ

明治44(1911)～平成15(2003)年(91歳)、徳島

【内科、作家】 昭和24年東京医歯大卒。実地修練、26年8月東京・目黒区祐天寺にて開業。▽筆名 宮林太郎。文芸誌『星座』『小説と詩と評論』同人。

【著書】硝子の中の欲望(昭44)、女・百の首(昭47)、卵巣の市街電車(昭52)、ワイキキの時の時(昭61)、遥かなるパリ(昭63)、無縫庵日録第1巻～第6巻(平2～平7)

司馬凌海　しば・りょうかい

天保10(1839)～明治12(1879)年(39歳)、佐渡(新潟)

【蘭方医】 旧姓島倉、幼名亥之助、名 盈之。幼時、祖父とともに江戸に出て漢学を学び、嘉永2年幕府医官松本良順の門に入り蘭学、次いで佐倉・佐藤泰

然に医術を学び、一時、帰郷、安政4年松本良順に従い長崎に至りポンペに蘭学、医学を学ぶ。帰郷、佐渡奉行医官兼洋学師範、江戸に出て、私塾(春風舎)を開き洋学教授を行った。▽明治元年徴士となり3月医学校教授、2年大学大助教、少博士文部大教授として文部省、宮内省出仕、元老院少書記官、9年愛知県病院医学教師、10年開業。▽語学の天才。オランダ語、英語、フランス語、ドイツ語、中国語堪能、ロシア語、ラテン語、ギリシャ語にも通じた。
【著書】七新薬上・中・下巻(文久2)、凌海詩集 凌海司馬盈之遺稿(昭8)**【伝記】**司馬凌海(山本修之助 昭42)**【参考】**胡蝶の夢(司馬遼太郎 昭54、小説)

柴岡文太郎　しばおか・ぶんたろう

文久元(1861)~大正2(1913)年(52歳)、江戸(東京)
【陸軍軍医】旧姓石川。明治16年陸軍に出仕(軍医試補)、17年(3等軍医)、日清戦争従軍(第5師団)、33年北清事変、北京の戦闘に参加(第5師団第1野戦病院長)、37年朝鮮統監府附(1等軍医正)、日露戦争従軍(38年2月第13師団軍医部長)、44年8月(軍医監)、後、予備役。▽備前岡山藩医、海軍軍医柴岡孝徳の長女・金と結婚、柴岡家を嗣ぐ。

柴田経一郎　しばた・けいいちろう

明治27(1894)~昭和23(1948)年(54歳)、京都
【内科(結核病学)】大正8年東京帝大卒。第2内科入局(入沢達吉教授)・大学院、12年4月新潟医大助教授(第2内科 沢田敬義教授)、独留学(在外研究員、昭和2年4月~4年7月 ベルリンのカイザー・ウィルヘルム研究所フィッシャー教授に師事、組織培養を学ぶ)、9年4月教授(第2内科)、附属病院長(21年9月~22年12月)、在任中、23年9月逝去。▽結核の化学療法の研究者。
【著書】内科新治療上・中・下巻(昭9~13)、肺炎及其治療(昭21)、最近の化学療法(昭22)

柴田承桂　しばた・しょうけい

嘉永3(1850)~明治43(1910)年(60歳)、尾張(愛知)
【薬学】旧姓永坂。明治4年7月文部省第1回留学生としてベルリン大で有機化学を学び、7年9月帰国。東京開成学校製薬教授、11年東大(旧)を辞し、内務省衛生局に移り、内務省御用掛として衛生行政に参画、東京司薬場長、大阪司薬場長を歴任。19年日本薬局方を作成、22年法律第10号としての公布を機に辞職。▽明治16年大日本製薬会社を創立。▽柴田桂太(植物生理学、東京帝大教授)は長男、柴田雄次(化学、東京帝大教授)は次男。柴田南雄(作曲家)、柴田承二(薬学、東大教授)は孫。
【共編】飲料水(明20)**【訳書】**百科全書果園篇(明9)、百科全書古物学(明10)、百科全書太古史(明11)、衛生概論上・中・下篇(明12~15)、扶氏薬剤学(明14~18)**【共訳】**簡明衛生論(エリスマン 明16)

柴田進　しばた・すすむ

大正3(1914)~平成9(1997)年(83歳)、滋賀
【内科、臨床検査医学】昭和12年京都帝大卒。倉敷中央病院、26年10月山口県立大教授(臨床病理)、42年4月山口大教授(第3内科)、45年10月川崎医大教授(第1内科)、54年4月川崎医大学長、平成元年3月退任。▽昭和26年高橋浩とともに血清コリンエステラーゼ活性の測定法を報告。▽昭和26年山口県立医大にわが国最初の臨床病理学講座を開設したが、後、山口医大の国立移管に関して、臨床病理は認められず、第3内科に変更した。▽昭和39年日本人類遺伝学会賞(田村彰、柴田進 黒血症の研究)
【著書】臨床生化学診断法(昭35)、病態生化学(昭41)、図解血液病学(昭63)**【共著】**血液標本の見方(昭58)、血液生化学診断法(昭59)

柴田整一　しばた・せいいち

大正12(1923)~平成元(1989)年(66歳)、東京
【内科(腎臓病学)】昭和22年東大卒。実地修練、第3内科入局(冲中重雄教授)、31年7月助手、46年2月講師、52年8月助教授、55年国立病院医療センター臨床研究部長、平成元年3月定年退官。退官後、帝京大教授(生物工学センター 平成元年4月~)、在職中、平成元年9月急逝。▽慢性腎炎を誘発するネフリトジェノサイドの単離に成功した。ネフリトジェノサイド腎炎あるいは柴田腎炎と呼ばれる。
【著書】分子病理学(昭57)、柴田・腎臓内科学(昭63)

柴田農武夫　しばた・のぶお

明治41(1908)~平成14(2002)年(93歳)、静岡
【精神科】昭和7年東京帝大卒。精神科入局(三宅鉱一教授、内村祐之教授)、25年1月東京医大教授(神経精神科)、米国留学(32年3月~33年9月 イリノイ大神経精神研究所メナドウ教授のもとで脳蛋白の血清学的研究に従事)、49年3月定年退職。退職後、埼玉医大教授(49年4月~60年12月)。
【共分担】精神の化学(現代生理学第6 昭30)、器質

精神病(日本精神医学全書第4巻 昭41)

柴谷篤弘　しばたに・あつひろ

大正9(1920)～平成23(2011)年(90歳)、大阪

【生物学、評論家】 本名横田。昭和21年京都帝大理学部動物学科卒。ミノファーゲン製薬研究部、阪大勤務を経て、30年山口県立大教授、37年4月広島大教授(原医研)、43年5月オーストラリア科学産業機構分子生物学部主任研究員、60年関西医大教授(教養部)、63年ベルリン高等学術研究所客員研究員、平成元年京都精華大教授、4年学長、7年退職。▽民主主義科学者協会・生物部会結成に尽力した後、昭和24年渡辺格らとともに「核酸研究会」を結成、わが国における分子生物学の先駆的指導者であったが、オーストラリアでの研究生活の後、『反科学論』『科学批判から差別批判へ』などの著書で、科学者からみた科学批判を展開、科学の本質を探る根源的な問いかけを続けた。著書多数。

【著書】理論生物学 動的平衡論(昭22)、生命の探求 現代生物学入門(中公新書 昭41)、あなたにとって科学とは何か 市民のための科学批判(昭57)、私にとって科学とは何か(朝日選書217 昭57)、科学批判から差別批判へ(平3)、反差別論 無根拠性の逆説(平元)、われらが内なる隠蔽(平9)、構造主義生物学(平11) **【共著】**核酸(昭28) **【共編】**進化論とは(講座進化1 平3)、進化思想と社会(同2 平3)

柴山五郎作　しばやま・ごろさく

明治4(1871)～大正2(1913)年(41歳)、栃木

【伝染病学】 明治31年12月東京帝大卒。32年1月内務省伝研入所(北里柴三郎所長)・助手、33年3月横浜海港検疫所(海港検疫医官)、6月兼臨時検疫局技師、34年5月伝研技師(第2部長)、35年兼神奈川県技師、12月警視庁技師、38年4月伝研技師兼臨時検疫事務官、在任中、大正2年3月殉職。▽ペスト、結核の研究で知られる。明治32年にはパラチフスの存在を報告。また、わが国の防疫業務推進に貢献した。▽妻は松尾臣善(日銀総裁。日露戦争中、軍費捻出のための国債発行に貢献)の娘。北里柴三郎は義兄。

【著書】最近之肺結核療法(明34)、細菌学大意及伝染病予防消毒法講義(明34)、肺結核(明40)、細菌及伝染病纂録(明44)、日本伝染病小史(明45)、社会教育肺結核養生法(大2) **【訳書】**第十九世紀戦疫小史(コーレル文庫 明38) **【編訳】**免疫学説概要(ベルファンチ他 明38)

渋沢喜守雄　しぶさわ・きしゅお

大正2(1913)～平成12(2000)年(87歳)、群馬

【外科、歌人】 昭和12年東京帝大卒。第2外科入局(都築正男教授、福田保教授)、応召[13年1月高崎聯隊に入隊、中国大陸(中支・江南・江北)を転戦、18年7月解除]、医局復帰、助手、医局長、講師を経て、29年10月群馬大教授(初代 第2外科)、35年10月病気退官。退官後、国立水戸病院、国立王子病院副院長(38年～54年)。▽人工腎臓、副腎外科の開拓者。昭和29年わが国最初の腎透析を実施、「人工腎臓および腹膜灌流法」と題して報告した。▽水戸高校時代より歌の道に入り、昭和7年1月「アララギ」に入会、斎藤茂吉の指導を受ける。国立王子病院退官後は、歌道に専念した。歌誌歌会「泉苑」主幹。

【著書】ショックの臨床(昭25)、輸血の臨床(昭27)、移植の事典(昭41)、作歌初心者のために その手引(1)(昭55) **【共著】**無尿と乏尿(昭34) **【編著】**救急ハンドブック第1、第2(昭44) **【共編】**外科病態生理選書第1集～第5集(昭34～36)、外科病理学上・中・下巻(昭38～39) **【訳書】**創傷の作用と影響(米陸軍省医務局編 昭28)、副腎不全の診断と治療改訂版(ソーン他 昭28) **【歌集】**赤羽台(昭43)、神田川(平12)

渋谷敬三　しぶや・けいぞう

大正9(1920)～平成14(2002)年(81歳)、東京

【体育行政(学校保健)】 昭和21年東京帝大法学部政治学科卒。文部省入省、体育局学校保健課長、初等中等教育局中等教育課長、41年総務課長、42年大学学術局審議官、46年体育局長、退職後、日本学校安全会理事長(49年7月～57年7月)、清真学園女子短大設立準備室長(57年～)、学長(初代 59年12月～平成8年3月)。▽「日本学校安全法」(昭34)、「学校保健法」(昭49)の立案に尽力。

【著書】新学校保健法の解説(昭49) **【共著】**学校保健実務必携(昭34)

渋谷　健　しぶや・たけし

昭和2(1927)～平成18(2006)年(78歳)、北海道

【薬理学】 昭和30年東京医大卒。三井記念病院にて実地修練、31年4月薬理学入室(原三郎教授)・大学院、10月助手、35年5月講師、37年7月助教授、米国留学(日本薬理学会推薦研究員、39年8月～41年10月 イリノイ大薬理ウンナ教授)、43年4月教授(～平成8年7月)、平成6年11月学長、12年8月退職。

▽渋谷純一(航空工学、東北大教授)は兄。
[**共著**]薬理学入門(昭38) [**編著**]新薬理学入門(昭56) [**共編**]薬物の臨床治験研究法(平5)

渋谷 実 しぶや・みのる

大正14(1925)～平成20(2008)年(82歳)、東京
【内科(循環器)】 昭和27年千葉大卒。実地修練、41年4月東京女子医大講師(循環器内科)、43年5月助教授、48年6月教授、50年4月成人医学センター長、平成3年定年退職。
[**著書**]よくわかる心臓病(昭48)、心臓を守る(潮文社リブ 昭54)、高血圧(Home doctor books 昭59)、成人病のわかる本(昭62)

島 啓吾 しま・けいご

明治44(1911)～昭和49(1974)年(63歳)、福岡
【整形外科】 昭和10年九州帝大卒業。整形外科入局(神中正一教授)、応召(12年8月～16年3月 輜重兵18大隊)、16年3月九州帝大助手、8月講師、陸軍嘱託(18年2月～21年5月 マレー・昭南医大教授)、21年8月国立小倉病院整形外科医長、22年9月久留米医大教授、26年10月附属病院副院長、27年7月北大教授、附属病院院長(40年12月～42年12月)、46年10月病気退官。
[**著書**]骨折脱臼(昭39) [**共著**]整形外科的手術進入路下肢編(昭45)

島 五郎 しま・ごろう

明治39(1906)～昭和58(1983)年(76歳)、徳島
【解剖学、人類学】 昭和6年京城帝大卒。解剖学入室、11年京城帝大助教授を経て、戦後、24年5月大阪市大教授、47年3月定年退職。退職後、近畿大教授(47年4月～54年3月)。▽日本人の形質人類学的調査、趾紋について研究した。
[**著書**]アイヌ族(抜刷 昭30) [**共分担**]北満諸民族の体質(人類学・先史学講座第3巻第2部日本人及び近隣諸民族の人類学 昭15)

島 成郎 しま・しげお

昭和6(1931)～平成12(2000)年(69歳)、東京
【社会運動家、精神科】 昭和25年東大教養学部入学、日本共産党入党、東大教養学部細胞(国際派)、自治会副委員長、レッドパージ粉砕学生ストで無期停学、「分派主義」として共産党から除名、26年モスクワ・北京の批判により国際派解散、27年「自己批判」して復党、28年復学、29年医学部進学、東大本郷細胞、31年砂川基地反対闘争を指導、32年日共東京都委員、33年警職法反対闘争指導、中ソを含む既成共産党を批判、「共産主義者同盟(ブント)」結成・書記長、共産党除名、34年全学連の安保闘争の指導者、35年羽田闘争、国会包囲などを経て6・15国会デモ、7月末ブント崩壊、38年復学、39年卒。実地修練、精神科入局(秋元波留夫教授)、42年国立武蔵療養所、沖縄の地域医療のため派遣、47年沖縄県・宜野湾市玉木病院開設に参画、那覇保健所嘱託医、52年季刊誌『沖縄精神医療』主宰、60年東京・陽和病院長、平成元年退職、1年養生、北海道・つるい養生邑病院名誉院長、3年退職、苫小牧・植苗病院副院長、6年沖縄・本部記念病院(現ノーブルメディカルセンター)医療顧問、やんばるクリニック所長(～12年)、平成12年10月逝去。
[**著書**]精神医療のひとつの試み(昭57)、精神医療・沖縄十五年(昭63)、ブント私史 青春の凝縮された日々ともに闘った友人たちへ(平11) [**監修**]ブント共産主義者同盟の思想1～7・別巻(平4～11) [**追悼**]追悼島成郎 地域精神医療の深淵へ…(藤沢敏雄、中川善資共編 『精神医療』別冊、平13)

島 正吾 しま・しょうご

昭和4(1929)～平成15(2003)年(73歳)、愛知
【公衆衛生学(産業衛生)】 昭和29年名大卒。実地修練、30年4月第1内科入局(日比野進教授)、9月結核予防会結研病理部門特別研究生(岩崎竜郎部長)、32年9月名大第1内科研究員、36年8月名市大助教授(公衆衛生学 奥谷博俊教授)、47年4月名古屋保健衛生大教授(公衆衛生学)、平成元年10月藤田学園保健衛生大医学部長、8年5月藤田保健衛生大副学長、9年4月学長、11年3月退任。退職後、労働福祉事業団愛知産業保健推進センター所長(11年4月～)、在職中、15年1月逝去。▽結核管理・結核根絶に貢献するとともに、じん肺の研究と管理に尽力した。わが国における綿肺症の第1例を報告するなど、職業性アレルギー性肺疾患に関する業績がある。
[**共著**]結核早期診断に必要なX線読影(昭33) [**共編**]じん肺文献索引(昭51)

島 健 しま・たけし

昭和15(1940)～平成16(2004)年(63歳)、広島
【外科(脳神経外科)】 昭和41年日医大卒。42年広

島大第2外科入局(星野列教授)、47年10月(江崎治夫教授)、西独留学(55年~57年 マックス・プランク脳研究所)、中国労災病院脳神経外科部長、副院長、在職中、平成16年3月逝去。【著書】頚動脈血栓内膜摘除術(私の手術法 平7)【共著】脳外科手術中モニタリング 安全・確実な脳神経外科手術を目指して(平7)

島崎敏樹 しまざき・としき

大正元(1912)~昭和50(1975)年(62歳)、茨城

【精神科】昭和12年東京帝大卒。精神科入局(内村祐之教授)、助手を経て、19年6月東京医歯専教授(初代 精神病学)、25年3月東京医歯大教授、30年4月(神経精神医学)、42年6月辞職。辞職後、成蹊大教授(43年4月~45年3月)。▽統合失調症(精神分裂病)の現象学的研究からこの病気を人格の自律性の意識の障害とみて、分裂病者の心理を人格の病として統一的にとらえる独自の道を拓いた。▽母は島崎藤村の姪、西丸四方(精神科、信州大教授)は実兄。【著書】感情の世界(岩波新書 昭27)、心で見る世界(同 昭35)、心の風物誌(同 昭38)、生きるとは何か(同 昭49)【共編】異常心理学講座1~10(昭40~48)【伝記】精神科医島崎敏樹 人間の学の誕生(井原裕 平18)【評伝】島崎敏樹 異常の世界が〝わかる〟医師(水野肇『私が出会った名ドクター』、平3)【追悼】島崎敏樹先生追憶文集 心でみる生涯(昭52)

島薗順次郎 しまぞの・じゅんじろう

明治10(1877)~昭和12(1937)年(60歳)、和歌山

【内科】旧姓須藤。明治37年12月東京帝大卒。1年志願兵として入隊、38年3月(陸軍2等軍医)、日露戦争に従軍、40年9月予備役、第1内科入局(三浦謹之助教授)・助手(~44年5月)、独留学(私費、44年7月~大正2年11月 フランクフルト大にて 内科学、特に神経の組織学的研究、臨床神経病学に従事)、2年11月岡山医専教授兼岡山県立病院副院長、5年8月京都帝大教授(第3内科)、13年8月東京帝大教授(第1内科)、昭和4年わが国初の交換教授としてベルリンで1か年講義、附属医院長(8年4月~12年3月)、兼泉橋慈善病院長(8年5月~12年4月27日)、12年3月31日退官、4月27日逝去。▽脚気の権威。日露戦争従軍中、脚気患者を診察、ビタミンB_1を中心とする神経病理学、栄養学の研究を行い、脚気はビタミン欠乏症と断定した。▽大正15年学士院賞(島薗順次郎、緒方知三郎 ヴィタミンB欠乏症に就ての実験的研究)▽島薗順雄(生化学、東大教授)は長男、島薗安雄(精神科、東京医歯大教授・国立神経精神センター総長)は次男。【著書】本邦人の食物に就て(大15)、脚気(昭2)

島薗順雄 しまぞの・のりお

明治39(1906)~平成4(1992)年(86歳)、東京

【生化学、栄養学】昭和4年東京帝大卒。医化学入室(柿内三郎教授)、9年9月助手、臨時召集[16年8月陸軍衛生部見習士官、佐倉陸軍病院、17年9月(軍医少尉)、10月臨時東京第三陸軍病院附、19年9月召集解除]、19年10月東京帝大附属医専部講師、22年3月新潟医大教授(~28年3月)、27年4月東大教授(生化学)、医学部長(39年4月~40年3月)兼伝研教授(39年4月~40年3月)、41年3月停年退官。退官後、東京医大教授(42年4月~51年3月)。▽昭和33年日本ビタミン学会賞(ビタミンB_1に関する研究)、44年日本栄養・食糧学会賞(栄養学の国際的発展)▽島薗順次郎(内科、京都帝大教授・東京帝大教授)の長男。【著書】ビタミン(昭30)、栄養(昭35)、栄養学史(昭53)、特殊栄養学(昭59)、標準栄養学総論(昭61)【共著】栄養化学(昭44)【共編】栄養学講座全6冊(昭34)【自伝】還暦の記録(昭42)

島薗安雄 しまぞの・やすお

大正9(1920)~平成9(1997)年(76歳)、京都

【精神科】昭和18年9月東京帝大卒。精神科入局(内村祐之教授)、31年2月講師、11月助教授、34年4月金沢大教授(~43年3月)、41年4月兼石川県立高松病院長、42年10月東京医歯大教授、附属病院長(50年7月~53年7月)、58年3月停年退官。退官後、国立武蔵療養所長(57年4月~)、国立神経精神センター総長(初代 61年10月~64年)、神経研究所理事長・所長(平成元年~)、在職中、9年4月逝去。▽島薗順次郎(内科、京都帝大教授・東京帝大教授)の次男。【著書】覚せい剤・有機溶剤中毒(昭37)【共編】講座・こころの科学全3冊(昭50)、脳波アトラス全5巻(昭50~53)、精神医学書上・下巻(昭55、58)、分裂症とは何か(昭59)、今日の分裂病治療(平2)

島田吉三郎 しまだ・きちさぶろう

明治9(1876)~昭和38(1963)年(86歳)、富山

【解剖学】明治29年11月四高卒。30年7月医術開業

試験附属永楽病院医員、36年7月金沢市私立金城病院、39年9月金沢医専講師、41年1月京都帝大雇(第2解剖 足立文太郎教授)、5月助手、43年9月新潟医専教諭、独留学(文部省外国留学生、大正2年10月ミュンヘン大モッリア教授に師事、3年8月欧州動乱のため4年3月帰国)、京都帝大にて研究従事、7年12月京都府立医専教授、12年3月京都府立医大教授兼附属医専部教授(~15年3月)、昭和14年5月定年退職(京都府立医大における最初の定年退職者)。**【著書】**対照解剖学名彙(昭12)**【分担】**日本人の脳髄(人類学・先史学講座第2部第6巻 昭14)

島田信勝 しまだ・のぶかつ

明治39(1906)~平成8(1996)年(89歳)、東京

【外科】 昭和6年慶大卒。外科入局(茂木蔵之助教授)、講師、済生会芝病院外科医長を経て、17年10月助教授、21年12月教授、46年3月定年退職。**【著書】**外科領域における化学療法(日本外科整形外科叢書第17巻 昭24)**【編著】**小児外科疾患(日本小児科全書第25篇 昭37)**【共編】**慢性胃炎と胃潰瘍(昭31)**【共改訂】**茂木外科総論(昭27)

島津源蔵 しまづ・げんぞう

明治2(1869)~昭和26(1951)年(82歳)、京都

【事業家、発明家】 島津製作所の創業者初代島津源蔵の長男梅次郎として誕生。明治27年源蔵(2代目)を襲名、島津製作所社長、昭和14年会長、20年引退。▽明治17年ウィムズハースト式誘導起電機の製作に成功。28年教育用の人体模型、哺乳類・鳥類の標本の製造・販売を開始。また、28年レントゲンによってX線発見の報告が行われ、独留学中の笠原光興(京都府立医専教授)は、X線の医学的応用を考え、真空管を持参、29年4月帰国した。島津源蔵は、村岡範為馳教授(三高)と協力して、この真空管を用いて、29年10月X線撮影に成功、42年国産初の医療用X線装置を作製、国府台陸軍衛戍病院に納入した。37年クロライド式据置用鉛蓄電池を完成、38年日本海海戦において「敵艦見ユ」を報じた無電用蓄電池として用いられた。大正9年「易反応性鉛粉製造法」の発明など、生涯の発明考案は178件。昭和5年の宮中晩餐会において、日本の十大発明家の一人として招待された。▽大正6年日本電池(GSは源蔵島津に由来 現ジーエス・ユアサコーポレーション)、昭和4年大日本塗料(鉛粉から防錆剤を製造)、昭和12年日本輸送機(電池を動力とする輸送機製造)を創業した。また、大正10年からX線講習会を20年間開催し、昭和2年には国内初のX線技師養成所(現京都医療科学大)を開設した。**【伝記】**発明報国の一路(村田太平 昭16)、蓄電池の父島津源蔵「日本のエジソン」と謳われた発明王(上山明博 ニッポン天才伝、平19)

島津忠承 しまづ・ただつぐ

明治36(1903)~平成2(1990)年(87歳)、東京

【社会事業家】 昭和5年京都帝大法学部卒。5月日赤入社(社会事業調査嘱託)、米欧出張(5年6月~11月)、10年1月副参事(調査部外事係主任兼救護部勤務)、15年1月参事(調査部長)、2月(化学戦防護調査委員)、21年7月社長、40年2月退任。▽第二次大戦中、在留邦人、在留敵国人の交換業務を担当した。戦後は、日赤の再建、ソ連、中国からの抑留者引揚、献血事業の確立などに尽力した。また、結核予防会副会長(昭和19年2月~)、会長(21年4月~平成2年8月)を務めた。▽島津忠済公爵の長男、妻は三条公美公爵の娘。**【著書】**人道の旗のもとに 日赤とともに三十五年(昭40)

島津久明 しまづ・ひさあき

昭和9(1934)~平成5(1993)年(58歳)、東京

【外科(消化器)】 昭和35年東大卒。附属病院にて実地修練、36年5月第1外科入局(清水健太郎教授)、40年1月助手、41年12月都立墨東病院外科、仏留学(仏政府技術協力留学生、42年8月 パリ大医学部附属ビシャ病院、国立消化器病研究所勤務)、44年2月東大助手(第1外科 石川浩一教授)、55年10月講師(草間悟教授)、61年1月鹿児島大教授(第1外科)、在任中、平成5年5月逝去。**【共編】**標準外科学(第7版 平7)

島津フミヨ しまづ・ふみよ

明治35(1902)~昭和42(1967)年(65歳)、栃木

【放射線科】 旧姓熊倉。大正13年東京女子医専卒。レントゲン科入局(慶大理学診療科藤浪剛一教授、泉橋慈善病院放射線科保利清に師事)、昭和7年4月助教授、17年4月教授(初代 放射線科)、27年4月東京女子医大教授、在職中、42年12月亜急性骨髄性白血病のため逝去。▽血管心臓造影法のわが国における開拓者。**【共著】**血管心臓造影法(胸部外科双書第26巻 昭35)

島峰徹郎　しまみね・てつろう

大正12(1923)～平成8(1996)年(73歳)、東京

【病理学】 昭和21年9月東京帝大卒。実地修練、22年8月病理学入室。26年3月国立東京第二病院研究検査課病理科(厚生技官)、27年5月東大助手、西独出張(29年9月～31年12月 フライブルグ大ビュヒナー教授)、33年3月虎の門病院病理部長、38年9月東京医歯大教授(第1病理)、43年6月(第2病理)、58年4月停年退官。退官後、自治医大客員教授、虎の門病院顧問、三井記念病院顧問。

[編著]骨髄組織病理アトラス(昭59) **[共編]**小児病理学(昭47) **[共訳]**骨髄・骨の臨床組織病理図譜(ブルクハルト 昭46)

島峰徹　しまみね・とおる

明治10(1877)～昭和20(1945)年(67歳)、新潟

【歯科】 明治38年12月東京帝大卒。大学院(消化器病学)、39年解剖学入室・歯牙解剖学専攻、独留学(私費40年ベルリン大で歯科学を修学、42年ブレスラウ大口腔外科教室助手、44年同大衛生学助手。44年8月文部省外国留学生、大正元年ベルリン大歯科研究科主任、3年12月帰国)、3年12月東京帝大講師(歯科学 石原久教授)、4年文部省医術開業試験附属病院歯科医長、6年附属病院長、9年海軍軍医学校教授、昭和3年東京高等歯科医学校創立・校長。4年兼附属病院長、19年4月東京医学歯学専門学校長、在任中、20年2月逝去。▽東京医歯大の創立者。独留学より帰国時、歯科学・口腔外科の理念を巡って、石原教授と見解の相違があり、ドイツ流の官立歯学校の設立を目指して助手の長尾優(後、東京医歯大学長)、金森虎男(後、東京帝大教授)とともに、東京帝大を去り、文部省医術開業試験附属病院を基盤に東京高等歯科医学校を創立、東京高等歯科医学校は東京医学歯学専門学校を経て東京医科歯科大学に発展した。

[著書]歯と健康(大12) **[共著]**純粋生体「アイヌ人」の口腔器官、特に歯牙の研究(大15) **[伝記]**島峯徹先生(長尾優 昭43)

島村喜久治　しまむら・きくじ

大正2(1913)～平成9(1997)年(84歳)、東京

【内科(結核病学)】 昭和12年東京帝大卒。17年東京府立清瀬病院医長、18年4月日本医療団清瀬病院、22年4月国療清瀬病院長、37年1月、国療東京病院副院長、53年12月院長、57年4月退官。▽昭和29年日本エッセイストクラブ賞(『院長日記』、28年刊)

[著書]死を追いぬく日(昭26)、結核の外科療法(昭27)、結核の自宅療法(昭28)、院長日記(昭28)、結核の安静・栄養療法(昭28)、X線像による肺結核の治療計画(昭29)、結核の化学療法(昭29)、療養所(昭31) **[共著]**結核症候学(保健同人ライブラリー 昭27) **[共編]**私は結核をのり越えた(昭26)

島村俊一　しまむら・しゅんいち

文久元(1861)～大正12(1923)年(61歳)、江戸(東京)

【精神科】 明治20年帝大卒。5月精神科入局(榊俶教授)・大学院(～9月)、9月助手(第一医院勤務)、独留学(私費、24年10月～27年11月 ベルリン大にて研学)、12月京都府医学校教諭兼府立療病院医員、28年2月神経及精神科部長、32年9月府立療病院副院長(～33年9月)、33年5月兼京都府医学校長、34年8月京都府医学校長兼教諭、43年3月退職。退職後、顧問・神経精神科部長(～大正5年12月)。▽京都府医学校・京都府立医専発展の功労者。京都府立医大図書館入口に胸像がある。▽島村鼎甫(蘭方医)は父。

[伝記]島邨俊一小伝 悲運の精神病学者(岡田靖雄 日本医史学雑誌38巻4号、平4)

島村鼎甫　しまむら・ていほ

天保元(1830)～明治14(1881)年(50歳)、備前(岡山)

【蘭方医】 姫路(仁寿山校)、大坂(漢籍を後藤松陰、蘭学を緒方洪庵)に学び、京都の赤沢寛甫の塾頭となる、嘉永4年江戸に出て、伊東玄朴に師事、阿波藩医員、文久2年幕府医学所教授、明治2年7月大学東校教授(文部少博士)、晩年、多病となり退官。▽漢文に長じ、文辞の明快さで知られ、当時、刊行された訳書は多く鼎甫の校閲を経たものである。▽島村俊一(精神科)の父、津下精斎(岡山藩医学館教師)は実兄。

[訳書]撤兵演式(安政4／1857)、生理発蒙1～14(リバック 慶応2／1866)、創痍新説1～2(デイビッド 慶応2／1866)

島本多喜雄　しまもと・たきお

明治42(1909)～昭和52(1977)年(68歳)、高知

【内科】 昭和8年東京帝大卒。第2内科入局(呉建教授)、17年12月助手(佐々貫之教授)、19年5月附属医院外来診療所医長、7月附属医専部講師、21年7

月講師、23年3月附属医専部教授、4月講師、米国留学(在外研究員、27年9月~28年6月 カリフォルニア州立大ロサンゼルス校マグーン教授、ハーバード大ソーン教授)、28年12月東京医歯大教授(第2生理)、34年2月(農村厚生研究施設内科)、心臓血管研究施設長(37年7月~48年9月)、40年6月(第3内科)、附属病院長(41年4月~42年2月)、48年4月停年退官。退官後、東海大教授兼動脈硬化研究所長(48年4月~)、在職中、52年8月逝去。

【著書】博士制度を考える(昭48)【共著】ペニシリン療法(昭22)、ストレプトマイシンと結核療法(昭24)、動脈硬化症(昭46)【監修】内科学総論(昭47)

嶋本マサコ　しまもと・まさこ

明治39(1906)~平成18(2006)年(100歳)、山口

【医師、俳人】昭和3年東京女子医専卒。6年小野田市にて開業、27年吉屋茂一(歯科医、俳号 吉屋北斗)と結婚。▽俳号 吉屋真砂。昭和22年皆吉爽雨の俳誌『雪解』に投稿、30年同人、後、「ホトトギス」同人。

【句集】星座(吉屋北斗との共作、雪解選書176篇 昭56)

清水章　しみず・あきら

昭和12(1937)~平成20(2008)年(70歳)、兵庫

【臨床検査医学】昭和37年阪大卒。阪大病院にて実地修練、第3内科入局(堂野前維摩郷教授)・大学院、42年4月市立西宮中央病院内科、43年4月阪大第3内科、米国留学(43年9月~46年8月 インディアナ大)、46年10月助手、52年4月中央検査部、10月講師、55年4月(臨床検査診断学)、57年6月大阪府立母子保健総合医療センター病院検査部長、平成4年4月大阪医大教授(病態検査学)兼中央検査部長、17年4月(総合診断・治療学講座病態検査学)、18年3月定年退職。▽蛋白質の異常で発症するアミロイドーシスや筋萎縮性側索硬化症などの臨床診断に携わった。

【著書】ノーベル賞の質量分析法で病気を診る(平15)

清水郁太郎　しみず・いくたろう

安政4(1857)~明治18(1885)年(27歳)、備後(広島)

【産婦人科】藩校誠之館を経て、明治4年1月上京、3月大学南校ドイツ学教場に入り、大学東校に転じ、10年4月東大(旧)医学部本科1回生、11年11月卒。独・墺留学(文部省貸費留学生、12年11月~16年1月ベルリン大、ウィーン大にて産婦人科を中心に研修)、16年3月東大(旧)講師、17年6月教授(初代)、在任中、18年2月、肺結核のため熱海で逝去。▽わが国最初の産科婦人科担当教授。第1回文部省官費留学生としてドイツに派遣されたのは、清水郁太郎の他、梅錦之丞(眼科)、新藤二郎(病理)の3名であった。

【伝記】清水郁太郎先生(長谷川敏雄 日本医事新報1585号、昭29)

清水玄　しみず・げん

明治25(1892)~昭和49(1974)年(81歳)、奈良

【厚生行政】大正3年東京帝大入学、6年7月法科大学政治科卒。農商務省商工局、9月(保険事務官補兼戦時保険局属)商工局保険課・業務課、10月文官高等試験合格、7年8月(戦時保険官)戦時保険局経理課、9年2月(臨時産業調査局事務官)臨時調査局第3部、8月(工場監督官兼工務局事務官、商務局事務局)商務局、9月(兼官農商務事務官)工務局労働課、欧米各国出張(10年1月~11年2月)、11月(内務省社会局事務官)第1部兼第2部、補工場監督官、12年6月(社会局書記官)健康保険部業務課長(~8月)兼経理課長、9月(臨時震災救護事務局事務官 ~10月)、13年12月第2部健康保険課長、14年4月第1部健康保険課長、15年4月保険部監理課長、昭和4年8月保険部規画課長、11年4月社会局保険部長、13年1月保険院社会保険局長、15年12月依願免官。▽退官後、生命保険協会専務理事、社会保険診療報酬支払基金理事長(初代)、労災協会長、船員保険会長、全日本労働福祉協会長、労働福祉事業団理事長(初代)など公職多数。▽「社会保険の神様」と呼ばれた。わが国の社会保険の創設期において、内務官僚として健康保険、国民健康保険、船員保険などの各法の制度実施を担当した。昭和18年、学位論文「社会保険論」により早大より商学博士号を取得した。

【著書】健康保険法提要(昭5)、社会保険要論(昭8)、国民健康保険法(昭13)、社会保険論(昭15)、失業保険解説(昭22)、労働保険と社会保障(昭25)【分担】健康保険法(現代法学全集第21巻 昭4)

清水源一郎　しみず・げんいちろう

明治31(1898)~昭和39(1964)年(65歳)、富山

【整形外科】大正14年大阪医大卒。第1外科入局(ヘルテル教授)、欧米留学(昭和10年~12年 ベルリン大外科)、18年助教授(小沢凱夫教授)、20年5月教

授(初代 整形外科)、29年3月退官。退官後、大阪厚生年金病院長(28年12月~39年7月)。▽栄養失調による突発骨折、リウマチ性関節炎、股関節改造手術、スポーツ外傷の研究分野に開拓的業績を残した。
【編著】リウマチ 新しい考え方と治療(昭30)

清水健太郎 しみず・けんたろう

明治36(1903)~昭和62(1987)年(84歳)、東京

【外科(脳外科)】 昭和4年6月東京帝大卒。精神科入局(内村祐之教授)、7年1月第1外科入局(青山徹蔵教授)、14年6月助手、米国留学(在外研究員、15年3月~17年8月 イリノイ大ベイラー教授に脳外科研修、留学中、日米開戦となり第1次日米交換船にて帰国)、18年1月講師、20年3月助教授、23年11月教授(第1外科)、26年6月(兼第3外科)、38年3月停年退官。退官後、中央鉄道病院長(38年4月~40年6月)。▽わが国における脳外科の開拓者。昭和26年6月東大附属病院に脳神経外科を開設した。▽妻静子は森島守人(外交官・政治家、開戦時、ニューヨーク)の子女、第1次日米交換船にて帰国中、知り合い結婚した。

【共著】脳波入門(昭37)【共編】臨床電気生理学(昭30)【共監】アサヒ家庭の医学第1~第4(昭30)

清水耕一 しみず・こういち

明治6(1873)~昭和10(1935)年(61歳)、福井

【看護師(従軍看護人)】 明治22年東京府巣鴨病院看護夫、27年日赤看護人採用試験合格、朝鮮へ救護員として派遣、28年台湾へ救護員として派遣、日赤看護人養成所入所、30年首席卒業、日赤準備看護人、32年東京府巣鴨病院看護長、33年北清事変日赤看護人組長として博愛丸乗組、東京府巣鴨病院看護長に復帰、東京精神病院看護長、37年日露戦争開戦のため応召、39年東京府巣鴨病院看護長復帰、44年中国革命戦乱のため日赤第1救護団看護人長兼書記として派遣、大正7年シベリア出兵のため日赤救護書記として派遣、8年7月東京府巣鴨病院看護長復帰、10月東京府松沢病院と移転改称、在職中、昭和10年2月逝去。

【著書】新撰看護学(明41 看護人の著わした最初の一般看護書)【伝記】清水耕一小伝(岡田靖雄『日本医史学雑誌』38巻3号、平4)

清水茂松 しみず・しげまつ

明治16(1883)~昭和46(1971)年(88歳)、石川

【小児科】 明治43年東京帝大卒。小児科入局(弘田長教授)、薬物学(林春雄教授)にて研究従事、大正5年9月東京医学講習所にて小児科学の講義担当、6年横浜市・大西病院、次いで順天堂医院小児科医長、昭和5年田村町に清水小児科医院開設、6年5月東京医専附属淀橋診療所長(~7年11月)、7年4月東京医専教授、淀橋病院長(7年11月~19年1月)、21年5月東京医大教授、予科長(22年4月~26年4月)、27年6月学長、31年11月退任。▽東京医専創立の貢献者。大正5年9月東京医学講習所開設当時より小児科学の講義を行い、創立時、教授陣の中心となった。乳児栄養と穀粉との関係、骨髄成分の骨の成長促進作用、カゼイン水解物からの成長促進作用など小児の栄養に関する研究業績を残した。
【著書】小児病学(昭10)、小児病の対症診断及療法(昭21)、小児の髄膜炎及び類似疾患(昭26)

清水保 しみず・たもつ

大正7(1918)~昭和55(1980)年(61歳)、東京

【内科】 昭和19年東京帝大卒。物療内科入局(三沢敬義教授)、30年6月(大島良雄教授)、38年講師、47年帝京大教授(第2内科)、在職中、55年6月逝去。▽ベーチェット病の権威として知られ、厚生省特定疾患研究班長を務めた。

清水藤太郎 しみず・とうたろう

明治19(1886)~昭和51(1976)年(89歳)、宮城

【薬学(和漢薬、調剤学)、薬史学】 旧姓長尾。明治35年仙台医専助手[薬学科製薬教室 佐野義職(よしもと)教授]、38年薬剤師試験及第、39年県立宮城病院調剤員、40年神奈川県技師(飲食料薬品検査兼防疫事務取扱)、45年清水平安堂(養家)経営、昭和4年帝国薬専教授、29年東邦大教授(薬学科 調剤学、薬局方)、44年退職。▽医薬分業の推進者。フリードリヒ2世の医薬分業令の精力的な研究家として知られる。湯本求真(漢方医)に師事、漢方復興に尽力した。また、創刊以来雑誌『薬局』編集主幹を長く務めた。

【著書】漢方掌典(昭16)、清水調剤学(昭17)、日本薬学史(昭24)、薬学ラテン語(昭24)、薬剤学(昭27)、薬局経営学(昭27)【共著】植物学名辞典(昭10)、漢方診療の実際(昭16、29)、漢方診療医典(昭44)【共編】医薬処方語羅和羅辞典(大正15)

清水多栄　しみず・とみひで

明治22(1889)~昭和33(1958)年(68歳)、東京

【医化学】大正4年11月京都帝大卒。医化学入室(荒木寅三郎教授)、英・仏・独・米留学(文部省在外研究員、9年9月~12年5月 ベルリン・モアビット病院、獣医大、フライブルグ大にて研学)、12年5月岡山医大教授(医化学)、独再留学(昭和3年1月~4年1月 ミュンヘン大ヴィーラント教授に師事)、学長(15年2月~21年3月)、兼広島県立医大学長(21年5月~27年3月)、27年7月岡山大学長、在任中、33年1月急逝。▽胆汁酸の化学的研究者として知られる。ヴィーラント教授の下、胆汁酸について研究、昭和11年『胆汁酸の化学及び生理』(独文)を出版。▽広島大医学部創設の功労者。▽昭和13年東宮御成婚記念賞(胆汁酸の化学的及生理学的研究)、25年学士院会員 ▽清水盈行(内科、昭和医大教授)は長男。

清水信夫　しみず・のぶお

大正2(1913)~平成16(2004)年(90歳)、兵庫

【解剖学】昭和12年大阪帝大卒。第3解剖入室(黒津敏行教授)、応召[(陸軍軍医中尉)にて復員]、20年12月和歌山医専教授、23年2月和歌山県立医大教授、27年2月(第1解剖)、30年5月阪大教授(第1解剖)、カナダ留学(35年10月~36年10月 マギル大ルブロン教授、オートラジオグラフィの手法修得)、38年12月(初代 附属高次神経研究施設・神経解剖学部門)、51年4月退官。退官後、名古屋保健衛生大教授(第1解剖 51年~60年)。▽青斑核、組織化学の研究で知られる。

【共編】新組織学(昭37)、酵素組織化学(昭42)

清水寛　しみず・ひろし

明治42(1909)~平成10(1998)年(88歳)、東京

【厚生行政】昭和9年北海道帝大卒。第1内科入局(有馬英二教授)、12年4月函館健康相談所長(北海道庁衛生技師)、14年3月公衆衛生院第1回短期講習修了(林春雄院長)、9月北海道庁衛生課技師、15年7月兼結核予防会札幌模範地区指導所、16年7月結核予防会結研技師(長与又郎所長)、18年2月日本医療団結核局副参事(遠藤繁清局長)、応召[3月東京第二陸軍病院大蔵病院、19年11月(軍医少尉)、20年9月召集解除]、日本医療団松戸療養所医務科長、22年3月日本医療団解散・退職、4月東京都衛生局技官(小山武夫局長)、23年10月衛生局医務課結核係長、11月兼都立清瀬小児結核療養所長(2年間)、28年5月衛生局医務課長、29年11月東京都砧保健所長、31年8月兼玉川保健所長(4か月)、32年4月王子保健所長、海外研修(東京都職員海外研修生、35年2月~8月 スウェーデン、西独、英国、瑞)、37年7月中野保健所長、41年12月渋谷保健所長、44年12月小石川保健所長、46年11月退職。退職後、結核予防会渋谷診療所医務嘱託(47年7月より9年間)。▽中央結核研究会理事、労働結核研究会理事、労働医学研究会理事などを歴任、また、中央鉄道病院高等看護学園講師、聖母女子短大講師、東京都立高等看護学院教授、東京都立公衆衛生学院教授、日赤助産師学校講師、実践女子大教授・保健体育主任教授・食物学科、湘北短大講師、武蔵野看専講師などを務めた。▽昭和43年保健文化賞(東京都渋谷保健所 大都市における総合保健活動の推進)

【随筆】欧州通信(昭60)、菩提樹(平7)

清水昊幸　しみず・ひろゆき

昭和7(1932)~平成10(1998)年(66歳)、群馬

【眼科】昭和32年東大卒。附属病院にて実地修練、33年6月眼科入局(萩原朗教授)・助手、36年6月研究員、英・米留学(英国政府給費留学生、40年9月~ロンドン大、41年9月~ コロンビア大眼科研究所研究員)、43年9月東京厚生年金病院部長、49年4月自治医大教授、平成10年3月定年退職。

【著書】白内障と眼内レンズ(昭61)【共編】眼科顕微鏡手術(眼科 mook no.37 平2)【共訳】眼底 入門図譜(ノバー 昭46)【共監】眼科手術書全8巻(平7~8)

清水文彦　しみず・ふみひこ

明治41(1908)~平成4(1992)年(84歳)、東京

【細菌学】昭和7年東京帝大卒。伝研入所[第2細菌血清学部第1研究部 田宮猛雄部長(医学部教授併任)・技手]、14年5月東京高等歯科医学校教授(口腔細菌学)、19年4月東京医歯専教授(歯学科)、24年4月東京医歯大教授(歯学部)、31年4月(医学部)、附属衛生検査技師学校長(初代 37年4月~44年10月)、44年10月学長事務取扱、45年9月学長、49年9月任期満了退官。退官後、獨協医大学長(59年4月~平成2年3月)。

【著書】主要伝染病の細菌学的診断法(昭21)、細菌学実習書(昭24)、細菌学(医学双書第3 昭30)【編著】

臨床検査講座別巻1(昭48)、別巻2(昭50)

清水盈行　しみず・みちゆき

大正6(1917)～平成16(2004)年(86歳)、京都

【内科】 昭和16年12月東京帝大卒。第1内科入局(柿沼昊作教授)、海軍軍医[17年2月短期現役、(軍医中尉)、18年11月(軍医大尉)、ラバウル、武山海兵団在勤、20年8月復員]、第1内科復帰、22年1月生化学(児玉桂三教授)へ内地留学、24年1月第1内科復帰、27年4月助手、米国留学(フルブライト留学生、29年8月～31年 ノースカロライナ大血液病理プリンクハウス教授に師事)、31年7月昭和医大助教授、10月教授(第2内科)、附属病院長(51年4月～57年6月)、58年4月定年退職。退職後、世田谷保健センター所長(58年7月～平成4年3月)。▽清水多栄(医化学、岡山大学長)の長男。

【編著】栄養性貧血(昭57) **【共著】**誤診とその原因の考察(昭41)

清水由隆　しみず・よしたか

明治13(1880)～昭和29(1954)年(73歳)、佐賀

【産婦人科】 明治39年東京帝大卒。医化学入室(隈川宗雄教授)、42年産婦人科入局(木下正中教授)、44年4月愛知県立医専教授、米国留学(文部省外国留学生 大正6年6月～8年12月)、9年2月長崎医専教授、12年4月長崎医大教授兼附属医院院長、15年5月辞任、長崎市にて開業、昭和9年6月長崎医大教授再就任、16年3月辞任、21年武雄市にて開業。

【著書】開業医ノ日常婦人科(木下産婦人科叢書第15巻 昭11) **【共著】**新撰婦人病学(大5)

志水義房　しみず・よしふさ

昭和4(1929)～平成7(1995)年(65歳)、京都

【解剖学】 昭和29年松本医大卒。実地修練、東大第3解剖入室(中井準之助教授)・大学院、36年5月東北大助教授(第2解剖 山本敏行教授)、米国留学(39年11月～41年11月 インディアナ大)、43年4月東北大教授(歯学部第2口腔解剖学)、49年10月信州大教授(第2解剖)、平成7年3月停年退官。

【共著】発生学(チャート基礎医学シリーズ3 平4) **【共編】**神経の再生と機能再建 基礎と臨床(平9)

下島 勲　しもじま・いさお

明治3(1870)～昭和22(1947)年(76歳)、信濃(長野)

【医師、俳人、随筆家】 東京慈恵医院医学校に学び、軍医となり日露戦争に従軍(陸軍1等軍医)、40年退役、東京・田端にて開業(楽天堂)。▽筆名 下島空谷。書画・俳句を通じて文士・彫刻家、画家などと親交を深め、芥川龍之介とは特に懇意となり、最期を看取った。郷里・伊那の俳人井上井月を世に紹介した。また、中野重治、石川啄木の書籍の標題、題字などの筆者としても知られる。

【編著】井月の句集(大10) **【共編】**井月全集(昭5) **【句集】**薇(ぜんまい 昭15) **【随筆】**人犬墨 空谷山房随筆集(昭11)、芥川龍之介の回想(昭22)

下島空谷　しもじま・くうこく

→下島勲(しもじま・いさお)

下条久馬一　しもじょう・くまいち

明治24(1891)～昭和29(1954)年(62歳)、東京

【細菌学】 大正7年東京帝大卒。10年東京市立駒込病院(二木謙三院長)伝染病科、12年5月金沢医大附属医専部教授(細菌学)、13年4月金沢医大講師、14年東京市衛生課長、昭和3年10月台湾総督府技師、5年1月台北更生院長、7年6月中央研究所技師、16年2月兼台北帝大教授、熱研所長、戦後、22年1月神奈川県逗子市にて開業。▽大正10年駒込病院勤務中、チフス様疾患例から1新種を発見しパラチフスK菌と命名したが、欧文誌への発表がなされなかったため、後に同じ菌種を見出し欧文誌に発表した青木薫(東北帝大教授)の命名した *Salmonella sendaii* が菌種名となっている。

下条寛人　しもじょう・ひろと

大正11(1922)～平成12(2000)年(77歳)、東京

【ウイルス学(腫瘍ウイルス学)】 昭和21年東京帝大卒。33年4月国立公衆衛生院衛生微生物学部(染谷四郎部長)、35年10月予研腸内ウイルス部・室長、44年1月東大教授(医科研癌ウイルス研究部)、58年3月停年退官。▽予研時代、組み換えDNAを用いた初のB型肝炎ワクチンを開発、医科研時代、腫瘍ウイルスの発癌性が出現したり、消失したりする機構を解明した。▽昭和50年高松宮妃癌研究基金学術賞(腫瘍ウイルス変異体における発癌機構の解析)

【著書】ウイルス学読本(昭62)

下瀬謙太郎 しもせ・けんたろう

明治元(1868)〜昭和19(1944)年(75歳)、豊後(大分)

【陸軍軍医(内科)】 明治28年帝大卒(陸軍依託学生)、29年5月任官、34年5月東京帝大大学院(内科学)、36年陸軍軍医学校教官、37年東京予備病院戸山分院長、39年6月清国駐屯軍司令部附、独留学(陸軍官費留学生、大正元年9月〜2年11月 ハンブルグ、ベルリン在留)、3年8月軍医学校長、5年8月(陸軍軍医監)、9年7月予備役編入、退役後、10年台湾総督府医院医長、12年関東庁旅順医院長。▽軍医学校長在任中、ペスト菌検査場、参考館、伝染病予防液製造室、毒ガス研究室の整備改善に努めた。退官後は、医学用語統一運動に参画、また、ゲーテ研究の権威者としても知られる。

【著書】医学用語と「カナモジ」(昭6)、支那語のローマ字化をめぐって民国政府の国字国語運動のあらまし(述。国字問題研究叢書第2篇 昭11)

下田光造 しもだ・みつぞう

明治18(1885)〜昭和53(1978)年(93歳)、鳥取

【精神科】 明治43年12月東京帝大卒。精神病学入局(呉秀三教授)、大正3年4月助手、6年4月講師、8年4月東京府巣鴨病院医長、10年6月慶大教授(初代 精神神経科)、14年12月九州帝大教授(精神病学)、附属医院長(昭和11年3月〜11月)、医学部長(16年11月〜18年11月)、20年9月停年退官。退官後、米子医専校長(初代 20年4月〜26年3月)・教授(初代 神経精神医学 20年9月〜24年5月)、米子医大学長(初代 23年4月〜26年7月)・教授(23年4月〜24年5月)、鳥取大学長(28年7月〜32年7月)。▽うつ病に対する持続睡眠療法の確立、執着気質の提唱、また、森田療法の推進者として知られる。▽昭和38年米子市名誉市民

【著書】脳の発達と老衰(大14)、早老の予防(昭3)、異常児論(昭7)、神経衰弱トひすてりい(下田精神衛生叢書第1篇 昭8)、精神衛生講話(昭17)、下田精神鑑定集(昭48) **【共著】**最新精神病学(大11) **【伝記】**下田光造 その人と業績(新福尚武『続・精神医学を築いた人びと』下巻、平6) **【追悼】**下田光造先生追悼文集(昭54)

下平用彩 しもだいら・ようさい

文久3(1863)〜大正13(1924)年(60歳)、紀伊(和歌山)

【外科】 明治22年10月帝大卒。助手、24年山梨県立病院長兼外科医長、30年10月四高教授、32年12月兼県立金沢病院第2外科部長、34年4月金沢医専教授、35年4月第2外科医長、瑞・独・墺留学(文部省外国留学生、39年8月〜43年10月 ベルン大コッヘル教授に外科、コルレ教授に細菌学・免疫学を学び帰国)、大正11年4月兼第1外科医長、12年4月金沢医大教授、附属医院長(12年4月〜13年2月)、在任中、13年2月逝去。

【著書】新纂外科各論前篇(明38)、後篇(明45) **【訳書】**簡明外科各論(クルユベ 明24) **【共訳】**産科攬要(ハアーケ 明21)

下村健 しもむら・たけし

昭和5(1930)〜平成18(2006)年(75歳)、広島

【厚生行政(医療保険)】 昭和31年東大文学部卒。厚生省入省、48年7月保険局国民健康保険課長、50年7月保険課長、51年7月大臣官房総務課長、56年8月大臣官房審議官(医療保険担当)、59年8月官房長、61年6月保険局長、63年6月社会保険庁長官、平成元年6月退官。退官後、健康保険組合連合会副会長、中央社会保険医療協議会委員。

下山順一郎 しもやま・じゅんいちろう

嘉永6(1853)〜明治45(1912)年(58歳)、尾張(愛知)

【薬学(薬化学)】 大学南校を経て、明治11年2月東大(旧)医学部薬学科卒。13年4月東大(旧)助教、6月陸軍薬剤官、7月兼東大(旧)助教授、16年9月退官、独留学(文部省外国留学生、16年9月〜20年6月シュトラスブルグ大にて製薬学の研究に従事、英・墺の薬学校組織を調査)、20年7月教授(第1薬学)、[11月私立薬学校(東京薬大)設立・校長]、在任中、45年2月逝去。▽わが国における薬化学の先駆者。わが国で初めて「製薬化学」「薬化学」の名称で講義を行った。薬草成分に関する研究業績も多く、是好園を設け、薬草栽培を行った。日本薬剤師会長も務めた。▽明治21年医学博士号を辞退、32年丹波敬三、長井長義、田原良純とともに、わが国初の薬学博士号を授与された。▽常泉寺境内に遺徳顕彰碑、東大薬学部、東京薬大構内に胸像が建立されている。

【著書】化学真理(述 明13)、生薬学(明22)、日本薬局方註解(明24) **【編著】**製薬化学上・中・下(明21〜22)、薬用植物学(明25) **【共編】**提要無機化学(明31)、提要有機化学(明33) **【訳書】**酒類防腐新説(コルシェルト述 明13) **【編訳】**検尿法(ノイバウエル 明14) **【伝記】**下山順一郎先生伝 草楽太平記(根本曽代子 平6)

下山 孝　しもやま・たかし

昭和9(1934)～平成15(2003)年(69歳)、関東州(大連)

【内科(消化器)】 昭和34年弘前大卒。青森県立中央病院にて実地修練、弘前大第1内科入局(松永藤雄教授)・大学院、39年4月助手、40年4月講師、英国留学(甲種長期在外研究員、45年9月ロンドン大王立医科大学院)、48年1月助教授、3月兵庫医大教授(第4内科)、病院長(12年4月～)、13年4月(消化器内科)、14年3月定年退職。退職後、南大阪病院長(15年4月～)、在職中、11月逝去。

[著書]ウンコの本(昭62) **[共著]**視て学ぶ消化器病学(昭61) **[編著]**消化器疾患とヘリコバクター・ピロリ(平6)、Helicobacter pylori 感染の基礎と臨床(平12)

シモンズ　Simmons, Duane B.

天保5(1834)～明治22(1889)年(55歳)、米国

【宣教医、お雇い外国人】 安政6年横浜到着。神奈川・宗興寺に居住、夫妻の行動はカルヴィン神学派の批判を受け宣教師を辞職、文久2年横浜・居留地で開業、米国へ帰国、明治2年再来日、大学東校に勤務、4年横浜病院・十全病院勤務、13年辞任、15年帰国、19年老母を伴い来日、医師としてではなく、日本歴史の研究、伝統芸術の研究に努めた。在日中、逝去。▽十全病院勤務中、伝染病予防規則の施行を神奈川県令に要請するなど、コレラ防疫、種痘の実施など衛生行政面で活躍した。

[伝記]ドクトル・シモンズ 横浜医学の源流を求めて(荒井保男 平16)

謝 国権　しゃ・こくけん

大正14(1925)～平成15(2003)年(78歳)、台湾

【産婦人科、性医学評論家】 昭和24年慈恵医大卒。実地修練、25年日赤産院産婦人科入局、28年附属助産婦学校講師、35年産婦人科医局長、37年開業(謝国権診療所)。▽昭和35年、木製人形を用い性を科学的に解説した『性生活の知恵』を出版、戦後史に残るベストセラーとなり、日本人の性意識の革命を起こした。ドクトル・チエコ(木下和子)、奈良林祥とともにわが国の性医学評論の先駆者。

[著書]結婚からお産まで(昭40)、図解妊娠と出産(昭54) **[訳書]**マスターズ報告1人間の性反応、2人間の性不全、3同性愛の実態(マスターズ、ジョンソン 昭41～55)

シュルツェ　Schultze, Emil August Wilhelm

天保11(1840)～大正13(1924)年(84歳)、ドイツ

【お雇い外国人(外科)、陸軍軍医】 1863年ベルリンのフリードリッヒ・ヴィルヘルム医学校(陸軍軍医学校)卒。普仏戦争従軍、従軍後、ロンドン大リスター教授に石炭酸消毒法を学び、明治5年4月帰国、7年9月池田謙斎と来日契約。12月来日、東京医学校にて外科、眼科担当、10年10月解雇、帰国、11年7月再来日、任期満了、14年4月離日。▽帰国後、シュテッティン・歩兵第2聯隊附軍医、1883(明治16)年市立病院長、1890(23)年引退、フライブルグに居住、第一次大戦にはフライブルグ陸軍病院に勤務。▽ミュルレル(前任者)、スクリバ(後任者)とともに、わが国外科学近代化の恩人。リスターの消毒法をわが国に導入、いくつかの大手術を行ったが、陰嚢水腫根治手術などで、内臓外科は行っていない。

[参考]明治初期御雇医師夫妻の生活 シェルツェ夫人の手紙から(ヘゼキール編著、北村智明、小関恒雄訳 昭62)

ショイベ　Scheube, Heinrich Botho

嘉永6(1853)～大正12(1923)年(69歳)、ドイツ

【お雇い外国人(内科)】 1876年ライプチヒ大卒。ベルッの薦めで明治10年10月来日、京都療病院・京都府医学校に勤務。15年6月契約満期により帰国、途中中国・東南アジアで熱帯病を研究、1883(明治16)年ライプチヒ大に復職。1885(18)年グラーツで開業。▽京都療病院在職中は多忙な診療の傍ら、脚気、十二指腸虫、マンソン虫、フィラリア、肺吸虫、マラリア、急性伝染病、性病、フグ中毒などを病理解剖とあわせて研究し、また日本人の栄養調査などを精力的に行って日本人に大きな影響を与えた。

[著書]Die Krankheiten der warmen Länder(1896)

[参考]京都療病院お雇い医師ショイベ 滞日書簡から(森本武利編 平23)

城 哲男　じょう・てつお

大正4(1915)～平成9(1997)年(82歳)、山口

【精神科、法医学】 昭和16年九州帝大卒。精神科入局(下田光造教授)、18年1月助手、19年1月福岡市若久町私立精神病院長、臨時召集[19年5月～21年12月 小倉陸軍病院、パレンバン・南方第9陸軍病院

勤務、(陸軍中尉)にて復員)、22年2月国立大村病院勤務、23年4月厚生技官(~23年7月)、23年5月九大研究生(法医学 北条春光教授)、23年11月福岡県衛生部技師、24年4月福岡刑務所(法務技官)、25年3月九大助教授(法医学)、31年4月鹿児島大教授(法医学)、欧米出張(在外研究員、34年3月~5月 西独他)、医学部長(53年1月~54年12月)、55年3月停年退官。退官後、浩然会内村病院顧問、一誠会都城新生病院顧問。

【著書】法医放談 法医学者の社会批評(昭50)、爺医放談 爺医の見た医療と社会(平5)

城 智彦　じょう・ともひこ

昭和3(1928)~平成12(2000)年(71歳)、広島

【内科、アレルギー学】 昭和28年九大卒。実地修練、第2内科入局(楠五郎雄教授)、31年11月岩手医大第3内科(光井庄太郎教授)・助手、35年4月講師、36年9月広島県立井口病院内科、37年1月内科部長、43年4月県立広島病院第3内科部長、61年4月副院長、63年4月院長、平成7年3月定年退職。退職後、たかの橋中央病院名誉院長兼呼吸器科部長(10年4月~)、在職中、12年5月逝去。▽昭和35年頃から、広島地方でみられたホヤ喘息(カキの打ち子喘息)の臨床、病態の解明、治療・予防の研究に貢献した。▽昭和20年広島高校在学中、原爆に被爆、1年間休学。▽平成2年中国文化賞(ホヤぜんそく発見と治療法確立)

【遺稿・追悼集】学問の灯(平18)

庄司 光　しょうじ・ひかる

明治38(1905)~平成6(1994)年(89歳)、京都

【衛生学(環境衛生)】 昭和7年京都帝大理学部卒。大阪市立衛生試験所入所。29年大阪市大教授(家政学部)、34年京大教授(初代 工学部衛生工学科)、44年3月停年退官。退官後。関西大教授(工学部 44年4月~51年3月)。▽東京帝大在学中、新人会、社会医学研究会の活動に参加、昭和3年の3・15事件後、京都帝大に転学した。▽環境衛生や公衆衛生の全分野にわたる数多くの業績があり、特に大気汚染研究の草分け。都留重人らとともに昭和38年日本最初の学際的研究グループ「公害研究委員会」を結成し、54年には日本環境会議代表を務めた。

【著書】空気の衛生学(昭20)、衣服の衛生学(昭24)、環境衛生学概説(昭38)、住居衛生学概説(昭39)、環境論序説(昭50) **【共著】**恐るべき公害(昭39)、日本の公害(昭50)

庄司義治　しょうじ・よしはる

明治22(1889)~昭和56(1981)年(91歳)、神奈川

【眼科】 大正3年東京帝大卒。眼科入局(石原忍教授)、独・英・仏・デンマーク・米留学(文部省在外研究員 10年12月~13年3月)、13年5月岡山医大講師、14年4月教授、15年5月九州帝大教授、附属医院長(昭和13年12月~15年6月)、昭和15年6月東京帝大教授、22年4月東大教授、附属病院長(22年8月~24年7月)、25年3月停年退官。▽白内障、ベーチェット症候群に関する研究で知られる。特に、白内障研究によりレジオン・ドヌール勲章受章。

【著書】眼科診療の実際(昭6)、遺伝と眼(昭18)、戦争と眼(昭19)、全身病と眼病(昭22)、そこひ(昭23)、トラコーマ診療指針(昭25)

正路倫之助　しょうじ・りんのすけ

明治19(1886)~昭和37(1962)年(75歳)、大阪

【生理学】 明治44年東京帝大卒。産婦人科入局(木下正中教授)、大正2年京都帝大生理学入室(石川日出鶴丸教授)、助手、講師、4年6月助教授、欧米留学(文部省外国留学生、7年4月~10年4月 生理学研究)、10年7月教授。昭和15年6月兼佳木斯医大教授・学生主事(~20年8月)、21年4月停年退官。退官後、兵庫県立医専教授(21年1月~31年3月)、兵庫県立医大教授(24年4月~31年3月)、28年4月(第1生理 ~31年3月)、県立医専校長事務取扱(21年1月~4月)、県立医大学長兼県立医専校長(21年4月~31年3月)。▽生理学に物理化学を導入し、血液ガスの分析、水素イオン濃度の測定法開発で知られる。

【著書】膠質(大7)、医用生理学上・中(昭8~10) **【共著】**生物の物理化学(自然科学叢書第9篇 昭6)

正津 晃　しょうつ・あきら

昭和2(1927)~平成16(2004)年(77歳)、東京

【外科(胸部外科)】 昭和26年慶大卒。附属病院にて実地修練、27年5月外科入局・助手、米国留学(33年10月~35年8月 ウェイン大研究員として心臓外科の研究に従事)、37年4月日立製作所多賀総合病院外科医長、45年7月慶大講師(外科)兼中央手術室長、49年4月東海大教授(外科I 心臓血管・呼吸器

外科担当)、平成6年3月定年退職。退職後、ハイメディック山中湖倶楽部理事長(6年4月〜)、16年9月逝去。

【著書】心臓・血管の病気(東海大学ライフサイエンスシリーズ 昭59)、医療側から見た病院建築とは(昭61)【共著】PETを中心とした成人病検診(平14)

白井伊三郎 しらい・いさぶろう

明治42(1909)〜昭和53(1978)年(68歳)、岡山

【衛生学】昭和10年東京帝大卒。10年4月倉敷労働科学研究所研究員(石川知福部長、暉峻義等所長)、13年3月東京市特別衛生地区保健館嘱託、10月公衆衛生院助手(生理衛生学部 石川知福教授)、14年12月助教授、15年2月満州国・大陸科学院衛生技術廠副研究官、18年3月研究官、19年1月厚生研究所(官制改革)研究官、3月兼文教部技正、20年8月満州国解散に伴い退職、10月大房身保健院長(長春日僑連絡処)、21年7月帰国、9月昭和医大教授(衛生学)、33年1月(衛生学・公衆衛生学)、37年7月関東労災病院医長、40年4月徳島大教授(医学部栄養学科)、48年11月兼国立善通寺病院長、49年3月停年退官。退官後、国立善通寺病院長(〜50年10月)。

【著書】体育生理(生理学講座第6巻、第7巻 昭25、26)、公衆衛生学(最新看護学全書9 昭43)【共著】栄養学(最新看護学全書5 昭46)

白井貞次郎 しらい・ていじろう

明治25(1892)〜昭和49(1974)年(82歳)、香川

【産婦人科】大正9年6月府立大阪医大卒。病理学入室(佐多愛彦教授、村田宮吉教授、片瀬淡教授)、14年1月産婦人科入局(緒方十右衛門教授)、昭和4年12月丸亀市にて白井産婦人科病院(父業)継承、白井ホルモン研究所開設。▽開業の傍ら、トロホプラストホルモン、抗トロホプラストホルモンの研究を行った。▽昭和39年日医最高優功賞

【著書】妊娠時尿及ビ血中ニ出現スルツォンデック、アシュハイム氏ノ所謂大脳下垂体前葉「ホルモン」ニ関スル疑義(昭4)、婦人に必要なる素人医学の概要(昭10)、保険医総辞退の真相を衝く 病床随想老保険医40年の思いでから(昭46)

白石謙作 しらいし・けんさく

明治30(1897)〜昭和39(1964)年(66歳)、山口

【内科、スポーツ医学】大正11年東京帝大卒。第2内科入局(入沢達吉教授、呉建教授)、独留学(昭和元年〜3年)、文部省体育研究所を経て、昭和13年7月講師兼泉橋慈善病院内科部長、23年4月三井厚生病院副院長、30年4月院長、在職中、39年4月逝去。▽わが国におけるスポーツ医学の先駆者。

【共著】体育医学(昭25)【分担】運動医学実験法(生物学実験法講座〔12〕昭13)

白壁彦夫 しらかべ・ひこお

大正10(1921)〜平成6(1994)年(73歳)、福岡

【内科(消化器)】昭和20年9月千葉医大卒(4月海軍軍医、軍医学校を経て海軍病院勤務)。第1内科入局(石川憲夫教授、三輪清三教授)、助手を経て、31年8月講師、43年10月順天堂大教授(消化器内科)、62年3月定年退職。▽昭和30年X線二重造影法を開発、胃癌の早期発見の技術的基礎を開発、胃の集団検診に一時代を画した。▽昭和45年朝日賞(文化賞部門 白壁彦夫、市川平三郎、熊倉賢二 胃のX線二重造影法の開発とそれによる早期胃ガン診断技術確立の功績)、60(1985)年米国消化器放射線学会「キャノンメダル」、平成5年高松宮妃癌研究基金学術賞(白壁彦夫、市川平三郎 消化管癌のX線二重造影法の開発と普及)

【著書】腹部X線読影テキスト〔1〜3(2は共著) 昭54〜56〕【共編】消化管X線読影講座(1〜9 昭44〜57)

白川 充 しらかわ・みつる

大正7(1918)〜平成22(2010)年(91歳)、熊本

【衛生学】昭和18年9月京城帝大卒(満州国民生部依託医学生)、10月陸軍軍医候補生、12月(軍医中尉)、20年8月(軍医大尉)、23年6月九大衛生学入室(水島治夫教授、猿田南海雄助教授)、28年12月久留米大学助教授(公衆衛生 岡野丈雄教授)、36年4月和歌山県立医大教授(公衆衛生学 〜48年2月)、51年4月宮崎医大教授(衛生学)、59年3月停年退官。退官後、国鉄鹿児島鉄道病院健康管理部長(60年2月〜)、宮崎産業経営大教授(62年4月〜平成6年3月)。

【著書】貧乏医学者の欧米紀行(平14)【共訳】医薬品および化学薬品による中毒 中毒作用とその治療指針(クーパー 昭36)

白木博次 しらき・ひろつぐ

大正6(1917)〜平成16(2004)年(86歳)、東京

【病理学、神経病理学】昭和16年12月東京帝大卒。海軍軍医、東京帝大附属脳研究室第1部入室(内村

祐之教授)、24年助手、28年1月東大講師(附属脳研究施設脳病理部門)、31年11月助教授、34年3月教授、医学部長(43年11月~44年2月)、兼都立府中療育センター院長(初代 43年4月~45年9月)、50年12月退官。退官後、白木神経病理研究所設立。▽農薬の水銀による脳病変を研究、水俣病の有機水銀中毒説を唱えた。昭和44年、東大精神科医師連合から「昭和24年に行った少女の脳手術は生体実験だった」と告発され医学部長を辞任。昭和50年東京スモン訴訟で患者ら原告側の証人として出廷、田辺製薬との共同実験で整腸剤キノホルムとスモンとの因果関係を裏付けるデータを得ていたことを明らかにし、「会社側の要請で発表できなかった」と証言、反響を呼んだ。美濃部東京都知事のブレーンとして医療行政に助言した。▽白木正博(産婦人科、九州帝大教授・東京帝大教授)の次男。

【著書】神経梅毒のペニシリン療法(昭26)、精神病の常識と看護(ナーセス・ライブラリ 昭26)、冒される日本人の脳(平10)【共著】脳を守ろう(岩波新書 昭43)【記録】白木博次証言より(スモン訴訟記録第1集 昭53)

白木正博 しらき・まさひろ

明治18(1885)~昭和35(1960)年(74歳)、長野
【産婦人科】明治44年12月東京帝大卒。大正元年9月産婦人科入局(木下正中教授)・大学院、4年3月助手、6年9月講師、10月泉橋慈善病院婦人科医長、10年4月東京帝大助教授(第2産婦人科)、独・英・仏留学(在外研究員 11年3月~13年3月)、15年1月九州帝大講師、15年10月九州帝大教授、昭和11年5月東京帝大教授、21年10月1日東大教授、5日停年退官。▽子宮癌治療に、わが国で初めて放射線を導入した。▽白木博次(神経病理、東大教授)は次男。
【著書】婦人科学前編、後編(大14)、白木産科学前編、後編(昭7)、白木産科手術学(昭19)【共著】子宮癌のレントゲンラジウム療法(産婦人科選書第10 昭31)

白数美輝雄 しらす・みきお

明治37(1904)~昭和60(1985)年(80歳)、京都
【解剖学(口腔解剖)】大正14年9月大阪歯科医専卒。10月助手、昭和5年7月助教授、12年4月教授、24年7月大阪歯科大教授、40年1月学長、42年6月理事長、51年4月兼城西歯科大理事長職務代行(~52年1月)、52年4月兼城西歯科大学長(~53年1月)、59年7月大阪歯大理事長・学長退任。
【著書】岐路に立つ私立大学(昭49)【共著】歯の形態学(昭45)

白浜仁吉 しらはま・にきち

明治41(1908)~昭和60(1985)年(76歳)、長崎
【内科、政治家】昭和10年慈恵医大卒。長崎医大第2内科入局(影浦尚視教授)、11年3月慈恵医大外科入局、6月公立田名部病院外科、12年4月長崎医大第2内科、9月北魚目村立診療所(3年)、長崎医大第2内科、応召(16年3月久留米第46聯隊入隊、衛生2等兵として久留米陸軍病院、9月衛生部見習士官として対馬要塞部隊、20年2月長崎陸軍病院、8月復員)。20年8月長崎原爆にて妻子3人を失い、実家の五島にて漁業に従事した後、22年4月県会議員当選(2期)、27年10月衆議院議員[長崎2区、改進党、自民党、当選12回 郵政相(大平内閣)、衆議院予算委員長、決算委員長を歴任]、在任中、60年1月逝去。
【自伝】思い出の記(昭60)

白浜雅司 しらはま・まさし

昭和32(1957)~平成20(2008)年(50歳)、長崎
【地域医療】昭和58年九大卒。佐賀医大附属病院にて実地修練、63年佐賀医大総合診療部(須永俊明教授)・助手、平成6年12月佐賀県三瀬村国民健康保険診療所長。在職中、20年10月逝去。▽地域医療に従事しつつ、佐賀大臨床教授として医学生の診療所実習、研修医の「地域医療・保健」研修を担当、また臨床倫理、医師のインタビュートレーニングの研究・実践に取り組んだ。
【共著】臨床入門 臨床実習の手引き(平3)、ケースブック医療倫理(平14)、レジデント初期研修マニュアル3版(平15)

調 来助 しらべ・らいすけ

明治32(1899)~平成元(1989)年(89歳)、長崎
【外科(消化器)】大正13年東京帝大卒。第1外科入局(近藤次繁教授、青山徹蔵教授)、15年9月北京同仁会医院外科医長、昭和4年4月京城帝大助教授、12年5月全羅南道立光州医院長、17年4月長崎医大教授(第1外科)、附属医院長(20年8月~24年2月)、24年5月長崎大教授、医学部長事務取扱(33年11月~12月)、40年3月停年退官。退官後、健保諫早病院顧問、佐世保中央病院顧問、放射線影響研究所理事(50年~57年)。▽昭和37年長崎新聞文化章(原爆被

爆者の要治療者の発見と治療、後遺症に対する世論の喚起、援護対策などにおける原爆医療の領域において大きな貢献をした）、平成元年長崎栄誉市民 ▽原爆被爆により長男（浪人中、勤労動員にて三菱兵器工場勤務）、次男（長崎医大附属医専部学生）を喪う。▽福田得志（薬理学、九大教授、鹿児島大学長）は娘婿（3女）、調漸（長崎大副学長、保健・医療推進センター教授）は孫。

【著書】外科臨牀ノ為ニ（昭10）【共著】長崎原爆体験医師の証言（昭57）【編書】忘れな草第1号～第7号（昭43～60）

白岩俊雄 しろいわ・としお

明治39（1906）～昭和58（1983）年（76歳）、東京
【耳鼻咽喉科】 昭和5年東京帝大卒。耳鼻咽喉科入局（吉井丑三郎教授）、13年奉天赤十字病院耳鼻咽喉科医長、戦後、国立瀋陽医学院教授（留用）、23年帰国、11月東京医大教授、52年3月定年退職。
【著書】鼻出血の臨床（昭52）【共編】耳鼻咽喉科学上・下巻（昭35）、臨床耳鼻咽喉科検査法（昭40）

代田稔 しろた・みのる

明治32（1899）～昭和57（1982）年（82歳）、長野
【細菌学】 大正14年京都帝大卒。微生物学専攻（木村廉教授）、昭和8年12月助教授、13年6月哈爾浜医専教授兼哈爾浜市衛生研究所長、14年2月退任、戦後、中山太陽堂研究所長を経て、昭和30年ヤクルト本社を設立、会長、38年社長・研究所長。▽ヤクルト飲料開発者。昭和5年ラクトバチルス・カゼイシロタ株の開発に成功、10年乳酸飲料ヤクルトを創製・販売した。▽昭和37年科学技術庁長官賞（代田稔、武智芳郎、永松昇 クロレラ利用の乳酸生菌飲料製造法の研究開発）

神宮良一 じんぐう・りょういち

明治25（1892）～昭和32（1957）年（65歳）、佐賀
【内科、ハンセン病医療】 大正7年5月熊本医専卒。6月関釜連絡船船医、8月釜山・西村医院勤務、15年6月熊本・私立回春病院（熊本医大池上五郎教授、太田原豊一教授、森茂樹教授の指導を受ける、学位取得）、昭和8年12月長島愛生園（光田健輔園長）、13年4月第三区府県立光明園長、16年7月（厚生省移管）邑久（おく）光明園長、21年11月国療邑久光明園長、在任中、32年8月逝去。
【伝記】仁医神宮良一小伝（内田守編 昭46）

進藤宙二 しんどう・ちゅうじ

明治40（1907）～平成元（1989）年（82歳）、大阪
【アレルギー学、血液学】 昭和7年東京帝大卒。6月伝研嘱託、9月（海軍軍医中尉）、9年9月伝研技手、13年7月上海自然科学研究所細菌学科、17年3月同仁会地区衛生研究所研究員、同仁会華中衛生研究所、7月同仁会華中防疫処、20年5月伝研嘱託（福島出張所）、7月東京帝大助教授、24年3月伝研第5研究部、米国留学（29年1月～11月 デンバー）、37年1月教授（伝研第3細菌研究部長）、40年4月（医科研アレルギー研究部創設・部長）、43年3月停年退官。退官後、名古屋保健衛生大教授（48年4月～53年3月）、目黒研究所取締役（60年5月～62年5月）。▽日本アレルギー学会（昭和27年）発起人・理事長、国際アレルギー学会員として、わが国のアレルギー学の進展に貢献した。▽昭和34年浅川賞（結核菌系抗原抗体反応）
【著書】血清学の新しい見方と考え方（綜合医学新書第26 昭27）、病原微生物概説（昭28）、ツベルクリン皮内反応の血清学的検討（綜合医学新書第31 昭28）、血清反応とその実際（昭31）

進藤篤一 しんどう・とくいち

明治17（1884）～昭和41（1966）年（81歳）、山梨
【解剖学】 明治42年京都帝大福岡医大卒。解剖学入室（小山龍徳教授、桜井恒次郎教授）・助手、44年3月九州帝大助教授、独・墺留学（文部省外国留学生45年1月～大正2年11月 ゲッチンゲン大、ケーニヒスベルグ大、ウィーン大にて研学）、大正3年12月助教授（第3解剖）、4年11月教授、15年11月（第1解剖）、医学部長（昭和10年12月～11年6月）、19年9月退官。退官後、福岡県立医歯専校長（19年7月～22年7月）。▽脊椎動物の比較解剖学の権威。
【著書】日本児童及成人の身体（大15）、竜落子（昭16）【改訂】組織学講本（新訂10版、ストョール著・メッレンドルフ訂・大沢岳太郎訳 昭2）、新撰解剖学（大沢岳太郎編著）第1巻（改訂第8版、共同改訂 昭7）、第2巻上（改訂第7版 昭9）、第3巻（改訂第7版 昭10）

陣内伝之助 じんない・でんのすけ

大正元（1912）～昭和62（1987）年（74歳）、佐賀
【外科（消化器）】 昭和11年九州帝大卒。第2外科入局（後藤七郎教授）、兵役4年の後、助手、医専部

教授兼助教授を経て、20年7月助教授、23年1月岡山医大教授(第1外科)、24年5月岡山大教授、38年4月阪大教授(第2外科)、49年4月停年退官。退官後、近大附属病院長(49年4月~59年9月)。
【共著】術前術後の管理と合併症(昭38) **【共編】**胃手術のすべて上巻(昭46)、下巻(昭47)、外傷外科全書全7巻(昭47)、臓器移植の実際(昭47)、腸手術のすべて上巻(昭52)、下巻(昭53)、肝・胆・膵・腸手術のすべて第1~4巻(昭57~58)、食道手術のすべて(昭62~63) **【監修】**脳神経外科の術前・術後管理(昭41)

神中正一　じんなか・せいいち

明治23(1890)~昭和28(1953)年(63歳)、兵庫
【整形外科】 大正3年12月東京帝大卒。整形外科入局(田代義徳教授)、6年生理学(永井潜助教授)にて研究従事、10年8月神戸市にて開業、欧米留学(私費、14年~15年)、15年5月九州帝大教授、附属医院長(昭和15年6月~16年6月)、医学部長(20年9月~21年7月)、25年7月退官。退官後、大阪厚生年金病院長(27年5月~)、在職中、28年7月逝去。▽独医学万能の時代に英・米・仏・伊の整形外科をわが国に導入した。また、傷病兵の職業補導の先駆者としても知られる。▽昭和25年学士院会員 ▽神中正雄(兵庫県立病院初代院長)は父。
【著書】神中整形外科学(昭15)、整形外科手術書(昭26)

神中　寛　じんなか・ゆたか

昭和2(1927)~昭和63(1988)年(61歳)、福岡
【微生物学】 昭和26年九大卒。50年防衛医大教授、62年定年退官。退官後、東邦大教授(62年~)、在職中、63年6月逝去。
【著書】ヴェザリウスのファブリカをめぐって 小川政修先生と医学史(昭58)

新保幸太郎　しんぽ・こうたろう

明治39(1906)~平成17(2005)年(98歳)、北海道
【病理学】 昭和8年北海道帝大卒。第1病理入室(今裕教授)、12年12月講師、13年11月助教授、19年6月兼樺太医専教授、21年4月兼樺太医専校長、25年4月札幌医大教授、米・独出張(34年8月~11月)、札幌医大癌研究所長(36年4月~)、40年4月学長、45年2月退職。退職後、化合物安全研究所長、北海道老年医学研究振興会長、札幌臨床検査センター会長、北海道対癌協会長などを歴任。

新名正由　しんめい・まさゆき

昭和16(1941)~平成7(1995)年(54歳)、石川
【整形外科】 昭和39年慶大卒。実地修練、慶大大学院(41年~45年 この間、43年~45年は東京医歯大医学部硬組織生理研究施設・生化学永井裕教授に出張)、45年4月慶大整形外科入局(池田亀夫教授)・助手、7月川崎市立川崎病院整形外科、46年7月国家公務員共済組合立川病院整形外科、47年7月国立塩原温泉病院整形外科医長、48年2月国療村山病院整形外科、オーストラリア留学(49年~50年7月 シドニー大整形外科テイラー教授に師事)、52年7月防衛医大講師(整形外科 下村裕教授)、55年5月助教授、平成4年4月教授、在任中、7年6月逝去。▽軟骨の生化学、膝関節外科に関する研究業績を残した。
【共編】リウマチ1991~1995(年刊 平3~平7)、関節マーカー(平9) **【訳書】**膝 形態・機能と靭帯再建術(ミュラー 昭61)、牽引治療マニュアル(ブルッカー、シュメイサー 昭58) **【共訳】**キャストマニュアル(フロイラー 昭57)

末次逸馬　すえつぐ・いつま

明治32(1899)~昭和25(1950)年(51歳)、福岡
【放射線科】 大正14年京都帝大卒。第2内科入局(松尾巌教授)、X線物理学を理学部物理学教室で、理学的療法・深部レントゲン治療法を慶大藤浪剛一教授について学ぶ、15年7月長崎医大講師(理学療法科講師)、独・仏・米留学(在外研究員 昭和3年3月~5年8月)、5年11月長崎医大助教授。15年3月29日教授、30日退官、16年5月京都帝大助教授(理学的診療室)、20年3月教授(初代 理学的診療学)、23年4月(放射線医学)、在任中、25年3月再生不良性貧血(放射線障害)のため逝去。

末永一男　すえなが・かずお

明治41(1908)~平成22(2010)年(102歳)、佐賀
【生理学】 昭和10年大阪高等医専卒。生理学入局(笹川久吾教授)、11月助手、16年5月九州帝大助手(第1生理 緒方大象教授)、19年3月講師、7月福岡県立医歯専門学校教授、22年11月久留米医大助教授(市川鴻一教授)、24年7月教授(第1生理)、27年4月久留米大教授、49年3月定年退職。▽大阪高等医専在学中(3年)、陰極線オシログラフによる神経衝

撃の観察記録の成功を報告した。久留米大で神経生理学的研究を開始し、また、応用生理学の分野、特に交通医学に関する研究を展開した。【著書】安全運転の科学 ドライバーのための生理学（昭45）

末吉利三　すえよし・としぞう

明治39（1906）～平成17（2005）年（98歳）、北海道

【眼科】昭和8年北海道帝大卒。眼科入局（越智貞見教授）、10年講師、13年室蘭日本製鋼所病院眼科医長、応召（14年～20年 旭川陸軍病院）、20年輪西日本製鉄所眼科医長、23年3月北海道立女子医専教授、25年4月札幌医大教授（初代）、附属病院長（41年4月～45年3月）、47年3月定年退職。退職後、北海道立北野病院長。

周防正季　すおう・まさすえ

明治18（1885）～昭和17（1942）年（56歳）、滋賀

【ハンセン病医療】旧姓大橋。明治42年愛知医専卒。県立岡崎病院外科勤務、43年内務省防疫官補（広島県）、大正3年開業、5年滋賀県警察部技師学校衛生主事、8年愛知県警察部技師学校衛生主事、10年3月朝鮮総督府技師（京畿道警察部衛生課長）、欧米出張（15年9月～昭和2年7月 医療衛生事情視察）、8年9月小鹿島国立慈恵院長、9年9月朝鮮総督府に属する国立癩療養所小鹿島更生園と改称、園長、17年2月収容者の李春相（27歳）に刺殺された。▽京城府在勤中、種痘を徹底、3年間痘瘡患者を出さなかった。理髪試験制度を実施、児童の寄生虫調査を実施、また麻薬対策にも努めた。昭和7年12月朝鮮癩予防協会の設立にあたって発起人となり、翌年9月小鹿島国立慈恵院（ハンセン病収容所）院長に就任、拡張工事を実施、1270人収容の施設を6137人の施設に拡大、土木工事、製炭事業、煉瓦、叺製造、松脂の採取、兎毛皮の生育など、収容者の生活向上に努力、15年8月には銅像が建てられている。▽昭和15年朝鮮施政30周年記念文化功労賞

菅　邦夫　すが・くにお

大正3（1914）～昭和62（1987）年（73歳）、大阪

【内科】昭和13年東京帝大卒。第2内科入局（呉建教授）、26年6月関東逓信病院第2内科部長、39年4月退職。退職後、渋谷区にて開業（菅内科診療所）。▽昭和57年から日本医家芸術クラブ副委員長を務めた。

【著書】症状からみた薬の使い方百科（昭38）、動脈硬化症とその臨床（昭49）、内科医のメモから（昭63）【共編】慢性病の管理（昭42）【随筆】見る・感じる・考える 診療の合間に（昭61）

菅　之芳　すが・ゆきよし

安政元（1854）～大正3（1914）年（60歳）、江戸（東京）

【内科】本姓須永。明治13年東大（旧）卒（在学中、ミュルレル、ホフマンの教えを受ける）。13年9月岡山医学校長兼教諭、岡山病院副長、21年4月第三高等中学校医学部長、岡山県立病院長、23年10月教授・主事、27年6月三高教授兼病院長、独留学（文部省外国留学生、28年7月～30年12月 ベルリン大にて研学）、復職、医学部主事、31年1月病院長、34年4月岡山医専校長（心得）兼教授、6月校長、38年の日露戦争には篤志陸軍衛生勤務、大正2年6月学生紛争のため辞表提出、7月辞職。▽校長兼教授として、33年間、岡山医専の発展に尽力した。【共編】病床必携医療宝鑑（明16）、内科医範（明17）

菅沼　惇　すがぬま・あつし

大正2（1913）～平成19（2007）年（93歳）、静岡

【微生物学】昭和14年京都府立医大卒。微生物入室（加藤明敏教授）、14年6月助手（～18年10月）、応召（15年4月～20年9月）、20年10月京都府立医大内科、21年6月助手、23年2月微生物助手（鈴木成美教授）、23年3月学内講師、25年1月助教授、内地留学（30年9月～31年3月 東北大科学計測研究所において電子顕微鏡研究）、米国留学（34年8月～35年8月 ワシントン大解剖学ベネット教授研究室において細菌の電子顕微鏡的研究に従事）、41年10月教授、49年12月退職。退職後、国立舞鶴病院長（49年12月～57年4月）、京都看護婦養成事業団（京都中央看専準備室57年9月～）、京都中央看専校長（58年2月～平成5年3月）。

【著書】微生物学総論（現代医学叢書 昭48）

菅沼定男　すがぬま・さだお

明治12（1879）～昭和21（1946）年（66歳）、新潟

【眼科】明治39年京都帝大卒。眼科入局（浅山郁次郎教授）、43年7月新潟医専教授、独留学（大正元年12月～3年12月 ミュンヘン大ヘス教授に師事）、大正8年8月慶大教授（初代）、昭和16年1月退職。▽眼結核の病理組織学的研究で知られた。市川清（京都帝大教授）、小柳美三（東北帝大教授）とともに浅

山郁次郎(京都帝大教授)門下の三羽烏と謳われた。▽植村操(眼科、慶大教授)は娘婿。

【著書】新撰眼科学上・下巻(大8、9)、神経衰弱症と眼及眼鏡使用上の注意(大9)、眼病理学上・下巻(昭8)、眼結核(昭13)

菅原 努　すがはら・つとむ

大正10(1921)~平成22(2010)年(89歳)、京都

【放射線生物学】　昭和19年9月京都帝大卒。陸軍軍医(19年12月、神奈川第1錬成飛行隊軍医、20年8月復員)、戦後、22年4月阪大理学部物理学科入学、25年3月卒。25年3月三重県立医大講師(第3内科・塩浜分院 高安正夫教授)、30年4月助教授、31年2月国立遺伝研変異遺伝部副部長・研究室長、35年2月放射線医学研究所障害基礎室長、36年9月京大教授(初代 放射線基礎医学)、医学部長(50年12月~54年12月)、放射線生物研究センター所長(初代)、55年3月退官。退官後、国立京都病院長(55年4月~59年3月)、体質研究会理事長(59年6月~平成14年6月)、また、イメリタスクラブ(名誉教授の活動団体)を設立(63年)するなど多彩な活動を続けた。▽放射線生物学の研究を中心に境界領域の開拓に情熱を燃やし、ハイパーサーミア(癌の温熱療法の開拓者)、科学的健康増進、放射線リスク評価、動物実験代替法などで業績を挙げた。
【著書】安全のためのリスク学入門(平17)【共著】放射線基礎医学(昭41)、長寿の科学 過去・現在・未来(昭64)、太陽紫外線と健康 なぜ太陽紫外線は有害なのか?(ポピュラー・サイエンス 平10)【編著】被曝・日本人の生活と放射線細胞生物学(昭43)、ハイパーサーミア 癌治療の新しい方法(昭59)、からだを創る(シリーズ21世紀の健康と医生物学1 平13)、環境を活かす(同2 平13)【監修】栄養と生体応答 遺伝子と免疫の視点から(平16)、香りでこころとからだを快適に(ルネッサンス京都21「五感シリーズ」平19)【監訳】創られた恐怖 発ガン性の検証(フェラン 平8)【自伝】第二の人生のたのしみ(平8)

菅原佐平　すがわら・さへい

明治18(1885)~昭和44(1969)年(84歳)、岩手

【海軍軍医(内科)】　明治44年東京帝大卒(海軍依託学生)、大正8年(軍医大尉)、12年宮内省侍医寮、昭和3年(軍医大佐)、昭和4年ロンドン軍縮会議全権委員随員、6年海軍軍医学校教官、8年湊海軍病院長、9年11月佐世保病院長、(軍医少将)、10年11月呉海軍病院長、13年11月軍令部出仕、(軍医中将)、12月予備役編入。▽戦後、一関市長(2期 昭和30年1月~38年1月)。一関市と近隣4か村合併後の市長選に当選。合併地域同士の格差是正、小・中学校の統合および校舎の新築など教育環境の整備に尽力した。

杉寛一郎　すぎ・かんいちろう

明治8(1875)~大正12(1923)年(47歳)、愛媛

【外科】　明治36年12月東京帝大卒。第1外科入局(近藤次繁教授)、37年10月助手、38年5月清国湖北省陸軍軍医学校教授、東京帝大病理解剖学教室にて研究従事(43年6月~44年2月)、墺留学(44年5月~大正2年2月 プラハ大にて病理学、外科学研修)、帰国後、青森県立病院長、大正4年6月県立愛知医専教授、在職中(愛知医大教授昇任予定)、12年2月逝去。

杉靖三郎　すぎ・やすさぶろう

明治39(1906)~平成14(2002)年(96歳)、大阪

【生理学、科学史】　旧姓渡辺。昭和4年東京帝大卒。物療内科入局(真鍋嘉一郎教授)、6年4月生理学入室(橋田邦彦教授)、7年9月東京高師講師(健康科学)、9年4月東京文理大講師(人間生理学 ~17年3月)、東京帝大大学院特選給費生(9年5月~14年4月)、14年11月東京帝大助手(~16年2月)、16年8月文部省国民精神文化研究所科学文化部主任、18年1月文部省教学錬成所錬成官、20年1月国民精神文化研究所嘱託(~10月)、20年7月東京帝大講師(生理学 ~22年7月)、教職追放(22年3月~26年8月)、医学書院編集長(21年7月~26年10月)、27年5月東京教育大教授(特設教員養成部)、31年3月(体育学部 健康教育学、運動生理学)、欧米出張(31年9月~32年2月)、44年3月停年退官。退官後、専修大教授(文学部社会体育研究所 44年4月~51年3月)。▽橋田邦彦の下で電気生理学を専攻、橋田の思想的影響を受け、民族主義的な医学思想をもって、戦争中、翼賛政治下の医学・医療活動を展開した。戦後、教職追放となったが、セリエの「ストレス学説」の紹介、セックス評論、大衆医学知識の普及の領域で活躍した。また、日医学術委員長(26年4月~58年3月)を務めた。▽昭和32年毎日出版文化賞(人間の科学双書第1巻 人間の生態)、37年日医最高優功賞▽渡辺紳一郎(評論家・随筆家)は兄、杉晴夫(生理学、

帝京大教授）の父。

【著書】生命と科学（昭16）、科学と伝統（昭17）、完全なる夫婦（昭34）、貝原益軒「養生訓」解説（昭43）、生理学の歴史（昭46）、夜明けの人杉田玄白（昭51）、養生訓と現代医学（昭56）、日本科学の伝統（昭57）【共著】看護史年表（昭26）【編著】杉田玄白全集（昭19）、碧譚語録（昭24）

杉浦 昭　すぎうら・あきら

昭和4（1929）～平成3（1991）年（61歳）、愛知
【ウイルス学】　昭和28年東大卒。33年7月国立公衆衛生院衛生微生物学部（ろ過性病毒室　染谷四郎部長）、室長（中谷林太郎部長）、49年10月部長（～59年6月）、55年8月予研麻疹ウイルス部長、平成3年3月定年退官。▽昭和57年野口英世記念医学賞（インフルエンザウイルスの遺伝学的研究）
【共訳】インフルエンザ（スチュワート、シルド　昭53）

杉浦兼松　すぎうら・かねまつ

明治22（1889）～昭和54（1979）年（90歳）、愛知
【病理学】　明治38年渡米、44年ニューヨーク市タウンゼント・ハリス高卒。ニューヨーク市ルーズベルト病院ハリマン研究所化学研究助手、大正6年コロンビア大化学科卒。メモリアル病院研究員、14年化学研究員、昭和19年生物研究員、22年スローン・ケタリングがんセンター室長、34年部長、37年名誉部長、54年10月ニューヨークにて逝去。▽大正14年、論文「ラヂウム、エマナチオンよりの放射が白鼠の腫瘍移植可能性に及ぼす影響」（英文）により京都帝大より学位受領。▽戦後、多数の日本人研究者が訪れ、戦争によって中断されていた日本の癌研究に対して世界における癌研究の流れを紹介した業績は大きく評価されている。
【伝記】ガンとたたかう八十年　杉浦兼松（鵜殿新　昭51）

杉浦光雄　すぎうら・みつお

大正15（1926）～昭和63（1988）年（62歳）、北海道
【外科（消化器）】　昭和24年東大卒。実地修練、第2外科入局（福田保教授）、46年7月助教授、54年7月順天堂大教授（第2外科）、在職中、63年7月急逝。▽食道静脈瘤の手術法の権威、「杉浦法」の開発者。
【著書】食道静脈瘤の手術（外科基本手術シリーズ10　昭57）【共著】門脈、副腎（現代外科学大系40A　昭45）【共編】食道静脈瘤の臨床（昭58）

杉浦睦夫　すぎうら・むつお

大正7（1918）～昭和61（1986）年（68歳）、静岡
【医用工学】　昭和13年東京写真専門学校卒。高千穂製作所（現オリンパス）入社。応召（14年～17年）、30年5月退社。6月岡谷光学工業顧問、32年12月退社。33年4月杉浦製作所設立・代表取締役社長。▽胃カメラの開発者。昭和24年5月から、同僚の深海正治、宇治達郎（東大外科）とともに胃カメラの開発に取り組み、第1号を完成、25年6月胃カメラの特許申請、27年に実用化した。吉村昭の小説『光る壁画』のモデルとなった。▽昭和28年社団法人発明協会・朝日新聞発明賞（杉浦睦夫、深海正治、宇治達郎　腹腔内臓撮影用写真機）、平成2年吉川英治賞（宇治達郎、杉浦睦夫、深海正治　3氏共同で開発した胃カメラは、日本のみならず世界の医学界に不可欠でX線検査との併用によって医学の進歩に大きく貢献
【評伝】胃カメラの父杉浦睦夫　胃袋の闇に光を当てた光学技師（上山明博『ニッポン天才伝』、平19）

杉江三郎　すぎえ・さぶろう

大正5（1916）～平成5（1993）年（76歳）、東京
【外科（心臓血管外科）】　昭和16年12月東京帝大卒。第2外科入局（福田保教授、木本誠二教授）、32年4月東京医大教授（心臓外科担当）、36年9月北大教授（第2外科）、附属病院長（53年1月～55年1月）、55年3月停年退官。退官後、東京医大（教授・八王子医療センター長　55年4月～58年3月、客員教授・八王子医療センター長　58年4月～59年3月、八王子医療センター顧問　59年4月～平成2年3月）。▽わが国における心臓・血管外科の開拓者の一人。日本心臓血管外科学会の設立（昭和47年）発起人の一人。
【著書】心臓外科　先天性疾患（胸部外科双書第20巻1　昭30）【共著】人工血管（昭52）、静脈疾患（昭53）【共編】心臓血管病学上・下巻（昭33）、胸部外科学上巻（昭38）、中巻（昭41）

杉岡洋一　すぎおか・よういち

昭和7（1932）～平成21（2009）年（77歳）、広島
【整形外科】　昭和33年九大卒。実地修練、34年4月整形外科入局（天児民和教授）・大学院、39年4月助手、44年6月（西尾篤人教授）、米国留学（在外研究員、45年3月～46年3月　ペンシルベニア大）、47年1月講師、52年8月助教授、58年8月教授、附属病院長事務取扱（平成4年10月～12月）、医学部長（5年1

月～7年11月)、7年11月九大総長、13年11月退官、退官後、九州労災病院長(13年11月～17年3月)、杏林会理事長(18年10月～20年10月)。▽大腿骨頭壊死の新しい手術法(大腿骨頭回転骨切り術)の開発で知られる。▽平成10年第26回日本医学会会頭、14年大韓民国国民勲章「無窮花(ムクゲ)章」

【編著】骨切り術(整形外科 mook no.66 平5) **【共編】**変形性膝関節症の運動・生活ガイド(平9) **【監修】**整形外科 診断と治療の最先端(平12)、大腿骨頭壊死症 診断と関節温存手術(平15) **【伝記】**常識を超える 一医学者の軌跡 元九州大学総長杉岡洋一聞き書き(玉川孝道 平22)

杉下知子 すぎした・ちえこ

昭和18(1943)～平成19(2007)年(64歳)、埼玉

【看護師】 昭和43年東大医学部保健学科卒。46年大学院博士課程修了(保健学専攻 平山宗宏教授)、助手、英国留学(昭和49年～51年 ロンドン大セント・トーマス病院)、平成元年講師(母子保健学 日暮真教授)、4年教授(健康科学・看護学科家族看護学)、9年4月(大学院健康科学・看護学専攻、看護学／家族看護学)、16年3月停年退官。退官後、三重県立看大学長(17年4月～)、在職中、19年3月逝去。

【著書】介護職を理解する(平12) **【共著】**ライフステージと健康(平12)、女性の健康と家庭論(平17) **【編著】**現代人の保健(平2)、家族看護学入門(平12) **【監訳】**ビリーフ 家族看護実践の新たなパラダイム(ライト、ワトソン、ベル 平14)

杉田虔一郎 すぎた・けんいちろう

昭和7(1932)～平成6(1994)年(61歳)、愛知

【外科(脳外科)】 昭和32年名大卒。名市大附属病院にて実地修練、33年4月名大第1外科入局(橋本義雄教授)、西独留学(35年12月～38年4月 フライブルグ大脳神経外科)、45年3月助手(脳神経外科46年5月景山直樹教授)、50年4月講師、52年11月助教授、53年1月信州大教授(脳神経外科)、63年6月名大教授(脳神経外科)、附属病院長(平成5年7月～)、在任中、6年9月逝去。▽脳外科医として杉田式定位脳手術装置など多数の器具を開発、また、自験手術例１００例を解説した英語版『脳外科手術書』を刊行した。▽１９８４(昭和59)年オリベクローナ(スカンジナビア王立脳神経外科学会)賞、１９８７(昭和62)年カナダ神経学外科学会賞、平成3年中日文化賞(脳動脈瘤の外科学的治療の研究)

【監訳】血管内脳神経外科学(キルコ、ズブコフ 平元) **【評伝】**脳動脈瘤手術に革命をもたらした「杉田クリップ」物語 ヒューマンドキュメント・医療機器を開発した人たち(福山健 平17)

杉田保 すぎた・たもつ

明治39(1906)～昭和54(1979)年(72歳)、岐阜

【海軍軍医(内科)】 昭和5年東京帝大卒(海軍依託学生)。卒後(軍医中尉)、遠洋航海(5年～6年 南太平洋、9年～10年 欧州)、11年巡洋艦「由良」軍医長、12年病院船「朝日丸」乗組、13年海軍軍医学校専科学生として東京帝大第3内科(坂口康蔵教授)に委託専攻(～15年)、15年独駐在(ベルリン大第2内科)、18年独潜水艦Ｕ５１１号にて野村直邦中将に随伴(軍医中佐)帰国、18年8月海軍軍医学校教官、19年8月海軍省医務局員、20年11月(厚生技官)国立東京第二病院内科医長、22年8月退官。退官後、10月目黒区にて開業、54年2月逝去。▽海軍軍医学校教官在勤時、金井泉著『臨床検査法』の改訂にあたり、3版～11版は共著として刊行された。海軍省医務局在勤中の昭和20年8月9日～15日、原爆被害状況調査のため出張を命ぜられている。▽戦後、目黒区医師会長(昭和40年4月～46年3月)、東京都医師会評議員、日本医師会評議員を務めた他、51年10月には東京内科医会を設立・会長に就任した。

杉田つる すぎた・つる

明治15(1882)～昭和32(1957)年(74歳)、兵庫

【小児科、歌人】 明治38年私立関西医学院(大阪)入学、39年9月私立日本医学校に転校、41年4月医術開業試験及第・医師免許取得。東京帝大小児科入局(弘田長教授)、44年2月本郷にて開業、傍ら研究員として小児科医局のレントゲン線係を務める。昭和16年10月東京帝大研究員辞任、20年3月東京大空襲にて自宅焼失、4月軍事保護院嘱託として戦災孤児のための相模保育所開設、21年3月相模保育所は国立東京第一病院二宮分院として新発足したため主任医師として虚弱児童の診療を担当した。▽女流歌人「杉田鶴子」としても知られる。大正8年宇津野研、氏家信、安倍路人ら医家の月例歌会に出席、若山牧水の批評を受ける。9年月例歌会師に窪田空穂を迎え、以後師事。歌誌『朝の光』『国歌』『白木壽』『勁草』『槻の木』に同人として参加。▽杉田玄白6代の孫。

【歌集】菩提樹(昭15)、杉田鶴子歌集(昭33)【伝記】杉田つる博士小伝(石原兵水編 昭33)

杉田直樹　すぎた・なおき

明治20(1887)～昭和24(1949)年(61歳)、東京

【精神科】大正元年12月東京帝大卒。精神科入局(呉秀三教授)、2年10月講師(～6年8月)、独・仏・墺留学(文部省外国留学生、2年10月 独・ミュンヘン大シュピールマイヤー教授に学ぶ予定であったが、第一次大戦勃発のため、オランダ、英国経由、10月帰国、4年2月再出発、米・ウィスター研究所ドナルドソン博士に学び、7年5月帰国)、7年6月講師、10年4月助教授、昭和2年11月松沢病院副院長兼東京帝大講師、6年5月名古屋医大教授(精神医学)、14年4月名古屋帝大教授、21年兼県立城山病院長、24年4月退官、東京医大教授就任予定であったが、8月急逝。▽欧米留学で学んだ脳の形態学の研究に始まり、統合失調症(分裂病)の原因研究では間脳障害説を提唱した。また、児童精神病学の開拓者としても知られ、昭和12年には私費で八事少年寮を開設、治療と教育に当たった。

【著書】低能児及不良児の医学的考察(大12)、異常児童の病理(大13)、天才児の教育(大13)、治療教育学(児童教育講座第14 昭11)、誰か狂へる(昭11)、社会病理学第1(昭11)【共著】最新精神病学(大11)【伝記】杉田直樹(堀要 臨床精神医学10巻4号、昭56)

杉立義一　すぎたつ・よしかず

大正12(1923)～平成17(2005)年(82歳)、兵庫

【産婦人科、医史学】昭和19年9月京都帝大附属医専部卒。陸軍軍医、23年鳥取赤十字病院産婦人科、27年1月兵庫県香住町にて開業、34年5月京都市にて開業。▽京都医学史研究会の設立に参加、会長。▽平成3年日医最高優功賞(郷土医学史の研究に貢献した功労者)

【著書】京の医史跡探訪(昭59)、医心方の伝来(平3)、お産の歴史 縄文時代から現代まで(集英社新書 平14)【共著】京都の医学史(毎日出版文化特別賞 昭55)

杉原徳行　すぎはら・とくゆき

明治25(1892)～昭和51(1976)年(84歳)、島根

【薬理学】大正9年京都帝大卒。第1内科入局(辻寛治教授)、軍務に服した後、大学院入学(薬理学 森島庫太教授)、12年京城医専講師(薬理学)、欧米留学(13年3月～15年3月)、15年4月京城帝大教授(第2薬理)、昭和14年12月兼京城帝大附属生薬研究所長、戦後、24年12月岐阜医工大教授、25年3月岐阜県立大教授、医学部長(25年3月～26年9月)、29年5月岐阜県立医大教授、39年3月定年退職。▽生薬・漢薬研究の権威。

【著書】朝鮮人参礼讃(昭4)、歯科医学用薬物学(昭10)、薬学用薬理学(昭13)、漢方医学〔第1〕思想編(昭25)、〔第2〕傷寒論編(昭31)

杉原仁彦　すぎはら・ひとひこ

明治33(1900)～昭和61(1986)年(85歳)、山口

【内科(呼吸器)、喘息研究】大正14年東京帝大卒。第3内科入局(稲田龍吉教授)、帝国女子医薬専教授、昭和26年10月昭和医大客員教授(第1内科)、34年9月医療法人社団仁友会国際仁友病院を開設、喘息の研究診療に専念。▽喘息の金療法で知られる。昭和30年国際喘息学会創立委員日本代表を務めた。

【著書】気管支喘息の最効療法 理論と臨床(昭31)、喘息全治への道(昭32)、ゼンソクはこうすれば全治する(昭40)

杉村公美　すぎむら・きみよし

大正9(1920)～平成20(2008)年(87歳)、鳥取

【耳鼻咽喉科、音声学】昭和17年9月東京帝大医専部卒(1期生)、陸軍軍医(ビルマ戦線に従軍)、21年東京帝大附属病院分院耳鼻科(颯田琴次教授)、37年東商ビル診療所開設。▽東大分院勤務中、颯田琴次教授から水谷八重子、花柳章太郎の診察を指示されて以来、越路吹雪、杉村春子ら数多くの芸能人の「のどの主治医」として活躍、東京商工会議所ビルにての開業以後は、日本商工会議所、東京商工会議所の産業医となり、永野重雄、足立正ら財界人の主治医としても活躍した。

杉村七太郎　すぎむら・しちたろう

明治12(1879)～昭和35(1960)年(80歳)、静岡

【外科】明治38年12月東京帝大卒。第2外科入局(佐藤三吉教授)、40年11月、助手、41年9月皮膚病学黴毒学(土肥慶蔵教授)、欧州留学(文部省外国留学生、42年2月 外科泌尿器科研究のため、ベルリン市立ウィルヒョー病院病理ハンゼマン教授に師事、42年8月第16回国際医学会出席、44年チュービンゲン大病理バウムガルテン教授、パリ・ネッケル病院アルバラーン教授について実地研修、シベリア鉄道

経由、45年5月帰国)、45年5月新潟医専教授(第2外科)、大正5年1月東北帝大教授(医学専門部)、7月(第1外科)、欧米出張(12年8月～13年2月)、附属医院長(大正13年3月～15年3月、昭和12年～14年4月)、16年3月停年退官。退官後、聖路加国際病院外科診療顧問(16年11月～)、東京同愛記念病院外科診療顧問(18年9月～19年12月)、20年3月秋田県立女子医専校長、秋田県立病院長(23年3月～28年12月)、東北労災病院長(28年12月～32年5月)。▽腎結核の研究で知られる。▽夫人は岡田良平(京都帝大総長、文相)、一木喜徳郎(法学、東京帝大教授、文相、内相)の妹。杉村章三郎(法学、東大教授)は養子。

【著書】解体新書と小田野直武(昭25)、滝川随筆(昭31)

杉村昌雄 すぎむら・まさお

明治42(1909)～昭和58(1983)年(74歳)、富山

【外科、皇室侍医】 昭和8年東京帝大卒。第1外科入局(青山胤通教授、大槻菊男教授)、15年助手兼帝国女子医専教授、16年宮内庁互助会病院、17年4月副医長、25年東邦大退官、昭和天皇・皇后両陛下侍医。

【著書】外科新書 各論上・中・下巻(昭31～32)、天皇さまお脈拝見(昭57)

杉本修 すぎもと・おさむ

大正15(1926)～平成17(2005)年(79歳)、満州(撫順)

【産婦人科】 昭和28年京大卒。実地修練、29年6月産婦人科入局(三林隆吉教授)、31年8月国保北条病院医長、39年6月京大講師、49年8月大阪医大教授、平成7年3月定年退職。退職後、武田総合病院副院長(7年4月～9年3月)。

【著書】もっと知りたい子宮内膜症 専門医が伝えるちょっと詳しい医学知識(平8)、子宮内膜症 その謎解明の軌跡をたどる(平13)

杉本かね すぎもと・かね

天保9(1838)～大正4(1915)年(77歳)、江戸(東京)

【看護師】 旧姓富岡。明治元年官軍病院の臨時看護婦となり、続いて大学東校に勤務、6年順天堂医院(佐藤尚中)設立にあたって看護婦取締となり、明治33年まで勤務。▽正規の教育を受けたわけではないが、わが国初の専門職としての看護師の一人。

【伝記】杉本かね(高橋政子『写真でみる日本近代看護の歴史』、昭59)

杉本好一 すぎもと・こういち

明治28(1895)～昭和46(1971)年(75歳)、滋賀

【栄養学、医化学】 大正8年京都帝大卒。医化学入室(荒木寅三郎教授)、10年6月内務省栄養研究所技師(佐伯矩所長)、米国留学(ロックフェラー財団給費研究員、14年8月～昭和3年1月 ジョンズ・ホプキンズ大マッカラム教授に師事)、昭和3年1月栄養研究所国民栄養部長、4年調査部長、15年12月厚生科学研究所国民栄養部長、21年5月公衆衛生院国民栄養部長、22年4月退任、厚生省嘱託(～23年3月)。退官後、大阪医大教授(医化学 23年6月～44年2月)。▽わが国における栄養学の確立に貢献、特に戦時下食糧不足時の国民栄養の保持策について大きな貢献をした。

【共著】健康増進と衣食住(昭14)

杉本東造 すぎもと・とうぞう

明治6(1873)～昭和16(1941)年(67歳)、新潟

【内科(消化器)】 明治34年12月東京帝大卒。35年1月第2内科入局(ベルツ、入沢達吉教授 ～12月)、36年1月医化学にて実習(隈川宗雄教授)、4月胃腸病院医員(長与称吉院長)、副院長、墺留学(私費、44年2月～大正2年4月 ウィーン大薬物学ハンスマイヤー教授、内科ノールデン教授に師事)、大正6年7月東京・神田に杉本胃腸病院開設、昭和16年1月逝去。▽昭和20年空襲のため病院消失、戦後、千代田診療所(杉本寿一医師)として再開された。▽胃腸病院長与称吉院長のもとで、副院長を務めた平山金蔵(胃腸病院長)、南大曹(南胃腸病院長)とともに長与門下の三羽烏と呼ばれた。

【著書】胃腸の養生法(明42)、胃腸の新しい衛生(大14) **【共編】**通俗胃腸病治療法(大12)

杉本良一 すぎもと・りょういち

明治34(1901)～昭和39(1964)年(63歳)、東京

【生理学】 大正12年慈恵医専卒。生理学入室(浦本政三郎教授)、(内地留学 理化学研究所飯盛里安博士)、昭和3年講師、8年助教授、18年9月兼鹿児島県立医専教授、20年5月慈恵医大教授(第2生理)、23年6月兼東京教育大教授(運動生理学)、在職中、39年8月逝去。▽運動生理、スポーツ医学、航空宇宙医学の発展に貢献。

【著書】筋肉とその衛生(昭25) **【共著】**スポーツの生

理学(昭35)

杉山九一　すぎやま・くいち

明治16(1883)～昭和43(1968)年(85歳)、岡山

【解剖学】 明治44年岡山医専卒。大正13年1月台湾医専教授、昭和2年4月台北医専教授、11年4月台北帝大医専部教授、13年退官。退官後、山口県立医専講師(20年1月～)、山口県立医大講師(24年4月～39年3月)、山口大非常勤講師(40年4月～)、在任中、43年11月逝去。▽山口県立医専、県立医大、山口大において講師として24年10か月の間、肉眼解剖学の教育を担当した。

杉山繁輝　すぎやま・しげてる

明治27(1894)～昭和20(1945)年(51歳)、岡山

【病理学】 大正9年7月京都帝大卒。病理学入室(清野謙次教授)、10年7月助手、米国留学(在外研究員、13年3月～15年6月 ジョンズ・ホプキンズ大病理セービン教授、カニンガム助教授に超生体染色を、衛生公衆保健学校統計室リード教授に生理統計学を学び、欧州経由帰国)、7月金沢医大教授(初代 第2病理)、昭和13年12月京都帝大教授(第1病理)、在任中、原子爆弾災害調査に赴いた広島市外大野浦にて山津波に遭遇、20年9月逝去。▽日本血液学会創立時(昭和12年)の主幹。

【著書】 血液及組織の新研究と其方法(日本病理学叢書第2巻 昭17)

杉山四郎　すぎやま・しろう

大正7(1918)～平成17(2005)年(87歳)、東京

【産婦人科】 昭和19年日医大卒。軍医(南方戦線従軍)、復員後、産婦人科入局(真柄正直教授)、21年開業(杉山産婦人科)。▽昭和28年、開業医団体である東京オペグループを結成・会長、53年男女生み分けに着手、セックス・セレクション研究会を結成した。

【著書】 開業医家のための腟式卵管不妊術(昭38)、産婦人科医と急患(新臨床医学文庫 昭42)、はじめましてママ(シリーズ初めての本 昭45)、杉山四郎のいい妊娠いいお産 男女生み分け法のすべて&うつぶせ寝のすすめ(平元)、女の子・男の子生み分け法(平5) **【共編】** 産科麻酔(昭51)

杉山尚　すぎやま・たかし

大正4(1915)～平成16(2004)年(89歳)、宮城

【内科、温泉医学】 昭和14年東北帝大卒。第3内科入局(黒川利雄教授)、応召(6か月)、講師、附属医院内科・鳴子分院主任(19年12月～25年8月)、23年1月助教授、分院長(25年8月～53年4月)、30年1月教授(温泉医学実験施設長)、7月(附属温泉医学研究所温泉治療学内科部門)、53年4月停年退官。▽鳴子時代、日本こけし館初代館長を務めた。▽昭和47年河北文化賞(温泉医学の基礎的研究と臨床的技術の研究)

【著書】 いい湯だなあ(昭60)、目でみるヨーロッパの温泉地(昭60)、身辺雑記(昭60)

杉山りつ　すぎやま・りつ

明治26(1893)～平成11(1999)年(106歳)、三重

【看護師(従軍看護婦)、歌人】 筆名りつ子。明治43年4月日赤病院救護看護婦養成所入学(日赤愛知支部依託生)、大正2年3月卒。5月日赤病院内勤看護婦、3年6月埼玉県産婆試験合格、7年4月救護看護婦長、シベリア出兵、応召(10月ウラジオ派遣救護看護婦長、ウスリースク陸軍病院勤務、10年12月解除・復員)、12年4月日赤病院婦長(結核病棟)、関東大震災救護に従事(9月～13年6月)、昭和12年6月在支同仁会医院視察(外務省文化事業部委嘱 北平、青島、済南、漢口、7月帰京)、日中戦争勃発、召集(陸軍病院船勤務要員、12年10月 巴洋丸、おはいお丸、景山丸で50往復、14年7月召集解除)、臨時東京第一陸軍病院赤十字病院に復帰、16年1月臨時東京第一陸軍病院日赤中央病院と改称、20年5月看護婦副監督、9月日赤中央病院と改称、33年7月監督、37年5月退職。▽竹柏会に入り、佐々木信綱に師事。▽大正13年ナイチンゲール石黒記念碑、昭和26年フローレンス・ナイチンゲール記章

【著書】 従軍看護婦長の手記(昭16) **【歌集】** 清きともしび第1集・第2集(昭27) **【伝記】** 戦場で日本のナイチンゲールと仰がれた 杉山りつ女史(雪永政枝『看護史の人びと第2集』、昭45)

スクリバ　Scriba, Julius Karl

嘉永元(1848)～明治38(1905)年(56歳)、ドイツ

【お雇い外国人(外科)】 1874(明治7)年ハイデルベルグ大卒(在学中、普仏戦争に従軍)。ベルリン大にて外科研修、明治14年6月シュルツェの後任として来日、東大(旧)にて医科大学第一医院に勤務して、外科学、外科臨床講義、裁判医学、皮膚科学及黴毒学、眼科学(22年以降は外科学、外科臨床講義のみ)を担当した。34年9月退職、退職後、聖路加病

院外科主任、病のため鎌倉に引退、38年1月東京にて逝去。▽日本の外科学の基礎づくりの貢献者。多くの人材を育成するとともに、リスターの石炭酸防腐法と創傷療法を導入して、外科的感染症を一掃した。▽妻は日本人神谷ヤス。東大医学部構内にベルツとともに記念碑がある。

【伝記】スクリバ先生(近藤次繁、関場不二彦、田代義徳、芳賀栄次郎 中外医事新報1240号、昭12)、日本近代化の先駆者たち(手塚龍麿 昭50)

助川 浩 すけがわ・ひろし

明治13(1880)～昭和48(1973)年(93歳)、千葉

【衛生学(労働衛生)、防疫医】 明治35年医術開業試験及第。39年(防疫医)警視庁、千葉県、伝研(北里柴三郎所長)にて研修、40年兵庫県、(42年出張 関東都督府嘱託)、大正元年(地方衛生技官)新潟県、岐阜県、10年鉄道院技官、14年(工場監督官)大阪府、昭和12年内務省社会局健康保険相談所大阪支所長、19年大阪府池田保健所長、23年開業(助川診療所)。▽各地でコレラ・ペストの防疫業務に従事した後、工場監督官に転じ、深夜業と産業疲労問題、女子労働者の母性保護、労働者の結核罹患状況、工業中毒と職業病の被災実態(工業中毒、硝子工業の職業病、アスベスト工場の石綿肺)、繊維工業の高温・高湿作業、工場災害、工場食、戦時下・過長時間労働の実態調査などについて多くの調査・報告を行った。なかでも、昭和13年の石綿肺に関する報告はわが国最初の報告であった。

【著書】労働衛生講話(昭9) **【自伝】**わが防疫医時代の思い出(医学史研究7号、昭37)

助川義寛 すけがわ・よしひろ

大正13(1924)～平成21(2009)年(84歳)、大阪

【法医学】 昭和23年9月阪大卒。附属病院にて実地修練、24年10月法医学入室(大村得三教授)、27年2月助手、32年5月大阪市大助教授(専任)、33年4月(大村得三教授)、36年4月教授、欧米出張(大阪市大在外研究員 47年7月)、医学部長(50年4月～53年3月)、平成2年3月定年退職。

【編著】医師並びに医療従事者のための解り易い法令抜粋(昭40)

須古 都 すこ・みやこ

明治29(1896)～平成7(1995)年(99歳)、佐賀

【看護師、薬剤師】 大正2年日赤兵庫支部姫路病院救護看護婦養成所入学(日赤兵庫支部生)、5年3月卒、日赤兵庫支部姫路病院看護婦(外科)、6年4月日赤病院、8年4月東京女子薬学校入学、11年薬剤師試験合格、12年9月関東大震災の災害救護、13年小西製薬所研究室、昭和3年薬局開業、昭和6年東京女子薬専舎監、学生監、分析助手、13年4月東京看護婦学校講師、日中戦争勃発、応召(14年3月上海などに勤務、16年3月解除)、東京看護婦学校に復帰、20年4月看護婦学校焼失・廃校。戦後、東京都北区役所防疫班(看護婦、臨時職員)、21年11月北区役所衛生課(薬剤師、都職員)、22年厚生省看護係(厚生技官)、29年3月退職。4月日赤中央病院幹部看護婦教育主任・日赤短大主事、33年3月定年退職。▽昭和35年日本看護連盟を結成、副会長、42年会長。

【伝記】看護婦の政治的団結に尽力 須古都女史(雪永政枝『看護史の人びと第2集』、昭45)

鈴江 懐 すずえ・きたす

明治33(1900)～昭和63(1988)年(88歳)、徳島

【病理学】 大正13年7月京都帝大卒。第1病理入室(藤浪鑑教授)、9月助手、昭和2年4月熊本医大助教授、4年4月県立熊本医大教授、14年12月官立熊本医大教授、22年2月京都帝大教授(第1病理)、10月京大教授、38年4月停年退官。退官後、体質研究会顧問(58年6月～59年6月)。▽わが国におけるアレルギー研究の草分け的存在、リウマチ研究の権威。▽鈴江緑衣郎(栄養学、国立栄養研究所長)は長男。

【著書】感光色素あれこれ(昭35) **【共著】**実験腫瘍学(昭10)、リウマチ新説(昭26)、結核と癩の生理及び病理(昭30)、蛍光抗体法(昭38) **【編著】**有斐帖(昭15) **【共編】**病理学総論(昭35)、病理学各論第1(昭41)、第2(昭42) **【随筆】**らくだの旅(昭46)、インド雑記帳(昭54) **【句集】**八重垣記(昭52)

鈴江緑衣郎 すずえ・りょくえろう

大正14(1925)～平成20(2008)年(83歳)、京都

【生化学、栄養学】 昭和26年京大卒。実地修練、医化学入室(内野仙治教授、早石修教授)、助手、米国留学(33年～35年 インディアナ大)、42年10月助教授、43年12月国立栄養研究所栄養病理部室長、46年10月食品化学部長、52年4月成人栄養部長、56年4月所長、平成元年10月国立健康・栄養研究所に改組、2年3月退官。退官後、昭和女子大教授(大学院生活機構学専攻 2年4月～12年3月)、特任教授(～13

年3月)、非常勤講師(〜14年3月)。▽鈴江懐(病理学、京都帝大教授)の長男。

【著書】ビタミンミネラルエッセンス(昭59)、高齢者と栄養 その特徴(昭62)【共著】栄養生理・生化学(昭53)、栄養学汎論(昭57)【共訳】人間の栄養学全3冊(マイヤー 昭49)【自伝】私のプロフィル(平7)

鈴木章夫 すずき・あきお

昭和4(1929)〜平成22(2010)年(80歳)、静岡
【外科(心臓血管外科)】 昭和31年東京医歯大卒。東京米国陸軍病院で実地修練開始、33年7月米国クリーブランド・セントヴィンセントチャリティ病院にて心臓外科を修得、46年5月ミシシッピー大准教授、49年9月順天堂大教授(胸部外科)、58年2月東京医歯大教授(初代 胸部外科)、附属病院長(昭和62年7月〜平成4年7月)、医学部長(4年8月〜7年3月)、7年3月停年退官。退官後、学長(7年8月〜20年3月)。▽心臓外科の権威、冠動脈疾患の外科的治療で知られる。また、心臓人工弁創成期の第一人者。▽平成19年文化功労者(心臓血管外科)
【共著】心臓の手術2(現代外科手術学大系第9巻B 昭57)【編著】手術侵襲とCoenzyme Q_{10}(昭58)【共編】術前術後の老年者看護下(昭56)、虚血性心疾患の治療(循環器病講座4 昭60)【共監】家庭医学事典(平9)【共監訳】心血管機能の神経性調節(ランダル 昭63)

鈴木明 すずき・あきら

昭和2(1927)〜平成11(1999)年(72歳)、東京
【内科(呼吸器)】 昭和29年名大卒。実地修練、30年結核予防会結研特別研究生、33年名大第1内科研究生(日比野進教授)、38年国立がんセンター、46年内科医長、54年札幌医大教授(第3内科)、平成3年定年退職。▽胸部X線診断の読影法の専門家として知られた。▽昭和57年北海道医師会賞(肺区域解剖に基づく胸部X線像解析法の確立 肺癌を中心に)、平成4年北海道科学技術賞
【編】肺X線読影の実際1、2(癌X線読影講座51 昭51、54)

鈴木梅四郎 すずき・うめしろう

文久2(1862)〜昭和15(1940)年(77歳)、信濃(長野)
【事業家、政治家】 明治20年慶應義塾卒。時事新報記者、横浜貿易商組合顧問兼横浜貿易新聞社長、三井銀行横浜、神戸支店長、王子製紙専務、台南製糖会長、台湾森林工業会長の他、共同火災保険、第一火災保険、昭和火災保険、三越呉服店、東洋印刷各社の取締役を歴任。45年5月衆議院議員(長野県第1区、立憲政友会、当選5回 〜大正13年1月、昭和5年2月〜7月)。▽医療の社会化を主張・実践。医療機関不足を解消するために明治44年「実費診療所」を東京・京橋区に設置、その後、横浜、大阪など各地に設置、医師会の反発を招き対立、昭和4年には、八王子南多摩郡医師会は八王子相互診療組合診療所の4名の医師を格安診療を事由に戒告処分を行い、診療所医師は拒否したため、医師会は民事訴訟を起こし、大審院にまで持ち込まれ、事実上の原告側逆転勝訴となった「八王子事件」がある。
【著書】学問及び学者(大10)、医業国営論(昭3)、医療の社会化運動(昭4)、日本医業経営法の革新(昭6)、政界の根本的浄化(昭7)、嗚呼二月二十六日(昭12)

鈴木梅太郎 すずき・うめたろう

明治7(1874)〜昭和18(1943)年(69歳)、静岡
【農学(農芸化学)】 明治29年7月東京帝大農科大学農業化学科卒。7月農芸化学・生物化学入室・大学院、33年6月助教授、独留学(文部省外国留学生、34年10月〜39年2月 ベルリン大フィッシャー教授の下で、有機化合物の分離、合成について研究)、39年5月盛岡高農教授、9月兼東京帝大助教授(〜40年9月)、40年東京帝大農科大学教授(初代 生物化学)兼盛岡高農教授(〜大正6年11月)。大正6年11月兼理研化学部門主任研究員、農学部長(昭和2年10月〜3年10月)、9年12月東京帝大退官。退官後、満州国国務院大陸科学院顧問(10年〜)、院長(12年6月〜16年11月)。▽東京帝大助教授時代、桑の萎縮病は害虫、微生物によるものでなく葉の摘み過ぎ、刈り込み過ぎによる栄養不良であることを発見、明治43年米糠中の新栄養素(アベリ酸、大正元年オリザニンと命名)を発見、大正4年清酒防腐剤サリチル酸、梅毒治療剤サルバルサンの製造に成功、5年理化学研究所創立委員、理研にて「理研酒」を合成した。▽大正13年学士院賞(鈴木梅太郎、高橋克己 副栄養素の研究)、昭和14年学士院会員、昭和18年文化勲章(農芸化学に対する貢献)▽須磨子夫人は辰野金吾(建築学、東京帝大教授)の娘。
【著書】植物生理化学(明44)、植物生理の研究(昭19)【共著】最近煙草論(明36)、栄養化学(昭10)、栄養読本(昭11)、栄養学概論(昭17)【自伝】研究の回顧(昭

18）［伝記］鈴木梅太郎先生伝（昭42）、自然科学の道 鈴木梅太郎博士をたたえる（昭60）

鈴木快輔 すずき・かいすけ

昭和3（1928）～平成2（1990）年（62歳）、神奈川

【外科（消化器）】 昭和26年昭和医専卒。実地修練、外科入局（石井吉五郎教授）、39年助教授（第1外科村上忠重教授）、50年7月教授（昭和大藤が丘病院外科）、51年4月藤が丘病院副院長、57年6月院長、在職中、平成2年3月逝去。

［著書］長生きは胃から（昭53）**［共編］**外科の研修（医学研修シリーズ）1（昭55）、2（昭57）

鈴木和男 すずき・かずお

昭和2（1927）～平成15（2003）年（76歳）、埼玉

【歯科（法歯学）】 昭和26年東京歯科医専卒。東大法医学（上野正吉教授）にて研修を経て、39年4月東京歯科大助教授（初代 法歯学主任）、45年6月教授、平成4年3月定年退職。▽法歯学の権威。航空機事故の数多くの身元確認業務に従事、特に昭和60年の日航ジャンボ機墜落（御巣鷹山）事故では4か月かけて200体以上の調査に従事、平成7年には海外事故調査への貢献から医歯学界で初めて外務省参与に就任した。

［著書］法歯学（昭39）、法歯学の出番です 事件捜査の最前線（中公文庫 昭61）、やさしい法歯学（歯科ブックレットシリーズ18 昭62）、死体に歯あり 法歯学の現場（平4）、遺体鑑定 歯が語りかけてくる（平11）

鈴木鑑 すずき・かん

大正5（1916）～平成6（1994）年（78歳）、静岡

【血清学、免疫学】 昭和15年東京帝大卒。病理学教室血清化学部入室（緒方富雄助教授）、17年4月（血清化学）、23年6月東京医大助教授（細菌血清学 工藤正四郎教授、血清学担当）、27年4月副教授、37年4月東大教授（血清学）、52年4月停年退官。退官後、帝京大教授（細菌学 53年4月～62年3月）、客員教授（62年4月～平成4年3月）。

［著書］免疫学血清学の歩んできた道（昭49）、血清学免疫学入門（昭56）**［共著］**現代免疫学（昭48）

鈴木寛之助 すずき・かんのすけ

明治8（1875）～大正14（1925）年（50歳）、長野

【海軍軍医（外科）】 明治29年四高卒（陸軍軍医候補生）。金沢病院医員、30年海軍少軍医候補生、31年（少軍医）、「比叡」乗組、北清事変従軍、34年（大軍医）、日露戦争従軍、43年（軍医中監）、44年遣英艦隊「鞍馬」軍医長、英国皇帝戴冠式参列の後、欧米留学［44年～大正4年 独・ベルリン大、市立病院にて外科研究、大正3年国際癌研究会議（ベルリン）日本政府委員代表、第一次大戦のため、英国に移動、ロンドン大ロンドン病院医学校病理部にて外科、外科病理研修、米国経由帰国］、大正5年（軍医大監）、海軍軍医学校教官、横須賀海軍病院副院長、第1艦隊軍医長、連合艦隊軍医長、10年12月舞鶴海軍病院長（軍医少将）、11年12月軍医学校長、13年12月横須賀海軍病院長兼横須賀鎮守府軍医長、在任中、14年4月逝去。没後（軍医中将）。▽日本海軍の軍医教育の貢献者。

鈴木キク すずき・きく

元治元（1864）～昭和21（1946）年（82歳）、三河（愛知）

【看護師】 明治18年有志共立東京病院看護婦教育所入学、21年卒［卒業式（皇后陛下行啓）で看護法を実演。正規の看護教育を受けて卒業した最初の一人］。23年看護婦生徒教育掛、看護長兼看護婦派出係（湘南大磯で静養中の新島襄の看護にあたる）、24年生徒取締、看護婦取締（松浦里の後任）。濃尾大地震救護のため派出看護を指揮、27年日清戦争の大本営広島にて傷病軍人の看護にあたる。34年退職。昭和8年恵和会（教育所同窓会）創立顧問。▽祖父は鈴木春山（田原藩医、蘭学者）、鈴木才三（愛知日報、扶桑新聞社創業者）は兄、鈴木春（明治学院理事長）は甥。

鈴木清 すずき・きよし

明治31（1898）～昭和42（1967）年（68歳）、兵庫

【解剖学】 大正12年大阪医大卒。新潟医大解剖学入室（工藤得安教授）、助手、15年京城帝大助教授（上田常吉教授）、独留学（朝鮮総督府派遣、昭和8年11月～10年6月 ダーレムのカイザー・ウィルヘルム研究所ゴールドシュミット教授に師事、染色体の研究に従事）、戦後、23年7月大阪市立医大教授（第1解剖）、30年4月大阪市大教授、医学部長（32年7月～36年3月）、39年3月定年退職。退職後、大阪府立女子大学長（40年12月～）、在職中、42年1月急逝。▽神経鍍銀技術の開発者。

鈴木紘一 すずき・こういち

昭和14（1939）～平成22（2010）年（71歳）、東京

【生化学】 昭和37年東大理学部生物化学科卒。42年3月大学院修了(安藤鋭郎教授)、4月日本学術振興会奨励研究員、43年7月助手(農学部農芸化学科酵素学 今堀和友教授)、英国留学(44年〜46年 MRC分子生物学研究所サンガー博士、ハリス博士に師事)、50年4月助教授(医学部第2生化学 今堀和友教授)、58年5月東京都臨床医学総合研究所遺伝情報研究部門長、平成3年9月東大教授(応用微生物研究所)、分子細胞生物学研究所長(9年4月〜11年3月)、12年3月停年退官。退官後、東京都臨床医学総合研究所所長(12年3月〜15年3月)、東レ先端融合研究所長(15年4月〜21年6月)。

【編著】タンパク質工学 基礎と応用(Maruzen advanced technology 生物工学編 平4)、生化学(平9)【共編】プロテオリシス 蛋白質分解の分子機構とバイオロジー(平11)【共訳】生命の化学(ジュヴォンズ 昭44)、生化学(ホートン他 平10)

鈴木孝之助 すずき・こうのすけ

安政2(1855)〜昭和20(1945)年(90歳)、尾張(愛知)

【海軍軍医(呼吸器科)】 明治13年東大(旧)卒。7月愛知医学校1等教諭兼愛知病院内科医長、16年1月校長、10月海軍入省(大軍医)、33年11月横須賀海軍病院長(軍医総監)、36年11月呉海軍病院長、日露戦争従軍、38年2月旅順口海軍病院長、12月待命、40年2月予備役編入。退役後、麻布飯倉片町に開業(呼吸器内科)、鎌倉七里ケ浜に鈴木療養所を開設。▽八田善之進(宮内省侍医頭)夫人は次女。

【著書】通俗肺病患者摂生法(明36)、本邦ニ於ケル肺病ノ蔓延(明43)、肺結核療養法(大15)、医療制度改善案(昭10)【共著】処方学(明17)【訳書】詳約薬物学(ノートナーゲル、ロースバッハ 明13)

鈴木五郎 すずき・ごろう

明治31(1898)〜平成2(1990)年(91歳)、千葉

【外科】 大正11年千葉医専卒。第1外科入局(高橋信美教授)、講師を経て、昭和16年5月助教授(〜22年10月)、22年4月国立千葉病院長、10月兼千葉医大教授(第1外科)、24年5月千葉大教授、38年3月停年退官、46年4月国立千葉病院長退任。▽外科学の権威。『実地外科手術書』は戦地へ赴く軍医の必需品であった。

【著書】外科診断の指針(昭14)、新外科手術書上・中・下巻(昭24〜28)、救急処置の実際(昭45)【共著】実地外科手術書(昭9)

鈴木重武 すずき・しげたけ

明治31(1898)〜昭和30(1955)年(57歳)、青森

【解剖学】 大正12年東北帝大卒。7月千葉医大助手(田口碩臣教授)、10月助教授、独留学(在外研究員、13年5月〜昭和2年7月)、3年10月教授、24年5月千葉大教授、在任中、30年7月逝去。

【共著】人体解剖学(岩波全書17 昭8)

鈴木祥一郎 すずき・しょういちろう

大正7(1918)〜平成20(2008)年(89歳)、東京

【微生物学】 昭和16年12月東京帝大卒。17年1月伝研嘱託(小島三郎部長)、臨時召集[17年2月〜21年6月 17年12月(陸軍軍医中尉)、満州、比島、インドネシアを転戦、20年8月(軍医大尉)]、21年5月伝研嘱託(小島三郎部長、福見秀雄部長)、25年1月予研検定部無菌室主任、25年12月岐阜県立大助教授(栗本珍彦教授)、米国留学(38年4月 ワシントン大ローズベリー教授)、39年4月岐阜大助教授、46年4月教授、医学部長(53年5月〜56年10月)、57年4月停年退官。退官後、岐阜医療短大(設置準備委員長 57年4月〜、学長 58年4月〜61年3月)。▽嫌気性菌(特に、*Bacteroides, Fusobacterium*)に関する世界的研究者、基準株の収集と保存施設の充実に尽力した。▽昭和46年小島三郎記念文化賞(鈴木祥一郎、上野一恵 無胞子嫌気性菌群に関する研究)

【共著】嫌気性菌(昭44)【共編】嫌気性菌と好気性菌(昭43)

鈴木次郎 すずき・じろう

明治44(1911)〜昭和43(1968)年(56歳)、静岡

【整形外科】 昭和14年千葉医大卒。第2外科入局(瀬尾貞信教授)、20年6月附属医専部教授、22年7月助教授、29年6月教授(初代 整形外科)、附属病院長(34年10月〜36年9月)、医学部長(42年4月〜)、在任中、43年1月急逝。

【分担】脊椎固定術(臨床整形外科全書第6巻 昭40)

鈴木二郎 すずき・じろう

大正13(1924)〜平成2(1990)年(65歳)、宮城

【外科(脳神経外科)】 海軍兵学校卒。敗戦時(海軍少尉)、昭和25年東北帝大卒。実地修練、第2外科入局(桂重次教授)、講師を経て、39年9月助教授(附属病院長町分院 脳神経外科)、42年11月教授(脳血管研究施設脳腫瘍部門)、55年4月(長町分院閉鎖、附

属病院に統合）、63年3月停年退官。▽もやもや病の発見・命名者。くも膜下出血の手術を2100例執刀した。▽昭和42年日本精神神経学会賞（Narcoleptic Syndrome and Paradoxical Sleep）、56年河北文化賞（脳卒中外科療法の開発と東北での撲滅運動の推進）

【著書】脳卒中の外科（昭49）、脳と脳（昭59）【共著】脳とこころをさぐる（平2）【編著】Moyamoya病（昭58）、脳血管障害（昭58）、最新脳神経外科学（昭63）

鈴木紳　すずき・しん

昭和22（1947）～平成11（1999）年（51歳）、東京

【内科（循環器）】 昭和47年慈恵医大卒。6月附属病院研修医（内科）、51年4月東京女子医大附属日本心臓血圧研究所循環器内科（広沢弘七郎教授）・助手、61年3月日本心臓血圧研究振興会附属榊原記念病院循環器内科部長、平成2年6月副院長、7年11月千葉西総合病院心臓病センター長、9年2月大和徳州会病院副院長、12月町田市民病院循環器科科長、10年6月大和成和病院副院長兼心臓病センター長兼循環器内科部長、在職中、11年4月逝去。▽PTCA（経皮的冠動脈形成術）の専門家として知られた。

【共著】心臓カテーテル法ハンドブック（Practical handbooks 昭63）【編著】心臓カテーテル検査（目でみる循環器病シリーズ6 平5）【追悼】音容日に遠し（平12）

鈴木慎次郎　すずき・しんじろう

大正2（1913）～昭和56（1981）年（67歳）、岐阜

【栄養学】 昭和12年慶大卒。満州在勤、23年国立栄養研究所栄養生理部長、52年健康増進部長、在任中、56年1月逝去。

【著書】労働のエネルギー原則（昭23）、体力測定法（昭24）【共著】実用料理献立（昭26）、カロリーの問題（昭29）、栄養学の概況（昭41）、長生き栄養学 食べて運動して健康になる本（昭58）【編著】生活と肥満 医療と保健活動の指標（昭56）

鈴木武夫　すずき・たけお

明治44（1911）～昭和47（1972）年（61歳）、千葉

【細菌学】 昭和13年慶大卒。神奈川県防疫医、21年神奈川県中央衛生試験所、24年神奈川県ワクチン製造所長、27年千葉県衛生研究所長、30年北里研入所、31年検査部主任、34年部長、37年北里大衛生学部教授、在職中、47年3月逝去。▽北里研検査部主任当時、衛生検査技師養成校に開設を提言し、衛生科学専門学院の設立に尽力した。

【共著】衛生検査総論（昭43）

鈴木武夫　すずき・たけお

大正元（1912）～平成19（2007）年（94歳）、東京

【公衆衛生学】 昭和15年東京帝大卒。公衆衛生院入所（生理衛生部 石川知福教授）、15年12月厚生科学研究所、17年11月厚生省研究所、21年5月公衆衛生院、22年8月労働衛生学部（石川知福部長）、24年6月国立公衆衛生院、29年9月労働衛生学部長、47年12月次長、56年4月院長、60年3月退官。▽労働衛生環境、大気汚染に対する環境基準の科学的知見の推進に貢献した。

【著書】いま環境研究に期待すること（平6）【編著】公害環境の科学（昭47）

鈴木忠彦　すずき・ただひこ

大正4（1915）～昭和47（1972）年（56歳）、東京

【外科】 昭和16年12月東京帝大卒。12月第2外科入局（都築正男教授）、17年1月海軍短期軍医、（軍医中尉）、21年3月第2外科復帰（福田保教授）、26年8月大阪市大助教授（第1外科 沢田平十郎教授）、欧州出張（33年8月～34年2月）、37年4月教授、在職中、47年2月急逝。

【共編】外科病態生理選書全6集（昭34～36）、外科病理学上・中・下巻（昭38～39）

鈴木千賀志　すずき・ちかし

明治43（1910）～昭和54（1979）年（69歳）、宮城

【外科（呼吸器）】 昭和9年東北帝大卒。第1外科入局（杉村七太郎教授）、13年2月助手、7月応召（中支派遣軍第3兵站病院附）、14年12月講師、19年3月抗研勤務、6月助教授（病理）、25年9月教授（外科）、欧米出張（在外研究員 28年3月～29年1月）、所長（43年4月～49年3月）、49年4月停年退官。退官後、社会保険宮城第一総合病院長（49年4月～）、在職中、54年7月逝去。▽わが国における肺結核外科の開拓者。▽昭和49年河北文化賞（肺がん早期発見と外科的療法の体系化）

【著書】肺結核の外科療法とその適応症（昭26）、肺結核における肺切除療法（昭27）、外科からみた肺癌（昭49）【共著】肺癌X線像の読み方（昭44）【共編】最近外科各論（昭37）

鈴木継美　すずき・つぐよし

昭和7(1932)〜平成20(2008)年(76歳)、東京

【公衆衛生学、人類生態学】　昭和30年東大卒。実地修練、公衆衛生学入室(松岡脩吉教授)、35年助手(勝沼晴雄教授)、41年講師、43年3月助教授(保健学科人類生態学　勝沼晴雄教授兼任)、46年9月東北大教授(公衆衛生学　〜55年3月)、54年4月東大教授(保健学科人類生態学)、平成4年3月停年退官。退官後、国立環境研究所副所長(4年3月〜)、所長(6年3月〜8年9月)。▽平成10年日本内分泌撹乱化学物質学会(通称　環境ホルモン学会)を設立・初代会長。環境庁のダイオキシン類長期大気曝露影響調査検討会座長なども務めた。

【著書】パプアニューギニアの食生活(中公新書　平3)　【共著】煙霧の文明(昭38)　【共編】重金属中毒(昭53)、中毒学と栄養学(昭53)、環境(昭55)、栄養生化学(昭59)、日本人の食習慣の特徴と疾患(平4)、ミネラル・微量元素の栄養学(平6)

鈴木遂　すずき・とおる

明治27(1894)〜昭和20(1945)年(51歳)、東京

【病理学】　大正7年12月東京帝大卒。8年1月第1病理入室(緒方知三郎教授)、13年10月講師、昭和3年4月昭和医専教授(〜6年10月)、4年4月東京帝大助教授、独留学(文部省在外研究員　ベルリン大レスレ教授に師事)、12年5月新潟医大教授(第1病理)、18年6月東京帝大教授(第1病理)、在任中、20年8月15日逝去。▽腎炎、腸チフスの病理学的研究で知られる。

鈴木友二　すずき・ともじ

明治45(1912)〜平成9(1997)年(84歳)、東京

【薬学】　昭和12年東京帝大医学部薬学科卒。京都帝大入室・助手、20年9月助教授、27年8月教授(初代生物薬品化学　〜40年3月)、39年4月兼阪大教授(蛋白研・酵素反応学部門)、40年4月阪大教授専任、所長(40年12月〜44年8月)、42年(血液蛋白質部門)、50年3月停年退官。退官後、明治薬大教授。▽昭和54年学士院賞(キニン系の蛋白化学とその制御に関する研究)

【共著】衛生化学上巻(昭29)、ビタミン、アミノ酸の微生物定量法(昭31)、キニンとその周辺(昭47)　【共編】中間代謝の化学(生化学講座第6　昭34)、医学の生化学(同第8　昭35)、生体成分分析法(同第15　昭37)

鈴木直吉　すずき・なおきち

明治28(1895)〜昭和61(1986)年(90歳)、愛知

【解剖学(比較神経学)】　大正13年東京帝大農学部卒。文学部に再入学したが東北帝大に移り卒業。東北帝大医学部助手(第1解剖　布施現之助教授)、講師、昭和3年4月岩手医専教授(初代　解剖)、5年6月辞職、11月満州医大助教授、13年5月教授、戦後帰国、22年4月横浜市立医専教授、24年4月横浜医大教授(〜7月)、9月広島県立医大教授、28年8月広島大教授(第2解剖)、医学部長(31年10月〜33年3月)、33年3月停年退官。退官後、岩手医大教授(第1解剖　35年4月〜38年3月)、広島文教女子大教授(39年4月〜42年3月)、順正短大教授(42年4月〜52年3月)。▽脳神経、特に魚類の中枢神経の顕微解剖学的研究で知られる。

【著書】動物神経学　無脊椎動物篇(昭14)、器官組織学実習提要(昭27)　【訳書】亜細亜の人と神秘(オッセンドフスキー　昭16)

鈴木尚　すずき・ひさし

明治45(1912)〜平成16(2004)年(92歳)、埼玉

【人類学】　昭和11年東京帝大理学部人類学卒。人類学入室、18年4月講師(人類学科)、19年3月助教授(人類学科人類学主任)、30年11月教授、47年3月停年退官。退官後、国立科学博物館人類研究室長(47年8月〜)、人類研究部長(49年4月〜51年4月)、成城大教授(経済学部　51年4月〜57年3月)。▽昭和36年、イスラエルでネアンデルタール人の一種、アムッド人を発見、注目を浴びた。徳川将軍家の遺骨、奥州藤原氏3代のミイラを調査したことでも知られる。

【著書】鎌倉で発見された中世日本人遺骨(昭29)、骨(昭35)、日本人の骨(岩波新書　昭38)、化石サルから日本人まで(同　昭46)、人体計測　マルチンによる計測法(昭48)、鈴木尚骨格人類学論文集(平4)、骨が語る日本史(平10)、【共編】増上寺徳川将軍墓とその遺品・遺骨(昭42)

鈴木英夫　すずき・ひでお

明治45(1912)〜平成22(2010)年(98歳)、神奈川

【内科、歌人、作家】　昭和11年千葉医大卒。応召[(軍医大尉)にて復員]、戦後、22年12月沼津市立病院副院長、24年静岡県高座郡座間町にて開業(内科小児

科）、平成10年廃業。▽在学中より北原白秋に師事、「コスモス」短歌会員。▽昭和53年日本歌人クラブ賞（忍冬文）、63年短歌研究賞（柊二よ）
【著書】遠東の民第1部趙君瑛の日記（昭16）、第2部陳一族の手紙（昭17）、第3部ある中尉の手記（昭18）、国境のブランコ（昭43）、絹の街道 画文集（昭52）、稲の道・歌の道 雲南に歌垣のルーツをもとめて（昭63）、狛犬のきた道（平2）【評論】北原白秋の思想（昭60）【歌集】おりえんたりか（昭30）、えとるりあ（コスモス叢書 昭43）

鈴木秀郎　すずき・ひでろう

大正11（1922）～平成12（2000）年（78歳）、東京
【内科】 昭和23年9月東大卒。実地修練、24年10月第1内科入局（柿沼昊作教授）、31年4月助手（田坂定孝教授）、46年7月講師（吉利和教授）、49年4月（織田敏次教授）、53年4月産業医大教授（第1内科～60年3月）、60年4月副学長・病院長、平成5年3月退職。退職後、海外邦人医療基金特別顧問。
【著書】からだの働きと病気 看護婦・技術者のための医学常識（昭37）、薬の効き目と副作用（昭53）【編著】自己免疫病のすべて（内科シリーズ no.10 昭48）、慢性関節リウマチのすべて（同 no.19 昭50）、全身性エリテマトーデスのすべて（同 no.25 昭52）、投薬と検査（臨床検査 mook no.10 昭57）【共編】標準臨床検査法（昭36）【監訳】医原性疾患 医学の進歩に伴った疾患（モーザー 昭53）

鈴木文助　すずき・ぶんすけ

明治20（1887）～昭和24（1949）年（62歳）、福島
【生化学】 旧姓荒木。明治45年東京帝大農科大学農芸化学卒（鈴木梅太郎教授）。大正12年12月京都帝大教授（初代 農学部第2農林化学）、14年5月（第2農芸化学）、昭和9年12月東京帝大教授（農学部農芸化学、化学第2講座）兼理研研究員、21年2月停年退官。▽昭和8年恩賜賞（脂肪酸及之を含有する生物体成分の研究）▽鈴木文太郎（化学、東京帝大教授）の養子。
【共著】生物化学（農芸化学全書第2冊 昭15）【編書】食物（小学科学絵本第7巻 昭12）、米（同第11巻 昭12）、砂糖（同第12巻 昭12）

鈴木文太郎　すずき・ぶんたろう

元治元（1864）～大正10（1921）年（57歳）、加賀（石川）
【解剖学】 明治21年帝大卒。解剖学入室（田口和美教授）・大学院、26年9月第四高等中学校教授、27年9月四高教授（～29年7月）、独留学（文部省外国留学生 29年7月～32年8月）、32年10月京都帝大教授（第1解剖）、欧州出張（45年5月～大正元年12月）、在任中、10年1月逝去。▽足立文太郎、加門桂太郎とともに「京大解剖の三太郎」と称された。
【著書】解剖学名彙（明38）、解剖術式手訣（明治42）、顕微鏡及鏡査術式（明43）、人類（明45）、組織学汎論（大4）、人体系統解剖学巻1、2、3上・下（大7）【共著】美術解剖学（明41）【編訳】局所解剖学第1～第3（ヨッセル 明治24～26）

鈴木平三郎　すずき・へいさぶろう

明治39（1906）～昭和59（1984）年（77歳）、東京
【産婦人科、政治家】 昭和5年日大専門部医学科卒。産婦人科入局（塚原伊勢松教授）、8年8月東京府三鷹村において開業（産婦人科）、13年1月軍医予備員候補者として立川陸軍病院入隊、臨時召集［15年11月近衛歩兵第4聯隊補充隊入隊、12月独立混成第9旅団司令部（中国山西省太原）、16年9月（軍医少尉）、18年9月（軍医中尉）、20年8月（軍医大尉）、21年4月博多へ帰還］、30年4月産婦人科廃業、40年4月日大講師（公衆衛生学）、42年7月福島県矢吹町に西白河病院開設・院長、59年2月逝去。▽戦前、社会大衆党入党、昭和12年三鷹村会議員（～15年）、町会議員（15年～17年）、戦後、21年日本社会党入党、北多摩支部長、三鷹市長（30年4月～50年4月 5期）、また、日本学園理事長を務めた。▽昭和51年保健文化賞（流動の激しい中都市における高環境高福祉の健康都市づくりに貢献）
【著書】非能率行政への挑戦（昭46）、挑戦二十年 わが市政（昭50）

鈴木 誠　すずき・まこと

大正3（1914）～昭和48（1973）年（58歳）、山梨
【解剖学、形質人類学】 昭和15年京城帝大卒。解剖学入室（今村豊教授）、19年4月咸興医専教授、戦後、23年1月広島県立医大助教授（今村豊教授）、26年2月信州大教授（第2解剖）、在任中、48年4月急逝。▽人類学的標本（古人類、現生人骨格、現生人歯）の収集で知られる。
【共訳】頭骨の文化史（ヘンシェン 昭49）

鈴木まさ　すずき・まさ

安政4（1857）～昭和15（1940）年（83歳）、駿河（静岡）

【看護師】 旧姓加藤。明治11年鈴木良光陸軍少佐と結婚、2児を得たが、16年、少佐は病死。桜井女学校附属看護婦養成所に入り、21年卒（1期生）。帝大附属第一医院内科婦長、24年2月退職、米国留学を志したが、熱病のため中止、11月本郷森川町に「慈善看護婦会」（わが国初の民間経営の派出看護婦会）を開設、29年東京看護婦会と改称・会頭、33年会頭退任。引退後、発病した一人息子の世話に終始し、見送った2年後に83歳の生涯を閉じた。▽明治20年11月荻野吟子（わが国最初の女医）らとともに、「私立大日本婦人衛生会」を組織、衛生知識の普及と健康保持増進の啓蒙運動に力を注ぎ、21年2月からは機関誌『婦人衛生雑誌』を刊行、また、29年には「東京看護婦講習所」を設立、社会の要請に応えた。

【伝記】鈴木まさ（高橋政子『写真でみる日本近代看護の歴史』、昭59）

鈴木正夫 すずき・まさお

明治32(1899)～昭和56(1981)年(81歳)、愛知

【生理学】 大正13年東京帝大卒。第1生理入室（橋田邦彦教授）、助手を経て、昭和2年8月千葉医大助教授（酒井卓造教授）、独留学（在外研究員、5年3月～7年10月 ライプチヒ大ギルデマイスター教授に師事）、10年9月教授（第1生理）、医学部長（37年3月～39年3月）、40年3月停年退官。

【著書】人体の機能（岩波全書 昭27）、電気治療（英文版も刊行 昭31）【歌集】葛城野（歌と評論叢書 昭30）

鈴木昌樹 すずき・まさき

昭和7(1932)～昭和53(1978)年(46歳)、東京

【小児科】 昭和31年東大卒。実地修練、小児科入局（高津忠夫教授）、講師を経て、49年4月助教授、52年1月（附属病院分院小児科長）、在任中、53年7月逝去。▽小児神経学の権威、微細脳損傷と言語発達障害の研究で知られた。

【著書】小児言語障害の診療（昭49）、微細脳障害（昭54）、障害児教育の医学（昭55）【監訳】小児神経学ハンドブック（ジャブール他 昭53）【共監訳】小児科診断学（グリーン他 昭48）

鈴木幹太 すずき・みきた

明治14(1881)～昭和25(1950)年(69歳)、東京

【医書出版】 明治34年南山堂書店創業。医学・薬学図書の出版と販売を開始。大正9年『治療及処方』（『治療』の前身）創刊。昭和23年株式会社南山堂に改組。▽代表的な刊行物に西川義方『内科診療ノ実際』（大正11年）があり、戦前・戦中・戦後にわたるロングセラーとして知られ、昭和50年に第70版と版を重ねた。▽同社は昭和29年に創業50周年記念事業として『南山堂医学大辞典』、35年に『医学英和大辞典』を刊行した。

鈴木モヨ すずき・もよ

明治26(1893)～昭和58(1983)年(90歳)、岩手

【看護師（従軍看護婦）】 明治45年4月日赤岩手支部救護看護婦養成所に入学、3年次は日赤病院で実務練習、大正4年3月卒。4月私立川村産婆学校入学、5年4月岩手県産婆検定試験合格、婦長候補生教育（7年4月～10月 日赤病院）、8年7月朝鮮総督府医院婦長兼附属看護婦産婆養成所生徒監、ロシア革命勃発、応召（10年9月 白系ロシア人難民救済、11年3月解除）、関東大震災、再応召（12年9月 東京にて救護活動、12月解除）、12月日赤朝鮮本部診療所看護婦長兼朝鮮総督府医院附属看護婦産婆養成所講師、昭和2年6月仙台衛戍病院婦長、3年10月昭和医専附属病院総婦長、6年8月附属産婆看護婦養成所教育部長兼任（～26年3月）、日中戦争勃発、再々応召（12年7月 病院船瑞穂丸にて救護看護婦として、中支方面の戦傷病者の輸送に従事、14年5月解除）、21年4月昭和医大附属病院総婦長、39年4月昭和大医学部附属病院総婦長、44年12月退職。▽昭和42年フローレンス・ナイチンゲール記章

【伝記】昭和医大の歴史とともに 鈴木モヨ女史（雪村政枝『看護史の人びと第2集』、昭45）

鈴木安恒 すずき・やすのぶ

明治41(1908)～平成6(1994)年(85歳)、東京

【耳鼻咽喉科】 昭和8年慶大卒。耳鼻咽喉科入局（小此木修三教授、西端驥一教授）、下谷病院、慶大耳鼻咽喉科、12年東京工廠、15年5月講師、16年4月済生会神奈川病院部長（～20年）、講師、28年12月助教授、36年12月教授、49年3月定年退職。退職後、客員教授（49年4月～61年3月）。

【著書】聾唖の遺伝（人類遺伝学叢書第1冊 昭14）

鈴木幸夫 すずき・ゆきお

明治41(1908)～昭和63(1988)年(79歳)、岡山

【衛生学】 昭和11年岡山医大卒。玉島保健所長。22年1月兼県立徳島医専教務嘱託、23年4月徳島医大講師、12月教授、学長事務取扱（44年9月～45年1

月)、49年3月停年退官。▽昭和25年高知県のマンガン鉱山の調査以来、マンガン中毒の研究を進め、45年には日本電工金沢工場の周辺住民にみられた呼吸器疾患がマンガン中毒によるものであることを解明した。

鈴木宜民　すずき・よしたみ

明治42(1909)~昭和62(1987)年(77歳)、静岡

【眼科】昭和11年12月千葉医大卒。13年10月眼科入局(伊東弥恵治教授)、16年1月千葉県大貫町・輔仁療院眼科勤務、17年2月千葉医大眼科、19年8月助手、海軍軍医[12月予備役(軍医少尉)、20年2月海軍軍医学校戸塚分校に入隊、3月解除]、5月附属医専部講師、21年7月附属医専部教授兼千葉医大講師、24年11月助教授、28年4月千葉大助教授、30年7月教授、50年4月停年退官。退官後、関東鍼灸専門学校長(55年4月~61年3月)。

【著書】精神疾患及び脳変性に伴う眼疾患(日本眼科全書第12巻第1冊 昭55)、屈折異常と眼鏡入門(昭57)

錫谷 徹　すずたに・とおる

大正5(1916)~平成8(1996)年(80歳)、兵庫

【法医学】昭和16年12月京都府立医大卒。第2内科入局(菊池武彦教授)、臨時召集[17年2月 内地、満州、沖縄、台湾勤務、(陸軍軍医中尉)にて、21年1月復員]、第2内科復帰、21年6月国立福井療養所、22年2月京都府立医大法医学入室(小南又一郎講師・教授待遇)、23年9月助教授(32年7月 小片重男教授)、32年12月京大助教授(黒岩武次教授)、35年8月和歌山県立医大教授、39年11月北大教授、55年4月停年退官。▽在職中、警察の嘱託解剖医として約1600体の解剖を行った。

【著書】法医診断学(昭47)、死の法医学(昭58) **【自伝】**ある大学の教師(昭55)

鈴村昭弘　すずむら・あきひろ

昭和2(1927)~昭和61(1986)年(59歳)、愛知

【眼科】昭和25年名大医専部卒。実地修練、26年眼科入局(小島克教授)、33年名大環境研助教授(第2部門環境生理学 萩野鉚太郎教授、第5部門航空医学、第6部門航空心理)、48年4月愛知医大教授(初代)、加齢医科学研究所長(60年11月~)、在職中、61年3月逝去。▽作業時の視機能についての専門家として知られ、産業・交通面での視機能の臨床についての業績を残した。特に、VDT作業と眼精疲労の関連性に関する研究の先駆者。

【編著】眼精疲労(昭60)

鈴村正勝　すずむら・まさかつ

大正3(1914)~平成元(1989)年(74歳)、埼玉

【産婦人科】昭和14年東京帝大卒。産婦人科入局(白木正博教授)、海軍短期現役[14年7月(軍医中尉)、15年11月(軍医大尉)、19年11月(軍医少佐)スラバヤ勤務、20年9月予備役編入・復員]、東京帝大産婦人科復帰、25年9月東京都衛生局公衆衛生課(技術吏員)、12月東京都台東産院長、31年8月東京都荒川産院長、32年12月東大助教授(小林隆教授)、34年3月(第2産科婦人科)、35年4月日医大助教授(第2産婦人科 石川正臣教授)、11月教授、56年3月定年退職。退職後、特任教授(56年4月~57年3月)。▽子宮収縮(陣痛)研究の第一人者。東大助教授時代、皇太子浩宮出産の際、小林隆教授とともに立ち会った。

【監修】ママになる本(昭44)

須田 勇　すだ・いさむ

大正元(1912)~平成13(2001)年(89歳)、東京

【生理学】昭和13年慶大卒。生理学入室(林髞教授)、22年2月助教授、28年4月神戸医大教授(第2生理)、米国ニューヨーク州立大招聘教授(30年8月~31年11月)、39年4月神戸大教授、医学部長事務取扱(44年3月~)、医学部長(44年11月~)、50年2月学長、56年2月退官。退官後、兵庫県顧問、姫路獨協大学長(初代 62年3月~平成3年3月)。

【分担】小脳の生理(生理学講座第10巻 昭28) **【共編】**生理学研究法(昭50) **【監訳】**生体制御理論テキスト(ミルホーン Jr 昭44)

須田経宇　すだ・けいう

明治36(1903)~昭和63(1988)年(85歳)、東京

【眼科】昭和3年東京帝大卒。眼科入局(石原忍教授)、5年4月新潟医大講師(熊谷直樹教授)、6年10月助教授、11年5月帝国女子医専教授、22年9月熊本医大教授、24年7月熊本大熊本医大教授、28年4月熊本大教授、附属病院長(34年4月~36年3月)、44年3月停年退官。▽緑内障の研究で世界的評価を受けている。「須田氏圧迫試験」は緑内障の有力な診断法として知られた。昭和62年公益信託須田経宇緑内障治療研究奨励基金が設立された。▽昭和43年西

日本文化賞(熊本大学医学部水俣病研究班「水俣病研究」の功績)▽須田卓爾(須田明々堂眼科2代目)の長男。

【著書】新眼科学(昭37)、石原忍の生涯(講談社学術文庫 昭59)

須田朱八郎 すだ・しゅはちろう

明治45(1912)~昭和44(1969)年(57歳)、東京

【医師、社会運動家】 昭和12年東京医専入学、17年9月東京医専卒。10月中野療養所勤務、19年退職(山梨県へ疎開)、応召(20年3月~10月 第321師団、伊豆大島駐屯)、10月中野療養所復職、組合運動に専念、24年9月厚生大臣名で免職処分(レッドパージ)、25年1月赤羽診療所開設、29年赤羽病院開設(赤羽診療所の病院化)、34年立川相互病院長。▽静岡高校在学中、昭和6年日本共産青年同盟加入、7年1月自治会結成準備と禁制図書所持で2週間の停学処分、6月静高第4次弾圧事件で検挙され、7月諭旨退学処分、10月日本労働組合全国協議会に加わり中央委員、9年3月治安維持法違反で四谷署に検挙され、11年6月まで市谷未決監に収容される。12年1月東京医専受験を決意、4月合格。在学中、応召(13年9月赤坂歩兵第1聯隊、14年5月山東省徳県、7月済南、15年6月甲府聯隊、7月除隊)、16年12月改正治安維持法による非常処置として西神田署に17年7月まで拘置。▽昭和20年12月中野療養所従業員組合結成・初代書記長、全日本国立療養所従業員組合結成・初代副委員長、21年4月全日本医療従業員組合協議会結成・初代書記長、22年9月全日本国立療養所職員組合書記長、23年10月全日本国立療養所医療労働組合結成・副委員長。昭和28年全日本民主医療機関連合会(民医連)結成・初代会長(16年間)。▽東京青山墓地の解放運動無名戦士の墓に合葬されている。
【伝記】春の麦 須田朱八郎とその妻の記録(須田若枝 平6)【追悼】須田朱八郎先生を偲ぶ(久保喜太郎他編 平14)

須田泰嶺 すだ・たいれい

文政8(1825)~明治41(1908)年(83歳)、信濃(長野)

【外科】 天保9年儒医松尾京庵に漢医学、儒学を学び、弘化元年江戸に出て、林洞海に蘭学、医学を学び、嘉永元年佐倉の佐藤泰然の門に入り、外科・産科を修めて、4年伊那に帰郷、開業。安政4年藩命により江戸に出て、林洞海、伊東玄朴の下で修学、文久元年阿波藩蜂須賀侯に招かれて徳島に赴任、後、江戸に移り、慶応2年~3年医学所において外科学を講義、明治元年信州高遠藩内藤侯の医員となり、内藤侯にしたがって京都に赴き藩のために尽力した。明治2年5月大学中助教となり、文部、内務に勤務したが、5年9月辞職。8年、佐藤尚中、佐々木東洋らと博愛社を創設。▽文久元年6月、江戸吉原の幇間桜川某の脱疽にクロロホルム麻酔をもって下腿切断術を施行(わが国における最初のクロロホルム麻酔)したと記録されている。

須田正巳 すだ・まさみ

大正4(1915)~平成10(1998)年(83歳)、山梨

【生化学】 昭和15年大阪帝大卒。微研入所(細菌血清学部・細菌化学部 政山龍徳教授)、16年3月助手、20年4月助教授、28年10月阪大教授(初代 栄養学~41年12月)、兼理学部附属蛋白質研究施設蛋白質栄養部門(32年~)、兼蛋白研蛋白質代謝部門(33年~)、42年1月(蛋白研専任)、47年7月兼愛媛大教授(医学部)、愛媛大医学部長(48年9月~54年7月)、55年4月停年退官。▽蛋白質生合成の先駆的研究、数種のアミノ酸代謝経路の確立、また、細胞膜の生化学的研究の草分けとして知られる。▽民主主義科学者協会生物学部会の初期のメンバー。▽昭和26年浅川賞(微生物の酵素的適応の研究)、36年学士院賞(市原硬、須田正巳 二、三アミノ酸の中間代謝及び之に関する酵素の研究)
【著書】栄養・代謝・リズム(昭56)【共著】新しい生物学1(昭24)、生命観(教養講座ライフサイエンス24 昭51)、バイオリズムとその機構(昭51)【共分担】生体内反応論4、5(岩波講座現代化学4 昭31)

須知泰山 すち・たいざん

大正13(1924)~平成15(2003)年(78歳)、愛知

【病理学】 昭和23年名大卒。社会保険中京病院にて実地修練、24年名大第1生理入室(久野寧教授)、25年助手、29年米国ロードアイランド州ニューポート病院にて実地修練、32年ロードアイランド病院病理・臨床病理研修員、36年名大第2病理入室(牛島宥教授)、名大医学部附属衛生検査技師学校専任教官、37年豊橋市民病院臨床検査医長、40年愛知県がんセンター病院臨床病理部長(研究所長 赤崎兼義)、平成2年定年退職。退職後、聖隷浜松病院・聖隷三方原病院顧問(2年~12年)。▽血液病理学、特に悪性リンパ腫の病理学における研究業績で知られる。

【共編】悪性リンパ腫関連疾患（ＡＩＬＤ）（昭61）、血管免疫芽球性リンパ節症 AILD-IBL 型病変（昭63）、胃悪性リンパ腫（平3）、新・悪性リンパ腫アトラス（平12）

須藤憲三　すとう・けんぞう

明治5（1872）～昭和9（1934）年（61歳）、山形

【医化学】 私立東京医学院に学び、明治23年5月医術開業前期試験及第、25年4月医術開業後期試験及第、独逸学協会学校にて独語修学、26年9月帝大選科（生理学 大沢謙二教授）、27年6月医化学入室（隈川宗雄教授）・助手、38年1月助教授（～45年1月）、独留学（文部省外国留学生、45年1月 ベルリン大、カイザー・ウィルヘルム研究所にて研学、第一次大戦勃発のため、大正3年10月帰国）、留学中、大正元年12月金沢医専教授発令、12年4月金沢医大教授兼医専部教授（～15年3月）、学長（13年4月～昭和7年4月）、欧州出張（昭和4年1月～8月）、昭和7年4月病気辞任。▽東京帝大在任中、尿糖測定法（Pavy・隈川・須藤法）、脂肪定量法（隈川・須藤法）を考案した。写真家としても知られた。

【著書】医化学実験法（明35）、小医化学実習（大5）、写真小話（大11）、医化学的微量測定法（昭6）

砂田輝武　すなだ・てるたけ

明治45（1912）～昭和63（1988）年（76歳）、富山

【外科（心臓血管外科）】 昭和10年岡山医大卒。第2外科入局（津田誠次教授）、17年8月附属医専部教授、助教授、33年4月教授、附属病院長（47年4月～49年6月）、52年4月停年退官。退官後、香川大学国立医科大学創設準備委員会委員（52年6月～）、創設準備室（53年4月～）、室長（53年8月～）、香川医大学長（初代 53年10月～63年3月）。

【共著】輸血副作用の臨床（昭35）、輸液療法の実際（昭50）【編著】外科学（昭39）【自伝】誠 追想（平元）

砂原茂一　すなはら・しげいち

明治41（1908）～昭和63（1988）年（80歳）、三重

【内科（結核病学）、リハビリテーション医学】 昭和8年東京帝大卒。第3内科入局（稲田龍吉教授）、満蒙開拓義勇軍中央病院長、19年傷痍軍人東京療養所長、20年12月国立東京療養所長、37年1月国療東京病院長、53年12月退官。▽経験主義的な臨床医学の科学化を目指した。昭和32年無作為臨床試験を初めてわが国に導入、国立療養所化学療法共同研究班を組織、結核化学療法の比較を行い、薬理学的立場から薬効検定法をわが国に導入した。また、ＩＮＨ代謝の遺伝および地理学的差異についての研究で知られる。36年、国療東京病院にわが国最初の理学療法士、作業療法士の養成学校を設立。38年の日本臨床薬理学会の創設に尽力。▽語学に秀で、昭和15年第1回日伊交換留学生に選考されたが、第二次大戦勃発のため実現しなかった。▽昭和40年日本人類遺伝学会賞（ＩＮＨ代謝の薬理遺伝学的研究）

【著書】転換期の結核治療（昭33）、医者とくすり 治療の科学への道（昭42）、臨床医学の論理と倫理（昭49）、薬その安全性（昭51）、リハビリテーション（昭55）、臨床医学研究序説 方法論と倫理（昭63）【編著】臨床薬理（昭50）【共著】ある病気の運命（対談 昭59）【共監】臨床薬物治療学大系全21巻（昭63）【随筆】けやき並木 医学と病院の随想（昭54）

砂堀雅人　すなぼり・まさと

明治9（1876）～昭和30（1955）年（78歳）、広島

【海軍軍医】 明治32年三高卒。海軍軍医、日露戦争従軍（「秋津洲」軍医長）、大正12年4月呉鎮守府附兼呉海軍病院附、13年12月軍令部出仕、（軍医少将）、14年3月予備役編入。15年5月広島にて開業、昭和9年8月東京に転住、10年10月目黒区にて開業。

【監修】家庭に於ける実際的看護の秘訣 実地方面の養生手当とその民間療法（増補新訂版 昭29）

寿原健吉　すはら・けんきち

大正2（1913）～昭和58（1983）年（69歳）、北海道

【生理学】 昭和14年東京帝大卒。外科入局の後、生理学教室（坂本嶋嶺教授、若林勲助教授）にて研究従事、19年7月北海道帝大助教授（超短波研究所生理学部門 小溝協三教授）、24年8月国立聾教育学校教授、26年4月東京教育大教授（教育学部特殊教育学科生理学）、以後、国府台分校主事、特設教員養成所教授兼任、米欧留学（在外研究員 34年3月～9月）、52年3月停年退官。退官後、茨城大教授（教育学部 52年4月～54年3月）。▽わが国における脳波研究の先駆者、障害児教育の医学的基礎固めに貢献。

【共監訳】クリニカルエンジニアリング 診療のための新らしい工学技術（ヤコブソン、ウェブスター 昭54）

栖原六郎　すはら・ろくろう

明治39（1906）～昭和50（1975）年（68歳）、東京

【歯科、歯学史】 昭和4年日大専門部歯科卒。21年日大専門部医学科卒。24年日大教授(歯学部生理)、46年4月日大松戸歯科大次長、松戸歯学部長(48年7月～)、在職中、50年1月逝去。【著書】口腔生理学(昭28)【共著】実習生理学(昭17)【共編】歯科生理学(昭42)【共訳】人体の叡知(キャノン 昭34)

角井菊雄 すみい・きくお

明治40(1907)～平成17(2005)年(98歳)、山口

【外科、郷土史】 昭和6年東京帝大卒。第2外科入局(塩田広重教授)、9年5月癌研究所附属康楽病院勤務、13年12月台北帝大助教授兼附属医専部教授、20年7月31日臨時召集、8月15日(陸軍軍医少尉)、21年5月退官。22年2月山口県柳井市にて開業。▽柳井医師会長(41年4月～43年3月)、柳井ロータリークラブ会長(40年7月～41年6月)などを務めた。【著書】甲状腺の疾患及びその治療(綜合医学新書第13 昭25)、征長の役安芸口戦(平7)、赤禰武人 非運の第三代奇兵隊総管(平12)

澄川 徳 すみかわ・めぐむ

文久元(1861)～大正15(1926)年(65歳)、筑前(福岡)

【内科】 旧姓寺尾。明治21年11月帝大卒。22年2月公立小倉病院長、独留学(私費、34年5月～36年5月ベルリン大、フライブルグ大にて内科、病理学を研学)、36年6月福岡県若松町にて開業、37年12月廃業、38年1月東京帝大病理にて研究従事、39年4月広島県立病院長。後、辞職して広島市に澄川内科医院開設。

隅越幸男 すみこし・ゆきお

大正13(1924)～平成16(2004)年(80歳)、東京

【外科(肛門外科)】 昭和22年慶大卒。実地修練、外科入局、24年5月山手病院外科、29年5月社会保険中央総合病院(改称)、35年2月(肛門病センター開設)、40年2月肛門科部長、50年4月(大腸肛門病センターと改称)、52年11月退職。【著書】痔のはなし(昭47)、痔核・痔瘻診療の実際(昭48)、肛門の病気をなおす(昭56)、痔核・痔瘻の手術(昭56)、手術する痔、しなくてもよい痔(平2)

住田正雄 すみた・まさお

明治11(1878)～昭和21(1946)年(67歳)、兵庫

【整形外科】 号 淡江漁夫。明治35年12月東京帝大卒。36年1月第2外科入局(佐藤三吉教授)、外科とともに整形外科(田代義徳教授)修得、39年7月京都帝大福岡医大助教授(第2外科 大森治豊教授、中山森彦教授)、独留学(文部省外国留学生、41年9月～45年7月 ゲッチンゲン大にてカウフマン教授に骨病理、ブラウン教授に外科、グライフスワルド大パイヤー教授に外科、ケーニヒスベルグ大、ライプチヒ大を経て、ハイデルベルグ大ウィルヘルム教授に外科、ウルピウス教授に外科、ベルリン・伝研にて細菌学、フランクフルト大デッサウェル教授にX線学、ゲッチンゲン大理科大コーン教授に写真学を学び帰国)、45年7月教授(初代 整形外科)、大正14年8月(特診事件のため)退官。退官後、大阪市に住田病院開設。▽独留学中、パイヤー教授に関節形成学を学び、強直関節の授動手術で知られる。日本整形外科学会の外科学会からの独立に際して、外科こそ内臓外科学会を造るべしとして反対した。【著書】盆栽道(昭6)

スロイス Slüys, Pieter Jacob Adrian

天保4(1833)～大正2(1913)年(79歳)、オランダ

【お雇い外国人(陸軍軍医)】 1849(嘉永2)年ユトレヒト陸軍軍医学校入学、1854(嘉永7)年オランダ東インド陸軍入隊、1866(慶応2)年ライデン大にて学位取得。▽明治4年4月金沢医学館勤務。7年10月退任、帰国、1877(明治10)年退役。▽金沢では、教育方針を決定した「医学館規則」を定め、厳格な教育を行い、朝8時から10時までは講義、10時から午後4時までは室内患者と外来患者の診療、土曜日は手術日とする他、理化学校の講義を行うなど精力的に活躍した。また、オランダ語修得に要する時間を省くため、口述講義を行い、通弁に記録させ、この記録を日本人教師によって繰り返し講義させる方式を採った。医学全般にわたる講義録の多くは、一部刊行分を含め、金沢市立図書館などに保存されている。退任時、関係者はスロイスの雇用継続を再三請願したがオランダ陸軍が許可しなかったとの経緯もある。スロイス夫人は医学館で植物学を講義した。【参考】明治金沢の蘭方医たち(山嶋哲盛 平19)

諏訪 望 すわ・のぞみ

明治45(1912)～平成11(1999)年(87歳)、静岡

【精神科】 昭和13年東京帝大卒。精神科入局(内村祐之教授)、10月軍医予備員としての教育を受ける。

応召[14年5月国府台陸軍病院、18年3月(軍医中尉)として召集解除]、20年3月横須賀海軍航空廠嘱託(戦時神経症への対応を担当)、21年5月日医大講師(神経科 附属第一医院)、22年6月教授、24年4月北大教授、51年3月停年退官。退官後、埼玉医大(客員教授 52年4月～、教授・精神神経科センター所長 53年4月～平成元年3月、客員教授 ～10年10月)。▽昭和23年日本精神神経学会森村賞(双生児による性格検査)

【著書】精神科の境界領域(昭30)、最新精神医学(昭36)、内因性精神病と心因性障害 概念・病態・診断(昭62) **【共著】**向精神薬の臨床(昭38) **【共編】**乳幼児の発達と精神衛生(昭51) **【監訳】**コミュニケーション障害児(ミンスキー他 昭51) **【自伝】**精神医学とともに60年 新たな展開への期待(平10) **【伝記】**精神科医諏訪望のあゆみ(山下格、山内俊雄編 平15)

諏訪紀夫 すわ・のりお

大正4(1915)～平成8(1996)年(81歳)、東京

【病理学】 昭和14年東京帝大卒。伝研入所(病理 鈴木遂教授)、21年都立駒込病院、32年1月東北大教授(第1病理)、西独留学(フライブルグ大ビュヒナー教授、リンツバッハ教授)、医学部長(45年10月～50年7月)、53年4月停年退官。退官後、自治医大客員教授(第2病理)。▽昭和30年二木賞(疫痢の病理解剖補遺)

【著書】器官病理学(昭43)、定量形態学(昭52)、病理形態学原論(昭56)

清寺 真 せいじ・まこと

大正15(1926)～昭和57(1982)年(56歳)、広島

【皮膚科】 昭和24年東大卒。実地修練、皮膚科入局(北村包彦教授)、米・英留学(32年～36年 オレゴン大、オックスフォード大、ハーバード大にて研学)、41年12月東京医歯大教授、45年10月東北大教授、在任中、57年9月逝去。▽メラニン顆粒の世界的研究者として評価された。

【著書】皮膚の生化学(昭35) **【共著】**皮膚病理組織診断の手引き(昭46) **【共編】**基礎皮膚科学(昭48)、光と皮膚(昭48)、基本皮膚科学1、2、3(昭51、47、51)

聖成 稔 せいじょう・みのる

明治43(1910)～平成2(1990)年(80歳)、東京

【厚生行政】 昭和12年東京帝大卒。4月警視庁防疫医、13年1月埼玉県防疫医、10月千葉県警察部衛生課、14年12月千葉県松戸保健所長、16年12月愛知県内政部衛生課、19年9月厚生省健民局修練課、20年11月高知県内政部衛生課長、23年1月高知県衛生部長、26年10月厚生省公衆衛生局結核予防課長、29年5月保健所課長、33年7月環境衛生部長、36年6月環境衛生局長、9月退官。退官後、藤楓協会理事長(～63年12月)、57年10月日本公衆衛生協会長、在職中、平成2年11月逝去。▽昭和28年らい予防法改正、33年～34年水俣病対策時の担当官。また、高知女子大に初の看護学科(4年制)設立を推進した。

【著書】結核予防法事務提要(昭27)、観光地の環境衛生(昭35)

瀬尾愛三郎 せお・あいさぶろう

明治28(1895)～昭和61(1986)年(91歳)、静岡

【生理学】 旧姓佐藤。大正11年九州帝大卒。小児科入局(伊東祐彦教授)、9月第2生理入室(板垣政参教授)、12年10月助手、15年6月講師、昭和3年3月九州医専教授、8年11月九州帝大助教授(第2生理)、独留学(13年4月～14年3月 ベルリン・航空医学研究所)、18年7月教授(第2生理)、環境医学研究所主事(20年4月～)、22年9月九大教授、33年3月停年退官。退官後、九州歯大教授(33年4月～43年3月)。▽戦前は航空医学を中心とした視覚、聴覚および平衡感覚生理学を、戦後は血液および代謝生理学を基礎とした疲労生理学のわが国での草分けとして活躍した。

瀬尾原始 せお・げんし

文久2(1861)～昭和5(1930)年(69歳)、越後(新潟)

【産婦人科】 旧姓菅沼。東京外国語学校独語科を経て、明治20年4月帝大卒。外科専攻(大学院 スクリバに師事)、21年3月助手、6月第一医院勤務、22年10月第三高等中学校教諭兼岡山県病院外科医長、24年10月辞任、11月高田・知命堂病院院長、独留学(31年5月～33年7月)。▽知命堂病院は養父瀬尾玄弘が開院の用意を行ったものであるが、婦長に大関和を招き、新潟県の近代看護婦教育をてがけた。知命堂病院医事研究会を設立、北越地方の医療に貢献した。医師会活動としては、中頸城郡医師会長の他、高田市医師会、上越聯合医師会の初代会長を務めた。また、墺のレルヒ少佐の庇護者としてわが国のスキ

ー発達に貢献した。▽菅沼定男(眼科、新潟医専教授)は甥。
[参考]知命堂病院百十年史(森川政一 昭57)

瀬尾貞信 せお・さだのぶ

明治19(1886)～昭和21(1946)年(60歳)、新潟

【外科】 旧姓島田。明治44年東京帝大卒。第2外科入局(佐藤三吉教授)、大正9年千葉県立千葉病院副部長兼千葉医専教授(外科 三輪徳寛教授、高橋信美教授)、11年附属医院外科医長、12年千葉医大教授兼医専部教授、欧米出張(13年3月～15年7月)、15年10月(第2外科として独立)、在任中、昭和21年10月逝去。▽わが国における食道外科の開拓者。昭和7年、大正9年以来の食道外科手術318例を報告した。また、局所麻酔下での収縮性心嚢炎3例の報告(昭和4年)、胃切除術に有茎空腸間置法の提唱(15年)などの業績がある。▽昭和19年朝日賞(文化賞部門 動脈注射療法の研究)
[共編]疼痛(昭16)

瀬尾雄三 せお・ゆうぞう

明治8(1875)～大正6(1917)年(42歳)、新潟

【内科】 旧姓渡辺。明治36年東京帝大卒。第2内科入局(入沢達吉教授)、日露戦争従軍(陸軍幇助員)、東京帝大助手、独留学(グライフスワルド大ミンコスキー教授に内科学、ベルリン・伝研にてウクセルマン教授に黴菌学・血清学を学ぶ)、42年3月函館病院内科部長事務取扱、7月院長、大正元年3月辞任。▽瀬尾玄弘(新潟・知命堂病院創設者)の養子。
[著書]糖尿病及其療法(明45)

瀬川　功 せがわ・いさお

明治38(1905)～昭和59(1984)年(79歳)、東京

【小児科】 旧姓加瀬。昭和6年東京帝大卒。小児科入局(栗山重信教授)、15年7月講師、19年8月助教授兼附属医専部教授、23年1月退任、瀬川小児科病院長(3代目)、48年退任。▽宮内庁侍医(昭和14年～19年)として常陸宮正仁親王、清宮貴子内親王の主治医を務めた。▽日本陶磁協会理事、理事長を務めた。▽瀬川昌世(瀬川小児科病院2代目院長)の娘婿。瀬川昌也(小児科、瀬川小児神経学クリニック院長)は長男。

瀬川昌耆 せがわ・まさとし

安政3(1856)～大正9(1920)年(64歳)、江戸(東京)

【小児科】 明治15年5月東大(旧)卒。7月宮城病院長、10月宮城医学校1等教諭、19年8月校長、独留学(私費、21年4月～24年1月 ベルリン大にて病理解剖学、生理化学、黴菌学を修めるとともに内科学、小児科学を学ぶ、特にフリードリヒ帝立小児病院長バギンスキーに師事)、24年8月第一高等中学校教授、9月兼県立千葉病院司療医長、31年3月退職。退職後、東京・本所に小児科専門の江東病院(本所)、瀬川小児科病院(神田駿河台)を設立するとともに南葛飾病院長も兼ねたが、大正9年12月逝去。▽瀬川小児科は、瀬川昌世、瀬川功と継承された。▽古道、渋紙庵と号して、茶道・漢詩をよくした。
[著書]学校衛生法綱要(明26)、身体強壮法(最新衛生叢書第7篇 明45)、胃癌と胃病(述、同第8篇 大元)、最新小児病手当法(大3)

瀬川昌世 せがわ・まさよ

明治17(1884)～昭和36(1961)年(77歳)、宮城

【小児科】 明治42年12月東京帝大卒。病理学、小児科入局(弘田長教授)、独・墺留学(私費、大正2年3月 ベルリン大、ウィーン大にて小児科学研学、第一次大戦勃発のため、3年帰国)、江東病院副院長・瀬川小児科病院副院長、9年12月瀬川小児科病院長(2代目)、昭和23年退任。▽日本陶磁協会理事も務めた。▽瀬川昌耆(小児科、瀬川小児科病院初代院長)の長男。瀬川功(小児科、3代目院長)は娘婿。小池正晁(陸軍軍医総監)は妹婿。
[著書]実扶垤里及格魯布(日本小児科叢書第11編 大3)、冬と子供(大10)、乳児幼児の衛生(講述 大12)

関　環 せき・たまき

嘉永4(1851)～明治37(1904)年(53歳)、信濃(長野)

【細菌学】 明治8年～19年東大(旧)病院にて医学修業、19年3月退職、長野県松本南深志町にて開業、21年1月大火のため医院消失、暫時、上京、21年更級郡稲荷山町にて開業したが、37年6月逝去。▽東大(旧)在職中の明治18年原田豊(東大教授)閲、田沢敬与(東大助教授)校補の下、日本細菌学史上最初の細菌検査書『診断図説』を東京・洗心堂より刊行した。わが国においてコレラ菌について最初に記載した参考書である。
[著書]診断図説(明18) [参考]医界風土記関東甲信越篇(平6)

瀬木三雄　せき・みつお

明治41(1908)～昭和57(1982)年(74歳)、愛知

【公衆衛生学】 昭和7年東京帝大卒。産婦人科入局(磐瀬雄一教授)・大学院学生、独留学(在外研究員、12年7月～13年7月)、22年3月厚生省児童局母子衛生課長(初代)、23年3月統計調査部、25年2月東北大教授(公衆衛生)、35年9月兼瑞穂短大理事長・学長、46年3月停年退官。退官後、瑞穂短大理事長・学長専任(46年4月～)、在職中、57年5月逝去。▽東京帝大解剖学在籍中(昭和10～11年)、小腸先端構造中の内分泌細胞の存在を記載したが、45年後に、新潟大解剖の藤田恒夫、小林繁、岩永敏彦によって、消化管ホルモン産生細胞であることが明らかにされ「瀬木の帽子」と名付けられた。厚生省母子衛生課長時代、妊産婦手帳の交付を開始した。

【著書】ナチスの人口医学(昭18)、ドイツの健民対策と母子保護事業(昭19)、妊娠から出産まで(昭22)、家庭衛生学(昭26)、荻野学説(昭27)、母性衛生(昭28)、ガン予防への道(昭57) 【共著】公衆衛生提要(昭24)、日本と世界の癌(昭35) 【編著】学恩 Segi's cap の再発見(昭55)

関　寛(寛斎)　せき・ゆたか

天保元(1830)～大正元(1912)年(82歳)、下総(千葉)

【蘭方医】 本姓吉井。号 寛斎(かんさい)。佐藤泰然に学び、安政3年銚子にて開業、5年江戸にて林洞海、三宅艮斎に師事、帰郷、万延元年長崎にてポンペに師事、文久2年帰郷、阿波藩医となり、慶応4年阿波藩軍医として奥州征伐に従軍、明治2年徳島医学校・治療所を開設、4年海軍病院勤務、5年山梨県立病院長、6年徳島に帰り開業、35年8月北海道へ渡り開拓農業経営を行う。▽千葉県東金市(出生地)、北海道陸別町に記念碑あり。▽梅村聡(政治家)は寛斎の子孫。

【著書】順天堂経験(順天堂在塾時代の診療記録。芝木秀哉翻刻・解題 平12)、長崎在学日記(佐藤尚中の同行、長崎時代の記録。陸別町史別巻 平6) 【伝記】関寛斎(鈴木要吾編 昭11)、関寛斎 蘭方医から開拓の父へ(川崎巳三郎 昭55)、関寛斎 最後の蘭医(戸石四郎 昭57)、斗満の河 関寛斎伝(乾浩、平20)、蘭学医・関寛斎(梅村聡、長尾和宏 平23)

瀬木嘉一　せき・よしかず

明治24(1891)～昭和49(1974)年(83歳)、三重

【放射線科】 大正4年6月愛知県立医専卒。横浜・西川胃腸科医院(内科)、5年8月順天堂医院レントゲン科(藤浪剛一)にて研修、大正8年11月伝研にて結核のレントゲン学的研究に従事、11年10月京都帝大整形外科レントゲン室勤務、かたわら京都帝大第1病理(藤浪鑑教授)にて研究従事、14年10月神田にて、わが国最初のレントゲン専門診療所を開設。▽大正14年、放射線技術者の結集を呼びかけ、日本レントゲン協会を設立。没後、遺族による基金で日本放射線技術学会瀬木賞が制定された。▽昭和38年日本医学放射線学会名誉会員第1号に推薦された。

【著書】レントゲン先生の生涯(昭41)、科学の使徒・レントゲン(昭46)

関口定美　せきぐち・さだよし

昭和8(1933)～平成11(1999)年(65歳)、北海道

【血液学(輸血学)】 昭和33年北大卒。実地修練、第1外科入局(葛西洋一教授)、44年講師(附属病院輸血部副部長)、50年旭川医大助教授(第2外科 水戸廸郎教授)、59年北海道赤十字血液センター所長、62年4月兼日赤血漿分析センター所長。在職中、平成11年1月逝去。

【共著】産婦人科領域の輸血(平2)、専門医が語る輸血の知識(平10) 【編著】輸血検査の進歩(平3)、輸血ハンドブック(平11) 【共編】血小板輸血の臨床(平2)、輸液と輸血の臨床(平2) 【監修】今日の輸血(平9) 【自伝】四季究理の道(平11) 【追悼】関口定美先生追悼記念誌(平11)

関口蕃樹　せきぐち・しげき

明治13(1880)～昭和17(1942)年(61歳)、東京

【外科(胸部外科)】 明治41年12月東京帝大卒。第1外科入局(近藤次繁教授)・大学院、43年助手、45年大学院特待給費生、独・仏留学(文部省外国留学生、大正3年3月 ベルリン大にて内臓外科学研究中、第一次大戦勃発のため11月帰国)、米国留学(4年～6年12月)、6年5月東北帝大教授、7年1月(第2外科担当)、5月(杉村七太郎教授とともに第1外科分担)、附属医院長(昭和2年3月～4年3月)、16年3月停年退官。▽大正11年、結核腫をもつ右下葉切除を施行・肺切除成功わが国第1例。大正14年から昭和13年にかけての平圧開胸論争、加圧不要の鳥潟隆三教授(京都帝大)に対して、必要論を展開した

ことで知られる。

【共編】結核殊に肺結核(第2版　昭8)

関根真一　せきね・しんいち

明治27(1894)～昭和56(1981)年(86歳)、埼玉

【精神科】　大正12年東北帝大卒。府立松沢病院勤務(呉秀三院長、三宅鉱一院長)、昭和12年7月副院長(内村祐之院長)、15年12月傷痍軍人武蔵療養所長、20年12月国立武蔵療養所長、41年4月退官。退官後、毛呂病院顧問・理事、埼玉医大理事(47年～)、在任中、56年6月逝去。
【著書】精神病院の管理(昭27)、精神病看護の理論と実際(昭27)、結核と精神病(昭42)【随筆】落葉かき(昭46)、続(昭53)、拾遺(昭54)

関根永滋　せきね・ながしげ

明治41(1908)～昭和51(1976)年(67歳)、東京

【歯科(保存学)、歯学史】　昭和5年東京歯科医専卒、15年5月講師、17年2月助教授、22年9月教授(歯科保存学)、24年4月東京歯大教授、33年3月(第2歯科保存学)、40年4月(第1歯科保存学)、42年4月病院長、46年6月学長、在職中、51年5月逝去。

【著書】歯髄の処置上巻(昭29)、下巻(昭32)、根管の処置上巻(昭36)【共編】今日の保存(昭35)

関場不二彦　せきば・ふじひこ

慶応元(1865)～昭和14(1939)年(73歳)、陸奥(福島)

【外科、医史学】　号 理堂。明治22年12月帝大卒。23年3月外科入局(スクリバ教師)・助手、25年4月公立札幌病院副院長、9月院長、26年10月退職、10月南3西6にて開業、11月大通り西に移転、関場医院と改称、27年1月北海病院と改称、欧米留学(31年1月～10月 ベルリン大に学び、英、オランダ、米経由帰国)、11月(改称)北辰病院長兼外科主任、昭和6年病院長辞任・顧問。▽札幌病院在院中、アイヌの診療に従事、言語、風俗、医事について研究した。後、札幌区医師会長、北海道医師会長の他、札幌市会議員を務めた。

【著書】あいぬ医事談(明28)、腹膜結核及剖腹術(明40)、腹蓋及腹膜之外傷及諸病(日本外科全書第8巻第19冊 大正5)、西医学東漸史話上・下巻、余譚(昭8)、関場理堂選集(昭41)

瀬田孝一　せた・こういち

明治43(1910)～平成16(2004)年(93歳)、宮城

【外科】　昭和11年東北帝大卒。第2外科入局(関口蕃樹教授)、16年助手(桂重次教授)、17年講師(～23年4月)、18年12月岩手医専講師、19年3月教授(第1外科)、23年4月岩手医大教授(外科)、31年11月(第1外科)、附属病院長(33年12月～41年12月)、兼八戸赤十字病院長(昭和49年1月～50年12月)、兼盛岡市立病院長(51年1月～53年3月)、54年3月定年退職。退職後、岩手労災病院長(54年6月～60年6月)。
【共著】頸部・甲状腺(現代外科学大系28　昭47)【共編】新外科学演習(昭52)

瀬田修平　せた・しゅうへい

明治29(1896)～昭和38(1963)年(67歳)、三重

【内科】　大正10年東京帝大卒。第1内科入局(三浦謹之助教授、島薗順次郎教授)、昭和12年8月助教授(柿沼昊作教授)、22年11月兼青梅市立総合病院長、28年4月教授(教養学部)、32年3月停年退官。退官後、青梅市立総合病院長専任、在職中、38年6月逝去。▽わが国のボート界の発展に貢献、37年、東京オリンピックの期待を担って日本漕艇協会長に就任していた。

瀬戸糺　せと・ただし

明治20(1887)～昭和34(1959)年(71歳)、宮城

【眼科】　大正元年12月東京帝大卒。眼科入局(河本重次郎教授)・助手、6年12月青島守備軍民政部医官、7年9月熊本医専教授兼県立病院眼科医長、欧州留学(熊本県派遣 11年10月～13年)、13年4月熊本医大教授、14年退官、熊本市にて開業、昭和4年三楽病院眼科部長、31年12月退職。中野にて開業。
【著書】水晶体の手術(図解眼科手術学第1輯　昭11)、眼瞼手術(同第2輯　昭14)【共著】眼手術水晶体の手術(日本眼科全書第6巻第3冊第1分冊　昭29)、眼手術緑内障の手術、虹彩の手術、涙器の手術(同第2分冊　昭30)、眼手術斜視の手術、網膜剝離の手術、鞏膜及び硝子体の手術(同第3分冊　昭32)、眼手術角膜・結膜・眼瞼其の他の手術(同第4分冊　昭35)

瀬戸八郎　せと・はちろう

明治32(1899)～昭和58(1983)年(84歳)、宮城

【解剖学】　大正13年東北帝大卒。第2解剖入室(布施現之助教授)、14年8月満州医大助教授(工藤喬三教授)、独留学(満鉄派遣、昭和7年8月～9年2月ボン大ストール教授から神経鍍銀法を修得)、10年10月満州医大教授、13年6月東北帝大教授(第2解

剖)、軍務(16年満州勤務、18年仙台陸軍病院勤務、軍務のかたわら医学部での教育・研究に従事)、38年3月停年退官。退官後、岩手医大教授(第1解剖 38年4月～43年3月)。▽鈴木式神経鍍銀法を駆使して全身の感覚終末の形態・構造の詳細を解明した。

【著書】人の知覚(昭32)、Studies on the sensory innervation(1963／昭38)

瀬戸文雄　せと・ふみお

明治32(1899)～昭和41(1966)年(67歳)、宮城
【眼科】　大正13年京都帝大卒。薬理学入室(荻生規矩夫教授)、助手、昭和3年10月助教授、5年12月眼科入局(盛新之助教授)、6年津市民病院眼科医長、9年8月大阪高等女子医専教授(初代)、22年6月大阪女子医大教授、29年12月関西医大教授、41年1月29日退職、3月26日逝去。▽邦楽に造詣深く、また歌人としても知られた。
【歌集】日想観(昭40)

瀬戸口孝夫　せとぐち・たかお

大正11(1922)～平成22(2010)年(88歳)、鹿児島
【解剖学】　昭和22年9月長崎医大卒。実地修練、第1解剖入室(佐藤純一郎教授)・助手、26年3月講師、29年5月助教授、35年11月岐阜県立医大教授、45年9月長崎大教授(初代 第3解剖)、63年3月停年退官。▽組織細胞生物学、特に電子顕微鏡的研究の先駆者と知られる。
【著書】組織学実習(昭54)

妹尾左知丸　せのお・さちまる

大正4(1915)～平成19(2007)年(92歳)、岡山
【病理学】　昭和15年京都帝大卒。第2病理入室(森茂樹教授)、7月助手、軍医予備員候補生(9月～12月 京都師団)、応召[(軍医中尉)、16年7月第10師団第3野戦病院(佳木斯)、19年四平戦車聯隊、20年6月遠州灘の防備、20年9月召集解除]、10月助手復職(天野重安助教授指導)、21年1月三重県立医専講師、22年1月三重県立医大教授、3月主任教授、30年4月岡山大教授(第1病理)、医学部長(46年4月～48年3月)、55年3月停年退官。退官後、重井医学研究所長。▽森永ヒ素ミルク事件(昭和30年)では、解剖所見から重金属中毒、ヒ素中毒であることを解明した。
【著書】老化の医科学(平11)、新しい病理学の世界(平16)、血管マッサージ(平18)【編著】血液幹細胞(昭57)【共編】新細胞学(昭40)

瀬辺恵鎧　せべ・えいがい

【薬理学】　大正14年東北帝大卒。昭和23年11月熊本医大教授、24年7月熊本大教授、36年3月停年退官。▽昭和40年11月喜田村正次とともにモデル実験によりアセトアルデヒドの製造工程で水俣病の原因の一種のメチル水銀が副生されることを証明した。▽昭和43年西日本文化賞(熊本大学医学部水俣病研究班「水俣病研究」の功績)

瀬良好澄　せら・よしずみ

大正3(1914)～平成14(2002)年(88歳)、広島
【内科(結核病学)】　昭和14年大阪帝大卒。第3内科入局(今村荒男教授)、陸軍軍医(14年10月～21年7月 中支従軍)、23年1月助手(堂野前維摩郷教授)、27年1月講師、10月国療大阪厚生園長、39年4月国療近畿中央病院副院長、45年7月院長、56年12月退官。退官後、医員として勤務。▽塵肺、特に、石綿肺研究のわが国における先駆者。
【共著】日本の石綿肺研究の動向(昭56)【監修】びまん性肺疾患の臨床(昭62)

扇谷 明　せんごく・あきら

昭和20(1945)～平成22(2010)年(64歳)、兵庫
【精神科、てんかん学】　昭和47年9月京大卒。精神科入局(村上仁教授)、西独留学(51年～53年 ベルリン自由大神経科でてんかん学を修得)、京大精神科医員、55年国療静岡東病院(国立てんかんセンター)、58年国療宇多野病院精神科(関西てんかんセンター)医長、平成3年11月京大助教授(木村敏教授)、13年せんごくクリニック(心療内科、神経科、精神科)開業。
【著書】情動と側頭葉てんかん(平5)

千田信行　せんだ・のぶゆき

大正2(1913)～平成9(1997)年(83歳)、和歌山
【内科】　昭和13年大阪帝大卒。第2内科入局(小沢修造教授)、16年1月助手(福島寛四教授)、応召[18年11月軍医予備員候補生として歩兵第3聯隊補充隊入隊、12月衛生軍曹、衛生曹長、大阪陸軍病院見習士官、奈良陸軍病院転属、19年3月診療業務援助のため鯖江陸軍病院派遣、19年4月奈良陸軍病院復帰、

20年3月（軍医少尉）、20年9月召集解除）、10月大阪帝大講師、24年6月阪大講師、30年3月助教授（木谷威男教授）、34年5月大阪府衛生部主幹（技術吏員）、8月大阪府立成人病センター副所長、42年6月所長、53年4月総長、59年3月退職。退職後、千里保健医療センター理事長（60年6月〜平成元年5月）。

【著書】白血球の機能細胞学（昭63）

善養寺 浩　ぜんようじ・ひろし

大正7（1918）〜平成14（2002）年（83歳）、群馬

【細菌学】　昭和15年東京農大卒。17年9月東京帝大伝研勤務（岡本啓介助教授）、18年11月前橋医専助手（細菌学 山本郁夫教授）、23年7月前橋医大助手、26年11月講師（微生物学）、29年1月群馬大講師、32年5月東京都立衛生研究所微生物部、36年1月微生物部臨床細菌主任研究員、37年7月細菌部長、47年4月東京医歯大講師、7月東京都立衛生研究所微生物部長、51年11月定年退職。退職後、杏林大教授（保健学部 54年4月〜平成元年3月）、客員教授（4月〜4年3月）。▽昭和42年小島三郎記念文化賞（ブドウ球菌コアグラーゼに関する研究）

【共著】細菌性食中毒（昭34）、微生物学血清学実験コード（昭41）、腸管系病原菌の検査法（昭42）、医学生物学領域における物理化学機器操作法（昭40）【共編】腸炎 成因と臨床（昭41）【共訳】消化管・肝疾患の免疫機構（ライト 昭46、シリーズ臨床免疫学の進歩8）、化学療法剤作用の生化学（ライト 昭53）

宗田 一　そうだ・はじめ

大正10（1921）〜平成8（1996）年（75歳）、新潟

【医史学、薬史学】　昭和16年金沢医大薬学部卒。武田薬品入社（十三工場武田薬品研究室）、陸軍軍医（16年12月〜22年 アッツ島守備隊勤務）、22年武田薬品に復職、23年吉富製薬入社、49年学術部長、50年医薬品本部次長、51年定年、調査役、56年退社。▽日本古医学資料センター、日本医史学会、蘭学資料研究会理事などを歴任。関西における医学史研究会、京都医学史研究会の発展に貢献した。また、日本薬史学会創立（昭和29年）時の発起人を務めた。▽没後、遺族により蔵書約1万3千冊が国際日本文化センターに寄贈された。▽平成2年矢数賞（図説日本医療文化史）

【著書】日本製薬技術史の研究（昭40）、近代薬物発達史（昭49）、日本の名薬（昭56）、健康と病の民俗誌（昭59）、図説日本医療文化史（平元）【共編】図録日本医事文化史料集成第1〜5巻（昭52〜54）、京都の医学史（昭55）

相馬 智　そうま・さとる

昭和5（1930）〜昭和59（1984）年（54歳）、北海道

【外科】　昭和29年東大卒。実地修練、第2外科入局（木本誠二教授）、51年杏林大教授（第1外科）、在職中、59年10月逝去。

【共編】標準外科学（昭51）、臨床外科看護各論（昭55）、下部食道噴門部癌の手術（昭56）、外科必携（昭61）

相馬富雄　そうま・とみお

明治41（1908）〜昭和51（1976）年（67歳）、長野

【内科、俳人】　昭和7年東京帝大卒。第1内科入局（島薗順次郎教授）、応召（15年〜18年 戦病のため除隊）、18年1月旧市立函館病院内科医長、20年12月退職、22年長野県佐久町に帰郷、開業。▽俳号 遷子。昭和10年「卯月会」（東京帝大医学部関係者の句会）に入会、水原秋桜子の指導を受け、13年「鶴」同人、15年「馬酔木」同人。▽昭和14年馬酔木新人賞、32年馬酔木賞、40年馬酔木功労賞、44年俳人協会賞、50年葛飾賞

【句集】草枕（昭21）、山国（昭31）、雪嶺（昭44）、山河（昭51）、自然讃歌（昭31）、相馬遷子集（脚注名句シリーズ 昭59）

相馬又二郎　そうま・またじろう

明治7（1874）〜大正10（1921）年（46歳）、香川

【産婦人科】　旧姓石川。明治34年12月東京帝大卒。35年4月産婦人科入局（千葉稔次郎教授、木下正中助教授）・助手、37年2月岡山医専教授、39年辞職、独・墺留学（私費、39年〜42年6月 フライブルグ大、ウィーン大にて研学）、42年11月東京帝大講師兼三井慈善病院婦人科長、大正6年9月助教授（第2産婦人科担当）、8年4月（医学部勤務）、9年11月教授、10年2月17日退官、7月13日逝去。

【著書】婦人衛生の巻（婦人文庫第12編 大6）

宗谷 真　そうや・しん

大正14（1925）〜平成3（1991）年（65歳）、千葉

【小児科、小説家、評論家】　昭和26年慶大卒。実地修練、静岡・引佐赤十字病院勤務を経て、29年開業（宗谷小児科医院）。▽筆名 宗谷真爾（そうや・しんじ）。慶大在学中から『文芸首都』同人となり、卒後は郷土の同人誌『野田文学』、医師仲間の同人誌『城

砦』同人の他、第3次『批評』に参加、小説、詩、評論の他、美術・古代文明のエッセイなど多彩な活動を続けた。▽昭和37年農民文化賞(なっこぶし)、38年中央公論小説新人賞(鼠浄土)
【小説】なっこぶし(昭39)、影の神(昭46)、王朝妖狐譚(昭53)、鼠浄土(中公文庫 昭54)、虐殺された神秘譚島原の乱(昭56)、山椒太夫考(昭57)、宗谷真爾集(房総文芸選集 平3)【評論】アンコール史跡考(昭44)、エロスと涅槃(昭48)、影の美学(紀伊国屋新書 昭50)、写楽絵考(昭60)【随筆】風と影のエロス(昭62)

宗谷真爾 そうや・しんじ

→宗谷真(そうや・しん)

副島予四郎 そえじま・よしろう

明治13(1880)~昭和12(1937)年(56歳)、佐賀
【外科】 明治38年11月京都帝大卒。12月外科入局(伊藤隼三教授)、40年3月助手、42年8月助教授、44年5月京都府立医専教授兼附属療病院外科部長、大正3年8月京都帝大助教授(~5年7月)、5年6月私立小倉記念病院を創立・院長、在職中、昭和12年7月逝去。

十亀史郎 そがめ・しろう

昭和7(1932)~昭和60(1985)年(53歳)、愛媛
【精神科】 昭和35年京大卒。実地修練、36年精神科入局(村上仁教授)、三重県立高茶屋病院、43年第3治療観察医長、45年児童科医長、52年高茶屋病院あすなろ学園診療科医長、56年学園長、60年4月三重県立小児心療センターあすなろ学園長(初代)、在職中、9月逝去。▽わが国における自閉症児療育の開拓者。国民学校時代、胸膜炎を病み、中学時代、また京大入学後も闘病生活を送った。西条高校在学中、洗礼を受け、昭和39年キリスト教医科連盟津支部を結成・支部長に就任した。高茶屋病院勤務後、37年児童精神科医療の外来、入院治療を開始し、39年高茶屋病院分院としてあすなろ学園の充実を図り、60年には高茶屋病院から分離独立した県立小児心療センターあすなろ学園初代園長に就任したが、5か月後、逝去。▽没後、「十亀記念実行委員会」が発足、『自閉症と発達障害研究の進歩』全10巻(平成9年~18年)が刊行された。
【著書】十亀史郎著作集上・下巻(昭63)【共訳】幼児自閉症の研究(カナー 昭53)【追悼】生きること愛すること(昭61)

曽田長宗 そだ・たけむね

明治35(1902)~昭和59(1984)年(82歳)、新潟
【厚生行政】 大正15年東京帝大卒。衛生学入室(横手千代之助教授)、昭和3年9月泉橋慈善病院内科医員、4年4月検挙(在学中からセツルメント活動を行ってきた)。釈放後の5年台湾総督府嘱託、7年総督府技師(警務局衛生課勤務)、8年総督府中央研究所技師兼務、米欧留学(ロックフェラー財団・フェロー 13年9月より1年6か月)、15年台北帝大教授(衛生学・熱研所員)兼総督府技師、17年総督府警務局衛生課長、19年陸軍軍医予備員、歩兵第39聯隊衛生軍曹(短期入隊)、20年11月台湾省行政長官公署民政処衛生局(留用)、21年12月帰国、22年3月国立公衆衛生院嘱託(予防医学部)、6月厚生技官(国立公衆衛生院)、8月厚生省公衆衛生局衛生統計課長兼国立公衆衛生院衛生行政部長、9月兼疫学部長、23年7月厚生省予防局衛生統計課長、8月厚生省衛生統計部長、24年6月大臣官房統計調査部長、27年12月医務局長、31年9月国立公衆衛生院次長、40年12月院長、47年12月退官。退官後、ひかり協会理事長(49年4月~)。▽『衛生の統計』(現『国民衛生の動向』)の発刊(昭和29年)を担当するなど、わが国における厚生統計の充実に貢献した。また、森永ヒ素ミルク事件(昭和30年)の調査研究、被害者の救済に尽力した。
【共書】公衆衛生学(昭43)【共編】図説老人白書(昭54~58)【共訳】アメリカに於ける公衆衛生行政(スマイリー 昭25)【自伝】社会医学のはるかなる道(昭60)

曽根潮児 そね・ちょうじ

大正12(1923)~平成15(2003)年(79歳)、静岡
【解剖学】 昭和20年9月岩手医専卒(4月海軍見習士官 横須賀海軍病院)、戦後、岩手県農業会遠野病院(外科)、24年岩手医大第1解剖入室(二井一馬教授)・助手、29年4月講師、30年12月助教授、49年4月金沢医大教授(第1解剖)、平成6年3月定年退職。退職後、静岡医療科学専門学校長、金沢リハビリテーションアカデミー校長。▽科研費研究班「日本人の生体計測(班長 上田常吉奈良医大教授)」「日本人の指紋研究(班長 小池敬事千葉大教授)」に参加、奥羽地方人(青森・秋田・岩手)の人類学的研究に貢献した。

園田孝夫　そのだ・たかお

昭和6(1931)~平成22(2010)年(78歳)、大阪

【泌尿器科】 昭和31年阪大卒。実地修練、泌尿器科入局(楠隆光教授)、36年3月大学院修了、4月助手、37年7月講師、米国留学(38年5月~マサチューセッツ総合病院内分泌外科コープ教授)、40年2月助教授、43年7月教授、附属病院長(63年10月~平成2年10月)、2年7月阪大附属バイオメディカル教育研究センター教授、3年8月退官。退官後、大阪府立病院長(3年9月~11年12月)、宝塚造形芸術大教授(造形学部 12年1月~、看護学部 22年4月~)、在職中、22年4月急逝。▽世界で初めて超音波検査を用いて非侵襲的な上皮小体腫瘍の術前部位診断法を開発するなど上皮小体外科学を確立した。また、慢性腎不全医療において腎移植を導入、大阪腎臓バンク設立(昭和55年)、日本臓器移植ネットワーク理事を務めるなど、献腎移植の普及にも尽力した。

【共著】泌尿器科治療学(昭45)、腎移植外科の実際(昭45) **【共編】**尿路外科学X線診断図譜(昭54)、腎細胞癌治療の実際(昭63) **【監修】**蛋白尿、血尿と言われたら! 専門医からの忠告(平14)

染谷四郎　そめや・しろう

大正2(1913)~平成16(2004)年(91歳)、茨城

【細菌学】 昭和15年東京帝大卒。4月公衆衛生院臨時雇、16年2月厚生科学研究所技手、20年6月(海軍軍医少尉)、10月厚生省研究所講師、23年5月公衆衛生院衛生微生物学部長、26年7月国立公衆衛生院衛生微生物学部長、40年12月国立公衆衛生院次長、47年12月院長、56年4月退官。▽国立公衆衛生院長時代、公衆衛生院の大学院構想を推進したが、実現には至らなかった。

【著書】微生物学(最新看護学全書8 昭44) **【共著】**ワクチンと血清(昭30)

空井健三　そらい・けんぞう

昭和6(1931)~平成19(2007)年(75歳)、北海道

【心理学(臨床心理学、犯罪心理学)】 昭和29年東大文学部心理学科卒。法務省入省(法務技官)、医療刑務所、少年鑑別所勤務の後、中京大教授、心理学部長(平成12年~)、在職中、19年3月逝去。

【共著】テストと診断(異常心理学講座8 平2) **【編著】**臨床心理学(テキストブック心理学7 昭54) **【共訳】**ロールシャッハ・テストの体験的基礎(シャハテル 昭50)

た

大藤敏三　だいとう・としぞう

明治34(1901)~平成11(1999)年(97歳)、東京

【耳鼻咽喉科】 大正15年九州帝大卒。耳鼻咽喉科入局(久保猪之吉教授)、昭和2年4月助手、4年11月音声言語障害治療部(国内初の施設)主任、6年2月講師、11月関東庁旅順医院耳鼻咽喉科部長、12年6月日医大教授、40年1月兼私立学校教職員共済組合下谷病院長、43年3月日医大定年退職。退職後、下谷病院長専任(~47年1月)。

【著書】沙羅の木 歌文集(昭43)、堅香子の花 短歌・自註文・随筆(昭54)、武蔵野五十年 歌集と文集・琅玕洞文苑の記(昭62) **【共著】**特殊感覚器とその衛生(健康教育教材解説第3巻 昭25)、聴覚の病態生理(生理学講座[第7] 昭26) **【共編】**症候・疾患別耳鼻咽喉科診断学(昭40)、耳鼻咽喉科X線写真の撮り方と読み方(昭45)

高井修道　たかい・しゅうどう

大正5(1916)~平成10(1998)年(82歳)、広島

【泌尿器科】 昭和16年12月東京帝大卒。泌尿器科入局(高橋明教授)、海軍短期現役軍医(17年~20年)、27年4月助手、28年4月講師、31年2月札幌医大教授(皮膚科泌尿器科)、39年4月(泌尿器科)、43年4月横市大教授、附属病院長(48年4月~50年3月)、57年3月定年退職、57年5月学長、平成2年4月退

任。退職後、横浜市教育委員長（平成2年～6年）を務めた。【著書】泌尿器悪性腫瘍の臨床（昭38）、婦人泌尿器合併症の臨床（昭38）、泌尿器科学（昭50）【自伝】思い出の記（平2）

高井俊夫 たかい・としお

明治36（1903）～平成9（1997）年（93歳）、宮城

【小児科】昭和3年九州帝大卒。小児科入局（箕田貢教授）、7年7月京城帝大助教授（和泉成之教授）、戦後帰国、21年10月久留米医大教授、27年2月大阪市大教授、44年3月定年退職。退職後、甲子園大教授（44年4月～）、頌栄保育学院長兼頌栄短大教授（46年12月）。▽各種栄養素の代謝について研究、退職後は栄養学の普及、障害児療育に尽力した。昭和54年大阪市に財団法人子供の城を設立・理事長。小児科外来と障害児療育センターを備え、ダウン症児、自閉症児の療育に尽力した。

【著書】育児の常識（昭22）、欧州小児科の近況（昭32）、小児科学（昭33）、世界の小児科めぐり（昭43）、わが国フレーベル主義教育の流れ（昭49）【共著】栄養学及び実習（標準保母講座7 昭33）、小児の栄養代謝（昭35）【編著】乳児栄養学（昭43）

高尾篤良 たかお・あつよし

大正14（1925）～平成18（2006）年（81歳）、東京

【小児科（小児循環器病学）】昭和20年9月長崎医大卒。小児科入局（佐野保教授、和泉成之教授）、25年米国原爆調査委員会勤務、米国留学（27年～33年ニューヨーク大大学院、ベイラー医大小児科、テキサス小児病院心臓病科マクナマラ教授にて研究従事）、33年東京女子医大附属日本心臓血圧研究所（外科 榊原仟教授）・助手、38年10月講師（心研小児科）、41年4月助教授、47年2月教授（初代）、所長（56年4月～平成2年3月）、平成2年3月定年退職。退職後、日本心臓研究振興会附属国際分子細胞免疫研究センター施設長、日本心臓研究振興会榊原記念病院嘱託、日本心臓研究振興会顧問。▽小児の心臓疾患治療の第一人者。昭和41年川崎病による突然死の原因である冠状動脈瘤を発見した。

【共著】小児心電図判読の実際（昭43）、小児の心疾患（昭43）

高尾克己 たかお・かつみ

明治18（1885）～昭和31（1956）年（71歳）、佐賀

【内科】明治42年長崎医専卒。県立長崎病院内科、大正4年京都帝大内科・医化学にて研究従事、10年長崎医専講師、11年8月教授、12年4月兼長崎医大助教授（第2内科）、14年3月退官（学内紛糾のため）。退官後、14年4月長崎市にて開業、戦後、昭和20年10月長崎慈恵病院院長、21年4月日本医療団長崎中央病院長、23年12月長崎市立長崎市民病院院長、25年5月退職、再開業、31年4月急逝。▽長崎県医師会長（昭和22年8月～31年4月）を務めた。

高岡専太郎 たかおか・せんたろう

明治18（1885）～昭和38（1963）年（77歳）、秋田

【移民医（海外医療活動）】明治28年横堀尋常小学校4年終了、丁稚奉公（秋田土崎湊薬種商桝屋薬舗10年）、42年東京薬学校卒、大正2年4月東京医学校卒。3年10月医術開業試験及第、明治病院外科（塩田広重教授）、6年移住組合嘱託医兼教育部改版係長、4月若狭丸にて神戸出港、6月サントス港着、サンパウロ・移住組合嘱託医兼教育部改版係長兼個人診療所医師、13年2月在ブラジル日本人同仁会理事、ブラジル医師免許取得（日本人初）、昭和5年帰郷（1月まにら丸にてサントス出港、3月横浜着、7月もんてびでお丸にて神戸出港、8月サントス着）、27年一時帰国、38年5月サンパウロにて逝去。▽ブラジル移民の赤ひげ先生と呼ばれ、悪性マラリアなどの予防医学の権威として、邦人移民社会の保健衛生に貢献した。▽昭和7年2月京都帝大より学位取得［マラリア予防の地勢的研究、主論文 其一まらりあ及らいしゅみにおーぜ・あめりかーな（＝フェリーダ・ブラボというブラジル特有の皮膚病）予防ノ地勢的研究、其二らいしゅみにおーぜ・あめりかーな第一報、其三らいしゅみにおーぜ・あめりかーな第二報］。

【著書】ブラジルの毒蛇に関する素人向智識（同仁会衛生叢書第3編 大15）、ブラジルに於ける病気と衛生の注意（同第4編 昭2）、続（同第6編 昭8）【伝記】高岡専太郎 ブラジル移民の赤ひげ先生（押切宗平 平20）

高岡善人 たかおか・よしと

大正4（1915）～平成20（2008）年（93歳）、大分

【内科】昭和14年東京帝大卒。第3内科入局（坂口康蔵教授）、海軍軍医［海軍短期現役士官として海軍軍医学校卒、14年7月（軍医中尉）、20年9月（軍医中佐）で復員］、第3内科復帰、23年6月助手（沖中重雄

教授)、30年12月講師、32年7月助教授(学生保健診療所長)、34年5月長崎大教授(第1内科)、病院長(43年4月~46年3月)、55年3月停年退官。退官後、昭和大客員教授、光輝病院長、城南総合病院最高顧問、社会保険中央総合病院最高顧問、総泉病院顧問。▽膵臓由来の新しい蛋白同化ホルモンの研究を進めた。また、病院長在任中、外来診療を専門外来中心の体制に変更した。▽昭和48年日医最高優功賞(メディカルアドミニストレーション部門、国立大学病院における一般外来診療廃止)

【著書】病院が消える(平3)**【共編】**肝疾患の病因をさぐる(昭52)

高木 顕　たかぎ・あきら

大正8(1919)~平成3(1991)年(72歳)、東京

【内科】 昭和17年12月東京帝大卒(海軍依託学生)。海軍軍医[17年9月見習医官・鎮海警備府附、18年1月(軍医中尉)・海軍軍医学校普通科学生、4月第1南派艦隊司令部附・「香椎」乗艦、6月101海軍病院(昭南)、8月「香椎」乗艦、9月「雁」乗艦、「香椎」乗艦、10月海防艦「占守」乗艦、11月「香椎」乗艦、第7長運丸、12月「香椎」乗艦、駆逐艦「青葉」乗艦、第20号駆潜艇乗艦、19年5月(軍医大尉)、(18年5月~19年8月 インド洋、南支那海方面作戦に従事)、8月横須賀鎮守府附、館山海軍砲術学校附、館山警備隊附、20年4月横須賀海軍砲術学校附兼横須賀第1警備隊附、8月横須賀海軍砲術学校本校勤務、9月横須賀海軍病院部員、横須賀鎮守府出仕(「生野」乗組)、11月兼横須賀海軍病院部員、12月充員召集、21年1月充員召集解除、国立久里浜病院嘱託、2月退艦退任]、6月東京帝大第1内科入局(柿沼昊作教授)、30年4月海上自衛隊海上幕僚幹部、32年1月自衛隊中央病院第2内科長、34年5月宮内庁侍医、40年4月海上自衛隊江田島地区病院長、12月自衛隊中央病院第1内科長、46年11月海上幕僚監部衛生部長兼自衛隊中央病院第1内科長、50年3月自衛隊中央病院副院長、52年3月病院長兼国家公務員共済組合連合会三宿病院長、55年3月自衛隊退職。退職後、日産自動車メディカルセンター顧問(55年7月~)、サン虎の門クリニック(55年11月~)、社団法人防衛衛生協会長(60年4月~)、芝パーククリニック開設・所長(62年6月~)、62年6月宮内省侍医長・宮内庁病院長(昭和天皇、皇后両陛下の侍医長 62~64年、皇太后侍医長 ~平3)、平成3年4月宮内庁退職。

【著書】昭和天皇最後の百十一日 前侍医長がいま明かす(平3)**【伝記】**昭和天皇と侍医長の死(畑村達 平6)

高木 篤　たかぎ・あつし

大正7(1918)~平成12(2000)年(82歳)、広島

【細菌学】 昭和16年九州帝大卒。細菌学入室(戸田忠雄教授)、8月助手、18年10月大学院特別研究生、20年6月米子医専教授、23年3月米子医大講師、7月米子医大助教授兼米子医専教授(~24年4月)、26年4月鳥取大米子医大教授、27年4月鳥取大教授兼米子医大教授(~34年3月)、米国留学(32年8月~33年10月 ペンシルベニア大微生物学教室)、医学部長(43年5月~47年5月、51年5月~53年5月)、58年4月学長、平成元年3月退任。

【共編】エッセンシャル微生物学(昭58)

高木逸磨　たかぎ・いつま

明治17(1884)~昭和35(1960)年(76歳)、長崎

【細菌学、伝染病学】 明治43年12月東京帝大卒。衛生学入室(細菌学 緒方正規教授)、44年8月駒込病院(~昭和16年)、一時開業、大正3年11月伝研技手、7年11月朝鮮総督府医院(副医官・伝染病及地方病研究科医長)、10年3月伝研技手、独・墺・米留学(在外研究員、14年3月~昭和2年6月)、2年9月東京帝大教授(第4細菌血清部、第8研究部)、医学部教授併任(8年5月~19年9月)、駒込病院長兼任(8年4月~16年4月)、同仁会華北事務所長兼任(13年~)、19年9月東京帝大停年退官。21年帰国、9月横浜市立医専校長事務取扱、校長、24年3月横浜医大学長、横市大医学部長、教授(公衆衛生学)、在職中、35年11月急逝。▽鼠咬症病原スピロヘータの発見など、わが国における病原微生物の研究に貢献。▽昭和4年東宮御成婚記念賞(二木謙三、高木逸磨、谷口腆二、大角真八 鼠咬症の研究)

【著書】主要伝染病の早期診断(臨牀医学講座第2輯 昭10)、冬季流行する急性熱性伝染病の診断(同第100輯 昭13)**【編著】**米国最近の臨床医学界の展望(昭23)

高木和男　たかぎ・かずお

明治42(1909)~平成16(2004)年(95歳)、東京

【栄養学】 昭和4年横浜高等工業学校応用化学科卒。7年東京市衛生研究所、19年労研入所(有本邦太郎部長)、40年4月労働栄養学室長、46年嘱託、46

年文教女子大教授、52年相模女子大教授、56年東京栄養食糧専門学校長、平成3年退職。【著書】栄養知識発達史(昭19)、栄養学概史(栄養・食糧叢書 昭28)、調理学上・下巻(昭31)、給食管理のすべて(昭45)、食と栄養学の社会史1、2(昭53)、労働栄養学総説(昭54)、鵠沼海岸百年の歴史(昭56)、OA化時代の食生活(食と健康を考えるシリーズ 昭60)、食からみた日本史上、下(昭61、62)、踏み拓いた峠道 葉山又三郎とふゆ子の記録(平5)、大空襲下の炊き出し(平7)、58歳からの栄養学(平11)【共著】栄養管理要項(労働科学叢書14 昭34)【編著】健康と食生活(新日本新書 昭61)

高木兼寛 たかぎ・かねひろ

嘉永2(1849)～大正9(1920)年(70歳)、日向(宮崎)

【医学教育、看護教育、海軍軍医】鹿児島で医学と蘭学を修め、明治元年京都に赴き、薩摩藩見習医官として鳥羽・伏見の戦い、6月東北征討軍(戊辰戦争)に従軍、2年鹿児島藩立開成学校に入校、蘭学、数学、理学、英学を修め、3年鹿児島医学校(英人ウィリス)で英語、ラテン語、医学を学ぶ。5年兵部省に召され上京、(1等軍医副)次いで(海軍大軍医)となり海軍病院勤務、英国留学(8年6月～13年11月ロンドン大セント・トーマス病院医学校卒)、13年12月(海軍中医監)、東京海軍病院長、15年6月(海軍大医監)、9月兼軍医学舎長、16年10月医務局長、17年12月軍医本部長、18年12月(海軍軍医総監)、19年1月衛生部長兼軍医学校長、22年4月中央衛生会議長、25年8月予備役編入。25年8月貴族院議員(勅選～大正9年4月)。▽脚気の病因解明者。明治16年軍艦「龍驤」脚気病調査委員となり、17年2月海軍練習艦「筑波」にて海軍兵食改良実験航海として遠洋航海に出航、海軍乗組員の脚気の罹病率40％を、白米食を減じ麦飯を与えることによって0・5％に下げることに成功した(麦飯男爵と呼ばれた事由)。また、カレーを脚気の予防として海軍の食卓に取り入れた(海軍カレーの起源)。しかし、機序については検討しなかった。13年後(明治30／1897年)、オランダの生理学者エイクマンは、脚気が米ぬかの中の1成分の欠乏によって起こることを証明、1929(昭和4)年「抗神経炎ビタミンの発見」に対してノーベル生理学・医学賞を授与されている。明治41年7月に陸軍の主導で発足した臨時脚気病調査委員会は大正13年4月「脚気の原因は99％食物中のビタミンB欠乏によるもの」と最終結論を出し、11月廃止された。▽慈恵医大の創設者。明治14年成医会、成医会講習所を創立・会長、15年有志共立東京病院、18年看護婦養成所を設立し、わが国に英国医学、ナイチンゲール式看護教育を導入した。20年共立東京病院は東京慈恵医院と改称、成医会講習所も成医学校を経て東京慈恵医院医学校と改称。40年社団法人東京慈恵会が設立され、東京慈恵医院は東京慈恵会医院、東京慈恵医院医学専門学校は東京慈恵会医院医学専門学校と改称した。大正10年には東京慈恵会医院医学専門学校は東京慈恵会医科大学に昇格した。▽明治21年池田謙斎、橋本綱常、三宅秀、大沢謙二とともにわが国最初の医学博士号を授与されている。▽神前結婚、自動車のオーナードライバーの始祖、皇后の洋装のすすめなど明治時代の先端的文化人でもあった。▽宮崎県高岡町穆佐小学校内に記念碑あり。▽富夫人は手塚律蔵(別名 瀬脇寿人、蘭・英学者)の長女。

【著書】家庭衛生及治病(大4)、心身修養(大5)、無病長寿実験強健法(大7)、心身強健法(大8)【伝記】高木兼寛伝(高木喜寛 大11)、高木兼寛伝(昭40)、高木兼寛伝 脚気をなくした男(松田誠 平2)、白い航跡(吉村昭 平3、小説)、病気を診ずして病人を診よ 麦飯男爵高木兼寛の生涯(倉迫一朝 平11)、高木兼寛の医学 東京慈恵会医科大学の源流(松田誠 平19)

高木玄 たかぎ・げん

大正11(1922)～平成2(1990)年(68歳)、中国(漢口)

【厚生行政】昭和17年東京帝大入学、18年12月(学徒出陣)横須賀第2海兵団入団、19年2月土浦海軍航空隊入隊、海軍予備学生、5月谷田部海軍航空隊入隊、9月東京帝大卒(法学部法律学科)、豊橋海軍航空隊入隊、12月(海軍少尉)、20年3月第10航空隊編入(小松基地派遣)、5月松島海軍航空隊(美幌基地派遣)、7月松島海軍基地隊附、8月神町海軍航空隊附、9月(海軍中尉)、召集解除、21年3月厚生省入省、引揚援護局庶務課、23年6月大臣官房調査課、24年10月社会局、26年8月京都府民生部社会課長、28年5月厚生省保険局国民健康保険課、29年9月防衛庁長官官房総務課、30年4月防衛庁長官附、31年7月厚生大臣官房会計課、33年7月国民年金準備委員会事務局、34年5月年金局福祉年金課長、35年8月国民年金課長、37年7月企画課長、40年6月薬務局企画課長、41年6月大臣官房会計課長、43年6月大臣官房審議官、44年8月社会保険庁医療保険部長、45年6月大臣官房長、47年6月援護局長、48年7月社会局長、49年6月社会保険庁長官、50年7月厚生事務次官、51年10月退官。▽退官後、年金福祉事業団理事長(昭和52年2月～56年12月)の他、日本国民年金福祉協会理事長、日本国民協会理事長、中国残留孤児援護基金理事長、老人福祉開発センター理事長を兼務、平成2年12月逝去。▽年金行政の推進の貢献者。国民皆年金の実現(昭和36年4月)当時、厚生省年金局国民年金課長を務めていた。

【追悼】高木玄さん(平4)

高木兼二　たかぎ・けんじ

明治14(1881)～大正8(1919)年(37歳)、東京

【内科】 明治31年高等師範附属尋常中学校卒。渡英、9月キングス・カレッジ・ロンドン入学、32年10月ロンドン大セント・トーマス病院医学校入学、37年6月卒。8月病院助手(内科マッケンジー教授)、8月墺・独(シュトラスブルグ大)に留学、41年5月帰国。兵役(41年12月1年志願兵として近衛歩兵第2聯隊入隊、42年12月除隊)、42年12月東京慈恵会医専教授(内科)兼東京共立病院内科主任、在職中、大正8年5月逝去。▽高木兼寛(海軍軍医、慈恵会医専の創立者)の次男、百合子夫人は神田乃武(英学者、帝大教授、男爵、貴族院議員)の次女。

高木憲次　たかぎ・けんじ

明治22(1889)～昭和38(1963)年(74歳)、東京

【整形外科】 大正4年東京帝大卒。整形外科入局(田代義徳教授)、10年6月講師、独留学(在外研究員、11年5月～12年5月 レントゲン学、整形外科学研究)、13年7月助教授、12月教授、昭和22年10月東大教授、23年9月停年退官。退官後、日医大教授(27年～34年)。▽関節鏡の発明、口蓋裂の手術などで業績をあげた。大正15年日本整形外科学会を設立・会長。また、わが国における身体障害者医療の先駆者として知られる。下谷万年町で日本最初の肢体不自由児実態調査を行い(大正5年～6年)、不具児の呼称を肢体不自由児とすることを提唱(昭和3年)した。肢体不自由児療護協会創立(7年)、東京市立光明学校開校に関与。本郷・下谷の肢体不自由児実態調査を実施(8年)、財団法人肢体不自由児療護園を設立・理事長(14年)。また、軍事保護院専門委員として傷痍軍人の療養・社会復帰に尽力した。整肢療護園を設立・院長(17年～)、日本肢体不自由児協会設立(23年)などに尽力した。▽昭和42年わが国で初めて肢体不自由児療育の体系を立て療育事業において大きな功績のあった高木憲次の遺徳を永く顕彰するため「高木賞」が設けられた。
【著書】 形態異常(畸形)の治療成否(臨牀医学講座第7輯 昭10)、小整形外科学(昭25) **【共著】** 骨折・脱臼・捻挫第1(昭24)、整形外科治療学上・下巻(昭27、29) **【伝記】** 高木憲次 人と業績(昭42)

高木健太郎　たかぎ・けんたろう

明治43(1910)～平成2(1990)年9月(80歳)、福岡

【生理学】 昭和9年九州帝大卒。第1生理入室(石原誠教授)・助手、14年2月新潟医大助教授(横田武三教授)、20年5月教授、24年5月新潟大教授、29年4月(第1生理)、30年2月名大教授(第1生理)、医学部長事務取扱(44年5月～)、47年8月名市大学長、55年1月退任。▽退職後、参議院議員(全国区、公明党、当選2回 55年6月～平成2年6月)▽昭和42年中日文化賞(皮膚圧反射の研究)▽高木繁(泌尿器科、九州帝大教授)の長男。
【著書】 ふれあい(昭55)、電気生理学(昭55)、心のかけ橋(昭55) **【編著】** 名医が語る気になる病気第1～3巻(昭56) **【監修】** 漢方・民間薬(昭59)、病気の早期発見対策大事典(平2) **【伝記】** 高木健太郎の生涯(平6)

高木耕三　たかぎ・こうぞう

明治25(1892)～昭和54(1979)年(86歳)、京都

【解剖学】 旧姓岡田。大正5年府立大阪医大卒。解剖学入室(塚口利三郎教授)、9月助手、昭和6年5月大阪帝大第1解剖、9年5月助教授、欧米出張(11年4月～13年10月 ベルリン大クラウゼ教授に師事)、14年7月教授、医学部長(18年6月～21年6月)、30年3月停年退官。退官後、岡田病院長(～48年2月)。
【著書】 高木局所解剖学(昭18) **【共編】** 解剖学名集覧(昭12) **【監修】** 人体解剖図説(昭47)

高木貞敬　たかぎ・さだゆき

大正8(1919)～平成9(1997)年(78歳)、京都

【生理学】 昭和19年9月東京帝大卒。海軍軍医、21年生理入室、米国留学(29年8月～32年3月 イリノイ大ゲラード教授の下、ガラス管微小電極を用いて研究に従事)、29年9月群馬大教授(初代 第2生理)、医学部長(51年4月～53年3月)、59年3月停年退官。▽嗅覚研究の世界的研究者。嗅覚障害の診断に必要なオルファクト・メーターの開発に取り組み、嗅覚

検査の健康保険適用に尽力した。
[著書]Human Olfaction(1989／平元)

高木繁夫　たかぎ・しげお

大正11(1922)～平成13(2001)年(78歳)、大阪

【産婦人科】 昭和22年日大卒。実地修練、東大産婦人科入局(長谷川敏雄教授)・大学院(～30年3月)、助手、38年日大助教授(沢崎千秋主任教授)、米国留学(43年～ イリノイ大、メイヨー・クリニック)、47年8月主任教授、附属板橋病院長(61年10月～平成元年10月)、3年12月退職。

[共著]更年期障害(成人病シリーズ17 昭55) **[編著]**ホルモン測定値の読み方(産婦人科シリーズ no. 38 昭59)、産婦人科医のための成人病プライマリ・ケア(産婦人科 mook no.42 平元) **[共編]**陣痛のメカニズムと制御(昭63)、胎盤(平3)

高木繁　たかぎ・しげる

明治14(1881)～昭和21(1946)年(65歳)、東京

【泌尿器科】 明治41年京都帝大福岡医大卒。病理学入室(中山平次郎教授、田原淳教授)、42年皮膚科入局(旭憲吉教授)、大正2年8月助教授、米国留学(5年2月～7年12月 ボルティモア大ヤング教授に師事、泌尿生殖器病の研究に従事)、13年8月教授(初代 泌尿器科)、昭和17年3月停年退官。▽昭和8年、皆見省吾(九州帝大皮膚科教授)とともに『皮膚と泌尿』誌を創刊するなど泌尿器科の独立性と向上に尽力した。皮膚疾患治療薬グリテノールの創始者。▽下山順一郎(薬学、東京帝大教授)の子息。高木健太郎(生理学、名大教授)は長男。

[著書]淋疾(昭5)、性病の予防と撲滅(昭11)

高木俊一郎　たかぎ・しゅんいちろう

大正6(1917)～平成11(1999)年(82歳)、福岡

【小児科、児童精神医学】 昭和17年9月九州帝大卒。小児科入局(遠城寺宗徳教授)、陸軍軍医[10月短期現役(軍医中尉)、満州・第2航空軍司令部配属。19年10月新京にて知的障害兵・非行兵の特別教育隊を編成指導、8月シベリア抑留、23年7月復員]、助手、講師、30年九州厚生年金病院小児科部長、38年大阪教育大教授、米欧留学(カンザス大、ウィーン大)、58年3月停年退官。退官後、上越教育大教授(58年4月～62年3月)、聖路加看大教授(62年4月～平成3年3月)、西南女学院大学長(平成5年12月～10年3月)。

[著書]小児精神医学の実際(昭39)、子どもの心とからだ(創元医学新書 昭42)、児童精神医学(昭48)、小児精神医学(昭61)、シベリア・ラザレートに生きる(平3) **[共著]**自閉症(昭59) **[共訳]**青年の心理学 10歳より16歳まで(ゲゼル心理学シリーズ3 昭47)、自閉症児の治療教育 神経生理学的モデルによる理論と実際(ドローリエ、カールソン 昭54)

高木逸雄　たかぎ・としお

明治19(1886)～昭和54(1979)年(92歳)、東京

【内科】 大正元年12月東京帝大卒。医化学入室(隈川宗雄教授)、欧米留学(私費、10年2月～11年6月 医化学研究)、12年4月宮内省侍医(澄宮附 ～12年6月)、15年4月帝国女子医専教授(～昭和12年5月)、12年6月三井生命保険健康相談部長、21年11月医務顧問、26年3月東邦大理事(～44年11月)、38年7月理事長(～39年8月)、39年10月東邦大学長、42年9月退職。

[著書]無薬療法健康読本(昭13)、女性美増進の生活(昭14)、健康とホルモン(昭15)

高木友枝　たかぎ・ともえ

安政5(1858)～昭和18(1943)年(85歳)、陸奥(福島)

【厚生行政】 明治18年5月東大(旧)卒。8月福井県立病院長、21年6月鹿児島病院長を経て、26年11月伝研入所・助手、28年9月伝染治療部長、29年6月血清薬院(内務省所管のワクチン製造所)長、30年5月万国医事会議(モスクワ)などに出席、欧州各国の衛生制度を調査、帰国。33年5月内務省衛生局防疫課長(阪神地区のペスト撲滅に尽力)、35年3月台湾総督府医院長兼台湾医学校長、4月台北病院長(～38年4月)、37年6月総督府民政部臨時防疫課長(ペスト防疫、マラリア撲滅に尽力)。38年2月日赤台湾支部医院長、42年4月台湾総督府研究所長。大正8年7月台湾電力初代社長(電源開発に尽力)、昭和4年7月辞任。▽夫人は独人(ベルリン留学時の下宿の女主人の妹)、日本語は話せなかった。

[著書]台湾の衛生状態(大2) **[追悼]**高木友枝先生追憶誌(丸山芳登編 昭32)

高木文一　たかぎ・ぶんいち

明治44(1911)～昭和39(1964)年(53歳)、東京

【病理学】 昭和10年慈恵医大卒。東京帝大病理入室(緒方知三郎教授、三田村篤志郎教授)、13年泉橋慈善病院病理部、16年厚生科学研究所、19年慈恵医大

講師、24年助教授、26年5月教授、在職中、39年4月逝去。▽人体各臓器結核症における組織内結核菌の蛍光法による研究および抗結核薬の影響に関する系統的検索を行った。▽高木兼二(内科、慈恵医専教授)の長男。高木兼寛(海軍軍医、慈恵医大の創立者)の孫。

高木昌彦　たかぎ・まさひこ

大正14(1925)～平成14(2002)年(76歳)、大阪

【公衆衛生学】　昭和24年阪大卒。実地修練、衛生学入室(丸山博教授)、助手、講師(病院管理学)を経て退官。退官後、藍野医療技術専門学校勤務。▽昭和39年以来、原水爆廃止運動に参加、平成7年カザフスタンに移住、カザフ国立民族大にてカザフ語を学び、ソ連のセミパラチンスクにおける核実験における被爆者調査を行った。9か月カザフスタン、3か月日本の生活を送り、帰国中、平成14年3月逝去。

【著書】一医学徒の手記 平和と生命を守るために(昭46)、非核平和論 非核先進国に学ぶ(平14)　**【共著】**患者・看護論(医療秘書医学シリーズ7 平4)　**【共編】**働く婦人の健康と母性保護(働く婦人の講座3 昭49)

高木康敬　たかぎ・やすゆき

大正10(1921)～平成22(2010)年(88歳)、京都

【生化学】　昭和20年9月大阪帝大卒。生化学入室(市原硬教授)・大学院、25年9月大阪市大助教授(生化学 大谷象平教授)、米国留学(フルブライト留学生 28年8月ウィスコンシン大マッカードル癌研究所ポーター教授、30年8月NIHホレッカー博士の下で核酸生合成の基礎となる糖、ヌクレオチドの代謝について研究、31年8月帰国)、阪大助教授(歯学部)、34年3月金沢大教授(医化学 ～38年12月)、38年7月九大教授(生化学)、59年3月停年退官。退官後、中村学園大教授(59年4月～60年3月)、藤田保健衛生大教授(生化学)・総合医科学研究所長(60年4月～平成9年3月)。▽遺伝子生化学の開拓者、核酸研究の権威。わが国で初めての組み換えDNA実験に成功した。

【編著】遺伝子操作実験法(昭55)、医化学(昭56)、医学研究における組換えDNA実験1、2、3(昭57～60)、遺伝子診断マニュアル(平3)　**【共編】**新細胞学(昭40)、核酸(昭45)、ヒト遺伝子から医学へ(シリーズ分子生物学の進歩14 平2)

高木善胤　たかぎ・よしたね

大正9(1920)～平成18(2006)年(86歳)、大阪

【内科(結核病学)、歌人】　昭和18年大阪帝大卒。第3内科入局(今村荒男教授)、19年大阪福泉療養所勤務、20年応召、復員、25年国立愛媛療養所副所長、45年国療近畿中央病院副院長、56年12月院長、61年4月定年退官。▽歌人として知られ、昭和21年「関西アララギ」「アララギ」入会、27年「愛媛アララギ」編集人、後、「関西アララギ」主宰、63年大阪歌人会長。

【歌集】黄金樹(関西アララギ双書第2集 昭53)、官有地年華(現代短歌全集40 昭63)、閑忙(関西アララギ双書第69篇 平13)

高木喜寛　たかぎ・よしひろ

明治7(1874)～昭和28(1953)年(78歳)、東京

【外科】　明治23年10月キングス・カレッジ・ロンドン入学、27年10月ロンドン大セント・トーマス病院医学校入学、32年9月卒業。11月英国国籍取得、小児科皮膚科耳科助手(32年11月～33年4月)、外科当直医(33年4月～34年3月)、英国病院視察(34年4月～7月)、独・墺留学、独・墺・米国の医学校視察、35年7月帰国、9月私立東京病院副院長(外科部長)、36年6月東京慈恵院医学校教員、欧米視察(43年3月～9月)、大正9年4月東京病院長、11年2月慈恵医大教授、昭和17年1月慈恵医大学長、22年12月退任。貴族院議員(男爵 大正12年6月～昭和22年5月)。▽戦争中、盤谷自然科学研究所長、日本医療団評議員、日本体力審議会委員、学術研究会議委員、全国ラグビー協会初代会長などを務めた。▽高木兼寛(海軍軍医、慈恵医大の創立者)の長男。

【著書】高木兼寛伝(大11)、盲腸周囲炎に対し各方面よりの観察(大12)

高久功　たかく・いさお

大正10(1921)～平成14(2002)年(80歳)、関東州

【眼科】　昭和21年9月東北帝大卒。実地修練、22年3月眼科入局(桐沢長徳教授)、岳父の診療所勤務(27年～28年)、29年9月助手、33年9月講師、43年8月助教授(長町分院)、44年1月長崎大教授、附属病院長(52年4月～54年3月)、62年3月停年退官。退官後、長崎労災病院長(62年4月～平成4年6月)。

【共編】硝子体(眼科 mook no. 21 昭59)

高楠 栄　たかくす・さかえ

明治13(1880)~昭和34(1959)年(78歳)、広島

【産婦人科】 旧姓竹本。明治40年京都帝大卒、42年東京帝大産婦人科副手、大正3年日本医専教授、5年聖路加病院婦人科勤務、12年12月朝鮮総督府医院産婦人科長兼京城医専教授、昭和2年5月京城帝大教授、英・米・独・仏留学(総督府派遣)、医学部長(4年10月~10年10月)、附属医院長(11年5月~13年5月)、16年3月退官、9月京城女子医専校長。戦後、引き揚げ、東京都杉並区にて開業。

【共編】 産婦人科と虫垂(昭31)

高崎 浩　たかさき・ひろし

明治41(1908)~昭和63(1988)年(80歳)、福岡

【内科】 昭和13年岡山医大卒。京都帝大第3内科入局(真下俊一教授)、7月津市立病院医員(~14年4月)、応召(10月軍医予備員として歩兵第9聯隊入隊、12月除隊)、14年9月同仁会医員(~16年2月)、16年2月京都帝大大学院入学、再応召[16年7月予備役見習士官として西部51部隊入隊、(軍医少尉)、独立野戦高射砲第50大隊から第63兵站病院勤務、(軍医中尉)、この間、北支・満州・フィリピンを転戦、21年6月復員]、京都帝大大学院復学、23年9月退学、三重県立医専・医大附属塩浜分院勤務・内科主任、11月講師、24年4月助教授、11月塩浜分院内科医長、30年3月三重県立大教授(第1内科部長)兼上野市国保市民病院長(~38年3月)、38年7月(兼臨床病態学)、附属病院長(44年4月~)、47年5月(臨床病態学)、10月三重県立大学長、49年3月兼県立中央病院(塩浜病院長)、50年4月退職。退職後、国立津病院長(49年4月~50年7月)、上野総合市民病院長(50年7月~63年3月)。▽俳号 高崎小雨城。高浜虚子に師事。

【著書】 腹部症状を伴う脳脊髄炎症(昭42) **【共著】** リケッチャ及ヴァイラスに因る疾患(昭29)、SMON(昭49) **【句集】** 笹粽(年輪叢書第75篇 昭63)

高沢晴夫　たかさわ・はるお

昭和5(1930)~平成11(1999)年(69歳)、埼玉

【整形外科、スポーツ医学】 昭和30年横浜医大卒。実地修練、整形外科入局(水町四郎教授)・助手、36年日本体育協会医事相談所外科担当医師、45年横浜市立港湾病院整形外科医長、部長、日体協スポーツ診療所長(43年~62年)、62年院長、平成10年横浜市スポーツ医科センター長、在職中、11年9月逝去。▽昭和38年日体協医事委員会委員となり、43年のメキシコ五輪以来、夏季五輪日本選手団のチーム・ドクターとして4回連続、五輪大会に参加。

【著書】 小児のスポーツ障害(金原医学新書 昭57)

【共著】 図解スポーツ・マッサージ(昭43)、スポーツ障害(小児のメディカル・ケア・シリーズ 昭58)、バレーボールでのけがと安全(昭59)、発育期のスポーツ障害(小児のメディカル・ケア・シリーズ 平11)

【共編】 臨床スポーツ整形外科(平6)

高島重孝　たかしま・しげたか

明治40(1907)~昭和60(1985)年(77歳)、東京

【衛生学、ハンセン病医療】 昭和6年慶大卒。予防医学入室(草間良男教授)・助手、8年2月国立癩療養所栗生楽生園嘱託、4月医官、13年9月国立癩療養所東北新生園、17年8月傷痍軍人武蔵療養所(軍人保護院医官)、18年3月傷痍軍人愛媛療養所長心得、19年4月傷痍軍人駿河療養所長、20年12月国立駿河療養所長、32年8月国療長島愛生園所長、53年4月退官。▽衛生学よりハンセン病研究に転じ46年、所長歴23年。▽昭和41年保健文化賞(らい患者の医療と福祉に貢献)

【著書】 インド通信(昭37)、癩一途第1集(昭43)、愛生春風開日(昭51)、フィリッピンのらい(昭56)

【監修】 らい医学の手引き(昭45) **【追悼】** 帰家穏座(昭63)

高島 力　たかしま・つとむ

昭和8(1933)~平成19(2007)年(74歳)、石川

【放射線科】 昭和33年金沢大卒。附属病院にて実地修練、放射線科入局(平松博教授)・大学院入学、38年3月修了、4月助手、米国留学(38年9月~40年9月ニューヨーク州立大放射線科)、47年1月講師、7月助教授(中央放射線部)、50年5月教授(放射線科)、附属病院長(平成8年4月~10年3月)、10年3月停年退官。退官後、石川県医師会臨床研究センター長。

【共著】 パターン分類による胸部X線診断法(平3)

【共編】 標準放射線医学(昭57)

高島 博　たかしま・ひろし

明治45(1912)~平成5(1993)年(81歳)、滋賀

【心療内科、心身医学】 昭和10年日大専門部医学科

卒。聖路加国際病院内科勤務を経て、12年東京・日本橋にて開業、28年1月丸善医務室内科勤務。▽日本人間学会理事長を務めた。【著書】不養生(昭38)、生きがいのうまれる健康法(昭50)、実存心身医学入門 医学と哲学とを結ぶ(英文、戸田義雄監訳 昭56)、クスリ時代に挑戦する不養生健康法 人間学的心身医学からの発想(G Books 昭58)【共訳】現代人の病 心理療法と実存哲学(フランクル 昭47)

高島律三 たかしま・りつぞう

明治34(1901)～昭和61(1986)年(85歳)、大阪

【解剖学】 大正15年大阪医大卒。解剖学入室(塚口利三郎教授)、昭和6年5月大阪帝大助手(第3解剖 富田朋介教授)、8年8月助教授(第2解剖 富田朋介教授)、14年6月兼臨時医専部講師、応召(16年7月～19年6月 中部第46部隊)、19年10月県立徳島医専講師、12月教授(初代)、20年4月官立徳島医専教授、23年5月徳島医大教授、24年8月徳島大教授(第1解剖)、医学部長(32年5月～34年5月)、41年3月停年退官。退官後、徳島文理大教授(42年4月～58年3月)、徳島県衛生研究所長(非常勤 43年4月～46年3月)、高知医療学院長(56年4月～61年9月)。▽高島庸一郎(解剖学、愛媛大教授)は長男。【著書】生理解剖学上巻(昭13)【共著】解剖学要説上・下巻(昭15、16)

高洲謙一郎 たかす・けんいちろう

明治2(1869)～昭和19(1944)年(74歳)、肥前(佐賀)

【小児科】 明治29年12月帝大卒。小児科入局(弘田長教授)、31年5月兵庫県立姫路病院副院長、10月院長、34年11月大阪府立医学校教諭兼府立病院小児科医長、36年9月大阪高等医学校教諭、独留学(大阪府派遣、37年4月～38年6月 ベルリン大)、欧州出張(大正3年1月～7月)、3年10月府立大阪医大教授、8年11月大阪医大教授、10年7月退職。大阪市南区にて高洲病院開設。【著書】栄養或ハ食養療法(大7)【編著】小児ノ栄養発育及衛生(明42)、臨床小児須知上・下巻(昭5～6)【編訳】薬剤療法汎論(ペンツォールト他 明31)

高杉新一郎 たかすぎ・しんいちろう

明治13(1880)～昭和33(1958)年(78歳)、岡山

【海軍軍医(皮膚科、泌尿器科)】 明治39年12月東京帝大卒(海軍依託学生)、(海軍中軍医)、40年7月海軍軍医学校練習学生卒。大正4年9月東京帝大皮膚泌尿器科大学院入学(土肥慶蔵教授 ～6年)、仏駐在(8年9月～11年)、12年12月軍医学校教官、(海軍軍医大佐)、13年12月海軍省医務局主席局員、昭和3年12月呉海軍病院長兼鎮守府軍医長、(軍医少将)、4年11月横須賀海軍病院長兼鎮守府軍医長、7年2月海軍軍医学校長、8年11月(軍医中将)、9年11月医務局長、14年11月軍令部出仕、15年3月待命、予備役編入。退役後、日本医療団中央病院長(17年6月～18年12月)、日本医療団副総裁(20年4月～22年10月)。▽戦後、伊豆八幡野(伊東市)で開業。【著書】漕艇術(明39)、南洋諸島熱帯皮膚病図説(大8)、近世性病予防問題(大14)【共著】海軍奉仕五十年回顧録(昭51)

高杉年雄 たかすぎ・としお

明治37(1904)～昭和59(1984)年(79歳)、青森

【内科】 昭和3年北海道帝大卒。第2内科入局(中川諭教授)・大学院、6年6月助手、8年2月講師、9年8月助教授、22年教授(初代 第3内科)、附属病院長(30年12月～32年12月)、42年3月停年退官。退官後。北海道栄養短大教授(43年4月～)、学長・鶴岡学園理事長・附属高校長、北海道調理師学校長(53年9月～)、在職中、59年1月逝去。【著書】一般医家に必要な尿検査法の実際(昭26)【共著】消化器疾患とその臨牀(昭24)

高瀬武平 たかせ・ぶへい

明治43(1910)～昭和57(1982)年(72歳)、石川

【整形外科】 昭和11年金沢医大卒。第1外科入局(石川昇教授、桂重次教授)、22年6月講師(久留勝教授)、23年8月助教授、28年7月(整形外科主任)、内地留学(29年5月～30年3月 阪大、京大、東大、九大の整形外科にて研修)、29年12月教授(初代 整形外科)、独留学(34年3月～35年3月 ミュンヘン大ランゲ教授)、附属病院長(37年4月～41年3月)、医学部長(48年4月～51年3月)、51年3月停年退官。退官後、福井医大学長(初代 53年10月～)、在任中、57年11月逝去。

高瀬松子 たかせ・まつこ

明治40(1907)～平成14(2002)年(94歳)、大分

【看護師(従軍看護婦)】 大正12年3月大分県・日田高女退学、4月日赤大阪支部病院救護看護婦養成所

入学(日赤福岡支部依託生)、15年3月卒、日赤救護看護婦、日赤大阪支部病院看護婦、産婆養成所入学(～昭和2年3月卒)、5年2月日赤福岡支部、日赤病院救護看護婦候補生(6年11月～7年1月)、8年2月日赤福岡支部門司常設診療所婦長、日中戦争勃発、応召(12年8月第84救護班救護看護婦長としてばいかる丸、しかご丸に乗船、患者輸送に従事、52回往復、14年9月解除)、門司診療所復帰、再応召(15年4月戦時第201救護班救護看護婦長として臨時東京第一陸軍病院に配属、19年7月臨時福岡第二陸軍病院配属、20年8月海外引揚将兵の収容業務に従事、21年5月応召解除)、21年6月国立筑紫病院看護婦長、22年6月総婦長、23年12月兼国立筑紫病院附属高等看護学院(新設)教員、24年7月教務主任、27年12月総婦長、36年2月国立国府台病院総婦長兼附属高等看護学院教務主任、37年4月国立東京第一病院総婦長、41年7月定年退官。退官後、横浜赤十字病院看護部長(41年8月～45年3月)、大分県・昭和女子高校衛生看護科講師(46年4月～47年10月)、沖縄赤十字病院看護部長(47年10月～58年3月)。▽戦後沖縄の看護体制の確立にも貢献した。▽昭和50年フローレンス・ナイチンゲール記章

【伝記】戦後処理の赤紙召集を受けたつもりで沖縄に赴任したという 高瀬松子女史(雪村政枝『看護史の人びと第3集』、昭54)

高田 昭　たかだ・あきら

昭和2(1927)～平成19(2007)年(79歳)、岐阜

【内科(消化器)】 昭和27年金沢大卒。実地修練、第1内科入局(武内重五郎教授)、助手、講師を経て、37年助教授、47年7月金沢医大教授(消化器内科)、学長(53年2月～55年3月)、平成14年3月退任。▽アルコール肝障害の研究者。アルコール肝障害にはアルコール肝線維症、大酒家慢性肝炎の2病型があることを提唱した。

高田 桂　たかだ・けい

明治8(1875)～昭和30(1955)年(80歳)、兵庫

【薬学】 明治31年6月大阪共立薬学校卒。32年4月内務省大阪衛生試験所、33年4月技手、35年5月大蔵省鑑定官補、36年6月神戸市立東山病院薬局長兼市立衛生試験所技師、大正5年9月日本染料技師、8年10月大阪舎密工業技師、9年9月日本新薬技師長、10年1月取締役、11年7月常務取締役、昭和17年1月監査役、19年1月退任・顧問。▽日本新薬にて市野瀬潜社長とともにサントニンの国産化に成功した。また、天児民恵とともにビオフェルミンの創製、ブロバリンをわが国で初めて製造、アンチピリンの製造などでも知られる。

高田畊安　たかた・こうあん

文久元(1861)～昭和20(1945)年(83歳)、丹後(京都)

【内科(結核病学)】 旧姓増山。明治17年京都医学校卒、22年帝大卒。助手(内科、ベルツ ～29年)、27年香港にペストが流行、青山胤通教授が罹患した際、同地に派遣された。肺結核に罹患、全快後、29年東京・神田駿河台に東洋内科病院設立、32年南湖院設立、欧州留学[私費、44年～45年 ベルリン大研究生、万国結核会議(ローマ)出席、ダボスにて結核病診断法を視察]。▽明治15年同志社教会にて受洗、茅ケ崎海岸に設立したキリスト教的サナトリウム「南湖院」では、安静および日光浴を重視し、多くの患者の診療に努めた。国木田独歩はじめ多くの文人が入院し有名になる。大正12年の第1回日本結核病学会において、空洞注入法を報告している。▽妻輝子は勝海舟の外孫、高田重正(結核医)は次男、高田善(外科、慈恵医大教授)は5男。

【著書】黒死病論(明27)、アユウンブルッケル伝(明42)、口腔聴診法(明42)、正言一斑(大2)、肺結核病早期診断法要訣(大5)、ばんざい(万歳＝万罪)をまんせい(万歳＝満聖)にせよ(大12)、療養上の心得(昭14) **【校閲】**内科診断学(明32) **【参考】**南湖院 高田畊安と湘南のサナトリウム(大島英夫 平15)

高田浩運　たかた・こううん

大正3(1914)～昭和52(1977)年(63歳)、熊本

【厚生行政】 昭和8年東京帝大法学部法律学科(英法)入学、10年10月高等試験行政科試験合格、11年東京帝大卒。4月内務省神社局、12年8月内務省土木局兼文書課、11月香川県警察部警務課長、14年5月北海道警察部警防課長、9月学務部社会教育課長兼社寺兵事課長、12月経済部商工課長、16年2月厚生省衛生局資材課、19年4月大臣官房総務課兼衛生局、20年10月保険局庶務課長、22年9月医務局医務課長、23年10月大臣官房総務課長、26年8月社会局保護課長、27年1月医務局次長、30年8月児童局長、34年7月薬務局長、35年6月官房長、37年7月社会保険庁長官(初代)、38年12月厚生事務次官、40年2月退官。▽退官後、昭和40年7月参議院選落選(熊本地方区)、43年7月参議院議員(熊本地方区、自民党、

当選2回 ~52年7月)。

【著書】薬事法概説(昭18)、児童福祉法の解説(昭32)【追悼】追想高田浩運(昭53)

高田重正 たかた・しげまさ

明治28(1895)~昭和26(1951)年(55歳)、東京

【内科(結核病学)】 大正10年7月東京帝大卒。9月黴菌学入室(竹内松次郎助教授)、14年7月第3内科入局(稲田龍吉教授)、15年7月東洋内科病院副院長、南湖院副院長、戦後、22年4月白十字会村山療養園長、24年7月退職。▽高田畊安(結核医、南湖院の開設者)の次男。

【著書】結核療病の知識(万有知識文庫 昭9)、結核療病全書(昭15)

高田他家雄 たかだ・たけお

明治15(1882)~昭和26(1951)年(69歳)、東京

【保険医学】 明治41年東京帝大卒。病理入室、泉橋慈善病院内科を経て、44年明治生命入社・医長、独留学(保険医学を専攻)、昭和15年2月取締役、20年4月退職。▽保険医界の重鎮。生命保険協会長などを歴任した。

【著書】生命保険医学(大7)【訳書】細菌への闘ひ 仏蘭西医学者と仏蘭西医学(ラド 昭20)、幽霊屋敷(リットン他 昭23)、児童の社会衛生(ルエーシュ 昭25)【共訳】弱体保険論 弱体保険審査指針(ヱンムデン 昭8)

高田昇 たかだ・のぼる

明治25(1892)~不詳、石川

【外科】 大正6年東京帝大卒。東京・泉橋慈善病院勤務を経て、朝鮮総督府医官として各地の道立医院勤務の後、昭和6年道立威興医院長、18年9月道立平壌医院長兼平壌医専校長。

高田蒔 たかた・まき

明治25(1892)~昭和53(1978)年(85歳)、新潟

【内科】 大正4年東北帝大医専部卒。医化学入室(井上嘉都治教授)、5年3月助手、10年11月小石川病院副院長、独留学(10年11月~12年11月 ベルリン大ローナ教授に生物化学、シュトラウス教授に内科学、ツィーグラー教授にレントゲン診断学・深部治療学を学ぶ)、東北帝大講師(理学部生物学教室)、小石川病院副院長、兵庫県立神戸病院、19年4月兵庫県立医専講師(航空医学)、21年帝国女子医専教授、25年教授(生化学)、33年定年退職。▽臨床生化学の草分け的存在。高田反応(肝臓機能検査法 昭和10年)で知られる。▽夫人は橋本節斎(小石川病院長)の長女。

【著書】脳脊髄液診断学(昭2)、日独医学論文辞典(昭14)

高津忠夫 たかつ・ただお

明治43(1910)~昭和49(1974)年(64歳)、広島

【小児科】 昭和8年東京帝大卒。小児科入局(栗山重信教授)、14年5月大分県立病院小児科部長代理、15年9月東京市小児研究所員兼日本橋小児保健所長(東京市技師)、16年9月山梨県立病院小児科部長、19年4月山梨県立医専附属医院部長兼山梨県立医専教授、24年4月松本医専講師、7月信州大松本医大教授、29年4月東大教授、36年輸液用電解質液(ソリタT)開発、45年3月停年退官。退官後、杏林大教授兼病院長(45年4月~)、在職中、49年12月逝去。▽天皇陛下の3人のお子さまの担当医を務めた。

【著書】乳児消化不良性中毒症(医家叢書24 昭25)、乳児下痢症の治療(昭29)【編著】小児科学(昭38)【監修】スポック博士の育児書(スポック、ローゼンバーグ 昭41)

高臣武史 たかとみ・たけし

大正10(1921)~平成18(2006)年(85歳)、三重

【精神科】 昭和19年9月東京帝大卒。国立国府台病院勤務、26年1月東京医歯大助教授(島崎敏樹教授)、32年10月都立松沢病院、56年4月国府台病院長、60年3月定年退官。退官後、国立精神衛生研究所長(60年4月~61年9月)、復光会総武病院長(62年7月~平成8年3月)。

【著書】言語と思考の病理(異常心理学講座第2部C第2 昭29)、不安とのたたかい(昭32)、分裂病者と家族(昭60)【共著】生きることへの情熱(昭31)、新精神衛生 精神医学的人間学(昭53)【共監訳】精神分裂病と家族(リッツ他 昭46)

高野京 たかの・きょう

明治12(1879)~昭和45(1970)年(90歳)、東京

【看護師】 父(内務省勤務)の転勤に伴い、北海道で育ち、東京に帰り、明治31年11月東京帝大附属医院高等看病法講習科(婦長養成コース)入学、卒。附属第二医院(青山胤通教授)婦長、一時退職、40年第3内科婦長(青山胤通教授、稲田龍吉教授)、昭和5年

定年退官。▽山本五十六（連合艦隊司令長官）は叔父。【伝記】高野京（高橋政子『写真でみる日本近代看護の歴史』、昭59）

高野安雄　たかの・やすお

明治43（1910）～平成12（2000）年（89歳）、東京

【眼科】昭和11年東京帝大卒。眼科入局（石原忍教授）、12年助手、19年マライ医大教授（陸軍軍政地教授）、21年東京逓信病院、24年4月部長（～53年8月）、米国留学（ガリオア留学生 26年～27年）、50年12月兼副院長、53年8月定年退官。退官後、開業。【著書】目の赤信号（主婦の友新書 昭38）、コンタクトが危ない（ミューブックス 平4）

高野与巳　たかの・よしみ

明治26（1893）～昭和51（1976）年（83歳）、茨城

【法医学、俳人】大正7年11月東京帝大卒。法医学入室（三田定則教授）、昭和7年7月新潟医大助教授、独留学（在外研究員、7年10月～9年12月 ハイデルベルグ大で血清学をザックス教授、細菌学をゴッチリッヒ教授に学び、米国経由帰国）、10年1月教授、新潟大医学部長（24年5月～25年9月）、28年8月停年退官。退官後、奈良医大教授（28年9月～35年12月）。▽俳号 素十。東京帝大在籍中、同級生の水原秋桜子のすすめで俳句をはじめた。『ホトトギス』（主宰者 高浜虚子）への投稿以来、急速に頭角をあらわし、秋桜子、山口誓子、阿波野青畝と並び4Sと称された。昭和32年、俳誌『芹』を創刊、主宰した。虚子の客観写生を忠実に継承、「草の芽俳句」と揶揄されたとき、虚子が素十を支持したことが、秋桜子の『ホトトギス』脱退の契機となった。【句集】初鴉（昭22）、雪片（昭27）、野花集（昭和俳句叢書 昭28）、素十全集（全4巻 昭45、46）

高野椋一　たかの・りょういち

文久2（1862）～明治36（1903）年（41歳）、不詳

【発明家】はじめ洋画の研究に従事し、動物写生法の教授のため1891年米国マサチューセッツ州クラルイ大学に招聘されたが、在米中、蠟製模型の製作を志した。帰国後、土肥慶蔵（東京帝大皮膚病学黴毒学教授）指導の下、模型製作に従事、着色法等にも成功し、皮膚病を中心に明治時代の医学の発展に貢献した。▽掠一とも伝わる。

高野六郎　たかの・ろくろう

明治17（1884）～昭和35（1960）年（76歳）、茨城

【厚生行政、衛生学】明治42年12月東京帝大卒。43年1月内務省伝研入所・嘱託、9月技手、大正3年11月退官、北里研副部長、欧米留学（北里研派遣 大正6年11月～8年12月）、9年1月慶大教授（衛生学）、昭和12年4月内務省衛生局予防課長、13年1月厚生省予防衛生局長（初代）、17年6月退官。退官後、日本医療団理事（17年6月～19年6月）、北里研理事（21年9月～）、副所長（22年5月～）、所長（24年4月～25年3月）。▽結核予防会設立（昭和14年）に尽力し理事、藤楓協会設立（27年）に奔走し初代理事長、細菌製剤協会理事長（初代 21年～23年）などを務めた。▽号 青坡。短歌を好み、アララギ派青影会に属した。斎藤茂吉とは高校、大学の同級生。【著書】悪性感冒（大10）、実用微生物学（大11）、伝染病学及衛生学（昭4）、健康読本（昭11）、国民病の予防と撲滅（体力向上講座第1巻 昭16）、便所の進化（国民科学 昭16）、ローベルト・コッホ（文化を築いた人々 昭26）【共著】食物衛生（昭19）【共編】臨牀実験微生物学（近世臨床医学叢書第6編 大6）、北里柴三郎伝（昭7）【随筆】医者の黒焼（昭11）【歌集】銀の芽（昭10）、高野六郎歌集（昭36）【伝記】高野六郎（長木大三『北里柴三郎とその一門』、平元）

高橋　明　たかはし・あきら

明治17（1884）～昭和47（1972）年（87歳）、愛知

【泌尿器科】明治42年11月京都帝大福岡医大卒。12月東京帝大皮膚病学黴毒学入局（土肥慶蔵教授）・大学院、独・英留学（大正2年10月～4年2月）、5年2月新潟医専教授（皮膚科黴毒科花柳病科）、11年4月新潟医大教授、欧米留学（15年3月～ベルリン大）、昭和2年7月東京帝大教授（泌尿器科）、附属医院長（15年4月～17年3月）、医学部長（17年3月～20年3月）、20年10月停年退官。退官後、郵政省東京逓信病院長（21年1月～37年7月）。▽昭和23年GHQの指示により改組した日本医師会の初代会長に就任したが、GHQの医薬分業勧告書に対応できず、25年3月辞任。また、社会保障制度審議会、中央社会保険医療協議会の各委員、日本性病予防協会長、野口英世記念会理事長などを歴任した。【著書】膀胱鏡図譜（昭12）【共著】泌尿器科学教科書（昭17）

高橋有恒　たかはし・ありつね

大正6(1917)～平成3(1991)年(73歳)、新潟

【内科、作家】 昭和18年千葉医大卒。35年9月城東社会保険病院長、49年1月退職。東京・豊島区にて開業。

[著書]医師の告発(昭36)、甘き死よ来たれ(昭46)、医者物語(昭52)、亡命者(昭54)、病者と医者の周辺(昭56)、雪と湯の宿(昭60)

高橋功　たかはし・いさお

明治40(1907)～平成15(2003)年(96歳)、宮城

【医師(海外医療活動)、ギター奏者】 昭和7年東北帝大法文部独文学科、11年京城帝大医学部卒。東北帝大眼科入局(小柳美三教授)、応召(13年～21年 陸軍軍医)、22年開業、29年東北大抗研研究生。33年～41年妻武子とともに、医療助手として赤道アフリカのシュヴァイツァー病院(アルベルト・シュヴァイツァー 1952年ノーベル平和賞受賞者)勤務、帰国後、妻とともにシュヴァイツァー博士とその活動状況について、約30冊を刊行した。▽音楽にも造詣が深く、パリ国際ギターコンクール審査員も務めた。俳号 草児。▽昭和43年日医最高優功賞(日医功労者、国際医学功労者)▽志賀潔(細菌学者、京城帝大総長)は叔父。

[著書]志賀潔(昭32)、シュヴァイツァーとともに3冊(昭36～41)、さらばランバレネ(昭41)、シュワイツァーとの7年間(旺文社新書 昭42)、ギター音楽への招待(昭47)、生命への畏敬(昭50)、安楽死は是か非か(昭56)、ノーベル賞の人びと(昭57)

高橋英次　たかはし・えいじ

明治44(1911)～平成8(1996)年(85歳)、宮城

【衛生学】 昭和11年東北帝大卒。衛生学入室(近藤正二教授)・助手、14年9月宮城県学務部教育課兼社会教育課(学校衛生技師)、17年4月兼東北帝大講師、7月学務部教学課、応召[18年2月軍医予備員として歩兵第4聯隊補充隊に入営(衛生上等兵)、3月(衛生伍長)、仙台第一陸軍病院(衛生軍曹)、除隊]、臨時召集[19年3月独立工兵第25聯隊(衛生曹長)、衛生部見習士官、第81飛行場大隊、6月門司港発、7月昭南上陸、20年5月第8野戦飛行場設定隊附、7月(軍医少尉)、第8野戦飛行場設定隊附、21年6月盤谷発、鹿児島上陸、復員]、9月兼宮城県教員保養所、21年11月教育部体育課、22年2月青森医専教授、4月兼弘前保健所長(～12月)、24年5月弘前大弘前医大教授、26年4月弘前大教授、31年6月東北大教授(衛生学)、49年4月停年退官。退官後、仙台白百合女子短大教授(49年4月～60年3月)。

[著書]学校保健テキスト(昭30)、優生学(遺伝学講座第2 昭31)、大学一般教養としての保健(昭35)、環境衛生学概論(昭57)、疫学と疾病傷害の予防(昭61)

高橋毅一郎　たかはし・きいちろう

明治18(1885)～昭和42(1967)年(81歳)、秋田

【性病科】 明治44年東京帝大卒。皮膚病学黴毒学入局(土肥慶蔵教授)、泉橋慈善病院勤務の後、洲崎病院、玉の井診療所、亀有診療所に、昭和33年の赤線廃止まで勤務、性病予防の第一線で活躍した。▽随筆家としても知られる。

[著書]婦人の冷感症(昭12)、ドクトル千一夜(昭28)

[随筆]髭かげん(昭30)、続(昭31)、閑窓夜話(平7)

[訳書]女(ロビンソン 大9)、変態性欲の研究(エビング 大11)

高橋敬蔵　たかはし・けいぞう

昭和5(1930)～平成7(1995)年(65歳)、山形

【麻酔科】 昭和30年昭和医大卒。国立東京第二病院にて実地修練、31年5月昭和医大薬理学入室(角尾滋教授)、33年6月順天堂大第2外科入局(田中憲二教授)、36年4月順天堂大麻酔科入局(古川哲二教授)、37年5月助手(佐藤光男教授)、40年1月昭和大助教授(麻酔科 稲田豊教授)、47年4月聖マリアンナ医大教授(初代)、在職中、平成7年11月逝去。

[著書]麻酔の知識と患者管理(昭55)

高橋晄正　たかはし・こうせい

大正7(1918)～平成16(2004)年(86歳)、秋田

【内科、医事評論家】 昭和16年12月東京帝大卒。物療内科入局(三沢敬義教授)、21年秋田赤十字病院内科、23年東大助手、34年学内講師(大島良雄教授、堀内淑彦教授)、54年3月停年退官。▽薬害問題の先駆者。物療内科で増山元三郎に推計学を紹介され、昭和35年非論理的な「使った・直った・効いた」の「3た論法」でのグロンサン薬効判定に驚き、対照試験を主張、36年二重盲検の必要性を説いた。これを契機に東大生協がグロンサンの効果検定をした。41年東大五月祭でアリナミン無効説が発表されたが、高橋は45年に有害説を発表、厚生省に大衆保健薬の許

可基準に関する質問状を提出し「薬を監視する国民運動の会」を組織した。また、サリドマイド問題、光化学問題、大腿四頭筋短縮症問題など、わが国の医療行政の在り方を批判した社会的意義は大きい。▽昭和24年医学書院綜合医学賞(回虫症特に胆管膵管内迷入症のレ線診断)

【著書】医学・生物学のための推計学(昭29)、新しい医学への道(昭39)、現代医学概論(昭42)、計量診断学(昭44)、漢方の認識(昭44)、物理療法の実際(昭45)、裁かれる現代医療 スモン・隠れた加害者たち(ちくまぶっくす 昭56)

高橋順太郎 たかはし・じゅんたろう

安政3(1856)~大正9(1920)年(64歳)、加賀(石川)

【薬理学】 明治14年東大(旧)卒。外科(シュルツェの助手)、独留学(文部省海外留学生、15年2月~18年10月 ベルリン大プスレリーブライト教授に薬物学・裁判化学を学んだ後、シュトラスブルグ大にてシュミーデベルグ教授に実験薬理学を学ぶ)、18年11月東大(旧)講師、19年3月帝大教授(初代 薬物学)、31年5月(第1薬物学)、欧州出張(35年3月~36年3月)、大正9年3月休職(脳溢血のため)、在任中、6月逝去。▽肝油、肺結核薬ファゴール、肺炎の特効薬レミジンなどの創成で知られる。▽独留学中、明治17年ルイゼ・ハインリヒ(独人)と結婚、帰国。

高橋昌造 たかはし・しょうぞう

明治24(1891)~昭和44(1969)年(78歳)、島根

【内科、寄生虫学】 大正3年岡山医専卒。岡山・赤沢内科、岡山・石本外科にて実地研修、県立松江病院勤務の後、6年故郷・大社町にて父祖の業を継ぎ開業、14年岡山医大細菌学入室(鈴木稔教授)、講師、昭和5年8月出雲市今市町にて内科開業。▽高橋吸虫の発見者。岡山医大において研究中、昭和4年横川吸虫より大型の卵子を形成する別の吸虫の存在を鈴木教授に示唆され、発育史(鮒、鯉、金魚が第2中間宿主)を明らかにした。鈴木教授はメタゴニムス・タカハシと命名、後に森下薫教授が高橋吸虫の和名を提唱した。40年にはウグイ、シラウオにも寄生することを明らかにした。▽昭和41年桂田賞(各種吸虫類の発育並びに形態に関する研究)

高橋信次 たかはし・しんじ

明治45(1912)~昭和60(1985)年(73歳)、福島

【放射線科】 昭和13年東北帝大卒。放射線科入局(古賀良彦教授)、21年6月青森医専教授(レントゲン科)、23年5月弘前医大教授(放射線科)、26年5月弘前大教授(~32年7月)、29年6月名大教授、49年8月停年退官。退官後、浜松医大副学長(医療担当49年6月~、病院長 52年4月~55年4月)、愛知県がんセンター総長(55年~60年3月)、在職中、60年3月逝去。▽人体を3次元的に撮影する流動回転撮影法(昭和21年)、断続回転撮影法(22年)、直接横断撮影法および流動横断撮影法(24年)など独創的なX線撮影法を次々と開発し、X線による生体の病理解析を実現し、放射線診断学の進歩に貢献した。▽昭和47年日医医学賞(生体のX線による解剖)、52年恩賜賞(X線による生体病理解剖の研究)、54年文化功労者、56年学士院会員、59年文化勲章(放射線医学に対する貢献)

【著書】X線撮影と検査の手引き(昭36) 【共著】放射線医学(昭40) 【伝記】高橋信次伝 X線CTの先駆者(岡田光治 平7)

高橋末雄 たかはし・すえお

明治34(1901)~昭和62(1987)年(86歳)、熊本

【小児科】 大正15年明治大政治科卒、昭和5年日医大卒。小児科入局・助手、12年講師、13年7月(東京市技師)東京府立深川健康相談所長、18年7月(東京都技師)神田、麹町、下谷、浅草の各保健所長、29年11月東京都衛生局予防部長、36年6月都立吉原病院長事務取扱、12月都立荏原病院長、37年1月退職。▽昭和30年9月日医大評議員、36年6月理事、39年1月常務理事、2月事務総長、46年10月理事長、60年5月退任。▽第二次大戦によって施設の大半を失った日医大の復興・諸施設の整備・拡充に貢献した他、日本私立大協会長(昭和55年~59年)を務めた。

高橋長雄 たかはし・たけお

大正11(1922)~平成21(2009)年(87歳)、北海道

【外科、麻酔科】 昭和20年9月北海道帝大卒。薬理学入室(田辺恒義教授)・大学院、23年11月助手、25年4月札幌医大助手(外科 橋場輝芳教授)、27年1月講師、米国留学(第1回フルブライト奨学生、28年9月~30年8月 ニューヨーク大大学院、附属ベルビュー病院研修医)、30年10月助教授、32年6月教授(麻酔科)、62年3月定年退職。退職後、登別厚生年金病院(62年4月~平成元年3月)、札幌医療科学専門学校長(平成元年4月~11年3月)。▽平成元年北

た

海道開発文化賞（科学技術賞　麻酔と疼痛管理の研究）
【著書】サイクロプロペイン麻酔（麻酔選書第1　昭32）、全身麻酔法（昭34）【共著】臨床における危機管理（平8）【編著】麻酔科の実際（昭62）、腰痛・腰下肢痛の保存療法（平3）

高橋忠雄　たかはし・ただお

明治41（1908）～昭和63（1988）年（80歳）、東京
【内科（消化器）】昭和7年東京帝大卒。伝研入所、生化学（河本禎助教授）、衛生学（田宮猛雄教授）を経て、第1内科入局（島薗順次郎教授、柿沼昊作教授）、19年6月助教授、33年7月慈恵医大教授（第1内科）、49年3月定年退職。
【著書】内科学（簡約医学叢書　昭22）、肝臓と胆道の病気（創元医学新書　昭31）【共著】内科診断学（簡約医学叢書　昭23）【編著】肝炎のすべて（昭48）【共編】腹部レ線写真読影講座第1集～第13集（昭29～31）【共訳】水と電解質　細胞外液の化学的構成、その生理および病理（ギャンブル　昭28）

高橋辰五郎　たかはし・たつごろう

元治元（1864）～昭和11（1936）年（72歳）、越後（新潟）
【産婦人科】明治18年済生学舎卒。19年医術開業試験及第。大阪・緒方病院（緒方正清院長）勤務の後、明治28年新潟市にて開業。▽助産師教育の功労者。開業のかたわら私立高橋産婆学校を開設、明治31年私立新潟産婆学校を設立した。同年、『助産婦新報』を創刊、産婆を助産婦と改称することを提唱した。▽高橋留美子（漫画家）は曽孫。
【著書】産婆学講本（明31）【共著】産科学（明27～31）【共訳】婦人科診断学上・下巻（窊維篤　明26）

高橋　務　たかはし・つとむ

大正5（1916）～平成13（2001）年（84歳）、三重
【内科】昭和17年9月東京帝大卒。第3内科入局（坂口康蔵教授）、海軍軍医、21年6月復員、22年4月東大第3内科復帰（沖中重雄教授）、29年4月国立静岡病院、56年4月院長、58年10月定年退官。▽俳号沐石。東京帝大入学後、東大ホトトギス会出席、香西照雄の手解きを受ける。「夏草」入会、昭和16年「成層圏」参加、21年「萬緑」入会、28年「夏草」同人、『子午線』創刊に参加、31年「萬緑」同人、41年俳誌『小鹿』創刊、主宰。
【句集】彷徨（昭35）、高橋沐石集（自注現代俳句シリーズ　昭57）

高橋敏雄　たかはし・としお

明治34（1901）～昭和42（1967）年（66歳）、長崎
【厚生行政】大正11年東京帝大入学、13年11月高等試験行政科試験合格、14年12月高等試験司法科試験合格、15年3月東京帝大法学部法律学科英法科卒。4月内務省入省、（社会局属）保険部勤務、12月近衛野砲聯隊入営、昭和2年9月除隊、12月陸軍砲兵軍曹（予備役、後備役編入）、3年6月（地方事務官）秋田県勤務、4年3月（砲兵少尉）、8月（拓務事務官）拓務省拓務局勤務、6年12月大臣官房文書課勤務、7年6月兼（資源局事務官）総務部兼企画部勤務、8年2月樺太庁農林部長、10年6月（宮内事務官兼宮内書記官）、宮内省宗秩寮、大臣官房総務課勤務、7月宗秩寮爵位課長兼庶務課長、12月兼式部官、12年7月兼内蔵寮勤務、13年4月（傷兵保護院書記官）計画局指導課長、14年7月（軍事保護院書記官）援護局指導課長、15年10月（厚生省書記官）社会局保護課長、17年6月大臣官房秘書課長、18年7月大臣官房総務課長、（情報局情報官、企画院事務官）、8月（技術院参技官）、19年1月（内閣書記官）内務大臣官房人事課長兼内務大臣秘書官、7月兼大臣官房文書課長、20年4月岐阜県知事、21年1月退官。▽退官後、鹿島建設常務、日光株式会社社長、日光産業代表取締役、上毛電気鉄道取締役、健保組合連合会常務理事、社会保険支払基金理事などを歴任。
【追悼】高橋敏雄さん（昭43）

高橋政子　たかはし・まさこ

大正4（1915）～平成13（2001）年（86歳）、鳥取
【看護師、看護史】旧姓前川。昭和7年鳥取高女卒。家事手伝い、8年岡山医大附属医院産婆看護婦養成所入学、10年卒（助産婦、看護婦）。耳鼻咽喉科勤務、12年4月鳥取市立美保尋常高等小学校（学校看護婦）、13年9月聖路加女専公衆衛生看護学専修科入学（1期生）、14年2月卒。4月埼玉県金子村（代用教員兼保健婦）、11月山形県社会課（東北更新会・山形県社会事業協会嘱託　保健婦指導員）、16年2月辞職・上京、4月全国共同組合保健協会（保健技手）、結婚、18年5月世田谷警察に検事拘留（2か月）、20年2月山口県・産婦人科医院勤務、6月山口県立軍人援護会館附属産院、11月辞職、21年離婚、4月鳥取市役所内国民健康保険組合保健施設（保健婦）、鳥取働く婦人の会結成、22年日本海新聞社編集部、23

年賃上げストライキ勝利、労組婦人部長・専任書記、会社の衛生管理者、24年10月中学校長をレッドパージで退職した高橋清と再婚、25年7月レッドパージ、26年鳥取市に医療生協をつくる運動に参加、29年鳥取県根雨町にて助産婦開業、30年3月中野区鷺宮婦人民主クラブ診療所、36年7月退職、9月玉川学園健康院(保健婦)、47年3月退職。▽わが国の行政における最初の保健婦の指導者(山形県)。土曜会歴史部会から発展した看護史研究会を代表し、サークル活動を通じた研究は『日本近代看護の夜明け』『写真でみる日本近代看護の歴史』に結実、聞き取りによる近代看護史の発掘に貢献した。玉川学園退職後は、地域で草の根平和運動に活躍。

【著書】写真でみる日本近代看護の歴史 先駆者を訪ねて(昭59) 【自伝】いのちをみつめて ある保健婦の半生(平7)

高橋正純 たかはし・まさずみ

天保6(1835)~明治24(1891)年(55歳)、肥後(熊本)

【蘭方医】 幼少より横井小楠について漢籍、更に青木周弼に従って医術を学ぶ。長崎でポンペ、ボードウィンと交わり、長崎病院塾頭となる。明治元年熊本藩侍医兼西洋医術師範となり、2年太政官の命により病院医官(徴士)となる。当時東北の乱が起こり、江戸に送られた多くの傷兵の治療に当たる。同年大学助教、次いで大阪医学校長兼病院長。4年8月文部少教授、5年9月官制改革により文部省7等出仕、11月陸軍軍医として大阪鎮台に赴任、6年5月(2等軍医正)、また、6年2月大阪府病院長、14年1月辞職、私立病院を開設、名声を博したが、24年1月逝去。

【著書】対症方選全4巻(明8) 【訳書】原病学各論全18巻(エルメレンス 明9~12)、産科要訣全3巻(スウエイン 明12)、外科総論全4巻(エルメレンス 明13) 【校閲】窒扶斯病論(レベルト 明12)

高橋正春 たかはし・まさはる

大正7(1918)~昭和60(1985)年(67歳)、東京

【厚生行政】 昭和16年慶大卒。細菌学入室後、直ちに海軍軍医[海軍短期現役軍医、(軍医少佐)にて復員]、戦後、神奈川県衛生部勤務、24年厚生省入省、33年3月科学技術庁計画局計画課長、長官官房参事官(OECD担当)、研究調査課長、研究調整局長、科学審議官、45年5月退官。退官後、理化学研究所理事長(45年~53年)、日本医師会事務局長兼法制部長(53年7月~)、在職中、60年10月逝去。

【著書】医療行為と法律(昭48)

高橋正義 たかはし・まさよし

明治31(1898)~昭和36(1961)年(63歳)、奈良

【整形外科】 大正12年日本医専卒。東京帝大整形外科入局(田代義徳教授、高木憲次教授)、東京衛生試験所勤務の後、埼玉県越谷に開業、昭和13年満州拓殖公司訓練局増健課長、18年厚生省保険局、衛生局、労働省厚生年金課勤務、24年9月東京労災病院長、在職中、36年10月逝去。▽越谷において、国保類似組合「越ケ谷順正会」を発足させ、国民健康保険組合経営の可能性を立証した。労働省在任時、厚生年金保険法の立案に尽力した。

【著書】労働災害とその補償(昭31) 【共著】身体障害等級社会保険廃疾認定基準精義(昭22)

高橋松蔵 たかはし・まつぞう

明治38(1905)~昭和56(1981)年(75歳)、新潟

【外科】 昭和4年京都帝大卒。外科入局、理学部動物学教室にて研究従事、6年京都市左京区田中に養正隣保館開設、洛北診療所開設、北京電報電話公社病院長、戦後、25年京都市・紫野診療所開設・所長(~32年)。▽昭和13年ミノファーゲンCを創製。洛北診療所を太田典礼とともに無産者診療所として開設、戦後、2代目京都民医連会長(30年~32年)を務めた。

【著書】免疫現象・化学療法(学生叢書自然科学篇19 昭22) 【共著】新しい生物学1(昭24)

高橋瑞子 たかはし・みずこ

嘉永5(1852)~昭和2(1927)年(74歳)、三河(愛知)

【産婦人科】 9人兄弟の末子、11歳で両親を亡くし、25歳時、上京、伯母の養女となる。明治12年前橋の津久井磯子に産婆術を学び、再び上京、産婆免許取得、大阪病院勤務、明治17年12月校長長谷川泰に懇請数日、「済生学舎」初めての女子学生となる。18年3月医術開業試験前期試験及第、18年8月順天堂医院の女子最初の医学実地研究生となる。後期試験及第、20年4月女医第3号、日本橋にて開業、独留学(私費、23年~24年4月 ベルリン大に入学したが、病気帰国)、大正3年12月廃業宣言。▽ザンギリ頭の気骨の人として知られ、遺体を解剖するように遺言して逝去。

【伝記】高橋瑞子 ドイツに学んだ不屈の女医(松邨賀

太『明治文明開化の花々 日本留学生列伝3』、平16）【評伝】明治の「杏林女傑」高橋瑞子とその周辺 ベルリン大学医学部初の日本人女性聴講生（石原あえか『ドクトルたちの奮闘記』、平23）

高橋 実　たかはし・みのる

明治27（1894）〜昭和44（1969）年（74歳）、京都

【眼科】 大正10年京都帝大卒。眼科入局（市川清教授）、13年4月満州医大教授、15年6月京都帝大講師、昭和3年2月助教授、4年3月退官。父業を継承、京都市中京区にて開業。▽京都眼科医会長、京都市医師会副会長などを歴任。

高橋 実　たかはし・みのる

明治45（1912）〜平成元（1989）年（77歳）、福島

【内科】 昭和13年東北帝大卒。13年岩手県志和村診療所、16年東北帝大第1内科入局（熊谷岱蔵教授）、19年6月岩手県農業会盛岡病院、20年4月秋田県立女子医専教授、25年10月宮城県厚生協会坂総合病院副院長、32年3月院長、53年7月退任。▽昭和7年東北帝大在学中、社会医学研究会を作り、機関紙を発行、9年検挙され退学処分、11年執行猶予となり復学。熊谷教授に勧められ赴任した志和村診療所では、村の保健活動委員会を設け、携帯X線間接撮影機で集団検診を行い注目された。17年再度検挙されたが、執行猶予。戦後、共産党の再建に努め、宮城県日本共産党後援会副会長（57年〜63年）。また、全日本民主医療機関連合会長（43年〜57年）を務めた。

【著書】東北一純農村の医学的分析 岩手県志和村における社会衛生学的調査（昭15）

高橋与市　たかはし・よいち

明治28（1895）〜昭和61（1986）年（91歳）、山形

【外科】 大正12年東京帝大卒。第2外科入局（塩田広重教授）、助手、浅草臨時病院外科医員として派遣（12年10月〜13年4月）、東京下谷、三河島、貧民窟診療派遣（宮内省 14年11月）、東京警察病院外科（15年3月〜昭和2年3月）、7年12月米沢市・中条病院外科医長、22年2月院長、名誉院長。▽山形県医師会長（昭和31年8月〜37年3月）を務め、この間、「安い薬で自給自足」を目指して、山形県医師製薬を設立・社長（31年10月〜37年2月）、会長（37年2月〜42年5月）を務めた。

高橋義夫　たかはし・よしお

明治43（1910）〜平成5（1993）年（83歳）、山梨

【細菌学】 昭和9年北海道帝大卒。伝研入所（第7研究部 佐藤秀三教授）、仏留学（在外研究員、11年6月〜13年12月 パストゥール研究所にて研学）、14年5月満州国衛生技術廠、20年10月中国東北衛生実験処（留用）、22年10月帰国、23年2月横浜にて開業、24年3月予研研究員（結核部 柳沢謙部長）、25年9月北大教授（結研・細菌部門）、27年4月（予防部門）、所長（28年3月〜49年3月）、49年4月停年退官。退官後、協栄生命健康開発事業団協栄健康管理センター所長（50年3月〜51年7月）、協栄生命健康開発事業団顧問。▽満州国時代、戦後も引き続きBCGの研究を続けた。また、結核菌からリン脂質を分離精製し、結核診断用抗原（カオリン凝集試験セット）を作製、市販もされた。▽昭和19年第1回満州国文化賞、36年北海道新聞文化賞（科学技術賞 結核症の免疫血清学的研究）

【著書】英文医学論文の書き方（昭30）【訳書】アレルギー性疾患要説（ヴァレリー・ラド 昭29）

高橋吉定　たかはし・よしさだ

明治39（1906）〜昭和58（1983）年（77歳）、宮城

【皮膚科】 昭和4年東京帝大卒。皮膚科入局（遠山郁三教授）、東京警察病院勤務を経て、8年助手、12年7月講師、17年4月助教授（分院・皮膚泌尿器科）、27年4月順天堂大教授（皮膚科）、32年4月東北大教授、44年3月停年退官。退官後、帝京大教授（46年4月〜）、副学長（55年4月〜）、在職中、58年8月逝去。▽医真菌学の基礎・臨床研究の権威。

【共著】容姿と健康（健康教育教材解説第9巻 昭24）、医真菌学（日本皮膚科全書第10巻第2冊 昭31）、白癬、黄癬、渦状癬（同第3冊 昭43）【共編】皮膚科・泌尿器科冠名事典（昭36）

高橋 良　たかはし・りょう

大正15（1926）〜昭和63（1988）年（61歳）、埼玉

【精神科】 昭和26年東大卒。実地修練、精神科入局（内村祐之教授）、30年4月東京医歯大助手（神経精神科 島崎敏樹教授）、7月講師、33年12月助教授、米国留学（フルブライト留学生、37年9月〜39年9月 インディアナ大精神医学研アプリソン教授に師事）、41年12月東大助教授（台弘教授）、44年8月長崎大教授、58年4月東京医歯大教授、在任中、63年9月逝去。▽うつ病の生化学的研究で知られる。また、うつ病の国際的共同研究に参加、うつ病の予防・

治療委員会の医員をも務めた。

【共著】精神医学総論2a1(現代精神医学大系第1巻B1a 昭56)【共編】幻覚の基礎と臨床(昭45)、以下は現代精神医学大系としての共編 第9巻躁うつ病1、2(昭54)、第16巻精神遅滞1、2、3(昭54、55)、第21巻神経化学1、2(昭53)、第22巻精神薬理学1、2(昭55、54)【共訳】精神症状の測定と分類(ウィング 昭56)

高畑挺三 たかはた・ていぞう

安政5(1858)〜明治43(1910)年(52歳)、伊予(愛媛)
【外科、耳鼻咽喉科】 東京外国語学校を経て、明治19年東大(旧)卒。外科入局、助手、21年第五高等中学校医学部教諭兼長崎病院外科医長(耳鼻咽喉科を分担)、27年新潟県長岡病院長、30年五高教授、34年長崎病院外科部長兼長崎医専教授、独留学(文部省外国留学生、35年2月〜37年5月 ロストック大ケルナー教授、ベルリン大フレンケル教授、ウィーン大ポリツェル教授に師事)、37年8月耳鼻咽喉科部長、42年6月退官。長崎市にて開業。

高畠秀勝 たかはた・ひでかつ

明治27(1894)〜昭和46(1971)年(76歳)、富山
【内科】 大正8年東京医専卒。昭和5年東京・品川区にて開業。▽東京医専設立時、学生会委員として活躍。幹事を経て、昭和41年理事、45年理事長就任、46年4月退任、10月逝去。

高原滋夫 たかはら・しげお

明治41(1908)〜平成6(1994)年(86歳)、岡山
【耳鼻咽喉科】 昭和6年岡山医大卒。耳鼻咽喉科入局(田中文男教授)、米国留学後、助手、講師、助教授、日赤広島病院医長を経て、21年12月岡山医大教授、24年5月岡山大教授、附属病院長(34年6月〜36年6月)、医学部長(37年6月〜41年6月)、49年3月停年退官。退官後、川崎医大教授(49年〜59年)。▽無カタラーゼ血症(高原病)の発見者。進行性顎骨壊疽の患者がオキシフルを創面に塗布しても泡が出ず黒褐色となることがカタラーゼ欠損によることを発見・報告した(昭和22年)。さらに日本および周辺各国における本症の分布状態を調査し、常染色体劣性遺伝症であることを明らかにした。また、学童難聴の解決を目指して、日本最初の整備された難聴学級を開設(35年)、これを契機として全国で同学級が設けられることとなった。▽昭和35年日本人類遺伝学会賞(第1回 無カタラーゼ血液症)、37年朝日賞(文化賞部門 無カタラーゼ血液症の発見とその研究)、39年学士院賞(無カタラーゼ血液症の発見とその研究)、51年学士院会員、60年文化功労者(耳鼻咽喉科学)
【共編】外科・整形外科・耳鼻科領域の遺伝(臨床遺伝学叢書5 昭57)

高原高三 たかはら・たかぞう

明治37(1904)〜昭和46(1971)年(67歳)、福井
【耳鼻咽喉科】 昭和5年京都帝大卒。耳鼻咽喉科入局(星野貞次教授)、北野病院、堺病院医長、10年9月日赤秋田支部病院医長、16年6月大阪女子高等医専教授、24年3月大阪女子医大教授、29年12月関西医大教授、加多乃愛仁会香里病院副院長(28年10月〜29年3月)、附属香里病院院長(29年4月〜31年3月)、附属病院院長(37年4月〜39年3月)、在職中、46年11月逝去。▽錐体炎手術の権威。他に、鼓室形成手術、中耳炎の病態生理、平衡神経科学の領域に業績を残した。
【共著】分担耳鼻咽喉科学上巻訂3版(鼻科編 昭24)

高松英雄 たかまつ・ひでお

明治44(1911)〜昭和54(1979)年(68歳)、京都
【病理学】 昭和11年3月満州医大卒。病理学入室(久保久雄教授)、専門部助教授、戦後帰国、22年11月横浜市立医専講師、23年2月教授(〜25年3月)、29年4月京都大学助教授(結研・病理部)、34年3月教授、41年7月(細胞化学部)、42年6月(結核胸部疾患研究所と改称)、50年4月停年退官。▽昭和13年アルカリホスファターゼの組織化学的証明法を発表して以来「酵素活性の組織化学的証明法の開発」をテーマに数々の業績を挙げ、国際的に酵素組織化学の開拓者(Father of Histochemistry)として知られる。また、結核性病巣組織反応の解析からサルコイドーシスは結核症の変型との考えから研究を進めたことでも知られる。

高松誠 たかまつ・まこと

大正6(1917)〜昭和63(1988)年(71歳)、福岡
【衛生学(環境衛生)】 昭和15年3月九州医専卒。軍医[15年4月軍医候補生、7月(軍医少尉)、関東軍自動車第4聯隊附、8月新京陸軍病院、16年9月(軍医中尉)、19年2月関東軍防衛築城部附、9月内地勤務、20年4月第1総軍司令部附、第11工兵隊司令部

附、8月(軍医大尉)、9月召集解除)、20年10月労研(物質代謝研究室 斎藤一博士)、36年8月熊本大(公衆衛生 野村茂教授)・助手、38年4月助教授、44年5月久留米大教授(環境衛生学)、58年3月定年退職。退職後、労研にて研究継続。▽昭和40年代、手持ち振動工具による振動病(白蠟病)の疫学調査を行い、対策に貢献した。また、ＰＣＢ対策、水質汚濁対策、農村医学に貢献した。

【著書】働く人々の健康問題(昭55)**【共著】**振動病の診断と治療(昭51)**【遺稿・追悼】**無限(平3)

高松凌雲　たかまつ・りょううん

天保7(1836)~大正5(1916)年(79歳)、筑後(福岡)

【医師、社会事業家】 石川桜所、緒方洪庵、ヘボンらに師事。慶応元年5月一橋家表医師、2年8月幕府奥詰医師、3年1月パリ万博出席の徳川昭武随行医師となる。公務の後、10月からオテル・デュウ病院にて仏医学を学び、4年5月帰国。戊辰戦争の幕府医師として従軍、明治元年10月箱館病院設立、戊辰戦争終結後、3年11月東京浅草にて開業、10年西南の役時には警視庁病院にて治療に当たる。11月下谷桜木町に鶯渓医院を開設、12年同愛社を設立、貧民救療事業にあたり民間福祉事業の先鞭をつけた。

【著書】高松凌雲翁経歴談(続日本史籍協会叢書 昭54)**【編著】**函館戦争史料(続日本史籍協会叢書 昭54)**【訳書】**保嬰新書上・下(セルウェス 明治9)、虎列刺病論(モアナーク 明12)、内科枢要全10冊(モアナック 明13~16)**【伝記】**高松凌雲と適塾 医の原点(伴忠康 昭55)、医の時代(木本至 昭55)、夜明けの雷鳴(吉村昭 平12、小説)

高峰譲吉　たかみね・じょうきち

安政元(1854)~大正11(1922)年(67歳)、越中(富山)

【化学、事業家】 明治12年9月工部省工学寮(工部大学校)卒。英国留学(文部省貸費留学生、13年2月~16年3月 グラスゴー大にて工業化学、電気化学を修学、米国経由帰国)、16年4月農商務省に入り、和紙・清酒醸造の研究に従事、17年9月米国ニューオーリンズの万国博に事務局員として出張、キャロラインと婚約、私費出張(20年3月~12月)、21年3月農商務省辞職、東京人造肥料会社を設立・技師長、ニューオーリンズを再訪、キャロラインと結婚、23年11月米国移住、24年元麹改良法を用いて麦、とうもろこし醸造に成功、英国へ特許出願、ウイスキー・トラスト社と契約、ピオリア市で新醸造法の大規模試験開始、26年ピオリア市の工場全焼、ウイスキー・トラスト社解散、27年消化薬「タカジアスターゼ」米政府へ特許出願、シカゴへ戻る。30年「タカジアスターゼ」の特許をパーク・デヴィス社が実用化。ニューヨークへ転居、私設実験室を構える。大正2年3月三共株式会社社長、11年7月ニューヨークにて病気により逝去。▽上中啓三(明治9~昭和35年)とともに、ウシの副腎髄質からアドレナリンの分離・結晶化に成功[１９００(明治33)年 ホルモンの結晶抽出は世界初]、米国で特許出願、１９０３(明治36)年パーク・デヴィス社から販売開始。明治35年、タカジアスターゼの日本国内販売権を塩原又策(三共商店の創立者)に供与。▽また、日米協会、国民科学研究所(理化学研究所の前身)などの設立に尽力した。▽大正元年学士院賞(アドレナリンの発見)、2年学士院会員

【伝記】巨人高峰博士(橋爪恵編 昭6)、高峰譲吉の生涯(飯沼和正他 平12)

高森時雄　たかもり・ときお

明治20(1887)~昭和40(1965)年(77歳)、熊本

【内科】 大正5年京都帝大卒。病理学入室(藤浪鑑教授)、内科入局(中西亀太郎教授、松尾巌教授)、公立長浜病院勤務を経て、昭和2年6月満州医大教授、欧米留学(5年)、満州医大医院長(19年3月~20年3月)、戦後、23年2月国立姫路病院長、24年8月徳島医大教授(第1内科)、25年2月徳島大教授、27年2月医学部長、学長事務取扱(27年12月~28年4月)、32年5月岐阜県立医大学長兼教授(第2内科)、35年3月学長辞任、38年3月退職。▽満州医大在職中、地方病性甲状腺腫、カシン・ベック病(変形性関節症の一種、満州を中心にみられる風土病)について研究。

【著書】サルファ剤使用上の注意事項と肺炎の治療(昭26)**【共著】**四国の弗素中毒症地域と地層との関係(昭27)、阿蘇火山病(昭29)

多ケ谷勇　たがや・いさむ

大正5(1916)~昭和55(1980)年(63歳)、宮城

【ウイルス学】 昭和17年12月東京帝大卒。伝研入所(第3研究部 矢追秀武教授)、22年5月予研、36年4月腸内ウイルス部長(初代)、兼村山分室長(48年4月~50年4月)、在任中、55年3月逝去。▽戦後の混乱期、伝研において矢追秀武を助けて、大量の痘苗製造に従事した。後、ＷＨＯの天然痘根絶計画の主

要メンバーを務めている。

高安慎一　たかやす・しんいち

明治17(1884)〜昭和48(1973)年(88歳)、東京

【生理学】明治41年京都帝大福岡医大卒。生理学入室(石原誠教授)、43年10月私立熊本医専教授(生理)、欧州留学(大正3年7月〜4年9月 ベルリン高等工業学校トラウベ教授、キール大ヘーベル教授に師事、第一次大戦勃発のため英国に移り、エディンバラ大シェーファー教授に師事)、13年4月熊本医大教授(生理)、14年7月九州帝大講師、昭和6年11月教授(温泉治療学研究所)、所長(15年5月〜18年3月)、19年8月停年退官。退官後、県立鹿児島医専校長(18年3月〜23年6月)、国立亀川病院長(23年8月〜)、国立別府病院長(25年7月〜37年3月)。▽温泉治療学の権威。

【著書】温泉療養指針(昭5)、別府温泉療養者必携(昭17)、温泉の医学(朝日新選書第11 昭18)、別府温泉療養案内(昭25)

高安久雄　たかやす・ひさお

大正5(1916)〜平成8(1996)年(79歳)、栃木

【泌尿器科】昭和16年東京帝大卒。泌尿器科入局(高橋明教授、市川篤二教授)、21年4月助手、23年1月附属医院外来診療所医長、24年6月講師、25年6月三井厚生病院皮膚泌尿器科部長兼東大講師、26年11月助教授、32年2月新潟大教授(泌尿器科)、38年4月東大教授、医学部長(48年4月〜50年3月)、52年3月停年退官。退官後、山梨大教授・国立医科大学創設準備室長(52年6月〜)、山梨医大学長(53年10月〜平成2年3月)。▽夫人は近藤次繁(外科、東京帝大教授)の孫、近藤駿四郎(外科、東京労災病院長)、近藤台五郎(外科、東京女子医大教授)は義兄。

【著書】無尿症(泌尿器科新書 昭29)、泌尿器科疾患X線図譜(昭52)【共著】泌尿器(現代外科系大系41B 昭44)【編著】泌尿器外科(新臨床外科全書第13巻 昭52)【共編】泌尿器科学(昭48)【共監訳】泌尿器科学第7版(スミス 昭50)

高安右人　たかやす・みきと

万延元(1860)〜昭和13(1938)年(78歳)、肥前(佐賀)

【眼科】旧姓武岡。明治20年1月帝大卒。眼科入局、21年3月第四高等中学校医学部教諭兼県立金沢病院眼科長、独留学(私費、32年9月〜34年6月 テュービンゲン大にて研学)、34年7月金沢病院眼科部長、10月金沢医専校長兼教授、36年2月金沢病院眼科医長、5月金沢病院長、大正12年4月金沢医大学長(初代)、13年4月退官。金沢市内にて開業、昭和9年12月廃業。▽高安病の発見者。明治41年日本眼科学会総会で報告した網膜中心血管の異常例は、昭和23年に清水健太郎が「脈無し病」と命名した疾患の第1例であったことから、この病態は高安病と通称されるに至った。

【著書】最新眼科全書全3巻(明28〜30)

高安六郎　たかやす・ろくろう

明治11(1878)〜昭和34(1959)年(80歳)、大阪

【内科、演劇評論家】明治36年12月東京帝大卒。京都帝大第1病理入室(藤浪鑑教授)、独留学(私費、38年10月〜42年7月 ベルリン大クラウス教授、チュービンゲン大ロンベルク教授に師事、内科学を学ぶ)、帰国後、家業継承(大阪道修町高安病院内科医長)。▽生家が大阪の古い医家で芸能界との交わりもあったため幼少より歌舞伎、文楽などに親しみ、医業のかたわら俳優らと交流し、謡曲を修め大倉流小鼓もよくした。能、歌舞伎、文楽など伝統芸能の各分野にわたって評論の筆を執った。明治の名人名優の芸に親しく接した豊かな鑑賞経験は穏和な表現のうちに急所をついた批評眼を育て、関西評論界の長老としての存在であった。戦災で病院を失ってからは経済的にも恵まれなかったが老体を厭わず能楽堂や劇場に足を運び、舞台のよき目付け役であった。昭和22年、四ツ橋文楽座の天覧文楽の際、解説を務めた。▽高安月郊(三郎、劇作家)は兄。

【著書】光悦の謡本(昭32)

高柳孟司　たかやなぎ・たけし

大正10(1921)〜昭和63(1988)年(67歳)、群馬

【社会事業家】昭和24年東工大・大学院修了。研究生、26年東レ入社、47年腎研究会設立・事務局長、在職中、63年4月逝去。▽東レ在職中、人工腎臓の開発中、医療関係者、官庁、患者との接触から「腎不全」への対応、透析、腎移植の重要性に深い関心をもち、東レ会長安居喜造の援助を得て、私財を投じて腎研究会を設立、腎臓、透析治療の知識の啓蒙、患者の社会復帰に尽力した。腎研究会は平成13年日本腎臓財団に名称変更した。

高山紀斎　たかやま・きさい

嘉永3(1850)〜昭和8(1933)年(82歳)、備前(岡山)

【歯学教育、歯科】 幼名弥太郎。明治2年東京に出て、慶應義塾にて英学を学んだ後、5年1月渡米(私費)、サンフランシスコの歯科医バンデンボルグの助手として歯科学を修め、米国歯科医術開業試験に及第、11年3月帰国、6月銀座に開業(高山歯科診療所)、17年9月医術開業試験委員、20年7月侍医局勤務、23年1月芝伊皿子に高山歯科医学院を設立(わが国最初の歯科医学校 33年10月血脇守之助に譲渡、後、東京歯科大に発展)した。▽わが国における近代歯科学の開拓者。初代日本歯科医会長(明治35～39年)を務めた。

【著書】保歯新論(明14)、歯の養生(述 明15)、歯科薬物摘要(明19)、衛生保歯問答(明23)、第五対脳神経解剖篇(明24)

高山尚平 たかやま・しょうへい

文久2(1862)～大正14(1925)年(62歳)、備前(岡山)

【産婦人科】 明治20年4月帝大卒。5月大学院(ベルツ、柳琢蔵助手の指導)、9月助手、21年6月第五高等中学校医学部教諭兼長崎病院産婦人科医長嘱託(～27年10月)、28年1月京都府医学校教諭兼府立療病院産婦人科部長、33年10月京都帝大講師、独留学(文部省外国留学生、36年5月～38年4月 ベルリン大、ブレスラウ大にて研学)、37年8月京都帝大福岡医大講師、38年4月教授(初代)、39年10月京都帝大教授、大正10年12月依願退官。▽わが国における子宮頸癌の手術療法の草分け。

高山坦三 たかやま・たんぞう

明治39(1906)～昭和63(1988)年(81歳)、北海道

【外科】 昭和6年北海道帝大卒。第2外科入局(柳壮一教授)、8年助手、9年講師、応召(14年5月北支在勤、21年2月復員・帰国)、21年6月登別厚生年金病院長(～39年6月)、23年助教授、27年4月札幌医大教授(外科)、39年7月(第1外科)、附属病院長(39年4月～41年3月)、41年8月兼登別厚生年金病院長、45年5月退職。退職後、登別厚生年金病院長(～48年12月)。
【著書】物語り医史(昭17)、医の哲学(昭18)、続(昭19)、疾病史物語(昭22)、外科創傷史(日本外科整形外科叢書第1巻 昭23)、創傷学(同第2巻 昭23)、痔瘻(大日本結核全書第40輯 昭23)、打診、聴診(昭23)、手術室勤務の実際(昭31)、医の本質と構造(昭52)、伝説史話の詮議誌(資料風俗双書2 昭56)、史話の詮議・落穂百話(平元)【随筆】虱の浣腸(昭43)【評伝】高山坦三 医道を説いた外科医は江戸趣味の通人(杉山滋郎『北の科学者群像』、平17)

高山正雄 たかやま・まさお

明治4(1871)～昭和19(1944)年(73歳)、長野

【法医学】 明治30年12月東京帝大卒。31年1月四高教授(生理学、黴菌学)、32年4月東京帝大助教授(法医学 片山国嘉教授)、独留学(文部省外国留学生、36年5月～39年8月 ベルリン大、ロストック大にて研学)、36年12月京都帝大福岡医大助教授、39年8月教授、医科大学長(大正8年1月～15年3月)、昭和6年5月停年退官。退官後、九州医専校長(8年4月～9年12月)、長崎医大学長(9年2月～11年7月)、11年7月九州帝大総長、11月退任(11年8月附属医院産婦人科内で、職員間に所謂暴行事件が起こり、司直の手が伸びたことがあり、高山総長は11月7日、九州帝大創立25周年記念式・祝賀会を開催した後、辞任)。▽法医学の権威、高山試薬(血液証明法)の考案者。▽夫人は中浜東一郎(衛生学。中浜万次郎の長男)の長女、次女峰子は今永一(外科、九大教授)夫人。

高山盈 たかやま・みつ

天保13(1842)～明治36(1903)年(61歳)、江戸(東京)

【看護師】 旧姓吉岡。明治14年学習院教師、17年華族女学校教師。22年宮城県尋常師範学校女子部舎監。正規の看護教育は受けていないが、学習院在職中に主治医の橋本綱常(陸軍軍医)に招かれ、27年日本赤十字社看護婦養成委員、看護婦及同生徒及病室監督。同年日清戦争派遣看護婦取締。新島八重(社会事業家)らと戦時救護に当たった。29年看護婦監督及養成係。33年北清事変派遣看護婦取締。看護婦監督在職中の36年1月逝去。仏公使館より弔電を受けた。民間女性として最初の叙勲者。▽長男恵太郎は元将軍徳川慶喜侍医、3男熊男は医師、薬剤師。高山昭三(国立がんセンター所長)は曾孫。
【伝記】高山盈の生涯(吉川龍子 昭62)

田川貞嗣 たがわ・さだつぐ

大正9(1920)～平成15(2003)年(82歳)、北海道

【眼科】 昭和18年9月北海道帝大卒。応召(10月～21年5月 陸軍短期現役軍医)、21年5月眼科入局(藤山英寿教授)、22年4月講師、27年5月青森県立病院眼科部長、31年1月札幌医大助教授(末吉利三教授)、47年6月教授、61年3月定年退職。退職後、

61年4月田川眼科医院開設。▽神経眼科学の診断学的研究と網膜剝離手術で知られる。脳動脈瘤の脳血管撮影法の有用性を脳外科医に先駆けて報告した。また、網膜剝離に対するジアテルミー法を田川博継博士とともにいち早く導入し普及に努めた。▽田川精三郎(眼科、陸軍軍医監)の3男、田川博継(眼科、樺太医専教授)は兄。

田川隆輔 たがわ・たかすけ

昭和2(1927)～平成2(1990)年(62歳)、福岡

【解剖学】 昭和25年九大附属医専部卒。実地修練、第3解剖入室(石沢政男教授、和佐野武雄教授)、助手、講師、福岡女子大助教授(家政学部・解剖生理)、台湾出張(在外研究員)、46年7月九大助教授、48年4月福岡大教授(第1解剖)、在職中、平成2年10月急逝。▽九大時代、末梢神経の線維構築の解析、福岡女子大時代、栄養と肥満症、福岡大では、血管の神経支配についての研究に従事。

【著書】 女子学生のための解剖生理学(昭45)

田川宏 たがわ・ひろし

昭和3(1928)～平成2(1990)年(62歳)、北海道

【整形外科】 昭和27年東大卒。実地修練、整形外科入局(三木威勇治教授)、40年7月助教授(津山直一教授)、55年1月東京女子医大教授、在職中、平成2年12月急逝。▽臼蓋回転骨切り術を考案、先天性股関節疾患による二次性変形性股関節症に対する根治的技法として用いられた他、各種股関節疾患などに応用されている。

【共著】 骨折・脱臼・頭蓋骨外傷・末梢神経損傷(リハビリテーション医学全書19 昭47)、整形外科看護学全3巻(平3)

田川博継 たがわ・ひろつぐ

明治44(1911)～昭和38(1963)年(51歳)、北海道

【眼科】 昭和12年京都帝大卒。眼科入局(盛新之助教授)、札幌鉄道病院医長、北海道帝大眼科(越智貞見教授)にて研究従事、19年樺太医専教授、戦後、帰国、札幌鉄道病院医長、35年退職。開業。▽田川精三郎(眼科、陸軍軍医監)の次男、田川貞嗣(眼科、札幌医大教授)の兄。

滝内政治郎 たきうち・まさじろう

明治40(1907)～昭和52(1977)年(69歳)、大阪

【放射線技師】 大正15年大阪市立工業学校電気科6年課程卒。島津製作所に入社、昭和2年大阪回生病院レントゲン科長浦野多門治につきX線技術を修得、島津レントゲン技術講習所の専任教員となり、X線装置操作法、X線撮影技術・電気実験実習を担任。14年実業学校教員免許証受領、23年レントゲン技術専修学校(島津レントゲン技術講習所の改称)校長。昭和32年以降、金沢・九州・名古屋・徳島・大阪・熊本・岡山の各大学附属診療エックス線技師学校・放射線技師学校・医療技術短大の非常勤講師を務めた。▽昭和37年保健文化賞(診療X線技師の養成に尽力)

【共著】 診療X線装置取扱の実際(昭26)、診療放射線設備(昭47) **【編著】** 放射線小事典(昭29)

滝沢延次郎 たきざわ・のぶじろう

明治36(1903)～昭和45(1970)年(67歳)、東京

【病理学】 昭和2年東京帝大卒。病理学入室(長与又郎教授、緒方知三郎教授、三田村篤志郎教授)、13年4月助教授(～18年4月)、17年3月千葉医大教授(第2病理)、医学部長(39年4月～42年3月)、43年3月停年退官。▽癌病理学とカシン・ベック病の権威。滝沢肉腫(果糖皮下注射によるマウス果糖肉腫)、滝沢癌(キノン塗布による皮膚癌)の報告がある。昭和44年多摩川下流でのカシン・ベック病発生を報告、東京都は水道源水の取水を中止した。

【著書】 日本におけるカシンベック病の研究(昭45)

滝島任 たきしま・たもつ

昭和4(1929)～平成12(2000)年(70歳)、宮城

【内科(呼吸器)、呼吸生理学】 昭和27年東北大卒。附属病院にて実地修練、第1内科入局(中村隆教授)、31年10月助手、米国留学(在外研究員、40年～ハーバード大ミード教授に呼吸生理学を学ぶ)、44年4月講師、47年4月教授、平成4年3月停年退官。退官後、チェスト技術研究所名誉所長、仙台市救急医療事業団理事長。▽雪国において、スパイクタイヤが春先の道路を削ることによる道路粉塵公害の実態を明らかにして、スパイクタイヤが法的に禁止される契機を作った功績がある。わが国からの米国胸部学会参加の先駆者。『呼吸』誌の創刊者(昭和57年)。▽昭和63年河北文化賞(道路粉じん健康影響調査における功績)

【著書】 慢性気管支炎と肺気腫(昭59) **【共著】** 肺機能

とその臨床(昭35)、心力学とその臨床(昭58)、肺性心の臨床(最新医学文庫36 昭60)【編著】遅延型喘息の基礎と臨床(昭63)、睡眠時無呼吸症候群(平元)【共編】臨床呼吸器病講座全3巻(昭52～53)【追悼】追悼滝島任先生(『呼吸』特集号 平12)

滝田順吾 たきた・じゅんご

明治29(1896)～昭和32(1957)年(61歳)、福島

【細菌学】大正13年慶大卒。北里研入所(秦佐八郎部長)、英国留学(北里研派遣、昭和10年5月～11年3月 ロンドン大王立衛生熱帯医学大学院にて細菌学の研究、後、欧米各地の研究所を視察、帰国)、14年北里研部長、16年4月華北交通保健科学研究所長、21年4月帰国、6月北里研部長、29年副所長、在職中、32年8月逝去。▽昭和17年浅川賞(培養基の物理的条件と細菌諸性状)

【著書】細菌の驚異(国民科学4 昭17)、細菌と私達の生活(楽しい理科教室27 昭30)、北里柴三郎(昭32)【共著】サルモネラ菌類学(昭17)、動物の病気と人の疾患との関係(昭25)【共監】腸内細菌(昭31)【随筆】黄塵(昭22)【追悼】滝田順吾先生想い出の記(昭33)

滝野増市 たきの・ますいち

明治37(1904)～平成9(1997)年(93歳)、兵庫

【アレルギー学、内科】昭和4年京都帝大卒。第1内科入局(辻寛治教授)、6年2月大学院(～9年2月)、14年1月講師、16年7月大阪市立貝塚千石荘病院医長、18年5月日本医療団貝塚千石荘病院副院長兼研究部長(～21年3月)、22年3月大日本臓器研究所研究部長、27年取締役(～35年)、35年日本体質病研究所を開設・所長、49年退職。▽アレルギー性諸疾患発症の根底には局所副交感神経の緊張昂進があるとする organ vagotonia 説を昭和21年に提唱したことで知られる。

【著 書】Respiratory hypersensitivity its cholinergic background and treatment(1989／平元 英国から出版)

田口和美 たぐち・かずよし

天保10(1839)～明治37(1904)年(64歳)、武蔵(埼玉)

【解剖学】嘉永6年江戸に出て林洞海につき蘭医学を修め、文久2年下野国佐野に医業を開く。明治2年再び江戸に出てボードウィン、渡辺洪基らに師事。3年8月佐倉順天堂(脚気の養生を兼ねる)、10月大学東校勤務、8年東京医学校別課で解剖学を講じた。10年4月東大(旧)医学部5等教授(初代 解剖学)、19年3月帝大教授(第1解剖)、欧州留学(私費、20年5月～22年11月 ベルリン大ワルダイエル教授に師事)、30年6月東京帝大教授、在任中、37年2月逝去。▽わが国における解剖学の創始者。明治26年日本解剖学会を設立・会頭、また、医史学の領域では「自安政四年至明治九年本邦医学変遷ノ概要」「徳川氏末世ニ於ケル解ニ就テ」「我医科大学に於ける眼科の沿革」「本邦に於ける皮膚病梅毒科の歴史に就いて」「衛生小志」などの報告がある。▽明治34年第1回日本連合医学会会頭。▽明治41年胸像が東京帝大解剖学教室の横手に設置されたが、大学紛争当時(昭和43年)、台座から降ろされ保存されていたが、平成6年出身地、埼玉県北埼玉郡北川辺町に移設された。

【著書】解剖攬要全13巻(明10～14 日本人による最初の本格的医学書)、人体組織攬要全3巻(明13～17)、挿図顕微鏡術攬要(明20)【伝記】田口和美博士 わが国解剖学の父(平17)

詫摩武人 たくま・たけひと

明治27(1894)～昭和54(1979)年(85歳)、東京

【小児科】大正11年東京帝大卒。小児科入局(栗山重信教授)、15年4月千葉医大講師(小山武夫教授)、5月助教授、昭和3年3月教授、欧米留学(在外研究員 3年5月～5年5月)、21年12月東京帝大教授、22年10月東大教授、29年3月停年退官。▽乳児栄養を研究課題としたが、戦時中は「代用乳」の研究を行った。

【著書】主な小児疾患とその臨牀(最新臨牀医学)第1集(7版)、第2集(5版) 昭30】【共著】小児科学テキスト(昭28)、小児中毒症の診断と治療(昭31)【編書】小児科学第1集～第21集(昭32～41)

武 弘道 たけ・ひろみち

昭和12(1937)～平成21(2009)年(72歳)、鹿児島

【小児科、事業家】昭和37年九大卒。実地修練、小児科入局、米国留学2回、52年鹿児島市民病院小児科、平成5年4月鹿児島市病院事業管理者兼病院長、13年埼玉県病院事業管理者、17年川崎市病院事業管理者、20年7月未来医療研究所を設立・所長、在職中、21年4月逝去。▽病院事業管理者として多くの病院の経営再建にかかわったことで知られる。また、文筆家として、日本エッセイスト・クラブの「年間ベストエッセイ集」に何度も入選した。

【著書】元気な赤ちゃんに育てるQ&A(セブンブッ

クス 昭58)、ふたごの話、五つ子の秘密(Kodansha sophia books 平10)、こうしたら病院はよくなった!(平17)【編著】目指せ!看護師副院長 看護師が病院を変える!(平20)

武市紀年 たけいち・のりとし

昭和15(1940)~平成6(1994)年(54歳)、北海道

【病理学】昭和41年北大卒。癌研病理入室(小林博教授)・大学院、講師、助教授を経て、平成3年12月(細川真澄男教授)、平成4年6月教授(初代 癌研細胞制御部門)。在任中、平成6年11月逝去。▽肝炎・肝癌を自然発症するLECラット(ヒトのウイルソン病のモデル)開発・研究で知られる。

竹内薫兵 たけうち・くんぺい

明治16(1883)~昭和48(1973)年(89歳)、静岡

【小児科】旧姓鈴木。明治43年11月京都帝大卒。小児科入局(平井毓太郎教授)、大正3年東京・日本橋にて開業、9年病院開設、12年9月関東大震災により病院焼失、再建、昭和20年3月戦災にて病院焼失、5月吉祥寺に診療所開設、25年東京・神田淡路町阿久津病院内に小児科開設、28年東京・日本橋蛎殻町にて診療所開設、46年廃業。▽開業医のかたわら日本小児科学会、日本児童学会などの役員を務め、日本小児科学会名誉会員、日本児童学会名誉会長。東洋大教授も務めた。また、医史学に関心をもち、日本医史学会設立(昭和2年)発起人・理事を務めた。「西洋小児科史」を『中外医事新報』1118号(大正15年)から1141号(昭和2年)まで14回にわたり連載している。一方、日本医師会理事、東京都医師会副会長などを歴任し、医政方面にも多くの業績をあげた。また、和歌をよくし、青夏と号した。▽竹内正(病理学、日大教授)は長男。

【著書】子供の重い病気の容体と手当(大13)、子供の病気(大14)、小児病の予後学(昭26)、愛児の育て方(昭33)、小児科誤診学(昭38)【編著】腰椎穿刺ノ技術及其応用(大3)【歌集】青夏集(昭6)

竹内茂代 たけうち・しげよ

明治14(1881)~昭和50(1975)年(94歳)、長野

【産婦人科、政治家】旧姓井出。明治40年東京女医学校卒。41年医術開業試験及第、大正2年東京で開業(井出医院)。東京女医学校(吉岡弥生校長)の卒業生で医術開業試験及第の第1号。▽開業する傍ら市川房枝らと社会運動に参加し、婦人参政権獲得運動を展開した。昭和21年4月総選挙で女性初の衆議院議員(東京1区選出、日本自由党)に当選したが、22年11月公職追放(戦時中、吉岡弥生などとともに愛国運動に参加していたため 26年8月追放解除)、解除後は医業に専念。

【著書】一般家庭看護学(昭15)、一般育児学(昭17)、婦人特別衛生(昭22)、優生結婚(昭24)【自伝】吉岡弥生先生と私(昭41)

武内重五郎 たけうち・じゅうごろう

大正11(1922)~平成10(1998)年(76歳)、千葉

【内科】昭和19年東京帝大卒。第2内科入局(佐々貫之教授、美甘義夫教授)、24年助手、28年9月奈良県立医大助教授(第1内科 緒方準一教授)、34年6月東大助教授(第2内科 上田英雄教授)、36年3月金沢大教授(第1内科)、49年2月東京医歯大教授(第2内科)、附属病院長(53年7月~58年7月)、62年3月停年退官。

【共著】臨床検査法(昭26)、高血圧症(昭30)【編著】新臨床腎臓病学(昭60)、アルコール性肝障害(昭63)【共編】臨床肝臓病学(昭51)、内科学(昭52)、内科学アトラス(平元)

武内忠男 たけうち・ただお

大正4(1915)~平成19(2007)年(91歳)、大分

【病理学】旧姓中島。昭和16年満州医大卒。病理学入室(久保久雄教授)、助手、専門部講師、戦後、大分県日田にて開業、25年熊本大助教授(久保久雄教授)、30年8月教授(第2病理)、56年4月停年退官。退官後、尚絅大学教授(57年~)、短大学長(61年~平成4年)、熊本陣内病院顧問(平成4年)。▽水俣病が有機水銀の経口摂取と体内蓄積による中毒性神経疾患であることを病理学的に証明した。▽昭和42年朝日賞(文化賞部門 水俣病に関する研究、熊本大学医学部水俣病研究班 代表者忽那将愛)、61年熊日賞(酵素組織化学と水俣病の病理学的研究)

【共編】酵素組織化学(昭42)、病態酵素組織化学(昭47)、新組織化学(昭50)

竹内正 たけうち・ただし

大正3(1914)~平成7(1995)年(81歳)、東京

【病理学】昭和16年東京帝大卒。病理入室(緒方知三郎教授)、19年9月松本医専講師、23年国立東京第二病院病理部長、米国留学(28年~29年 シャーロット記念病院キンメルスティール博士)、31年4月日

た

大教授(初代 第2病理)、53年10月山梨医大副学長、63年3月退官。▽竹内薫兵(小児科医)の長男。**【著書】**生検・手術材料の病理診断(昭38)**【共著】**最新病理学(昭38)

竹内 一　たけうち・はじめ

明治28(1895)~昭和28(1953)年(57歳)、東京

【精神科】大正11年東京帝大卒。精神科入局(呉秀三教授)、13年神奈川県代用病院長、紫雲会横浜病院長、22年3月横浜市立医専講師、6月教授(初代 神経科)、24年4月横浜医大教授兼医専教授、27年4月横市大教授、横市大兼横浜医大附属病院長、在職中、28年4月逝去。▽昭和23年1月以来神奈川県医師会長を務めていた。

竹内松次郎　たけうち・まつじろう

明治17(1884)~昭和52(1977)年(92歳)、福井

【細菌学】明治44年12月東京帝大卒。第1衛生入室(黴菌学 緒方正規教授)・助手、大正3年11月兼伝研技手、4年10月技師、6年3月助教授、英・仏・瑞留学(文部省外国留学生 6年3月~9年6月)、9年7月(第2衛生)、10年11月(第2衛生学は黴菌学に独立)、11年5月教授(黴菌学)、昭和7年12月兼伝研教授(~19年3月)、19年4月兼松本医専校長、20年10月東京帝大停年退官。退官後、松本医専校長専任、松本医大学長(23年2月~)、信州大医学部長(24年5月~)、福井大学長(24年9月~29年9月)。▽日本脳炎の病原体の研究で知られる。昭和56年、医学部構内に胸像が建立された。**【著書】**アブデルハルデン氏防御酵素論及検査法(大3)、近世細菌学及免疫学(大10)、公衆衛生(横手社会衛生叢書第1冊 大14)、小細菌学(簡明医学叢書第3輯 大14)、日本的医学(中国文、日本国態叢書4 昭19)

竹沢さだめ　たけざわ・さだめ

明治36(1903)~昭和18(1943)年(39歳)、愛知

【整形外科、障害児医療】大正15年5月東京女子医専卒。10月東京帝大整形外科入局(高木憲次教授)、独留学(昭和4年8月~6年4月 クリュペルハイム/肢体不自由児施設を視察)、8月板橋区岩の坂上にて肢体不自由者調査、7年2月クリュペルハイム東星学園開設事務所嘱託医、3月築地産院にて乳児の整形外科的調査(~8年3月)、8年11月東京市立光明学校校医(初代 ~15年5月)、12月本郷、下谷両区の肢体不自由児調査に参加、9年7月東京女子医専講師(第2附属病院)、10年4月(附属病院 金子魁一教授)、12年6月助教授、14年11月クリュペルハイム東星学園設立(~18年閉鎖)、在職中、18年4月逝去。▽わが国における肢体不自由児療育事業の基礎を作ったと評価される。わが国の整形外科領域における最初の医博。「先天性股関節脱臼整復後の順応的変化に就て」の論文で、昭和12年11月東京帝大より学位受領。**【伝記】**竹澤さだめ 肢体不自由児療育事業に情熱を燃やした女医(松本昌介 平17)

竹沢徳敬　たけざわ・のりひろ

明治38(1905)~昭和58(1983)年(77歳)、京都

【耳鼻咽喉科】昭和4年京都府立医大卒。耳鼻咽喉科入局(中村登教授)、5年6月助手(~6年7月)、応召(陸軍衛生部見習士官 7年2月~4月、上海事変に出動)、12年9月奉天赤十字病院医長、14年9月東京・中目黒にて開業、再応召[16年7月 京都伏見工兵聯隊、マレー半島シンゴラ上陸、シンガポール攻略戦、比島リンガエン上陸、コレヒドール島攻略、マニラ占領、北満転進、17年6月(軍医少尉)、奉天陸軍病院、東京第二陸軍病院大蔵臨時分院、19年9月(軍医中尉)、富士山板妻野砲兵聯隊、20年9月召集解除]、10月京都に帰る、23年3月京都府立医大女子専門部教授(~26年3月)、24年10月女子専門部教授会流会事件に関連して官吏分限令の準用により休職、25年12月京都・東山区にて開業(竹沢耳鼻咽喉科医院 ~58年7月)、西陣健康会理事長・堀川病院長(33年2月~58年7月)、健康会南病院理事長・院長(35年1月~41年7月)。▽京都府医師会理事(昭和31年~38年)、京都私立病院協会長(43年~58年)の他、堀川高等看護学院長、京都保健衛生学院長、京都保健衛生専門学校長、京都府病院厚生年金基金理事長、京都中央看護婦養成事業団理事長などを務めた。**【歌集】**火焔樹(昭42)**【追悼】**誇らしくまた美しく(昭59)

竹沢英郎　たけざわ・ひでお

大正12(1923)~平成15(2003)年(80歳)、関東州(大連)

【内科(循環器)】昭和21年京都帝大卒。実施修練、第3内科入局(前川孫二郎教授)、国立福知山病院、29年8月三重県立医大講師(第1内科 高崎浩教授)、

米国留学(34年7月~36年12月 テキサス州ベイラー医大)、41年11月助教授、47年5月三重大助教授、48年4月教授、附属病院長(60年4月~)、62年3月停年退官。退官後、上野市民病院長(63年4月~平成4年3月)。

【共著】急性循環不全の治療(新臨床医学文庫第121 昭43)

武重千冬 たけしげ・ちふゆ

大正15(1926)~平成13(2001)年(74歳)、長野

【生理学】 昭和27年昭和医大卒。生理学入室(井上清恒教授)、31年5月講師、32年4月助教授、米国留学(35年9月~39年8月 ペンシルベニア大薬理学教室にて、シナプス伝達の研究に従事)、44年2月教授(員外 第1生理)、47年4月(主任教授)、医学部長(62年9月~平成3年8月)、4年3月定年退職。退職後、昭和大学長(6年7月~ 兼昭和大医療短大学長11年8月~12年3月)、在職中、13年3月急逝。

【共編】生活習慣がつくる病気(平11)

竹重順夫 たけしげ・よしお

大正4(1915)~昭和59(1984)年(69歳)、山口

【解剖学】 昭和14年九州帝大卒。解剖学入室、応召2回、22年7月助教授、24年3月久留米大教授(第1解剖)、医学部長(48年4月~52年3月)、55年3月定年退職。▽昭和53年4月篤志解剖全国連合会長として献体の法制化と解剖体保存法の法改正に尽力した。

武田勝男 たけだ・かつお

明治34(1901)~昭和56(1981)年(80歳)、北海道

【病理学】 大正15年北海道帝大卒(第1期生)。病理学入室(今裕教授)・助手、昭和5年9月助教授(第1病理)、13年4月教授、医学部長(32年12月~36年12月)、40年3月停年退官。▽組織アレルギー、結核アレルギーの研究で知られる。

【著書】アレルギーと結核(大日本結核全書第5輯 昭18)、結核の秘密(柏葉叢書 昭22)、新病理学総論(昭32)、新病理学各論(昭36)、がんの秘密(新臨床医学文庫 昭39) 【共著】内分泌腺の銀反応とその組織化学(昭13) 【随筆】手稲のあけくれ(昭35)

武田 進 たけだ・すすむ

大正10(1921)~平成13(2001)年(79歳)、長野

【病理学】 昭和20年京都帝大卒。助手、29年大阪市立医大講師、30年4月三重県立医大助教授、11月教授(初代 第2病理)、47年5月三重大教授、医学部長(49年3月~53年3月、55年2月~59年2月)、60年3月停年退官。退官後、三重大学長(61年2月~平成4年2月)。▽わが国における細胞病理学の草分けの一人。

【著書】腫瘍細胞(日本病理学叢書第11巻 昭31)

武田長兵衛 たけだ・ちょうべえ

明治38(1905)~昭和55(1980)年(75歳)、大阪

【事業家(製薬業)】 幼名鋭太郎。昭和2年慶應義塾高等部卒。武田長兵衛商店入店、応召(3年2月陸軍幹部候補生として第8聯隊入隊、11月予備役編入)、英国留学(4年1月~6年1月 ケンブリッジ大)、6年(主計少尉)、8年監査役、10年取締役、再応召[13年2月 大阪陸軍糧秣支廠勤務、糧秣輸送のため、北支・満州へ出張、14年(主計中尉)、15年中支などへ出張、18年6月除隊]、18年武田薬品工業に改組・社長、49年会長。武田化成社長(昭和18年~21年)、日本レダリー社長(28年~)・会長(53年~)を兼ねた。▽戦後、経営の近代化を図り、武田をビタミン剤アリナミン(昭和29年)に代表される新薬開発で業界最大手の製薬会社に育てた。また、日本医薬品輸出組合理事長、大阪食品添加物協会長、大阪食品衛生協会長、日本特許協会長など多数の業界役員の他、甲南病院理事を務めた。▽5代目武田長兵衛の長男。昭和49年創業以来初めて武田家以外の者(小西新兵衛)に社長職を譲り会長に就任した。

【伝記】六代武田長兵衛追想(昭57)、武田長兵衛経営語録(真島弘 昭58)、会社は社会の預りもの〝武田長兵衛〟に学ぶ経営戦略の神髄(渡辺一雄 平7)

竹田ハツメ たけだ・はつめ

明治14(1881)~昭和48(1973)年(91歳)、熊本

【看護師(従軍看護婦)】 明治30年熊本・玫瑰女学校(幼きイエズス修道会経営)卒。診療所勤務、33年日赤京都支部救護看護婦養成所入学、35年卒。熊本の診療所に帰る。日露戦争勃発、応召(37年5月日赤救護班要員として小倉陸軍予備病院に1年半従軍勤務)、39年県立熊本病院勤務、第一次大戦勃発、再応召(大正3年12月、日赤派遣救護看護婦として、日赤救護班病院/パリ・シャンゼリゼの病院勤務、5年9月帰国)、県立熊本病院復帰、9年婦長、昭和19年

退職。▽退職後、熊本・東肥看護婦会長となり、東肥看護婦家政婦紹介所に発展させた。

【伝記】竹田ハツメ(高橋政子『写真でみる日本近代看護の歴史』、昭59)

竹田正次 たけだ・まさじ

明治24(1891)~平成7(1995)年(103歳)、兵庫

【内科】 大正7年東京帝大卒。昭和5年12月兵庫県立神戸病院内科部長、7年兼医化学部長、19年4月兵庫県立医専教授(内科新陳代謝学臨床医化学)、21年4月兵庫県立医大教授(第2内科)、附属病院長(23年9月~28年9月)、27年2月兵庫県立神戸医大教授、31年3月定年退職。退職後、県立加古川病院長(31年~48年)。平成7年1月兵庫県南部地震のため逝去。▽戦前は栄養失調、戦後は糖尿病の研究で知られる。

【著書】インシュリンによる糖尿病並糖尿病外療法(昭2)【編著】体質と病気(昭12)【随筆】形見のお年玉(昭49)

武田義章 たけだ・よしあき

明治37(1904)~平成10(1998)年(94歳)、鳥取

【外科】 昭和5年大阪医大卒。第1外科入局(小沢凱夫教授)、13年講師、20年医専部教授、26年助教授、34年8月教授、40年1月兼大阪厚生年金病院長(初代)、40年6月退官。退官後、大阪厚生年金病院長(~52年3月)。

【著書】肺結核の剥離術　第1肋膜外気胸術(胸部外科双書第6巻　昭30)

武田徳晴 たけだ・よしはる

明治33(1900)~昭和44(1969)年(68歳)、徳島

【細菌学】 大正15年東京帝大卒。伝研技手、昭和10年4月台北医専教授、欧米留学、13年2月台北帝大教授、19年10月東京帝大教授(伝研第11/第3研究部長)、伝研所長(31年3月~11月病気退任)、36年3月停年退官。▽菌体内毒素、結核の菌体成分、結核の化学療法について研究で知られる。▽昭和28年浅川賞(菌体成分の研究)

【著書】臨床細菌学検査法(昭23)

竹田義朗 たけだ・よしろう

大正11(1922)~平成23(2011)年(89歳)、山口

【生化学】 昭和20年9月大阪高等医専卒(20年4月仮卒業、海軍軍医)。大阪帝大生化学入室(市原硬教授)、米国留学(昭和27年カリフォルニア大バークレー校医学部生理化学グリーンバーク教授、29年微生物研究室スタニア教授に師事、30年帰国)、32年阪大教授(歯学部生化学)、49年5月徳島大教授(歯学部創設準備室長)、51年10月歯学部開設(口腔生化学)、歯学部長(初代　51年10月~)、62年3月退官。▽浮遊肝細胞、ピューロマイシンの作用機構、ATPクエン酸リアーゼの作用機構、ポリアミンの動態、インスリン作用の促進物質に関する研究で知られる。

【共編】生物材料の取扱い方(基礎生化学実験法1　昭49)

武谷三男 たけたに・みつお

明治44(1911)~平成12(2000)年(88歳)、福岡

【物理学、科学思想】 昭和6年京都帝大理学部地球物理学科入学、物理学科転科、9年卒。13年湯川研究室無給副手、16年理化学研究所仁科芳雄研究室(原子爆弾研究に従事)、24年立教大教授(理学部)、44年退職。▽京大の卒業論文において、自然の認識が「現象論—実体論—本質論」を経て発展するとの武谷理論(三段階法)を発表、注目された。湯川秀樹、坂田昌一と中間子研究に従事。戦後は「素粒子論グループ」の一員として共同研究体制を広げるとともに、現代科学技術の安全性を問う活動を続けた。原子力問題についても活発な発言を行い、27年原子力平和利用の条件として提唱した「自由・民主・公開」の原子力研究3原則は、29年日本学術会議の決議となり、30年の「原子力基本法」にも明記されるに至った。▽看護技術研究会(川島みどり代表。現・学会)での指導を通じて、看護技術の方法論、安全性の学術面においても影響を与えた。▽戦時中、『世界文化』の創刊・活動にかかわり、治安維持法違反で2回検挙(13年、19年)されている。21年『思想の科学』発刊に同人として参加。▽妻は武谷ピニロピ(医療法人社団レニア会理事長。きよせの森総合病院経営)。

【著書】原水爆実験(岩波新書　昭32)、科学入門　科学的なものの考え方(昭39)、武谷三男著作集全6巻(昭43~44)、武谷三男現代論集全7巻(昭49~52)、原子力発電(岩波新書　昭51)、特権と実験　不確実性を超える論理(昭54)、聞かれるままに(述　昭61)【編著】原子力(昭25)、安全性の考え方(岩波新書　昭42)、宇宙線研究(昭45)

竹中 雪　たけなか・きよむ

明治37(1904)～昭和58(1983)年(79歳)、静岡

【産婦人科、野球評論家】 昭和5年東京帝大卒。産婦人科入局(磐瀬雄一教授)、16年10月大井病院勤務後、開業。▽開業のかたわら、竹中半平のペンネームで野球評論家として活躍した。

【著書】背番号への愛着(昭27)

竹中繁雄　たけなか・しげお

明治35(1902)～昭和54(1979)年(76歳)、富山

【生理学】 大正15年東京帝大卒。生理学入室、昭和12年4月台北帝大教授(第1生理)、戦後、24年中央大教授、25年4月岐阜県立大教授(生理、36年4月より第1生理)、39年4月岐阜大教授、43年3月停年退官。

【著書】理論生理学(昭15)、衛生学本論(昭24)、体育衛生学(昭25)、脳の生理学第1、第2(昭32)、物理学基礎第1巻、第2巻(昭42、44)

竹中七郎　たけなか・しちろう

明治28(1895)～昭和34(1959)年(64歳)、愛知

【耳鼻咽喉科】 大正7年愛知県立医専卒。県立愛知病院勤務を経て、10年刈谷町にて耳鼻咽喉科医院開業。▽昭和7年刈谷町会議員となり、刈谷町長、愛知県議を経て、22年4月参議院議員(地方区、無所属、当選1回 ～28年5月)、30年7月刈谷市長当選、在任中、34年7月逝去。

岳中典男　たけなか・ふみお

大正4(1915)～平成12(2000)年(84歳)、長崎

【薬理学】 昭和15年京都帝大卒。病理入室・助手、21年12月長崎医大薬理学入室(中沢与四郎教授)、24年5月助教授、36年6月熊本大教授、医学部長(44年3月～46年3月)、49年11月学長、55年11月退任。退官後、西日本リハビリテーション学院長(56年12月～61年5月)、熊本女子大学長(61年6月～63年8月)。▽昭和59年熊日賞(学術)

【著書】循環器の薬理(中外医学双書 昭44)、基礎薬理学(昭47)、冠状循環(昭53) **【句集】**忘れ羽(平6)

竹中文良　たけなか・ふみよし

昭和6(1931)～平成22(2010)年(79歳)、和歌山

【外科】 昭和30年日医大卒。日赤医療センター外科部長、日赤看大教授、客員教授、在職中、平成21年7月逝去。▽昭和61年大腸癌を発病、手術を受け、癌患者の立場からの多くの著作がある。平成13年、癌患者のメンタル・サポートを目的にNPO法人ジャパン・ウェルネスを設立・理事長。

【著書】医者が癌にかかったとき(平3)、続(平7)、癌にかかった医者の選択(平4)、がんの常識(講談社現代新書 平9)、癌になって考えたこと(文春文庫 平10) **【監修】**がん治療の前と後(平22)

竹内 勝　たけのうち・かつ

明治38(1905)～昭和62(1987)年7月(82歳)、高知

【皮膚科】 昭和6年千葉医大卒。皮膚泌尿器科入局(佐藤邦雄教授)、8年助手、15年附属医専部講師、15年5月千葉医大助教授、19年5月兼附属医専部教授(～22年6月)、27年6月教授(皮膚泌尿器科)、35年7月(皮膚科)、附属病院長(28年10月～30年9月)、45年3月停年退官。退官後、千葉市にて開業(竹内皮膚科医院 ～60年)。

【著書】皮膚科診断表(改版 昭22)、皮膚科学入門(昭43)、日本遊女考(昭45)、図説性病教育の指導(昭48)

【共著】梅毒の治療第1(日本皮膚科全書第13巻第3冊第1 昭37) **【共編】**皮膚病態生化学(昭45)

竹林 弘　たけばやし・ひろし

明治33(1900)～昭和59(1984)年(84歳)、北海道

【外科(脳神経外科)】 大正13年大阪医大卒。北海道帝大外科入局、愛知医大生化学(ミハエリス教授)にて研究従事、昭和5年大阪医大第2外科入局(岩永仁雄教授)、7年講師、9年台北医専教授、欧米留学(11年～13年 脳外科、整形外科修得)、帰国後、大阪帝大助教授(岩永仁雄教授、久留勝教授)、24年7月徳島大教授(第1外科)兼阪大助教授、26年12月阪大助教授専任、29年12月和歌山県立医大教授(外科)、31年(第1外科)、40年3月定年退職。退職後、和歌山労災病院長(初代 41年～50年) ▽わが国における脳神経外科の創始者の一人。不随意運動症に対する「T-tomy」、先天性眼振に対する「定位上丘破壊術」、痙性麻痺に対する「室頂核破壊術」などを創案した。

【共編】医聖華岡青洲(昭39)

武正 一　たけまさ・はじめ

明治22(1889)～昭和55(1980)年(91歳)、高知

【内科】 大正5年東京帝大卒。第2内科入局(入沢

達吉教授)、12年山梨県立病院副院長、14年北京同仁会病院、15年11月漢口同仁会病院長、独出張(昭和9年6月～10年3月)、12年帰国、東京杉並区にて開業(武正医院。現在、武正内科)。

武見太郎 たけみ・たろう

明治37(1904)～昭和58(1983)年(79歳)、京都

【内科、医政家】 昭和5年慶大卒。内科入局(西野忠次郎教授)、8年農林省共済診療所勤務、12年理研(仁科研究室)にて中性子の医学的研究に従事、14年銀座に診療所開設(武見診療所)、25年3月日本医師会副会長、32年4月日本医師会長(～57年3月)。▽農林省共済診療所にて和田博雄(農林官僚、農相、衆議院議員、左派社会党委員長)を知り、武見診療所においては、小泉丹(寄生虫学、慶大教授)を通じて岩波茂雄を知り、数多くの岩波文化人の医療相談を受け、さらに主治医であった牧野伸顕の孫・秋月英子と結婚、吉田茂(外交官、首相)の姻戚となるなど人脈を広げていった。▽25年間にわたる日本医師会長在任中、豊富な人脈を駆使して、昭和36年、46年の2回保険医総辞退闘争など医療行政への強い発言力・圧力をもち、厚生官僚と対立し「けんか太郎」の異名をとった。活動の中心は開業医(保険医)の利益擁護であったが、一方、自らは保険診療を取り扱わなかった。

[著書]医療保障の日本的展開(昭33)、医心伝真(昭51)、実録日本医師会(昭58) **[編著]**医科学大事典1～51(昭57～59) **[共編]**ルイ・パストゥール(昭54) **[自伝]**武見太郎回想録(昭43) **[評伝]**武見太郎の功罪(水野肇 昭62)、猛医の時代 武見太郎の生涯(三輪和雄 平2)、武見太郎 新しい医療ビジョンを提言(水野肇『私の出会った名ドクター』、平3) **[参考]**漢方のスヽメ 慶應義塾の東洋医学を支えた人々(大倉多美子、出野智史 平20)

竹村栄一 たけむら・えいいち

大正15(1926)～平成15(2003)年(76歳)、福井

【社会運動家、ハンセン病医療】 昭和14年ハンセン病発病、国療巴久(おく)光明園入園、平成15年1月国療巴久光明園にて逝去。▽平成11年ハンセン病国家賠償請求訴訟瀬戸内訴訟の第1次原告団に加わり、実名を公表、講演活動などを通じてハンセン病患者の人権回復を訴え続けた。半生をつづり、訴訟の陳述に用いた手記『生きて、いま』(平成12年刊)は14年故郷(福井県小浜市)の支援者により劇化・上演された。

[著書]生きて、いま(抜刷 平12)

竹村 望 たけむら・のぞむ

大正9(1920)～平成19(2007)年(86歳)、大阪

【公衆衛生学】 昭和21年9月慈恵医大卒。実地修練、22年6月大阪帝大衛生学入室(梶原三郎教授)、24年6月阪大助手、26年11月奈良県立医大講師(衛生学 妻鹿友一教授)、28年10月助教授、30年10月慈恵医大助教授(公衆衛生学 山岸精実教授)、米・英留学(36年11月NIH研修員としてピッツバーグ大公衆衛生学部にて研究、NIHにて環境癌、職業癌に関する研究に従事、37年4月国際対癌連合国際研究員としてエリノア・ルーズベルト国際奨学基金を得て、英国・リーズ大医学部癌研究所にて職業癌に関する研究に従事、38年4月帰国)、4月教授、61年3月定年退職。退職後、芦屋大教授(61年4月～平成8年3月)、芦屋大大学院博士課程教授(昭和61年4月～平成17年3月)。

[共編]衛生・公衆衛生学(昭54) **[訳書]**バーキット 腫瘍への長い旅(グレムサー 昭54) **[共訳]**温度と人間 温熱の生理衛生学(ウィンスロー、ヘリントン 昭41)

武谷健二 たけや・けんじ

大正11(1922)～昭和57(1982)年(59歳)、福岡

【細菌学】 昭和19年9月九州帝大卒。細菌学入室(戸田忠雄教授)・大学院特別研究生、21年10月助手、24年5月講師、25年5月助教授、38年4月教授(細菌学)、医学部長事務取扱(45年4月1日～5月21日、5月27日～8月3日、8月15日～46年4月1日)、医学部長(46年4月1日～48年3月31日)、48年8月(微生物学)、学長(50年11月～53年11月)、53年11月教授、在任中、57年1月逝去。▽結核菌の微細構造の研究で知られるが、昭和33年、わが国で初めて結核菌ファージを分離した。▽昭和44年小島三郎記念文化賞(エルトールコレラ菌ファージとその応用)、50年西日本文化賞(「ファージとバクテリオシンの研究 微細構造と医学的応用を中心としての」の功績)

[共著]微生物学(系統看護学講座6 昭43) **[編著]**免疫生物学(昭48) **[共編]**微生物学実習(昭49)、戸田新細菌学(第26版 昭49)、マクロファージの機能と動態(昭53) **[追悼]**陶片(昭59)

武谷祐之 たけや・すけゆき

文政3(1820)～明治27(1894)年(73歳)、筑前(福岡)

【医学教育】 天保14年大坂に出て緒方洪庵の下で西洋医学を修め、帰郷、郡の頭取医、4年後福岡藩侍医に抜擢された。以来、藩の医政に関与し、西洋文物を取り入れることに力をいれ、医事済生の発展に貢献した。▽藩医学校設立の必要を上言して容れられ、慶応3年に賛生館が開設された。漢洋両科、附属病院を置き、藩医の子弟のみならずあまねく医学志望者の入学を許可した。後の京都帝大福岡医科大学である。維新後は藩主に従い、東京に居住したが、病を得て、明治10年帰郷。▽著作としては、『接痘瑣言』『扶氏天痘瑣言』『牛痘告諭』『南柯一夢』『歴史綱鑑鈔』『癸亥日記』『椋楼詩鈔』などがある。

竹谷実 たけや・みのる

明治25(1892)～昭和38(1963)年(71歳)、埼玉

【皮膚科】 大正2年東北帝大医専部卒。皮膚科入局(遠山郁三教授)、6年9月東北帝大皮膚病黴毒学、助手、講師を経て、14年仙台市にて皮膚科開業。▽大正10年、皮膚サルコイドーシスのわが国最初の2例を「類狼瘡一名類肉腫ニ就テ」と題して『皮膚科及泌尿器科雑誌』(21巻11号)に報告した。

竹山屯 たけやま・たむろ

天保11(1840)～大正7(1918)年(78歳)、越後(新潟)

【医学教育】 江戸に出て、漢籍を羽倉簡堂、芳野金陵に、剣を伊庭軍兵衛に、次いで蘭学を入沢恭平に学び、長崎に至ってポンペに蘭学を学ぶ。▽明治元年戊辰戦争において軍務官病院診療師として北陸総督兵部卿宮本営に所属、2年4月越後府病院(水原町)頭取、3年3月越後府病院廃止(行政庁新潟移転のため)、4月新潟仮病院1等医師、4年8月辞任、西蒲原郡島上村にて開業、8年3月私立新潟病院副院長兼医学校助教、9年3月副院長、4月県立新潟病院と改称され、12年7月新潟病院は新潟医学校、病院は附属病院に変更され、校長、13年8月校長退任、附属病院長、16年4月1等教諭校長心得、8月甲種新潟医学校と改称、17年5月医長、18年12月辞任。辞任後、開業、36年竹山病院を開設。▽新潟医専、新潟医大、新潟大医学部の創立の功労者。新潟病院医学校、新潟医学校在任中、ヘーデン、フォック、ホルトルマンらのお雇い外国人医師とともに医療、医学教育に従事した。

【著書】 香山古稀集(大元) **【共訳】** 眼科提要(保阿偏 明12) **【伝記】** 香山竹山屯先生追悼の栞(沢田敬義 昭14)

竹山恒寿 たけやま・つねひさ

明治43(1910)～昭和50(1975)年(65歳)、東京

【精神科】 昭和9年慈恵医大卒。東京帝大精神科入局(三宅鉱一教授)、11年4月神奈川県代用精神病院横浜脳医院長、16年5月森田神経科病院長(20年3月戦災・退職)、20年4月石川島航空工業勤労部嘱託(能率保健管理に従事 同社9月解散のため辞任)、21年2月湘南国際病院副院長、24年7月湘南病院長、28年7月総武病院長、32年9月湘南病院長、在職中、50年5月逝去。▽昭和16年5月慈恵医大入局(精神科 森田正馬教授)、22年7月非常勤講師、46年7月客員教授。▽神経症、薬物中毒、児童精神医学、催眠療法などで活躍したが、特に司法精神医学における貢献が多い。

【著書】 催眠術と暗示療法(医家叢書第22 昭25)、心の科学(理科と社会科シリーズ 昭28)

竹脇潔 たけわき・きよし

明治38(1905)～昭和63(1988)年(82歳)、富山

【動物学、内分泌学】 昭和3年東京帝大理学部動物学科卒。シカゴ大卒。助手(谷津直秀教授)、講師、13年4月助教授(田中茂穂教授)、22年3月教授(動物学科主任)、27年4月(第3講座)、40年3月停年退官。退官後、東京女子大教授(短期大学部 41年4月～45年3月)、川崎医大教授(45年4月～51年3月)。▽昭和50年学士院会員

【著書】 性とホルモン(昭24)、無脊椎動物のホルモン(青山科学新書 昭24)、ホルモンの生物学(岩波新書 昭26) **【自伝】** ミズカマキリはとぶ 一動物学者の軌跡(竹脇潔、磯野直秀 昭60) **【評伝】** 竹脇潔 内分泌学を創始した、動物好きのホルモン研究第一人者(杉山滋郎『北の科学者群像』、平17)

田坂定孝 たさか・さだたか

明治34(1901)～平成2(1990)年(88歳)、新潟

【内科】 大正15年東京帝大卒。第1内科入局(島薗順次郎教授)、昭和17年11月講師(柿沼昊作教授)、18年6月新潟医大教授(第1内科)、23年11月千葉医大教授(第2内科)、24年5月千葉大教授、27年9月東大教授(第1内科)、37年3月停年退官。退官後、国立熱海病院長(39年11月～42年11月)、関東労災病院

長(42年11月~49年6月)、田坂記念クリニック院長(50年2月~)。▽新潟医大、千葉医大在任中は体温の研究で知られ、東大では胃カメラの開発・改良に尽力した。▽昭和41年科学技術庁長官賞科学技術功労者表彰(カメラによる胃ガン早期診断直視技術の確立)

【著書】微熱の臨床(昭30)、循環器病学(昭32)、臨床の薬理学(昭35)**【共著】**体温の病態生理(生理学講座第11巻5 昭26)、高血圧症の眼底図譜訂補版(昭33)**【編著】**処方の指針(昭30)、臨床老人医学(昭32)**【監修】**胃カメラ(昭35)**【訳書】**老人医学上・中・下巻(スティーグリッツ 昭31~32)

田坂佳千 たさか・よしかず

昭和32(1957)~平成19(2007)年(49歳)、広島

【地域医療】昭和56年川崎医大卒。人体病理学入室。58年総合診療部、平成3年講師、6年奈義ファミリークリニック所長(川崎医大総合診療部研修施設)、9年退職。田坂内科小児科医院(父業を継承)、19年2月急逝。▽平成10年11月、Eメールを利用した生涯教育システム「TFC(Total Family Care)メーリングリスト」設立・主宰。3000人弱の会員(開業医・専門医・医学生など)の相互理解・連携・教育交流に努めた。▽平成20年「田坂賞」設立(第5回より日本プライマリ・ケア連合学会による公募)。

【共著】総合外来初診の心得21か条(総合診療ブックス、平14)、プライマリ・ケア医の一日 日本プライマリ・ケア学会基本研修ハンドブック(平16)**【監修】**Scene プライマリ・ケア医と考える〝トータルマネジメント〟(日本家庭医療学会 平19)

田崎一二 たさき・いちじ

明治43(1910)~平成21(2009)年(98歳)、福島

【生理学、神経生理学】昭和9年慶大卒。生理入局(加藤元一教授)・助手、13年4月講師、19年9月陸軍第7研究所研究嘱託、21年2月徳川生物学研究所研究員、1950(25)年9月瑞・ベルン大テオドール・コッヘル研究所客員研究員、英国・ケンブリッジ大生理学研究所客員研究員、1951年5月米国聾唖研究所研究員、1953年11月米国NIH研究員、2009(平成21)年1月現地にて逝去。▽「どんな逆境にあっても学問をすてなかった科学者」「最後まで引退せずに働き続けた科学者」との伝説的な学者像を世に残した。

【著書】神経繊維の生理学(昭19)、神経生理学序説(昭23)**【共著】**神経興奮のメカニズム(昭50)**【共分担】**伝導の生理(生理学講座第2巻b 昭29)

田崎勇三 たざき・ゆうぞう

明治31(1898)~昭和38(1963)年(64歳)、長崎

【内科】大正13年東京帝大卒。病理学入室(長与又郎教授、緒方知三郎教授)、15年第3内科入局(稲田龍吉教授)、昭和8年5月癌研究会康楽病院内科医長(初代)、21年9月癌研究会附属病院副院長兼内科部長、32年7月院長、38年2月25日辞任、5月24日逝去。▽敗戦の年に空襲で消失した巣鴨の癌研を、戦後、京橋に復興、発展させた。「癌の早期発見、早期治療」は田崎の造語。▽日本対癌協会理事、国際対癌連合会理事などの他、国際ロータリークラブ会長、横綱審議会委員を務めるなど多趣味。また、癌新薬の鼻くそ論議など毒舌家としても知られた。

【著書】死よおごるなかれ(読売文庫 昭30)、癌研の院長室で(昭34)、癌と長寿(昭37)**【自伝】**田崎勇三(『私の履歴書 文化人15』、昭59)

田崎義昭 たざき・よしあき

大正15(1926)~平成18(2006)年(79歳)、東京

【神経内科】昭和26年慶大卒。実地修練、27年東邦大第2内科入局(相沢豊三教授)、35年米国留学(テキサス・ベイラー医大神経内科メイヤー教授に師事)、37年9月東邦大第2内科講師(阿部達夫教授)、46年4月北里大教授(初代 神経内科学)、平成2年3月定年退職。退職後、いすゞ病院長。

【共著】ベッドサイドの神経の診かた(昭41)**【共編】**神経病学(NIM 昭54)

田沢鐐二 たざわ・りょうじ

明治15(1882)~昭和42(1967)年(85歳)、愛知

【内科(結核病学)】明治42年12月東京帝大卒。第2内科入局(入沢達吉教授)、大正元年8月薬物学入室(高橋順太郎教授、林春雄教授)・助手、独留学(大正3年5月~5年4月、第一次大戦勃発のため拘束され、帰国)、帰国後、第2内科、伝研嘱託、5年9月東京医学講習所にて内科講義担当、6年東京市療養所設立準備委員会嘱託、7年1月東京医専教授(~13年4月)、9年5月東京市療養所長(初代)、昭和18年4月日本医療団中野療養所長、22年3月退職、24年平和協会駒沢病院長、在職中、42年8月逝去。▽日本結核病学会設立(大正11年)に際して発起人幹事として貢献した他、結核予防会評議員を務めた。

昭和29年、子どもの時から平和精神を教える必要があるとの考えから、東京都港区芝公園に「子ども平和搭」を建設した。▽昭和18年結核予防事業に貢献した功により皇后陛下より御下賜金を賜った。▽33年保健文化賞(結核医学の向上および治療の進歩に貢献)
【著書】囚れより自由へ 渡欧記念(大6)、結核の予防心得(昭6)、サナトリウム(横手社会衛生叢書第20冊 昭7)、肺結核の治療方針(臨牀医学講座第55輯 昭12)、肺結核の対症療法(同第95輯 昭13)

田島達也 たじま・たつや

大正12(1923)~平成15(2003)年(79歳)、群馬
【整形外科】昭和22年9月新潟医大卒。実地修練、24年1月整形外科入局(天児民和教授)、24年6月技官、27年4月助手(河野左宙教授)、米国留学(27年5月~29年6月 ニューヨーク・アルバニー医大研修医)、29年7月講師、33年7月助教授、米国再留学(41年5月~8月 南カリフォルニア大「手の外科」ボイス教授研究員)、45年10月教授、附属病院長(55年6月~59年6月)、平成元年3月停年退官。
【共監訳】ハンター・新しい手の外科 手術からハンドセラピー、義肢まで(ハンター 平6) 【随筆】折り折りに(平元)

田嶋嘉雄 たじま・よしお

明治42(1909)~平成2(1990)年(80歳)、東京
【獣医、微生物学】昭和8年北海道帝大農学部畜産学科第2部卒。農林省獣疫調査所、10年満鉄獣疫研究所研究官、19年兼奉天農大教授、22年帰国、23年予研獣医部初代部長、27年9月国立予研獣疫部長(~31年3月)、29年12月東大教授(伝研・獣医学研究部)、45年3月停年退官。▽昭和26年実験動物研究会(55年以降 日本実験動物学会と改称)を設立・理事、理事長。▽日本生物科学研究所役員(学術顧問、主任研究員)、実験動物中央研究所役員(理事、評議員、常務理事)を歴任。▽昭和43年日本農学賞(実験動物に関する基礎的研究)
【編著】実験動物学総論(昭45)、各論(昭47)、技術編(昭52) 【監修】実験動物学(平3)

田尻敢 たじり・いさむ

明治34(1901)~昭和41(1966)年(65歳)、東京
【ハンセン病医療】旧姓金原。昭和5年千葉医大卒。5月全生病院医務嘱託、6年3月国療長島愛生園医官、7年医務課長、応召(19年~20年)、22年9月国療多磨全生園医務課長、30年9月医務部長、33年9月国療菊池恵楓園長、38年7月国療多磨全生園第2内科医長、在任中、41年11月逝去。▽昭和30年、acute infiltration of leprosy という概念を提出したことがある。
【著書】一般医の癩病学(医家叢書第79 昭26) 【遺稿】田尻敢博士遺稿集(昭44)

田尻宗昭 たじり・むねあき

昭和3(1928)~平成2(1990)年(62歳)、福岡
【環境行政(公害対策)】昭和23年清水高等商船学校航海科卒。海員養成所勤務を経て、海上保安庁入庁、巡視船長、43年四日市海上保安部警備救難課長、48年東京都公害局主幹、規制部長、水質保全部長、都公害研究所次長、都職員研修所教授、61年神奈川県労災職業病センター所長、平成元年神奈川大短大部教授、在職中、平成2年7月逝去。▽巡視船長時代、李ラインで日本の漁船の保護に当たった。四日市時代、石原産業と日本アエロジルの工場廃液の垂れ流しを摘発、「公害Gメン」と呼ばれた。美濃部東京都知事に引き抜かれて東京都に転職、日本化学の六価クロム投棄の摘発などを行った。没後、平成6年田尻宗昭記念基金が設立された。
【著書】四日市・死の海と闘う(岩波新書 昭47)、公害摘発最前線(同 昭55)、油濁の海(昭56)、海と乱開発(同 昭58) 【参考】なにやってんだ行動しよう 田尻賞の人びと(平20)

田代四郎助 たしろ・しろうすけ

明治15(1882)~昭和38(1963)年(81歳)、鹿児島
【生化学】鹿児島一中卒業後、明治35年渡米、1909(明治42)年シカゴ大理学部卒(特別奨学金特待生)。大学院(マシューズ教授)、助手、1918(大正7)年助教授を経て、1925(大正14)年シンシナティ大教授(物理医化学)。米国で逝去。▽米国における日本人最初の医学部教授。神経組織の二酸化炭素発生の研究に携わり、二酸化炭素の微量測定法を確立した。大正12年京都帝大より医学博士号取得。▽大正13年東宮御成婚記念賞(炭酸発生並に炭酸の微量測定法に関する研究)
【著書】A chemical sign of life(1917/大6) 【伝記】シンシナチの星 田代四郎助の生涯(昭56)

田代 正　たしろ・まさし

安政7(1860)～大正7(1918)年(58歳)、越前(福井)

【外科】 明治6年上京、大学東校入学(ミュルレル、ホフマンなどの独人教師に師事)、15年東大(旧)卒。長崎医学校1等教諭(吉田健康校長)、兼長崎県検疫官、21年第五高等中学校医学部教諭、32年8月五高医学部長、独留学(文部省外国留学生、30年4月～32年 ベルリン大在籍、外科学研究、外科病院の組織及び専門学校教室の管理法の取調に従事)、34年4月長崎医専校長(心得)、6月校長兼教授、県立長崎病院長・外科部長、大正6年5月辞職。▽長崎における外科教室の基礎を築いた。

田代基徳　たしろ・もとのり

天保10(1839)～明治31(1898)年(58歳)、豊前(大分)

【陸軍軍医(外科)】 本姓松川。初め古医方を修め、文久元年大坂の緒方洪庵に師事、師とともに江戸に出て、元治元年医学所句読師、慶応元年幕府軍艦「蟠竜」軍医、慶応3年医学所塾頭、明治元年医学所において松本良順とともに鳥羽伏見戦争傷病兵治療に当たる。7月医学助教試補、2年7等官3等医学校教授、3年大学大助教、4年文部省8等出仕、大学閉校、7年陸軍出仕(2等軍医正)、17年(1等軍医正)、22年第6師団軍医部長、25年(軍医監)、陸軍軍医学校長、26年7月休職、田代病院開設、日清戦争(27年～28年)中、第2、第3、第4留守師団軍医部長を務めた。▽『文園雑誌』(医学講義録 明治9年)、『医事新聞』(明治11年)を創刊した他、下谷医師会長も務めた。▽田代義徳(整形外科、東京帝大教授)は養嗣子。

【著書】切断要法(明元)、外科手術(明6)、看病心得草(明8)

田代義徳　たしろ・よしのり

元治元(1864)～昭和13(1938)年(74歳)、下野(栃木)

【整形外科】 旧姓田部井、旧名又助。西洋医学所塾頭を経て、明治12年東大(旧)予備門入学、21年11月帝大卒。第2外科入局(佐藤三吉教授、スクリバ教師)・助手、22年済生学舎講師(長谷川泰設立)、25年田代病院開設(～33年3月)、独留学(文部省外国留学生、33年6月～37年3月 外科的矯正術研究のためベルリン大在籍、骨関節病理学をウォルフ、整形外科をヴルピウス、ホッファー、アドルフ・ローレンツの各教授に学ぶ)、36年9月東京帝大助教授、37年9月教授(第2外科)、38年9月(第1外科)、39年5月(初代 整形外科)、42年2月兼泉橋慈善病院長(初代 ～大正10年2月)、欧米視察(大正5年11月～6年8月)、13年9月停年退官。▽わが国における整形外科の創始者。「日本の整形外科の父」と称される。ドイツより帰国当時、整形外科は矯正外科と呼ばれていた。京都帝大では松岡道治教授は人体畸形矯正学と称していたが、Orthopädie を整形外科と呼称することを提言、文部省の了解を得た。大正15年日本整形外科学会を創立・初代会長。▽わが国最初の肢体不自由児施設である「柏学園」(設立者柏倉松蔵)開設に尽力(大正10年)。退官後の14年東京市会議員となり、わが国最初の養護学校「光明学校」を設立した。また、骨関節結核療養所「寛徳園」の設立など多方面の医療と社会事業に関係、また、門下からは多くの整形外科学者を輩出した。▽田代基徳(外科、陸軍軍医学校長)の養嗣子(長女春子と結婚)。

【著書】外科手術篇(明26)、脊椎「カリエス」患者の心得(大15)【共編】整形外科学図譜第1輯(大10)【訳書】外科各論巻1～7(チルマンス 明27～29)、外科総論巻1～3(チルマンス 明30)【共訳】外科手術関鍵3冊(エスマルヒ 明27～29)【伝記】先考遺影(田代秀徳編 昭38)

多田 茂　ただ・しげる

大正10(1921)～昭和61(1986)年(64歳)、長野

【泌尿器科】 昭和21年9月京都帝大卒。実地修練、22年4月泌尿器科入局、23年1月助手、26年2月講師(稲田務教授)、30年8月三重県立医大助教授(矢野登教授)、43年3月教授、48年4月三重大教授、60年3月停年退官。▽膀胱腫瘍診断のための膀胱二重造影法を考案、尿路結石症の多発地帯であるタイにおいて発生にかかわる疫学的調査を行った。

多田富雄　ただ・とみお

昭和9(1934)～平成22(2010)年(76歳)、茨城

【免疫学、作家、能作者】 昭和34年千葉大卒。第2病理入室(岡林篤教授)・大学院、米国留学(39年6月～43年6月 コロラド大デンバー小児喘息研究所にて石坂公成・照子教授に師事)、49年11月千葉大教授(医学部附属環境疫学研究施設免疫研究部 ～53年3月)、52年7月東大教授(免疫学)。平成6年3月停年退官。退官後、東京理科大教授(生命科学研究所7年4月～、所長 7月～11年3月)。▽昭和47年免疫に関与する抑制T細胞を発見し、免疫の調節機構

の解明に貢献した。▽青年時代から能楽に関心を寄せ、自ら小鼓を打ち、脳死移植や原爆などをテーマとした新作能を発表した。▽平成13年脳梗塞に倒れ、右半身不随、言語障害など重度の後遺症が残ったが、リハビリにより左手でパソコンを使用、文筆活動を続けた。また、厚労省の「リハビリ日数期限」制度を批判し、48万人の書名を集め反対運動を主導した。▽昭和51年野口英世記念医学賞(免疫応答の調節機構に関する研究)、56年朝日賞(免疫遺伝学への貢献 免疫抑制T細胞と抑制因子の解明)、59年文化功労者、日医医学賞(免疫応答統御因子に関する研究)、平成5年大佛次郎賞(免疫の意味論)、12年日本エッセイスト・クラブ賞(独酌余滴)▽多田不二(詩人)は大叔父、妻は式江(内科医)。

【著書】免疫の意味論(平5)、生命へのまなざし 多田富雄対談集(平8)、生命の意味論(平9)、歌占 多田富雄全詩集(平16)、寡黙なる巨人(平19)、わたしのリハビリ闘争 最弱者の生存権は守られたか(平19)、落葉隻語 ことばのかたみ(平22)【共著】免疫学個人授業(平9)【編著】アレルギー学の歩み(昭55)【共編】免疫学入門(昭58)、老いの様式(昭62)、現代免疫学(昭63)【監訳】基礎免疫学上・下(ポール編 昭61、62)【随筆】イタリアの旅から(平4)、独酌余滴(平11)

多田 学　ただ・まなぶ

昭和9(1934)〜平成20(2008)年(73歳)、鳥取

【公衆衛生学】　昭和35年鳥取大卒。実地修練、36年衛生学入室(村江通之教授)・助手、41年国立公衆衛生院専攻課程医学科入学、42年修了、45年5月鳥取大助教授(教育学部保健学科、学校保健、生理学、衛生学担当)、48年3月鳥取県環境保健部公衆衛生課長、53年4月島根医大教授(第1環境保健医学)、平成12年3月停年退官。退官後、副学長(教育担当 12年5月〜15年9月)。

【著書】健康バンザイ 身体と心のサポート(平15)

多田道彦　ただ・みちひこ

昭和13(1938)〜平成17(2005)年(67歳)、兵庫

【内科(循環器)】　昭和38年阪大卒。実地修練、39年第1内科入局(吉田常雄教授)・大学院(理学部生物学科殿村雄治教授に師事)、米国留学(43年〜50年コーネル大筋肉構造研究所バラニー教授、ニューヨーク市立大カッツ教授の下で研究従事)、阪大第1内科心臓研究室、55年助教授(病理病態学 松本圭史教授)、59年教授兼大学院医学系研究科(病理病態学循環代謝学)、平成14年3月停年退官。

【著書】プロスタグランジン(Biosience series 昭63)【共編】生体内金属(臨床検査 mook no.22 昭60)、心臓と末梢血管の神経性調節(平3)【共監訳】心臓生理学(カッツ 昭56)【随筆】医科学のひと模様(平14)

多田満彦　ただ・みつひこ

昭和7(1932)〜昭和52(1977)年(44歳)、愛知

【生化学】　昭和32年名大卒。実地修練、大学院、西独留学(マックス・プランク研究所にて生化学研究)、助手、40年4月愛知県がんセンター研究所生化学部第1研究室長、在職中、52年3月逝去。▽化学発癌物質による発癌機構の分子生物学的研究、特に4-ニトロキノリン1-オキシドを用いての研究で知られる。

舘 鄰　たち・ちかし

昭和11(1936)〜平成19(2007)年(70歳)、東京

【生物学(生殖生物学)】　昭和35年東大理学部生物学科動物学教室卒。大学院修士課程、放射線医学総合研究所研究員、欧州留学(39年英・ロンドン・チェスター・ビューティ王立癌研究所アレクサンダー博士のもとで癌研究に従事、40年イスラエル・ワイツマン科学研究所シュレスニアク教授のもとで哺乳動物の着床機構に関する細胞生物学的研究に従事、47年帰国)、47年東大助手(理学部動物学第2講座発生生物学 水野丈夫教授)、平成4年4月教授(東大大学院農学研究科応用動物科学専攻応用遺伝学講座)、9年3月停年退官。退官後、麻布大教授(獣医学部9年4月〜14年3月)。

【著書】生殖生物学入門(平2)、応用動物学への招待(平13)【共編】動物遺伝学(平12)【共訳】性と受精(ウッド 昭52)、からだの知恵 この不思議なはたらき(キャノン 昭56、講談社学術文庫)

舘 正知　たち・まさとも

大正9(1920)〜平成15(2003)年(82歳)、北海道

【公衆衛生学】　昭和20年9月北海道帝大卒。衛生学入室(井上善十郎教授)、26年3月講師、27年4月助教授、28年11月岐阜県立医大助教授(公衆衛生学主任)、31年4月教授(初代 公衆衛生学)、40年4月岐阜大教授、45年5月医学部長、52年6月岐阜大学長、58年5月退官。退官後、中央労働災害防止協会常任理事、食品調査会委員長、労働福祉事業団医監。

【共著】岐阜県の公衆衛生統計(昭29) 【共編】新衛生公衆衛生学(昭61)、産業医学総論(臨床産業医学全書1 昭63) 【監訳】VDT オフィスワークにおける作業内容とストレス 新技術とデータ入力作業の改善(ダイ 昭62)

舘　稔　たち・みのる

明治39(1906)~昭和47(1972)年(65歳)、三重

【人口学】 昭和4年東京帝大経済学部卒。土方成美教授に師事、人口問題研究会研究員、内務省嘱託などを経て、14年8月厚生省人口問題研究所入所、17年11月厚生省研究所人口民族部人口政策研究部長、21年5月人口問題研究所総務部長(~35年3月)、34年4月所長、在任中、47年3月急逝。▽人口分析方法に独自の体系を樹立。国連人口委員会日本政府代表を昭和32年から12年間務めた。

【著書】人口統計(昭22)、形式人口学(昭35)、人口問題の知識(日経文庫 昭44) 【共著】近代戦と体力・人口(昭19) 【共編】公害環境の科学(昭47)

立入　弘　たちいり・ひろむ

明治42(1909)~平成15(2003)年(93歳)、京都

【放射線科】 昭和10年大阪帝大卒。理学的診療科入局(長橋正道教授、西岡時雄教授)、14年10月倉敷中央病院放射線科主任医長、30年4月長崎大教授、32年5月阪大教授(放射線科)、附属病院長(40年3月~42年3月)、48年4月停年退官。▽立入保太郎(京都帝大薬局長)の長男。

【著書】胸部レントゲン読影のコツ上・下巻(昭27、28)、胸部レントゲン鑑別診断図説(昭30)、放射線医学入門(昭36) 【編著】診療放射線技術上・下巻(昭46、47)

辰沼広吉　たつぬま・ひろきち

大正5(1916)~平成7(1995)年(79歳)、東京

【登山医学】 昭和16年12月慶大卒。衛生学入室(草間良男教授)、陸軍軍医(ラバウル勤務)、戦後、衛生学に復帰、国立松戸療養所を経て、慶大講師、36年教授(体育研究所)、51年退職。▽日本山岳会マナスル登山隊(隊長 槇有恒)の第2次登山隊(昭和28年)に医師として参加、日本山岳会編『マナスル1952~3』(昭和29年)に「登攀の医学的考察(1953年の登山隊)」を執筆している。ヒマラヤ・マナスル(8125m)は、昭和27年の踏査隊、28年の登山隊を経て、31年の登山隊が5月世界初登頂に成功した。▽昭和63年日本山岳会名誉会員

巽　稔　たつみ・みのる

明治37(1904)~昭和41(1966)年(62歳)、大阪

【小児科】 昭和3年府立大阪医大卒。小児科入局(笠原道夫教授、西沢義人教授)、講師、24年12月大阪医大教授、附属病院長(35年9月~37年8月)、在職中、41年8月逝去。

【著書】早産児の養護栄養並に療法(昭22)

立津政順　たてつ・せいじゅん

大正4(1915)~平成11(1999)年(83歳)、沖縄

【精神科】 旧姓玻名城。昭和15年東京帝大卒。精神科入局(内村祐之教授)、7月助手、17年12月都立松沢病院(東京都医員)、20年7月分院、梅ケ丘病院医務係(~8月)、23年7月兼東京都衛生局医務課、29年3月都立松沢病院医務寮第3科医長、36年4月熊本大教授(神経精神科)、55年4月停年退官。▽三井三池炭鉱爆発事故(昭和38年)においては、一酸化炭素中毒患者の治療、研究に尽力した。

【共著】覚醒剤中毒(昭和31) 【共編】急性一酸化炭素中毒(平6)

立野誠吾　たての・せいご

大正2(1913)~昭和57(1982)年(69歳)、北海道

【内科】 昭和12年北海道帝大卒。第2内科入局(中川諭教授)、軍医予備員(13年1月)、応召(15年11月~22年6月 旭川第27聯隊入隊、広東駐留の後、ビルマ派遣、ラングーン、マンダレー移駐の後、インパール作戦参加)、22年10月北大附属医専部講師、24年5月附属医専部教授、25年3月医学部助教授、26年2月札幌医大講師、26年8月助教授(内科)、29年6月教授(結核科)、39年(第3内科)、附属病院長(49年4月~51年3月)、53年3月定年退職。退職後、北海道立衛生学院長(54年1月~)、北海道衛生部衛生大設立準備室長(56年4月~ 58年4月開学予定)、在職中、57年4月逝去。▽昭和38年北海道医師会賞(肺真菌症に関する研究)

【著書】ビルマの風(昭58)

舘林宣夫　たてばやし・のぶお

明治43(1910)~昭和52(1977)年(66歳)、長野

【厚生行政】 昭和13年東京帝大卒。東京警察病院、警視庁防疫課、14年厚生省入省、衛生局防疫課、医務課を経て、24年10月公衆衛生局検疫課長、25年8

月防疫課長、29年5月保険局医療課長、36年10月医務局国立病院課長、37年7月大臣官房統計調査部長、38年7月環境衛生局長、42年9月退官。退官後、全国社会保険協会連合会理事長、国民栄養協会常務理事、全国社会保険協会連合会顧問、などを歴任。
【評伝】館林宣夫 薬漬け医療からの脱却をめざす(水野肇『私の出会った名ドクター』、平3)

田所一郎 たどころ・いちろう

大正8(1919)～平成6(1994)年(75歳)、東京
【細菌学】昭和19年9月東京帝大卒。伝研入所(第2部 田宮猛雄教授)、陸軍軍医[10月軍医候補生として近衛歩兵第7聯隊入営、20年8月(軍医大尉)]。24年6月東大伝研助手、32年4月助教授(試験製造室)、43年4月横市大教授、教養部長(48年4月～49年3月、54年4月～55年3月)、59年3月定年退職。退職後、日赤看大教授(62年4月～平成3年3月)。
【著書】医学序説 医学を志す者への道標(コスモス・ライブラリー 昭50)

田所喜久馬 たどころ・きくま

明治15(1882)～昭和39(1964)年(82歳)、高知
【耳鼻咽喉科】明治41年12月東京帝大卒。耳鼻咽喉科入局(岡田和一郎教授)、大正3年7月講師、8年7月退官。
【共訳】口腔咽頭及鼻科学図譜(グリュンワルド 明44)、耳科学図譜(ポリッツェル 大2)

田中朝三 たなか・あさぞう

明治18(1885)～昭和30(1955)年(70歳)、埼玉
【海軍軍医(内科)】明治42年11月千葉医専卒(海軍依託生徒)。大正7年12月海軍軍医学校(内科、細菌学専攻)、10年12月佐世保海軍病院、11年12月軍医学校教官、米欧駐在(12年～14年7月 シカゴ大にて細菌学、メイヨー・クリニックにて内科学研究)、(軍医中佐)、軍医学校教官、昭和2年12月佐世保海軍工廠医務部長兼佐世保海軍共済病院長、(軍医大佐)、3年12月海軍省医務局首席局員、7年12月連合艦隊軍医長、8年11月横須賀海軍病院第2部長、(軍医少将)、9年11月呉海軍病院長、10年11月横須賀海軍病院長、12年12月海軍軍医学校長(軍医中将)、14年11月軍令部出仕、15年3月待命、15年3月予備役編入。16年7月同仁会華中防疫処長、20年4月青島医専校長、戦後帰国、埼玉県大家村にて開業。

田中一郎 たなか・いちろう

昭和3(1928)～平成3(1991)年(62歳)、東京
【生理学(感覚生理学)】昭和26年東京医専卒。実地修練、28年東京女子医大生理入室(冨田恒男教授)、32年2月講師(～35年12月)、米国留学(33年10月～ワシントン州立大ウッドバリ教授)、36年6月講師(第2生理 菊地鐐二教授)、40年9月助教授(～43年12月)、非常勤講師(44年1月～平成3年5月)、43年9月国立東京視力障害センター勤務、54年7月国立身体障害者リハビリテーションセンター厚生訓練所理療教育主任教官兼研究所主任研究官(調査研究室長)、55年9月研究所感覚機能系障害研究部長、平成元年3月定年退官。退官後、4月非常勤研究員、3年5月通勤途上、駅のホームより転落事故のため逝去。▽昭和27年虹彩炎発病、36年右眼完全失明、43年失明の宣告を受け、感覚生理の研究を続けながら、43年9月以降は失明者、身体障害者の社会復帰問題に取り組んだ。

田中克己 たなか・かつみ

明治44(1911)～昭和57(1982)年(71歳)、北海道
【遺伝学】昭和12年九州帝大卒。講師、18年10月助教授、21年8月免官(教職追放)、31年4月東京医歯大教授(医学部附属総合法医学研究施設人類遺伝学部)、遺伝病研究施設長(41年10月～44年10月)、事務取扱(44年10月)、48年9月(難治研・人類遺伝学部)、52年3月停年退官。▽田中潔(薬理学、九大教授)は弟。
【著書】顕微鏡標本の作り方(昭29)、基礎人類遺伝学(基礎生物学選書 昭35)、遺伝相談(ブルーバックス 昭39)、結婚の遺伝学(講談社現代新書 昭43)、遺伝と臨床(昭46) 【共著】顕微鏡の使い方(昭28) 【共編】遺伝医学(昭35)

田中潔 たなか・きよし

大正2(1913)～平成22(2010)年(96歳)、北海道
【薬理学】昭和11年九州帝大卒。薬理学入室(福田得志教授)、12年5月助手、16年11月講師、19年8月助教授、20年6月米子医専教授、23年7月米子医大教授、27年4月鳥取大教授、米国留学(ロックフェラー財団研究員、28年9月～29年9月 ユタ大、ハーバード大グッドマン教授に師事)、医学部長(35年5月～39年4月)、40年10月九大教授、51年4月停年退官。▽田中克己(遺伝学、東京医歯大教授)は長兄、福田得志(薬理学、九州帝大教授、鹿児島大学長)は岳父。

【著書】医学論文の書き方(昭43)、PCBと複合汚染の医学(公害問題シリーズ 昭51)、アルコール長寿法(昭60)【共著】科学論文の書き方(全訂版 昭43)

田中敬助 たなか・けいすけ

文久2(1862)～昭和20(1945)年(82歳)、出羽(秋田)

【内科】 明治21年帝大卒。22年私立雄勝病院長、23年公立横手病院長、後、開業、昭和15年まで研究所を設け恙虫病研究を続けた。▽恙虫病研究の世界的第一人者。帝大卒後、帰郷し、秋田県雄勝郡で診療にあたるかたわら東北の風土病「恙虫病」の研究を進め、明治25年の「日本洪水熱病原研究第1回報告」を皮切りに数多くの論文を執筆、32年には恙虫病がケダニによって媒介されることを発見し、成果を39年「日本のケダニ病について」と題してドイツ伝染病学雑誌に発表、大きな反響を呼んだ。【著書】日本沙蝨病の研究略報(明41)

田中憲二 たなか・けんじ

明治37(1904)～平成元(1989)年(84歳)、新潟

【外科(脳神経外科)】 昭和4年新潟医大卒。第1外科入局(中田瑞穂教授)、米国留学(在外研究員、シカゴ大脳外科ベイリー教授 12年3月～13年3月)、助教授、18年10月ジャカルタ医大教授(陸軍軍政地教授)、21年9月順天堂医大(外科)、26年6月順天堂大教授、31年1月(第2外科)、43年3月(脳外科担当)、46年3月退職。▽超音波診断の開拓者。菊池喜充、和賀井敏夫らとともにわが国最初の超音波の診断への応用報告「超音波による頭蓋内疾患」を行った(昭和27年)。【共著】脳の超音波診断(昭43)【共編】新外科学各論上・中・下巻(昭35～39)【共訳】トーレック外科診断学(トーレック 昭38)

田中早苗 たなか・さなえ

明治45(1912)～平成9(1997)年(85歳)、広島

【外科】 昭和14年岡山医大卒。第1外科(石山福二郎教授)、応召[軍医候補生として歩兵第11聯隊入隊、10月～21年6月 北支・中支・南支・仏印・タイ・マレー・ジャワ・ニューギニアを転戦、(軍医大尉)にて復員]、21年8月復帰(三宅博教授)、22年2月助手(附属医専部)、3月(医学部)、24年6月講師、25年1月教授(附属医専部)、26年7月助教授(陣内伝之助教授)、欧米出張(36年8月～11月 医学教育視察)、38年4月教授、附属病院長(49年7月～51年6月)、53年4月停年退官。退官後、福山市民病院長(53年4月～55年3月)、川崎製鉄水島病院長(58年1月～62年3月)。▽胃癌を中心に癌免疫療法の研究を行うとともに、昭和49年3月から腎移植療法を行った。【共著】移植免疫学(昭45)

田中志ん たなか・しん

明治27(1894)～昭和63(1988)年(94歳)、神奈川

【看護師(助産師)】 旧姓加藤。神奈川県小学校教員養成所卒。国府村尋常小学校準訓導、大正8年3月退職、横浜市・瀬谷病院助手、勤務のかたわら通学、9年5月東京府看護婦検定試験合格、神奈川県看護婦検定試験合格、横浜市・酒井産婆学校(9年9月～10年10月)、埼玉県産婆試験合格、10年10月瀬谷病院婦長、12年9月関東大震災のため瀬谷病院焼失、壱岐滞在、福岡・筑紫看護婦会所属、瀬谷病院再興のため復職したが、退職、結婚、14年6月品川区にて開業(田中助産院)。▽戦後、日本看護協会に参加、日本助産婦会が日本看護協会から脱退(昭和30年)したとき、日本看護協会に留まった。▽昭和43年保健文化賞【伝記】助産事業に五〇余年 田中志ん女史(雪永政枝『看護史の人びと第1集』、昭45)

田中静洲 たなか・せいしゅう

天保13(1842)～大正3(1914)年(71歳)、薩摩(鹿児島)

【医師、鉱山技師】 薩摩藩の開成所句読師として在職中、元治2年3月薩摩藩英国留学生として医学研修のために派遣されたが、英国、フランスにおいては、医学以外の領域、特に鉱山学の研鑽に努めた。3年はじめ帰国、朝倉盛明と改名。仏語教師として開成所に勤めたが、来日した仏人鉱山技師フランソワ・コワニエの通訳を務めたのが契機となり、明治元年コワニエとともに生野鉱山の近代化に取り組んだ。22年生野鉱山が皇室財産に編入されたのを契機に離職した。▽生野町に「盛明橋」と命名された橋が残っている。

田中恒男 たなか・つねお

大正14(1925)～平成5(1993)年(68歳)、東京

【公衆衛生学(社会医学)】 昭和23年東大附属医専部卒。実地修練、24年8月印刷局東京病院健康管理科医員(秋山房雄医長 ～26年4月)、27年国立公衆衛生院正規医学科修了、27年2月順天堂大公衆衛生

学（山本幹夫助教授）・助手、30年10月東大医学部衛生看護学科助手、34年8月講師（公衆衛生看護学 塚原国雄教授）、40年4月（保健学科保健社会学）、41年8月助教授、42年4月（宮坂忠夫教授）、42年7月（保健管理学 横橋五郎教授）、49年4月教授、60年3月停年退官。

【著書】医療社会学（社会学叢書13 昭43）【共著】健康学概論（現代保健体育学大系 昭46）【共編】公衆衛生看護双書第1～第16（昭38～昭47）、公衆衛生看護ノート1～3（昭47～48）、講座現代と健康1～10（昭48～50）、別巻1～3（昭53～54）、環境科学（昭50）

田中苗太郎 たなか・なえたろう

明治2（1869）～明治43（1910）年（41歳）、山城（京都）
【陸軍軍医（外科）】 明治24年11月帝大卒。25年4月陸軍衛生部講習生修了、（3等軍医）、歩兵第18聯隊附、12月帝大大学院入学、26年12月副手、27年6月休学、10月広島陸軍予備病院附、28年10月大学院入学、29年4月東京衛戍病院、東京陸軍予備病院附、陸軍軍医学校教官、30年7月（1等軍医）、永楽病院外科医長、34年独留学を命ぜられたが、病のため留学できず。37年5月広島陸軍予備病院附、10月（3等軍医正）、38年11月休職、39年3月市立鹿児島病院長兼外科医長、42年10月退職。▽「村田連発銃空砲銃創の研究及び三十年式連発銃の射撃実験」（学位論文）など、陸軍軍医として創始的研究を行った。▽明治35年5月発足の外科集談会には佐藤三吉（東京帝大教授）らとともに発起人になっている。
【編著】義肢測尺法（明28）【訳書】外科診断学上・下巻（ランデレル 明30）

田中肥後太郎 たなか・ひごたろう

明治18（1885）～昭和24（1949）年（63歳）、熊本
【海軍軍医（生理学、航空医学）】 大正元年11月東京帝大卒（海軍依託学生）。（中軍医）、海軍軍医学校2種学生、4年12月（軍医大尉）、東京帝大生理学留学（橋田邦彦教授）・大学院（9年～11年）、10年12月（軍医少佐）、13年9月「鳳翔」軍医長、14年（軍医中佐）霞ケ浦航空隊軍医長、昭和4年（軍医大佐）、5年兼軍医学校教官、10年11月軍令部出仕兼海軍軍医学校教官、12年12月海軍軍医学校教頭、13年11月佐世保海軍病院長兼鎮守府軍医長、14年11月軍医学校長（軍医中将）、16年10月医務局長、18年10月軍令部出仕、19年2月待命、予備役編入。▽わが国における航空医学の開拓者。日米開戦時の医務局長。

田中宏 たなか・ひろし

明治36（1903）～昭和41（1966）年（62歳）、新潟
【皮膚科】 昭和5年新潟医大卒。皮膚泌尿器科入局（橋本喬教授）、9年8月助手、欧米留学（12年7月～14年7月 主としてサン・ルイ病院のミラン教授に臨床皮膚科学を学ぶ）、18年8月附属医専部教授、24年10月教授（皮膚科）、附属病院長（40年9月～）、在任中、41年2月逝去。▽脂漏症の研究で世界的に知られる。

田中文男 たなか・ふみお

明治16（1883）～昭和38（1963）年（80歳）、兵庫
【耳鼻咽喉科】 明治41年12月京都帝大卒。42年1月耳鼻咽喉科入局（和辻春次教授）・助手、43年6月岡山医専教授兼県立岡山病院医長、米国留学（文部省外国留学生 大正2年4月～6年5月）、11年4月岡山医大教授兼附属医専部教授（～13年4月）、欧米巡歴（11年11月～12年8月）、附属病院長（12年9月～14年3月）、学長（14年3月～昭和6年11月）、9年9月兼日赤岡山支部病院長（～11年3月）、15年7月退官、岡山市に耳鼻咽喉科病院開設。▽病院業務のかたわら岡山県教育委員長、岡山ロータリークラブ会長などを務めた。▽昭和36年岡山市名誉市民
【著書】大島療養所を訪問するの記（昭10）、北米日記通信（昭10）、慈悲則医心（昭14）

田中正四 たなか・まさし

大正4（1915）～平成7（1995）年（79歳）、長崎
【衛生学】 昭和16年京城帝大卒。衛生学・予防医学入室（木村正一教授）、助手、講師を歴任、戦後、21年引揚援護局医療課長（博多、佐世保）、23年ABCC勤務を経て、23年9月広島医専講師、24年9月教授（衛生学）、26年6月広島県立医大教授（初代 公衆衛生）、30年4月広島大教授、54年4月停年退官。退官後、広島県環境センター所長（54年～58年）、広島県参与（58年～60年）。
【著書】都市衛生学（昭39）【共著】公衆衛生学入門（昭31）、老人医学入門（昭33）、環境保健（昭50）【編著】土幕民の生活・衛生（京城帝大衛生調査部編 昭17）
【自伝】瘦骨先生紙屑帖（昭36）

田中正鐸 たなか・ますず

慶応元（1865）～昭和8（1933）年（67歳）、三河（愛知）
【内科】 明治19年東大（旧）別課卒。福井県立医学校

た

教頭を経て、明治26年第四高等中学校医学部教諭、28年愛知県・西尾で開業。▽十二指腸虫を研究し、回虫駆除薬としてマクリ(海人草)を採用した。
【著書】赤痢即治療法(述 明33) **【訳書】**胃腸病学(アインホルン 明37)

田中増蔵　たなか・ますぞう

慶応元(1865)～大正4(1915)年(50歳)、江戸(東京)
【医書出版】 明治26年吐鳳堂書店創業。医学書専門販売・出版を開始、43年杏林堂設立(医学書・医学雑誌専門活版印刷所)、43年聚精堂創業(一般書出版)。事業を拡大した。座禅擇木道場の寄進者。▽代表的刊行物に林春雄『薬理学』(明治34～35年)、井上善次郎『井上小内科書』(41年)、伊沢好為『組織学』(昭和3年)、岡島敬治『解剖学』(8年)等。昭和19年に企業統合により解散したが、大正3年今井甚太郎が克誠堂書店(昭和21年克誠堂出版)、昭和25年太田四郎が杏林書院をそれぞれ独立創業した。

田辺恒義　たなべ・つねよし

明治44(1911)～平成8(1996)年(85歳)、北海道
【薬理学】 昭和11年北海道帝大卒。薬理学入室(真崎健夫教授)、11年6月助手、臨時召集(13年9月～15年10月)、15年11月講師、17年10月助教授、25年6月札幌医大教授、米国留学(31年8月～32年10月ミシガン大シーバース教授)、32年12月北大教授、医学部長事務取扱(44年11月～45年5月)、50年4月停年退官。退官後、東日本学園大教授(薬学部 50年4月～60年3月) ▽強心配糖体の薬理の権威。
【共編】心臓薬理実験法(昭56)

田部浩　たなべ・ひろし

明治21(1888)～昭和43(1968)年(79歳)、東京
【病理学、寄生虫学】 大正3年岡山医専卒。4年1月病理学入室(緒方鷲雄教授、田村於兎教授)、7年3月京都帝大病理(藤浪鑑教授)、独留学(在外研究員、11年3月～13年8月 フライブルグ大アショフ教授に師事)、13年9月岡山医大教授、昭和18年5月(第1病理)、昭和29年2月停年退官。退官後、大阪医大教授(病理 29年3月～。第1病理 30年4月～)、在職中、43年8月逝去。▽椋島住血吸虫セルカリアによる皮膚病(湖岸病)に関する研究成果で知られる。▽将棋をたしなみ、日本棋院5段。▽昭和25年浅川賞(湖岸病の研究)、26年中国文化賞、28年桂田賞(椋島住血吸虫に関する研究)、30年保健文化賞(椋島住血吸虫症に関する研究)

田辺文四郎　たなべ・ぶんしろう

明治15(1882)～昭和19(1944)年(62歳)、鳥取
【陸軍軍医(内科)】 大正元年東京帝大卒(陸軍依託学生)。2年(陸軍2等軍医)、3年東京帝大大学院、5年(1等軍医)、7年野戦防疫部員(シベリア出兵)、8年陸軍軍医学校附、米国出張(10年～12年 ハーバード大、ジョンズ・ホプキンズ大、イリノイ大)、11年(3等軍医正)、12年軍医学校教官、名古屋陸軍病院長、昭和9年3月東京第一陸軍病院長、陸軍省衛生課長、第3師団軍医部長、11年3月第1師団軍医部長、12年11月(軍医中将)、予備役編入。退役後、同仁会勤務、13年専務理事、在職中、19年11月逝去。

田辺操　たなべ・みさお

明治28(1895)～昭和35(1960)年(65歳)、岡山
【微生物学】 大正7年5月岡山医専卒。細菌学入室(加藤誠次教授)・助手、8年11月北里研入所、米留学(ロックフェラー財団研究員、12年11月～15年 ジョンズ・ホプキンズ大、ハーバード大に学び、欧州視察の後、帰国)、昭和2年4月京城帝大助教授(微生物学 志賀潔教授、中村敬三教授、細川正一教授、工藤正四郎教授)、19年1月退官、戦後、岡山県浅口町にて開業。
【著書】人体寄生虫病診断ノ実際(昭4)、原虫に因る熱帯性疾患第5(熱帯医学叢書第4輯 昭18)

田波幸男　たなみ・ゆきお

大正2(1913)～昭和47(1972)年(58歳)、栃木
【厚生行政】 昭和12年東京帝大卒。沼津保健所勤務などを経て、24年12月厚生省児童局母子衛生課長、29年5月公衆衛生局検疫課長、32年7月防疫課長、33年7月保健所課長、37年7月大臣官房参事官(科学技術参事官)、38年7月退官。退官後、38年日本肢体不自由児協会理事、43年日本心身障害者コロニー協会常務理事、在職中、47年2月逝去。
【著書】寄生虫の知識と駆除法(赤十字保健新書9 昭23)、若い人の健康管理(昭27)、日本の公衆衛生(昭39) **【訳書】**病気と健康(ウインスロー 昭40)

谷友次　たに・ともじ

明治27(1894)～昭和51(1976)年(82歳)、富山
【細菌学】 旧姓川瀬。大正9年東京帝大卒。黴菌学

入室(竹内松次郎教授)、独留学(在外研究員、11年11月~14年2月 ベルリン・伝研ノイフェルト教授、シーマン教授に免疫学、カイザー・ウィルヘルム研究所ハルトマン教授に原虫学を学び、帰国)、14年3月金沢医大教授(細菌学)、昭和24年5月金沢大教授、29年4月(微生物学)、医学部長(29年4月~31年4月)、34年3月停年退官。▽梅毒研究の世界的権威。▽昭和31年浅川賞(実験梅毒に関する研究)
【著書】微生物検査法(昭15)、医学微生物学総論篇、各論篇(昭16)

谷奥喜平　たにおく・きへい

明治43(1910)~昭和63(1988)年(77歳)、京都
【皮膚科】 昭和13年6月東京帝大卒。7月皮膚科泌尿器科入局(太田正雄教授)、応召[18年~19年 (軍医少尉)、台湾在勤]、19年8月助手、24年6月講師(皮膚科 北村包彦教授)、25年5月助教授、30年9月信州大教授(皮膚泌尿器科 ~36年3月)、35年12月岡山大教授(36年4月就任 皮膚科)、51年4月停年退官。退官後、川崎医大客員教授、東京医大客員教授、同愛記念病院皮膚科顧問。
【著書】わきがの手術(図解手術叢書 昭27)、薬禍(昭35)【共著】皮膚科治療必携(昭39)【編著】単純化学物質と皮膚障害(昭53)【共編】アレルギー(昭43)、皮膚病態生化学(昭45)

谷川久治　たにかわ・きゅうじ

明治31(1898)~昭和62(1987)年(88歳)、富山
【衛生学】 昭和2年千葉医大卒。衛生学入室(松村粛教授)、7年6月助教授、独留学(在外研究員、11年3月~13年8月 ハンブルグ熱研、フランクフルト大に在籍、欧州各地、南米、北米経由帰国)、応召(16年7月~)、20年12月教授、24年5月千葉大教授、医学部長(33年10月~37年3月)、37年3月学長、43年3月退任。

谷口 謙　たにぐち・けん

安政3(1856)~昭和4(1929)年(73歳)、美作(岡山)
【陸軍軍医】 明治6年大学東校入学(陸軍依託学生)、14年卒。7月陸軍軍医副官(東京陸軍病院治療課僚)、18年(1等軍医)、19年2月陸軍学校御用掛、医務局副課員、独留学(陸軍官費留学生、19年7月~22年11月 ベルリン大にて内科学をゲルハルト、病理学をルコウスキー、病理解剖をウィルヒョー、外科手術実地演習をベルクマン、衛生学をコッホの各教授に学び帰国)、医務局課員兼軍医学校教官、27年第3師団軍医部長、日清戦争従軍(28年1月南部兵站軍医部長、金州半島兵站軍医部長、第2師団軍医部長として各地の戦闘に参加)、32年6月近衛師団軍医部長兼軍医学校長、34年3月(軍医監)、第4師団軍医部長、日露戦争従軍(第1軍軍医部長、鴨緑江、様子嶺、遼陽、沙河の戦闘に参加、38年1月韓国駐箚軍軍医部長)、39年7月第5師団軍医部長、40年2月休職、11月予備役編入。
【訳書】国政医論(チーゲル編 明12)、外科的診断(アルベルト 明18)

谷口腆二　たにぐち・てんじ

明治22(1889)~昭和36(1961)年(71歳)、新潟
【細菌学、ウイルス学】 旧姓藤田。大正3年12月東京帝大卒。4年6月伝研入所・技手、5年9月防疫官(内務省衛生局 ~昭和2年9月)、英国留学(内務省派遣、8年2月~10年6月 ロンドン・サットン研究所ブラウニング教授、グラスゴー大病理細菌学教室ミューア教授の下で細菌学、免疫学研究に従事)、11年7月伝研技師、欧米留学、昭和2年9月大阪医大教授(細菌血清学)、9年9月兼微研教授(細菌血清学部長)、同仁会華中防疫処長(併任 13年4月~14年3月)、微研所長(18年7月~27年3月)、22年10月阪大教授、23年4月兼微研教授(細菌血清学部長、防疫学部長、化学療法研究部長)、医学部長(26年4月~27年3月)、27年3月停年退官。退官後、微研所長事務取扱(非常勤講師 ~30年3月)。▽鼠咬症病原体の研究、フォルスマン反応およびワッセルマン反応の機序などの血清学的研究、また、わが国におけるウイルス研究の先駆者として知られる。▽昭和4年東宮御成婚記念賞(二木謙三、高木逸磨、谷口腆二、大角真八 鼠咬症の研究)、33年浅川賞(デング熱の動物実験に関する研究)

谷口虎年　たにぐち・とらとし

明治35(1902)~昭和38(1963)年(61歳)、千葉
【解剖学】 昭和2年慶大卒。解剖学入室(岡島敬治教授)・助手、3年1月講師、5年1月助教授、欧米出張(10年11月~)、12年3月教授、在職中、38年3月逝去。▽皮膚附属器、特に汗腺の研究および双胎児の形態学的研究で知られる。「双胎児の解剖学」「ヒトおよび哺乳動物の汗腺」について独文版を刊行。

【著書】人類学雑記帖(昭10)、双胎の研究(昭10)、遺伝・体質・混血(昭14)、東洋民族と体質(民族学叢書 昭17)、発生学概論(昭22)

谷口長雄　たにぐち・ながお

慶応元(1865)～大正9(1920)年(54歳)、伊予(愛媛)

【内科】旧姓告森。明治22年10月帝大卒。大学無給助手(スクリバ外科医局、ベルツ内科医局)、23年4月愛媛県松山病院副院長兼医局長、12月院長、28年4月臨時疫学部検疫官、6月熊本県病院長兼内科医長、29年9月私立熊本医学校設立・校長(～35年4月)、33年9月市立熊本伝染病院長嘱託(～35年4月)、独留学(熊本県派遣、35年4月～36年10月 ベルリン大エワルト教授、クラウス教授に師事)、36年12月熊本医学校長復任、37年4月私立熊本医専校長、38年1月陸軍篤志医員(第6師団予備病院勤務)、大正8年9月熊本医専校長、在任中、9年1月逝去。▽告森良(千葉県知事)の弟。谷口弥三郎(産婦人科、久留米大学長、参議院議員)は婿養子。

【伝記】谷口長雄伝(昭12)

谷口弥三郎　たにぐち・やさぶろう

明治16(1883)～昭和38(1963)年(80歳)、香川

【産婦人科】旧姓近藤。明治35年10月私立熊本医学校卒。医術開業試験及第、県立熊本病院勤務、37年4月日露戦争に従軍(陸軍3等軍医)、独留学(大正元年8月～2年4月 ミュンヘン大、ハレ大に在籍)、内地留学(3年4月京都帝大)、4年7月私立熊本医専教授、8年9月熊本医専教授、10年4月県立熊本医専教授、11年5月熊本医大教授兼日赤熊本支部産院長、11月谷口病院開設、昭和4年8月実験医学研究所長、28年1月久留米大学長、在職中、38年8月急逝。▽戦前、熊本市医師会長、熊本県医師会長、日本医師会副会長を務め、戦後は、参議院議員(全国区、自民党、当選3回 22年5月～37年5月)として「優生保護法」の立案に関与した。また、25年8月には日本医師会長に就任、医薬分業、単価問題などの難問題を処理したが、26年の単価問題のため27年1月辞任した。▽谷口長雄(熊本医学校の創立者)の婿養子。

【著書】妊娠悪阻及其療法(大8)、現今の医療制度は如何に改善すべきか(昭11)、北・中・支・満州を視察して(抜刷 昭13)、異常妊娠及其取扱法(昭17)、優生保護法改訂版(昭27)、民族の優生化と母性保護について(昭31)【伝記】谷口弥三郎伝(荒木精之 昭39)

谷口善之　たにぐち・よしゆき

明治33(1900)～平成6(1994)年(93歳)、愛知

【解剖学】大正15年京都帝大卒。解剖学入室・助手、講師、昭和3年新潟医大、5年10月京都帝大助教授、7年6月大阪高等医専教授、21年4月退職、22年6月大阪歯科医専教授、45年3月定年退職。退職後、城西歯大創設事務取扱(45年4月～)、教授(第2口腔解剖学 5月～56年3月)。

【著書】人体解剖学実習(昭10)、解剖実習の要領(再版 昭24)【共著】組織学実習図譜下巻(昭11)

谷村　孝　たにむら・たかし

昭和6(1931)～平成22(2010)年(79歳)、京都

【解剖学(発生奇形学)】昭和31年京大卒。国立京都病院にて実地修練、国立京都病院産婦人科入局、35年4月京大第3解剖入室(西村秀雄教授)・助手、米国留学(43年～45年 ワシントン大ヒト発生学中央研究所上級研究員としてシェパード教授に師事)、47年6月助教授、53年9月近大教授(第1解剖)、平成10年4月(近大ライフサイエンス研究所)、12年3月退職。▽国立京都病院在任中、人工流産で得られたヒト胎児を2万件以上集積、京大解剖にて実体顕微鏡で検討、日本先天異常学会の設立(昭和36年)に貢献した。また、マウスの妊娠過程に対する薬剤の催奇性を試験にて確認する方法を確立した。

【共著】先天異常とそのケア(周産期の看護6 平元)、神経発生毒性学概論(平15)【編著】発生毒性(毒性試験講座11 平4)【訳書】薬の催奇形性とその評価(シャルダイン 昭54、講談社サイエンティフィク)【随筆】谷村一治とその家族(平3)、谷村晴世の想い出(平5)

谷村忠保　たにむら・ただやす

明治24(1891)～昭和42(1967)年(76歳)、奈良

【皮膚科】大正5年7月府立大阪医大卒。8月細菌学入室(福原義柄教授)・助手、6年7月皮膚科性病科入局(桜根孝之進教授)・助手、9年6月副手、東京帝大皮膚科泌尿器科留学(土肥慶蔵教授 11年10月～12年3月)、独留学(12年4月～14年3月 キール大クリングミュラー教授、ブレスラウ大ヤーダッソン教授に師事)、14年6月講師、昭和2年助教授、16年12月教授(皮膚科)、21年3月(皮膚科・泌尿器科)、30年3月停年退官。▽癩、特に鼠癩の研究で知られる。▽夫人は桜根孝之進教授の3女。

[著書]臨床皮膚科学(昭7)、湿疹の療法(昭21)、皮膚科学と性病科学(昭25)、臨床小児皮膚病学(昭27)、鼠癩(昭28)、ハンゼン病(昭34)**[随筆]**ずいひつ卒業50年記念(昭42)

谷山幸男　たにやま・ゆきお

明治40(1907)～平成13(2001)年(94歳)、鹿児島

【内科、厚生行政】 昭和5年京城帝大卒。第3内科入局(篠崎哲四郎教授)、9年10月江原道立春川医院内科医長、11年1月京城帝大内科、13年4月京畿道立水原医院利川出張所長、14年5月京畿道立利川医院医官、15年9月院長、17年3月退職、目黒区にて開業。戦後、港北保健所長、横浜市衛生局長を経て、40年横浜市公害センター所長、44年退職。退職後、神奈川大教授。

田野保雄　たの・やすお

昭和23(1948)～平成21(2009)年(60歳)、兵庫

【眼科】 昭和47年阪大卒。4月眼科入局(水川孝教授)、49年1月松山赤十字病院、50年3月阪大助手(真鍋礼三教授)、米国留学(52年3月～マイアミ大バスコムパルマー眼研究所網膜硝子体研究員、53年9月～55年7月デューク大アイセンター網膜硝子体研究員)、56年9月講師、60年7月国立大阪病院医長、平成3年9月阪大教授、附属病院副院長(12年4月～)、在職中、21年1月逝去。▽網膜硝子体の研究業績で知られるが、平成18年、不二門尚阪大教授らと協力して視力を失った人の眼球に人工網膜を埋め込み、光を見せることに成功した。

[編著]眼循環(眼科 new insight 平7)、眼底アトラス(眼科プラクティス 平18)、眼科レーザー治療(同 平21)**[共編]**眼内細胞増殖(眼科 new insight 平8)、眼組織の移植(同 平8)、網膜外来(眼科外来シリーズ 平14)、理に適った網膜復位術(眼科プラクティス 平21)**[監修]**新図説臨床眼科講座全9巻(平10～平12)

田林綱太　たばやし・つなた

明治25(1892)～昭和48(1973)年(80歳)、山形

【泌尿器科】 大正12年4月東京医専卒。皮膚科泌尿器科入局(上林豊明教授)、瑞留学(12年9月～13年9月 ベルン大)、昭和3年3月助教授、8年(初代泌尿器科)、10年3月教授、38年3月定年退職。▽昭和37年日本泌尿器学会坂口賞(泌尿器科領域に於ける日本人胎児の研究)

田淵　昭　たぶち・あきら

明治40(1907)～平成2(1990)年(82歳)、広島

【産婦人科】 昭和7年九州帝大卒。産婦人科入局(白木正博教授)、12年3月佳木斯・四平市満鉄医院医長、17年10月山西省立桐旭医学専科学校教授兼同仁会太原診療班医長、22年1月古河電工日光精銅所附属病院医長、23年3月宮崎県立宮崎病院部長、24年10月広島県立広島病院部長、26年10月広島県立医大教授、27年4月広島医大教授、30年4月広島大教授、附属病院長(43年4月～44年5月)、46年3月停年退官。退官後、国立大竹病院院長(46年4月～53年4月)。▽胎内被爆児について研究、原爆小頭症と被爆放射線量との因果関係を実証し、原爆特別措置法で同症が認定疾患に認められる契機となった。▽昭和45年中国文化賞(原爆被爆婦人の傷害研究)

田淵まさ代　たぶち・まさよ

明治18(1885)～昭和51(1976)年(91歳)、岡山

【看護師(従軍看護婦)】 私立津山高女卒。明治37年12月日赤病院救護看護婦養成所入学(日赤岡山支部依託生)、40年11月卒。日赤病院勤務、英国留学(日赤看護婦外国留学生第1号、大正10年～11年 ベッドフォード大にて公衆衛生看護学を研修)、日赤病院養成部、12年北白川宮妃らの看護のために渡仏、シベリア出兵、応召(ウラジオの日赤救護班病院に勤務)、のち看護婦副監督となり、看護婦養成業務に尽力、後輩の指導にあたった。昭和20年12月退職。退職後、津山中央病院舎監。▽昭和12年フローレンス・ナイチンゲール記章

[伝記]赤十字看護事業に貢献 田淵まさ代女史(雪永政枝『看護史の人びと第2集』、昭45)、田淵まさ代(高橋政子『写真でみる日本近代看護の歴史』、昭59)

玉井達二　たまい・たつじ

大正5(1916)～平成17(2005)年(88歳)、東京

【整形外科】 昭和20年9月新潟医大卒。整形外科入局(天児民和教授)、22年講師、25年助教授(河野左宙教授)、29年3月熊本大教授(～49年7月)、附属病院長(44年4月～46年3月)、49年6月宮崎医大副学長(医療担当)・附属病院長、55年7月学長、61年3月退官。▽昭和37年西日本文化賞(ライにおける整形外科領域の研究と治療)、43年西日本文化賞(熊本大学水俣病研究班「水俣病研究」の功績)

[共著]K-U Compression Plate(昭60)

玉置邦彦　たまき・くにひこ

昭和21(1946)～平成22(2010)年(64歳)、新潟

【皮膚科】　昭和48年東大卒。6月皮膚科入局(久木田淳教授)・助手、米国留学(53年5月～55年10月 NIH皮膚科部門)、58年1月講師、60年7月助教授(石橋康正教授)、63年9月山梨医大教授、平成6年4月東大教授、総長補佐(10年4月～11年3月)、附属病院副院長(11年4月～13年3月)、21年3月停年退官。退官後、玉置皮膚科院長(21年4月～)、22年7月急逝。▽皮膚免疫学の研究、特にランゲルハンス細胞の機能の解明に関する研究で知られる。

【共著】樹状細胞 免疫システムの司令塔(平10)、アトピー性皮膚炎とステロイド外用療法(平10)**【編著】**最新皮膚科学大系全16巻、特別巻2巻(総編集 平14～16)**【共編】**皮膚免疫ハンドブック(平11)

玉木紀彦　たまき・のりひこ

昭和15(1940)～平成21(2009)年(69歳)、兵庫

【外科(脳外科)】　昭和39年神戸医大卒。実地修練、脳外科入局(松本悟教授)、46年助手、47年講師、56年助教授、平成3年9月教授、14年3月停年退官。

【編著】臨床神経科学(平7)**【共編】**脳神経疾患のMR画像診断(平元)、脊髄のMRI(平2)、水頭症(平4)、脳腫瘍の外科(平11)

玉熊正悦　たまくま・しょうえつ

昭和6(1931)～平成19(2007)年(75歳)、青森

【外科(消化器)】　昭和32年東大卒。東大病院にて実地修練、33年4月大学院(～37年3月)、4月第1外科入局(清水健太郎教授、石川浩一教授)、米国留学(43年8月～44年8月 ハーバード大第4外科、ボストン市立病院)、45年2月助手、51年7月講師(草間悟教授、森岡恭彦教授)、58年8月防衛医大教授(第1外科)、副院長(61年4月～63年3月)、副校長兼医学教育部長(平成6年4月～)、9年3月定年退官。

【共著】エンドトキシンショック(中外医学双書 昭52)、消化器外科の術前術後管理(昭55)**【共編】**閉塞性黄疸(昭52)、DICとその周辺(昭55)、超短波診断の実際消化器編1～3(昭57)

玉田米子　たまだ・よねこ

明治38(1905)～昭和63(1988)年(83歳)、鳥取

【看護師(従軍看護婦)】　旧姓公原。大正11年岐阜市・片桐裁縫女学校師範科卒。家事見習、12年4月日赤大阪支部病院救護看護婦養成所入学(日赤京都支部依託生)、15年3月卒。4月日赤京都支部救護員、外勤部勤務、昭和2年3月丹後大地震、救護活動、6年4月退職、玉田克司と結婚、日中戦争勃発、応召(12年9月 臨時京都陸軍病院赤十字分院勤務、13年10月救護看護婦長、病院船ありぞな丸、瑞穂丸に乗り組み、患者輸送に46回従事、15年5月解除)、16年3月日赤京都支部第二病院乙種救護看護婦生徒養成婦長、19年4月退職、20年12月京都第二赤十字病院看護婦監督兼養成部、22年9月退職、23年7月大阪府衛生部医務課(大阪府技術吏員・技師)、9月医務係長、28年4月国立大阪病院総婦長、40年7月定年退官。退官後、日本看護協会専務理事(初代 40年7月～45年4月)、新千里病院嘱託(48年8月～52年7月)。▽日中戦争勃発時、夫は逝去しており、5歳の長女を母に預けて応召した。

【伝記】多角的な看護活動をした 玉田米子女史(雪永政枝『看護史の人びと第3集』、昭54)

田宮猛雄　たみや・たけお

明治22(1889)～昭和38(1963)年(74歳)、大阪

【衛生学、微生物学】　大正4年12月東京帝大卒。5年2月文部省伝研(横手千代之助教授)・技手、5年4月東京帝大伝研技手、7年11月技師、米・独留学(在外研究員、13年3月～15年9月 ハーバード大ジンサー教授に師事)、昭和2年9月教授(伝研)、6年8月(医学部衛生学、伝研併任)、伝研所長(19年5月～24年3月)、医学部長(20年3月～24年1月)、22年5月伝研第5研究部長兼第6研究部長(～23年7月)、24年3月停年退官。退官後、山梨医学研究所長(初代 24年4月～)、日医大教授(細菌学 28年6月～36年12月)、国立がんセンター総長(初代 37年2月～)兼研究所長事務代理(37年2月～5月)、在任中、38年7月逝去。▽伝研入所以来、恙虫病の研究に従事、戦後の昭和29年には米政府から1万9000ドルの援助を受けている。『日本における恙虫病研究の最近の進歩』と題した英文著書を刊行している。▽昭和25年3月、日本医師会長に就任したが、医薬強制分業を要求するGHQサムス大佐から不信任を宣告され7月辞任したが、サムス大佐の帰国、講和条約調印後27年2月再選され、29年4月まで務めた。▽昭和6年ウィルヒョウ賞(長与又郎、田宮猛雄、三田村篤志郎、佐藤清 恙虫病病原体に就て、其新証明法)、7年浅川賞(緒方規雄、海野幸雄、長与又郎、宮川米次、田宮猛雄、三田村篤志郎、佐

藤清、川村麟也、今川与曹 恙虫病病原発見に関する業績)、25年日本医学会会長、26年日本医学会会頭(東京)、38年学士院会員 ▽田宮博(微生物学、東大応用微生物研究所長、文化勲章受章者)は弟、田宮春雄[昭和16年3月東京帝大卒後、海軍軍医となり、17年11月軍医大尉、19年6月南方洋上にて戦死、逝去後、軍医少佐]は長男、田宮信雄(生化学、東北大教授)は次男、次女久子は島薗安雄(精神医学、東京医歯大教授)夫人。

【追悼】田宮猛雄先生を偲ぶ(昭39)

田宮達男 たみや・たつお

昭和2(1927)～平成5(1993)年(65歳)、高知

【外科(心臓血管外科)】 旧姓田内。昭和27年千葉医大卒。4月国立東京第一病院にて実地修練開始、5月横須賀米国海軍病院に転籍、28年3月修了、7月千葉大第2外科入局(中山恒明教授)、32年3月助手、米国留学(フルブライト留学生、メイヨー・クリニック研修医、32年7月～35年2月 ミネソタ大外科ワンゲンスティーン教授の下にて胸部外科臨床、研究に従事)、38年9月国立千葉病院外科、39年3月心臓外科主任、41年10月外科第3医長、43年11月循環器医長、56年4月高知医大教授(第2外科)、平成5年3月停年退官、4月7日逝去。▽昭和45年塩田賞(同種血症候群の基礎的検討とその対策、特に円板型人工肺の compact 化とその臨床応用)

【訳書】臨床単極誘導心電図(リップマン 昭30)

田宮知耻夫 たみや・ちちお

明治29(1896)～昭和41(1966)年(70歳)、兵庫

【内科、放射線科】 大正9年12月東京帝大卒。第3内科入局(稲田龍吉教授)、14年4月新潟医大助教授(レントゲン科創設準備)、独・墺留学(在外研究員、14年11月～昭和3年8月 レントゲン医学を研究)、3年9月新潟医大教授(レントゲン科)、18年12月ジャカルタ医大教授(陸軍軍政地教授 内科)兼附属病院長(陸軍司政長官)、23年3月横浜市立医専専任講師兼附属十全医院内科医長、9月教授(内科)、24年4月横浜医大教授、病院長(24年6月～27年3月)、27年4月横市大教授、30年4月(第1内科)、33年5月兼小田原市立病院長(初代)、36年3月定年退職。退職後、小田原市立病院長専任、在職中、41年2月逝去。▽独留学より帰国後、レントゲン診断学を初めてわが国に紹介した。昭和10年日本レントゲン学会において「胃疾患殊に胃癌のレントゲン学的早期診断に関する臨床的並びに実験的研究」の宿題報告をし、胃重複撮影法の価値を確立した。15年日本医学放射線学会の設立に尽力した。

【著書】内科レントゲン診断学第1、2巻(昭16、12) 【共著】内科的疾患の診断に必要なるレントゲン図説第2輯(昭11) 【追悼】珊瑚樹(昭45)

田宮信雄 たみや・のぶお

大正11(1922)～平成23(2011)年(88歳)、東京

【生化学】 昭和19年東京帝大理学部化学科卒。20年2月東京帝大助手、29年11月助教授、英・米留学(30年9月～32年8月 オックスフォード大、コロンビア大)、33年10月東京医歯大教授(硬組織生理研究施設)、41年1月東北大教授(理学部生物学科生物有機化学)、61年3月停年退官。▽ウミヘビ毒蛋白のアミノ酸構造の決定で知られる。▽田宮猛雄(衛生学、東京帝大教授)の次男。

【共編】生命と科学1～8(昭41～44) 【訳書】酵素名・酵素反応記号一覧(国際生化学連合酵素委員会報告 昭38) 【共訳】生化学(コーン、スタンプ 昭40)、生化学上・下(ストライヤー 昭52)、ヴォート生化学上(平4)、下(平7)、遺伝子の構造と発現(ホーキンス 平7)

田村於兎 たむら・おと

明治16(1883)～昭和21(1946)年(62歳)、福島

【病理学】 旧姓吉田。明治41年京都帝大福岡医大卒。病理学入室(田原淳教授)、42年11月講師、44年11月助教授、独留学(文部省外国留学生、45年11月～大正3年10月 第一次大戦勃発のため帰国)、4年9月岡山医専教授、11年3月岡山医大教授、15年欧米各国に出張、学長(昭和6年11月～15年2月)、18年3月停年退官。退官後、18年5月より盛京医大学長、20年5月哈爾浜医大学長。21年8月哈爾浜にて自決。▽心臓の病理、特に心筋および刺激伝導機構についての研究で知られる。▽田村潤(病理学、国立名古屋病院長)は長男。

田村 清 たむら・きよし

明治42(1909)～平成2(1990)年(80歳)、栃木

【医師、社会運動家】 昭和4年横浜教員講習所卒。横浜市立元町小学校勤務、7年治安維持法違反容疑(教育労働者組合を組織化したため)で逮捕され、懲戒免職・教員免許証剥奪されたが不起訴、8年昭和医専入学、12年卒。横浜市十全病院勤務、18年治安

維持法違反及び不敬罪にて懲役2年執行猶予5年の判決、応召、（陸軍軍医少尉）、復員。21年横浜市にて開業（田村医院）。▽昭和58年「核戦争防止神奈川県医師の会」を設立・代表世話人として反核運動を推進したが、活動範囲は海外にも及び、58年以来、毎年核戦争防止国際医師の会（IPPNW）の世界大会に出席し、各国の医師と交流を深めた。これらの活動から「非核の開業医」と呼ばれた。医師会では反武見太郎会長の立場から全国保険医団体連合会の設立に奔走した。また、日本共産党神奈川県第4区後援会長を務めた。

田村憲造　たむら・けんぞう

明治22（1889）〜昭和28（1953）年（63歳）、愛知

【薬理学】 大正3年12月東京帝大卒。第3内科入局（青山胤通教授）・大学院入学、4年10月薬物学入室（林春雄教授）、6年10月助手、欧州留学（文部省外国留学生、8年7月〜10年5月 ベルン大生理アッシャー教授、英国医学研究所薬物学デル教授、応用生理ヒル教授、エディンバラ大薬物学カッシーニ教授に師事）、10年7月助教授（第1薬物）、13年2月教授、昭和20年12月（病気）退官。▽日本産樟脳の研究から、強心剤「ビタカンファー」を創製した。また、ジギタリス有効成分の研究などで知られる。▽昭和25年学士院会員

田村浩一　たむら・こういち

大正13（1924）〜平成12（2000）年（75歳）、北海道

【内科（消化器）】 昭和26年北大卒。実地修練、27年4月第1内科入局（山田豊治教授）、40年7月講師、45年4月北海道対がん協会常任理事・検診センター長、平成8年3月退任。▽昭和49年から平成2年まで厚生省がん研究班員、特に昭和60年から63年の4年間は班長を務めた。▽昭和63年北海道社会貢献賞（知事表彰）、平成元年日本対がん協会賞（検診体制の確立と普及に貢献）

【著書】 ガンはここまで治る（昭53）**【共著】** 胃癌の間接X線診断（昭59）**【共編】** あなたは、がんに負けない。（平6）

田村茂美　たむら・しげみ

明治28（1895）〜昭和49（1974）年（78歳）、長野

【眼科】 大正9年九州帝大卒。眼科入局（大西克知教授、越智卓見助教授）、昭和2年北海道帝大助教授（越智卓見教授）、3年台北医専教授、5年北海道帝大助教授、独・伊・米留学（在外研究員 7年10月〜9年10月）、15年7月九州帝大教授、34年3月停年退官。▽わが国におけるコンタクトレンズ、角膜移植の創始者。

田村一　たむら・はじめ

明治30（1897）〜昭和52（1977）年（79歳）、千葉

【泌尿器科】 大正11年慶大卒。皮膚科泌尿器科入局（笹川正男教授）・助手、昭和4年1月講師、7年10月東京女子医専教授（皮膚泌尿器科）、19年3月慶大附属医専部教授兼中野総合病院長（〜26年10月）、21年4月慶大教授（泌尿器科）、40年3月定年退職。

【著書】 淋疾（医家叢書第66 昭26）**【共著】** 皮膚科学教本（昭24）、非淋菌性尿道炎（昭32）

田村春吉　たむら・はるきち

明治16（1883）〜昭和24（1949）年（66歳）、東京

【皮膚科】 明治43年12月東京帝大卒。44年1月皮膚病学黴毒学入室（土肥慶蔵教授）、衛生学（45年1月〜4月）、病理学（45年5月〜大正3年4月）にて研究従事、5年8月愛知県立医専教授兼愛知県立病院皮膚科花柳病科部長、英・仏・瑞留学（私費、9年4月〜12年3月 チューリヒ大）、12年3月愛知医大教授（皮膚泌尿器科）、附属医院長（15年2月〜昭和2年11月）、6年名古屋医大教授、学長（7年1月〜14年3月）、14年4月名古屋帝大教授、18年10月（皮膚科）、医学部長（14年4月〜21年1月）、21年1月総長、在任中、24年5月急逝。▽名古屋帝大創立（昭和14年）の功労者。

【追悼】 田村春吉（昭29）

田村雅太　たむら・まさた

明治35（1902）〜昭和58（1983）年（80歳）、岡山

【内科】 昭和3年九州帝大卒。第2内科入局（武谷広教授）、12年天津・東亜医院長（養父陸軍軍医中佐田村俊次開設）継承、19年応召（漢口から南下、ハノイ、サイゴンを経てタイにて敗戦）、22年大阪・梅田にて開業（田村医院）。▽昭和23年インフルエンザの新型ウイルスを発見、33年流行性出血熱がわが国（大阪・梅田付近）にも存在することを発見・報告（日本医事新報2217号、昭和41年）。▽昭和53年田村俊次博士の蔵書、幕末期の有名蘭方医書4種を適塾記念会に寄贈した。▽昭和38年日医最高優功賞

田村幸雄 たむら・ゆきお

明治40(1907)~昭和60(1985)年(78歳)、青森

【精神科】昭和6年東京帝大卒。精神科入局(三宅鉱一教授)、10年満州医大助教授(精神科 大成潔教授)、14年12月教授(精神神経科)、戦後留用され、20年11月中長鉄路医科大学、国立鉄路医学院、21年4月国立瀋陽医学院教授、23年帰国、青森市にて開業。【著書】精神病質論(昭34)、法精神医学(昭55)【共編】中国東北(旧満州)における民族・民俗と精神病(昭58)

ダリストン Dalliston, James J.R.

文政4(1821)~明治8(1875)年(53歳)、英国

【外科】明治2年来日、3年神奈川県山手居留地にジェンキンス(初代院長)らとゼネラルホスピタル(山手病院)を開設、11年拡張工事を実施。8年1月横浜にて逝去、外人墓地に埋葬された。▽山手病院待合室に第5代名誉院長の記載がある。

田原 淳 たわら・すなお

明治6(1873)~昭和27(1952)年(78歳)、大分

【病理学】旧姓中島。明治34年12月東京帝大卒。35年1月皮膚病学黴毒学入局(土肥慶蔵教授)、5月第2内科転科(入沢達吉教授)、35年中津にて皮膚科開業。独留学(私費、36年1月~39年8月 ベルリン大に在籍、マールブルグ大アショフ教授に師事)、39年12月京都帝大福岡医大助教授、41年7月教授(第2病理)、大正8年4月九州帝大教授、医学部長(昭和5年3月~7年3月)、温泉治療学研究所長(初代6年11月~8年7月)、8年7月停年退官。▽心臓刺激伝導系の発見者。マールブルグ大在籍中、人および哺乳類の心臓の房室空間特殊筋系の全容を発見、刺激伝導系と命名し、その起始部の小筋塊に「田原結節」の名が与えられた。明治39年『哺乳類心臓刺激伝導系』(独文)出版(平成2年邦訳刊行)。▽大正3年恩賜賞(哺乳動物心臓に於ける刺激伝導筋系統の研究)

【伝記】田原淳の生涯(須磨幸蔵、島田宗洋、島田達生 平15)、ペースメーカーの父・田原淳(須磨幸蔵 平17)、田原淳の一高青春日記(須磨幸蔵 平20)

田原良純 たわら・よしずみ

安政2(1855)~昭和10(1935)年(79歳)、肥前(佐賀)

【薬学】明治3年政府の英才公募の選あり、佐賀藩より官費東京遊学の命を受け、大学南校独語科入学、鉱山学部卒。工部省鉱山寮勤務、9年退職、東京医学校製薬学科入学、14年7月東大(旧)製薬学科卒。内務省衛生局東京司薬場勤務、16年5月衛生局東京試験所検明部長(長井長義所長)、18年11月衛生局東京試験所長心得、20年6月東京衛生試験所長、独留学(内務省派遣、23年4月~26年2月 フライブルグ大、ミュンヘン大にて薬学、化学を修学。ベルリン、ロンドン、パリ、ローマの衛生事情を巡視、帰国)、27年7月東京衛生試験所長、大正11年3月退官。▽東京司薬場においてエイクマンの指導を受け、日本の食品を分析、栄養分析表、国民栄養基準を作成した。東京試験所では、食品の他、大気、水の分析、試験を続け、漢方薬牡丹皮に含まれるペオノールの研究を進めるとともに、フグ毒の研究を開始した。明治32年3月、長井長義、下山順一郎、丹波敬三とともにわが国最初の「薬学博士」号を授与された。40年フグ毒の解明に成功、テトロドトキシンと命名した。大正3年第一次大戦開始により、わが国への医薬品輸入が途絶、衛生試験所を中心に200種類以上の薬品の製造方法を研究、日本の製薬工業の基礎を固めた。また、在任中、中央衛生会委員、日本薬局方調査会委員、学術研究会議員、日本薬学会副会頭等を歴任し、衛生行政の達識として内務省、文部省に重きをなした。▽大正10年学士院桂公爵記念賞(河豚の毒素の研究)、14年学士院会員

【共編】化学工業全書全23冊(明28~昭3)

丹波敬三 たんば・けいぞう

嘉永7(1854)~昭和2(1927)年(73歳)、摂津(大阪)

【薬学】明治11年東大(旧)医学部製薬学科卒。11年3月製薬局雇、13年4月助教、14年3月陸軍薬剤官、7月兼東大(旧)助教授、16年9月製薬局副取締、独留学(私費 17年4月エルランゲン大にてヒルゲン教授に裁判化学、製薬化学を学び、卒後、ドクター・フィロソフィーの学位取得、19年3月ベルリン衛生局助手、6月ブダペスト大フォードル教授、12月シュトラスブルグ大のシュミーデベルク教授に薬物化学を専攻、パリ薬科大を視察、20年6月帰国)、7月帝大教授(衛生・裁判化学担当)、26年9月(第2薬学担当)、37年9月欧米出張、(1等薬剤官)、大正7年1月退官。▽明治21年11月私立薬学校勤務、33年7月私立東京薬学校(改称)、45年2月校長、大正6年4月東京薬専(昇格)初代校長、在職中、昭和2年10月逝去。▽田原良純、長井長義、下山順一郎ととも

に、わが国最初の薬学博士号受領（明治32年3月）。▽丹羽康頼（平安時代の典薬頭）の後裔。東京薬大に胸像がある。

［著書］裁判化学第1巻（明16）［共編］化学工業全書全23冊（明28～昭3）［共訳］有機化学2冊（ランガルト述 明12、13）、簡明衛生論（エリスマン 明16）［校閲］衛生試験法（トリルリヒ 明25）、毒物学（コーベルト 明30）

千種峯蔵 ちぐさ・みねぞう

明治26（1893）～昭和34（1959）年（65歳）、秋田
【細菌学】 大正13年慶大卒。細菌学入室（小林六造教授）・助手、昭和2年8月満鉄地方部衛生課、10月衛生課長、戦後、21年12月瀋陽市日本人居留民衛生所長、23年2月帰国。病気回復後、済生会救療部長、24年9月厚生省東北医務出張所長、25年5月関東信越医務出張所長、33年7月国立東京第二病院研究検査科長、在任中、34年7月逝去。▽満州国の衛生行政に関与、満州の公衆衛生向上に貢献。戦後、引揚者の衛生業務と引揚業務に従事、帰国直後、過労のために倒れた。
［著書］ベットから見た病院（昭31）

チーゲル Tiegel, Johann Ernst

嘉永2（1849）～明治22（1889）年（40歳）、独
【お雇い外国人（生理学）】 ベルン大にて医学を修め、１８６７（慶応3）年ハイデルベルグ大、ライプチヒ大にて研究に従事、１８７２（明治5）年医博取得、１８７５（明治8）年シュトラスブルグ大生理学（ゴルツ教授）・助手。▽明治10年1月、日本政府の招聘により来日、東京医学校、東大（旧）にて生理学、衛生学、裁判化学の講義を担当、16年1月任期満了、帰国。
［講義録］医科全書生理篇（明12）、国政医論（明12）、衛生汎論（明12）

千谷七郎 ちだに・しちろう

大正元（1912）～平成4（1992）年（79歳）、鳥取
【精神科】 昭和14年東京帝大卒。4月精神科入局（内村祐之教授）、応召［10月陸軍短期現役軍医として在支、野戦重砲兵第13聯隊附高級医官、独立山砲第52聯隊附高級医官、武昌陸軍病院（第１５９兵站病院に改編）附第2内科主任、教育科長、渉外科長などを務め、21年7月佐世保に帰還・召集解除］、9月東京帝大神経科復職、22年4月東大附属病院神経科外来診療所医長、24年12月東京女子医専教授（精神神経科）、26年4月東京女子医大教授、訪欧（41年5月～9月）、附属病院長（49年9月～53年3月）、53年3月定年退職。
［著書］漱石の病跡（昭38）［編著］富永半次郎事跡年譜・著作目録（昭46）［訳書］意識の本質について（クラーゲス 昭38）［共訳］性格学の基礎（クラーゲス 昭32）、心情の敵対者としての精神第1～3巻（クラーゲス 平20）［自伝］遠近抄（昭53）

千葉真一 ちば・しんいち

明治13（1880）～昭和39（1964）年（83歳）、東京
【耳鼻咽喉科】 明治38年12月東京帝大卒。耳鼻咽喉科入局（岡田和一郎教授）・大学院、40年5月助手、独留学（私費、41年5月～44年10月 シュトラスブルグ大学マナス教授、シュワルベ教授、キアリ教授、エワルト教授、バルテルス教授、フランクフルト市立病院エディンガー博士に師事）、45年4月順天堂医院耳鼻咽喉科長、大正5年東京医学講習所教授、7年4月東京医専教授（臨床教育は順天堂医院）、（8年東京浅草橋に千葉病院設立）、9年12月東京医専退職、千葉病院長に専任、在職中、昭和39年1月逝去。▽千葉立造（山岡鉄舟の侍医）の3男。
［著書］耳鼻咽喉病の話（大4）、通俗耳鼻咽喉病治療養生法（大8）

千葉胤成 ちば・たねなり

明治17（1884）～昭和47（1972）年（87歳）、宮城
【心理学】 明治42年京都帝大卒（文科大学心理学 松本亦太郎教授）。講師、大正6年9月助教授（野上俊夫教授）、欧米留学（9年2月～11年3月）、12年5月東北帝大教授（初代 法文学部心理学）、昭和15年10月満州建国大教授、戦後、仙台市立第4中学校長、宮城県教育研究所長、24年7月新潟大教授（教育学部）、教育学部長（24年7月～28年3月）。退官後、日大教授、駒沢大大学院教授。▽固有意識説を中心とした心理学の体系化に功績があり、日本心理学会創設（昭和2年）に尽力した。
［著書］意識・無意識の問題（昭10）、現代の心理学（昭24）、無意識の心理学（河出新書 昭31）、日本芸術のこころ（昭40）

千葉保之 ちば・やすゆき

明治41（1908）～平成10（1998）年（90歳）、宮城
【内科（結核病学）】 昭和8年千葉医大卒。鉄道省

入省、15年東京鉄道管理局体力管理室長、26年東京保健管理所所長、36年中央鉄道病院副院長、40年6月院長、47年3月退職。退職後、全日本労働福祉協会長、杏林大客員教授。▽結核の初感染に引き続いての発病を世界で初めて確認、化学予防の道を開いた。塵肺の胸部X線写真の分類をILOに先駆けて試み、けい肺など特別保護法、じん肺法制定に積極的に関与した。労働衛生面では専属産業医制度を初めて鉄道省で実現した。また、サルコイドーシスに強い関心をもち、日本サルコイドーシス学会の初代理事長、日本サルコイドーシス学会では「千葉・本間賞」が設けられている。日本循環器管理研究協議会を設立・副会長(昭和41年)▽昭和27年保健文化賞(千葉保之、所沢政夫 初感染結核の研究)

【著書】結核の管理(昭26)、働く人の結核読本(昭29)、かぜとからだ(少年少女科学の研究室12 昭30)、結核症発生の研究 結核初感染の臨床的研究続報—初感染後17年間の観察と化学予防(昭34)、呼吸器病の正しい知識(新健康シリーズ4 昭50)**【共著】**結核初感染の臨床的研究 結核症の発生機序(保健同人結核選書第1 昭23)、珪肺X線図譜(昭24)**【編著】**病気のない世界へ 健康の話(日本児童文庫26 昭29)

千原繁子 ちはら・しげこ

明治31(1898)~平成2(1990)年(91歳)、沖縄

【小児科】旧姓渡嘉敷。大正8年東京女子医専卒。杏雲堂病院、小児科福田医院勤務の後、東京にて千原医院開業、昭和3年那覇市にて小児科医院開業、19年奨健寮(結核療養所)勤務、米軍占領時代、沖縄各地の診療所に勤務(医療公営のため)、26年那覇市にて開業。▽沖縄県出身の最初の女医。開業のかたわら女子師範学校の講師を務め、戦後は、母子の健康と女性の地位向上を願っての沖縄婦人連合会主催の「赤ちゃんコンクール」に協力、また沖縄民政府諮詢委員をも務めた。

【著書】カルテの余白(昭53)

中馬一郎 ちゅうま・いちろう

大正14(1925)~平成23(2011)年(85歳)、兵庫

【生理学】昭和22年大阪帝大卒。実地修練、生理学入室(久保秀雄教授)、25年5月奈良県立医大講師(鎌倉勝夫教授)、助教授、35年1月教授(初代 第2生理)、41年7月阪大教授(第1生理)、医学部長(48年4月~50年2月)、63年3月停年退官。

【共著】生物物理化学(生化学講座第1 昭38)**【編著】**生理学(昭52)**【共編】**現代生理学(昭49)、環境と人体1(昭57)、2(昭58)、3(昭59)、血液の生理学(新生理科学体系第15巻 平2)**【訳書】**生理調節の起源(アドルフ 昭48、医歯薬ブックス)、科学はいま(ペルツ 平3)**【共訳】**生物物理化学 基礎と演習(ドーズ 昭35)、医学と生物学のための物理学(リチャードソン、ニイアガード 昭48)

千代谷慶三 ちよたに・けいぞう

大正14(1925)~平成21(2009)年(83歳)、青森

【内科(呼吸器、じん肺)】昭和25年東北大卒。実地修練、第1内科入局(中村隆教授)、32年青森県上北鉱山診療所長、37年珪肺労災病院内科部長(山上次郎院長)、40年院長、平成11年退任。

【著書】産業医のためのじん肺エックス線写真図譜(平3)**【共著】**呼吸機能検査の測定方法(平元)、じん肺患者の呼吸機能検査ハンドブック(平2)

血脇守之助 ちわき・もりのすけ

明治3(1870)~昭和22(1947)年(77歳)、下総(千葉)

【歯科】旧姓加藤。新聞記者、英語教師を経て、明治26年4月高山歯科医学院入学、28年4月歯科医術開業試験及第、9月高山歯科医学院講師兼幹事、日清戦役後中国に渡り歯科医療に従事(31年7月~32年7月)、33年2月高山歯科医学院を継承、東京歯科医学院と改称・院長、40年9月東京歯科医専に昇格・校長、昭和18年4月名誉校長、21年7月東京歯科大(わが国初の歯科大学)に昇格・名誉学長。▽医師法・歯科医師法の制定(明治39年5月)を目指して奔走。日本歯科医学会長(明治45年4月~大正5年4月)、日本聯合歯科医師会長(大正8年4月~15年11月解散)、日本歯科医師会長(初代 大正15年11月~、内閣辞令 昭和18年1月~21年3月)を務めるなど、終生を歯科医育成および医政の発達、向上に捧げた。▽野口英世のパトロンとして知られる。

【著書】高山歯科医学院ノ過去及現在ノ状況(明28)、米国に於ける歯科医学教育(昭2)**【編著】**歯科医師宝典(大5)、第五対脳神経解剖図(大7)**【伝記】**血脇守之助伝(昭54)

立木豊 ついき・ゆたか

明治31(1898)~昭和58(1983)年(84歳)、静岡

【耳鼻咽喉科】大正13年九州帝大卒。耳鼻咽喉科入局(久保猪之吉教授)、昭和2年3月講師、5年2月助教授、欧州留学(在外研究員、6年3月~12月)、

10年9月長崎医大教授、15年3月東北帝大教授、附属病院長(30年7月~34年6月)、37年3月停年退官。退官後、東北労災病院長(37年4月~44年10月)。▽内耳病理、特に前庭平衡器の権威。

【著書】メニエール氏病及びその治療(医家叢書28 昭25)、喉頭検査法(昭31)

塚原伊勢松　つかはら・いせまつ

明治15(1882)~昭和38(1963)年(80歳)、埼玉

【産婦人科】旧姓浅見。明治42年12月東京帝大卒。産婦人科入局(木下正中教授)、44年1月伝研(細菌血液学実習)、6月年海軍軍医学校教授、大正2年9月日赤富山支部病院医長、欧州留学(8年7月~11年)、12年7月日赤富山支部病院長、14年6月宮内庁侍医、15年10月日大医学科教授兼附属病院産科婦人科部長、昭和10年1月附属病院副院長、16年3月日大教授辞任、22年5月宮内庁技官、24年6月宮内庁病院長(~34年5月)、30年9月侍医長(皇室医務主管)、34年5月宮内庁御用掛、宮内庁病院顧問。在任中、38年6月逝去。▽塚原子宮腟部鉗子の考案者。▽昭和天皇のお子さま(2男5女)のご出産を担当した。

【著書】新産科学上・下巻(昭6、7)

塚原国雄　つかはら・くにお

明治39(1906)~平成15(2003)年(97歳)、山梨

【公衆衛生学】昭和14年東京帝大卒。杉並保健所長、東京都立飯田橋病院長を経て、32年1月東大教授(衛生看護学科公衆衛生看護学)、40年3月停年退官。退官後、東京農大教授、北里大教授、静岡東部健康管理室顧問。▽俳号 塚原麦生。旧制二高在学中に芝不器男を知り、昭和14年「雲母」に入会、飯田蛇笏、飯田龍太に師事。平成5年「白露」入会。

【著書】集団検診(昭30)、最新公衆衛生学(昭42)【共著】五十歳からの健康(昭48)【句集】林鐘(雲母叢書第34篇 昭43)、松韻(平2)【随筆】流水(平2)

塚原仲晃　つかはら・なかあきら

昭和8(1933)~昭和60(1985)年(51歳)、大阪

【生理学、神経生理学】昭和33年東大卒。附属病院にて実地修練、脳研入所(生理学部門 時実利彦教授)、38年東大助手(第2生理 内薗耕二教授)、米国留学(ニューヨーク医大ブルックス教授、シカゴ大エクルズ教授に師事)、42年阪大教授(基礎工学部生物工学科神経科学研究室)、52年11月兼岡崎生理研客員教授(生体情報研究系高次神経機構 ~60年3月)、在任中、60年8月、61年より開始予定の文部省特定研究「脳の可塑性」の研究に関して文部省と打ち合わせのため上京、帰途、日航機事故により逝去。▽塚原仲晃教授の脳生理学一筋の素志をいかすために塚原真佐子未亡人の寄附により、昭和61年ブレインサイエンス振興財団が設立され、「塚原仲晃記念賞」が創設された。

【著書】脳の可塑性と記憶(叢書脳を考える 昭62)【編書】脳の情報処理(昭59)【共編】脳科学の展開上・下(昭60)、神経生理学総論(新生理科学大系第8巻 平元)【共訳】数理神経生理学(グリフィス 昭48)

塚原麦生　つかはら・ばくせい

→塚原国雄

塚原義夫　つかはら・よしお

明治24(1891)~昭和35(1960)年(69歳)、岐阜

【眼科】大正8年愛知県立医専卒。台北医院眼科(医官補 藤原謙造医長兼台湾医専教授)、11年台北医院医長兼台湾医専講師、昭和7年退官。退官後、台北市にて開業、22年1月帰国。▽塚原勇(眼科、京大教授)は長男。

塚本憲甫　つかもと・けんぽ

明治37(1904)~昭和49(1974)年(69歳)、東京

【放射線科】昭和6年東京帝大卒。第3内科入局(稲田龍吉教授)、9年5月癌研究会附属康楽病院放射線科・内科、20年3月癌研焼失のため東京帝大耳鼻咽喉科にて研究従事、21年放射線科部長、33年10月放射線医学総合研究所長、42年9月国立がんセンター病院長、45年9月総長、在任中、49年6月逝去。▽国連科学委員会日本代表や国際放射線医学会長などを務め、国際的な立場で癌の放射線治療研究と対策に貢献した。▽塚本道甫(黒田藩医)の孫、塚本道遠(農学者)・ハマ(女子教育家)の3男

【著書】死の灰(保健同人新書 昭37)【共編】放射線医学最近の進歩(昭34)【自伝】私の履歴書第50集(昭49)【伝記】ガンと戦った昭和史 塚本憲甫と医師たち上・下(塚本哲也 昭61)【評伝】塚本憲甫 心やさしいガン医(水野肇『私の出会った名ドクター』、平3)

津川武一　つがわ・たけいち

明治43(1910)~昭和63(1988)年(78歳)、青森

【精神科、政治家、小説家】 昭和14年東京帝大卒。20年弘前市に津川診療所開設、27年津軽保健生協健生病院長。昭和38年青森県議(2期)、44年12月衆議院議員(青森県第2区、共産党、当選5回 ～61年6月)。

【著書】医療を民衆の手に(昭45)、葛西善蔵その文学と風土(昭46)、国会が深夜になるとき(昭53)、石坂洋次郎の文学その光と影(昭57)、津川武一日記第1～10巻(平3～平8)、農婦(津川武一文学集1 昭45)、生けるしるし上(同2 昭46)、骨肉の姦(同3 昭48)、ひろった命(同4 昭51) 【評伝】津川武一(阿部誠也 平17)

月居典夫 つきおり・のりお

昭和3(1928)～平成11(1999)年(71歳)、東京
【内科】 昭和27年北大卒。実地修練、国立札幌療養所勤務、北大(結研予防部 高橋義夫教授)にて結核の研究従事、44年4月院長、49年11月退官、札幌市にて開業。▽昭和48年以来、札幌西警察署警察医を務め、検視、留置人の診療に当たった。
【著書】雪の中で死にたい ある警察医の記録(昭63)、水ばしょうの詩 同続編(平4)

月田承一郎 つきた・しょういちろう

昭和28(1953)～平成17(2005)年(52歳)、兵庫
【解剖学、分子細胞生物学】 昭和53年東大卒。第1解剖入室(山田英智教授、石川春律助教授)・大学院入学、57年3月修了、4月講師、61年7月東京都臨床研超微形態研究部門室長、平成2年1月岡崎生理研教授(液性情報部門)、5年5月兼京大教授(第2医化学)、7年4月京大教授(大学院医学研究科分子情報学)、14年4月岡崎生理研客員教授(能動輸送部門)、在任中、17年12月逝去。▽昭和63年日本電子顕微鏡学会瀬藤賞(月田承一郎、月田早智子 細胞接着装置の分子構築に関する電子顕微鏡的研究)、平成6年高松宮妃癌研究基金学術賞(竹市雅俊、広橋説雄、月田承一郎 カドヘリン・カテニン細胞接着系の発見と、そのがん細胞における異常の研究)、16年学士院賞(上皮細胞間バリアーの分子基盤の解明)▽月田潔(薬学、神戸女子薬大教授)の長男。
【編著】細胞接着分子の生物学(平7) 【共編】分子・細胞の生物学2(岩波講座現代医学の基礎2 平12)
【自伝】小さな小さなクローディン発見物語 若い研究者へ遺すメッセージ(平18)

津崎孝道 つざき・たかみち

明治27(1894)～昭和50(1975)年(81歳)、大分
【解剖学】 大正6年京都府立医専卒、順天堂医院勤務の後、慶大解剖学入室(岡島敬治教授)、11年台湾医専教授、12年3月京城医専教授、15年4月京城帝大教授(第2解剖)、戦後、21年東京歯科医専教授、25年4月横浜医大教授(第2解剖)、27年4月横市大教授、36年3月定年退職。退職後、日本歯大教授(36年1月～)、在職中、50年9月逝去。
【共編】医学研究者名簿(昭35～48)

辻一郎 つじ・いちろう

大正8(1919)～平成4(1992)年(73歳)、岡山
【泌尿器科】 昭和16年12月東京帝大卒。17年1月皮膚科泌尿器科入局(高橋明教授)、応召(19年3月～21年5月)、21年12月助手(泌尿器科)、25年5月講師、27年5月北大教授、附属病院長(55年1月～57年1月)、57年4月停年退官。
【著書】腎の平滑筋(昭28)、尿膜管と其疾患(泌尿器科新書 昭28)、小児泌尿器科の臨床(昭37) 【共著】小児泌尿器外科学(新小児医学大系第35巻 昭61)

辻寛治 つじ・かんじ

明治12(1879)～昭和35(1960)年(80歳)、島根
【内科(内分泌・代謝学)】 旧姓木島。明治39年11月京都帝大卒。第2内科入局(中西亀太郎教授)、41年12月助手、43年1月助教授、大正2年2月鹿児島県立病院副院長兼内科部長、3年1月退職、英・独留学(文部省外国留学生、3年5月～6年6月 ベルリン大エミール・フィッシャー教授に有機化学、キングス・カレッジ・ロンドン生理学にてハリバートン教授、ローゼンハイム講師に生理化学を学び、グラスゴー大生理学ネールベートン教授、カスカート講師と新陳代謝の研究に従事、ロンドン大生理スターリング教授、プリマー講師に生理学・生理化学を学び、ケンブリッジ大生理化学・生理学にてホプキンズ教授と栄養に関する実験、バークロフト講師とガス新陳代謝に関する実験に従事、帰国)、6年6月教授(第1内科)、昭和14年9月停年退官。▽日本内分泌学会の設立者・初代会長(昭和2年)。内分泌ホルモン、気管支喘息、動脈硬化などの研究業績がある。▽大正15年日本内科学会恩賜記念賞(甲状腺に関する研究) ▽辻昇三(内科、神戸医大教授)は養嗣子。
【著書】気管支喘息(昭12)、チアィネ・ストークス呼吸(昭15)、血圧亢進症(昭18)、高血圧の成因と其の

療法(昭22)

辻周介　つじ・しゅうすけ

明治45(1912)~平成7(1995)年(82歳)、京都

【内科(結核病学)】 昭和10年京都帝大卒。第2内科入局(松尾巌教授)、11年6月大阪女子高等医専講師、12年3月京都帝大第2内科、13年5月(菊池武彦教授)、14年10月松江陸軍病院(軍事保護院医官)、20年3月京都帝大助教授(結研・結核の化学的治療法研究部門栄養療法 生化学部門)、28年9月(病態生理学部門)、32年10月京大教授、42年6月(結核の物理的診断並びに治療法研究部門 理学的療法部門)、結研附属病院長(43年7月~10月)、所長(43年10月~47年10月)、50年4月停年退官。▽結核の体液免疫説を提唱した。

【著書】空洞の内科的治療法(結核新書第9 昭27)

【共訳】遅延型過敏症(クロール 昭39)

辻昇三　つじ・しょうぞう

明治39(1906)~昭和48(1973)年(67歳)、和歌山

【内科】 旧姓名出。昭和5年東京帝大卒。第1内科入局(島薗順次郎教授)、微生物学入室(京都帝大 木村廉教授)を経て、独留学(10年~12年 フライブルグ大アショフ教授に師事)、帰国後、京都帝大講師(第1内科 辻寛治教授)、戦争中、ラングーン医学校教授、戦後、23年兵庫県立医大助教授(第2内科 竹田正次教授)、32年3月神戸医大教授、39年4月神戸大教授、附属病院長(42年6月~44年3月)、45年3月停年退官。退官後、兵庫医大初代学長(47年4月~11月)。▽昭和44年日医医学賞(間脳下垂体系の機能に関する研究)▽辻寛治(内科医、京都帝大教授)は岳父。

辻守康　つじ・もりやす

昭和6(1931)~平成18(2006)年(75歳)、台湾(台中)

【寄生虫学】 昭和31年金沢大卒。実地修練、千葉大医動物学入室(横川宗雄教授)・大学院、37年3月助手、38年11月講師、43年4月広島大教授(初代 寄生虫学)、平成2年9月辞職。10月杏林大客員教授、11月杏林大教授(寄生虫学)、14年3月退職、4月客員教授(大学院国際協力研究科)、17年3月退職。▽昭和50年国際協力事業団の医療支援として中央アフリカのケラ村を訪れて以来、毎年、訪問し、寄生虫が多い川の水を飲まないようになどの公衆衛生教育を行い、乳児死亡率や寄生虫の減少などの成果を挙げ、名誉村長の称号を与えられている。

【共編】医動物学(平8) 【共監】内視鏡医のための臨床寄生虫(平12)

辻泰邦　つじ・やすくに

大正5(1916)~昭和62(1987)年(71歳)、長崎

【外科】 昭和16年12月長崎医大卒。応召[17年1月短期現役軍医、(軍医大尉)、21年5月召集解除]、21年6月第1外科入局(調来助教授)、23年7月助手、25年5月講師、12月助教授、29年4月長崎大助教授、40年6月教授、附属病院長(48年4月~50年3月)、医学部長(53年9月~55年9月)、56年4月停年退官。退官後、佐世保市立総合病院長(57年4月~)、在職中、62年1月逝去。

【共著】呼吸器の手術(現代外科手術学大系第8巻 昭56)

辻義人　つじ・よしと

大正8(1919)~平成10(1998)年(78歳)、北海道

【衛生学】 昭和20年名古屋帝大卒。21年北大衛生学入室(井上善十郎教授)・助手、夕張保健所長、28年4月福島県立医大助教授(桑原麟児教授)、33年4月教授、51年11月学長、55年11月退任・退職。退職後、東北福祉大教授(社会福祉学部 56年4月~平成5年3月)、学部長(58年4月~平成5年3月)。

【著書】新しい公衆衛生(昭47)、公衆衛生と福祉(昭62) 【随筆】巣立ち(昭63)

対馬完治　つしま・かんじ

明治23(1890)~昭和50(1975)年(85歳)、新潟

【内科、歌人】 明治45年京都府立医専卒。東京市で内科開業。▽中学時代から窪田空穂に師事、『国民文学』創刊と同時に同人。大正9年『地上』を創刊、14年パリに赴き、フロイト研究に従事。

【著書】フロイド派と文芸(新芸術論システム第16巻 昭5) 【訳書】強迫神経症(フロイド精神分析学全集第4巻 昭5)、トーテムとタブー(同第7巻 昭8)

【歌集】蜂の巣(地上叢書第6編 昭9)

津田恭介　つだ・きょうすけ

明治40(1907)~平成11(1999)年(92歳)、埼玉

【薬学】 昭和4年東京帝大医学部薬学科卒。薬化学入室(近藤平三郎教授)・助手、13年5月助教授、26年4月九大教授(薬学部・薬化学)、29年瑞留学、30年8月東大教授[応用微生物研究所酵素生産物(含分

析)部門、後、化学部門に改称]、(医学部薬学科併任　32年4月～33年3月)、(薬学部併任　33年4月～42年3月)、42年3月停年退官。退官後、共立薬科大学長(42年～59年)。▽フグ毒テトロドトキシンの構造究明、分離精製法の開発で知られる。▽昭和40年朝日賞(文化賞部門　フグ毒の単離と化学構造の決定)、41年学士院賞(苦蔘塩基を中心とする荳科アルカロイドの化学的研究)、51年学士院会員、55年文化功労者、57年文化勲章(薬学および有機化学に対する貢献)

【共著】植物塩基(薬学叢書　昭30)、医薬品合成化学(昭33)　**【編著】**ステロイド(医学・生物学のための有機化学5　昭48)　**【共編】**医薬品開発基礎講座1～21(昭45～48)　**【共訳】**ステロイドの生化学(モゼティグ、ヘフトマン　昭38)

津田誠次　つだ・せいじ

明治26(1893)～昭和47(1972)年(79歳)、鹿児島

【外科(消化器、胸部外科)】　大正6年東京帝大卒。第2外科入局(佐藤三吉教授)、8年4月台湾医専教授、欧米留学、14年12月岡山医大教授(第2外科)、欧米留学(昭和11年5月～12年1月)、30年1月兼岡山労災病院長、33年3月停年退官。退官後、岡山労災病院長専任(～43年3月)。▽急性腹膜炎、急性膵臓炎の研究で知られる。わが国初の縦隔洞皮様囊腫の完全摘出に成功している(昭和23年)。

【著書】麻酔の実際(昭15)

土田嘉昭　つちだ・よしあき

昭和11(1936)～平成17(2005)年(68歳)、兵庫

【外科(小児外科)】　昭和36年東大卒。実地修練、第2外科入局(木本誠二教授)、42年助手(羽田野茂教授)、44年助手(小児外科)、50年講師(斎藤純夫教授)、60年国立小児病院外科医長、平成3年9月東大教授(小児外科)、8年3月停年退官。退官後、群馬小児医療センター院長(8年4月～17年3月)、群馬県赤十字血液センター所長(17年4月～)、在職中、17年6月逝去。

【共編】小児看護学外科編[1]～[5](現代看護学・看護全書14～18　昭55～56)、小児外科診療Q&A(平6)　**【共監】**小児がんの診断と治療(平10)

土屋栄吉　つちや・えいきち

明治10(1877)～昭和32(1957)年(79歳)、三重

【精神科】　明治32年6月京都府立医学校卒。9月精神神経科入局(島村俊一教諭)・京都府立療病院神経精神科医員(部長　島村俊一)、34年11月岩倉病院主任医、37年5月院長、昭和20年6月退職(病院が中部防衛管区京都陸軍精神病院岩倉分院として撤収されたため)、8月開業(土屋診療所)。▽昭和14年京都府精神病院協会設立。戦後は、京都府医師会長(22年11月～12月)、改組後の初代京都府医師会長(24年4月～27年1月)、日本医師会監事などを務めた。▽晩年、俳句に親しみ鈴鹿野風呂門下で「不知」と号した。

【共著】京都府立療病院調剤備考(明30)、飲酒と犯罪及禁酒(自然科学叢書第2編　昭5)　**【伝記】**土屋栄吉年譜草案　日本精神病院史資料(鈴木芳次　日本精神病院協会月報210号、昭54)　**【評伝】**土屋栄吉と岩倉病院(加藤伸助　臨床精神医学13巻8号、昭59)

土屋健三郎　つちや・けんさぶろう

大正10(1921)～平成10(1998)年(76歳)、静岡

【公衆衛生学(労働衛生)】　昭和19年慶大卒。衛生学公衆衛生学入室(草間良男教授)・助手、21年助手(内科)、29年講師(衛生学公衆衛生学)、35年助教授、42年4月教授、43年米・シンシナティ大訪問教授、53年3月退職。退職後、産業医大学長(初代　53年～平成4年)。▽カドミウムの毒性に関する研究で知られる。

【著書】疫学入門(昭43)　**【共著】**職業病の誤診と鑑別診断(昭39)　**【訳書】**職業癌(エックハルト　昭37)

土屋弘吉　つちや・こうきち

大正4(1915)～平成4(1992)年(77歳)、栃木

【整形外科】　昭和15年東京帝大卒。分院外科入局(福田保教授)、海軍軍医(ヤップ島在勤)、国立久里浜病院、22年国立東京第二病院、24年11月横浜医大講師(水町四郎教授)、25年4月助教授、29年11月福島県立医大教授、米国留学(33年7月～34年6月　ニューヨーク市・ニューヨーク大リハビリテーション科に学ぶ)、35年10月横市大教授、病院長(45年4月～47年3月)、56年3月定年退職。退職後、横浜市リハビリテーション事業団専務理事、横浜市総合リハビリテーションセンター長(初代)、日本義肢装具研究会長などを歴任。▽わが国におけるリハビリテーションの先達。先天性股関節脱臼の研究でも知られる他、サリドマイドの調査も手掛けた。▽平成元年横浜文化賞(学術分野)

【共著】外科・整形外科常用検査手技(昭36)　**【共編】**

日常生活動作（ＡＤＬ）（昭53）、スポーツ障害（整形外科 mook no.27 昭58）

土屋 毅　つちや・たけし

明治37（1904）〜平成元（1989）年（84歳）、岩手

【内科、細菌学】 昭和6年東京帝大卒。伝研内科入局（宮川米次教授）・技手、11年熱帯病研究のため英領インド出張（カルカッタ日本民団診療所）、14年欧米留学（第二次大戦勃発のため帰国）、南京同仁会病院内科医長、19年12月院長、20年青島医専教授、戦後、21年山梨県立医専講師、教授、東大黴菌学入室（秋葉朝一郎教授）、25年順天堂医大教授、26年6月順天堂大教授、45年定年退職。▽昭和38年浅川賞（酵母の血清学的研究）

【著書】 最新内科臨床医典（昭23）、食品衛生学（昭44）

土屋忠良　つちや・ただよし

明治27（1894）〜昭和35（1960）年（66歳）、長野

【厚生行政】 大正9年新潟医専卒。日赤長野支部病院産婦人科主任を経て、11年8月長野県技師、昭和8年福島県衛生課長、13年広島県衛生課長、15年7月京都府衛生課長、21年11月京都府衛生部長、27年5月退職。退職後、京都女子大教授（27年5月〜）、在職中、35年12月逝去。▽京都府衛生部長在任中、京都中央病院長、結核予防会西ノ京健康相談所長、大阪医大教授嘱託（昭和22年1月〜23年4月）などを兼務した。

【著書】 V・D 性病の話（昭23）、娘と妻の衛生（昭23）
【随筆】 ぬるま湯三十年（昭30）

土屋夏実　つちや・なつみ

大正11（1922）〜昭和49（1974）年（51歳）、東京

【厚生行政】 昭和22年千葉医大卒。34年山梨県吉田保健所長、38年厚生省公衆衛生局防疫課長補佐、46年京都市衛生研究所次長、48年京都府衛生部長、在職中、49年6月逝去。▽土屋文明（歌人）の長男。

土屋文雄　つちや・ふみお

明治38（1905）〜平成18（2006）年（101歳）、新潟

【泌尿器科】 昭和4年東京帝大卒。皮膚科泌尿器科入局（遠山郁三教授、高橋明教授）、助手、8年附属病院外来診療所医長、12年12月東京逓信病院皮膚泌尿器科医長（初代）、24年6月泌尿器科部長（初代〜43年4月）、38年7月副院長、42年9月院長、51年7月退官。

【著書】 泌尿器科看護学（ナーセスライブラリ第83 昭27）、男性性器・泌尿器（日本外科全書第25巻第3 昭33）

土屋雅春　つちや・まさはる

昭和3（1928）〜平成13（2001）年（72歳）、新潟

【内科（消化器）】 昭和28年慶大卒。実地修練、29年5月内科入局・助手、仏留学（仏政府招聘留学生、32年9月〜 パリ大クロードベルナール病院にて自律神経の病態生理学的研究に従事）、49年4月助教授、52年1月教授、平成6年3月定年退職。▽昭和55（１９８０）年レジオン・ドヌール勲章

【著書】 肝硬変症の診療（金原医学新書53 昭54）、酒と健康（生活と健康シリーズ 昭58）、医者のみた福沢諭吉 先生、ミイラとなって昭和に出現（中公新書 平8）**【共著】** 図説内分泌病への手引（昭44）**【共編】** 消化管の臨床（昭50）、肝・胆・膵の臨床（昭50）、肝障害と手術 内・外科医のための診療指針（昭54）、胃潰瘍と壁細胞レセプター（昭62）

筒井 純　つつい・じゅん

大正12（1923）〜平成3（1991）年（67歳）、広島

【眼科】 昭和20年9月熊本医大附属医専部卒。9月薬理学入室（尾崎正道教授）・助手、22年1月岡山大眼科入局（畑文平教授）、24年5月助手（萩原朗教授）、28年講師、米国留学（在外研究員、フルブライト交換研究員、29年8月 アイオワ大）、32年4月岡山労災病院部長、44年9月熊本大教授、49年6月川崎医大教授、平成元年4月川崎医療福祉短大教授（感覚矯正学）、3年4月学科長、在職中、3年4月逝去。

【共著】 眼病理組織学入門（昭39）**【編著】** 神経眼科（図説臨床眼科講座第5巻 昭58）、神経眼科最新の進歩（眼科 mook no.35 昭62）

筒井秀二郎　つつい・ひでじろう

慶応2（1866）〜大正8（1919）年（52歳）、山城（京都）

【病理学】 旧姓松井。明治19年11月帝大卒。12月生理学入室（大沢謙二教授）・大学院入学、独・瑞留学（私費、21年1月〜23年5月 イエナ大、ミュンヘン大、チューリヒ大に在籍）、23年8月第一高等中学校医学部教諭、10月教授、34年4月千葉医専教授（病理学・病理解剖学）、在任中、大正8年4月逝去。▽大正7年世界で初めてマウス・タール癌の作製に成功した。

筒井八百珠　つつい・やおじゅ

文久3(1863)～大正10(1921)年(57歳)、紀伊(和歌山)

【皮膚科】　明治10年5月三重県医学校入学、12年12月東大(旧)医学部予科、16年4月東大(旧)予備門給費生、17年12月東大(旧)進学、22年12月帝大卒。23年10月第一高等中学校医学部教諭、27年4月県立千葉病院司療医長、独留学(文部省外国留学生、32年5月～34年8月　ブレスラウ大ミクリッツ教授に皮膚病学及び黴毒学を学ぶ)、34年4月千葉医専教授(外科、皮膚病、黴毒病、耳鼻咽喉科、歯科口腔外科)、42年2月(皮膚病黴毒学)、44年4月(皮膚科花柳科)、大正2年7月岡山医専校長(皮膚病花柳病科)兼岡山県立病院長、在任中、10年1月逝去。

【著書】皮膚病学(明29)、花柳病学(明30)、花柳病講話(家庭衛生講話第5編　明41)【編著】臨床医典(明23)【訳書】皮膚病図譜(ムラツエック　明33)

都築甚之助　つづき・じんのすけ

明治2(1869)～昭和8(1933)年(63歳)、尾張(愛知)

【細菌学】　第一高等中学校医学部卒。独留学(私費　明治31年9月～34年4月)。明治41年5月臨時脚気病調査会委員(会長　森林太郎)となり、9月脚気の伝染病たることを示すためジャカルタに派遣されたが、菌を発見できず、42年7月脚気が栄養欠乏で起こり、米ぬかにより予防・治療できることを動物実験で確認、高木兼寛(海軍軍医)の栄養原因説を支持したため、12月臨時脚気病調査会委員を罷免された。ぬかの中の脚気予防因子を濃縮し、アンチベリベリンと命名して臨床応用した。翌大正元年鈴木梅太郎はぬかの中の脚気予防因子を純化しオリザニンと命名した。

【著書】麻刺里亜新説(明35)、伝染病予防消毒免疫新論(明36)、脚気のアンチベリベリン内服及注射療法(述　大2)、かつけ談叢(大6)【共著】我邦ニ於ケル麻刺里亜蚊伝搬ノ証明(明34)【歌集】松の木(昭4)、松の木以后(昭10)

都築正男　つづき・まさお

明治25(1892)～昭和36(1961)年(68歳)、兵庫

【海軍軍医(外科)】　大正6年12月東京帝大卒(海軍依託学生)。(海軍中軍医)、7年6月海軍軍医学校2種学生教程卒、「伊勢」乗組、8年5月第11艇隊附、9月(軍医中尉)、10月舞鶴海軍病院附、12月(軍医大尉)、9年7月「浅間」乗組、10年4月横須賀海軍工廠附、11年10月「石廊」軍医長、12月呉海軍病院部員、12年4月海軍軍医学校選科学生・東京帝大大学院入学(第2外科　塩田広重教授)、13年12月(軍医少佐)、14年2月助教授(歯科学)、独・米留学(在外研究員、14年3月～昭和2年12月　口腔外科研究)、2年12月歯科学講座担当、4年2月教授(歯科学)、11月(軍医中佐)、8年6月兼軍医学校教官、11月(軍医大佐)、9年3月(第2外科)、米国出張(11年7月～12年9月)、14年11月(軍医少将)、12月(予備役)、21年8月退官(軍歴のため教職追放　21年9月～27年3月)。日赤中央病院長(29年9月～)、在職中、36年4月逝去。▽昭和20年の広島・長崎原爆被災の後、文部省学術研究会議の原子爆弾災害調査研究特別委員会医学部門長として被害調査・救護活動に従事、原爆症の医学的記録「所謂、(原子爆弾傷)に就て」「医学の立場からみた原子爆弾の災害」を報告した。29年の太平洋における水爆実験によるビキニ第5福竜丸事件では、調査・診療を担当した。34年には日本放射線影響学会を設立、初代会長を務めた。

【著書】医学の立場からみた原子爆弾の災害(2刷　昭29)【共編】日本外科全書全30巻(昭29～33)【共監】外科治療学上・下巻(昭32、33)

堤　辰郎　つつみ・たつろう

明治25(1892)～昭和41(1966)年(74歳)、佐賀

【産婦人科】　大正5年5月長崎医専卒。軍務(12月～7年3月)、7年9月東京帝大病理にて研究従事、9年9月慶大産婦人科入局(川添正道教授)・助手、14年1月講師、5月小樽病院産婦人科医長、15年10月慶大講師、昭和4年4月助教授、6年4月東京女子医専教授、附属病院長(22年7月～24年8月)、24年9月辞職(病気)、25年東京・豊島区にて開業。

【著書】人工妊娠中絶(臨牀産科叢書第1編　昭4)、妊娠調節の医学的知識(昭5)、婦人科学(昭8)、月経異常と其の治療(昭25)

堤　直温　つつみ・なおはる

明治38(1905)～平成3(1991)年(86歳)、茨城

【整形外科】　昭和5年東京帝大卒。整形外科入局(高木憲次教授)、11年7月講師、12年7月横浜十全病院医長、17年5月整肢療護園医療部長(初代　高木憲次園長)、応召、22年国立東京第一病院整形外科長、26年9月都立豊島病院医長、29年駒形病院長、36年都立台東病院長、37年7月都立北療育園長(初代)。退職後、肢体不自由児通園施設中央愛児園長(初代)

兼全国療育相談センター副所長(47年4月～57年12月)。▽わが国における肢体不自由児療育の開拓者。▽堤定次郎(内務官僚、岩手県知事)は父。【著書】肢体不自由児の看護(ナーセス・ライブラリ第25 昭26)【共著】四肢切断術(図解手術叢書 昭29)

綱島覚左衛門 つなしま・かくざえもん

明治10(1877)～昭和17(1942)年(65歳)、岡山

【厚生行政】 明治33年医術開業試験及第。41年東京帝大選科卒。北海道にて開業、大正13年東京帝大法学部政治科卒。地方警視、昭和13年1月保険院社会保険局医務課長、17年3月厚生省大阪労務官事務所長、7月退官。9月6日逝去。

【著書】事実から観た犯罪予防(昭10)、犯罪と其の根治策(昭11)、警察の実際と理想(昭12)**【訳書】**英国内務省(トルーブ 昭6)、あめりか警官拷問記(レーヴィン 昭11)

綱脇龍妙 つなわき・りゅうみょう

明治9(1876)～昭和45(1970)年(94歳)、福岡

【社会事業家、仏教者】 幼時肺結核に罹患、治癒後、仏門(日蓮宗)に入る。福井県大道の妙泰寺を経て、京都の松ケ崎檀林にて修業、明治39年夏、身延山に参詣、多数のハンセン病患者が山門付近の路傍から河原にかけて悲惨な生活を送っているのを目撃、救済を決意、仮病室を建て、身延深敬病院と称し、患者13名を収容、漸次、施設を拡充整備、昭和18年2月身延深敬園と名称変更、昭和45年12月遷化。▽昭和5年福岡県壱岐村に九州分院を設置したが、17年8月軍事保護院の結核療養所に提供、閉院。▽逝去後、綱脇美智(長女)が後継者として理事長・園長に就任したが、平成4年閉鎖、障害者施設「かじか寮」に転用された。

【遺稿】綱脇龍妙遺稿集(綱脇美智 昭51)**【参考】**もう一つのハンセン病史 山の中の小さな園にて(綱脇美智述 加藤尚子、平17)

常岡健二 つねおか・けんじ

大正8(1919)～平成16(2004)年(84歳)、福岡

【内科(消化器)】 昭和17年9月東京帝大卒。応召[10月、11月陸軍衛生部見習士官(予備役)、18年12月ビルマ派遣第2師団司令部(軍医中尉)、20年8月(軍医大尉)、仏印にて終戦、21年6月復員]、24年6月助手、34年10月講師(附属病院病棟医長、中央検査部副部長)、38年12月東京都立養育院附属病院副院長、39年7月東京逓信病院胃腸センター部長、12月消化器科部長(～41年8月)、41年10月日医大教授(第3内科 ～60年3月)、59年2月学長代行、5月学長、61年9月退任。

【編著】早期胃癌のすべて(内科シリーズ no.8 昭47)、胆石症のすべて(同 no.17 昭49)、大腸癌のすべて(同 no.30 昭53)**【共編】**黄疸のすべて(同 no.38 昭56)**【監修】**GERDの診断と治療(平11)

常岡良三 つねおか・りょうぞう

明治12(1879)～昭和19(1944)年(64歳)、三重

【細菌学】 明治31年6月京都府医学校卒。11月私立熊本医学校教諭、兵役(1年志願兵 32年12月～34年2月)、34年4月京都府医学校助手、京都帝大坪井次郎教授の下で衛生学、細菌学の自由研究、36年4月京都府立医専助教諭(衛生学細菌学開設)、日露戦争従軍[37年4月～39年2月(2等軍医)]、39年4月京都府立医専教諭、欧州留学(文部省外国留学生、大正2年2月～4年2月 独・ベルリン大フリュッゲー教授、フリードベルガー教授に血清学、細菌学を学ぶが、第一次大戦勃発のため英国に移り、ロンドン大ライト教授に血清学を学び帰国)、12年4月京都府立医大教授(衛生学・微生物学)兼専門部教授(～13年9月)、昭和9年3月(微生物学)、学長(14年8月～)、17年8月定年退職。▽常岡式電気孵卵器の開発者。

常松之典 つねまつ・ゆきのり

大正4(1915)～昭和55(1980)年(64歳)、東京

【細菌学】 昭和16年東京帝大卒。整形外科入局(高木憲次教授)、18年1月伝研入所、29年1月助教授(細菌感染研究部長谷川秀治教授)、35年4月教授、42年6月(医科研細菌感染研究部)、51年3月停年退官。退官後、帝京大教授(寄生虫学 51年4月～)、在職中、55年5月逝去。▽昭和43年野口英世記念医学賞(松林久吉、常松之典 トキソプラズマの研究)

常本 実 つねもと・みのる

大正15(1926)～平成17(2005)年(79歳)、東京

【外科(小児外科)】 昭和26年東大卒。附属病院にて実地修練、第2外科入局(木本誠二教授)、39年国立小児病院心臓血管外科医長、平成4年定年退官。退官後、元気村栗橋ナーシングホーム翔裕園施設長、在職中、17年12月逝去。▽完全大血管転位症に対するマスタード手術、セニング手術をわが国に初めて

導入した。
【共編】先天性心疾患の診断と治療（循環器病講座8 昭62）

角尾 滋　つのお・しげる

明治42（1909）～昭和59（1984）年（74歳）、東京
【薬理学】　昭和7年昭和医専卒（第1回）。長崎医大生化学入室（冨田雅次教授）、12年5月昭和医専助教授（専任）、15年2月教授、21年4月昭和医大教授、31年6月（第1薬理）、39年4月昭和大教授、50年3月定年退職。退職後、昭和大学長（53年5月～58年6月）。▽角尾晋（内科、長崎医大学長）の弟。

角尾 晋　つのお・すすむ

明治25（1892）～昭和20（1945）年（52歳）、東京
【内科】　大正6年12月東京帝大卒。7年1月物理療法研究所入局（真鍋嘉一郎講師）、5月第3内科入局（稲田龍吉教授）、独留学（在外研究員 11年9月～14年2月 カイザー・ウィルヘルム研究所アツフレル教授に師事）、12年4月長崎医大助教授、14年3月教授（第1内科）、附属医院長（昭和11年4月～）、学長（11年7月～）、在任中、20年8月原爆障害により逝去。▽角尾滋（薬理学、昭和大学長）は弟。

角田 隆　つのだ・たかし

明治8（1875）～昭和45（1970）年（94歳）、京都
【病理学】　明治29年8月京都府立医学校卒。30年9月府立療病院医員、31年3月東京帝大病理（三浦守治教授）にて研究、5月助教諭を経て、34年4月教諭（初代 病理）、36年6月京都府立医専教諭、独留学（京都府派遣、41年4月～43年10月 ベルリン大オルト教授、ハンゼマン教授に師事）、大正3年4月教授、12年3月京都府立医大教授、学長代理（昭和7年6月～8年1月）、学長（11年7月～14年8月）、14年8月定年退職。退職後、京都府立医大講師（14年8月～18年10月）。
【著書】病理組織学（明35）、吾輩は結核黴菌である（大8）、癌の早期診断及治療学（大9）、臨牀上ニ必要ナル科学的病理学（大10）

椿 宏治　つばき・こうじ

明治40（1907）～平成7（1995）年（88歳）、新潟
【解剖学、形質人類学】　昭和8年東京帝大卒。解剖学入室、18年4月助手、21年4月長崎医大講師兼附属医専部講師、5月助教授、25年4月順天堂医大教授（初代 解剖学）、31年3月（第1解剖）、47年3月定年退職。
【著書】日本人の顔（平凡社カラー新書 昭50）

椿 忠雄　つばき・ただお

大正10（1921）～昭和62（1987）年（66歳）、東京
【神経内科】　昭和20年9月東京帝大卒。10月第3内科入局（坂口康蔵教授）、米国留学（31年11月～32年11月 カリフォルニア大エアード教授）、32年1月東大助教授（脳研）、40年3月新潟大教授（脳外科研究施設神経内科）、42年6月（脳研究所）、脳研所長（事務取扱 44年3月～47年4月）、55年7月東京都立神経病院長（初代）、在職中、62年10月逝去。▽東大助教授時代（昭和39年）、釧路の原因不明の病気を調査、「スモン病（Subacute Myelo-Optico-Neuropathy）」と命名した。45年疫学調査からスモン病の原因はキノホルムと断定、厚生省は使用禁止処置をとり、スモン病の発生はみられなくなった。40年には、新潟・阿賀野川流域の「新潟水俣病」を発見している。▽昭和35年沖中重雄教授とともに日本臨床神経学会（現・日本神経学会）創立に参加。以来、筋萎縮性側索硬化症など、多数の神経系難病（厚生省特定疾患）の研究を主宰・分担した。▽昭和40年新潟日報文化賞（有機水銀中毒の疫学と臨床）、55年環境庁環境保全功労者 ▽椿孝雄（医学書院会長）は弟。
【共著】脳を守ろう（岩波新書 昭43）【共編】臨床神経学（昭41）【監訳】メリット神経病学（メリット 昭51）
【自伝】神経学とともにあゆんだ道第1集～第3集（椿寿子編 昭63）

螺良義彦　つぶら・よしひこ

大正11（1922）～平成16（2004）年（81歳）、東京
【病理学】　昭和20年9月大阪帝大卒（4月より相模原陸軍病院勤務）。第1病理入室（木下良順教授）、米国留学（32年～34年 国立癌研究所ヘストン博士に師事）、33年11月奈良県立医大教授（34年10月着任 第2病理）、62年3月定年退職。▽マウスの乳癌・白血病ウイルス研究に従事。マウス乳癌ウイルスは乳汁感染の他に精液を介して雄からも感染することを発見。

円谷 豊　つぶらや・ゆたか

大正2（1913）～昭和58（1983）年（69歳）、福島
【生理学】　昭和13年日大専門部医学科卒。生理学入室・助手、16年10月東京帝大医学部特別研究員、23

年4月順天堂医専講師、25年4月日大講師(内山孝一教授)、26年6月(第1生理)、30年10月助教授、米国留学(39年9月 ニューヨーク州立大ブルックス教授に師事)、40年4月教授(第2生理)、55年4月(日大総合科学研究所)、58年3月退職。▽心臓の生理、血管内の血液の流れとリンパ流についての業績がある。

【共著】図解栄養生理学入門(昭53)

坪井次郎　つぼい・じろう

文久3(1863)~明治36(1903)年(40歳)、江戸(東京)
【衛生学】 明治18年5月東大(旧)卒。大学御用掛、19年3月帝大助手(衛生学)、20年11月助教授、独留学(文部省海外留学生 23年9月~27年12月 ベルリン・伝研コッホ博士に師事、肺結核治療法の研究にも従事)、帝大講師、32年7月京都帝大教授(初代 衛生学)、医科大学長(初代 32年7月~)、在任中、36年7月逝去。
【著書】普通衛生学(明24)、新編生理教科書(明30)、学校衛生書(明32)、ペスト病実習(明33)、近世衛生学(明44)

坪倉篤雄　つぼくら・とくお

昭和4(1929)~平成15(2003)年(73歳)、鳥取
【臨床検査医学】 昭和32年広島大卒。実地修練、第1外科入局(上村良一教授)、37年2月助手(第2病理 山田明教授)、40年9月(兼検査部)、42年1月附属病院助教授(検査部副部長)、48年8月附属病院教授(初代 検査部長)、55年8月西独、瑞出張(在外研究員)、60年4月(医学部臨床検査学、兼附属病院検査部長)、附属病院長(63年4月~平成2年3月)、平成5年3月停年退官。退官後、広島県立保健福祉大開設準備委員長(平成4年6月~)、学長(初代 7年4月~10年3月)。▽核戦争防止国際医師の会理事(昭和57年4月~63年3月)、在北米原爆被爆者検診団長(62年6月~7月)を務めた。
【著書】日々好日(平11)

津山直一　つやま・なおいち

大正12(1923)~平成17(2005)年(81歳)、兵庫
【整形外科】 昭和21年9月東京帝大卒。実地修練、整形外科入局(高木憲次教授)、25年9月東京逓信病院、26年10月東大助手、29年10月東京医科歯科大助教授、英・独留学(30年8月~32年4月 英国王立整形外科病院、西独ミュンヘン大整形外科に学ぶ)、33年4月東大助教授(分院)、38年4月東大助教授(医学部)、40年4月教授、59年3月停年退官。退官後、国立身体障害者リハビリテーションセンター更生訓練所長・病院長(59年4月~60年4月)、国立身体障害者リハビリテーションセンター総長(60年4月~平成4年3月)。▽麻痺肢体の機能再建手術や脊椎外科を手がけ、理学療法士および作業療法士法施行に際し、資格制度創設に参画(昭和40年)。退官後は、日本肢体不自由児協会長、日本心身障害児協会(島田療育センター)会長、整形災害外科学研究助成財団理事長を務めた。
【共著】筋電図の臨床(昭27)、注射の功罪 大腿四頭筋拘縮症をめぐって(UP選書 昭51)、小児整形外科学(新小児医学大系第34巻A 昭59)【編著】講談社整形外科大事典全8巻、別巻(昭60~61)【共編】末梢神経・中枢神経(新臨床整形外科全書第3巻A 昭56)、筋・筋膜、四肢血管(同第3巻B 昭59)、リハビリテーション医学(昭59)【監訳】整形外科医のための神経学図説(ホッペンヘルド 昭54)、最新の骨折治療の理論と実際上・下(ヘッベンスタール 昭62、63)【随筆】赤煉瓦雑稿 退官記念文集(昭59)、花水木雑稿(平6)

都留美都雄　つる・みつお

大正9(1920)~平成5(1993)年(73歳)、北海道
【外科(脳神経外科)】 昭和18年9月北海道帝大卒。産婦人科入局(大野精七教授)、19年3月助手、海軍軍医[20年1月(軍医中尉)、大湊海軍病院勤務]、11月産婦人科へ復帰、21年5月助手、22年9月第1外科入局(三上二郎教授)、米国留学(27年5月~32年12月 オーバニー医大、ハーバード大、タフツ大にて神経外科を学ぶ)、33年5月講師、34年2月助教授(精神科 諏訪望教授)、40年6月教授(初代 脳神経外科)、59年4月停年退官。退官後、北海道脳神経外科記念病院名誉院長。▽1957(昭和32)年、日本人として初めて米国神経外科専門医資格を取得している。

ツルー　True, Maria T

天保11(1840)~明治29(1896)年(55歳)、米国
【宣教師、看護教育】 幼名Maria T. Pitcher。1865年教会牧師のアルバート・ツルーと結婚、日本伝道を志したが、中途で倒れた夫に代わり、短期間の中国伝道の後、明治7年来日、29年4月東京・衛生園にて逝去。▽当初は、横浜に居住、伝道に従事、東京・居留地に設立された原女学校に赴任、桜

井チカの設立した桜井女学校と原女学校を統合した矢島楫子を資金面（米国長老教会の援助）で助け、今日の女子学院の基礎を作った。▽明治19年11月、わが国最初の看護婦学校、桜井女学校附属看護婦養成所を開設。20年、岡見京子と東京・新宿にわが国最初期のサナトリウム「衛生園」を創設した（鎌倉の保養所海浜院と同時期）。▽ヴェッチ（帝大医科大学）、リチャーズ（同志社看護婦学校）とともに、わが国における看護師養成の創設期功労者の一人。

【伝記】女たちの約束 M・T・ツルーと日本最初の看護婦学校（亀山美知子 平2）

鶴崎平三郎 つるさき・へいさぶろう

安政2（1855）～昭和9（1934）年（78歳）、肥前（佐賀）

【内科（結核病学）】 明治7年第五大学区医学校（長崎）入学、廃止のため上京、壬申義塾、東京外語学校を経て8年11月大学東校入学、16年10月東大（旧）卒。兵庫県神戸医学校1等教諭（～18年12月）、兼兵庫県衛生課御用掛、県立神戸病院御用掛、地方衛生医員、17年7月兼県立姫路病院長、18年12月専任、21年病気辞任・上京、22年8月須磨浦療病院開設、大正7年引退。▽「須磨浦療病院」はわが国最初期の永続的な結核療養所（サナトリウム）。明治27年第2回日本内科学会総会において、「肺結核と転地療法」と題して講演を行っている。▽明治45年兵庫県医師会初代会長（～大正6年）、大正4年兵庫県結核予防協会副会長に就任した他、6年には神戸衛生実験所（現ビオフェルミン製薬）を創設した。▽妻は鶴崎規矩子（睦学園創立者）。

【伝記】鶴崎平三郎（堀内冷 兵庫医史散歩、平5）

鶴見三三 つるみ・さんぞう

明治13（1880）～昭和26（1951）年（71歳）、東京

【衛生学、細菌学、ウイルス学】 明治38年東京帝大卒。内科、伝研勤務を経て、45年6月南満医学堂教授、欧米留学（文部省外国留学生、大正2年8月～4年8月 ベルリン・伝研に在籍）、4年8月満鉄衛生課長、昭和4年8月外務省嘱託（国際連盟保健委員）、12年9月名古屋医大教授（細菌学）、14年4月名古屋帝大教授、17年5月（初代 予防医学）、22年10月名大教授、24年4月兼名古屋椙山女学園大学長、在職中26年9月、逝去。▽昭和12年8月英国より帰国時、英国国立医学研究所で昭和8年分離されたインフルエンザウイルス株を持ち帰った。▽昭和2年4月オフィシエ・ド・ロルドル・ナシオナル・ド・ラ・レジオン・ドヌール勲章（仏政府）、11年9月アカデミー・デ・シアンス・コロニアル

【著書】明日の日本（昭11）、欧州の動きと支那事変（昭12）、予防医学（昭18）

ディッセ Disse, Joseph

嘉永5（1852）～大正元（1912）年（59歳）、ドイツ

【お雇い外国人（解剖学）】 ゲッチンゲン、ヴュルツブルグ、ミュンヘン、エルランゲンの各大学にて医学を専攻、1875（明治8）年エルランゲン大より学位取得・助手、シュトラスブルグ大解剖（ワルダイエル教授）・助手。▽明治13年2月東大（旧）解剖学教師として来日。解剖学を担当、18年小金井良精（解剖学）の帰国に伴い、初の病理学専任教師に転任、20年5月任期満了、帰国。▽帰国後、ベルリン大ワルダイエル教授の下に帰り、マールブルグ大教授に就任。▽肝細胞と類洞の間の領域である類洞周囲腔は、ディッセ腔と呼ばれる。

テストヴィード Testevuide, Germain Léger

嘉永2（1849）～明治24（1891）年（41歳）、フランス

【宣教師、ハンセン病医療】 ラングルの神学校で学んだ後、1872（明治5）年パリ外国宣教会神学校に転学、1873（明治6）年6月司祭、日本に向け出発。▽明治6年12月横浜到着。横須賀海軍工廠に働く仏人技師・職工にキリスト教を伝道、8年東京近郊（砂川、八王子）、箱根、伊豆半島、小田原、静岡県下の各地で布教、17年静岡・追手町に教会建立、藤枝、浜松に布教、18年沼津に教会建立、19年静岡・御殿場の一軒家に6名のハンセン病患者を収容。22年神山復生病院（わが国初のハンセン病病院）を設立、24年6月健康を害し、療養のため、香港に渡り、宣教師療養所「ベタニアの園」に入院、8月逝去。

手塚治虫 てづか・おさむ

昭和3（1928）～平成元（1989）年（60歳）、大阪

【漫画家、医師】 本名治。昭和26年阪大附属医専部卒。実地修練、医師国家試験合格、36年タニシの精虫についての論文「異形精子細胞における膜構造の電子顕微鏡的考察」により奈良県立医大から学位取得。▽阪大医専部在学時代は赤本漫画（単行本）作家として活躍、上京後、雑誌に転じ、児童雑誌『少年』に鉄腕アトム（昭和27年）を連載し、人気を得る。ジャングル大帝（25年）、リボンの騎士（28年）、火の鳥（42年）など、作品のジャンルは多岐に及び、映画の

表現技法を駆使した長編の物語構成、ストーリー漫画を確立した。昭和37年、アニメーション映画製作のための「虫プロダクション」設立、数多くの作品を遺した。▽著書、評伝、近親者の回想記などきわめて多数。

デーニッツ　Dönitz, Wilhelm

天保9(1838)～明治45(1912)年(73歳)、ドイツ

【お雇い外国人(解剖学)】　1863(文久3)年医師試験に合格、ベルリン大ラインハルト教授の下で解剖学を学ぶ。明治政府との契約に基づき、明治6年7月来日、東京医学校解剖学教授に就任。解剖学を専攻した初めての教授として、解剖学・組織学・胎生学の講義、実習を担当とした。9年7月満期退職、警視庁の専門雇医となり西南の役で負傷兵の治療にあたったが、12年8月契約期限修了、佐賀県佐賀郡立病院および附属医学校の医師兼教師に就任、13年いったん帰国したが、10月再来日、佐賀に戻る。18年11月離日、独に帰国、コッホの下で研究に従事した。▽東京医学校在任中、わが国における病理解剖第1号を行った。佐賀滞在中、クモ類の採集に励み、北西九州地方で約300種を採集した。佐賀がわが国におけるクモ学発祥の地と呼ばれる理由である。

【著書】虎列刺病予防並治法講義(述　明10)、断訟医学増補版(安藤卓爾他訳　明15)　**【伝記】**御雇教師ウィルヘルム・デーニッツ［小関恒雄　日本医史学雑誌(1)23巻3号、昭52、(2)26巻4号、昭55］

寺師義信　てらし・よしのぶ

明治15(1882)～昭和39(1964)年(81歳)、鹿児島

【陸軍軍医(航空医学)】　旧姓伊東。明治43年京都帝大卒(陸軍依託学生)。44年6月(陸軍2等軍医)、歩兵第38聯隊附、大正2年3月気球隊附、3年9月(1等軍医)、4年12月航空大隊附、イタリア出張(7年8月～9年　航空衛生、生理研究)、10年2月(3等軍医正)、陸軍航空学校附兼研究部員、13年8月(2等軍医正)、昭和3年3月(1等軍医正)、7年8月第3師団軍医部長、8年3月(軍医監)、9年3月第1師団軍医部長、11年8月陸軍軍医学校長、12月(軍医総監)、14年12月予備役編入。退役後、佳木斯医大学長(15年4月～20年8月)、21年7月帰国、埼玉県武蔵町で内科・小児科医院を開業。▽わが国における航空医学の開拓者。大正14年「航空の生理衛生学的研究」で京都帝大より学位受領。▽古垣鉄郎［新聞・放送人、外交官(駐仏大使)］の従兄。

寺島信恵　てらじま・のぶえ

慶応3(1867)～大正7(1918)年(51歳)、伊予(愛媛)

【看護師(助産師)】　明治18年(18歳時)結婚、19年1女を設けたが、娘を実母に預けて、25年9月京都看病婦学校に入学、看護婦、助産婦教育を受け、27年6月卒。京都、大阪で宣教師の夫人の出産に立ち会った。神戸において「友愛派出看護婦会」を結成・会長、32年「神戸友愛養老院」を開設、大正7年5月逝去。▽賀川豊彦は「毎年数人の老人を寺島女子の養老院に送ったが、私はその養老院ほど美しい救済事業を營ってみたことがなかった」と称賛を述べている(「看護婦崇拝論」、大正15年)。

【参考】神戸養老院の創立者寺島ノブへの業績(稲垣裕子、木下安子　医学史研究72号、平9)

寺島芳輝　てらしま・よしてる

昭和4(1929)～平成20(2008)年(78歳)、埼玉

【産婦人科】　昭和30年慈恵医大卒。東大病院にて実地修練、31年4月慈恵医大産婦人科入局(樋口一成教授)・大学院、42年6月講師、48年5月助教授、61年4月教授、平成7年3月定年退職。

【共編】腫瘍(図説産婦人科view10　平6)、薬物療法(同12　平6)、臨床病理学(同25　平8)　**【共監】**画像診断(同29　平9)

寺田正中　てらだ・まさなか

明治25(1892)～昭和51(1976)年(84歳)、茨城

【細菌学、ウイルス学】　大正4年慈恵医専卒。細菌学入室(綿引朝光教授)・助手、伝研、北里研においても研究従事。独留学(11年～13年12月　ライプチヒ大オストワルト教授)、14年1月慈恵医大教授、昭和27年12月学長、33年4月定年退職。▽研究は多岐にわたるが初期には細菌学へのコロイド化学の導入、インフルエンザ菌の研究、昭和以後は、抗酸菌、ウイルス、リケッチア、抗生物質の研究に力を注ぎ、戦後は電子顕微鏡による応用研究にも情熱を傾注した。▽大正11年浅川賞(インフルエンザ菌発育に必要なる血液成分の実験的研究)

【著書】アメリカ最新医学の実際(日米連合医学教育者協議会・細菌分科会記録　昭25)　**【共編】**微生物電子顕微鏡写真集(昭27)

寺松 孝 てらまつ・たかし

大正11(1922)～平成9(1997)年(75歳)、岡山

【外科(結核外科)】 昭和21年京都帝大卒。実地修練、結研入所(結核の化学的治療法研究部門 長石忠三助教授)、27年助手、28年3月(外科療法部門 長石忠三教授)、30年1月助教授、46年4月教授(結核胸部研究部外科部門)、附属病院長(49年～53年)、所長(55年10月～57年5月)、58年3月退官。退官後、国療兵庫中央病院長(58年4月～63年9月)、大寿会病院長(63年～平成2年)。▽肺結核に対する空洞切開術の開発で知られる。▽寺松尚(厚生官僚、医務局長)、山本潔(整形外科、洛陽病院長)は弟。

寺本松野 てらもと・まつの

大正5(1916)～平成14(2002)年(85歳)、熊本

【看護師】 昭和11年熊本医専附属病院看護婦養成所卒。附属病院勤務、13年従軍看護婦として中支在勤、15年帰国、大阪市立貝塚千石荘、17年国療再春荘、23年横浜一般病院、25年マリアの宣教師フランシスコ修道会入会、27年札幌天使病院勤務、40年東京・聖母病院勤務、平成2年聖母女子短大教授、13年退職。▽終末期医療の普及に貢献。長い体験を通じて、ターミナル・ケアのキーポイントは、「人を大切にすること」「基本的看護を大切に丁寧にすること」「看護の基底にあるのは母性である」と主張した。▽平成13年フローレンス・ナイチンゲール記章

【著書】看護のなかの死(昭55)、続(昭55)、きょう一日を(昭63)、季節のいたわり(平3)、癒しのこころ 終末期看護のための4講(サンルート看護新書 平8)、老いてなお看護婦(平8)、看護は祈り 寺本松野ことば集(平13) **【共著】**IC 自己決定を支える看護(平6) **【伝記】**シスター寺本松野 その看護と教育(平15)

寺脇 保 てらわき・たもつ

大正10(1921)～平成5(1993)年(72歳)、鹿児島

【小児科】 昭和20年9月九州帝大卒。小児科入局(遠城寺宗徳教授)・大学院特別研究生(1年間、細菌学戸田忠雄教授の下で研究従事)、26年10月助手、27年1月講師、米国留学・欧州出張(29年10月～31年2月)、38年2月鹿児島大教授、附属病院長(55年1月～56年12月)、61年3月停年退官。退官後、鹿児島県立短大学長(61年5月～平成元年4月)。▽昭和37年リウマチ学会賞、45年南日本文化賞(学術部門 鹿大医学部小児科学教室代表 リューマチ心炎の原因究明、臨床遺伝学に貢献)、45年日本伝染病学会二木賞(リウマチ熱の実験的研究)、54年日本医学会医学賞(感染と生体反応 リウマチ熱の研究から)、56年西日本文化賞(学術文化部門「小児リウマチ熱を中心とした感染と生体反応の研究」)

【著書】小児の救急処置(昭36)、小児の病因論(小児医学講座8 昭43)、学童期の医学(同5 昭44)、青春期の医学(同6 昭44)、小児科臨床講義(昭47)、育児の盲点(昭52)、マクロの小児科(昭58) **【共編】**小児科学(昭57) **【随筆】**南心随想(昭61)

照井精任 てるい・せいにん

明治44(1911)～平成7(1995)年(84歳)、岩手

【解剖学】 昭和11年満州医大卒。解剖学入室(鈴木直吉教授)、助手、講師、19年哈爾浜医大教授、21年東北帝大講師、22年1月一関保健所長、23年4月弘前医大教授(第1解剖)、米国留学(在外研究員、34年10月～35年9月 ペンシルベニア女子医大クーレンベック教授の下で中枢神経系の研究に従事)、45年4月退官。退官後、弘前市保健所長(45年10月～60年4月)。

照内 豊 てるうち・ゆたか

明治6(1873)～昭和11(1936)年(62歳)、福島

【医化学】 明治32年東京帝大卒。33年10月内務省伝研一部事務嘱託、兼東京帝大医化学入室(隈川宗雄教授)、35年1月伝研助手、36年6月衛生試験所技師、37年11月休職、欧州留学(私費、37年12月～41年3月ベルリン大アブデルハルデン博士に蛋白化学、フランクフルト実験治療所エールリッヒ博士、ザックス博士に免疫学、コペンハーゲン血清研究所マドカン博士に免疫化学、パストゥール研究所で細菌学を学び、帰国)、41年4月伝研技師、大正3年11月依願退官、北里研医化学部長、8年2月兼慶大教授(初代医化学)、昭和8年7月退職。▽脚気・ビタミンの研究で知られる。

【著書】医化学上・下巻(大2)、米胚の利用に就て・献立に就て(昭2)、栄養の基礎知識(昭3)、医化学要綱(昭4) **【共著】**麺麭製造に大豆粉並に玉蜀黍粉の応用に就て(大15)

暉峻義等 てるおか・ぎとう

明治22(1889)～昭和41(1966)年(77歳)、兵庫

【労働科学、産業医学】 大正6年12月東京帝大卒。

生理学入室(永井潜教授)、7年5月警視庁保健衛生調査事務嘱託、8年10月大原社会問題研究所入所、10年7月倉敷労働科学研究所長、欧米留学(10年7月~12年12月)、12年1月日本労働科学研究所長(倉敷より東京へ移転)、昭和14年4月兼開拓科学研究所長、17年1月大日本産業報国会労働科学研究所長(~20年9月解散)、20年11月労働科学研究所設立・所長、23年12月退任(公職追放、25年12月追放解除、26年11月教職追放解除)、退任後、日本勤労栄養学校設立・校長、25年健康社会建設協会を設立・理事長、27年8月労研顧問、36年日大理工学部教授(~39年)。▽わが国における労働科学の確立者。警視庁技師時代、貧民窟を調査、大原社研時代、女工調査、乳児死亡調査を行い、倉敷労研設立後は、労働と栄養の関係の観点から労働者、農民、開拓民の生活を調査。昭和2年日本産業衛生協会を創立・理事長、戦争中、大政翼賛会国民運動局長にも就任、戦後、公職追放の対象となった。また、アジア産業保健会議を結成(昭和27年)するなど産業医学面での諸外国との交流に当たった。また、戦前、欧州留学中、ゲッチンゲン医学古典文庫を購入・帰国、その中のハーヴェイの血液循環に関する原著を翻訳出版(昭和11年)するなど、医史学にも貢献した。▽昭和35年保健文化賞(労働者の保健衛生の向上に貢献)、39年朝日賞(文化賞部門 日本における労働科学の建設と発展に尽くした業績)

【著書】産業疲労(横手社会衛生叢書第8冊 大14)、社会衛生学 社会衛生学上に於ける主要問題の研究(昭2) **【訳書】**産業能率の研究(リー 大15) **【伝記】**暉峻義等博士と労働科学(昭42)、暉峻義等 労働科学を創った男(三浦豊彦 平3) **【参考】**労働科学の歴史 暉峻義等の学問と思想(裴富吉 平9)

照屋寛善 てるや・かんぜん

大正9(1920)~平成16(2004)年(84歳)、沖縄

【内科、公衆衛生学】 昭和17年九州医専卒。軍務(南方第15陸軍病院、アラフラ海アンボン島、セラム島、21年6月和歌山・田辺港に帰国、復員)、12月帰琉、(沖縄民政府医官)宜野座・松田診療所、真和志診療所、結核のため療養生活(26年~30年)、31年1月琉球衛生研究所長、36年琉球政府厚生局次長、38年那覇看護学校長、53年琉球大教授(保健学部)、学部長(54年~60年)、60年停年退官。▽戦後沖縄の公衆衛生の向上に貢献。琉球の古典芸能にも詳しく、沖縄芸能史研究会を設立・初代会長を務めた。

【著書】沖縄医療界の危機(昭25)、沖縄県における主要感染性疾患の戦後における消長(昭26)、沖縄療友会の思い出「私の歩んだ道」から(昭61)、戦後沖縄の医療 私の歩んだ道から(昭62)、沖縄の古典芸能(南島文化叢書9 平元)

伝田俊男 でんだ・としお

大正3(1914)~平成4(1992)年(78歳)、東京

【外科(小児外科)】 昭和13年慶大卒。外科入局(茂木蔵之助教授)・助手、応召(14年~23年)、24年講師(前田和三郎教授、島田信勝教授)、26年12月下谷病院、31年12月静岡赤十字病院、40年2月慶大教授、9月退職、10月国立東京第二病院副院長、51年4月院長、57年4月定年退官。▽宮入清四郎(東京都職員共済組合飯田橋病院長)は岳父。

土居健郎 どい・たけお

大正9(1920)~平成21(2009)年(89歳)、東京

【精神科】 昭和17年12月東京帝大卒。皮膚科入局(太田正雄教授)、応召(17年10月陸軍軍医予備員、20年9月復員)、21年1月聖路加国際病院内科(橋本寛敏院長 ~25年2月)、米国留学(25年7月~27年7月 メニンガー精神医学校において精神分析学的精神医学を学ぶ)、27年8月東大助手(精神科内村祐之教授 ~31年8月)、米国出張(30年7月~31年7月)、31年9月聖路加国際病院精神科副医長、32年12月医長、米国NIH客員研究員(36年11月~38年3月)、46年4月東大教授(医学部保健学科精神衛生学)、54年4月(医学部附属病院精神神経科長)、55年3月退官。退官後、国際基督教大教授(55年4月~57年12月)、国立精神衛生研究所長(58年1月~60年4月)、聖路加国際病院顧問。▽昭和46年に発表したベストセラー『甘えの構造』は政治・社会・心理・文化人類学の諸領域に大きな示唆を与えるものとなり、わが国だけでなく、欧米でも流行語となった。

【著書】精神分析と精神病理(昭40)、漱石の心的世界(昭44)、甘えの構造(昭46)、方法としての面接(昭52)、精神医学と精神分析(昭54)、日常語の精神医学(平6)、土居健郎選集全8巻(平12)

土井十二 どい・とおじ

明治27(1894)~昭和41(1966)年(72歳)、大阪

【法医学、刑法学、医事法制学】 大正10年大阪医大卒、13年同志社大法学部卒。京都帝大法医学入室(小南又一郎教授)、15年助手、昭和2年講師(法医学、

医事法制学担当)、6年同志社大法学部講師、8年助教授、14年教授、18年法学部長、19年兼法文学部長(初代)、21年退職。阪大医学部講師を経て、22年9月和歌山県立医大講師(法医学)、26年7月教授、35年3月定年退職。▽法医学領野では窒息論を主体とした研究で知られ、法学領野では医学を背景的基礎とした法理論を展開し、医学と刑法学の両分野にまたがる学際的ともいえる特異な立場からわが国における医事法制学の基礎を築いた。戦争中、社会医学的立場から国民優生法制定(昭和16年)への提言を行った。

【著書】医事法制学の理論と其実際(同志社大学公法研究叢書第1 昭9)、刑法各論講義案(述 昭10)、国民優生法(昭16) **【共著】**法医学提要(昭9) **【共編】**法医学的鑑定必携(昭3)

トイスラー Teusler, Rudolf Bolling

明治9(1876)～昭和9(1934)年(58歳)、米国

【宣教医】 ジョージア州出身。1894(明治27)年バージニア大卒。ボルティモア、モントリオール、ケベックの病院勤務の後、リッチモンドで開業のかたわら、バージニア大病理学、細菌学助教授を兼務。▽明治33年2月米国聖公会の宣教医として来日、34年施療診療所(築地医院)を開設、35年2月、築地医院を聖路加病院と改称・初代院長。聖路加看護学校を主宰、大正12年関東大震災による病院破壊の後、再建に尽力した。在職中、昭和9年8月聖路加国際病院にて逝去。▽大阪・バルナバ病院の経営にも関与した。

【伝記】聖路加国際病院創設者ルドルフ・ボリング・トイスラー小伝(中村徳吉 昭43)

問田直幹 といだ・なおき

明治44(1911)～平成11(1999)年(88歳)、福岡

【生理学】 昭和9年九州帝大卒。第1生理入室(石原誠教授)・助手、内地留学(東京帝大生理学、11年～12年 電気生理学研究に従事)、16年5月臨時医専部教授(～22年3月)、6月医学部講師、21年6月助教授、22年3月教授(第1生理)、10月九大教授、米国留学(ロックフェラー研究員、27年～28年 ベイラー医大生理ホフ教授、リビング研究所プリブラム教授に師事)、九大分校主事(教養部長 31年7月～36年7月)、医学部長(43年4月～44年8月)、九大学長事務取扱(44年5月～8月)、49年4月停年退官。退官後、福岡女学院短大学長(49年10月～57年3月)、中村学園大学長(57年4月～60年3月)、福岡YMCA国際専門学校長(61年4月～平成7年3月)。▽感覚の電気生理の研究で知られる。▽問田亮次(口腔外科、九州帝大教授、旅順医専校長)の長男。

【著書】欧米大学訪問記(IDE教育選書 昭41) **【編書】**網膜の電気現象(生理学講座2 昭27) **【共編】**新生理学上巻(昭35)、下巻(昭36)、一般生理学(生理学大系第1巻第1 昭43)

問田亮次 といだ・りょうじ

明治16(1883)～昭和19(1944)年(61歳)、佐賀

【口腔外科】 明治43年12月京都帝大福岡医大卒。44年1月第1外科入局(三宅速教授)、45年1月助手、大正7年2月講師、欧米留学(文部省外国留学生 7年8月～10年12月)、11年1月助教授(歯科)、6月教授、昭和2年10月(歯科口腔外科学)、附属医院長(9年4月～11年3月)、18年4月官立旅順医専校長兼九州帝大教授、9月九州帝大停年退官。旅順医専在任中、19年12月逝去。▽顎骨、口腔軟組織の炎症についての業績がある。▽問田直幹(生理学、九大教授)は長男。

湯爾和 とう・じわ Tang Er-ho

明治11(1878)～昭和15(1940)年(62歳)、中国

【医師、政治家】 杭州出身。1902(明治35)年日本に留学、成城学校で学ぶ。1904(明治37)年帰国、浙江高等学堂の音楽教師、1907(明治40)年再来日、明治43年金沢医専卒。卒後、ベルリン大に学び、1910年帰国。浙江病院副院長兼内科医師のかたわら諮議局諮議、1911年12月浙江軍政府を代表し、各省代表者会議に出席、臨時議長、1912年10月北京医学堂の創設準備に参加・校長、1915年中華民国医薬学会発足、会長、1920年欧州視察。1922年中華民国(北京政府)に参加、教育総長(署理)、内務総長(署理 1926年～1927年)、財務総長(1927年)、北京政府崩壊後、1937年中華民国臨時政府に参加、議政委員会委員長(～1940年)、教育総長(1937年～1940年)、1940年南京国民政府(汪兆銘政権)に合流、華北政務委員会教育総署督弁、在任中、1940年11月逝去。

藤後惣兵衛 とうご・そうべい

明治41(1908)～平成3(1991)年(83歳)、鹿児島

【内科、俳人】 昭和7年京都帝大卒。第2内科入局

（松尾巌教授）、京都市立病院、応召（18年11月臨時召集により西部第16部隊入隊、第46師団野戦病院防疫給水隊に転属、19年1月門司出港、シンガポール、ジャカルタ、スラバヤを経て小スンダ列島に上陸、野戦病院開設、20年8月終戦、武装解除、レンバン島に抑留、21年5月鹿児島帰着、復員）、22年1月鹿児島末吉町にて開業（藤後内科医院）、23年志布志町に藤後内科病院設立・病院長、32年3月医療法人「左右会」設立・理事長、33年7月志布志町に精神科「芳春苑病院」開業、37年2月藤後内科病院本館類焼。▽鹿児島県曽於郡医師会長（昭和38年就任）を務めた他、昭和46年から志布志湾開発運動反対の住民運動推進者としても活躍した。▽俳号 左右。前衛俳句の雄。京都帝大在学中、『ホトトギス』の高浜虚子に師事、昭和8年『京大俳句』創刊に加わり、新興無季俳句運動にも参加。「天涯」代表。

【句集】熊襲ソング（昭37）、藤後左右句集（昭56）

東条伸平 とうじょう・しんぺい

昭和4（1929）～昭和57（1982）年（53歳）、千葉

【産婦人科】 昭和29年京大卒。実地修練、産婦人科入局（三林隆吉教授）・大学院、34年9月助手、36年11月助教授（西村敏雄教授）、42年6月神戸大教授、57年5月京大教授、在任中、11月逝去。▽産科領域における内分泌学的研究の先駆者。子宮頸癌手術に関する種々の改良を行うとともに、胎盤蛋白に関する内分泌的研究を発展させた。▽東条良太郎（産婦人科、東条産婦人科病院開設者）の孫。

【著書】婦人のホルモン療法（新臨床医学文庫 昭41）、女性のからだとその機能 新女性健康読本（昭46）、産科学提要（昭51）、絨毛性腫瘍の臨床（新臨床医学文庫 昭46）、内分泌産科学 妊娠の内分泌現象（昭52）、不妊をなおす（保健同人選書 昭54）**【共著】**産科の管理とホルモン（新臨床医学文庫 昭45）**【共編】**産科婦人科診療の指針1（昭46）、2（昭47）

東条良太郎 とうじょう・りょうたろう

明治2（1869）～昭和12（1937）年（67歳）、上総（千葉）

【産婦人科】 明治30年東京帝大卒。8月産婦人科入局（浜田玄達教授）・助手、31年9月広島県立病院婦人科部長、34年10月愛媛県立松山病院婦人科部長、35年7月大阪・緒方病院産婦人科主任、42年5月退職、独留学（私費、42年6月～44年6月 ドレスデン市立病院シュニッツェル博士に師事）、44年9月大阪市に東条産婦人科病院創設、大正5年引退・静養。東条産婦人科病院において多数の助産師を養成した。▽東条伸平（産婦人科、京大教授）は孫。

【共著】新撰産婆学（明治39）

東野修治 とうの・しゅうじ

大正12（1923）～平成21（2009）年（85歳）、東京

【整形外科】 昭和21年東京帝大卒。実地修練、整形外科入局（高木憲次教授、三木威勇治教授）、31年3月日大助教授（鈴木忠一郎教授）、34年5月弘前大教授、医学部長（53年2月～61年1月）、61年2月学長、平成4年1月退任。▽肢体不自由者巡回診査、義肢適合判定巡回診査などの地域活動を行い、昭和36年青森県立「あすなろ学園」が創設された際には園長を兼務した。

【共著】物理療法 放射線療法（現代外科学大系14 昭46）**【共訳】**徒手筋力検査法（ダニエル 昭38）

東野俊夫 とうの・としお

明治45（1912）～平成元（1989）年（77歳）、茨城

【内科、老年医学】 昭和7年日大専門部医学科卒。日大助手、中駿赤十字病院長、28年4月社会保険病院内科医長、37年9月社会保険中央病院副院長、45年2月社会保険横浜中央病院院長、11月退職。47年杏林大教授（内科）、53年（第2内科）、附属病院長（53年～56年）、58年（高齢医学）、59年学長、62年退任。

【著書】成人病 必ずなおる正しい治療法（暮らしの医学2 昭45）**【監修】**高血圧の治し方（家庭の医学3 昭49）

堂野前維摩郷 どうのまえ・いまさと

明治31（1898）～昭和50（1975）年（77歳）、和歌山

【内科】 大正11年6月東京帝大卒。8月第3内科入局（稲田龍吉教授）、昭和2年12月千葉医大助教授（第2内科 佐々貫之教授）、独・伊・米留学（在外研究員7年7月～9年7月）、13年兼傷痍軍人千葉療養所長、14年4月傷痍軍人千葉療養所長兼千葉医大教授、16年3月千葉医大教授（第2内科）、23年3月阪大教授（第3内科）、27年9月兼大阪府立羽曳野病院長（～32年9月）、附属病院長（32年10月～34年9月）、36年12月退官。退官後、大阪府立病院長（37年1月～43年3月）、住友病院長（43年7月～）、在職中、50年12月逝去。▽肺結核の化学療法についての権威、学研肺結核病型分類の作成者。また、わが国における最初のモニリア症を報告している。

【共著】肺の感染症（現代内科学大系〔第3〕第3a 昭

36）［共編］医療の事典（昭28）

藤間身加栄　とうま・みかえ

明治29（1896）～昭和43（1968）年（72歳）、高知

【産婦人科、社会運動家】　旧姓中村。大正4年高知師範女子部卒。弘岡尋常小学校、弘岡高等小学校勤務、9年東京女子医専入学、12年藤間嘉雄と結婚、13年卒。14年慶大産婦人科入局（川添正道教授）、昭和7年田園調布にて医院開業（～9年）、8年銀座診療所開設、11年藤間研究所（製薬）設立、18年第7陸軍技術研究所に徴用、20年金沢へ疎開、秋、東京へ復帰、39年銀座診療所閉鎖。▽東京帝大医学部薬学科（昭和9年）、東京工大有機化学科（10年）聴講歴がある。▽田園調布に開業以来、ホルモン療法中心の「ホルモン科」（正式には産婦人科）診療に従事、研究所を設置後は、嘉雄（薬剤師）は研究所専任、身加栄は研究と診療の生活を続けた。戦後、昭和29年のビキニ環礁における米の水爆実験による「死の灰」による第5福竜丸事件を契機に、原水爆禁止日本協議会、新日本医師協会、日本平和委員会、日本婦人団体連合会（会長 32年～33年）を通じて、原水爆禁止運動、平和運動に専念の日々を送った。

［著書］気管支喘息と「ホルモン」療法（「ホルモン」療法の経験を語る2　昭13）［伝記］願い限りなく　原水禁運動にかけた女医の生涯（服部翠　昭58）

堂森芳夫　どうもり・よしお

明治36（1903）～昭和52（1977）年（73歳）、福井

【内科、政治家】　旧姓大橋。昭和6年金沢医大卒。内科入局、9年敦賀市立病院内科医長兼副院長、10年三国町にて開業、戦後、21年4月衆議院議員（福井、社会党 ～22年3月）、25年6月参議院議員（福井～30年2月辞職）、30年2月衆議院議員（当選7回～51年12月）。▽社会党国対副委員長、財務委員長、代議士会長などを務めた。また、日本医師会常務理事を務めた。

［著書］ヨーロッパを訪ねて　渡欧記（昭26）、幸福な北欧の国々（昭28）、二十一世紀への進路（昭35）

當山堅一　とうやま・けんいち

明治44（1911）～平成17（2005）年（94歳）、沖縄

【内科】　昭和9年台北医専卒。沖縄元順病院外科、応召（現役兵、10年1月、熊本歩兵第13聯隊入隊、1等兵、幹部候補生、伍長、11年1月除隊）、11年3月台湾総督府宜蘭医院内科、再応召［12年9月、陸軍充員召集、台湾飛行第8戦隊、（軍医少尉）、屏東飛行聯隊、各務原航空教育隊、台湾航空隊、15年9月除隊］、宜蘭医院、16年8月台湾総督府逓信部台北診療所（台北帝大熱研富士貞吉教授、解剖金関丈夫教授にて研究従事）、戦後、中華民国郵政省医師、21年12月帰国。22年1月岬本部診療所、24年7月屋部診療所、26年5月南部保健所（後、那覇保健所）長、ハワイにて結核研修（27年10月～28年3月、レアヒ結核病院）、28年6月那覇市牧志町にて當山堅次とともに医院開業、47年4月結核予防会那覇診療所長。▽沖縄県総合保健協会長などを務めるなど戦後沖縄の医療向上に尽力した。また、テニス分野の発展にも貢献、沖縄県テニス協会長を務めた。▽當山堅次（外科、那覇地区医師会長）の兄。

［自伝］私の戦後史（昭56）、県社会福祉功労賞を頂いて（昭62）、傘寿を越えて　當山堅一回顧録（平5）、ヤブ医者の戯言（平5）

當山堅次　とうやま・けんじ

明治45（1912）～平成23（2011）年（98歳）、沖縄

【外科】　昭和9年台北医専卒。外科入局、台北州立台北仁済病院、兵役［16年高雄要塞重砲聯隊（陸軍軍医中尉）］、21年台湾郵電管理局台北診療所、22年沖縄民政府名護地区病院外科、24年琉球政府立糸満地区病院外科、28年開業（當山外科医院）。▽那覇地区医師会長（昭和36年～）として、沖縄臨床検査癌センター（38年）、那覇准看護婦学院（47年）、夜間急病センター（48年）などの開設に尽力した。▽平成9年日医最高優功賞（癌の臨床検査等に貢献した功労者）

遠矢善栄　とおや・よしえ

明治39（1906）～平成5（1993）年（86歳）、鹿児島

【産婦人科】　昭和6年3月東京医専卒。4月鹿児島市若原病院（産婦人科）、7年4月東京・望月医院、8年9月東京市立大塚病院、10年9月東京にて開業、千葉医大細菌学にて研究従事（12年10月～）、15年4月大塚病院、16年6月東京にて開業、21年12月鹿児島・大口にて開業。▽大口伊佐医師会長（昭和33年～43年）を務め、毎日無事に生まれる赤ちゃんの母親の喜びの姿を目のあたりに見て、この喜びを不幸な身体障害者の上に及ぼしたらという着想で、38年「おぎゃー献金」を提唱した。▽昭和40年日医功労者（医師会活動の隠れた功労者）

［著書］この子らを救わん　愛の「おぎゃー献金」物語（昭56）

遠山郁三 とおやま・いくぞう

明治10(1877)～昭和26(1951)年(73歳)、岐阜

【皮膚科】 明治35年東京帝大卒。36年2月皮膚病学黴毒学入室(土肥慶蔵教授)、6月助手、37年6月大学院、39年12月依願退官、40年8月講師、10月仙台医専教授、11月兼宮城病院皮膚科黴毒科部長、45年4月東北帝大附属医専部教授、米・瑞留学(文部省外国留学生 大正6年3月～8年4月)、大正7年4月東北帝大教授(皮膚病黴毒学)、医学部長(9年7月～11年7月)、15年9月東京帝大教授(皮膚科泌尿器科)、昭和2年7月(皮膚科)、3年宮内省嘱託、12年3月停年退官。退官後、東京逓信病院長(13年7月～16年2月)、立教大学長(12年4月～18年2月)、戦争中、宮城県に疎開、21年帰京、国立東京第一病院、聖路加国際病院顧問として皮膚科診療に従事。▽連圏状粃糠疹を新疾患として報告したほか漆皮膚炎、ハンセン病、第四性病、放射線療法などについて多数の業績があり、また、皮膚科領域に生化学的研究を取り入れたことで知られる。▽千代子夫人は土肥章司(皮膚科、慈恵医大教授)の妹。長女は武藤完雄(外科、東北大教授)、次女は森田むかさ(桑名にて開業)、3女は大越正秋(泌尿器科、慶大教授)、4女は堀内一弥(公衆衛生、大阪市大教授)夫人。

[著書]最近淋疾療法(明38)、黴毒の診断上の注意と其の療法(臨牀医学文庫 昭22) [共著]彩色皮膚病図譜上・中・下巻(昭6～9)、横痃の診断及治療(昭11)、各国性病予防並に優生施設(昭18)、結核と純潔(赤十字保健新書 昭23)、性病の常識(同 昭24) [共編]鶚軒先生遺稿上・下巻(昭7)

遠山椿吉 とおやま・ちんきち

安政4(1857)～昭和3(1928)年(71歳)、出羽(山形)

【衛生学、細菌学】 明治16年1月東大(旧)別課修了。3月医術開業免状下付、10月山形県立済生館医師兼医学寮長、17年12月山形県医学校3等教諭兼幹事、20年2月校長心得、21年7月帝大撰科(衛生学、黴菌学 緒方正規教授)、22年東京医学院講師(黴菌学～24年)、23年1月帝大国家医学科入学、4月卒。24年4月東京顕微鏡検査所設立、25年7月東京顕微鏡院と改称、院長就任、26年9月東京慈恵医院医学校講師(～33年6月)、33年6月東京市衛生試験所長(東京市技師 ～大正5年)、欧米出張(内務省派遣 40年6月～42年)、顕微鏡院の経営に専念、昭和2年3月東京顕微鏡院を財団法人化。在職中、3年10月逝去。▽東京顕微鏡院(衛生学、細菌学の講習機関)の受講生・卒業生は数千名に達した。

[著書]東京市改良水道ノ衛生学的観察(明38)、伝染病予防論集(明44)、実験冷水摩擦法(述、最新衛生叢書第5編 明45)、脚気予防法と治療法(述、同第10編 大2)、強肺健康法(述 大5)、強肺健胃法(述 大5)、長沢理玄(大7)、遠山博士脚気病原因之研究(大10)、人生の意義と道徳の淵源(昭2)、閑是非(昭9) [編著]長寿法(明40) [共編]結核黴菌簡便検査法(明24)、袖珍黴菌叢検査法叢(明30) [校閲]応用黴菌学(ベッケル 明24) [句集]都月句集(都月は20歳にて病没した長男 大13) [伝記]遠山椿吉(宇留野勝弥 昭43) [参考]遠山椿吉魂の系譜 東京顕微鏡院1891～2008(平20)

遠山 博 とおやま・ひろし

大正13(1924)～平成22(2010)年(86歳)、東京

【血液学(輸血学)】 昭和24年東大卒。実地修練、第1外科入局(清水健太郎教授)、32年5月輸血部、35年11月群馬大助教授(第1外科 石原恵三教授)、48年5月助教授(病院輸血部)、59年8月教授、60年3月停年退官。退官後、埼玉医大教授(初代 総合医療センター中央検査部・輸血部 60年4月～平成6年3月)、総合医療センター副所長(5年4月～12月)、所長代行(6年1月～3月)、所長(6年4月～11年3月)。

[編著]輸血学(昭53)、輸血と検査(臨床検査 mook no.13 昭57) [共編]輸血による副作用・合併症(外科 mook no.13 昭55)、小児輸血学(平18)

戸苅近太郎 とがり・ちかたろう

明治29(1896)～昭和52(1977)年(80歳)、愛知

【解剖学、組織学】 大正9年愛知県立医専卒。解剖学入室(浅井猛郎教授)・助手、11年愛知医大助手、15年5月助教授、独留学(在外研究員、昭和5年12月～7年3月 ハレ大スティーブ教授、ヘッド教授に師事)、昭和6年5月名古屋医大助教授、7年3月教授(第2解剖)、14年4月名古屋帝大教授(第2解剖)、22年10月名大教授、医学部長(21年2月～27年2月、29年4月～33年3月)、35年3月停年退官。退官後、金城学院大学長・学院長(理事長)(35年4月～47年3月)。

[著書]組織学(昭29) [共著]組織標本製作技術[昭14]

戸川篤次 とがわ・とくじ

明治18(1885)~昭和18(1943)年(58歳)、東京

【小児科】 明治42年12月東京帝大卒。43年1月小児科入局(弘田長教授)、大正3年2月台湾総督府医院医長兼医学校教授、7年4月兼医専教授、10月休職、内地留学(~8年3月 東京帝大法医学教室三田定則教授)、欧州留学(8年4月~10月 ベルリン、瑞に学ぶ)、11年2月慈恵医大教授(初代 小児科)、在職中、昭和18年11月逝去。▽第二次大戦中の飢餓の生理、病理についての研究で知られる。

【著書】小児肋膜炎及膿胸(日本小児科叢書第5編 大2)、哺乳児夏季下痢症(同第7編 大2)、本邦乳幼児の急性栄養障碍に就て(臨牀医学講座第88輯 昭12)、乳幼児敗血症(同第113輯 昭13)

時実利彦 ときざね・としひこ

明治42(1909)~昭和48(1973)年(63歳)、岡山

【生理学(大脳生理学)】 昭和9年東京帝大卒。生理学入室(橋田邦彦教授)、応召(13年~17年 中国戦線)、29年1月助教授(第2生理)、米国留学、31年11月教授(脳研脳生理学部門)、脳研所長(37年4月~45年3月)、42年6月兼京大教授(初代 霊長類研究所神経生理研究部門)、45年3月東大停年退官、45年4月京大教授(専任)、48年3月停年退官。▽大脳生理学の権威。昭和26年筋電計の国産第1号を試作、筋電図学会を設立した。米国留学に際して、実験脳生理学の手法をわが国に導入した。27年日本脳波学会を設立。43年和田寿郎による心臓移植手術を契機に、日本脳波学会「脳波と脳死に関する委員会」委員長として、45年に脳死の判定に脳波以外の6項目などを加える厳密な基準をまとめた。

【著書】脳の話(岩波新書 昭37 毎日出版文化賞、放送文化賞)、脳と人間(昭43)、人間であること(岩波新書 昭45)、生命の尊厳を求めて(昭50) **【共著】**筋電図の臨床(昭27)、新脳波入門(昭44) **【編著】**現代人間学全4巻(昭36)、情操・意志・創造性の教育(教育学叢書第20巻 昭44) **【共編】**筋電図(昭29) **【共訳】**神経系の生理学(フルトン 昭30)、脳と記憶(ヤング 昭45、みすず科学ライブラリー20) **【評伝】**時実利彦 近代脳生理学の祖(水野肇『私の出会った名ドクター』、平3)

常葉恵子 ときわ・けいこ

昭和2(1927)~平成15(2003)年(76歳)、北海道

【看護師】 昭和22年聖路加女専厚生科卒、23年研究科卒。立教学院診療所(学校保健婦)、26年聖路加国際病院、28年第3病棟小児科主任、31年小児科及び外科看護取締婦長、32年小児科看護取締婦長、39年聖路加看大講師(小児看護学)兼聖路加国際病院小児科看護取締婦長、ニューヨーク大腫瘍施設プログラム参加(1年間)、40年ワシントン小児病院小児看護卒後研修臨床課程参加(3か月)、44年愛知県立看護短大教授(小児看護学)、48年聖路加看大教授(小児看護学)、63年学部長、平成6年特任教授、10年学長、在職中、15年8月ハワイにて逝去。

【分担】小児科看護法(高等看護学講座14 昭33) **【共著】**母子の看護(看護学大系第11巻 平3) **【共編】**小児内科の看護(昭52)、看護英和辞典(平4) **【共監訳】**小児看護マニュアル トロント小児病院看護計画(マシューズ 昭59) **【追悼】**神からの賜物 常葉恵子先生と小児看護(平16)

徳田源市 とくだ・げんいち

大正3(1914)~昭和45(1970)年(56歳)、京都

【産婦人科】 昭和15年京都府立医大卒。外科入局、軍務(15年5月~22年5月)、22年6月産婦人科入局(山田一夫教授)、23年1月助手、25年2月講師、29年7月助教授(沢崎千秋教授)、33年12月教授、附属病院長代行(44年6月~)、在職中、45年9月逝去。▽黄体ホルモン療法の基礎となる合成黄体ホルモン研究のわが国における第一人者。また、附属病院長代行として大学紛争の収拾にあたった。

徳永篤司 とくなが・あつし

昭和2(1927)~平成12(2000)年(72歳)、大阪

【外科】 昭和26年阪大卒。実地修練、第1外科入局(小沢凱夫教授)、大手前病院、芦屋市民病院勤務を経て、37年5月徳永病院開設・院長。▽昭和31年ヒマラヤのマナスル(8163m)初登頂に成功した日本山岳会登山隊に隊員兼医師として参加した。▽昭和32年朝日スポーツ賞(槙有恒、他 マナスルの登頂に成功)

【分担】登山医学(登山技術第1 昭36)

徳永覚二 とくなが・がくじ

【性病科】 明治42年東京帝大卒。洲崎病院、吉原病院勤務。

【著書】臨床婦人花柳病学上・中・下巻(昭4~10)、婦人ノ外陰疾患(木下産婦人科叢書第14巻 昭10)、

下疳と横痃(昭10)

徳光美福 とくみつ・よしとみ

明治22(1889)~昭和27(1952)年(63歳)、大分

【病理学】 明治43年11月長崎医専卒、44年1月東京帝大病理学入室、大正元年8月長崎医専講師、3年11月東京帝大伝研事務嘱託(長与又郎教授)、4年11月東北帝大病理嘱託、5年11月教授補助嘱託、6年12月講師、8年10月セブランス医専教授兼京城医専講師、10年9月京城医専教授、欧州留学(朝鮮総督府派遣 12年2月~15年1月)、14年11月兼朝鮮総督府医官、15年4月京城帝大教授(第2病理)、戦後、昭和23年7月米子医大教授(第1病理)、24年5月鳥取大教授、医学部長兼鳥取大米子医大学長(26年7月~27年7月)、在任中、27年10月逝去。

戸栗栄三 とぐり・えいぞう

大正7(1918)~平成8(1996)年(77歳)、東京

【内科】 昭和19年9月慈恵医大卒。10月内科助手、24年9月講師、カナダ・米国留学(26年9月カナダ・ハミルトン結核療養所、27年10月ニューヨーク市立シーヴァ病院胸部外科専門医課程修了、31年4月オハイオ州立大、35年3月帰国)、35年4月講師(第2内科 林直敬教授)、38年10月助教授、46年4月東洋医大教授、48年4月聖マリアンナ医大教授(大学名変更)、(第1内科主任 ~58年3月)、病院副院長(~58年3月)、53年1月学長事務取扱、6月学長、61年3月退任・退職。退職後、聖マリアンナ医大横浜市西部病院長(62年4月~平成2年3月)。

【著書】英文カルテの書き方(昭38) **【訳書】**ケース・スタディ胸部疾患(バルカム、ユング 昭52) **【随筆】**折りに触れて(平2)

所 安夫 ところ・やすお

明治44(1911)~平成20(2008)年(97歳)、愛媛

【病理学】 旧姓立川。昭和10年東大卒。病理学入室(長与又郎教授、緒方知三郎教授)、昭和医専、癌研、泉橋慈善病院勤務を経て、21年12月東京医大助教授(馬杉復三教授)、22年9月教授、28年7月東大助教授、47年3月停年退官。退官後、帝京大教授(第1病理 47年4月~57年3月)、熱海所記念病院長。▽和気巖(台北帝大教授)とともにわが国の脳病理学の開拓者。

【著書】脳腫瘍(昭34) **【訳書】**病理学シノプシス(アンダーソン、スコティ 昭53)

戸沢せい とざわ・せい

明治34(1901)~昭和52(1977)年(76歳)、奈良

【看護師(従軍看護婦)】 大正7年宇陀小学校卒後、養蚕学校に学び、村人に養蚕と製糸方法を指導、8年4月日赤和歌山支部病院救護看護婦養成所入学(日赤奈良支部依託生)、11年卒。4月日赤和歌山支部病院看護婦、12年9月関東大震災救護活動に従事、14年5月和歌山県産婆検定試験合格、昭和4年4月副長、上海事変勃発、召集(6年2月 広島衛戍病院勤務、6月解除)、復帰、8年12月産婆嘱託、9年3月看護婦長、婦長候補生教育(日赤病院 11年11月~12年2月)、日中戦争勃発、再召集(12年9月 病院船しあとる丸、おはいお丸による患者輸送に従事、14年11月解除)、和歌山陸軍病院赤十字病院に復帰、16年12月副監督、19年6月陸軍臨時嘱託(和歌山陸軍病院赤十字病院附)、23年2月看護婦監督(~33年9月)、25年3月和歌山赤十字高等看護学院教務主任、37年10月看護副部長、41年5月看護部長、46年9月退職。▽昭和44年フローレンス・ナイチンゲール記章

【伝記】半世紀を看護一筋に貫いた 戸沢せい女史(雪永政枝『看護史の人びと第3集』、昭54)

戸田正三 とだ・しょうぞう

明治18(1885)~昭和36(1961)年(76歳)、兵庫

【衛生学】 明治43年11月京都帝大卒。医化学入室(荒木寅三郎教授)・助手、大正3年12月助教授、米・独・仏・英留学(文部省外国留学生 3年12月~5年12月)、5年12月教授(初代 衛生学)、医学部長(昭和7年4月~11年5月、13年4月~11月)、20年6月停年退官。退官後、日本医療団総裁(20年7月~22年11月)、金沢大学長(初代 24年~36年)。▽京都帝大在任中、和食、和室、ことに畳の性質とその消毒、井戸水の消毒法、し尿、塵埃の処理など、従来あまり注目されなかった生活環境の分野に注目した研究を進めた。東京市保健局長を兼任したことがある。また、戦時中、満鉄関係の学校、病院を京都帝大卒業生、関係者が独占するべく活躍した。▽昭和26年学士院会員 ▽戸田嘉秋(衛生学、神戸大教授)は養嗣子。

【著書】胸襟を開け(昭8)、公衆衛生学(昭22)、衛生教育提要(昭25) **【共著】**国民保健問題(大10)、生活篇(健康増進叢書第3巻 昭4)

戸田忠雄 とだ・ただお

明治32(1899)～昭和56(1981)年(82歳)、群馬

【細菌学】 旧姓阿部。大正13年東京帝大卒。14年4月京都帝大微生物学入室(清野謙次教授)・助手、14年7月満州医大助教授(微生物学 豊田秀造教授)、独留学(満鉄派遣、昭和3年11月～5年11月 結核、特に化学的免疫学的療法研究)、6年9月教授(微生物学)、11年4月九州帝大講師(細菌学)、教授、22年10月九大教授、附属医専部長(25年5月～27年3月)、医学部長(25年7月～29年7月)、附属結研所長[27年8月～33年7月、36年1月～10月(事務取扱)、10月～38年3月]、38年3月停年退官。退官後、精華女子短大学長(42年4月～)、在職中、56年3月逝去。▽抗酸菌を中心とした研究、BCG研究で知られる。BCGの強制接種問題が生じた当時(昭和26年)、強制接種をめぐって、一応は賛成しながら、後、学術会議会員としては強制接種に反対し、非難されたことがある。▽昭和19年技術院賞(BCGワクチンの免疫学的研究)、24年結核予防会総裁表彰状(BCGワクチンの免疫学的研究)、26年西日本文化賞(結核菌及びBCGの研究)、31年朝日賞(文化賞部門 柳沢謙、海老名敏明、大林容二、戸田忠雄、河盛勇造 乾燥BCGワクチンの製造方法に関する研究)

【著書】戸田新細菌学(昭14)、結核菌とBCG(昭19)

戸田博 とだ・ひろし

明治39(1906)～昭和28(1953)年(46歳)、愛知

【外科】 昭和6年愛知医大卒。第1外科入局(斎藤真教授)、8年2月助手、10年3月講師、4月秋田県平鹿病院外科部長、11年4月院長、13年4月名古屋医大講師、16年6月臨時医専部講師、18年7月医専部教授、20年9月第1外科助教授、25年3月教授、在任中、28年2月急逝。▽わが国における人工心肺の開拓者。昭和28年5月の日本外科学会総会(岡山)にて独自の人工心肺装置による185人分の完全体外循環の成功を報告する予定であったが、2月急逝。

【共著】抗凝固剤の使用法(医家叢書第148 昭28)

戸田嘉秋 とだ・よしあき

大正4(1915)～平成元(1989)年(74歳)、福井

【衛生学】 旧姓斎藤。昭和16年京都帝大卒。衛生学入室(戸田正三教授)、同仁会研究員(蒙古民族の生活衛生調査)、20年帰国、衛生学教室復帰、22年兵庫県立医大講師、助教授、39年神戸大教授、米国留学[40年～41年 アラスカ・北極生物学研究所客員教授(所長アービング教授)]、54年停年退官。▽神戸大在任中、医学研究国際交流センター設立に貢献。▽戸田正三(衛生学、京都帝大教授)の養嗣子。

戸谷銀三郎 とたに・ぎんざぶろう

明治16(1883)～昭和45(1970)年(86歳)、愛知

【内科】 明治41年7月京都帝大卒。12月医化学入室(荒木寅三郎教授)・助手、内科入局、44年5月満鉄大連医院内科医長、6月兼南満医学堂教授、独・英留学(満鉄派遣、大正2年11月～5年6月 フライブルグ大、ケンブリッジ大に在籍)、5年8月南満医学堂専任、8年4月大連医院内科医長、10年10月副院長、14年院長、昭和5年12月名古屋市立市民病院長(～32年4月)、18年1月名古屋市立女子高医専校長、22年6月名古屋女子医大学長、25年4月名市大学長、32年3月退職。退職後、33年10月戸谷内科診療所開設。

戸塚環海 とつか・かんかい

安政2(1855)～昭和7(1932)年(76歳)、三河(愛知)

【海軍軍医】 旧姓林、旧名芳太郎、豊策。明治5年東京にて医学修業(石神豊民の塾僕)、7年11月海軍軍医寮学舎入学、10年3月西南の役に出征、13年(海軍軍医副)、英国留学(私費 14年6月～16年12月、海軍官費留学生 17年1月～21年7月)、21年8月(軍医少監)海軍軍医学校教官、27年6月(軍医大監)、横須賀海軍病院長、8月神戸丸病院長、28年1月旅順口病院長、30年4月海軍省医務局第2課長、31年4月海軍軍医学校長、32年4月「初瀬」回航委員、34年4月軍医学校長、35年5月(軍医総監)、35年5月佐世保海軍病院長兼佐世保鎮守府軍医長、38年2月待命、40年2月予備役編入。▽戸塚式艦内患者運搬器の考案者。露国東洋艦隊ロジェストヴェンスキー提督の治療を担当した。▽戸塚文海(海軍軍医総監)の養嗣子。

【伝記】戸塚環海伝(戸塚武比古原著、戸塚祐夫編 平18)

戸塚静海 とつか・せいかい

寛政11(1799)～明治9(1876)年(76歳)、遠江(静岡)

【蘭方医】 儒学を松崎慊堂、蘭学を十東井斎に学び、江戸にて宇田川玄真、長崎にてシーボルトに師事。シーボルト事件に連座。天保2年江戸で開業、天保13年鹿児島藩医となる。安政5年大槻俊斎、伊東玄

た

朴らと図り、江戸神田お玉ケ池種痘所設立、同年将軍徳川家定急病の際、伊東玄朴とともに西洋内科医として初めて幕府奥医師となった。文久2年法印となり静春院と号す。3年医学所教授。▽伊東玄朴、坪井信道とともに近世洋方三大家と呼ばれた。▽遺稿として、『シーボルト処方録』『静海上府懐日記』などがある。▽戸塚文海(初代 海軍軍医総監)は養嗣子。

戸塚武彦 とつか・たけひこ

明治30(1897)~昭和62(1987)年(90歳)、東京

【生理学(電気生理学、刺激生理学)】 旧姓上原。大正11年東京帝大卒。生理学入室(永井潜教授、橋田邦彦教授)、東京帝大理学部物理学科入学・退学、大正13年日本医専教授、26年3月日医大教授(生理)、35年4月(第1生理)、40年3月定年退職。▽昭和10年以来、30年にわたり日本生理学会編集幹事を務めた。

【著書】測定より実験式まで(診療医学叢書第2 昭26) **【共著】**心筋および平滑筋(生理学講座 昭27) **【共編】**自動能の研究(昭34)

戸塚文海 とつか・ぶんかい

天保6(1835)~明治34(1901)年(66歳)、備中(岡山)

【海軍軍医】 本姓中桐。万延元年戸塚静海の養嗣子となる。適塾を経て、長崎でポンペ、ボードウィンに師事。慶応3年2月奥医師、徳川慶喜の侍医となる。慶喜に従い静岡に行き、明治3年静岡病院頭。▽明治5年5月海軍に入り5等出仕、10月(海軍大医監)、7年8月軍医寮学舎長、9年8月軍医学舎長、9年12月(初代 軍医総監)、10年2月医務局長(~16年10月)、兼有志共立東京病院長(東京慈恵医院の前身 15年8月~20年1月)、28年12月予備役、29年1月退官。▽海軍軍医部の創設者・確立者。高木兼寛らとともに後の慈恵医大の設立・育成に尽力した。また、日本赤十字社、東京医会設立等に携わった。▽喉頭検査用の反射鏡を英国より輸入、わが国で初めて使用したと伝えられる。

土肥一郎 どひ・いちろう

大正11(1922)~昭和63(1988)年(66歳)、東京

【内科】 昭和20年東京帝大卒。物療内科入局(三沢敬義教授、大島良雄教授)、40年中央鉄道病院、58年3月院長、61年3月退職。

【著書】神経内科診断学ノート(新臨床医学文庫 昭46)、ヒトはなぜ眠くなるのか 人間ふしぎ不思議(昭62) **【共著】**医学及び生物学研究者のための推計学入門(綜合医学新書第17 昭26)、心電図による不整脈の解読(昭38) **【詩集】**夕照(昭59)

土肥慶蔵 どひ・けいぞう

慶応2(1866)~昭和6(1931)年(65歳)、越前(福井)

【皮膚科】 本姓石渡。明治23年1月帝大卒、第一医院外科入局(スクリバ教師)・助手、25年3月大学院(ハンセン病の研究に従事)、墺・独留学(私費 26年5月、文部省外国留学生 28年1月~31年1月 ウィーン大、ハイデルベルグ大に在籍、特にウィーン大のカポジ教授について皮膚科学、黴毒学を学び、更に泌尿器科学を修得)、31年2月東京帝大助教授(皮膚病学黴毒学)、6月教授、35年4月英国皇帝エドワード7世の戴冠式に差遣される小松宮彰仁殿下に随行、欧州各地を訪問、9月帰国、大正15年6月停年退官。▽わが国における皮膚科学の確立者。諸種の新皮膚病を発見、理学療法に先鞭をつけ、ムラージュ(蠟模型)を導入した。また、明治33年皮膚病学会(日本皮膚科学会の前身)、38年日本花柳病予防協会(日本性病予防協会の前身)を創設、会長を務めた。医史学にも関心をもち、特に梅毒史、郷土先人医師の調査を行った。また、文をよくし、「鶚軒」と号した。▽昭和2年東宮御成婚記念賞(黴毒の起源に就ての研究)

【著書】日本皮膚病黴毒図譜(明36~38)、皮膚科学上・下巻(明43、大3)、世界黴毒史(大10)、鶚軒游戯(昭2)、乙丑周遊記(昭6)、鶚軒詩稿(昭7)、鶚軒先生遺稿上・下(昭7) **【共著】**外科汎論(明23 在学中刊行)、彩色皮膚病図譜上・中・下巻(大7、昭6、昭9) **【伝記】**土肥慶蔵先生生誕百年記念会誌(昭42)

土肥章司 どひ・しょうじ

明治9(1876)~昭和35(1960)年(83歳)、岐阜

【皮膚科】 旧姓栗田。明治30年済生学舎卒。医術開業試験及第、39年東京帝大選科卒(外科学、病理学、衛生・細菌学)。皮膚病学黴毒学入局(土肥慶蔵教授)、独留学(私費、39年~42年 ブレスラウ大にて皮膚科、花柳病学を修得)、大正元年12月金沢医専教授、12年4月金沢医大教授、附属病院長(13年3月~14年3月)、昭和6年12月退官。東京にて開業(皮泌科土肥医院)、8年5月慈恵医大教授、18年10月退職。退職後、国立金沢病院長(22年10月~24年11月)。▽

膿痂疹の研究で知られる。▽土肥慶蔵(皮膚科、東京帝大教授)の養子、土肥淳一郎(皮膚科、慈恵医大教授)は長男。

【著書】皮膚科尿道科薬方鑑(大8)、誤診シ易キ皮膚疾患(大14)、皮膚及性病学(昭6)、皮膚病と治療(臨牀医学文庫第104 昭25)

富井 清 とみい・きよし

明治36(1903)~昭和49(1974)年(71歳)、三重

【眼科、尺八家、政治家】 大正14年金沢医大附属医専部卒。7月大阪・緒方病院眼科医員、15年11月京都府立医大眼科入局(藤原謙造教授)、助手、昭和10年5月富井眼科医院開業、27年5月富井眼科診療所理事長・院長、30年9月視力愛護協会富井眼科診療所理事長・院長(~42年2月)。▽社会運動家としても知られ、京都府保険医協会理事長(初代 昭和24年6月~37年1月)、京都府医師会長(37年2月~42年2月)、京都府公安委員(41年10月~42年1月)、京都市長(民主統一戦線 42年12月~46年2月)などを歴任。▽尺八家として、大正10年都山流藤井隆山に入門、13年奥伝を受け隆清と号した。准師範に及第、舜山と号し、昭和6年師範、12年大師範、16年竹琳軒。清香会を組織して門弟を育成した。また、都山流尺八楽会常任理事(40年3月~46年6月)を務めた。

【追悼】一貫道富井清先生を偲ぶ(昭50)

富川梁次 とみかわ・りょうじ

明治34(1901)~昭和49(1974)年(72歳)、東京

【泌尿器科】 昭和4年九州帝大卒。泌尿器科入局(高木繁教授)、5年6月助手、独留学(在外研究員12年2月~12月)、13年2月講師、16年1月助教授、17年4月教授、38年7月兼福岡逓信病院長、12月停年退官。退官後、福岡逓信病院長専任(~44年3月)。▽腎結核、尿路結核の研究者。

【編著】泌尿器科レ線写真とその読影(昭37)、泌尿器科学(昭38)

富田忠良 とみた・ただよし

明治42(1909)~昭和45(1970)年(60歳)、東京

【整形外科】 昭和11年慶大卒。整形外科入局(前田和三郎教授)、陸軍軍医[中国大陸、ビルマ、(軍医大尉)]、22年1月講師(岩原寅猪教授)、23年8月国立駿河療養所医務課長、23年10月国立塩原療養所長、25年4月国立塩原温泉病院長(名称変更)、30年4月国立東京第二病院医長、33年12月国立箱根療養所長、在任中、45年3月逝去。▽脊髄疾患治療の権威。

富田恒男 とみた・つねお

明治41(1908)~平成3(1991)年(82歳)、愛知

【生理学(視覚生理学)】 昭和7年慶大卒。生理学入室(加藤元一教授)、助手を経て、10年講師、13年4月東京女子医専教授、陸軍軍医(15年6月~20年9月 陸軍技術研究所)、25年4月東京女子医大教授、米国留学(27年~28年 ジョンズ・ホプキンズ大ハートライン教授)、32年4月慶大教授、医学部長(44年12月~45年5月)、48年3月定年退職。退職後、聖マリアンナ医大教授・客員教授、イェール大教授(眼科視覚学 49年~52年)。▽慶大在職中、ロックフェラー大客員教授(昭和34年~37年)、カリフォルニア大客員教授(36年)、オハイオ大視覚研究所客員教授(36年~37年)を務めた。▽眼の網膜の視細胞の細胞外電位を微小電極で記録することを創始、さらに超微小電極で細胞内電位を記録分析、網膜活動電位(ERG)の成因の解明および視覚の生理的機構の研究の進展に寄与。▽昭和50年学士院賞(網膜における情報処理機構の研究)、プロクター賞、59年フォルサルマン賞、60年学士院会員

【共著】保健と衛生(昭24)、聴覚の病態生理(昭26)

富田朋介 とみた・ともすけ

明治24(1891)~昭和47(1972)年(81歳)、山口

【解剖学】 大正5年7月府立大阪医大卒。9月病理学入室(村田宮吉教授)、教授嘱託(解剖学)、8年11月大阪医大、9年5月助教授、欧米留学(12年4月~14年4月 ベルリン工大膠質化学トラウベ教授、キール大解剖メレンドルフ教授に師事)、14年8月教授(第3解剖)、昭和6年5月大阪帝大教授、12年5月(第2解剖)、22年10月阪大教授、28年3月停年退官。▽血液の鍍銀法に関する研究で知られた。

富田雅次 とみた・まさじ

明治22(1889)~昭和42(1967)年(78歳)、兵庫

【生化学】 大正3年京都帝大卒。医化学専攻(荒木寅三郎教授)、独留学(文部省在外研究員、9年12月~12年2月 ハイデルベルグ大コッセル、アッカーマンの各教授に師事)、12年4月長崎医大教授、昭和9年2月退官(長崎医大における学位売買事件の余波による)、10年7月台北帝大教授、16年10月医学部長、17年10月退官(内地出張中、病気のためとして辞

表提出、しかし、4月22日には山口県立医専校長に就任していた事情がある)。21年3月公職追放のため退職、故郷兵庫県野口村にて村立診療所開設・院長、芦屋女子短大教授(35年4月~41年3月)。▽生体塩基についての研究で知られる。▽昭和11年東宮御成婚記念賞(胎生化学に就ての研究)、33年学士院会員

富永 貢 とみなが・みつぎ

明治36(1903)~平成7(1995)年(92歳)、滋賀

【外科、歌人】 昭和5年京都帝大卒。高知日赤外科医長、東京造幣局病院長を歴任。▽歌は八高在学中、増田八風、石井直三郎に師事、昭和3年「詩歌」、13年~20年「立春」に参加、22年鹿児島寿蔵の「潮汐」に参加、主要同人となる。57年『北斗』を創刊・主宰。▽昭和19年木下利玄賞、42年短歌研究賞

【歌集】 遠雷(昭26)、春の潮(潮汐叢書第13篇 昭28)、山の砂(同第23篇 昭28)、潮騒(北斗叢書第2篇 昭58)、秋ざくら(同第19篇 平5)

友田正信 ともだ・まさのぶ

明治36(1903)~昭和37(1962)年(59歳)、奈良

【外科(消化器)】 昭和2年九州帝大卒。第2外科入局(後藤七郎教授)、講師、7年11月助教授、独・米留学(在外研究員 11年6月~12年6月)、17年4月教授、在任中、37年11月逝去。▽胃癌における全胃切除を推奨する理念を強調した。

【著書】 胃及ビ十二指腸潰瘍(昭14)、脾性中毒症(昭29)、膵臓の病態生理と臨床(昭32)、胃の赤信号(主婦の友新書 昭38) **【共著】** 胃の切除術と全摘出術(昭39) **【共編】** 外科学各論上・中・下巻(昭34)

友永得郎 ともなが・とくろう

明治36(1903)~平成3(1991)年(87歳)、大分

【法医学】 昭和3年千葉医大卒。法医学入室(加賀谷勇之助教授)、10月助手、8年7月講師、14年6月助教授、18年3月兼同仁会東亜医科学院講師、21年3月長崎医大教授、24年5月長崎大教授、43年3月停年退官。▽昭和29年日本法医学会賞(壊機法による溺死の証明)、42年長崎新聞文化賞(溺死鑑別法を完成し、法医学界に貢献)

朝長正徳 ともなが・まさのり

昭和7(1932)~平成2(1990)年(57歳)、佐賀

【病理学、神経病理学】 昭和32年東大卒。附属病院にて実地修練、33年6月第3内科入局(冲中重雄教授)・大学院、38年1月助手(~39年3月)、欧米留学[42年10月墺政府給費留学生としてウィーン大神経研究所(所長ザイテルベルガー教授)にて神経病理学専攻、44年10月米国NIH臨床神経科にて、エンゲル博士と神経筋疾患の共同研究、44年11月帰国]、45年7月虎の門病院(冲中重雄院長)神経科主任医員、47年4月東京都老人総合研究所臨床病理部第2研究室長(太田邦夫所長)兼東京都養育院附属病院(村上元孝院長)、57年5月臨床病理部長、60年10月東大教授(脳研究施設病理学部門)、在任中、平成2年2月逝去。▽老人脳の基礎的研究の権威。アルツハイマー病などの病態についての業績で知られる。

【著書】 頭の老化を防ぐ本(カッパ・ビジネス 昭56)、心も若くからだも元気です(昭61)、頭のストレスをとる本(光文社文庫 平4) **【共著】** 脳の老化(共立医学叢書 昭56) **【編著】** アルツハイマー型痴呆(昭63) **【共編】** 痴呆を考える(昭62)、神経病理学(平4)、神経病理学カラーアトラス(平4) **【追悼】** 朝長正徳教授追悼誌(平3)、朝長正徳・人と仕事(朝長梨枝子他 平8)

外山敏夫 とやま・としお

大正6(1917)~平成14(2002)年(84歳)、東京

【衛生学】 昭和15年慶大卒。衛生学(公衆衛生学)入室(草間良男教授)・助手、応召、24年10月講師(原島進教授)、28年7月助教授、米国留学(31年9月~33年8月 32年6月ハーバード大公衆衛生大学院卒)、35年10月教授、50年4月兼工学部教授、57年3月定年退職。退職後、国際医学情報センター常務理事、日本バイオアッセイ研究センター信頼性保証部門主管。▽ハーバード大の影響を受けた疫学と呼吸器生理学を応用した大気汚染及び粒子の労働衛生学の研究の道を拓いた。▽昭和55年労働大臣衛生功労賞

【共著】 スモッグの中の生活(角川新書 昭40) **【訳書】** 環境汚染の研究(WHO 昭49)

豊川行平 とよかわ・こうへい

大正3(1914)~昭和52(1977)年(63歳)、東京

【衛生学】 昭和13年東京帝大卒。5月大阪府警察部衛生課(防疫医)、13年7月厚生省予防局(防疫官補)、14年1月興亜院技手、15年6月警視庁(防疫医)、17年11月東京府検疫医、19年3月技術院参技官・研究動員部、11月陸軍軍医学校嘱託、20年9月講師(田宮猛雄教授)、米国出張(29年6月~30年8月 ジョン

ズ・ホプキンズ大)、30年12月助教授(羽里彦左衛門教授)、35年4月教授、医学部長(42年5月〜43年8月)、49年3月停年退官。退官後、産業医大設立準備財団理事(49年4月〜)、在任中、52年3月逝去。▽東大医学部長時代、東大紛争が発生し、大学側の当事者として対応した。産業医大(53年4月開学予定)初代学長に予定されていた。

【著書】スタミナのつけ方(実日新書 昭41)**【共著】**医学概論(高看双書 昭37)、公衆衛生学概論(昭50)**【共編】**衛生公衆衛生学(昭33)、食品衛生学(昭38)**【共訳】**流行病の発生と終熄(コリエェル 昭20、創元科学叢書)

豊倉康夫 とよくら・やすお

大正12(1923)〜平成15(2003)年(80歳)、熊本

【神経内科】 昭和22年9月東京帝大卒。東京逓信病院にて実地修練、23年12月東大第3内科入局(沖中重雄教授)、25年4月大学院(〜30年3月)、30年7月助手、米国留学(フルブライト留学生、36年〜38年ニューヨーク・モンテフィオーレ病院神経病理ツィンマーマン教授に師事)、38年7月東大第3内科(中尾喜久教授)、39年6月助手、11月教授(脳研・臨床研究部門)、脳研施設長(51年4月〜11月)、59年4月停年退官。退官後、東京都老人医療センター病院長(59年4月〜平成2年3月)。▽難治性神経疾患の研究者として知られる。特にスモンの研究において、昭和45年、キノホルム服用によって緑毛舌、緑色尿が生ずることを明らかにし、スモン解明の端緒を与えた。

【著書】芸術と文学にみられる神経学的作品(平16)**【編著】**神経内科学書(昭62)、ジェイムズ・パーキンソンの人と業績 1755-1817 21世紀へ向けて(パーキンソン 平16)**【共編】**筋肉病学(昭48)、頭痛(臨床症状シリーズ1 昭51)、呼吸困難(同2 昭51)、腹痛(同3 昭52)**【監修】**老年医学用語解説集(昭62)

豊嶋英雄 とよしま・ひでお

大正3(1914)〜昭和57(1982)年(68歳)、愛知

【内科(循環器)】 昭和13年名古屋医大卒。第1内科入局(勝沼精蔵教授)、18年7月名古屋帝大航空医学研究所講師(勝沼精蔵教授)、20年3月助教授、21年4月環境医学研究所(航空研改組)助教授、33年7月教授(第3部門 心臓電気現象の基礎的研究)、42年8月辞職・退官。

【著書】ベクトル心電図(現代内科学大系〔第4〕第1b 昭37)**【共著】**心電図(同第1a 昭36)

豊田秀造 とよだ・ひでぞう

明治15(1882)年〜不詳、長野

【細菌学】 明治34年済生学舎卒。医術開業試験及第。内務省血清薬院・伝研勤務、43年満鉄入社、独留学(満鉄派遣、44年〜大正2年 ベルリン・伝研、ハンブルグ熱研に在籍)、3年南満医学堂教授(衛生細菌学)、11年5月満州医大教授、昭和6年4月病気退官、戦後、東京都渋谷区代々木にて開業。▽明治43年浅川賞(照内豊、豊田秀造「クオリン」血清沈澱反応)

【著書】渡満と衛生(昭8)

豊田文一 とよだ・ぶんいち

明治41(1908)〜平成3(1991)年(83歳)、富山

【耳鼻咽喉科】 昭和7年金沢医大卒。耳鼻咽喉科入局(松田竜一教授)、10年福井県三国病院医長、応召(12年〜14年)、15年富山県産業組合病院医長、再応召(17年〜21年 トラック島)、30年農協高岡病院長、38年5月金沢大教授、医学部長(46年4月〜48年3月)、48年3月停年退官。退官後、富山大学長(48年9月〜54年9月)。▽金沢大教授就任以前、富山県医師会長(昭和23年〜25年)を務めていた。

【著書】時は流れる トラック島・秋島野戦病院(昭60)**【共編】**嗅覚障害(昭53)**【随筆】**有情余情1〜5(昭61〜63)

鳥居恵二 とりい・えいじ

明治24(1891)〜昭和46(1971)年(80歳)、徳島

【耳鼻咽喉科】 旧姓逢坂。大正6年12月京都帝大卒。外科入局後、8年7月耳鼻咽喉科入局(和辻春次教授)、9年7月助教授、独留学(在外研究員、12年7月〜14年9月 仏・英・米国経由帰国)、14年10月新潟医大教授、附属病院長(昭和19年9月〜21年9月)、24年5月新潟大教授、26年3月停年退官、開業。▽新潟県医師会長(25年〜31年)、新潟市教育委員長などを務めた。

【著書】中耳炎(昭12)、アデノイドと其の治療の実際(昭13)、耳鼻咽喉科手術書(昭16)、航空の生理及衛生(昭17)**【共著】**耳鼻咽喉科学(昭19)**【共編】**聴器(日本耳鼻咽喉科学全書第1巻第1冊 昭28)

鳥居敏雄　とりい・としお

明治45(1912)~昭和39(1964)年(52歳)、神奈川

【内科】昭和11年東京帝大卒。物療内科入局(真鍋嘉一郎教授)、24年5月助教授、30年8月北大教授(第2内科)、米国出張(32年~33年、カリフォルニア州立大客員教授)、38年4月東京医歯大教授(第1内科)、在任中、39年1月逝去。

【著書】ペニシリン(昭23)【共著】臨床検査の実際(昭28)、医学・生物学のための推計学(昭31)

鳥飼龍生　とりかい・たつお

明治42(1909)~平成13(2001)年(91歳)、熊本

【内科】昭和9年東京帝大卒。第1内科入局(島薗順次郎教授、柿沼昊作教授)、15年9月助手、17年5月日赤和歌山支部病院内科医長、応召(20年3月~南九州)、21年10月皇太后宮(貞明皇后)侍医、24年3月新潟大教授(第1内科)、32年9月東北大教授(第2内科)、47年7月退官。退官後、東北公済病院長(47年8月~62年3月)。

【著書】甲状腺疾患の治療(新臨床医学文庫 昭44)、症例よりみた内分泌学(昭49)【共著】内分泌の生理(生理学講座第11巻 昭28)、内科治療学第1~第3(昭36~40)

鳥潟恒吉　とりがた・つねきち

安政3(1856)~大正3(1914)年(57歳)、出羽(秋田)

【医師】明治11年東大(旧)卒。13年大分県立病院長兼医学校長(初代。21年3月廃校)、31年7月別府に朝見病院開設、大正3年鳥潟保養院開設、在職中、3年10月逝去。▽鳥潟隆三(外科、免疫学)の叔父、鳥潟右一(電気工学者。TYK無線電話を発明)の伯父として養育に当たった。

鳥潟隆三　とりがた・りゅうぞう

明治10(1877)~昭和27(1952)年(75歳)、秋田

【外科、免疫学】明治37年京都帝大卒。外科入局(猪子止戈之助教授、伊藤隼三教授)、39年7月助教授、42年1月日赤大阪支部病院外科医長、欧州留学(私費、45年6月~大正6年12月 ベルン大)、大正3年10月大阪府立高等医学校教諭(~9年3月)、9年6月京都帝大講師、11年3月教授、昭和13年11月停年退官。▽大阪にて鳥潟免疫学研究所、鳥潟病院を開設。▽ベルン大にて血清細菌学を研究、免疫学上の新説インペジン学説を提唱、京都帝大教授時代、学説に基づいて「コクチゲン」を創製、インペジン学説に関する3部作(独文)を刊行した。また、平圧開胸術を提唱、論議を醸した。▽鳥潟精一(函館病院医師)の長男(函館市生まれ)。

【著書】煮沸沈殿元(大正6)、鳥潟外科学総論(昭9)、外科学臨床講義(昭19)、免疫元及び免疫方法(昭19)、免疫概論(昭22)

鳥巣太郎　とりす・たろう

明治40(1907)~平成5(1993)年(85歳)、佐賀

【外科】昭和7年九州帝大卒。第1外科入局(赤岩八郎教授)、講師、助教授(石山福二郎教授)、21年8月免官。30年9月開業。▽昭和20年5月の九大生体解剖事件に連座、21年7月米軍により巣鴨拘置所に拘置され、23年横浜軍事裁判所で死刑判決を受けたが、減刑され、29年出所。遠藤周作の『海と毒薬』のモデル。▽昭和48年福岡市文学賞(歌集『ヒマラヤ杉』、昭47)

【随筆】〝まよひ〟の足跡(昭52)

鳥山　晃　とりやま・あきら

明治31(1898)~平成6(1994)年(96歳)、東京

【眼科】大正14年東京帝大卒。眼科入局(石原忍教授)、昭和3年5月昭和医専教授、附属病院長(37年4月~43年12月)、44年6月学長、53年5月退任。

【著書】鞏膜疾患(日本眼科全書第18巻 昭33)

頓宮　寛　とんぐう・ゆたか

明治17(1884)~昭和49(1974)年(90歳)、香川

【外科】明治42年11月東京帝大卒。43年泉橋慈善病院外科(兼私立真泉病院)、45年日本医専教授、大正7年中華民国・漢冶萍煤鉄廠鉱公司(中国最初の鋼鉄連合企業 湖北大冶)病院長、大正9年(佐々木病院跡を継承)福民医院を開設・院長、昭和20年9月中華民国政府による福民医院撤収のため、21年4月香川県小豆島に帰国、28年11月国保内海病院長、29年3月退職。▽大正11年上海南洋医学専門学校名誉教授に就任、『南洋医学』誌の編集主任を務めた。昭和2年上海共同租界衛生委員会日本代表委員、8年上海日本医師会長、12年上海時局委員会(日本在留官民)救護部主任。▽福民医院は地下1階、地上7階の上海有数の大病院であり、昭和7年の虹口公園爆弾事件では、頓宮寛は右腿に重傷を負った重光葵公使の手術を担当した。また、福民医院は魯迅が通院した病院のひとつであり、魯迅はわが児周海嬰をこ

の病院で出産させた。

【著書】薦骨及腰髄麻酔法(明45)、伝達麻酔法(近世医学叢書第73編　大4)【共著】尿道狭窄及其療法(同第60編　明45)【伝記】奇跡の医師　東洋一の個人総合病院・上海福民病院を造った慈愛の医業(南堀英二　平22)

な

内藤寿七郎　ないとう・じゅしちろう

明治39(1906)～平成19(2007)年(101歳)、東京

【小児科】　昭和6年東京帝大卒。小児科入局(栗山重信教授)、13年恩賜財団母子愛育会附属病院小児科医長、18年愛育研究所保健部長、24年日赤中央病院小児科部長、31年愛育病院院長、52年退職。▽「育児の神様」と呼ばれ、日本小児科医会(昭和59年)の初代会長。平成9年日・中・米で出版された著書『育児の原理』が評価され、内藤寿七郎国際育児賞が日・中同時に開設された。▽昭和42年保健文化賞(多年にわたる母子愛育事業ならびに母子小児保健の向上に貢献)、平成4年シュバイツァー博愛賞(日本人初)
【著書】離乳と離乳食(昭47)、若い両親へ(昭54)、内藤寿七郎博士のちょっと気がかり赤ちゃん相談室(昭57)、私の赤ちゃん(平3)、子どもの「花」が育つとき(平14)【共著】最新育児学(昭37)【訳書】トーマス博士の育児書(トーマス　昭44)

内藤誠二　ないとう・せいじ

大正3(1914)～昭和29(1954)年(39歳)、山梨

【厚生行政】　昭和10年4月東京帝大入学、12年10月高等試験外交官試験合格、11月高等試験司法科試験合格、13年3月東京帝大法学部法律学科卒。10月高等試験行政科試験合格、14年4月厚生省社会局勤務、15年12月滋賀県経済部商工課長、18年3月静岡県内政部教育課長、5月内務省管理局勤務、20年12月厚生省社会局保護課勤務、23年3月児童局養護課長、27年3月企画課長、28年4月医務局医務課長、在任中、29年8月逝去。▽社会福祉行政の推進に尽力。追悼集が刊行されている。

内藤聖二　ないとう・せいじ

大正12(1923)～平成13(2001)年(77歳)、秋田

【内科】　昭和22年東大卒。東京警察病院にて実地修練、東大第1内科入局(柿沼昊作教授、田坂定孝教授)、30年6月順天堂大講師(第2内科　東俊郎教授)、39年7月助教授、45年1月教授(伊豆長岡病院副院長・内科　～51年3月)、51年4月客員教授(～平成6年3月)、順天堂災害医学研究所副所長(51年4月～)、所長(63年4月～平成8年3月)。▽わが国における膵臓病研究の先駆者。日本膵臓病研究会(昭和44年)・日本膵臓病学会(60年)設立に尽力した。
【著書】肝臓病、膵臓病、胆嚢病(病態栄養学双書3　昭45)、膵臓病教室(コスモス・ライブラリー　昭60)、内藤聖二教授の膵炎と膵臓の病気(家庭の医学シリーズ　平2)【共著】消化管ホルモンの知識(昭49)、消化管ホルモンの臨床(昭49)【編著】慢性膵炎1、2(昭54)

内藤儁　ないとう・とし

大正5(1916)～平成2(1990)年(73歳)、大阪

【耳鼻咽喉科】　昭和15年大阪帝大卒。耳鼻咽喉科入局(山川強四郎教授)、17年4月助手、26年6月阪大講師、33年2月助教授、仏留学(36年7月～37年　ボルドー大ポルトマン教授)、41年3月教授、54年4月

停年退官。▽メニエール病の実験的発生に成功、また、メニエール病の外科的手術方法としてのポルトマン改良法の開発で知られる。

内藤豊次 ないとう・とよじ

明治22(1889)~昭和53(1978)年(88歳)、福井

【事業家(製薬業)】 明治36年武生中学2年にて中退。大阪に出て、昼は英語、夜は簿記学校に通学、海老江のボタン工場に奉公、39年4月神戸・独人貿易商ウインケル商館勤務、夜は神戸パルモア英学院に通学、応召(42年11月~44年12月 近衛聯隊)、44年12月英人薬局タムソン商会入社、大正4年第一次大戦のためタムソン商会閉鎖、田辺伝三郎商店(東京)入社、貿易業務に従事、昭和4年8月取締役、10年8月常務、11年11月合資会社桜ケ岡研究所設立、16年8月日本衛材設立、18年7月田辺伝三郎商店定年退職。19年12月桜ケ岡研究所、日本衛材を合併・社長、30年5月エーザイと社名変更、41年5月代表取締役会長、45年11月名誉会長、53年3月逝去。▽田辺時代、サロメチール、ハリバ(ビタミンA剤)、エビオスなどを開発した。ハリバの特許料で桜ケ岡研究所を設立、わが国では初めてビタミンEの研究に着手した。日本衛材・エーザイではサンプーン、ルチンC、ネオフィリン、チョコラなどを開発した。昭和44年私財を投じ内藤記念科学振興財団を設立、理事長。

【著書】 欧米くすりの旅(昭14)、ビタミン読本(昭15)、第三人生のあゆみ(昭39)、実りある人生(昭43)、創業経営(昭45)

内藤益一 ないとう・ますかず

明治40(1907)~平成17(2005)年(98歳)、京都

【内科(結核病学)】 昭和5年京都帝大卒。第2内科入局(松尾巌教授)、10年5月宇多野療養所(京都市医員)、16年3月京都帝大助教授(結研・結核の化学的治療法研究部門・薬剤療法、結研所員)、29年9月教授(結核の化学的治療法研究部門・化学療法部門)、所長(35年10月~39年10月)、結研附属病院長(39年7月~43年7月)、42年6月(結核胸部疾患研究所)、45年4月停年退官。

【著書】 肺結核の進展と病型(昭24)、肺結核の「パス」療法(臨牀医学文庫第115 昭26) **【分担】** 予後及び合併症(日本結核全書第5 昭32) **【共著】** ピラマイド(昭34)

内藤祐次 ないとう・ゆうじ

大正9(1920)~平成17(2005)年(85歳)、東京

【事業家(製薬業)】 昭和17年4月東京帝大経済学部入学、19年12月学徒出陣、横須賀海兵団入団、20年4月鹿屋海軍航空隊、9月日本衛材入社、30年11月エーザイ経理部副部長、31年7月経理部長・取締役、34年5月常務取締役、39年4月代表取締役専務、41年社長、52年4月内藤記念科学振興財団理事長、63年4月代表取締役会長、平成15年6月取締役相談役、17年10月逝去。▽国際製薬団体連合会日本代表理事(昭和57年~59年)、日本製薬工業協会長(63年~平成3年)を務めた。▽内藤豊次(エーザイ創立者)の長男、内藤晴夫(エーザイ社長)は長男。

【著書】 エーザイ五十年と私(平3) **【随筆】** 祐菜余録(平10) **【自伝】** ひと筋に歩んできた道(平15)

内藤行雄 ないとう・ゆきお

明治41(1908)~平成5(1993)年(85歳)、京都

【外科、整形外科】 昭和8年京都帝大卒。外科・整形外科入局、11年大学院、応召2回(華北、華中、満州)、宇部市沖山同仁病院外科医員、日赤福井支部病院外科・整形外科医長、18年講師、21年1月和歌山赤十字病院外科医長、22年12月副院長兼外科医長、医療社会事業部長、48年10月院長、59年12月退職。▽和歌山赤十字病院は戦火にて焼失、戦後、外来診療のみを再開した病院に着任、病院の再建、救命救急センターの開設に尽力した。

【自伝】 軌跡(昭59)

内藤芳篤 ないとう・よしあつ

大正14(1925)~平成17(2005)年(79歳)、福岡

【解剖学】 昭和19年長崎医大附属医専部入学、22年廃校のため、長崎医大に再入学、28年卒。実地修練、第2解剖入室(安中正哉教授)、助手、講師、助教授、45年7月教授、医学部長(63年~平成2年)、3年3月停年退官。退官後、向陽学園長崎リハビリテーション学院、玉木女子短大教授・長崎医療技術専門学校長(5年~16年)。▽九州を中心に3000余体の古人骨を収集し、縄文人の研究からはじめ弥生人研究から弥生時代の渡来人の存在を裏付ける論拠を確立した。▽平成6年西日本文化賞(古人骨の研究を通じて日本人の起源に迫る)、15年長崎新聞文化賞

【著書】 沖ノ原遺跡の人骨(昭48)

内藤良一 ないとう・りょういち

明治39(1906)～昭和57(1982)年(75歳)、京都

【陸軍軍医(血液学)】 昭和6年京都帝大卒(陸軍依託学生)、大学院(衛生学・微生物学 木村廉教授)、11年陸軍軍医学校教官、12年欧米駐在(ペンシルベニア大にて乾燥血漿の研究に従事)、18年3月満州第731部隊(軍医中佐)、新潟にて敗戦を迎える。21年開業、25年11月日本最初の血液銀行、日本ブラッド・バンクを創立、代表取締役、39年9月ミドリ十字と改称、46年8月副社長、48年9月社長、53年5月会長、在職中、57年7月逝去。▽戦後は人工血液の開発に努力した。ミドリ十字は昭和39年から62年の間、血液製剤の原料として、非加熱輸入血液を使用したため、薬害エイズ問題、薬害C型肝炎問題を生じた。▽昭和19年陸軍技術有功賞(乾燥血漿に関する研究、熱地用衛生濾水器の研究)

【著書】輸血の実技(昭31)、プラスマフェレーシス(昭47) 【共著】南方現地の実際に即したマラリア伝播蚊の撲滅法(昭19) 【訳書】完全非経口栄養における栄養生理学と栄養薬理学上の諸観点(ヴレットリンド 昭46) 【共訳】完全静注栄養(アレン、リー 昭46) 【随筆】老SLの騒音 内藤良一雑文集(昭55) 【参考】偽装(毎日新聞大阪本社編集局遊軍 昭58)、ミドリ十字と731部隊(松下一成 平8)

名尾良憲 なお・よしのり

明治43(1910)～平成18(2006)年(96歳)、青森

【内科】 昭和13年千葉医大卒。東京逓信病院、16年千葉医大内科、病理(石橋松蔵教授)、19年2月千葉医大第2内科(堂野前維摩郷教授)、軍務、23年8月三重県立医専教授・三重県立医大助教授(塩浜病院)、24年11月都立豊島病院内科医長、45年12月院長、45年1月東京女子医大教授(消化器病センター消化器内科)、47年4月(消化器内科)、51年3月退職。▽名尾良辰(秋田県知事)は父。

【著書】胃腸病の薬物療法(医家叢書 昭29)、実地内科新書上巻(昭33)、下巻(昭34)、消化器病(昭38) 【共著】胃腸病療養のコツ(療養のコツ・シリーズ 昭48) 【共編】治療栄養学(昭43)

中脩三 なか・しゅうぞう

明治33(1900)～昭和63(1988)年(87歳)、徳島

【精神科】 大正15年九州帝大卒。精神科入局(下田光造教授)、昭和5年講師、9年台湾総督府立精神病院医長兼台北医専教授、11年4月台北帝大附属医専部教授、独・米・仏留学(12年4月～13年10月)、13年3月台北帝大教授、20年8月帰国、21年2月九州帝大教授(精神科)、22年10月九大教授、25年4月(神経科・精神科に名称変更)、32年3月退官、4月大阪市大教授、41年3月定年退職。退職後、三国丘病院長。▽脳の生化学的研究の草分け。九大在任中、脳に関する基礎的研究の他、臨床面では脳下垂体、副腎皮質などの臓器移植療法、ホルモン注射療法などを試みた。大阪市大在職中、開放病棟を開設した。また、初老期うつ病の概念を確立した他、知的障害児、情緒障害児などの治療研究に力を注ぎ、昭和36年に開始された「3歳児健診」の実施に貢献した。

【著書】できる子供できない子供 脳髄の発達と教育(昭26)、神経化学(昭29)、脳髄の機能と教育(昭34)

永井明 ながい・あきら

昭和22(1947)～平成16(2004)年(56歳)、広島

【医事評論家、作家】 昭和48年東京医大卒。大船共済病院内科研修医、カナダ留学(54年～56年 モントリオール大国際ストレス研究所員)、56年神奈川県立病院内科医長、58年退職、医療ジャーナリストに転身。医療現場と一般社会の橋渡し役を志した。

【著書】仕組まれた恐怖 エイズは生物兵器だった⁉(昭61)、ぼくが医者をやめた理由(昭63)、医者が尊敬されなくなった理由(平元)、ボクが病気になった理由(平2)、新宿医科大学(自身の青春記 平3)、医者につけるクスリ(平4)、生真面目な心臓(平7)、医者のためいき、患者のつぶやき 知らぬとこわい医療の話(平7)、実録・ぼくの更年期(平10)、ぼくに「老後」がくる前に 老人体験レポート(平11) 【訳書】ボロウドタイム上・下(エイズ患者の手記 モネット、平2、3)

永井清保 ながい・きよやす

大正10(1921)～平成15(2003)年(81歳)、大阪

【内科】 昭和20年9月大阪帝大卒(20年4月 短期現役軍医)。第1内科入局(布施信良教授)、24年6月助手、27年6月研究生(吉田常雄教授)、28年9月奈良医大講師(～30年3月)、36年2月阪大講師、39年4月助教授、40年7月(阿部裕教授)、47年5月兵庫医大教授(第2内科 ～63年12月)、病院長(57年4月～61年3月)、63年11月学長、平成6年12月退任。

【編著】基本血液病学(昭62)

中井健五　なかい・けんご

大正13(1924)～平成12(2000)年(76歳)、北海道

【薬理学】　昭和22年9月北海道帝大卒。国立札幌病院にて実地修練、薬理学入室(真崎健夫教授)、24年10月助手、27年10月福島県立医大講師(鶴見膠一教授)、米国留学(34年6月～35年7月　ミシガン大)、35年7月札幌医大助教授(田中護教授)、46年6月秋田大教授、医学部長(51年2月～55年2月)、平成2年3月停年退官。

【著書】薬理学(高看双書　昭37)、薬理学(系統看護学講座第4　昭43)、薬剤の耐性と依存(中外医学双書　昭47)、薬理学(現代医学叢書　昭48)、副作用の薬理(昭48)

中井準之助　なかい・じゅんのすけ

大正7(1918)～平成16(2004)年(85歳)、京都

【解剖学(神経解剖)】　昭和20年東京帝大卒。第1解剖入室(小川鼎三教授)、26年5月助教授、米国留学(28年～30年　テキサス大ポメラート教授の下で組織培養の研究に従事)、33年1月教授、医学部長(44年4月～48年3月)、54年3月停年退官。退官後、筑波大教授(54年～57年)、副学長(医学担当・研究担当56年4月～61年3月)、浜松医大学長(61年4月～平成2年4月)、浜松ホトニクス中央研究所顧問、生命誌研究館顧問。▽米国留学中、ニューロンの単離培養に世界で初めて成功。培養下における神経筋接合部の形成を世界に先駆けて試み、神経突起の標的器官への結合機構の解明を試みた。また、大学紛争下の東大医学部長として2期4年間の任期を務めた。▽昭和36年日医医学賞(組織培養による神経の研究)

【編著】形態形成と発生工学(昭59)**【共編】**組織培養(昭39)、詩集病者・花　細川宏遺稿詩集(昭53)、解剖学辞典(昭59)

永井隆　ながい・たかし

明治41(1908)～昭和26(1951)年(43歳)、島根

【原爆医療、放射線科】　昭和7年3月長崎医大卒。4月理学療法科入局(末次逸馬助教授)、6月助手、応召[8年2月陸軍衛生部、5月(2等軍医)歩兵第11聯隊附、9年5月予備役]、9年12月助手、12年2月講師、再応召[12年2月(軍医中尉)～15年2月　中国各地を転戦]、15年4月助教授(物理的療法科長)、21年1月教授、24年9月退官。▽昭和20年6月、レントゲンの大量照射による慢性骨髄性白血病と診断され、8月9日長崎原爆に被爆、妻は爆死した。しかし、焦土に救護所を開いて原子病患者の治療に精魂を傾け、やがて自らも全身不随となった。闘病生活の中、『ロザリオの鎖』『花咲く丘』などを相次いで出版。『この子を残して』はベストセラーとなり、『長崎の鐘』は映画化された。天主堂近くのわずか1坪のトタン屋根の小屋「如己堂」に住んでいたため浦上の聖者と呼ばれた。一方、熱心なカトリック教徒(9年受洗、洗礼名パウロ)として、逝去するまで原爆廃止の祈りを続け、ローマ法王ピオ12世から、親筆入り肖像画とロザリオの鎖を送られ、日本人として最初のカトリック教徒最高の祝福を与えられた。逝去に際しては、長崎名誉市民(24年12月)として長崎市公葬が行われた。▽平成15年永井隆記念国際ヒバクシャ医療センターが設立された。

【著書】この子を残して(昭23)、生命の河　原子病の話(昭23)、いとし子よ(昭和24)、浦上天主堂写真集(昭24)、ロザリオの鎖(昭24)、花咲く丘(昭24)、亡びぬものを(昭24)、長崎の鐘(昭24)、お返事集(昭26)、乙女峠(昭27)、永井隆全集(昭46)**【編著】**原子雲の下に生きて　長崎の子供らの手記(昭24)**【随筆】**如己堂随筆(昭26)**【評伝】**永井隆の生涯(片岡弥吉　昭27)**【伝記】**永井隆(鈴木厚『世界を感動させた日本の医師　信念を貫いた愛と勇気の記録』、平18)

長井長義　ながい・ながよし

弘化2(1845)～昭和4(1929)年(83歳)、阿波(徳島)

【薬学、有機化学】　幼名朝吉、旧名直安。慶応2年、藩の選抜生として長崎精得館に学び、明治元年、藩の貢進生として大学東校に入学、2年8月大学句読師、3年1月大学少寮長心得、4年1月第1回官費留学生(医学)として渡独。化学に転向、ベルリン大入学、9年5月ベルリン滞在のまま内務省雇・衛生局事務取扱、14年2月ベルリン大助手、ホフマン教授の下で有機化学を修得。17年5月帰国、6月東大(旧)教授(理科大学化学科で化学を医学部で薬化学を担当)、7月兼内務省衛生局東京試験所長、18年5月大日本製薬会社製薬長、独出張(私費、18年12月～19年7月　独人のテレーゼ夫人とともに帰国)、21年10月農商務省地質局(2等技師)、23年6月地質調査所、25年10月医科大学講師、26年9月薬学第3講座担当、10月東京帝大教授(医科大学薬学科第3講座・薬化学)、大正10年10月退官。▽明治18年漢方薬麻黄の有効成分を抽出、「エフェドリン」と命名した(構造決定は44年)ことで知られる。他に多数の生薬

の有効成分を発見、以後、アルカロイドを中心とする成分研究が薬化学研究の主流となった。20年わが国最初の理学博士、32年田原良純、下山順一郎、丹波敬三とともにわが国最初の薬学博士。▽明治21年日本薬学会初代会頭、39年学士院会員▽長男は維理(Willy 有機化学者)、次男は亜歴山(Alexander 外交官、ハンブルグ総領事、在独大使館勤務)。
【著書】長井長義氏講義録(明34)、長井長義ベルリン通信(平17)、長井長義長崎日記(平18)**【校訂】**有機化学上・中・下巻(明28～29)**【伝記】**長井長義伝(金尾清造 昭35)

永井 潜 ながい・ひそむ

明治9(1876)～昭和32(1957)年(80歳)、広島
【生理学、性科学】 明治35年12月東京帝大卒。36年1月生理学入室(大沢謙二教授)・助手、英・仏・独留学(文部省外国留学生、36年3月～39年9月ゲッチンゲン大に在籍)、39年9月東京帝大助教授、大正4年1月教授、医学部長(昭和9年12月～12年3月)、12年3月停年退官。退官後、台北帝大医学部長(12年10月～14年7月)、国立北京大学医学院最高顧問(14年7月～)、戦後帰国。▽東京帝大在任中、生理学に物理化学の理論、実験手技を導入した他、日本民族衛生学会を創立した(昭和5年)。北京時代、中国人医師の養成に尽力した。戦後は、性問題、人口問題、優生学について発言し、教養豊かな文化人と評される。生理学を愛し、当時、医科大学を卒業すれば得られる医師免許手続きを申請しなかったことでも知られる。
【著書】医学ト哲学(明41)、生命論(大2)、人性論(大5)、生物学と哲学との境(大5)、内分泌(昭2)、結婚読本(昭9)、優生学概論上巻(昭11)、科学と道徳(昭15)、民族の運命(昭23)、性教育(昭31)**【訳書】**キンゼイ報告(キンゼイ 昭25)

永井秀夫 ながい・ひでお

明治36(1903)～平成5(1993)年(90歳)、愛知
【小児科】 昭和3年京都帝大卒。小児科入局(鈴木正教授、服部峻治郎教授)、19年大阪市立医専教授(初代)、23年5月大阪市立医大教授、26年8月京大教授、結研所長(29年10月～33年10月)、41年3月停年退官。退官後、同志社女子大教授(47年4月～59年5月)。▽小児アレルギー、小児溶連菌感染症の研究者として知られる。
【共著】百日咳治療の理論と実際(昭30)、小児感染免疫学1(新小児感染免疫学第19巻A 昭44)

永井昌文 ながい・まさふみ

大正13(1924)～平成13(2001)年(77歳)、鹿児島
【解剖学、人類学】 昭和24年九大卒。附属病院にて実地修練、第2解剖入室(金関丈夫教授)・助手、31年10月助教授、45年8月教授、63年3月停年退官。退官後、福岡看護学校長、福岡県文化財保護審議会専門委員、福岡市文化財保護審議会専門委員。▽弥生時代を中心に人骨を調査収集し、幅広い研究を展開した他、九州大学学術探検隊の一員としてボルネオ、カリマンタン、八重山群島、奄美大島などの学術調査を行っている。
【著書】南島覆石墓のサンゴ石(抜刷 昭43)**【分担】**立岩遺跡(昭52)**【共著】**奄美大島土浜ヤーヤ洞窟跡調査概報(抜刷 昭40)**【共編】**弥生人とその環境(弥生文化の研究第1巻 平元)

長井真理 ながい・まり

昭和28(1953)～平成2(1990)年(37歳)、愛知
【精神科】 昭和51年名市大卒。精神科入局(木村敏教授)、八事病院、60年東京都精神医学総合研究所副参事、豊橋市民病院精神科副部長、在職中、平成2年1月逝去。▽統合失調症の精神病理についての研究で知られた。「世界で最初で最後の女性の現象学的精神病理学者」(木村敏)と評されている。
【著書】内省の構造 精神病理学的考察(平3)**【訳書】**精神分析学の誕生 メスメルからフロイトへ(シェルトーク、ソシュール 昭62)、魂の荒野(グッゲンビュール=クレイグ 平元、ユング心理学選書16)

長石忠三 ながいし・ちゅうぞう

明治40(1907)～平成元(1989)年(81歳)、京都
【外科(結核外科)】 旧姓日下。昭和8年京都帝大卒。耳鼻咽喉科入局(星野貞次教授)、大学院、13年9月小倉記念病院部長、14年3月神戸市電気局病院医長、15年1月京都帝大講師(耳鼻咽喉科)、16年3月助教授(結研外科療法部門)、28年3月教授、所長(39年10月～43年10月)、46年3月停年退官。退官後、北野病院長(47年4月～59年5月)。▽肺結核の治療法として骨膜外合成樹脂球充填術を創案したが、空洞穿孔、膿胸などの合併症をきたしたため、解決法として空洞切開術を考案した。昭和44年、アジア太平洋胸部疾患会議の設立に尽力し、第1回会長を務めた。
【共著】肺結核の外科第2(日本外科全書第16巻第2

昭29）、肺 その構造上・下巻（昭32、33）

中泉正徳　なかいずみ・まさのり

明治28（1895）～昭和52（1977）年（81歳）、愛知

【放射線科】 大正8年東京帝大卒。理化学研究所勤務、昭和2年3月東京帝大講師、独・墺・米留学（在外研究員 2年12月～6年9月）、3年3月助教授、9年11月教授（初代 放射線科）、医学部長（27年5月～28年1月）、31年3月停年退官。▽昭和29年ビキニ第5福竜丸事件以来、厚生省原爆協議会等の委員を務めた。▽昭和13年服部報公賞（レ線の集光照射法の研究）▽中泉行徳（眼科、東京帝大助教授）の長男。

【著書】 臨床放射線学（昭7）、臨床放射線治療学（昭12）、レントゲン診断学（昭15）、癌腫の放射線療法（昭22）

中泉行徳　なかいずみ・ゆきのり

明治4（1871）～昭和20（1945）年（74歳）、江戸（東京）

【眼科】 旧姓後藤、旧名朝太郎。明治29年1月東京帝大卒。2月眼科入局（河本重次郎教授）・助手、35年7月助教授兼泉橋慈善病院眼科医長（～昭和8年6月）、独留学（文部省外国留学生、43年1月～45年1月 ベルリン大に在籍の後、フライブルグ大アクセンフェルト教授に師事）、大正10年12月辞職、11年1月開業（西銀座）、泉橋慈善病院眼科医長、昭和8年廃業。▽退官後も日本眼科学会幹事、東京眼科医師会長をつとめ、後輩の育成に当たった。▽中泉正（陸軍軍医、軍医監、眼科医）の養子、中泉正徳（放射線科、東京帝大教授）は長男、中泉行正（眼科、医院継承）は次男。

【著書】 歴代天皇御陵（昭11）

中泉行正　なかいずみ・ゆきまさ

明治30（1897）～昭和53（1978）年（80歳）、東京

【眼科】 大正11年東京帝大卒。眼科入局（河本重次郎教授、石原忍教授）、昭和5年開業（父行徳の医業継承）。▽財団法人研医会を設け、図書館を開設、眼科関係および古医書を蒐集し、眼科医、医史学研究者に研究の場を提供した。また日本眼科医会長、東京眼科医師会長を歴任し、実地眼科医のまとめ役を果たし、石原忍式色盲表を研究維持する一新会理事長を務めた。▽中泉行徳（眼科、東京帝大助教授・創業）は父、中泉正徳（放射線科、東京帝大初代教授）は兄。

【著書】 古医書をたずねて（昭53）**【共著】** 戦後におけるトラコーマに関する報告集（昭33）

中江亮一　なかえ・りょういち

明治35（1902）～昭和50（1975）年（72歳）、滋賀

【小児科】 昭和3年愛知医大卒。小児科入局（藤井静英教授）、6年6月講師、9年4月桐生組合病院部長（～11年12月）、9年4月名古屋医大講師（坂本陽教授）、12年2月神戸市民病院医長（神戸市技師）、14年2月名古屋医大助教授、14年4月名古屋帝大助教授、22年10月名大助教授、35年4月教授、41年3月停年退官。退官後、金城学院大教授（42年～）、在職中、50年1月逝去。

【著書】 小児結核（昭23）、小児呼吸器疾患（昭34）、小児X線図譜（昭37）、先天性代謝異常（新臨床医学文庫 昭40）

中尾喜久　なかお・きく

大正元（1912）～平成13（2001）年（89歳）、茨城

【内科（血液病学）】 昭和12年東京帝大卒。第3内科入局（坂口康蔵教授）、13年6月同仁会青島防疫診療班（～14年3月）、22年12月講師（沖中重雄教授）、26年11月助教授、32年5月群馬大教授（第2内科）、38年5月東大教授（第3内科）、48年3月停年退官。退官後、自治医大学長（初代 47年2月～平成8年3月）。▽平成4年下館市名誉市民、5年学士院会員

【共著】 全身性疾患と肺（昭44）**【編著】** 白血病のすべて（内科シリーズ no. 6 昭47）、リンパ球の基礎と臨床（昭47）**【共編】** 血液の生化学（昭44）、内科学書全4巻（昭50）**【共監】** 新内科学大系全60巻（昭48～54）**【共監訳】** 血液学上・中・下（ウイリアムズ 昭52）

長尾精一　ながお・せいいち

嘉永4（1851）～明治35（1902）年（50歳）、讃岐（香川）

【外科】 高松藩小学寮助教を経て、明治5年9月第一大学区医学校入学、13年東大（旧）卒。6月千葉病院長兼医学校教頭、15年10月千葉甲種医学校長兼1等教諭附属病院長、20年12月第一高等中学校医学部教諭兼医学部長兼1等教諭附属病院長、27年9月一高医学部主事・県立千葉病院長、34年4月千葉医専校長心得、6月校長（初代）兼教授、在任中、35年7月逝去。▽千葉大医学部の前身校の功労者。▽長尾美知（小児科、千葉医専教授）は嗣子。

【校閲】 警官必携救急袖宝（明18）**【伝記】** 長尾精一伝（長尾美知 昭7）

中尾健　なかお・たけし

明治42(1909)～昭和55(1980)年(71歳)、神奈川

【薬理学】　昭和7年慈恵医大卒。薬理入室(石川雄三郎教授)・助手、12年4月講師、14年11月助教授、内地留学(15年～18年4月、東京帝大薬理学東龍太郎教授)、応召(見習士官、ハルマヘラ島勤務)、18年10月(応召中)教授、21年5月復員、49年3月定年退職。

[共著]副腎皮質ホルモン(綜合医学新書第11　昭25)、脳下垂体ホルモン(昭32)

中尾亨　なかお・とおる

大正10(1921)～平成15(2003)年(81歳)、東京

【小児科】　昭和21年9月北海道帝大卒。市立岩見沢病院にて実地修練、22年4月小児科入局(弘好文教授)、8月助手、27年4月講師、10月助教授、28年4月青森県立病院小児科部長、40年8月札幌医大教授、62年3月定年退職。退職後、国際協力事業団ケニア国中央医学研究所感染症対策プロジェクトチームリーダー(62年7月～平成元年7月)、北翔会札幌あゆみの園顧問。

[著書]ウイルスの病原性(昭46)、ウイルス性発疹症の臨床(昭46)、無菌性髄膜炎(小児科学選書4　昭52)　[編著]小児の感染症(小児科 mook no.1　昭53)　[共編]伝染性単核症(昭50)　[監訳]新生児感染症　理論・診断・治療(レミントン、クライン　昭62)

長尾房大　ながお・ふさひろ

大正11(1922)～平成6(1994)年(72歳)、福岡

【外科(消化器)】　昭和22年9月慈恵医大卒。附属病院にて実地修練、24年1月第2外科入局(大井実教授)、25年5月助手、29年12月講師、32年7月助教授、44年5月教授、63年3月定年退職。退職後、富士市立中央病院顧問。▽消化管出血の重症度分類としての長尾分類を提唱した。

[著書]胃潰瘍の手術(手術アトラス no.1　昭52)　[共著]残胃の臨床(新臨床医学文庫　昭49)　[編著]臨床外科看護総論(昭45)、胃・十二指腸潰瘍の外科(外科 mook no.1　昭53)、消化器内視鏡治療(昭58)

長尾優　ながお・まさる

明治20(1887)～昭和50(1975)年(88歳)、香川

【歯学教育、歯科】　大正2年12月東京帝大卒。3年1月歯科入局(石原久助教授)、米国留学[私費、5年8月～7年5月　ペンシルベニア大大学院(歯科補綴学)修了]、7年6月文部省歯科医術開業試験附属病院助手、13年10月宮内省侍医寮御用掛、昭和4年1月東京高等歯科医学校教授、欧米留学(在外研究員4年4月～5年5月)、19年4月東京医歯専教授、20年2月東京医歯専校長兼附属医院長、21年8月東京医歯大学長事務取扱、10月学長(初代)、36年6月退官。退官後、鶴見大(初代歯学部長　45年4月～)、在職中、50年10月逝去。▽東京医歯大発展の功労者。東京高等歯科医学校創設にあたって島峰徹校長の片腕として諸般の準備を進めた功績、戦災で大部分焼失した東京医科歯科専門学校の存続を図り、東京医科歯科大学に発展させた功績は大きい。また、日本歯科医学会長(初代　昭和35年～36年)を務めた。▽昭和35年学士院会員

[著書]臨床上必要ナル歯科保存療法(大14)、一筋の歯学への道普請(昭41)、島峯徹先生(昭43)　[共著]歯科独英医文和訳研究(昭3)　[編著]歯牙模型図譜(大13)

長尾美知　ながお・よしとも

明治9(1876)～昭和33(1958)年(82歳)、茨城

【小児科】　旧姓海老原。明治34年12月東京帝大卒。35年2月小児科入局(弘田長教授)・大学院、36年4月助手、37年7月千葉医専教授(内科、小児科、薬物学)、8月兼県立病院内科医長、陸軍衛生部幇助嘱託(38年3月～10月)、墺・独留学(文部省外国留学生、42年2月～44年6月　ウィーン大、シュトラスブルグ大に在籍)、大正8年4月退職、東京・日本橋浜町に長尾病院開設・院長、昭和19年引退。

[著書]近世児科学前・後編(明42、43)、学校伝染病予防講話(大7)、育児及小児病講話(大9)、臨床薬物学前・後編(大9、10)、乳児の哺育と其看護(大12)、小児看護学理と実際　乳のみ児を健に育てる為に(大13)、小児看護学(大14)、四季の小児病(大15)、赤ちゃんを健やかに(昭23)　[共著]實験處方上巻(大13)、下巻(大15)、小児科対症療法(昭9)

中尾良一　なかお・りょういち

明治45(1912)～平成14(2002)年(90歳)、奈良

【内科】　昭和8年岩手医専卒。山梨県病院内科勤務、召集[(軍医少尉)ビルマ・インパール作戦に従軍]、21年開業(中尾内科医院)。▽尿療法の提唱者。昭和12年尿による淋病の治癒を確認、ビルマ従軍中、尿療法の有効性を確認、平成3年MCL研究所を設

立、尿療法の普及に努める。▽山梨県医師会副会長、日本医師会代議員、甲府市会議員、山梨県会議員などを務めた。

【編著】奇跡が起きる尿療法(平2)

中川一郎　なかがわ・いちろう

明治37(1904)～平成3(1991)年(86歳)、東京

【栄養学】　昭和6年北海道帝大卒。北海道庁衛生課勤務を経て、15年12月厚生科学研究所国民栄養部、17年11月厚生省研究所、21年5月公衆衛生院、24年6月国立公衆衛生院、22年5月栄養学部長、50年11月退官。▽蛋白質、ビタミン、栄養学の領域で業績を残した。

【著書】成長と栄養(昭15)、小児栄養学(昭23)、栄養状態判定と栄養所要量(昭48)【編著】栄養総論(栄養学全書　昭23)【共編】栄養学(昭30)、タンパク質の代謝と栄養(昭39)

中川嘉志馬　なかがわ・かしま

明治30(1897)～昭和30(1955)年(58歳)、大分

【内科】　旧姓溝口。大正12年東京帝大卒。第1内科入局(三浦謹之助教授、島薗順次郎教授)、昭和3年11月昭和医専教授兼内科副医長、13年4月(第2内科医長)、21年昭和医大教授(第2内科)、在職中、30年10月急逝。

【著書】臨牀処方集(昭11)、最新内科診断(昭22)、打診と聴診(昭29)、触診と圧診(昭30)、脳卒中(医学新書　昭31)

中川清　なかがわ・きよし

明治19(1886)～昭和34(1959)年(73歳)、東京

【皮膚科】　大正2年東京帝大卒。皮膚病学黴毒学入局(土肥慶蔵教授)、7年2月京都府立医専教授、12年3月京都府立医大教授、昭和22年10月東京医大教授、在職中、34年3月逝去。▽ブロック狼瘡状毛瘡のわが国第1例を報告したが、皮膚機能、特に皮膚の免疫学的機能と経皮吸収についての業績で知られる。

中川幸庵　なかがわ・こうあん

明治7(1874)～昭和34(1959)年(85歳)、富山

【寄生虫学】　明治27年11月四高卒。28年1月石川県立金沢病院勤務(～29年7月)、30年7月内務省永楽病院勤務(～36年7月)、37年8月台湾総督府立台南医院勤務、42年12月花蓮港医院長、大正元年10月新竹医院長、7年6月台中医院長、15年6月台湾総督府技師、15年9月金沢市私立金城病院内科医長、昭和14年10月退職。22年5月富山県砺波郡油田診療所長、30年6月退職。▽新竹医院長時代に肺吸虫の第2中間宿主がカニであることを発見(大正4年)、また、大正9年世界で初めて肥大吸虫の生活史を明らかにした。▽大正4年浅川賞(肺二口虫中間宿主の発見報告)、昭和33年桂田賞(肺吸虫及び肥大吸虫の発育史に関する研究)、34年保健文化賞(肺吸虫、肥大吸虫の研究)

中川小四郎　なかがわ・こしろう

明治20(1887)～昭和46(1971)年(84歳)、奈良

【泌尿器科】　明治42年千葉医専卒。東京麹町・朝倉病院、下谷区・楽山堂外科勤務の後、44年9月東京帝大第2外科入局(佐藤三吉教授　～45年6月)、新潟医専第2外科(杉村七太郎教授)・助手(～大正2年12月)、独留学[私費　3年4月よりミュンヘン病理研究所滞在中、第一次大戦勃発のため渡英、10月セント・ピータース病院、ハムステッド病院(泌尿器科ウォーカー教授)にて研学、5年帰国]、11月東北帝大第1外科(杉村七太郎教授)・助手、8年講師、9年岡山医専講師(外科)、教授(皮膚科泌尿器科)、11年岡山医大助教授、欧米留学(在外研究員、12年5月～15年1月)、昭和5年教授、退職。大阪にて開業(中川病院)・戦災にて消失、22年9月大阪女子医大教授(附属香里病院皮膚科泌尿器科)、附属香里病院長事務取扱(23年8月～)、院長(8月～28年10月)、29年4月関西医大教授、34年4月退職。▽アルコール麻酔の開発者。大正10年「アルコールによる経静脈的点滴麻酔法」(独文)により東北帝大より学位取得。

【著書】臨床泌尿器科診断学(大13)、泌尿器科学提要(昭2)、臨床泌尿器科学(昭34)

中川諭　なかがわ・さとす

明治24(1891)～昭和48(1973)年(81歳)、福井

【内科】　旧姓太田。大正5年12月東京帝大卒。6年1月第3内科入局(青山胤通教授、稲田龍吉教授)、10年5月北海道帝大助教授、独・仏・米留学(文部省在外研究員　10年5月～12月10月)、12年10月教授(初代　第2内科)、附属医院長(昭和18年12月～20年12月)、22年10月北大教授、30年3月停年退官。退官後、

札幌医大(教授、癌研 30年6月～、癌研所長 30年11月～、学長 36年4月～40年3月)。▽札幌市医師会長(昭和22年～24年)、北海道医師会長(24年～28年)をも務めた。▽昭和40年北海道文化賞、47年北海道開発文化賞 ▽第2内科4代目教授中川昌一は長男。
【著書】症候より見たる内科診断要綱第1、第2(昭23)、内科学全5巻(昭24～30)、内科臨床50年(昭43)
【共著】消化器疾患とその臨牀(昭24)

中川秀三 なかがわ・しゅうぞう

明治41(1908)～昭和63(1988)年(80歳)、北海道
【精神科】 昭和8年北海道帝大卒。精神科入局(内村祐之教授)、11年2月助手、召集[13年1月(衛生上等兵)軍医予備員として旭川陸軍病院入隊、(衛生伍長)、13年2月陸軍軍医予備員(衛生軍曹)、退営]、13年2月講師、14年12月助教授、臨時召集[15年11月旭川陸軍病院(衛生曹長)、16年7月(軍医少尉)、18年9月(軍医中尉)、19年12月召集解除]、20年2月講師(附属医専部)、21年4月助教授(医学部)、25年6月札幌医大教授(初代 神経精神科)、円山分院長(29年8月～48年3月)、欧米出張(39年7月～39年12月学会出席、学術視察)、48年3月定年退職。▽わが国における精神外科の先駆者。
【著書】精神病の外科的療法(ロボトミー)(臨牀医学文庫第120 昭26)、てんかん その臨床と治療法(昭38)

中川順一 なかがわ・じゅんいち

明治36(1903)～平成3(1991)年(88歳)、秋田
【眼科】 昭和2年東京帝大卒。生理学入室、4年11月昭和医専講師(生理学)、8年12月東京帝大眼科入局(石原忍教授)、11年9月日赤鳥取支部病院眼科医長、13年12月日大教授(専門部医学科)、20年10月市立札幌病院眼科医長、28年2月副院長、36年12月院長、43年5月退職。退職後、札幌眼科クリニック開設(43年10月～)。
【共著】体位検査に於ける眼検査法(昭16)

中川大介 なかがわ・だいすけ

明治20(1887)～昭和29(1954)年(67歳)、山口
【歯科】 明治41年7月東京歯科医専卒。大正2年9月満鉄大連医院勤務(～8年9月)、10月東洋歯科医学校講師、9年4月東洋歯科医専理事・教授、10年5月(東洋歯科医専、日大に合併)日大教授(歯科)、米国留学[日大在外研究員 大正15年シカゴ・ノースウェスタン大大学院入学、昭和2年6月卒業(科学修士)、7月帰国]、9月日大教授(歯科)、歯科附属医院副院長兼外科部長(2年9月～6年6月)、日大歯科医学校附属医院長(14年8月～18年5月)、日大歯科科長(18年5月～23年8月)、日大歯科附属医院長(22年11月～23年8月)。23年8月退職。
【著書】抜歯術(大14)、歯牙解剖学(近世歯科全書第1巻 大14)、歯科局所麻酔の実際(昭4)、口内炎(昭24) 【共著】歯科処方医典(大2)

中川米造 なかがわ・よねぞう

大正15(1926)～平成9(1997)年(71歳)、朝鮮(京城)
【環境医学、医史学、医療社会学】 昭和24年京大卒。実地修練、耳鼻咽喉科入局(後藤光治教授)・助手、29年阪大講師(医学概論 沢潟久敬文学部教授)、55年4月教授、63年4月滋賀医大教授、平成3年3月退官。退官後、大阪国際女子大教授(6年4月～8年3月)、仏教大教授(8年4月～)、9年7月まで教壇に立ち、9月逝去。▽医学生時代、阪大の沢潟久敬の医学概論の講義に触れ、阪大では沢潟に代わって医学概論を担当した。医の倫理、医の歴史、医療人類学、医の制度論、医の行動学など幅広い分野で活発な実践と発言を続けた。昭和43年日本初の心臓移植を告発、脳死移植問題ではインフォームド・コンセントの重要性を訴えた。また、45年阪大医学部森永ヒ素ミルク中毒追跡調査会代表を務め、裁判では原告側証人として因果関係を証言した。
【著書】医学の弁明(ヒューマン・ブックス 昭39)、医学をみる眼(NHKブックス 昭45)、医の倫理(玉川選書 昭52)、医とからだの文化誌(昭58)、21世紀医療への対話(昭58)、サービスとしての医療(昭62)
【共著】世界の医学教育(昭45) 【共編】講座現代の医療全5巻(昭47～48) 【訳書】社会医学の意味(ガルドストン 昭34)、病気と免疫の社会学 社会学的病因論序説(モス 昭49) 【共監訳】病の文化史上・下(サンドライユ 昭59)

長岐佐武郎 ながき・さぶろう

明治31(1898)～昭和35(1960)年(61歳)、石川
【内科】 旧姓伊集院。大正11年東京帝大卒。慶大内科入局(西野忠次郎教授)、昭和3年豊多摩郡病院副院長、9年3月市立荏原病院長(初代 常勤院長)、18年4月都立荏原病院長、24年兼昭和医大客員教授(第1内科)、34年12月勧奨退職。退職後、昭和医大客員教授、在職中、35年10月逝去 ▽伝染病学、特に赤痢・

な

疫痢に関する権威。【著書】保菌者の処置と其の治療(昭23)【共著】内科診断治療学(昭26)、細菌性赤痢の治療(医家叢書第130 昭28)、急性伝染病の食餌療法(同第140 昭28)

中黒秀外之 なかぐろ・ひでとし

明治41(1908)~平成9(1997)年(88歳)、北海道

【陸軍軍医(細菌学)】 昭和7年北海道帝大卒。陸軍軍医[陸軍軍医学校卒、14年3月関東軍防疫給水部(~18年9月)、18年10月南方軍防疫給水部]。戦後、静岡の僻地にて開業、30年1月陸上自衛隊札幌地区病院長(初代)、35年8月陸上自衛隊衛生学校長(陸将補)、43年3月退任。▽中黒・浅見氏粘液堤形成促進法(パラチフスの鑑別診断法)の考案者。サルモネラ・ナラシノの発見者。

永沢 滋 ながさわ・しげし

明治37(1904)~平成元(1989)年(84歳)、東京

【病院管理学】 昭和4年日大専門部医学科卒。生理学入室(額田豊教授)、帝国女子医専助教授(内科)、16年開業(永沢病院)、25年6月日大教授(内科)、駿河台病院長(25年6月~39年3月)、理事(26年5月~44年9月)、30年9月(病院管理学)、医学部長(37年9月~43年10月)、学長(42年8月~44年8月)、板橋病院長(45年4月~49年10月)、理事・理事長(47年10月~49年10月)。▽日大教授時代、私学最初の病院管理学講座を開設し、病院の近代化に取り組んだ。【監修】病院内感染の管理(昭40)

中沢房吉 なかざわ・ふさきち

明治26(1893)~昭和54(1979)年(86歳)、新潟

【内科】 大正8年東北帝大卒(第1回卒業生)。第2内科入局(加藤豊治郎教授)、12年5月助教授、欧米留学(15年~昭和3年 コペンハーゲン大クロー教授、ウィーン大シュレジンガー教授に師事)、19年4月教授、22年10月東北大教授、医学部長(28年2月~30年3月)、32年3月停年退官。退官後、国立仙台病院長(36年10月~43年4月)。▽コペンハーゲン大ではクロー教授の指導のもと体液の膠質浸透圧測定装置を完成した。【著書】狭心症(臨牀医学文庫3 昭21)、神経病学(昭23)【共著】神経系疾患の鑑別診断(昭33)

長沢米蔵 ながさわ・よねぞう

明治19(1886)~昭和51(1976)年(90歳)、埼玉

【病理学】 明治39年日本医学校卒。内科入局、41年東京帝大病理入室(山極勝三郎教授)、大正2年日本医専教授(病理)、昭和15年日医大教授、22年定年退職。▽明治43年より開業。開業専任後、台東区医師会長、下谷医師会長を務めた。また、医家芸術クラブ幹事(邦楽部員)としても知られる。【編著】日本医大生活(大学生活シリーズ 昭28)【随筆】くろもん(昭41)、第2集(昭48)

中島義四郎 なかじま・きしろう

明治30(1897)~昭和63(1988)年(90歳)、宮城

【小児科】 大正12年東京帝大卒。泉橋慈善病院小児科(太田孝之医長)、14年郡山市・郡山病院小児科長、15年泉橋慈善病院小児科、昭和2年河北医院阿佐ケ谷分院小児科医員、3年河北病院開設、小児科医長、25年河北病院理事、28年副院長、37年副院長・小児科医長退職、42年理事退任。▽小児の疫痢に対する静脈内持続点滴注入療法を試み、成果を挙げ、昭和15年の日本小児科学会(福岡)において発表を行っている。【著書】母親の医学(子供の教養叢書 昭24)【遺稿】頭の雪つもるとも(平元)

中島 精 なかじま・きよし

明治34(1901)~昭和37(1962)年(61歳)、埼玉

【産婦人科】 大正14年慶大卒。産婦人科入局(川添正道教授)、8月助手、昭和8年4月講師、9年4月兼神奈川県警友病院産婦人科医長(~15年)、16年1月慶大助教授、23年3月兼私立練馬病院長(~26年10月)、26年10月慶大教授、29年3月兼国保南多摩病院長(~31年)、在職中、37年7月逝去。▽妊婦梅毒、不妊症研究の権威。【著書】症候上より見たる産婦人科診断治療学(昭14)、結婚より安産まで(昭23)、性感異常(昭24)、女子の生理(昭27)、お産と育児(実用百科選書 昭32)【共編】日本産婦人科全書全28巻(昭30~42)

中嶋唯夫 なかじま・ただお

大正14(1925)~平成3(1991)年(65歳)、栃木

【産婦人科】 昭和26年日医大卒。27年産婦人科入局・助手、日赤産院、西独留学(西独政府給費留学生、31年~33年 キール大産婦人科)、34年日赤産院部長、日医大講師、47年4月賛育会病院部長(~50年3月)、

51年4月日医大助教授(第2産婦人科 室岡一教授)、58年3月退職。

【著書】新生児の管理・保育の実際(新臨床医学文庫 昭43)、お産のすべて(昭45)、これからの妊娠・出産・育児(昭49)、初めての妊娠と出産(平11)【編著】新生児の救急医療(産婦人科 mook no.14 昭56)

長島久子 ながしま・ひさこ

明治31(1898)～昭和52(1977)年(78歳)、兵庫
【看護師(従軍看護婦)】 大正2年3月八鹿尋常高等小学校高等科卒。家事手伝いの後、5年4月日赤大阪支部救護看護婦養成所入学、8年3月卒。日赤大阪支部病院看護婦、10年5月看護婦副長、11年5月産婆試験合格、関東大震災(12年9月 ぷらじる丸で横浜に向かい災害救護活動に従事)、14年1月看護婦長、看護婦養成所専任婦長、昭和2年3月日赤救護看護婦長、看護婦養成所講師、上海事変勃発、応召(7年3月 広島衛戍病院救護班、7月解除)、10年4月東京市栄養学校高等課程入学、12年3月卒、内務省栄養研究所にて研究従事、12年9月日赤大阪支部病院復帰、看護婦養成担当婦長、日中戦争勃発、再応召(14年3月 救護看護婦長として上海派遣、16年3月解除)、18年3月副監督、21年3月監督、33年4月看護部長、40年6月退職。▽昭和2年ナイチンゲール石黒記念碑、32年フローレンス・ナイチンゲール記章
【伝記】関西看護界の権威者 長島久子女史(雪村政枝『看護史の人びと第2集』、昭45)

長島秀夫 ながしま・ひでお

大正11(1922)～平成2(1990)年(68歳)、兵庫
【内科】 昭和24年岡山医大卒。実地修練、第1内科入局(山岡憲二教授)、32年2月助教授(小坂淳夫教授)、42年10月熊本大教授(第3内科)、51年8月岡山大教授(第1内科)、62年3月停年退官。退官後、川崎製鉄水島病院長(62年4月～)、在職中、平成2年4月逝去。
【編著】黄疸の検査(臨床検査 mook no.6 昭56)【共編】肝と免疫(昭59)【監訳】肝臓病 組織・病態生理・臨床(ターラー 昭60)

中島 実 なかじま・みのる

明治26(1893)～昭和26(1951)年(57歳)、長崎
【眼科】 大正8年東京帝大卒。眼科入局(河本重次郎教授)、10年4月東京女子医専講師(～11年5月)、11年9月熊本医専講師(瀬戸糾教授)、12月教授(～12年11月)、13年愛知県立医大助教授(小口忠太教授)、昭和2年10月金沢医大教授、独留学(在外研究員 3年～5年)、15年4月名古屋帝大教授、22年10月名大教授、25年6月東大教授、就任8か月後の26年2月逝去。▽網膜の生化学的研究の権威。▽中島章(眼科、順天堂大教授)は長男。
【著書】眼科臨床検査法(昭10)、春季に多い眼疾患(昭22)【共著】検眼鏡用法(昭5)、臨床眼科学提要(昭21)、眼と内科疾患(昭24)、眼鏡の理論と実際(昭30)

中島祥夫 なかじま・よしお

昭和21(1946)～平成13(2001)年(55歳)、千葉
【生理学】 昭和46年千葉大卒。実地修練、第1生理入室(本間三郎教授)・大学院、50年4月助手、51年4月講師、58年4月助教授、63年9月教授、在任中、平成13年11月逝去。▽わが国における海馬研究の先駆者。

中島良貞 なかじま・よしさだ

明治20(1887)～昭和46(1971)年(83歳)、長崎
【放射線科】 大正3年12月九州帝大卒。第2内科入局(武谷広教授)、講師、欧州留学(14年2月～昭和2年3月 ウィーン大のホルツクネヒト教授、フランクフルト大のデッサウアー教授についてレントゲン学研究)、2年4月助教授(レントゲン室主任)、4年12月教授(放射線治療学 国立大最初の放射線科)、附属医院長(19年6月～21年6月)、医学部長(21年7月15日～25日)、22年3月(九州帝大の戦争責任を一身に負うとして)退官。島原市に中島医院開設、33年7月中島病院に拡張。
【著書】医学レントゲン学講義全3巻(昭8～10)

中条資俊 なかじょう・すけとし

明治5(1872)～昭和22(1947)年(74歳)、山形
【ハンセン病医療】 旧姓竹田、旧名留吉。明治34年10月千葉医専卒。県立千葉病院内科、35年3月助手見習、5月助手、36年4月内務省伝研嘱託(第1部)兼目黒慰廃園(ハンセン病療養施設)嘱託医、11月血清薬院技手、37年6月伝研助手、38年4月技手、42年4月青森・北部保養院医長(院長 青森県警察部長永田亀作)、5月(院長 青森県警察部長大味久五郎)、12月院長、昭和16年4月(改称)国療松丘保養園長、

19年10月病臥、在任中、22年3月逝去。▽30年にわたり、青森におけるハンセン病患者の医療・救済に従事、また、多発性癩性紅斑、胎児胎盤感染学説、ハンセン病治療薬ひば油TRの発見と治験などの研究業績がある。患者、職員、知人によるブロンズ製の胸像が園内公園に安置されている。

【伝記】中条資俊伝(昭58)

長洲光太郎　ながす・こうたろう

大正5(1916)~昭和48(1973)年(57歳)、東京

【外科】　昭和15年東京帝大卒。第1外科入局(大槻菊男教授)、軍務(海軍軍医学校、衛生学校、海軍病院)、21年東京帝大復帰、23年国立東京第一病院外科、29年10月東京医歯大助教授(浜口栄祐教授)、38年6月関東逓信病院第1外科部長、在職中、48年9月逝去。

【著書】小外科の実際(昭43)、手術の経過異常と後遺症(昭44)【共著】急性腹症のX線診断(昭49)【共編】外科診断技術全書全10集(昭32~39)【随筆】むし歯のライオン(昭45)

長瀬時衡　ながせ・ときひら

天保7(1836)~明治34(1901)年(65歳)、備前(岡山)

【蘭方医】　幼名定吉。上坂、緒方洪庵の門に入り、京都で広瀬元恭、赤沢寛介に医学を学び、文久元年長崎でボードウィンに蘭学を学び、帰郷。帰藩後、池田侯侍医。西洋医邪門として3年幽囚の身となり釈放されて小豆島に住む。▽明治4年陸軍軍医出仕、7年(2等軍医正)台湾出兵に従軍、佐賀の乱、神風連の乱に第3砲隊として従軍、西南の役では大阪陸軍病院西京出張所在勤、18年広島鎮台軍医長、24年陸軍省医務局第1課長心得、6月東京衛戍病院長、26年(1等軍医正)、4月退役。▽退役後、東京飯田橋に仁寿病院開設、西洋マッサージ研究所を設置(わが国における最初のマッサージ)。

【著書】西洋按摩小解(明26)【共著】マッサージ治療法(明35)【編著】送行集(長瀬静石編　明14)【訳書】野営医典(ブッケマ述、緒方惟準口訳、長瀬時衡筆記　明6)、按摩術(ライフマイル　明26)【校閲】検尿必携(明9)、新方類函(明22)【共閲】検証必携法医廼栞(明25)、無機化学　受験応用(明25)

長瀬又男　ながせ・またお

大正10(1921)~平成10(1998)年(77歳)、東京

【小児科、障害児医療】　昭和18年9月慶大卒。陸軍軍医、22年九大小児科入局、46年東京学芸大教授、保健管理センター長、59年停年退官。退官後、長瀬総合療育研究所開設・理事長、平成10年12月逝去。▽心身障害児とのかかわりは九大在職中に始まり、東京転勤後、46年自閉症幼児のための通園施設賀川学園を設立、57年自閉症児のためのおもちゃライブラリーを開設。

【著書】ちえおくれの子の健康相談(昭52)、障害児の医療相談(昭60)、自閉症との出会い(平3)

永田捷一　ながた・しょういち

明治39(1906)~昭和56(1981)年(75歳)、岐阜

【衛生学】　昭和10年満州医大卒。衛生学入室(三浦運一教授)、6月講師、戦後、25年9月岐阜県立大講師、26年12月教授(初代　衛生学)、39年4月岐阜大教授、岐阜県立医大学長兼岐阜大医学部長(41年7月~43年6月)、44年4月停年退官。

【著書】運動生理学(刊行年不明)【共著】農村の衛生学的研究(抜刷　昭39)

中田篤郎　なかた・とくろう

明治17(1884)~昭和27(1952)年(68歳)、兵庫

【法医学】　明治43年大阪高等医学校卒。1年志願兵、病理入室(佐多愛彦教授)・助手、大正3年助教授、欧州留学(3年8月~8年3月　瑞・伊・仏において法医学研究)、9年12月大阪医大教授(初代　法医学)、昭和18年3月退官。退官後、徳島県立医専校長(初代　18年4月~20年3月)、官立徳島医専校長(初代　20年4月~26年3月)、徳島医大学長(初代　23年2月~)、徳島大学長・医学部長(初代　26年4月~27年10月)、徳島大教授として在職中、27年12月逝去。▽小笛事件(大正15年)の鑑定を担当したことで知られる。

【著書】中田新法医学(昭16)

永田正夫　ながた・まさお

明治39(1906)~昭和54(1979)年(73歳)、山梨

【泌尿器科】　昭和4年日大専門部医学科卒(第1回卒業生)。皮膚泌尿器科入局(梅津小次郎教授)、5年4月助手、10年5月講師、14年4月助教授、18年9月教授、応召、21年6月日大医学部教授、23年(泌尿器科)、附属板橋病院長(41年4月~47年4月)、医学部長(44年12月~46年10月)、47年12月定年退職。退職後、板橋区医師会病院長(48年1月~)、在職中、54年8月逝去。

中田瑞穂　なかた・みずほ

明治26(1893)〜昭和50(1975)年(82歳)、島根

【外科(脳神経外科)】 大正6年東京帝大卒。第1外科入局(近藤次繁教授)、11年4月新潟医大助教授(外科 池田廉一郎教授)、墺・独・米・仏留学(在外研究員、14年3月〜16年3月)、昭和2年教授、11年欧米再視察、24年5月新潟大教授、28年8月(第2外科 脳神経外科)、31年4月停年退官。▽脳外科の権威。わが国における近代脳外科の開拓者。新潟大にわが国初の脳神経外科を設立(28年)、脳外科研究施設(32年)からわが国最初の脳研究所(42年)の設立に尽力した。▽俳句は大正5年以来、高浜虚子に師事、富安風生、山口誓子、水原秋桜子らと東大俳句会を再興、「ホトトギス」同人、画家としても知られる。▽昭和42年文化功労者、43年学士院会員

【著書】脳手術(昭22)、脳腫瘍(昭24)、外科今昔(昭33) 【句集】中田みづほ句集・俳話(昭51) 【画集】中田みづほ画集(昭51)、中田みづほ水彩画集(昭56)

中館久平　なかだて・きゅうへい

明治30(1897)〜昭和38(1963)年(65歳)、青森

【法医学】 大正14年慶大卒。病理学入室(草間滋教授)・助手、昭和3年4月講師(法医学)、東京帝大留学(3年4月〜7年3月 法医学 三田定則教授の下で法医学、血清科学研究)、7年3月助教授、欧州留学(7年4月〜9年3月 ベルリン、ウィーンにて法医学研究)、9年9月教授(初代 法医学)、在職中、38年4月逝去。▽昭和21年以来、東京地検嘱託として司法解剖例3000件、下山事件(昭和24年)では自殺説を主張した。

【著書】実用法医学 鑑定必携(昭35) 【共著】唾液腺内分泌および網内皮系病態生理(生理学講座 昭27)

中館長三郎　なかだて・ちょうざぶろう

安政6(1859)〜昭和18(1943)年(83歳)、陸奥(岩手)

【陸軍軍医】 明治41年6月第4師団軍医部長、第12師団軍医部長、大正3年8月(軍医総監)、予備役編入。▽玄米食普及に尽力されたことで知られる。

【共訳】臨床診検法全書(約氏)2冊(ヤクシュ 明29〜30)

中塚正行　なかつか・まさゆき

明治44(1911)〜昭和57(1982)年(71歳)、熊本

【薬理学】 昭和12年長崎医大卒。薬理学入室(寺坂源雄教授)、講師、助教授を経て、16年旅順医専教授、22年9月広島県立医専教授、23年4月広島県立医大教授、28年8月広島大教授、医学部長(37年4月〜39年3月)、チェコ・西独・英・米出張(在外研究員 38年7月〜11月)、医学部長(42年4月〜44年5月)、44年5月長崎大学長(〜49年7月)、49年8月国立教育機関創設準備室長、51年5月大分大学大分医大創設準備室長、10月大分医大初代学長、在任中、57年9月急逝。▽長崎大学長として、着任早々から大学紛争の解決と正常化を図り、また、大分医大の創設に貢献した。

永富　勲　ながとみ・いさお

明治37(1904)〜平成2(1990)年(85歳)、大分

【外科】 昭和6年九州帝大卒。第2外科入局(後藤七郎教授)、10年講師、14年4月大邱医専教授、15年佐賀杵島炭鉱病院外科部長、応召(19年 ビルマ派遣軍軍医部附)、戦後、23年大分県保険課技官、厚生省社会保険医療専門官、44年8月大分県・姫島国保診療所長、48年12月退職。▽胃切除手術に用いられる永富式胃腸縫合針を考案(昭和12年)、佐賀杵島勤務中には鉱山事故の状況を詳報している。また、戦後の国民皆保険実施にあたり、全国社会保険技官会長として社会保険医療の監査徹底に貢献した。また、マジシャンとして知られ、日本皿回し協会を設立した。

【著書】災害の予防と処置 鉱山外傷の実況(昭26)、誰にでもできる皿回し入門(昭51)

中西　啓　なかにし・あきら

大正12(1923)〜平成14(2002)年(78歳)、長崎

【医史学】 昭和32年長崎大卒。実地修練、第2内科入局(筬島四郎教授)、46年国立長崎療養所呼吸器科医長、退職後、長崎・出口病院副院長。▽長崎学の権威。長崎大医学部より刊行された『長崎医学百年史』(昭和36年)の主執筆者。また、俳誌『太白』を主宰、向井去来の研究で知られる。▽平成12年長崎新聞文化賞

【著書】医学の跡をたずねて(昭36)、医学の伝来と長崎(昭43)、世界史の中の長崎(昭46)、長崎のオランダ医たち(岩波新書 昭50)、検査技師のための長崎散歩(昭52)、長崎コロリ騒動(歴史への招待 昭56)、シーボルト前後(平元)、亀井南冥(抜刷 平2)、長崎における歯科医学のあゆみ(平6)

中西孝雄　なかにし・たかお

大正15(1926)〜平成12(2000)年(74歳)、徳島

【神経内科】　昭和27年東大卒。実地修練、第3内科入局(冲中重雄教授)、40年助手(脳研・神経内科　豊倉康夫教授)、42年講師、48年助教授、51年4月筑波大教授・副学長(61年4月〜63年4月)、平成元年6月退官。退官後、三宿病院長(元年8月〜5年3月)。

【編著】脳脊髄誘発電位(昭61)　【共編】臨床神経生理学入門(昭55)、臨床誘発電位診断学(平1)　【共監訳】ベッドサイド神経学的検査法(バローズ　昭59)

中西政周　なかにし・まさかず

明治23(1890)〜昭和50(1975)年(84歳)、愛媛

【生理学】　大正5年京都帝大卒。第1生理入室(石川日出鶴丸教授)、7年6月京城医専教授、15年4月京城帝大教授(第1生理)、昭和13年3月退官、(東京市在住)、24年8月大阪医大教授(第1生理)、45年3月定年退職。

【著書】骨格筋の緊張態と調節神経司配(昭9)、骨格筋のトーヌス及疲労の研究(昭19)、筋肉疲労の話(昭24)、自律神経系(昭43)

中野嘉一　なかの・かいち

明治40(1907)〜平成10(1998)年(91歳)、愛知

【精神科、詩人】　昭和6年慶大卒。10年東京・武蔵野病院勤務、13年豊橋・岩屋病院長、応召(19年〜メレヨン島療養所勤務)、22年三重県立宮川病院長、23年松阪市にて開業、36年東京都中野区にて精神科医院開業。▽武蔵野病院在勤中、パビナール中毒で入院した太宰治の主治医を務めている。▽昭和3年『詩歌』復刊に参加、5年『ポエジイ』創刊、新短歌運動を推進、26年『暦象』創刊・主宰。

【著書】新短歌の歴史　自由律運動半世紀の歩みと展望(昭42)、前衛詩運動史の研究(昭50)、太宰治　主治医の記録(宝文館叢書　昭55)、稲垣足穂の世界(昭59)、モダニズム詩の時代(昭61)　【詩集】春の病歴(昭27)、メレヨン島詩集(昭28)、記憶の負担(昭31)、哲学堂公園(詩の家叢書　昭51)　【歌集】秩序(昭36)

中野　進　なかの・すすむ

大正12(1923)〜平成20(2008)年(84歳)、京都

【外科】　昭和22年10月京大卒。京大病院にて実地修練、23年12月外科入局、25年9月助手、26年10月大学院(第2外科青柳安誠教授　〜35年3月)、26年京都医療生協岩倉診療所長、37年四条外科病院開設・院長、55年京都きづ川病院開設・院長、57年啓信会設立・理事長。▽京都府保険医協会理事、京都私立病院協会副会長、京都府医師会理事などを歴任、平成元年には社会党などの推薦を受け京都市長選に立候補したが落選。▽中野信夫(眼科、全国保険医団体連合会長)の弟。

【著書】日本における学会の誕生とその進展(抜刷　昭50)、医師の世界　その社会学的分析(昭51)、新・医師の世界(平8)　【共編】昭和初期一移民の手紙による生活史　ブラジルのヨッチャン(平18)　【監修】高齢化社会をどうとらえるか　医療社会学からのアプローチ(コッケルハム　平20)

中野太郎　なかの・たろう

明治20(1887)〜昭和29(1954)年(67歳)、長野

【海軍軍医】　明治42年11月岡山医専卒。43年12月(海軍少軍医)、大正9年12月(軍医少佐)、13年12月(軍医中佐)、「陸奥」軍医長、昭和7年1月医務局首席、10年11月(軍医少将)別府海軍病院長、11年12月佐世保海軍病院長兼佐世保鎮守府軍医長、13年11月呉海軍病院長兼呉鎮守府軍医長、14年3月横須賀海軍病院長兼横須賀鎮守府医局長、11月医務局長(軍医中将)、16年10月軍令部出仕、17年3月予備役編入、5月海南島衛生局長(海軍司政官)、18年2月(海軍司政長官)、19年3月退任。

中野豊道　なかの・とよみち

大正14(1925)〜平成6(1994)年(68歳)、佐賀

【外科、音声学】　昭和24年九大医専部卒。広島赤十字病院にて実地修練、25年4月広島市・竹内外科医院、26年8月岡山大第1外科入局(陣内伝之助教授)、28年4月徳山中央病院外科(〜11月)、29年6月岡山県玉島保健所保健課長、31年2月岡山刑務所医務課長、33年1月高知県中村市・杉浦病院院長、39年4月東洋工業附属病院外科、54年8月副院長、平成4年4月マツダ病院長、在職中、平成6年1月逝去。▽広島大講師として音声学の講義を担当、聴覚障害児教育機器の開発に努めた。▽昭和55年科学技術庁長官賞研究功労者表彰

【著書】ロボットのしごと・安全の生理(昭63)

中野信夫　なかの・のぶお

明治43(1910)～平成22(2010)年(99歳)、京都

【眼科、社会運動家】 昭和8年大阪高医専卒。眼科入局(湖崎清一教授嘱託)、10年9月東成診療所(無産者診療所)勤務、12年3月京都にて開業(中野眼科医院)、応召(16年1月 18年1月歩兵第138聯隊附軍医として、広島から出発、上海、高雄、シンガポールを経て泰緬鉄道にてビルマに移動、インパール作戦に参加、21年6月モールメンで乗船、7月大竹上陸、復員)、22年3月再開業(中野眼科医院)、32年3月中野眼科四条分院開設、47年2月中野眼科京都タワービル診療所開設、平成2年2月京都コンタクトレンズ設立・代表取締役。▽在学中、理事長排斥の学生ストライキを指導、昭和8年8月共産党学内組織のことから大阪・網島署に100日余り拘置され、起訴留保、大阪・東成診療所で無産者診療活動に入る。11年青年医師クラブを結成、『医療と社会』を創刊。戦後、21年京都医療社会化連盟を結成、24年京都保険医協会を設立・理事、(37年理事長)、44年全国保険医団体連合会を結成・会長。平成16年京都医療生活共同組合会長・理事などを務めた。▽平成15年鳥居賞(視覚障害者福祉に対する貢献)

【著書】靖国街道 一軍医のビルマ戦回想(昭52)、転ばぬ先の杖(平7) 【編著】信夫の画と随筆(平8)

【参考】京都府保険医協会30年史 理事長中野信夫の30年(昭49)

長野 準　ながの・ひとし

大正11(1922)～平成12(2000)年(77歳)、佐賀

【内科(呼吸器)】 昭和16年陸軍士官学校卒。南方戦線に従軍、(陸軍軍医大尉)にて復員、25年九大卒。実地修練、九大医学部附属結核研究施設入局(貝田勝美教授)、内地留学(慶大内科 笹本浩助教授)、米国留学(在外研究員、36年2月～38年2月 カリフォルニア大医療センター心臓血管研究所コムロー所長、スタウブ教授の下で肺循環に関する研究従事)、40年講師、42年国療屋形原病院勤務、45年4月国療福岡厚生園院長、46年7月国療南福岡病院長、63年3月定年退官。▽肺気腫研究会(昭和35年)、日本胸部疾患学会(36年)、日本呼吸管理学会(平成3年)の設立に参加。

【共著】肺機能検査入門(昭47)、日本列島の空中花粉1、2(昭53、平4) 【編著】気管支喘息診療ハンドブック(昭52) 【共編】呼吸不全の診断と治療(昭48)、呼吸療法入門(昭56)

中野征紀　なかの・ひろき

明治37(1904)～昭和53(1978)年(73歳)、熊本

【解剖学、登山家】 昭和10年北海道帝大卒。解剖学入室、講師を経て、19年9月樺太医専教授、戦後、帯広厚生病院医長(外科)・副院長、南極観測第1次越冬隊副隊長(32年2月～33年3月)、34年本州製紙釧路工場診療所長。▽北大ネパール調査隊長(37年東北ネパールチャムラン峰に世界初登頂)を務めた。

【著書】南極越冬日記(昭33)

長野文治　ながの・ぶんじ

明治6(1873)～昭和6(1931)年(57歳)、熊本

【陸軍軍医(眼科)、俳人】 旧姓愛甲。明治29年千葉医専卒(陸軍依託生徒)、陸軍軍医学校教官、京都衛戍病院長を経て、大正7年6月第3師団軍医部長、9年1月青島守備司令部軍医部長、8月第3師団軍医部長、11年8月(軍医監)、待命。退官後、京都・深草にて眼科開業。▽日露戦争、シベリア出兵に従軍。▽俳号 蘇南。明治33年熊本在勤中、俳句の道に入り、孤竹と号した、大正15年『うづら』を創刊、経営に当たった。

【編著】手むけ草(昭5) 【句集】蘇南遺吟(井上微笑選 昭8)

中野 操　なかの・みさお

明治30(1897)～昭和61(1986)年(88歳)、京都

【医史学、皮膚科】 大正9年京都府立医専卒。陸軍軍医、15年京都府立医大病理(角田隆教授)にて研究従事、昭和6年日赤大阪支部病院皮膚科勤務のかたわら開業、軍務(14年～20年)、戦後、大阪市阿倍野区にて開業。▽昭和7年より医史学の論文発表を始め、13年医史学普及の目的で杏林温古会を設立、機関誌『医譚』を発行、24年杏林温古会を母体として日本医史学会関西支部を創立。平成10年遺族から和漢洋の医学書など書籍類6810件、1万3461点が大阪市史編纂所に寄贈されている。▽昭和43年日医最高優功賞(開業医にして医史学の発展に尽力)、55年大阪市民表彰・文化功労賞(医史学の研究)

【著書】皇国医事大年表(昭17)、大阪医学風土記(昭34)、大阪蘭学史話(昭54)、錦絵医学民俗志(昭55)

【監修】大坂医師番付集成(昭60)

長野泰一　ながの・やすいち

明治39(1906)~平成10(1998)年(91歳)、三重

【ウイルス学】 昭和7年北海道帝大卒。細菌学入室(中村豊教授)、仏留学(11年~13年 パストゥール研究所)、14年助教授、14年台湾総督府技師兼台北帝大熱研技師(士林支所)、16年6月東京帝大助教授(伝研)、22年12月教授(伝研 第4研究部)、伝研所長(31年12月~33年11月)、42年3月停年退官。退官後、北里研部長(42年~50年)、林原生物化学研究所参与(61年~)。▽天然痘、狂犬病ウイルスについての研究に従事、昭和29年ウイルス抑制因子(インターフェロン)を発見。▽昭和46年野口英世記念医学賞(ウイルス抑制因子の研究)、54年尾鷲市名誉市民、56年恩賜賞(インターフェロンの研究)

【著書】熱帯伝染病学(昭18)、ウイルス抑制因子(昭44)、インターフェロンとは何か(昭56)、長野泰一科学論文集 1937~1993(平5) **【共訳】**牛痘の原因及び作用に関する研究 種痘法の発見(ジェンナー 昭19) **【随筆】**うゐのおくやま(平5)

中野由巳　なかの・よしみ

明治30(1897)~平成元(1989)年(92歳)、長崎

【解剖学】 大正12年台北医専卒。京都帝大第1解剖入室(小川睦之輔教授)、14年助手、昭和4年4月大阪女子高等医専教授(初代 解剖学)、応召(12年、18年)、22年6月大阪女子医大教授、29年11月関西医大教授、35年4月(第1解剖)、39年5月定年退職。

【著書】学生の組織学(昭11)、発生学(昭13) **【共著】**組織学実習図譜上・下(昭11)

長橋正道　ながはし・まさみち

明治20(1887)~昭和34(1959)年(72歳)、新潟

【放射線科】 旧姓吉川。明治学院、東京高等商業学校、北海道帝大農科大学を経て、大正4年大阪高等医学校卒。7年大阪医大予科の物理化学の講義担当、英国留学(9年~12年 ケンブリッジ大生理学教室にてラングレー教授の指導を受け、生理学、放射線医学についての研究に従事)、14年4月大阪医大教授(初代 理学的診断科)、昭和6年5月大阪帝大教授、22年10月阪大教授、23年5月停年退官。▽日本放射線学会の設立人。大正12年に日本レントゲン学会が設立さていたが、意見の対立から、東北帝大、慶大、九州帝大とともに、昭和5年、日本放射線学会を設立、事務所を大阪医大に置いた。しかし、15年両学会は統合し、現在の日本医学放射線学会として再発足した。

【著書】レントゲン診断及治療(昭2)

長花操　ながはな・みさお

明治40(1907)~平成7(1995)年(88歳)、岡山

【寄生虫学】 昭和6年京城帝大卒。微生物学専攻(寄生虫学 小林晴治郎教授)、14年応召(満州第731部隊)、15年講師、19年助教授、戦後、23年5月鹿児島県立医大教授(初代 予防医学)、25年7月米子医大教授(初代 医動物学)、26年4月鳥取大教授、34年9月京都府立医大教授(初代 医動物学)、45年3月定年退職。退職後、川崎医大教授、川崎医療短大教授(~57年3月)。▽朝鮮では赤痢アメーバ、米子ではヌカ蚊、京都では鉤虫を研究課題とした。▽昭和58年桂田賞(肝吸虫症の疫学的研究)

【共編】日本寄生虫学文献集 鉤虫・東洋毛様線虫篇(昭49)、基本人体寄生虫学(昭57)

長浜　晋　ながはま・すすむ

明治41(1908)~昭和59(1984)年(75歳)、不詳

【組織学(口腔組織学)】 昭和6年日本歯科医専卒。7年4月副手、8年4月助手、12年4月講師(~17年7月)、慈恵医大組織学教室(林礼教授)にて研究従事、17年6月慈恵医大医専部入学、21年3月卒。35年4月青山学院大講師(生物学 ~38年3月)、39年5月日本歯大講師(解剖学)、40年9月助教授、42年4月教授(組織学・口腔組織学)、在職中、逝去。▽爬虫類を中心とする舌および歯牙の比較組織学、ヒトの歯のエナメル質を中心とした微細構造、ヒト象牙質に分布する感覚神経線維に関する研究業績がある。

【編著】人体口腔組織図譜(昭45)、簡明口腔解剖学(昭57)

中浜東一郎　なかはま・とういちろう

安政4(1857)~昭和12(1937)年(79歳)、江戸(東京)

【衛生学】 明治5年横浜十全病院にて米医シモンズの通訳を兼ねて医学を学び、大学東校入学、14年東大(旧)卒。福島県医学校長兼教諭、岡山、金沢各医学校教授兼病院長、18年内務省御用掛、独留学(内務省派遣、18年~22年 ミュンヘン大在籍)、22年内務省技師、23年東京衛生試験所長、退官後、回生病院設立(東京・麹町)、鎌倉病院顧問。大正6年自営病院閉鎖。後、内閣恩給局常務嘱託医、専売局嘱託医、

日之出生命保険医務顧問、日本保険医学協会長などを務めた。▽中浜万次郎（幕末の漂流者）の長男。高山正雄（法医学、九州帝大教授）は娘婿。
【著書】中浜万次郎伝（昭11）【共編】病床必携医療宝鑑（明16）、内科医範2冊（明17、18）【訳書】普通衛生新書（独逸帝国衛生院編　明29）

中浜 博　なかはま・ひろし

大正12（1923）～平成18（2006）年（83歳）、広島

【生理学、神経生理学】 昭和22年慶大卒。実地修練、生理学入室（林髞教授）、26年東京理科大化学科卒、28年精神医学研究所（上田守正所長）、34年1月慶大講師、6月助教授、米国留学（ロックフェラー財団研究員、36年～41年ジョンズ・ホプキンズ大生理マウントキャッスル教授に師事）、42年10月東北大教授（脳疾患研究施設脳波部門）、58年4月（神経生理部門）、61年3月停年退官。退官後、桐生短大教授（平成3年4月～）、学長（4年4月～12年3月）。▽コンピューターによる神経インパルス系列の分析的研究の開拓者。

【共著】 生理学通論1～3（共立全書191　昭47）

中浜 博　なかはま・ひろし

昭和3（1928）～平成20（2008）年（79歳）、東京

【外科】 昭和28年名大卒。実地修練、マドリッド大大学院修了、聖母病院、東京厚生年金病院勤務、41年1月名古屋・聖霊病院長（～48年6月）、48年4月中日病院（～平成3年6月）、交通医療協会診療所長、老人保健施設・和合の里（平成12年4月～18年3月）。▽中浜万次郎（幕末の漂流者）の4代目。

【著書】 私のジョン万次郎　子孫が明かす漂流150年目の真実（平3）、中浜万次郎（平17）

中原市五郎　なかはら・いちごろう

慶応3（1867）～昭和16（1941）年（73歳）、信濃（長野）

【歯学教育、歯科】 越後高田で歯科修業の後、上京、東京歯科専門医学校入学、九段の開業歯科医岡田三百三の師弟となり歯科技術を学び、明治22年4月歯科医師開業試験及第。6月東京麹町で開業、23年岡田三百三の診療所を購入、わが国で初めて「歯科医院」の名称を用いた。33年麹町区会議員となり、児童の口腔診査を提案、議会で可決され、34年公的に初めて口腔診査が行われ、学校歯科医普及の契機となった。▽明治40年日本歯科教育会を結成、歯科医学校の設立を申請、7月共立歯科医学校を開設、42年6月日本歯科医学校と改称、8月日本歯科医専となり、44年2月校長就任（～昭和11年8月）、米国視察（大正4年9月～5年1月）、8年7月学校法人日本歯科医専設立・理事長、渡欧（昭和6年6月～11月、パリ万国歯科医学大会出席、米国経由帰国）、在職中、16年3月逝去（日本歯科医専は昭和27年日本歯科医大に昇格）。▽歯科治療器械、補綴用装置、特に咬合器の発明・改良に取り組み、実用新案は9件、発明特許は15件に及んでいる。▽中原実（日本歯大理事長）は長男、中原泉（日本歯大新潟歯学部長）は次男。

【著書】 歯科研究叢書（大4）、中原式咬合採得器中原式咬合器理論并ニ使用法（大7）、日本食養道（昭12）**【伝記】** 富士見の慈父　中原市五郎先生伝（島洋之助　昭11）、中原市五郎の生涯　歯科界の巨星（宮下慶正　平4）

中原徳太郎　なかはら・とくたろう

明治4（1871）～昭和2（1927）年（56歳）、京都

【外科、整形外科】 明治31年12月東京帝大卒。32年2月第1外科入局（スクリバ、近藤次繁教授）、12月助手、33年楽山堂病院（浅草）副院長、独・墺留学（私費ヴュルツブルグ大、ハイデルベルグ大、ウィーン大）、大正6年中原医院（東京・日本橋）開設、7年4月日本医専校長、15年3月日医大学長、在職中、昭和2年11月逝去。▽日医大の功労者。大正7年4月、5年5月以来の学校騒動の日本医専校長に就任、騒動を収拾し、さらに、大学昇格への道を開いた。12年衆議院議員（東京府第9区、新党倶楽部、当選2回～昭和2年11月）、憲政会幹事長を務めた。

中原 実　なかはら・みのる

明治26（1893）～平成2（1990）年（97歳）、東京

【歯科】 大正4年7月日本歯科医専卒。9月助手、米国留学（日本歯科医専派遣　5年6月渡米、6年6月ハーバード大歯学科卒、7月ニューヨーク市立病院歯科部において歯科臨床の研究、9月米国の対独宣戦布告にともない渡欧、仏陸軍歯科医として軍陣歯科を研究、12年5月帰国）、6月日本歯科医専教授（軍陣歯科、歯科歴史）、昭和12年4月財団法人日本歯科医専理事、15年3月理事長代理、16年3月理事長、22年6月日本歯大理事長、23年12月学長事務取扱、24年4月学長、26年2月学校法人日本歯大理事長兼学長、38年9月兼神奈川歯大理事長、53年4月日本歯大新潟歯学部長、59年8月名誉学長。▽日本歯科医師会長（37年4月～51年3月）を務めた他、公

職多数。▽洋画家としても知られ、仏滞在中、グラン・ショーミエールに学び、大正12年二科展初入選、14年単位三科を創立、昭和18年二科会員(絵画部)。▽中原市五郎(日本歯科医専の設立者)の長男、中原泉(歯科、日本歯大新潟歯学部長)は次男。**【著書】**医療問題(昭38)、絵画(評論集 昭和41)**【画集】**中原実画集(昭37)**【伝記】**伝説の中原実(中原泉 平3)

仲原泰博 なかはら・やすひろ

大正14(1925)~昭和60(1985)年(60歳)、岡山 **【内科、リハビリテーション医学】** 昭和24年岡山医大卒。実地修練、岡山大放射能研究所入局(三沢敬義教授)・助手、35年6月講師(温泉研究所)、36年11月講師(医学部附属病院三朝分院 森永寛教授)、37年1月助教授(医学部附属病院)、40年4月助教授(医学部附属病院三朝分院)、42年9月教授(温泉研)、所長(49年4月~53年3月)、60年4月教授(医学部附属環境病態研究施設)・研究施設長、在任中、6月急逝。

中原龍之助 なかはら・りゅうのすけ

大正2(1913)~平成4(1992)年(78歳)、新潟 **【厚生行政】** 昭和14年東京帝大卒。警視庁警察医務嘱託(衛生部医務課)、短期現役軍医[14年6月候補生として歩兵第4聯隊入隊、7月(陸軍軍医中尉)、18年8月(軍医大尉)]、21年12月厚生省嘱託(予防局防疫課)、22年4月(厚生技官)、28年6月公衆衛生局庶務課、31年4月企画課、32年7月検疫課長、33年7月薬務局細菌製剤課長、37年7月公衆衛生局防疫課長、38年7月大臣官房統計調査部長、40年10月公衆衛生局長、42年8月退官。退官後、日本生ポリオワクチン研究所理事長(43年8月~49年10月)、監事(54年9月~平成元年)。

中原和郎 なかはら・わろう

明治29(1896)~昭和51(1976)年(79歳)、鳥取 **【生化学】** 大正7年米国コーネル大理学部生物学科卒。ロックフェラー医学研究所病理部助手(マーフィー博士の指導で癌の実験病理学的研究、特にラウス肉腫を用いた研究に従事)、14年帰国(ドロシー夫人同伴)、伝研病理部勤務(長与又郎所長)、昭和6年兼理研勤務、8年11月癌研病理部主任(長与又郎研究所長)、20年3月副所長、4月癌研、戦災・焼失のため理研にて研究継続、23年7月癌研所長、37年5月国立がんセンター所長(初代)、49年9月総長、在任中、51年1月逝去。▽癌の生化学的研究の先駆者。癌研時代、ビタミンL(催乳因子)の発見(昭和13年)、癌毒素トキソホルモンの分離(23年)、発癌機構の研究において成果をあげた。また、28年雑誌『癌』(欧文原著論文のみ掲載)を復刊させた。また、蝶の収集家としても知られ、科学博物館に寄贈した。▽昭和21年朝日賞(文化賞部門 ビタミンLの研究)、40年学士院賞(中原和郎、福岡文子 癌毒素及び発癌物質に関する研究)、49年学士院会員 **【著書】**癌(岩波新書 昭30)**【共編】**細胞生物学(昭42)**【共著】**原色図鑑世界の蝶(昭33)

中堀 豊 なかほり・ゆたか

昭和31(1956)~平成21(2009)年(53歳)、奈良 **【小児科、遺伝学(人類遺伝学)】** 昭和55年東大卒。小児科研修医(小林登教授)、59年4月国立遺伝学研究所助手、60年1月国立小児病院小児医療研究センター研究員、平成元年英国オックスフォード大分子医学研究所助手、4年4月国立小児病院小児医療研究センター先天異常研究部遺伝染色体研究室長、7月東大助教授(大学院医学系研究科国際保健専攻人類遺伝学 徳永勝士教授)、9年6月徳島大教授(公衆衛生学)、11年9月兼附属病院・遺伝相談室長、13年10月医学部医学科長、15年1月(大学院医学研究科)、16年4月(ヘルスバイオサイエンス研究部)、在職中、21年4月逝去。▽平成3年日本人類遺伝学会奨励賞(アメロゲニン遺伝子のクローン化)**【著書】**Y染色体からみた日本人(平17)

永松東海 ながまつ・とうかい

天保11(1840)~明治31(1898)年(57歳)、肥前(佐賀) **【蘭方医】** 旧姓原、幼名藤太郎。漢籍を福島文蔵、蘭学を渋谷良次に学び、文久3年好生館(医学校)に入る。元治元年江戸に出て松本良順の塾に入り、かたわら医学所、開成所にて独語を、箕作麟祥に英語を学ぶ。慶応2年佐倉の佐藤尚中の塾にて医学修業、3年長崎に遊学、ボードウィン、マンスフェルト、ハラタマに医学、理化学を学ぶ。▽明治元年戊辰戦争において佐賀藩の軍とともに、上野戦争、宇都宮、日光、白河、会津を転戦、佐賀軍事病院長として従軍。▽帰藩の後、明治2年藩主とともに上京、5月(3等教授)東京医学校専勤、4年3月依願免官、佐賀医学校中教諭、5年10月文部省(7等出仕)第一大学区医学校教場専任、6年2月京都療病院医業取

締、8月司薬場取調、7年4月司薬場掛兼場長、8年病気により退任、9年8月陸軍軍医部、(2等薬剤正)本院出仕、10年4月西南の役においては(本院附2等軍医正兼2等薬剤正)大阪病院勤務、大学医学部教授通学生生理学教場掛、製薬学校取締、兼陸軍大病院出仕、16年7月大学教授兼文学部教授、10月(1等軍医正)、19年陸軍軍医学舎教官、26年9月予備役編入。

【著書】生理学上・下(明13) **【編著】**定性化学試験要領全5冊(明9) **【訳編】**バクテリア図鈔(明21)

長松英一 ながまつ・ひでかず

明治25(1892)~昭和28(1953)年(61歳)、東京

【解剖学】 大正4年愛知県立医専卒。解剖学入室、5年助手、8年9月九州帝大助手(第3解剖 進藤篤一教授)、12年2月愛知医大助教授、欧州留学(愛知県派遣 14年4月~昭和2年9月)、6年5月名古屋医大教授、14年4月名古屋帝大教授(第1解剖)、22年10月名大教授、在任中、28年11月逝去。▽名古屋YMCA理事長、日本キリスト者医科連盟会長、名古屋合唱団長などを務めた。▽長松将之輔(愛知医学校・愛知県立医専教諭、内科学・精神病学・衛生学担当)の長男。

【著書】解剖学実習描写用図(昭9)、横観人体解剖模型図譜(昭10)、関節運動ヨリミタル筋学(昭11) **【訳書】**仏蘭西家庭童話集第1巻(ボーモン夫人 昭5)、第2巻(ドルノア夫人 昭5)、第3巻(ペロー 昭7)、第4巻(ハミルトン 昭13)、愛の人ベートーヴェン(エヴジイ 昭15) **【自伝】**わが行く道(昭29

中村一成 なかむら・かずなり

昭和4(1929)~平成9(1997)年(67歳)、鹿児島

【ハンセン病医療】 昭和28年3月東京農工大農学部獣医学科卒。30年3月日大大学院修士課程修了(獣医研究科)、6月神奈川県小田原保健所技術員、32年7月神奈川県衛生研究所研究員、37年11月国立多摩研究所動物管理室長、カナダ留学(42年3月~43年アルバータ大癌研究所特別研究員)、61年1月多摩研第1研究部長、平成2年3月定年退官。▽ヌードマウスにおいて増殖した癩菌、また野生アルマジロに増殖させた癩菌を他の研究者に供給し、ハンセン病研究に貢献した。

中村京亮 なかむら・きょうすけ

明治33(1900)~昭和62(1987)年(86歳)、山口

【内科】 大正14年九州帝大卒。第2内科入局(武谷広教授)、昭和6年道立平壌医院勤務、8年4月平壌医専教授(内科)、21年帰国、22年4月国療清光園院長、37年1月国療福岡東病院長、46年7月定年退官。

【著書】微熱と其の鑑別診断(昭15)、微熱の診断と治療(昭34) **【自伝】**遠くて近き(昭47) **【参考】**ことばを超える(平成21)

中村敬三 なかむら・けいぞう

明治29(1896)~平成5(1993)年(96歳)、東京

【アレルギー学、細菌学、血清学】 大正11年東京帝大卒。細菌学専攻(伝研入所)、昭和2年日医大教授(細菌衛生学 ~3年)、5年6月京城帝大教授(微生物学 志賀潔の後任)、独・仏・英留学(6年)、10年7月退官、12年日医大教授(細菌学 ~33年)、19年7月東京帝大教授(伝研)、22年7月伝研分割・移管に伴い国立予防衛生研究所検定総務部長・血清部長兼癩部長、31年副所長、33年5月所長、41年12月退官。▽京城帝大時代、癩菌の純培養に挑戦した。昭和27年日本アレルギー学会を設立・初代会長。▽昭和36年野口英世記念医学賞(三沢敬義、中村敬三 アレルギーに関する研究)

【著書】抗ヒスタミン剤とアレルギー(昭25) **【共編】**細菌学第1~3(昭29~30)

中村兼次 なかむら・けんじ

明治44(1911)~昭和48(1973)年(62歳)、新潟

【小児科】 昭和10年東京帝大卒。小児科入局(栗山重信教授)、軍務(中国、南方戦線に従軍)、24年横浜市立医専・横浜医大助教授(有田不二教授)、26年6月関東逓信病院小児科部長、41年6月副院長、44年2月院長、在職中、48年4月逝去。

【著書】病気をさせない育児(ホームブックス 昭38)、ママの診断(昭38)、赤ちゃんのからだづくり(Graphic series 昭43)、育児としつけ百科(昭43)、育て方と病気百科 0~5才(昭47)

中村古峡 なかむら・こきょう

→中村 蓊(なかむら・しげる)

中村 蓊 なかむら・しげる

明治14(1881)~昭和27(1952)年(71歳)、奈良

【精神科】 明治40年東京帝大文学部英文科卒。東京朝日新聞社入社、43年退社、昭和3年東京医専卒。

4年千葉市に精神病院を開設。▽筆名 中村古峡、胆駒古峡。東京帝大卒後、夏目漱石の門下生として杉村楚人冠の斡旋で朝日に入社したが、弟の精神異常から心理学の研究に没頭、大正6年『変態心理』を創刊、医師となり精神病院を開設、変態心理の研究と治療に当たった。

【著書】殻(大2)、変態心理の研究(大8)、大本教の解剖(大9)、少年不良化の経路と教育(日本変態心理叢書第1篇 大10)、変態心理の人々(大15)、二重人格の女(昭12)

中村正二郎 なかむら・しょうじろう

大正2(1913)〜昭和52(1977)年(64歳)、福岡

【生化学】 昭和13年京都帝大卒。医化学入室(前田鼎教授、内野仙治教授)、15年2月助手。19年5月山口県立医専教授(医化学)、24年4月山口県立医大助教授、25年3月教授、西独留学(28年5月〜30年10月マックス・プランク研究所客員教授)、38年4月兼蛋白研所長(〜39年4月)、39年4月山口大教授(生化学)、医学部長(40年4月〜44年3月)、48年4月学長、在任中、52年12月急逝。▽日本電気泳動学会の創設(昭和25年)に参画、交叉電気泳動法の開発者(32年)。▽昭和39年電気泳動学会賞(交叉濾紙電気泳動法)、44年日医医学賞(交叉泳動法に関する研究)、45年西日本文化賞(学術文化賞「アクリルアミドゲルを支持体とするディスク泳動法による諸体液の分析ならびに酵素活性の検出に関する研究」の功績)

【著書】新生化学(昭37)

中村隆 なかむら・たかし

明治42(1909)〜平成11(1999)年(90歳)、栃木

【内科】 昭和9年東北帝大卒。第1内科入局(熊谷岱蔵教授)、16年助教授(大里俊吾教授)、26年4月教授、附属病院長(38年7月〜40年3月)、医学部長(40年4月〜42年3月)、47年3月停年退官。退官後、7月山形大学医学部創設準備室長、山形大教授(第1内科 47年7月〜54年4月)、医学部長(初代 48年9月〜54年4月)。▽東北大歯学部、秋田県立脳血管研究センター、山形大医学部開設に尽力。また、肺気腫研究会(昭和35年)、日本胸部疾患学会(36年)の設立に尽力。

【著書】急性期脳卒中の診断と治療(昭53)、医学総論(昭59) **【共著】**伝染性肝炎(昭28)、気管支血管系の研究(昭32)

中村唯 なかむら・ただ

明治6(1873)〜昭和11(1936)年(63歳)、熊本

【眼科】 旧姓宇良田。明治25年10月熊本薬学校卒。熊本市新細工町にて父宇良田玄彰とともに漢方薬局開業、29年10月済生学舎入学、30年4月〜6月医術開業前期試験及第、31年5月後期試験及第、32年6月開業免許取得、内務省伝研入所、故郷・牛深にて開業、独留学(私費、36年1月〜38年6月 マールブルグ大眼科にてバッハ教授の指導を受け、38年2月日本女性最初の医博受領、帰国)、牛深にて眼科医院開業、39年東京・神田に宇良田眼科医院開業、かたわら学習院女子部で教鞭を取る。薬剤師中村常三郎と結婚、天津にて同仁病院を開設、昭和7年常三郎逝去、満州事変勃発のため閉院、牛深に帰国。10年再上京、開業、まもなく11年6月逝去。▽牛深市の公園に顕彰碑がある。

中村恒男 なかむら・つねお

明治42(1909)〜昭和63(1988)年(78歳)、京都

【小児科】 昭和10年京都府立医大卒。小児科入局(斎藤二郎教授)、生化学にて研究従事、18年11月助教授、26年11月教授、米国留学(フルブライト留学生、32年8月〜33年12月 テキサス大ポメラート教授に師事)、学長(46年7月〜48年3月)、退官後、京大教授、国立医科大学(滋賀県)創設事務長(49年2月〜)、滋賀医大副学長・教授(49年10月〜)、副学長・病院長(53年4月〜62年5月)。▽中村登(耳鼻咽喉科、京都府立医大教授)は父、中村文雄(耳鼻咽喉科、京都府立医大学長)は兄。

【共著】小児栄養学1(新小児医学大系第3巻A 昭61) **【共編】**小児の医原性疾患(昭42)

中村敏郎 なかむら・としお

明治35(1902)〜平成12(2000)年(97歳)、東京

【皮膚科、美容医学】 昭和4年慶大卒。皮膚科入局(笹川正男教授)、9年1月講師(横山晧教授)、16年6月助教授、19年4月東京女子医専教授、25年4月東京女子医大教授、48年3月定年退職。退職後、日本美容専門学校校長、カネボウ化粧品顧問。

【著書】ヒフの科学(昭18)、美容ヒフ科学(昭21)、ツバキ油で美しい素肌が甦った(オレンジバックス 昭50) **【訳書】**フランス式美容法(シャバーヌ 昭39)

中村 登　なかむら・のぼる

明治13(1880)~昭和20(1945)年(65歳)、京都

【耳鼻咽喉科】 明治34年6月京都府立医専卒。1年志願兵として日露戦争従軍(陸軍3等軍医)、39年4月助教諭兼外科部長、京都帝大耳鼻咽喉科(和辻春次教授)にて耳鼻咽喉科を修得、41年10月耳鼻咽喉科部長心得、42年5月教諭兼耳鼻咽喉科部長、(京都帝大耳鼻咽喉科にて研究従事 ~大正5年10月)、欧米視察(京都府派遣 10年7月~12年2月)、12年3月京都府立医大教授兼附属医専教授、欧米出張(京都府派遣 昭和8年4月~9月)、附属医院長(11年7月~13年8月)、学長(17年8月~)兼女子専門部長(19年7月~)、在任中、20年7月逝去。▽中村文雄(耳鼻咽喉科、京都府立医大学長)は長男、中村恒男(小児科、京都府立医大学長)は次男。

【著書】動脈硬化症及其療法 附・聴器ニ現ハルル徴候(大2)、耳鼻咽喉科臨牀の実際(昭7)、喉頭結核(昭9)、鼓膜穿孔と耳漏(臨牀医学講座第23輯 昭11)

中村 拓　なかむら・ひろし

明治24(1891)~昭和49(1974)年(82歳)、福島

【生化学】 大正9年東京帝大卒。仏留学(10年~昭和4年4月 ソルボンヌ大、パストゥール研究所ベルトラン教授)、6年5月京城帝大教授(生化学)、戦後、昭和24年4月横浜医大教授、27年4月横市大教授、36年3月定年退職。▽京城帝大在任中、溶血現象を研究、最小溶血濃度の概念を確立した。横市大在任中、赤血球の沈降速度など赤血球の物理化学的研究を行った。また、古地図の研究でも知られる。▽第1回横浜文化賞(文化部門)

【著書】御朱印船航海図(昭40)、鎖国前に南蛮人の作れる日本地図第1(昭41)、第2(昭41)、第3(昭42)

中村文雄　なかむら・ふみお

明治39(1906)~平成4(1992)年(85歳)、京都

【耳鼻咽喉科】 昭和6年京都府立医大卒。6月耳鼻咽喉科入局(中村登教授)、11月助手、12年10月講師、東京帝大出張(13年5月~14年5月)、14年6月助教授、21年3月教授、米欧出張(32年3月~9月)、学長(37年3月~42年3月)。退職後、京都第一赤十字病院長(48年3月~58年6月)。▽昭和33年国際気管食道科学会グールド賞 ▽中村登(耳鼻咽喉科、京都府立医大教授)の長男。

【共著】耳鼻咽喉科治療学上・下(昭37)

中村文弥　なかむら・ふみや

明治35(1902)~昭和49(1974)年(71歳)、千葉

【小児科】 大正15年慶大卒。小児科入局(唐沢光徳教授)・助手、昭和9年5月講師、18年5月助教授、20年4月兼附属医専部教授(~26年6月)、24年4月教授、欧米出張(慶應義塾在外研究員 34年9月~35年3月)、42年3月定年退職。

【共編】小児科臨床検査法(昭38) **【共監】**臨床小児科全書全4巻(昭40~42)

中村文平　なかむら・ぶんぺい

明治19(1886)~昭和44(1969)年(82歳)、長野

【眼科】 明治44年11月大阪府立医学校卒。眼科入局(水尾源太郎教授)、大正3年6月日赤富山支部病院医長、5年4月府立大阪医大教授嘱託(宮下左右輔教授)、9年助教授、欧州留学(大阪府派遣 大正10年、プラハ大エルシュニッヒ教授、チェルマーク教授に師事)、13年1月大阪医大教授、昭和6年1月大阪帝大教授、附属医院長(15年6月~18年6月)、18年6月停年退官。退官後、松本市にて開業(19年~)。▽光神の調応機能の研究の先駆者。明治45年小口病(夜盲症)を研究中、水尾・中村現象を発見し、日本で研究が隆盛となる契機を与えた。

【著書】眼の科学(昭19)、眼結核(昭23) **【共著】**眼機能学(大日本眼科全書第6巻第1冊 昭8)

中村平蔵　なかむら・へいぞう

明治27(1894)~昭和55(1980)年(85歳)、埼玉

【口腔外科】 大正5年3月新潟医専卒。6年11月東京帝大歯科入局(石原久教授)、8年札幌鉄道病院歯科医長、仙台鉄道病院歯科医長、14年5月東京帝大助手、14年7月千葉医大専任講師(歯科)、昭和2年4月文部省歯科医師試験附属病院助手、4年1月東京高等歯科医学校教授(口腔外科)、墺留学(ピヒラー教授に師事、口腔外科を修得)、9年5月東京帝大講師(歯科 金森虎男教授 ~24年3月)、12年12月兼陸軍軍医学校嘱託、19年4月東京医歯専教授(口腔外科)、24年7月東京医歯大教授(歯学部口腔外科)、歯学部附属病院長(24年5月~25年6月、28年4月~31年3月)、歯学部長(34年4月~35年3月)、35年3月停年退官。退官後、日大教授(歯学部 35年4月~40年3月)、岩手医大歯学部長(40年4月~44年3月)、日大顧問教授(44年4月~52年3月)、昭和大歯学部附属病院長(52年4月~54年6月)。▽口腔外

科、歯科麻酔に尽くした功績は大。

【共著】顎顔面損傷の外科（昭32）、智歯の口腔外科（昭33）【監修】最近口腔外科学（昭46）

中村政司　なかむら・まさし

明治26（1893）〜昭和43（1968）年（74歳）、栃木

【小児科】　大正7年東京帝大卒。小児科入局（弘田長教授）、日赤浅草病院医長、15年1月熊本県立医大教授、昭和2年9月日大専門部医学科教授（初代　小児科駿河台所在）、23年退職。▽日大教授就任当時から飯田橋にて開業、地区住民の健康管理にもあたった。

【著書】簡明小児科学（昭3）、小児脳膜炎（昭7）、児科学（昭10）

中村昌弘　なかむら・まさひろ

大正8（1919）〜平成14（2002）年（82歳）、福岡

【細菌学】　昭和16年9月九州医専卒。17年久留米第1陸軍予備士官学校教官（軍医中尉）、20年9月細菌学入室（占部薫教授）・助手、23年9月講師、27年4月助教授（中川洋教授）、米国留学（ロックフェラー財団研究員、33年〜　ミシガン大）、35年8月教授、38年米国ジョンズ・ホプキンズ大招聘研究員、59年3月定年退職。退職後、ルイジアナ（カーヴィル）・米国立ハンセン病センター（招聘研究員　60年〜）、古賀病院附属医学研究所員（64年〜）。▽癩菌の研究で知られる。▽昭和28年桜根賞（白鼠における鼠癩菌の増殖態度）、52年米国・ヴィクター・ハイザー賞、53年桜根賞（鼠らい菌の無細胞液体培地での増殖）、54年西日本文化賞（癩（ライ）菌及び鼠癩菌の培養に関する研究）

【著書】癩菌と鼠らい菌（昭60）【共著】ヒト・動物および植物のマイコプラズマの分離と同定（細菌学技術叢書　昭57）【共編】マイコプラズマ（昭49）

中村康　なかむら・やすし

明治31（1898）〜昭和31（1956）年（58歳）、静岡

【眼科】　大正12年東京帝大卒。眼科入局（石原忍教授）、13年千葉医大医専部講師・千葉医大講師（伊東弥恵治教授）、昭和2年日医大専門部教授（附属第1、第二医院眼科部長）、6年日医大教授、在職中、31年10月急逝。▽わが国における角膜移植の開拓者。昭和15年頃から角膜移植の研究をはじめ、アイバンク設立、角膜移植法制定に尽力した。▽中村紀夫（脳神経外科、慈恵医大教授）の父。

【著書】実際眼鏡学（昭5）、眼鏡処方解説（昭7）、眼鏡学（大日本眼科全書第7巻第2冊　昭10）、図説トラコーマの診断及び治療（昭14）、眼内科学（昭17）、近視（平凡社全書　昭23）、眼科学（昭25）

中村幸雄　なかむら・ゆきお

昭和13（1938）〜平成22（2010）年（72歳）、東京

【産婦人科】　昭和38年慶大卒。実地修練、産婦人科入局（坂倉啓夫教授）、41年3月（野嶽幸雄教授）、助手、51年7月講師（産科　飯塚理八教授、婦人科　栗原操寿教授）、（慶應健康相談センター）、平成元年4月杏林大教授、16年3月定年退職。退職後、平成17年久我山病院長。

【著書】体重減少性無月経（新臨床医学文庫３０９　昭59）

中村豊　なかむら・ゆたか

明治15（1882）〜昭和22（1947）年（64歳）、愛知

【耳鼻咽喉科】　明治35年5月愛知医学校卒。愛知病院外科助手、内地留学［東京帝大耳鼻咽喉科（岡田和一郎教授）、病理学（山極勝三郎教授）にて研究従事］、38年5月愛知県立医専助教諭兼耳鼻咽喉科部長心得、42年10月教諭兼部長、欧州留学（愛知県派遣、44年12月〜大正3年7月　瑞・バーゼル大ジーベンマン教授、メトナー教授に師事）、5年7月退職、開業。

【著書】新撰耳科学（明43）

中村豊　なかむら・ゆたか

明治21（1888）〜昭和49（1974）年（85歳）、東京

【細菌学】　大正元年東京帝大卒。第1内科入局（三浦謹之助教授）、3年11月伝研技手、6年8月技師、9年2月助教授、英・米・仏留学、10年5月北海道帝大助教授、11年6月教授（細菌学）、医学部長（昭和6年3月〜8年3月）、26年3月停年退官。北海道立衛生研究所長（24年4月〜40年3月）。▽痘瘡研究の権威。▽細谷省吾（細菌学、台北帝大教授・東京帝大伝研教授）は実弟。

【著書】細菌学免疫学講本第1〜4（昭22〜34）、細菌学血清学検査法第1〜3（昭24）

中村裕　なかむら・ゆたか

昭和2（1927）〜昭和59（1984）年（57歳）、大分

【整形外科、社会事業家（障害者福祉）】　昭和20年4月九州医学歯学専門学校入学、21年4月九州帝大付属医専部編入、26年九大医専部卒。実地修練、整形

外科入局(天児民和教授)、32年6月助手、33年2月国立別府病院整形外科医長(～44年7月)、英国留学(35年2月～8月 国立脊髄損傷センターグッドマン博士に師事、リハビリテーション医学を学ぶ)、39年8月別府整肢園長、40年10月太陽の家(身障者の社会的自立を目的)開設、41年2月太陽の家、社会福祉法人認可、12月大分中村病院開設、44年7月大分中村病院院長、49年1月明野中央病院開院、59年7月逝去。▽「身障者にどんな力が残っているかが問題」を信念として、障害者のスポーツ振興に尽力した。▽昭和44年高木賞奨励賞(社会福祉法人太陽の家の創設及び身体障害者スポーツの振興)、昭和50年吉川英治文化賞(社会福祉法人「太陽の家」を建設し、身体障害者スポーツ振興に努めるなど、身体障害者の社会復帰に尽力している)、55年西日本文化賞(社会文化賞「身体障害者の自立更正スポーツ振興に寄与した」功績)、59年朝日社会福祉賞(身体障害者福祉に貢献した功績)

【著書】太陽の仲間たちよ 身障者と共に10年間(昭50)【共著】リハビリティション 医学的更正指導と理学的療法(昭35)、身体障害者スポーツ(昭39)【伝記】中村裕伝(昭63)

長安周一 ながやす・しゅういち

明治42(1909)～平成2(1990)年(81歳)、東京

【法医学】慶大法医学にて型取り法を学び、東大法医学に勤務の後、科学警察研究所主任研究員。▽昭和25年鈴木尚東大教授(人類学)、古畑種基東大教授(法医学)とともに藤原秀衡のミイラ調査、秀衡像の復元作業を行った。また、長安周一製作の天然痘ムラージュ模式標本が東大医学部標本室に所蔵されている。▽詩人としても知られる。

【著書】顔の蘇生学 復顔と科学捜査(昭48)【共著】ミイラは語る(昭40)

中山栄之助 なかやま・えいのすけ

明治30(1897)～昭和43(1968)年(70歳)、栃木

【産婦人科】大正14年東京帝大卒。産婦人科入局(磐瀬雄一教授)、昭和2年助手、4年東京警察病院部長、13年7月新潟医大教授、24年5月新潟大教授、附属病院長(25年10月～27年7月)、38年3月停年退官。退官後、水戸済生会病院顧問。

【著書】産婦人科レントゲン診断法(昭24)、産婦人科領域に於ける性病1、2(昭25)、産婦人科鑑別診断要綱第1、2(昭32)【自伝】産婦人科臨床50年(昭43)

中山健太郎 なかやま・けんたろう

大正7(1918)～平成14(2002)年(84歳)、新潟

【小児科】昭和18年9月東京帝大卒。小児科入局(栗山重信教授)、応召[19年11月見習士官として第19師団第2野戦病院に入営、20年8月(軍医少尉)、21年4月復員・召集解除]、21年5月小児科復帰、22年6月東京都衛生局技術吏員、26年5月東大助手(公職資格審査適格と判定)、27年11月三井厚生病院部長、28年12月東大助手、31年9月防衛庁自衛隊中央病院科長、34年4月兼国家公務員共済組合三宿病院医長、38年4月東大助教授(～38年11月)、38年10月東邦大教授、附属大森病院副院長(46年4月～51年3月)、59年3月定年退職。

【著書】小児科要覧(昭29)、小児日常診療マニュアル(平元)【共著】新しい乳幼児栄養の実際(昭27)【編著】小児科学(昭45)【共編】小児の診察診断学(昭61)【共監訳】ネルソン小児科学(ネルソン 昭54)

中山恒明 なかやま・こうめい

明治43(1910)～平成17(2005)年(94歳)、東京

【外科】昭和9年千葉医大卒。第2外科入局(瀬尾貞信教授)、11年6月助手、応召(13年7月～15年8月)、16年2月講師、5月助教授、22年3月教授、附属病院長(24年12月～26年9月)、39年10月辞職(教室員による死亡診断書の書き換え問題のため。また、40年4月の第65回日本外科学会長も辞退)、40年1月東京女子医大客員教授(消化器外科)、7月消化器病センター所長、51年3月退職。退職後、中山がん研究所理事長、湯河原胃腸病院理事長、中山メディカルクラブ理事長。▽食道癌手術の権威。昭和20年、局所麻酔による開胸手術を行い、21年4例の成功例を東京外科集談会で報告した。なお、頸動脈毬剔出手術を喘息の治療法として考案した。また、39年には国内初の肝臓移植を実施している。▽平成3年、癌医学の臨床分野で功績をあげた人に贈る「中山恒明賞」を創設。▽医師の世界をとりあげた山崎豊子の『白い巨塔』(昭和40年)の主人公財前五郎のモデルの一人とも言われている。▽米国胸部学会、国際外科学会、スペイン外科学会など外国学会からの受賞多数。

【著書】動脈性衝撃注射療法(昭23)、容易且安全な頸動脈毬剔出手術手技(図解手術叢書 昭23)、アイソトープによる癌の早期診断(昭31)、癌(昭33)、患者の顔医者の顔(昭34)、胃がんと食道がん(主婦の友

新書 昭38）［共著］医学の夜明け（昭44）、医学の挑戦（科学随筆文庫31 昭53）［編著］食道疾患図譜（昭48）［自伝］外科医への道（昭38）、糖尿病とともに90歳（述 平11）

中山三郎平 なかやま・さぶろべえ

明治43（1910）～平成7（1995）年（84歳）、栃木

【医書出版】大正14年岩波書店入社、昭和23年中山書店創業。医学・生物学・心理学書出版を専らとし、26年より『生理学講座』『生物学大系』『心理学講座』『農業図説大系』『人間の科学』『生命の科学』で、毎日出版文化賞を6年連続受賞。その後も38年完結の『現代内科学大系』に代表される大系書を発案、刊行した。▽平成3年中山科学振興財団設立・理事長。

［参考］中山書店四十年の歩み（昭63）

永山武美 ながやま・たけみ

明治18（1885）～昭和50（1975）年（90歳）、北海道

【生化学】明治41年7月慈恵医専卒。9月生理医化学入室（須藤憲三講師）・助手、43年9月教員補、大正3年4月教授、内地留学［3年12月～6年9月 東京帝大医化学（隈川宗雄教授）］、米欧出張（慈恵医専より派遣 スタンフォード大、ジョンズ・ホプキンズ大、カイザー・ウィルヘルム研究所）、10年10月慈恵医大教授（医化学 ～昭和26年3月）、昭和23年1月学長兼理事長、27年12月退職。

［著書］医化学上・下巻（昭8）、びたみんCニ関スル生化学的研究（昭17）［随筆］蝦夷っ子（昭36）、続（昭47）

中山種秋 なかやま・たねあき

明治44（1911）～平成5（1993）年（81歳）、長野

【解剖学】昭和11年熊本医大卒。解剖学入室、13年7月富山県衛生技師・学校衛生技師、16年6月熊本県防疫医、19年8月旅順医専教授、戦後、22年6月久留米医大助教授、25年3月九州歯大講師（解剖学）、26年2月教授、52年3月定年退職。

［著書］人体解剖学（昭47）

中山徹也 なかやま・てつや

大正14（1925）～平成20（2008）年（83歳）、新潟

【産婦人科】昭和21年9月東京帝大卒。10月東大産婦人科入局（白木正博教授）、25年1月助手（長谷川敏雄教授）、30年12月三井厚生病院部長、32年12月東大助教授、35年6月（第2産婦人科担当）、47年4月昭和大教授、63年3月定年退職。退職後、客員教授。▽昭和44年東宮より銀杯（内親王紀宮出生に奉仕）。

［編著］胎児・胎盤系の基礎と臨床（産婦人科mook no.17 昭56）、術前術後の合併症マニュアル第12巻産科・婦人科1・2（昭59）［共監］妊娠の生物学（平13）

中山昭雄 なかやま・てるお

昭和2（1927）～平成元（1989）年（62歳）、兵庫

【生理学（環境生理学）】昭和24年名大卒。第1生理入室（久野寧教授、高木健太郎教授）、米国留学（ペンシルベニア大ハーディー教授）、49年7月阪大教授（第2生理）、在任中、平成元年4月逝去。▽ペンシルベニア大留学中、視床下部温度感受性ニューロンを発見した。

［著書］医系エレクトロニクス入門（昭41）、体温とその調節（中外医学双書 昭45）［共著］生理学入門（昭35）［編著］温熱生理学（昭56）［共編］エネルギー代謝・体温調節の生理学（新生理科学大系第22巻 昭62）

永山徳郎 ながやま・とくろう

明治42（1909）～昭和61（1986）年（76歳）、鹿児島

【小児科】昭和8年九州帝大卒。小児科入局（箕田貢教授）、15年1月講師、15年5月平壌医専教授、戦後、26年9月県立鹿児島医大教授、27年4月鹿児島県立大教授、30年4月鹿児島大教授、37年6月九大教授、48年4月停年退官。▽わが国における小児循環器学の開拓者の1人。

［著書］目でみるリウマチ熱（昭41）、日常臨床の医原病（昭42）、ベッドサイドの小児の診かた（昭44）［共編］現代小児科学大系全42冊（昭40～昭51）

中山寿彦 なかやま・としひこ

明治13（1880）～昭和32（1957）年（76歳）、兵庫

【医師、政治家】明治40年東京帝大卒。助手、東京四谷・多納病院副院長、大正9年東京府豊多摩病院長、昭和17年東京府医師会立下谷病院長、20年6月日本医療団理事東京事務所長（～21年3月）。▽大正15年東京府医師会副会長・日本医師会理事、昭和13年東京府医師会長、18年日本医師会副会長、21年2月日本医師会長（～22年10月）。▽昭和21年7月貴族院議員（勅選 ～22年5月）、22年参議院議員（全国区、自由党、当選3回）、27年第3次吉田内閣国務相、29年自由党総務などを歴任、社会保障の推進に貢献した。

中山知雄 なかやま・ともお

明治42(1909)~平成元(1989)年(80歳)、長崎

【解剖学】 昭和8年東京帝大卒。解剖学入室、11年3月助手、5月台北帝大助手(第1解剖 上田常吉教授)、12年6月医専部教授兼助教授、戦後帰国、21年5月官制廃止による自然退官、日大教授(第1解剖)、49年3月定年退職。退職後、日大総合研究所教授(49年4月~50年11月)、防衛医大教授兼副校長(49年5月~58年4月)。▽西成甫(解剖学、東京帝大教授・群馬大学長)は岳父。

【共著】解剖学(最新看護学全書2 昭46)

中山平次郎 なかやま・へいじろう

明治4(1871)~昭和31(1956)年(84歳)、京都

【病理学、考古学】 明治33年12月東京帝大卒。34年2月病理学入室・助手、独・墺留学(文部省外国留学生 36年3月~39年5月)、39年9月京都帝大福岡医大教授(初代 病理)、41年7月(第1病理)、大正8年4月九州帝大教授、昭和6年10月辞任。▽病理学を講ずるかたわら北九州を中心とする弥生式土器文化の研究に従事。解剖中の遺体から病原菌に侵され、教授を辞任。「元寇防塁」の名付け親。▽中山徳輝(ゆきてる 典薬寮医師)の次男、中山森彦(外科、九州帝大教授)の弟。

【著書】考古学上より見たる日本古代の文化の開発(昭3)、九州に於ける銅鐸(昭4)、古代の博多(昭59)、中山平次郎集(日本考古学選集11 昭60)

中山光重 なかやま・みつしげ

明治38(1905)~昭和41(1966)年(60歳)、東京

【内科】 旧姓塩田。昭和9年東京帝大卒。第3内科入局(坂口康蔵教授、冲中重雄教授)、助手、講師を経て、28年2月東京女子医大教授(第2内科)、在職中、41年1月逝去。▽塩田広重(外科、東京帝大教授)の長男。

【著書】糖尿病(創元医学新書 昭42)

中山森彦 なかやま・もりひこ

慶応3(1867)~昭和32(1957)年(89歳)、山城(京都)

【陸軍軍医(外科)】 明治25年12月東京帝大卒(陸軍依託学生)。26年6月(3等軍医)歩兵第11聯隊附、日清戦争従軍(27年6月混成旅団編入、朝鮮派遣、8月帰朝)、28年2月(2等軍医)、8月広島衛戍病院兼広島予備病院附、29年6月東京帝大大学院入学、6月副手、30年9月永楽病院臨時外科医長(~34年7月)、30年10月陸軍軍医学校教官、32年9月東京衛戍病院附(~33年8月)、兼陸軍軍医学校教官、34年5月東京帝大講師(~35年8月)、独留学(陸軍官費留学生、35年8月~37年4月 ベルリン大)、35年11月(3等軍医正)、37年4月東京予備病院附、4月医術開業試験附属病院外科医長、38年3月(2等軍医正)、39年7月陸軍軍医学校教官、9月兼東京予備病院附、40年9月京都帝大福岡医大教授(第2外科)、41年12月(1等軍医正)、43年12月九州帝大教授、附属医院長(大正2年2月~5年3月)、2年8月(軍医監)、6年4月依願退官(病気)、9月予備役編入。▽陸軍軍医現役のまま大学教授に就任した最初。九州帝大在任中も軍籍を持続した。▽古美術、特に仙厓の研究で知られる。▽中山徳輝(ゆきてる 典薬寮医師)の長男、中山平次郎(病理学、九州帝大教授)の兄。

中山安 なかやま・やすし

明治18(1885)~昭和42(1967)年(82歳)、長崎

【産婦人科】 明治44年11月長崎医専卒。12月長崎病院勤務(外科)、大正元年11月東京外国語学校入学、中退、3年1月京都帝大産婦人科(高山尚平教授)、微生物学(松下禎二教授)にて研修、米国留学(7年2月~9年8月 シカゴ医大)、9年9月慶大講師(川添正道教授)、12年4月助教授、昭和12年9月済生会病院産婦人科医長、24年2月済生会中央病院長、産院乳児院長、25年12月定年退職。退職後、聖マリアンナ会東横病院顧問(26年2月~)。▽大正11年医学博士(慶大 連鎖状球菌ノ分泌スル白血球毒ニ就テ)、昭和35年文学博士(日大 主婦の生活実態)。画才でも知られ二科会入選歴数回。

【著書】癌の早期発見(昭22)、助産問答(昭23)、人工造膣術(図解手術叢書 昭23)、捨子物語(現代新書 昭31) **【随筆】**シーボルトの頃(昭38)

中山喜弘 なかやま・よしひろ

大正6(1917)~昭和56(1981)年(63歳)、山梨

【小児科】 昭和16年慶大卒。20年千葉医大小児科(久保政次教授 ~25年)、29年九段坂病院、46年副院長、48年4月埼玉医大教授、在職中、56年2月逝去。

【著書】小児アレルギー疾患の臨床(新臨床医学文庫 昭42)、小児気管支喘息の治しかた(GP選書 昭43)

【共著】目でみる育児(昭43) **【編著】**小児喘息の診療

と検査(昭55)

長与称吉 ながよ・しょうきち

慶応2(1866)~明治43(1910)年(44歳)、肥前(長崎)

【内科】 慶應義塾、独逸学校に学び、大学予備門入学。欧州留学(私費、明治17年~26年9月 ミュンヘン大、ヴュルツブルグ大に在籍、ドクトルの学位を受け、帰国)、帰国後、日本橋にて開業、29年麹町区内幸町に胃腸病院開設。▽わが国における胃腸病専門医の開祖。明治31年胃腸病研究会(35年日本消化器病学会と改称)を創立・会長。多くの弟子を育成したが、長与称吉院長の下で副院長を務めた杉本東造(杉本胃腸病院開設)、平山金蔵、南大曹(南胃腸病院開設)の3人は長与門下の三羽烏と呼ばれた。▽長与専斎(貴族院議員)の長男、長与又郎(病理学、東京帝大教授・総長)の兄。

[校閲] 胃腸病診療新書(明32)、胃腸病学(アインホルン 明37)

長与専斎 ながよ・せんさい

天保9(1838)~明治35(1902)年(64歳)、肥前(長崎)

【医政家、蘭方医】 安政元年緒方洪庵(適塾)に入門、5年塾長。文久元年ポンペ(長崎医学所)に師事、慶応2年ボードウィン(長崎精得館)に師事。明治元年1月長崎精得館医師頭取心得、4月長崎裁判所精得館頭取医師、10月長崎府医学校学頭。3年3月大学少博士・長崎病院在勤、4年7月文部少丞兼文部中教授、8月文部省6等出仕、12月岩倉使節団に随行(医学教育・医療などを視察)、6年3月帰国、5月文部省5等出仕、6月文部省医務局長、7年4月文部省4等出仕、7年9月東京医学校長(~10年4月)。8年6月内務省兼文部省4等出仕・内務省第7局長、7月衛生局長(~24年8月)、9年2月内務大丞、米国出張(9年7月~12月)、10年1月内務大書記官、4月東大(旧)医学部綜理心得(~12年3月)。▽わが国の医事・保健衛生に関する諸制度の確立者。医制の制定(明治3年)、東京司薬場(6年)、牛痘種継所(7年)、防疫・検疫制度の導入(15年)、医師・薬舗の開業試験制度の発足(22年)などを図った他、日本薬局方編纂委員(明治14年1月~18年12月)、中央衛生会長(23年8月~35年9月)、宮中顧問官(25年1月~)、大日本私立衛生会会頭(34年6月~35年6月)などを歴任した。▽明治19年4月元老院議員(~23年10月 元老院廃止)、23年9月貴族院議員(男爵議員 ~35年9月)。▽長男・長与称吉(初代胃腸病院長)、次男・長与程三(日本輸出絹連合会組長)、3男・長与又郎(病理学、東京帝大総長)、4男・岩永裕吉(同盟通信初代社長)。5男・長与善郎(作家)。

[自伝] 松香私志上・下巻(明35)、松香遺稿(昭9)、松本順自伝・長与専斎自伝(昭55) **[伝記]** 適塾と長与専斎 衛生学と松香私志(伴忠康 昭62)、医療福祉の祖長与専斎(外山幹夫 平14)

長与健夫 ながよ・たけお

大正10(1921)~平成19(2007)年(86歳)、東京

【病理学】 昭和20年9月名古屋帝大卒。10月第2病理入室(大島福造教授)・助手、28年7月助教授、31年12月名市大教授(第2病理)、米国留学(38年6月~39年6月 米国立癌研究所スチュワート博士)、40年4月愛知県がんセンター研究所病理学第1部長(~54年3月)、49年10月副所長、54年4月研究所長、生物学部長(56年4月~57年3月)、化学療法部長(58年1月~60年3月)、放射線部長(58年4月~60年3月)、60年4月愛知県がんセンター総長、62年3月定年退職。退職後、愛知県健康づくり振興事業団副理事長(62年4月~平成4年2月)。▽胃癌、特に早期胃癌の概念の確立と診断基準の策定に貢献。▽長与又郎(病理学、東京帝大総長)の4男。

[著書] こんな生活をすればガンになる(リキトミブックス30 昭62)、もうガンなんかこわくない(平元)

[共編] がん・日本と世界(昭55)

長与又郎 ながよ・またお

明治11(1878)~昭和16(1941)年(63歳)、東京

【病理学】 明治37年12月東京帝大卒。第2病理入室(山極勝三郎教授)・大学院学生、38年3月助手、応召(39年11月~40年3月 近衛歩兵第1聯隊看護卒)、40年5月講師、独留学(私費、40年7月~42年6月 フライブルグ大アショフ教授)、43年2月助教授、44年11月教授(第2病理)、大正3年11月兼伝研技師、伝研所長(8年6月~昭和9年2月)、医学部長(昭和8年4月~)、9年12月総長、13年11月退任。▽大正4年4月癌研究会理事長、癌研所長(昭和9年5月~12月、13年12月~)、14年11月結研所長、在任中、16年8月逝去。▽心臓および肝臓研究の世界的権威。肝硬変の甲型、乙型の提唱で知られる。恙虫病の病原体を「リケッチア・オリエンタリス」と命名した(昭和5年)。癌研、結核予防会の設立に奔走した。また、第1回日本癌学会(昭和16年)会長を務めた。▽東京帝大総長在任中、昭和12年の矢内原忠雄教授

事件では文部省の意向を受け、辞表を受理したが、13年、荒木貞夫文相の帝大総長官選案には抵抗、撤回させた。▽昭和11年学士院会員 ▽長与専斎(わが国の医療制度の確立者)の3男、長与称吉(内科、初代胃腸病院長)は兄、岩永裕吉(同盟通信初代社長)、長与善郎(作家)は弟、長与健夫(病理学、愛知がんセンター総長)は4男。

【著書】癌の話(昭7)、長与又郎日記上(平13)、下(平14) 【共著】傑出人脳の研究第1輯(昭14) 【伝記】長与又郎伝(昭19)

梛野巌 なぎの・いつき

明治24(1891)~昭和57(1982)年(91歳)、新潟
【陸軍軍医(内科)】 大正5年東京帝大卒。15年軍医学校教官、新京衛戍病院長、昭和14年3月北京陸軍病院長、15年8月東部軍軍医長、16年12月北支那方面軍医部長、17年4月(軍医中将)、19年3月南方軍軍医部長。戦後、荻窪にて開業。▽梛野直(明治10年、恙虫病に関する最初の文献を記載した)の長男。

柳楽達見 なぎら・たつみ

明治22(1889)~昭和42(1967)年(77歳)、岡山
【歯科】 明治39年京都歯科医学校長苗加房三郎につき歯科学説・実地を研究、41年4月医術開業歯科学説試験及第、11月医術開業歯科実地試験及第、12月京都歯科医学校附属医院主任兼講師、43年8月東京歯科医専助手、大正3年3月朝鮮総督府医院医員、5年4月兼京城医専助教授、12月教授、6年12月朝鮮総督府医院副医官兼京城医専教授、9年9月医官、11年4月京城歯科医学校教員兼校長、欧州出張(12年8月~13年7月)、昭和3年3月依願免本官並兼官、6月(朝鮮総督府医院官制廃止)、4年3月京城歯科医専校長。戦後、京都市中京区にて開業。
【参考】京城歯科大学沿革史(昭39)

南雲与志郎 なぐも・よしろう

昭和4(1929)~平成19(2007)年(78歳)、北海道
【精神科】 昭和25年東大文学部心理学科卒。文学部心理学・大学院、30年東大理科Ⅱ類入学、34年医学部医学科入学、38年卒。実地修練、39年4月精神科入局(秋元波留夫教授)、12月都立松沢病院、47年都立世田谷リハビリテーションセンター、51年1月岡山・林精神医学研究所附属林病院、3月院長、56年7月理事長、在職中、平成19年11月逝去。▽昭和49年「台実験問題」に対して精神神経学会理事長宛書簡を送り、『唯物論』(49年5月号)に「反精神医学について」と題した論文を送っている。
【著書】過労自殺の原因分析(平18) 【編著】くらしと精神衛生(健康の科学3 昭51) 【追悼】「時が来ました」(平20)

名倉英二 なぐら・えいじ

明治29(1896)~平成8(1996)年(99歳)、東京
【整形外科】 大正11年九州帝大卒。整形外科入局(住田正雄教授)、15年9月聖路加国際病院、昭和3年5月昭和医専教授(初代)、8年兼千住名倉分院(駿河台)、23年5月昭和医専退職。▽名倉重雄(整形外科、名古屋帝大教授)は長兄。
【著書】伊万里染付皿の鑑賞(昭17)

名倉謙蔵 なぐら・けんぞう

慶応2(1866)~昭和14(1939)年(73歳)、江戸(東京)
【整形外科】 明治14年東大(旧)別課入学、19年帝大卒。名倉医院(父業継承)。「骨つぎなら千住の名倉」と称された江戸の骨つぎの5代目。明治30年頃には、1日の患者が数百人にのぼり、近くに5軒の旅館が開業。6男4女に恵まれ、6男の内、5人は医師となり、長男重雄(愛知医大)、次男英二(昭和医専初代)、3男順三(横浜市立医専初代)は、いずれも整形外科教授に就任している。
【参考】江戸の骨つぎ 整形外科「名倉」の人びと昭和編(名倉公雄 平19)

名倉重雄 なぐら・しげお

明治27(1894)~昭和60(1985)年(91歳)、東京
【整形外科】 大正8年東京帝大卒。整形外科入局(田代義徳教授)、独留学(ベルリン大、ミュンヘン大に在籍)、14年10月講師、昭和2年5月愛知医大教授、6年5月名古屋医大教授、14年4月名古屋帝大教授、22年10月名大教授、27年6月兼東京厚生年金病院長(初代)、27年12月退官。退官後、東京厚生年金病院長専任(~40年10月)。▽昭和19年国民政府汪兆銘主席入院時には、高木憲次(整形外科、東京帝大教授)、黒川利雄(内科、東北帝大教授)、斎藤真(外科、名古屋帝大教授)とともに主治医として治療にあたった。▽江戸時代から「骨つぎの名倉」として有名な千住名倉(名倉病院)の第6代当主。名倉謙蔵(5代目)の長男。▽昭和25年学士院賞(所謂骨端炎の研究)
【著書】先天性股関節脱臼(昭23)、先天性斜頸(昭23)、

先天性内翻足(昭24)、ペルテス病と其の近似疾患(昭41)【共編】臨床整形外科全書全6巻(昭38～40)

名越好古　なごし・よしひさ

大正元(1912)～平成13(2001)年(88歳)、東京【耳鼻咽喉科】昭和15年慈恵医大卒。耳鼻咽喉科入局(佐藤重一教授)、応召(16年12月～、シベリア抑留)、21年講師、26年11月東邦大助教授、28年4月教授、病院長(42年4月～44年3月)、53年3月定年退職。【共編】耳鼻咽喉科X線写真の撮り方と読み方(昭45)

那須省三郎　なす・せいざぶろう

明治24(1891)～昭和46(1971)年(80歳)、和歌山【病理学】大正4年京都帝大卒。病理学入室(藤浪鑑教授、速水猛教授)・大学院、5年東北帝大助手、7年4月助教授、独留学(文部省在外研究員、9年9月～12年8月 ベルリン大ルバリシュ教授、エルトマン教授の下で組織培養と内分泌腺研究に従事)、12月教授(初代 第2病理)、医学部長(昭和10年7月～12年7月)、22年10月東北大教授、27年兼岩手医大教授、29年3月停年退官。退官後、岩手医大教授専任(病理、32年11月第1病理 ～35年3月)。

那須　毅　なす・つよし

大正4(1915)～平成8(1996)年(81歳)、岡山【病理学】昭和15年岡山医大卒。病理入室、応召[15年10月 中国戦線に従軍、(陸軍大尉)、21年8月復員]、21年講師(第2病理 浜崎幸雄教授)、23年1月助教授、27年1月信州大教授(第2病理)、医学部長(52年4月～54年4月)、55年4月停年退官。退官後、新見短大学長(59年4月～平成5年3月)。▽昭和48年膜性脂肪異栄養症を報告した。同時期にハコラ(Hokola, HPA)によっても報告されたので「那須・ハコラ病」の名がある。▽昭和54年日医医学賞(膜形成性脂質異栄養症の病理)【自伝】木守(平4)

名取礼二　なとり・れいじ

明治45(1912)～平成18(2006)年(94歳)、東京【生理学】昭和11年慈恵医専卒。生理学入室(浦本政三郎教授)・助手、14年4月講師、17年6月鉄道医(鉄道省労働科学研究所)兼慈恵医大講師、20年5月助教授(第1生理 浦本政三郎教授)、24年6月教授、35年6月兼東京教育大学教授(体育学部スポーツ研究施設 ～36年10月)、50年9月学長(～57年12月)兼理事長(～平成5年1月)。▽骨格筋収縮機構研究の第一人者。昭和24年、蛙の骨格筋の単一筋細胞から筋原線維を分離することに成功、この油中分離筋原線維標本(スキンド・ファイバー「名取の線維」と呼ばれる)は性質、外部刺激に対する反応が生筋線維にきわめて似ていることを確認、筋の収縮機構の解明に大きな貢献をした。体力医学の研究者としても知られ、平成元年日本体力医学会健康科学アドバイザー証第1号を取得している。▽昭和52年朝日賞(名取の筋繊維の創出と研究)、56年学士院賞(スキンド・ファイバー法による筋収縮機構の研究)、文化功労者、61年文化勲章(筋生理学に対する貢献)、63年学士院会員【著書】運動の生理学(青山科学新書 昭19)、筋生理学(昭26)、現代スポーツ生理学(昭43)、名取禮二撰集康寧を求めて 私の歩いてきた道(平15)【共著】生理学(昭23)、体力測定(昭37)、臨床のための生理学(昭42)

何川　凉　なにかわ・すずし

大正13(1924)～平成10(1998)年(73歳)、熊本【法医学】昭和23年9月京大卒。京大附属病院にて実地修練、25年1月内科入局、26年6月兵庫県立医大法医学入室、28年6月神戸医大助手(上田政雄助教授、遠藤中節教授)、31年10月名市大講師(法医学創設)、32年11月助教授、37年2月鳥取大教授、西独留学[在外研究員、38年7月～39年7月 ハイデルベルグ大法医学教室(ミュラー教授)客員教授]、46年8月金沢大教授(～54年3月)、53年6月岡山大教授、平成2年3月停年退官。退官後、川崎医療短大教授、川崎医大客員教授。▽わが国の法医学にガスクロマトグラフィの技法を初めて導入した。また、わが国最初のペニシリン・ショックの剖検を行った(昭和24年)。【著書】法医学(昭52)

並木正義　なみき・まさよし

昭和4(1929)～平成18(2006)年(77歳)、北海道【内科、心身医学】昭和27年北大卒。実地修練、第3内科入局(高杉年雄教授)、32年7月助手、36年4月講師、42年7月助教授(白石忠雄教授)、51年4月旭川医大教授、平成6年3月停年退官。▽消化器のストレス潰瘍など心身医学の権威。【著書】心とからだによく効く本(平6)、H. pylori のパラドックスをつく(平10)【共著】IPS 過敏性腸症候群(最新医学文庫21 昭58)【編著】ストレス潰瘍(昭53)、消化管内視鏡の最先端(昭60)、急性胃粘膜病変(平6)【共編】消化管出血とその対策(昭57)、喫煙の医学(昭57)

浪久利彦 なみひさ・としひこ

大正12(1923)～平成18(2006)年(83歳)、千葉

【内科(消化器)】 昭和21年9月東京帝大卒。実地修練、22年10月第2内科入局(佐々貫之教授、美甘義夫教授)、30年3月順天堂大講師(第1内科 村上精次教授)、39年7月助教授、50年2月教授(消化器内科 白壁彦夫主任教授)、62年7月(消化器内科主任教授)、順天堂医院長(63年4月～64年3月)、64年3月(消化器内科教授)、平成元年3月定年退職。

【著書】肝臓病と生活指導(Health series 9 昭58)【共編】肝と免疫(昭56)、肝臓病が治っていく本(昭57)、原発性胆汁性肝硬変(平5)【訳書】病歴と所見(ダーマー 昭52)

滑川孝六 なめかわ・こうろく

大正6(1917)～昭和62(1987)年(70歳)、秋田

【医用工学】 昭和15年東京物理学校卒。川西機械製作所入社、29年日本無線、50年アロカ勤務。▽日本無線においてレーダー電波航法の研究開発を行い、アロカにおいて行ったリアルタイム2次元血流映像法(カラードプラ法)の発明は世界の超音波医学はもとより医学・医療の基礎と臨床に新たな研究分野を確立した。▽昭和59年科学新聞賞【ME学会新技術開発賞、滑川孝六、河西千広、吉川義博、塚本盛陪、小谷野明 リアルタイム2次元超音波血流映像装置(SSD-880)】、平成2年日本心臓病学会栄誉賞(世界初の超音波カラードップラー法を考案し、その発展に寄与した功績)、平成11年日本超音波医学会特別学会賞

楢林和之 ならばやし・かずゆき

大正元(1912)～昭和58(1983)年(71歳)、京都

【放射線科】 昭和14年九州帝大卒。放射線治療科入局(中島良貞教授)、20年舞子病院勤務、兵庫県立医大講師、22年11月兵庫県立医大教授(放射線科)、27年2月神戸医大教授、附属病院長(41年4月～42年3月)、42年4月神戸大教授、51年4月停年退官。退官後、兵庫県立がんセンター顧問。

【著書】肺癌のレントゲン図説(昭35)、放射線医学概要(昭42)

楢林博太郎 ならばやし・ひろたろう

大正11(1922)～平成13(2001)年(78歳)、兵庫

【神経内科】 昭和21年東京帝大卒。実地修練、精神科入局(内村祐之教授)、22年助手、30年順天堂大助教授(精神科 懸田克躬教授)、35年英国国立神経研究所客員教授、35年米・ジョンズ・ホプキンズ大客員教授、43年2月教授(神経学、脳神経科)、63年3月定年退職。退職後、東京都神経科学研究所理事。▽パーキンソン病の権威。▽昭和30年日本精神神経学会賞(パーキンソン症候群に対する定位的淡蒼球手術について)

【監修】パーキンソン病(平2)【共訳】脳のメッセンジャー(カールソン、カールソン 平5)

奈良林 祥 ならばやし・やすし

大正8(1919)～平成14(2002)年(83歳)、東京

【産婦人科、性医学評論家】 昭和20年東京医専卒。河北病院、東京都衛生局勤務の後、36年東京四谷・主婦会館相談室開設。▽東京都衛生局では、家族計画思想の普及、正しい避妊法の指導に努め、主婦会館クリニックでは40年間、結婚と性のカウンセリングを続けた。▽ドクトル・チエコ(木下和子)、謝国権と並ぶわが国の性医学評論の開拓者。

【著書】愛と性のハーモニー(文華新書 昭39)、家族計画(創元社新書 昭40)、男の性(Pocket green 昭43)、HOW TO SEX(ベストセラーズ 昭46)、誤解だらけの家族の性 性の生き方・教え方(学研の家庭教育シリーズ 昭56)、現代性教育考(昭56)、50歳からの性生活の心得(昭62)、実戦 How to sex よみがえる快楽のために(ワニの本 昭62)【自伝】性の青春記 わたしのイタ・セクスアリス(昭50)、愛と性を説いて五十年 主婦会館クリニック所長の半世紀(中公文庫 平8)

成田幾治 なりた・いくはる

明治38(1905)～昭和35(1960)年(55歳)、愛知

【産婦人科】 昭和5年京都帝大卒。産婦人科入局(岡林秀一教授)、大学院を経て、10年10月哈爾浜市立病院部長、11年8月哈爾浜医専教授、15年1月哈爾浜医大教授、18年6月名古屋市中区にて開業。

【著書】哈爾浜医史(昭17)

成田勝郎 なりた・かつろう

明治27(1894)~昭和29(1954)年(59歳)、新潟

【矯正医学】 大正9年12月東京帝大卒。10年3月精神科入局(呉秀三教授)・助手、10年7月府立松沢病院医員、12年3月多摩少年院第3課長(矯正院医官)、13年7月東京少年審判所医務嘱託、昭和3年5月多摩少年院東京出張所医務嘱託、東京少年審判所少年鑑別部長嘱託、23年5月少年保護司、24年4月東京少年鑑別所長(法務技官)、在任中、29年10月逝去。▽少年鑑別の先駆者。大正12年3月わが国最初の矯正院医官となり、13年7月以来、嘱託として25年間、少年鑑別の仕事を続けた。

成毛韶夫 なるけ・つぐお

昭和9(1934)~平成18(2006)年(72歳)、東京

【外科(呼吸器)】 昭和33年慶大卒。実地修練、病理学入室、米国留学(34年~36年 米国・ハーネマン大病理研修医)、37年国立がんセンター病院外科、平成元年5月兼第2外来部長、2年4月手術部長、4年7月国立がんセンター中央病院手術部長、6年4月副院長、11年3月定年退官。退官後、平成メディカルクラブ・成毛サロン院長。▽肺癌の発生部位とリンパ節転移の関係を病理学的に解明した「成毛マップ」を作成、また肺癌の胸腔鏡手術にわが国で初めて成功したことで知られる。昭和62年肺癌手術手技研究会創立・会長、平成4年胸腔鏡手術研究会創立・会長。▽平成元年日医医学賞(肺癌のリンパ節転移と外科手術との相関に関する研究)、8年高松宮妃癌研究基金学術賞(肺がん患者の治療成績およびQOL向上のための研究とその成果)

【著書】ミレニアム肺癌戦略(平13) **【編著】**肺癌(癌の外科-手術手技シリーズ10 平6) **【監修】**TNM atlas 第4版(ヘルマネック他 平10)

縄田千郎 なわた・せんろう

明治36(1903)~平成11(1999)年(96歳)、山口

【放射線科】 昭和6年九州帝大卒。放射線治療学入局(中島良貞教授)、7年5月県立鹿児島病院物理療法科部長(12年10月放射線科と改称)、内地留学(15年4月~17年3月 九州帝大大学院)、17年5月鹿児島県社会事業協会保健婦養成所講師(18年4月県立に変更)、18年4月県立鹿児島医専教授(物療科学)、兵役(20年5月 陸軍見習士官として久留米陸軍病院勤務)、25年3月県立鹿児島医大教授兼県立鹿児島医専教授(放射線科)、附属病院長(27年1月~31年1月)、30年7月鹿児島大教授、鹿児島大医学部長、県立鹿児島医大学長、鹿児島県立大医学部長、附属病院長(30年12月~32年12月)、41年6月兼済生会川内病院長(初代 ~42年10月)、43年3月定年退職。退職後、鹿児島逓信病院長(43年8月~49年3月)、鹿児島女子短大教授(49年4月~55年3月)。▽戦後のシベリア抑留で鉱山などで強制労働に従事させられ塵肺に罹患した患者の救済を訴えて軍人恩給支給に道を開いた。

【著書】シベリア珪肺症(平5) **【共著】**戦後ソ連で珪肺にかかった日本人俘虜たち(平9)

難波恒雄 なんば・つねお

昭和6(1931)~平成16(2004)年(72歳)、大阪

【薬学(生薬学)】 昭和29年阪大医学部薬学科卒。大学院(生薬学専攻 木村康一教授)、36年4月助手(生薬学 吉岡一郎教授)、45年1月講師、3月富山大教授(薬学部・資源開発)、49年6月(附置和漢薬研究所・資源開発)、研究所長(51年8月~53年6月)、53年6月富山医薬大教授(附属和漢薬研究所・資源開発)、研究所長(53年8月~55年7月、平成元年4月~7年3月)、平成9年3月停年退官。▽わが国における和漢薬研究の第一人者。アジアを中心に世界各地の民族薬物の現地調査を行い、薬膳の普及に尽くした。また、チベット医学の支援にも努めた。▽平成7年富山新聞文化賞(和漢薬および生薬の研究で国内はもとより国際的にも高い評価を受け、薬学研究の発展に貢献した)

【著書】漢方薬入門(カラーブックス 昭45)、日本の本草(昭51)、原色和漢薬図鑑上・下(昭55)、漢方・生薬の謎を探る(NHKライブラリー 平10)、天山山脈薬草紀行(平13) **【共著】**薬になる植物(カラーブックス 昭47)、毒のある植物(同 昭58) **【編著】**本草弁疑(遠藤元理原著、漢方文献叢書第1輯 昭46)、庖厨備用倭名本草(向井元升原著、同第6輯 昭53)、仏教医学の道を探る(平12) **【監訳】**世界を変えた薬用植物(テイラー 昭47)、中国薬膳大辞典(平9)、世界薬用植物百科事典(ツェヴァリエ 平12)、世界食文化図鑑 食物の起源と伝播(ドノヴァン 平15) **【自伝】**大地からの贈り物・生きている薬 ある大学研究室の軌跡(平9)

難波政士 なんば・まさし

明治43(1910)~平成13(2001)年(91歳)、岡山

【ハンセン病医療】 昭和9年岡山医大卒。外科入局、10年3月福山市立診療所外科医員、11年12月国療長島愛生園、15年1月満州国立癩療養所同康院医官、21年8月国療長島愛生園医務課長、34年6月国療多磨全生園医務部長、49年5月国立多摩研究所長、55年12月定年退官。退官後、山梨・身延深敬園、岩間診療所顧問、福島県・沢村病院長(60年12月～平成10年11月)。▽昭和35年11月～36年1月沖縄地域のハンセン病を調査「琉球におけるらい対策に関する調査報告 1960・11～1961・1」を残している。

新島迪夫 にいじま・みちお

明治40(1907)～昭和47(1972)年(64歳)、埼玉

【解剖学】 昭和9年千葉医大卒。解剖学入室(鈴木重武教授)、14年5月東京高等歯科医学校助教授(口腔解剖 藤田恒太郎教授)、18年5月前橋医専教授、応召(19年～ 石垣島守備隊)、21年6月東京医歯専教授(歯学部口腔解剖)、24年4月(医学部第1解剖)、26年4月(歯学部)、米国留学(29年～31年)、30年12月(医学部第2解剖)、在任中、47年11月逝去。▽両棲類の真皮線維の発生、配列に関する研究で知られる。

【著書】わかりやすい解剖・生理学(昭38)、人体のしくみ(昭48) 【共著】人体発生学上巻(昭23)、人体解剖図譜第4巻(昭28)、保健と生理学 応用生理学入門(昭33)

新島八重 にいじま・やえ

弘化2(1845)～昭和7(1932)年(86歳)、陸奥(福島)

【社会事業家、従軍看護婦】 旧姓山本。会津藩砲術師範家に生まれ、川崎尚之助(日新館教授)と結婚。戊辰戦争では男装して奮戦した。鶴ケ城籠城戦中、離婚。明治4年兄の山本覚馬(京都府顧問)を頼り上洛、5年新英学校女紅場権舎長・教道試補。9年キリスト教受洗、新島襄(同志社創立者)と結婚。私塾開講。10年同志社分校女紅場礼法教員。23年襄逝去後、日本赤十字社正社員、篤志看護婦人会員。27年日清戦争に際し広島陸軍予備病院篤志看護婦取締。29年勲七等宝冠章。31年京都婦人慈善会理事。32年篤志看護婦人会看護学修業、看護学校助教。37年日露戦争に際し大阪予備病院篤志看護婦取締。38年勲六等宝冠章。昭和3年昭和天皇即位大礼銀杯下賜。7年6月逝去。葬儀は同志社社葬。▽茶名 宗竹(裏千家流)。

【自伝】新島八重子回想録(昭48) 【伝記】新島襄とその妻(福本武久 昭58)

仁井谷久暢 にいたに・ひさのぶ

昭和4(1929)～平成22(2010)年(81歳)、東京

【内科(呼吸器)】 昭和28年名大卒。実地修練、29年6月第1内科入局(日比野進教授)、37年6月国立がんセンター、49年9月臨床検査部長、56年5月日医大教授(中央検査所・臨床病理学)、附属病院副院長(平成2年6月～)、院長(4年1月～7年3月)、平成5年4月(第4内科)、7年3月退職。退職後、東京がん化学療法研究会理事長(13年8月～19年11月)。

【共著】抗癌剤マニュアル(昭63) 【共編】癌の化学療法剤(薬剤講座第1巻 昭52)、肺癌の化学療法(昭61)、最新癌化学療法ハンドブック(昭62)

新津泰孝 にいつ・やすたか

大正9(1920)～平成11(1999)年(79歳)、長野

【小児科】 昭和18年9月東北帝大卒。9月抗研入所、軍務[10月陸軍軍医候補生として歩兵第141聯隊補充隊入隊、12月歩兵第42聯隊補充隊に転属、(軍医中尉)、教育総監附、19年1月村松陸軍少年通信兵学校附、20年8月村松陸軍病院附、9月(軍医大尉)、10月北陸第一上陸地支局附、11月新発田陸軍病院附、予備役編入]、抗研復帰、24年7月助手(小児部門 岡捨巳教授)、29年3月助教授、39年4月教授、40年4月抗研附属病院小児科長、59年4月停年退官。退官後、仙台厚生病院長(61年10月～平成3年3月)。▽新津勝宏(小児科、岩手医大教授)は弟。

【編著】小児の肺炎(小児科 mook no.22 昭57)

新見嘉兵衛 にいみ・かへえ

大正8(1919)～平成21(2009)年(89歳)、兵庫

【解剖学(神経解剖)】 昭和15年東京高等歯科医学校卒。18年9月新潟医大卒。陸軍軍医[10月軍医候補生として歩兵第130聯隊入隊、12月(軍医中尉)、20年8月(軍医大尉)、21年6月復員]、21年9月京大第1解剖入室(平沢興教授)・助手、22年12月講師、26年10月京大助教授、29年3月徳島大兼徳島医大教授(第2解剖)、米国留学(在外研究員、39年1月～40年1月 ペンシルベニア大、独経由帰国)、40年10月岡山大教授(初代 第3解剖)、医学部長・医学研究科長(56年6月～58年6月)、60年3月停年退官。退官後、香川県臨床検査専門学校長(60年4月～61年3月)、岡山県立短大学長(61年4月～平成4年3月)。

▽昭和59年学士院賞(視床に関する研究)【著書】神経解剖学(昭51)、視床脳(昭58)、カメラ名の語源散歩(平12)【共編】医学英語文例辞典(昭58)、科学者のための英文手紙文例辞典(昭61)

新美良純　にいみ・よしずみ

大正12(1923)~平成3(1991)年(68歳)、不詳

【心理学】昭和17年早大文学部哲学科心理学専攻入学(在学中、勤労動員、学徒臨時徴兵)、21年卒。大学院(戸川行雄教授)、助手、国内留学(37年~38年東大脳研・時実利彦教授)、講師、教授、48年東京都神経研参事、54年東邦大教授(薬学部)、63年東京家政大教授(人文学部)、在職中、平成3年12月逝去。▽皮膚電気活動を主要な指標とした睡眠の電気生理学的研究を行い、生理心理学・精神生理学懇話会(昭和43年)、生理心理学・精神生理学会(58年)の設立に尽力。【共著】図説心理学(昭35)、心理学教材(昭38)、睡眠(現代の心理学2 昭49)【編著】皮膚電気反射(昭35)【共編】皮膚電気活動(昭61)

二階堂一種　にかいどう・かずたね

明治25(1892)~昭和22(1947)年(54歳)、宮城

【法医学】大正9年東北帝大卒。衛生学入室(小酒井光次教授)、医化学入室(井上嘉都治教授)の後、12年1月東京帝大法医学入室(三田定則教授)、9月満州医大教授、独留学(満鉄派遣、大正15年~昭和4年ベルリン大ワールブルグ教授に師事)、戦後22年7月、奉天にて逝去。▽動脈血と静脈血に比較による肺循環機能の系統学的研究を行ったことで知られる。

二階堂昇　にかいどう・のぼる

大正5(1916)~平成17(2005)年(89歳)、宮城

【内科】昭和16年東北帝大卒(陸軍依託学生)。軍務[17年1月見習士官として軍医学校入学、(軍医中尉)、第2師団(仙台)入団、ジャワ、比島、ソロモン、ビルマ、仏印を転戦、仏印にて敗戦、(軍医少佐)として21年5月復員]、21年第3内科入局(黒川利雄教授)、秋田県湯瀬病院長、28年9月花輪町にて開業、34年9月東北大第3内科(山形敞一教授)、37年2月講師、西独留学(32年5月~37年7月 エルランゲン大ヘニング教授に師事)、38年4月宮城県対がん協会診療所長、41年宮城県立成人病センター準備事務局長、42年4月県立成人病センター副院長、47年8月院長、56年3月定年退職。▽胃癌検診宮城方式の確立者。▽二階堂謙(千葉医大学長)は祖父の弟、二階堂巌(陸軍軍医大佐)は父。▽昭和62年日医最高優功賞(地域保健活動に貢献した功労者)【著書】実地医学のための胃癌の早期診断(新臨床医学文庫80 昭42)【随筆】おいわけ(昭41)、野田山10年(昭52)

仁木イワノ　にき・いわの

明治30(1897)~昭和47(1972)年(75歳)、徳島

【看護師】日赤香川支部病院救護看護婦養成所卒。日赤京都支部外勤看護婦、大正11年徳島・若林病院婦長、日中戦争勃発、応召(病院船勤務)、再応召(16年 哈爾浜陸軍病院勤務、19年解除)、若林病院復帰、戦後、国立徳島病院総婦長、31年4月徳島大附属病院総婦長、37年3月定年退官。退官後。小松島赤十字病院看護部長(37年5月~44年1月)。▽昭和42年フローレンス・ナイチンゲール記章

二国二郎　にくに・じろう

明治38(1905)~昭和59(1984)年(79歳)、新潟

【生化学(栄養化学)】昭和4年東京帝大農学部農芸化学科卒。大学院(化学第2講座 鈴木梅太郎教授)、9年4月副手(鈴木文助教授)、19年9月大阪帝大教授(産業科学研究所・食品科学部門)、所長(38年11月~42年11月)、44年3月停年退官。退官後、45年4月林学園女子短大学長(初代)、54年2月林学園理事長、在職中、59年11月逝去。▽澱粉研究の権威。「二国モデル」と呼ばれる澱粉粒の構造を提唱している。【著書】生活の有機化学(昭18)、澱粉化学(農芸化学全書 昭26)、物語り栄養化学(昭36)【共著】栄養化学(岩波全書第49 昭12)、栄養学概論(昭17)【編著】デンプンハンドブック(昭36)【共編】栄養学(昭30)、基礎食品化学ハンドブック(昭41)【共訳】新食品学レオロジーについて(スコットブレアー 昭31)

西 勇雄　にし・いさお

明治2(1869)~昭和23(1948)年(79歳)、肥後(熊本)

【海軍軍医】明治23年1月海軍軍医学校入学、26年4月修了(海軍少軍医)。日清戦争(27~28年)従軍・軍艦「厳島」乗組、31年4月海軍軍医学校入学、32年3月修了。横須賀海軍病院勤務、33年1月軍艦「朝日」乗組、英国巡航(~10月)、34年1月軍艦「千代田」軍医長、4月軍艦「比叡」軍医長、35年9月呉海軍造

兵廠軍医長(共済病院設立を進言)、36年9月(軍医少監)、37年11月呉海軍病院長(初代)、38年12月呉海軍機関学校・海軍兵学校体格検査官、39年12月呉海軍病院長、44年12月(軍医大監)佐世保海軍病院副院長、英国留学(大正2年6月～11月)、12月海軍軍医学校監事、第一次大戦(3年7月～7年11月)従軍、3年8月病院船八幡丸院長、4年2月第1艦隊軍医長兼連合艦隊軍医長、12月佐世保海軍病院長兼連合艦隊軍医長、6年12月(軍医総監)第1艦隊軍医長、7年12月海軍軍令部出仕、8年12月海軍軍医学校長、11年6月(軍医中将)、12月海軍軍令部出仕・待命、12年3月予備役編入。退官後、12年11月東京医専附属博済病院長(～昭和7年11月)、昭和7年11月東京医専教頭(校長 佐藤達次郎)、12年7月監事、17年5月理事、19年3月退職。戦後、熊本県・人吉にて開業、23年3月逝去。

[伝記]大志をいだいて 海軍軍医中将・軍医総監西勇雄伝(恒松忠義 平9)

西 勝造 にし・かつぞう

明治17(1884)～昭和34(1959)年(75歳)、神奈川

【社会事業家(健康法)】 コロンビア大留学(トンネル工学、橋梁工学)。帰国後、わが国最初の地下鉄を設計した。▽明治30年(13歳)頃、下痢と微熱が続き、さまざまの健康法を検討、昭和2年独特の医学を体系化した「医学の革命(部分しか見ない現代医学を批判し、宗教医学一体論を唱える総合的健康法)」を提唱、全国で講演を重ねた。「西医学」と呼ばれることになる。▽晩年、「黒人を白人にする方法」を、自分の身体を用いて実験中、砒素中毒のため、貧血、低蛋白血症をきたしたが、近代医学ではなく、断食療法により克服中、逝去。

[著書]西勝造著作集全12巻(昭58～59)

西 新助 にし・しんすけ

明治44(1911)～平成6(1994)年(82歳)、福島

【整形外科】 昭和12年慶大卒。整形外科入局(前田和三郎教授)、20年12月講師、21年12月助教授(岩原寅猪教授)、26年4月東邦大教授(初代 整形外科)、附属大橋病院長(40年4月～)、附属大森病院長(44年4月～46年3月)、52年3月定年退職。

[共著]脊椎カリエス(日本外科整形外科叢書第48巻 昭25)

西 成甫 にし・せいほ

明治18(1885)～昭和53(1978)年(93歳)、東京

【解剖学】 明治41年12月東京帝大卒。第3解剖入室(大沢岳太郎教授)、独留学(文部省外国留学生、44年9月～大正4年9月 ハイデルベルグ大ヒュルブリンガー教授、ブラウス教授の下で四足類の固有背筋の比較解剖学的研究に従事、第一次大戦勃発のため抑留生活を送った後、チューリヒ、仏経由帰国)。大正4年7月東北帝大教授(第2解剖)、11年1月東京帝大教授、昭和20年10月停年退官。退官後、帝国女子医専教授、前橋医専校長(21年5月～)、前橋医大学長(23年2月～)、群馬大教授・医学部長(24年5月～28年5月)、群馬大学長(24年5月～36年6月)。▽筋系の比較解剖学、系統発生学を専門とし、サル類を出発とした脊椎動物全体にわたる比較解剖学的研究を行った。また、在独中、エスペラント語を学び、帰国後、日本エスペラント学会理事長を務めるなどエスペラント語の普及に貢献した。逝去後、葬儀は行わず、遺体を骨格標本として群馬大に寄贈された。

[著書]小解剖学(教科用簡明医学叢書第1輯 大14)、小解剖学図譜(昭3)、比較解剖学(昭4)、人体解剖学(岩波全書17 昭9) [共著]人体解剖実習全3冊(昭3) [編著]人体解剖図譜全6巻(昭23～昭36)

西 満正 にし・みつまさ

大正14(1925)～平成10(1998)年(73歳)、鹿児島

【外科(消化器)】 昭和24年名大卒。国立東京第一病院にて実地修練、25年6月東大病理入室(岡治道教授、三宅仁教授、吉田富三教授)、32年4月第2外科(木本誠二教授)、35年1月癌研附属病院外科(梶谷鐶部長)、39年2月東大助手(第2外科)、40年11月癌研附属病院外科、47年11月鹿児島大教授(第1外科)、59年9月癌研附属病院副院長兼外科部長、63年7月院長、平成5年7月退職。

[著書]胃と腸の手術(昭52)、ガンはなぜこんなに治るようになったのか(ブレイブックス 平2)、成人のがん(名医の医書シリーズ第4巻 平6)、がんは死の宣告ではない(平9) [共著]胃全摘術(外科基本手術シリーズ7 昭57)、がん術後の人の食事(新健康になるシリーズ2 昭63)

西浦常雄 にしうら・つねお

大正14(1925)～昭和60(1985)年(59歳)、石川

【泌尿器科】 昭和24年東大卒。附属病院にて実地修練、泌尿器科入局(市川篤二教授)、三井厚生病院(25

年9月～26年10月)、27年4月東大助手、33年7月都立駒込病院医長、38年12月東大助教授、43年9月岐阜大教授、医学部長(49年5月～53年4月)、在任中、60年8月逝去。
[編著]泌尿器科学(昭55) **[共編]**ＳＴＤ(昭59)

西占 貢　にしうら・みつぐ

大正9(1920)～昭和60(1985)年(64歳)、兵庫
【皮膚科、ハンセン病医療】 昭和21年9月京都帝大卒。実地修練、皮膚科入局(山本俊平教授)、岸和田市立病院皮膚科、23年京大助手(皮科特別研究室)、24年講師、27年3月助教授(皮科特研主任)、35年11月教授(皮膚病特別研究施設)、58年4月停年退官。退官後、インド・アグラ市国立中央ハンセン病研究所(ジャルマ、国際協力事業団派遣)、60年1月、ニューデリー市にて急逝。▽昭和37年日本ハンセン病学会桜根賞(The electron microscopic basis of the pathology of leprosy)、51年日本電子顕微鏡学会瀬藤賞(凍結割断法の改良)

西尾篤人　にしお・あつと

大正8(1919)～平成9(1997)年(78歳)、広島
【整形外科】 昭和19年9月九州帝大卒。海軍軍医[9月海軍短期現役軍医、20年1月(軍医中尉)、9月予備役編入]、20年10月整形外科入局(神中正一教授)、21年10月大学院特別研究生、26年10月助手、28年4月助教授、29年6月鳥取大教授、英国留学(在外研究員 オックスフォード大整形外科トルータ教授、ダティ教授)、44年6月九大教授、附属病院長(48年4月～50年3月)、58年4月停年退官。退官後、九州労災病院長(58年4月～平成4年3月)。
[共著]坐骨神経痛の診療(新臨床医学文庫 昭43)
[編著]ペルテス病(整形外科 mook no.14 昭55)、大腿骨頭壊死(同 no. 24 昭55) **[共編]**関節リウマチ(同 no.1 昭46)、私のすすめる整形外科治療法Ａ～Ｇ(同 増刊1、2 昭58、平5)

西尾雅七　にしお・まさしち

明治42(1909)～平成6(1994)年(84歳)、兵庫
【公衆衛生学】 昭和10年京都帝大卒。衛生学入室(戸田正三教授)、11年助手、14年講師、15年3月助教授、24年6月教授(初代 公衆衛生)、48年4月停年退官。退官後、京都府衛生研究所長(48年8月～53年3月)。▽戦争中は「国民生活最低基準」の研究を進めたが、戦後は、労働衛生、医療保障の領域に転じた。▽京都市地域保健医療協議会長、住民の暮らしを守る全京都学者・宗教人・文化人の会、京都府生協連合会長などを務めた。
[編著]老人問題の今後(昭51) **[共編]**人災と健康(社会医学双書1 昭42)、人びとの健康と社会保障(選書現代の生活と社会保障 昭53)

西岡久寿弥　にしおか・くすや

大正13(1924)～平成22(2010)年(85歳)、三重
【免疫学】 昭和22年東京帝大卒。伝研入所(第5細菌研究部 田宮猛雄教授)、米国留学、35年11月助教授(制癌研究部 山本正教授 ～46年3月)、40年3月国立がんセンター・ウイルス部長、47年教授、50年12月東京都臨床研副所長・総合研究部長、62年6月日赤中央血液センター副所長(嘱託 ～平成3年3月)、北里研肝臓病研究センター顧問。▽昭和42年浅川賞(Immune adherence およびその関連研究)、61年小島三郎記念文化賞(補体重要成分の発見とＢ型肝炎、肝癌研究への応用)、平成6年保健文化賞(輸血によるウイルス感染防止のための技術開発と実用化に努め、安全な血液供給のための技術的支柱として保健衛生の向上に貢献)
[著書]ＡＩＤＳを知る(昭58)、最新ＡＩＤＳ読本(昭63) **[共著]**バイオフィラキシー(栄養学ライブラリー3 平2) **[編著]**エイズの現状と課題(平元) **[共編]**免疫と栄養(昭59)、Hepatitis viruses and Hepatocellular carcinoma approaches through molecular biology and ecology(昭60／1985)

西岡利之　にしおか・としゆき

明治42(1909)～昭和61(1986)年(77歳)、朝鮮(京城)
【病理学、内科】 昭和6年京城帝大卒。第2病理入室(小杉虎一教授)、8年12月大邱医専助教授、15年10月京城帝大助手、20年講師、4月光州医専教授、戦後、12月帰国(博多)、財団法人在外同胞援護会参事、救療部博多診療所勤務、25年特殊法人・非現業共済組合聖福病院内科医長、副院長、30年聖福病院長兼浜の町病院長、35年聖福病院長(専任)、40年国家公務員共済組合連合会千早病院長、55年退職。
[著書]明日を生きる ガンに勝った不養生医師(昭57)

西亀三圭　にしかめ・さんけい

明治17(1884)～昭和28(1953)年(68歳)、大分
【厚生行政、ハンセン病医療(植民地)】 旧姓清水。

明治44年京都帝大卒。大正元年福岡県防疫医、3年8月神奈川県学校医、7年神奈川県技師、8年神奈川県防疫医、10年10月兼特許局技師、11年5月兼内務省技師、13年4月朝鮮総督府警務局衛生課(朝鮮総督府技師)、昭和2年欧米出張、3年9月衛生課長事務取扱、5年4月衛生課長、17年7月小鹿島厚生園(ハンセン病療養所)長、20年帰国、24年9月国立栗生楽泉園勤務、25年6月医務課長、27年1月国立駿河療養所勤務、在任中、28年7月逝去。▽朝鮮総督府在任中、朝鮮癩予防協会の設立(昭和7年)、小鹿島慈恵医院拡張基本計画の立案など、朝鮮におけるハンセン病対策に尽力した。また、17年6月小鹿島厚生園周防正季園長が患者によって刺殺された後、小鹿島厚生園長に就任、日本の敗戦を迎えた。

西川一郎　にしかわ・いちろう

明治44(1911)～昭和63(1988)年(77歳)、東京

【内科、皇室侍医】 昭和15年東京帝大卒。第3内科(沖中重雄教授)、41年2月宮内庁侍医、57年退官。▽西川義方(内科、侍医)の嗣子。『内科診療の実際』『看護の実際』の編集後継者。

【共著】内科診療の実際58版(昭31)、看護の実際17版(昭31)

西川濵八　にしかわ・しんぱち

大正10(1921)～平成元(1989)年(68歳)、埼玉

【公衆衛生学】 昭和19年9月東京帝大卒。衛生学入室(田宮猛雄教授)、22年11月助手、27年10月兼日大講師、32年4月助教授(公衆衛生 松岡脩吉教授、勝沼晴雄教授)、35年4月日大教授(公衆衛生)、61年3月定年退職。退職後、日本体育大教授(61年4月～)、在職中、平成元年4月逝去。

【著書】公衆衛生学(高看双書 昭37)、公衆衛生学(医学演習講座9 昭38)、職業病の早期発見(昭51) **【共著】**成人衛生(昭39) **【共編】**日本の飲酒を考える(昭50)、公衆衛生学(昭55)

西川光夫　にしかわ・みつお

大正4(1915)～昭和61(1986)年(71歳)、樺太

【内科】 昭和15年東京帝大卒。第3内科入局(坂口康蔵教授)、応召[16年8月 陸軍軍医予備員としてボルネオ、スマトラに在勤、20年2月(軍医大尉)、9月復員]、第3内科復帰(沖中重雄教授)、24年6月東大助手、32年12月講師、33年1月新潟大教授、米欧出張(36年10月～37年3月 米国、デンマーク、英国、西独にて臨床内分泌学の研究、内科学の教育方法、施設調査)、38年4月阪大教授、附属病院長(50年3月～52年3月)、53年4月停年退官。退官後、住友病院長(53年5月～)、在職中、61年8月逝去。▽PFK欠損症、蛋白喪失性腸症、薬剤誘発性リピドーシスなどの解明を試みた。

【著書】内分泌学(昭43) **【共著】**臨床内分泌学(昭44)

西川義方　にしかわ・よしかた

明治13(1880)～昭和43(1968)年(88歳)、和歌山

【内科、皇室侍医】 明治39年12月東京帝大卒。40年1月衛生学入室(緒方正規教授、横手千代之助教授の下で細菌学研究)、4月第2内科入局(入沢達吉教授)、41年10月和歌山県・新宮病院長(内科小児科部長～大正3年6月)、3年10月東京帝大病理入室、7年10月日本医専教授・附属病院長、欧米出張、15年日医大教授(～昭和5年)、20年2月東京医専副校長、附属淀橋病院長(20年4月～)、21年5月東京医大副学長(～22年10月)、東京医大附属病院長(～22年3月)。▽宮内省侍医として大正天皇、貞明皇后の健康管理を担当した(大正8年7月～昭和21年11月)。主著『内科診療ノ実際』は大正11年8月初版以来、昭和43年までに66版を重ねた。『看護の実際』は昭和10年11月初版以来、34年6月まで改訂17版を重ねた。▽西川義英(外科、北海道帝大教授)の兄。西川一郎(内科、皇室侍医)は嗣子。『内科診療ノ実際』『看護の実際』の編集後継者。

【著書】内科診療ノ実際(大11)、欧州医学遍路(昭7)、看護の実際(昭10)、温泉須知(昭12)、温泉読本(昭13)、温泉言志(昭18)、家庭療法全書(昭28) **【随筆】**縦と横(昭9)、炉ばた(昭15)

西川義英　にしかわ・よしひで

明治21(1888)～昭和30(1955)年(67歳)、和歌山

【外科】 大正2年東京帝大卒。岡山医専講師(外科 木下益雄教授)、7年4月教授、独・英・蘭留学(文部省在外研究員 9年11月～12年9月)、12年11月(第2外科)、14年10月北海道帝大教授(第1外科)、附属医院長(昭和16年12月～18年12月)、昭和18年12月退官。退官後、東京・同愛記念病院外科医長(19年～20年)、健保川崎病院長(23年7月～)、在職中、30年10月急逝。▽肺結核の外科療法に取り組んだが、昭和5年わが国初の肺腫瘍の肺全摘術を施行した。▽西川義方(内科、皇室侍医)の弟。

【著書】外科診療ノ実際総論(大15)、各論上巻(大15)

西崎弘太郎 にしざき・こうたろう

明治3(1870)~昭和13(1938)年(68歳)、備前(岡山)

【薬学(衛生化学)】 明治29年7月東京帝大医学部薬学科卒。大学院(酵素化学専攻)、30年4月二高教授(医学部薬学科・衛生化学担当 ~33年3月)、33年6月内務省横浜衛生試験所技師・検明部長、大正2年6月東京衛生試験所検明部長、5年3月内務技師兼警視庁技師・衛生検査所長、昭和7年3月退官。退官後、東京女子薬専校長(8年4月~)、在職中、13年8月逝去。

【著書】蛋白質化学(大15)、食品化学(昭13) 【共監】薬品大辞典(昭5)

西沢義人 にしざわ・よしと

明治32(1899)~昭和58(1983)年(84歳)、徳島

【小児科】 大正14年京都帝大卒。大阪帝大講師を経て昭和20年7月大阪帝大教授、22年10月阪大教授、医学部長(35年1月~37年1月)、38年4月停年退官。▽アセチルコリン、ビタミンB_1を中心とする生化学的研究とポリオに関する研究を展開した。

西島義一 にしじま・よしかず

明治35(1902)~昭和44(1969)年(66歳)、山口

【産婦人科】 昭和2年九州帝大卒。産婦人科入局(白木正博教授)、7年11月米子病院産婦人科部長、16年9月院長、20年6月米子医専教授(初代 産婦人科)、附属医院長(21年6月~22年6月)、23年7月米子医大教授、附属医院長(24年5月~25年3月)、27年7月鳥取大教授、附属病院長(33年5月~35年5月)、43年3月停年退官。退官後、鳥取県立倉吉厚生病院長(43年4月~)、在職中、44年8月逝去。

【共著】子宮外妊娠ノ診断及ビ療法(木下産科婦人科叢書第13巻 昭10)

西田勇 にしだ・いさむ

大正4(1915)~平成11(1999)年(83歳)、兵庫

【生理学】 昭和15年岡山医大卒。第1生理入室(生沼曹六教授)、17年12月附属医専部教授、27年助教授(林香苗教授)、28年5月鳥取大教授(初代 第2生理)、36年12月岡山大教授(第1生理)、米国出張(在外研究員、40年3月~6月 イリノイ大他)、医学部長(44年4月~46年3月)、52年9月兼香川大学国立医科大学創設準備委員、53年9月停年退官。退官後、香川医大副学長(教育研究等担当 53年10月~)、学長(63年4月~平成3年3月)。▽感覚生理学の権威。視覚の神経経路を解明した。

西塚泰順 にしづか・たいじゅん

明治25(1892)~昭和34(1959)年(67歳)、三重

【産婦人科】 大正7年京都帝大卒。産婦人科入局(高山尚平教授)、日赤福井支部病院勤務を経て、13年講師、昭和2年4月大阪・大同病院医長、8年4月満州医大教授、11年2月辞任(教室員と対立)、12年4月名古屋市民病院産婦人科部長、18年4月名古屋女子高等医専教授、22年6月名古屋女子医大教授、27年2月名市大教授、33年3月定年退職。▽西塚泰三郎(三重県医学校卒、地域医療に貢献)は父、西塚泰章(病理学、三重大教授・愛知がんセンター研究所長)は長男、西塚泰美(生化学、神戸大学長・文化勲章受章)は次男。

西塚泰章 にしづか・やすあき

大正11(1922)~平成7(1995)年(72歳)、京都

【病理学】 昭和22年9月京都帝大卒。実地修練、23年9月第2病理入室(森茂樹教授)・大学院特別奨学生、28年4月講師、30年2月助教授(岡本耕造教授)、米国留学(フルブライト奨学生、32年8月~ スローン・ケタリングがんセンター)、36年3月三重県立大教授(第1病理)、41年1月愛知県がんセンター研究所第2病理部長(~60年3月)、54年7月副所長、60年4月所長、63年3月退職。▽わが国における純系マウスを用いての実験腫瘍学の先駆者。▽西塚泰順(産婦人科、満州医大教授・名市大教授)の長男、西塚泰美(生化学、神戸大学長)は弟。

【共編】腫瘍組織病理アトラス 実験動物の自然発生腫瘍(昭60)

西塚泰美 にしづか・やすとみ

昭和7(1932)~平成16(2004)年(72歳)、兵庫

【生化学】 昭和32年京大卒。実地修練、医化学入室(内野仙治教授、早石修教授)・大学院、37年4月助手、39年4月助教授、米国留学(ロックフェラー大客員研究員、39年~40年 リップマン教授に師事)、44年1月神戸大教授(医動物学)、48年4月(第2生化学)、55年11月兼生物科学総合研究機構(基礎生物学研究所)教授、56年4月兼岡崎国立共同研究機構(基礎生物学研究所)教授(~60年)、神戸大バイオシグナル研究センター長(平成4年6月~7年2月)、7年2月学長、13年2月退任。退官後、13年4月兵庫

県成人病センター総長、在職中、16年11月逝去。▽昭和52年蛋白質リン酸化酵素C(プロテインキナーゼC)を発見、細胞内の情報伝達機序を明らかにした。また、神戸大学長として阪神大震災後の大学復興に尽力した。▽昭和61年朝日賞(ホルモンおよび神経伝達物質の作用機序に関する研究)、学士院賞(ホルモン作用における情報の受容伝達機構に関する研究)、62年文化功労者、63年文化勲章(発がん機構の解明につながるプロテインキナーゼCの発見)、平成元年ラスカー賞、4年ウルフ賞、平成3年学士院会員 ▽西塚泰順(産婦人科、満州医大教授・名市大教授)は父、西塚泰章(病理学、三重大教授・愛知県がんセンター所長)は兄。

【共編】物質代謝とその調節上・下(現代生物科学5 昭50)、ビタミンと補酵素上・下(生化学実験講座13 昭50)、アミノ酸代謝と生体アミン上・中・下(同11 昭51~52)、トレーサー実験法上・下(同6 昭52)

西野重孝 にしの・しげたか

明治36(1903)~平成5(1993)年(89歳)、山形

【内科、皇室侍医】 昭和2年東京帝大卒。内科入局、15年宮内省侍医、東大講師を経て、26年1月東京にて開業、41年侍医長、58年10月退官。▽西野忠次郎(国立東京第二病院長)の養嗣子。

西野忠次郎 にしの・ちゅうじろう

明治11(1878)~昭和36(1961)年(83歳)、山形

【内科】 旧姓藤田。明治36年12月東京帝大卒。37年1月病理学入室(三浦守治教授、山極勝三郎教授)・助手、38年1月第1内科入局(三浦謹之助教授)、39年7月伝研嘱託、43年10年山形市立病院済生館内科部長、副院長、44年館長、大正3年山口県立病院長、9年(山口県立病院の経営移譲)日赤山口支部病院長、11月慶大教授、医学部長(昭和19年4月~21年4月)・病院長(19年7月~21年4月)、21年5月退職。退職後、国立東京第二病院長(21年6月~)、在任中、36年7月逝去。▽山形在勤中、わが国最初の発疹チフスを発見。▽昭和33年学士院会員 ▽西野重孝(内科、皇室侍医)は養嗣子。

【著書】臨床四十年(昭23)、臨床五十年(昭27)、続(昭29) **【編著】**脳溢血(昭25)

西野陸夫 にしの・むつお

明治34(1901)~昭和60(1985)年(83歳)、岩手

【厚生行政、公衆衛生学】 昭和4年北海道帝大卒。内務省社会局、厚生省勤務を経て、17年陸軍司政官(ジャワ)、21年11月北海道衛生部長、28年保安庁第1幕僚監部(保安監)、35年札幌医大事務局長、36年11月札幌医大教授(公衆衛生)、42年3月定年退職。▽内務省社会局時代、人口問題研究所の創設(昭和14年)を推進、北海道衛生部長在職中、札幌医大の設立に尽力した。

【著書】母性及児童保護(産業衛生講座第8巻 昭13)、戦時下に於ける家庭保健の問題(家庭教育指導叢書第15輯 昭17)、人口問題と南方圏(昭18)

西端驥一 にしはた・としかず

明治27(1894)~昭和57(1982)年(87歳)、宮城

【耳鼻咽喉科】 大正9年12月東京帝大卒。10年1月附属小石川分院耳鼻咽喉科助手(科長 吉井丑三郎助教授)、12年10月新潟・長岡病院医長、13年4月新潟医大講師(星野貞次教授)、14年10月京都帝大助教授(星野貞次教授)、15年6月岡山・倉敷中央病院部長、昭和5年4月日医大教授、辞任、欧州外遊、7年3月帰国、開業、7月復職、8年5月退職、開業、9年7月慶大教授、36年11月退職。

【著書】耳鼻咽喉科学総論、各論(昭13、14)、耳と鼻(昭21)、蓄膿症は治る(昭37)、鼻の病気(創元医学新書 昭46)、副鼻腔の手術(昭53)

西原康雄 にしはら・やすお

大正10(1921)~平成7(1995)年(73歳)、神奈川

【内科】 昭和20年9月九州帝大卒。21年2月大牟田市にて開業、24年9月九大第1内科入局(操坦道教授)、29年4月第2病理入室、31年12月助手(第1内科)、34年4月英彦山病院長、39年7月鞍手共立病院を設立・院長、45年5月兼日吉診療所長。▽診療技術の向上と治療効果をチェックするため院内で死亡した患者の剖検に着手し、１０００例に及ぶ剖検を行った。▽昭和57年日医最高優功賞(地域医療向上への貢献著しい功労者)、西日本文化賞(学術文化部門 一開業医として20年近く病理解剖千例を精励し、地域医療に貢献)

【著書】捧霊記 臨床医１０００剖検例の記録(昭57)

西部ベン にしべ・べん

大正2(1913)~昭和58(1983)年(69歳)、東京

【看護師(従軍看護婦)】 旧姓佐野。昭和4年3月徳島県・正木農業補習学校後期科卒。4月日赤香川支部病院救護看護婦養成所入学(日赤徳島支部依託

生)、7年3月卒。4月日赤香川支部病院看護婦、9年3月日赤香川支部病院産婆養成所(研修生)卒、9年11月善通寺陸軍病院(～10年4月)、西部年男と結婚、日中戦争勃発、応召(14年8月 病院船六甲丸乗船、16年7月解除)、8月高松市猪木病院婦長、再応召(17年2月 南方陸軍兵站病院、ビルマ在勤の後タイにて敗戦、21年6月帰国復員)、21年8月住友産婦人科医院助産婦、22年6月徳島市民病院婦長、25年2月徳島大附属病院婦長、27年3月徳島大医学部附属看護学校教務主任、42年6月徳島大助教授(教育学部養護教員養成課程)、54年3月停年退官。▽昭和34年徳島高校2部入学、37年3月卒、42年3月日大卒(文理学部国文学科・通信教育)。日本看護協会看護婦会徳島県支部長などを務めた。▽昭和14年8月の応召時には、病夫と3歳3か月の幼児を残して出征、召集解除の16年7月には夫は逝去、また、17年2月の再応召時には、5歳9か月の幼児を残して出征した。

【伝記】苦難を乗り越え道一筋に歩む 西部ベン女史(雪永政枝『看護史の人びと第3集』、昭54)

西部増次郎 にしべ・ますじろう

明治25(1892)～昭和7(1932)年(39歳)、福井

【細菌学】 大正9年東京帝大卒。10年伝研入所(長与又郎所長・教授)、12年中国出張(北京ユニオン医学校にて6か月細菌学研究)、米・独留学(在外研究員/ロックフェラー財団研究生、昭和2年6月～4年12月 ジョンズ・ホプキンズ大ルイス教授、ベルリン大フィシャー教授の下で実験病理学を研修)、5年5月新潟医大教授(第2病理)、在任・研究中、7年8月ロッキー山紅斑熱病毒に感染、殉職死。▽没後、開催された追悼学術会において、長与又郎(東京帝大伝研所長)は「故西部増次郎博士ノ医学ニ関スル業績」と題した講演を行っている(実験医学雑誌16巻１４９３頁、昭和7年に収載)。

西丸四方 にしまる・しほう

明治43(1910)～平成14(2002)年(92歳)、長野

【精神科】 昭和11年東京帝大卒。精神科入局(内村祐之教授)、病気休職、16年府立松沢病院、20年3月東京帝大講師(～23年1月)、22年兼東京女子医専教授(～24年4月)、23年1月国立東京第一病院医長、24年4月松本医大教授(初代 精神科)、5月信州大教授、44年退官(大学紛争のため)、47年4月愛知医大教授、53年3月病気退職。▽島崎藤村(詩人、小説家)は伯父、島崎敏樹(精神科、東京医歯大教授)、西丸震哉(農林官僚、食生態学者)は弟。

【著書】幻覚(医学選書第24 昭23)、異常性欲の心理(医家叢書第15 昭25)、異常性格の世界(創元医学新書 昭29)、島崎藤村の秘密(有信堂叢書 昭41)、病める心の記録(中公新書 昭43)、心の病気(創元医学新書 昭50)、狂気の価値(朝日選書１４２ 昭54)、【編著】臨床精神医学辞典(昭49) 【訳書】医学的心理学1、2(クレッチマー、現代科学叢書 昭30)、精神病理学原論(ヤスパース 昭46)、臨床精神病理学序説(シュナイダー 昭52)、精神医学総論(クレペリン 平6) 【自伝】精神医学彷徨記(精神医学文庫 昭51)、彷徨記 狂気を担って(平3)

西丸和義 にしまる・やすよし

明治29(1896)～平成2(1990)年(93歳)、広島

【生理学】 大正10年慈恵医専卒。生理学入室(生沼曹六教授)・助手、15年3月岡山医大講師(生沼曹六教授)、米・英留学(在外研究員/ロックフェラー研修員、昭和3年2月～6年12月 シンシナティ大フィシャー教授、ケンブリッジ大バークロフト教授に師事)、7年7月1日脈管学研究所開設(慈恵会医院3階)、7月25日助教授(即日退職)、9月慈恵医大講師、11月慈恵会医院検査科医長、15年10月横浜十全医院臨床検査科主任、17年6月第8陸軍航空技術研究所嘱託、19年4月横浜市立医専講師、20年3月広島県敷信村に疎開・脈管学研究所廃止、22年8月広島県立医専教授、23年4月広島県立医大教授、28年8月広島大教授、医学部長(31年4月～10月)、米国出張(フルブライト交換教授、31年11月～33年1月 イリノイ大)、33年7月(第1生理)、35年4月停年退官。退官後、広島女学院短大教授(35年4月～55年3月)。▽脈管学に関する総括的研究を展開、日本脈管学会を設立・会長(昭和35年)。また、退官後、ＡＢＣＣ編集部長を務めた。

【著書】毛細脈管の研究(昭24)、体液循環の研究(昭27)、研究と生活(昭28)、毛細血管の生理(英文 昭30)

【共訳】リンパ管・リンパ液・リンパ組織並びにその生理学的・臨床的意義(ドリンカー、ヤッフエ 昭27)

【伝記】医の心 西丸和義(平6)

西村真二 にしむら・しんじ

明治36(1903)～平成元(1989)年(85歳)、兵庫

【獣医、ハンセン病医療】 大正9年5月日本獣医学校撰科入学、9月本科編入、12年卒。助手、兵役(12月、1年志願兵として姫路騎兵第10聯隊第1中隊入営、14年1月見習獣医官として姫路騎兵第10聯隊勤務、4月解除)、15年3月兵庫県衛生部(衛生技手)、昭和4年8月東京帝大伝研第2病理(長与又郎教授)に派遣、応召(12年9月 北支派遣後備野砲兵第1中隊難波部隊に入隊、山西省、河北省駐在、独立混成第7旅団司令部高級獣医、15年1月軍馬防疫廠済南支廠、16年6月内地帰還命令、東京第1師団留守部隊、解除)、10月大阪帝大医学部研究補助(皮膚科泌尿器科 佐谷有吉教授)、27年5月阪大講師(微研・癩治療研究部)、28年11月助教授、30年4月(微研癩研究部長)、35年10月教授(微研・癩部門)、41年4月停年退官。退官後、医療短大、英知大勤務。▽兵庫県衛生部在勤中、鼠癩の内臓病理の研究を開始し、阪大在任中は、らい菌の培養、動物移植、化学療法、ハンセン病の免疫・血清反応の研究を行った。▽昭和30年日本ハンセン病学会桜根賞(西村真二、増田太郎 癩の化学療法に関する研究)、40年日本ハンセン病学会桜根賞(高坂健二、川口陽一郎、森龍男、西村真二 健康マウスの鼠癩菌様抗酸菌による汚染)
【著書】ライは治る(昭41) 【自伝】喜寿の思い出(昭59)

西村健　にしむら・つよし

昭和6(1931)~平成21(2009)年(77歳)、兵庫

【精神科】 昭和32年阪大卒。実地修練、33年精神神経科入局(金子仁郎教授)・大学院入学、37年3月修了、4月助手、ノルウェー留学(38年5月~40年8月 オスロ市立ディケマルク病院中央研究所)、48年8月講師、53年8月教授、平成7年3月停年退官。退官後、甲子園大教授(栄養学部 7年4月~)、(人間文化学部 9年4月~、学部長 11年4月~)、(発達・臨床心理センター長 12年4月~)、(大学院人間文化学研究科長 13年4月~)、甲子園短大学長(17年4月~20年3月)。
【編著】老人の健康とスポーツ(平2)、老年期の精神障害(平5) 【共編】臨床精神医学(平8) 【共訳】脳の機能的生化学(ダン、ボンディ 昭53) 【監訳】ルリア神経心理学的検査法(クリステンセン 昭63)

西村敏雄　にしむら・としお

大正9(1920)~昭和56(1981)年(61歳)、兵庫

【産婦人科】 昭和18年9月京都帝大卒。9月産婦人科入局(三林隆吉教授)、海軍短期現役軍医[見習医官、20年6月(軍医大尉)、8月復員]、教室復帰、23年6月国立鯖江病院医長、25年10月京大助手、26年8月講師、36年1月助教授、11月教授、附属病院長(51年4月~55年4月)、在任中、56年4月急逝。
【共著】手術学総論(現代産科婦人科学大系13B1 昭47)、手術学各論(同13C1b 昭51)、産科臨床解剖生理学(同14A1a、b 昭51) 【共編】産科婦人科診療の指針1(昭46)、2(昭47)、婦人科診断学(昭51)、アトラス婦人科手術書(昭52)

西村秀雄　にしむら・ひでお

明治45(1912)~平成7(1995)年(83歳)、京都

【解剖学、発生学】 昭和10年京都帝大卒。第3解剖入室(舟岡省五教授)・助手、15年5月附属臨時医専部教授、応召(16年3月~21年7月 中国大陸を転戦)、21年11月助教授、30年6月教授、米国出張(37年9月~38年8月 ジャクソン研究所客員研究員)、医学部附属先天異常標本解析センター長(50年4月~)、51年4月停年退官。退官後、実験動物中央研究所学術顧問。▽先天異常の権威、実験奇形学の開拓者。世界最大の4万体の妊娠初期の胎児標本を収集し、ヒトの先天異常の解明に貢献した。実験奇形学に関しては、サリドマイド事件(36年)を契機として注目を浴びた。▽昭和53年学士院賞(ヒトの先天性心身障害の由来に関する研究)、62年学士院会員
【著書】奇形を究める胎児科学 環境化学物質とのかかわりあいと予防(昭51) 【共著】発育と障害(教養講座ライフサイエンス12 昭52) 【共編】新組織学(昭37)、先天異常(昭41)

西村正也　にしむら・まさや

明治44(1911)~平成元(1989)年(77歳)、福岡

【外科(胸部外科)】 昭和10年九州帝大卒。第1外科入局(赤岩八郎教授、石山福二郎教授、三宅博教授)、29年7月助教授、米国留学(29年9月~30年11月)、30年11月久留米大教授(初代 第2外科)、40年7月九大教授(第1外科)、50年4月停年退官。退官後、産業医大副学長(53年4月~)、附属病院長(54年7月~60年3月)。

【共著】外科学提要(昭43) 【共編】新外科学全3巻(昭43)

西本征央　にしもと・いくお

昭和31(1956)~平成15(2003)年(47歳)、和歌山

【薬理学】　昭和55年東大卒。第4内科入局、61年助手、米国留学(平成元年～　スタンフォード大)、4年ハーバード大学准教授(薬理学)、8年慶大教授、在職中、15年10月逝去。▽平成8年アルツハイマー病の病因について、脳の神経細胞の内部変化説を提唱、13年にはアルツハイマー病発症抑制の可能性のある物質「ヒューマニン」を発見・報告した。▽灘高在学中に父を交通事故で亡くして苦学した経験があり、あしなが育英会副会長を務めた。

西本幸男　にしもと・ゆきお

大正13(1924)～平成6(1994)年(69歳)、広島

【内科(呼吸器)】　昭和22年九州帝大卒。実地修練、広島県立医大第2内科入局(和田直教授)、26年助手、29年1月広島大講師、30年7月助教授、45年4月教授、附属病院長(53年4月～55年3月)、医学部長(57年4月～60年9月)、62年8月退官。退官後、広島鉄道病院長(62年9月～)、在職中、平成6年3月逝去。▽被爆直後の広島に入り、被爆者手帳をもつ。大久野島毒ガス工場旧従業員の呼吸器障害に関する調査研究を行った。また、昭和40年頃肺機能自動測定器スパイロコンピューターを完成したが、市販化に至らなかった。

西山正治　にしやま・しょうじ

大正11(1922)～平成5(1993)年(70歳)、青森

【内科】　昭和23年9月東北大卒。実地修練、24年10月第1内科入局(黒川利雄教授)、26年9月助手、31年1月山形県金山町立病院内科医長、7月宮城県雄勝国保病院院長、33年7月福島県鹿島厚生病院長、37年8月八戸市にて開業(西山胃腸医院)。▽胃のレントゲン撮影装置を研究、昭和35年世界初の胃の集団検診車「黒川・西山式」の原型を完成させた。また、44年あらゆる角度から患部を撮影できるジャイロ式万能X線装置を開発した。▽昭和53年日医最高優功賞(開業医師で学術的貢献著しい功労者)、河北文化賞

【著書】消化管多方向撮影の基礎と臨床(昭52)

西山信光　にしやま・のぶみつ

明治6(1873)～昭和17(1942)年(69歳)、東京

【耳鼻咽喉科】　明治28年一高卒。独留学(私費、36年～38年　ロストック大ケルナー教授に師事)、東京耳鼻咽喉科病院(金杉英五郎院長)・副院長、40年6月千葉医専教授兼千葉県立病院耳鼻咽喉科医長(初代)、42年1月退官。昭和2年東京市日本橋区浜町にて開業。

【編著】極到余音　伝記・金杉英治郎(昭10)

西山ハツエ　にしやま・はつえ

明治33(1900)～昭和47(1972)年(72歳)、奈良

【看護師(従軍看護婦)】　私立大和女学校卒、大正12年3月日赤和歌山支部救護看護婦養成所卒(日赤奈良支部依託生)。日赤大阪支部病院勤務、関東大震災救護活動(奈良支部より召集、12年9月～12月)、13年4月副婦長、14年3月産婆科卒。昭和4年12月大阪市立南市民病院婦長、産婆養成所担当婦長、日中戦争勃発、応召(12年12月　大阪陸軍病院臨時金岡分院、15年5月解除)、再応召(16年8月　広島陸軍病院臨時大野浦分院、17年3月)、再々応召(18年8月満州・柳樹屯部隊、錦県ララ屯兵站病院、20年5月復員)、11月退職、21年1月助産婦開業、召集(28年9月　第7次引揚船高砂丸要員、12月解除)、30年6月東大寺整肢園、35年4月退職。36年3月大阪・中山産婦人科、38年10月堺・上野芝精神病院(～39年3月)、4月田北病院准看護婦養成所(～41年3月)、42年3月奈良県吉野郡・野辺川村診療所勤務(～11月)。

【伝記】深い信仰に貫かれた看護精神の持ち主　西山ハツエ女史(雪永政枝『看護史の人びと第2集』、昭45)

西山保一　にしやま・やすかず

大正9(1920)～平成8(1996)年(76歳)、山梨

【病理学】　昭和19年9月慶大卒。軍務、21年病理学入室、28年助手(内科)、29年川崎市立川崎病院内科医員兼病理主任、米国留学(31年～33年)、41年北里研病理部長、北里大教授(衛生学部)、45年(医学部)、49年6月北里学園理事、57年7月理事長、63年3月退任。

【著書】要説病理学(昭44)、マクロ病理アトラス(昭61)

入戸野賢二　にっとの・けんじ

明治15(1882)～昭和2(1927)年(44歳)、愛知

【口腔外科】　明治42年京都帝大福岡医大卒。副手を経て、東京帝大歯科(石原久助教授)、副手、助手、大正元年10月県立千葉病院第2外科部長、7年4月千葉医専教授、米欧留学(千葉県派遣、文部省外国留学生、7年8月～10年3月　ペンシルベニア大歯科にて口腔外科研究)、帰国後、東京帝大講師兼任、11

年4月県立千葉病院は医専附属病院に移管、12年3月千葉医大講師［医大には歯科口腔外科講座は認められなかったため、附属病院（非公認）診療科となる］、13年3月退職。退職後、東京・丸ビルにて開業とともに日大専門部歯科非常勤教授となる。▽わが国における口腔外科の開祖。わが国最初の歯槽膿漏の外科手術を実施。

【共著】口腔外科学（近代歯科全書第7巻 大9）

二宮敬治 にのみや・けいじ

明治26（1893）～昭和31（1956）年8月（62歳）、岩手

【衛生学、内科】 旧姓久慈。大正9年7月九州帝大卒。第3内科入局（小野寺直助教授）、衛生学入室（宮入慶之助教授）、10年6月助手、12年10月長崎医大助教授（衛生学）兼附属医専部教授、14年7月第3内科帰局（小野寺直助教授）、15年6月牡鹿病院長（父業継承）、昭和4年7月岩手医専教授（初代）、附属医院長（21年2月～23年5月）、22年6月岩手医大教授、29年3月定年退職。▽昭和6年開設された岩手医専・岩手サナトリウム（東北地方初の結核療養所）院長就任、退職後顧問。

二ノ宮節夫 にのみや・せつお

昭和14（1939）～平成20（2008）年（69歳）、埼玉

【整形外科】 昭和39年東大卒。実地修練、整形外科入局（津山直一教授）・大学院、分院講師、58年7月助教授、59年6月分院科長、平成4年7月埼玉医大教授、16年3月退職。▽寛骨臼回転骨切り術の権威。

【著書】股関節の病気（講談社健康バイブル 平2）

【編書】股関節外科（別冊整形外科 No. 26 平6）、手関節部の外科（同 No. 31 平9）、特発性大腿骨頭壊死症（同 No. 35 平11）**【共編】**今日の整形外科治療指針第4版（平12）、第5版（平16）**【訳書】**図解手の新鮮外傷の扱い方（センプル 昭56）

ニュートン Newton, George Bruce

文政13（1830）～明治4（1871）年（41歳）、英国

【海軍軍医（性病科）】 慶応3年9月来日、4年4月開始された梅毒病院における横浜港遊郭の遊女の性病検診を担当、明治3年10月長崎に移り、公娼の強制検診を担当したが、性病病院は4年3月に閉鎖されるなど、日本側遊女屋の抵抗にあった。11月逝去。▽わが国における強制・系統的性病検診システムを初めて体系化した。横浜梅毒病院は、以後、セジウィック、ヒル、ローレンソンと英国海軍軍医が院長に就任、維持された。

【著書】黴療新法（明4）**【評伝】**パーム、ニュートンとパーセル イギリス人医師たちの見た日本の風土病・性病そして民俗（蒲原宏『医学近代化と来日外国人』、昭63）

丹羽輝男 にわ・てるお

大正5（1916）～昭和50（1975）年（58歳）、東京

【歯科（口腔衛生学）】 昭和12年日本歯科医専卒。14年6月京都府立医大講師、22年4月兼日本歯大講師（衛生学・栄養学）、23年10月東京都技師（東京都中央保健所勤務）、35年4月日本歯大教授、在職中50年2月逝去。

【著書】衛生（歯科実技叢書 昭33）**【共著】**食事指導の手びき（でんたるおぐじりありーシリーズ 昭45）

丹羽藤吉郎 にわ・とうきちろう

安政3（1856）～昭和5（1930）年（74歳）、肥前（佐賀）

【薬学（製薬学）】 明治10年11月大学東校卒（製薬学専攻）、11年2月製薬局雇、14年4月東大（旧）医学部助教（製薬学科）、7月助教授（製薬学担当）、19年3月帝大医学部助教授、独留学（文部省外国留学生、33年6月～36年11月 ベルリン大トーマス教授に師事、有機化学を学ぶ）、36年11月医術開業試験附属病院薬局長、40年5月東京帝大教授（初代 薬学科薬品製造学）、41年6月兼東京帝大附属医院薬局長（初代）、大正11年5月停年退官。▽火薬安定剤、カフェイン、インジゴなどの合成に成功、薬品製造学会を設立。日本薬剤師会長、日本製薬協会長を務めた。

【著書】予が医薬分業を主張する理由（大4）**【共編】**製薬全書前編（明14）

額田 粲 ぬかだ・あきら

大正2（1913）～昭和61（1986）年（73歳）、東京

【衛生学】 昭和12年東京帝大卒。5月薬理学入室（田村憲造教授、東龍太郎教授）、16年8月海軍省海軍航空技術廠医務部（～20年8月）、23年12月東大助手（公衆衛生 石川知福教授）、24年5月助教授（松岡脩吉教授）、32年2月京都府立医大教授（衛生学）、42年4月東邦大教授（衛生学）、53年3月定年退職。▽額田豊、額田晋（内科、東邦大創立者）の末弟。

【共著】日本の医療問題（社会科学選書 昭40）、日本の飲酒を考える（昭50）**【共訳】**疫学 原理と方法（マクマホン、ピュー 昭47）

額田 晋　ぬかだ・すすむ

明治19(1886)~昭和39(1964)年(77歳)、岡山

【内科】 大正元年12月東京帝大卒。第3内科入局(青山胤通教授)、薬理学(林春雄教授)にて研究従事、米国留学(7年7月~8年7月 ハーバード大)、8年7月順天堂医院研究所長、12年10月北京協和医学校の招きにより北京協和学堂に6か月滞在、14年3月兄額田豊とともに帝国女子医専設立、4月校長、10月病院長、昭和2年12月額田内科医院開設、5年12月(校名変更)帝国女子医学薬学専門学校長、14年1月額田医学生物学研究所開設(千葉市稲毛海岸)、16年4月帝国女子理学専門学校長(~21年9月)、22年6月東邦医大学長(旧制)、25年5月東邦医大学長(新制)、27年2月東邦大医学部長、32年4月理事長・学長、38年7月辞任。▽森鷗外の臨終を看取る(大正11年)。

【著書】 診断学要項(昭2)、臨牀薬理学(昭3)、額田晋氏に科学的人生観を訊く(訂8版、述 昭11)、自然・生命・人間(科学叢書1 昭36)

額田 豊　ぬかだ・ゆたか

明治11(1878)~昭和47(1972)年(94歳)、岡山

【内科】 明治38年12月東京帝大卒。第3内科入局(青山胤通教授)、独留学(私費、40年3月~42年7月ミュンヘン大で内科ミュルレル教授、医化学レーマン教授に師事)、東京帝大附属医院勤務、大正2年2月東京麻布に額田医院開設、3月逓信省本省医務嘱託(衛生顧問)、9年11月鎌倉に額田保養院開設、14年3月弟晋とともに帝国女子医専創立・理事長、4月初代医学科長。昭和2年2月薬学科開設、5年12月(校名変更)帝国女子医学薬学専門学校、16年3月帝国女子理学専門学校併設、26年5月(改称)東邦大学理事長・学長、32年3月辞任。▽一方、大正14年4月日大専門部医学科長(初代)に就任、15年11月(附属)駿河台病院長(初代)、昭和7年10月医学科移転のための資金調達の寄付金問題から日大本部(平沼騏一郎総長)に罷免された経緯もある。▽大正2年麻布に開設した医院には、夏目漱石、幸田露伴、尾崎行雄、犬養毅、三井八郎右衛門、渋沢栄一、加藤友三郎、宇垣一成などの有名人が多く、昭和2年には正岡子規の母堂八重の臨終を看取った。

【著書】 医化学講義(明43)、内科臨床診断学(明45)、腎臓炎と其養生法(大元)、糖尿病と其養生法(大元)、安価生活法(大4)、結核病の根本的療養法(大15)、結核と其予防及治療法(昭19) **【共著】** これで行け 健康と節約の光明生活(昭13)

貫 文三郎　ぬき・ぶんざぶろう

明治35(1902)~昭和62(1987)年(85歳)、宮崎

【薬理学】 昭和3年千葉医大卒。薬理学入室(福田得志教授)、7年4月助教授、8年11月九州帝大助教授(福田得志教授)、19年6月附属医専部教授、7月兼医学部助教授、27年8月九大教授、40年3月停年退官。

【著書】 薬理学(昭14)、麻薬の薬理と使用法(昭23)

【共著】 薬理学実験(昭37)

沼 正作　ぬま・しょうさく

昭和4(1929)~平成4(1992)年(63歳)、和歌山

【生化学】 昭和27年京大卒。実地修練、第1内科入局(井上硬教授)・大学院、米・独留学(31年~36年ハーバード大生化学オンクレイ教授、マックス・プランク研究所リネン教授に師事)、36年京大助手(化学研究所)、37年1月助教授(~38年9月 早石修教授)、在独(38年~43年 マックス・プランク研究所)、43年2月教授(第2医化学)、在任中、平成4年2月逝去。▽昭和57年世界で初めて遺伝子工学の技法を神経組織の解明に応用、平成3年ウサギの脳から神経細胞間の情報伝達を担うカルシウムチャネルの遺伝子分離に成功した。▽昭和58年朝日賞(多ホルモン前駆体の構造・遺伝子進化に関する研究)、60年学士院賞(神経情報伝達の分子機構に関する研究)、平成3年文化功労者、米国科学アカデミー外国人会員▽沼正三(内科、兵庫県立尼崎病院長)の長男。

【著書】 神経ホルモンの遺伝子について(述 昭57)

沼尻幸吉　ぬまじり・こうきち

明治41(1908)~昭和55(1980)年(72歳)、茨城

【衛生学(労働衛生)】 昭和4年東京薬専卒。8年日大専門部歯科卒。9年海軍医学校、航空技術廠医学部(海軍技官)、20年11月労研主任研究員、46年1月定年退職。

【著書】 労働の強さと適正作業量(昭30)、エネルギー代謝計算の実際(昭41)、働く人のエネルギー消費(昭47) **【共著】** 栄養管理要項(昭34)

沼本津根　ぬまもと・つね

明治19(1886)~昭和41(1966)年(79歳)、岡山

【看護師(従軍看護婦、助産師)】 明治38年3月私立

精美女学校卒。43年4月日赤病院救護看護婦養成所入学(日赤岡山支部依託生)、大正2年3月卒。婦長候補生教育(4月～6月)、3年2月日赤岡山支部笠岡療養所看護婦、8月日赤病院内勤看護婦、7年9月救護看護婦長、8年4月東京府産婆試験合格、関東大震災(12年9月～13年9月 救護看護婦長として救護活動)、シベリア出兵、応召(13年9月 サガレン州特別救護班婦長として北樺太勤務、14年4月解除)、日赤産院産婆看護婦取締(母子衛生看護事業)、日中戦争勃発、再応召(昭和12年9月 日赤第69救護班長として中支勤務、14年5月解除)、20年10月退職。▽昭和14年フローレンス・ナイチンゲール記章

【伝記】母子衛生看護事業の推進者 沼本津根女史(雪永政枝『看護史の人びと第1集』、昭45)

根井外喜男　ねい・ときお

大正2(1913)～昭和59(1984)年(71歳)、北海道

【細菌学】 昭和12年北海道帝大卒。細菌学入室(中村豊教授)、13年応召(陸軍軍医予備員として旭川陸軍病院入営、衛生軍曹として退営)、6月同仁会華中防疫処・中支派遣軍総司令部附、16年5月助手(細菌学)、19年2月北海道帝大助教授(低温科学研究所)、12月兼樺太医専教授、戦後、23年12月北海道大学教授(低温科学研究所・医学部門)、研究所長(31年10月～34年10月)、52年3月停年退官。退官後、東日本学園大学教授(薬学部微生物薬品化学 52年4月～55年3月)、筑波大学講師(医学専門学群 55年5月～58年3月)。▽昭和44年日本電子顕微鏡学会瀬藤賞(電子顕微鏡による生物試料の凍結および乾燥の観察)、51年北海道新聞文化賞(科学技術賞 低温医学に関する基礎、応用的研究)

【編著】生細胞の凍結乾燥(昭40)、凍結・乾燥と細胞障害(昭45)、低温生物学概説(昭46)、微生物の保存法(昭52)

根岸悦子　ねぎし・えつこ

昭和15(1940)～平成3(1991)年(50歳)、福島

【産婦人科】 昭和40年福島県立医大卒。東北大産婦人科(九嶋勝司教授)、42年東京医歯大産婦人科(藤井久四郎教授、斎藤幹教授)、63年根岸悦子・高橋睦子クリニックを開設、平成3年1月急逝。▽昭和55年、共訳書『ウーマンズ・ボディー』(ダイアグラム・グループ編)の刊行を契機として、性と身体をテーマとしての講演活動を始め、人間本来の美しく、機能的な身体を求めてのトータルボディケア活動を展開した。

【編著】いのちと性を学びあう(昭59)【共訳】ウーマンズ・ボディー(ダイアグラム・グループ編 昭55)、思春期ブック(コンフォート夫妻 昭57)、文化としての妊娠中絶(ポッツ他 昭60)、のびのび更年期(グリーンウッド 平元)、ジェンダーの神話(ファウスト=スターリング 平2)

根岸　博　ねぎし・ひろし

明治22(1889)～昭和55(1980)年(90歳)、東京

【皮膚科、泌尿器科】 大正5年東京帝大卒。皮膚病学黴毒学入局(土肥慶蔵教授、中野等助教授)、13年講師、14年8月助教授、昭和6年4月岡山医大教授(皮膚科泌尿器科)、附属医院長(15年4月～17年4月)、24年5月岡山大教授、30年3月停年退官。退官後、開業。▽昭和25年、わが国初の腎臓移植の動物実験に成功した。

野上　寿　のがみ・ひさし

明治43(1910)～平成2(1990)年(80歳)、岡山

【薬学(製剤学)】 昭和9年東京帝大卒(医学部薬学科)、17年2月大阪帝大附属病院薬局長、23年8月東大附属病院薬局長・助教授、26年7月教授(医学部附属病院)、33年4月教授(薬学部製剤学)、薬学部長(39年4月～43年3月)、43年3月停年退官。

【著書】百万人の家庭薬(昭36)【共編】医薬品開発基礎講座1～21(昭45～48)【共監】今日の薬剤指針(昭36)、薬学大事典(昭57)

野口秋人　のぐち・あきと

明治42(1909)～平成元(1989)年(79歳)、長野

【外科(甲状腺外科)、登山家】 昭和11年東北帝大卒。泉橋慈善病院外科入局、15年1月朝鮮・灰岩附属病院、5月別府・野口病院、17年8月院長、日本医療団、海軍軍医(別府海軍病院)勤務、25年5月野口記念会病院と改称、62年名誉院長。▽別府・野口病院の第2代院長(初代 は父の野口雄三郎)。松本高校時代、上高地から槍ケ岳への登山ルートを開発した。また、昭和43年にはマナスル登山隊長を務めている。▽昭和53年日医最高優功賞(開業医師で学術的貢献著しい功労者)

【著書】バセドウ氏病の治療法(昭24)

野口詮太郎　のぐち・せんたろう

明治3(1870)～昭和9(1934)年(63歳)、越中(富山)

【陸軍軍医】 明治23年四高卒。24年(陸軍3等軍医)、舞鶴・鯖江・広島各衛戍病院長、第13、第6各師団軍医部長を歴任の後、大正5年3月関東都督府陸軍軍医部長、6年3月(軍医監)、7年12月待命、8年6月予備役編入。退官後、西宮回生病院顧問。

野口拓郎 のぐち・たくろう

大正14(1925)~昭和60(1985)年(60歳)、不詳

【精神科】 昭和25年北大卒。東大精神科入局(内村祐之教授)、49年10月埼玉医大教授、在職中、60年7月逝去。▽第2回日本精神神経科診断学会大会長(昭和57年)を務めた。

[共著]躁うつ病の臨床と理論(平2) [共編]現代の精神科臨床(昭55)

野口照久 のぐち・てるひさ

大正13(1924)~平成23(2011)年(86歳)、千葉

【薬学、事業家(製薬業)】 昭和24年東大薬学科卒。31年東大大学院医学研究科修了、41年日本曹達生物科学研究所長、47年帝人生物医学研究所長、54年サントリー専務・生物医学研究所長、平成4年山之内製薬副社長、8年相談役、ヘリックス研究所社長、9年ゲノム創薬フォーラム代表、10年テノックス研究所設立・会長。米国・ロックフェラー大教授を兼任(昭和57年~平成7年)した。▽東大大学院在籍中、『化学の領域』を発刊、日本曹達ではブドウの疫病に効く農薬(トップジン)、水虫薬(トルナフテート)、帝人では静注用ヒト免疫グロブリン(ベニロン)を開発した。

[共編]新農薬創製法(昭40)、くすりの代謝(昭46)、動的薬理学(昭49) [監修]ゲノム創薬の新潮流(平12) [共監]21世紀の創薬科学(平10)

野口英世 のぐち・ひでよ

明治9(1876)~昭和3(1928)年(51歳)、福島

【細菌学】 幼名清作。明治29年9月上京、10月医術開業前期試験及第、11月高山歯科医学院の学僕、30年5月済生学舎入学、10月医術開業後期試験及第、高山歯科医学院講師、11月順天堂医院助手、31年4月伝研助手補(北里柴三郎所長)、32年5月長浜海港検疫所(横浜)医官補、10月清国牛荘(営口)に発生したペストの国際予防委員会要請による日本医師団の一員として参加、33年6月帰国、9月東京歯科医学院講師、12月渡米、34年1月フレクスナー博士の助手、35年10月ペンシルベニア大病理学助手、36年10月デンマーク留学(国立血清研究所マドセン博士に師事 ~37年9月)、37年10月ロックフェラー医学研究所助手、40年6月準所員、大正3年7月正所員、エクアドル出張(7年6月~11月)、昭和2年10月アフリカへ出発、在職中、3年5月出張先のアクラ(ガーナ)で殉職死。▽明治32年横浜において、わが国初のペスト患者を発見、ペンシルベニア、デンマークでは蛇毒の研究に従事、ロックフェラー医学研究所において、44年梅毒スピロヘータの純粋培養に成功、大正2年進行性麻痺・脊髄癆が梅毒スピロヘータに起因することを実証。7年エクアドルに流行の黄熱病病原調査に参加、3年間メキシコ・ペルー・ブラジルの該病調査に従事、昭和2年黄熱病が西南アフリカに発生、調査委員会が組織され、再び参加したが研究中に現地(アクラ)で感染、逝去。▽大正4年9月帰国、朝野の歓迎を受け、11月帰米、滞在中、数々の美談が生まれた。ニューヨーク・ロックフェラー大図書室に胸像、福島県猪苗代町に野口英世記念館、横浜市金沢区長浜に長浜野口英世記念公園がある。野口英世記念会の事業の一つとして昭和32年、「野口英世記念医学賞」が設けられた。▽幼時、左手に火傷を受け瘢痕・癒着を生じた。明治25年渡辺鼎(福島・若松町の開業医)による形成手術を受け、更に30年近藤次繁(東京帝大教授)によって再手術を受けている。▽明治44年医学博士(京都帝大)、大正3年理学博士(東京帝大)、4年恩賜賞(スピロヘータパリーダの研究)、12年学士院会員

[著書]ルエチン反応(大5)、梅毒ノ血清診断(大7)、野口英世書簡集1、2(平元) [共編]病理学的細菌学的検究術式綱要(明32) [伝記]野口英世(奥村鶴吉編 昭8)、野口英世(小泉丹 昭14)、野口英世(エクスタイン 昭33)、野口英世伝(野口英世記念会編 昭38)、野口英世(中山茂 昭53、朝日評伝選)、遠き落日(渡辺淳一 昭54、小説)、野口英世(プレセット 昭62)、野口英世を憶ふ(フレキシナー 日本医事新報1788号~1791号、昭5)

野口雄三郎 のぐち・ゆうさぶろう

明治14(1881)~昭和17(1942)年(60歳)、佐賀

【外科(甲状腺外科)】 明治33年11月五高卒(第1期)。東京外国語学校独語科編入、35年医師免許取得、長崎県検疫官、長崎県市立細菌試験所主任、36年京都帝大福岡医大外科(三宅速教授)・助手、40年3月公立若松病院外科医長、独留学(私費、43年3月~大正元年10月 ベルリン大在籍)、大正3年2月院

長、10年9月辞任、別府河下病院勤務、11年7月別府に野口病院開設・院長、在職中、昭和17年7月急逝。▽明治33年(18歳)で医学校を卒業したが、当時20歳にならないと医師免許は取得できなかった。九州帝大における学位取得第1号(大正2年8月 葡萄球菌ノ病因学及色素産生ニ就テ、第1外科後藤七郎教授指導)。大正11年甲状腺外科専門の病院を開設、昭和4年ワルシャワの万国外科学会にて鳥潟隆三(京都帝大教授)とともに講演している。▽大分県医師会長、九州医師連合会長なども務めた。▽バセドウ病、甲状腺専門の野口病院は、野口雄三郎(初代大正11年~昭和17年)、第2代野口秋人(東北帝大卒17年~62年)、3代野口志郎(九大卒 62年~)と継承されている。

野口義圀 のぐち・よしくに

大正3(1914)~平成9(1997)年(83歳)、東京

【皮膚科、アレルギー学、免疫学】 昭和14年東京帝大卒。皮膚科泌尿器科入局(太田正雄教授、高橋明教授)、応召[18年9月 (陸軍軍医少尉)、20年8月復員]、21年6月東京逓信病院皮膚泌尿器科、22年9月東京帝大皮膚科、24年4月東大助手、27年4月横市大教授(皮膚科)、附属病院長(47年4月~5月)、7月退職。9月帝京大客員教授、51年4月教授、59年3月定年退職、4月客員教授、平成3年3月退職。▽横市大附属病院長に就任後、病院の整備計画をめぐり市当局と対立、辞職した。

【著書】アレルギー性疾患(創元医学新書 昭37)、あなたもアレルギー病(ブルーバックス 昭40)、VD(昭44) **【共著】**皮膚科・泌尿器科常用検査手技(昭36)

野坂三枝 のさか・みえ

明治27(1894)~昭和46(1971)年(76歳)、福井

【内科】 大正9年東京帝大卒。昭和3年京城帝大助教授(伊藤正義教授)、17年4月教授(内科)兼京城帝大高地療養研究所長、戦後帰国、22年1月国立戸塚病院長、43年4月退官。

野坂保次 のざか・やすつぐ

明治43(1910)~平成12(2000)年(90歳)、熊本

【耳鼻咽喉科】 昭和8年熊本医大卒。耳鼻咽喉科入局(鰐淵健之教授)、朝鮮・平安南道立鎮南浦医院、18年全羅南道立光州医院、応召(18年京城陸軍病院耳鼻咽喉科診療主任、19年3月済州島野戦病院)、22年1月県立鹿児島医専教授、25年3月県立鹿児島医大教授、27年4月鹿児島県立大教授、31年1月熊本大教授、50年4月停年退官。▽朝鮮時代、朝鮮人耳介、外鼻の形態学的研究に従事。「朝鮮人外鼻の人類学的並に形態学的研究」により、昭和20年3月熊本医大より学位受領。▽昭和43年西日本文化賞(熊本大学医学部水俣病研究班「水俣病研究」の功績)

【著書】慢性口蓋扁桃炎(昭36) **【監修】**粘膜の病変(昭47)、耳鼻咽喉科学(昭50) **【随筆】**碧い空(平10) **【自伝】**この道(平2)

野崎秀英 のざき・しゅうえい

明治34(1901)~平成9(1997)年(95歳)、樺太

【放射線科】 昭和3年新潟医大卒。レントゲン科入局(田宮知耻夫教授)・助手、10年9月講師、応召(17年12月~ 南支、仏印、タイ、スマトラ)、18年12月助教授、24年5月新潟大教授(放射線科)、附属病院長(27年8月~30年8月)、医学部長(38年9月~41年3月)、42年3月停年退官。退官後、新潟市民病院開設準備室長(47年5月~)、院長(初代 48年4月~51年10月)。

【著書】光・影・色(写真集 昭55)、図説診断用X線装置の変遷(昭58) **【共著】**重複撮影術(昭29)、消化器X線診断学(昭46) **【共編】**内科的疾患の診断に必要なるレントゲン図説第2輯(昭11) **【自伝】**回想(昭50)

野島徳吉 のじま・とくきち

大正5(1916)~昭和61(1986)年(70歳)、群馬

【免疫学、ウイルス学】 昭和16年東京帝大理学部卒。伝研講師(第1ウイルス研究部 長野泰一教授)、43年4月京大教授(ウイルス研・予防治療部)、54年4月停年退官。▽東大時代、日本脳炎ウイルスのレセプターを精製、ウイルス抗原との結合に関与する糖鎖を確定した。▽医学研究は医学部出身者に限るとされていた時代、ライフサイエンス、バイオテクノロジーといった医学の今日的状況を先取りし、免疫反応などの分野で医学界に刺激を与えた先駆者として評価されている。また、成果を社会に啓蒙していく活動も行った。

【著書】ワクチン(岩波新書 昭47、毎日出版文化賞) **【共著】**現代生物学と弁証法(昭50) **【共編】**ウイルス(昭41) **【共訳】**ウイルスの進化(バーネット 昭31)、人間であるために(デュボス 昭45)、遺伝子・夢・現実(バーネット 昭48)、人間この独自なるもの(ルイス 昭51)

能勢静太 のせ・しずた

元治元(1864)〜明治45(1912)年(47歳)、備中(岡山)

【陸軍軍医(内科)】 明治20年11月東京帝大卒。21年5月(陸軍3等軍医)、8月歩兵第3聯隊、22年8月陸軍軍医学校入学、23年11月(2等軍医)、27年1月軍医学校入学外科学専攻、3月歩兵第22聯隊、6月日清戦争に動員、第5師団第一野戦病院長にて出征、28年7月帰国、30年2月陸軍大学附、9月東京帝大副手兼東京本所病院長(〜11月)、31年3月東京帝大大学院入学、墺・独留学(陸軍私費留学生、33年4月〜35年8月 ウィーン大、ベルリン大にて内科、神経内科を中心に研修、ペテルスブルグでの万国赤十字会議に委員として参加)、33年10月(3等軍医正)、35年7月歩兵第6聯隊附、8月愛知医学校教員(〜36年1月)、37年3月日露戦争に動員、第3師団第三野戦病院長、5月出征、7月(2等軍医正)、東京第二衛戍病院長、10月東京予備病院附、12月名古屋予備病院附、39年1月名古屋衛戍病院長、40年8月予備役編入。退役後、漢城病院長を経て、神奈川県小田原町にて開業。

[校閲]新方類函(明22)、薬剤辞典(明40)

能勢之彦 のせ・ゆきひこ

昭和7(1932)〜平成23(2011)年(79歳)、北海道

【外科(心臓外科)、人工臓器】 昭和32年北大卒。実地修練、第1外科入局(三上二郎教授)・大学院、東大工学部機械工学研究室在室、37(1962)年渡米、マイモネデスメディカルセンター外科学研究生、1964年オハイオ州・クリーブランドクリニック人工臓器部門特別研究生、1968年部長、1972年人工臓器研究所長、1989年テキサス州ベイラー医大教授。2011(平成23)年10月ヒューストンで病気により逝去。▽国際人工臓器学会の設立に尽力、会長を務めた。また、グレーター・ヒューストン日本人会の会長も務めた。▽能勢邦之(岩見沢市長)は弟。

[共著]人工臓器に未来をみる 神の創られしものと人のつくりしもの(昭63) **[編著]**世界のベスト医療をつくる(平11) **[共編]**北海道の青春 北大80年の歩みとBBAの40年(増補版 平12)

野瀬善勝 のせ・よしかつ

大正3(1914)〜平成18(2006)年(92歳)、福岡

【公衆衛生学】 昭和15年3月長崎医大卒。4月満州銅鉛鉱業入社、満州国立衛生技術廠(阿部俊男廠長)、新京医大(永山寛教授)に留学、17年1月満鉄入社(総裁室人事課)、満州医大留学(衛生学 三浦運一教授)、19年2月満鉄撫順炭鉱総務局保健課現業指導係主任、戦後留用、21年11月神戸・野瀬病院(家業)副院長、23年4月宮崎県・小林保健所長兼小林衛生模範指導所長(〜25年1月)、24年11月山口県立医大講師(衛生学公衆衛生学)、25年3月助教授(公衆衛生)兼山口県立医専教授、27年2月教授、4月兼産業医学研究所員、29年4月兼宇部保健所長、宇部性病診療所長、宇部優生保護相談所長、宇部精神衛生相談所長、産業医学研究所長(32年4月〜38年4月、40年4月〜43年3月)、40年4月山口大教授、52年4月停年退官。▽「大気汚染と呼吸器疾患との関連」「身体発育ならびに成人病の発症と土質ならびに水質との関連」を研究分野としたが、医学調査による科学的データを基に市民、企業、自治体、学者が協力して公害に取り組む「宇部方式」は特筆すべきことと評価されている。▽昭和20年満鉄総裁賞(坑内作業環境の改善と能率の向上)、35年宇部市長賞(大気汚染対策20か年の功績)、39年山口医大学長賞(大学発展に対する功績)、47年西日本文化賞(学術文化賞「地域社会における大気汚染の人体に及ぼす影響を調査解明し、公害の進行阻止に尽くした」功績)、62年保健文化賞(地域保健対策のための疫学的研究、住民の保健活動の推進に貢献)

[著書]エコロジカルな地域づくり(平8)、宇部方式の形骸化(平10) **[編著]**産業医学の実際(昭37)

能勢善嗣 のせ・よしつぐ

大正4(1915)〜平成22(2010)年(94歳)、大阪

【生化学】 昭和15年京都府立医大卒。内科入局、海軍軍医[15年5月(軍医中尉)・2年現役、10月第6艦隊司令部附・「香取」乗組、16年9月大分海軍航空隊附、17年3月(軍医大尉)、4月長寿山丸乗組、9月呉鎮守府附、18年5月防府海軍通信学校分隊長、20年5月(軍医少佐)、9月舞鶴鎮守府附、11月復員]、21年3月助手(医化学)、4月(生化学 藤田秋治教授)、23年9月助教授、米国留学(31年8月〜32年8月 マサチューセッツ大リップマン教授に師事)、33年10月教授、53年3月福井医大創設準備委員会専門委員、55年4月福井医大副学長(教育等担当)、57年9月学長事務代理、11月学長事務取扱、58年6月学長、61年3月退官。退官後、大津市民病院附属看専校長(嘱託)。▽昭和36年日本ビタミン学会賞(ピリ

ミジン体とチアゾール体よりのビタミンB_1生合成に関する研究)、42年京都新聞文化賞
【自伝】喜寿を迎えて わが思い出(平4)

野田金次郎 のだ・きんじろう

大正4(1915)~昭和56(1981)年(65歳)、東京
【法医学】 昭和16年東京帝大卒。法医学入室(古畑種基教授)、軍務(16年12月~21年6月)、25年5月講師、31年2月信州大助教授(佐藤武雄教授)、32年10月信州大教授、50年3月停年退官。退官後、湯村温泉病院長(56年4月~)、在職中、56年10月逝去。
【著書】臨床家に必要な法医学(医家選書 昭30)、ナースに必要な法医学(ナーセス・ライブラリ 昭30)、医業と法律(昭40)、血液型とその臨床(昭41)、身ぢかな危険 現代生活へのアドバイス(昭43)、血液型の新しい知識(昭48)

野田秀俊 のだ・ひでとし

明治41(1908)~昭和35(1960)年(52歳)、京都
【解剖学】 昭和8年京都府立医大卒。生理学入室(越智真逸教授)、京都帝大第2生理(石川日出鶴丸教授)、第1解剖講師(小川睦之輔教授)、19年4月三重県立医専教授(石川日出鶴丸校長 解剖学)、21年4月京都府立医大講師(解剖 勝義孝教授)、22年4月教授、在職中、35年11月逝去。▽視床下部下垂体系の比較病理学的研究で知られる。▽昭和35年9月、日本医事新報1899号に「死の床に横たわりて」を掲載(『文藝春秋』36年2月号に転載)、「葬式を出すな」と遺言した。

野嶽幸雄 のたけ・ゆきお

明治41(1908)~平成15(2003)年(94歳)、北海道
【産婦人科】 昭和8年九州帝大卒。慶大細菌学入室(小林六造教授)・助手、応召(18年 南支、21年復員)、21年慶大産婦人科入局(安藤画一教授)、25年講師、27年3月助教授(中島精教授)、41年3月教授、病院長(45年6月~46年9月)、49年3月定年退職。退職後、東海大委嘱教授、北里研客員部長。
【共著】不妊症 避妊(現代産科婦人科学大系9 昭45)【共編】産婦人科診療二頁の秘訣(昭51)

野津 謙 のづ・ゆずる

明治32(1899)~昭和58(1983)年(84歳)、広島
【小児科、体育指導者】 大正12年東京帝大卒。法医学入室(三田定則教授)・大学院、昭和元年小児科入局(栗山重信教授)、米国留学(在外研究員/ロックフェラー研究員、6年10月~9年10月 ハーバード大公衆衛生学部卒、マサチューセッツ工大公衆衛生ターナー教授)、10年東京市中央保健所学校衛生部長、13年厚生省体育官、16年大政翼賛会国民生活指導副部長・大日本産業報国会保健部長、21年川崎向ケ丘国民健康保険診療所長、22年開業(野津診療所長)。▽大正10年第5回極東選手権大会、蹴球日本代表選手(上海)、昭和2年日本蹴球協会理事(~6年)、3年アムステルダム五輪日本代表役員、4年大日本体育協会専務理事(~6年)、9年大日本体育協会理事(~21年)、30年日本サッカー協会長(~50年)、32年日本オリンピック委員会委員(~33年)、34年文部省保健体育審議会委員、37回第4回アジア大会日本選手団長(ジャカルタ)、37年日本学校医会常任理事(~48年)、45年国際サッカー連盟理事など、わが国のスポーツ界、特に、サッカー協会長を22年間務めるなどサッカー界の発展に務めた。また、日本良導絡自律神経学会長を務めた。
【著書】学校健康管理第1(栄養教育篇)(昭13)、産業体育(労務管理全書17 昭19)、野津謙の世界(昭54)
【共著】ア式蹴球(アルス運動叢書第7 昭3)

野中実男 のなか・さねお

大正15(1926)~平成19(2007)年(81歳)、鹿児島
【微生物学、免疫学】 昭和24年熊本医大専部卒。実地修練、化学及血清療法研究所入所、49年理事、57年常務理事、59年理事長兼所長。▽化血研では昭和33年国内初のポリオワクチンを製造した。▽昭和34年化血研衛生技術養成所を設立、35年熊本医学技術専門学校と改称、43年銀杏学園を設立・理事となり、銀杏学園短大に昇格・学長、銀杏学園理事長となり、平成15年には熊本保健科学大へと発展させた。

野原 望 のはら・のぞむ

大正11(1922)~平成7(1995)年(72歳)、広島
【皮膚科】 旧姓山県。昭和20年9月岡山医大卒(19年2月海軍依託学生、20年3月仮卒業、4月見習医官、戸塚海軍衛生学校補習学生、7月横須賀鎮守府附、武山海兵団医務科、9月免官)。20年9月皮膚科泌尿器科入局(根岸博教授)、21年1月助手、23年1月岡山市立鹿田病院、25年5月岡山市立市民病院皮膚科泌尿器科医長、26年9月岡山大助手、28年3月講師(附属病院金光分院)、29年5月国立福山病院医

な

長、30年3月岡山大助手、31年10月講師（大村順一教授）、33年3月助教授、7月助教授（皮膚科 谷奥喜平教授）、米国留学（在外研究員、42年7月〜43年7月シカゴ大）、46年9月川崎医大教授、51年4月岡山大教授、病院長（59年4月〜61年4月）、63年3月停年退官。退官後、公立学校共済組合中国中央病院長（63年4月〜平成5年3月）。

［共著］皮膚科治療必携（昭39）

延島市郎　のぶしま・いちろう

明治30（1897）〜昭和58（1983）年（86歳）、茨城

【内科】 大正10年愛知県立医専卒。共立名古屋病院研究部、森田内科病院勤務、11年11月内地留学（東京帝大伝研）、12年2月米国留学（テキサス大大学院）、8月ファレス市（メキシコ）、エルパソ市（米国）にて開業、14年2月英・仏・独・伊・スエズ視察、3月帰国、9月茨城県大和村にて開業、後、延島病院開設。▽戦前は結核治療に専念、戦後は東南アジアからの留学生等を受け入れ、国際親善に尽くし、また、県会議員、県医師会理事、公民館長、日新医学社社長、アジア医療協会結成・副会長（昭和32年）などを務めた。
［著書］療養真髄 誰にも出来る肺患根治療法（昭9）、人工気胸療法の常識（昭14） ［共著］重症肺結核の外科療法（昭33）、留学生と共に（昭41） ［伝記］聴診器と国民外交 延島市郎の生涯（笠原秀 昭50）

野辺地慶三　のべち・けいぞう

明治23（1890）〜昭和53（1978）年（88歳）、岩手

【細菌学、公衆衛生学】 大正8年東京帝大卒。伝研技手、米国留学（13年〜15年 ハーバード大公衆衛生学部卒）。昭和2年4月内務省技師、3年10月伝研技師、5年3月疫学研究室主任、13年5月公衆衛生院教授（疫学部長 〜22年9月）、15年12月厚生科学研究所教授疫学統計研究部長、17年11月厚生省研究所養成訓練部長、21年5月公衆衛生院予防医学部長（〜22年9月）、日大教授、24年5月名大教授（公衆衛生）、31年3月停年退官。退官後、杏林短大教授・衛生学科長（41年〜45年）、杏林大教授（45年〜48年）。▽わが国における「公衆衛生の父」と呼ばれる。伝研時代「コレラ菌と型分類の決定」「ツベルクリン反応判定標準」「シック反応標準の検討」の業績がある。米国ロックフェラー財団の援助による公衆衛生院の設立に関しては日本側幹事として交渉にあたった。疫学部長時代、実習生の訓練施設として設置した「保健館」は現在の保健所制度の基盤となった。▽昭和48年WHOレオン・ベルナール賞（わが国初の受賞）▽野辺地篤郎（放射線科、聖路加国際病院長）は子息。
［著書］公衆衛生概説（昭33）、疾病予防概説（昭36）
［共著］最新保健婦教本上（昭24）、保健体育の理論（昭26）

野辺地篤郎　のべち・とくろう

大正8（1919）〜平成20（2008）年（88歳）、東京

【放射線科】 昭和18年9月千葉医大卒。10月生理学入室（鈴木正夫教授）、12月助手、19年12月東京帝大放射線科入局（中泉正徳教授）・助手、20年10月大学院特別研究生（〜25年9月）、25年7月聖路加国際病院放射線科助手、10月医幹、27年1月副医長、32年12月医長、米国留学（33年9月〜34年9月 ハーバード大大学院学生として一般放射線学を修得）、54年5月副院長、55年9月院長、61年2月退任。退任後、放射線科顧問、診療科診療教育アドバイザー。▽野辺地慶三（公衆衛生学、名大教授）は父。
［共著］胃癌のX線診断（昭39） ［共編］要約X線診断学（昭42）、臨床における放射線の最近の動向（昭44）、医用テレビジョン（ME選書 昭44）、肺のびまん性・散布性陰影（昭44）

野村章恒　のむら・あきちか

明治35（1902）〜昭和60（1985）年（83歳）、高知

【精神科】 昭和3年慈恵医大卒。東京帝大精神科入局（三宅鉱一教授）、松沢病院、10年鎌倉脳病院長、17年根岸国立病院副院長（〜25年）、22年10月慈恵医大講師、32年1月教授（定員外）、42年退職。▽昭和4年以来、森田神経質研究会同人として『神経質』誌の編集を担当、慈恵医大の高良武久教授、竹山恒寿教授とともに、森田療法の研究と診療に務めた。また、多発性硬化症の研究、病跡学の領域において功績を残している。
［著書］アラン・ポオ 精神病理解剖の立場から（昭24）、ノイローゼの治療と現代生活（昭33）、森田正馬評伝（昭49）、パトグラフィ研究（昭56） ［編著］図説ポオのイメージと回想（昭49） ［随筆］精神病理解剖（昭17）

野村 茂　のむら・しげる

大正10（1921）〜平成21（2009）年（87歳）、静岡

【公衆衛生学】 昭和21年満州医大卒。22年労研入所（暉峻義等所長、労働病理学／職業病研究室 久保田

重孝室長）、29年信州大助教授（衛生学 小松富三男教授）、34年4月名大助教授（衛生学 井上俊教授）、36年米国留学（在外研究員 ピッツバーク大）、35年9月熊本大教授（公衆衛生学）、62年3月停年退官。▽職業性皮膚障害の研究で知られた。

【著書】要説公衆衛生学（昭48）、産業医学（現代医学叢書 昭49）、職業性皮膚障害とその対策（労働科学叢書34 昭49）、公衆衛生学の周辺（昭62）、北里柴三郎と緒方正規 日本近代医学の黎明期（平15）【共著】日本の職業性皮膚障害（昭28）、医療社会事業の実際（昭47）【編著】生活と貧血 医療と保健活動の指標（昭47）

野村真康 のむら・まさやす

昭和2（1927）〜平成23（2011）年（84歳）、兵庫

【分子生物学】陸軍幼年学校を経て、昭和26年東大農学部農芸化学科卒。28年東大応用微生物研究所助手（坂口謹一郎教授、赤堀四郎教授）、米国留学（32年〜34年 イリノイ大シュピーゲルマン教授、ハーバード大ワトソン教授、34年〜35年パデュー大ペンザー教授に師事）、35年阪大助教授（蛋白研）、38年ウィスコンシン大マジソン校教授、59年カリフォルニア大アーバイン校教授、平成23年11月米国で病気により逝去。▽リボソーム研究の泰斗。大腸菌リボソーム30Sサブユニットの再構成実験（1968／昭和43年）で知られる。▽1971（昭和46）年米国科学アカデミー賞（分子生物学）、昭和47年学士院賞（リボゾーム再構成に関する研究）、1978（昭和53）年米国科学アカデミー会員

野村 実 のむら・みのる

明治34（1901）〜平成8（1996）年（95歳）、東京

【内科（結核病学）】大正14年九州帝大卒。薬理学（石坂友太郎教授）、第2内科入局（武谷広教授）、昭和9年東京にて結核病院を開業、26年白十字会村山療養園長、45年退職。▽結核の闘病体験から、軽作業や趣味を治療に取り入れる転換療法を考案、昭和31年頃から実施、社会福祉法人東京コロニーを設立、理事長（34年〜62年）。全国コロニー協会長（35年〜62年）、東京都医療ケースワーカー協会長（37年〜42年）、白十字会特別養護老人ホーム長（42年〜47年）、日本キリスト教海外医療協力会長（42年〜48年）、沖縄・浦添厚生診療所長（42年〜45年）などを務めた。▽また29年ランバレネにシュヴァイツァーを訪問、シュワイツァー日本友の会長（45年〜）なども務めている。▽昭和61年朝日福祉賞（結核回復者や身障者らの社会復帰と授産事業につくした功績）

【著書】人間シュヴァイツェル（岩波新書 昭30）、シュヴァイツァー博士を語る（昭36）、診察の眼（昭45）、野村実著作集2冊（平6）【訳書】シュヴァイツァー著作集第3巻〜5巻（昭32）、人間はみな兄弟 青少年のためのシュヴァイツァー伝（サイモン 昭34）

野寄喜美春 のより・きみはる

大正15（1926）〜平成5（1993）年（67歳）、静岡

【眼科】昭和24年順天堂医専卒。実地修練、眼科入局（丹羽源之助教授）、27年4月助手（佐藤勉教授〜30年3月）、29年4月日大助手（国友昇教授）、33年1月順天堂大講師（中島章教授）、米国留学（33年7月〜35年8月）、35年8月順天堂大非常勤講師、41年7月東京練馬病院医長兼東芝鶴見病院医長、米国留学（43年12月〜45年6月 コロンビア大講師）、45年6月順天堂大非常勤講師（〜57年3月）、47年4月埼玉医大教授、在職中、平成5年7月逝去。▽わが国における眼レーザー治療の指導者、権威。

【共編】光凝固（昭52）、眼科診療マニュアル（昭55）、標準眼科学（昭56）、レーザー光凝固（昭57）、レーザー眼科学（昭58）、糖尿病性網膜症（昭59）、レーザー眼治療（昭62）、眼科（平3）

乗木秀夫 のりき・ひでお

大正9（1920）〜平成3（1991）年（71歳）、福井

【公衆衛生学】昭和20年9月日医大卒。厚生省東京衛生試験所嘱託（小島三郎博士、八田貞義博士）、21年11月日医大助手（衛生学 小島三郎教授）、25年4月講師、27年4月助教授、米国留学（在外研究員、34年7月〜 ハーバード大公衆衛生疫学教室）、35年1月教授（衛生学・公衆衛生学）、57年10月日医大学長、59年10月退任。▽北海道開拓衛生事業、農村・無医村診療を行った。

は

唄 孝一　ばい・こういち

大正13(1924)~平成23(2011)年(86歳)、大阪

【医事法学】 昭和22年東京帝大法学部卒。大学院特別研究生政治学専攻(川島武宜教授)、26年東京都立大講師(人文学部)、27年助教授、35年教授(法経学部)、法学部長(46年~)、62年定年退職。退職後、北里大教授。▽家族法を専攻、法制審議会委員として民法改正作業に参画、母親の急死を契機に医療と法の問題に関心を深め、昭和45年『医事法学への歩み』を刊行、医事法学の先駆者となった。▽平成4年学士院賞(医事法学に関する研究)、15年文化功労者(医事法学)

【著書】氏の変更上・下(法律学大系法学理論篇11 昭30)、医事法学への歩み(昭45)、時は過ぎる(昭62)、脳死を学ぶ(平元)、家族法著作選集全4巻(平4~5)、我妻栄先生の文書・記念館のことなど(抜刷 平15) **【編著】**医療と法と倫理(昭58)、医療と人権(明日の医療9 昭60) **【共編】**医療過誤判例百選(別冊ジュリスト102 平元)、家族と医療(平7)

拝志ヨシネ　はいし・よしね

慶応2(1866)~明治25(1892)年(26歳)、伊予(愛媛)

【看護師】 別名林徽音(はやし・よね)。明治19年有志共立東京病院看護婦教育所入学、在学中の20年看護法研究のため英国留学(ロンドン・セント・トーマス病院看護婦学校、22年帰国)。23年有志共立東京病院3等看護婦、生徒教育掛、男室看護長兼手術室掛。24年生徒取締臨時代理。25年病気により自宅療養中、逝去。▽看護師の海外留学第1号として那須セイ(大分出身。生没年不詳)とともに派遣され、『医事新聞』第237号に「看護婦洋行の嚆矢」と報道された。

パウエル　Powell, Lilias

明治34(1901)~平成元(1989)年(88歳)、カナダ

【看護師(看護教育)】 1920(大正9)年3月オンタリオ州・ストラッド師範学校卒。小学校、中学校教員、1930(昭和5)年9月ニューヨーク市セント・ルークス病院看護婦学校入学、1933(昭和9)年6月卒。(1933年9月キリスト教伝道師養成学校入学、12月卒)。昭和9年6月カナダ聖公会派遣看護婦として来日、日本語修得、10年6月日本聖公会新生療養所(結核療養所、長野県小布施村)総婦長、14年6月休暇で帰国、第二次大戦、22年6月再来日、新生療養所の再建にあたり、23年7月再開、41年4月定年退職。6月帰国。▽新生療養所総婦長としてだけでなく、国立長野療養所附属看護婦養成所講師として看護教育に関与した他、各地の看護学校学生の見学実習を行い、教育・指導に当たった。▽昭和7年開設の「新生療養所」は43年「新生病院」と改称、地域の医療機関として活動している。▽パウルとも言う。

【伝記】滞日30余年間・結核看護事業に献身 ミス・リリアス・パウエル(雪永政枝『看護史の人びと第1集』、昭45) **【参考】**久遠の光 新生療養所小史(昭53)

南風原朝保　はえばる・ともやす

明治26(1893)~昭和32(1957)年2月(64歳)、沖縄

【内科】 大正4年日本医専卒。東京市、大阪市の病院、日本之医界勤務の後、8年台北医院内科、13年台北市にて開業、戦後、那覇市にて開業、昭和32年2月逝去。▽昭和26年沖縄群島医学会を設立・初代会長に就任。29年6月から11月の期間に沖縄本島において初めて発見された糞線虫13例の報告を行っている。▽南風原朝光(画家)は弟。

【著書】季節、年齢、性等ヨリ見タル人同種血液凝集価ニ就テ(抜刷 昭8)、血液型ヨリ観タル沖縄県人(抜刷 昭11)、人尿中に鱗翅類幼虫の排出された珍しい一症例について(抜刷 昭29)

芳我石雄　はが・いしお

明治13(1880)~大正7(1918)年(38歳)、愛媛

【細菌学】 明治41年11月東京帝大卒。衛生学入室(緒方正規教授)、細菌学研究の後、第1内科(三浦謹之助教授)・助手、伝研技手、独留学(私費、43年6月、ベルリン大クラウス教授に内科学、オルト教授、マックスコッホ教授に病理学を学ぶ、45年4月ベルリン・伝研に移り、ガフキー博士に細菌学、結核病学を学び帰国、大正2年再渡独)、帰国後、5年3月伝研技師(第2研究部 部長二木謙三)、在任中、7年12月、インフルエンザのため逝去。▽東京帝大第1内科時代、肺結核のオプソニンを研究、伝研時代、結核を担当したが、北里研の古賀玄三郎が創製し、大正5年に発売した抗結核薬チアノクプロール(チアン銅チアンナトリウムの650倍水溶液にクロル

カルシウムを約0・4%添加)に対して細菌学的検討を加え無効とした。なお、この際、病理学的検討を行ったのは緒方知三郎(東京帝大教授)である。

芳賀栄次郎　はが・えいじろう

元治元(1864)~昭和28(1953)年(88歳)、陸奥(福島)

【陸軍軍医(外科)】 明治20年12月帝大卒(最優等、陸軍依託学生)。21年6月(3等軍医)、大学院入学(外科学専攻、スクリバ教師)、23年麻布歩兵第3聯隊、(2等軍医)、熊本第23聯隊、26年11月、(1等軍医)、名古屋衛戍病院、日清戦争勃発時、第3師団第2野戦病院附、院長、独留学(陸軍官費留学生 29年4月~31年11月)、陸軍医学校教官、34年4月広島陸軍予備病院長、35年11月広島衛戍病院長、37年日露戦争時、第5師団、近衛師団、第1師団の軍医部長として満州各地を転戦、38年3月(1等軍医正)、40年12月陸軍軍医学校長、43年10月近衛師団軍医部長(軍医監)、大正3年7月朝鮮総督府医院長、4年2月(軍医総監)、5年4月京城医専校長、9年10月待命(校長退官)、10年1月予備役編入。退官後、東京四谷にて病院開業、昭和8年西荻窪にて外科医院を開業。▽わが国におけるレントゲン装置の導入者。明治30年第12回国際医学会(モスクワ)、第6回万国赤十字会議(ウィーン)に日本代表として参加、シベリアを単独横断して、31年11月帰国。出張中、ドイツ陸軍病院で見かけたシーメンス・シュケルト社のレントゲン装置を私費にて購入、陸軍軍医学校に送り届けた。32年第1回日本外科学会総会において「外科的制腐療法」について演説、33年第2回日本外科学会総会において「創傷療法」について宿題報告、また、この年、北清事変(33年)では広島予備病院附として、レントゲン装置を日仏両軍の負傷兵治療に応用した。39年万国赤十字条約改正会議(ジュネーブ)に出席。40年癌研究会を発足させた。44年には第12回日本外科学会総会を主催した。

【著書】外科通論(明23)、銃創論講義(明37) **【共著】**臨床排泄物検査新論(明37) **【訳書】**普通救急新法(エスマルヒ、スクリバ補 明20) **【自伝】**芳賀栄次郎自叙伝(昭25)

萩野 昇　はぎの・のぼる

大正4(1915)~平成2(1990)年(74歳)、長崎

【内科】 昭和15年金沢医大卒。病理学入室・応召、21年3月復員、31年3月萩野病院長(継承)。▽神通川流域住民に発生した奇病「イタイイタイ病」の患者に接し、吉岡金市、岡山大の小林純の協力を得て、昭和36年、原因が三井金属鉱業神岡鉱業所の廃棄物中のカドミウムにあると「カドミウム原因説」を発表、42年参議院産業公害特別委員会で参考人として証言するなど、イタイイタイ病の公害認定に大きく貢献した。▽昭和43年日医最高優功賞(地域医療について創意工夫のあったもので、その成果が実証されている功労者)、44年朝日賞(社会奉仕賞部門「イタイイタイ病」の患者治療と原因究明)

【著書】イタイイタイ病との闘い(昭43) **【追悼】**イタイイタイ病と生きる(平2) **【評伝】**萩野昇(鈴木厚『世界を感動させた日本の医師 信念を貫いた愛と勇気の記録』、平18)

萩野鉚太郎　はぎの・りゅうたろう

明治34(1901)~昭和52(1977)年(76歳)、愛知

【眼科】 昭和2年愛知医大卒。4月東京市多納病院勤務、3年2月眼科入局(小口忠太教授)・助手、7年9月名古屋医大講師、欧州留学(8年1月~10月)、9年9月津市立病院部長、16年8月坂文種報徳会病院副院長、17年8月名古屋帝大助教授、21年4月教授(環境医学研・地理疾病学方面)、27年2月(環境医学研・環境生理学)、所長(31年2月~33年6月)、33年7月名市大教授(眼科)、医学部長(37年4月~38年12月)、38年12月学長、46年12月退職。退職後、愛知医大学長(52年3月~)、在職中、52年7月逝去。▽眼精疲労計の考案者。

【共著】新近視読本(昭32)

萩原弥四郎　はぎはら・やしろう

大正12(1923)~平成18(2006)年(83歳)、東京

【薬理学】 昭和23年千葉医大卒。薬理学入室(小林龍男教授)、27年4月助手、28年2月講師、西独留学(33年~35年 ハイデルベルグ大、マールブルグ大)、35年11月助教授、41年12月教授(脳機能研究施設神経薬理研究部)、医学部長(57年8月~59年7月)、63年4月(高次機能制御研究センター)、平成元年3月停年退官。退官後、城西国際大学長(4年4月~8年3月)。▽俳人としても知られる(俳号 季葉)。中村草田男の『萬緑』同人。

【著書】中枢神経系の薬理(昭46) **【句集】**独楽(平6)、遠き日(平12)

萩原三圭　はぎわら・さんけい

天保11(1840)～明治27(1894)年(53歳)、土佐(高知)

【蘭方医(小児科)】 本名守教。細川潤次郎に師事し蘭学を学び、緒方洪庵について蘭方医学を修めた。慶応元年長崎精得館(校長 長与専斎)にて蘭医マンスフェルト、ボードウィンに就いて蘭学を学ぶ。独留学[明治元年8月～6年7月 わが国で初めての独留学(当初は土佐藩留学生、3年10月より海外留学生)、ベルリン大、ライプチヒ大にて学び、独人デーニッツとともに帰国]、6年7月東京医学校助教授、7年12月教授、辞職後、8年9月京都療病院監学事、12年5月京都医学校長(初代 ～14年9月)、独再留学(17年8月～19年12月 ライプチヒ大にて学位取得、帰国)、20年1月侍医局勤務、21年5月侍医、在任中、27年1月逝去。

【伝記】萩原三圭の留学(富村太郎 昭56)

萩原生長　はぎわら・すすむ

大正11(1922)～平成元(1989)年(66歳)、北海道

【生理学、神経生理学】 昭和21年東京帝大卒。実地修練、立地自然科学研究所(生理部門 若林勲教授)、26年東京医歯大助教授(第1生理 勝木保次教授)、欧米留学(29年～32年1月 ストックホルム獣医大、カリフォルニア大ロサンゼルス校動物学部、ジョンズ・ホプキンズ大、ロックフェラー大、NIHにて研究従事)、34年2月教授(第2生理)、37年カリフォルニア大教授(ロサンゼルス校動物学)、40年(サンディエゴ校医学部)、44年(ロサンゼルス校医学部)、在職中、1989(平成元)年4月ロサンゼルスにて逝去。▽神経科学の研究における無脊椎動物神経細胞の有用性を明らかにした先駆者。細胞膜におけるカルシウムチャネルの機能的実体を解明した。

萩原タケ　はぎわら・たけ

明治6(1873)～昭和11(1936)年(63歳)、神奈川(現・東京)

【看護師(従軍看護婦)】 明治26年4月日赤看護婦生徒候補生、日清戦争戦時救護(28年1月～6月 東京予備病院第3分院)、29年三陸津波救護、10月卒。日赤病院2等看護婦、31年2月日赤病院主任看護婦心得、32年6月主任看護婦、12月1等看護婦、33年4月看護婦長、北清事変従軍(33年 病院船弘済丸看護婦長)、36年日赤病院看護婦副取締、救護看護婦長、日露戦争戦時救護(37年6月～38年 東京予備病院渋谷分院)、39年看護婦副取締兼生徒取締、40年休職、山内侯爵夫人に随従パリへ、41年パリ滞在、42年梨本宮夫妻に随従、欧州各国へ旅行、42年10月日赤病院看護婦監督に就任、在職中、昭和11年5月逝去。▽日清・北清・日露の各戦争に救護看護婦として従軍し、1909(明治42)年の第2回(ロンドン)、1912(大正元)年の第3回(ケルン)、1929(昭和4)年の第6回(モントリオール)の国際看護婦協会大会に出席、昭和4年日本帝国看護婦協会の初代会長に選出された。▽日本の近代看護師の草分け的存在。欧州での体験をもとに、わが国の看護師の地位向上に貢献した。あきる野市役所五日市出張所玄関前に「萩原タケ女史 人道のために国家のために」と題した胸像が建てられている。▽明治43年ナイチンゲール石黒記念碑、大正9年フローレンス・ナイチンゲール記章(第1回)

【伝記】赤十字愛に輝く萩原タケ子の生涯(斎藤弔花 昭11)、日本のナイチンゲール看護婦の慈母萩原タケ子(昭12)、萩原タケ ナイチンゲール記章に輝く郷土の人(石井道郎 昭59)

萩原 朗　はぎわら・ほがら

明治37(1904)～昭和44(1969)年(64歳)、静岡

【眼科】 昭和4年東京帝大卒。眼科入局(石原忍教授)、5年5月助手、6年6月東京海軍共済病院医長、8年5月市立豊橋病院医長、11年12月東京市立大塚病院眼科医長、18年5月東京帝大講師、23年5月岡山医大講師、6月教授、24年5月岡山大教授、26年9月東大教授、39年3月停年退官。退官後、開業、宮内庁御用掛を兼ねる。▽欧文の専門誌〝Japanese Journal of Ophthalmology〟を創刊し、日本人の業績を海外に知らしめる道を開いた。また、ベーチェット病研究で業績を残した。

【著書】眼機能学(大日本眼科全書第6巻第2冊1 昭19)、眼科ペニシリン用法(昭23)、眼精疲労(綜合医学新書 昭26)、小眼科学(石原忍原著、改訂9版 昭27)、眼底図譜(石原忍原著、増訂第5版 昭37)、あなたの眼(昭41) **【編著】**眼の生理学(昭41) **【共編】**最新眼科学上・下巻(昭36、37) **【監修】**眼科診療事典(昭34)

萩原義雄　はぎわら・よしお

明治27(1894)～昭和49(1974)年(80歳)、石川

【外科】 大正8年11月京都帝大卒。第1外科入局(猪子止戈之助教授)、9年4月助手、11年12月熊本医大教授、昭和4年4月官立熊本医大教授、欧州視

察(昭和11年5月～12月)、14年3月京都帝大教授(第1外科)、16年2月退官、17年5月大阪女子高等医専講師、19年8月北京病院長、21年12月国立京都病院長、22年10月兼国立八日市病院長(～22年9月)、42年3月退官。

【著書】腹部内臓外科学上・下巻(昭25)、腹痛と外科(臨牀医学文庫第118 昭26)

白馬 明　はくば・あきら

昭和9(1934)～平成16(2004)年(70歳)、奈良

【外科(脳神経外科)】 昭和36年大阪市大卒。附属病院にて実地修練、38年4月淀川キリスト教病院脳神経外科、米国留学[41年7月マサチューセッツ州ケンブリッジ市民病院にて実地修練、42年7月ニューヨーク州バッファロー総合病院にて一般外科研修医、43年7月マサチューセッツ州ボストン・ニューイングランド医療センター病院脳神経外科ジュニア研修医、44年7月ボストン・退役軍人病院神経外科チーフ研修医、45年1月ボストン・ニューイングランド医療センター病院脳神経外科にて顕微鏡外科の研究(チーフ研修医)、46年1月ニューヨーク州マウント・サイナイ病院にて顕微鏡外科の研究(チーフ研修医)]、47年4月大阪市大脳神経外科助手(西村周郎教授)、48年10月講師、53年10月助教授、平成3年4月教授、12年3月定年退職。退職後、阿倍野クリニック開設、16年11月逝去。▽脳神経外科における顕微鏡外科に取り組み、特に脊椎脊髄の外科分野においては、頸椎症性脊髄症に対する根治的手術法である新手術法「側方前方合併到達法」を開発した。

【共編】頭蓋底の外科 Standard and modified techniques(平6)、脊髄・脊椎の外科 Standard and modified techniques(平10)

羽里彦左衛門　はざと・ひこざえもん

明治32(1899)～昭和53(1978)年(79歳)、三重

【細菌学、衛生学】 大正14年東京帝大卒。伝研入所、昭和8年12月助教授、独留学(在外研究員、9年6月～11年6月 ハイデルベルグ大にて血清学研究)、同仁会華北防疫処副処長(14年9月～16年6月)、16年11月千葉医大教授(細菌学)、24年6月東大教授(衛生学)、25年2月(兼伝研教授)、35年3月停年退官。▽伝研入所以来、谷口腆二技師、三田村篤志郎教授、田宮猛雄教授とともに日本脳炎、恙虫病、発疹チフスの研究に貢献した。

【著書】免疫学及び血清学的検査法(医学検査法第17 昭25)

硲 省吾　はざま・せいご

大正5(1916)～平成13(2001)年(85歳)、不詳

【皮膚科、ハンセン病医療】 昭和14年京都帝大法学部卒、17年9月金沢医大卒。海軍軍医(10月～20年9月)、10月金沢医大皮膚泌尿器科入局(並木重郎教授)、23年7月高岡病院皮膚泌尿器科医長、24年10月国立千葉病院皮膚泌尿器科医長、36年7月国療多磨全生園皮膚科医長、52年4月国療大島青松園長、57年3月定年退官。▽ハンセン病療養所における65歳定年制を率先躬行。遺骨は多磨全生園入園者共同墓地に分骨されている。

橋口精範　はしぐち・あきのり

昭和3(1928)～昭和55(1980)年(52歳)、栃木

【産婦人科】 昭和28年東京医歯大卒(第1回生)、実地修練、産婦人科入局(藤井久四郎教授)、33年助手、36年講師、48年11月助教授、49年7月獨協医大教授、53年7月退職。

【著書】月経とその異常(昭49)、最近の避妊の知識(金原医学新書 昭55) **【編著】**経口避妊薬(昭50)、新生児・未熟児の扱い方(昭50)、すぐに役立つ産婦人科薬物療法の実際(昭52)

橋田邦彦　はしだ・くにひこ

明治15(1882)～昭和20(1945)年(63歳)、鳥取

【生理学、教育行政】 旧姓藤田。明治41年12月東京帝大卒。第1生理入室(大沢謙二教授)、英・仏・独留学(文部省外国留学生、大正3年4月～7年9月)、7年11月助教授(第2生理)、11年1月教授(第1生理 ～昭和15年7月)、昭和12年4月兼一高校長(～15年7月)、文相[第2次近衛内閣(15年7月～16年7月)・第3次近衛内閣(16年7月～10月)・東条内閣(16年10月～19年7月)]。19年教学錬成所長、戦後、20年9月、GHQから戦犯容疑で出頭を命ぜられ自決。▽わが国における「実験生理学」の祖。生物電気の発生を中心に数多く行い、多大な業績をあげた。大正12年には〝The Journal of Biophysics〟を創刊した。▽橋田の科学思想の1つは全体論にあり、生体を内面的な統一ある形態であると規定し、また全体の中の諸部分の過程およびその経過は全体への連関においてであるという全機性を主張した。もう一つは日本

の科学の主張であった。日本人は欧米各国の生理学を知り、まず日本の生理学を学び、この考えを拡張して、人と自然とが合体した日本の自然観のもとで日本科学をつくらねばならぬと論じた。▽文相在任中、芸術院の創設、文化勲章の制定、文部省に体育局と科学局を増設、科学研究費の大幅増を行った。また「行と科学の一致」「科学する心」などを唱え、第二次大戦下の日本の教育行政を推進した。一高校長就任は、内部からの選任の慣例を中断することであった。▽藤田敏彦(生理学・東北大教授)は実兄。

【著書】生理学上・下(岩波全書　昭8、9)、生理学要綱(大12)、行としての科学(日本文化小輯　昭12)、科学する心(教学叢書第9輯　昭15)、科学の日本的把握(教学新書第7　昭15)、全体と全機(同第16　昭16)、正法眼蔵釈意第1～4巻(昭14～25)、正法眼蔵の側面観(昭45)【随筆】碧潭集(昭9)、空月集(昭11)【伝記】橋田邦彦先生のおもかげ(昭36)、橋田邦彦先生小伝(杉靖三郎編『正法眼蔵の側面観』、昭45)、元文部大臣橋田邦彦先生を偲びて(吉田敏雄　昭45)、追憶の橋田邦彦(昭51)

橋爪一男　はしづめ・かずお

明治34(1901)～昭和39(1964)年(63歳)、東京

【産婦人科】昭和2年東京帝大卒。産婦人科入局(磐瀬雄一教授)、6年11月助手、7年12月日大助教授(専門部医学科)、14年4月教授、20年5月日大医学部教授・岡谷日大附属病院、病院長(21年1月～22年5月)、33年3月退職。退職後、開業。

【著書】原色産婦人科顕微鏡図譜(昭10)、婦人科学粋(昭12)、婦人内科学(昭16)、妊娠と微熱(臨牀医学新書　昭22)、子宮内膜掻爬及人工流早産術(図解手術全書　昭23)、人工不妊手術の実際(昭24)、学生の性科学(昭25)

橋爪藤光　はしづめ・とうこう

大正12(1923)～平成18(2006)年(82歳)、北海道

【外科】昭和18年11月佳木斯医大卒。応召[満州第318部隊(陸軍軍医少尉)、20年10月復員・帰国]、10月北海道帝大第1内科入局(有馬英二教授)、22年7月第1外科入局(秦勉造教授)、12月国立札幌療養所医務課長、31年2月国立千葉療養所、37年2月厚生省関東信越地区医務出張所指導課長、44年8月国立佐倉療養所長、54年4月国立佐倉病院長、平成6年3月定年退官。▽国療佐倉療養所を国立佐倉病院に転換、腎疾患専門病院として、腎移植センターを開設した。

橋爪恵　はしづめ・めぐみ

明治30(1897)～昭和38(1963)年(66歳)、長野

【薬学、医事評論家】大正11年東京帝大薬学科卒、昭和2年千葉医大卒。三共製薬、別府化学薬品代表、日本薬学会編集主任、明治薬大講師などを歴任。▽橋爪檳榔子(びんろうじ)のペンネームで随筆、医学評論に活躍、医事評論家の草分けとなった。

【著書】家庭に必要な薬の用ひ方(アルス婦人叢書　大12)、巨人高峰博士(昭6)、人体の神秘科学百話(昭9)、医科学の三巨人(昭18)、戦陣医学(昭18)、日本医薬学の三偉人(昭23)【随筆】学芸揷話(大13)

橋場輝芳　はしば・てるよし

明治45(1912)～昭和57(1982)年(69歳)、北海道

【外科(脳神経外科)】昭和11年北海道帝大卒。第2外科入局(柳壮一教授)、13年3月函館済生会病院に出張、応召(13年9月～17年2月)、18年4月助手、5月附属医専部講師、21年10月北海道庁立女子医専教授(初代 外科)、25年4月札幌医大教授、米国留学(28年1月～29年6月 マサチューセッツ総合病院研究員)、30年1月(初代 脳神経外科)、39年7月(第2外科)、44年4月(脳神経外科)、附属病院長(51年4月～53年3月)、53年3月定年退職。▽昭和33年北海道知事賞(低体温、両側頸動脈遮断法による脳手術の実験的研究)

【共編】脳神経外科手術書(昭45)

橋本勇　はしもと・いさむ

大正13(1924)～平成16(2004)年(80歳)、三重

【外科(心臓外科)】昭和16年3月陸軍予科士官学校卒。士官候補生、歩兵第31聯隊附、8月陸軍士官学校入学、17年12月卒業、兵科見習士官、18年1月陸軍通信学校入学、4月卒業、歩兵第31聯隊附として満州・牡丹江省綏西勤務、5月(少尉)、6月独立混成第11聯隊附、19年8月中尉、20年6月(大尉)、10月東部軍管区司令部附、予備役編入、除隊。21年5月京都府立医大入学、25年3月卒。附属病院にて実地修練、26年8月第2外科入局(横田浩吉教授)、27年11月国立福井療養所、28年9月京都府立医大第2外科、29年5月京都第一赤十字病院、30年4月京都府立医大第2外科助手(～34年9月 河村謙二教

授)、34年11月京都府立医大第2外科、37年2月助手、42年8月教授、46年4月兼京都府立与謝の海病院長(〜58年4月)、58年6月退職。退職後、京都第一赤十字病院長(58年7月〜平成6年12月)、京都中央看専校長(7年4月〜13年3月)。▽日本移植学会理事長を務め、特に、近畿地区の移植ネットワーク作りに尽力した。

橋本 巌 はしもと・いわお

昭和3(1928)〜平成20(2008)年(79歳)、千葉

【歯科(口腔解剖学)、解剖学】 昭和24年3月東京医歯専歯学科卒。26年3月歯学部臨床全科専攻生修了、4月歯科矯正学・専攻生、解剖学入室、27年8月助手、35年6月弘前大講師(歯科診療科主任)、38年7月東北大講師(歯科治療室 主任前田栄一助教授)、42年9月東京医歯大歯学部解剖学、43年2月講師、10月助教授、46年10月鶴見女子大教授(歯学部第2解剖)、48年4月鶴見大教授、平成10年3月定年退職。▽魚類の歯の比較解剖学的研究と哺乳類の多根歯の髄室床の形成機構に関する研究で知られる。

【共著】歯科学生のための組織学実習(平9) **【共訳】**口腔解剖学(シッケル 昭61)

橋本 清 はしもと・きよし

明治41(1908)〜平成7(1995)年(87歳)、岡山

【産婦人科】 昭和6年岡山医大卒。産婦人科入局(安藤画一教授、八木日出雄教授)、8年9月助手、10年3月講師、12年5月助教授、応召(12年7月〜16年)、16年7月旅順医院部長(医官)、再応召(16年7月〜18年2月)、18年4月旅順医専教授、再々応召[20年7月〜22年10月、ソ連抑留、(軍医大尉)]、22年11月岡山医大講師、23年2月助教授、29年5月岡山大助教授、米国留学(30年8月〜31年9月 デューク大)、33年11月教授、附属病院長(39年7月〜43年6月)、48年4月停年退官。退官後、香川県立中央病院長(49年4月〜57年4月)。

【共著】婦人科の放射線療法(医家叢書第143 昭28)

橋本虎六 はしもと・ころく

明治43(1910)〜平成2(1990)年(79歳)、東京

【薬理学】 昭和12年東京帝大卒。薬理学入室(田村憲造教授、東龍太郎教授)、22年9月講師、32年11月助教授、37年6月東北大教授(薬理学)、46年4月(第1薬理)、49年4月停年退官。退官後、食品薬品安全センター理事長(59年6月〜)、在職中、平成2年3月逝去。▽循環器系、特に心臓の生理学・薬理学的研究を展開した。▽橋本龍太郎(蔵相、首相)の叔父。橋本敬太郎(薬理学、山梨医大教授)は子息。

【共著】心臓疾患治療の進歩(昭42) **【共監】**β遮断剤とは(昭50) **【訳書】**臨床薬理学(ターナー、リッチェン 昭50)

橋本 節 はしもと・せつ

大正4(1915)〜平成8(1996)年(81歳)、徳島

【内科、小児科、司祭】 昭和14年立教大文学部・聖公会神学院卒。大阪・博愛社内の教会で伝道師として勤務、15年4月旅順医専入学、19年12月卒。大連赤十字病院外科、中共軍遼東軍区衛生部、在漢陽日僑善後連絡総処衛生科診療所長、22年8月引き揚げ、10月博愛社に就職、診療所開設・所長、平成元年6月退職。▽5歳から学童期、博愛社(明治23年創立の孤児院)にての生活歴をもつ。戦後、博愛会に帰り、恵まれない収容児の医療に生涯を捧げた。▽昭和55年医療功労賞

橋本節斎 はしもと・せっさい

明治元(1868)〜昭和15(1940)年(71歳)、伊勢(三重)

【内科】 明治28年12月帝大卒。第1内科入局(三浦謹之助教授)・助手、32年7月助教授(〜45年2月休職、大正3年2月退官)兼東京市立駒込病院医長、36年1月兼東京市養育院長(〜45年2月)、41年11月小石川病院開設、昭和15年1月逝去。

【著書】新内科全書全4巻(明33〜34)、近世内科全書(明35)、近世診断学(明38)、独羅和医学十五万語辞典(昭3) **【共編】**最新医薬学大字典(大13) **【訳書】**愛氏新内科書巻1〜5(アイヒホルスト 明33〜34)

橋本 喬 はしもと・たかし

明治23(1890)〜昭和35(1960)年(70歳)、佐賀

【皮膚科】 大正5年東京帝大卒。皮膚病学黴毒学入局(土肥慶蔵教授)、10年満州医大教授(皮膚科泌尿器科)、昭和3年4月新潟医大教授、附属医院長(15年10月〜17年10月)、24年5月新潟大学長、28年8月退官。退官後、新潟市にて開業。▽第四性病、ハンセン病、皮膚結核などの権威。

【著書】図解皮膚性病学(昭12)、美容医学講話(昭14)

橋本綱常 はしもと・つなつね

弘化2(1845)〜明治42(1909)年(63歳)、越前(福井)

【陸軍軍医(外科)】　旧名琢磨、幼名破魔吉、破魔五郎。福井藩医の子。江戸の松本良順、長崎のボードウィンらに師事して西洋医学を学ぶ。慶応2年福井藩の医学館外科教授、欧州留学[陸軍省派遣、明治5年7月～9年6月　ベルリン大、ヴュルツブルグ大(外科をリンハルト教授、内科をゲルハルト教授に師事)、ウィーン大(外科をビルロート教授に師事)に学び帰国]、10年陸軍軍医、西南の役に従軍、11年東大(旧)教授、15年東京陸軍病院長、欧米出張(大山巌陸軍卿随員　17年2月～18年1月)、18年5月軍医本部長(軍医監)、19年3月医務局長、10月博愛社病院(20年5月日本赤十字社病院と改称)院長(～42年2月)、23年10月予備役編入、退官後、貴族院議員(勅選　23年10月～24年10月)、38年2月(軍医総監)。▽陸軍軍医部創設者の一人。また、ヴュルツブルグ大留学時、ゲルハルト教授から喉頭鏡を修得したと伝えられる。▽明治39年学士院会員

【著書】外科手術摘要(陸軍軍医学会文庫　明17)【校閲】伝染六病論(明14)【伝記】橋本綱常先生(昭11)、橋本綱常博士の生涯　博愛社から日赤へ―建設期の赤十字人(松平永芳　昭57)

橋本 策　はしもと・はかる

明治14(1881)～昭和9(1934)年(52歳)、三重

【外科】　明治40年12月京都帝大福岡医大卒(第1期)、41年1月第1外科入局(三宅速教授)・助手、独留学(私費、45年2月～大正4年12月　ゲッチンゲン大外科カウフマン教授に師事、第一次大戦勃発のため、大正4年12月帰国)、5年三重県西柘植村にて開業、昭和9年1月、腸チフスのため逝去。▽橋本病/橋本甲状腺炎の報告者。慢性甲状腺炎を病理学の面から研究、Struma lymphomatosa の論文を明治45年に独語で発表した。この発表が慢性甲状腺炎に関する最初の研究論文であったので、橋本病、橋本甲状腺炎の名称が与えられた。▽昭和48年、三重県伊賀市の公民館庭に胸像が建立され、医院跡には記念碑、小学校、医師会館には記念像が建てられ、九大医学部構内に「橋本通り」が設定されている。

【伝記】橋本策(日内会誌92　1741、平15)

橋本寛敏　はしもと・ひろとし

明治23(1890)～昭和49(1974)年(83歳)、宮城

【内科】　大正3年東京帝大卒。第1内科入局(三浦謹之助教授)、10年4月市立札幌病院医長(～12年10月)、聖路加国際病院、米国留学(ロックフェラー財団研究員、12年10月～14年6月　メイヨー・クリニック・ラウンドリー教授、ジョンズ・ホプキンズ大ローンコーク教授の下で内科学研修)、14年7月聖路加国際病院内科医長、昭和14年副院長、16年7月病院長、18年6月大東亜病院長(病院名変更～21年9月)、在職中、49年1月逝去。▽昭和2年11月聖路加女専教授、12年9月副校長、15年校長(～23年)、32年聖路加看護短大学長、39年聖路加看大学長を兼ねた。▽聖路加国際病院創立に際しては、トイスラー博士を扶けて尽力した。

【著書】不整脈(昭12)、医者の眼でアメリカを覗く(昭25)、医学の歩みにおくれない心臓病診療の良識(昭31)、医学技術講本上・下巻(昭36、37)、病院管理(昭38)【共著】病院と院長(病院全書　昭30)【編著】各科救急処置の指針(昭24)【監修】高等看護学講座全30巻(昭27～昭41)【共監】看護学教科書全10冊(昭32)、臨床検査法技術講座全7輯(昭32～35)

橋本雅一　はしもと・まさかず

大正10(1921)～平成3(1991)年(70歳)、北海道

【微生物学】　昭和20年東京帝大卒。23年横浜市立医専助教授(東風睦之教授、矢追秀武教授)、26年4月東京医歯大助教授(相沢憲教授、清水文彦教授)、48年4月女子栄養大教授。

【共著】微生物学・臨床微生物学(新編臨床検査講座22　昭62)【編著】微生物学(平2)【訳書】ねずみ・しらみ・文明　伝染病の歴史的伝記(ジンサー　昭41)、免疫化学入門(ボイド　昭43)、生命のことば1、2(ビードル&ビードル　昭44)

橋本正己　はしもと・まさみ

大正6(1917)～平成15(2003)年(85歳)、大阪

【公衆衛生学】　昭和15年大阪帝大卒。5月海軍軍医(短期現役)、復員後、20年12月国立病院医療事務嘱託(国立鳴尾病院)、22年3月大阪府豊中保健防疫所長、27年10月厚生省公衆衛生局、英国留学(ロンドン大)、環境衛生課、32年4月国立公衆衛生院衛生行政学部衛生行政室長、33年3月部長、57年7月定年退官。退官後、埼玉県立衛生短大学長(57年7月～61年7月)。

【著書】公衆衛生と組織活動(昭30)、衛生行政(昭33)、衛生行政学序説(昭36)、地域保健活動(昭43)、公衆衛生現代史論(昭56)【共著】新看護学(昭45)、公衆衛生の軌跡とベクトル(平2)【共編】公衆衛生看護双書全16冊(昭38～46)

橋本美智雄　はしもと・みちお

明治40(1907)~昭和47(1972)年(65歳)、熊本

【病理学】　昭和8年九州帝大卒。第2病理入室(小野興作教授)、助手、11年10月講師、13年10月満鉄鞍山医院病理科医長、21年8月九州帝大講師(第2病理)、9月久留米医大教授、27年2月久留米大教授、28年9月九大教授(第2病理)、45年3月停年退官。▽造血臓器の病理、特に骨髄に関して発生より病態像に至るまでの独創的な検索を行った。

【共編】病理学(昭38)、心疾患100例(昭44)

橋本道夫　はしもと・みちお

大正13(1924)~平成20(2008)年(83歳)、大阪

【厚生行政(公害対策)】　昭和23年阪大卒。実地修練、24年大阪府保健所、国立公衆衛生院正規医学科、大阪府池田保健所、米国留学(ロックフェラー財団留学生、~30年9月 ハーバード大公衆衛生行政専攻、レーベル教授に師事)、大阪府衛生部医務課、32年3月厚生省公衆衛生局保健所課、36年4月環境衛生課課長補佐、大阪府、39年4月環境衛生局公害課長(初代)、42年6月環境衛生局公害部公害課長、45年8月OECD環境委員会事務局(環境管理計画官、政策調整審議官)、47年9月環境庁官房附、48年6月長官官房審議官、50年8月大気保全局長、53年8月退官。退官後、筑波大教授(大学院環境科学科 53年8月~60年3月)、海外環境協力センター理事長(平成2年3月~7年6月)。▽昭和32年厚生省入省以来、一貫して公害行政に携わった。43年公害課長としてイタイイタイ病と水俣病の企業責任を認める厚生省見解を作成した他、ばい煙等規制法(37年)、公害防止事業団法(40年)、公害対策基本法(42年)、大気汚染防止法(43年)の立案にかかわった。環境庁に移動後は、公害健康被害補償法(48年)、振動規制法(51年)の制定に関与、尽力した。公害健康被害補償法は公害患者を認定・救済する世界で初めての法律であった。53年産業界からの反発で環境基準が緩和されると退官した。

【著書】公害を考える(日経新書 昭45)、地球環境問題(討論集会シリーズ No. 104 平3)　【編著】水俣病の悲劇を繰り返さないために(平12)　【共編】講座「地球環境」全5巻(平2)　【自伝】私史環境行政(昭63)

橋本元文　はしもと・もとふみ

明治38(1905)~平成14(2002)年(96歳)、愛媛

【内科】　昭和5年満州医大卒。内科入局(高森時雄教授)、11年新京医大・新京特別市立病院、15(康徳7)年7月新京医大教授、留用、21年8月帰国、松山市にて開業。▽昭和17年、新京にて満州国皇帝溥儀第3夫人譚玉齢を診察、末期の結核性脳脊髄膜炎であったが、戦後の東京裁判で溥儀が「妻は関東軍に毒殺された」と証言したため〝皇帝夫人を殺した不祥の日本人〟に仕立て上げられた。▽橋本大定(外科、埼玉医大教授)は長男。

【著書】追憶の満州 附家族のこと(平13)　【参考】貴妃は毒殺されたか(入江曜子 平10)

橋本　謙　はしもと・ゆずる

大正6(1917)~平成10(1998)年(81歳)、東京

【皮膚科】　昭和17年9月東京帝大卒。10月皮膚科泌尿器科入室(太田正雄教授、高橋明教授)、23年3月前橋医専講師(皮膚泌尿器科 山碕順教授)、23年12月前橋医大助教授、29年4月昭和医大教授(皮膚科)、米国出張(38年9月~39年5月 シカゴ大皮膚科ロリンツ教授の下で研修)、理事長(45年7月~46年7月)。

【著書】解剖学、組織学、発生学第1(日本皮膚科全書第1巻第1冊 昭33)、皮膚疾患の鑑別診断(昭43)　【共著】皮膚科診療ハンドブック(昭45)　【共編】皮膚科学の動向(昭42)

橋本義雄　はしもと・よしお

明治37(1904)~昭和61(1986)年(81歳)、東京

【外科(血管外科、脳外科)】　昭和4年愛知医大卒。第1外科入局(斎藤真教授)、8年静岡農業厚生病院外科、11年名古屋医大講師、12年7月台北帝大助教授(第2外科 河石九二夫教授)、戦後帰国、公職追放のため長野県大町にて開業、24年8月徳島大教授(第1外科 ~29年3月)、28年11月名大教授(第1外科)、43年3月停年退官。退官後、愛知医大学長(47年4月~51年3月)。▽血栓塞栓症の外科の先駆者。▽斎藤真は岳父。

【著書】血管撮影法(昭37)、医学通論(昭49)、医者の言い分・患者の気持(昭53)　【共編】外科解剖1~6(昭52~57)　【編著】交通傷害(昭37)

蓮見喜一郎　はすみ・きいちろう

明治37(1904)~昭和63(1988)年(84歳)、東京

【癌治療】　大正14年千葉医専卒。外科入局、昭和12年4月東京杉並区にて杉並外科病院開設、戦後、珠

光会診療所、蓮見癌研究所を開設。▽昭和22年電子顕微鏡により癌ウイルスを発見したと主張、癌治療ワクチンを開発した。医学界からの批判を受けながら、蓮見ワクチン療法を提唱した。

【著書】世界にさきがけて私は癌ウイルスを発見した迫害と冷笑の中で戦いつづけた30年(カッパブックス 昭39)、ガンとウイルス(昭41)、ガンは征服された(ムックの本 昭53)

長谷川 泉　はせがわ・いずみ

大正7(1918)~平成16(2004)年(86歳)、千葉

【医書出版、文芸評論家】 筆名谷山徹。昭和17年9月東京帝大文学部国語国文学科卒。兵役2年、19年大学院入学、24年10月修了、24年4月学術書院入社、27年1月医学書院取締役、39年7月取締役編集長、49年7月取締役副社長、53年7月代表取締役副社長編集長、9月代表取締役社長編集長、60年7月取締役会長、62年7月相談役、平成6年7月辞任。▽一高在学中は『向陵新聞』、東京帝大在学中は『帝大新聞』編集長。医書出版のかたわら、近代日本文学の研究に励み、森鷗外、川端康成、三島由紀夫の研究者として知られる。平成3年『森鷗外論考』により文学博士号を取得。▽学習院大、清泉女子大、東大、国学院大で教鞭を取った他、森鷗外記念会理事長、津和野町森鷗外記念館名誉館長、川端文学研究会長、三島由紀夫研究会最高顧問を務めた。詩人でもある。

【著書】近代への架橋(昭23)、近代日本文学評論史(昭33)、近代文学論争事典(昭37)、森鷗外論考(昭37)、続(昭42)、川端康成論考(昭40)、長谷川泉著作選1~12(平3~平10)【詩集】長谷川泉詩集(昭55)

長谷川秀治　はせがわ・しゅうじ

明治31(1898)~昭和56(1981)年(82歳)、大阪

【細菌学】 旧姓寺尾。大正12年東京帝大卒。伝研入所(石原喜久太郎教授)・薬理学教室にて研究従事・大学院、昭和3年3月伝研技手、6年6月関東庁技師、満鉄衛生研究所長(満州・旅順)として赴任したが、満州事変のため開設できず1年後帰国、7年6月東京高等歯科医学校教授(口腔細菌学)、13年4月伝研技師、16年4月教授、所長(24年3月~31年3月)、24年3月兼医学部教授(~34年3月)、34年3月停年退官。退官後、群馬大学長(36年4月~42年7月)。▽セファランチンの開発者。伝研入所後、長与又郎所長から、癩菌の化学療法の研究を命ぜられたが、癩菌培養の困難さから結核の化学療法の研究に転じた。伝研勤務ではあったが、医学部薬学科(朝比奈泰彦教授)で植物性塩基類の研究にも従事していたことから、薬学科の近藤平三郎との共同研究の結果、セファランチンを開発(昭和10年)、大きな反響を呼んだ。セファランチン研究のために三井報恩会の援助を中心に化学療法研究会・附属病院が設立された。しかし、セファランチンの有効性は認められなかった。▽昭和18年朝日賞(文化賞部門 結核の化学療法に関する研究)、29年、35年仏・レジオン・ドヌール勲章 ▽本間日臣(呼吸器科、順天堂大教授)は娘婿。

【著書】化学療法について(昭28)、東南アジアの保健医療事情を見る(昭35)、アフリカ衛生読本(アフリカ叢書1 昭37)【編著】結核ノ化学療法ニ関スル研究 特ニ「ビスコクラウリン」型塩基ノ結核ニ及ボス影響(第1報)(昭17)【共編】細菌学の新領域(昭28)【随筆】老子読本(昭44)【追悼】至善至愛(昭57)

長谷川 泰　はせがわ・たい

天保13(1842)~明治45(1912)年(69歳)、越後(新潟)

【医学教育、医政家】 鈴木弥蔵(長岡の漢学者)に師事の後、佐倉順天堂にて佐藤泰然・尚中、医学校にて松本良順に師事。明治2年10月大学東校少助教(解剖学担当)、3年1月中助教、7月大助教、8月文部大助教、4年7月独人教師ミュルレル、ホフマン来日。両教師により独医学を学習開始、5年5月文部省少教授、9月東京医学校長、10月東京医学校長心得、7年8月長崎医学校長(10月廃校)、9年4月済生学舎(文京区本郷)開校(~36年8月廃校)、5月東京府病院長(~14年7月)、11年7月脚気病院事務長、12年癲狂院長、避病院長兼任、13年6月文部省御用掛(学校衛生)、14年7月警視庁御用掛(巡査本部医長・衛生部長)、15年6月兼東京府衛生課長、17年3月東京医学専門学校・済生学舎と改称、18年7月内務省衛生局第1部長・衛生局長代理(~19年1月)、23年7月衆議院議員(第1回選挙、新潟5区、弥生倶楽部、当選3回 ~27年6月)、25年東京市会議員兼任、31年3月内務省衛生局長(~35年10月)。▽明治中期の医療行政に多大な影響を与えた。済生学舎で約9600名の医師を養成したが、36年の突然の廃校は大きな問題となった。また、33年日本薬局方調査会長に就任したが医薬分業問題が起こり、分業に反対したため調査会の総辞任となり衛生局長の地位を失うことにもなっている。

【著書】簡明薬物学上・下巻（明21）、戦争ト衛生（明28）【訳書】脚気新説（明4）、病理摘要上・中・下（ハルツホールン 明8）、骨相学（文部省百科全書16〔4〕明9）【共訳】昆氏産科学（明17）【編訳】内科要略全8巻（ニーマイル 明13～17）、鼇傑児生理学上・下（明15）、診法要訣上・下（明15）【遺稿】奇人の奇言（大3）【伝記】長谷川泰先生小伝（蘇門山人 昭10）、済生学舎と長谷川泰 野口英世や吉岡弥生の学んだ私立医学校（唐沢信安 平8）

長谷川 保 はせがわ・たもつ

明治36（1903）～平成6（1994）年（90歳）、静岡

【社会事業家】大正10年浜松商業卒。昭和4年東京神学社神学校入学・中退、5年浜松広沢町にベテルホーム（貧しい結核患者の救療）創設、6年迫害を受け蜆塚町に移転、11年三方原に移転、聖隷保養農園と改称、17年財団法人聖隷保養農園に改組、附属病院設置、27年社会福祉法人聖隷保養園と改称、聖隷准看護婦養成所開設、36年特別養護老人ホーム開設（本邦初）、37年聖隷浜松病院開設、41年学校法人聖隷学園設立・理事長、聖隷学園高校（衛生看護科）設置、44年聖隷学園浜松衛生短期大学設置、48年高齢者世話ホーム・浜名湖エデンの園開設、社会福祉法人聖隷保養園を聖隷福祉事業団と改称、聖隷学園浜松衛生短大学長、日本老人福祉財団設立、49年芙蓉協会理事長（～平成元年）、51年兵庫県和田山町に障害者施設を開設、52年ベトナム難民収容作業を開始（日赤委託）、55年社会福祉法人聖隷福祉事業団会長、56年聖隷三方原病院にホスピス開設、58年聖隷福祉事業団最高顧問、日本老人福祉財団会長、59年日本救急ヘリコプター設置、平成元年聖隷学園学園長、平成4年聖隷クリストファー看護大設置。▽昭和21年4月衆議院議員［静岡3区、日本社会党、当選7回27年10月～41年2月（3年間公職追放）］。議員在職中、社会保障制度確立のために尽力した。

【著書】老いと死をみとる（昭57）【共著】聖書における愛の実践（昭63）【共訳】精神病院における積極的治療法（ジモン 昭53）【自伝】夜もひるのように輝く（昭46）、神よ、私の杯は溢れます（昭58）【記念誌】ヤコブの梯子（平6）

長谷川敏雄 はせがわ・としお

明治30（1897）～平成元（1989）年（92歳）、富山

【産婦人科】大正11年東京帝大卒。短期志願兵役、13年産婦人科入局（磐瀬雄一教授）、細菌学教室にて研究従事（竹内松次郎教授）、4年7月東京市立大塚病院副院長兼産婦人科医長、応召（2年半 南支、北支）、15年2月東京帝大助教授（分院産婦人科医長～16年9月）、16年5月助教授（医学部）、19年9月熊本医大教授、22年4月東大教授、32年3月停年退官。退官後、日赤中央病院副院長兼産婦人科医長（32年12月～）、院長（36年4月～）、日赤医療センター院長（47年11月～48年3月）。

【著書】産婦人科止血（止血叢書第3編 昭18）、産科学上・下巻（昭25、26）、胞状奇胎と絨毛上皮腫（産婦人科選書第6集 昭31）【共編】最新助産学上・中・下巻（昭26～29）

長谷川弥人 はせがわ・みつと

明治45（1912）～平成18（2006）年（94歳）、山形

【内科（血液病学）、漢方医】旧姓那須。昭和10年慶大卒。内科入局（西野忠次郎教授、大森憲太教授）、助手、21年10月講師、米国留学（ロックフェラー財団研究員、32年～33年 デューク大にて血液学の研究に従事）、37年1月助教授、46年12月教授（血液・感染・リウマチ科）、52年3月定年退職。退職後、客員教授。▽日本臨床血液学懇談会（現・日本血液学会）の創設者（昭和33年）。

【著書】再生不良性貧血（南江堂医学新書32 昭38）、白血病を見逃さないために（金原医学新書10 昭51）、古医書を読むための漢文入門書上・下篇（昭60）、浅田流漢方入門（平15）【共著】内科学（昭37）、細菌性心内膜炎（昭41）【編著】血液の臨床（昭50）、臨床血液学セミナー（昭56）、安西安周選集第1巻～第4巻（平14）【校注】浅田宗伯選集第1集～第5集（昭62～平元）、続第1集（平2）、続第2集（平3）【参考】漢方のススメ 慶應義塾の東洋医学を支えた人々（大倉多美子、出野智史 平20）

長谷部言人 はせべ・ことんど

明治15（1882）～昭和44（1969）年（87歳）、東京

【解剖学、人類学】明治39年12月東京帝大卒。第2解剖入室（小金井良精教授）・助手、40年2月京都帝大第2解剖（足立文太郎教授）・助手、41年5月助教授、45年2月新潟医専講師、大正2年4月教授（～3年12月）、5年3月東北帝大助教授（第3解剖）、9年1月教授、英・独・仏・瑞留学（文部省在外研究員 10年4月～11年4月）、11年11月（第2解剖）、医学部長（昭和8年7月～10年7月）、13年1月東京帝大教授（初代 理学部人類学科）、18年3月停年退官。▽わが国

の自然人類学の育ての親。日本人の起源、人類の進化、ミクロネシア島民の研究等で知られる。戦前は北京原人の調査を戦後は中尊寺の藤原一族3代の遺体調査を行った。▽昭和28年学士院会員
【著書】自然人類学概論(人類学叢書第1篇 昭2)、先史学研究(昭2)、過去の我南洋(昭7)、日本人の祖先(少国民のために 昭26) 【伝記】学者の年輪 長谷部言人と日本の人類学(道家達将 自然19巻5号、昭39)

パーセル Purcell, Theobald Andrew

天保12(1841)~明治10(1877)年(36歳)、英国
【お雇い外国人(外科)、海軍軍医】 1862(文久2)年ダブリン・クイーンビー病院医学校卒。1864(元治元)年軍医補、在日英海軍第10聯隊第1大隊附軍医として来日。▽明治4年4月工部省お雇い外国人医師。鉄道工事に従事していた英人はじめ外国人の治療、健康管理を担当した。10年8月1日解任、20日逝去。
【評伝】パーム、ニュートンとパーセル イギリス人医師たちの見た日本の風土病・性病そして民俗(蒲原宏『医学近代化と来日外国人』、昭63)

秦 佐八郎 はた・さはちろう

明治6(1873)~昭和13(1938)年(65歳)、島根
【細菌学】 旧姓山根。明治28年11月三高卒。入営(12月~29年11月、1年志願兵 近衛第1聯隊)、30年3月岡山県立病院(井上善十郎博士)・助手、医化学研究(荒木寅三郎博士)、8月(3等軍医)、31年8月内務省伝研入所(北里柴三郎所長)、32年4月第1部事務嘱託、5月助手、33年6月臨時検疫局技師、10月兼臨時疫学事務官、34年5月国立血清薬院技師、36年2月兼伝研部長、3月血清薬院部長(~38年3月 血清薬院廃止)、6月兼神奈川県技師、日露戦争従軍[37年4月第5師団衛生予備役、9月(2等軍医)、38年10月召集解除]、11月伝研技師、40年1月第3部長、独留学(内務省派遣、40年7月~43年9月ベルリン・伝研ワッセルマンに師事、免疫学、モアビット市立病院・病理室ヤコビー博士に師事、フランクフルトの国立実験治療研究所・エールリッヒに師事、化学療法の研究に従事)、43年9月伝研技師、大正3年11月北里研細菌・化学療法部長、7年10月製造部主任兼検査部長、9年10月慶大教授(細菌学)、昭和6年6月北里研副所長、在職中、13年11月逝去。▽化学療法の始祖。独留学中、エールリッヒとともに梅毒の化学療法剤「サルバルサン606号」を開発(明治43年)。▽昭和8年学士院会員、9年浅川賞(秦佐八郎、松村好、石原潔行 深達性消毒薬の実験的研究)▽秦藤樹(化学療法、北里研所長)は養嗣子。
【著書】化学療法ノ研究(明44)、サルヴァルサン療法(述 大2) 【伝記】秦佐八郎伝(小林六造『近代日本の科学者』第1巻、昭16)、秦佐八郎小伝(秦八千代 昭27)、秦佐八郎(長木大三『北里柴三郎とその一門』、平元)

秦 清三郎 はた・せいざぶろう

明治34(1901)~昭和37(1962)年(61歳)、北海道
【産婦人科】 大正15年東京帝大卒。第1内科入局(島薗順次郎教授)、昭和2年産婦人科入局(磐瀬雄一教授)、9年癌研附属康楽病院産婦人科部長(初代)、17年京城帝大教授、20年12月東京医大教授、在職中、37年6月逝去。▽子宮癌手術、脳下垂体の研究で知られる。
【著書】避妊法(受胎調節法)と人工流産法(ナーセス・ライブラリ第70 昭27)

秦 藤樹 はた・とうじゅ

明治41(1908)~平成16(2004)年(95歳)、長野
【微生物学、癌治療】 旧姓藤松。昭和9年慶大卒。内科入局・助手、短期現役軍医(9年12月~11年3月)、11年4月北里研入所(生化学 藤田秋治部長)、軍務(13年7月~20年12月 山西省陸軍病院など、18年3月東京第一陸軍病院)、23年7月研究部長、米国留学(29年8月~30年11月 ラトガース大微生物研究所)、32年10月副所長、36年3月所長(~44年12月)、北里衛生科学専門学院長(~39年3月)、北里学園理事長(初代 37年1月~45年6月)、北里大学長(初代 37年4月~42年3月)、衛生学部教授(37年4月~39年3月)、薬学部教授(39年4月~50年3月)、48年定年退職。退職後、北里研所長(53年10月~56年5月)、北里学園理事長(56年3月~57年6月)。北里学園評議員会議長(57年6月~平成6年5月)。▽わが国の抗生物質研究の草分け。抗菌薬「ロイコマイシン」、抗癌薬「マイトマイシン」などを開発した。▽昭和32年浅川賞(ロイコマイシンの研究)、平成元年高松宮妃癌研究基金学術賞(秦藤樹、若木重敏 抗がん物質マイトマイシンの研究)、2年学士院賞(秦藤樹、大村智 生物活性を有する微生物代謝産物、特にマクロライド抗生物質に関する研究[共同研究])▽秦佐八郎(細菌学、慶大教授)の養嗣子。

【著書】微生物化学(昭41)【共著】抗生物質学(NHK教養大学第13 昭27)、秦佐八郎の生涯と業績(平6)【共編】微生物学(昭41)

畑 文平 はた・ぶんぺい

明治23(1890)~昭和39(1964)年(73歳)、東京

【眼科】旧姓平井。大正5年12月東京帝大卒。6年1月眼科入局(河本重次郎教授)、7年12月広島県病院部長(~11年4月)、11年6月東京帝大大学院(法医学・三田定則教授、眼科・石原忍教授 ~14年3月)、11年10月日本医専教授、15年5月岡山医大教授、独留学(在外研究員 昭和2年~4年)、兼天津同仁会医院院長(17年7月~)、22年8月辞任。退官後、岡山市内で開業。▽晩年は岡山鳥城ライオンズクラブ会長などを務めたが、昭和39年7月ライオンズクラブ例会場で脳出血で倒れ逝去、角膜は赤木五郎岡山大学長(娘婿)によって2人の女性に移植された。

【著書】日本眼科学教程(昭14)

秦 勉造 はた・べんぞう

明治10(1877)~昭和18(1943)年(66歳)、福井

【外科】明治35年12月東京帝大卒。36年1月第1外科入局(近藤次繁教授)・助手、37年11月札幌区立札幌病院外科医長、42年12月院長兼外科医長、独・墺留学(私費、45年4月~大正3年7月 ベルリン大外科ヒルデブラント教授、病理学オルト教授、プラハ大外科シュロッファー教授に師事)、10年5月北海道帝大教授(初代 第1外科)、医学部長(初代 10年5月~14年10月)、14年10月辞任。札幌市内で開業(保全病院)、昭和6年5月東京同愛病院副院長兼外科部長、在職中、18年7月逝去。

畑 邦吉 はた・ほうきち

明治41(1908)~昭和59(1984)年(76歳)、東京

【内科】昭和8年東京帝大卒。同愛病院内科勤務(三浦謹之助院長)、国立北京大医学院教授、戦後、国立高崎病院、国立熱海病院勤務を経て、33年6月国療小諸療養所長、54年4月退官。

【著書】正法眼蔵抄意第1巻~第10巻(昭46~59)

秦 良麿 はた・よしまろ

明治44(1911)~昭和54(1979)年(67歳)、福岡

【産婦人科】昭和11年九州帝大卒。産婦人科入局(白木正博教授)、15年7月助手、16年11月講師、20年7月助教授兼附属医専部教授、25年4月広島県立医大教授(~26年3月)、27年1月山口赤十字病院医長、27年10月岩手医大教授、54年6月兼盛岡市立病院長、在職中、54年7月逝去。

【著書】レントゲン療法(日本産婦人科全書第7巻第3 昭35)、造腟術(図解手術叢書 昭46)

畑井 新喜司 はたい・しんきし

明治9(1876)~昭和38(1963)年(87歳)、青森

【動物生理学】明治31年9月東北学院理科専修部卒。一高助手(五島清太郎教授)、32年渡米、シカゴ大にて動物学を学び、大学院にて動物学・神経学専攻、学位取得後、シカゴ大助手、40年ペンシルベニア大講師(附属ウィスター研究所)、大正3年助教授、9年教授、10年帰国。10月3月東北大教授(理学部)、11年8月(生物学第1講座 動物生理学・比較生理学)、理学部附属臨海実験所長(初代 13年7月~)、昭和13年2月停年退官。退官後、陸軍司政長官(比島科学局顧問 17年11月~20年8月)、戦後、東京家政大学長(24年~25年)・理事長(25年~31年)・学長(31年~34年)。▽ミミズの研究(五島教授指導)に始まり、シカゴ大における白鼠(ラット)の神経細胞の形態学的研究以来、ラットの形態・生理に関する詳細な研究を行い、実験動物として世界的に用いられる基礎を作った。▽大正14年学士院賞(白鼠に関する研究)▽畑井子虎(古生物学、東北大理学部教授)は次男。

【著書】牡蛎の生理(岩波講座生物学第16 昭6)、みみず(昭6)【伝記】畑井新喜司の生涯 日本近代生物学のパイオニア(蝦名賢造 平17)

畠山 茂 はたけやま・しげる

大正14(1925)~平成19(2007)年(82歳)、秋田

【病理学】昭和24年東大卒。附属病院にて実地修練、物療内科入局(三沢敬義教授)、病理学にて研究従事(25年9月~27年9月)、27年10月助手(物療内科)、30年9月東京医歯大助手(第1病理 太田邦夫教授)、36年3月東京医歯大助教授(島峰徹郎教授)、カナダ留学(44年10月~45年8月 モントリオール大)、(森亘教授)、45年9月横市大教授(第2病理)、50年4月東京医歯大教授(第1病理)、平成2年3月停年退官。

【著書】解剖・組織学(昭55)、病理学(昭63)【共著】病理顕微鏡標本の作り方(昭44)

波多腰正雄　はたごし・まさお

明治15(1882)～昭和38(1963)年(81歳)、長野

【外科】 明治38年8月千葉医専卒。京都帝大外科入局(猪子止戈之助教授、伊藤隼三教授、鳥潟隆三教授)、軍務(40年 陸軍1年志願兵)、41年12月新潟県佐渡病院医長、42年4月日赤大阪支部病院医員、12月(3等軍医)、44年5月兼大阪歯科医専教授(～大正8年9月)、大正9年4月兼奈良女子高師講師(～10年3月)、欧米留学(日赤より派遣 10年4月～11年8月)、12年倉敷中央病院医長(初代)、15年1月院長兼外科医長、昭和3年鳥潟病院長、21年退任。▽ヘルニア手術術式に画期的改革を行い「波多腰氏ヘルニア手術法」の名を残している。また、日本泌尿器病学会の創立(明治45年)に際しては発起人として参加している。

波多野完治　はたの・かんじ

明治38(1905)～平成13(2001)年(96歳)、東京

【心理学】 昭和3年3月東京帝大文学部心理学科卒。6月岩波書店編集部嘱託(～5年2月)、4年4月法政大講師、9年中央大講師、15年東京文理大講師、4月法政大高等師範部教授、17年日本少国民文化協会第1・第2課長(～19年病気退官)、20年10月、中央工業専門学校教授(人文科学担当)、22年11月東京高等女子師範教授(心理学担当)、26年8月お茶の水女子大教授(文教育学部 教育心理学・視聴覚教育担当)、文教育学部長(32年1月～33年12月)、44年1月学長、46年2月退官。▽教育課程審議会委員、国立国語研究所評議員、社会教育審議会委員、家庭裁判所調査官試験委員会臨時委員、国立教育研究所評議員、日仏教育学会長(初代)、ユニベール財団理事長、日本教育心理学会理事、郵政省臨時放送法制調査会委員、NHK学校放送諮問委員などを務めた。▽ドイツ学派が中心のわが国の心理学界にフランス心理学の系統をひく心理学者として登場した。また、わが国における社会心理学の先駆者。文章心理学を問題化したことでも知られる。『チャタレー夫人の恋人』は猥褻文書か争われたチャタレー裁判では文章心理学の立場から弁護側証人として出廷、猥褻性を否定した。▽昭和33年NHK放送文化賞 ▽波多野勤子(児童心理学者)は妻。

【著書】児童心理学(昭6)、現代レトリック(文章心理学大系6 昭48)、子どもの発達心理(国土新書 昭56)、波多野完治全集全12巻(平2～平3)、吾れ老ゆ故に吾れ在り(平5)、性こそ吾れなり(平7) **【監修】**ピアジェ双書全6巻(昭57～59) **【句集】**老いのうぶ声(平9)

羽田野　茂　はたの・しげる

明治43(1910)～昭和63(1988)年(77歳)、東京

【外科】 昭和10年東京帝大卒。第2外科入局(都築正男教授)、応召(12年11月～18年12月)、21年2月附属病院外来診療所医長(福田保教授)、附属看護学校副校長(25年4月～40年6月)、27年11月講師(木本誠二教授)、29年7月助教授、40年4月教授、附属看護学校長(40年7月～)、46年3月停年退官。退官後、三井記念病院副院長兼外科部長(46年4月～)、院長(51年4月～58年3月)。▽熱傷の治療、縦隔腫瘍に関する業績で知られる。

【共編】胸部外科学上巻(昭38)、中巻(昭41)、新しい外科管理(昭39)、表解図解外科診断学(昭43)

籏野　倫　はたの・ひとし

大正7(1918)～平成22(2010)年(91歳)、東京

【皮膚科】 昭和17年9月慶大卒。応召(軍医学校を経て、南支にて敗戦)、戦後、皮膚泌尿器科入局(横山硈教授、北川正惇教授)、26年3月講師、31年3月助教授、36年1月教授、38年4月(皮膚科)、病院長(50年10月～52年10月)、55年5月退職。退職後、国立埼玉病院長(55年5月～57年3月)、国立東京第二病院長(57年4月～60年1月)。

【共著】小児の皮膚病(昭33) **【共編】**強皮症・皮膚筋炎(昭51)、皮膚と全身(昭57)、カラーフォト皮膚病1～5(昭57～61)

波多野基一　はたの・もといち

大正11(1922)～平成20(2008)年(85歳)、東京

【ウイルス学】 昭和23年9月千葉医大卒。実地修練、細菌学入室(川喜田愛郎教授)、25年助手、31年講師、35年金沢大助教授(微生物学 西田尚紀教授)、米国留学(36年～39年1月 NIHスマデル博士に師事、インフルエンザについて研究)、39年11月教授(がん研究施設ウイルス部)、42年5月(金沢大がん研究所)、所長(59年4月～63年3月)、63年3月停年退官。退官後、福井県衛生研究所長(63年4月～平成7年5月)。▽平成10年「探蕎会」(蕎麦愛好者の集まり)を設立・会長。

【追悼】追悼波多野基一会長(探蕎会報42号、平20)

蜂須賀養悦　はちすか・ようえつ

大正9(1920)～平成18(2006)年(86歳)、広島

【細菌学】 昭和19年9月名古屋帝大卒。10月細菌学入室(鶴見三三教授)・大学院特別研究生、22年10月助手(小笠原一夫教授)、米国留学(30年8月～31年8月 テキサス大MDアンダーソンがんセンター)、33年3月助教授、5月名市大助教授(小川透教授)、46年12月教授、医学部長(54年4月～58年3月)、61年3月定年退職。退職後、名市大学長(63年3月～平成6年3月)。▽破傷風菌などが細胞内に作る芽胞研究のわが国における先駆者。▽昭和49年中日文化賞「芽胞(細菌胞子)に関する研究」、51年浅川賞(枯草菌芽胞の発芽機構に関する研究)

【著書】芽胞(昭37) **【共編】**耐久型細胞(昭51) **【共訳】**ウイルスの狩人(ウィリアムズ 昭39) **【随筆】**随想断片集(昭61) **【自伝】**運命の流れに身を委ねて(平8)

蜂屋順一　はちや・じゅんいち

昭和13(1938)～平成20(2008)年(70歳)、山形

【放射線科(放射線診断学)】 昭和38年東北大卒。聖路加国際病院にて実地修練、39年東大放射線科入局(宮川正教授)・大学院、4月助手、米国留学(39年6月～ シンシナティ大、ニューヨーク・セントルークス病院)、46年講師(田坂皓教授)、49年12月助教授、51年6月関東逓信病院放射線科部長、57年杏林大助教授(古屋儀郎教授)、63年臨床教授、平成7年主任教授、16年3月定年退職。退職後、駒沢大教授(医療健康科学部 16年～)、在職中、20年8月逝去。

【共著】X線診断へのアプローチ全3冊(昭60～63)、腹部超音波判読講座全3冊(昭58～59)、放射線医学サブノート(昭62) **【共編】**CTとMRIの適応と役割(平4) **【監修】**MRI応用自在(平13) **【共訳】**フェルソン臨床胸部X線診断学(フェルソン 昭52)

蜂屋祥一　はちや・しょういち

大正10(1921)～平成8(1996)年(75歳)、千葉

【産婦人科】 昭和20年9月慈恵医大卒。産婦人科入局(樋口一成)教授、27年講師、佼成病院出張、32年9月助教授、米国留学(42年～43年 ジョンズ・ホプキンズ大)、44年教授(定員外)、51年4月(第1産婦人科)、59年4月(主任教授)、61年3月定年退職。▽子宮内膜の機能と形態に関する業績で知られる。

【編著】術前・術後管理(産婦人科mook no.24 昭58) **【共編】**産婦人科診療事典(昭56)、Unexplained infertility 診断へのアプローチ(昭60) **【監訳】**婦人科手術カラーアトラス第1巻(リーズ、シンガー 昭58)

蜂谷道彦　はちや・みちひこ

明治36(1903)～昭和55(1980)年(76歳)、岡山

【内科】 昭和4年岡山医大卒。第1内科入局(稲田進教授)、12年講師、17年広島逓信病院長、41年退職。▽被爆体験記『ヒロシマ日記』(昭和30年)は10数か国で翻訳紹介された。文部省原子爆弾災害調査班長(昭和28年～30年)を務めた。

【著書】広島の原爆雑話(昭28)、ヒロシマ日記(昭30)、卒中物語 発病から社会復帰まで(昭42)

八田秋　はった・あき

明治37(1904)～昭和61(1986)年(81歳)、福岡

【外科】 昭和3年九州帝大卒。第2外科入局(後藤七郎教授)、12年9月大邱医専講師、14年4月退官、12月九州帝大助教授(温泉治療学研究所外科)、独留学(フンボルト財団給費留学生 15年3月～20年6月)、20年12月教授、研究所長(25年4月～33年4月、35年5月～43年3月)、附属病院長事務取扱(39年4月～40年6月)、附属病院長(40年6月～41年4月)、43年3月停年退官。退官後、原爆被爆者別府温泉療養研究所長。▽第二次大戦末期、ベルリン近郊滞在中、ソ連軍によるベルリン陥落となり、シベリア経由で送還された。

【著書】原爆被爆者の温泉療法(抜刷 昭35)、放射線障害の温泉療法(昭35)、温泉はどうして効くか(昭41)

八田貞義　はった・さだよし

明治42(1909)～昭和61(1986)年(77歳)、福島

【衛生学、政治家】 昭和8年日医大卒。4月伝研入所(小島三郎教授)、15年10月東京衛生研究所医学試験部長(東京市技師)、国立厚生科学研究所技師、衛生工学科主任、予研嘱託、国立衛生試験所細菌部長(厚生技官)、22年4月日医大講師・医専部教授、24年2月教授(衛生学)、35年3月退職。▽昭和30年2月衆議院議員(福島2区、自由民主党、当選9回～58年11月)。▽丸山ワクチンの認可に尽力した。▽八田宗吉(衆議院議員、福島2区選出)は父。

【著書】細菌とのたたかい(昭25)、生活と政治(昭35)、農政読本(昭36)、公害問題の正しい理解のために(昭46)、恩給と政治(昭48) **【共著】**食物中毒症(昭15) **【自伝】**ゆきしろの譜 磐梯の嶺に寄せる国政への至

情(昭57)

八田善之進　はった・ぜんのしん

明治15(1882)～昭和39(1964)年(81歳)、福井

【内科、皇室侍医】　明治42年12月東京帝大卒。43年1月医化学入室(隈川宗雄教授)、44年10月助手、大正2年6月第3内科入局(青山胤通教授)、4年11月助手、6年2月愛知県立医専教授、8年11月宮内省侍医、皇太子渡欧に供奉(10年3月～9月)、昭和2年11月兼日大教授(専門部医学科　内科長)、附属駿河台病院長(2年11月～12年4月)、研究部長(4年9月～)、医学科長(8年2月～12年4月)、附属病院長(板橋　9年9月～12年4月)、12年侍医頭、宮内省御用掛、枢密顧問官、20年10月日大監事。退職後、健康保険横浜中央病院長(23年3月～28年1月)、社会保険中央病院長(28年1月～38年3月)。▽日本大学医学部創設の功労者。

【共著】打診と聴診(昭7)　**【校閲】**療養真髄　誰にも出来る肺疾患根治療法(昭9)

服部一郎　はっとり・いちろう

大正6(1917)～平成21(2009)年(92歳)、福岡

【リハビリテーション医学】　昭和16年12月九州帝大卒。17年1月九州帝大温泉治療学研究所内科入局(松尾武幸教授)、18年5月助手、23年12月九州労災病院内科部長(初代)、24年10月兼理学療法科部長、28年12月理学療法科部長専任、29年1月兼神経科部長、仏留学(34年8月～35年2月　パリ・レイモン・ポアンカレ病院神経学、リヨン大内科、パリ・ローゼイリハビリテーションセンター整形外科にてリハビリテーション医学研修)、40年3月退職。40年4月医療法人心療会長尾病院開設(当初、心療内科施設として発足したが、46年5月法人名を順和と変更、リハビリテーション医療へと変更)・理事長・院長、平成2年3月退任。▽成人・高齢者リハビリテーションの先駆者。日本リハビリテーション医学会創設に貢献(理事就任は辞退)。

【共著】図説脳卒中のリハビリテーション　家庭での処置から病院での訓練まで(昭42)、リハビリテーション技術全書(昭49)

服部絢一　はっとり・けんいち

大正8(1919)～平成16(2004)年(85歳)、福岡

【内科(血液病学)】　昭和18年9月九州帝大卒。第1内科入局(操坦道教授)・大学院特別研究生(～25年)、短期現役軍医(19年2月～4月　野多目陸軍病院)、25年助手、28年講師、米国留学(31年～33年　ピッツバーグ大内科にて組織球、特に好中球アルカリホスファターゼの研究に従事)、40年7月助教授(山岡憲二教授)、44年4月金沢大教授(初代　第3内科)、附属病院長(53年4月～55年3月)、59年4月停年退官。退官後、福岡赤十字血液センター顧問、九州骨髄バンク理事長(平成3年～)▽昭和52年わが国初の再生不良性貧血に対する同種骨髄移植を実施した。

服部峻治郎　はっとり・しゅんじろう

明治23(1890)～昭和58(1983)年(92歳)、兵庫

【小児科】　大正7年11月京都帝大卒。8年1月小児科入局(平井毓太郎教授)、5月助手。12年6月倉敷中央病院医長、欧米出張(昭和2年4月～3年4月)、6年3月京都帝大教授(～26年4月)、附属医院長(16年12月～20年12月、24年5月～12月)、20年12月結研所長(～24年6月)。21年10月京大教授、26年4月京大分校主事(～10月)、26年11月総長、28年12月退官▽在官中、後進の教育と指導に意を注ぎ、11名の大学教授を輩出した。京大総長就任直後の26年11月、昭和天皇が京大を訪問された際、学生が公開質問状を用意して平和の歌で迎える「京大天皇事件」が起こったが、学生の処分は行わず、自らは責任を取って辞職した。退官後、京都市教育委員長などを務めた。▽昭和48年京都市名誉市民

服部敏良　はっとり・としろう

明治39(1906)～平成4(1992)年(85歳)、岐阜

【内科、医史学】　昭和7年名古屋医大卒。第2内科入局(岡田清三郎教授)、8年1月山下病院、11月医局復帰、12年6月山下病院、12月軍医予備員教育(15日間、衛生軍曹で除隊)、応召(13年8月岐阜補充隊兼陸軍病院、12月より14年2月まで補充兵を68聯隊原隊復帰のため中支応山までの輸送業務に従事、17年2月召集解除)、5月山下病院長、再応召(19年11月第2部隊・広島船舶司令部附、20年1月病院船バイカル丸乗組、3月広島船舶司令部附、8月原爆被爆、9月解除)、51年9月院長辞職。▽昭和40年中日文化賞(日本医学史、とくに鎌倉時代医学史の研究)▽服部外志之(山下病院長)は長男。

【著書】奈良時代医学の研究(昭20)、平安時代医学史の研究(昭30)、鎌倉時代医学史の研究(昭39)、室町安土桃山時代医学史の研究(昭46)、王朝貴族の病状

診断(昭50)［自伝］思い出の記(昭63)

初山泰弘　はつやま・やすひろ

昭和6(1931)〜平成16(2004)年(73歳)、東京

【リハビリテーション医学、整形外科】　昭和31年九大卒。実地修練、32年4月東大整形外科入局(三木威勇治教授)、34年1月助手、38年3月日本肢体不自由児協会整肢療護園診療医長、40年9月国立甲府病院整形外科医長、44年10月東京都立墨東病院整形外科医長、47年5月国立身体障害者センター医務課長、54年7月国立身体障害者リハビリテーションセンター病院診療部長、56年10月国立身体障害者リハビリテーションセンター研究所長、60年4月更正訓練所長、平成4年4月総長、11年3月定年退官。退官後、国際医療福祉大大学院長(11年4月〜15年3月)、身体障害者療護施設那須療護園施設長(13年4月〜)、在職中、16年10月逝去。▽平成15年パラリンピックオーダー(国内外での障害者スポーツ関連の業績に対して)。

［著書］身体障害者のリハビリテーション(身障リハ・シリーズ1　昭55)［共著］補装具(リハビリテーション医学講座　平11)［共編］装具治療マニュアル疾患別・症状別適応(昭56)、障害形態別介護技術1、2(介護福祉士選書16、17　平2)

羽鳥重郎　はとり・じゅうろう

明治4(1871)〜昭和32(1957)年(86歳)、上野(群馬)

【内科】　明治26年4月医術開業前期試験及第、28年4月医術開業後期試験及第。5月群馬県検疫委員(〜12月)、29年1月群馬県監獄医(〜5月)、9月帝大選科入学(内科)、30年5月助手、駒込病院勤務(〜11月)、31年日本郵船医(〜32年4月)、4月台湾総督府製薬品嘱託(衛生試験室主務)、35年台北庁検疫委員、37年台湾医学校講師、台湾総督府公医事務講師、39年3月台湾総督府海港検疫医官、40年2月兼台湾総督府医院医員、基隆医院長兼伝染病院長、42年3月台湾総督府防疫医官、大正9年9月台北州技師兼研究所技師、台北州衛生課長、外務省嘱託経済調査団員(13年9月〜14年8月　中南米諸国視察)、15年3月台湾総督府医院医長兼中央研究所技師、5月堀江医院長兼仁済院内科医長、昭和5年台南済生医院、6年花蓮港にて内科小児科開業、15年閉院、海軍嘱託(海南島海軍病院)、16年南方協会嘱託(泰国赴任)、外務省仏印経済調査団参加(仏印へ派遣)、20年1月仏印カンボジア大西山風土病調査(〜4月)、21年台湾大熱研技士(留用)、12月解除帰国。帰国後、群馬県富士見村(生家)、三鷹市(次男宅)、今治市(長男宅)にて過ごす。▽台湾における恙虫病の第1報の報告者。台湾におけるマラリア撲滅に尽力。

［著書］羅典アメリカの旅日記(大15)［校閲］台湾毒蛇叢談　附中毒救急法(明37)［自伝］眠鰐自叙回想録　台湾医事衛生小誌(昭39)

花井善吉　はない・ぜんきち

文久3(1863)〜昭和4(1929)年(66歳)、駿河(静岡)

【陸軍軍医、ハンセン病医療】　医術開業試験及第。陸軍軍医、(2等軍医正)、大正10年6月朝鮮・全羅南道小鹿島慈恵医院長(第2代)、在任中、昭和4年10月小鹿島にて逝去。▽院長在任中、日常生活に日本式を強要しない、信仰の自由を認めるなど、「日本人院長として朝鮮人ハンセン病患者から慕われた唯一の人物」と言われる。殉職後、昭和10年9月慈恵医院本館の横に「花井院長彰徳碑」が院生(患者)によって建立された。

花岡堅而　はなおか・けんじ

明治43(1910)〜平成9(1997)年(86歳)、長野

【産婦人科】　昭和11年新潟医大卒。産婦人科入局(上野道故教授)、生化学教室(有山登教授)にて研究従事、市立岡谷病院産婦人科医長、兵役、30年長野市に慈恵会吉田病院開設。▽昭和45年長野市医師会長、51年長野県医師会長、57年4月日本医師会長(〜59年3月)、また、長野大理事長を務めた。▽武見太郎会長に代わり日本医師会長に就任、在任中、老人保健法(昭和57年)に反対した。

［著書］安曇野の幻想　小説(平元)、大正の安曇野少年たち(平2)

花房秀三郎　はなふさ・ひでさぶろう

昭和4(1929)〜平成21(2009)年(79歳)、兵庫

【細胞生物学、分子腫瘍学】　昭和28年阪大卒(理学部化学科赤堀四郎教授)。大学院特別研究生、33年微研・助手(腫瘍ウイルス部門　釜洞醇太郎教授)、36年カリフォルニア大(バークレー)ウイルス研究所研究員、39年コレージュ・ド・フランス(パリ)実験医学研究所研究員、41年ニューヨーク公衆衛生研究所癌ウイルス部長、48年ロックフェラー大教授、平成10年10月大阪バイオサイエンス研究所長、17年3月退任。▽癌遺伝子研究の先駆者。ラウス肉腫を対象

として、ニワトリに癌を起こすウイルスは、癌遺伝子をニワトリに持ち込むが、この癌遺伝子に類似の遺伝子が、本来の細胞の中にあることを実験的に証明し、ウイルスが癌を引き起こすとの常識を覆した（1977／昭和52年）。藤浪肉腫についても研究した。1980年代「ノーベル賞に近い日本人」と評価され、1982(昭和57)年、ビショップ教授、バーマス教授(カルフォルニア大サンフランシスコ校)とともに、日本人としては初めてラスカー賞が与えられたが、1989(平成元)年のノーベル生理学医学賞は、1976年に同様の癌遺伝子を報告していたビショップ、バーマスに与えられた。照子夫人は共同研究者。▽昭和57年ラスカー賞(日本人として初受賞)、59年朝日賞(RNA型腫瘍ウイルスの研究と細胞がん化機構の解析)、平成3年文化功労者(がんウイルス学)、7年文化勲章(ウイルス学、腫瘍学)、12年学士院会員

【共著】生命に挑む　利根川進、花房秀三郎の世界(昭63)

羽生順一　はにゅう・じゅんいち

大正元(1912)～平成21(2009)年(96歳)、東京

【内科】　昭和9年日大専門部医学科卒。16年東京帝大研究生(衛生学　田宮猛雄教授)、都立広尾病院勤務の後、中央区日本橋にて開業。▽日大経済学部・商学部講師、日本歯大講師などを務めた。▽"Nature"(458巻9号、平成21年)に追悼記事が掲載された。

【著書】体育・公衆衛生学要綱(昭31)、内科の本(カメノコ・ブックス　昭47)、保健と公衆衛生学(昭55)　**【共著】**結核とアレルギー(昭18)　**【訳書】**流行病の発生と終熄(コリエェル　創元科学叢書　昭20)

羽生富士夫　はにゅう・ふじお

昭和5(1930)～平成22(2010)年(79歳)、茨城

【外科(消化器)】　昭和29年千葉大卒。実地修練、第2外科入局(中山恒明教授)、40年4月東京女子医大講師(消化器外科　中山恒明教授)、41年11月助教授、44年3月教授、60年6月主任教授(～平成6年10月)、附属消化器病センター長(5年3月～8年3月)。▽わが国の外科で初めて膵頭十二指腸切除1000例を達成、76歳まで現役の執刀医を務めた。

【著書】ガンから生還する条件(平6)、胃の手術を受けた方へ(名医の書き下しシリーズ　平7)

【編著】腹部外科に必要な新しい画像診断(外科mook no.49　昭63)、膵疾患アトラス(平2)

羽田春兎　はねだ・はると

大正4(1915)～平成7(1995)年(80歳)、長崎

【医政家】　昭和15年北海道帝大卒。海軍短期現役軍医[霞ケ浦航空隊、サイパン、九江航空隊、長崎航空隊、(軍医少佐)にて復員]、21年北海道立女子医専附属病院勤務、23年東京・大田区にて開業。▽調布医師会設立に参加し、37年調布医師会副会長、41年東京都医師会副会長、42年中央医療協議会委員、58年東京都医師会長、59年4月日本医師会長、平成4年3月退任。▽昭和59年健康保険法等改正案をめぐって「対話と協調」の花岡路線に反発、日本医師会長に当選した。

羽野　寿　はの・ことぶき

明治35(1902)～昭和59(1984)年(81歳)、京都

【薬理学】　昭和3年京都薬専卒、9年大阪高等医専卒。薬理学入室(岡川正之教授嘱託)、15年講師、16年1月助教授、19年4月教授、24年3月大阪医大助教授、25年8月教授、27年9月阪大教授(医学部薬学科薬物学)、30年4月(薬学部)、38年4月(薬理学)、薬学部長(39年4月～41年3月)、41年4月停年退官。退官後、大阪薬大講師、大阪医大事務局長(44年4月～52年6月)、理事(44年6月～)、常任理事(52年6月～)。在任中59年6月逝去。

【著書】臨牀薬物学(昭23)、新薬論(昭34)　**【共編】**新しい薬理学(昭52)

馬場一雄　ばば・かずお

大正9(1920)～平成21(2009)年(89歳)、東京

【小児科】　昭和19年9月東京帝大卒。海軍軍医(9月～)、20年10月小児科入局(高津忠夫教授)、21年11月駒込病院小児科(東京都技師)、24年4月賛育会病院部長、31年7月東大講師、34年9月助教授、38年4月日大教授、附属板橋病院副院長(43年11月～)、病院長代理(52年3月～)、病院長(53年4月～61年3月)、61年3月定年退職。退職後、日大総合医学研究所教授。▽昭和27年賛育会病院在職中、わが国初の未熟児センターを開設した。▽著書・編著多数。

【著書】新生児病学(昭43)、胎児の健康　異常児を生まないために(昭47)　**【共著】**周産期障害(昭46)、小児生理学(昭56)　**【編著】**出生前小児の医学(小児医学講座1　昭43)、小児の治療学(同10　昭43)、新生児期

の医学(同2 昭44)【共編】小児の髄液(小児科mook no.4 昭53)、新臨床小児科全書全12巻(昭54～63)【随筆】花のように 小児科医の思い(昭62)

馬場茂明 ばば・しげあき

大正14(1925)～平成16(2004)年(78歳)、香川

【内科(糖尿病学)】 昭和24年岡山医大医専部卒。実地修練、兵庫県立医大第2内科入局(竹田正次教授、辻昇三教授)、46年8月神戸大教授、附属病院長(58年11月～62年11月)、平成元年3月停年退官。退官後、兵庫県立成人病臨床研究所長(4月～4年3月)、県立成人病センター総長(4年4月～8年3月)、兵庫県阪神シニアカレッジ学長。▽糖尿病の権威。国際的にも糖尿病、肥満の研究に貢献した。▽昭和53年電気泳動学会児玉賞(ヒトアミラーゼアイソザイムの遺伝学的研究)

【著書】臨床検査法の手びき(昭39)【共著】高脂血症の人の食事(新健康になるシリーズ6 昭63)【共編】糖尿病診療Q&Aマニュアル(平8)、臨床化学(医化学実験法講座 昭48)【随筆】聴診器 私のようこそ、ようこそ(平元)、ランゲルハンス島とともに(平14)

馬場省二 ばば・しょうじ

明治43(1910)～平成8(1996)年(85歳)、北海道

【ハンセン病医療】 昭和13年東京帝大卒。4月国療長島愛生園嘱託(～14年1月)、応召[14年12月麻布陸軍歩兵第3聯隊、2等兵、14年2月幹部候補生試験合格、1等兵、4月衛生部幹部候補生、衛生上等兵、満州へ移動、9月伍長、軍医候補生、衛生軍曹、第1聯隊派遣軍、孫呉在勤、12月(軍医中尉)、独立守備歩兵第8大隊附、新京陸軍病院分院長、15年4月戦闘参加負傷、新京陸軍病院入院、大阪陸軍病院金岡分院入院、16年3月原隊復帰、臨時東京第三陸軍病院附、18年8月(軍医大尉)、20年12月解除]、20年12月国療多磨全生園(～27年3月)、32年8月国療多磨全生園、43年7月琉球政府立宮古南静園園長代理(～44年3月)、47年1月琉球政府立南静園長代理、5月国療宮古南静園長、57年3月退官。退官後、宮古救急医療センター所長。▽昭和54年吉川英治文化賞(ハンセン氏病患者の治療に専念すること40年、ハンセン氏病撲滅に挺身している)

【著書】患者が待っている 医の本質を見つめて(平4)

馬場正三 ばば・しょうぞう

昭和8(1933)～平成14(2002)年(69歳)、東京

【外科】 昭和32年慶大卒。東京米国陸軍病院にて実地修練、33年4月大学院入学(～37年3月)、37年4月外科入局・助手、米国留学(ウォーセスター財団研究員、38年8月～40年10月 NIH、スタンフォード大シンテックス研究所)、独留学(45年3月 ビュエットハイム市立病院、バド・カスタット市立病院招聘上級医師)、英国留学(45年7月～9月 セント・マークス病院)、46年4月講師、51年4月浜松医大助教授(第2外科 坂口周吉教授)、平成2年10月教授、10年3月停年退官。▽平成5年中日文化賞(大腸がん発がん機構に関する研究)

【共編】大腸外科(平11)

馬場為義 ばば・ためよし

明治34(1901)～昭和50(1975)年(74歳)、大阪

【病理学】 大正15年大阪医大卒。第2病理入室(片瀬淡教授)、応召(1年志願兵、15年12月 歩兵第9聯隊入隊、昭和2年9月除隊)、4年3月(3等軍医)、5年5月助手、6年5月大阪帝大助手、9年5月講師、13年7月助教授、再応召(15年7月大阪陸軍病院、即日解除)、24年7月兼徳島大・徳島医大教授、25年5月大阪市立医大教授、30年4月大阪市大教授、医学部長(36年7月～38年6月)、42年3月定年退職。50年11月、大阪市立桃山病院にて剖検例の検討中、急逝。▽哺乳動物において胎生期の環境要因が個体形成に及ぼす影響について業績を挙げた。また、日本先天異常学会の創設(昭和36年)に尽力した。

馬場治賢 ばば・はるかた

明治38(1905)～平成14(2002)年(97歳)、長崎

【内科(結核病学)】 昭和4年東京帝大卒。第3内科入局(稲田龍吉教授)、南湖院、8年東京市立中野療養所(田沢鐐二所長)、18年4月日本医療団中野療養所、22年4月国立中野療養所(春木秀次郎所長、佐々虎雄所長)、37年1月副所長、8月所長、42年4月国療中野病院長、51年4月退官。

【著書】肺結核の内科的虚脱療法上巻(胸部外科双書第5 昭38)

浜口栄祐 はまぐち・えいすけ

明治42(1909)～昭和51(1976)年(67歳)、三重

【外科】 昭和9年東京帝大卒。第1外科入局(青山

徹蔵教授、大槻菊男教授）、応召（17年6月 津陸軍病院、20年8月復員）、医局復帰、22年12月国立東京第一病院外科医長、29年10月東京医歯大教授（第2外科）、附属病院長事務取扱（45年3月～4月）、医学部長（45年4月～50年3月）、50年4月停年退官。

【共著】外科総論（医学全書第2 昭26）、リンパ節結核の臨床（結核新書第38 昭33）、慢性虫垂炎とリンパ濾胞（昭51）【編著】最新外科総論（昭38）【共編】外科診断技術双書全10集（昭32～39）

浜口次生 はまぐち・つぐお

大正12（1923）～昭和58（1983）年（60歳）、和歌山
【皮膚科】 昭和21年9月京都帝大卒。実地修練、22年4月皮膚科入局（山本俊平教授）、23年5月助手、26年8月講師、27年8月三重県立大助教授（皮膚科泌尿器科 矢野登教授）、37年7月教授（初代 皮膚科）、49年4月三重大教授、在任中、58年11月逝去。
【著書】幸福論（昭59）

浜崎幸雄 はまざき・ゆきお

明治29（1896）～昭和58（1983）年（86歳）、香川
【病理学】 大正10年岡山医専卒。病理入室（田村於兎教授）、昭和2年助教授、独留学（在外研究員、5年4月～7年3月 ライプチヒ大ムック教授、フライブルグ大アショフ教授に師事）、18年5月教授（病理）、19年4月（第2病理）、24年5月岡山大教授、37年3月停年退官。▽昭和28年鈴江懐教授（京大）、宮地徹教授（阪大）とともに『細胞核病理雑誌』を発刊。
【著書】病理組織標本の見方と鑑別診断の付け方（昭14）、綜合病理学（昭23）、細胞核の生理と病理（日本病理学叢書第8巻 昭27）

浜田到 はまだ・いたる

大正7（1918）～昭和43（1968）年（49歳）、米国
【内科、歌人】 ロサンゼルス出身。昭和19年9月岡山医大卒。10月応召（12月鹿児島第45聯隊、20年8月山形陸軍軍医学校にて敗戦、除隊）、21年1月鹿児島国分市谷口医院、22年11月鹿児島市済生会病院武町分院、43年4月自宅よりの往診の帰路で事故死。▽昭和10年、鹿児島で発行されていた潮音系短歌雑誌『山茶花』にはじめての短歌を発表、注目された。22年同人誌『歌宴』を発刊、後、『工人』にも参加、『詩学』にも作品を発表。
【歌集】架橋（昭44）、浜田到歌集（現代歌人文庫5 昭55）【詩集】浜田遺太郎詩集（昭46）

浜田玄達 はまだ・げんたつ

安政元（1854）～大正4（1915）年（61歳）、肥後（熊本）
【産婦人科】 明治3年熊本医学校入学（マンスフェルトに師事）、4年11月大学東校入学、独語を修め文部省貸費留学生となり、13年7月東大（旧）卒。8月熊本医学校教頭、14年12月兼病院長、16年2月校長、17年10月辞任、独留学（文部省海外留学生、17年10月～21年9月 シュトラスブルグ大、ミュンヘン大に在籍・産科学婦人科学専攻）、21年9月帝大教授、医科大学長（29年9月～31年9月）、33年4月辞職。退官後、32年東京産科婦人科病院（浜田病院）設立、36年8月宮内省御用掛。▽わが国における近代産婦人科の開祖。明治35年日本婦人科学会創立・会長。独留学より帰国後、当局に建議して大学に助産婦養成所を設置した。
【著書】産婆学前編（明24）【校閲】簡明産婆学（明39）
【伝記】浜田玄達先生伝記（昭29）

浜田晋 はまだ・すすむ

大正15（1926）～平成22（2010）年（84歳）、高知
【精神科】 昭和20年東北帝大工学部金属工学科入学、21年医学部入学、25年卒。実地修練、細菌学入室（石田名香雄教授）・大学院（27年4月～31年3月）、34年都立松沢病院、42年4月東大講師（台弘教授）、荒川区峡田診療所、都立精神衛生センター、49年上野に神経科浜田クリニック開設、平成19年引退。▽統合失調症（精神分裂病）患者の行動学的研究で知られ、世界最多の失調症患者を診察したと言われる。▽平成4年若月賞（第1回 市井の医者として東京・下町の地域医療を実践、地域社会での精神科クリニック活動の先駆けをなした）
【著書】老いを生きる意味 精神科の診療室から（平2）、心をたやがす（平6）、街角の精神医療 最終章（平18）、老いるについて 下町精神科医晩年の記（平22）

浜田彪 はまだ・たけし

大正7（1918）～昭和50（1975）年（57歳）、鹿児島
【厚生行政】 昭和16年京城帝大卒。戦後、島根県公衆衛生課長、愛媛県衛生部長を経て、38年8月厚生省医務局国立病院課長、42年9月防衛庁衛生局長、46年1月退官。退官後、環境衛生金融公庫理事、医療情報システム開発センター常務理事、在職中、50年8月逝去。

浜地藤太郎 はまち・とうたろう

明治16(1883)～昭和46(1971)年(88歳)、佐賀

【耳鼻咽喉科】 明治37年11月金沢医専卒。(3等軍医)として日露戦争従軍、七尾病院勤務、38年京都帝大耳鼻咽喉科入局(和辻春次教授)、40年大阪市東区淡路町にて開業、42年東区久太郎町に浜地耳鼻咽喉科病院開設、大正15年12月大阪扁桃腺病院開設、昭和3年6月大阪女子高等医専を開設・理事長、4年9月理事長辞任(経営難による校内紛争のため)。借財返済のため奈良、和歌山、岸和田に分院開設、20年戦災で和歌山病院焼失、奈良、岸和田の分院も閉鎖。40年浜地耳鼻咽喉科病院閉鎖、42年以後、悠々自適の生活となり外遊3回。

【伝記】「超人」濱地藤太郎先生の一生(熊沢忠躬 関西医大同窓会誌『おとづれ』113号、平12)

浜中栄一 はまなか・えいいち

大正6(1917)～平成13(2001)年(84歳)、北海道

【事業家(血液事業)】 明治薬専、北海道帝大理学部を経て、昭和17年学徒出陣(樺太での国境整備)、戦後、製薬会社勤務の後、23年北海道衛生部薬務課勤務、26年北海道立血液銀行創設(初の公立施設)、37年北海道赤十字血液センター(移管)所長、53年兼旭川赤十字血液センター所長、58年日赤血漿分画センター(北海道・千歳市)所長、62年退職。

【随筆】血液事業の周辺(昭63)、続(平元)

浜野規矩雄 はまの・きくお

明治30(1897)～昭和41(1966)年(68歳)、千葉

【厚生行政】 旧姓石田。昭和13年慶大卒。細菌学入室(小林六造教授)・助手、14年3月大宮警察署(防疫医)、15年3月内務省衛生局事務取扱、英・米・独・仏・デンマーク・ポーランド派遣(国際聯盟交換留学生 昭和5年9月～7年8月)、7年8月内務技師、11年8月防疫官兼内務技師、13年1月厚生技師、14月傷兵保護院業務局医療課長(傷兵保護院技師)、18年11月軍事保護院医療課長、21年11月厚生省予防局長、24年5月退官。退官後、藤楓協会常務理事(27年4月～)、理事長(34年12月～)、41年1月逝去。▽昭和14年埼玉県大宮に開設された寄生虫撲滅のための研究所(高野六郎所長)に入所、「厚生省式改良便所」を作り上げた。戦時中は、結核病床の拡充を中心に結核対策、戦後はハンセン病対策の整備に努めた。▽浜野昇(衆議院議員・千葉県選出)は養父。

【共著】性教育読本(昭23) 【追悼】誠心(昭42)

浜野恭一 はまの・きょういち

昭和6(1931)～平成19(2007)年(76歳)、東京

【外科(消化器)】 昭和33年千葉大卒。実地修練、外科入局、41年東京女子医大助手(消化器外科)、43年4月講師、48年11月助教授、50年10月教授、62年4月主任教授(第2外科)、平成元年4月兼救命救急センター所長(初代)、副院長(平成元年4月～5年3月)、8年3月定年退職。退職後、立正佼正会附属佼正病院長。

【著書】大腸の手術を受ける方、受けた方へ(名医の語り下ろしシリーズ 平7) 【監修】Q&A知っておきたいモルヒネと緩和ケア質問箱101(平16)

浜本英次 はまもと・えいじ

明治36(1903)～平成9(1997)年(93歳)、兵庫

【小児科】 昭和4年京都帝大卒。小児科入局(鈴木正教授、服部峻治郎教授)、10年2月講師、独・伊・米留学(在外研究員 12年5月～13年10月)、18年5月岡山医大教授、44年3月停年退官。退官後、香川県立中央病院長(44年5月～48年4月)。▽森永ヒ素ミルク事件(昭和30年)の原因を解明した。▽昭和26年ビタミン学会賞(ビタミンB_1のポラログラフ的研究)

【著書】乳児栄養障碍の治療乳(昭22)、岡山県における粉乳砒素中毒症発生記録(昭32) 【随筆】百花春(平2)

パーム Palm, Theobald Adrian

嘉永元(1848)～昭和3(1928)年(79歳)、英国

【宣教医】 駐コロンボ・スコットランド軍附牧師の子としてコロンボで生まれた。1873(明治6)年エディンバラ大卒。卒後、エディンバラ医療伝道会の海外伝道医師となり、結婚、1874(明治7)年3月、日本に向け出発。東京築地の居留地に滞在、日本語習得に努めたが、明治8年1月新妻は出産後、母子ともに死亡する非運に見舞われた。▽明治8年4月新潟に到着、医療伝道に従事するとともに、地方医師の教育協力、リスター式石炭酸防腐法の紹介、パーム病院の建設、英人看護婦を招いて近代的看護法を紹介するなどに活躍した他、1878(明治11)年新潟県の恙虫病をベルツより1年早く、欧州に紹介している。明治17年帰国。開業。

【評伝】パーム、ニュートンとパーセル イギリス人医師たちの見た日本の風土病・性病そして民俗(蒲原宏『医学近代化と来日外国人』、昭63)

葉室頼昭 はむろ・よりあき

昭和2(1927)~平成21(2009)年(82歳)、東京

【形成外科、神職】 昭和28年阪大卒。実地修練、第2外科入局(久留勝教授)、30年助手、大阪府立病院皮膚科、34年織田病院(形成外科 織田健太郎院長)、38年大阪・大野外科病院長、43年開業(葉室形成外科病院)、57年大阪国学院通信教育部入学、平成3年(神職階位・明階取得)、4年枚岡神宮宮司、6年8月春日大社宮司、11年(階位・浄階、神職身分1級)、20年3月退任。

【著書】〈神道〉のこころ(平9)、神道と日本人(平11)、神道いきいきと生きる(平14)、心を癒し自然に生きる(平15)、大祓知恵のことば(平16)、神道と〈ひらめき〉(平18)、神道〈はだ〉で知る(平20)

早石実蔵 はやいし・じつぞう

明治15(1882)~昭和52(1977)年(95歳)、京都

【内科、外科】 明治33年11月大阪慈恵病院医学校卒。12月医術開業試験及第、34年2月京都帝大撰科修業(~12月)、35年2月京都府与謝郡にて開業(~42年9月)、42年渡米、ボルティモア医大本科編入、44年6月卒。大学病院にて実地修練、大正2年8月オレゴン州医師資格試験及第、医術開業免状取得(米国公認医)、オレゴン州ポートランド市にて開業、セントヴィンセント病院にて研究従事、5年7月カリフォルニア州開業免状受領、ストックトン市にて開業、10年9月シカゴ外科学院にて研究従事、11年1月メイヨー・クリニックにて外科研究、6月よりシカゴ、ボルティモア、フィラデルフィア、ニューヨーク、ボストンの外科視察、9月よりロンドン、リーズ、エディンバラ、パリ、ウィーン、スイスの外科視察、12月よりグライフスワルド大、ベルリン大、ベルリン・伝研において内科、外科、血清学を研究、ベルリン・伝研より独医学雑誌に論文3編を発表、12年9月米国経由メイヨー・クリニック視察の上、12月帰国、13年1月九州帝大第2外科医員(三宅速教授)、14年1月大阪市天王寺聖バルナバ国際病院邦人院長、15年2月大阪市東区南久太郎町にて開業(早石病院)、戦災に遭遇、戦後、昭和21年5月都島区にて再開業。▽早石修(生化学、京大教授、文化勲章受賞者)は3男。早石誠(外科)、早石雅宥(整形外科)は孫。

早尾虎雄 はやお・とらお

明治23(1890)~昭和43(1968)年(77歳)、千葉

【精神科】 大正3年11月東京帝大卒。軍務[12月陸軍見習医官、4年7月(2等軍医)、6年3月予備役編入]、6年7月東京帝大精神科入局(呉秀三教授)兼府立巣鴨病院、8年1月第1内科入局(三浦謹之助教授)、米欧留学(私費、9年1月~10年6月 ニュージャージー州立病院、ロンドン・モズレー病院)、府立松沢病院、12年4月金沢医大附属医専部教授(~14年3月)、14年7月府立松沢病院医長兼東京帝大講師、昭和2年3月金沢医大教授、附属医院長(7年5月~9年5月)、16年6月病気辞任。戦後、関東医療少年院長(初代 24年4月~29年2月)。

【著書】児童と精神衛生(社会教育文庫第12巻 昭24)

【編著】模倣症と世相(昭8)、南方共栄圏と北方(昭18)

早川於都造 はやかわ・おとぞう

明治8(1875)~昭和40(1965)年(90歳)、岡山

【陸軍軍医】 明治30年一高卒。31年12月陸軍軍医(3等軍医)、34年11月(2等軍医)、37年7月(1等軍医)、陸軍軍医学校附、42年11月(3等軍医正)、大正5年5月(2等軍医正)、岡山衛戍病院長、8年4月第20師団軍医部長、12月(1等軍医正)、13年3月第12師団軍医部長、(軍医監)、15年3月第1師団軍医部長、昭和3年予備役編入。退役後、世田谷区にて開業。▽日清戦争、日露戦争、シベリア出兵時の衛生史編纂を担当した。開業後、世田谷区医師会長(昭和7年6月~20年12月)を務めた。▽南画家(号 柳村)としても知られる。

早川寛斎 はやかわ・かんさい

明治39(1906)~平成12(2000)年(94歳)、秋田

【産婦人科】 昭和5年3月長崎医大卒。4月産婦人科入局(勝矢信司教授)、12月慶大産婦人科入局(川添正道教授、安藤画一教授)、6年12月世田谷区経堂に夜間開業、19年3月早川病院開設・院長、26年医療法人早川病院に改組、院長・理事長、平成6年早川クリニックに改組・理事長。▽昭和44年医師として国内で初めて、ペースメーカーの埋め込み手術を受け、45年日本心臓ペースメーカー友の会を設立・会長(~平成6年)。▽平成5年保健文化賞(日本心臓ペースメーカー友の会を設立会員の基本精神「感謝・報恩・奉仕」が関連学術研究機関、専門医との協

力・共存に顕著に現れ、PMの性能改善・開発に貢献）▽早川正道（泌尿器科、防衛医大教授）は次男。

【著書】患者になった医者の心臓ペースメーカーに感謝（平13）

早川 清　はやかわ・きよし

明治38（1905）～昭和42（1967）年（62歳）、東京
【陸軍軍医（衛生学）】 昭和5年東京帝大卒。陸軍軍医、東京第二陸軍病院軍医学校教官、伝研留学（7年～12年）、満州第731部隊（12年～15年）、米国留学（15年～17年 ミシガン大。第2次日米交換船にて帰国）、南方軍防疫給水部、戦後、公衆衛生院衛生微生物学部（細菌）、22年亀有病院長、早川予防衛生研究所を開設・所長 ▽昭和38年新宿区教育委員、40年委員長を務めた。

早坂 滉　はやさか・ひろし

大正14（1925）～平成22（2010）年（84歳）、北海道
【外科】 昭和24年北大卒。釧路市立病院にて実地修練、25年8月第2外科入局（柳壮一教授）、27年5月札幌医大第1外科（高山坦三教授）、29年9月助手、32年5月講師、34年2月助教授、米国留学（38年～40年 フィラデルフィア大ハーネマン教授に師事）、45年11月教授、平成2年3月定年退職。退職後、札幌外科記念病院名誉院長（2年4月～17年1月）。▽わが国におけるショックの第一人者。
【共著】輸液と輸血の臨床（平2）

林 郁彦　はやし・いくひこ

明治13（1880）～昭和38（1963）年（82歳）、山口
【病理学】 旧姓岩本。明治38年12月京都帝大卒。39年1月病理学専攻（藤浪鑑教授 ～40年8月）・助手、40年9月内科（～41年7月）、41年11月長崎医専／長崎医大教授、欧米留学（大正元年11月～3年8月 フライブルグ大病理にて研究従事）、学長（14年7月～昭和2年12月、3年7月～8年3月 学位売買事件のため退任）、欧米出張・休職（2年12月～3年7月）、9年2月退官、14年12月東亜医大学院長、16年7月退職。戦後、29年9月三重県立医大教授、31年11月講師、32年3月退職。▽林一郎（病理学、長崎大教授）は子息。

林 一郎　はやし・いちろう

明治40（1907）～昭和60（1985）年（78歳）、京都
【病理学（胎生病理学）】 昭和8年京都帝大卒。第2病理入局（清野謙次教授）、助手、13年3月陸軍技師（満州第731部隊牛痘担当 ～14年）、21年3月長崎医大教授（第1病理）、24年4月長崎大教授、48年3月停年退官。退官後、放射線影響研究所顧問。▽林郁彦（病理学、長崎医大学長）は父。
【共著】先天奇形図譜 ヒト胎芽、胎児および新生児（昭59）

林 勝三　はやし・しょうぞう

明治27（1894）～昭和38（1963）年（68歳）、福岡
【眼科】 大正10年東京帝大卒。眼科入局（河本重次郎教授）、金沢医大講師（山田邦彦教授）、昭和2年12月愛知医大助教授（小口忠太教授）、6年5月名古屋医大助教授、欧州留学（在外研究員 10年3月～12年3月）、17年10月京城帝大教授、戦後、国立名古屋病院眼科医長、在任中、38年10月急逝。

林 伸一　はやし・しんいち

昭和7（1932）～平成21（2009）年（77歳）、兵庫
【生化学、栄養学】 昭和31年阪大卒。実地修練、32年栄養学入室（須田正巳教授）・大学院、36年助手（蛋白研・蛋白質代謝部門 須田正巳教授）、米国留学（37年～41年 ハーバード大医学部生化学リン准教授、NIH主任トムキンス博士に師事）、43年助教授（栄養学 田中武彦教授）、50年4月慈恵医大教授（栄養学）、平成7年（第2生化学と名称変更）、9年3月定年退職。▽平成7年日本栄養・食糧学会賞（オルニチン脱炭酸酵素の調節機序研究の一軌跡 日周リズムから分解制御へ）
【共著】栄養生理・生化学（エスカ・シリーズ 昭58）、生化学（新エスカ21 昭62）【訳書】健康と長寿のためのユニーク栄養学講座（カネラキス 平19）

林 暲　はやし・すすむ

明治34（1901）～昭和42（1967）年（65歳）、東京
【精神科】 大正15年東京帝大卒。昭和12年府立松沢病院医長、23年都立松沢病院副院長、24年2月院長、37年12月退職。退職後、神経研究所理事。▽松沢病院、最初の専任院長。松沢病院は開設以来、東大精神科教授が院長を兼任していた。▽東京帝大在学中、関東大震災（大正12年）の際、セツルメントで活躍。昭和27年より精神衛生審議会委員などとして精神衛生行政の確立に尽力した。司法精神鑑定の大家で、多くの有名刑事事件犯人の鑑定に当たった。

林 髞　はやし・たかし

明治30(1897)～昭和44(1969)年(72歳)、山梨

【生理学、小説家】 筆名木々高太郎。大正13年慶大卒。生理学入室(加藤元一教授)、米国留学(昭和4年)、ソ連留学(7年1月～8年3月 レニングラード実験医学研究所でパブロフについて条件反射学を学ぶ)、日大専門部歯科講師、教授、21年5月慶大教授、24年4月兼日大教授(歯学部)、40年3月定年退職。退職後、神奈川歯科大教授(39年4月～)、在職中、44年11月逝去。▽わが国に条件反射学を広く紹介するとともに、研究を継続し中枢神経系の機能を生理化学的に解明しようとした開拓者の一人。▽木々高太郎名で推理小説を書き、『人生の阿呆』(昭和11年)により直木賞受賞。探偵作家クラブ会長(28年～)を務めた。▽人生二度結婚の提唱者としても知られ、65歳の時に35歳の女性と結婚、話題となった。▽林峻一郎(精神神経学、北里大教授)の父。

【著書】条件反射学方法論(昭15)、木々高太郎全集全6巻(昭45～46) **【共著】**大脳生理学(昭19) **【訳書】**条件反射学(パヴロフ 昭12)、パヴロフ及其学派(フローロフ 昭13) **【随筆】**条件(昭10)、思想と生理(昭11)

林 紀　はやし・つな

弘化元(1844)～明治15(1882)年(38歳)、江戸(東京)

【陸軍軍医】 別名研海、幼名紀太郎。荻野鳳次郎に就いて漢学を修め、塩谷甲蔵に入門。文久元年ポンペに蘭方医学を学び、2年8月幕命によりオランダ留学、ライデン大学に学び、軍医学校に入学したが、明治元年12月大政奉還のため帰国。2年静岡藩病院長・医学校長、4年8月陸軍に出仕、(1等軍医正)、6年5月(軍医監)、欧米派遣(6年6月～7年2月医事研究)、8年5月本病院副長、10年西南の役に征討軍団軍医部長、11年9月陸軍省法則掛、12年10月(軍医総監)、陸軍軍医本部長、15年6月辞職、宮内省御用掛、有栖川宮熾仁親王に随従してロシア、伊仏に赴き、8月パリにて客死。▽陸軍軍医部の創設者の一人。▽林洞海(蘭方医、幕府奥医師)の長男、松本順(初代 陸軍軍医総監)は母方の叔父。

林 直助　はやし・なおすけ

明治4(1871)～昭和28(1953)年(82歳)、美濃(岐阜)

【寄生虫学、病理学】 明治30年11月一高卒。31年9月東京帝大衛生学選科入学、32年9月退学、33年1月大阪府検疫官、34年2月京都帝大第1病理入室(藤浪鑑教授)・助手、39年12月愛知県立医専教授、米国出張(大正8年4月～9年8月 ロッキー恙虫病研究)、大正9年7月愛知医大教授、昭和6年4月退職(名古屋医大教授に不採用のため)。退職後、名古屋衛生試験所顧問、岐阜県衛生課顧問。▽愛知では、藤浪肉腫についての研究を行い、濾過性伝達性を証明した。また、退職後、新潟県古志郡信濃川沿岸に恙虫病研究所を設立、京都帝大在職中以来の恙虫病に関する研究に専心従事した。

林 曄　はやし・はじめ

慶応2(1866)～昭和19(1944)年(78歳)、江戸(東京)

【整形外科】 旧姓山高。明治25年帝大卒。助手(スクリバ教師)、独留学(私費、28年～30年 ハイデルベルグ大ツェルニー教授、ベルリン大ベルクマン教授に師事)、31年東京築地・林病院開設、昭和16年引退。▽日本外科学会創立(明治32年)に参加、外科矯正、整形外科の開拓に貢献した。また、日本医師会幹事、議員、東京府医師会副会長、市医師会議員、府医師会健康保健部長、府医師会下谷病院長(無給)などを歴任するなど医政に尽力した。▽林鶯渓(儒学者)の養子。

林 春雄　はやし・はるお

明治7(1874)～昭和27(1952)年(77歳)、愛知

【薬理学】 旧姓二宮。明治30年12月東京帝大卒。31年1月薬物学入室(高橋順太郎教授)・助手、33年5月助教授(～36年12月)、独留学(文部省外国留学生、35年3月～38年6月 ゲッチンゲン大、シュトラスブルグ大、ベルリン大に在籍)、36年12月京都帝大福岡医大助教授、38年6月教授(初代 薬物学)、41年1月休職、42年4月東京帝大教授(初代 第2薬物学)、大正3年11月兼伝研技師、伝研所長(5年4月～8年6月)、医学部長(13年4月～昭和8年4月)、昭和2年10月(第2薬理)、9年3月停年退官。退官後、東京逓信病院長(初代 12年12月～13年7月)、公衆衛生院長(初代 13年7月～)・厚生科学研究所長(15年12月～17年11月)、貴族院議員(勅選 21年7月～22年5月)。

【著書】薬理学前編(明34)、後編(明35)、富山石川二県ニ於ケル奇病調査報告(明39)、薬治学講義(明44)

林 富士馬　はやし・ふじま

大正3(1914)～平成13(2001)年(87歳)、長崎

【内科、小児科、文芸評論家】 慶大文学部中退、昭

和22年日医大卒。26年1月開業(精義堂医院 小児科)。▽慶大在学中に佐藤春夫の門下となる。戦前から戦後にかけて『天性』『まほろば』『曼荼羅』『光耀』『プシケ』『新現実』などの同人誌の中心人物として活躍、また、『文学界』の同人誌評を担当した。▽昭和54年菊地寛賞

【著書】林富士馬評論文学全集(平7) 【共著】英雄の診断 医学から見た日本史(昭40)

林 文雄 はやし・ふみお

明治33(1900)~昭和22(1947)年(46歳)、北海道

【ハンセン病医療】 大正15年北海道帝大卒(第1期生)、第1外科入局(西川義英教授)、昭和2年6月第1区府県立全生病院(光田健輔院長)、6年3月国療長島愛生園医務課長(光田健輔院長)、8年1月国際聯盟視察員として世界のハンセン病視察、9年1月帰国、10年10月国療星塚敬愛園長、肺結核発病、19年3月国療大島青松園(1年間休養)、在任中、22年7月逝去。▽光田健輔を助け、光田反応を完成させた。▽大西基四夫(ハンセン病医療、国療多磨全生園長)は富美子夫人(ハンセン病医療)の弟。

【著書】世界癩視察旅行記(昭9)、世界の癩を訪ねて(昭9) 【伝記】林文雄の生涯 救癩使徒行伝(おかのゆきお 昭49)

林 富美子 はやし・ふみこ

明治40(1907)~平成19(2007)年(99歳)、香川

【ハンセン病医療】 旧姓大西。昭和4年東京女子医専卒。賛育会錦糸町病院内科、5年6月国療多磨全生園(光田健輔園長)、6年3月国療長島愛生園(光田健輔園長)、11年4月国療星塚敬愛園(林文雄園長)、19年国療大島青松園、26年御殿場市・私立癩病院神山復生病院、46年御殿場市・特別養護老人ホーム十字の園、61年10月退職。▽東京女子医専在学中、ハンセン病医療を志し、長島愛生園在勤中、林文雄と知り合い、昭和11年結婚、2児を設け、林文雄を扶けてハンセン病医療に貢献した。また、47年から韓国の救癩活動にも貢献した。▽昭和47年吉岡弥生賞(日本女医会)、57年韓国救癩賞(韓国救癩協会)、61年朝日社会福祉賞(半世紀、癩者と寝たきり老人に尽くす)

【著書】愛と慈しみの国 癩者の友となって(昭44)、野に咲くベロニカ(昭56) 【監訳】ヒマラヤ山麓の夕映え インドのハンセン病者に奉仕した婦人宣教師メリー・リードの生涯(ジャクソン 平2)

林 道倫 はやし・みちとも

明治18(1885)~昭和48(1973)年(87歳)、宮城

【精神科】 明治43年東京帝大卒。病理学教室を経て、精神神経科入局(呉秀三教授)、大正3年6月南満医学堂教授、4年4月退職、6年東京帝大助手、独留学(10年~13年6月 ハンブルグ大ヤコブ教授の下でヒト脳の胎生学の研究に従事)、13年6月岡山医大教授、欧米視察(昭和5年6月~6年2月)、広島県立医専校長(兼任 20年2月~21年3月)、21年3月岡山医大学長、24年6月岡山大学長(初代)。27年3月退官。退官後、林精神医学研究所・附属病院を開設。▽精神分裂症(統合失調症)の生化学的研究、日本脳炎ウイルスの分離培養で知られる。Schizophrenie に「精神分裂病」の訳語を提唱した。猿の実験から日本脳炎の原因は感染性ウイルスによることを解明した(脳炎ウイルスの動物接種における世界最初の成功 昭和8年)。また、"Folia Psychiatrica et Neurologica Japonica" を発刊した。▽エリザベート夫人は独人。

【伝記】林道倫 分裂病の根本的治療をめざした生涯(難波益之『続・精神医学を築いた人びと』上巻、平6)

林 基之 はやし・もとゆき

大正2(1913)~昭和52(1977)年(63歳)、和歌山

【産婦人科】 昭和13年東京帝大卒。産婦人科入局(白木正博教授)、兵役[13年10月 短期現役(軍医中尉)として第4師団入隊、大連陸軍病院、22年3月帰国]、22年8月東京医歯専講師、24年12月東大講師(長谷川敏雄教授)、米国出張(26年8月~27年8月)、32年6月助教授、34年1月東邦大教授、在職中、52年2月逝去。

【著書】不妊症とその治療(昭38)、臨床婦人科解剖学(昭39)、妊娠の成立機序(中外医学双書 昭42)、産科ショック その臨床と基礎(昭47) 【共編】臨床産婦人科全書第1巻~第6巻(昭44~47)

林 康之 はやし・やすゆき

大正14(1925)~平成11(1999)年(74歳)、新潟

【臨床検査医学】 昭和24年新潟医大卒。国立東京第一病院内科、36年4月順天堂大助教授(臨床病理・中央検査室 小酒井望教授)、58年4月教授、平成3年3月定年退職・客員教授。

【著書】尿沈渣(日常検査シリーズ第1集 昭38)、衛

生検査技師のための臨床検査総論 臨床検査の基礎知識(昭44)、肝機能検査(日常検査の基礎知識シリーズ5(昭44)【共著】臨床検査(系統看護学講座別巻9 昭59)【共編】負荷試験(昭47)

林 雄造 はやし・ゆうぞう

明治24(1891)~平成3(1991)年(99歳)、鳥取

【眼科】 大正6年11月京都帝大卒。7年1月眼科入局(市川清教授)、8年2月東北帝大助手(小柳美三教授)、9年1月助教授、12年7月倉敷中央病院眼科医長、独出張(14年2月~15年2月)、昭和9年8月長崎医大教授、附属医院長(13年3月~15年4月)、17年3月東北帝大教授、22年10月東北大教授、30年3月停年退官。退官後、健康保険宮城第一病院長(32年10月~39年3月)。

【共著】骨髄鞘脱落性脳疾患に伴う眼疾患(昭29)、眼のアレルギー(昭37)

早矢仕有的 はやし・ゆうてき

天保8(1837)~明治34年(1901)年(63歳)、美濃(岐阜)

【医書出版、事業家、医師】 別名丸屋善七。美濃国武儀郡笹賀村の医師山田柳長の子。同村名主の養子。安政元年郷里で、4年江戸でそれぞれ医院開業。文久3年岩村藩医。慶応3年慶應義塾入塾、福沢諭吉に師事。明治元年横浜黴毒病院勤務、書店丸屋善七店開業。2年丸屋商社創業。医書翻訳、医薬品・医療器具輸入を中心に事業を拡大し、6年店名を丸善に改称。12年丸家銀行創設(17年経営破綻)。明治2年制定の「丸屋商社之記」は日本初の会社設立趣意書、7年制定の「死亡請合規則」(社員福利厚生規定)は、阿部泰蔵(元役員)によって生命保険会社(現明治安田生命)に継承・発展した。

【参考】丸善百年史(昭55~56)

林 義雄 はやし・よしお

明治36(1903)~昭和46(1971)年(68歳)、新潟

【生理学(音声生理学)】 昭和3年慶大卒。生理入室(加藤元一教授)、6年耳鼻咽喉科入局(小此木修三教授、西端驥一教授)、9年講師、独留学(11年~音声生理学の研究)、16年日大教授(専門部医学科)、17年(医学部)、20年慶大医専部教授、29年国立音大教授、在職中、46年7月逝去。▽林光(作曲家)の父。

【著書】声学の医学(樫村文庫第2番 昭11)、気管支鏡食道鏡検査法(昭30)、こえとことばの科学(昭32)

林 良材 はやし・よしき/りょうざい

明治24(1891)~昭和54(1979)年(88歳)、和歌山

【内科】 大正5年11月京都帝大卒。6年1月第3内科入局(島薗順次郎教授)・助手、7年5月大学院(病理 藤浪鑑教授、速水猛教授)、11年1月講師(第3内科)、12年5月助教授、14年2月依願退官、欧米留学(私費、14年2月~15年2月)、15年4月京都市中京区にて開業。▽戦後の昭和25年~30年、京都府医師会医薬分業対策委員長としてGHQのサムスの指示する医薬強制分業反対論を展開した。▽林信夫(宮城県知事)は次弟、林和夫(仏語、阪大教授)は末弟。

【著書】臨牀薬物十講(大14)、父を繞りて(昭15)、還暦の町医(昭27)、町医三十年(昭29)、誤診百態(昭30)、第2(昭33)、母を囲みて(昭39)、わが師を語る(昭45~46)

林 芳信 はやし・よしのぶ

明治23(1890)~昭和52(1977)年(87歳)、岡山

【ハンセン病医療】 私立関西医学院を経て、大正元年9月東京医学講習所卒。10月医術開業試験及第、3年5月第一区府県立全生病院医員(光田健輔院長)、昭和6年5月院長兼医長、16年7月国療多磨全生園院長、38年7月退官。▽昭和25年保健文化賞(らい予防事業への献身)

【自伝】回顧五十年(昭54)

林田健男 はやしだ・たけお

明治42(1909)~平成元(1989)年(79歳)、東京

【外科】 昭和10年東京帝大卒。分院外科入局(大槻菊男教授、福田保助教授)、22年6月講師(分院外科)、23年2月助教授(分院外科)、31年11月教授(衛生看護学科臨床医学第2看護学兼分院外科)、40年4月(分院外科)、分院長(42年4月~44年3月)、45年3月停年退官。退官後、杏林大教授(第1外科 45年~)、副学長(55年~62年)。

【共著】臓器移植の話(新臨床医学文庫78 昭42)【共監】家庭医学大百科(昭53)

早瀬正二 はやせ・しょうじ

大正2(1913)~平成3(1991)年(77歳)、岡山

【内科(循環器)】 昭和14年3月京都帝大卒。4月第3内科入局(真下俊一教授)、海軍軍医[14年7月短期現役、(軍医中尉)、(軍医少佐)、20年11月服務解除]、21年11月京大助手(第3内科 前川孫二郎教授)、26年8月講師、38年5月助教授、42年7月岐阜

大教授(第2内科)、49年10月兼保健管理センター所長、52年4月停年退官。退官後、国際医学総合技術学院教授・学院長(52年4月～)、岐阜市民病院長(57年12月～62年4月)。

【著書】心不全(成人病ガイド no. 38 昭53) 【監訳】大統領からくじらまで 心臓病予防の父・ホワイト博士の自叙伝(昭55)

早野三郎 はやの・さぶろう

大正12(1923)～平成21(2009)年(86歳)、朝鮮(京城)

【眼科】 昭和20年8月京城帝大在学中敗戦、11月帰国、21年9月名古屋帝大卒。眼科入局(中島実教授)、25年6月東大眼科(中島実教授)、26年5月松本医大講師、27年1月助教授、45年5月岐阜大教授、58年6月学長、平成元年9月退任。▽人工角膜の研究者。▽早野龍三(眼科、京城帝大教授)の次男。
【編書】コンタクトレンズ(昭53)

早野龍三 はやの・たつぞう

明治15(1882)～昭和36(1961)年(79歳)、岐阜

【眼科】 明治40年12月東京帝大卒。眼科入局(河本重次郎教授)、独留学(私費、44年7月～大正2年12月 ヴュルツブルグ大ウェイ教授に師事)、大正3年2月朝鮮総督府医院部長(医官)、5年4月兼京城医専教授、欧米留学(総督府派遣 9年11月～11年1月)、昭和3年4月京城帝大教授、附属医院長(3年6月～5年5月)、17年3月停年退官。退官後、京城府立府民医院長(17年6月～)、戦後、国立豊橋病院長(23年4月～34年11月)。▽早野三郎(眼科、岐阜大教授)は次男。
【共著】近世眼科治療学(明45) 【共編】近世トラホーム全書(明42)

速水猛 はやみ・たけし

明治6(1873)～大正12(1923)年(50歳)、長野

【病理学】 旧姓手島。明治33年12月東京帝大卒。34年1月附属病院勤務、8月助手(～35年6月)、8月京都帝大・助手、10月助教授、独留学(文部省外国留学生、37年3月～40年5月 病理学・病理解剖学研究のため、フライブルグ大ジーグレル教授に師事)、40年6月教授(第2病理学 病理解剖学)、欧米出張(大正9年5月～10年1月)、在任中、12年6月逝去。▽妻は鈴木文太郎(解剖学、京都帝大教授)の妹。
【著書】病理学総論上・下巻(大8～9)

原要 はら・かなめ

明治27(1894)～昭和37(1962)年(67歳)、岡山

【外科】 大正10年京都帝大卒。昭和5年7月長崎医大教授、9年3月辞職。退官後、大阪市旭区にて開業、31年7月船医(～36年10月)。▽長崎医大退官は、東京帝大、京都帝大の学閥抗争に端を発した学位事件による京都帝大系教授退陣による。

原亨 はら・きょう

明治28(1895)～昭和62(1987)年(91歳)、岡山

【内科】 大正10年7月京都帝大卒。第2内科入局(松尾巌教授)、14年7月講師、昭和6年1月助教授、9年4月満州医大教授、21年8月中華民国国立瀋陽医学院教授(留用)、23年6月帰国、24年1月大阪医大教授、附属病院長(26年4月～32年5月)、枚方市民病院長(兼任 32年8月～44年7月)、45年3月定年退職。退職後、関西大学保健管理センター所長。▽京都帝大時代は肝臓病、満州では克山病の研究を行い、大阪医大では低酸素血症の臓器の循環、代謝におよぼす影響について研究した。
【共著】肝不全 その本態と対策の進歩 臨床の進歩(昭34)

原玄一郎 はら・げんいちろう

明治7(1874)～昭和21(1946)年(71歳)、岡山

【医師(海外医療活動)】 明治21年岡山薬学校入学、23年卒。24年三高医学部入学、25年中退、26年上京、済生学舎入学、29年医術開業前期試験及第、30年後期試験及第、順天堂医院にて実習、31年高梁(郷土)にて開業、35年(台湾総督府医務嘱託)、台北艋舺婦人科病院、基隆海港検疫所、台北基隆伝染病院、台北淡水警察、39年大阪市西区九条にて開業、昭和19年病気廃業、療養生活を高梁、新見、福山で送り、敗戦後、帰阪、21年4月逝去。▽大阪府医師会代議員、副会長、健保理事長、日本医師会代議員などを務めた。▽原一郎(労働衛生、関西医大教授)は孫。

原栄 はら・さかえ

明治12(1879)～昭和17(1942)年(62歳)、福岡

【内科(結核病学)】 旧姓蒲生。明治37年京都帝大卒。第2内科入局(中西亀太郎教授)・助手、欧州留学(私費、42年～44年 チュービンゲン大、ハンブルグ熱研に在籍、帰途、結核予防施設、気候療養地を見学)、大正元年大阪にて開業(原内科医院)、昭和17年9月逝去。▽大正時代に多数の医学書、療養書を

刊行、結核の療養指導者として知られた。明治45年に刊行された『通俗肺結核予防及私宅療養教則』は昭和16年までに59版を重ねた。

【著書】晩近肺結核早期診断及治療論(明41)、最近ツベルクリン療法(明45)、通俗肺結核予防及私宅療養教則(明45)、自然療法及結核叢談(大2)、通俗肺病養生の心得(大3)、肺病患者は如何に養生すべきか(大13) **【分担】**気管気管枝肺疾患治療法(治療全書巻4 大4) **【編著】**私は斯くして肺病を全治した(大10)、肺病全治者の療養実験談(大14)

原 三郎 はら・さぶろう

明治30(1897)~昭和59(1984)年(86歳)、群馬

【薬理学】 大正4年日本医専入学、5年5月同校当事者と意見を異にし学生総退学に加わり、新医専設立に学生として協力、9月東京医学講習所第2学年に編入入学、7年4月東京医専創立され、第2学年に編入学、9年6月卒。7月順天堂内科入局、同時に小石川音羽養生所において呉秀三博士より精神病学を学ぶ。欧米留学(10年10月~13年4月 ベルン大にて薬理・細菌、ヴュルツブルグ大にて薬理・毒物、キール大にて薬理、パリ大ピティエ・サルペリトール病院にて循環器薬理・心電図を学び、米国経由帰国)、13年5月東京医専教授(薬理学創設に着手)、昭和22年8月東京医大専門部教授、24年4月東京医大教授、43年3月定年退職。▽日本医家芸術クラブ委員長をも務めた。

【著書】薬理学実習(大14)、実験薬理学(昭3)、薬の知識(生活科学新書第40 昭19)、東京医大五十年の歩み(昭41) **【歌集】**牧草地帯(昭26) **【伝記】**原三郎の人と足跡(川原利也 昭56)

原 俊夫 はら・としお

大正14(1925)~昭和57(1982)年(56歳)、長野

【精神科、神経内科】 昭和24年慶大卒。国立東京第二病院にて実地修練、25年6月精神神経科入局(植松七九郎教授、三浦岱栄教授)・助手、27年1月井の頭病院勤務(~37年3月)、伊留学(33年12月~35年6月 ミラノ大薬理トラブッチ教授、ジェノバ大神経生理ファツィオ教授に師事)、40年10月講師、46年1月北里大教授(精神科)、在職中、57年7月急逝。▽日本てんかん研究会(昭和42年)、日本睡眠学会(48年)、脳研究会(49年)などの設立発起人を務めた。

【著書】一般医家のための向精神薬の知識と応用(新臨床医学文庫 昭44) **【共著】**脳波のとり方(昭47) **【共編】**精神科治療学(昭47)、てんかんの臨床と理論(昭49)、攻撃性(昭54)

原 隼人 はら・はやと

明治22(1889)~昭和44(1969)年(80歳)、東京

【海軍軍医(内科)】 大正5年11月東京帝大卒(海軍依託学生)、12月(軍医中尉)、東京帝大生理にて研究従事、8年12月(軍医大尉)、欧州留学、13年12月(軍医少佐)、技術研究所員・霞ケ浦空軍軍医長、旅順要港部軍医長、昭和14年11月(軍医少将)、舞鶴鎮守府軍医長兼病院長、15年11月軍令部出仕、12月予備役編入。退役後、18年8月神戸製鋼所医務部長兼病院長(初代)、21年1月退職(軍歴のため公職追放)。退職後、神戸市灘区にて開業。

原口鶴子 はらぐち・つるこ

明治19(1886)~大正4(1915)年(29歳)、群馬

【心理学】 旧姓新井。明治39年3月日本女子大英文科卒。米国留学(40年6月~45年7月 コロンビア大にてソーンダイク、ウッドワース、カッテールの各教授に師事し、実験教育学、一般心理学を専攻、欧州を経て帰国)、後、病臥となる。▽日本女子大在学中、松本亦太郎に師事、在米中、原口竹次郎(心理学、早大教授)と結婚。

【著書】心的作業及疲労の研究(大3)、楽しき思ひ出(大4) **【訳書】**天才と遺伝(ゴルトン 大5) **【伝記】**原口鶴子 女性心理学者の先駆(荻野いずみ編 昭58)

原島 進 はらじま・すすむ

明治34(1901)~昭和47(1972)年(71歳)、東京

【衛生学】 大正15年慶大卒。生理学入室(加藤元一教授)・助手、講師、米国留学(昭和7年~10年 ジョンズ・ホプキンズ大)、10年1月助教授(予防医学 草間良男教授)、21年8月教授(衛生学)、42年3月定年退職。退職後、桃山学院大教授(社会学部 42年4月~)、在職中、47年7月逝去。▽生理学を基礎とした衛生学の立場から工業中毒、環境生理学、社会医学などを研究した。WHO、ILO労働衛生専門委員、中央公害審議会委員、厚生省生活環境審議会公害部会長などを務めた。

【著書】夏の保健生活(昭12)、人間有機体(金山文庫1 昭23)、衛生学の領域から(昭24)、環境衛生学(昭25)、健康の科学(昭25)、生活衛生学(昭33)、環境衛生と産業衛生(昭41)、労働衛生学序説(昭42) **【共著】**

学童と結核(昭17)【訳書】生理学史粋 生理学に貢献した人々と其の論文(フルトン 昭8)、癩病統計(WHO 昭47)

原田 彰 はらだ・あきら

明治41(1908)~昭和42(1967)年(59歳)、広島

【泌尿器科】 昭和8年東京帝大卒。皮膚科泌尿器科入局(遠山郁三教授、高橋明教授)、12年5月豊橋市民病院、16年3月内閣印刷局病院、19年4月青島医専教授を歴任、この間、二度応召され軍務。戦後、21年10月横浜市立十全医院皮膚科性病科副医長嘱託、22年6月横浜市立医専教授(泌尿器科)、25年9月横浜医大教授、27年4月横市大教授、在職中、42年9月急逝。

【共著】皮膚科・泌尿器科常用検査手技(昭36)

原田永之助 はらだ・えいのすけ

明治25(1892)~昭和21(1946)年(54歳)、熊本

【眼科】 大正6年12月東京帝大卒(陸軍依託学生)。陸軍軍医、(2等軍医正)、9年駒込病院眼科(~11年東京帝大石原忍教授に師事)、15年東京帝大薬理学にて研究従事(~昭和4年)。4年、長崎にて開業、応召(12年7月 広島陸軍病院、15年2月除隊、18年比島に転戦、病のため内地送還、19年4月除隊)、20年8月長崎の医院焼失、21年9月医院再建、12月逝去。▽大正11年「両眼の網膜剝離を伴へる急性脈絡膜炎の1例」を報告、15年4例をまとめて誌上報告した。後、河本重次郎教授、石原忍教授によって「原田氏病」と命名された。現在、フォークト・小柳・原田症候群/小柳病/原田病と呼ばれている。▽長崎医大教授斎藤茂吉門下の歌人としても知られる。

【伝記】原田永之助博士遺詠業績追憶上・下巻(南熊太 昭54~55)

原田儀一郎 はらだ・ぎいちろう

明治43(1910)~昭和41(1966)年(56歳)、佐賀

【皮膚科】 昭和9年東京帝大卒。皮膚科泌尿器科入局(遠山郁三教授、高橋明教授)、19年5月東京医歯専教授(初代 皮膚泌尿器科)、25年3月東京医歯大講師、26年6月教授、35年6月(皮膚科)、在任中、41年11月逝去。

【共著】一般医のための皮膚病類症鑑別図譜(昭40)**【共編】**日本皮膚病図譜第1~第4(昭31~34)、皮膚科臨床検査法(昭34)、実地医家に必要なる皮膚病診療図説第1、第2(昭35)

原田研介 はらだ・けんすけ

昭和16(1941)~平成21(2009)年(67歳)、神奈川

【小児科】 昭和43年日大卒。横須賀米軍海軍病院にて実地修練、46年イェール大セントラファエル病院小児科実地修練・研修医、48年ハーバード小児病院医療センター循環器臨床研修員、50年日大小児科(馬場一雄教授)・助手、55年講師、63年助教授、平成5年教授、19年3月定年退職。退職後、日大総合科学研究所教授(19年4月~)、在職中、21年2月逝去。

【編著】小児生理学(昭56)、小児の心臓病(今日の治療 平9)、最新学校心臓検診(平10)**【共編】**新小児科学(平7)

原田静江 はらだ・しずえ

明治17(1884)~昭和48(1973)年(89歳)、東京

【看護師(助産師)】 旧姓柴田。明治37年日本看護婦学校入学、38年4月東京府看護婦試験合格、かたわら、浜田産婆学校卒。東京府産婆試験合格、38年原田米吉と結婚、大正10年11月渋谷区広尾にて産婆開業。12年関東大震災に際し、焼け出された民衆のお産を高松宮邸、久邇宮家の敷地を借りて野外援助した。昭和31年渋谷区助産婦会長。▽日本看護協会結成に尽力し、41年名誉会員。

【伝記】日本看護協会名誉会員第一号の助産婦 原田静江女史(雪永政枝 『看護史の人びと第2集』、昭45)

原田貞吉 はらだ・ていきち

嘉永5(1852)~昭和7(1932)年(80歳)、筑前(福岡)

【医書出版、医師】 旧姓篠田。上京、神田・駿河台の緒方惟準の学塾にて医学修業、明治24年第1回医術開業試験及第。東京府病院勤務の後、神田東松下町にて開業。▽明治13年1月高木友枝らとともに、『中外医事新報』を発刊、中外医事新報は25年以降は、奨進医会(富士川游)の機関誌となった。昭和2年、奨進医会は日本医史学会と改称、１１１７号より医史に関する専門誌に変更、15年の１２８６号まで刊行した。１２８７号以降は『日本医史学雑誌』として継続されている。▽長谷川泰を助けて国政医学会、高木兼寛、鈴木万次郎とともに大日本医会を創立した。

【訳書】通俗飲食養生鑑(明13)

原田東岷 はらだ・とうみん

明治45(1912)～平成11(1999)年(87歳)、広島

【外科】 昭和11年慈恵医大卒。外科入局、応召(13年～18年 中支、北支)、18年開業(原田病院)、再応召(19年～21年3月 台湾)、21年11月再開業(原田病院、形成外科を志す)、48年病院長引退。▽戦後、原爆被爆者の治療に携わり、昭和30年には原爆乙女を連れて皮膚移植の先進地ニューヨークでの治療を実現させた。ベトナム戦争時にはベトナム戦傷孤児救援広島委員会を結成、また、世界平和巡礼事業など平和運動に尽力した。医療の現場から退いてからは、"ヒロシマ"の名を冠した新種のバラを世界各地に贈る運動を続けた。広島市医師会長(34年～38年)も務めた。▽平成元年広島市名誉市民、5年日医最高優功賞(平和活動及び被爆者診療に貢献した功労者)

【著書】ヒロシマのばら(平元)、平和の瞬間 二人のひろしまびと(平6) **【自伝】**ヒロシマの外科医の回想 ヒロシマからベトナムへ(昭52)、命見つめて六十年(平9)、ヒロシマに生きて ある外科医の回想(平11)

原田基男 はらだ・もとお

明治43(1910)～昭和34(1959)年(49歳)、岡山

【整形外科】 昭和10年大阪帝大卒。第3解剖(富田朋介教授)を経て、第1外科入局(小沢凱夫教授)、応召(仏印、ボルネオ在勤)、20年4月講師(整形外科)・附属医専部教授、24年8月県立和歌山医専教授(初代 整形外科)、33年12月阪大教授、在任中、34年10月逝去。▽「骨と栄養」を研究主題として整形外科の基礎的研究の開拓を行った。▽昭和33年第1回青洲賞

原田豊 はらだ・ゆたか

嘉永3(1850)～明治27(1894)年(44歳)、摂津(大阪)

【内科】 明治3年9月大学東校入学(ミュルレル、ホフマンに師事)、9年卒。3月外国人教師附、10年10月東大(旧)助教、17年4月教授、22年宮内省(侍医)、独留学(私費、24年10月～27年2月 ベルリン大)、6月逝去。

【校閲】庶人須知脚気一斑(明18)、診断図説(明18)

原田義孝 はらだ・よしたか

大正7(1918)～平成7(1995)年(76歳)、熊本

【小児科】 昭和16年熊本医大卒。軍医候補生(中国、南方各地を転戦)、21年9月小児科入局(大原清之助教授、弘好文教授、長野祐憲教授)、助教授(貴田丈夫教授)、42年8月教授(体質研・小児体質学部門)、研究所長(48年3月～50年3月)、59年4月停年退官。退官後、熊本県赤十字血液センター勤務。▽水俣病発生の初期の段階から原因究明に取り組んだ。特に、胎児性水俣病の研究に尽力した。▽昭和43年西日本文化賞(熊本大学医学部水俣病研究班「水俣病研究」の功績)

ハラタマ Gratama, Koenraad Wouter

天保2(1831)～明治21(1888)年(56歳)、オランダ

【お雇い外国人(陸軍軍医)】 1847年9月ユトレヒト陸軍軍医学校入学、卒業後1851年8月オランダ陸軍入隊、(3等軍医)、ユトレヒト陸軍軍医学校(1853／嘉永6～1865／慶応元)にて助手、教官として物理学、化学、解剖学、組織学、顕微鏡、生理学を教え、この間、フローニンゲン大で学び、また、ユトレヒト大医学部、理学部で研究に従事、1866(慶応2)年1月理博、2月医博を受領。▽慶応2年、長崎の分析窮理所教師として来日、その後、分析窮理所は江戸に移転することとなり、3年上京したが幕府崩壊のため、開校できず、明治2年、大阪・舎密局開校・勤務、3年12月契約満期、4年5月離日。▽1872(明治5)年7月帰国、1873(明治6)年(1等軍医)、1984(明治17)年(大軍医)、ハーグ陸軍病院長を務め、1987(明治20)年10月退役。▽わが国に近代化学の導入が始まる前に、実験科学に重点をおいた高度な理化学教育を行った。▽ユトレヒト陸軍軍医学校におけるボードウィンの教え子。

【著書】英蘭会話篇訳語(述 明元)、舎密局開講之説(述 明2)、金銀精分(述 明5) **【参考】**オランダ人の見た幕末・明治の日本 化学者ハラタマ書簡集(芝哲夫編 平5)

巴陵宣祐 はりょう・せんゆう

明治32(1899)～昭和52(1977)年(77歳)、京都

【産婦人科、医史学】 大正15年京都帝大卒。生理学入室、昭和4年1月産婦人科入局(岡林秀一教授)、5年8月宇和島市立病院医長、9年1月京都帝大講師、10年1月大阪女子高等医専教授、12年4月八幡製鉄所病院部長、14年高岡市にて開業。▽昭和7年設立の唯物論研究会に宮本忍らとともに参加していた。

【著書】人類性生活史（昭7）、結婚生理学（昭15）、西洋医学史（科学史叢書第2 昭16）、生物学史上・下巻（同第6、9 昭16、17）【訳書】古代医術と分娩考（ハツガート 昭6）

春木秀次郎　はるき・しゅうじろう

明治23（1890）〜昭和33（1958）年（67歳）、島根

【内科（結核病学）】 大正6年東京帝大卒。薬理学入室（林春雄教授）、分院内科（二木謙三助教授）、9年5月東京市立療養所（田沢鐐二所長）、15年医務課長、17年所長、18年4月日本医療団中野療養所長、22年4月国立中野療養所長、在任中、33年9月逝去。▽横手千代之助（衛生学、東京帝大教授）は岳父。

【著書】肺結核の新療法（昭17）【共著】療養心得（昭9）

春見建一　はるみ・けんいち

昭和2（1927）〜平成14（2002）年（75歳）、東京

【内科】 昭和27年東大卒。実地修練、第2内科入局（美甘義夫教授、上田英雄教授）、米国留学（38年 シラキュース市アップステート医大アビルズコフ教授に師事）、米国再留学（47年 ユタ大内科訪問教授）、51年昭和大教授（附属藤が丘病院内科）、平成元年国療中野病院長、平成5年定年退官。▽昭和43年東大にて、「インターン廃止問題」をめぐって、学生、研修医が上田病院長に面会を求めた際、医局長として学生、研修医に暴力を振るったとして謝罪文を書かされた経緯（上田内科事件）がある。

【著書】不整脈を診る（昭50）

伴忠康　ばん・ただやす

大正3（1914）〜平成10（1998）年（83歳）、京都

【解剖学、医史学】 昭和16年大阪帝大卒。第3解剖入室（黒津敏行教授）、助手を経て、23年助教授、33年欧米出張、36年6月教授、医学部長（44年4月〜46年3月）、53年4月停年退官。退官後、兵庫医大教授（53年4月〜58年3月）、兵庫医大学長（昭和55年3月〜58年2月）。▽自律神経系（交感帯、副交感帯）の解明に尽力した他、医学史における研究業績あり。

【著書】適塾をめぐる人々（昭53）、高松凌雲と適塾（昭55）、医学の歩み（昭59）、適塾と長与専斎（昭62）

伴俊男　ばん・としお

明治34（1901）〜昭和37（1962）年（61歳）、長野

【病理学】 昭和2年東京帝大卒。第2病理入室（長与又郎教授）、7年助手、9年2月講師、結核発病（附属病院、中野療養所、郷里諏訪で静養、中野療養所、東京帝大附属病院、11年胸郭成形術）、13年3月退職。16年5月順天堂医事研究所病理部研究員兼癌研、19年4月順天堂医専教授、22年6月順天堂医大教授、在職中、37年7月逝去。▽皆実功（森田功 病理教室員）の小説『冥府の鬼手』（昭和53年）のモデル。昭和31年12月理事（労務担当）就任、過労のため体調を崩したことを含めて、順天堂での伴教授の執務姿勢を描写している。

半田肇　はんだ・はじめ

大正12（1923）〜平成21（2009）年（86歳）、兵庫

【外科（脳外科）】 昭和21年9月京都帝大卒。実地修練、第1外科入局（荒木千里教授）、24年6月助手、25年1月三重県立志摩病院外科医長、27年4月助手、28年11月講師、米国留学（フルブライト留学生、30年7月〜31年10月 イリノイ大にてベーリー教授、ノースウェスタン大にてビューシー教授に師事）、講師、39年7月助教授（脳神経外科）、40年2月教授（初代脳外科）、附属病院長（59年4月〜61年3月）、61年3月停年退官。退官後、浜松労災病院長（61年4月〜平成3年3月）、医仁会武田総合病院長（3年5月〜12年3月）。▽国立大学では初の脳外科教授。血管障害の外科、定位脳手術などをわが国に導入した。厚生省脳死判定委員会委員などを務めた。▽昭和40年京都新聞文化賞、平成14年相生市名誉市民

【著書】脳神経外科学1、2（昭45）、脳神経外科手術（昭58）【共著】頭部X線読影の実際（昭52）、先天異常の臨床とCT（昭54）、第3脳室近傍腫瘍の臨床とCT（昭58）、看護のための脳神経外科（昭61）【共編】脳神経手術管理法（昭49）【共監訳】脳血管外科学1〜4（ファイン、フラム編 昭61〜62）【随筆】海（昭61）

半田順俊　はんだ・よしとし

大正4（1915）〜平成5（1993）年（78歳）、大阪

【解剖学、人類遺伝学】 昭和16年金沢医大卒。第1外科入局（久留勝教授）、無医村勤務1年、応召（ガダルカナル、ラバウルを転戦、21年5月復員）、和歌山市内にて開業（外科）、22年9月和歌山県立医専研究生（解剖 清水信夫教授）、23年4月和歌山県立医大助手、24年1月兼医専講師、24年7月助教授、国内留学（国立遺伝研 29年4月〜）、30年5月教授、56年

3月定年退職。退職後、和歌山県赤十字血液センター勤務。

［共著］プリンシパル遺伝相談（昭59）［共編］地域遺伝相談（昭53）

稗田憲太郎　ひえだ・けんたろう

明治31（1898）～昭和46（1971）年（72歳）、長崎

【病理学、寄生虫学】 大正9年4月南満医学堂卒。病理学入室（大野章三教授）、10年10月九州帝大病理学教室留学、13年4月南満医学堂講師、15年7月満州医大助教授、米国留学（満鉄派遣、昭和2年10月～4年8月 ジョンズ・ホプキンズ大）、7年8月満州医大教授、20年6月蒙古政府中央医学院長、戦後、20年10月（中共地区）華北医科大学教授兼医学研究所主任。28年4月帰国、9月久留米大教授、医学部長（32年4月～33年4月）、35年10月定年退職。在職中の29年8月財団法人久留米組織再生研究所を設立理事長、37年久留米組織再生研究所長。▽満州医大時代はアメーバ赤痢、カラ・アザール（黒熱病 鞭毛虫類の一種による寄生虫病）について、戦後、久留米大時代、特に退職後は、満州医大時代からの冷蔵胎盤抽出物質の生物学的研究を進め、肝硬変治療薬ラエンネックを創製した。▽昭和13年宮入賞（カラ・アザールの研究）、15年桂田賞（アメーバ赤痢）

［著書］ 胎盤漿療法と神経病理学思想（昭30）、冷蔵胎盤の生化学と医療効果（昭40）、医学思想の貧困（昭46）**［共著］** 病理化学概論（昭33）

稗田正虎　ひえだ・まさとら

大正2（1913）～昭和62（1987）年（74歳）、佐賀

【整形外科、リハビリテーション医学】 昭和10年九州医専卒。軍務、14年8月軍事保護院傷痍軍人福岡職業補導所事務取扱、21年4月国立小倉病院整形外科医長、米国出張、25年12月国立身体障害者更生指導所医務課長兼義肢課長、34年12月所長、39年4月国立身体障害者センター所長、40年5月退官。退官後、鉄道弘済会嘱託（40年6月～）、鉄道弘済会東京身体障害者福祉センター所長（43年5月～54年3月）、白十字会佐世保中央病院、弓張病院顧問（54年4月～）。▽わが国におけるリハビリテーション開拓者の一人。

［共著］ リハビリテーションの立法と行政（リハビリテーション講座第1巻 昭42）、主要諸国のリハビリテーション（同第5巻 昭43）

日置紘士郎　ひおき・こうしろう

昭和15（1940）～平成19（2007）年（66歳）、大阪

【外科】 昭和40年関西医大卒。実地修練、外科入局（山本政勝教授）、大学院修了、助教授を経て、平成4年1月教授（第2外科）、13年1月学長、在職中、19年2月逝去。

桧垣マサ　ひがき・まさ

大正11（1922）～平成6（1994）年（71歳）、東京

【看護師】 昭和18年聖路加女専卒。聖路加国際病院勤務、21年東京看護教育模範学院（聖路加女専・日赤専門学校合同）講師、22年助教授、28年ニュージーランド留学（WHO奨学生）、29年聖路加短期大学助教授・教務主任、39年聖路加看大教授・教務部主任、41年聖路加看護学園評議員、55年図書館長・大学院看護学研究科教授、57年大学看護学部長・大学院看護学研究科長、63年定年退職。特任教授、平成元年図書館参与、5年名誉教授・常勤参与。▽聖路加看護の大学・大学院などすべての教育課程・施設の設置に関わる。大学図書館のナイチンゲール像ステンドグラス（鈴木幸江・戸田倫子制作）の寄贈者。

桧垣麟三　ひがき・りんぞう

明治26（1893）～昭和45（1970）年（76歳）、広島

【歯科】 大正8年東京帝大卒。9年文部省歯科医術開業試験附属病院助手、昭和4年1月東京高等歯科医学校教授（保存療法部）、墺・伊・米出張（在外研究員、4年4月～6年3月）、19年4月東京医歯専教授、附属病院長（21年3月～24年5月）、24年3月東京医歯大教授（歯学部保存学・保存修復学）、歯学部長（24年4月～34年3月）、35年3月停年退官。退官後、神奈川歯大学長（39年2月～）、在職中、45年1月逝去。

［著書］ 根管治療（昭10）、所謂「歯槽膿漏症」の療法（昭11）、口腔治療学上・中・下巻（昭23～24）**［共編］** 歯科保険診療第1～第5（各科別歯科保険診療シリーズ）（昭34～35）

日影董　ひかげ・ただす

明治26（1893）～昭和60（1985）年（91歳）、東京

【外科】 大正8年東京帝大卒。第1外科入局（近藤次繁教授）、独留学（ベルリン大）、昭和2年日本医専教授（～3年）、東洋歯科医専教授、東京市立大久保病院部長、6年東京府立駒込病院外科、副院長、陸軍嘱託（17年9月シンガポール博愛病院長、18年4月昭南医大学長心得）、戦後、日本医療団大阪事務所

長、22年8月大阪女子医大附属香里病院長(～23年8月)、25年5月早大教授(体育部、診療所長)、34年3月定年退職。退職後、谷中医院勤務。

【著書】医社会学(昭34)

日笠頼則 ひがさ・よりのり

大正10(1921)～平成3(1991)年(69歳)、大阪

【外科】 昭和19年9月京都帝大卒。生理学・航空医学入室・大学院特別研究生、第2外科入局(青柳安誠教授)、37年12月助教授(木村忠司教授)、47年11月教授、59年4月停年退官。退官後、北野病院長(59年5月～平成2年3月)。▽中性脂肪輸液の研究、胆石成因論で知られた。

【共著】簡明看護学上巻(昭31) 【編著】外科マニュアル(昭54) 【共編】脳神経・脈管外科(外科学2 昭56)、コレステロール代謝回転(昭62)

東昇 ひがし・のぼる

大正元(1912)～昭和57(1982)年(70歳)、鹿児島

【微生物学、ウイルス学】 昭和13年京都帝大卒。微生物学入室(木村廉教授)、14年3月大学院、16年3月助手、18年2月講師、19年6月教授(附属医専部)、20年3月助教授、米国留学(カリフォルニア大)、31年4月教授(ウイルス研・物理部門)、所長(38年7月～40年7月)、51年4月停年退官。退官後、川崎医大教授(微生物学 51年4月～)、在職中、57年10月逝去。▽わが国における電子顕微鏡の開発者。トラコーマ、クラミジアを中心とした微生物の研究を行った他、コロンボ計画によるトラコーマ対策に従事、ビルマ・ラングーン(現ミャンマー・ヤンゴン)の研究所開設を推進した。また、日本電子顕微鏡学会の創立(昭和24年)に尽力した。▽昭和24年浅川賞(木村廉、東昇 電子顕微鏡による微生物学的研究)、31年日本電子顕微鏡学会瀬藤賞(電子顕微鏡による細菌学的及びウィルス学的研究)、39年京都新聞文化賞

【著書】ウィールス(アテネ新書 昭26) 【編著】医学生物学用電子顕微鏡学(昭39) 【共編】ウイルス学(昭39)

東雄司 ひがし・ゆうじ

昭和3(1928)～平成12(2000)年(71歳)、和歌山

【精神科】 昭和27年和歌山県立医大卒。実地修練、28年8月神経精神科入局(木村潔教授)・助手、29年9月和歌山県立五稜病院医員、31年7月和歌山県立医大助手、38年7月野上厚生総合病院精神科医長、カナダ留学(40年7月～41年6月 モントリオール・マギル大精神科研修医)、41年7月和歌山県立医大講師(大沢安秀教授)、42年9月助教授、48年10月教授、附属病院副院長(49年4月～53年5月)、54年4月兼和歌山県立五稜病院長(～60年9月)、退職。退職後、一麦会〝麦の郷〟障害者地域リハビリテーション研究所長。

【編著】精神障害者・自立への道 和歌山からの報告(平3) 【共訳】精神科リハビリテーション実践ガイド(エクダヴィ、コニング 平10)

比企能達 ひき・よしさと

明治26(1893)～昭和43(1968)年(75歳)、神奈川

【内科】 大正10年東京帝大卒。病理入室(長与又郎教授、緒方知三郎教授)後、第1内科入局(島薗順次郎教授)、講師、昭和2年兼日大講師(専門部医学科)、日大教授、医学科長・附属板橋病院長(12年4月～15年4月)、附属駿河台病院長(23年4月～28年7月)、医学部長(25年5月～37年9月)・予科長(25年5月～)、板橋病院長(26年10月～28年7月)、学長(33年6月～35年6月)、37年11月定年退職。退職後、日大理事(37年12月～43年10月)、国立がんセンター総長(39年4月～42年1月)。▽主な研究としては、緒方知三郎博士を中心とした唾液腺ホルモンに関する研究業績が挙げられる。戦後は、日大医学部の再建、医学教育の改善に力を注ぎ、その発展に貢献した。

【共著】結核とアレルギー(昭18)

引田一雄 ひきた・かずお

明治37(1904)～平成11(1999)年(95歳)、青森

【法医学】 昭和8年北海道帝大卒。法医学入室(山上熊郎教授)、台北帝大助手(久保忠夫教授)、16年9月北海道帝大助教授(法医学)、19年8月樺太医専教授、23年5月青森医専教授、26年3月退官、弘前・健生病院勤務、28年9月長島診療所開設とともに青森保健生活共同組合を設立、理事長(33～55年)。

樋口一成 ひぐち・かずしげ

明治37(1904)～昭和50(1975)年(71歳)、東京

【産婦人科】 昭和3年慈恵医専卒。独留学(7月～6年12月 ライプチヒ大、ベルリン大婦人科病理にて研究従事、この間、4年9月より11月まで渡米)、7年1月慈恵医大産婦人科入局(木村哲二教授)、12月講師、13年12月助教授(慈恵会医院部長)、17年9

月教授（～44年3月）、18年1月（東京病院部長）、19年5月兼附属医専部教授、附属東京病院長（26年6月～）、33年12月学校法人慈恵大学理事長兼東京慈恵会医大学長、在職中、50年8月逝去。▽昭和48年日本私立医科大学協会を設立・初代会長、他、日本学術会議会員、文部省大学設置審議会委員、文化功労者・文化勲章受章者選考委員など多数の公職を歴任、また、日本水泳連盟会長なども努めた。▽高木兼寛（海軍軍医、慈恵医大の創立者）の孫、樋口繁次（産婦人科、慈恵医専教授）の長男、樋口助弘（放射線科、慈恵医大教授・科学技術庁放射線総合研究所長）の従弟。

【著書】腹壁横切割法（図解手術叢書　昭29）、図説産婦人科病理学（昭46）**【伝記】**樋口一成伝（昭51）

樋口謙太郎　ひぐち・けんたろう

明治40（1907）～平成6（1994）年（86歳）、福岡

【皮膚科】　昭和9年九州帝大卒。皮膚科入局（皆見省吾教授）、12年12月講師、13年8月釜山府立病院皮膚泌尿器科長、17年2月助教授、18年8月ジャカルタ医大教授（陸軍司政官）、戦後帰国、国立大村病院医長、22年12月久留米医大教授兼九州高等医専教授、23年10月九大教授、欧米出張（在外研究員　32年1月～33年1月）、附属病院長（39年4月～43年3月）、46年3月停年退官。退官後、福岡大教授（46年4月～53年3月、嘱託教授　53年4月～58年3月）、病院長（48年12月～50年12月）。▽脳下垂体移植による脱毛症の治療、冷蔵皮膚移植療法に関する研究を進めた他、カネミ油症（昭和43年）の原因究明と治療に従事した。

【著書】梅毒のペニシリン療法（昭26）、脱毛症の療法（昭30）**【共著】**美容と皮膚（昭36）**【編著】**皮膚科学（昭37）、新皮膚病学（昭41）

樋口繁次　ひぐち・しげつぐ

明治9（1876）～昭和4（1929）年（53歳）、新潟

【産婦人科】　明治32年11月一高卒。東京帝大生化学入室（隈川宗雄教授）、独留学（私費、33年8月～36年1月　ブレスラウ大キュストナー教授、ロストック大シャッツ教授に師事、内科、外科、病理学を研修、ハレ大産婦人科ブンム教授に師事、学位取得）、36年5月東京慈恵医院医専教授兼東京病院産婦人科部長、独再留学（私費、41年10月～43年　ロストック大にて生化学と薬物学を専攻、ベルリン大産婦人科ブンム教授に師事、ルドルフ・ウィルヒョー病院化学研究所にて生化学の研究従事、ロンドン癌研究所にて癌腫の研究従事）、大正7年12月東京病院退職、芝区田村町に樋口病院開設、12年関東大震災により慈恵医大、樋口病院、ともに焼失、在職中、昭和4年12月逝去。▽大正7年日本婦人科学会で行った「子宮後方位置変常整復手術の新術式」に対して、京都帝大高山尚平教授の教室員を中心に異論があり、供覧試合手術をもって反論した。後、樋口式横切割法として確立された。▽夫人は高木兼寛（海軍軍医総監、慈恵医専の創立者）の次女寛子。樋口一成（産婦人科、慈恵医大教授・学長）は長男。

【著書】婦人の健康の為に（昭2）**【共編】**家庭実用美容術（大4）**【参考】**樋口一成伝（昭51）

樋口修輔　ひぐち・しゅうすけ

明治20（1887）～昭和16（1941）年（53歳）、福島

【内科】　大正2年九州帝大卒。第1内科入局（稲田龍吉教授、井戸泰教授、呉建教授、金子廉次郎教授）、昭和6年11月講師、9年2月旅順医院長（関東州医官）、14年4月附属医学講習所校長兼旅順療病院長、在任中、16年1月急逝。

樋口助弘　ひぐち・すけひろ

明治29（1896）～昭和33（1958）年（62歳）、新潟

【放射線科】　大正11年9月九州帝大卒。北里研（秦佐八郎部長）、第1内科（金子廉次郎教授）、法医学（高山正雄教授）を経て、独・墺留学（昭和3年～4年　レントゲン学・理学的療法学を修得）、5年12月慈恵医大助教授（東京病院・慈恵会医院物理療法科主任）、7年12月教授（物理療法科）、24年4月（放射線科～33年8月）、32年7月科学技術庁放射線総合研究所長（初代）、在任中、33年8月逝去。▽わが国における放射線医学の権威。初期は診断学、後期は治療学に力を注ぎ、血清学的知識を駆使して放射線障害の防止に尽力した。▽樋口一成（産婦人科、慈恵医大学長・理事長）の従兄。

【著書】臨床家に必要なるレントゲン手技（昭13）、超音波療法を中心とする高周波電気療法（臨床医学文庫第112　昭26）、癌のエックス線診断図説（昭30）

肥後栄吉　ひご・えいきち

明治39（1906）～昭和43（1968）年（62歳）、鹿児島

【医書出版、小説家】　昭和7年千葉医大卒。警視庁

伝染病担当技師、10年友田製薬入社。22年学術書院入社、退社後12月メヂカルフレンド社創立、35年医学芸術社創立・社長。▽筆名 太田千鶴夫。木下圭太郎(皮膚科、詩人、劇作家)らと「花の書の会」結成。▽『看護学雑誌』(昭和21年)の創刊事務を担当、GHQオルト看護課長の意向反映に努めた。

【著書】西洋医学歴史(昭11) **【訳書】**科学者レオナルド・ダ・ヴィンチ(マッカーデー他 昭11) **【共訳】**伝染性疾患看護学上(リンチ 昭23)、下(昭24) **【随筆】**検死(昭11)、ブロードウェイの旅人(昭32)

久松シソノ ひさまつ・しその

大正13(1924)~平成21(2009)年(84歳)、長崎

【看護師】 昭和16年3月長崎医大附属医院産婆看護婦養成所卒。附属医院勤務、19年8月看護長、24年5月長崎大医学部附属病院看護長、27年1月看護婦長、44年4月副総看護婦長、51年5月副看護部長、52年12月看護部長、60年3月退官。退官後、長崎大医学部・歯学部附属病院国際ヒバクシャ医療センター名誉センター長(平成15年~)。▽昭和20年8月原爆において壊滅状況になった長崎医大において永井隆博士が部長を務める医療救護隊の物理的療法科班の看護師として被爆者の救護活動に携わった経験から、永井博士の遺志を継承した「長崎如己の会」を63年設立・副会長就任、平和希求、戦争反対を訴え続けた。▽昭和51年日本看護協会会長賞、平成14年長崎新聞文化賞(平和・福祉部門)、17年フローレンス・ナイチンゲール記章

【著書】凛として看護(平17)

肥田音市 ひだ・おといち

明治13(1880)~昭和29(1954)年(74歳)、東京

【細菌学、血清学】 旧姓永田。明治31年済生学舎卒。32年4月医術開業試験実地試験及第、8月医術開業免状下付。伝研細菌学講座受講(10月~12月)、32年神奈川県検疫官、35年内務省伝研入所(北里柴三郎所長)、6月血清療院技手、大正3年伝研辞職、北里研入所・副部長、8年部長、欧米出張(11年4月~12年2月)、昭和6年北里研理事、24年4月定年退職。▽ジフテリアの研究、血清製造に従事。

【伝記】肥田音市伝(根本はる子 平7)

樋田哲夫 ひだ・てつお

昭和23(1948)~平成20(2008)年(59歳)、千葉

【眼科】 昭和48年慶大卒。5月眼科入局(植村恭夫教授)・訓練医、51年3月国立小児病院眼科、西独留学(51年11月~)、52年10月慶大助手、53年7月国立栃木病院医長、54年7月慶大助手、米国留学(59年7月~ デューク大アイセンター)、61年8月杏林大助教授(藤原隆明教授)、平成6年6月教授、14年4月主任教授、附属病院副院長(16年4月~)、在職中、20年2月逝去。

【編著】小児眼科診療(平20) **【共編】**今日の眼疾患治療指針(平12)、眼科診療のコツと落とし穴1~4(平20)

人見政市郎 ひとみ・まさいちろう

明治35(1902)~昭和10(1935)年(33歳)、京都

【社会運動家(結核撲滅運動)】 本名政市。大正10年京都師範卒。京都府中郡・大野尋常小学校赴任、11月兼大野実業補習学校、12年1月結核発病、休職、淡路島その他で転地療養、回復、13年3月綾部尋常高等小学校、昭和2年3月物部尋常高等小学校、結核再発、近江療養院で療養、回復、3年6月退職。▽昭和2年、近江療養院で療養、回復後、結核回復者の使命として結核撲滅運動に専念することを決意、退職後の3年7月結核撲滅運動の旗揚げ、4年10月複赤十字会を結成、機関誌『闘病生活』を刊行。11月綾部・丹陽教会にて受洗。7年4月結核保養所「リバイバルホーム」開設。10年4月喀血逝去。▽複赤十字会は、政市郎の死後、後援者であった蓑和田益二によって「療道協会」と改称され、昭和12年11月療道協会は結核療養所・松尾病院を開設した。

【参考】人見政市郎と複赤十字会、リバイバルホーム(人見和子 医学史研究82号、平14)

日野厚 ひの・あつし

大正8(1919)~平成元(1989)年(70歳)、京都

【内科、栄養学】 昭和19年九州高等医専卒。東邦大内科(森田久男教授)、44年河野臨床医学研究所附属北品川総合病院、第3内科部長兼特殊栄養部長、53年松井病院附属食養内科部長、在職中、平成元年1月逝去。▽絶食療法を含めた食事療法の指導者として知られる。

【著書】自然と生命の医学(昭40)、続(昭40)、人間の栄養学を求めて(昭52)、あなたは病気を食べている(昭55) **【共著】**慢性病の食養生(昭53)

日野志郎　ひの・しろう

大正元(1912)～平成16(2004)年(91歳)、兵庫

【内科(血液病学)】 昭和12年東京帝大卒。第3内科入局(坂口康蔵教授)、13年同仁会北支防疫班員(北京・天津在勤)、応召(14年大阪陸軍病院金岡分院、17年仏印サイゴン・南方第二陸軍病院、18年解除)、東京帝大第3内科復帰、再応召(19年6月第49師団第4野戦病院ビルマ派遣、メイクテーラ攻防戦に参加、戦後、ムドン捕虜収容所生活を経て、21年7月広島・大竹に帰還・解除)、三井精機診療所勤務を経て、東京帝大第3内科(沖中重雄教授)復帰、24年東京医歯大講師(第1内科)、39年東京逓信病院内科部長、54年横浜逓信病院院長、退職後、56年文京女学院医学技術専門学校医学技術科学長、平成元年校長、9年退職・客員講師。

【著書】血液像と骨髄像(日常検査シリーズ7　昭44)、葭の髄から(昭62)、パゴダの国　ある応召軍医のビルマ敗戦記(昭63)　【編著】血液病・膠原病(成人病診療講座第11巻　昭46)　【共編】血液疾患患者の看護　病態生理から生活指導まで(疾患別看護双書　昭41)、臨床血液学(昭41)

日野和徳　ひの・としのり

明治44(1911)～平成元(1989)年(78歳)、東京

【内科】 昭和12年東京帝大卒。物療内科入局(真鍋嘉一郎教授、三沢敬義教授)、30年11月助教授(大島良雄教授)、51年4月日赤医療センター副院長、57年8月退職。

【著書】肺門影の読み方(結核新書第4集　昭26)、胃のレントゲン診断(昭29)

桧　学　ひのき・まなぶ

大正10(1921)～平成23(2011)年(89歳)、徳島

【耳鼻咽喉科】 昭和20年9月京都帝大卒。耳鼻咽喉科入局、22年1月(後藤光治教授)、22年6月助手、大学院特別研究生(22年10月～24年9月)、24年12月助手、27年5月岐阜県立医大助教授、33年10月岩手医大教授、41年9月徳島大教授、附属病院長(49年2月～51年1月)、51年10月京大教授、58年3月退官。退官後、島根医大副学長(58年4月～)・学長(59年4月～平成2年3月)。▽平衡神経学の世界的権威として知られた。著作多数。

【著書】医学への夢　私の医学概論(平元)、めまいの科学　心と身体の平衡(平4)　【共著】メニエール病(昭39)、めまいと文明　医学と宗教の対話(平6)　【編著】現代の耳鼻咽喉科学(昭54)　【共編】めまい・平衡失調1～3(臨床耳鼻咽喉科・頭頸部外科全書第5巻A～C　昭63～平元)、医学概論　医学の進歩と医の倫理(平2)　【共訳】医学典範(アヴィセンナ　平22)

日比野　進　ひびの・すすむ

明治41(1908)～平成17(2005)年(96歳)、愛知

【内科】 昭和6年愛知医大卒。第1内科入局(勝沼精蔵教授)、8年11月助手、11年4月講師、応召(12年8月～13年12月)、14年2月助教授、15年4月臨時医専部講師、16年9月神戸市立結核療養所長、再応召(17年2月～20年9月)、23年3月名大講師、24年12月教授、33年7月兼公立学校共済組合東海中央病院長(～42年12月)、43年4月停年退官。退官後、国立名古屋病院長(43年4月～53年3月)。▽昭和33年アジア太平洋血液会議を創設。平成元年全国で初めて発足した地域バンク・東海骨髄バンクの初代理事長を務めた。▽俳誌『年輪』同人。▽昭和40年中日文化賞(日比野進、岡田博　非定型抗酸菌症の疫学と臨床)

【著書】結核第1部、第2部(昭23)、日本は飢えるか(昭50)、バイオテクノロジーの夢と現実(昭63)、名古屋と汪兆銘(抜刷　平9)、余滴　医学夜話(平19)　【編著】名古屋人物史料人名索引(平8)　【共編】再生不良性貧血(昭54)　【句集】ヴァチカンの僧(昭63)

兵頭周吉　ひょうどう・しゅうきち

明治20(1887)年～不詳、愛媛

【陸軍軍医(外科)】 大正5年東京帝大卒。第1外科入局(近藤次繁教授)、昭和11年8月奉天陸軍病院長(1等軍医正)、12年8月第19師団軍医部長、14年5月南京陸軍病院長、8月(軍医少将)、16年3月第1軍軍医部長、17年8月待命、12月山西省立桐旭医学専科学校名誉校長、附属医院長、第1外科主任教授。戦後帰国、秋田・帝国石油診療所長。

兵頭正義　ひょうどう・まさよし

大正15(1926)～平成6(1994)年(67歳)、京都

【麻酔科】 昭和27年京大卒。実地修練、外科入局、28年岐阜市民病院外科、京大大学院、31年助手(麻酔科　稲本晃教授)、36年国立京都病院麻酔科医長、38年5月大阪医大助教授(麻酔科)、39年4月教授(初代　麻酔科)、在職中、平成6年6月逝去。▽神経ブロック療法に加えて、東洋医学ほか幅広い疼痛研

究・治療科の建設を目指した。

[著書]小麻酔科書(昭40)、図説救急蘇生法の実技(昭43)、痛みの新しい治療法(昭44)、ペインクリニックの実際(昭46)、「痛み」の話(家庭の医学シリーズ29 平4)

平井毓太郎　ひらい・いくたろう

慶応元(1865)〜昭和20(1945)年(79歳)、伊勢(三重)

[小児科] 旧姓木場。明治22年11月帝大卒。内科助手(〜25年12月)、27年3月京都府立療病院内科部長兼府立医学校教諭(内科学・小児科学)、29年4月専任教諭(第2内科部長〜32年6月)、独留学(文部省外国留学生、32年5月〜35年11月 ブレスラウ大小児科ツェルニー教授に師事)、33年11月京都帝大助教授、35年12月教授(初代 小児科)、欧米出張(大正8年5月〜9年)、14年11月停年退官。▽大正12年乳幼児の脳膜炎様病症が鉛中毒症であり、母親が使用する白粉が原因であることを明らかにした。▽昭和7年学士院賞(本邦乳児に於て屢々見らるる脳膜炎様病症の原因についての研究)、19年学士院会員▽平井金三郎(小児科、長崎医大教授)は養嗣子。

[伝記]平井毓太郎先生(竹内薫兵 日本医事新報1247号、昭23)、平井毓太郎伝(北村晋吾 昭62)

平井金三郎　ひらい・きんざぶろう

明治17(1884)〜昭和47(1972)年(88歳)、三重

[小児科] 旧姓岩村。明治42年11月京都帝大卒。杏雲堂医院勤務、独・英留学、大正11年日赤滋賀支部病院医長、14年9月長崎医大教授、昭和19年3月退官。退官後、大阪医大教授(臨床病理 29年4月〜34年3月)、非常勤講師(34年4月〜44年3月)。▽昭和21年学士院賞(小児腸管内細菌による毒物生成の実験的研究)、40年学士院会員 ▽平井毓太郎(小児科、京都帝大教授)の養嗣子。岩村高俊(男爵、貴族院議員)は実父、岩村通俊(男爵、貴族院議員)は伯父。

[著書]細菌ニヨル「アミノ酸」分解(昭18) **[編著]**戻橋堂主人自伝 岩村高俊自伝(平9)

平井孝　ひらい・たかし

明治41(1908)〜平成3(1991)年(82歳)、大分

[外科] 昭和10年長崎医大卒。第2外科入局(古屋野宏平教授)、11年4月助手、応召(13年5月 第106師団野戦病院附、15年4月除隊)、15年12月講師、16年2月公立五島病院副院長兼外科部長、再応召(17年1月 東京第2陸軍造兵廠附兼陸軍共済病院長、20年11月復員)、21年2月長崎医大講師(辻村秀夫教授)、12月助教授、27年4月兼長崎大助教授(〜28年3月)、29年4月長崎大助教授、29年12月兼長崎県立整肢療育園長(〜31年3月)、39年8月教授、40年5月兼国立大村病院長、43年7月退官。退官後、国立大村病院長(〜44年4月)、十善会病院理事(44年8月〜62年3月)

[共著]壊死・壊疽・炎症・感染症・中毒(現代外科学大系7 昭44)

平井富雄　ひらい・とみお

昭和2(1927)〜平成5(1993)年(65歳)、東京

[精神科] 昭和25年東大卒。実地修練、精神科入局(内村祐之教授)、28年4月助手(分院・衛生看護学科)、32年4月(笠松章教授)、35年講師、40年4月分院神経科医長、58年助教授、63年東京家政大教授(文学部心理教育学科)、在職中、平成5年1月逝去。▽座禅の科学的根拠を明確化した。

[著書]精神衛生管理(中公新書 昭47)、心のトラブル(東書選書14 昭52)、心の危機をみつめて(ちくまぶっくす23 昭55)、日本的知性と心情(昭56)、ストレスと自己コントロール(講談社ゼミナール選書 昭57)、心の四季・心の危機(昭57)、メランコリーの時代(昭58)、脳と心(中公新書 昭58)、心のマネジメント(昭58)、禅と精神医学(講談社学術文庫 平2)、神経症夏目漱石(平2)、感性時代の管理職(昭61)、心の過労死(現代教養文庫1399 平4)、**[共訳]**心理学と医学のあいだ(ラックマン、フィリップス 昭53)

平井信義　ひらい・のぶよし

大正8(1919)〜平成18(2006)年(87歳)、東京

[児童精神医学] 昭和16年東京帝大文学部卒、19年9月東北帝大卒。19年母子愛育会愛育研究所小児科研究員、24年お茶の水女子大助教授(家政学部児童学科第2講座/児童保健)、33年教授、45年大妻女子大教授(家政学部児童学科)、平成3年退職、退職後、非常勤講師。▽昭和21年から乳児園、幼稚園、保育所の子どもたちの研究を始め、32年から小学生を対象とした夏季合宿を30年続ける。また、自閉症、登校拒否の子どもの治療にも携わった。▽児童学研究会を設立、会長に就任。

[著書]子どもの個性をどう伸ばすか(昭51)、児童臨床入門(昭52)、登校拒否児(平井信義の児童相談2 昭53)、乳幼児臨床学(昭57)、自閉症児の遊戯療法(障

害児の治療と教育シリーズ　昭58）、育児学（昭59）、「心の基地」はおかあさん　やる気と思いやりを育てる親子実例集（昭59）、心にひびく語りかけ（昭61）、ほんの少しのやさしさを「叱らないしつけ」のすすめ（昭62）、子どもを叱る前に読む本　やる気のある子に育てるには（平3）、親がすべきこと・してはいけないこと　子どもの能力を最高に引き出す秘訣（平8）

平井秀松　ひらい・ひでまつ

大正9（1920）～平成3（1991）年（71歳）、東京

【生化学】　昭和17年12月東京帝大卒。10月海軍軍医［（軍医大尉）にて復員］、21年1月東京帝大生化学入室（児玉桂三教授）、30年7月助教授、39年10月北大教授（第1生化学）、58年4月停年退官。退官後、獨協医大客員教授、基礎腫瘍学研究会附属腫瘤研究所長（58年12月～）、平成3年12月逝去。

【共著】電気泳動法（共立全書　昭30）**【共編】**癌胎児性蛋白質（昭55）**【随筆】**蝦夷ップ随想（昭59）

平井文雄　ひらい・ふみお

明治17（1884）～昭和29（1954）年（69歳）、東京

【内科】　明治44年11月京都帝大卒。45年1月内科入局、大正9年6月慶大講師（大谷彬亮教授、西野忠次郎教授）、7月助教授、欧州留学（14年10月～15年10月）、昭和2年12月教授、19年1月定員外教授、在職中、29年5月急逝。▽内閣恩給局嘱託、朝日新聞医務部長、東京府立荏原病院長、北里研臨床部長などを兼任。

【著書】新看護学上・下巻（昭9、10）、肺結核患者の食欲増進と寝汗療法（臨牀医学講座　昭11）**【共著】**家庭看護の心得（昭2）

平井雅恵　ひらい・まさえ

明治37（1904）～平成17（2005）年（101歳）、岡山

【看護師】　旧姓安藤。大正11年3月岡山市私立山陽高女卒、10月聖路加国際病院附属高等看護婦学校入学、14年9月卒業、10月聖路加国際病院看護婦（小児科勤務）、米国留学（ロックフェラー財団負担、昭和2年9月～3年10月　ボストン市シモンズ女子大看護学部において保健学専攻）、10月聖路加国際病院看護部、5年3月兼文部省学校看護婦（～11月）、6年4月聖路加女専研究科主任、10年4月東京市特別衛生地区保健館保健指導婦長、米国再留学（ロックフェラー財団負担、14年9月～15年7月　ニューヨーク市コロンビア大にて保健管理学専攻）、平井豊一と結婚、欧米出張（東京都派遣　30年9月～31年1月）、31年12月東京都衛生局看護課長、36年11月定年退職。▽公衆衛生看護事業の開拓者。日本看護協会専務理事（昭和41年4月～45年4月）を務めた。▽昭和27年保健文化賞（保健婦事業の育成ならびに推進）

【伝記】公衆衛生看護事業の開拓者　平井雅恵（雪永政枝『看護史の人びと第3集』、昭54）

平井正民　ひらい・まさたみ

明治30（1897）～昭和25（1950）年（53歳）、東京

【陸軍軍医（病理学）】　大正11年東京帝大卒。第2内科入局（入沢達吉教授）、東京帝大病理（11年4月～12年9月）、陸軍軍医、東京帝大病理（昭和2年4月～4年3月、5年10月～9年3月）、独留学（ベルリン大アショフ教授に師事）、陸軍軍医学校教官、20年3月（軍医少将）、6月軍医学校幹事、戦後、公職追放。▽昭和16年日本病理学会総会において、「軍陣病理学について」と題した特別講演を行い、日中戦争に関連して解剖の行われた約200体について、詳細な報告を行い注目された。また、14年～20年にかけての満州におけるカシン・ベック病の緒方知三郎教授（東京帝大病理）らの研究に大きな協力を行った。

【参考】平井正民博士剖検記録（大橋成一他　東京医事新誌69巻10号、昭27）

平井政遒　ひらい・まさる

慶応元（1865）～昭和25（1950）年（85歳）、越前（福井）

【陸軍軍医】　明治21年帝大卒。陸軍軍医、39年7月（1等軍医正）、日赤病院副院長（橋本綱常院長）、大正3年7月院長、4年1月（軍医総監）、9年1月辞任・休職、5月予備役編入、12月宮内庁御用掛。

平出順吉郎　ひらいで・じゅんきちろう

明治36（1903）～昭和32（1957）年（53歳）、愛知

【生化学】　昭和2年東京帝大卒。医化学入室（柿内三郎教授、児玉桂三教授）、25年国立公衆衛生院（栄養生化学部）、27年8月新潟大教授（第1生化学）、30年10月病気休職、在任中、32年9月急逝。

【著書】蛋白欠乏症と貧血（セリオ・メヂチーナ8　昭23）、中毒と解毒（昭24）、蛋白奪失の本態と臨床（医家叢書32　昭25）、SHの進歩（綜合医学新書第35　昭29）

平賀稔 ひらが・みのる

明治37(1904)～昭和50(1975)年(71歳)、新潟

【陸軍軍医(皮膚科、泌尿器科)】 昭和6年東京帝大卒。陸軍軍医学校、東京帝大大学院(皮膚科 遠山郁三教授、太田正雄教授)、14年陸軍省医務局課員、陸軍軍医学校教官(軍医中佐)にて終戦。戦後、23年聖路加国際病院皮膚泌尿器科勤務(橋本寛敏院長)、26年医長、28年院長補佐、44年定年退職。

【共著】皮梅学提要(昭22)、皮膚科学・泌尿器科学(高等看護学講座第19巻、第3版 昭38)

平川公行 ひらかわ・きみゆき

明治29(1896)～昭和57(1982)年(85歳)、和歌山

【内科】 大正10年7月京都帝大卒。第2内科入局(松尾巌教授)、13年2月助手(菊池武彦教授)、昭和3年4月講師、5年4月大阪女子高等医専教授(初代 内科)、10年4月(第1内科)、24年4月大阪女子医大教授、附属牧野病院長(25年10月～29年2月)、29年12月関西医大教授、附属香里病院長(31年4月～)、39年4月定年退職。退職後、神戸女子短大教授(39年4月～)・神戸女子大教授(41年4月～51年3月)。

【著書】糖尿病のインスリン療法(新治療叢書第1編 大13)

平川武三郎 ひらかわ・たけさぶろう

明治21(1888)～昭和44(1969)年(81歳)、広島

【耳鼻咽喉科】 大正3年九州帝大卒。耳鼻咽喉科入局(久保猪之吉教授)、5年4月岡山市伊達病院耳鼻咽喉科医長、8年8月九州帝大耳鼻咽喉科、9年4月南満医学堂教授(松井太郎教授出張中)兼満鉄奉天医院耳鼻咽喉科医長、11年7月退職、満鉄長春医院医長、12年1月東京・日比谷にて開業、9月関東大震災時、満鉄臨時病院(明治神宮外苑)勤務。戦後、昭和24年福山市にて開業、26年平川病院と改称、40年引退。▽漢詩作家(号 甬里)としても知られた。

【著書】甬里詩稿(昭39)、続(昭45)

平木潔 ひらき・きよし

明治43(1910)～昭和56(1981)年(70歳)、岡山

【内科】 昭和9年岡山医大卒。第2内科入局(柿沼昊作教授)、17年5月講師(北山加一郎教授)、応召(18年10月～20年8月 姫路陸軍病院)、21年12月助教授、27年11月教授、附属病院長(43年7月～45年6月)、51年3月停年退官。退官後、高知医大学長(51年4月～)、在任中、56年2月逝去。▽血液学、農薬中毒に対する業績で知られる。有機リン剤(特にパラチオン)中毒に対するPAM(解毒剤)療法を確立した。▽昭和31年国際血液学会賞(骨髄培養による血球の動態観察とその臨床応用)

【分担】寄生虫病(現代内科学大系[第9]第4 昭35)

【共著】血液疾患日常の診療(新臨床医学文庫 昭39)、農薬中毒(昭41)、農薬中毒の臨床(昭48)

平光吾一 ひらこう・ごいち

明治20(1887)～昭和42(1967)年(79歳)、岐阜

【解剖学、組織学、人類学】 大正5年東京帝大卒。解剖学入室(小金井良精教授、大沢岳太郎教授)・助手、6年南洋群島出張、7年東京高師講師、欧米留学(私費、8年1月より文部省外国留学生 10年1月帰国)、北海道帝大講師、6月北海道帝大教授(初代第2解剖)、昭和4年3月九州帝大教授(第2解剖)、21年8月免官。▽アイヌの人類学的研究、組織学、特に神経系の組織学において業績を挙げてきた。▽昭和21年7月17日「九大生体解剖事件」に関連して、米軍による戦争犯罪人容疑者として逮捕され、8月8日、勅令263号により免官となった。解剖学教室を外科教授らに貸与したにすぎなかったようであるが、重労働25年の判決を受け、30年11月27日巣鴨拘置所を出所するまで、9年6か月の獄中生活を送った。『文藝春秋』32年12月号に「戦争医学の汚辱に触れて」と題して、生体解剖事件始末記を記している。

【著書】組織学要義(昭3)、組織学(昭11)**【分担】**人類の脳髄(岩波講座生物学 昭6)、脳の人類学概論(人類学・先史学講座 昭15)**【句集】**此の一句(昭43)

平光厲司 ひらこう・れいじ

昭和4(1929)～平成6(1994)年(64歳)、岐阜

【解剖学】 昭和26年東大農学部林学科卒。林業試験場勤務後、28年東京医歯大入学、34年卒。実地修練、第2解剖入室(新島迪夫教授)・大学院、オランダ留学(オランダ政府招請留学生、40年1月～10月 ユブレヒト発生学研究所ノイキープ教授に師事)、40年10月助手(第3解剖 萬年甫教授)、42年講師、46年8月埼玉医大助教授(第2解剖)、48年10月教授、在職中、平成6年8月逝去。▽平光吾一(解剖学、九州帝大教授)は伯父。

【著書】電子顕微鏡法(新編臨床検査講座別巻〔4〕平

3）【共著】わかりやすい血管の話基礎編（昭57）【訳書】受精卵からヒトになるまで（ムーア 昭52）、目でみる基本人体発生学（ウイリアムズ他 昭54）、脊椎動物のからだ その比較解剖学（ローマー、パーソンズ 昭58）

平沢 興　ひらさわ・こう

明治33（1900）～昭和64（1989）年（88歳）、新潟

【解剖学（神経解剖）】大正13年京都帝大卒。第2解剖入室（足立文太郎教授）・助手、14年10月助教授、独・瑞・米留学（在外研究員、昭和3年3月～5年3月 チューリヒ大解剖学研究所モナコフ教授、ミンコフスキー教授、ミュンヘン・ドイツ神経精神医学研究所シュピールマイヤー教授に師事）、5年5月新潟医大教授（第2解剖）、21年7月京大教授（第1解剖）、医専部長（22年11月～）、教養部主事（24年～26年）、医学部長（31年12月～32年12月）、32年12月総長、38年12月退官。退官後、京都市立病院長（41年7月～42年4月）、京都芸術短大学長（52年4月～54年6月）。▽中枢神経、特に錐体外路系の研究で知られる。▽昭和26年学士院賞（小川鼎三、平沢興 錐体外路系に関する研究）、43年味方村名誉村民、44年学士院会員、50年第19回日本医学会会頭 ▽小川和朗（解剖学、京大教授）、石村巽（生化学、慶大教授）は娘婿。

【著書】脳の話（昭18）、大脳の最高中枢（昭25）、世の姿・心の姿（昭39）、生命の探求者（昭44）、見たまま・感じたまま（昭47）、山はむらさき（昭54）、人間 その無限の可能性（昭56）、平沢興博士論文集全7巻（昭56）、医学の足跡（昭62）、燃える青春（昭63）、さあ、がんばろう（平元）【共著】解剖学（昭22）【自伝】わたしの自叙伝（NHK編 昭54）、夢と人生（昭61）

平沢精蔵　ひらさわ・せいぞう

明治19（1886）～昭和38（1963）年（77歳）、長野

【小児科】大正元年10月大阪高等医学校卒。小児科入局（高洲謙一郎教授）、日赤病院、満鉄病院勤務の後、9年大阪医大医化学（古武弥四郎教授）にて研究従事、12年9月満鉄病院小児科医長、13年4月日医大教授（小児科 第一医院部長）、昭和6年10月退職。退職後、東京市渋谷区原宿にて開業。

【著書】乳児脚気（臨牀医学文庫 昭21）

平瀬文子　ひらせ・ふみこ

大正7（1918）～平成4（1992）年（73歳）、東京

【法医学】昭和16年12月東京女子医専卒。17年2月山村外科病院勤務、19年3月慶大法医学入室（中館久平教授）・助手、21年5月東京都監察医務院吏員、23年6月東京都監察医務院監察医嘱託、28年4月東京女子医大講師（法医学）、36年12月東京都医務課副主幹、48年4月東京都副参事監察医長、49年8月退職。退職後、東海大教授（法医学 49年9月～平成元年3月）、特任教授（4月～）、在職中、平成4年3月逝去。▽女性の鑑定医第1号。▽昭和47年警視総監感謝状、平成元年神奈川県警察本部長感謝状、法務大臣感謝状

【著書】監察医のメモ（昭34）

平田美穂　ひらた・よしほ

明治40（1907）～平成18（2006）年（98歳）、長崎

【小児科】昭和6年京都帝大卒。小児科入局（服部峻治郎教授）、12年10月助手、16年4月岸和田市立病院医長、臨時召集（19年8月～ 大村陸軍病院）、20年10月附属医専部教授、24年5月兵庫県立医大教授、27年2月神戸医大教授、41年4月神戸大教授、医学部長（43年4月～44年3月）、45年5月兼兵庫県立こども病院長（初代 嘱託）、46年3月停年退官。退官後、兵庫県立こども病院長（嘱託 46年4月～50年3月）。

平塚秀雄　ひらつか・ひでお

大正15（1926）～平成19（2007）年（80歳）、山梨

【外科（消化器）、内視鏡学】昭和27年日医大卒。実地修練、28年東京厚生年金病院外科入局、33年平塚医院（夜間開業）、38年平塚外科胃腸科病院開設、45年平塚胃腸病院と改称。47年平塚胃腸クリニック（人間ドック専門施設）開設、54年新宿センタービルクリニック（プライマリ・ケア専門施設）開設、61年大腸がん検診センター開設、平成7年池袋藤久ビルクリニック（胃・腸専門ドック）開設、14年4月平塚胃腸グループ理事長就任。▽小腸内視鏡の開発者。▽昭和47年日医最高優功賞（開業医師であって学術貢献著しい功労者）。平成17年国際外科医学博物館（シカゴ）殿堂入り（世界で初めて全消化管内視鏡検査に成功）。

【著書】胃・十二指腸潰瘍の方へ（名医の語り下しシリーズ 平6）、便秘（ライフサイエンス選書 平12）、大腸検査の正しいマネジメント（平14）

平野 勇 ひらの・いさむ

明治3(1870)～昭和16(1941)年(71歳)、阿波(徳島)

【海軍軍医】 明治24年海軍軍医学校卒。少軍医候補生、27年(少軍医)、日清戦争時、病院船神戸丸乗組、33年北清事変時、「和泉」軍医長、北里研にて研究従事、日露戦争時、神戸丸乗組、海軍軍医学校監事兼副官、第2艦隊軍医長を経て、大正2年「金剛」軍医長として回送、8年12月佐世保海軍病院長兼鎮守府軍医長、10年12月横須賀海軍病院長兼鎮守府軍医長、12年12月海軍省医務局長、(軍医中将)、14年12月軍令部出仕、予備役編入。

平野 藤 ひらの・とう

明治2(1869)～昭和44(1969)年(100歳)、尾張(愛知)

【看護師】 旧姓安田。17歳時、父逝去、裸一貫で上京、女中奉公の生活の後、22年5月有志共立東京病院看護婦教育所(校長 高木兼寛)入所、25年卒。派出看護婦として横須賀の某家に派遣中、往診医の平野友輔(東京帝大別課卒、自由民権運動家)に求婚され、25年9月結婚、藤沢の旧家で「猛志硬行の人」として、1男5女を設けた。29年5月わが国初の看護婦による看護の本を出版、表紙は友輔の筆によるものである(著者名は平野鐙)。▽安田伊八郎(犬山藩の儒者)の長女。

【著書】看病の心得全(明治29) 【伝記】平野藤(高橋政子『写真でみる日本近代看護の歴史』、昭59)

平野 憲正 ひらの・のりまさ

明治22(1889)～昭和46(1971)年(82歳)、千葉

【細菌学、熱帯病学】 大正3年京都府立医専卒。4年北里研・助手、長崎医専助教授、ブラジル出張(7年9月～8年8月 邦人移民の衛生状態調査)、独・仏・米留学(在外研究員 13年1月～15年10月)、長崎医大助教授、北里研副部長、部長を経て、昭和25年副所長、26年監事、29年北里研定年退職。▽昭和17年11月東京女子医専教授、25年4月東京女子医大教授、40年3月退職。▽細菌学のかたわら、コレラワクチン、百日咳ワクチンなどの製造を担当。▽大正8年浅川賞(サルバルサンの反復注射によりて起こるアナフィラクトイドの本態を説明する実験的研究)

【共著】実習細菌学(昭16)

平野 みどり ひらの・みどり

明治31(1898)～昭和58(1983)年(85歳)、東京

【看護師】 旧姓斎藤。大正4年双葉高女卒、5年3月専攻科卒。4月聖心女子学院語学科入学、7年5月退学、7月渡米、8年9月ディナホール・スクール入学、9年6月卒。10年9月ボストンのピーター・ベント・ブリガム看護学校入学、13年2月卒、3月ボストン市シモンズ大公衆衛生看護学科入学、12月修了。ボストン市公衆衛生看護協会勤務、昭和2年3月退職、欧州観光、シベリア経由、7月帰国、10月聖路加国際病院公衆保健部主任、6年11月コロンビア大看護科入学(ロックフェラー財団研修員)、7年9月聖路加国際病院公衆保健部兼聖路加女専教授、平野真三と結婚、20年3月退職。長野県に疎開、21年7月日赤救護部事務嘱託、22年3月日赤奉仕部、青少年赤十字課、23年6月東京都衛生部看護課長(初代)、31年2月退職。32年1月都立第一高等看護学院、34年2月都立豊島高等看護学院長(初代)、34年8月東京都衛生局保健衛生資料室勤務。▽公衆衛生活動のわが国初期の公衆衛生活動の指導者として活躍した。▽昭和32年保健文化賞(保健婦事業の確立に貢献)▽斎藤秀三郎(英文学者)の3女、斎藤秀雄(音楽家、桐朋学園短大学長)は弟。

【共監】基本看護学講座上・下巻(昭28) 【伝記】わが国初期の公衆衛生活動の指導者 平野みどり女史(雪永政枝『看護史の人びと第1集』、昭45)、平野みどり(高橋政子『写真でみる近代日本看護の歴史』、昭59)

平福 一郎 ひらふく・いちろう

明治43(1910)～平成15(2003)年(93歳)、秋田

【病理学】 昭和10年東京帝大卒。病理入室、23年12月助教授、28年3月関東逓信病院臨床検査科部長、45年1月自衛隊中央病院長、52年3月定年退官。退官後、河北総合病院理事長。▽平福百穂(本名貞蔵 日本画家、アララギ派の歌人)の長男。

【著書】父を語る平福百穂(抜刷 昭12)、病理学(簡約医学叢書第8B 昭24) 【共著】病理学(最新看護学全書7 昭42) 【共編】平福百穂をめぐる書簡と葉書 共鳴するこころ(平7)

平松 博 ひらまつ・ひろし

明治42(1909)～昭和59(1984)年(74歳)、石川

【放射線科】 昭和8年金沢医大卒。理学的診療科入局(小池才一助教授、清水宗一郎医長代理)、9年4月助手、内地留学[9年10月～ 慶大(藤浪剛一教授)、

10年11月～大阪帝大(長橋正道教授)、11年4月帰学」、11年5月助教授(理学的診療科主任)、応召(15年10月～18年11月)、19年4月兼附属医専部教授、20年3月教授、24年5月金沢大教授、附属病院長(33年4月～35年3月)、46年7月金沢赤十字病院長(～48年7月)、49年8月兼富山大国立医学教育機関創設準備室長、50年3月停年退官。退官後、富山医薬大学長(初代 50年10月～57年3月)、東医王温泉病院長(58年10月～)、在職中、59年6月逝去。▽昭和44年北国文化賞
【共著】心臓レントゲン・キモグラフ(昭26)【共編】シンチグラフィーの基礎と臨床(昭45)

平山金蔵　ひらやま・きんぞう

明治9(1876)～昭和7(1932)年(56歳)、茨城
【内科(消化器)】 明治36年12月東京帝大卒。第2内科入局(入沢達吉教授)、38年4月胃腸病院副院長(長与称吉院長)、独留学(私費、40年7月～43年6月ハイデルベルグ大コフセル教授に生理、生理化学、クレール教授に内科学、フライナー教授に胃腸病、ベルリン大内科クラウス教授に学び、欧州諸国の施設を見学)、43年6月院長。▽杉本東造(杉本胃腸病院開設者)、南大曹(南胃腸病院開設者)とともに長与称吉(胃腸病院院長)門下の三羽烏と呼ばれた。▽長与称吉(胃腸病院開設者・院長)の娘婿。
【訳書】食餌及営養(アインホルン 明45)

平山雄　ひらやま・たけし

大正12(1923)～平成7(1995)年(72歳)、京都
【公衆衛生学】 昭和21年満州医大卒。外科を志したが転向、東京都中央保健所勤務の後、22年7月公衆衛生院疫学部、米国留学(26年～27年 ジョンズ・ホプキンズ大公衆衛生)、国立公衆衛生院理論疫学室長、WHO勤務(38年～40年 インド在勤)、40年7月国立がんセンター疫学部長、60年3月定年退官。退官後、予防がん学研究所開設。平成7年10月逝去。▽昭和56年"British Medical Journal"(BMJ 英国医師会誌)にタバコの健康に関する影響の調査成績を報告(平山論文)。受動喫煙を含め、喫煙が癌のリスクを高めることを主張した。▽昭和63年WHO禁煙運動賞、米国がん協会賞、平成元年保健文化賞(喫煙の害、特に受動喫煙の害についての研究をまとめるとともに、一般への啓発普及も行い、日本の喫煙文化を考え直させるきっかけとなった)▽平山遠(外科、満州医大教授)の長男。
【著書】疫学(昭33)、タバコと肺ガン(昭38)、あなたがタバコをやめるとき(昭38)、ガン探検百万キロ(昭41)、予防ガン学(昭52)、ガン予防(昭53)、がんをおさえる栄養学(昭55)、ガンにならない健康食(平7)
【共編】喫煙の医学(昭57)

平山遠　ひらやま・とおる

明治20(1887)～昭和35(1960)年(72歳)、京都
【外科】 大正2年京都帝大卒。外科入局、13年1月日赤岩手支部病院副院長兼外科医長、14年11月満州医大教授、専門部主事(昭和14年4月～20年8月)、戦後21年帰国、23年5月国立長野病院長、31年4月定年退官。▽平山雄(疫学、国立がんセンター疫学部長)は長男。

広明竹雄　ひろあき・たけお

明治42(1909)～平成4(1992)年(83歳)、東京
【臨床検査技師】 東京高等工学校本科1年修了。北海道通信社勤務、横須賀重砲聯隊入隊、伍長勤務、上等兵にて除隊、陸軍軍医学校御用商、昭和13年7月陸軍軍医学校軍陣防疫学教室助手、戦後、20年12月国立東京第一病院勤務、技師長、46年1月退職。▽横須賀重砲聯隊入隊中、通信照準特業優等賞、陸軍軍医学校御用商当時、医療技術に興味をもち、3か月の実習教育後、陸軍軍医学校に勤務、軍医の教育にあたった。国立東京第一病院では中央検査室システム作りに努めた。昭和28年以来、病理細菌研修会を主宰、200回以上、開催した。厚生省衛生検査技師協会長を務めた。▽昭和41年小島三郎記念技術賞(後進技術者の指導・教育と検査術式の考案・改良)

広木彦吉　ひろき・ひこきち

明治38(1905)～昭和50(1975)年(70歳)、福島
【細菌学】 昭和6年満州医大卒。微生物入室(豊田秀造教授、戸田忠雄教授)、独留学(満鉄派遣、12年～14年 ベルリン・伝研)、助教授(北野政次教授)、17年9月教授、戦後、留用され、22年瀋陽医学院細菌研究所副所長、23年帰国、24年3月鹿児島県立医大教授、25年9月退職、26年北里研入所、34年3月退職、34年4月日本歯大教授、新潟歯学部教授、在職中、50年7月逝去。▽満州医大在職中、わが国で初めてトリ型結核菌の研究を行った。

広沢弘七郎 ひろさわ・こうしちろう

大正11(1922)〜平成20(2008)年(85歳)、東京

【内科(循環器)】 昭和20年東京帝大卒。第3内科入局(沖中重雄教授)、30年2月東京女子医大助教授(外科 榊原仟教授)、附属日本心臓血圧研究所副所長兼内科部長(30年5月〜38年3月)、37年3月教授、附属日本心臓血圧研究所長(38年4月〜45年3月)、43年6月主任教授(循環器内科)、63年3月定年退職。退職後、日赤看大教授(63年4月〜平成5年3月)、仙台循環器センター院長(3年2月〜10年3月)。

【編著】急性心筋梗塞の診断と治療(昭60)、心疾患と新しい経皮吸収剤(平2)【共編】新臨床心電図判読講座1〜3(昭46〜53)【監修】心臓病の自然歴(平7)【共監訳】心筋梗塞 新しい診断と治療(コーディ他編 昭51)、ベッドサイドの心臓病学(コンスタント 昭54)

広瀬明夫 ひろせ・あきお

明治43(1910)〜昭和10(1935)年(24歳)、島根

【内科】 昭和9年京都帝大卒。第2内科入局(松尾巌教授)、神戸市立東山病院勤務、在職中、10年2月腸チフスのため殉職。

広瀬孝六郎 ひろせ・こうろくろう

明治32(1899)〜昭和39(1964)年(65歳)、愛媛

【衛生工学】 旧姓奥田。大正12年東京帝大工学部土木工学科卒、昭和5年医学部卒。衛生学入室(横手千代之助教授、田宮猛雄教授)、7年4月講師(工学部土木学科 草間偉教授)、米欧留学(ロックフェラー財団研究員、9月〜10年5月 ハーバード大大学院衛生工学科、ベルリン・プロイセン国立水土地空気衛生研究所)、14年11月公衆衛生院衛生工学部長・助教授、17年東京帝大教授(土木工学第4講座衛生工学教室)兼厚生科学研究所教授、22年公衆衛生院衛生工学部長、33年兼東北大教授(工学部)、35年3月停年退官。▽わが国における衛生工学の確立者。従来の上下水道施設の工学から水質の管理制御を中心とした体系を樹立した。上水道における砂濾過理論の研究で知られ、上水試験法を設定した。▽昭和38年保健文化賞(上下水道の進歩発達に貢献)

【著書】下水道学(昭25)、都市上水道(昭36)、都市下水道(昭39)【自伝】水と共に三十年(昭35)

広瀬貞雄 ひろせ・さだお

大正7(1918)〜平成19(2007)年(89歳)、大阪

【精神科】 昭和16年12月東京帝大卒。精神科入局(内村祐之教授)、海軍軍医[12月短期現役海軍軍医、17年1月(軍医中尉)、館山砲術学校、6月海軍軍医学校卒、第23特別根拠地附としてセレベス島・マカッサル、18年8月舞鶴海軍工廠、10月トラック島、戦後、21年3月復員]、東京帝大精神科復帰、7月都立松沢病院医員、29年医長、35年1月日医大教授(精神科、第一病院神経科部長)、58年3月退職。▽松沢病院時代、昭和22年6月から47年までの10年間に約500余例のロボトミー(前頭葉白質切截術)を行っている。

【著書】ロボトミー(綜合医学新書第15 昭26)、歌舞伎讃(平7)【監訳】うつ病とその治療(ポリット 昭48)【自伝】星霜七十九年(平9)

広瀬豊一 ひろせ・とよいち

明治20(1887)〜昭和45(1970)年(83歳)、広島

【産婦人科】 旧姓山田。大正3年大阪府立高等医学校卒。産婦人科入局(緒方十右衛門教授)・助手、東京帝大病理にて研究従事(5年〜8年 山極勝三郎教授)、8年11月府立大阪医大助手、12年1月講師、昭和7年7月大阪・高麗橋に産婦人科広瀬病院開設。▽大正10年日本婦人科学会賞(家兎卵巣黄体ノ人工発生ニ就イテ)

広瀬信善 ひろせ・のぶよし

明治26(1893)年〜不詳、長野

【外科】 大正7年九州帝大卒。第2外科入局(三宅速教授)、昭和8年4月道立大邱医院医官兼大邱医専教授、戦後、山口赤十字病院長(28年9月〜34年5月)。▽わが国初の輸血教科書を著した。

【著書】輸血法(昭3)

広瀬久忠 ひろせ・ひさただ

明治22(1889)〜昭和49(1974)年(85歳)、山梨

【厚生行政、政治家】 大正3年7月東京帝大卒(法学部政治学科)。7月千葉県属、11月文官高等試験合格、4年3月内務属、6年5月岐阜県警視、7年10月岐阜県理事官、8年8月警視庁理事官・工場監督官、12年3月警視庁警視・総監官房、12年10月滋賀県警察部長、13年5月社会局事務官・第2部第2課長、12月福井県内務部長、14年10月復興局長官官房文書課長、昭和3年6月兼長官官房計画課長(〜4年4月)、4年4月退官。5月東京市助役(堀切善次

郎市長（～5年5月）、5年8月東京府内務部長、6年12月三重県知事、8年6月埼玉県知事、9年7月内務省土木局長、11年3月社会局長官、12年6月内務次官（～12月）、13年1月厚生次官（初代 ～14年1月）、14年1月厚生大臣（～8月）、15年1月法制局長官（～7月）、16年12月産業設備営団副総裁、18年11月総裁、19年7月厚生大臣（～20年2月）、20年2月国務大臣兼内閣書記官長（～2月）、20年8月東京都長官兼関東信越地方総監、11月東京都長官専任（～21年1月）、公職追放（21年9月～26年8月）。▽貴族院議員（勅選議員 15年7月～21年2月）、参議院議員（山梨、自民党、当選2回 28年5月～34年5月、40年7月～46年7月）。また、結核予防会理事長（14年5月～8月、19年7月～20年2月）を務めた。▽内務省社会局長時代、社会政策遂行の要望のたかまりを背景に社会事業法などの立案、実施に努めた。内務次官当時、国民健康保険法を成立させ、厚生省設置準備を行った。初代厚生次官として、厚生省の基礎を築いた。改憲論の急先鋒、昭和32年『日本国憲法改正広瀬試案』を発表、論議を引き起こした。▽広瀬久政（衆議院議員）の長男、妻は河村金五郎（内務官僚、枢密院書記官長）の長女。網野善彦（日本史、神奈川大教授）は甥。

【著書】自主憲法の実現（述 昭31）、日本国憲法改正広瀬試案（昭32）【編著】根本は憲法の改正にある（昭34）【自伝】無我献身（昭40）

広瀬 渉 ひろせ・わたる

明治15（1882）～昭和19（1944）年（61歳）、三重

【耳鼻咽喉科】 明治40年12月東京帝大卒。耳鼻咽喉科入局（岡田和一郎教授）、42年助手、43年退官、横浜市にて開業。

【著書】新撰耳鼻咽喉科診療指針（明43）【共著】新撰耳鼻咽喉科学前編、後編（明43）、新医薬学大字典（大13）【共編】独羅和掌中医学新辞典（大10）

弘田 長 ひろた・つかさ

安政6（1859）～昭和3（1928）年（69歳）、土佐（高知）

【小児科】 明治13年東大（旧）卒。附属医院勤務、14年7月大学御用掛（外科勤務）、12月熊本県立医学校教諭、16年2月医学校長兼附属病院長、独留学（私費、18年1月～21年4月 シュトラスブルグ大コルツ教授に小児科学、レックリングハウゼン教授、ホッペザイラー教授に病理解剖、病理化学を修学）、22年12月帝大教授（初代 小児科）、23年6月兼養育院医長、32年1月宮内省御用（内親王、皇孫拝診）、35年8月宮内省御用掛（迪宮、淳宮拝診 ～大正10年12月）、欧米各国へ出張（39年～40年）、大正10年12月停年退官。▽長女は真鍋嘉一郎（物療内科、東京帝大教授）夫人。

【著書】小児看護の栞（大4）【編著】児科必携（明21）【校閲】児科臨床診断学（明41）、児科臨床治療学（チャコビー 明43）【共閲】禹氏小児科学全4巻（ウッフェルマン 明27～29）【監修】日本小児科叢書第1篇～第27篇（大元～9）

広田 康 ひろた・やすし

明治22（1889）～昭和21（1946）年（57歳）、宮城

【皮膚科】 大正3年東京帝大卒。皮膚病学黴毒学入局（土肥慶蔵教授）、8年9月長崎医専教授、13年8月京城医専教授、昭和2年8月退官。3年3月京城帝大教授、13年7月退官、東京市立大久保病院勤務。

【著書】新皮膚科学（昭9）

広野晴彦 ひろの・はるひこ

昭和10（1935）～平成元（1989）年（54歳）、千葉

【泌尿器科】 昭和38年日医大卒。実地修練、泌尿器科入局（川井博教授）、講師を経て退職。▽詩人生田春月の研究家。「広野晴彦収集生田春月コレクション」は日本近代文学館に収蔵されている。

【編著】定本生田春月詩集（昭42）

広畑和志 ひろはた・かずし

昭和3（1928）～平成9（1997）年（68歳）、広島

【整形外科】 昭和28年米子医大卒。実地修練、29年9月神戸医大整形外科入局（柏木大治教授）、38年7月講師、39年6月助教授、40年4月神戸大助教授、米国留学（42年11月 ミシガン大、テキサス大リウマチ学教室ジッフ教授）、52年7月教授、附属病院長（平成元年11月～3年11月）、4年3月停年退官。

【共著】Ultrastructure of Bone and Joint Diseases（1972／昭47）【編著】慢性関節リウマチの治療（整形外科 mook no.37 昭59）【共編】膝関節の外科（昭52）、ポケット整形外科ハンドブック 昭58）、標準整形外科学（昭54）【共訳】肘関節手術アトラス（ブラウト、シューハルト 平元）【監訳】肘関節損傷の臨床診断法（シュトローベル、シュテットフェルト 平元）【自伝】私のあゆんだ四十年（平7）

フォック Fock, Cornelis Hendricus Mattheus

弘化2（1845）～明治16（1883）年（37歳）、オランダ

【お雇い外国人（医学教育）】　1858（安政5）年ユトレヒト大入学、1863（文久3）年予科卒、医学部入学、1869（明治2）年1月試験合格。産科・助手、1870（明治3）年5月医師開業免許、1871（明治4）年1月医学部卒。婦人科教授助手、1873（明治6）年5月辞職、市内にて開業［1873（明治6）年6月～1877（明治10）年3月］。▽明治10年4月新潟病院勤務、眼科、産婦人科、局所解剖学を講義、12年6月長崎病院医学校教師、在勤中、16年2月逝去。

【評伝】ヴィダル、ヘーデンとフォック　新潟医学校の碧い目の医学教師たち―フランス人とオランダ人（蒲原宏『医学近代化と来日外国人』、昭63）

フォールズ　Faulds, Henry

天保14（1843）～昭和5（1930）年（86歳）、英国

【宣教医（外科、眼科）】　1871（明治4）年グラスゴーのアンダーソン医大卒。セント・トーマス病院勤務、インドに赴任、帰国後来日。▽スコットランド長老派教会から派遣され明治7年5月到着。築地に居留、伝道のかたわら築地病院を開設、19年帰国、ロンドンで開業。▽腸チフスの牛乳治療法、リスターの消毒法などを紹介した。盲人教育に関心をもち、山尾庸三とともに訓盲院（現在　筑波大附属盲学校）を開設した。日本の指印に関心をもち、明治13年世界初の科学的指紋法に関する論文を"Nature"に発表した。▽旧居宅の築地に「指紋研究発祥の地」の記念碑が建立されている。

【伝記】指紋を発見した男　ヘンリー・フォールズと犯罪科学捜査の夜明け（ビーヴァン　平17）【評伝】フォールズ、ラニング、コルバン、ヘールとホイトニー　来日宣教師（2）多彩なプロテスタントの医師群像（長門谷洋治『医学近代化と来日外国人』、昭63）

深井孝之助　ふかい・こうのすけ

大正8（1919）～平成10（1998）年（78歳）、大阪

【ウイルス学】　昭和17年9月大阪帝大卒。海軍軍医［17年9月見習医官、18年1月（軍医中尉）、19年5月（軍医大尉）、20年9月復員］、20年11月細菌学入室（谷口腆二教授）、21年1月微研入所（防疫学部　谷口腆二教授）・助手、26年9月助教授、米国出張（交換教授、32年2月～33年2月　UCLA）、33年2月教授、58年4月停年退官。▽阪大微研防疫学部は、戦後、ジフテリア治療血清、コレラ、発疹チフスに対するワクチン製造を担当してきたが、昭和25年にGHQからインフルエンザワクチンの開発・製造を要請され、これが契機になってウイルス学研究に向かうこととなった。▽発展途上国のワクチン製造に協力し、昭和57年にはタイ政府から宝冠章、59年ブラジル政府からオズワルドクルツ勲章を授与された。▽昭和35年日本電子顕微鏡学会瀬藤賞（インフルエンザ・ウィルスの電子顕微鏡による研究）、平成2年保健文化賞（開発途上国における感染症制圧に関し企画・指導等を行い、人材育成にも貢献）

【編著】Virus vaccines in Asian countries（1986／昭61）【共編】微生物（電子顕微鏡写真集　昭27）【追悼】追悼深井孝之助　思い出と業績（深井英子　平15）

深瀬政市　ふかせ・まさいち

大正3（1914）～平成元（1989）年（75歳）、山形

【内科】　昭和14年京都帝大卒。第2内科入局（菊池武彦教授）、15年4月新潟県高田市高田病院内科医員、16年3月京都帝大第2内科、19年5月助手、20年4月講師、応召（6月～9月）、32年4月（三宅儀教授）、米国留学（フルブライト研究員、36年8月～37年12月　ボストン・ニューイングランド中央病院にてダムシェク教授の下で免疫に関する研究に従事、欧州経由帰国）、38年1月助教授、41年4月教授、49年8月兼島根大教授（国立医学教育機関創設準備室長）、50年6月島根医大創設準備室長兼京大教授、10月島根医大学長（初代）、59年3月退任。▽わが国における臨床免疫学の開拓者。

深見嘉一郎　ふかみ・かいちろう

昭和2（1927）～平成16（2004）年（77歳）、京都

【眼科】　昭和28年京都府立医大卒。附属病院にて実地修練、29年7月眼科入局（弓削経一教授）・研修員、9月助手、33年10月国立舞鶴病院医長、37年6月済生会京都府病院、48年4月助手、51年1月助教授、56年4月京都第一赤十字病院部長、58年4月福井医大教授、平成5年3月停年退官。▽色覚異常（色盲）の社会的対策について提言し、視覚研究所を創立した。

【著書】色覚異常　色盲に対する誤解をなくするために（昭62）【共編】標準色覚検査表（昭53）

福井繁子　ふくい・しげこ

明治7（1874）～昭和36（1961）年（87歳）、岡山

【産婦人科】　明治27年済生学舎卒。医術開業試験及第、大阪・緒方病院産婦人科（産婦人科部長　緒方正

清)勤務、助産婦教育にもあたる。独留学(私費、38年10月〜41年 マールブルグ大オットー教授、デュッセルドルフ国立病院にて臨床研修)、42年大阪市東区淡路町にて開業。▽明治27年3月、医師免許証(No. 7136)を最年少で取得、昭和7年「卵巣の黄体死滅卵及び間質腺計測的観察」(指導 病理学村田宮吉教授)により、わが国女性第1号の医博の学位受領。▽昭和22年大阪府女医会設立・初代会長、東の吉岡(弥生)、西の福井と並び称され日本女医会の大御所、日本女医会副会長を務めた。

【著書】妊娠の薔薇園(明31)

福井忠孝 ふくい・ただたか

大正元(1912)〜平成12(2000)年(88歳)、長崎

【衛生学】 昭和12年長崎医大卒。栄養研究所(佐伯矩所長)、18年ジャカルタ医大教授(陸軍軍政地教授)、戦後21年帰国。長崎医大助教授(衛生学 藤本薫喜教授)、24年5月長崎大助教授、29年2月徳島大教授(公衆衛生学)、50年4月国立栄養研究所長、56年4月退官。

【著書】減食(昭19) **【編著】**栄養士のための公衆衛生学(昭50)

福井信立 ふくい・のぶたつ

明治25(1892)〜昭和50(1975)年(83歳)、大阪

【海軍軍医(内科)】 大正6年京都帝大卒。海軍軍医、京都帝大にて研究従事、昭和14年11月支那方面艦隊軍医長、15年11月横須賀鎮守府附、16年10月別府海軍病院長、18年10月呉海軍病院長、11月(軍医中将)、19年11月呉鎮守府附、20年11月予備役編入。退役後、広島県三原市にて開業。

【著書】近代の化学戦(臨牀医学講座第35輯 昭11)

福井仁士 ふくい・まさし

昭和13(1938)〜平成19(2007)年(69歳)、福岡

【外科(脳神経外科)】 昭和37年九大卒。秋田県大館公立病院にて実地修練、九大第1外科入局(三宅博教授)、41年10月(脳神経病研究施設外科部門 北村勝俊教授)、43年9月助手、独留学(47年4月〜48年4月 ケルン・マックスプランク脳研究所)、50年5月講師、53年4月宮崎医大助教授(脳神経外科 木下和夫教授)、55年10月九大助教授(脳神経病研究施設外科部門)、61年8月教授、脳神経病研究施設長(63年4月〜平成2年3月、8年4月〜10年3月)、13年3月停年退官。

【編著】脳神経外科発展史(平15)

福岡文子 ふくおか・ふみこ

明治44(1911)〜平成20(2008)年(96歳)、東京

【生化学】 昭和4年女子学習院本科卒。14年佐伯栄養学校高等学校卒。癌研究会癌研嘱託(病理部 中原和郎部長)、20年4月理化学研究所(癌研空襲により焼失、解散)、科学研究所、癌研(再開)、38年5月国立がんセンター研究所化学療法部長、50年12月退官。退官後、実践女子大勤務。平成20年3月逝去、本人の希望により、横市大に献体された。▽昭和23年、中原和郎とともに癌毒素トキソホルモンを発見した。▽昭和40年学士院賞(中原和郎、福岡文子 癌毒素及び発癌物質に関する研究)

福岡良男 ふくおか・よしお

大正4(1915)〜平成20(2008)年(92歳)、東京

【臨床検査医学】 昭和17年東北帝大卒。東京市立本所病院、軍医予備員候補者(11月4日〜29日歩兵第4聯隊補充隊第11中隊入隊、陸軍衛生上等兵、仙台第一陸軍病院、教育修了、衛生軍曹、軍医予備員編入)、応召[19年7月臨時召集により東京第二陸軍病院入隊、衛生曹長、8月比島、9月セレベス島、20年1月独立混成第57旅団独立歩兵第375大隊附軍医、8月(軍医少尉)、21年5月田辺港上陸・復員]、26年東京医歯大講師、37年助教授(附属病院中央検査部副部長)、47年4月東北大教授(附属病院中央検査部長)、55年3月停年退官。▽インドネシア友好協会長を務めるなどインドネシアとの文化交流に貢献した。

【共著】血清学(衛生検査技術講座第5 昭42)、臨床免疫学(臨床検査学講座 昭62) **【共編】**臨床検査辞典(昭58) **【軍記】**軍医のみた大東亜戦争 インドネシアとの邂逅(平16)

福崎恒 ふくざき・ひさし

大正15(1926)〜平成18(2006)年(79歳)、兵庫

【内科】 昭和26年兵庫県立医大卒。済生会大阪府中津病院にて実地修練、27年4月第1内科入局(中院孝円教授)、30年6月神戸医大助手、31年6月養父郡八鹿町立宿南診療所、32年1月神戸新聞健保組合直営診療所、36年8月神戸医大助手(友松達弥教授)、37年7月講師、インドネシア出張(43年7月〜44年7月)、47年4月神戸大助教授、51年8月教授、医学

部附属医学研究国際交流センター長(57年5月～58年3月)、附属病院長(62年11月～平成元年11月)、2年3月停年退官。退官後、三木市民病院長(3年4月～9年3月)、三木市福祉公社理事長、三木市医療・福祉担当顧問。

【著書】これからの医療に求められるもの(平9)、医療と福祉の連携をめざして(平11)

福士政一　ふくし・まさいち

明治11(1878)～昭和31(1956)年(78歳)、山口

【病理学】　旧姓尾畑。明治39年12月東京帝大卒。第2病理入室(山極勝三郎教授)・助手、43年1月仙台医専講師、8月東京帝大病理、独留学(私費、助手、43年11月～大正2年12月 ベルリン大病理オルト教授に師事)、大正3年1月金沢医専教授、5年7月退官、9月日本医専教授、昭和2年4月日医大教授、18年10月退職。▽この間、日本歯科医専教授(大正5年10月～昭和20年3月)、泉橋慈善病院病理科長(大正8年1月～昭和8年6月)、また、東洋女子歯科医専教授、東京帝大講師などを兼任した。▽奇術、馬術、日本画と多趣味であった。

【著書】産婆看護に必要なる生理解剖学(昭3)【共著】近世臨牀血液病学(大7)

福島寛四　ふくしま・かんし

明治25(1892)～昭和47(1972)年(80歳)、大阪

【内科(消化器)】　大正5年大阪府立高等医学校卒。助教授を経て、独・米留学(在外研究員、昭和11年12月～14年3月)、14年12月大阪帝大教授(第2内科)、附属病院長(25年1月～27年1月)、29年6月停年退官。退官後、大阪逓信病院長(29年7月～37年11月)。▽俳号 閑子。

【著書】腹痛の診断及処置(昭22)【句集】閑雲(昭40)

福島孝吉　ふくしま・こうきち

大正7(1918)～平成9(1997)年(79歳)、群馬

【内科(真菌症学)】　昭和16年12月東京帝大卒。第2内科入局(佐々貫之教授)、応召(18年 南方)、第2内科復帰(美甘義夫教授、上田英雄教授)、米国留学(28年7月～30年 デューク大)、33年三井厚生病院内科医長、36年4月横市大教授(第1内科)、附属病院長(54年4月～56年3月)、58年3月定年退職。

【著書】真菌症(昭38)、肺真菌症(昭38)

福島秀策　ふくしま・しゅうさく

明治27(1894)～昭和49(1974)年(79歳)、神奈川

【歯科】　大正5年東京歯専卒。6年8月助手、11年2月助教授(治療部主任代理 遠藤至六郎教授)、12年10月充填科長、昭和9年4月保存部副部長、14年1月哈爾浜医大附設歯科医学院主任教授、15年1月満州国立哈爾浜医大教授(歯科医学部主任教授)、28年8月帰国、大阪厚生年金病院歯科部長、31年6月東京歯大教授(歯科学概論)、32年3月学長、40年5月退任、常務理事、在職中、49年9月逝去。

【共訳】歯科医業経営の実際(ドラモンド-ジャクソン 昭33)

福島久之　ふくしま・ひさゆき

明治14(1881)～昭和41(1966)年(84歳)、岡山

【海軍軍医】　明治40年12月京都帝大福岡医大卒(第1回生)、呉海軍病院長を経て、昭和8年11月横須賀海軍病院長兼横須賀鎮守府軍医長、9年11月軍令部出仕、(軍医中将)、12月予備役編入。▽海軍における熱帯病学の権威。

福島万寿雄　ふくしま・ますお

明治37(1904)～昭和55(1980)年(75歳)、長野

【病理学】　昭和3年日本歯科医専卒。4年4月助手(病理学・組織学)、7年3月助教授、18年3月教授、22年4月日本歯大教授(病理学・口腔病理学)、31年3月退職。36年4月愛知学院大教授(初代 歯学部病理)、54年3月定年退職。▽東京医専に学び(昭和18年～20年)、医師免許を取得している。▽カシン・ベック病調査のため、昭和14年7月～20年6月の間、10回渡満。歯牙フッ素中毒症の研究を行い、また、滝沢延次郎(千葉大)とともに阿蘇火山病の調査を行った。

【著書】図説臨牀歯牙病理学 病理学実習用(昭12)

福代良一　ふくしろ・りょういち

大正3(1914)～平成22(2011)年(97歳)、島根

【皮膚科】　昭和14年東京帝大卒。4月皮膚科泌尿器科入局(太田正雄教授)、20年5月助手、25年7月講師(北村包彦教授)、30年12月助教授、米国・西独留学(34年8月～35年3月)、35年4月金沢大教授、附属病院長(51年4月～53年3月)、55年4月停年退官。退官後、金沢医大教授(55年8月～60年3月)。▽真菌、真菌症に関する研究の他、サルコイドーシスの皮膚病変に関する福代の分類(昭和47年)で知られる。▽昭和57年北国文化賞

【共編】講談社皮膚科診断治療大系全8巻、別巻2冊(昭60～61)

福住定吉　ふくずみ・さだきち

明治38(1905)～昭和47(1972)年(66歳)、北海道

【病理学、細菌学】　昭和8年慶大卒。北里研入所・附属養生園医員、満鉄へ派遣(ペスト防疫対策のため 8年～9年)、23年病理部長、36年3月理事(～41年12月)・附属病院長(～40年8月)、37年北里学園理事、38年北里大教授(衛生学部)、45年定年退職。▽恙虫病の権威として知られた他、発疹チフスワクチン、日本脳炎ワクチンなどの開発、量産体制の確立に貢献した。

福田邦三　ふくだ・くにぞう

明治29(1896)～昭和63(1988)年(91歳)、岡山

【生理学】　旧姓川村。大正11年東京帝大卒。生理学入室(橋田邦彦教授)、5月助手、13年8月助教授、英・米留学(在外研究員 昭和4年1月～6年8月 ロンドン大ヒル教授に師事)、6年10月名古屋医大教授、12年5月東京帝大教授(第1生理)、28年衛生看護学科主任(初代)、32年3月停年退官。退官後、実践女子大教授(保健学 34年6月～37年11月)、山梨大学長(37年11月～43年11月)。▽昭和33年保健科学研究会設立・会長、月刊『保健の科学』創刊・編集主幹。

【著書】人類遺伝学概論(昭24)、人体生理学(昭24)、精神の生理学(昭24)【共著】一般生物学講義(昭17)、体育学通論(昭24)、人体の解剖生理学(昭32)、実践保健学概論(昭51)、健康危機の回避(昭52)

福田正　ふくだ・ただし

明治39(1906)～平成6(1994)年(87歳)、京都

【放射線科】　昭和6年京都帝大卒。第2内科入局(松尾巌教授)、15年11月助手、18年7月講師、20年9月助教授(理学的診療科 末次逸馬教授)、26年1月教授(放射線科)、附属病院長(43年4月～8月)、45年3月停年退官。退官後、滋賀県立成人病センター所長(初代 45年12月～52年3月)。▽昭和23年、わが国で最初の「胃腸診断へのX線間接撮影の応用」を試みている。▽浅山郁次郎(眼科、京都帝大教授)は祖父、新村出(言語学、東京帝大教授)は岳父。

福田精　ふくだ・ただし

明治43(1910)～昭和62(1987)年(76歳)、福岡

【耳鼻咽喉科】　昭和9年京都帝大卒。耳鼻咽喉科入局(星野貞次教授)、応召(12年8月 中国戦線を転戦、18年3月解除)、18年3月講師、19年6月附属医専部教授、27年5月岐阜県立大教授、29年4月岐阜県立医大教授、41年4月岐阜大教授、医学部附属反射研究施設長(47年2月～)、49年4月停年退官。▽昭和33年岐阜日日賞学術賞(ニスタグムスの研究)、38年朝日学術奨励賞(身体平衡の反射生理学的研究)、41年日医医学研究奨励賞(めまいの研究)

【著書】身体平衡生理序説(医家叢書第135 昭28)、運動と平衡の反射生理(昭32)【自伝】ワンマンカー(昭46)

福田保　ふくだ・たもつ

明治25(1892)～昭和49(1974)年(82歳)、茨城

【外科】　大正9年東京帝大卒。病理学入室(山極勝三郎教授、長与又郎教授)、昭和2年第1外科入局(青山徹蔵教授)、千葉医大講師、三楽病院外科医長、12年3月東京帝大助教授(分院外科)、17年6月兼附属医専部教授、22年6月教授(第2外科)、27年4月停年退官。退官後、順天堂大教授(外科 27年4月～、第1外科 30年7月～42年3月、附属病院長 31年11月～44年3月)、杏林大学長(45年4月～)、在職中、49年7月逝去。

【著書】外科止血(止血叢書第2編 昭18)、外鼠径ヘルニア手術(図解手術叢書 昭24)、虫垂炎の手術(同 昭25)、乳腺外科手術(昭32)【共著】乳幼児外科(昭34)【共編】日本外科全書全30巻(昭29～33)、応急外科の実際(昭34)、外科解剖1～6(昭52～57)【監修】臨床医のための熱傷(昭43)

福田得志　ふくだ・とくし

明治24(1891)～昭和50(1975)年(83歳)、熊本

【薬理学】　大正5年12月東京帝大卒。薬物学入室(高橋順太郎教授、林春雄教授)、7年9月第1内科入局(三浦謹之助教授)、9年7月薬物学、11年1月千葉医専教授(薬物学)、英・米・独留学(在外研究員 11年3月～13年1月)、13年2月千葉医大教授(初代)、昭和8年7月九州帝大教授、医学部長(21年7月～25年7月)、22年9月九大教授、27年7月停年退官。退官後、鹿児島大学長(31年8月～43年7月)。▽フグ毒の薬理作用の解明者、また、ウワバニン(強心配糖体)の創製者として知られる。▽昭和18年西日本文化賞(フグおよびフグ中毒)▽渓子夫人は富士川游(医史学)の長女。田中潔(薬理学、九大教授)

は娘(長女)婿、福田健夫(薬理学、鹿児島大教授)は次男。【著書】薬理学実験 医学者及薬学者のための動物試験技術(昭4)、薬理学講本第1篇総論(昭21)、薬理学実験法(生理学講座第12巻 昭28)

福田篤郎 ふくだ・とくろう

明治45(1912)〜昭和61(1986)年(74歳)、東京

【生理学】昭和9年東京帝大理学部動物学科卒、11年理学部大学院2年修了、15年千葉医大卒。生理学入室(鈴木正夫教授)、7月附属医専部講師、17年1月助教授、27年10月教授(初代 第2生理)、47年10月病気休職、50年10月退官。▽新設の第2生理は植物性機能を分担し、併せて労働生理の研究を行った。昭和44年11月、大学紛争中過労から脳溢血に倒れ、再起できず退官。▽福田康一郎(生理学、千葉大教授)は子息。【著書】生活と高血圧(昭29)、疲労(昭31)【共著】要述生理学(昭24)

福田昌子 ふくだ・まさこ

明治45(1912)〜昭和50(1975)年(63歳)、福岡

【産婦人科】昭和9年東京女子医専卒。九州帝大医学部専攻科修了、附属医院、済生会福岡病院、至誠会関西支部病院などに勤務。▽昭和22年4月衆議院議員(福岡県第2区、日本社会党、当選5回 〜33年4月)、社会党中央執行委員など歴任。42年東和大設立・理事長。【共著】優生保護法解説(昭23)

福田雅俊 ふくだ・まさとし

大正14(1925)〜平成17(2005)年(79歳)、東京

【眼科】昭和24年東大卒。附属病院にて実地修練、25年7月眼科入局(中島実教授)、26年1月助手(萩原朗教授)、29年3月東京逓信病院眼科副部長、34年10月東大講師、39年7月助教授(鹿野信一教授)、44年1月兼分院眼科長、47年文部省短期在外研究員、52年8月虎の門病院眼科部長、53年11月琉球大助教授(保健学部、附属病院眼科長)、56年4月教授(初代医学部眼科)、附属病院長(62年4月〜平成3年3月)、3年3月停年退官。退官後、豊寿会養生の里(老人保健施設)施設長(3年4月〜)、17年3月逝去。▽糖尿病網膜症の病期分類法としてスコット分類を基に「福田分類」を提唱した(昭和58年)。【著書】眼と糖尿病(新臨床医学文庫 昭43)、糖尿病眼科学(昭61)、糖尿病性網膜症(カラーアトラス網脈絡膜疾患シリーズ 昭60)【共著】糖尿病眼科の臨床(平9)【編著】糖尿病と眼(眼科 mook no.8 昭54)【随筆】定年時の断層撮影(平3)

福富和夫 ふくとみ・かずお

昭和4(1929)〜平成18(2006)年(76歳)、東京

【衛生学、医療統計学】昭和25年東京農林専門学校獣医畜産科卒。27年明星学苑高校教諭、33年東京都中野区立中学校教諭、41年芝浦工大講師(数学教室)、46年3月国立公衆衛生院衛生統計学部衛生統計室研究員(渡辺嶺男部長)、米国出張(9月〜12月、UCLA 情報科学の研究)、56年4月(方波見重兵衛部長)、6月衛生統計室長、61年8月衛生統計学部長、平成2年3月定年退官。【共著】ヘルスサイエンスのための基本統計学(昭63)、保健統計(平2)、保健統計・疫学(平7)

福原 武 ふくはら・たけし

明治37(1904)〜平成8(1996)年(91歳)、新潟

【生理学】昭和3年新潟医大卒。生理学教室入室(横田武三教授)、5年4月講師、8年4月助教授、13年11月国立北京大学医学院教授、戦後、20年12月帰国、21年6月新潟医大助教授(薬理学 木原玉汝教授)、23年7月米子医大教授(第1生理)、24年5月鳥取大教授、29年7月岡山大教授(第2生理)、45年3月停年退官。退官後、川崎医大教授(45年4月〜51年3月)。▽小腸運動の生理学的研究で知られる。▽福原武彦(薬理学、慈恵医大教授)の父。【著書】消化管運動の生理(総合医学新書第30 昭28)、消化管運動のメカニズム(昭48)

福原武彦 ふくはら・たけひこ

昭和5(1930)〜平成5(1993)年(63歳)、新潟

【薬理学】昭和29年東大卒。附属病院にて実地修練、第2薬理入室(熊谷洋教授)・大学院、33年10月助手、西独留学(在外研究員、35年6月〜37年6月 ゲッチンゲン大薬理学レンドル教授に師事)、41年4月助教授(第1薬理 酒井文徳教授)、米国留学(在外研究員、42年9月〜43年9月 ミシガン大精神衛生研究所神経生理部門)、50年4月慈恵医大教授(第2薬理)、在職中、平成5年12月逝去。▽呼吸リズム形成機構が延髄に局在することを実験的に示したことで知られる。▽福原武(生理学、岡山大教授)の長男。

【著書】薬の作用機序(最新医療秘書講座医学基礎教科6 昭56)【編書】看護基礎医学1(看護学講座1 昭60)、高血圧治療薬のより良い使い方(昭62)【共編】機能毒性学(毒性試験講座7 平2)

福原照明 ふくはら・てるあき

大正15(1926)~平成17(2005)年(79歳)、広島

【整形外科、社会運動家】 昭和25年広島県立医専卒。実地修練、27年整形外科入局、中国労災病院医長を経て、42年11月開業(福原整形外科医院)。▽広島市医師会理事、広島県医師会常任理事、広島市医師会長(57年~61年)、広島県医師会長(平成4年~10年)などを務めた。▽昭和58年オランダで開催された核戦争防止国際医師会議(IPPNW)に日本代表として参加、被爆体験を証言、IPPNW日本支部長(平成4年~10年)を務めた。

【著書】夾竹桃の咲く頃(自伝的小説 平17)

福原義柄 ふくはら・よしえ

明治8(1875)~昭和2(1927)年(51歳)、大阪

【細菌学】 明治29年11月大阪府立医学校卒。12月府立大阪医学校病院医療助手、30年1月大阪医学校助手兼病院医員、東京帝大伝研留学(32年4月~12月)、33年4月大阪府立医学校助教諭、東京帝大医化学にて研究(33年4月~8月 隈川宗雄教授)。35年6月大阪府立医学校教諭、独・墺留学(大阪府派遣、40年3月~42年3月 ブレスラウ大にて衛生学及び細菌学を研究、ウィーン国立血清研究所にて免疫学を研究)、大正8年11月府立大阪医大教授(初代 細菌学・衛生学)、15年1月(細菌学専任)、在職中、昭和2年6月急逝。▽大正15年浅川賞(腸内病原菌免疫血清値測定法)

【著書】福原伝染病及血清学総論、各論(大2)、疾病観の返遷(医海叢書第5編 大2)、社会衛生学(大4)

福見秀雄 ふくみ・ひでお

大正3(1914)~平成10(1998)年(84歳)、愛媛

【微生物学(病原微生物学)】 昭和13年東京帝大卒。伝研嘱託(第4部小島三郎部長)、22年7月予研、27年10月予研細菌部長、米国留学(28年~29年 ミシガン大)、36年4月細菌第1部長、38年12月兼長崎大教授(風土病研究所・病理学部門)、所長事務取扱(38年12月~44年11月)、41年4月(ウイルス学部門)、42年6月(熱研)、52年8月予研所長、55年4月定年退官。退官後、長崎大学長(55年10月~59年10月)、黒住医学研究振興財団理事長(平成5年6月~10年12月)。▽昭和39年朝日賞(文化賞部門、藤野恒三郎、滝川巌、福見秀雄、坂崎利一 腸炎ビブリオの発見と研究)、44年野口英世記念医学賞(インフルエンザウイルス及びその疫学に関する研究)

【著書】伝染性下痢症(昭27)、パストゥールとコッホの発見物語(少年少女発明発見文庫8 昭31)、ウイルス学入門(岩波全書 昭39)、ある防疫作戦(岩波新書 昭40)、免疫(中公新書 昭41)、予防接種(保健同人選書 昭46)、ウイルス(昭48)【編著】病院内感染(昭50)【共編】アジアかぜ流行史(昭35)、腸炎ビブリオ(昭39)、病原微生物学第1、第2(昭34、36)【随筆】旅愁 レンズを通して見るラテンアメリカと黒いアフリカ(昭40)

福山右門 ふくやま・うもん

明治43(1910)~平成10(1998)年(88歳)、福岡

【解剖学】 昭和10年満州医大卒。解剖学入室(工藤喬三教授)、11年7月助手、東北帝大留学(12年9月~13年、第2解剖 瀬戸八郎教授)、13年11月講師兼専門部教授、応召(16年9月~22年5月 満州、ジャワ、ビルマを転戦)、22年12月東北大助教授、24年1月福島県立医大教授、36年4月千葉大教授(第1解剖)、50年4月停年退官。退官後、金沢医大教授(第2解剖 50年4月~55年3月)。▽末梢神経の伝導路に関する研究で知られる。

【共著】解剖学の実習と要点(昭57)

福山公江 ふくやま・きみえ

昭和2(1927)~平成22(2010)年(82歳)、東京

【皮膚科】 昭和24年東京女子医専卒。附属病院にて実地修練、25年東京女子医大皮膚科入局(中村敏郎教授)・助手、米国留学(フルブライト留学生 31年~33年ミシガン大皮膚科大学院、35年~36年研究員)、36年東京女子医大助手、39年講師、40年カリフォルニア大サンフランシスコ校(UCSF)皮膚科助教授、42年准教授、53年教授、平成12年名誉教授。▽ミシガン大ではバーンスタイン教授とともに表皮細胞分化の研究に従事、昭和39年「皮膚上皮細胞における核酸の生成および代謝について」により、東京女子医大より学位受領、UCSFではエプスタイン教授とともに、上皮細胞分化、肉芽腫抑制因子、光生物学の研究を分子生物学的領域において展開した。

浮池正基　ふけ・まさき

大正元(1912)~平成2(1990)年(77歳)、熊本

【内科、小児科、政治家】昭和12年九州医専卒。第1内科(田中政彦教授)入局後、応召(中支・満州派遣)、シベリア抑留の後、23年帰国、24年3月開業とともに熊本大小児科(弘好文教授、長野祐憲教授)にて研究従事、37年9月水俣病院開設。▽熊本市医師会長、熊本県医師会副会長(40年~45年)、水俣市長(45年2月~61年2月)を歴任。昭和59年の施政方針演説で水俣病対策を市政の最重要課題として位置づけることを表明、水俣病患者療養施設「明水園」「国立水俣病総合研究センター」設置に尽力した。

富士貞吉　ふじ・ていきち

明治24(1891)~昭和52(1977)年(86歳)、東京

【衛生学(環境衛生)】大正6年京都帝大卒。衛生学入室(戸田正三教授)、10年9月京城医専教授、12年2月倉敷紡績保健課長、15年京都帝大講師、昭和3年10月大阪高等医専教授、5年2月台湾総督府中央研究所技師、14年4月台北帝大熱研教授兼台北帝大教授(衛生学)兼台湾総督府技師、19年2月ジャカルタ医大教授(陸軍軍政地教授)、21年7月復員、23年5月大阪医大教授、27年11月大阪学芸大教授、37年3月停年退官。

【共著】学校保健(昭36)

藤井明和　ふじい・あきかず

昭和2(1927)~平成12(2000)年(73歳)、神奈川

【産婦人科】昭和27年慶大卒。実地修練、28年産婦人科入局(安藤画一教授、中島精教授)、35年7月横浜警友病院部長、49年4月東海大教授、平成5年3月定年退職。退職後、新横浜母と子の病院名誉院長(5年4月~9年3月)。

【編著】産婦人科におけるマイクロサージェリー(昭54)

藤井克之　ふじい・かつゆき

昭和19(1944)~平成17(2005)年(60歳)、山口

【整形外科】昭和45年慈恵医大卒。附属病院整形外科にて研修、46年4月整形外科入局(片山良亮教授)・大学院、内地留学(47年7月~48年12月、東京医歯大歯学部生化学 佐々木哲教授)、米国留学(49年2月~51年2月 コネチカット州立医大生化学)、52年4月慈恵医大助手、54年7月市立富士中央病院医長(55年1月慈恵医大講師)、56年1月慈恵医大助手、2月講師、63年5月(慈恵医大青戸病院)、6月助教授、平成元年(附属病院)、5年4月(青戸病院)、7年8月主任教授、在職中、17年3月逝去。

【共編】骨と軟骨のバイオロジー(平14)【総監訳】キャンベル整形外科手術書全10巻、総目次総索引(平15~17)

藤井吉助　ふじい・きちすけ

明治36(1903)~昭和62(1987)年(83歳)、山形

【産婦人科】昭和4年東京帝大卒。産婦人科入局(磐瀬雄一教授)、10年3月助手、11年4月昭和医専教授(産婦人科)、21年10月昭和医大教授、39年4月昭和大教授、附属病院長(44年1月~46年4月)、46年3月定年退職。▽昭和44年日医最高優功賞(疑義解釈委員会委員在任10年)

【共編】産科手術書(昭41)

藤井久四郎　ふじい・きゅうしろう

明治37(1904)~平成4(1992)年(87歳)、広島

【産婦人科】昭和6年東京帝大卒。産婦人科入局(磐瀬雄一教授、白木正博教授)、14年10月助手、16年10月附属医院外来診療所医長、19年5月東京医歯専教授(初代)、25年3月東京医歯大教授、附属病院長(26年4月~28年3月)、45年3月停年退官。退官後、杏林大教授(45年7月~56年3月)。

【著書】婦人科学提要(昭22)、産科学提要(昭23)、愛児誕生(アサヒ相談室 昭28)【共編】婦人科学上・下巻(昭37、39)、産科学上・下巻(昭37、42)

藤井敬三　ふじい・けいぞう

明治39(1906)~昭和63(1988)年(81歳)、岩手

【外科、社会運動家】昭和6年東北帝大卒。岩手医専外科医員、10年5月東北帝大研究員、12年5月岩手医専外科医員、講師、13年11月分院副院長、12月旭川・向井病院外科医長、15年向井病院は産業組合病院となり院長、16年1月産業組合病院は上川医連保健病院となる、19年3月保健病院は旭川厚生病院と改称(開設者 北海道農業会)、20年7月7日召集令状届く、11日応召途中で解除、38年3月旭川厚生病院退任、5月北海道勤労者医療協会札幌病院院長、6月上砂川診療所長、50年6月勤医協札幌中央病院院長(初代)、57年1月北海道勤労者医療協会から退任。▽東北帝大在学中(昭和5年3月)、満州侵略反対のビラを配布して逮捕され、拷問を受ける。18年

北海道農村医学研究会の組織化に尽力、21年1月日本共産党入党、22年4月旭川市長選に共産党公認で立候補、落選、24年1月北海道勤労者医療協会設立発起人総会に参加、農民の疲労蓄積症候群として「農夫症」を提唱、26年北海道農村医学会の組織化に尽力、27年日本農村医学会の組織化に尽力、45年新日本医師会長、53年北海道民主医療機関連合会結成・初代会長就任。▽昭和30年世界平和大会(ヘルシンキ)、41年日ソ親善協会道支部長としてサハリンスク親善訪問、47年国際農村医学会(ブルガリア)、50年アジア農村医学会(イラン・テヘラン)、NGO総会(ジュネーブ)、55年原爆写真展と平和交流(ポーランド、ハンガリー)に出席・参加した。▽昭和41年網走刑務所で村上国治(白鳥事件)、49年仙台刑務所で平沢貞通(帝銀事件)と面接・面会、救出運動を行った。▽昭和36年旭川市民文化賞、49年北海道農村医学会賞、日本農村医学会賞(北海道における農夫症の実態調査)

【共著】農村の保健(昭37) **【随筆】**かたくりの花(昭57) **【追悼】**藤井敬三先生を偲ぶ(平5)

藤井節郎 ふじい・せつろう

大正14(1925)~平成元(1989)年(64歳)、広島

【生化学】 昭和24年九大卒。実施修練、生化学入室(広畑龍造教授)、34年10月助教授、37年7月徳島大教授(酵素研・酵素生理)、51年阪大教授(蛋白研・血液蛋白質部門)、52年(蛋白質機能制御部門)、59年退官。▽奥田拓道とともに血中アンモニアの直接比色定量法(奥田・藤井法)を開発。

【共著】臨床酵素学必携(昭41) **【共編】**蛋白分解酵素と生体制御1(昭48)

藤井儔子 ふじい・ともこ

昭和4(1929)~平成15(2003)年(73歳)、東京

【薬理学(発生薬理学)】 昭和26年東京女子医専卒。実地修練、薬理学入室(小山良修教授)、39年7月講師(~41年7月)、米国留学(フルブライト留学生、研究員、39年9月~43年6月 ハーバード大医学部生化学ビリー教授に師事)、43年7月講師、44年6月助教授、52年4月帝京大教授、医学部長(平成7年~12年)、平成12年3月定年退職。▽平成元年内藤記念科学振興賞(妊娠母体環境と子孫の機能異常)

【共著】動物実験手技(改訂3版 昭39) **【自伝】**夢追いの記(平15)

藤井尚久 ふじい・なおひさ

明治27(1894)~昭和42(1967)年(73歳)、富山

【内科、医史学】 大正10年東京帝大卒。第2内科入局(入沢達吉教授)、昭和4年東京市立広尾病院医長、6年5月東京医専教授(第1内科)、21年5月東京医大教授、28年12月退職。

【著書】尿毒症の診断及び療法(昭3)、対症診断ヨリ治療マデ(昭10)、基礎内科学第1~第4(昭10~11)、対症注射薬便覧(昭11)、日本著名医略伝(昭18)、肋間神経痛(臨床医学文庫 昭21) **【編著】**医学文化年表(昭17)

藤井暢三 ふじい・のぶぞう

明治21(1888)~昭和60(1985)年(96歳)、山口

【生化学】 旧姓田中。大正5年12月東京帝大卒。医化学入室(隈川宗雄教授)、7年助手(柿内三郎教授)、13年8月助教授、15年4月日医大教授(~昭和12年9月)、帝国女子医専教授(~21年)、24年6月東京逓信病院臨床検査科部長(~37年7月)、40年4月女子栄養大教授(~42年3月)。▽わが国における臨床化学の開拓者。

【著書】生化学実験法定量篇、定性篇(昭11、12) **【共著】**臨床医学検査法上巻(昭28)、下巻(昭29)、各科主要疾患の早期診断と早期治療(昭36)

藤井 実 ふじい・みのる

明治36(1903)~平成元(1989)年(85歳)、広島

【内科(結核病学)】 昭和3年東京帝大卒。第2内科入局(呉建教授)、8年12月三楽病院勤務、14年2月傷痍軍人広島療養所長、20年12月国立広島療養所長、45年4月国療広島病院長、49年8月退官。▽昭和37年保健文化賞(結核患者の医療と後保護事業に貢献)

藤江君夫 ふじえ・きみお

大正11(1922)~平成17(2005)年(83歳)、不詳

【解剖学】 昭和20年9月大阪帝大卒。23年5月奈良県立医専助手(小浜基次教授)、25年2月助教授、27年3月和歌山県立医大助教授(第2解剖 高木耕三教授)、33年5月教授、学長事務取扱(44年6月~45年4月)、63年3月定年退職。退職後、幸会喜多病院名誉院長。▽膵液分泌細胞の分泌顆粒を細胞内で新生させる因子が胃壁から血行性に作用すると考え、この物質を「プロダクチン」と命名した。

藤枝静男 ふじえだ・しずお

明治41(1908)～平成5(1993)年(84歳)、静岡

【眼科、小説家】 本名勝見次郎。昭和11年4月千葉医大卒。眼科仮入局、八王子・倉田眼科勤務、13年10月眼科入局(久保護躬教授)、長岡・伊地知眼科、千葉保田・原眼科の留守を預かる、17年9月平塚市第2海軍火薬廠海軍共済組合病院眼科部長、25年4月浜松市にて開業、45年12月廃業。▽昭和8年6月学内左翼のモップル活動に金を出して検挙され無期停学となり、10年3月復学、卒業したが、思想的前歴のため、眼科に入局できず、一時、仮入局となった時期がある。▽文学の面では、志賀直哉、滝井孝作に師事、昭和22年初作「路」を発表、42年『空気頭』で芸術選奨、49年『愛国者たち』で平林たい子賞、51年『田紳有楽』で谷崎潤一郎賞、54年『悲しいだけ』で野間文芸賞を受賞。その他の作品としては、「イペリット眼」(24年)、『凶徒津田三蔵』(36年)、『欣求浄土』(45年)などがある。

【著書】藤枝静男著作集全6巻(昭51～52)

藤生太郎 ふじお・たろう

明治41(1908)～平成4(1992)年(83歳)、群馬

【産婦人科】 昭和10年京都帝大卒。産婦人科入局(三林隆吉教授)、12年5月滋賀県・豊郷病院産婦人科医長、応召[12年8月、宇都宮市第14師団第4野戦病院、北支勤務、14年1月予備役(軍医少尉)、15年1月解除]、16年6月大学院、再応召[16年8月第14師団第4野戦病院(軍医少尉)、北満斉斉哈爾市勤務、17年2月予備役(軍医中尉)、18年9月召集解除]、再々応召(20年6月、第14師団歩兵第328聯隊、北九州勤務、20年10月召集解除)、21年1月京都帝大助手、22年8月西宮・明和病院医長、25年4月国立京都病院医長、30年4月山口県立医大教授、39年4月山口大教授、附属病院院長(39年11月～42年11月)、46年3月停年退官。退官後、国立下関病院長(46年6月～53年3月)、北九州市・足立病院長(54年4月)。

【著書】婦人外陰部疾患(昭35)、婦人とその異常出血(新臨床医学文庫 昭39)、子宮腟部びらん療法の実際(同 昭50) **【共著】**女性性器の肥大・萎縮・腫瘍1(現代産科婦人科学大系8B1 昭48)、不妊と避妊(昭48) **【随筆】**埋もれ木の宴(昭59)

富士川游 ふじかわ・ゆう

慶応元(1865)～昭和15(1940)年(75歳)、安芸(広島)

【内科、医史学】 旧姓藤川、幼名充人。明治20年7月広島県広島医学校卒。中外医事新報社入社、明治生命保険会社医師。22年1月医師免許証下付、独留学(私費、31年4月～33年9月 イエナ大にて神経病および理学療法を研究、学位取得)、9月日本橋中洲養生院内科医長(～43年)、39年6月東洋大教授(生理学、衛生学 ～昭和4年3月)、大正8年9月慶大講師(初代 医史学)、11年4月鎌倉中学校長(～14年4月)、13年大阪・中山文化研究所長、昭和15年11月逝去。▽わが国における医史学の創始者。昭和2年日本医史学会創立に貢献、13年理事長に就任した他、日本児童研究会、医科器械研究会、癌研究会、看護学会、人性学会、犯罪学協会、日本医師協会などの学会設立に尽力した。『普通衛生雑誌』『私立奨進医学会雑誌』『医談』『芸備医事』『治療新報』『人性』『法爾』などの多数の雑誌を創刊した。▽明治45年恩賜賞(日本医学史)、大正3年『日本疾病史』により医学博士を受領。▽富士川英郎(独文学、東大教授)は4男。富士川義之(英文学、東大教授)は英郎の3男。

【著書】生命保険診査医則(明28)、皇国医事年表(明35)、電気療法(明37)、日本医学史(明45)、日本疾病史(大4)、性欲の科学(昭6)、医術と宗教(昭12)、富士川游著作集全10巻(富士川英郎編 昭55～57) **【共著】**教育病理学(明43) **【伝記】**富士川游先生(昭29)

伏木卓也 ふしき・たくや

明治24(1891)～昭和59(1984)年(93歳)、京都

【小児科】 大正8年京都帝大卒。小児科入局(平井毓太郎教授)、昭和11年1月満州医大教授、戦後帰国、23年9月舞鶴市民病院長、27年4月退職。退職後、舞鶴聖母病院、大和紡舞鶴診療所勤務。

【著書】痘瘡(大日本小児科全書第21編第4冊 昭13)、こどもの七癖(昭30)

藤木典生 ふじき・のりお

昭和3(1928)～平成18(2006)年(77歳)、兵庫

【内科、遺伝学(生命倫理)】 昭和27年京都府立医大卒。実地修練、28年4月第3内科入局(増田正典教授)、30年助手、31年客員講師、米国留学(31年テキサス大癌研究所臨床研修員、32年ミシガン大医学部人類遺伝学教室研究研修員)、34年助手、42年講師・遺伝相談室主任・遺伝血液科主任、45年助教授、愛知県心身障害者コロニー中央病院指導相談部長、47

年4月愛知県心身障害者コロニー遺伝部長、51年兼疫学部長、56年4月福井医大教授(第2内科)、附属図書館長(61年～平成2年)、6年3月停年退官。

【編著】遺伝医学入門(昭63)、よくわかる遺伝学(平7)【共編】遺伝の臨床(昭45)

藤実人華 ふじざね・にんげ

明治12(1879)～昭和38(1963)年(84歳)、福岡
【医書出版】医薬品輸入商勤務を経て、大正3年近世医学社創業、『近世医学』創刊。12年関東大震災を機に『診断と治療』に改題、社名も診断と治療社と改称。昭和8年『産科と婦人科』創刊、10年『小児科診療』創刊。25年株式会社に改組。▽哲学者井上円了に師事。ホトトギス派の俳人として艸宇と号し、句集『寒桜』(昭和17年)等がある。

藤島正敏 ふじしま・まさとし

昭和11(1936)～平成17(2005)年(68歳)、福岡
【内科】昭和36年九大卒。虎の門病院にて実地修練、37年4月九大第2内科入局(勝木司馬之助教授)・大学院入学、41年4月大学院修了、5月助手、米国留学(42年9月～45年9月 マイアミ大神経内科)、45年12月公立学校共済組合九州中央病院、46年4月九大助手、54年4月講師、57年10月助教授、59年7月教授(第2内科)、平成11年4月(大学院病態機能内科学)、12年3月停年退官。退官後、西日本総合医学研究所長。▽高血圧の研究で知られる。久山町研究の総括責任者を務めた。▽昭和52年日本心臓財団草野賞(脳虚血の脳代謝に関する研究)、61年美原賞(脳血管の機能・形態に関する研究)
【共編】循環器科学(放送大学教材 平12)、高血圧治療ガイドラインQ&A(平14)【監修】脳梗塞(平11)

藤田秋治 ふじた・あきじ

明治28(1895)～昭和60(1985)年(90歳)、大分
【生化学】大正10年7月東京帝大卒。9月北里研入所(細菌学・免疫学 草間滋部長)、12年1月愛知医大医化学研究生(ミハエリス教授 生化学、特に物理化学について研究)、14年11月理研(鈴木梅太郎所長 生化学、特に有機化学について研究)、独・墺留学(北里研派遣、15年7月～昭和3年11月 カイザー・ウィルヘルム研ワールブルグ教授の下で悪性腫瘍新陳代謝の生化学的研究、グラーツ大)、帰国後、北里研入所、昭和2年北里研生化学部長(初代 ～32年)、18年軍務(海軍軍医学校)、21年12月京都府立医大教授(生化学)、33年3月定年退職。▽昭和32年日本ビタミン学会賞、34年学士院賞(ビタミンB_1に関する研究)▽佐々木信綱(歌人、国文学者)は岳父。
【著書】医学生物学研究領域に於ける検圧法と其療法(昭7)、pH測定の理論と実際(昭13)、微生物とビタミン(科学文献抄第21 昭24)、ビタミン定量法(昭30)、ビタミン学(昭36)【共編】生物化学(昭45)

藤田啓介 ふじた・けいすけ

大正14(1925)～平成7(1995)年(70歳)、愛媛
【医学教育、生化学】昭和23年名大卒。35年5月岩手医大助教授(小原喜重郎教授)、38年4月愛知学院大教授、39年藤田学園設立、40年南愛知准看護学校長、41年名古屋衛生技術短大学長・名古屋医学技術専門学院長、42年新居浜精神衛生研究所理事長、藤田学園理事長、43年5月名古屋保健衛生大学長(衛生学部)、47年4月医学部設置、59年4月藤田学園保健衛生大学長、62年4月藤田保健衛生大学長。在職中、平成7年6月逝去。
【共著】歯学生化学(昭41)【共編】医学領域における生化学実習指針(昭49)

藤田小五郎 ふじた・こごろう

明治26(1893)～昭和43(1968)年(74歳)、東京
【外科】大正6年大阪高等医学校卒。京都帝大外科入局、昭和12年6月東京医専教授、20年3月退職。退職後、順天堂医専講師。
【著書】外科手術後療法の指針(昭25)

藤田真之助 ふじた・しんのすけ

明治42(1909)～平成8(1996)年(86歳)、福島
【内科(呼吸器、結核病学)】昭和9年東京帝大卒。第2内科入局(呉建教授)、助手、22年5月東京逓信病院結核科部長、呼吸器科部長、41年7月副院長兼呼吸器科部長、51年7月院長、55年8月退官。▽日独伊三国同盟時代の訪独医学使節団(15年7月～10月)に参加、世話役を務めた。
【著書】高年者の結核(成人病ガイド 昭48)【共編】結核の化学療法(結核新書第19 昭28)、内科治療ハンドブック(昭49)、日本結核全書全10巻(昭31～34)
【自伝】回想七十年抄(昭59)

藤田宗一 ふじた・そういち

明治18(1885)～昭和34(1959)年(73歳)、香川
【外科】明治43年東京帝大卒。第2外科入局(佐藤

三吉教授、塩田広重助教授に師事)、大正6年東京・渋谷にて外科医院開業。▽社会保険制度の研究者、医政界切っての保険通。戦前・戦後を通じて渋谷区医師会長を務め、日本医師会専務理事(21年～22年)などを務め、また、東都医師共同組合の創設に尽力し専務理事も務めた。33年8月社会保険診療報酬支払基金理事に就任。

【著書】近世医傑伝上巻(昭29)

藤田嗣章 ふじた・つぐあきら

嘉永7(1854)～昭和16(1941)年(86歳)、江戸(東京)

【陸軍軍医】 明治5年大学東校員外生として医学を学び、10年陸軍軍医補、27年(日清戦争勃発時)第6師団第2野戦病院長、熊本陸軍予備病院長、29年混成第1旅団軍医部長兼台湾兵站軍医部長、30年11月(1等軍医正)、31年10月台湾総督府陸軍軍医部長、35年3月第5師団軍医部長、11月(軍医監)、37年7月(日露戦争勃発時)第4軍軍医部長、39年1月第5師団軍医長、40年2月韓国駐剳軍軍医部長、42年3月朝鮮総督府医院長(総督府附属医学講習所長)、大正元年9月(軍医総監)、大正3年7月待命、9月予備役編入。▽藤田嗣治(画家)は4男、小山内薫(演出家)は義兄の子息。

藤田恒太郎 ふじた・つねたろう

明治36(1903)～昭和39(1964)年(60歳)、三重

【解剖学】 昭和3年東京帝大卒。解剖入室(井上通夫教授、西成甫教授)、5年東京高等歯科医学校助教授、6年教授、独・伊・米留学(在外研究員 8年2月～10年5月)、20年11月東京帝大教授(第2解剖)、39年3月31日停年退官。4月1日(日大教授就任予定)逝去。▽歯の解剖学の権威。献体運動に尽力した。

【著書】人体解剖学(昭22)、歯の解剖学(昭24)、生体観察(昭25)、歯の組織学(昭32)、体育解剖学(昭35)
【共著】人体解剖図譜第2巻(昭25)

藤田敏彦 ふじた・としひこ

明治10(1877)～昭和40(1965)年(87歳)、鳥取

【生理学】 明治38年12月東京帝大卒。第1生理入室(大沢謙二教授)・助手、独留学(文部省外国留学生、40年5月～43年8月 ベルリン大、フライブルグ大に在籍)、43年10月新潟医専教授、大正6年9月東北帝大教授(第2生理)、欧米出張(8年7月～9年7月)、医学部長(11年7月～13年7月)、昭和14年3月停年退官。退官後、岩手医専教授(14年4月～27年3月)、岩手医大教授(第1生理 23年4月～30年5月)、学長事務取扱(25年2月～)、岩手医専校長(25年2月～27年3月)、岩手医大予科長(25年2月～3月)、岩手医大学長(25年5月～30年5月)。▽わが国に感覚生理学を導入するかたわら、優れた業績を挙げた。特に暗順応に関する研究、日本語の構音機構に関する研究で知られる。▽橋田邦彦(生理学、東京帝大教授・文相)は弟。

【著書】感覚生理学(昭24) 【共編】生理学講義上・下(昭24、25)

藤田登 ふじた・のぼる

明治33(1900)～昭和61(1986)年(86歳)、香川

【外科】 大正11年5月京都府立医専卒。7月外科入局、鈴木外科医院、13年9月府立医大助手、昭和2年9月講師、5年3月助教授、6年4月兵庫県立神戸病院外科副部長、8年4月整形外科部長、19年4月兵庫県立医専講師第1外科兼整形外科部長、22年8月教授(第1外科)、27年4月神戸医大教授、附属病院長(32年4月～34年3月)、39年7月兼神戸労災病院長、10月退官。退官後、神戸労災病院長専任(～50年2月)。

【自伝】浮木(憂き)を見つめて45年(昭50)

藤田秀太郎 ふじた・ひでたろう

明治8(1875)～昭和35(1960)年(85歳)、福岡

【眼科】 明治35年7月東京帝大卒。眼科入局(河本重次郎教授)・助手、36年10月函館にて開業、39年3月天津医学堂教授、40年5月台湾総督府台北病院医長兼医学校教授、独留学(総督府派遣、42年7月～44年7月 ヴュルツブルグ大学ヘス教授に師事)、大正6年1月岡山医専講師、岡山病院眼科医長、5月岡山医専教授、岡山医専校長(10年5月～)、11年3月岡山医大学長兼教授、欧米出張(12年5月～13年5月)、14年4月依願退官。退官後、福岡市にて開業。

【編著】簡明組織学(明34)

藤田正方 ふじた・まさかた

弘化3(1846)～明治19(1886)年(39歳)、越前(福井)

【薬学】 幼年時代に漢学を収めた後、文久2年黒川良安の下で蘭学を学び、明治元年上京、9月医学校入学、2年12月大学東校と改称(ウィリス、ボードウィン、ホフマンに師事)、4年2月算学助、5月大学少得業生、ミュルレル、ホフマンに師事(4年6月

～7年4月)、4年8月文部権少教授、8月大学東校中授読生、12月局教監、(5年1月神田にて開業)、7年4月退職、5月東京府病院薬局長、6月兼生徒授業方、9年8月本所区にて開業。8月兼東京府医師及薬舗開業試験掛、14年2月東京薬舗学校開設(東京薬大の前身)、在職中、19年9月逝去。

【著書】東京府病院薬局法(明13)、簡明物理学(明17)【訳書】理学新論巻1、2(明6)【共訳】新纂医用化学上編(グリーン 明15)【補訂】筆算知方巻之1(明5)【校閲】日本薬局方訓解(明19)

藤永豊 ふじなが・ゆたか

大正12(1923)～平成14(2002)年(78歳)、島根
【眼科】 昭和22年9月九州帝大卒。松江赤十字病院にて実地修練、24年1月島根県立病院眼科、12月鳥取大米子医大眼科入局(神鳥文雄教授)・助手、28年4月鳥取大助手、6月講師、米国留学(31年1月～32年2月 シカゴ大)、31年4月助教授、34年8月広島赤十字病院眼科部長、45年9月鳥取大教授、附属病院長(55年5月～59年5月)、平成元年3月停年退官。退官後、児島中央病院・児島病院名誉院長(元年4月～12月)、後、前橋市にて開業(藤永小児科内科医院)。
【共著】消化器・内分泌疾患に伴う眼疾患(日本眼科全書第15巻第5冊第1分冊 昭28)、白内障(昭62)

藤浪鑑 ふじなみ・あきら

明治3(1870)～昭和9(1934)年(63歳)、尾張(愛知
【病理学】 明治28年12月帝大卒。病理入室(山極勝三郎教授)・大学院、独留学(文部省外国留学生、29年7月～33年12月 ベルリン大ウィルヒョー教授、フライブルグ大チーグレル教授、シュトラスブルグ大フォン・レックリング教授に師事)、33年12月京都帝大教授(初代 第1病理)、昭和5年12月停年退官。▽わが国で初めてジストマ病源体および感染の研究を行った。広島県片山地方の地方病を研究し、剖検によって門脈枝内に日本住血吸虫体を確認(明治37年)、経皮感染を証明する(43年)とともに予防方法も明確にした(44年)。43年稲本亀五郎とともに移植可能な家鶏肉腫(藤浪肉腫)を発見、ラウス(昭和41／1966年ノーベル生理学・医学賞受賞)とともにウイルス発癌の先駆的業績と評価される。▽大正7年学士院賞(日本住血吸虫病の研究)、昭和4年学士院会員。キリスト教の信仰篤く、昭和3年独・ハイデルベルグ大から名誉神学博士の称号を受けている。▽藤浪剛一(放射線科、慶大教授)は弟。藤浪修一(外科、満洲医大・名市大教授)は長男、藤浪得二(皮膚科、阪大教授)は次男。
【著書】疾病の原因(述、通俗学芸文庫第2編 大元)、青年と性欲(大6)、剖検示説(大12)、腫瘍特に癌腫の病理(岩波講座生物学第11 昭6)【追悼】藤浪先生追悼録(清野謙次編 昭10)、藤浪先生遺影(清野謙次編 昭11)

藤浪剛一 ふじなみ・こういち

明治13(1880)～昭和17(1942)年(62歳)、愛知
【放射線科】 明治39年岡山医専卒。病理学入室(桂田富士郎教授)、40年東京帝大皮膚病学黴毒学入局(土肥慶蔵教授)、墺留学(私費、42年～45年1月 ウィーン大レントゲン科主任ホルツクネヒト教授、キーンベック博士に師事)。45年順天堂医院レントゲン科長、大正9年7月慶大教授(理学診療科 わが国最初の放射線医学を主体とした専門講座)、在職中、昭和17年11月逝去。▽ウィーン大留学中「空胃中液分泌のレ線検査法」の論文をまとめ、帰国後、東京帝大から医博取得。わが国におけるレントゲン界の権威。日本レントゲン学会(大正12年)、日本医史学会(昭和2年)、日本温泉気候学会(10年)創立に関与。日本医史学会理事長在任中、『日本医史学雑誌』を発刊した(15年)▽藤浪鑑(病理、京都帝大教授)は兄。
【著書】ラヂウム療法(大2)、れんとげん学(大3)、光と生物(大7)、温泉療法(昭3)、東西沐浴史話(昭6)、医家先哲肖像集(昭11)、温泉知識(昭13)、紫外線療法(昭16)、日本衛生史(昭17)【共著】内臓レントゲン診断学(大5)【編著】実践医理学叢書全26巻(昭3～11)【訳書】レントゲン療法(スユミット 大3)【追悼】藤浪剛一追悼録(藤浪和子編 昭18)

藤浪修一 ふじなみ・しゅういち

明治37(1904)～昭和43(1968)年(63歳)、京都
【外科】 昭和3年京都帝大卒。第1外科入局(鳥潟隆三教授)、4年10月助手、7年5月講師(医学部)、9年5月講師(工学部)、13年5月大阪女子高等医専講師、16年4月京都帝大助教授、17年6月満州医大教授、21年8月国立瀋陽医学院教授(留用)、23年6月北京経由帰国、9月名古屋女子医大兼名古屋女子医専教授(第1外科)、25年4月名市大兼名古屋市立女子医専(～26年3月)教授、9月(第2外科)、病院長・乳児院長(32年8月～33年5月)、医学部長(33年4月～37年3月)、42年3月定年退職。退職後、愛知学院歯学部教授(42年4月～)、国立浜松病院長(42

年6月)、在任中、43年1月急逝。▽わが国における直腸癌に対する外科療法についての最初の報告(昭和7年)を行った。藤浪得二(皮膚科、阪大教授)は弟。

藤浪得二 ふじなみ・とくじ

明治42(1909)～昭和52(1977)年(67歳)、京都

【皮膚科】 昭和8年京都帝大卒。皮膚科黴毒科入局(松本信一教授)、9年3月助手、応召(12年10月～16年3月 中支、名古屋陸軍病院)、17年1月助教授(皮膚科)、再応召[17年5月～18年2月 満州国関東州新京第一陸軍病院、(軍医中尉)]、23年12月兼皮膚科特別研究室主任(～27年2月)、米国研究視察(28年5月～12月 皮膚アレルギーと組織培養について研究)、31年8月阪大教授、48年4月停年退官。退官後、兵庫医大教授(48年4月～)、在職中、52年5月急逝。▽藤浪鑑(病理学、京都帝大教授)の次男。藤浪修一(外科、名市大教授)は兄。藤浪剛一(放射線科、慶大教授)は叔父。【著書】皮膚科性病科学提要(昭22)【共編】皮膚の電子顕微鏡像(昭41)

藤根常吉 ふじね・つねきち

万延元(1860)～昭和13(1938)年(78歳)、陸奥(宮城)

【医書出版】 旧姓佐藤。仙台師範学校卒。宇都宮にて教鞭、明治22年上京、済生学舎卒。医術開業前期試験に及第したが、後期試験に及第できず医師を断念、25年中外医事新報社(原田貞吉主宰)入社、33年4月医事新聞社長(田代基徳創設)、昭和5年廃業。【著書】生殖衛生論(明32)【編著】結核病(大12)

は

藤野厳九郎 ふじの・げんくろう

明治7(1874)～昭和20(1945)年(71歳)、福井

【解剖学、耳鼻咽喉科】 明治29年10月愛知医学校卒。12月医学校助手、愛知病院診療医補助、30年4月助教諭、東京帝大へ出張(30年7月～31年7月 解剖学)、33年9月11日教諭(～28日休職)、11月明治生命保険医(東京帝大解剖学にて研究)、34年10月仙台医専講師、37年7月教授、45年6月東北帝大医専部教授、大正4年6月依願免官、7月東北帝大医専部臨時講師(～8月)、11月東北帝大医科大学解剖学教室臨時標本整理嘱託(～5年3月)、三井慈善病院耳鼻咽喉科講習修了、6月三井慈善病院耳鼻科医員(～12月依願退職)、6年5月郷里本荘村にて次兄明治郎を手伝い診療に従事、7年5月三国町にて耳鼻咽喉科医院開業、8年10月次兄急逝のため本荘村で開業、昭和8年9月雄島村に転居、本荘村へ通勤、20年8月逝去。▽魯迅の「藤野先生」のモデルとして知られる。明治37年9月、年度最初の解剖学講義にて周樹人(後の魯迅)と初対面した。昭和3年魯迅の小説集『朝花夕拾』出版、中に「藤野先生」が収録されていた。10年岩波文庫『魯迅選集』出版、小説「藤野先生」のわが国における最初の翻訳であった。▽藤野恒三郎(細菌学、阪大微研教授)は甥。【伝記】魯迅・藤野先生・仙台(半沢正二郎 昭41)、藤野先生と魯迅 惜別百年(平19)【参考】藤野厳九郎記念館写真集(昭61)

藤野恒三郎 ふじの・つねさぶろう

明治40(1907)～平成4(1992)年(85歳)、福井

【細菌学】 昭和6年大阪医大卒。第2外科入局(岩永仁雄教授)後、9年10月細菌学入室(谷口腆二教授)・助手、11年9月講師、応召[12年8月～14年3月 14年1月(軍医少尉)]、14年7月助教授、再応召[18年6月～21年6月 20年4月(軍医中尉)]、23年3月教授(微研・細菌血清学部門)、所長(30年4月～33年3月)、45年3月停年退官。退官後、神戸学院大教授(薬学部微生物学 48年4月～58年3月)、特任教授(58年4月～59年3月)。▽腸炎ビブリオの発見者。昭和25年大阪府南部で発生したシラス中毒事件の原因菌として腸炎ビブリオを発見した。▽昭和39年朝日賞(文化賞部門 藤野恒三郎、滝川巌、福見秀雄、坂崎利一 腸炎ビブリオの発見と研究)、47年武田賞(腸炎ビブリオの発見)、61年大阪文化賞(医学の進歩発展と大阪文化の振興)▽藤野厳九郎(解剖学、耳鼻咽喉科、仙台医専教授)の甥。【著書】茶の間の医学(昭30)、腸炎ビブリオ読本(昭43)、学悦の人(昭45)、日本近代医学の歩み(昭49)、藤野・日本細菌学史(昭59)、医学史話(昭59)、医学の歩みと私(対話講座なにわ塾叢書23 昭61)【共著】日本細菌学外史 その三つの断面(昭50)【共編】腸炎ビブリオ(昭39)、衛生微生物学(昭51)【追悼】学悦の人(平6)

藤野 博 ふじの・ひろし

明治43(1910)～平成17(2005)年(95歳)、兵庫

【歯科、口腔外科】 昭和12年九州帝大卒。第1外科入局(赤岩八郎教授)、13年11月大学院入学(～15年11月)、17年5月附属医専部助手、18年11月医学部助手(石山福二郎教授)、18年12月講師(歯科口腔外科

加来素六教授)、19年6月助教授、29年4月教授、42年6月(歯学部口腔外科)、歯学部長(初代 42年6月～48年5月)、歯学部附属病院長(初代 42年6月～44年5月)、48年10月兼公立学校共済組合九州中央病院長、49年4月停年退官。退官後、九州中央病院長(～56年3月)、精華女子短大学長(59年4月～平成2年3月)。▽九大歯学部創設の功労者。▽昭和45年西日本文化賞(「兎唇・口蓋裂に関する研究」の功績)
【校閲】歯科救急合併症 診断とその処置(ボールドウィン 昭47)

藤野守次　ふじの・もりじ

明治33(1900)～昭和43(1968)年(67歳)、広島
【放射線科】 昭和4年大阪医大卒。理学的診療科入局(長橋正道教授)、5年3月兼京城帝大嘱託、6年5月大阪帝大、8年10月大阪回生病院放射線科長、21年4月大阪帝大講師、24年4月大阪市立医大教授(初代 放射線科)、30年4月大阪市大教授、附属病院長(36年6月～40年6月)、42年3月定年退職。退職後、大阪メディカルセンター所長(42年4月～)、在職中、43年1月急逝。
【監修】臨床放射線学(昭43)

藤原偉作　ふじはら・いさく

昭和3(1928)～平成10(1998)年(70歳)、東京
【社会事業家、ハンセン病医療】 昭和20年立教中卒。好善社入社、25年立教大卒(経済学部経済学科)、日本電信電話公社入社、33年好善社理事長、37年電電公社退職、好善社に専任、平成10年11月逝去。▽父藤原鉤次郎(好善社初代理事長)逝去の後、好善社理事長として、ハンセン病療養所の教会堂建築、ワークショップなどの事業支援を行った他、台湾、タイにおけるハンセン病事業の支援活動を続けてきた。▽好善社はハンセン病療養所「慰廃園」を経営していた。

藤平　健　ふじひら・けん

大正3(1914)～平成9(1997)年(82歳)、香川
【眼科、漢方医】 昭和15年千葉医大卒。眼科入局(伊東弥恵治教授)、25年家業継承、千葉市にて眼科、東洋医学開業。▽昭和12年より奥田謙蔵に漢方を学び、13年千葉医大内に東洋医学研究会を結成、25年日本東洋医学会創立に参加。
【著書】実用漢方療法(保健同人選書 昭47)、八味丸の秘密(健康ライブラリー 昭53)、漢方は効く(主婦の友健康ブックス 昭54)、漢方臨床ノート(東洋医学選書 昭61)、漢方薬のすべて(平5)

藤巻悦夫　ふじまき・えつお

昭和10(1935)～平成13(2001)年(66歳)、新潟
【整形外科】 昭和34年昭和医大卒。中央鉄道病院にて実地修練、35年6月整形外科入局(川島弥教授)、8月助手(麻酔科)、36年2月整形外科副手、37年4月武蔵野赤十字病院整形外科、38年6月昭和医大助手、43年7月昭和大附属秋田外科病院整形外科医長、44年4月東京共済病院医長、45年6月昭和大講師、49年1月助教授、西独留学(52年7月～54年7月 リューベック医大整形外科)、58年5月主任教授、昭和大学病院副院長(平成6年4月～)、院長(8年4月～)、12年3月定年退職。
【共著】テーピングの実際(昭59) 【編著】関節靭帯損傷(整形外科 mook no.58 平元) 【監修】新腰痛・肩こり解消読本 身近な予防法から最新治療法まで(平7)

藤巻茂夫　ふじまき・しげお

明治38(1905)～昭和58(1983)年(78歳)、新潟
【病理学】 昭和8年新潟医大卒。第1病理入室(川村麟也教授)、12年9月講師(鈴木逐教授)、13年軍医予備員候補(仙台陸軍病院)、応召(13年7月 中支防疫給水部漢口支部、18年5月下志津陸軍病院、6月解除)、附属臨時医専部講師、19年6月附属医専部教授、19年7月兼助教授、26年4月新潟大助教授(伊藤辰治教授)、29年7月教授(第2病理)、46年3月停年退官。▽藤巻雅夫(外科、富山医薬大教授)は長男。
【著書】アレルギー(免疫の病理学的意義)(昭24) 【共著】膠原病 免疫形態学の理解のために(昭57) 【編著】自己免疫疾患(昭43)

藤巻時男　ふじまき・ときお

明治43(1910)～昭和57(1982)年(72歳)、東京
【放射線科、温泉医学、気象医学】 昭和11年慶大卒。理学診療科入局(藤浪剛一教授)・助手、月ケ瀬温泉治療学研究所主任(21年～33年9月 狩野川台風にて消失のため)、22年助教授、52年客員教授、56年退職。▽昭和33年の狩野川台風の際、気象医学の知見から多数の入院患者を避難、救助した。
【著書】天気と元気(昭35) 【編著】からだ365日(昭46)

藤村紫郎　ふじむら・しろう

明治35(1902)～昭和61(1986)年(83歳)、京都

【生化学】昭和5年東京帝大卒。医化学入室(柿内三郎教授)、15年4月長崎医大助教授(内野豊生教授)兼附属医専部教授、上海自然科学研究所、19年5月松本医専教授、医学部長(39年9月～41年9月)、43年3月停年退官。▽藤村吉之助(農芸化学、京大教授)は兄。

藤村一　ふじむら・はじめ

大正10(1921)～平成14(2002)年(81歳)、京都

【薬理学】昭和16年12月京都薬専卒、20年9月熊本医大卒。京都帝大薬理学入室・大学院、22年9月京大化研入所、副手、助手、26年3月助教授、39年8月岐阜大教授、57年9月退官。退官後、京都薬大学長(57年10月～63年9月)。生産開発科学研究所薬理部長(56年11月～)、理事長(平成元年4月～5年7月)。▽昭和40年岐阜日日新聞賞学術賞

【著書】見直されたアスピリンの効用(昭57)【編著】抗炎症の薬理(昭51)【共編】薬物活性の前臨床的評価法(昭50)、抗炎症薬　基礎と臨床(昭60)

藤本和　ふじもと・かずし

昭和29(1954)～平成15(2003)年(49歳)、大阪

【解剖学】昭和51年大阪府立大農学部獣医学科卒。山口大農学部獣医学科大学院修士課程(牧田登之教授)、53年京大医学部大学院博士課程(第2解剖　小川和朗教授)、57年京大講師(第2解剖)、平成11年福井県立大教授(看護福祉学部)、在職中、15年11月急逝。▽SDS-FRL(SDS処理凍結割断レプリカ標識)法を開発、細胞間結合装置、神経伝達物質受容体の分子動態の解明に貢献した。▽平成11年日本電子顕微鏡学会瀬藤賞(フリーズ・レプリカ法を用いた生体膜分子の局在解析)

藤本憲司　ふじもと・けんじ

大正3(1914)～平成21(2009)年(94歳)、埼玉

【整形外科】昭和14年東京帝大卒。整形外科入局(高木憲次教授)、応召(18年10月　埼玉・白子陸軍病院、ルソン島従軍)、21年1月復帰、22年6月東北帝大講師(三木威勇治教授)、26年12月助教授(飯野三郎教授)、31年7月信州大教授、附属病院長(40年12月～42年12月)、55年3月停年退官。

【著書】整形外科学(GM選書　昭30)

藤本まきゑ　ふじもと・まきえ

明治28(1895)年～不詳、兵庫

【看護師(従軍看護婦)】明治41年兵庫県赤穂郡船坂高等小学校卒。43年5月兵庫県看護婦検定試験合格、44年11月兵庫県産婆検定試験合格、45年4月日赤兵庫支部姫路病院救護看護婦養成所入学、大正4年3月卒。4月姫路病院勤務、日赤救護員、5年5月救護看護婦長候補生として日赤病院入学(～10月)、7年1月退職、2月東京市牛込区・藤沢派出看護婦会入会、シベリア出兵、応召(8年10月　東部シベリア派遣第3看護婦組織臨時救護班要員としてウラジオ陸軍病院勤務、9年11月召集解除)、10年1月姫路病院復職、8月日赤救護看護婦長、13年1月看護婦長、日中戦争勃発、再応召(昭和12年9月　第１４０救護班婦長として大阪陸軍病院配属、16年12月解除)、復職、19年3月看護婦副監督、24年3月監督、25年8月看護科長、30年7月退職。▽昭和28年フローレンス・ナイチンゲール記章

【伝記】慈母観音さながらに真の白衣の天使　藤本まきゑ女史(雪永政枝『看護史の人びと第3集』、昭54)

藤森章　ふじもり・あきら

明治33(1900)～昭和60(1985)年(84歳)、長野

【眼科、小説家】大正14年慶大卒。眼科入局(菅沼定男教授)、昭和3年満鉄長春医院眼科医長、21年引揚、東京電力病院勤務、26年東京・中野区にて開業。▽椿八郎の筆名で推理作家として活躍。▽藤森速水(産婦人科、大阪市大教授)は従弟。

【著書】鼠の王様(昭44)、「南方の火」のころ(昭52)

藤森速水　ふじもり・はやみ

明治37(1904)～昭和55(1980)年(76歳)、長野

【産婦人科】昭和3年京都帝大卒。産婦人科入局(岡林秀一教授)、5年5月助手、8年6月講師、9年1月北野病院医長、独留学(在外研究員　11年8月～12年5月　ベルリン大シュテッケル教授に師事)、19年6月大阪南市民病院医長、応召(軍医予備員　6月～7月)、20年3月大阪市立医大教授、30年3月大阪市大教授、附属病院長(40年6月～42年6月)、44年3月定年退職。退職後、大阪・阿倍野区至誠会関西病院顧問。

【著書】表解婦人科鑑別診断学(昭13)、妊娠と肺結核(昭30)、ラジオアイソトープ(日本産婦人科全書第7巻第4　昭36)、ゲーテと医学(昭39)【共編】産科

学正常編（昭35）、異常編（昭36）

藤森聞一　ふじもり・ぶんいち

明治43（1910）～昭和61（1986）年（75歳）、長野

【生理学】　昭和10年東京帝大卒。第1外科入局（青山徹蔵教授）、海軍軍医［短期現役軍医、10年9月（海軍軍医中尉）］、17年東北帝大大学院生理（本川弘一教授）、19年海軍航空技術廠航空医学部主任・（海軍大佐）、20年12月国立東京第二病院研究検査科長兼生理科主任、30年1月北大教授（第2生理）、米国留学（31年9月～32年11月　カリフォルニア大にて神経生理学研究に従事）、35年1月兼北大応用電気研究所教授、49年4月停年退官。退官後、長野県総合健康センター所長（50年4月～）、61年11月逝去。▽昭和57年日医最高優功賞（地域保健活動の基礎的資料整備に貢献著しい功労者）

〔著書〕欧米諸国の医学教育改革（昭47）〔共著〕生理学（昭39）〔編著〕運動系の生理学（生理学大系第7　昭41）〔共編〕臨床電気生理学（昭30）、脳波の分析とその応用（脳神経新書第3　昭32）、脳の電気現象の分析法とその応用（昭41）

藤山英寿　ふじやま・ひでとし

明治36（1903）～昭和52（1977）年（74歳）、福島

【眼科】　昭和6年北海道帝大卒。眼科入局（越智卓見教授）、7年11月助手、15年8月助教授、11月兼医専部講師、21年3月教授、22年10月北大教授、附属病院長（36年12月～38年12月）、41年3月停年退官。退官後、4月札幌市にて開業（藤山眼科医院）、52年4月逝去。

〔著書〕トラコーマの病源（医家叢書第69　昭26）

藤原市太郎　ふじわら・いちたろう

元治元（1864）～昭和14（1939）年（74歳）、大坂（大阪）

【歯学教育、歯科】　歯科医師開業試験及第。南区に診療所開設、明治45年1月私立大阪歯科医学校開校（校主　藤原市太郎、校長　緒方六治）、大正5年11月校主を古川賢治に変更、大阪歯科医専の申請を行い、6年9月設立認可、22年6月大阪歯大に昇格。▽大阪歯大の創立者。私立大阪歯科医学校は、明治45年、当初、歯科医師開業試験の受験者に対して速成教育をほどこす夜間学校として発足、大正5年7月昼間授業を開始、本科生（3年制）とし、夜間生（2年制）は別科とした。専門学校への昇格を試みたが、資金難のため、校主を古川賢治に譲り、古川氏の寄付を得て、歯科医専に昇格できた。

藤原喜久夫　ふじわら・きくお

大正11（1922）～平成2（1990）年（67歳）、北海道

【公衆衛生学】　昭和21年千葉医大卒。千葉大助教授（腐敗研・腐敗部門　柳沢文徳教授）、38年教授、48年9月（改組　生物活性研究所・薬理活性研究部）、50年筑波大教授（医学専門群医学系・環境医学）、社会医学系長、61年停年退官。

〔著書〕日本の食中毒（昭38）、食品衛生学（昭48）〔共著〕学校保健学（昭47）〔編著〕弁当・そうざいの衛生（昭55）、漬物の衛生（昭57）〔共訳〕環境汚染と微生物（サイクス、スキナー　昭48）

藤原教悦郎　ふじわら・きょうえつろう

明治16（1883）～昭和14（1939）年（55歳）、島根

【法医学】　明治43年京都帝大福岡医大卒。法医学入室（高山正雄教授）・助手、大正3年7月助教授、英・仏・独・伊留学（文部省在外研究員　9年10月～11年10月）、9年11月新潟医専教授、11年4月新潟医大教授兼附属医専部教授（～13年3月）、昭和7年3月九州帝大教授、在職中、14年11月急逝。▽法医学的個人血液鑑別法、クロロホルム証明法など幅広い研究を行った。大正10年論文「血球凝集素及び沈降素の異同」にて九州帝大最初の医学博士を受領した。

〔著書〕新法医学（昭11）

藤原慶一郎　ふじわら・けいいちろう

明治42（1909）～昭和49（1974）年（65歳）、秋田

【内科、小児科、医政家】　昭和10年3月東北帝大卒。10月満州国大同学院卒。満州国・民政部衛生司防疫科、11年9月竜江省技正（保健科長）、応召（軍医候補生、14年2月～5月　哈爾浜陸軍病院）、15年4月北安省保健科長、満州国禁煙総局技正、内地留学（16年11月～17年9月　国立公衆衛生院研究生）、18年2月再応召（秋田陸軍病院、斉斉哈爾陸軍病院）、21年3月シベリア抑留（第510労働大隊第3中隊）、23年8月秋田県天王町にて開業、49年12月急逝。▽秋田県医師会長（昭和41年3月～47年3月）の他、秋田県成人予防協会長、秋田県学校保健会長、日本医師会理事などを務め、また、秋田大医学部開学に尽力した。

〔伝記〕斗魂　藤原慶一郎の生涯（藤原慶文　平5）

藤原謙造　ふじわら・けんぞう

明治18(1885)～昭和37(1962)年(77歳)、京都

【眼科】 旧姓広瀬。明治44年京都帝大卒。眼科入局(浅山郁次郎教授)、日赤和歌山支部病院医長を経て、大正6年4月台湾総督府医院医長兼医学校教授、8年4月台湾医専教授、15年7月京都府立医大教授、欧米出張(京都府派遣 昭和11年12月～12年9月)、附属病院長(昭和14年8月～17年8月)、22年12月兼国立舞鶴病院長、23年9月定年退職。退職後、国立舞鶴病院長専任(～26年12月)、国立大阪病院医長。在任中、37年12月逝去。

【共書】交感性眼病(大日本眼科全書第15巻第3冊 昭14)、交感性眼炎(日本眼科全書第20巻 昭30)

藤原高司　ふじわら・こうじ

明治42(1909)～昭和30(1955)年(46歳)、岡山

【精神科】 昭和9年岡山医大卒。神経精神科入局(林道倫教授)、19年講師、23年広島医大講師(小沼十寸穂教授)、27年4月岡山大教授、在任中、30年12月逝去。▽精神分裂症(統合失調症)研究の権威。分裂病を身体病の一つと推定し、病態生理学的研究を進めた。

藤原咲平　ふじわら・さくへい

明治17(1884)～昭和25(1950)年(65歳)、長野

【気象学】 明治42年東京帝大理科大学卒。中央気象台勤務、ノルウェー留学(大正9年 ビヤークネスに師事、前線論的新天気予報術を修得)、11年中央気象台測候技術官養成所主事、13年3月東京帝大教授(理学部物理学第3講座 ～昭和16年7月)、大正15年1月(兼地震研 ～昭和16年7月)、昭和16年7月中央気象台長、9月兼東京帝大教授(理学部物理学第3講座 ～19年9月)、22年3月退官(公職追放 戦争中、軍の嘱託として風船爆弾の研究に関与のため)。▽気象台では天気予報を担当、わが国の気象用語の基礎を作った。著作を通じての啓蒙活動にも精力的に貢献、「お天気博士」の愛称がある。また、グライダー研究の草分け的存在。▽大正9年帝国学士院賞(音の異常伝播の研究)、昭和12年学士院会員 ▽新田次郎(作家)は甥、藤原正彦(数学者、エッセイスト)は大甥。

【著書】雲を掴む話(通俗科学叢書第5編 大15)、雲(昭4)、気象と人生(昭5)、大気物理学(岩波講座物理学及び化学41 昭5)、気象光学(同43 昭6)、天文や気象の話(昭10)、気象ノート(昭23)、日本気象学史(昭26) **【共著】**千里眼実験録(明44) **【編著】**寺田寅彦集科学編(昭24) **【遺稿】**群渦 気象四十年(昭25) **【追悼】**藤原咲平先生の思い出(山下一郎他編 平11)

藤原元典　ふじわら・もとのり

大正4(1915)～平成6(1994)年(78歳)、長崎

【衛生学】 昭和15年京都帝大卒。衛生学入室(戸田正三教授)、24年11月助教授、34年7月教授、54年1月停年退官。退官後、京都府衛生公害研究所長(54年4月～61年3月)。▽ビタミンB_1誘導体のアリチアミンを発見、抽出に成功し、一般向けビタミン剤開発の契機を作った。武田薬品工業からのアリナミン開発の謝礼金を基に藤原記念財団を設立。▽昭和28年日本ビタミン学会賞(Allithiamine の発見)、34年学士院賞(藤田秋治、木村廉、藤原元典、松川泰三 ビタミンB_1に関する研究)、平成4年京都府文化賞(特別功労賞) ▽藤原九十郎(衛生学、大阪市立衛生研究所長、近畿地方医務局長)の長男、橋谷義孝(エビオス開発者)は岳父。

【共著】カチオン交換を利用するビタミンB群の定量法 邦人ビタミンB_1必需量の研究(昭24) **【共編】**総合衛生公衆衛生学(昭53)

藤原元始　ふじわら・もとはつ

昭和2(1927)～平成5(1993)年(66歳)、京都

【薬理学】 昭和24年京大附属医専部卒。実地修練、第1薬理入室(荻生規矩夫教授)、28年助手、34年5月助教授、米国留学(フルブライト留学生、34年 ペンシルベニア大)、44年4月教授、平成2年3月停年退官。退官後、武庫川女子大教授(薬学部 2年4月～)、在職中、5年7月急逝。▽脳や心臓の収縮作用の研究で知られた。

【著書】自律神経系の薬理(中外医学双書 昭47) **【共編】**腹痛(昭56)、薬理学基礎実験法(昭57)、医科薬理学(昭61) **【監訳】**薬理学上・下(グッドマン、ギルマン 昭63)

布施現之助　ふせ・げんのすけ

明治13(1880)～昭和21(1946)年(66歳)、北海道

【解剖学】 明治38年12月東京帝大卒。解剖学入室・助手、瑞留学(文部省外国留学生 40年5月～44年4月 チューリヒ大脳解剖研究所モナコフ教授の下で、脳の解剖学的研究に従事)、44年5月新潟医専教授、瑞再留学(文部省外国留学生 大正2年8月～4年9

月 モナコフ教授に師事)、大正3年6月東北帝大医専部教授、4年7月医学部教授(第1解剖)、医学部長(大正14年7月~昭和2年7月)、欧州出張(3年11月~4年11月)、16年3月退官。▽終生、脳の微細構造の研究に従事。"Beiträge zur Anatomie des Bodens des IV. Ventrikels"(第四脳室底の解剖学について Arb. a. d. Hirnanatomischen Institut in Zürich, Neurologisches Zentralblatt)の中に記載した神経束は「Fuse 氏束」として知られる。▽大正10年恩賜賞(脳の解剖的研究)、昭和21年学士院会員

【監修】養生篇 実用問答(明39)

布施信良　ふせ・のぶよし

明治22(1889)~昭和60(1985)年(96歳)、長野

【内科】 大正5年7月府立大阪医大卒。9月助手、7年3月東北帝大・副手(医化学)、8月助手、12年4月講師、11月大阪医大医員(第1内科 楠本長三郎教授)、14年1月講師、欧米出張(14年3月~15年11月)、昭和2年10月助教授、6年5月大阪帝大助教授、9年7月教授、21年8月厚生省嘱託(国立大阪病院)、22年10月阪大教授、附属病院長(23年1月~25年1月)、25年3月停年退官。退官後、国立大阪病院副院長(佐谷有吉院長 25年3月~)、院長(32年11月~40年3月)。▽大阪癌治療研究会理事長、大阪対ガン協会会長などをも務めた。▽昭和40年大阪文化賞

【共著】臨床家用血液諸検査の栞(昭14)

二木謙三　ふたき・けんぞう

明治6(1873)~昭和41(1966)年(93歳)、秋田

【伝染病学】 旧姓樋口。明治34年12月東京帝大卒。35年1月内科入局・東京市駒込病院伝染病科医員、独留学(私費、38年5月~41年4月 ミュンヘン大衛生学にて細菌学、免疫学研究、39年助手)、42年4月副院長(東京市技師)、大正3年11月伝研技師、12月兼助教授(医科大学)、5年9月兼内務省防疫官・衛生局(~昭和8年3月)、8年1月駒込病院長(~昭和6年10月)、10年2月兼東京帝大教授(医学部)、12年6月兼日医大教授(内科 ~昭和20年)、昭和2年9月東京帝大教授(伝研・第2部)、12月東京市大久保病院長、6年1月東京市本所病院長、8年3月停年退官。退官後、武田裁縫高女理事長、牛込高女理事長、豊島岡女子学園理事長。▽赤痢菌の研究と鼠咬症の研究で知られる。明治38年赤痢菌の駒込A、B菌を発見、赤痢病原多元説を確立するとともに、凝集反応による赤痢菌分類法(二木式分類表)を開発した。鼠咬症の病原スピロヘータの病原体の分離に成功した。伝染病学会の設立(昭和元年)に尽力した。また、二木式健康法を創始、その普及に努めたことで知られる。▽昭和4年東宮御成婚記念賞(二木謙三、高木逸磨、谷口腆二、大角真八 鼠咬症の研究)、26年学士院会員、30年文化勲章(伝染病学に対する貢献)

【著書】腹式呼吸(体力養成叢書 明44)、完全栄養と玄米食(昭7)、二木博士講話集(昭8)、米食の実際(大日本養正会叢書第5輯 昭16)、健康への道(昭17)

【追悼】二木謙三先生を追慕して(昭44)

二木武　ふたき・たけし

大正14(1925)~平成10(1998)年(73歳)、石川

【小児科】 昭和22年9月東京帝大卒。23年東大小児科入局(詫摩武人教授)、助手、31年長野赤十字病院部長、36年都立八王子乳児院長、48年都立小児保健所長、51年都立母子保健院長、60年退職。退職後、日本総合愛育研究所第2部長、実践女子大教授、世田谷区立総合福祉センター所長、全国社会福祉協議会児童福祉協議会長などを歴任。

【著書】離乳食の月齢別すすめ方(昭47)、育児百科(昭55)

二木秀雄　ふたき・ひでお

明治41(1908)~平成4(1992)年(84歳)、石川

【細菌学、事業家】 昭和8年金沢医大卒。細菌学入室(谷友次教授)、11年3月講師、12年1月福井県学校技師、14年4月関東軍防疫給水部、戦後、ジープ社創立。▽関東軍防疫給水部時代、森林ダニ脳炎の病原体を発見した。ジープ社創立後、『政界ジープ』(昭和21年8月~30年4月)、『医学のとびら』(24年4月~26年4月)、『経済ジープ』(24年11月~26年4月)を創刊した。日本ブラッドバンク創立に関与・取締役、また、素粒子堂病院を開設。

【著書】政界ニュー・フェイス(昭22)、素粒子堂雑記(昭25)

二村領次郎　ふたむら・りょうじろう

明治8(1875)~昭和3(1928)年(53歳)、愛知

【解剖学】 明治36年1月東京帝大卒。4月解剖学入室(小金井良精教授、大沢岳太郎教授)・助手、独留学(文部省外国留学生、37年8月~39年1月 ベルリン大、ゲッチンゲン大在籍)、7月助教授、大正9年11月教授、10年2月退官。退官後、日本医専教授(大

正4年〜)専任、在職中、昭和3年急逝。

【著書】近世解剖学(前編、後編 明40)

ブッケマ Beukema, Tjarko Wiebenga

天保9(1838)〜大正14(1925)年(87歳)、オランダ

【お雇い外国人(陸軍軍医)】 1855(安政2)年8月ユトレヒト陸軍軍医学校入学、卒業後、1859(安政6)年7月オランダ陸軍に入隊、(3等軍医)、1860(万延元年)フローニンゲン大にて研究開始、1861年(万延2)年6月医博、1865(慶応元)年(2等軍医)、1870(明治3)年アムステルダム陸軍軍医学校教官。▽明治4年来日、大阪軍事病院内医学校でボードウィンの後任として教頭兼医官として軍事外科学、包帯実習などを講義、6年オランダ陸軍退役、7年2月ツワーテルと結婚、10年東京府病院にて内科学を講義、13年横浜十全病院勤務、16年県立長崎病院兼医学校教師、20年12月退職。21年帰国後、ハーグ市立病院に勤務。▽ユトレヒト陸軍軍医学校ではボードウィンの教え子。

船石晋一 ふないし・しんいち

明治20(1887)〜昭和41(1966)年(79歳)、岡山

【眼科】 大正元年11月京都帝大卒。眼科入局(浅山郁次郎教授)、3年3月助手、5月日赤秋田支部病院医長、8年11月撫順満鉄医院医長、10年10月南満医学堂教授兼奉天医院医長、欧米留学(満鉄派遣、13年3月〜15年5月 ベルリン大ホフマン教授に師事)、15年6月満州医大教授、医院長(15年6月〜)、昭和16年12月病気静養、18年3月退職、21年8月岡山県井原町に帰国、開業、28年廃業。▽船石保太(眼科、学校医)の長男、船石平八郎(眼科、哈爾浜医大教授)の兄。

船石平八郎 ふないし・へいはちろう

明治38(1905)〜昭和54(1979)年(74歳)、岡山

【眼科】 昭和8年4月京都帝大卒。眼科入局(浅山郁次郎教授)、14年講師、16年10月哈爾浜医大教授、戦後、留用され、28年帰国、岡山県井原町において兄(船石晋一)の医業継承。▽船石保太(学校医、眼科)の3男、船石晋一(眼科、満州医大教授)の弟。

船石保太 ふないし・やすた

慶応元(1865)〜昭和19(1944)年(79歳)、安芸(広島)

【学校医、眼科】 明治19年岡山医学校卒。東京医事新報社勤務の後、井原町にて開業、26年東京帝大国家医学講習科(4か月)受講。▽学校医としての功労者。明治31年学校医制度が公布されると、32年井原町の高等小学校、井原町、隣村の尋常高等小学校、高等女学校の校医となり昭和19年引退まで続けた。▽船石晋一(眼科、満州医大教授)は長男、船石平八郎(眼科、哈爾浜医大教授)は3男。

舟岡省五 ふなおか・せいご

明治23(1890)〜昭和49(1974)年(84歳)、奈良

【解剖学】 旧姓細田。大正3年京都帝大卒。第2解剖入室(足立文太郎教授)、8年6月助教授、欧米留学(10年3月〜12年6月)、12年7月教授(第2解剖)、医学部長(昭和17年11月〜19年12月)、21年7月退官。退官後、岐阜県立医大教授(第2解剖 25年4月〜39年3月定年退職)。▽戦争中、「剣の代わりにペンで戦う」として、19世紀における英国の東亜における植民地政策を批判した『東亜星座における日本』(独文 上・下2巻、1162頁)を刊行していたために、戦後、教職追放処分を受け、京都帝大教授を辞職した。▽リンパ学の提唱者(昭和10年)、抗結核薬ヤトコニンの創製者。▽舟岡英之助(生理学、岡山医専教授)は岳父。

船木武雄 ふなき・たけお

明治38(1905)〜昭和41(1966)年(60歳)、山形

【医書出版、医政家】 日大法文学部卒。内務省入省、昭和2年日本医師会就職、会計、庶務、総務課長を経て、21年退職。退職後、社会保険研究所常務理事(21年〜)、理事長(39年〜)、在職中、41年4月急逝。▽昭和16年日医在職中(北島多一会長)、社会保険研究所を創立、『社会保険旬報』を創刊。32年野口英世記念会理事、36年常務理事。

【著書】野口シカ物語(昭38) 【編著】野口英世(ジュニア版伝記全集 昭38)

舩津維一郎 ふなつ・いいちろう

明治40(1907)〜昭和56(1981)年(74歳)、福岡

【小児科】 旧姓陳。昭和8年九州帝大卒。小児科入局(箕田貢教授)、18年5月助教授(遠城寺宗徳教授)、20年2月附属医専部教授兼助教授(〜27年3月)、27年4月久留米大教授、47年3月定年退職。退職後、福岡大教授(47年4月〜52年3月)、特任教授(52年4月〜)、在職中、56年12月逝去。

【著書】疫痢とReye症候群 小児の非特異的急激反

応型（昭57）

麓 五三女 ふもと・いさめ

明治28（1895）～不詳、山口

【看護師（従軍看護婦）】 旧姓桑原。大正4年日赤病院救護看護婦養成所卒（在学中、第一次大戦勃発のため病院船要員として弘済丸にて青島・宇品の患者輸送に従事）、5年5月満鉄鉄嶺病院勤務、退職、7年5月麓義典と結婚、11年長男出産、召集（大正12年9月関東大震災のため。13年4月長女出産、9月解除）、東京市港区・佑天堂病院婦長、15年3月退職、昭和2年2月関東軍旅順陸軍病院婦長、離婚、16年新京陸軍病院勤務、20年8月帰国、31年2月上京、文京区本郷報徳診療所婦長、40年6月退職。

[伝記]大陸の軍病院で白衣の天使と慕われた 麓五三女（雪永政枝『看護史の人びと第2集』、昭54）

ブラウン Brown, Frank A. Jr.

大正4（1915）～昭和56（1981）年（65歳）、中国（徐州）

【宣教医（外科）】 1942（昭和17年）ワシントン大卒。1947（22年）宣教医として中国へ、24年キリスト教病院設立準備のため、米国南長老教会外国伝道局より日本へ派遣、26年正式に米国南長老教会外国伝道局より日本へ派遣、27年日本の医師国家試験合格、30年淀川キリスト教診療所設立・所長、31年淀川キリスト教病院設立・院長、51年帰米、52年エモリー大助教授（麻酔科）、53年院長退任。▽昭和32年、わが国で初めて黄疸新生児に交換輸血を実施した。また、37年、わが国で初めて医療ボランティアを受け入れた。

プリュへ Plugge, Pieter Cornelis

弘化4（1847）～明治30（1897）年（50歳）、オランダ

【お雇い外国人（薬学）】 ミデルブルフのクリニカルスクール卒。アムステルダムアセニウム入学、化学教授、生理学教授の助手、1876（明治9）年9月学位取得。▽明治9年11月東京司薬場勤務、11年11月退職（3年契約の途中）。▽帰国後、フローニンゲン大教授（薬学・中毒学）、学長を歴任、1897（明治30）年、ジャワ植物園に赴任、6月急逝。

古井イ子 ふるい・いね

明治36（1903）年～不詳、佐賀

【看護師】 多久実科女学校卒。大正10年4月日赤病院救護看護婦養成所入学（日赤神奈川県支部依託生）、関東大震災救護活動に従事、14年3月卒。4月日赤大阪支部病院勤務（小児科・伝染病舎）、附属産婆養成所入所、昭和2年3月卒、10年10月看護婦副長、日中戦争勃発、応召（12年9月 日赤第105救護班要員として横須賀海軍病院配属、15年5月解除）、6月復帰、10月退職、大阪市臨時傭、15年12月大阪市立貝塚千石荘婦長、18年4月日本医療団貝塚千石荘婦長、22年4月国療貝塚千石荘婦長、26年3月国立宇多野療養所総婦長、41年4月退職。退職後、社会保険鞍馬口病院附属高等看護学院教務主任業務委嘱（41年4月～45年4月）。▽戦中、戦後の混乱の中、結核の看護体制の確立に尽力した。

[伝記]結核看護事業に半世を捧げた 古井イ子女史（雪永政枝『看護史の人びと第3集』、昭54）

古内一郎 ふるうち・いちろう

大正12（1923）～平成6（1994）年（71歳）、福島

【耳鼻咽喉科】 昭和26年日医大卒、日医大第二病院にて実地修練、27年8月耳鼻咽喉科入局（大藤敏三教授）・助手、31年5月公立酒田病院部長、34年12月日医大助手、38年11月講師、42年11月助教授（野本耕一郎教授、永井汜教授 ～52年3月）、49年6月獨協医大教授（初代）、63年3月定年退職。退職後、老人保健施設みなと荘施設長（63年4月～）。

[著書]鼻アレルギーの臨床（最新医学文庫28 昭59）、スギ花粉症（昭61）

古川 明 ふるかわ・あきら

明治38（1905）～平成14（2002）年（97歳）、東京

【外科、医史学】 昭和3年慶大卒。外科入局（茂木蔵之助教授）、生理学教室にて研究従事（加藤元一教授）、川崎佐藤病院、市立清水病院副院長、国立大蔵病院副院長を経て、30年篠原病院長（父業継承）。▽平成6年矢数医史学賞（Medical History Through Postage Stamps）

[著書]切手が語る医学のあゆみ（昭61）、切手でみる医学のトピックス（平7）、切手と絵でみる医学の歴史（平11）、医学と薬学のシンボル アスクレピオスの杖とヒギエイア（ハイジア）の杯（平14）

古河太郎 ふるかわ・たろう

大正11（1922）～平成17（2005）年（83歳）、兵庫

【生理学、神経生理学】 昭和21年9月京都帝大卒。実地修練、小児科入局（服部峻治郎教授）、23年10月

大阪市大助手(大谷卓造講師)、32年4月助教授(細谷雄二教授)、33年4月教授(第1生理)、米国留学(ロックフェラー財団研修員、33年9月～ジョンズ・ホプキンズ大、ハーバード大カフラー教授の下でマウトナー細胞の研究に従事)、48年12月東京医歯大教授(第1生理)、62年3月停年退官。▽大阪市大時代、わが国で最初に微小電極法を用いて神経細胞の細胞内記録に成功した。米国留学中、抑制性シナプスの存在を明らかにした。東京医歯大時代、聴覚シナプスの研究を進めた。

【共編】生物電気(昭45)、現代の生理学(昭57)

古川哲二　ふるかわ・てつじ

大正10(1921)～平成5(1993)年(72歳)、長崎

【麻酔科】　昭和19年9月東京帝大卒。海軍軍医[9月海軍軍医学校、20年1月(軍医中尉)]、21年1月九州帝大第1外科入局(石山福二郎教授、三宅博教授)、米国留学(27年11月～29年12月　デトロイト・ウェイン州立大にて麻酔研修)、29年12月助手、30年11月講師、36年4月順天堂大教授(初代　麻酔科)、37年8月九大教授(初代　麻酔科)、附属病院長(44年4月～46年3月)、医学部長(48年4月～50年1月)、49年8月兼佐賀大学国立医学教育機関創設準備室長、51年10月退官。退官後、佐賀医大学長(初代　51年10月～63年3月)、聖マリア病院顧問。

【著書】Emergency の麻酔(麻酔全書　昭33)、麻酔の手引(新臨床医学文庫　昭44)、医を学ぶ諸君　古川哲二語録集(述　平元)【共著】外科学総論(現代外科学大系年間追補1975A　昭50)

古庄巻史　ふるしょう・けんし

昭和9(1934)～平成21(2009)年(74歳)、熊本

【小児科】　昭和35年京大卒。聖路加国際病院にて実地修練、36年4月小児科入局(永井秀夫教授)・大学院(～40年3月)、9月社会保険小倉記念病院小児科医員、43年9月小児科部長、西独留学(44年9月～45年10月　マールブルグ大小児科助手)、56年11月小倉記念病院小児科部長・副院長、平成3年1月NTT九州病院長、6年4月京大教授、10年3月停年退官。退官後、岸和田市民病院長(10年4月～14年3月)、九州栄養福祉大教授(14年4月～17年3月)、こくらアレルギークリニック開設(14年11月～)、21年9月逝去。▽川崎病、小児喘息に関する業績で知られる。小倉記念病院在職中の昭和54年、川崎病のダニ抗原説を提唱、川崎病の最も重大な合併症に対するガンマグロブリン大量点滴療法の有効性を初めて報告した(58年)。平成10年以来、喘息予防・管理ガイドライン、小児気管支喘息治療・管理ガイドラインの作成・改訂作業に関与した。

【共編】喘息はなぜ増えているのか(昭62)【共監】喘息予防・管理ガイドライン1998(平10)、小児気管支喘息治療・管理ガイドライン2000(平12)

古田莞爾　ふるた・かんじ

明治42(1909)～昭和50(1975)年(65歳)、岐阜

【法医学】　昭和10年名古屋医大卒。法医学入室(小宮喬介教授)、16年名古屋帝大講師、19年9月助教授、24年1月(佐藤武雄教授)、30年6月名大教授。48年3月停年退官。退官後、愛知医大教授(初代　法医学48年4月～)、在職中、50年7月急逝。▽「日本の巌窟王」といわれた吉田石松の強殺事件の鑑定で無罪判決の一つの根拠を与えた。

【著書】法医学の基礎知識(昭44)

古畑種基　ふるはた・たねもと

明治24(1891)～昭和50(1975)年(83歳)、三重

【法医学】　大正5年12月東京帝大卒。6年1月法医学入室(片山国嘉教授、三田定則教授)、9月大学院、11月助手、英・米・仏・独留学(在外研究員、11年12月～13年1月　ベルリン大など)、13年3月金沢医大教授(初代　法医学　～昭和14年1月)兼金沢医専教授(～15年3月)、昭和11年3月東京帝大教授、27年3月停年退官。退官後、東京医歯大教授(27年4月～35年3月)、医学部長(28年4月～31年3月)、警察庁科学警察研究所長(35年6月～47年4月)。▽血液型で多くの業績をあげ、特にABO式血液型の遺伝に関してA、B、Oの三複対立遺伝子による遺伝法則を樹立した。帝銀事件(昭和23年)の毒物鑑定を行い、下山事件(24年)では死後轢断・他殺説を主張した。▽日本人類遺伝学会(昭和31年)を設立・初代会長。▽昭和18年恩賜賞(血液型の研究)、22年学士院会員、31年文化勲章(法医学に対する貢献)・文化功労者

【著書】簡明法医学(昭12)、犯罪と法医学(昭13)、法医学(昭14)、血液型学(昭22)、民族と血液学(昭23)、法医学雑記(昭24)、血液型の話(岩波新書　昭37)【追悼】追想古畑種基(古畑和孝編　昭51)

古見嘉一　ふるみ・よしかず

明治17(1884)~昭和34(1959)年(75歳)、山口

【ハンセン病医療】 大正4年京都帝大卒。4年4月京橋青柳病院(青柳登一院長)内科、8年11月東京帝大研究生(生理学)、10年7月内務省衛生局(防疫官兼内務技師)、欧州出張(昭和3年~)、7年11月国療栗生楽泉園長(草津町湯之沢部落解消のため開設 初代)、22年11月休職(患者監禁問題のため)、24年9月退官。退官後、岡山博愛会病院嘱託(24年12月~)、国療邑久光明園勤務(25年10月~)、在任中、34年8月逝去。▽ハンセン病に対するセファランチン療法の研究者として知られる。

古屋かのえ　ふるや・かのえ

明治44(1911)~平成5(1993)年(82歳)、山梨

【看護師(従軍看護婦)】 昭和5年山梨女子師範本科卒、4月山梨県御代咲小学校勤務、9年3月退職、4月日赤病院救護看護婦養成所入学(日赤山梨支部依託生)、12年3月卒。4月日赤山梨支部診療所勤務、日赤救護看護婦、日中戦争勃発、応召(9月 第1船舶輸送司令部に属し、しあとる丸、おはいお丸に乗船、南支方面からの患者輸送に従事、14年11月解除)、日赤山梨支部勤務、マラリア症状出現、沼津・稲玉病院に静養を兼ね転職、17年2月日赤救護看護婦長、再応召(臨時東京第一陸軍病院勤務、20年9月解除)、9月臨時東京第一陸軍病院婦長、12月国立東京第一病院婦長、22年2月看護婦養成所教育主任、23年4月国立東京第一病院附属高等看護学院(養成所改名)教務主任、23年9月兼看護婦監督(~24年8月)、45年5月退職。▽厚生省保健婦助産婦看護婦審議会委員(昭和27年~)を務めた。また、五島美代子の短歌結社に参加、看護学院の学院歌「吾が生命燃ゆ」、同窓会歌、日本看護協会歌の作詞を担当した。▽昭和18年利玄賞(従軍短歌に対して)

【共著】看護実習 個人記録(昭38) **【随筆】**従軍歌文集「動かぬ土」(昭16)、看護学院の窓(昭27) **【伝記】**看護教育に生涯をかけた 古屋かのえ女史(雪村政枝『看護史の人びと第3集』、昭54)

古屋 清　ふるや・きよし

明治18(1885)~昭和22(1947)年(62歳)、山梨

【産婦人科】 大正元年12月東京帝大卒。2年1月第2病理入室(山極勝三郎教授)、4月産婦人科入局(木下正中教授、磐瀬雄一教授)、4年12月助手、5年10月山梨県病院部長、欧米留学(山梨県派遣、12年4月~13年6月、瑞・ベルン大生理学アシャール教授の下で内分泌学研究)、14年8月兼副院長、昭和4年10月院長、19年3月山梨県立医専校長兼附属病院長(県病院を移管)、4月附属医院長(名称変更)、12月兼山梨県立女子医専校長、22年4月山梨県立医専、女子医専廃校、5月山梨県病院長(医専附属病院廃止のため)、在職中、22年6月急逝。

【著書】婦人科理学的療法(大4)、婦人科ノ理学的療法(木下産科婦人科叢書第4巻 昭8)、古屋助産婦学前・後編(昭9)

古屋光太郎　ふるや・こうたろう

昭和5(1930)~平成16(2004)年(74歳)、神奈川

【整形外科】 昭和31年東京医歯大卒。実地修練、32年整形外科入局(青池勇雄教授)・大学院、36年4月助手、37年2月国立横須賀病院医長、38年4月東京医歯大助手、44年7月講師、46年10月助教授、52年3月教授、米・独出張(在外研究員、56年8月~57年6月)、平成8年3月停年退官。▽骨・軟部腫瘍の診断と治療、股関節外科治療法の開発に貢献した。

【編著】軟部腫瘍(整形外科 mook no.38 昭60) **【共編】**臨床整形外科手術全書第4巻(平6)

日置陸奥夫　へき・むつお

明治36(1903)~昭和32(1957)年(54歳)、石川

【内科】 大正15年東京帝大卒。金沢医大第2内科入局(大里俊吾教授)、昭和7年助教授、独留学(在外研究員、11年3月~13年3月 ミュンヘン化学研究所ヴィーラント教授の下で胆汁酸、カイザー・ウィルヘム研究所グラスマン教授の下で蛋白化学に関する研究に従事、米国経由帰国)、17年5月金沢医大教授(結研・細菌免疫部)、19年3月(第2内科)、在任中、32年5月逝去。

【著書】結核の早期診断と治療(昭22)、結核の化学療法(日本結核全書第18 昭23)、小内科学全4巻(昭23~28)、ホルモン化学検査法(昭31) **【共著】**内科診断学(昭10) **【共編】**対照独・英・和医語新辞典(昭25)

ヘーデン　Heyden, Wilhelmus van der

天保15(1844)~不詳、オランダ

【お雇い外国人(内科、外科)】 1863(文久3)年ユトレヒト大入学、1869(明治2)年医学部入学、1871(明治4)年医師資格取得。▽明治6年来日、7年11月県立新潟病院医学所にて解剖学、生理

学、病理学を担当、黒津村にて恙虫病患者の治療、研究に従事(9年7月〜8月)、10年3月辞任、公立神戸病院医学所教師、15年10月契約満期、帰国、16年2月再来日、17年東大(旧)にて内科、婦人科担当、19年のコレラの流行時以来、横浜・ゼネラルホスピタル(メクル院長)に助力。27年7月離日、再来日、33年横浜・万治病院に雇用、38年1月離日、以後、不明。▽東大(旧)在職中、内務省中央衛生委員兼日本薬局方編纂委員を務めた他、明治18年7月クロロホルム麻酔下で帝王切開術、卵巣腫瘍摘出術の臨床講義を行ったと記録されている。

【共著】和訳世界語辞林(明22)**【伝記】**ヴィダル、ヘーデンとフォック 新潟医学校の碧い目の医学教師たち—フランス人とオランダ人(蒲原宏『医学近代化と来日外国人』、昭63)

ヘボン Hepburn, James Curtis

文化12(1815)〜明治44(1911)年(96歳)、米国

【宣教医(眼科)】 1832(天保3)年プリンストン大文学部卒、1836(天保7)年ペンシルベニア大医学部卒。1841(天保12)年宣教医としてシンガポール、マカオ、アモイ出張、1846(弘化3)年帰国、ニューヨークで開業(眼科)、1859(安政6)年長老教会より派遣され、横浜開港とともに来日。▽文久元年神奈川・成仏寺にて施療開始、3年居留地に移転、明治22年明治学院初代総理(生理学、衛生学を講義)、25年10月帰国。▽幕府依託学生への英語教育、日本語研究、辞書の編纂に努め、慶応3年ローマ字表記による『和英語林集成』を出版、この第3版で採用したローマ字方式がヘボン式ローマ字である。旧約聖書翻訳委員長として和訳聖書を完成(明治20年)、25年聖書辞典を刊行、横浜指路教会堂を建設。

【著書】和英語林集成(明21)**【共編】**聖書辞典(明25)

【伝記】ドクトル・ヘボン(高谷道雄 昭29)、ヘボン(高谷道雄 昭36)

ベリー Berry, John Cutting

弘化4(1847)〜昭和11(1936)年(89歳)、米国

【宣教医、看護教育】 1871(明治4)年ジェファーソン医大卒。5年6月アメリカン・ボード医療宣教師として来日、神戸国際病院医長、退職、神戸居留地に診療所開設、6年神戸病院、一時帰国、12年岡山県立病院顧問、13年10月岡山基督教会設立、16年京都・同志社に招かれ、附属病院と看護婦学校の必要性を説き、帰国(17年3月 資金集めに奔走、18年9月再来日)、20年同志社病院長に就任、京都看病婦学校にリチャーズを招き、わが国初期の看護職教育に貢献した。26年帰国、マサチューセッツ州で医師として活躍。大正7年、再来日している。▽神戸時代、明治9年「獄舎報告書」を作成、大久保利通内務卿に提出、わが国の監獄制度改良の提言を行った。

【評伝】日本に於けるベリー翁(大久保利武 昭4)

ヘールツ Geerts, Antonie Johannes Cornelius

天保14(1843)〜明治16(1883)年(40歳)、オランダ

【お雇い外国人(陸軍軍医)】 ユトレヒト大薬学科に学び、1863(文久2)年2月ユトレヒト陸軍軍医学校化学教官、3月軍医学務士官、1866(慶応2)年2月兼化学士官。▽明治2年7月来日、長崎医学校予科教師、明治8年3月京都司薬場薬品試験監督、9年8月京都司薬場廃止のため上京、東京司薬場、横浜司薬場薬品試験監督、在職中、横浜にて、16年8月病没。▽東京世田谷・国立衛生研究所内に記念碑がある。

【著書】新撰本草綱目鉱物之部(仏文)第1篇(明11)、第2篇(明16)、日本温泉独案内(成島謙吉訳述 明12)、日本温泉考(桑田知明輯訳 明13)

ベルツ Bälz, Erwin von

嘉永2(1849)〜大正2(1913)年(64歳)、ドイツ

【お雇い外国人(内科)】 1872(明治5)年ライプチヒ大卒(在学中、普仏戦争に従軍)。病理学(ワグネル教授)・助手、内科(ウンデルリヒ教授)・助手、1875(明治8)年ライプチヒ大病院に入院した相良玄貞(相良知安の弟)を診療したのが契機となり、9年6月東京医学校教師として来日、生理学・薬物学を講じ、後、内科学専任講師となる。精神医学・病理学をも講じた。23年明治天皇侍医・宮内省御用掛、35年退職、38年6月帰国。▽明治25年帝大名誉教授、33年勲一等瑞宝章、38年旭日大授章、また、東京帝大退職時(35年)恩給(終身年金2000円)が給与された。▽当時の日本の風土病をはじめとする疾病(恙虫病、脚気、肝ジストマなど)の研究のほか、蒙古斑、狐憑きなどにも注目、温泉療法の有効性を紹介した。ベルツ水(化粧水)を創製したことでも知られる。東大構内、群馬県草津町に記念碑がある。▽明治20年頃、荒井はつ(花)と結婚。

【著書】日本鉱泉論(明13)、内科病論(明22〜23)、診

断学(竈氏)(明29)【自伝】ベルツの「日記」(浜辺正彦訳 昭14)

ヘルテル Härtel, Fritz

明治10(1877)〜昭和15(1940)年(63歳)、ドイツ

【外科】 1903(明治36)年ハイデルベルグ、ベルリン、ウィーン、ハレ、ミュンヘンの各大学にて法律、医学を修学、ミュンヘン大にて医学博士、1903(明治36)年ハンブルグ大にて熱帯病学、一般医学研究、1906(明治39)年ボン大ピーア教授、ベルリン大シュミーデン教授に師事、外科学修得、1913(大正2)年ハレ大外科上級医として泌尿器科フェルケル教授に師事、1922(大正11)年4月大阪医大第1外科医長、1930(昭和5)年5月退職離日、帰国後、ベルリン市立オスカール・ツィーテン病院外科医長。▽モルゲンロート教授の推輓で佐多愛彦学長の委嘱により来日した。**【追悼】**ヘルテル先生追想録(昭25)

ベルトラン Bertrand, Joseph Jean Augustin

慶応3(1867)〜大正5(1916)年(49歳)、フランス

【宣教師、社会事業家(ハンセン病医療)】 1890(明治23)年9月パリ外国宣教会司祭、12月来日、長野県松本地区で宣教、東京築地教会、25年春、神山復生病院副院長、26年春、院長(3代)、大正4年病気療養のため香港へ、再来日するが、病状悪化のため横浜へ移り、大正5年4月逝去。**【著書】**神山癩病院概況(大3)**【参考】**神山復生病院の100年(平元)

ホイットニー Whitney, Willis Norton

安政2(1855)〜大正7(1918)年(63歳)、米国

【宣教医(眼科)】 明治8年商法講習所教師として赴任した父に同行来日、石川中学師範学校で英語・化学・物理の教鞭を取り、東大(旧)にてベルツ博士に師事(東大医学部初の外国人学生)後、医学を学ぶため帰国、1881(明治14)年ペンシルベニア大卒。▽明治15年11月東京到着、16年米国公使館附の通訳官となる。19年勝海舟の援助を得て、赤坂病院開設。29年米国公使館退職、医療伝道に専念。43年英国旅行に出発、倒れ、1918(大正7)年逝去。▽勝海舟の3男と結婚した妹クララには『クララの明治日記』(昭和51年)がある。**【校閲】**眼科診断法(明36)**【伝記】**ドクトル・ホイトニーの思ひ出(妹クララの著書 昭5)、海舟とホイットニー ある外国人宣教師の記録(渋沢輝二郎 昭56)**【評伝】**ウィリス、ホイットニーと赤坂病院(手塚竜麿『日本近代化の先駆者たち』、昭50)

ホイラー Wheeler, Edwin

天保11(1840)〜大正12(1923)年(82歳)、英国

【お雇い外国人(海軍軍医)】 明治3年海軍軍医として来日、英国公使館附医師、4年鉄道寮雇医師(〜9年)、7月海軍省雇として、海軍寮での教育を担当、7年3月解雇、9年横浜・ゼネラルホスピタル院長、17年兼十全病院、18年ゼネラルホスピタル名誉院長、大正12年9月関東大震災時、事故により逝去。▽アンダーソンとともに、わが国海軍軍医教育の基礎を築いた。

【著書】講筵筆記(述 明治4)

北条春光 ほうじょう・はるみつ

明治31(1898)〜昭和46(1971)年(73歳)、埼玉

【法医学】 旧姓池田。大正13年東京帝大卒。法医学入室(三田定則教授)、15年1月長崎医大講師(浅田一教授)、4月助教授、9年7月教授、瑞留学(在外研究員、昭和11年7月〜13年3月 チューリヒ大ツァンゲル教授に従事)、15年7月九州帝大教授、22年9月九大教授、36年5月停年退官。退官後、日医大教授(37年4月〜41年3月)。指宿温泉病院長。▽法医学的現場検査の権威として知られる。▽昭和33年西日本文化賞(法医学を通じて社会の安寧秩序への貢献)**【著書】**法医夜話(昭33)、法医学(昭33)、法医学実習(昭36)**【共著】**犯罪捜査の法医学(昭27)

宝来善次 ほうらい・ぜんじ

明治40(1907)〜平成元(1989)年(82歳)、兵庫

【内科】 昭和8年大阪帝大卒。第3内科入局(今村荒男教授)、15年6月講師、22年2月微研助教授、24年8月奈良県立医大教授(第2内科)、48年3月定年退職。退職後、兵庫医大教授(第3内科 48年4月〜)、在職中、平成元年8月逝去。▽わが国における塵肺、石綿肺研究の開拓者。**【共著】**日本の石綿肺研究の動向(昭56)

外西寿彦 ほかにし・ひさひこ

大正14(1925)〜平成5(1993)年(68歳)、宮崎

【産婦人科】 昭和26年鹿児島県立医専卒。実施修

練、産婦人科入局(町野碩夫教授)、33年1月助手、36年5月講師、41年2月助教授(～7月)、42年4月鹿児島市立病院産婦人科部長、周産期医療センター長(53年11月～平成2年3月)、60年4月副院長、平成2年3月定年退職。退職後、鹿児島市病院事業管理者(平成4年4月～)、在職中、5年7月逝去。▽昭和51年山下さん夫妻の「5つ子プロジェクトチーム」のチーフとして、国内初の5つ子を無事出産に導いた。

【著書】五つ子くん(芙蓉ブックス 昭51)、安心して赤ちゃんを産むQ&A(昭58)

星 秀逸　ほし・しゅういつ

昭和3(1928)～平成17(2005)年(76歳)、宮城
【整形外科】 昭和25年岩手医専卒。実地修練、整形外科入局(栃内巌助教授)、29年4月(三木威勇治教授)、講師(猪狩忠教授)、助教授、56年4月教授(高次救急センター)、平成6年3月定年退職。退職後、岩手労災病院長(平6年4月～13年3月)、栃内病院理事長。
【著書】四肢外傷(救急治療シリーズ 昭60)【共著】腰痛と坐骨神経痛(昭43)【編著】整形外科救急処置(整形外科 mook no.47 昭61)【随筆】QQ独り歩き(平6)、賢治の里での七年間の回顧(平13)

星 一　ほし・はじめ

明治6(1873)～昭和26(1951)年(77歳)、福島
【事業家(製薬業)、政治家】 幼名佐吉。明治18年平町授業生養成所卒。19年平町小学校教員、20年山田小学校へ転任、24年私立東京商業学校入学、27年3月東京商業学校卒。10月渡米・学僕として暮らす、30年10月コロンビア大政治経済学部入学(～34年11月卒)、32年『日米週報』創刊、英文月刊雑誌“Japan and America”発行、伊藤博文の私設秘書となる、39年帰国、星製薬所を設立(イヒチオールの製造に成功)、41年5月衆議院議員選当選(福島県 ～45年5月)、43年星製薬をチェーン組織(わが国最初)に改組、44年11月星製薬株式会社創立・社長、大正2年星製薬台北出張所開設。4年モルヒネ製造に成功、6年コカイン、アトロピン、キニーネ製造を達成(わが国におけるアルカロド製薬の創始者)、南米・ペルー、台湾嘉義にてコカ栽培開始、7年ジャワからキナ皮を購入、キニーネを製造、13年衆議院選落選、阿片事件起こる(アヘンをウラジオに売却したとの事件、第3審にて無罪、社会的信用を失う)。昭和4年～7年星製薬をめぐる騒動あり、星製薬、星一ともに破産宣告を受け、星一は市ケ谷刑務所に収容される(7年7月～9月)。11年衆議院選落選、12年衆議院選当選。以来、終身議員を続ける、22年参議院選全国区に出馬、最高位で当選。25年11月大正年間に購入したペルーに楽園をつくり、日本人移民を送る雄図実現のため渡米、12月ニューヨークで血圧が高まり、静養、肺炎のため、26年1月ロサンゼルス日本人病院で逝去。▽大正11年星製薬商業学校を創立、星薬学専門学校(昭和16年)を経て、25年星薬科大学に昇格した。▽長く後藤新平の政治資金源を務め、また、野口英世と親交があり、大正4年野口の帰国旅費5000円を用立てた。▽小金井良精(解剖学、東京帝大教授)は岳父、星新一(SF作家)は長男。
【著書】日本略史「お母さん」の創った日本(昭12)、支那の歴史(昭13)【伝記】星とヘンリー・フォード(京谷大助 大13)、人民は弱し官史は強し(星新一 昭42、小説)

星川光正　ほしかわ・みつまさ

大正4(1915)～平成19(2007)年(92歳)、東京
【外科、皇室侍医】 昭和14年東京帝大卒。第1外科入局(大槻菊男教授)、海軍軍医、戦後、助手(清水健太郎教授)、30年宮内庁病院外科医長、31年東宮侍医、55年侍医、58年10月侍医長、62年6月退官。▽昭和天皇の手術(十二指腸癌)記録を森岡恭彦東大教授(外科)とともに『東京大学第一外科開講百年記念誌』(平成5年)に公表した。

星子直行　ほしこ・なおゆき

明治35(1902)～昭和45(1970)年(68歳)、熊本
【外科】 大正15年東京帝大卒。第1外科入局(青山徹蔵教授)、昭和5年4月千葉医大講師(第1外科 高橋信美教授)、9年6月東京帝大講師(第1外科 ～21年1月)、三楽病院外科医長(12年3月～20年2月)、20年9月松本医専講師、11月教授(外科)、23年2月松本医大教授、24年5月信州大教授(第1外科)、附属病院長(27年5月～29年7月)、医学部長(29年9月～33年9月)、43年3月停年退官。
【共著】救急療法(昭12)、新しい麻酔学入門(昭27)【共編】救急処置一覧表(昭12)

星野貞次　ほしの・さだじ

明治18(1885)～昭和43(1968)年(83歳)、東京

【耳鼻咽喉科】 旧姓塚原。明治43年京都帝大卒。外科入局(伊藤隼三、猪子止戈之助教授)、44年12月耳鼻咽喉科入局(和辻春次教授)、大正2年8月満鉄大連医院医長、3年9月兼南満医学堂教授、5年5月新潟医専教授、米欧留学(文部省外国留学生、6年6月～9年6月 シカゴ大生理ヘリック教授、ユトレヒト大学生理マグヌス教授、ウプサラ大耳科バラニー教授に師事)、11年4月新潟医大教授、13年3月京都帝大教授、兼大阪・北野病院長(昭和9年12月～12年12月)、附属病院長(11年5月～12年12月)、兼北野病院理事長(15年12月～20年12月)、兼京都帝大結研所長(16年3月～20年9月)、20年9月停年退官。退官後、高知女子医専校長(20年11月～)、三重県立医専校長(23年1月～)、三重県立医大学長(23年2月～)、三重県立大学長(25年3月～36年3月)。▽前庭機能の研究者として知られる。

【監輯】星野耳鼻咽喉科学上・下巻(昭16、17) 【伝記】従心欲所 星野貞次先生追想(森本正紀 昭44)

星野鉄男 ほしの・てつお

明治23(1890)～昭和6(1931)年(41歳)、群馬

【衛生学(社会衛生)】 大正6年12月東京帝大卒。衛生学入室(横手千代之助教授)、7年内務省嘱託、10年1月助手、欧米留学(文部省在外研究員、10年7月～13年5月)、13年5月金沢医大教授(初代 衛生学)兼付属医専部教授(～14年3月)、在職中、昭和6年12月逝去。▽大正元年東京帝大入学と同時に内村鑑三の門下となり、2年東京帝大のキリスト教信者の会「白雨会」に入会、3年神経衰弱のため休学、茶臼原孤児院(石井十次)の宮崎農園で働き、療養を続け、後に復学、卒業した。▽内務省嘱託として、「保健衛生調査会」の「労働者生活実態調査」を担当、金沢では、昭和2年「衛生思想文化会」を発足させ衛生に関する思想、知識、文化の普及運動を実践した。また、日本における性教育の創始者として知られる。

【著書】住宅問題(横手社会衛生叢書第4冊 大15)、性教育に就て(昭2) 【伝記】星野鉄男(村上賢三、木村与一編 昭8)

星野列 ほしの・のぼる

大正5(1916)～昭和55(1980)年(63歳)、満州(撫順)

【外科(脳神経外科)】 昭和16年3月京都帝大卒。第1外科入局(荒木千里教授)、大学院特別研究生(18年10月～20年9月)、20年10月助手、23年5月米子博愛病院外科部長、25年11月京大助手、26年8月講師、33年8月助教授、9月広島大教授(第2外科)兼広島医大教授(～36年3月)、休職(46年8月～47年10月 大学紛争による心労による)、48年3月退官。退官後、国立大竹病院外科医長(48年3月～)、脳外科医長(48年7月～)、北九州病院長・北白川白銀病院長(53年4月～)、北九州湯川病院長(53年11月～)、在職中、55年5月逝去。

【著書】脳室造影法(昭32) 【共著】脳神経系(外科解剖1 昭52)

星野宗光 ほしの・むねみつ

昭和7(1932)～昭和63(1988)年(56歳)、愛知

【病理学】 昭和31年名大卒。岡崎市立岡崎病院にて実地修練、第2病理入室(大島福造教授)・大学院、37年1月助手、41年4月愛知県がんセンター研究所超微形態学部第3研究室長、米国留学(47年4月～48年4月 テキサス大MDアンダーソンがんセンター)、48年5月超微形態学部長、53年1月名大教授(第2病理)、在任中、63年5月逝去。▽研究業績は、電子顕微鏡による細胞・ウイルスの微細構造に関する研究と乳癌の基礎研究に大別される。また、名大山岳部長としてネパール・ヒマラヤのランシサ・リ初登頂に尽力した。

細江静男 ほそえ・しずお

明治33(1900)～昭和50(1975)年(74歳)、岐阜

【移民医(海外医療活動)】 昭和5年慶大卒。7月外務省留学医としてブラジルへ出発、8月サントス港に上陸、サンパウロ州バストス移住地(ブラジル拓殖組合)に赴任、10年3月サンパウロ市に移転、同仁会衛生検査技師(奥地の巡回診療、日本病院の建設などに参画)、夜間診療(10年4月～13年11月)、10年5月サンパウロ州立大入学、15年9月サンタクルス病院(日本病院)院長秘書、12月サンパウロ州立大卒。16年2月ブラジル国籍取得、17年4月日本病院の管理経営権がサンパウロ警察に移管のため退職、コンスルトリオ・メジコ・同仁会開所、兵役(17年10月～18年7月)、19年1月ブラジル国開業医免許取得、20年モジ・ダス・クルーゼス市に同仁会診療所出張所開設、23年12月同仁会診療所サンパウロ市カンタレーラ街に移転。34年日本移民援護協会設立に参画、実費診療所、奥地巡回治療、救急箱実費配布等の諸活動に協力、45年10月日本移民援護協会の実費診療所、奥地巡回治療から引退、47年6月同仁会診療所も引退。50年8月サンパウロ市にて逝去。▽

世界一の無医村といわれるブラジルで、開業医として活躍、「ブラジルのシュヴァイツァー」と呼ばれ、生涯をブラジルの医療に尽くした。アマゾン先生、道庵先生とも呼ばれた。▽昭和37年日医最高優功賞【著書】性書1、2編(細江道庵名で 昭31)、アマゾン先生 世界の無医村で三十二年(昭38)、ブラジルの農村病第1篇、第2篇(熱帯農村医学叢書 昭43、44)【伝記】細江静男先生とその偉業(平7)

細川修治 ほそかわ・しゅうじ

明治41(1908)～平成8(1996)年(87歳)、秋田
【病理学】昭和8年大阪高等医専卒。外科入局の後、病理入室(江口季雄教授)、助手、応召、17年12月講師、再応召、21年2月復職、25年9月助教授、28年1月山口県立医大教授(第1病理)、46年6月大阪医大学長、52年5月退職。退職後、大阪予防医学協会理事長、藍野学院短大学長。

細川正一 ほそかわ・しょういち

明治28(1895)～昭和59(1984)年(88歳)、大阪
【細菌学】大正10年大阪医大卒。細菌学入室(谷口腆二教授)、昭和7年9月助教授、12年京城帝大教授(微生物学)、18年退官、京城府立順化医院長、戦後、阪大助教授(微研)、和歌山県立医大講師(法医学)。

細川 勉 ほそかわ・つとむ

大正8(1919)～昭和58(1983)年(63歳)、新潟
【産婦人科】昭和19年9月慈恵医大卒。海軍短期軍医(掃海艇に乗艦、ジャワ沖にて撃沈を経験)、復員、21年4月産婦人科入局(樋口一成教授)、27年講師、30年10月助教授、40年教授(定員外)、44年第2産婦人科教授、在職中、58年2月逝去。【共著】子宮頸癌検診の手びき(昭47)、産婦人科診療(昭51)、産婦人科病理診断 卵巣腫瘍(昭58)

細川 一 ほそかわ・はじめ

明治34(1901)～昭和45(1970)年(69歳)、愛媛
【内科】旧姓岡。昭和2年東京帝大卒。朝鮮・全羅南道立順天病院勤務、11年日本窒素肥料阿吾地附属病院長、16年水俣工場附属病院長、応召(ビルマ派遣)、22年チッソ水俣工場附属病院長、37年定年退職。退職後、愛媛県・大洲市にて病院勤務。▽昭和31年5月原因不明の中枢神経疾患が発生、水俣保健所に届け出るとともに、市医師会、保健所、チッソ附属病院、市立病院、市役所で水俣奇病対策委員会を発足、熊本大と協力、調査を開始、8月厚生省に報告。▽昭和34年10月猫に工場廃液を混ぜた餌を投与し、水俣病の発生を確認(猫400号実験)、工場幹部に報告したが、実験中止を通告された。同年、厚生省の諮問機関・食品衛生調査会は有機水銀中毒説を答申したが、工場廃水との関連性は確認されなかった。▽細川は工場のアセトアルデヒド合成過程の廃水中にメチル水銀化合物があり、猫への実験で水俣病発生を証明した報告書を提出、退職した。▽昭和45年7月、肺癌にて癌研附属病院に入院中、水俣病裁判の臨床尋問に応じ、猫400号の実験事実を証言、未発表の実験ノートを提出した。【分担】今だからいう水俣病の真実(ドキュメント日本人第7 昭44)

細川 宏 ほそかわ・ひろし

大正11(1922)～昭和42(1967)年(44歳)、富山
【解剖学】昭和20年9月東京帝大卒。第1解剖入室(小川鼎三教授)・大学院特別研究生、25年2月助手、米国留学(26年7月～27年7月 エモリー大)、29年4月助教授(衛生看護学科・第1基礎医学)、32年10月(医学部第1解剖)、37年4月教授、在任中、42年1月逝去。▽脳の解剖・系統発生、鯨の解剖で知られる。【著書】南氷洋捕鯨の半年 Pack Ice(昭23)、簡明解剖学(昭30)【共著】日本人の脳(昭28)【共訳】鯨(シュライバー 昭40)【詩集】病者・花(昭53)

細田 孟 ほそだ・たけし

明治28(1895)～昭和50(1975)年(79歳)、兵庫
【内科】大正7年京都府立医専卒。内科入局、14年京都府立医大助手(第2内科)、昭和4年助教授、18年3月教授、附属病院長(25年4月～29年4月)、28年11月兼済生会京都府病院長、34年3月定年退職。退職後、済生会京都府病院長専任(～36年8月)。【著書】感冒(臨牀医学文庫第143 昭28)

細田泰弘 ほそだ・やすひろ

昭和6(1931)～平成19(2007)年(75歳)、東京
【病理学】昭和30年慶大卒。附属病院にて実地修練、病理入室(青木卓章教授、小林忠義教授)・大学院、35年6月助手、41年4月講師、米国留学(42年8月～43年9月 ベイラー医大)、49年4月助教授、60年4月教授、医学部長(平成3年10月～7年9月)、

平成9年3月定年退職。退職後、平成国際大学教授（9年4月〜14年3月）、19年4月逝去。【監訳】イラスト病理学（ゴバン、マクファーレン、カランダー 平元）【参考】漢方のスヽメ 慶應義塾の東洋医学を支えた人々（大倉多美子、出野智史 平18）

細田 裕 ほそだ・ゆたか

大正15（1926）〜平成22（2010）年（84歳）、東京

【衛生学（労働衛生）、疫学】 昭和26年千葉医大卒。実地修練、第1内科入局（石川憲夫教授）、28年国鉄中央保健管理所、欧州留学（34年〜35年 ローマ大結核研究所に1年留学後、ウプサラ大、エディンバラ大呼吸器科、独・レオポルド小児療養所にて研修）、60年（労働衛生科主任医長）退職。退職後、広島日米共同放射線影響研究所臨床研究部長（60年〜平成3年）、放射線影響協会疫学調査センター長（4年〜9年）。▽塵肺、石綿肺の疫学的研究の第一人者で、わが国におけるサルコイドーシス研究の先駆者としても知られる。塵肺、石綿肺に関する各種政府委員会の委員を歴任した他、ILO、WHOなどの各種作業部会の委員を務め、また、国際サルコイドーシス学会委員として活躍した。【監修】日本の鉄道と石綿（平20）、胸膜斑のX線診断学（平22）【自伝】Message from Y. Hosoda（細田和恵 平23）

細野史郎 ほその・しろう

明治32（1899）〜平成元（1989）年（89歳）、京都

【漢方医】 昭和2年京都帝大卒。第2内科入局（松尾巌教授）、3年京都市鹿ケ谷にて細野医院開業、8年聖光園細野医院（漢方治療）と改称、25年東京分院（牛込区）開設、26年大阪分院開設（大阪・北浜）、40年名古屋診療所開設、48年森ノ宮学園大阪鍼灸専門学校長。▽大塚敬節、新妻良輔に師事、浅田流漢方を学び、漢方医学の近代化に尽力、昭和25年日本東洋医学会の設立に尽力し、2代目理事長（27年〜29年）を務めた。▽昭和56年文部大臣賞（東洋医学の発展につくした功績）【著書】漢方の話（昭37）、漢方治療の方証吟味（昭53）、漢方医学十講（東京医学選書 昭57）、西荻医談 大塚敬節先生と語る（昭63）、病と漢方続（平元）、続々（平元）

細見 憲 ほそみ・けん

明治27（1894）〜昭和48（1973）年（79歳）、京都

【陸軍軍医（外科）】 大正8年九州帝大卒。9年6月（2等軍医）、第2外科にて研究従事（後藤七郎教授）、11年1月（1等軍医）、陸軍軍医学校教官、昭和14年8月臨時東京第一陸軍病院赤十字病院副院長（藤波正院長）、17年2月南方軍第一病院長、19年3月南方病院長・第7方面軍軍医部長、19年6月（軍医中将）、戦後、東京都新宿区にて開業。

細見 弘 ほそみ・ひろし

昭和11（1936）〜平成8（1996）年（59歳）、兵庫

【生理学】 昭和37年神戸医大卒。実地修練、外科入局、42年4月第2生理入室（塙功教授）・大学院、47年2月神戸大助手、51年7月助教授、56年4月香川医大教授（第2生理）、在任中、平成8年2月急逝。【監訳】循環器疾患の病態生理（アルパート 平元）【共監訳】心血管機能の神経性調節（ランドール 昭63）

細谷英吉 ほそや・えいきち

明治43（1910）〜平成7（1995）年（84歳）、群馬

【薬理学】 昭和10年慶大卒。薬理学入室（阿部勝馬教授）、応召（17年10月 中支、満州）、助教授、米国留学（26年〜29年 ミシガン大）、38年4月教授、51年3月定年退職。退職後、カネボウ薬品専務（51年〜55年）、津村順天堂薬理研究所長（55年〜平成2年）。【著書】漢方の科学 漢方薬が効くほんとうの理由（ブルーバックス 平4）【共編】麻薬と人間（市民の学術双書 昭49）【参考】漢方のスヽメ 慶應義塾の東洋医学を支えた人々（大倉多美子、出野智史 平20）

細谷省吾 ほそや・せいご

明治27（1894）〜昭和32（1957）年（62歳）、東京

【細菌学】 旧姓中村。大正8年東京帝大卒。伝研入所、仏留学（在外研究員、昭和2年2月〜4年2月パストゥール研究所）、昭和5年1月助教授（第8細菌血清学部）、（7年3月兼上海派遣軍野戦予備病院附、水質検査担当）、11年3月兼台北帝大教授（細菌学）、10月台北帝大教授兼東京帝大教授（伝研・第1細菌研究部）、12年3月兼台湾総督府中央研究所技師、13年1月東京帝大教授兼台北帝大教授、30年3月停年退官。退官後、東京顕微鏡院長・抗生物質研究所理事長。▽細菌毒素の精製と予防ワクチンの開発、わが国におけるペニシリンの開発、トリコマイシンの発見などの功績がある。日本抗生物質学術協

議会常務理事、日本細菌学会総務幹事を歴任。▽昭和2年北里研究所浅川賞(システインによる嫌気性菌の新培養法)、14年朝日賞(文化賞部門 細菌毒素の精製と応用)、30年内閣総理大臣賞(発明賞 トリコマイシンの製造法)▽中村謙吾(東京・下谷区医師会副会長)、中村豊(細菌学者、北大教授)は兄。

【著書】ヂフテリアの予防(昭22) 【共著】各種領域に於ける化膿性疾患の細菌叢と免疫療法(昭18)

細谷雄二 ほそや・ゆうじ

明治30(1897)~昭和42(1967)年(69歳)、山形
【生理学】 大正12年東北帝大卒。第2生理入室(藤田敏彦教授)、14年8月助教授、独留学(在外研究員 昭和6年3月~8年3月)、11年1月台北帝大教授(第2生理)、戦後、24年4月大阪市立医大教授、大阪市立医大学長・医学部長(28年7月~32年6月)、30年4月大阪市大教授、32年10月大阪市大学長、35年9月退職。退職後、大阪女子短大教授(38年4月~)、在職中、42年3月急逝。▽眼球網膜に存在する視紅(ロドプシン)の生理・生化学的研究における世界的権威。▽細谷雄太(耳鼻咽喉科、千葉医大教授は長兄。
【共著】視覚とその異常(生理学講座〔第7〕 昭26)

細谷雄太 ほそや・ゆうた

明治15(1882)~昭和25(1950)年(68歳)、山形
【耳鼻咽喉科】 明治40年東京帝大卒。耳鼻咽喉科入局(岡田和一郎教授)、大正元年7月台湾総督府医院医長兼医学校教授、米・瑞・独留学(文部省外国留学生 6年10月~13年3月)、13年4月千葉医大教授、昭和3年10月退官、退官後、東京・同愛記念病院医長(初代 4年~21年)。▽俳人、俳号 不句。一高俳句会、東京俳句会、海紅堂句会に参加、河東碧梧桐に師事、『海紅』同人。▽細谷雄二(生理学、大阪市大学長)は弟。
【著書】新自然哲学(大11)、細谷耳鼻咽喉科学(昭4)、全身諸病に併発する耳鼻咽喉科疾患(昭5)、耳鼻咽喉科診療ノ実際(昭8) 【共著】扁桃腺病学(昭4)、耳鼻咽喉科レントゲン診断及治療(昭6) 【編著】喉頭結核及其療法(明42)、耳鼻咽喉科手術(明42)、危険性耳病及其療法(明43)、袖珍耳鼻咽喉科医典(明45) 【句集】不句襍成(昭8)、日日吟四年間(昭13)

堀田一雄 ほった・かずお

明治27(1894)~昭和51(1976)年(81歳)、愛知
【生化学】 大正5年愛知医専卒。東北帝大医化学入室(井上嘉都治教授)、9年愛知医専講師(医化学 朝川順胃腸科教授兼任)、独・墺留学(10年~15年 フランクフルト大エムデン教授に生化学、ハイデルベルグ大ザックス教授に血清学、ウィーン大パウリ教授に膠質化学を学ぶ)、15年愛知医大助教授(児玉桂三教授、河本禎助教授)、昭和12年3月名古屋医大教授、14年3月名古屋帝大教授(生化学)、24年5月名大教授、33年3月停年退官。
【著書】食べものの知恵(昭40) 【共著】栄養化学(昭39)、新栄養指導(昭49) 【監修】新特殊栄養学(昭44)

堀田健 ほった・けん

大正11(1922)~平成2(1990)年(68歳)、愛知
【生理学】 昭和17年浜松高等工業卒。中学校教諭、22年名古屋帝大理学部入学、33年大学院物理学科修了、渡米(メリーランド大、ダートマス大、カリフォルニア大にて筋肉収縮蛋白質の生物物理学的研究に従事)、37年名市大助教授(第2生理 大原孝吉教授)、46年教授(第1生理)、63年定年退職。▽筋生理学、特に骨格筋収縮の生物物理学的研究に従事。
【共編】膜と神経・筋・シナプス(昭53)、2(昭62)

ボードウィン Bauduin, Anthonius Franciscus

文政3(1820)~明治18(1885)年(64歳)、オランダ
【お雇い外国人(陸軍軍医)】 1839(天保10)年1月ユトレヒト大医学部入学、8月ユトレヒト陸軍軍医学校に入学・卒業、1843(14)年8月オランダ軍隊に入隊(3等軍医)、1847(弘化4)年11月(2等軍医)。軍医学校(ユトレヒト)教官、文久2年9月ポンペの後任として来日、長崎養生所で教鞭をとり、理化学を医学から分離して分析窮理所を創設、ハラタマを教授に招いた。▽慶応2年9月長崎の任期を終え、江戸に軍医学校設置の約定書を幕府と交わし、準備のため、留学生の緒方惟準、松本銈太郎を伴い帰国。▽慶応4年再来日したが、幕府瓦解のため新政府の雇いとして、明治2年から大阪府病院・大阪陸軍病院に勤め、帰国直前、大学東校で数か月教鞭をとり、3年10月帰国、ハーグで逝去。▽在日中、東京・上野公園の創設に貢献した。上野恩賜公園、大阪・上本町の大福寺に記念碑がある。
【伝記】ボードウィン〔中西啓『長崎のオランダ医たち』(岩波新書)、昭50〕

は

ホフマン Hoffmann, Theodor Eduard

天保8（1837）～明治27（1894）年（57歳）、ドイツ

【お雇い外国人（内科）】 1858（安政5）年ブレスラウ大医学部入学、1860（万延元）年ベルリン・軍医学校に転向、1862（文久2）年卒業、1863（文久3）年、医師国家試験合格、1863年ベルリン大内科（トラウベ教授）・助手、1866（慶応2）年海軍医官、明治4年7月ミュルレル（外科）とともに、文部省雇として来日。▽大学東校にて内科学を担当、明治7年宮内省雇、8年帰国。帰国後、1882（明治15）年ラスタット守備隊附（上級2等軍医）、1885年退役（明治18）年、内科開業。▽在日中、わが国の学制創設期にプロシアの学校制度を紹介した「ホフマン建議」を行っている。

【評伝】ミュルレルとホフマン 最初のドイツ人お雇い医師（酒井シヅ『医学近代化と来日外国人』、昭63）

保良せき ほら・せき

明治26（1893）～昭和55（1980）年（87歳）、長野

【看護師】 旧姓小林。明治43年飯田高女卒。大正4年東京慈恵会看護婦教育所入所、7年卒。8年小名川紡績工場診療所、10年渡米、12年保良貞四郎と結婚（渡米直後、病を得た機会に知り、2年間の交際）、デンバー・アイリフ神学校入学、13年コロラド病院看護学校2年に編入、卒後、デンバー市の訪問看護婦として勤務の後、15年マサチューセッツ州・ウースター市立ベルモント伝染病院、ニューヨークのコロンビア大ティーチャーズ・カレッジに学び、昭和4年帰国、5年大阪朝日新聞社社会事業団公衆衛生訪問婦協会主任、ランバス女学院講師（～34年）、6年千里山にグレース幼稚園・林間幼稚園開設、12年神戸女学院専門部講師（～17年）、13年朝日訪問婦協会解散、個人事業（万歳町訪問婦協会）として再開（～19年）、大阪女学院講師（～20年）、19年同志社女専教授（～23年）、23年4月大阪府衛生部医務課看護係長、7月厚生省医務局看護課長（初代）、25年7月退官。退官後、グレース幼稚園における幼児教育に専念。▽わが国における公衆衛生看護事業の先駆者。昭和6年個人雑誌『看護婦』発行、16年休刊。▽昭和24年保健文化賞（公衆衛生看護事業の推進）

【著書】育児（昭15） 【伝記】生れしながらの わが国保健事業の母保良せき伝（べっしょちえこ 昭55）、保良せき（高橋政子『写真でみる日本近代看護の歴史』、昭59）

堀 要 ほり・かなめ

明治40（1907）～昭和58（1983）年（76歳）、和歌山

【精神科】 昭和7年名古屋医大卒。精神科入局（杉田直樹教授）、独留学、14年10月講師、19年附属医専部教授、応召（20年1月～21年4月 中支）、25年名大助教授（村松常雄教授）、31年10月静岡県立精神病院（養心荘）院長（～35年2月）、39年12月教授、46年3月停年退官。退官後、日本福祉大教授（47年4月～）、在職中、58年12月逝去。▽わが国における児童精神医学の先駆者。

【著書】幼児の精神衛生 誰にもできる正しいしつけ（昭25）、精神衛生学（標準保母講座 昭33）、家庭の精神衛生（昭36）、こどもの神経症（新臨床医学文庫 昭41）、医学的心理学（昭42） 【訳書】遊びの治癒力（ツリガー 昭53、心理学選書）

堀 哲郎 ほり・てつろう

昭和12（1937）～平成21（2009）年（72歳）、大阪

【生理学（温熱生理学）】 昭和36年名大卒。実地修練、37年4月第1生理入室（高木健太郎教授）・大学院、米国留学（42年10月 ペンシルベニア大生理学）、44年12月助手、47年6月熊本大助教授（体質研・生理学 佐々木隆教授）、53年4月佐賀医大教授（生理）、平成元年4月九大教授（第1生理）、12年3月停年退官。

【著書】脳と情動（ブレインサイエンス・シリーズ6 平3） 【共編】脳と免疫（同10 平7）

保利信明 ほり・のぶあき

明治22（1889）～昭和42（1967）年（78歳）、長崎

【海軍軍医（内科）】 大正元年10月長崎医専卒（海軍依託学生）。12月（軍医少尉）、3年8月第2南遣艦隊（第一次大戦）、「生駒」乗組、5年カップ島守備隊、9年軍医学校高等科学生、10年医務局臨時勤務員、11年軍医学校選科学生、昭和3年4月（軍医中佐）医務局員、6年11月呉海軍病院第2部長、12月（軍医大佐）、7年12月第2艦隊軍医長、「愛宕」乗組、8年11月海軍横須賀工廠医務部長、10年11月海軍省医務局首席局員、12年12月連合艦隊軍医長（軍医少将）、13年11月別府海軍病院長、14年3月呉海軍病院長兼呉鎮守府軍医長、14年11月横須賀海軍病院長兼横須賀鎮守府軍医長、16年10月軍医学校長（軍医中将）、18年10月（最後の）医務局長、12月軍事保護院参与、20年11月予備役編入。戦後、21年東京都豊島区長崎で

内科開業。▽厚生省援護審査会委員長、桜医会長、水交会常任理事、東郷会顧問を歴任。
[追悼]在りし日（保利重三編 昭43）

堀 昌雄 ほり・まさお

大正5（1916）～平成9（1997）年（80歳）、兵庫

【外科、政治家】 昭和16年大阪帝大卒。4月外科入局（小沢凱夫教授）、海軍軍医（16年10月駆逐艦「天霧」乗組、マレー作戦、ジャワ海戦、インド洋作戦、ミッドウェー海戦、ガダルカナル作戦に参加、18年3月大阪海軍警備府）、戦後、尼崎市にて開業。▽昭和33年5月衆議院議員（兵庫2区、日本社会党、当選11回 ～平成5年6月）。この間、社会党副委員長、政策審議会長を務めた。

[編著]国会25年（昭61）

保利真直 ほり・まさなお

万延元（1860）～昭和4（1929）年（69歳）、肥前（佐賀）

【陸軍軍医（眼科）】 明治20年2月帝大卒（陸軍依託学生）。4月大学院（眼科）、独・墺・仏留学（陸軍官費留学生 26年1月～29年6月）、陸軍軍医学校副官、32年教官、34年4月休職、37年日露戦争勃発のため、東京第一衛戍病院長事務取扱・東京予備病院附、40年11月陸軍軍医学校教頭、校長、大正元年9月（陸軍軍医監）近衛師団軍医部長、2年7月予備役、赤坂にて開業、7年7月宮内省侍医寮御用掛、在任中、昭和4年12月逝去。

[著書]携帯眼鏡嚢解（明23）、眼科学巻之1～3（明23～35）、屈折検眼鏡解（明41）、検眼検影鏡解（明41）、交感性眼炎（明44）[訳書]眼底図譜（ハーブ 明33）、眼科学全書全4巻（フォッシウス 明37）

堀 三津夫 ほり・みつお

大正3（1914）～平成6（1994）年（79歳）、大阪

【内科（結核病学）】 昭和13年大阪帝大卒。第3内科入局（今村荒男教授）、陸軍軍医（北支勤務）、22年3月阪大微研勤務、23年9月助教授（結核研究部第2研究科）、28年10月教授、39年4月（結核病理部門）、所長（47年4月～51年3月）、53年4月停年退官。退官後、国療刀根山病院長（53年4月～56年3月）、公立学校共済組合近畿中央病院長（57年1月～62年3月）。

[共訳]結核菌の脂質と結核症（ネーグル 昭31）

堀井五十雄 ほりい・いそお

明治37（1904）～平成5（1993）年（88歳）、北海道

【解剖学】 昭和4年京都帝大卒。第2解剖入室（舟岡省五教授）、8年12月助教授、15年6月佳木斯医大教授、17年3月京都帝大助教授、（大阪高等医専／大阪医大教授嘱託、京都帝大附属医専部教授、大阪市立医専教授 19年4月～23年4月）、22年6月教授（第2解剖）、医学部長（36年6月～40年6月）、43年3月停年退官。退官後、岐阜歯大教授（46年4月～）、大阪医大理事長（60年7月～平成3年5月）。▽リンパ内細胞、リンパ組織の個体発生学的、系統発生的研究を行った。▽夫人は土井晩翠（詩人・英文学者、二高教授）の姪、大島駿作（内科、京大胸部研教授）は娘婿。

[共著]リンパ球に関する研究（昭26）、解剖生理学（昭36）

堀内 光 ほりうち・あきら

大正4（1915）～平成13（2001）年（86歳）、高知

【内科（糖尿病学）】 昭和15年慶大卒。内科入局、軍医（～21年1月 内蒙古から比島に転戦）、内科復帰（大森憲太教授）、28年講師兼済生会中央病院内科医長、米国留学（35年8月～36年8月 ロサンゼルス糖尿病教育センター）、41年副院長、46年3月院長、60年5月退職。▽わが国で最初の糖尿病教育入院制度を作った。また、日本糖尿病学会理事長時代、インスリン自己注射を健康保険適用とすることに尽力した。

[著書]糖尿病（金原医学新書4 昭50）[共著]糖尿病の人と栄養と食事（昭36）[共編]糖尿病性神経障害（昭54）、栄養指導必携（昭54）[句集]月点前 堀内光俳句集（平13）

堀内一弥 ほりうち・かずや

大正2（1913）～昭和47（1972）年（59歳）、不詳

【衛生学（労働衛生）】 昭和12年慶大卒。内科入局、応召、衛生学入室（原島進教授）、助教授、24年3月大阪市立医大教授（初代 衛生公衆衛生学）、30年4月大阪市大教授、36年（衛生学）、在職中、47年4月逝去。▽慶大では高圧環境の研究、大阪市大では鉛中毒の研究を進めた。

[共著]身体検査の意義と其の方法（昭18）、衛生公衆衛生学必携（昭40）

堀内次雄 ほりうち・つぎお

明治6（1873）～昭和30（1955）年（82歳）、京都

【衛生学、細菌学】明治27年10月二高卒。28年4月(陸軍3等軍医)、29年6月東京帝大衛生学教室聴講生、10月台北医院医務嘱託、30年8月台北医院嘱託、32年8月台湾医学校助教授兼舎監、応召[37年2月日露戦争のため充員召集、碇舶所司令部附、広島予備病院附、満州総司令部総軍医部附勤務、9月(2等軍医)、39年1月除隊]、独留学(総督府派遣、39年2月~41年2月 ハンブルグ熱研、ミュンヘン大在籍)、41年4月台湾医専教授兼医院医長、大正4年3月校長兼教授、8年5月台湾総督府中央研究所長、昭和2年4月台北医専校長(~昭和11年3月)、11年4月日赤台湾支部医院長(~20年8月)、22年5月引揚。▽台湾における医学教育功労者。

[伝記]堀内・小田家三代百年の台湾 台湾の医事・衛生を軸として(小田滋 平14)

堀内利国 ほりうち・としくに

弘化元(1844)~明治28(1895)年(51歳)、丹後(京都)

【陸軍軍医】京都に出て、新宮凉閣に蘭学を学び、長崎にてポンペに師事、明治2年2月ボードウィン来阪の報に大阪に出て、ブッケマ、エルメレンスと親交、3年4月軍事病院医官、4年10月軍医寮出仕、5年10月(陸軍1等軍医)、8年11月大阪鎮台病院長、10年4月大阪臨時病院副長、在任中、28年逝去。▽明治3年大阪・軍事病院の創設に当たって緒方惟準とともに尽力した。17年兵士などの脚気に麦飯が有効であることを確認、大阪鎮台(18年以降は大阪師団)で米麦混食を実施、脚気を激減させた。

[訳書]原病各論3冊(華鳥蘇格 明8)、袖珍外科消毒説(トロワホンテン 明21)

堀内弥二郎 ほりうち・やじろう

明治13(1880)~昭和20(1945)年(65歳)、東京

【内科】旧姓兼松。明治41年12月東京帝大卒。病理学入室(山極勝三郎教授)・助手、42年12月第3内科入局(青山胤通教授)、44年聖路加病院内科医長、大正6年4月聖路加国際病院内科医長、米国留学(病院派遣、7年4月~8年10月 ハーバード大、ジョンズ・ホプキンズ大に学ぶ)、12年8月退職。関東大震災後、東京・丸ビルにて開業。

[共著]新薬全集(大2)、近世医薬宝典(大3)

堀内淑彦 ほりうち・よしひこ

大正10(1921)~平成10(1998)年(77歳)、東京

【内科】昭和18年9月東京帝大卒。物療内科入局(三沢敬義教授)、応召(19年9月~20年8月)、23年4月復帰、25年4月助手、31年1月北大講師(第2内科 鳥居敏雄教授)、37年1月助教授、46年4月東大教授(物療内科)、56年3月停年退官。退官後、国立相模原病院長(56年4月~61年4月)。

[著書]薬剤アレルギー入門(新臨床医学文庫188 昭46)[共著]アレルギー性疾患1(新内科学大系58 昭51)、免疫とアレルギー(新免疫学叢書7 昭54)[編著]気管支喘息のすべて(内科シリーズ no. 12 昭48)[共編]免疫治療学(昭55)

堀尾武一 ほりお・たけかず

昭和3(1928)~平成15(2003)年(75歳)、大阪

【生化学】昭和27年阪大理学部生物学科卒。12月助手(奥貫一男教授)、36年助教授(蛋白研酵素反応部門 高島士郎教授、鈴木友二教授)、46年1月教授、蛋白質研究所長(62年4月~平成元年3月)、平成元年3月停年退官。退官後、オリエンタル酵母工業常務(平成元年7月~5年6月)、常勤研究顧問(5年6月~7年7月)、研究顧問(7年7月~)、15年3月逝去。

[著書]酵素化学入門(広川化学シリーズ18 昭42)、生化学概論(化学教科書シリーズ)1(平8)、2(平9)[編著]癌と宿主(昭48)[共編]等電点電気泳動と等速電気泳動(昭55)、蛋白質・酵素の基礎実験法(昭56)

堀尾博 ほりお・ひろし

明治41(1908)~平成2(1990)年(81歳)、愛知

【皮膚科、泌尿器科】昭和8年東京帝大卒。皮膚科泌尿器科入局(遠山郁三教授、高橋明教授)、助手、外来医長、豊橋病院皮泌科・レントゲン科医長、宮内省病院皮泌科部長、応召(19年~ 比島)、21年1月愛知・安城市にて開業(皮膚泌尿器科堀尾医院)、27年1月岡崎市に分院開設。▽昭和21年安城文化協会設立に努力、34年から会長、愛知県文化協会連合会発足後は常任理事、会長、名誉会長を務めた。▽号一斗。

[川柳集]ひさご(昭43)[画文集]酒寿(昭52)

堀川龍一 ほりかわ・りゅういち

大正10(1921)~平成17(2005)年(84歳)、鹿児島

【整形外科】昭和20年9月九州帝大卒。整形外科入局(神中正一教授)、21年鹿児島県立医専助教授(宮崎淳弘教授)、24年九大助手、26年国立小倉病院医長、

30年川崎病院医長、32年肢体不自由児施設旭川療育園長(～平成5年)、46年旭川荘厚生専門学校長、48年身体障害者療護施設竜ノ口寮長、60年旭川荘長、平成元年重度身体障害者授産施設吉備ワークホーム所長。▽昭和30年川崎祐宣院長(縁者)に請われて、川崎病院整形外科医長に就任、川崎の下、旭川療育園初代園長に就任以来、「障害のある子どもから高齢者までケア社会参加を進める」の理念を実践、実行してきた。▽昭和50年山陽新聞賞(社会功労)

堀口申作　ほりぐち・しんさく

明治40(1907)～平成9(1997)年(89歳)、埼玉

【耳鼻咽喉科】　昭和10年東京帝大卒。耳鼻咽喉科入局(増田胤次教授)、19年5月東京医歯専教授(初代)、25年3月東京医歯大教授、附属病院国府台分院長(28年4月～31年3月)、附属難聴研究施設長(35年7月～47年3月)、附属病院長(42年3月～45年2月)、47年1月兼国立聴力言語障害センター所長、48年3月停年退官。退官後、国立聴力言語障害センター所長専任(～54年6月)、鼻咽喉炎研究所を開設・所長(59年)。▽難聴の研究・診療・社会医学的進歩に貢献、東京医歯大附属難聴研究施設の開設、3月3日を「耳の日」とすることに尽力した。

【著書】内科医のための鼻咽喉炎(新臨床医学文庫　昭43)　**【編著】**耳鼻咽喉科手術書(昭36)、聴力検査の実際(昭41)、聴覚言語障害(昭55)

堀口照貞　ほりぐち・てるさだ

昭和10(1935)～平成7(1995)年(60歳)、東京

【産婦人科、海外医療活動】　昭和36年慶大卒。在日米軍ジョンソン空軍病院にて実地修練、37年7月渡米、シカゴのマイケル・リース病院メディカルセンター、ニューヨークのハーレム病院勤務、1968(昭和43)年ニューヨークで開業(コロンビア大臨床助教授、セントルークス・ルーズベルト病院、レノックスヒル病院所属医)、1995(平成7)年6月急逝。▽開業以来、日本人、日系人の新生児3000人以上を取り上げた。米国日系医師会長を務めた。没後、堀口記念基金が設立され、米国在住日系医学生への奨学金支給などの事業が行われている。

堀口正治　ほりぐち・まさはる

昭和21(1946)～平成14(2002)年(55歳)、東京

【解剖学】　東北大理学部中退、昭和50年北大卒。東北大第1解剖入室(石井敏弘教授)・助手、金沢大に国内留学(第2解剖　山田致知教授、50年9月～51年3月)、オーストラリア留学(ロータリー財団奨学生、56年1月～12月　アデレード大解剖学、有袋類の標本収集)、57年4月東北大助教授(第1解剖)、60年11月岩手医大教授(第1解剖)、在職中、平成14年1月、八幡平源太ケ岳にて雪崩に遭遇、逝去。▽有袋類の浅胸筋群の比較解剖学的研究で知られた。

【共編】血管発生に潜む謎　phylogeny と hemodynamics(平7)、末梢神経解剖学　基礎と発展(平7)

堀越達郎　ほりこし・たつろう

大正2(1913)～平成11(1999)年(86歳)、千葉

【歯科、口腔外科】　昭和10年東京高等歯科医学校卒。12年3月研究科修了、20年9月東京医歯専医学科卒。27年4月東大講師、29年11月助教授(分院歯科医長)、38年4月千葉大助教授(歯科・口腔外科　佐藤伊吉教授)、41年8月教授、54年4月停年退官。退官後、東日本学園大教授(歯学部第2口腔外科)・歯学部附属病院長(54年4月～60年3月)。

【編著】図説顎・顔面・口腔手術学(昭51)　**【訳・註】**歯科救急処置(ラスキン　昭40)　**【監訳】**口腔外科学現代の進歩(アービイ　昭57)

堀田直樹　ほりた・なおき

昭和16(1941)～平成10(1998)年(57歳)、東京

【精神科】　昭和41年東大卒。附属病院にて実地修練、43年4月国立武蔵療養所研究員(無給)、8月秋川病院、46年9月国立武蔵療養所、50年11月東京都精神医学研究所超微形態研究室主任研究員、56年7月副参事研究員、59年4月東京都立松沢病院精神科医長、63年8月部長、平成5年4月東京都立精神保健センター長、7月精神保健福祉センター長(組織改正)、8年7月都立松沢病院精神科指定部長、9年7月副院長、在職中、10年9月逝去。

【共編】精神科リハビリテーション・地域精神医療(臨床精神医学講座第20巻　平11)　**【共訳】**老年の精神医学(レヴィー、ポスト　昭60)　**【追悼】**堀田直樹先生追悼文集(平11)

堀見太郎　ほりみ・たろう

明治33(1900)～昭和30(1955)年(54歳)、大阪

【精神科】　大正15年大阪医大卒。精神神経科入局(和田豊種教授)、助教授を経て、昭和16年7月教授、在任中、30年8月急逝。▽心理テストを導入、臨床心理学の先駆者となっただけでなく、精神身体医学、

神経症学に貢献した。

【著書】精神身体医学（医家叢書41 昭25）、患者の心理（臨牀医学文庫第122 昭26）【共著】異常心理学診断のためのテストT.A.T（異常心理学講座第1部第3 昭29）

ホルトルマン　Holterman, Adriaan C.

天保15（1844）～明治28（1895）年（51歳）、オランダ
【お雇い外国人（外科）】　1862（文久2）年アムステルダムクリニカルスクールに学び、1865（慶応元）年ハーレムで外科開業試験、1867（慶応3）年国の医学試験受験。アムステルダムにて開業。開業中、新聞広告で医師募集を知り、来日。▽明治8年7月金沢医学所就職、12年5月県立新潟病院医学所、8月退職（県の財政難のため）、横浜に移り、逝去。▽金沢では、開講前、エスマルヒ駆血帯、石炭酸の用法、レスピラトール療法などを紹介するなど、在職中、最新情報の伝達に努めた。▽また、多数の講義録が保存されており、スロイスとともに、金沢における医学の近代化に果たした功績は大きい。
【参考】明治金沢の蘭方医たち（山嶋哲盛 平17）

本庄一夫　ほんじょう・いちお

大正2（1913）～昭和62（1987）年（74歳）、東京
【外科】　昭和14年京都帝大卒。外科入局、10月軍事保護院医官、16年2月播磨造船所附属病院外科医長、17年3月京都帝大助手、19年9月高山赤十字病院医長、23年5月小倉記念病院外科医長、25年6月京大医専部教授、27年3月京大講師、30年2月助教授、34年5月金沢大教授（第2外科）、40年4月京大教授（第1外科）、51年12月退官。退官後、関西医大学長（52年1月～59年12月）、関西医大理事長（60年6月～）、在職中、62年12月逝去。▽膵頭部癌に対する膵全摘術にわが国初の成功（昭和24年）、転移性肝癌に対して世界初の定型的肝右葉切除に成功（24年）、
【著書】肝・膵・胆道の外科（昭55）【共編】臨床外科手術全書全3巻（昭44）、肝・胆の外科（新臨床外科全書第9巻 昭52）、膵・門脈圧・脾の外科（同第10巻 昭52）

本多忠夫　ほんだ・ただお

安政5（1858）～昭和3（1928）年（70歳）、下野（栃木）
【海軍軍医（外科）】　明治9年上京、外国語学校入学、17年東大（旧）卒。7月高知県医学校長兼病院長、20年海軍軍医（大軍医）・海軍軍医学校教官、「浪速」「比叡」軍医長、呉海軍病院副院長、海軍大学校教官、横須賀海軍病院長兼鎮守府軍医長、日清戦争（27年～28年）出征、（軍医大監）、独駐在（31年1月～33年7月 ベルリン大在籍。制度、医学研究）、横須賀海軍病院長兼鎮守府軍医長、日露戦争（37年～38年、神戸丸軍医長）に出征、39年1月海軍軍医学校長、（海軍軍医総監）、43年4月兼東京施療病院長、大正4年12月医務局長、8年12月海軍省出仕、9年7月予備役編入。▽実吉安純、高木兼寛とともに海軍軍医部建設の功労者。明治37年「癌腫ノ原因及癌腫転移ノ組織的構造及発育ニ就テ」により東京帝大より学位受領。癌研究会会頭も務めた。▽次女秀子は菊池武彦（内科、京都帝大教授）夫人。

本田利男　ほんだ・としお

大正10（1921）～平成13（2001）年（80歳）、滋賀
【内科】　昭和19年9月日大専門部医学科卒。軍務、20年9月駿河台病院内科入局、講師、29年6月第3内科（駿河台病院 有賀槐三教授）、米国留学（38年9月～39年9月 ウィスコンシン大、コロンビア大）、48年2月教授、駿河台病院長（55年10月～61年10月）。
【著書】口臭・体臭・ワキガ撃退法（ハッピーブックス 昭59）、身体のニオイを消す方法教えます（平2）【共著】内科とその薬理（昭56）【共編】専門医にきく消化器病の治療（昭49）、腹痛の診療（昭57）

本田西男　ほんだ・にしお

大正14（1925）～平成12（2000）年（74歳）、長崎
【内科（腎臓病学）】　昭和28年東大卒。東大病院にて実地修練、29年第1内科入局（田坂定孝教授）・大学院、34年5月助手、米国留学（35年8月～37年9月ケンタッキー大）、37年12月賛育会病院内科副部長、38年12月東大第1内科、43年9月助手、47年1月医局長、49年1月浜松医大教授（第1内科）、副学長兼附属病院長（59年5月～）、平成2年3月辞任・退官。退官後、東京専売病院長（2年4月～8年3月）。
【共著】腎臓病（昭57）、腎臓病の人の食事（新健康になるシリーズ9 平成元）【編著】新・腎炎のすべて（内科シリーズ no. 40 昭58）、腎不全（内科 mook no.31 昭61）

本田良寛　ほんだ・よしひろ

大正14（1925）～昭和60（1985）年（60歳）、大阪

【地域医療、社会医学】 昭和24年大阪市立医専卒。父の死去により医院継承、城東区西鴨野にて開業、38年大阪府済生会今宮診療所長、45年9月大阪社会医療センター附属病院長(初代)、在職中、60年7月逝去、遺言により献体のため葬儀・告別式は行われなかった。▽城東区にて開業以来、大阪城東側に出現したアパッチ集落住民と交流を重ね、集落の解散にまで漕ぎ着けた。その後、西成区のあいりん総合センター内に開設された大阪社会医療センター附属病院長として、あいりん地区(釜ケ崎)の日雇労働者たちの医療に従事し、「赤ひげ先生」「良寛先生」として慕われた。▽昭和55年吉川英治文化賞(釜ケ崎の医師として尽力すること17年、地域医療対策に多大の成果をあげている)

【著書】にっぽん釜ケ崎診療所(昭41)、釜ケ崎かて明日がある(昭47)

本田良行 ほんだ・よしゆき

大正15(1926)～平成15(2003)年(77歳)、富山

【生理学(呼吸生理学)】 昭和20年海軍兵学校卒、25年金沢大卒、附属病院にて実地修練、26年石川県厚生連加賀東病院、28年金沢大第1生理入室(斎藤幸一郎教授)・助手、31年助教授、蘭留学(37年～39年ナイメーゲン大生理クロイツァー教授の下で呼吸調節の研究)、49年3月千葉大教授(第2生理)、平成4年3月停年退官。

【著書】酸塩基平衡の基礎と臨床(昭49)

本堂恒次郎 ほんどう・つねじろう

慶応元(1865)～大正4(1915)年(49歳)、陸奥(岩手)

【陸軍軍医(内科)】 旧姓上田。盛岡の医学校、外国語学校を経て、明治25年7月帝大卒(20年12月陸軍依託学生、25年3月任官)。大学院(12月～27年6月内科学専攻)、野戦砲兵第5聯隊附(日清戦争従軍)、29年6月陸軍軍医学校教官、欧州出張(32年～34年11月)、小倉衛戍病院附兼第33聯隊附、近衛歩兵第1聯隊附兼陸軍軍医学校附、近衛師団衛生予備員長(37年～38年 日露戦争にて転戦)、39年東京第二衛戍病院長兼陸軍軍医学校教官、41年11月関東都督府医院長(旅順)、(1等軍医正)、44年11月東京第一衛戍病院長兼陸軍軍医学校教官、大正元年9月軍医学校長、2年7月近衛師団軍医部長、(軍医監)、在任中、4年2月逝去。

【共訳】鼈氏内科学上・中・下巻(ベルツ 明36)

本名文任 ほんな・ふみのり

明治24(1891)～昭和43(1968)年(76歳)、福島

【外科】 大正5年東京帝大卒。第2外科入局(佐藤三吉教授)、8年東京女子医専講師、10年7月台湾総督府医院外科医長兼台北医専教授、仏留学(13年11月)、昭和12年3月台北帝大医学部発足に伴い、台北医専は台北帝大附属専門部となったので辞職、12年4月日大専門部医学科教授、14年京城帝大教授、戦後帰国、21年8月国立相模原病院長、25年11月警察予備隊入隊、総隊衛生監、予備隊本部医務局長、防衛庁衛生監を歴任。▽膿胸に対する外科療法の開拓者。

【著書】痔核(臨牀医学文庫〔8〕昭21)、新外科学(昭23)、創傷伝染病(昭24)

ポンペ Pompe van Meerdervoort, Johannes L.C.

文政12(1829)～明治41(1908)年(79歳)、オランダ

【医学教育、海軍軍医】 安政4年幕府に招かれ、海軍伝習第2次教育派遣団の一員として来日、松本良順ら幕医と諸藩医学伝習生に対してカリキュラム方式による近代医学教育を行い、文久元年臨床教育用の洋式附属病院である長崎養生所を設置、わが国の医学教育に新しい時代を画した。2年最初の幕府留学生とともに帰国。後、ハーグで開業、赤十字中央委員会委員。明治7年榎本武揚駐ロシア公使の外交顧問、ロシアから帰国後はベルヘン・オプ・ゾームで開業、晩年は事業に失敗、ベルギーに移住、ブリュッセルで逝去。▽長崎養生所での就学者としては、佐藤尚中、司馬凌海、佐々木東洋、関寛斎、緒方惟準、岩佐純などがある。長崎大医学部構内に記念碑がある。

【著書】散花小言(八木称平訳 安政5)、ポンペ日本滞在見聞記 日本における五年間(沼田次郎、荒瀬進訳 昭43、新異国叢書10)【伝記】ポンペ〔中西啓『長崎のオランダ医たち』(岩波新書)、昭50〕、ポンペ 日本近代医学の父(宮永孝 昭60)

本間一夫 ほんま・かずお

大正4(1915)～平成15(2003)年(87歳)、北海道

【社会事業家(盲人福祉)】 旧姓内山。昭和10年函館盲唖院中等部卒、14年関西学院文学部専門部英文科卒。東京・陽光会にて点字倶楽部の編集担当、15年11月豊島区・雑司が谷に日本盲人図書館(点字図書館)開設、19年3月図書館茨城県総上村に疎開、20

年4月図書館北海道増毛町に再疎開、23年3月高田馬場に日本点字図書館と改称再建、平成3年まで館長。▽点字図書館の開設者。大正5年(5歳)脳膜炎に罹患、失明、昭和4年(14歳)函館盲唖院に入学、点字を知る。9年(19歳)点字図書館開設の夢をもつ。15年(25歳)点字図書館は700冊で出発したが、平成3年には点字図書15万冊、録音図書40万冊にまで充実した。図書館は昭和27年5月社会福祉法人(初代 理事長 金森徳次郎)となり、53年5月理事長就任、平成13年会長。▽昭和28年朝日賞(社会奉仕賞部門 点字図書館による盲人教化運動の業績)、52年吉川英治賞(私財を投じ日本点字図書館を開設以来36年間、点字図書、テープ図書の貸し出し、盲人用器具の開発、普及に貢献している)、平成14年井上靖賞(日本点字図書館)など受賞多数。

【著書】点字入門(昭39)、指と耳で読む(岩波新書 昭55)【共著】欧米の盲人福祉をたづねて(昭40)【編著】点訳のしおり(昭48)【自伝】我が人生「日本点字図書館」(障害とともに生きる6 平13)

本間日臣　ほんま・ひおみ

大正5(1916)~平成14(2002)年(86歳)、東京
【内科(呼吸器)】 昭和17年東京帝大卒。海軍軍医(海軍短期軍医、17年9月~21年1月 横須賀武山海兵団勤務、第1航空艦隊第121航空隊附、テニアン基地勤務、玉砕後、ハワイ収容所を経てテキサス・ヒューストン収容所で戦争終結)、23年東大第3内科・助手、米国留学(フルブライト交換学生、23年~24年 コロンビア大)、33年虎の門病院呼吸器科部長、44年5月順天堂大客員教授、47年4月順天堂大教授(呼吸器内科)、57年3月定年退職。退職後、国立放送教育センター教授(57年4月~)、放送大学教授(58年4月~平成元年3月)、喫煙科学財団理事長(平成9年4月~)、在職中、14年11月急逝。▽没後、「NHKラジオ深夜便・こころの時代」のため収録した『聴診器と六十年』が放送、音源化された。▽本間英史(満鉄長春病院長)は父、長谷川秀治(細菌学、東京帝大伝研教授、群馬大学長)は岳父、本間遜(細菌学、東大伝研教授)は弟、本間栄(呼吸器科、東邦大教授)は次男。
【共著】気管支・肺疾患の臨床(昭39)、抗結核剤の副作用(昭44)、慢性閉塞性肺疾患(昭50)【編著】呼吸器病学(NIM Lectures 昭55)、新しい肺胞性肺炎・間質性肺炎の臨床(平10)【訳書】心疾患肺疾患の生理学(アルチュール 昭30)【自伝】若い医学徒への伝言(平13)

本間正人　ほんま・まさと

明治30(1897)~昭和54(1979)年(82歳)、宮城
【海軍軍医】 大正8年新潟医専卒。海軍軍医、昭和12年戦艦「陸奥」軍医長、17年病院船「氷川丸」院長、18年佐世保海軍病院長、19年11月嬉野海軍病院長、20年5月(軍医少将)、20年10月予備役編入。退役後、20年小樽掖済会病院長、27年退職。東京・世田谷区にて開業。

本間光夫　ほんま・みつお

大正15(1926)~平成13(2001)年(75歳)、秋田
【内科(膠原病学)】 昭和23年9月慶大卒。慶大病院にて実地修練、24年9月内科入局(三方一沢教授)、25年1月助手、25年4月国立大蔵病院内科、27年9月慶大助手、30年8月東邦大講師(内科 阿部達夫教授)、37年1月慶大講師、米国留学(39年9月~40年11月 ジョンズ・ホプキンズ大)、46年7月助教授、49年10月教授、副院長(57年~62年)、平成3年3月定年退職。
【著書】痛風の診かた(金原医学新書31 昭51)、リウマチと神経痛(文研リビングガイド 昭52)【共著】膠原病(昭48)【共編】膠原病・アレルギーの臨床(昭50)、感染・アレルギー・免疫病学(NIM Lectures シリーズ 昭53)、免疫(図説臨床内科講座 昭56、57)

本間遜　ほんま・ゆずる

大正8(1919)~平成3(1991)年(72歳)、東京
【細菌学】 昭和20年9月東京帝大卒。伝研入所、32年7月助教授、41年10月教授(第1細菌研究部)、42年6月(医科研・細菌研究部長兼微生物株保存室)、47年(兼微生物株保存施設長)、55年3月停年退官。退官後、北里研細菌第3室長(57年~58年)。▽昭和38年浅川賞(内毒素の研究)、55年小島三郎記念文化賞(緑膿菌感染症の研究) ▽本間日臣(呼吸器科、順天堂大教授)は兄。
【共編】細菌内毒素(昭48)、エンドトキシン研究の新しい展開(昭61)

ま

磨伊正義　まい・まさよし

昭和13(1938)～平成20(2008)年(69歳)、富山

【外科(消化器)】 昭和38年金沢大卒。実地修練、第2外科入局(本庄一夫教授)、国立金沢病院、50年講師(がん研 外科診療科)、53年助教授(腫瘍制御部門)、研究所附属病院長事務取扱(57年4月～58年2月)、病院長(58年2月～平成9年1月)、研究所長(平成9年4月～16年3月)、16年3月停年退官。

【著書】大腸疾患図譜(昭57) **【共著】**胃疾患のX線・内視鏡診断と臨床病理(平5) **【編著】**肝転移(平12) **【共編】**必携消化器内視鏡(平12)

前川久太郎　まえかわ・きゅうたろう

昭和4(1929)～昭和58(1983)年(53歳)、大阪

【解剖学】 昭和27年東大理学部動物学科卒。31年大学院修了、32年慈恵医大講師(第2解剖 吉村不二夫教授)、35年東京医大講師(第2解剖 山尾泰正教授)、37年12月助教授、40年10月(新井正治教授)、52年4月教授、在職中、58年1月逝去。▽性ホルモンおよびカドミウムの精巣障害に関する研究で知られる。また、江戸の民具の研究で知られる。

【著書】江戸の紙細工(昭53)、道具からみた江戸の生活(江戸の生活シリーズ 昭53)、民具のこころ(昭56)、見たままのソ連88章(昭58) **【共著】**江戸明治「おもちゃ絵」(アドファイブ東京文庫 昭51) **【共編】**くすり博物館(昭54)

前川　正　まえかわ・ただし

大正13(1924)～平成23(2011)年(86歳)、愛知

【内科(血液病学)】 昭和23年東大卒。実地修練、第3内科入局(沖中重雄教授)、38年5月(中尾喜久教授)、48年4月群馬大教授(初代 第3内科)、医学部長(57年4月～)、60年12月学長、平成3年12月退官。退官後、国立学校財務センター長(4年7月～13年3月)。▽厚生省の臨床実習検討委員会委員長などを務めるなど、医学教育改革に尽力した。

【著書】利根川の川岸から 医学教育私論(平4) **【編著】**出血傾向のすべて(内科シリーズ no. 27 昭52) **【共編】**脂質と止血(昭50)、診断学入門(昭50)、DIC(播種性血管内凝固症候群) 基礎と臨床(昭56)

前川孫二郎　まえかわ・まごじろう

明治35(1902)～昭和46(1971)年(68歳)、香川

【内科(循環器)】 旧姓秋山。大正15年京都帝大卒。第3内科入局(真下俊一教授)、昭和4年5月助手、10年10月講師、11年10月助教授、21年7月教授、40年3月停年退官。▽心電図の理論、神経症の病因について考察し、独自の理論を展開した。神経症に関しては潜在性癒着性脳脊髄炎の存在を指摘した。▽秋山六郎兵衛(独文学者、九大教授)は兄。

【著書】循環器の機能研究法(昭23) **【分担】**肺循環と冠状循環(生理学講座第8巻 昭26) **【共著】**心臓神経症(昭32)

前川峯雄　まえかわ・みねお

明治39(1906)～昭和56(1981)年(74歳)、香川

【体育学】 東京高師(体育科)を経て、昭和8年東京文理大卒(教育学科)。東京文理大教官(体育)、兼順天堂医専教授(生徒指導 19年4月～27年3月)、東京教育大教授、体育学部長、43年12月学長代行、44年1月退官。退官後、順天堂大講師(体育学部)、日出学園長(54年4月～)、在職中、56年8月逝去。▽学校・社会体育の指導者、レクリエーション研究の専門家。昭和42年日本体育大に続き国立では初めての武道学科を東京教育大に設置した。43年東京教育大の筑波移転反対運動の渦中に学長代行となり、紛争解決に尽力したが、44年の入試が体育学部を除いて中止になった責任を取り辞職した。日本体育科教育学会長、日本レクリエーション学会長、日本武道学会理事長、体育科学センター理事長などを歴任した。

【著書】養生訓考(昭18)、体育学の課題(昭23)、体育学原論(昭25)、体育入門(教育文庫 昭27) **【共編】**体育科教育法(昭28)、レクリエーション事典(昭54)

前島淳一　まえじま・じゅんいち

明治12(1879)～大正9(1920)年(41歳)、茨城

【外科】 明治40年京都帝大卒。大正2年4月日赤香川支部病院長代理兼外科医長、3年10月三重県羽津病院長、6年12月日赤和歌山支部病院長、在職中、9年12月インフルエンザのため逝去。

前田アヤ　まえだ・あや

明治41(1908)~平成12(2000)年(91歳)、鹿児島

【看護師(看護教育)】 昭和5年聖路加女専卒。6年研究科卒、米留学(コロンビア大)、24年カナダ留学(トロント大)。29年短大主事、39年看大衛生看護学科長、いずれも初代の責任者として聖路加の大学教育を開始した。

[著書]職業的調整(高等看護学講座第25巻 昭36) **[分担]**公衆衛生看護(高等看護学講座第5 昭27) **[共著]**保健指導の技術応用編(公衆衛生看護双書4 昭38) **[共編]**看護学読本(からだの科学増刊8 昭52)、アメリカ看護の挑戦 アメリカ看護Q&A(昭62)

前田鼎　まえだ・かなえ

明治19(1886)~昭和36(1961)年(75歳)、滋賀

【生化学】 明治44年11月京都帝大卒。12月医化学入室(荒木寅三郎教授)・助手、大正4年6月助教授、米国留学(文部省外国留学生、5年1月~8年9月)、8年11月教授、医学部長(昭和11年5月~13年4月)、兼大阪女子高等医専校長(昭和5年3月~16年3月)、16年4月退官(特診事件のため)。退官後、三高校長(16年4月~21年12月)、大阪女子高等医専校長(23年12月~)、大阪女子医大学長(24年7月~33年9月)。

前田恵子　まえだ・けいこ

昭和7(1932)~平成18(2006)年(74歳)、愛知

【社会運動家(中皮腫・石綿被害患者)】 昭和32年10月、結婚を機に尼崎市クボタ旧神崎工場の北300mに転居、平成15年3月頃、呼吸困難出現、11月に大気の石綿汚染による中皮腫と診断された。以後、闘病生活のかたわら石綿被害を訴え続けた。▽石綿禍が発覚した当時、クボタから最初に見舞金を受け取った患者3人のうちの1人。▽逝去の日、平成18年3月27日は石綿健康被害救済新法の施行日であった。

前田元温　まえだ・げんおん

文政4(1821)~明治34(1901)年(80歳)、薩摩(鹿児島)

【蘭方医】 医術を京都で禁裏附典医、江戸で医学館(幕医多紀楽真院)、蘭方医坪井信道に学ぶ。嘉永2年長崎で蘭医モーニケから牛痘接種法を修学、薩摩藩内で実施した。明治初年の戦乱には幾度か戦傷者の治療に当たる。洋医を雇って施術することを提言、英国人ウィリスを招聘する(外国人医師招聘のはじめ)。明治元年御親兵病院医師を命ぜられ、官設病院の制度を創設した。11年の西南の役には警視病院を戦地に設け、治療に従事。司法省、文部省、警視庁等で要職を歴任した。

[編著]各省指令類纂 内務、大蔵両省ノ部(明18)

前田友助　まえだ・ともすけ

明治20(1887)~昭和50(1975)年(87歳)、愛知

【外科、整形外科】 大正元年東京帝大卒。第1外科入局(近藤次繁教授)、病理学教室にて研究従事(6年~8年)、独留学(8年5月~10年7月)、11年6月慶大教授(初代 整形接骨科)、昭和2年9月退職。東京赤坂に前田外科病院開設、戦災により消失、国立東京第二病院副院長を経て26年前田外科病院再建、50年7月急逝。▽大正14年精神病の治療として睾丸有柄移植手術を施行、検事局の取り調べを受けたが不起訴となる。

[著書]日光療法(大15)、骨折と其の診療法(昭5)、一般医家に必要なる小外科(昭22) **[共著]**交通外傷(昭36)

前多豊吉　まえだ・とよきち

明治43(1910)~平成7(1995)年(84歳)、北海道

【外科】 昭和11年東北帝大卒。第1外科入局(杉村七太郎教授)、7月青森市・東青病院、12年12月青森市・柏葉病院外科長、17年9月東北帝大大学院(第1外科 武藤完雄教授)、19年8月講師、20年11月助教授、24年7月秋田県立病院(第二医院外科長兼第一医院外科長)、28年12月副院長兼第1外科長事務取扱、40年4月秋田県立中央病院長(~46年3月)、44年11月秋田大教授、45年4月(医学部)、附属病院長(46年4月~)、47年5月(第1外科)、51年4月停年退官。退官後、市立秋田総合病院長(51年4月~63年3月)。退職後、秋田県成人病予防協会長(49年6月~62年3月)。▽昭和54年秋田県文化功労賞(医療及び保健衛生の向上)、60年9月日本対がん協会賞(検診体系を築き、高受診率を実現)、63年秋田市文化功労賞 ▽平成3年前多豊吉記念消化器病振興財団が設立された。

[歌集]仮面(昭51)、路遠(昭62)、夕息(平3) **[追悼]**前多豊吉先生(平11)

前田松苗　まえだ・まつなえ

明治10(1877)~昭和33(1958)年(80歳)、京都

【内科】明治37年11月京都帝大卒。内科入局、38年6月助手、独留学(私費、39年6月~42年4月 ハイデルベルグ大在籍)、42年4月日赤大阪支部病院内科医長、大正3年4月院長、昭和18年辞任・退職。退職後、大阪女子厚生学園理事(18年~)、共生診療所長(23年~)、日本ブラッドバンク会長(26年~)、在職中、33年7月逝去。▽前田松閣(蘭方医、京都・種痘館医員惣長)の長男。

【著書】心の灯(昭34)

前田和三郎　まえだ・わさぶろう

明治27(1894)~昭和54(1979)年(85歳)、大阪

【外科】大正9年9月京都帝大卒。外科・整形外科入局、11年2月助手(外科)、12年6月大学院(足立文太郎教授、鳥潟隆三教授、伊藤弘教授 ~14年2月)、13年9月慶大理学診療科(藤浪剛一教授にてレントゲン学研究)、助手(13年10月~14年1月)、14年2月京都帝大へ復帰、講師、英・独・仏留学(在外研究員、14年3月~15年2月 レントゲン学、外科学研究)、15年2月熊本医大教授(初代 整形外科)、昭和3年12月慶大教授(整形外科)、ビルマ派遣診療防疫班長(19年7月~21年6月)、21年9月(外科)、26年12月兼国家公務員共済組合立川病院長、39年3月定年退職。退職後、立川病院長(~45年5月)。▽第二次大戦中、大東亜省の要望を受け、ビルマ派遣診療防疫班(43名)班長として昭和19年7月出発、シンガポールから泰緬鉄道を経てラングーンに到着、10月、同仁病院を開設、診療を開始したが、英軍戦車部隊南下の報に20年4月病院閉鎖、泰緬鉄道を経てバンコクに向かい、南方第16陸軍病院で敗戦を迎え、21年6月帰国した。

【著書】脊椎「カリエス」の診断と治療(昭10)、前田整形外科学(昭11)、整形外科実地治療学(昭15)　【共著】脊椎カリエス(昭25)

前原直樹　まえはら・なおき

昭和26(1951)~平成19(2007)年(56歳)、北海道

【衛生学(労働衛生)】昭和54年札幌医大卒。59年旭川医大助手(衛生学 浦沢正三教授)、61年労研労働衛生・病理学研究部研究員、63年主任研究員、平成2年労働生理・心理学研究部第1研究室長、9年研究部長、13年所長。在職中、19年11月逝去。▽過労と健康障害の関連性に関する研究に従事。

真柄正直　まがら・まさなお

明治33(1900)~昭和61(1986)年(85歳)、三重

【産婦人科】大正14年東京帝大卒。伝研入所、昭和5年9月産婦人科入局(磐瀬雄一教授)、11年8月台北帝大医専部教授、独・仏留学(総督府派遣、11年9月~13年 台北帝大教授内定)、13年3月台北帝大教授、16年3月兼熱研所員、20年9月帰国、22年4月順天堂医専教授、24年6月日医大教授(第1産婦人科)、43年3月定年退職。▽子宮頸癌手術における真柄術式で知られる。

【著書】産褥熱(昭23)、妊娠中毒症の成因と予防及び治療(昭23)、産科学正常篇・異常篇(昭25)、婦人科学(昭37)　【共編】英語医語中字典(昭28)

鈎スミ子　まがり・すみこ

大正12(1923)~平成14(2002)年(79歳)、不詳

【解剖学】旧姓西村。昭和20年大阪女子高等医専卒。実地修練、21年解剖学入室(中野由己教授、木原卓三郎教授)、23年京大解剖専修生(木原卓三郎教授)、28年2月大阪女子医大助教授(中野由己教授)、西独留学(フンボルト財団留学生、30年 エルランゲン大、神経解剖学の研究)、33年4月大阪医大助教授(第1解剖 木原卓三郎教授)、米国留学(37年 ワシントン大ルフト博士、電子顕微鏡試料作製の修得)、48年4月教授、平成3年3月定年退職。▽木原卓三郎教授とともにリンパ系研究に従事した。

槙　哲夫　まき・てつお

明治41(1908)~平成18(2006)年(98歳)、青森

【外科】昭和8年東北帝大卒。第1外科入局(杉村七太郎教授)、10年8月助手、14年12月助教授(武藤完雄教授)、中華民国出張(17年10月~19年10月 同仁会無錫診療防疫班長)、20年5月秋田県立女子医専教授(~23年3月廃校)、23年4月秋田県立病院外科医長(~24年4月)、24年8月弘前大弘前医大教授(第2外科)、25年4月兼弘前大青森医専教授、26年6月兼弘前大教授、弘前大附属病院長(26年6月~28年6月)、29年4月弘前大兼弘前医大教授(~35年3月)、36年4月東北大教授(第1外科)、附属病院長(40年4月~42年3月)、医学部長(42年4月~45年10月)、46年3月停年退官。退官後、東北労災病院長(46年4月~58年3月)。▽胆道外科の権威。特に、寄生虫性胆道疾患で知られた。また、胆

管末端の胆汁排泄機構を筋電図学的に解明したことでも知られる。

【著書】肝・胆道・膵疾患の外科(昭49)【共著】医学の演説と論文の手びき(昭40)【自伝】外科の窓から(昭60)

牧内正一　まきうち・しょういち

明治33(1900)〜昭和63(1988)年(87歳)、長野
【眼科】昭和2年大阪医大卒。眼科入局(中村文平教授)、4年3月大阪高等医専講師(有沢潤教授、湖崎清一教授嘱託)、10年4月教授、15年5月同仁会上海診療班第一医院眼科医長、22年1月大阪高等医専教授、24年10月大阪医大教授、附属病院長(25年3月〜26年4月)、46年3月定年退職。▽眼外傷の基礎的臨床的研究で知られる。
【共編】最新眼科手術書(昭39)

牧角三郎　まきずみ・さぶろう

大正10(1921)〜平成14(2002)年(81歳)、鹿児島
【法医学】昭和20年9月九州帝大卒。第2外科入局(友田正信教授)、22年4月温研外科(八田秋教授)、23年6月法医学入室(北条春光教授)、24年6月助手、28年7月講師、31年5月助教授、32年5月鳥取大教授、36年7月九大教授、59年4月停年退官。退官後、東和大教授、純真女子短大教授。▽昭和39年別府観光港で起こった3億円保険金殺人事件の法医学鑑定を行った。
【共著】学生のための法医学(昭55)

牧田きせ　まきた・きせ

明治23(1890)〜昭和46(1971)年(81歳)、岐阜
【看護師(従軍看護婦)】高等小学校卒、明治41年4月日赤病院救護看護婦養成所入学(日赤岐阜支部依託生)、44年3月卒。6月日赤病院勤務、大正4年12月ロサンゼルス・クラッカー病院勤務(公衆衛生学、看護婦養成法を修得)、9年4月日赤病院復帰、10年5月再渡米、昭和9年3月帰国、日中戦争勃発、応召(12年9月 特別救護班婦長として海軍陸戦隊野戦病院勤務、12月上海派遣軍第1兵站病院勤務、15年4月帰国・解除)、再応召(16年4月 北支派遣救護看護婦長として新京陸軍病院勤務、18年9月解除)、再々応召(18年12月 病院船派遣救護看護婦として南方海域に勤務、19年11月マニラ海軍病院、横須賀海軍病院にて敗戦、21年11月復員)、22年6月高山赤十字高等看護学院講師、26年4月富山県立病院看護科長、39年4月嘱託、40年3月退職。▽日露戦争を契機に看護婦を志した。日赤病院で乃木希典の看護にあたったこともある。ロサンゼルスでは排日運動のなかで在留邦人の看護にあたった。▽昭和40年フローレンス・ナイチンゲール記章
【伝記】明治から昭和の今日まで看護ひとすじ 牧田きせ女史(雪永政枝『看護史の人びと第2集』,昭45)

牧田　太　まきた・ふとし

明治4(1871)〜昭和12(1937)年(65歳)、福井
【陸軍軍医】旧姓榎本。明治31年東京帝大卒。清国駐屯軍司令部附、歩兵第3聯隊附、陸軍軍医学校教官を経て、大正3年6月大阪衛戍病院長、(陸軍1等軍医正)、7年12月(軍医監)、8年6月第5師団軍医部長、10年7月第1師団(ウラジオ派遣軍)軍医部長、11年5月朝鮮軍軍医部長、12年8月(軍医総監)、13年12月待命、予備役編入。

牧野　堅　まきの・かたし

明治40(1907)〜平成2(1990)年(83歳)、東京
【生化学】昭和6年満州医大卒。満鉄大連病院内科勤務、戦後、23年11月熊本医大(生化学)、24年5月熊本大教授、29年11月慈恵医大教授、48年3月定年退職。退職後、東京家政大教授(48年〜55年)。▽大連時代、ATP、ビタミンB_1の化学構造を世界で最初に解明した。
【著書】原子・分子の量子論(昭51)【編著】遺伝・比較・発生の生化学(生化学講座第12 昭35)

牧野佐二郎　まきの・さじろう

明治39(1906)〜平成元(1989)年(83歳)、千葉
【細胞遺伝学】昭和5年北海道帝大農学部卒。理学部(動物学教室 小熊捍教授)・助手、10年助教授、22年教授、米国出張(在外研究員 27年〜28年)、理学部附属動物染色体研究施設長(44年〜)、45年停年退官。退官後、染色体学会理事長(57年5月〜62年5月)。▽染色体研究の権威。染色体の新しい顕微鏡観察法を開発、ヒトや動物の染色体を研究、癌の細胞遺伝学的研究にも取り組んだ。松永英とともにわが国初の「ダウン症」の論文を発表(昭和35年)。▽昭和19年日本遺伝学会賞(ネズミ類の細胞学的研究を中心として)、33年学士院賞(動物染色体の研究)、42年日本人類遺伝学会賞(人類の染色体に関する研究)、日医

最高優功賞（関連科学にあって医学に貢献のあった者）、48年学士院会員、51年高松宮妃癌基金学術賞（癌の細胞遺伝学的研究）

【著書】家畜の細胞遺伝学的研究（昭29）、人類の染色体 臨床医学への応用（紀伊国屋新書 昭38）、Human Chromosomes（英文 昭50）、染色体 人類の細胞遺伝（昭54）【随筆】この旅に 外国旅行の記録（昭58）【自伝】我が道をかえりみて（昭60）【評伝】牧野佐二郎 双子に生まれて染色体をきわめる（杉山滋郎『北の科学者群像』、平17）

牧山修卿 まきやま・しゅうけい

天保5（1834）～明治36（1903）年（68歳）、武蔵（東京）

【蘭方医】江戸にて漢学を学んだ後、嘉永3年父（牧山龍甫 外科）が病臥に伏すや医業を志し、坪井信良に蘭学を学び、長崎にて1年、大坂（適塾）にて2年、蘭医術を学び、江戸に帰り実地修練、安政3年父業継承、12月松前伊豆守近習医として招聘される。万延元年2月幕府、米国に咸臨丸を派遣するに際して、随行、5月帰国。明治2年医学校教授試補、8月大学得業士、10月少助教、12月中助教、7年依願免。8年東京府病院副院長、9年第一分院長、11年12月府庁医業取締、東京地方衛生会委員、駒込避病院長、13年上野花園町にて開業。

マクドナルド Macdonald, Davidson

天保7（1836）～明治38（1905）年（68歳）、カナダ

【宣教医】1864（元治元）ヴィクトリア大神学部卒、牧師、1873（明治6）トロント大医学部にて学位取得。▽明治6年6月横浜到着、7年1月東京駐在宣教師、築地居留地に居住、4月静岡・私立英語学校（賤機舎）英語教師、9年11月兼県立静岡病院（現市立病院）顧問、11年兼県立静岡師範英語教師、3月賤機舎との期間完了、横浜へ移り、帰国。14年4月再来日、築地に在留、宣教師、医師として活動、37年帰国。

【評伝】賤機舎とマクドナルド（飯田宏『静岡県英学史』、昭42）、マクドナルド 東京・静岡で活躍したカナダの宣教医（土屋重朗『医学近代化と来日外国人』、昭63）

正井秀夫 まさい・ひでお

大正12（1923）～昭和60（1985）年（62歳）、大阪

【解剖学（比較神経学）】昭和23年9月阪大卒。10月第3解剖入室（黒津敏行教授）・助手、30年11月助教授（第2解剖 小浜基次教授）、36年4月横市大教授、蘭留学（39年10月～40年10月 中央脳研究所）、47年4月阪大教授（第2解剖）、在任中、60年2月逝去。▽医学部を卒業したが医師免許は取得せず、魚類の脳の比較細胞学に一生を捧げた。

【共編】最新医学大辞典（昭62）

正井保良 まさい・やすよし

明治15（1882）～昭和35（1960）年（78歳）、兵庫

【生理学（労働生理学）】明治42年11月大阪高医卒。12月生理学入室（木下東作教授）・助手、43年5月京都帝大医化学教室、44年3月東京帝大生理学教室にて生物学研究、大正元年10月大阪高医助教諭、4年12月嘱託教授、欧州留学（大阪府派遣 5年4月～7年1月）、9年5月大阪医大教授（医化学、労働生理学）、昭和6年大阪帝大教授（労働生理学）、17年7月停年退官、退官後、満州国立龍井開拓医学院長、間島省立病院長。戦後帰国、京都府上岡田村にて開業。

正木俊二 まさき・しゅんじ

明治20（1887）～昭和37（1962）年（75歳）、長野

【内科（結核病学）、小説家、俳人】大正2年7月東京帝大卒。第3内科入局（青山胤通教授）・助手、福島共立病院副院長・内科部長（～9年3月）、仏留学（9年5月～11年7月 パストゥール研究所）、11年3月慶大講師（大谷彬亮教授）、10月助教授（～昭和3年2月）、15年株式会社富士見高原療養所長、昭和3年（個人経営に変更）富士見日光療養所長、11年財団法人富士見高原診療所長、37年7月逝去。▽富士見高原診療所は『風立ちぬ』の堀辰雄、婚約者の矢野綾子、竹久夢二が入院したことや久米正雄の小説『月よりの使者』の舞台として知られる。▽筆名 澪筑子、正木不如丘。大正11年、朝日新聞に随筆『診療簿余白』を連載、作家として登場、また、専門知識を生かした探偵小説、また大衆小説を世に送り出したが、戦後は、医療に専念。▽昭和35年保健文化賞（高山気候医学の研究と結核の高山療法に貢献）

【著書】法医学教室（大12）、家庭医学読本（大14）、身体と食物（昭2）、日光浴（昭3）、いろいろの健康法（昭4）、家庭の医学と治療法（昭7）、野口英世（昭11）、高原療養所（昭17）、正木不如丘作品集全7巻（昭42）【小説】木賊の秋（大12）、三太郎（大12）、とかげの尾（大13）、嵐（大14）、王手飛車取り（大15）、県立病院の幽霊（大15）、手を下さざる殺人（大15）、女ごゝろ（昭6）、海抜（昭22）、思われ人（昭29）【随筆】診療

簿余白(大12)

正木不如丘　まさき・ふじょきゅう

→正木俊二(まさき・しゅんじ)

正木 正　まさき・まさし

明治38(1905)~昭和34(1959)年(54歳)、熊本

【心理学(教育心理学)】 昭和4年東京帝大文学部心理学科卒。4月浪速高校教授、20年11月東北帝大助教授(法文学部)、24年7月東北大教授(分校教育教養部)、11月(兼文学部)、25年4月(文学部)、25年8月兼京大教授(文学部 ~26年3月)、26年4月(東北大教育学部)、教育学部長事務代理(26年5月~8月)、27年4月京大教授(教育学部)、療養(31年6月~32年4月)、在任中、34年9月逝去。▽学問と生活が統一されていた人、あるいは統一しようと懸命に努力した人、まさに「教育的人間」と評価されている。

【著書】教育の底にあるもの 教育的人間の研究(昭25)、教育心理学(昭28)、教育的人間(昭28) **【共著】**性格心理学(昭22) **【訳書】**ヒルティの言葉 人間の存在と救済(ヒルティ 昭21)、医学的心理学(クレッチマー 昭28)

正宗 一　まさむね・はじめ

明治29(1896)~昭和34(1959)年(63歳)、岡山

【生化学】 大正10年九州帝大卒。医化学入室(後藤元之助教授)・助手、昭和3年12月助教授、米・英・独留学(在外研究員、4年3月~6年3月 ハーバード大、ライプチヒ大にて糖蛋白の研究に従事)、9年6月北海道帝大教授、17年1月東北帝大教授、34年3月停年退官。退官後、東北薬大教授・癌研究所第1部長(34年5月~)、在職中、34年10月急逝。

【共著】医化学(昭14)、有機化学生化学攬要(昭19)

馬島健吉　まじま・けんきち

天保13(1842)~明治43(1910)年(67歳)、加賀(金沢)

【蘭方医】 安政6年医師を志して大坂に赴き、緒方洪庵の適塾に入門、慶応2年長崎に遊学、明治元年12月、加賀藩の援助でオランダに留学、内科、外科、眼科を学ぶとともに、英・独・仏の3か国語を修得、帰国、4年3月オランダ人医師スロイスを伴い帰国、金沢県医学館教授兼通訳、5年4月医学館閉鎖、私立金沢病院となる、9年10月石川県福井病院長、10年兼福井医学所教授、14年2月福井県新設のため福井病院長、医学所分離、15年父の逝去を機会に大聖寺に帰郷、馬島病院を開設した。

間島 進　まじま・すすむ

大正10(1921)~平成13(2001)年(80歳)、北海道

【外科(消化器)】 昭和21年9月東北帝大卒。東北大附属病院にて実地修練、22年3月第1外科入局(武藤完雄教授)、23年3月助手、27年10月長町分院外科、28年12月講師、34年5月助教授、米国留学(39年9月~40年9月)、43年4月京都府立医大教授(第1外科)、59年3月定年退職。

【共著】アトラス消化器外科手術書(昭54)

間島春男　まじま・はるお

大正元(1912)~昭和18(1943)年(31歳)、京都

【内科】 昭和11年京都帝大卒。内科入局、11年京都市立京都病院、12年同仁会北支防疫班医員、北支派遣軍嘱託、16年12月同仁会蒙疆防疫処長兼張家口診療班長、18年6月蒙疆防疫処長、満州へ研究出張の後、発疹チフスのため8月逝去。

真島英信　ましま・ひでのぶ

大正11(1922)~昭和59(1984)年(62歳)、新潟

【生理学】 昭和20年9月東京帝大卒。第2生理入室(坂本嶋嶺教授、若林勲教授)、25年4月順天堂医大助教授(坂本嶋嶺教授)、30年12月順天堂大教授(初代 第2生理)、米国留学(32年1月~33年7月 ロックフェラー研究所コルネル博士研究室においてクサポ博士とともに子宮筋の収縮、骨格筋の興奮収縮連関について研究)、医学部長(47年4月~57年4月)、55年4月兼医学教育研究室教授、在職中、59年12月逝去。

【著書】生理学(昭31)、医学論文と図表の書き方(昭32)、人体生理学ノート(昭44)、小生理学書(昭47)、人体生理の基礎(昭54) **【共著】**人間・考える生物(昭56) **【共訳】**筋収縮力学の実験 A.V. Hill 教授の歩んだ道(ヒル 昭47)

馬島 譲　まじま・ゆずる

天保5(1834)~明治35(1902)年(68歳)、丹波(京都)

【蘭方医】 長崎にて洋方医学を学び、松本良順に従い江戸に出て、医術の研鑽を重ねた。幕末、兵として幕府の撤兵隊に加わり各地を転戦。明治元年大病院医師試補、2年7月開拓使1等医師、箱館病院院務学理・院長、9年10月兼札幌病院長、11年3月札幌病院長専任、札幌県衛生課長、陸軍御用係を兼任、

20年退職。小樽に私立愛生病院を開設。▽明治2年以来、北海道の医療発展に尽くし、北海道医界の恩人と呼ばれる。

【校閲】近世医説第1号～3号(エルドリッチ　明7)

馬島僴　まじま・ゆたか

明治26(1893)～昭和44(1969)年(76歳)、徳島

【産婦人科】　旧姓浜田、通称かん。大正7年愛知医専卒。徳島・若林病院勤務、愛知医専にて小児科、眼科修業、8年神戸・友愛診療所(賀川豊彦の貧民救済事業)、9年渡米、シカゴ大小児記念病院にて小児科を学び、英国、ドイツを経て、12年帰国、友愛診療所勤務、昭和3年東京本所に労働者診療所開設(生活困窮者の医療救済)、戦後、千代田区九段南に馬島診療所を開設。▽昭和4年東京市会議員当選。戦後、鳩山内閣時代、日ソ国交回復国民会議事務総長として国交回復実現の橋渡しを行い、日ソ協会設立後、理事長を務めた。神戸・友愛診療所時代、産児制限の必要性を痛感、シカゴ大留学中、産児調節の知識を修得、帰国後、産児調節運動に参加、馬島式ダッチペッサリー(避妊具)を開発、6年産児調節連盟を組織した。共産主義に傾倒していたこともあり、昭和9年には堕胎罪で起訴された(2年後執行猶予)。戦後、24年産児調節連盟を再組織、委員長、東京都家族計画協会理事長も務めた。

【著書】産児制限の知識(実用新書　昭29)、結婚の性理(教養新書　昭31)【訳書】避妊乃研究(ストープス　昭5)【自伝】激動を生きた男　遺稿馬島僴自伝(昭46)

真下啓明　ましも・けいめい

大正6(1917)～昭和62(1987)年(70歳)、群馬

【内科(感染症学)】　昭和16年12月東京帝大卒(海軍依託学生)。17年1月第1内科入局(柿沼昊作教授)、海軍軍医[17年1月(軍医中尉)、18年12月(軍医大尉)、マーシャル群島などに勤務、21年6月復員]、23年4月第1内科復帰、24年6月助手、30年5月順天堂大講師(第2内科　東俊郎教授)、31年7月東大助手(第1内科　田坂定孝教授)、34年8月講師、38年8月北大教授(第2内科)、47年10月東大教授(医科研感染症研究部長、医科研附属病院内科診療科長)、医科研附属病院長(49年4月～52年3月)、51年5月(病態薬理学研究部長)、53年4月停年退官。

【著書】抗生物質療法の理論と実際(昭31)、化学療法必携(昭43)【共著】抗生物質(昭50)【編著】肺炎のすべて(昭51)【共編】臨床薬理学大系全15巻(昭38～50)

真下俊一　ましも・しゅんいち

明治21(1888)～昭和20(1945)年(57歳)、兵庫

【内科(循環器)】　大正2年11月京都帝大卒。第3内科入局(賀屋隆吉教授)・助手、5年12月講師(島薗順次郎教授)、8年11月助教授、欧州留学(在外研究員　12年4月～13年4月)、13年12月教授、在任中、昭和20年9月広島原子爆弾被害調査のため教室員とともに出張中、枕崎台風に遭遇、山崩れにより殉職死。▽循環器疾患の物理学的研究に従事、当時、実用化された真空管増幅の方式により心音、心電図、脈波図の記録を行った。また、昭和10年日本循環器学会を創設、『日本循環器病学』誌を創刊した。▽昭和20年学士院賞(循環器系疾患の機能検査)

【著書】日本循環器病学雑誌　真下教授講座集(昭17)

増井正幹　ますい・まさみき

大正9(1920)～昭和60(1985)年(65歳)、東京

【細菌学】　昭和19年京城帝大卒。戦後、24年大阪市立医大細菌学入室(桑島謙夫教授)、26年講師、27年助教授、30年4月大阪市大助教授、47年4月教授、医学部長(57年4月～59年3月)、60年3月定年退職、5月逝去。

【共編】好塩微生物　生理・生態と応用と食品衛生(昭54)

馬杉復三　ますぎ・またぞう

明治29(1896)～昭和22(1947)年(51歳)、滋賀

【病理学】　旧姓望月。大正10年東京帝大卒。病理入室(緒方知三郎教授)、13年6月千葉医大助教授(石橋松蔵教授)、欧州留学(在外研究員、14年4月～昭和2年3月　フライブルグ大アショフ教授、バーゼル大レスレ教授に師事)、昭和2年10月千葉医大教授(第2病理)、19年3月病気退官。20年12月東京医専教授、22年兼順天堂医専教授、在職中、22年9月逝去。▽馬杉腎炎(実験的腎炎の代表的モデル)の開発者。

【著書】結核の病理とアレルギー(昭21)、腎炎その他の研究(昭23)【伝記】馬杉腎炎三十五年(昭41)

増田惟茂　ますだ・これしげ

明治16(1883)～昭和8(1933)年(49歳)、愛媛

【心理学】 明治41年東京帝大文科大学哲学科心理学専修(元良勇次郎教授)卒。大学院(松本亦太郎教授)、大正4年助手、講師、米・独・英留学(文部省外国留学生、8年12月～11年3月)、11年8月助教授(桑田芳蔵教授)。在任中、昭和8年8月逝去。▽わが国における実験心理学の開拓的指導者。
【著書】実験心理学序説前編(大15)、心理学研究法(昭9) 【訳書】動物心理学 智能の進化(ホルムス 大3)

増田 隆 ますだ・たかし

明治18(1885)～大正14(1925)年(40歳)、東京

【眼科】 明治44年3月東京帝大卒。5月眼科入局(河本重次郎教授)、大正3年1月助手、5年1月京都府立医専教諭、6年2月京都府立医専教授、10年10月京都府立医大教授、在職中、14年12月逝去。▽漿液性中心性網脈絡膜炎(中心性漿液性脈絡網膜症 増田病)の発見者。
【著書】近世日本人眼底図譜(大2)、黴毒性眼病学(大2)、近世トラホーム診断及治療法(大3)、網膜黄斑部疾病論(大4) 【共著】外眼病図譜(大3) 【編著】臨床眼診査法(大7)

増田胤次 ますだ・たねじ

明治20(1887)～昭和39(1964)年(76歳)、埼玉

【陸軍軍医(耳鼻咽喉科)】 明治43年12月東京帝大卒(陸軍依託学生)。44年(2等軍医)、大正元年東京帝大大学院(耳鼻咽喉科 岡田和一郎教授)、2年(1等軍医)、3年軍医学校教官、日赤病院主幹心得(4年6月～5年12月)、8年(3等軍医正)、瑞駐在(8年～10年 バーゼル大耳鼻咽喉科ジーベンマン教授、生理学メトネル教授に師事)、10年陸軍軍医学校教官、13年(2等軍医正)、7月東京帝大教授、昭和7年8月(軍医監)、9年3月予備役編入、附属病院長(17年3月～20年3月)、21年8月退官(軍歴のため公職追放)。退官後、武蔵野赤十字病院顧問。

【著書】急性中耳炎の治療(臨牀医学講座第125輯 昭14)

増田正典 ますだ・まさすけ

大正4(1915)～昭和57(1982)年(67歳)、兵庫

【内科(消化器)】 昭和15年京都府立医大卒。胃腸科入局(川井銀之助教授)、軍医予備員(15年9月伏見歩兵聯隊)、応召(18年6月～19年 姫路第10師団)、21年4月講師、23年1月胃腸科副部長(川井銀之助教授)、25年1月助教授、米国留学(30年9月～32年7月 テキサス大MDアンダーソンがんセンター)、32年7月胃腸科部長代理、33年1月教授、胃腸科部長、35年6月(胃腸科は第3内科と改称)、附属病院長(43年7月～44年6月)、54年3月定年退職。退職後、愛生会山科病院理事長(54年6月～)、在職中、57年11月逝去。

【共著】胃腸病(病態栄養学双書2 昭52) 【編著】腸疾患(臨床消化器病講座第2巻 昭52) 【共編】遺伝の臨床(昭45) 【追悼】何でも呑みこむ(昭60)

増田義哉 ますだ・よしや

明治40(1907)～平成15(2003)年(96歳)、鹿児島

【眼科】 旧姓安中。昭和8年九州帝大卒。眼科入局(庄司義治教授)、9年7月助手、14年6月平壌医専教授、応召(16年9月 京城陸軍病院、20年10月解除)、戦後、21年1月鹿児島県入来町にて開業、25年3月広島赤十字・原爆病院眼科医長、34年6月久留米大講師、8月教授、48年3月退職。退職後、福岡大教授(初代 48年4月～、特任教授 53年4月～58年3月)。▽戦後、鹿児島県にて開業中、薩摩郡医師会長を務めた。広島在勤中、原爆白内障の調査を行った他、39年九州で初、国内で7番目のアイバンクを設立、また40年日本アイバンクの設立に当たっては発起人として尽力した。▽安中正哉(解剖学、長崎大教授)は兄。

増原建二 ますはら・けんじ

大正12(1923)～平成22(2010)年(86歳)、島根

【整形外科】 昭和23年9月阪大卒。10月三楽病院にて実地修練、25年1月阪大整形外科入局(清水源一郎教授)・大学院(～28年3月)、28年4月助手、29年10月大阪厚生年金病院医員、31年1月阪大助手(原田基男教授)、37年9月講師(水野祥太郎教授)、40年11月奈良県立医大教授(～63年12月)、附属病院長(51年4月～55年3月)、附属がんセンター所長(56年5月～59年3月)、59年4月学長、平成2年3月退任・退職。退職後、大阪厚生年金病院長(2年4月～5年3月)、甲風会有馬温泉病院長(7年1月～)、22年4月逝去。▽血友病性関節症の権威。▽増原英一(東京医歯大医用材料研究所長)は長兄、増原泰三(薬理学、日本歯大新潟歯学部教授)は弟。
【監修】図説足の臨床(平3)

増淵一正 ますぶち・かずまさ

大正元(1912)～平成4(1992)年(80歳)、千葉

【産婦人科】昭和12年東北帝大卒。東京帝大産婦人科入局(白木正博教授、長谷川敏雄教授)、24年8月癌研附属病院産婦人科部長、48年6月副院長兼部長、59年7月院長、61年6月退任・退職。▽昭和44年保健文化賞(婦人科がんの治療成績の向上に貢献)【著書】子宮がん(昭37)、増淵一正博士の子宮ガン発見と治療(昭46)【訳書】永遠の女性(ウイルソン 昭42)、図説コルポスコピー(クレーマー、オーリー 昭51)

桝屋冨一 ますや・とみいち

明治43(1910)~平成6(1994)年(83歳)、長崎

【内科】昭和10年九州帝大卒。第3内科入局(小野寺直助教授)、応召(13年~18年)、19年講師(沢田藤一郎教授)、24年11月助教授、26年12月鹿児島大教授(第1内科)、33年7月九大教授(第3内科)、45年7月退官。退官後、琉球大教授(第1内科 47年~52年)、中村学園大教授(病態栄養 52年~56年)、福岡・吉塚林病院名誉院長、杏林会名誉院長。【共著】原虫病学・寄生虫学・フィラリア症(現代内科学大系〔第9〕第4 昭35)【随筆】みみずの眼(昭61)

増山正信 ますやま・まさのぶ

明治元(1868)~昭和17(1942)年(74歳)、江戸(東京)

【内科】明治28年帝大卒。第3内科入局(青山胤通教授)・助手、独留学(私費、30年~33年1月 ベルリン大、ハイデルベルグ大、ヴュルツブルグ大に在籍)、33年4月神戸市立東山病院長、11月大阪市立桃山病院長、38年3月兼大阪高医教諭(内科・伝染病学 ~大正5年11月)、大正6年退職。退職後、開業。

増山元三郎 ますやま・もとさぶろう

大正元(1912)~平成17(2005)年(92歳)、北海道

【統計学、推計学】昭和12年東京帝大理学部物理学科卒。中央気象台衛生気象掛、21年2月気象研究所衛生気象研究室、24年11月応用気象研究室、東大講師(非常勤 医学部、理学部、農学部、経済学部)、27年インド統計研究所客員教授、41年米カトリック大教授、45年6月東京理科大教授(理学部応用数学科)、53年3月定年退職。▽わが国における推計統計学確立の功労者。原爆被害、薬の副作用等の実践的研究をも行った。薬害サリドマイド訴訟では鑑定人として健康被害との因果関係を統計学的に立証したことで知られる。▽昭和19年中央気象台賞(天候変化と人体の変調の研究)、23年朝日賞(文化賞部門 標本抽出による推計理論の発展と応用)、26年デミング賞(第1回)、37年大内賞(統計数学、実験計画法、推計学等に関し独自の統計技術分野を研究開拓)【著書】推計学の話(昭24)、推計学への道 統計学を超えて(昭25)、実験計画法(昭31)、少数例のまとめ方第1、第2(改稿版 昭39)【編著】サリドマイド科学者の証言(昭46)

増山善明 ますやま・よしあき

大正14(1925)~平成14(2002)年(76歳)、東京

【内科(循環器)】昭和24年東大卒。附属病院にて実地修練、25年5月第1内科入局(柿沼昊作教授)、27年4月大学院特別研究生(~32年3月)、32年6月助手(~36年7月)、米国留学(33年6月~34年7月クリーブランドクリニックのページ博士の下で高血圧の研究に従事)、34年8月兼昭和大講師、39年7月東大助手、49年2月兼東京女子医大講師(心臓血圧研究所)、4月兼昭和大客員教授、6月和歌山県立医大教授(循環器内科)、附属病院長(55年2月~3月事務取扱、55年3月~59年3月)、東京労災病院長(平成10年4月~12年3月)。【共著】高血圧(昭50)、高血圧の食事療法(平8)【編著】高血圧の成因と診療(昭55)、高血圧症の検査(昭61)【共訳】高血圧(フローリッヒ 平12)

町田栄子 まちだ・えいこ

嘉永4(1851)~昭和8(1933)年(82歳)、薩摩(鹿児島)

【看護師】旧姓吉井。明治10年の西南の役で西郷隆盛方の看護婦として救護にあたり、野戦病院が官軍に襲撃された際、命を張って助命を乞い、50余名の負傷兵の命を救ったと伝えらる。その後は、鹿児島師範附属幼稚園の保母、小学校の裁縫教師を歴任、27年の日清戦争では、篤志看護婦として従軍、戦病患者の看護に活躍した。▽旧薩摩藩士で西郷方の兵士町田四郎左衛門の妻。

町田欣一 まちだ・きんいち

大正14(1925)~昭和62(1987)年(61歳)、群馬

【心理学】昭和25年早大文学部心理学科卒。警視庁に入り、刑事部主幹、科学検査所文書鑑定科長などを歴任。48年博報堂取締役に転じた後、社会環境研究センター専務理事、在職中、62年1月逝去。▽筆跡心理学の第一人者としてだけでなく、犯罪心理学、群集心理学の専門家として知られた。日航ハイジャック事件(昭和45年)、浅間山荘事件(47年)において

犯人の説得にあたった他、小野田寛郎少尉救出作戦の指揮にあたった。【著書】筆跡による性格診断法(昭36)、点と線の追跡(大自然ブックス 昭48)【共著】文書・心理鑑識(全書・捜査・鑑識の科学第3巻 昭35)

町野碩夫 まちの・せきお

明治32(1899)~昭和46(1971)年(71歳)、山口

【産婦人科】 大正15年九州帝大卒。産婦人科入局(白木正博教授)、昭和6年6月講師、9年7月助教授、独留学(11年5月~12年3月)、12年4月県立鹿児島病院部長、15年7月副院長、18年4月県立鹿児島医専教授(初代)、附属病院長(20年11月~)、22年6月県立鹿児島医大教授、24年7月鹿児島県立大教授、附属病院長(24年7月~27年1月)、医専校長、医大学長、医学部長事務取扱(26年4月~6月)、医学部長(26年12月~30年12月)、33年5月鹿児島大教授、医学部長(36年12月~40年3月)、40年3月停年退官。退官後、鹿児島逓信病院長(42年6月~)、鹿児島大学長(43年8月~44年10月)。▽鹿児島大医学部創設、国立移管の功労者。

松井新二郎 まつい・しんじろう

大正3(1914)~平成7(1995)年(80歳)、山梨

【社会運動家(盲人福祉)】 昭和7年市立甲府商業卒。美津濃入社、軍務(11年幹部候補生として第1師団入隊、満ソ国境勤務、日中戦争の徐州作戦に従軍、失明)、15年日大大学院文学研究科心理学専攻入学(渡辺徹教授)、中退、21年4月山梨学院大講師、11月山梨県立盲唖学校、24年4月山梨県立盲学校校長代理、26年4月国立光明寮、39年国立東京視力障害センター、41年相談室長、研究室長、48年3月退官。東北大講師、順天堂大講師をも務めた。▽昭和38年日本盲人カナタイプ協会を設立、51年日本盲人職能開発センターを設立、所長。▽盲人速記タイピストの開発など盲人の職域拡大に努めた。▽昭和23年ヘレン・ケラー賞、47年点字毎日文化賞(盲人カナタイプ運動を開始、盲人福祉への貢献)、60年吉川英治文化賞(盲人録音速記タイピストの新職業を開拓するなど、盲人の職域に一筋の光をもたらすとともに視覚障害者の福祉増進と文化の向上に寄与)、平成2年朝日社会福祉賞(盲人の新しい職域開拓に尽くした功績)【著書】手の中の顔「視覚障害者の自立」の夢を追いつづけた失明者の記録(平2)【伝記】盲人福祉の新しい時代 松井新二郎の戦後50年(平17)

松井孝夫 まつい・たかお

昭和6(1931)~平成15(2003)年(72歳)、福岡

【眼科】 昭和30年久留米医大卒。実地修練、九大生理学入室・大学院入学、34年8月大島眼科医院(父の逝去により父業継承)、42年5月大島眼科病院開設・院長。▽学校検診など地域医療に貢献するとともに、九州・沖縄の離島およびミクロネシア、中国などの諸外国に赴き、白内障手術をはじめとするボランティア活動を続けた。また、福岡市医師会理事、福岡市介護保険事業者協議会長など務めた。▽平成2年日医最高優功賞(離島診療奉仕に挺身された功労者)

松井隆弘 まつい・たかひろ

明治44(1911)~平成19(2007)年(96歳)、東京

【解剖学】 昭和7年東京歯科医専卒。病理組織学入室(花沢鼎教授)、8年助手、東京外語独語部(専修科9年~11年、東京歯科医専委託生 11年~14年卒)、16年講師、18年助教授、22年教授、明治大法学部(22年入学~25年卒)、22年4月東京歯大教授(組織学)、51年3月定年退職。退職後、鶴見大教授(歯学部第2解剖 51年4月~56年3月)。【著書】歯と身体(昭19)、口腔組織学歯牙編(最新歯科学全書第1巻第2分冊 昭24)、歯科衛生士のための組織学(昭45)

松井武太郎 まつい・たけたろう

文久3(1863)~昭和12(1937)年(74歳)、山城(京都)

【解剖学】 明治8年東京外国語学校入学、10年5月東大(旧)医学部予科入学、15年11月本科入学、19年4月津軽英麿伯爵(近衛篤麿公爵の弟)に随行・渡欧留学、20年4月ボン大にて薬物、病理内科及び外科修得(~21年8月)、21年11月イエナ大にて医学修業(22年~24年)、25年8月帰国、29年4月一高授業嘱託(独語)、32年教授、34年千葉医専教授(解剖学)、大正10年7月退職(大学昇格のため)。10月千葉医専講師、12年4月千葉医大講師、在任中、昭和12年6月急逝。▽昭和8年日本解剖学会名誉会員【参考】松井武太郎氏を憶う(小池敬事 解剖学雑誌10 247、昭12)

松井太郎 まつい・たろう

明治18(1885)〜昭和18(1943)年(57歳)、兵庫

【耳鼻咽喉科】 明治42年京都帝大福岡医大卒。耳鼻咽喉科入局(久保猪之吉教授)、43年助手、大正2年講師、5年4月南満医学堂教授、欧米留学(満鉄派遣、9年3月〜11年5月 ベルリン大キリアン教授、イエナ大、パリ大、ボルドー大に学び、米国経由帰国)、11年4月満州医大予科教授兼南満医学堂教授、14年9月満州医大兼附属専門部教授、附属奉天医院長、附属病院長(昭和8年4月〜10年9月)、学長(12年11月〜13年5月)、在職中、18年8月急逝。▽気道・食道の直達鏡検査を導入した。

【著書】対症耳鼻咽喉科学(昭19)

松井秀治 まつい・ひでじ

大正8(1919)〜平成21(2009)年(89歳)、富山

【体育学(保健体育)、スポーツ科学】 昭和20年9月東京体育専門学校卒(体操科)。9月兵庫師範教諭、24年8月神戸大助手、25年9月東大助手、32年10月名大助教授、35年1月教授、47年IBP・日米科学研究のため米国カリフォルニア大客員研究員、総合保健体育科学センター長(50年7月〜55年3月、57年4月〜58年4月)、58年4月停年退官。退官後、愛知県立大教授兼愛知県立女子短大教授(58年4月〜60年3月)、国際武道大教授(60年4月〜63年3月)、スポーツ医・科学研究所常務理事(61年6月〜63年3月)、研究所長(63年4月〜平成10年5月)。▽組織的トレーニングを初めて野球に導入、東大野球部、中日ドラゴンズを指導した。▽平成12年秩父宮記念スポーツ医・科学賞(功労賞)

【著書】野球の科学 投げ・打つ・守るを解き明かす(ブルーバックス 昭56) **【編著】**スポーツとスタミナ(講座現代のスポーツ科学6 昭53)、コーチのためのトレーニングの科学(実践コーチ教本1 昭56) **【共編】**ファミリースポーツガイド 家族の健康づくりとレジャーのために(昭53)

松浦有志太郎 まつうら・うしたろう

慶応元(1865)〜昭和12(1937)年(71歳)、肥後(熊本)

【皮膚科(黴毒科)】 明治25年11月帝大卒。26年2月附属第一医院助手(〜28年1月、スクリバの指導)、28年5月県立熊本病院外科部長、独留学(文部省外国留学生、32年8月〜35年11月 ブレスラウ大ナイセル教授に皮膚病黴毒学、フリュッゲル教授に細菌学、シュトラスブルグ大ウォルフ教授に皮膚病黴毒学、レックリングハウゼン教授に病理組織学、ベルン大ヤーダッソン教授に臨床と組織学、ハンブルグ大ウンナ博士に皮膚病理学を学び、帰国)、33年11月京都帝大助教授、35年12月教授(皮膚科黴毒科)、附属医院長(大正5年7月〜7年10月)、7年10月退官。退官後、京都市にて開業、昭和7年廃業。▽日本住血吸虫皮膚炎において虫体が皮膚に侵入することを立証、正円形粃糠疹を初めて記載、皮膚外用薬ピチロールを創製。退官後は「生活習慣改善運動」に取組んだ。▽京都府医師会長(大正9年11月〜11年11月)を務めている。▽田代裕(生理学、関西医大学長・理事長)は孫。

【著書】花柳病講話(明45) **【共著】**医学上より観たる公娼制度(昭2) **【伝記】**松浦博士 古稀記念(昭9)、松浦有志太郎とその周辺(安井昌孝 日本医事新報3908号、平11)、生活習慣改善運動の先駆者、松浦有志太郎の足跡(田代裕 日本医事新報4028号〜4030号、平13)

松浦啓一 まつうら・けいいち

大正12(1923)〜平成20(2008)年(85歳)、朝鮮(釜山)

【放射線科】 昭和23年9月九大卒。附属病院にて実地修練、24年9月放射線科入局(入江英雄教授)、26年3月助手、30年12月講師、32年2月助教授、36年3月広島赤十字病院、広島原爆病院部長、45年9月九大教授(放射線科)、医学部長(54年1月〜55年12月)、61年3月停年退官。退官後、佐賀医大副学長(医療担当)・附属病院長(61年4月〜)、学長(63年4月〜平成6年3月)、聖マリア病院顧問。

松浦里 まつうら・さと

文久元(1861)〜明治24(1891)年(30歳)、武蔵(東京)

【看護師】 東京女学校、成医会講習所(校長 高木兼寛)、明治18年東京医術開業前期試験及第、病気のため後期試験受験できず、小康を得た後、方針を変え、19年9月有志共立東京病院看護婦補、20年取締心得(米人看護婦リードの後任)、22年取締、在職中、24年8月逝去。

【参考】看護婦の墓(高橋政子『写真でみる日本近代看護の歴史』、昭59)

松尾巌 まつお・いわお

明治15(1882)〜昭和38(1963)年(81歳)、京都

【内科(消化器)、俳人】 明治41年京都帝大卒。第2

ま

内科入局(中西亀太郎教授)、大正2年8月助教授、9月兼京都市立日吉病院長、米国留学(6年1月~9年1月)、9年9月教授(第2内科)、附属医院長(昭和3年4月~7年5月)、12年12月辞職・退官(特診事件のため)、昭和5年1月大阪女子高等医専理事、理事長(5年1月~14年1月)、7年4月附属病院長(初代 7年4月~14年1月)を兼任。▽胆石症の権威。▽「ホトトギス」同人の俳人(俳号 いわほ)。▽昭和12年恩賜賞(胆石症の研究)
【著書】開腹術の前後第1輯~第3輯(昭5~14)【句集】摘草(昭12)【随筆】余白ある人生(昭29)

松尾武幸 まつお・たけゆき

明治22(1889)~昭和26(1951)年(61歳)、福岡
【内科、温泉医学】旧姓斎藤。大正4年九州帝大卒。第3内科入局(小野寺直助教授)、7年助手、8年講師、11年英・仏・独留学、14年10月助教授、15年3月鹿児島県立病院内科部長兼副院長、昭和3年1月九州帝大助教授、4年温泉治療学研究のため独再留学、伊・米国経由帰国、6年11月教授(初代 温研)、所長(18年3月~25年3月)、25年3月停年退官。退官後、下関厚生病院長(25年4月~)、在職中、26年5月逝去。
【著書】実験温泉治療学(昭19)

松尾治亘 まつお・はるたけ

大正10(1921)~平成15(2003)年(82歳)、長崎
【眼科】昭和17年9月東京医専卒。10月眼科入局(馬詰嘉吉教授)・助手、1年志願兵、26年6月東京医大講師、32年6月助教授(桑原安治教授)、仏留学(36年5月~37年4月 パリ大ソルボンヌ、エコール・プラティック・デ・オート・ゼチュード附属眼生理病理研究所、フランス国立自然史博物館附属物理研究所に学ぶ)、38年6月教授、病院長(45年6月~48年6月)、学長(57年9月~63年8月)、平成3年3月定年退職。▽量的視野に関する研究、交通科学的研究に従事。
【著書】目を守る(平2)【共著】視野の計り方とその判定(昭52)【共編】眼科における疾患別検査法(昭59)

松尾吉恭 まつお・よしやす

大正12(1923)~平成20(2008)年(85歳)、大分
【細菌学】昭和20年10月満州医大仮卒業。病理学入室、21年6月帰国、8月九州帝大温泉研究所入所(外科 八田秋教授)、22年11月大分・共立病院、23年3月佐賀・岩屋鉱業所病院、25年1月広島県立医大細菌学入室(古部薫教授)・助手、28年3月広島医大講師、29年10月広島大助教授、米国留学(40年3月~41年2月、42年7月~43年7月)、45年5月教授、医学部長事務取扱(60年9月~)、医学部長(10月~)、61年3月停年退官。▽昭和51年日本らい学会桜根賞(培養マウス足蹠細胞による鼠らい菌の培養)

松岡脩吉 まつおか・しゅうきち

明治38(1905)~平成7(1995)年(89歳)、奈良
【公衆衛生学】昭和4年東京帝大卒。第1生理入室(橋田邦彦教授)、8年父業継承、10年9月名古屋医大助教授(生理 福田邦三教授、久野寧教授、~12年10月)、13年7月公衆衛生院助教授(環境生理科 石川知福教授)、軍務(17年9月 陸軍司政官としてマレー駐在 マライ医大教授、21年帰国)、21年5月国立公衆衛生院生理衛生学部長、25年8月東大教授(公衆衛生)、33年4月兼日本体育大教授、34年1月辞職・退官。退官後、日本体育大教授(~51年4月)。
【著書】個人と公共の衛生上・下(昭36、37)【共編】環境衛生測定法 衛生管理のために(昭25)

松岡松三 まつおか・まつぞう

明治45(1912)~平成11(1999)年(87歳)、埼玉
【内科】昭和14年東京帝大卒。第1内科入局(柿沼昊作教授)、応召(20年6月~8月 歩兵第157聯隊)、21年5月日立製作所本社診療所嘱託、25年5月東大助手、30年9月講師(田坂定孝教授)、30年10月信州大教授(第2内科)、12月兼信州大松本医大教授(~35年3月)、39年4月新潟大教授(第1内科)、附属病院長事務取扱(45年11月~)、附属病院長(46年4月~48年4月)、52年4月停年退官。
【著書】血液凝固検査(新臨床医学文庫 昭40)、出血性素因と血栓症(昭44)、臨床血液学(昭49)、内科診断学(昭51)【編著】内科学上巻(昭45)、下巻(昭46)【共編】デキストラン硫酸の臨床(昭55)

松岡道治 まつおか・みちはる

明治4(1871)~昭和28(1953)年(81歳)、山口
【整形外科】明治30年12月東京帝大卒。31年5月助手、6月大学院学生(外科、スクリバに師事)、33年4月済生学舎講師、34年3月京都帝大助教授(外科)、独・墺留学(文部省外国留学生、35年10月~39年5月 ブレスラウ大外科ミクリッツ教授、ウィーン大外科

ローレンツ教授、ベルリン大矯正学ホッファー教授に師事、矯正外科研究)。39年5月(整形外科担当)、40年5月教授(初代 整形外科 わが国で2番目の整形外科学講座)、大正3年1月退官。退官後、大阪市東区北浜に松岡病院開業(4年4月〜)。▽X線診断学の整形外科領域への応用を課題とした。▽松岡洋右(外交官/政治家、満鉄副総裁、外相)は弟、ともに語学の天才と称された。

【著書】人体畸形矯正学(明43)、骨及ビ関節ノ結核(明43)、先天性股関節脱臼及ビ其跛行療法(明43) **【伝記】**京都大学整形外科初代教授松岡道治の事績、業績第1報〜第7報(廣谷速人 日本医史学雑誌51巻3号〜57巻4号、平17〜23)

松家 豊 まつか・ゆたか

明治45(1912)〜平成4(1992)年(80歳)、北海道

【内科、予防医学】 昭和12年北海道帝大卒。第1内科入局(有馬英二教授)、医局長を経て、19年網走厚生病院長、21年小樽松家病院開設・院長、28年東京多摩病院(結核病院)開設・院長、40年東京新生病院(精神科 54年閉院)開設、在職中、平成4年8月逝去。▽予防医学の啓蒙に努めた。

【著書】ボケはビタミンCで治る(昭60)、長寿革命のビタミンC 原理と実証(昭61)、成人病はビタミンCで治る(昭63)、ボケは酸素食品で治る ビタミンC＋食物酸素の驚くべき効果(平3) **【共著】**胆汁酸による結核治療の理論と実際(昭24)

松角康彦 まつかど・やすひこ

昭和5(1930)〜平成21(2009)年(78歳)、長崎

【外科(脳神経外科)】 昭和27年九大卒。実地修練、第1外科入局(三宅博教授)、41年10月助教授(医学部附属脳神経病研究施設外科部門 北村勝俊教授)、43年10月熊本大教授、附属病院長(56年4月〜60年3月)、61年11月学長、平成2年11月退任。

【共編】脳神経外科におけるＩＣＵ管理 基礎と臨床(昭59)

松川 明 まつかわ・あきら

大正7(1918)〜平成7(1995)年(77歳)、宮城

【放射線科】 昭和16年12月東北帝大卒。放射線科入局(古賀良彦教授)・助手、21年6月講師、10月国立病院医療事務嘱託、22年4月国立仙台病院理学科医長、22年9月(厚生技官)、27年4月福島県立医大教授(〜56年3月)、米欧出張(37年7月〜11月)、附属病院長(42年5月〜44年4月)、51年11月兼福島県総合衛生学院長(初代)、55年11月学長、61年11月退職。退職後、福島県総合衛生学院長(〜62年3月)。

【共著】画像診断のための人体横断解剖(昭62)

松川泰三 まつかわ・たいぞう

明治44(1911)〜昭和61(1986)年(75歳)、京都

【薬学】 昭和7年京都薬専卒。11年武田長兵衛商店入社、武田薬品工業研究所副所長を経て、36年5月取締役、和光純薬工業社長、58年6月会長、61年10月逝去。▽武田薬品在職中、アリナミンの合成、工業化に成功した。▽昭和34年学士院賞(藤田秋治、木村廉、藤原元典、松川泰三 ビタミンB_1に関する研究)

【共著】複素環式化合物4上巻(大有機化学第17巻上巻 昭44)

松倉豊治 まつくら・とよじ

明治39(1906)〜平成5(1993)年(86歳)、大阪

【法医学】 昭和5年大阪医大卒。法医学入室(中田篤郎教授)、22年7月徳島医専教授、23年2月徳島医大教授、26年4月徳島大教授、33年9月阪大教授、45年3月停年退官。退官後、兵庫医大学長(58年2月〜63年11月)。▽指紋の遺伝学的研究で知られる。

【著書】捜査法医学(昭23)、医療過誤と法律(昭45)、医事紛争(昭51)、医学と法律の間(昭53) **【編著】**法医学計数(昭22)、法医学(昭49)

松崎義周 まつざき・ぎしゅう

明治32(1899)〜昭和50(1975)年(75歳)、東京

【寄生虫学】 昭和2年慶大卒。埼玉県大宮実験所(所長 高野六郎)において改良便所の研究に従事、6年慶大講師(寄生虫学 小泉丹教授)、15年中支派遣(江北中央病院においてマラリア研究に従事)、18年9月陸軍司政官(マニラ駐在)、20年12月帰国、21年東京医専兼東京医大教授、25年4月横浜医大教授、28年4月横市大教授、神奈川県立衛生短大教授(40年4月〜)、在職中、50年1月逝去。▽鉤虫症の研究業績が多く、犬鉤虫幼虫の発育の形態変化を明らかにした。大宮実験所時代は改良便所の課題に、中国・フィリピンではマラリア調査に取り組んだ。

松崎 浩 まつざき・ひろし

大正13(1924)〜平成22(2010)年(85歳)、東京

【眼科】 昭和24年慈恵医大医専部卒。28年10月眼科入局(大橋孝平教授)、29年4月慈恵医大第2生理研究生、33年10月東京労災病院医長、40年4月慈恵医大助手・神奈川県立厚木病院眼科医長、41年4月講師、48年5月助教授、57年4月教授、平成2年3月定年退職。退職後、客員教授・東急病院顧問(2年4月〜)、東邦大第1眼科客員教授(3年4月〜5年3月)。
【著書】頭頸部損傷と眼(昭47) **【編著】**視神経とその疾患(眼科 mook no.30 昭61)

松下禎二 まつした・ていじ

明治8(1875)〜昭和7(1932)年(57歳)、鹿児島
【衛生学、微生物学】 明治27年11月五高卒。独留学(私費、30年12月〜35年10月 フライブルグ大、ギーセン大、ブレスラウ大、ハレ大に在籍)、36年10月京都帝大教授(衛生学)、大正5年11月(微生物学)、9年5月退官。衆議院議員(鹿児島県5区、庚申倶楽部、当選1回 9年5月〜13年1月)、13年12月東京麻布にて開業。
【著書】免疫学及伝染病論(明42)、寄生物性病論全8巻・補遺(明43〜大9)、寄生物診断学(明45)、免疫学第4巻(大2〜5)、学校衛生講話(大3)、伝染病各論第1〜3巻(大6〜9)、衛生百話(大7) **【編著】**動物の奇習奇観上・中・下巻(大2)、新撰生理衛生上・下巻(大3、4)

松田豪一 まつだ・ごういち

明治32(1899)〜昭和52(1977)年(77歳)、愛知
【耳鼻咽喉科】 昭和4年3月愛知医大卒。5年4月耳鼻咽喉科入局(八木沢文吾教授)・助手、7年8月名古屋市民病院耳鼻咽喉科、9年7月副部長、9月部長、16年8月名古屋帝大講師、18年2月名古屋市立女子医専講師、21年2月教授、23年2月名古屋女子医大教授、25年4月名市大教授、附属病院長(33年5月〜37年5月)、38年3月定年退職。退職後、名城病院顧問。▽慢性副鼻腔炎の病態解明と保存的治療に関する研究を課題とした。▽松田竜一(耳鼻咽喉科、金沢大教授)は兄。

松田幸次郎 まつだ・こうじろう

明治41(1908)〜平成5(1993)年(84歳)、大阪
【生理学】 昭和7年東京帝大卒。聖路加国際病院内科入局(橋本寛敏院長 〜16年8月)、7年兼東京帝大第1内科研究生(稲田龍吉教授)、11年兼東京帝大第1生理入室(橋田邦彦教授)、16年8月海軍技術廠医学部(航空医学)、17年5月東北帝大助教授(航空医学 加藤豊次郎教授)、19年1月教授(航空医学)、20年12月(航空講座廃止、第3生理)、21年8月(環境医学)、米国留学(チャイナ・メディカル・ボードフェロー、27年〜 コロンビア大、ニューヨーク州立大)、32年5月東大教授(第1生理)、44年3月停年退官。退官後、米国ロックフェラー大客員教授、東京女子医大心臓血圧研究所顧問。▽心筋細胞の電気生理学の領域で先駆的業績をあげた。
【共訳】心筋線維の電気生理学 超微小電極による心筋細胞電位の研究(ワイドマン 昭32)、医科生理学展望(ギャノング 昭44)、洞房結節の生理(ブルックス、リュー 昭49)

松田進勇 まつだ・しんゆう

明治37(1904)〜昭和63(1988)年(83歳)、台湾
【医学教育、外科】 昭和7年日大専門部医学科卒。19年9月東京鉄道病院外科、20年7月松田病院開設・院長、23年2月日大教授(定員外)、3月社会保険横浜中央病院副院長、27年2月杏林会理事長・東京三鷹新川総合病院長、31年9月杏林学院設置・学院長、41年1月杏林学園設置・理事長、杏林短大設置・学長、教授、45年3月医学部設置・教授、50年12月杏林学園長、53年12月保健学部設置、58年12月社会科学部設置。
【伝記】松田進勇伝(昭61)

松田友宏 まつだ・ともひろ

昭和11(1936)〜平成4(1992)年(56歳)、大阪
【薬理学(神経精神薬理学)】 昭和36年阪大卒、実地修練、栄養学入室(須田正巳教授)・大学院、阪大助教授(第1薬理)を経て、54年10月名市大教授、在職中、平成4年9月逝去。
【共著】脳と神経の薬理(昭59)

松田道雄 まつだ・みちお

明治41(1908)〜平成10(1998)年(90歳)、茨城
【小児科】 昭和7年京都帝大卒。小児科入局(服部峻治郎教授)、12年京都市西ノ京健康相談所勤務、14年京都府衛生技師、18年和歌山県内政部衛生課長、3か月後、召集され軍医勤務。戦後、22年京都市上京区にて開業(健康保険は取り扱わず)、42年廃業、文筆生活に専念。▽医師としては、小児結核を専門

とした。文筆活動は、結核の啓蒙書に始まり、『結核をなくすために』『結核とのたたかい』『療養の設計』(昭和25年)などがある。やがて、育児の啓蒙書に転じ、35年には関西保育問題研究会長に就任、幼児保育の実践における教祖的存在となる。『私は赤ちゃん』(35年)、『私は2歳』(36年)はベストセラーとなり、42年には『育児の百科』を出版した。▽結核医、小児科医としての活動の他、三高時代からマルクス主義の影響を受け、民主主義科学者協会阪神支部(昭和22年)、全面講和を求める平和問題談話会(24年)、ベトナム反戦を訴える京都ベ平連(ベトナムに平和を・市民文化人連合、40年)などの活動に参加するなど政治・社会問題にも積極的に発言した。▽昭和24年毎日出版文化賞(赤ん坊の科学)、38年児童福祉文化賞(君たちの天分を生かそう)

【著書】京の町かどから(昭37)、ロシアの革命(昭45)、松田道雄の本全16巻(昭54～56)、育児の百科・定本(平11)

松田竜一 まつだ・りゅういち

明治31(1898)～昭和54(1979)年(81歳)、愛知

【耳鼻咽喉科】 大正13年東京帝大卒。耳鼻咽喉科入局(岡田和一郎教授、吉井丑三郎教授、増田胤次教授)、14年助手、昭和2年東京市技師(東京市電気局病院医長)、4年8月熊本医大助教授(鰐淵健之教授)、6年12月金沢医大教授、独留学(在外研究員 7年12月～9年7月)、24年5月金沢大教授、38年3月停年退官。退官後、金沢逓信病院長(39年6月～47年3月)▽松田豪一(耳鼻咽喉科、名市大教授)は弟。

【著書】大日本耳鼻咽喉学会の回顧(昭18)、鼻茸(昭22)、耳痛の診断と治療(昭26)**【随筆】**四季(昭55)

松永英 まつなが・えい

大正11(1922)～平成17(2005)年(82歳)、東京

【法医学、遺伝学(人類遺伝学)】 昭和20年9月東京帝大卒。法医学入室(古畑種基教授)、助手、26年12月札幌医大助教授(法医学)、西独留学(29年～31年ミュンスター大)、30年11月教授(初代 法医学)、36年4月国立遺伝学研究所人類遺伝部長、58年10月所長、平成元年9月退任。▽昭和36年日本人類遺伝学会賞(ABO血液学の母児間不適合による胎内淘汰に関する研究)

【著書】遺伝と人間(昭59)**【編著】**遺伝学読本(からだの科学増刊4 昭48)**【共編】**遺伝(人類学講座10 昭52)

松永亨 まつなが・とおる

昭和4(1929)～平成7(1995)年(66歳)、兵庫

【耳鼻咽喉科】 昭和29年阪大卒。附属病院にて実地修練、30年耳鼻咽喉科入局(山川強四郎教授)、大学院、34年4月助手(長谷川高敏教授)、西独留学(在外研究員、37年9月～38年9月 ザールランド大耳鼻咽喉科)、42年8月講師(内藤儁教授)、12月関西労災病院部長、50年10月助教授、55年6月教授、附属病院長(平成2年10月～4年10月)、5年3月停年退官。退官後、市立堺病院長(6年4月～)、在職中、7年12月逝去。▽めまいの診断・治療の権威者として知られた。▽松永喬(耳鼻咽喉科、奈良県立医大教授)は兄。

松永藤雄 まつなが・ふじお

明治44(1911)～平成9(1997)年(86歳)、群馬

【内科】 昭和11年東北帝大卒。第3内科入局(山川章太郎教授)、助手、講師、附属医専部教授を経て、21年5月青森医専教授(内科)、23年2月弘前医大教授、26年1月弘前大教授、附属病院長(34年6月～38年6月)、医学部長(47年2月～50年4月)、50年4月退官。退官後、都立駒込病院長(50年4月～59年3月)。▽消化器病、癌を専門とし、昭和33年の日本内科学会宿題報告「潰瘍性大腸炎」は本症の病態学(基礎・臨床)の原典と称される。同年大腸カメラを考案した。

【著書】シビ・ガッチャキの症状と治療法(抜刷 昭31)**【編著】**忠魂(昭18)、動的観察を主とした大腸のレントゲン診断(昭33)、大腸疾患(昭52)、肝・胆・膵映像診断の現状と将来(昭56)、腸疾患の新しい診かたと治療(昭58)**【随筆】**其の日あの時を カメラの世界旅日記(昭56)、野火と春風(昭63)

松橋直 まつはし・ちょく

大正11(1922)～平成4(1992)年(70歳)、埼玉

【免疫学】 昭和21年9月東京帝大卒。実地修練、血清学入室(緒方富雄助教授)、30年7月助教授、43年10月教授(医科研・アレルギー研究部)、46年4月兼医学部血清学(～48年3月、50年4月～54年3月)、54年3月停年退官。▽平成2年野口英世記念医学賞(理論血清学の推進とその臨床的応用)

【共著】免疫グロブリン(昭43)、免疫血清学(昭54)**【共編】**免疫学叢書1～12(昭44～47)、臨床免疫学叢

書1～10(昭48～50)、風俗病―その背景 STD(性行為感染症)を考える(昭62)【共監訳】医学・生物学のための免疫学入門(ウィーザー他 昭48)

松林久吉 まつばやし・ひさきち

明治40(1907)～昭和53(1978)年(70歳)、東京

【寄生虫学】 旧姓真鍋。昭和6年3月慶大卒。寄生虫学入室(小泉丹教授)、6年4月助手、12年5月講師、18年7月助教授、23年2月教授、医学部長(36年10月～40年10月)、45年8月退職。退職後、琉球大保健学部長(初代 45年10月～48年9月)、防衛医大校長(初代 48年9月～)、在任中、53年7月逝去。▽原虫疾患の権威。▽昭和43年野口英世記念医学賞(松林久吉、常松之典 トキソプラズマ症の基礎的研究)、45年桂田賞(トキソプラズマの増殖とシスト形成に関する研究)▽松林桂月(日本画家)は義父。

【著書】原虫性腸疾患(昭22)、赤痢アメーバ(昭22)、寄生虫(昭31)【編著】人体寄生虫ハンドブック(昭40)【共編】日本における寄生虫学の研究第1～第5(昭36～40)【訳書】熱帯病診療規範(ミューレンス 昭19)

松原三郎 まつばら・さぶろう

明治10(1877)～昭和11(1936)年(59歳)、石川

【精神科】 明治31年11月四高卒。32年2月東京帝大病理学選科入学(～7月)、9月精神病学選科入学、11月助手兼東京府立巣鴨病院医員(～36年10月)、米国留学(文部省外国留学生、36年11月～41年12月 ニューヨーク州立精神病院病理学研究所マイヤー教授に師事、独、仏、英見学、帰国)、42年2月金沢医専教授兼金沢病院精神科神経科医長、大正12年4月金沢医大教授、昭和2年3月辞任・退官。退官後、4月松原病院開設。▽米国に留学した最初の精神科医。マイヤー教授の下に留学中、石田昇(長崎医専教授)の事件があり、対応に当たった。北陸地方における神経精神医学の元祖。日本神経病学会の創設(明治35年)に尽力した。

【伝記】日本精神医学の開拓者 松原三郎の人と業績(秋元波留夫 臨床精神医学8巻10号、昭49)

松原正香 まつばら・まさか

明治32(1899)～昭和62(1987)年(87歳)、長野

【内科】 旧姓丸山。大正14年東京帝大卒。第3内科入局(坂口康蔵教授)、昭和13年9月同仁会南京診療班長、14年4月傷痍軍人東京療養所長(～20年11月)、公職追放、33年東邦大教授(第1内科)、40年定年退職。▽松原反応(昭和25年)の考案者。癌組織あるいは胎盤絨毛の抽出物を癌患者の皮内に注射すると、陽性者では4時間後に発赤が最も著明になることを用いた癌の診断方法であるが、非特異反応も多く、現在では用いられない。▽丸山千里(皮膚科、日医大学長)の実兄、安部磯雄(社会運動家)の娘婿。

松宮誠一 まつみや・せいいち

明治42(1909)～昭和62(1987)年(78歳)、愛知

【病理学(口腔病理学)】 昭和5年東京歯科医専卒。病理入室(花沢鼎教授)、25年教授(病理)、41年(第1病理)、51年7月学長、58年5月退任・退職。▽わが国における歯科教育の向上を図るとともに、昭和30年、アジア歯学会議を設立、会長を務めた。

【著書】歯牙電子顕微鏡図説(昭26)、臨床口腔病理学図説I・II(昭29)、口腔病理学図説(昭30)

松村秩 まつむら・さとし

昭和7(1932)～平成14(2002)年(70歳)、島根

【理学療法士】 昭和41年国療東京病院リハビリテーション学院卒。助手、41年ボストン大大学院理学療法科修士課程留学、43年修了、44年リハビリーション学院理学療法科主任、48年東京都養育院理学療法科長、61年東京都立医療技術短大教授(理学療法学科)、平成11年茨城県立医療大教授、12年退職。▽日本理学療法士協会長(昭和44年～45年、50年～63年)、遠藤文雄(初代協会長)らとPT草創期を支えた。

【著書】ねたきり老人の介助(昭57)【共著】姿勢と動作(昭52)【編著】生活リハビリテーションマニュアル(平4)【共訳】片麻痺の運動療法(ブルンストローム 昭49)、正常児、異常児の運動発達検査(フィオレンティノ 昭50)

松村粛 まつむら・すすむ

明治19(1886)～昭和48(1973)年(87歳)、愛媛

【衛生学、細菌学】 大正5年12月東京帝大卒。6年1月衛生学入室(緒方正規教授)、11月助手、8年4月千葉医専講師、9月教授、独・英・米・仏留学(文部省在外研究員、10年2月～12年5月 衛生学研究)、12年4月千葉医大教授(衛生学・細菌学)、昭和14年1月兼興亜院文化部長、18年10月退官、南京大使館参事官、戦後、公職追放(26年11月公職追放解除)、成田赤十字病院顧問。▽昭和2年脚気患者糞便中に蔗糖分解性大腸菌(脚気菌)を発見したとし、細菌性

脚気病原論を発表、脚気病研究のため、3年中国、仏領インドシナ等に出張、4年米国、南米諸国に出張したが、確証なく終わった。大正13年頃から腐敗研究所設立の構想をもち、尽力してきたが、昭和21年9月千葉医大附属腐敗研究所設置が認められた。▽松村義寛(生化学、東京女子医大教授)は長男。

松村忠樹 まつむら・ただき

大正5(1916)～平成2(1990)年(74歳)、兵庫

【小児科】 昭和16年京都帝大卒。小児科入局(服部峻治郎教授)、応召(17年12月～21年12月 比島戦線に従軍)、22年1月助手、24年6月講師、27年7月助教授(永井秀夫教授)、30年4月関西医大教授、附属病院長(39年4月～42年3月)、59年3月定年退職。▽わが国における新生児医療の確立者。仁志田博司(小児科、東京女子医大名誉教授)に「京都の粋と大阪の逞しさを持った指導者」と評された。

【著書】 小小児科書(昭39) **【共著】** 百日咳治療の理論と実際(昭30) **【編著】** 新生児学叢書[第1巻新生児の栄養代謝(昭42)、第2巻新生児の血液学(昭42)、第4巻新生児の呼吸生理と障害(昭42)、第5巻周生期死亡と対策(昭42)、第7巻新生児の循環生理と障害(昭43)、第8巻新生児の脳と神経(昭43)、第9巻新生児の感染と免疫(昭43)、第10巻新生児の消化器疾患(昭43)、第11巻新生児とホルモン(昭43)、第12巻未熟児(昭43)] **【共編】** 臨床胎児新生児学1(昭55)、2(昭62)

松村龍雄 まつむら・たつお

明治43(1910)～平成15(2003)年(93歳)、東京

【小児科】 昭和9年東京帝大卒。小児科入局(栗山重信教授)、19年6月前橋医専教授(初代 小児科)、23年5月前橋医大教授、24年5月群馬大教授、51年3月停年退官。▽小児アレルギー、特に食物アレルギーの研究で知られる。

【著書】 育児指導(医家叢書 昭29)、育児のコツ十二章(ママさん文庫第6巻 昭32)、母乳主義(カッパ・ホームス 昭47)、アトピーを治した(健康双書 平2) **【共著】** 自然育児法(昭56)、小児アレルギー病学1(新小児医学大系第21巻A 昭57) **【編著】** 小児気管支喘息の新治療(昭40) **【共訳】** 人間エコロジーと環境汚染病(ランドルフ 昭61、人間選書92)

松村義寛 まつむら・よしひろ

大正3(1914)～平成4(1992)年(78歳)、岡山

【生化学、栄養学】 昭和14年東京帝大卒。生化学入室(柿内三郎教授)・大学院、16年4月大学院特選給費生、18年7月助手(児玉桂三教授 ～24年10月)、10月兼附属医専部講師(～24年3月)、応召(19年9月臨時召集～21年6月)、21年11月前橋医専講師(～24年3月)、24年9月東京女子医専教授、25年4月東京女子医大教授、米国留学(在外研究員、25年7月～26年7月 カリフォルニア大)、55年3月定年退職。退職後、女子栄養大教授(55年4月～60年3月)、東京顕微鏡院附属臨床検査部長(60年4月～)、在職中、平成4年11月急逝。▽松村粛(衛生学、千葉医大教授)の長男。

【共著】 図解臨床化学検査の実技(昭45) **【編著】** 臨床生化学(昭41) **【共訳】** 臨床生化学分析(ガリ、ルリュク 昭33)

松本彰 まつもと・あきら

明治28(1895)～昭和50(1975)年(79歳)、大阪

【外科】 大正11年京都帝大卒。外科入局、昭和4年8月満鉄大連医院外科医長、独留学(満鉄派遣 6年4月～7年10月)、15年9月満州医大教授、17年5月退職、20年5月山口県立医専教授(第1外科)、校長兼附属病院長(21年4月～)、山口県立医大学長(24年4月～32年11月)、39年定年退職。退職後、山口芸術短大学長(44年4月～)、在職中、50年3月逝去。

松本勇 まつもと・いさむ

昭和4(1929)～平成16(2004)年(74歳)、富山

【生化学】 昭和24年岐阜農林専門学校卒。金沢大助手、九大生化学、久留米大助教授(～52年3月)、58年4月金沢医大教授(人類遺伝学研究所兼副所長)、平成元年(総合医学研究所人類遺伝学研究部門・生化学)、9年3月定年退職。▽遺伝性疾患の化学診断、質量分析法によるメタボローム解析で知られた。

松本順 まつもと・じゅん

天保3(1832)～明治40(1907)年(74歳)、江戸(東京)

【蘭方医、陸軍軍医】 旧姓佐藤、幼名順之助、江戸幕府時代は良順。嘉永2年9月医学館試験に合格、長崎伝習所でポンペに学び、長崎養生所設立に尽力。文久3年江戸に帰り、将軍家茂の侍医、西洋医学所頭取。維新の際幕軍に投じたが、明治4年8月山県有朋の奨めで兵部省出仕(軍医頭)、6年5月本病院出仕(初代 軍医総監)、8年5月陸軍本病院長、12年10月軍医本部御用掛、15年9月軍医本部長、18年5

月軍医本部御用掛、23年10月予備役編入。退官後、貴族院議員(男爵 23年9月～40年3月)。▽陸軍軍医部編制の功労者。海水浴の奨励、啓蒙を行い、明治18年大磯海岸に海水浴場を設けた。▽佐藤泰然(佐倉藩医)の次男。18歳時、松本良甫(幕医)の養子となる。▽号 蘭疇。

【著書】養生法(元治元)、民間治療法(述 明21)、通俗衛生小言上・中・下(明27) **【自伝】**松本順自伝・長与専斎自伝(東洋文庫 昭55) **【伝記】**蘭学全盛時代と蘭疇の生涯(鈴木要吾 昭8)

松本淳治 まつもと・じゅんじ

大正6(1917)～平成8(1996)年(79歳)、三重

【生理学】 昭和16年大阪帝大卒。陸軍軍医(～24年シベリア抑留)、第2生理(吉井直三郎教授)、助教授(高次神経研究施設・神経生理学研究部門 黒津敏行教授)、仏留学(在外研究員 リヨン大ジュヴェ教授)、39年9月徳島大教授(第2生理)、57年4月停年退官。退官後、鳴門教育大教授(人間形成基礎講座 59年4月～63年4月)。▽睡眠モノアミン説の提唱、電気入眠器の開発で知られる。▽山崎豊子の小説『白い巨塔』(昭和42年)の里見助教授のモデルと言われる。「ホトトギス」同人(俳号 巨草)としても知られ、句集『影』(52年)がある。

【著書】あたまの健康(昭38)、夢の科学 人間最後の神秘を解明する(昭43)、眠りと夢の世界(昭47)、眠りとはなにか(昭51) **【共著】**サラリーマンの医学(昭33)

松本信一 まつもと・しんいち

明治17(1884)～昭和59(1984)年(99歳)、福島

【皮膚科(黴毒科)】 明治42年京都帝大卒。皮膚科黴毒科入局(松浦有志太郎教授)、大正2年10月助教授、瑞・仏・米留学(文部省外国留学生 5年5月～8年5月)、8年11月教授、昭和9年(皮膚科)、医学部長(12年11月～15年11月)、19年12月停年退官。退官後、大阪医大学長(21年3月～44年2月)。▽実験梅毒研究の第一人者。梅毒の重感染、再感染免疫をスピロヘータを使用した実験で、病理組織学的、細菌免疫学的研究を行った。京都帝大在任中、ハンセン病研究のための皮膚病特別研究施設を開設した。退官後、昭和30年日独文化研究所を創立・初代所長。▽昭和24年学士院会員、30年日本医学会総会頭(京都)、33年野口英世記念医学賞(黴毒の実験的研究)。40年シャウディン・ホフマン賞、41年文化功労者、44年日医功労者表彰(医学教育功労者)

【著書】黴毒学(大11)、皮膚病学前編(昭3)、後編(昭9)

松本清一 まつもと・せいいち

大正5(1916)～平成23(2011)年(95歳)、神奈川

【産婦人科】 昭和16年東京帝大卒。産婦人科入局(白木正博教授)、20年3月昭和医専助教授(藤井吉助教授)、25年母子愛育会愛育研究所母性保健部長・愛育病院産婦人科医長、33年2月群馬大教授(～47年10月)、附属病院長(43年4月～45年3月)、47年4月自治医大教授、附属病院長(49年4月～)、平成3年3月定年退職。▽家族計画、避妊研究の第一人者。基礎体温の研究に取り組んだ。日本家族計画協会、日本思春期学会、日本母性衛生学会、日本性科学連合、日本性科学学会の理事長などを務めた。▽平成元年保健文化賞(基礎体温測定法の確立と普及、思春期医療の開拓など、社会的要請を先取りした研究・活動により、母性保健の向上に貢献)

【著書】月経異常(産婦人科選書第9集 昭31)、妊産婦保健管理(昭41)、母子保健概論(昭48)、思春期婦人科外来(平7)、日本女性の月経(日本性科学大系3 平11) **【共著】**ママと胎児の10か月(学研ファミリー 昭45) **【編著】**思春期保健学(昭57)、生きる知恵としての性教育(平21) **【共編】**臨床産婦人科全書全6巻(昭44～47)、母性看護学(系統看護学講座第18 昭48) **【監修】**アジアの性科学研究(日本性科学体系別冊 平14)

松本清一 まつもと・せいいち

大正13(1924)～昭和58(1983)年(59歳)、新潟

【病理学、ウイルス学】 昭和22年9月京都帝大卒。実地修練、第2病理入室(天野重安助教授)・大学院特別研究生(～24年9月)、27年9月助手、31年9月助教授(ウイルス研病理学部門 天野重安教授)、37年10月教授(癌ウイルス部)、研究所長(55年4月～)、在任中、58年3月逝去。▽昭和52年小島三郎記念文化賞(狂犬病ウイルスの増殖に関する研究)

松本高三郎 まつもと・たかさぶろう

明治5(1872)～昭和27(1952)年(79歳)、千葉

【精神科】 旧姓山口。明治37年東京帝大卒。精神科入局(呉秀三教授)・助手、東京府立巣鴨病院医員、

私立日本医学校講師を経て、40年10月千葉医専教授(初代 精神病学)、米・英留学(文部省外国留学生 大正6年12月渡航、7年1月ジョンズ・ホプキンズ大においてマイヤー教授に精神病学、ルイス教授に神経生理、生体組織培養を学び、8年3月ロンドン市精神神経病理研究所モット卿に脳髄病理、内分泌学を学び、9年3月帰国)、大正12年4月千葉医大教授、附属医院長(初代 12年4月~13年4月)、学長(12年9月事務取扱、13年2月~昭和4年8月)、8年9月退官。退官後、千葉市教育長などを務めた。▽松本胖(精神科、千葉大教授)の父。

【著書】袖珍精神病学(大元) 【共著】精神病診断及治療学(明41) 【伝記】松本高三郎(佐藤壱三 臨床精神医学13巻5号、昭59)

松本 勉 まつもと・つとむ

昭和6(1931)~平成22(2010)年(78歳)、熊本

【社会運動家】 昭和27年水俣市役所入所、28年水俣高校定時制卒。平成2年退職。▽水俣市役所在職中、市役所職員労働組合書記長、水俣地区労働組合協議会事務局長などを歴任、43年1月日吉フミコとともに水俣病対策市民会議結成、水俣病1次訴訟など患者運動を支えた。

【編著】水銀(みずがね)第1集~第4集(患者家族の聞き書き 平14~18) 【共編】水俣病患者とともに 日吉フミコ闘いの記録(平13)

松本信雄 まつもと・のぶお

昭和7(1932)~平成2(1990)年(58歳)、東京

【衛生学】 昭和29年立教大経済学部卒、36年北大卒。東京都立広尾病院にて実地修練、37年東大公衆衛生入室(勝沼晴雄教授)、42年5月助手、49年4月講師、50年6月助教授、米国留学(長期在外研究員、55年2月~56年2月 国立環境健康研究所、カリフォルニア大メディカルセンター)、59年7月慈恵医大教授(衛生学)、在職中、平成2年5月逝去。▽地域保健の専門家として国際協力事業団の技術援助のためアルゼンチンなどに出張した。

【著書】公衆衛生学(昭58) 【編著】保健管理論(最新保健学講座5 昭59)、人間・環境系の科学(同1 昭60)

松本 博 まつもと・ひろし

大正2(1913)~平成14(2002)年(89歳)、福島

【薬理学】 昭和12年京都帝大卒。薬理学入室、応召(16年7月、朝鮮半島、ソロモン群島に転戦、京城で敗戦を迎え、復員)、20年10月助手兼附属医専部教授、21年5月兵庫県立医大助教授兼兵庫県立医専講師、22年11月兵庫県立神戸医大教授、39年4月神戸大教授、医学部長(48年11月~50年11月)、51年4月停年退官。▽わが国における受容体理論の基礎を築いたと評価されている。

【著書】わかりやすい薬理学(昭46)

松本政雄 まつもと・まさお

明治41(1908)~昭和59(1984)年(75歳)、東京

【生理学】 昭和8年東京歯科医専卒。14年東京高等歯科医学校助教授、20年10月前橋医専教授、23年5月前橋医大教授、25年5月群馬大教授、29年5月(第1生理)、49年停年退官。退官後、昭和大教授(歯学研究施設 50年6月~、歯学部口腔生理 52年4月~)。▽神経模型の研究を課題とした。

【著書】口腔生理学(最新歯科学全書第3巻 昭24)、神経模型(昭50)

松本亦太郎 まつもと・またたろう

慶応元(1865)~昭和18(1943)年(78歳)、上野(群馬)

【心理学】 明治26年7月東京帝大文科大学哲学科卒。大学院、米留学(私費、29年9月~ イェール大)・独留学(文部省外国留学生、31年6月~ ライプチヒ大、32年6月イェール大にて学位取得、33年11月帰国)、33年12月東京高師・東京女高師教授(~39年7月)、34年2月兼東京帝大講師、39年京都帝大教授(文科大学心理学)、43年3月兼京都市立絵画専校長(~大正4年5月)、大正2年7月東京帝大教授(文科大学心理学倫理学論理学第1)、欧米出張(7年7月~8年4月、13年3月~9月)、15年3月停年退官。退官後、日大教授(15年~昭和18年)、日本女子大児童研究所長。▽京都帝大、東京帝大に心理学実験室を創設、実験心理学の基礎を築いた。昭和2年、日本心理学会を設立・初代会長。▽大正10年学士院会員

【著書】実験心理学十講(大3)、心理学講話(大12)、智能心理学(大14)、絵画鑑賞の心理(大15) 【共訳】プラトーン全集巻1~5(明36~44) 【随筆】渡り鳥日記(大6)

松本 稔 まつもと・みのる

大正4(1915)~平成8(1996)年(80歳)、埼玉

【ウイルス学】 昭和14年東京帝大卒。東京帝大伝研入所(第1細菌血清部 細谷省吾教授)、23年1月東

ま

大助教授、32年1月教授、35年(第2ウイルス部)、42年6月(医科研ウイルス研究感染部)、51年4月停年退官。▽麻疹ウイルスの基礎的研究を行い、予防ワクチン製造技術の基礎を築いた。また、家畜ウイルスの研究を行い、わが国における家畜ウイルス学の創始と発展に寄与した。

【訳書】一般ウイルス学(ルリア 昭30)

松本本松 まつもと・もとまつ

明治18(1885)~昭和36(1961)年(75歳)、東京

【耳鼻咽喉科】 明治43年慈恵医専卒。東京帝大耳鼻咽喉科(岡田和一郎教授)と順天堂外科に1日おきに出勤、44年耳鼻咽喉科専攻、45年4月順天堂耳鼻咽喉科(新設 千葉真一科長)勤務、米欧留学(私費、大正5年 ロックフェラー研究所野口英世博士の紹介によりコロンビア大、ロックフェラー研究所に学び、7年フィラデルフィア大、ペンシルベニア大、ジェファーソン大、9年英・仏経由、バーゼル大ジーベンマン教授指導下に中耳の胎生期発育に関する論文をまとめ、11年1月帰国)、12年6月兼東京医専教授、昭和18年12月順天堂医専教授、30年3月順天堂退職。自宅にて開業。▽貴族院議員(男爵 昭和21年6月~22年5月)。▽松本順(軍医総監、男爵)の8男(末子)。

【著書】順天堂百五十年史(抜刷 昭34)

松本保久 まつもと・やすひさ

大正2(1913)~平成18(2006)年(92歳)、熊本

【生理学】 昭和15年熊本医大卒。生理学入室(小玉作治教授)、20年12月助教授、22年5月県立鹿児島医専講師、23年3月教授、24年4月兼県立鹿児島医大助教授、26年県立鹿児島医大教授、27年4月鹿児島県立大教授、30年7月鹿児島大教授(第1生理)、54年3月停年退官。退官後、国立水俣病研究センター所長。▽組織呼吸に関する研究を展開した。

【著書】図解=数値で学ぶ生理学(昭60)

松本 胖 まつもと・ゆたか

明治43(1910)~平成15(2003)年(92歳)、千葉

【精神科】 昭和10年千葉医大卒。精神科入局(橋健行教授、荒木直躬教授)、講師、25年10月助教授、30年1月国立国府台病院医長、36年10月千葉大教授、附属病院長(42年4月~44年3月)、学部長(45年8月~48年3月)、51年3月停年退官。停年延長、看護学部長(51年4月~52年3月)。▽松本高三郎(精神科、千葉医大学長)は父、川村純義伯爵(海軍軍人)は妻の祖父。

【著書】神経症とその境界領域(新臨床医学文庫 昭39)【共著】サイコ・ソマティックス(昭32)

松本良順 まつもと・りょうじゅん

→松本順(まつもと・じゅん)

松本良甫 まつもと・りょうほ

文化3(1806)~明治10(1877)年(70歳)、江戸(東京)

【蘭方医】 代々医師の家に生まれる。壮年の頃父を失い、辛苦して医学に精進する。佐倉藩医佐藤泰然と親交し、その紹介によって高野長英、足立長雋(ちょうしゅん)を師として西洋医学を学び、天保10年幕医となり、奥医師に進み法眼に叙せられた。高野長英が窮乏に陥ったとき、援助して江戸に開業させた。嘉永2年、佐藤泰然の次男良順(初代 陸軍軍医総監)を養子とした。

松山秀一 まつやま・しゅういち

昭和8(1933)~平成10(1998)年(65歳)、樺太

【眼科】 昭和32年弘前大卒。実地修練、眼科入局(入野田公穂教授)、37年6月大学院修了、7月助手、42年10月講師、47年9月助教授、52年4月教授、平成10年3月停年退官。10年5月逝去。▽眼微小循環研究会を設立・代表世話人(昭和59年)。

【編著】眼科サブノート(昭63)

松山四郎 まつやま・しろう

昭和6(1931)~平成22(2010)年(78歳)、群馬

【外科(小児外科)】 昭和24年慶大法学部入学、7月群馬大医学部進学課程転入学、30年卒。実地修練、第1外科入局(石原恵三教授)・大学院、35年助手、42年講師、米国留学、平成5年4月群馬県立小児医療センター院長、8年3月定年退職。退職後、群馬県赤十字血液センター所長(8年4月~13年3月)。

【編著】小児の胃食道逆流症(平6)

松山棟庵 まつやま・とうあん

天保10(1839)~大正8(1919)年(80歳)、紀伊(和歌山)

【医学教育、蘭方医】 嘉永5年福沢諭吉について英学を修め、明治4年大学東校に出仕・助教、6年慶應義塾医学所校長(~13年)、8年三田に医局を開いた。19年三宅秀、長谷川泰、緒方惟準らとともに東京医学会を設立、24年高木兼寛と成医会を結成、共

立病院（後の慈恵病院）の設立に尽力した。後、自宅を病院となし、息子陽太郎とともに診療に当たった。また、大信銀行取締役を務めた。▽4女としは岩崎弥太郎（実業家）3男康弥の妻。【訳書】窒扶斯新論（フリント 明元）、地学事始巻の1〜3（明3）【共訳】初学人身窮理（カットル、明6）、薬説簡明（ワルチュック、アドルフ 明11）【校閲】黴毒小筌（デュアン、シモンズ 明5）【伝記】松山棟庵先生伝（鈴木要吾 昭18）

松山智治 まつやま・ともじ

昭和3（1928）〜平成元（1989）年（61歳）、東京

【外科（胸部外科）】 昭和27年慶大卒。実地修練、外科入局、29年国立松戸療養所勤務、外科医長、副院長を経て、52年6月国療松戸病院長、在任中、平成元年1月逝去。▽昭和62年国立病院初のホスピス〝緩和ケア病棟〟を開設した。

真鍋嘉一郎 まなべ・かいちろう

明治11（1878）〜昭和16（1941）年（63歳）、愛媛

【内科】 明治37年12月東京帝大卒。38年1月第3内科入局（青山胤通教授）、陸軍軍医［38年2月見習士官、3月（2等軍医）・東京予備病院附、39年2月東京第一衛戍病院附、4月休職］、独・米留学［文部省外国留学生、44年3月〜大正3年12月 独（ミュンヘン、ベルリン在留）にて内科学、物理療法を研究、更に墺、米国にて研究、帰国］、3年12月東京帝大講師、4年10月伝研技師、7年6月講師（物理療法研究所主任）、15年8月教授（内科物理療法学）、欧米出張（昭和8年9月〜9年8月）、13年11月停年退官。▽物理療法、ことにレントゲン学や温泉療法のわが国における先駆者。学位請求せず。▽弘田長（小児科、東京帝大教授）は岳父。【著書】内科的急発症と其の処置（臨牀医学講座第53輯 昭12）、肋膜炎の診療上・下巻（同第140〜141輯 昭14）【共著】医療電気（アルス電気工学大講座補巻 昭11）、電気療法学（アルス電気工学全書第5 昭12）、最新温泉・気候療法の理論と実際（昭15）【分担】療病概観（岩波講座生物学第7 昭4）【伝記】真鍋嘉一郎（昭25）

曲直部寿夫 まなべ・ひさお

大正10（1921）〜平成8（1996）年（75歳）、大阪

【外科（心臓外科）】 昭和19年大阪帝大卒。第1外科入局（小沢凱夫教授）、海軍軍医［海軍軍医学校、青島陸戦隊附、（軍医中尉）にて復員］、21年大阪帝大復帰、22年4月川崎重工病院、23年3月助手、36年講師（武田義章教授）、38年助教授、41年4月教授、附属病院長（44年3月〜46年3月）、52年6月退官。退官後、国立循環器病センター病院長（52年6月〜）、総長（58年8月〜平成2年）。▽わが国における心臓血管外科の開拓者。昭和31年、人工心肺を用いたファロー四徴症根治手術の成功例を報告（人工心肺による直視下心臓内手術のわが国初の成功例）。33年心臓移植研究会を設立。【著書】心臓を守る本（Goma books 平4）【共編】必修外科学（昭56）

真野行生 まの・ゆきお

昭和18（1943）〜平成16（2004）年（61歳）、愛知

【神経内科、リハビリテーション医学】 昭和43年名大卒。附属病院にて実地修練、44年4月名古屋第一赤十字病院内科、47年1月名大第1内科（祖父江逸郎教授）、米国留学（47年7月ニューヨーク大メディカルセンター・リハビリテーション部門レジデント、49年7月ベイラー医大神経内科レジデント、50年7月メリーランド大神経内科客員研究員、51年9月帰国）、51年10月名大第1内科、53年7月国立精神・神経センター研究室長、56年9月奈良県立医大助教授（神経内科 高柳哲也教授）、平成7年10月北大教授（リハビリテーション部）、在任中、16年8月逝去。▽中枢性神経疾患に対する臨床的評価及び治療研究で成果を挙げた。また、高次脳機能障害に対する認知リハビリテーションの確立に関する先駆者の一人として評価されている。▽平成12年ANNIE（Artificial Neural Networks in Engineering）2000賞、15年北海道医師会賞、北海道知事賞【編著】高齢者の転倒とその対策（平11）、ケアスタッフと患者・家族のためのパーキンソン病 疾病理解と障害克服の指針（平14）【共編】リハビリテーション（放送大学教材2003 平15）、磁気刺激法の基礎と応用（平17）【共訳】臨床筋電図 神経筋疾患の電気診断法（グッドゴールド、エバスタイン 昭50）【監訳】理学療法・作業療法のための神経生理学プログラム演習（クルッチフィールド、バーンズ）第1巻（昭55）、第2巻（昭58）、神経学的理学療法・問題点と解決法のポイント（エドワーズ 平13）【共監訳】EBM物理療法 根拠・意思決定・臨床適応（キャメロン 平15）

真野嘉長 まの・よしたけ

大正14(1925)～昭和57(1982)年(56歳)、静岡

【生化学、栄養学】 満州医大入学、敗戦のため、東京帝大編入、昭和25年6月卒。実地修練、生化学入室(島薗順雄教授)、32年2月助手、33年10月講師、39年12月助教授、49年3月教授(栄養学)、在任中、57年2月急逝。

[訳書] 分化の生化学(パステルナーク 昭49)

間宮 武 まみや・たけし

大正4(1915)～平成12(2000)年(84歳)、神奈川

【心理学(性差心理学)】 昭和16年東京文理大心理学科卒。23年神奈川師範教授、24年横浜国立大助教授(学芸学部)、37年教授(教育学部小学校教員養成課程・中学校教員養成課程心理学専攻)、附属鎌倉小中学校長(41年～47年)、55年停年退官。退官後、共立女子大教授、田中教育研究所長。▽青年心理学の専門家として知られた。

[著書] 異性(ミリオン・ブックス 昭35)、日本の純潔教育(昭43)、性差心理学(昭54)、男と女(平3)

真山 旭 まやま・あきら

大正12(1923)～平成17(2005)年(81歳)、宮城

【ハンセン病医療】 昭和19年9月東北帝大医専部卒。20年9月抗研入所(癩研究部門 佐藤三郎教授)、27年8月助教授、48年1月国療長島愛生園(高島重孝園長)、50年12月国療奄美和光園長、59年10月国療東北新生園長、平成3年3月退官。▽昭和32年日本らい学会桜根賞(人癩及び鼠癩血清蛋白分画と結核菌発育阻止作用との関係について)

丸井清泰 まるい・きよやす

明治19(1886)～昭和28(1953)年(67歳)、兵庫

【精神科】 大正2年12月東京帝大卒。3年3月第3内科入局(青山胤通教授)、4年10月東北帝大講師(医専部第1内科 熊谷岱蔵教授)、5年3月助教授、東京府立巣鴨病院で精神病学を研修、米国留学(文部省外国留学生、5年10月～8年7月 ジョンズ・ホプキンズ大マイヤー教授に師事、病理組織学研究に従事)、8年9月教授(初代 精神科)、附属医院長(昭和10年4月～12年4月)、19年4月兼青森医専校長、22年3月停年退官。退官後、青森医専校長専任、弘前医大学長(23年2月～)・弘前大学長(24年5月～)、在任中、28年8月急逝。▽マイヤー精神生物学とフロイトの精神分析学をわが国に導入した。マイヤー教授の下で研究中、ヌクレオプレトイド様顆粒(丸井)を発見した。精神分析学、力動精神病学のわが国における基礎を作った。授業のなかで、精神分析学を講義した官立大最初の教授である。昭和8年国際精神分析学会仙台支部(後の日本支部)を設立した。▽大正9年東北帝大教授会推薦にて「医学博士」の学位を与えられたが、昭和27年東北大理学部に米国留学中の論文で理学博士の学位を請求、「理学博士」号を授与されている。

[著書] 小児期精神ノ衛生ト精神分析学(大14)、精神分析療法前篇(昭3)、後篇(昭13)、精神病学(昭11)

[訳書] 日常生活に於ける精神病理(フロイド 昭16、岩波文庫)、精神分析入門上・下(フロイド 昭27、28)

[伝記] 丸井清泰(山村道雄 臨床精神医学13巻9号、昭59)

丸尾興堂 まるお・こうどう

天保11(1840)～大正3(1914)年(73歳)、遠江(静岡)

【眼科】 安政4年より、尾張・馬島明眼院にて漢方眼科を10年間学び、横浜のヘボンに教えを受け、慶応元年郷里の池新田にて開業、明治15年城東病院を開設、院長に早川養順(愛知病院)を招き、自らは眼科医を担当、横須賀(大須賀町)に分院を設置、順次、川崎(榛原)、静岡、清水に眼科出張所を開設、21年家名・療益を嗣子(娘婿)の礼作に譲り、復明館眼科医院と改称、掛川、油川、浜松、沼津、吉原など県下各地に分院、出張所を設けた。39年長男・晋の帰郷を機に静岡出張所を本院として晋を院長として、診療・院務に従事した。▽30年間に全治した患者は約9万人、施療(無料)患者は数千人と称される。

丸尾 晋 まるお・すすむ

明治8(1875)～大正10(1921)年(46歳)、静岡

【眼科】 明治35年東京帝大卒。眼科入局(河本重次郎教授)、38年東京女医学校教授(初代)、39年12月退職・帰郷、復明館眼科医院静岡出張所を本院とし、父丸尾興堂とともに眼科診療に従事、独留学(私費42年～44年11月)、静岡県内各地に分院、出張所を開設した。▽静岡県医師会長を務めた他、県のスポーツ振興に尽力した。▽丸尾興堂(眼科、復明館眼科医院の創設者)の長男。丸尾悌(丸尾晋の次男)は京都帝大卒後、眼科医となり、昭和9年復明館眼科医院を再興した。丸尾敏夫(眼科医、帝京大教授)は丸尾悌の長男。

丸木清美　まるき・せいみ

大正3(1914)～平成6(1994)年(79歳)、埼玉

【医学教育、精神科】 昭和14年日医大卒。4月東京帝大精神科入局(内村祐之教授)、海軍軍医[14年10月(軍医中尉)、19年11月(軍医少佐)]、22年1月毛呂病院長、47年2月埼玉医大創設・理事、53年8月理事長(～平成6年3月)、60年4月埼玉医大総合医療センター開設(川越)、平成元年4月埼玉医大短大開設・学長、在職中、6年8月逝去。▽埼玉県議(昭和30年4月～平成3年4月)を務めた。

丸田公雄　まるた・きみお

明治38(1905)～平成3(1991)年(86歳)、長野

【外科(甲状腺外科)】 昭和5年東北帝大卒。第2外科入局(関口蕃樹教授)、9年5月助手、11年3月講師、13年12月助教授、16年3月(桂重次教授)、独・伊出張(在外研究員 16年3月～、国際情勢悪化のため6月帰国)、24年7月松本医大兼松本医専教授(第2外科)、29年7月信州大教授、附属病院長(29年7月～31年7月)、自衛隊中央病院技術嘱託(42年4月～44年11月)、45年3月停年退官。

【著書】頸部外科(外科学各論第2篇 昭25)

丸茂重貞　まるも・しげさだ

大正5(1916)～昭和57(1982)年(66歳)、群馬

【医師、政治家】 昭和15年東京医専卒。日本鋼管病院勤務の後、応召(中支派遣)、22年復員、開業、32年日本医師会常任理事、43年参議院議員(全国区、自民党、当選3回)、在任中、57年7月急逝。▽参議院議員在任中、環境庁長官(三木内閣 51年9月～12月)、参議院自民党幹事長を歴任した。

丸茂文良　まるも・ふみよし

文久2(1862)～明治39(1906)年(44歳)、甲斐(山梨)

【外科(放射線実験)】 山梨県立医学校を経て、東京帝大医科大学予備門卒。済生学舎・講師。明治26年東京・谷中に丸茂医院を開設。▽明治28(1895)年11月8日、レントゲン(独)はX線を発見、わが国には、『東京医事新誌』29年2月29日付で「不透明体を通過する新光線の発見」と題して紹介された。丸茂はスクリバ(東京帝大)の勧めを受け電気技師と協力してX線発生装置を作り、葉巻や2銭銅貨のX線撮影に成功、29年6月『済生学舎医事新報』第42号に「レントゲン氏の所謂X光線?のデモンストラチオン」と題して報告した。医学者としては世界初の実験成功で、医学利用の先駆けとなった。

【校閲】病床必携新纂処方示要(明23)、局処解剖学(明24)、簡明生理学(明26)、衛生顧問(明36)

丸本　晋　まるもと・すすむ

明治41(1908)～昭和60(1985)年(77歳)、宮崎

【内科】 昭和6年京都府立医大卒。第2内科入局(浅山忠愛教授)、助教授(細田孟教授)、34年8月教授(第2内科)、附属病院長(39年7月～41年7月)、学長代行(44年7月～46年7月)、47年3月定年退職。退職後、京都府立洛東病院長(48年～52年)。▽学長代行として大学紛争の収拾に努めた。▽アララギ派の歌人、土屋文明に師事。『短歌回診』は歌人19名をとりあげ、病気を医学的に診断、回診しながら。それらを鑑賞しようとする作品である。

【著書】短歌回診上・下巻(昭54) **【歌集】**酸漿の朱(昭58)

丸山震五郎　まるやま・しんごろう

慶応3(1867)～大正9(1920)年(53歳)、紀州(和歌山)

【外科】 旧姓桃井。明治30年東京帝大卒。スクリバに師事、外科を学ぶ。豊橋病院、広島県立病院外科医長を経て、37年和歌山県立病院副院長兼外科医長、38年4月日赤和歌山支部病院副院長、43年7月院長、独留学(大正2年3月～3年11月 ベルリン・セイネベル病院にて外科病理学研修、第一次大戦勃発のため英・米経由帰国)、6年12月退職、和歌山市内に丸山病院開設。9年患者の丹毒菌に感染して逝去。

丸山千里　まるやま・ちさと

明治34(1901)～平成4(1992)年(90歳)、長野

【皮膚科、ワクチン開発】 昭和3年日医大専門部卒。皮膚科・泌尿器科入局(北川渓)・助手、13年1月日医大附属丸子病院皮膚科泌尿器科医長、11月講師、15年1月助教授、19年4月兼附属医専部教授(～25年3月)、22年6月教授(皮膚科 皮膚科泌尿器科部長)、36年(皮膚科)、附属病院長(43年4月～)、44年3月定年退職。退職後、日医大ワクチン療法研究施設所長嘱託(47年4月～)、日医大学長(49年4月～10月)、ワクチン療法研究施設所長に復帰、在職中、平成4年3月逝去。▽丸山ワクチンの開発者。皮膚結核患者の治療に意欲を燃やし、ツベルクリン液由来のワクチンSSMを精製。これは皮膚結核やハンセン病の神経障害の治療に著効を示した。昭和31年

に癌患者の治療への同ワクチン（丸山ワクチン）の使用を着想、39年より実際に投与。癌に対しては有効性に疑義ありとして厚生省の認可は得られていない。55年、東大法学部教授の篠原一が自らの体験から認可促進の嘆願書を厚生省に提出したことなどもあり、癌治療の副作用抑制剤として販売が許可されている。▽安部磯雄（社会運動家、早大教授）の娘婿。

【著書】丸山ワクチンガンを追いつめる（昭51）、それからの丸山ワクチン（昭61）【共著】結核疹及びその類似症（日本皮膚科全書第9巻第3冊　昭39）【伝記】愚徹のひと丸山千里（井口民樹　平6）

丸山博　まるやま・ひろし

明治42（1909）～平成8（1996）年（86歳）、広島

【衛生学】　昭和10年7月大阪帝大卒。衛生学入室（梶原三郎教授）、12月助手、15年1月岸和田市衛生技師嘱託、12月地方技師（大阪府学務課社会課）、16年5月（兼学務課体力課）、17年2月大阪帝大講師、7月兼大阪府警察部労務課、10月大阪府労務監督課、19年8月兼内政府衛生課兼健民部、応召［（衛生伍長）、陸軍病院大手前分院］、21年4月地方技官、10月内閣統計局事務嘱託（人口課）、12月大阪府労働部監督課、22年5月大阪労働基準局、6月衛生課長、9月労働基準監督官、25年5月厚生技官（大臣官房統計調査部計析課）、33年4月阪大教授（衛生学）、48年4月停年退官。▽昭和12年「岸和田市の乳児死亡実態調査」を開始。乳児死亡を社会衛生の指標としてとらえ、21年「乳幼児死亡の問題―大阪の工場労働者六十五家族の現状」を発表。25年厚生技官として『医制八十年史』の編集委員を担当。33年の阪大教授就任後は研究会活動に精力を傾け、35年医学史研究会結成。森永ヒ素ミルク事件の事後調査「14年目の訪問」の公衆衛生学会での発表は調査・救済・責任問題再燃の契機となる。50年頃からは食品添加物にも着目、アーユル・ヴェーダ研究会活動も積極的に推進した。▽昭和47年日本翻訳出版文化賞（大地原誠玄完訳、スシュルタ本集）
【著書】公衆衛生（昭24）、健康相談（昭31）、保健婦とともに（昭48）、食品公害論（昭49）、森鷗外と衛生学（昭59）、いのちと食（昭59）、丸山博著作集第1～3巻（平元～2）【共編】講座社会保障全4巻（昭34～35）

丸山雅一　まるやま・まさかず

昭和16（1941）～平成19（2007）年（66歳）、山形

【内科（消化器）】　昭和41年千葉大卒。附属病院にて実地修練、42年10月千葉大第1内科入局（三輪清三教授）、42年12月癌研附属病院研修医、45年3月内科医員、平成2年3月附属病院検診センター所長・内科副部長・放射線科副部長、12年4月退職。退職後、早期胃癌検診協会理事長（12年4月～）、東邦大客員教授（13年4月～15年3月）。▽千葉大当時から白壁彦夫講師の下で消化器疾患のX線診断の向上に尽力し、大腸早期癌の丸山分類で知られる。

【著書】大腸の癌・ポリープのX線診断と病理（昭50）、癌カルテの裏側　現代医療の第一線から（昭61）、胃ルーチンX線検査入門　情報の多い写真のとり方から読影のコツまで（昭63）、胃癌精密X線検査　技術論序説（平元）、がんと向き合う精神「患者よ、がんと闘うな」を読む（平9）

丸山豊　まるやま・ゆたか

大正4（1915）～平成元（1989）年（74歳）、福岡

【医師、詩人】　昭和12年九州医専卒。田中内科、皮泌科、鎌倉市大庭外科、下関市佐島外科勤務、応召（15年入隊、雲南よりビルマ進攻に参加、ミイトキーナの戦闘で奇跡的に生還、チェンマイに撤退、21年帰国）、21年久留米市にて開業、丸山病院開設・理事長。▽明善中学在学中より詩作を始め、昭和9年第1詩集『玻璃の乳房』を刊行、戦後の22年詩誌『母音』を創刊、戦争体験を根底にした叙事詩を多数発表するとともに多くの詩人を育てた。▽昭和49年西日本文化賞（「文学活動を通じて地方文化土壌を培ってきた」功績）
【戦記】月白の道（昭45）【詩集】白鳥（純粋詩叢書第5　昭13）、未来（昭16）、地下水（母音叢書　昭22）、草刈（昭32）、丸山豊詩集（黒田達也編　昭60）

丸山芳登　まるやま・よしと

明治18（1885）～昭和34（1959）年（74歳）、山形

【細菌学】　明治41年10月医術開業試験及第。12月渡台（台湾公医候補生）、42年5月台湾総督府研究所嘱託兼台湾医学校助教授、大正8年7月台湾医専助教授、9年8月台湾総督府中央研究所技師。12年4月兼台湾医専教授、欧米留学（総督府派遣　昭和5年～）、昭和13年8月台湾総督府体育官（文教局勤務）、戦後、国立台湾大附属熱研勤務（留用）、21年帰国、司法技官（刑務所医務室、3年5か月勤務）、横浜市南区に在住。
【著書】黴毒血清診断学（昭2）、日本領時代に遺した

台湾の医事衛生業績(昭32)

マンスフェルト　Mansvelt, Constant George van

天保3(1832)～大正元(1912)年(80歳)、オランダ
【お雇い外国人(海軍軍医)】 ユトレヒト陸軍軍医学校(1849／嘉永2年～1853／嘉永6年)、ユトレヒト大学にて研究従事、海軍軍医として来日、慶応2年7月長崎養生所医師、精得館教師として着任、明治元年10月長崎府医学校と改称、4年熊本藩治療所兼医学校、7年6月長崎、9年3月京都府療病院、10年8月大阪府立病院、12年3月帰国、ハーグ種痘局長。▽熊本時代の教え子に北里柴三郎、緒方正清などがいる。▽京都府療病院時代、半井澄院長の「講義をドイツ語で」の要請に反発、状況は悪化し、半井澄院長の引責辞職騒ぎを引き起こした。一方、極めて厳格な性格で、関節リウマチの障害にもかかわらず、欠勤なしの勤務を続けた。
【著書】病理略論(明4)、生理書(明12)、眼科要論(明12～13)、病理各論(明13) 【評伝】メーエル、ヨング、マンスフェルトとエルメレンス 横浜オランダ海軍病院医師およびボードインの後任医師(石田純郎『医学近代化と来日外国人』、昭63)

萬年 甫　まんねん・はじめ

大正12(1923)～平成23(2011)年(88歳)、千葉
【解剖学(神経解剖)】 昭和22年9月東京帝大卒。大学院(24年2月～29年3月、医学部附属脳研究施設 小川鼎三教授)、29年4月助手、仏留学(仏政府給費生、30年10月～32年1月 パリ・サルペトリエール病院シャルロー研究室ベルトラン教授に師事)、32年2月講師、34年7月助教授、35年7月兼東京医歯大助教授(医学部附属難聴研究施設、～10月)、35年11月東京医歯大助教授専任(医学部附属難聴研究施設)、38年4月東京医歯大教授、41年7月(医学部第3解剖)、平成元年停年退官。退官後、昭和大歯学部客員教授、東邦大客員教授。▽中枢神経系の神経細胞の形態学的研究を続け、脳や脊髄の働きとの関係を究明。昭和63年に刊行された“A dendro-cyto-myeloarchitectonic atlas of the cat's brain”(猫脳ゴルジ染色図譜 岩波書店、英文)は夫人の献身的協力を得て117枚の図版と140頁の解説からなる20年以上をかけた労作。▽萬年徹(神経内科、東大教授)の兄。
【共著】実習解剖学(昭60)、脳解剖学(平6) 【共訳】科学者パストゥール(ニコル 昭39)、レオナルド・ダ・ヴィンチの解剖図(昭57) 【編訳】神経学の源流 1ババンスキーとともに(昭43)、2カハールとともに(昭44)、3ブロカ(平4)

マンロー　Munro, Neil Gordon

文久3(1863)～昭和17(1942)年(78歳)、英国
【医師、考古学(アイヌ研究)】 1888(明治21)年エディンバラ大医学部卒。インド航路の船医となり、明治24年5月病気療養のため横浜上陸。26年横浜・ゼネラルホスピタル院長、31年北海道旅行、38年2月帰化、大正4年9月北海道旅行、春採コタンを訪問、12年軽井沢に転じ、軽井沢サナトリウム院長(～昭和3年)、5年冬、平取村コタンで「熊祭」撮影、7年本籍を横浜から北海道・平取村二風谷に移した。17年4月平取村にて逝去。▽医学部時代より考古学に関心を持ち続けていただけに、三ツ沢貝塚発掘を行い、日本石器時代人はアイヌであるとの仮説を立て、坪井正五郎のコロボックル説に反対、大論争を引き起こした。大正6年ころからアイヌ研究に没頭。貧困な人には無料診療を行い、飲酒の害を説くなど、衛生思想の普及にも尽力した。
【著書】アイヌの信仰とその儀式(平14) 【伝記】わがマンロー伝 ある英人医師・アイヌ研究家の生涯(桑原千代子 昭58)

三浦運一　みうら・うんいち

明治29(1896)～昭和58(1983)年(87歳)、兵庫
【衛生学】 大正10年7月京都帝大卒。衛生学入室(戸田正三教授)、14年9月満州医大教授、米・英・独留学(満鉄派遣 昭和3年10月～6年2月)、専門部主事(10年10月～14年4月)、満州医大開拓医学研究所主事(15年9月～)、20年9月中長鉄路医大教授、21年8月国立瀋陽医学院教授(留用)、22年7月帰国、10月京大教授、34年3月停年退官。退官後、京都府立衛生研究所長(35年4月～43年3月)、甲子園大教授(栄養学部 47年4月～52年3月)。▽満州医大では満州における日本人(在満日本人、満州開拓民)の健康保全と中国人その他の諸民族(蒙古人、ロシア人)の衛生開発に貢献した。▽京大時代は屎尿処理の問題に取り組み、温熱処理法、寄生虫卵染色法を開発、また、広くわが国の下水、屎尿、塵埃などの汚物処理対策に貢献した。▽三浦創(公衆衛生、熊本大教授)は長男。
【著書】住居と衛生(昭32)

三浦 修　みうら・おさむ

明治40(1907)～平成元(1989)年(82歳)、青森

【皮膚科】 昭和7年東北帝大卒。皮膚病黴毒学入局(太田正雄教授)、18年11月助教授(伊藤実教授)、12月国立北京大医学院教授、20年8月(敗戦直前)帰国、10月日大教授、日大駿河台病院副院長、院長、48年3月定年退職。退職後、杏林大教授(48年4月～53年3月)。

[共編] 基本皮膚科学1～3(昭47～51)

三浦謹一郎　みうら・きんいちろう

昭和6(1931)～平成21(2009)年(78歳)、東京

【分子生物学、蛋白質工学】 昭和28年学習院大理学部化学科卒。4月東大大学院(化学系、在学中、フルブライト研究員としてコロンビア大留学)、33年3月修了、4月京大ウイルス研助手、36年4月東大応用微研助手、38年4月名大助教授(理学部分子生物学研究施設)、44年4月遺伝研分子遺伝部長、58年4月東大教授(工学部工業化学科)、平成3年3月停年退官。退官後、学習院大教授(理学部化学科兼生命分子科学研究所長　9年4月～13年3月)、千葉工大教授(総合研究所　13年4月～20年3月)。▽わが国における分子生物学研究の草分け。渡辺格の下でRNAの多様性を研究して以来、一貫して遺伝情報の発現機構解明にあたり、メッセンジャーRNAのキャップ構造の世界初の発見など蛋白質工学に力を注ぎ、生物工学のリーダー的な存在であった。▽昭和54年中日文化賞(核酸分子末端の閉塞構造の発見と研究)、63年学士院賞(二本鎖RNAウイルスの分子遺伝学的研究、特にRNAキャップ構造の発見)

[著書] 核酸の化学(現代化学シリーズ第13　昭37)、DNAと遺伝情報(岩波新書　昭59)、分子生物学(放送大学教材　平5)　**[編著]** 分子生物学からバイオテクノロジーへ(平5)　**[共編]** 蛋白質の機能構造(シリーズ分子生物学の進歩3　平2)、バイオケミストリー(21世紀の先端科学をになう新化学教科書シリーズ第10巻　平9)

三浦謹之助　みうら・きんのすけ

元治元(1864)～昭和25(1950)年(86歳)、陸奥(福島)

【内科】 明治20年12月帝大卒。21年1月内科入局(ベルツ教師)・助手、21年3月助手・第一医院、欧州歴訪・留学(22年2月有栖川宮威仁親王に従い米国を経て欧州歴訪、23年2月私費留学、ベルリン大、10月マールブルグ大に学び、24年1月からパリ大においてシャルコー教授に神経内科を学び、25年10月帰国)、25年12月帝大講師、26年9月助教授、28年9月教授(第2内科)、欧米出張(43年5月～44年3月)、大正元年8月宮内省御用掛(～昭和20年11月)、附属医院長(7年4月～10年2月)、渡仏(パリ講和条約会議西園寺公望全権随員、7年12月～8年8月)、9年8月(第1内科)、皇太子伴奉渡欧(10年3月～9月)、13年4月停年退官。退官後、同愛記念病院長(初代　14年4月～昭和21年9月米軍に撤収され休院)。▽青山胤通、入沢達吉らとともに、外人教師依存から独立した日本人による内科学を確立した。仏医学を日本に紹介した。また、神経学を主に、生化学、寄生虫学、脚気など多彩な研究を行った。日本神経学会(明治36年)、日本内科学会(37年)の創立に寄与した。▽明治39年学士院会員、昭和24年文化勲章(内科学に対する貢献)▽妻は三宅秀(帝大教授、医大学長)の長女。三浦義彰(生化学、千葉大教授)は次男。

[著書] 三浦内科学纂録(近世医学叢書第56編　明45)、懐古　日本医学史談(昭19)、薬剤の使ひ方(昭23)　**[監修]** 三浦神経病学巻1、巻2(昭3～4)、三浦診断学全5輯(昭6～16)　**[伝記]** 一医学者の生活をめぐる回想　名誉教授三浦謹之助の生涯(三浦紀彦編　昭30)、三浦謹之助先生(昭39)

三浦浩一　みうら・こういち

嘉永3(1850)～昭和9(1934)年(84歳)、近江(滋賀)

【医師】 旧姓藤田。彦根藩医三浦北庵の養子となり、藩から抜擢されて、ヘボンの横浜病院にて医学を学んだ後、明治4年大学東校入学、9年東京医学校卒(第1期生)。静岡病院長、大学講師を経て、12年5月県立高知徳島病院長、13年県立徳島医学校長(甲種医学校)兼病院長、19年廃校、23年県立病院廃止。退官後、徳島市富田浜に三浦病院開設。▽明治23年2月徳島医学会が設立され、会長に推された。

三浦操一郎　みうら・そういちろう

明治2(1869)～昭和3(1928)年(59歳)、武蔵(埼玉)

【小児科】 明治30年12月帝大卒。小児科入局(弘田長教授)、31年3月助手、36年7月大学院、10月京都帝大助教授(平井毓太郎教授)、独留学(文部省外国留学生、43年1月～大正2年8月　ベルリン大在籍、ミュンヘン在留)、6年7月京都府立医専教授、12年3月京都府立医大教授。在任中、昭和3年9月腸チ

フスのため逝去。

三浦岱栄 みうら・たいえい

明治34(1901)~平成7(1995)年(93歳)、新潟

【精神科】大正14年慶大卒。生理学入室(加藤元一教授)・助手、昭和3年神経科(植松七九郎教授)・助手、6年小峰病院副院長、日仏交換学生(10年~13年)、12年講師、15年桜町病院管理者、17年仏印サイゴン・南洋学院教授、18年帰国、桜町病院管理者、28年4月教授(神経科)、42年3月定年退職。退職後、杏林大教授(46年4月~51年1月)。▽クロード・ベルナール(仏・生理学者)のわが国への紹介者。

【著書】神経病診断治療学(昭14)、医学と民主主義(昭21)、結核患者の精神状態(昭26)、神経症 ヒステリー、神経衰弱、不眠症、ノイローゼ(生活ライブラリー 昭33)、精神科治療学集大成 身体療法から精神療法まで(昭39)【訳書】実験医学序説(ベルナール 昭13、岩波文庫)、実験病理学上・下巻(ベルナール 昭17)【訳編】クロード・ベルナール(昭18)【共訳】結核患者の心理(ポロー 昭32)

三浦豊彦 みうら・とよひこ

大正2(1913)~平成9(1997)年(84歳)、台湾

【衛生学(労働衛生)】昭和15年日医大卒。労研入所(暉峻義等所長)、応召(17年~20年)、27年4月主任研究員、39年4月研究部長、46年4月副所長、55年3月退職・客員研究員、63年3月退職。▽はきもの、粉塵、呼吸用保護具、温熱環境、放射能汚染、大気汚染、振動障害など広い領域にわたる調査・研究で知られる。

【著書】労働科学入門(ブルーバックス 昭38)、労働の衛生学(昭44)、大気汚染からみた環境破壊の歴史(昭50)、労働と健康の歴史全7巻(昭53~平4)、暉峻義等(平3)、日本人はこんなに働いていた(平9)【共著】はきものの科学(昭23)、図解粉塵測定法(昭32)【編著】工具振動と振動障害対策(昭57)【共編】労災職業病健康管理(昭59)

三浦百重 みうら・ももしげ

明治24(1891)~昭和47(1972)年(80歳)、静岡

【精神科】大正7年九州帝大卒。8年京都帝大精神科入局・助手、13年講師、14年6月助教授、昭和10年1月教授、22年10月京大教授、附属病院長(28年12月~29年10月)、29年10月停年退官。退官後、鳥取大学長(32年12月~42年3月)。

【著書】主なる精神病の薬剤療法(臨床医学講座第78輯 昭12)【共著】学生と健康(学生課叢書第3編 昭13)【編著】老人の精神障碍(脳神経新書第2 昭31)

三浦守治 みうら・もりはる

安政4(1857)~大正5(1916)年(58歳)、陸奥(福島)

【病理学】旧姓村田、旧名信意。明治14年2月東大(旧)卒。4月雇、独派遣(文部省外国留学生、15年2月~20年3月 ライプチヒ大コーンハイム教授に病理学、ベルリン大ウィルヒョー教授に病理解剖学を学ぶ)、20年3月東京帝大教授(初代 病理学・病理解剖学)、26年9月(第1病理)、欧米出張(35年~36年6月)、43年2月休職、大正5年2月逝去。▽わが国最初の病理専任教授。脚気の研究で知られる。明治20年脚気病調査委員。38年陸軍省御用掛として日露戦争の際、戦地に出張、脚気病調査に従事した。歌人としても知られた。▽明治39年学士院会員

【著書】脚気治療法(述 明30)、脚気之病理巻之1~3(明32~33)【編著】剖検法(明27)【歌集】移岳集(心の華叢書 大4)【伝記】三浦守治先生(佐多愛彦 日本医事新報1341号、昭25)

三浦義彰 みうら・よしあき

大正4(1915)~平成22(2010)年(95歳)、東京

【生化学】昭和16年12月東京帝大卒。佐々木研究所入所、海軍嘱託(海南島在勤)、19年東京帝大航空医学研究所、23年東大生化学(児玉桂三教授)・大学院特別研究生、米国留学(ロックフェラー財団給費生 ペンシルベニア大医学部生化学ブキャナン教授に師事)、28年4月助教授(島薗順雄教授)、35年7月千葉大教授(生化学)、42年4月(第1生化学)、56年3月停年退官。退官後、サントリー医学生物学研究所顧問、共立女子大非常勤講師。▽著書・編著多数。▽三浦謹之助(内科、東京帝大教授)の次男。三宅秀(医学教育、医政家)は祖父。

【著書】文久航海記(昭17)、簡明生化学(昭34)、メタボリズムの知識(中外医学双書 昭38)、医学者たちの一五〇年 名門医家四代の記(平8)【共著】生化学(昭39)【編著】分子レベルの臨床医学(昭43)、生化学実験法上・下巻(昭53)【共編】腫瘍生化学(昭40)、細胞生物学(昭42)、核酸(昭45)、老年学(昭51)【共訳】死(ショシャール 昭27、文庫クセジュ)【監訳】生化学(ハーパー 昭43)【自伝】いっさんばらりこ私の20世紀(電子書籍 平18)

三方一沢 みかた・いったく

明治33(1900)〜昭和55(1980)年(80歳)、兵庫

【内科】 旧名悦蔵。大正14年慶大卒。内科入局(西野忠次郎教授)、警視庁細菌検査所(平野憲正所長)、宇都宮専売局専門医、昭和9年市立荏原病院副院長(長岐佐武郎院長)、12年7月済生会兵庫県病院長、22年4月教授、病院長(38年10月〜40年10月)、41年3月定年退職。▽荏原病院時代、三方菌(赤痢菌の一種)を報告した。兵庫県病院長時代、阪神大水害(昭和13年)、空襲下の診療、空襲被災者の救護活動(19〜20年)、戦後は、戦災浮浪児の救護、防疫活動、病院の復旧に尽力した。

【共著】 抗生物質学(NHK教養大学第13 昭27)、臨床薬理学(昭32)、内科治療医典(昭32)、最新内科学(昭37)

三上二郎 みかみ・じろう

明治36(1903)〜平成5(1993)年(89歳)、北海道

【外科】 昭和3年北海道帝大卒。第1外科入局(西川義英教授)、5年4月助手、9年3月講師、11年3月助教授、19年8月教授、附属病院長(28年12月〜30年12月)、42年3月停年退官。退官後、聖母会天使病院顧問(42年5月〜)、国療道北病院長(47年9月〜50年3月)。▽肺結核外科療法に始まり、肺、肝、甲状腺などの臓器移植、人工腎臓、人工肝臓などの人工臓器の研究を行った。▽昭和31年北海道医師会賞(肝広汎切除)

【共著】 耳下腺及び舌の疾患(昭25)

三上千代 みかみ・ちよ

明治24(1891)〜昭和53(1978)年(86歳)、山形

【看護師、ハンセン病医療】 明治43年聖書学院卒。東洋福音教会伝道員、45年三井慈善病院附属産婆看護婦養成所入所、大正4年卒業、看護婦試験合格、5年第一区府県立全生病院看護婦、6年バルナバ教会愛の家庭舎監、聖バルナバ医院(創立者 コンウォール・リー)、14年産婆試験合格(光田健輔の示唆による)、全生病院看護婦に復職、15年草津町滝尻原に私立らい診療所鈴蘭園開設(光田健輔の援助による)、昭和7年鈴蘭園の施設を新設される国立栗生楽泉園に寄付、宮城県秋保村に鈴蘭園設立、仙台に未感染児童保育所開設(第2鈴蘭園 〜8年)、8年全生病院に復帰、13年沖縄国頭愛楽園婦長、21年全生病院復帰、25年婦長、28年6月退官。▽明治43年東洋福音教会伝道員になるとともにハンセン病患者への奉仕を決意、生涯をハンセン病患者のために尽くした。▽昭和32年フローレンス・ナイチンゲール記章

【著書】 鈴蘭園の事ども(昭4) **【伝記】** 鈴蘭村 ライに奉仕する三上千代女史の愛の伝記(藤本浩一 昭43)

三神美和 みかみ・みわ

明治37(1904)〜平成22(2010)年(106歳)、山梨

【内科】 大正13年10月東京女子医専卒。内科助手(寺島清司教授)、生化学(慶大・末吉雄治教授指導)、昭和14年内科講師(岡本陽七教授)、17年助教授、20年8月教授、26年東京女子医大教授、28年2月(第1内科)、附属病院副院長(32年9月〜40年3月)、院長(40年4月〜48年3月)、48年3月定年退職。退職後、至誠会第二病院長(48年4月〜52年3月)。▽日本女医会長(昭和43年〜61年)を務めた。

【共著】 循環器疾患第3(現代内科学大系〔第4〕第3 昭34) **【編著】** 家庭看護学(昭40) **【自伝】** 悔いありてこそ 女医一筋六〇年(昭59)、九十三歳今日を愉しんで生きる(平9)、九十八歳いきいき生きる知恵(平14) **【歌集】** まんさくの花 三神美和歌集(紅霞叢書 平6)

三上芳雄 みかみ・よしお

明治42(1909)〜平成9(1997)年(88歳)、新潟

【法医学】 昭和8年熊本医大卒。法医学入室(世良完介教授)、12年講師、14年助教授、18年8月ジャカルタ医大教授(陸軍軍政地教授)、戦後帰国、21年9月久留米医大教授、26年7月県立鹿児島医大教授、27年4月鹿児島県立大学教授、30年4月鹿児島大教授、31年3月岡山大教授、医学部長(41年6月〜44年3月)、49年4月停年退官。退官後、岡山東病院長。

【共著】 警察官のための実地法医学(昭35)

三上美樹 みかみ・よしき

明治44(1911)〜昭和63(1988)年(77歳)、新潟

【解剖学】 旧姓大森。昭和9年京都帝大理学部動物学科卒。大学院、副手を経て、新潟医大助手(第1解剖 工藤得安教授)、15年講師、18年1月助教授、27年4月助教授(今村豊教授)、30年9月三重県立大教授(第2解剖 〜50年9月)、医学部長(44年9月〜47年4月)、47年4月三重大教授、医学部長事務取扱(47年5月〜48年3月)、医学部長(48年4月〜49年3

月)、49年2月三重大学長、55年2月退官。▽新潟在任中、新潟大職員組合初代委員長を務め、民主主義科学者協会会員となっていたため、25年、新潟大の「好ましからざる3人の教官」として橋本喬学長から辞職勧告を受けた。三重では発生学から先天異常に関心が移り、奇形の原因物質として中性洗剤を取り上げた。医学部長就任早々、細菌学講座教授選考にからんでいわゆる「学位問題」が起きたが、不起訴となった。
【共著】合成洗剤(昭53)、図説洗剤のすべて(昭58)

美甘義夫　みかも・よしお

明治30(1897)~昭和58(1983)年(85歳)、愛知
【内科】 大正12年東京帝大卒。第2内科入局(入沢達吉教授、呉建教授)、昭和3年2月熊本医大助教授、13年8月教授、附属医院長(18年3月~20年3月)、21年3月東大教授(伝研 ~33年3月)、伝研附属病院長(21年3月~26年10月)、26年3月東大教授(第2内科 ~33年3月)、附属病院長(28年2月~31年2月)、31年10月兼三楽病院長、関東中央病院長、33年3月停年退官。退官後、三楽病院長(~37年3月)、関東中央病院長専任(37年4月~46年12月)。
【共著】内科学(昭34)**【共編】**診療医典上巻(昭27)、下巻(昭29)、伝染病学上・中・下巻(昭28)**【追悼】**美甘義夫(昭59)

三木威勇治　みき・いさはる

明治37(1904)~昭和41(1966)年(61歳)、福岡
【整形外科】 昭和4年東京帝大卒。整形外科入局(高木憲次教授)、10年4月岩手医専教授(初代 整形外科 ~12年9月)、12月東京逓信病院整形外科医長(初代)、13年4月兼東京帝大講師、17年4月東北帝大助教授(第3外科)、19年1月教授(初代 整形外科)、24年3月東大教授、附属病院長(37年4月~39年3月)、39年12月兼東京警察病院長、40年3月停年退官。退官後、東京警察病院長専任、在職中、41年5月急逝。▽骨腫瘍、骨・関節結核の権威。日本形成外科学会(昭和32年)創設者。日米整形外科合同会議(37年)、西太平洋整形外科学会(40年)を創設するなど、整形外科の国際交流にも努力した。
【著書】五十肩(昭22)、カリエス(昭26)、整形外科学入門(昭26)、包帯学(昭29)**【共編】**副腎皮質ホルモンとACTHの正しい使い方(昭38)

三木　栄　みき・さかえ

明治36(1903)~平成4(1992)年(89歳)、大阪
【内科、医史学】 昭和2年九州帝大卒。第1内科入局(金子廉次郎教授)、3年6月京城帝大第3内科(篠崎哲四郎教授)、8年2月助教授、10年8月京畿道立水原医院長、19年4月堺市にて祖父以来の医業を継承・開業、20年3月召集(陸軍軍医予備員)、50年医業廃業。▽昭和39年日医最高優功賞
【著書】朝鮮医学史及疾病史(昭30)、医学史とは何か(昭40)、体系・世界医学史(昭45)**【共著】**人類医学年表(昭56)**【編著】**朝鮮医事年表(昭60)

三木行治　みき・ゆきはる

明治36(1903)~昭和39(1964)年(61歳)、岡山
【厚生行政、政治家】 昭和4年岡山医大卒。第1内科入局(稲田進教授)。5年5月徳島県小松島診療所医員、9月岡山簡易保険健康相談所医師(~14年2月)、6年5月九州帝大法文学部入学、9年3月卒。14年2月保険院簡易保険局監理課、17年11月逓信省簡易保険局福祉課長、19年10月厚生省健民局健民課長、20年10月衛生局保健課長、21年11月公衆保健局長、23年7月公衆衛生局長、26年2月退官。退官後、5月岡山県知事当選、38年4月4選、在職中、39年9月急逝。▽岡山県勢振興計画を積極的に進め、水島臨海工業地帯に大企業を誘致、百万都市構想を唱える。▽昭和39年マグサイサイ賞(アジアのノーベル賞 地方振興)
【著書】結核療養と国家の保護(昭26)、健康と社会(健康教育教材解説第12巻 昭26)、太陽と緑と空間(昭40)**【伝記】**三木行治と私(山崎始男 昭39)、私なき献身 三木行治の生涯(昭41)**【評伝】**三木行治 天性のヒューマニスト(水野肇『私の出会った名ドクター』、平3)

三木良英　みき・よしひで

明治20(1887)~昭和45(1970)年(82歳)、兵庫
【陸軍軍医(内科)】 明治44年東京帝大卒(陸軍依託学生)。昭和10年8月近衛師団軍医部長、11年8月軍医学校幹事、12年3月朝鮮軍軍医部長(軍医中将)、13年12月医務局長兼大本営野戦衛生長官、18年3月予備役、軍医学校長、19年12月召集解除。戦後、台東区岩井病院勤務。▽昭和19年、日本学術振興会第53小委員会委員長として赤痢菌の分類命名に関する規約(案)を作成した。戦後、陸軍軍医団緑会長を務めた。▽『軍隊ニ於ケル結核性疾患豫防ニ就テ』『軍隊病学』などの著書がある。

右田俊介　みぎた・しゅんすけ

昭和3(1928)~平成11(1999)年(71歳)、熊本

【免疫学】 昭和28年九大卒。実地修練、29年10月第3内科入局(沢田藤一郎教授)、34年7月助手、米国留学(35年9月~37年8月 フロリダ大、生化学パットナム教授の下で免疫グロブリンの研究に従事)、38年10月京大ウイルス研助手(病理学部 花岡正男教授)、40年3月助教授、41年12月金沢大教授(がん研・分子免疫部)、所長(63年4月~平成2年3月)、平成4年3月停年退官。▽昭和38年電気泳動学会児玉賞(澱粉ゲル電気泳動法)

【共著】CD抗原ハンドブック(平11) **【共編】**血漿タンパク質(昭54)、免疫実験操作法1、2(平7) **【共監訳】**免疫実験法 基礎から高度テクニックまで(レフコビッツ、ペルニス 昭60)

三国政吉　みくに・まさきち

明治39(1906)~昭和62(1987)年(81歳)、新潟

【眼科】 昭和8年新潟医大卒。眼科入局(熊谷直樹教授)、10年12月助手、11年6月講師、14年11月助教授、16年3月兼附属医専部講師、応召[16年8月軍医見習士官、ガダルカナル撤退、ブーゲンビル、ラバウル、パラオに転戦、栄養失調のためマニラ・ケソン病院に収容され、高雄陸軍病院、台北陸軍病院を経て、内地送還、広島陸軍病院、仙台宮城の野原分院、20年9月(軍医中尉)にて復員]、20年12月新潟医大教授、27年4月新潟大教授、米欧出張(チャイナ・メディカル・ボードの支援にて医学教育視察)、附属病院長(41年4月~42年9月)、附属病院長事務取扱(42年10月)、医学部長(42年10月~44年2月)、47年3月停年退官。▽三国式眼底測微計(昭和27年)、三国式眼底血圧計(30年)の開発者。▽昭和14年日本眼科学会市川賞(斜視手術の論文)

【著書】網膜血圧の臨床(昭35)、眼と内科疾患(昭40)、ガダルカナル日記(昭41)、日本眼科と新潟(昭47)、眼外傷の診療(昭51)、新潟大学医学部紛争の記録(昭58) **【共著】**緑内障(昭43)

操　坦道　みさお・たんどう

明治26(1893)~平成6(1994)年(101歳)、鹿児島

【内科】 大正7年12月九州帝大卒。第1生理入室(石原誠教授)、12年6月助教授(~15年5月)、15年8月第1内科入局(金子廉次郎教授)、昭和7年12月助教授、独・伊・米留学(在外研究員 10年2月~11年7月)、14年3月日赤広島支部病院副院長、15年5月九州帝大教授(第1内科)、附属病院長(21年6月~23年7月)、22年9月九大教授、医学部長(29年7月~31年3月)、31年3月停年退官。退官後、国家公務員共済組合浜の町病院長(31年3月~52年3月)。▽臨床遺伝学のわが国における紹介者。▽昭和42年野口英世記念医学賞[操坦道、小林譲 九州における地方病(泉熱)]、西日本文化賞

【共著】臨床医学検査法上巻(昭28)、下巻(昭29)、呼吸器疾患の鑑別診断(昭32)、血液の疾患治療並びに適応処方(昭37) **【共編】**医学エレクトロニクス(昭31) **【自伝】**牛歩九十年 操坦道聞書(林道雄 昭61)

三沢敬義　みさわ・たかよし

明治27(1894)~昭和46(1971)年(77歳)、福島

【内科】 大正10年7月東京帝大卒。9月物理的療法研究所入所(真鍋嘉一郎講師)、12年12月法医学入室(三田定則教授)、15年7月郡山・太田病院副院長、昭和3年10月物療内科入局(真鍋嘉一郎教授)、独留学(6年7月~8年 ハイデルベルグ大ザックス教授に師事)、8年12月講師、9年10月助教授、13年12月教授、22年10月東大教授、附属病院長(25年2月~28年2月)、兼伝研教授・所長(25年2月~28年2月)、附属病院分院長(27年4月~30年3月)、30年3月停年退官。退官後、同愛記念病院長(31年4月~45年5月)。▽アレルギー疾患の研究、温泉療法の権威。昭和25年、わが国に初めて抗ヒスタミン薬を導入した。日本温泉気候学会の創設者(昭和13年)。▽太田三郎(福島、太田病院長)の娘婿。

【著書】血液型に就て(岩波講座生物学第11 昭6)、温泉療法(昭19)、光線療法学(昭21)、リウマチ性関節疾患の診断と治療(昭23) **【編著】**物理療法(昭18)

三島済一　みしま・さいいち

昭和2(1927)~平成17(2005)年(78歳)、兵庫

【眼科】 昭和24年東大卒。実地修練、眼科入局(中島実教授、萩原朗教授)、28年9月関東逓信病院医員、31年9月東京医歯大講師(大塚任教授)、欧米留学(34年9月 ロンドン大学眼科研究所モーリス博士に師事、35年9月ボストン・レチナファンデーション、36年9月帰国)、37年9月東大講師、38年6月ボストン・レチナファンデーション主任研究員、40年9月ニューヨーク・コロンビア大助教授、43年4月東大助教授、46年4月教授、病院長(55年4月~58年3月)、医学部長(58年4月~61年3月)、62年3月停年

退官。退官後、東京厚生年金病院長(62年4月～平成9年3月)▽角膜の生理に関する業績で知られる。

【編著】眼の外傷(眼科 mook no.5 昭53)、高血圧と眼(同 no.6 昭54)、眼感染症とその治療(同 no.7 昭54)、緑内障の診療(同 no.9 昭54)、斜視・弱視(同 no.10 昭54)、ぶどう膜炎(同 no.12 昭55)、角膜(同 no.15 昭56)、眼科顕微鏡手術(昭54)、眼の事典(平15)

三島通良　みしま・みちよし

慶応2(1866)～大正14(1925)年(58歳)、武蔵(埼玉)

【小児科、学校衛生学】 明治22年帝大卒。小児科入局(弘田長教授)・大学院(～28年)、24年文部省嘱託(学校衛生事項取調 全国の学校を巡回)、25年帝国痘苗院設立(痘苗及び種痘術研究)、29年文部省学校衛生主事兼東京高師教授、33年文部省官房学校衛生課長、欧州留学(36年～37年 学校衛生研究、歯科医教育法など調査)、38年東京高師辞任、三島医院開業、44年廃業。▽わが国における学校衛生の創設者。

【著書】救世種痘学(明26)、学校衛生学(明26)、学校児童発育調査報告(明30)、日本健体小児ノ発育論(明35)、中等生理衛生教科書(明37)

三島好雄　みしま・よしお

昭和6(1931)～平成18(2006)年(75歳)、東京

【外科(血管外科)】 昭和29年東大卒。第1外科入局(清水健太郎教授)、38年4月(石川浩一教授)、独留学(フンボルト財団奨学生、38年～39年 ケルン大血管外科ヘーベラー教授に師事)、51年4月講師(草間悟教授)、57年東京医歯大教授(第2外科)、平成8年3月停年退官。退官後、田無第一病院(現・西東京中央総合病院)院長。

【著書】末梢循環障害の診断と治療(昭50)**【共著】**末梢血行障害(今日の治療 昭50)**【編著】**血管の話(出光科学叢書7 昭48)、血管外科ハンドブック(Practical handbooks 昭56)、静脈・リンパ管の外科(外科 mook no.46 昭61)、図説外科学(昭62)**【共編】**臨床脈波(昭47)、標準外科学アトラス(昭61)、臨床脈管学(平4)**【監訳】**目でみる外科の基本手技(カーク 平2)**【共監訳】**外科学(シュワルツ編 昭52)、基本外科学総論・各論(マクレディ編 昭56)

水尾源太郎　みずお・げんたろう

明治9(1876)～大正2(1913)年(37歳)、愛媛

【眼科】 明治34年11月東京帝大卒。35年1月眼科入局(河本重次郎教授)、3月大学院、8月助手、37年兼東京医学校、日本医学校講師、陸軍衛生幇助勤務(陸軍予備病院戸山分院 日露戦争の戦傷病者の診療)、38年11月大阪高等医学校教諭、独留学(大阪府派遣、41年2月～44年2月 ミュンヘン大ヘス教授に師事)、在職中、大正2年5月急逝。▽明治45年、中村文平とともに小口病の水尾・中村現象を発見。

水岡二郎　みずおか・じろう

昭和3(1928)～平成18(2006)年(78歳)、広島

【整形外科、ハンセン病医療】 昭和29年熊本医大卒。実地修練、整形外科入局(玉井達二教授)・大学院、30年8月熊本県立松橋療護園(～31年8月)、31年10月国療菊池恵楓園、34年6月熊本大助手(整形外科)、38年7月講師、40年11月国立熊本病院医長、平成2年5月菊池恵楓園副園長、3年4月園長、6年3月定年退官。退官後、阿蘇温泉病院整形外科兼老健施設「愛・ライフ内牧」副施設長(10年5月～12年3月)、清和会東野病院兼附設老健「シルバーピア水前寺」勤務。

水上哲次　みずかみ・てつじ

大正2(1913)～昭和48(1973)年(60歳)、石川

【外科】 昭和12年金沢医大卒。第1外科入局(石川昇教授)、応召[12年11月軍医候補生として歩兵第7聯隊入隊、12月(軍医中尉)、14年12月予備役編入]、15年4月金沢医大復帰(桂重次教授)、臨時召集(16年7月第107部隊入隊、北支、満州)、21年3月復帰(久留勝教授)、9月助手、24年12月金沢大・金沢医大講師、28年7月金沢大助教授、29年6月(卜部美代志教授)、西独留学(31年12月～32年12月 ハイデルベルグ大)、38年5月金沢大結研教授(診療部)、結研附属病院長(39年4月～)、40年8月教授(第2外科)、兼金沢赤十字病院長(43年6月～)、在任中、48年3月逝去。▽昭和46年北国文化賞(ガンの増殖抑制を人体の生体防御反応の面から、新分野を開いた)

【著書】肝臓外科の臨床(新臨床医学文庫194 昭47)**【共著】**急性腹症(同179 昭46)、膵外科の臨床(昭47)

水川　孝　みずかわ・たかし

明治44(1911)～平成18(2006)年(95歳)、大阪

【眼科】 昭和10年大阪帝大卒。眼科入局(中村文平

教授）、24年8月徳島医大教授、11月兼徳島医専教授、29年4月徳島大教授、33年3月阪大教授、附属病院長（40年3月～42年3月）、48年8月兼国立大阪病院長、49年3月停年退官。退官後、国立大阪病院長専任（～56年11月）。▽角膜研究の権威。

【共編】眼科治療学（昭34）

水越 治　みずこし・おさむ

大正13（1924）～平成10（1998）年（73歳）、京都

【耳鼻咽喉科】 昭和23年京都府立医大卒。実地修練、24年耳鼻咽喉科入局（中村文雄教授）、助教授、45年6月教授、学長（54年4月～57年3月）、63年3月停年退官。退官後、明治鍼灸大学長（63年4月～平成4年3月）、ノートルダム女子大学長（5年4月～8年10月）。

【編著】鼻・副鼻腔1～3（臨床耳鼻咽喉科・頭頸部外科全書第6巻A、B、C 平元～3）**【共編】**聴覚障害（昭53）

水島治夫　みずしま・はるお

明治29（1896）～昭和50（1975）年（78歳）、岡山

【衛生学】 大正12年東京帝大卒。15年京城医専教授、昭和2年京城帝大助教授（衛生学・予防医学）、9年10月教授、15年9月九州帝大教授（衛生学）、17年4月（民族衛生学植民衛生学）、22年3月（衛生学）、35年3月停年退官。

【著書】衛生学原論（昭18）、医用統計学綱要（昭21）、生命表の研究（昭38）**【分担】**日満の人口問題（大陸文化研究 昭15）

水島 裕　みずしま・ゆたか

昭和8（1933）～平成20（2008）年（74歳）、東京

【内科、政治家】 昭和33年慈恵医大卒。東大病院にて実地修練、東大物療内科入局（大島良雄教授）・大学院、37年同愛記念病院（～38年）、38年助手、51年聖マリアンナ医大非常勤講師、53年聖マリアンナ医大助教授（第1内科 戸栗栄三教授、東威教授）、58年教授、平成2年難病治療研究センター所長（初代）、10年退職。平成7年7月参議院議員（1期 ～13年7月）。▽昭和58年リポ療法を開発。企画編集した年刊『今日の治療薬』は昭和52年に刊行されて以来、医書のベストセラーとしてロングランになった。また、『水島裕の最近の10年間を回顧して』と題して平成20年秋発行予定されていた稿本を基にして、没後『水島裕の74年間を回顧して 医師・科学者・実業家・政治家・音楽家として』と題して刊行された。▽水島三一郎（化学者、東京帝大教授）の長男、美智子皇后は母方の従妹、水島広子（政治家）は長女。▽昭和41年日本リウマチ学会賞（Simple Screening Test for Antirheumatic Drugs. Lancet 285；169, 1965）

【共著】慢性関節リウマチ（昭52）、抗炎症剤の選び方・使い方（昭57）、親父の言い分娘の言い分 日本の病巣と再生への政治対論（平13）**【編著】**これ一冊で医学論文が書ける（平5）**【共編】**炎症学叢書1～7（昭50～52）、今日の治療薬（年刊）1977～2009（昭52～平21）

水田信夫　みずた・のぶお

明治31（1898）～昭和38（1963）年（65歳）、山口

【内科】 大正12年6月京都帝大卒。第2内科入局（松尾巌教授）、昭和4年8月講師、5年4月助教授、12月講師、9年5月助教授（兼栄養治療室）、14年10月宇部沖之山・同仁病院長（～22年7月）、20年2月兼山口県立医専講師、22年7月山口県立医専専任講師、11月教授（第1内科）、附属病院長（22年11月～30年10月）、24年4月山口県立医大教授、在職中、38年10月逝去。▽山口大医学部創立の功労者。「のぶほ」と号して俳句の道でも有名であった。

【著書】糖尿病腎臓病食餌と其指針（昭15）、急性膵炎（昭29）、食餌療法の手引き第1（昭34）、第2（昭35）

水谷めう　みずたに・めう

明治15（1882）～昭和47（1972）年（90歳）、兵庫

【看護師】 高等小学校卒、日赤兵庫支部生として兵庫県立病院にて依託養成を受け、明治35年卒。兵庫県立神戸病院勤務、日露戦争勃発、応召（姫路陸軍病院 2年間）、神戸市・高橋外科病院、大正7年4月日赤兵庫支部姫路病院臨床責任婦長、昭和10年看護婦養成所教務主任兼舎監、18年看護婦監督、25年退職。▽姫路赤十字病院の看護の立役者として活躍した他、日本看護協会兵庫県支部の設立（昭和23年）、また、支部会館の建設に尽力した。▽昭和26年フローレンス・ナイチンゲール記章

【伝記】姫路赤十字病院の看護の立役者 水谷めう女史（雪永政枝『看護史の人びと第2集』、昭45）

水谷 豊　みずたに・ゆたか

大正2（1913）～平成3（1991）年（78歳）、愛知

【眼科】 旧姓加藤。昭和14年名古屋医大卒。眼科入

局(小口忠太教授)、15年助手、軍務[16年名古屋陸軍病院眼科医長、(軍医少尉)、19年(軍医中尉)]、21年講師・分院眼科部長、26年開業、33年日本コンタクトレンズ研究所開設・社長。▽わが国におけるコンタクトレンズ開発の先駆者。日本コンタクトレンズ研究会の創立(昭和33年)に尽力した。▽昭和50年日医最高優功賞(開業医師で学術的貢献著しい功労者)

【著書】コンタクトレンズの臨床と理論(昭41)、安心できるコンタクトレンズ(昭56)、コンタクトレンズ研究35年 水谷豊業績集(昭59)

水野勝義　みずの・かつよし

大正11(1922)～平成16(2004)年(82歳)、愛知

【眼科】　昭和21年9月名古屋帝大卒。実地修練、22年眼科入局(中島実教授)、24年9月大学院卒、26年3月岡崎市立岡崎病院部長、32年3月名大講師(小島克教授)、34年12月助教授、米国留学(37年7月～イエール大)、39年5月名市大教授、46年7月東北大教授、61年3月停年退官。▽網膜色素変性症、網脈絡膜変性症の研究で知られる。

【著書】網膜色素変性症と類縁疾患(カラーアトラス網膜脈絡膜疾患シリーズ 昭60)**【編著】**白内障(眼科mook no.17 昭57)、診断学総論1、2(新臨床眼科全書第1巻A、B 平2、昭62)**【共編】**国際眼科学最近の歩み(昭54)、診療眼科学2巻(昭61、63)

水野重光　みずの・しげみつ

明治38(1905)～平成3(1991)年(85歳)、愛知

【産婦人科】　昭和6年東京帝大卒。産婦人科入局(磐瀬雄一教授)、三楽病院、11年8月同仁会済南病院医長、17年東京帝大助手(白木正博教授)、18年7月都立駒込病院医長、24年10月順天堂医専教授、25年9月順天堂医大教授、27年2月順天堂大教授、順天堂医院長(44年4月～)、47年3月定年退職。退職後、国際親善総合病院長(49年2月～59年12月)。▽カンジダの研究で知られる。▽水野重樹(分子生物学、東北大教授)の父。

【著書】外陰掻痒症(医家叢書 昭29)、帯下(産婦人科選書第20集 昭33)、山手病院と太平洋戦争と国際親善総合病院(昭53)、日本の近代化源流の地ヨコハマ(昭58)、横浜と近代文学 情景描写を中心に上(昭61)、下(昭62)、続(昭62)、横浜と推理小説(昭63)

水野祥太郎　みずの・しょうたろう

明治40(1907)～昭和59(1984)年(77歳)、兵庫

【整形外科】　昭和5年府立大阪医大卒。第1外科入局(小沢凱夫教授)、8年岩国帝人工場、13年大阪造兵工廠、20年1月兼軍事保護院嘱託、4月兼大阪帝大講師、22年1月大阪市立医専講師(整形外科)、22年4月兼大阪傷痍者職業補導所長(～27年8月)、23年8月大阪市立医大教授(初代 整形外科)、30年4月大阪市大教授、35年9月阪大教授、45年3月停年退官。退官後、川崎医大教授(非常勤 45年4月～、専任 46年1月～)、学長(47年4月～55年3月)。

【著書】山野スキー術教本(昭6)、岩登り術(昭8)、整形外科学提要(昭23)、アフガニスタンの医療事情(昭42)、砂漠の国の病院で(昭45)、ヒトの足の研究(昭48)、医育教育論(昭54)**【編著】**図説整形外科学(昭38)**【追悼】**追想水野祥太郎(平6)

水野信行　みずの・のぶゆき

大正13(1924)～平成4(1992)年(68歳)、愛知

【皮膚科】　昭和23年東大卒。実地修練、皮膚科入局(北村包彦教授)、米国留学(ベイラー医大)、34年講師、43年8月名市大教授、平成元年3月定年退職。

【共著】ヒフの抗酸菌感染症 ヒフの結核症・非定型抗酸菌感染症・ライ(昭43)

水野宏　みずの・ひろし

大正元(1912)～平成9(1997)年(85歳)、愛知

【公衆衛生学】　昭和11年名古屋医大卒。小児科入局(坂本陽教授)、13年8月兼特別健康地区担当医師(名古屋市技師)、15年1月名古屋帝大細菌学教室(鶴見三三教授)にて細菌学、予防医学研究に従事、応召(16年3月～21年4月 中国・武昌陸軍病院、馬橋・温泉療養所)、21年5月名古屋市・千種保健所長、9月名古屋帝大講師(予防医学 鶴見三三教授)、24年10月名大助教授(公衆衛生 野辺地慶三教授)、38年11月教授、51年3月停年退官。退官後、日本福祉大特別任用教授(51年4月～52年3月)。▽昭和4年愛知医大入学後、学生キリスト教運動に参加、13年名古屋医大基督教青年会小児健康相談所創設、14年日本基督教青年会医科連盟創設・初代委員長、52年市民参加で公共空間をつくる会代表幹事、平成2年名古屋CDフォーラム代表。3年人間環境ネットワーク運営委員などを務めた。

【著書】正しい性教育(昭23)

水野正彦　みずの・まさひこ

昭和7(1932)~平成5(1993)年(61歳)、愛知

【産婦人科】　昭和31年東大卒。附属病院にて実地修練、32年11月産婦人科入局(小林隆教授)、34年1月焼津市立病院、35年1月東大産婦人科、4月国立予研研究生(病理部)、36年6月助手、米国留学(40年9月~ ウースター実験生物学研究所)、47年4月講師、51年5月助教授、55年12月教授(第2産婦人科)、59年4月(第1産婦人科)、平成4年3月停年退官。

［著書］女性の医学小百科(昭59)　［共編］今日の産婦人科治療指針(平元)

水野礼司　みずの・れいじ

明治22(1889)~昭和44(1969)年(80歳)、山形

【病理学】　大正6年東京帝大卒。病理学入室、13年日赤病院病理部主幹、昭和6年上海自然科学研究所病理学科主任研究員(~21年)、23年3月東京都監察医務院長(初代)、30年6月退職。退職後、東京医大教授(第2病理　31年9月~38年3月)、また、警察大学校、東京都警察学校の講師を務めた。▽東京都監察医務院開設に尽力した。

水之江公英　みずのえ・きみふさ

大正3(1914)~平成19(2007)年(93歳)、大分

【細菌学】　昭和14年慶大卒。神奈川県衛生研究所、応召(14年10月~21年6月　南方軍防疫給水部)、戦後、21年8月小児科入局(鎮目専之助教授)、細菌学入室(牛場大蔵教授)・助手、26年9月北里研入所、27年3月副部長、33年4月部長、37年兼北里大教授(衛生学部)、米国留学(37年12月~40年6月　ペンシルベニア大、ジョンズ・ホプキンズ大ダンネンバーグ教授の下にて結核の研究)、39年5月北里研社員、41年12月北里研理事・製造部長、44年12月理事・所長(~52年2月)、59年5月理事・所長再任、平成2年6月退任。▽研究のかたわらジフテリア血清、破傷風血清、結核培地の製造なども担当した。

水原舜爾　みずはら・しゅんじ

大正4(1915)~平成21(2009)年(93歳)、岡山

【生化学】　昭和16年岡山医大卒。生化学入室(清水多栄教授)・助手、応召(17年12月　中国大陸・南方、ブーゲンビル島と転戦、21年3月復員)、22年11月講師、24年5月助教授、米国留学(27年4月~29年3月　デューク大医学部)、29年4月教授、56年3月停年退官。▽ビタミンB_1の作用機序の研究に始まり、尿から28個の新アミノ酸の分離同定を行った。また、宗教・心の研究でも知られる。▽昭和46年日本栄養学会賞(武田賞　新含硫アミノ酸の研究)、56年内藤記念科学振興賞(新含硫アミノ酸の発見と代謝異常の研究)

［著書］科学から仏教へ(昭55)、科学を包む仏教(平3)、真実をたずねて(平8)、人間—この愚かなるもの　現代科学と仏法からの考察(平15)　［共編］新生化学上・下巻(昭41、42)

水原　豊　みずはら・ゆたか

明治25(1892)~昭和56(1981)年(88歳)、東京

【産婦人科】　大正7年12月東京帝大卒。8年1月法医学・血清化学研究室入室(三田定則教授)、13年1月産婦人科入局(磐瀬雄一教授)・助手、昭和3年4月開業(3代続く産婦人科医)・昭和医専教授(~16年)、7年侍医寮御用掛、開業、戦災により八王子に移転、52年医業廃業。▽俳号　秋桜子。高浜虚子に次ぐ近代俳句の巨匠。俳句の試作を経て高浜虚子に師事。大正11年東大俳句会設立、中心メンバーとなる。昭和3年「馬酔木」を主宰。4年「ホトトギス」同人。阿波野青畝、山口誓子、高野素十とともに四Sと呼ばれ、叙情的な作風を樹立。虚子の客観的写生に異議を唱え、6年「ホトトギス」を離脱。以後、「馬酔木」を主宰、石田波郷、加藤楸邨ら多くの若い逸材を育成した。『葛飾』(昭和5年)以来20句集、多数の文集がある。▽昭和39年芸術院賞(第2部文学関係)、41年芸術院会員

［著書］新講助産婦学上・下巻(昭4)、産科小手術(昭12)、水原秋桜子全集全21巻(昭52~54)

水平敏知　みずひら・びんち

大正10(1921)~平成23(2011)年(89歳)、東京

【歯科、解剖学】　昭和17年東京高等歯科医学校卒。海軍軍医、歯学部解剖入室(新島迪夫教授)、25年東京医歯大医学部卒。医学部講師(新島迪夫教授)、32年4月弘前大助教授(第2解剖　講座担当)、33年4月教授、米国留学(ワシントン大)、36年4月新潟大教授(第3解剖)、38年4月東京医歯大教授(硬組織生理研究施設生物組織部門)、48年9月(難治研超微構造部門)、62年3月停年退官。▽新潟在任中、わが国最初の電顕オートラジオグラフィを行った。

［著書］電子顕微鏡(昭46)　［共著］新しい組織学研究法(昭30)、分析電子顕微鏡(昭53)　［編著］オートラ

ジオグラフィ(昭54)【随筆】絵日記ラバウル海軍病院従軍記(昭62)

水町四郎 みずまち・しろう

明治38(1905)～昭和42(1967)年(61歳)、東京

【整形外科】 昭和5年東京帝大卒。整形外科入局(高木憲次教授)、12年6月講師、召集(13年臨時東京第三陸軍病院)、19年2月助教授、24年5月横浜医大教授(初代 整形外科)、27年4月横市大教授、附属病院長(32年4月～34年11月)、34年11月退職。退職後、関東労災病院長(34年11月～)、在職中、42年8月逝去。▽スポーツ医学。特に、スポーツ外傷、義肢の研究で知られる。昭和27年ヘルシンキ五輪には日本代表団医務員として参加、39年の東京五輪でも日本選手団の医療面を担当した。また、整肢療護園義肢装具研究所長、鉄道弘済会義肢研究所顧問などを務めた。

【著書】所謂脊椎過敏症(昭22)、常用整形外科治療(昭23)、整形外科学(昭23)、歩行異常の診断と治療(昭26)【共著】骨折・脱臼・捻挫第1(昭24)、義肢装具(昭34)【共編】臨床整形外科全書第1～6巻(昭38～40)

三瀬周三 みせ・しゅうぞう

天保10(1839)～明治10(1877)年(38歳)、伊予(愛媛)

【蘭方医】 諱 諸淵。安政3年よりシーボルトに師事、江戸参府に同行するなど信任を受けた。しかし、シーボルトの日本研究のために日本の史籍を翻訳したことなどを理由に、文久2年投獄、元治元年出獄・帰郷、大州藩主より士方を与えられる。同年、宇和島で蘭学と産科を教える。慶応元年英国公使パークスが宇和島を訪れた際に応接、3年幕府の命により大坂へ出たが維新となり、大坂医学校兼病院の創設に関与、明治4年大学東校の規模改革に際して東京に招かれた。6年大阪に戻り病院を経営。10年10月コレラにより逝去。▽妻はシーボルトの孫の楠本たか子。

【著書】原病学各論全8冊(エルメレンス 明12)、薬物学全20冊(越爾蔑嗹斯/エルメレンス 明12)

溝口喜六 みぞぐち・きろく

明治9(1876)～昭和28(1953)年(77歳)、佐賀

【医学教育、外科】 明治33年11月三高卒。12月東京帝大第1外科入局(近藤次繁教授)、35年4月福岡県立病院外科(大森治豊病院長)、独留学(39年11月～42年2月 ヴュルツブルグ大に在籍、学位取得)、42年福岡市に外科病院開設、昭和3年2月九州医専設立・理事長、9年2月兼臨時校長事務、10年3月理事長兼校長、18年2月九州高等医専(校名変更)、21年3月久留米医大設置・学長、22年11月学長・校長辞任。

御園生圭輔 みそのう・けいすけ

大正元(1912)～平成7(1995)年(82歳)、広島

【放射線科】 昭和11年東京帝大卒(陸軍依託学生)。陸軍軍医(2等軍医)、東京帝大大学院(中泉正徳教授)、20年陸軍軍医学校教官、戦後、10月国立東京第一病院レントゲン科医長、28年4月結核予防会保生園長、42年9月科学技術庁放射線医学総合研究所長、53年5月退官。退官後、原子力安全委員会委員(53年5月～)、委員長(56年11月～62年12月)。▽わが国の放射線医学の開拓者。軍医学校教官当時、広島が原子爆弾による攻撃を受けた際救援に赴き、その時の印象が後年の活動に大きな影響を与えた。戦後は、結核の予防、診断、治療に取り組んだ。また、原子力安全行政の確立に尽力した。

【著書】肺外結核とは(結核予防新書 昭43)【共著】X線写真の撮り方と現像処理(臨牀医学文庫第144 昭29)、X線診断学(昭32)、非結核性胸部疾患図譜第1～6巻(昭38～41)【随筆】竹ぼうき(昭63)

箕田貢 みた・こう

明治14(1881)～昭和39(1964)年(82歳)、静岡

【小児科】 旧姓太田。明治43年京都帝大福岡医大卒。小児科入局(伊東祐彦教授)、大正2年12月助手、8年3月助教授、欧米留学(文部省在外研究員 10年1月～12年3月)、昭和2年8月教授、附属医院長(11年11月～13年12月)、17年3月停年退官。退官後、九州帝大講師(17年4月～7月)、国立筑紫病院長(22年8月～25年11月)、八幡市立病院長(29年4月～32年4月)。▽小児赤痢(疫痢)、小児仮性コレラ、ビタミン欠乏症などの研究に貢献。疫痢の病原菌としての大原・箕田菌(赤痢菌属)の発見者。▽昭和6年浅川賞(大原清之助、箕田貢 疫痢病原の研究)▽伊東祐彦(小児科、京都帝大福岡医大初代教授)の娘婿。

三田定則 みた・さだのり

明治9(1876)～昭和25(1950)年(74歳)、岩手

【法医学、血清学】 旧姓関。明治34年東京帝大卒。医化学専攻(隈川宗雄教授)、37年5月医科大学助教

授(法医学 片山国嘉教授)、墺・独留学(文部省外国留学生、42年3月～45年6月 グラーツ大クラッター教授、ベルリン大フリードベルガー教授に師事、血清学の研究に従事)、大正7年8月教授(初代 血清化学)、10年10月兼法医学教授、昭和11年1月停年退官。3月台北帝大医学部長、12年9月総長、17年4月岩手医専校長、9月財団法人岩手医専理事長、22年6月岩手医大学長事務取扱、23年2月学長、在職中、25年2月逝去。▽東京帝大在職時代、わが国に血清学(免疫学)を紹介した他、窒息学など実験法医学の樹立者として法医学の発展に貢献した。台北帝大総長としては、工学部の創設、法文学部の改革、予科の創設、熱帯医学研究所の設立に尽力した。盛岡に帰ってからは、岩手医専の岩手医大への昇格を果たし、養父三田俊次郎(岩手医専創立者)の遺業を完成した。▽昭和17年学士院会員

【著書】法医学講話(昭5)、法医学(述、昭8)、自殺、他殺(昭8)、血清学領域に於ける新知見(昭11) **【伝記】**わが三田定則先生(昭47)

三田俊次郎　みた・しゅんじろう

文久3(1863)～昭和17(1942)年(79歳)、陸奥(岩手)

【医学教育】 明治18年4月県立岩手医学校卒。6月助手、9月兼附属病院調剤員、19年1月岩手医学校3等教諭、12月岩手県師範学校校医専任、20年4月南閉伊郡病院長、21年4月岩手病院医員兼調剤員(～22年3月)、24年4月帝大選科(眼科学 河本重次郎教授)修了、33年4月医学講習所開設、34年4月私立岩手医学校開設、昭和3年2月岩手医専創立、校長事務取扱、9月校長(～17年3月)、17年9月逝去。▽昭和6年岩手サナトリウム(結核病院)、8年岩手保養院(精神病院)を設立した。岩手県医師会長(明治42年)の他、盛岡市議(当選6回 明治34年4月～大正6年4月、10年4月～14年4月)を務めた。▽三田定則(第2代理事長、第2代医専校長、初代学長)は養嗣子。

【伝記】三田俊次郎先生伝(後藤英三 昭30)

三田俊定　みた・としさだ

明治45(1912)～平成8(1996)年(84歳)、岩手

【生理学(視覚生理学、電気生理学)】 昭和9年東北帝大理学部物理学科卒、13年医学部卒。第2生理入室(藤田敏彦教授)・助手、14年5月岩手医専教授(物理学担当)、15年10月東北帝大助教授(本川弘一教授)、応召(16年8月～22年1月 北満、ルソンを転戦)、24年4月岩手医大教授(生理)、医学部長(40年5月～)、副学長(45年4月～)、学長(49年7月～)、理事長(57年2月～平成2年5月)。▽昭和25年2月三田定則逝去のため、理事長就任(～30年6月)。岩手県公安委員長を務めた。▽三田俊次郎(眼科、岩手医専創立者)の末子。

【回想】餓死の生態(平8)

三谷　茂　みたに・しげる

明治31(1898)～昭和45(1970)年(71歳)、広島

【産婦人科】 大正13年日本医専卒。日赤病院産婦人科入局、14年9月日赤産院(佐藤恒丸院長、久慈直太郎院長)、昭和3年兼泉橋慈善病院病理(福士政一部長～9年)、24年3月副院長、24年兼日医大教授(第2産婦人科～35年)、40年2月日赤産院長、44年12月退職。

【著書】新生児の生理及び病理第1、第2(日本産婦人科全書第27巻第1、第2 昭38)

三谷　靖　みたに・やすし

明治39(1906)～昭和60(1985)年(78歳)、石川

【産婦人科】 昭和7年東京帝大卒。産婦人科入局(磐瀬雄一教授)、12年12月東京逓信病院産科婦人科医長心得兼務、17年12月長野赤十字病院産科婦人科医長、19年5月東京帝大附属病院外来医長、11月東京帝大助教授(第2産婦人科)、22年2月長崎医大教授、24年5月長崎大教授、附属病院長兼諫早分院長(26年10月～)、欧米出張(在外研究員 36年3月～)、医学部長(41年11月～44年2月)、47年3月停年退官。退官後、日赤長崎原爆病院長(47年6月～52年10月)。▽子宮頸癌手術療法の基礎を築いた。

【著書】子宮外妊娠の診療と療法(臨牀医学文庫16 昭22)、婦人の淋疾(新産婦人科叢書 昭23)、子宮後屈症の手術(図解手術叢書 昭28)、子宮頸癌の病理と臨牀(産婦人科選書第17集 昭32)、婦人科手術の実際(昭35)

三田村篤志郎　みたむら・とくしろう

明治20(1887)～昭和38(1963)年(76歳)、東京

【病理学】 明治44年12月東京帝大卒。45年1月第3内科入局(青山胤通教授)・大学院、大正2年12月病理学入室、5年10月伝研技師(病理部)、9年8月助教授(病理)、兼伝研技師(9年12月～昭和2年9月)、英・米・独留学(文部省在外研究員、大正9年8月～11年8月 フライブルグ大病理アショフ教授に師

事、主に腎臓の微細構造と機能の関連について実験的研究に従事）、昭和5年1月教授（第2病理）兼伝研教授、伝研所長（15年11月～19年5月）、22年9月停年退官。▽日本脳炎の蚊による伝播に関する実験研究（昭和10年～22年）で知られるが、第四性病の病原体の確定、長与又郎と共同で恙虫病病原体の確定に大きな貢献を果たした。▽昭和6年ウイルヒョウ・山極賞（長与又郎、田宮猛雄、三田村篤志郎、佐藤清 恙虫病病原体に就て、其新証明法）、23年浅川賞（城井尚義、三田村篤志郎、北岡正見 馬脳炎病毒に関する研究業績）、29年学士院賞（日本脳炎の蚊による伝播についての研究）、38年学士院会員 ▽三田村忠国（海軍軍医総監）の次男、河本重次郎（眼科学、東京帝大教授）の娘婿。

［共著］病理学総論（昭2）

御手洗 毅　みたらい・たけし

明治34（1901）～昭和59（1984）年（83歳）、大分
【産婦人科、事業家（光学機器）】 昭和3年北海道帝大卒。日赤病院産婦人科勤務、10年12月国際聖母病院勤務、15年10月開業、17年9月精機光学工業社長、22年9月キヤノンカメラ（社名改称）、44年3月キヤノン（社名改称）、49年8月会長、在職中、59年10月逝去。▽御手洗冨士夫（前キヤノン社長・会長、経団連会長）は甥。
［評伝］夢が駈けぬけた 御手洗毅とキヤノン（加藤勝美 昭58）

光井庄太郎　みつい・しょうたろう

明治44（1911）～昭和63（1988）年（77歳）、広島
【内科】 昭和13年九州帝大卒。第2内科入局（楠五郎雄教授）、18年5月講師（附属臨時医専部）、11月講師（医学部）、20年7月助教授、23年3月附属医専部教授、31年12月岩手医大教授（初代 第3内科）、附属病院分院長（33年12月～）、51年1月兼八戸赤十字病院院長（～）、54年3月定年退職。退職後、岩手同仁会青山病院院長（54年4月～）、滝沢中央病院理事長・院長（56年～57年）。
［共編］アレルギークリニック（昭54）、臨床気管支喘息（昭60）

三井但夫　みつい・ただお

大正4（1915）～平成13（2001）年（86歳）、神奈川
【解剖学】 昭和13年慶大卒。解剖学入室（谷口虎年教授）・助手、教育召集（13年10月～14年1月）、応召［中支防疫給水部、（軍医大尉）にて復員］、21年10月助教授、22年5月医専部教授、23年3月日大歯学部教授兼慶大講師、米国留学（フルブライト留学生、32年8月～34年1月 ワシントン大ベネット教授に師事）、34年4月慶大教授、55年3月定年退職。退職後、東海大教授（第1解剖 55年4月～）、特任教授（61年4月～）、非常勤教授（平成元年4月～）。
［著書］人体解剖学入門（創元医学新書 昭43）、人体解剖図譜（昭49）、入門人体解剖生理学（昭62）

三井幸雄　みつい・ゆきお

昭和13（1938）～平成12（2000）年（61歳）、東京
【薬学】 昭和36年東大薬学部薬学科卒。41年助手、米国留学（42年シカゴ大、43年プリンストン大、44年イェール大、45年帰国）、助教授、平成元年長岡技術科学大教授（工学部生物系）、在任中、平成12年1月逝去。▽昭和38年インターフェロンの立体構造をX線解析により世界で初めて解明した。▽昭和59年日本結晶学会賞（アルカリ性プロテアーゼ、サブチリシンの阻害蛋白に関するX線結晶学的研究）、日本薬学会奨励賞（X線回析法による蛋白質・核酸の精密構造の研究）、平成6年国際インターフェロン学会ミルシュタイン賞（インターフェロンの立体構造のX線解析）▽三井進午（植物栄養学、東京帝大教授）は父。

三井幸彦　みつい・ゆきひこ

大正2（1913）～平成8（1996）年（82歳）、東京
【眼科】 昭和12年東京帝大卒。眼科入局（石原忍教授）、9月助手、応召（14年11月～16年1月）、17年1月市立函館病院部長、19年6月熊本医大教授（医専部）、再応召（19年6月～20年2月）、25年3月助教授、33年10月徳島大教授、附属病院長（39年2月～41年1月）、医学部長（51年4月～53年3月）、54年4月停年退官。▽感染性慢性結膜炎トラコーマの治療法の確立者。
［著書］結膜炎の診断と治療（昭26）、トラコーマ（日本眼科全書第16巻第1冊 昭30）、眼科手術の手ほどき（昭36）［共著］眼科診療の手ほどき（昭24）

光田健輔　みつだ・けんすけ

明治9（1876）～昭和39（1964）年（88歳）、山口
【ハンセン病医療】 旧姓吉本。明治29年済生学舎卒（年齢制限のため医師免許申請できず）、30年医師免許取得、31年6月帝大病理撰科（山極勝三郎教授）卒。

7月東京市養育院雇員(癩収容室主任　救癩活動開始の契機)、38年医員、41年副医長、42年第1区府県立全生病院医長、大正3年病院長、欧米各国視察、昭和3年国立癩療養所医官兼国立癩療養所長、6年国療長島愛生園長(初代)、32年退官。▽生涯を通してハンセン病患者の療養と管理、ならびにハンセン病の研究と予防のため尽くした。昭和に入ってからは国立癩療養所の設立に積極的に関与し、らい予防法に基づく在宅患者の強制収容を実施するなど、公衆衛生の分野で政治的・行政的手腕を発揮した(後世、ハンセン病患者の強制収容策には異論が多く、断種政策には批判が大きい)。日本癩(らい)学会の創立者(昭和2年)。ハンセン病の診断方法としての光田反応(皮膚反応)の開発者(19年)。▽昭和25年朝日賞(社会奉仕部門　救癩事業への貢献と癩治療の研究)、26年文化勲章(癩医学に対する貢献)・文化功労者、防府市名誉市民、岡山市名誉市民、36年ダミアン・ダットン賞

【著書】回春病室(昭25)、愛生園の記(昭33)**【伝記】**光田健輔と日本のらい予防事業(昭33)、癩に捧げた八十年(青柳緑　昭40)、光田健輔(内田守　昭46、人物叢書)

満田久輝　みつだ・ひさてる

大正3(1914)～平成18(2006)年(91歳)、京都

【栄養学(栄養化学)】昭和12年京都帝大農学部農林化学科卒。19年11月助教授(化研)、27年2月教授、30年5月(農芸化学科栄養化学)、42年4月(食品工学科栄養化学)、53年4月停年退官。退官後、甲子園大学長(53年4月～58年3月)。▽わが国の主食である米の栄養強化と備蓄法研究の第一人者。特に、強化米の開発で知られる。基礎研究の面でも大きな業績を挙げた。▽昭和38年日本ビタミン学会賞(緑葉におけるビタミンB_2生合成機構)、47年「米の栄養と米の貯蔵」について昭和天皇にご進講、55年学士院賞(ビタミンB_2の生合成機構に関する研究とその応用)、56年米国化学会賞(農芸化学食品化学部門賞)、58年学士院会員、平成元年文化功労者、6年文化勲章(栄養科学・食糧科学)、7年京都市名誉市民▽満田久敏(精神科、大阪医大教授)は兄、浜本久代(岡山大小児科浜本英次教授夫人)は姉。

【著書】栄養化学要説(昭34)、実験栄養化学(昭36)、米、再考　コメは世界の主食です。(平5)**【共著】**解説栄養化学(昭48)**【共編】**食品保蔵(昭41)、栄養化学(昭48)

満田久敏　みつだ・ひさとし

明治43(1910)～昭和54(1979)年(69歳)、大阪

【精神科】昭和9年京都帝大卒。精神科入局(三浦百重教授)、12年5月助手(今村新吉教授)、独・米留学(在外研究員　12年8月～14年2月)、14年2月講師。南方機関要員(18年5月陸軍専任嘱託、10月ジャワ島マラン邦人病院長。21年7月復員)、22年6月京都帝大医専部教授、25年11月東京医療少年院長、28年9月大阪医大教授(初代　神経精神科)、51年3月定年退職。退職後、新阿武山病院理事長(51年4月～54年7月)。▽精神疾患における臨床遺伝学的研究を目指した。内因性精神病に、統合失調症、躁鬱病(双極性障害)のみならずてんかんを加わるべきであること、更に非定型精神病を独立させるべきであると提唱した。日本人類遺伝学会創立(昭和31年)の発起人。日本生物学的精神医学会の設立(昭和49年)に尽力、後、理事長。▽昭和29年日本精神病学会森村賞(内因性精神病の遺伝臨床的研究)、38年日本人類遺伝学会賞(精神医学における臨床遺伝学的研究)▽浜本久代(岡山大小児科浜本英次教授夫人)は姉、満田久輝(栄養化学、京大農学部教授)は弟。

【共訳】馬鹿について(ガイヤー　昭33)**【伝記】**満田久敏　臨床遺伝学者(堺俊明　臨床精神医学14巻2号、昭60)

三橋公平　みつはし・こうへい

大正10(1921)～平成19(2007)年(86歳)、千葉

【解剖学、形質人類学】昭和22年9月千葉医大卒。実地修練、23年第1解剖入室(小池敬事教授)、28年2月講師、32年2月助教授、34年1月札幌医大教授(解剖)、39年7月(第2解剖)、62年3月定年退職。退職後、望洋台病院院長、五輪橋整形外科病院勤務。▽指紋(三橋・小池の指紋4分類法)、古人骨の研究で知られる。

【編著】南有珠6遺跡(昭58)

三橋進　みつはし・すすむ

大正6(1917)～平成9(1997)年(79歳)、千葉

【微生物学】昭和17年9月東京帝大卒。伝研入所(細谷省吾教授)、海軍軍医[10月、19年5月(軍医中尉)、20年復員]、21年8月伝研技官、24年4月助手、27年11月助教授、米国留学(27年～29年)、30年10月群馬大教授(微生物学)、58年3月停年退官。退官後、微生物化学研究所赤城山分室エピゾーム研究所長。

▽細菌の薬剤耐性のメカニズムを研究、細菌の細胞質内にあり接合によって菌から菌に伝達する耐性因子を「R因子」と名づけ、もっと小型で伝達性のないものを「r因子」と定義し、それらの遺伝学的性質を解明した。昭和43年エピゾーム研究所を開設。▽昭和49年浅川賞(三橋進、橋本一、原田賢治 細菌における伝達性、非伝達性プラスミドとその疫学、生化学および遺伝学的背景)、56年ポール・エールリッヒ医学賞(西独)

【共著】免疫とワクチン(教養講座ライフサイエンス7 昭51) **【編著】**薬剤耐性(昭48)、ニューキノロン(平3) **【共編】**実験感染学(昭42) **【随筆】**赤城の麓にて(昭62)、続(平1)、榛名山の遠望(平5)

三瀦謙三 みつま・けんぞう

嘉永5(1852)～明治27(1894)年(42歳)、出羽(山形)

【細菌学】 安政6年米沢興譲館に入り、漢籍などを学んだ後、米沢の医学校好生堂に学ぶ(～2年8月、この間、明治元年越後三条で藩兵の治療に従事)。3年東京医学校入学(大学東校と改称)、独人教授ミュルレル、ホフマンに学び、8年卒。2月東京医学校下医(シュルツェの助手として診療に従事)、9年1月警視庁病院雇(デーニッツの助手)、10年3月西南の役の際に九州に出張、11月警視第一病院副長。12年7月最初の東京地方衛生委員に任命され、同年のコレラ流行時には避病院長。13年9月芝警視病院長、14年廃院、5月廃院跡にて私立芝医院開設・院長。▽わが国におけるジフテリアの病原菌説の提唱者。東京医学校勤務中、シュルツェの指導でジフテリアの病理と治療法について研究、粘膜に存在する一種の菌が最も重要な病原的関係があることを主張。10年後、レフレル(独)がジフテリア菌を発見した(山崎佐「ヂフテリア」病原と三瀦謙三先生。中外医事新報1175号、昭6)。また、17年第1回東京医術開業試験委員を務めた。▽三瀦忠道(漢方内科、福島県立医大教授)は曾孫。

【著書】断訟医学中毒篇(明12)、袖珍海浴示導(明28) **【共訳】**国政医論(明12)

御津磯夫 みと・いそお

→今泉忠男(いまいずみ・ただお)

三友善夫 みとも・よしお

昭和7(1932)～昭和53(1978)年(46歳)、埼玉

【病理学】 昭和33年日医大卒。実地修練、東京医歯大病理入室(太田邦夫教授)、37年助手、39年講師(中央臨床検査部)、米国留学(42年2月～43年8月 アルバート・アインシュタイン医大)、44年助教授(森亘教授)、50年11月埼玉県立がんセンター、在職中、53年12月逝去。

【著書】病理組織のための電子顕微鏡試料作製法(昭48) **【共著】**病理学(衛生検査技術講座第6 昭42)

碧川かた みどりかわ・かた

明治2(1869)～昭和37(1962)年(92歳)、因幡(鳥取)

【看護師、社会運動家】 旧姓和田、堀。鳥取池田藩家老和田邦之助の次女、父が蟄居を命ぜられたため、和田家の重臣堀正に育てられた。明治17年龍野の三木節次郎と結婚、長男(操、後の三木露風)、次男(勉)を得たが、夫の不貞のため、勉を連れて実家に帰った後、上京、28年帝大附属看病法講習科入学、在学中受洗。卒後、帝大医院勤務、35年碧川企救男(小樽新聞記者)と結婚、小樽に移住、1男4女を設け、大正元年上京。マッサージの技術を生かして、三浦謹之助教授紹介の患家から収入を得るなど働いた。墓石の碑文に「赤とんぼの母、ここに眠る」と露風が自筆した。▽日本キリスト教婦人矯風会の一員として廃娼運動に、大正12年には婦人禁酒会を組織して禁酒運動に奔走、13年には更に婦人参政同盟を結成、婦人参政権獲得のため街頭運動を展開、昭和2年には女権擁護会を設立、機関誌『女権』を創刊、戦後は市川房枝などと活動を進めた。▽末子の碧川清は、わが国最初の重症心身障害児施設・島田療育園の総婦長を務めた。

【伝記】碧川かた(高橋政子『写真でみる日本近代看護の歴史』、昭59)

南 熊太 みなみ・くまた

明治40(1907)～昭和56(1981)年(74歳)、福岡

【眼科】 昭和8年熊本医大卒。眼科入局(鹿児島茂教授)、12年9月講師、14年3月助教授、応召[15年8月、16年6月(陸軍軍医少尉)、久留米陸軍病院附、18年10月(軍医中尉)、久留米陸軍病院眼科部長、20年12月召集解除]、復帰、21年9月久留米医大教授、27年4月久留米大教授、31年11月退職。退職後、久留米市内にて開業。▽俳誌『富士』『かつらぎ』同人。

【著書】九州眼科人物風土記其の1(昭44) **【句集】**筑後川(昭42)

皆見省吾　みなみ・せいご

明治26（1893）～昭和50（1975）年（81歳）、石川

【皮膚科】　大正7年東京帝大卒。皮膚病学黴毒学入局（土肥慶蔵教授）、11年助手、独・墺留学（在外研究員、11年8月～13年8月　ベルリン・フリードリヒスハイン病院、カイザー・ウィルヘルム研究所、ウィーン大に在籍）、13年岡山医大講師（皮膚科泌尿器科）、10月教授、昭和6年4月九州帝大教授（皮膚科）、附属医院長（17年6月～19年6月）、23年4月退官。退官後、皆見梅毒血清研究所、同附属病院を開設。▽女子顔面毛包炎、女子顔面再発性皮膚炎を命名したほか、性病の研究でも業績がある。また、昭和8年雑誌『皮膚と泌尿』を創刊、退官後、29年には皆見賞を創始し、わが国皮膚科学の向上に寄与した。▽皆見紀久男（皮膚科、九大教授）は子息。

【著書】皮膚病黴毒学（昭12）、皮膚科泌尿器科診療の実際（昭18）、蕁麻疹の療法（昭22）、梅毒の最新療法（昭23）、医学皮膚科診療叢書（昭23）　**【共著】**皮膚病性病学（昭30）　**【編著】**花柳病の常識（大15）

南　大曹　みなみ・だいそう

明治11（1878）～昭和20（1945）年（66歳）、福島

【内科（消化器）】　旧姓近藤。明治37年12月東京帝大卒。第2内科入局（入沢達吉教授）・大学院、39年4月胃腸病院、独留学（私費、43年1月～大正2年1月　ブレスラウ、ベルリン在留）、4年10月南胃腸病院開設。▽癌研究会理事長（昭和10年2月～20年3月）を務め、没後、21年7月南胃腸病院は癌研に売却され、癌研附属病院となった。▽胃腸病院で長与称吉院長の下で副院長を務めた杉本東造（杉本胃腸病院長）、平山金蔵（胃腸病院長）、南大曹は長与門下の三羽烏と呼ばれた。▽南博（心理学、一橋大教授）は長男。

【著書】胃腸病診断及治療学上巻（明40）、下巻（明41）、内科疾患食養療法（明42）、胃潰瘍の診療と療法（臨牀医学講座第22輯　昭11）

南　武　みなみ・たけし

明治42（1909）～平成12（2000）年（90歳）、福島

【泌尿器科】　昭和10年慈恵医大卒。外科入局（松山陸郎教授）、12年千葉医大衛生学（松村粛教授）にて研究従事、14年慈恵医大外科、東京帝大第1外科（大槻菊男教授）、20年国立傷痍軍人宇都宮療養所、21年8月慈恵大青戸分院外科医長（高田善教授）、22年助教授（第1外科　高田善教授）、27年1月教授（泌尿器科）、欧米留学（32年～33年）、附属病院長（45年12月～49年12月）、50年3月定年退職。退職後、国立西埼玉中央病院長（51年4月～55年4月）。

【共著】経尿道的切除術手技（昭42）　**【訳書】**腎・尿路レントゲン図譜（ロール　昭50）　**【随筆】**であい、ふれあい（平11）　**【編著】**茉莉花（夫人の追悼集　平2）

南　博　みなみ・ひろし

大正3（1914）～平成13（2001）年（87歳）、東京

【心理学（社会心理学）、評論家】　昭和12年3月東京帝大医学部中退、15年京都帝大文学部哲学科卒。文学部副手、16年9月米国コーネル大留学、18年5月博士課程修了、6月コーネル大附属行動研究所員兼講師（～21年7月）、9月ニューヨーク大、コロンビア大にて異常心理学、精神分析学の臨床実習と研究、22年3月帰国、日本女子大教授、8月東京商大予科講師、24年5月一橋大専任講師、25年8月助教授、33年7月教授、53年4月停年退官。退官後、成城大教授（53年4月～60年3月）、日本ジャーナリスト専門学校長（61年4月～平成11年4月）。▽米国留学中は、ゴキブリを対象とした実験心理学を専攻したが、帰国後は、実験心理学の設備不足から社会心理学に転向、米国の社会心理学の手法を用いて、わが国の社会心理学を初めて体系化した。『日本人の心理』（岩波新書　昭和28年）は日本人の自我の弱さを指摘して話題となり、「日本人学」提唱の先駆けとなった。▽昭和23年社会心理研究所を設立・所長、39年社会行動研究所を設立・所長（～46年）、40年日本社会心理学会理事長（～41年、43年～49年、51年～56年）、57年日本心理センターを設立・所長。▽昭和25年毎日出版文化賞（社会心理学）▽南大曹（消化器科、南胃腸病院長）の長男。

【著書】社会心理学入門（岩波新書　昭33）、大系社会心理学1～4（昭54）、日本的自我（岩波新書　昭58）、化粧とゆらぐ性（平3）、南博セレクション全7巻（平13～16）　**【編著】**南博のストレス・カウンセリング（平3）　**【共編】**近代庶民生活誌全20巻（昭60～平10）　**【訳書】**エロス的文明（マルクーゼ　昭33）、アメリカン・カップルズ（ブルームスティーン、シュワルツ　昭60）、ライフサイクルの心理学上・下（平4）

南浦邦夫　みなみうら・くにお

明治32（1899）～昭和59（1984）年（85歳）、岩手

【小児科】　大正15年北海道帝大卒。小児科入局（永

井一夫教授)、昭和3年4月助手、5年3月衛生学教室勤務(井上善十郎教授)、7年5月助教授(小児科)、21年9月兼北海道女子医専講師・小児科長、25年4月札幌医大教授、附属病院長(35年4月～39年3月)、40年3月定年退職。退職後、北海道立衛生学院長(40年4月～)、北海道衛生部顧問(46年4月～)、北海道小児総合保健センター設立準備室長(48年4月～)、北海道小児総合保健センター所長(52年6月～53年5月)。
[著書]治療栄養品としての牛酪乳(昭10)、小児肺炎(昭21)

峯 勝 みね・まさる

明治36(1903)～平成2(1990)年(86歳)、京都
【外科(消化器)】 昭和5年京都府立医大卒。第1外科入局(望月成人教授)、講師を経て、16年7月佳木斯医大教授、戦後、帰国、京都府立医大講師、29年9月教授、42年3月定年退職。退職後、京都市左京区・子どものその保育園理事長。

美濃口 玄 みのぐち・げん

明治42(1909)～昭和55(1980)年(71歳)、神奈川
【口腔外科】 昭和10年京都帝大卒。助手、14年9月日本歯科医専講師(皮膚科、小児科)、15年9月教授(～22年3月)、19年8月京都帝大助教授(附属病院歯科診療室主任)、25年1月教授(初代 口腔外科)、47年3月停年退官。退官後、京都逓信病院長(47年9月～54年9月)。▽フッ素による齲歯予防の研究、合成樹脂の医学・歯学領域への応用など、先駆的研究を行った。

[共著]美容整形手術学(昭32) [共監]最新看護学教程上・中・下巻(昭30)、簡明看護学(昭31)

簑島 高 みのしま・たかし

明治28(1895)～平成2(1990)年(94歳)、熊本
【生理学】 大正11年3月東京帝大卒。生理学入室(永井潜教授、橋田邦彦教授)、9月北海道帝大助手(宮崎彪之助教授)、12年4月東北帝大理学部理学科入学、13年3月北海道帝大講師、12月助教授(第2生理)、独・米留学(在外研究員 昭和5年1月～7年6月)、昭和11年4月台北帝大教授(第1生理)、12年8月北海道帝大教授(第1生理)、超短波研究所長(18年1月～、応用電気研究所 21年3月～9月)、22年10月北大教授、32年3月停年退官。退官後、東京女子医大教授(第1生理 32年4月～40年3月)。
[著書]人工血液(昭43)、音楽生理学(昭44)、数理生理学(昭55)、脳電図(昭57) [編著]日本人人体正常数値表(昭33)

簑和田益二 みのわだ・ますじ

明治29(1896)～昭和47(1972)年(76歳)、栃木
【内科(結核病学)】 大正11年7月京都帝大卒。昭和12年11月療道協会松尾病院長、18年3月京都厚生事業協会京都厚生園長(～25年7月)、27年12月京都社会事業財団京都厚生園長、39年1月京都社会事業財団京都桂病院長。在職中、47年8月逝去。▽幼少時、両親を結核で亡くし、自身、旧制中学時代、肺結核に罹患した経験から、結核診療を志し、療道協会を設立、松尾病院を開設・院長。病床を増設し、京都厚生園と改称、結核の減少後は総合病院京都桂病院に発展させた。
[著書]結核全治の近道とその予防法(昭8)、自然健康法(昭18)、結核の根本療法(昭22)、療養十二ケ月(昭24)、最新の療養(昭29)、長寿法(昭45)

三林隆吉 みばやし・りゅうきち

明治31(1898)～昭和52(1977)年(78歳)、石川
【産婦人科】 大正12年6月京都帝大卒。婦人科産科入局(岡林秀一教授)、13年1月助手、14年4月新潟医大講師(産科婦人科 上野道故教授)、15年5月助教授、独・蘭・米留学(在外研究員、昭和5年1月～6年12月)、13年7月京都帝大教授(婦人科産科)、36年4月停年退官。退官後、恩賜財団大阪府済生会野江病院長(39年10月～48年8月)。▽子宮癌の進行例に対する超広汎性剔出術式を創案・実施。また、子宮癌の放射線治療法として回転照射術式を考案した。

三原七郎 みはら・しちろう

明治40(1907)～昭和47(1972)年(64歳)、宮崎
【外科】 昭和7年九州帝大卒。神戸市・兵庫病院外科部長、22年健康保険南海病院長、30年社会保険宮崎江南病院長、在職中、47年6月逝去。
[著書]三等院長のメモ(昭34)、外遊の生態 欧米ひとり旅(昭38)、医療の内幕 続・三等院長のメモ(昭40)

美原 博 みはら・ひろし

大正2(1913)～昭和56(1981)年(68歳)、群馬
【外科(脳外科)】 昭和15年慶大卒。海軍軍医、21年

ま

伊勢崎市にて開業、38年脳血管研究所設立・理事長、39年附属美原記念病院開設・院長、在職中、56年6月逝去。▽昭和51年脳血管障害研究を振興するための「美原賞」を設けた。▽昭和43年日医最高優功賞（開業医師で学術的貢献著しい功労者）▽美原恒（生理学、宮崎医大教授・副学長）は弟。

【著書】だれにもわかる脳卒中のはなし（昭53）【評伝】美原博 脳卒中患者に早期リハビリを（水野肇『私の出会った名ドクター』、平3）

三森孔子 みもり・よしこ

昭和3（1928）～昭和62（1987）年（59歳）、福島
【看護師（助産師）】 昭和23年郡山助産婦学校卒。病院勤務を経て、31年立川市に助産院を開業。▽夫婦協力して産むお産「ラマーズ法」の普及に昭和50年頃から取り組み、「産婆の学校」を開講した。
【著書】すてきなラマーズ法お産 産婆さんがすすめる（昭58）

宮 林太郎 みや・りんたろう

→四宮学（しのみや・まなぶ）

宮入慶之助 みやいり・けいのすけ

慶応元（1865）～昭和21（1946）年（80歳）、信濃（長野）
【衛生学、寄生虫学】 明治23年東京帝大卒。衛生学入室（緒方正規教授）・助手、24年9月京都府医学校教諭（生理学・衛生学 ～27年5月）、28年1月一高教授（衛生学・細菌学 ～29年3月）、30年臨時検疫局事務官、31年万国衛生会議、デモクラフィー会議（マドリッド）に政府委員として参加、兼内務技師、32年内務省衛生局防疫課長、33年防疫課長代理、独留学（文部省外国留学生、35年4月～37年8月 ベルリン大レフレル教授に師事、またブレスラウ大、グライフスワルド大に在籍）、37年9月京都帝大福岡医大教授（初代 衛生学）、45年5月（第1衛生学）、大正8年4月九州帝大教授、12年1月（衛生学）、14年9月停年退官。▽日本日本住血吸虫の中間宿主の巻貝（ミヤイリガイ）の発見者（大正2年）。▽大正12年学士院会員 ▽鳥栖市近郊に宮入先生学勲碑、長野市に宮入慶之助記念館がある。
【著書】生理学講義全4巻（明28～30）、新篇養生訓（明39）、寄生原虫研究之栞（明42）、衛生学上巻（大2）、中巻（大6）、下巻（大3）、寄生虫病に就いて（大10）、宮入衛生問答（大11）、食べ方問題（大12）、小児児童生理衛生の栞（大15）、栄養上必須の最新知識 ドイツの生活改善運動（昭16）【分担】日本人の栄養のために（教学叢書第7輯 昭14）【訳書】自然科学（ヘルムホルツ、医海叢書第1編 明45）、科学者ヘルマン・フォン・ヘルムホルツ評傳第1巻（ケーニヒスベルゲル 昭18）【共訳】能氏内科臨床講義1～4（ノートナーゲル 明27～31）【参考】住血吸虫症と宮入慶之助 ミヤイリガイ発見から90年（平17）

宮入清四郎 みやいり・せいしろう

明治25（1892）～昭和36（1961）年（68歳）、長野
【伝染病学、内科】 大正8年東京帝大卒。9年12月病理学入室（山極勝三郎教授）、11年4月第3内科入局（稲田龍吉教授）、昭和5年4月東京市立深川病院副院長、16年院長、戦後、東京都職員共済組合飯田橋病院長、生光会清瀬療養所長を経て開業。
【著書】嗜眠病（流行性脳炎）の報告書（昭14）【随筆】わが文集（昭30）

宮入近治 みやいり・ちかじ

明治29（1896）～昭和38（1963）年（67歳）、長野
【産婦人科、細菌学】 大正10年千葉医専卒。産婦人科入局（後藤直教授、杉村文祐教授）、吾妻病院勤務を経て、12年兵庫県洲本病院産婦人科医長、昭和8年千葉医大衛生学（松村粛教授）にて研究従事、10年8月東京・市谷にて開業（宮入医院）。▽宮入菌の発見者。千葉医大にて研究中の昭和8年宮入菌（酪酸菌 *Clostridium butyricum*）を発見、15年酪酸菌の工業生産開始、25年郷里戸倉町に「宮入菌剤研究所」を設立・所長。▽昭和34年全国発明表彰発明賞（整腸剤の製造法）

宮内義之介 みやうち・よしのすけ

明治39（1906）～平成14（2002）年（95歳）、茨城
【法医学】 昭和6年千葉医大卒。法医学入室（加賀谷勇之助教授）・助手、応召（13年中支在勤、戦後、復員）、22年2月助教授兼附属医専部講師、35年5月教授、46年3月停年退官。退官後、名古屋保健衛生大教授（法医学 50年4月～58年3月）。
【著書】法医学（昭37）、消化残渣図鑑（昭38）

宮尾益英 みやお・ますひで

大正10（1921）～平成6（1994）年（72歳）、新潟
【小児科】 昭和22年東大卒。実地修練、小児科入局（詫摩武人教授）、28年5月徳島大助教授（北村義男教授）、欧米留学（39年8月 独マールブルグ大小児

科ビッケル教授に師事)、独再留学(43年12月～44年12月 ハイデルベルグ大ビッケル教授に師事)、45年5月教授、医学部長(57年4月～61年4月)、62年4月停年退官。

【編著】最新育児小児病学(昭55)、微量元素と小児疾患(小児科 mook no.33 昭59)

宮川庚子 みやがわ・かのえこ

明治33(1900)～平成5(1993)年(93歳)、岩手

【耳鼻咽喉科】 旧姓西村。大正10年東京女子医専卒。東京帝大耳鼻咽喉科入局(岡田和一郎教授、吉井丑三郎教授、増田胤次教授)、14年からは解剖学教室(井上通夫教授)にて研究従事、昭和6年1月論文「邦人聴器の形態学的研究」(大日本耳鼻咽喉科学会雑誌36巻1号、昭和5)により、東京帝大より学位受領、女性医学博士第1号。▽以後、家業に従事していたが、戦後、24年東京都青山南町にて開業。

宮川久平 みやかわ・きゅうへい

明治元(1868)～大正13(1924)年(56歳)、越後(新潟)

【産婦人科】 済生学舎卒。明治25年柏崎町に帰郷、長兄文平とともに赳庵病院を開設、上京して浜田玄達に産婦人科を学び、柏崎に再帰郷、産婦人科を開設、31年赳庵病院産婆講習所開設(33年柏崎産婆学校改称・校長)。▽講習所において本格的助産師教育を開始するとともに、毎月1回産婆補習教育を推進した。また、刈羽郡産婆組合会長も務めた。▽母の勢以は渡辺赳庵を婿として、自らも弘化2年より医業を修めた女医。明治14年に新潟県庁に「医師御免許願」を提出した(不受理)。

宮川 正 みやかわ・ただし

大正2(1913)～平成14(2002)年(88歳)、広島

【放射線科】 昭和12年東京帝大卒。放射線科入局(中泉正徳教授)、応召(16年哈爾浜陸軍病院、21年復員)、21年5月東京逓信病院医長、23年8月国立東京第一病院医長、28年4月横市大教授、31年4月東大教授、48年3月停年退官。退官後、埼玉医大教授(放射線科 48年4月～8月)、東京船員保険病院長、埼玉医大教授(53年3月～58年5月)、附属病院長(58年6月～平成元年4月)、学長代行(平成元年10月～2年7月)。

【共著】放射線治療学(現代医学叢書 昭50)**【監訳】**放射線診断の物理(ターポゴシアン 昭45)

宮川文平 みやかわ・ぶんぺい

文久元(1861)～昭和6(1931)年(70歳)、越後(新潟)

【眼科、政治家】 済生学舎卒。明治20年医術開業試験及第、静岡眼科病院副院長。25年柏崎町に帰郷し、弟久平とともに赳庵病院を開設。▽明治31年弟久平とともに赳庵病院産婆学校開設、39年私費を投じて中越盲唖学校を創設、校長に就任、盲唖教育に貢献した。▽また、町会、郡会、県会各議員として活躍、柏崎築港完成のために活躍した。▽宮川月海(蘭方医)の孫。両親(赳庵、勢以)とも医師。

宮川正澄 みやかわ・まさすみ

明治39(1906)～平成6(1994)年(87歳)、石川

【病理学】 昭和9年名古屋医大卒。第1病理入室(木村哲二教授)、10年助手、応召(13年～20年)、21年11月名古屋帝大教授(第1病理)、22年10月名大教授、兼附属無菌動物研究施設長(35年～)、45年3月停年退官。退官後、無菌生物研究所を設立・所長(45年～61年)、神戸学院大教授(栄養学部 45年4月～48年3月)、愛知医大教授(第1病理 48年3月～52年3月)。▽昭和30年、わが国で初めて「無菌モルモット」の繁殖に成功、また、41年には「無菌ラット」の長期飼育に成功した。▽昭和35年中日文化賞(実験動物の無菌飼育による病理研究)、43年学士院賞(無菌動物の研究)、60年学士院会員

【著書】無菌動物(昭38)、無菌空間(昭58)、無菌世界(平3)**【共編】**実験感染学(昭42)

宮川米次 みやかわ・よねじ

明治18(1885)～昭和34(1959)年(74歳)、愛知

【内科】 旧姓今泉、号 豊山。明治43年東京帝大卒。第2内科入局(入沢達吉教授)、伝研入所(青山胤通所長)、大正7年10月助教授、英・米・仏・瑞留学(文部省外国留学生 8年3月～9年11月)、伝研附属病院長(9年12月～昭和20年10月)、昭和2年9月教授、伝研所長(9年2月～15年11月)、同仁会副会長(～21年2月)、20年10月退官。退官後、22年11月公職追放(～25年10月解除)、生物理化学研究所長、川崎市・東生病院長。▽宮川小体[鼠径リンパ肉芽腫症(第四性病)病原体]を発見(昭和10年)、寄生虫、結核、栄養学等について広く業績を樹立した。▽昭和30年学士院賞(鼠蹊淋巴肉芽腫症の病原体に関する研究)▽岡西順二郎(結核病学)は娘婿。

【著書】臨牀寄生虫病学(昭2)、蒙古文化地帯(昭18)、戦争とマラリア(昭19)、ヂフテリア予防法(臨牀医

学文庫9 昭21)、化学療法(昭22)、治療食餌(臨牀医学文庫22 昭22)、新撰内科学上・中・下巻(昭23)、今日に於けるヴィルスの臨床(医家叢書第1 昭25)

宮城音弥 みやぎ・おとや

明治41(1908)~平成17(2005)年(97歳)、東京

【心理学、精神科】 昭和6年京都帝大文学部哲学科心理学専攻卒。兵庫県立児童研究所勤務、欧州留学(仏政府招聘留学生、9年~12年 パリ大心理学研究所、ストラスブール大哲学研究室、医学部精神科研究室にて心理学、精神医学を学ぶ)、12年慶大精神科助手、17年昭和医専卒。19年慶大講師、24年5月東京工大教授(理工学部心理学)、43年3月停年退官。退官後、日大教授(歯学部 44年4月~48年3月)。▽岩波新書などで心理学を分かりやすく紹介し、心理学ブームの火付け役となった。評論活動にも関心をもち、昭和21年清水幾太郎、中野好夫らとともに二十世紀研究所を設置、副所長に就任した、著書、きわめて多数。

【著書】心理学入門(岩波新書 昭27)、夢(同 昭28)、精神分析入門(同 昭34)、性格(同 昭35)、天才(同 昭42)、日本人の性格(昭44)、人間年輪学入門(同 昭57)【編著】岩波心理学小辞典(昭54)

宮木高明 みやき・たかあき

明治44(1911)~昭和49(1974)年(62歳)、東京

【薬学】 昭和10年東京帝大医学部薬学科卒。薬化学入室(近藤平三郎教授)、16年3月千葉医大薬学専門部教授、24年3月千葉大教授(薬学部薬品化学)、薬学部長[初代 24年7月~25年9月、30年10月~33年10月、事務取扱(33年10月~11月)]、35年4月(薬品製造学)、腐敗研究所長[(38年5月~41年5月)、事務取扱(44年5月~)、所長(8月~)]、48年9月生物活性研究所長(改組)]、兼予研食品衛生部長(38年12月~)、在任中、49年1月逝去。▽日本薬学会会頭、科学技術庁ライフサイエンス推進委員長、長井薬学記念館建設実行委員長などを務め、医療関係の啓蒙書を多数執筆した他、『ファルマシア』初代編集委員長として薬学界の広報活動を担当した。

【著書】薬品化学(昭28)、家庭の薬(昭31)、新薬千一夜(昭32)、ペニシリン以後(創元医学新書 昭32)、薬(岩波新書 昭32)【共著】化学実験の装置と操作(昭24)【編著】化学定数表(昭32)、薬物と生体(岩波講座現代生物科学 昭53)【訳書】薬と人体(モデル、ランシング 昭50)【遺稿】われ茲に在るもの(昭50)

三宅市郎 みやけ・いちろう

明治14(1881)~昭和39(1964)年(82歳)、岐阜

【農学、中毒学】 明治39年東京帝大農科大学卒。大正14年東京農大教授、昭和33年定年退職。▽昭和38年学士院賞(小林芳人、浦口健二、三宅市郎 カビ類代謝産物の中毒学的研究)

【編著】植物病理学各論(昭12)【共訳】栽培植物改良論(ベーリー 明41)

三宅栄次 みやけ・えいじ

明治27(1894)~昭和29(1954)年(60歳)、山口

【内科、小児科】 大正10年京都帝大卒。第1内科入局(辻寛治教授)・大学院、昭和2年山口・徳山町にて開業(三宅医院)、昭和22年11月徳山保健所附属施設として徳山博愛病院(わが国最初のオープンシステム病院)を開設、23年徳山保健所長就任、病院の運営に尽力した。

三宅鉱一 みやけ・こういち

明治9(1876)~昭和29(1954)年(78歳)、東京

【精神科】 明治34年12月東京帝大卒。35年2月精神科入局(呉秀三教授)・助手兼東京巣鴨病院医員、6月大学院入学(~38年4月休職)、墺・独留学(私費、38年4月~40年5月 ウィーン大オーバーシュタイナー教授、ミュンヘン大クレペリン教授に師事)、40年8月講師、12月府立松沢病院副院長、42年5月助教授、大正14年6月教授、昭和11年3月停年退官。退官後、東京帝大医学部附属脳研究室を開設・所長(11年3月~17年4月)。▽神経解剖学、実験心理学、精神測定、司法精神医学、精神衛生などに業績を挙げた。大正12年、内田勇三郎とともに三宅式対語記銘力検査法を考案・発表した。『精神病学提要』は日本の代表的な教科書として版を重ねた。脳研究室は、昭和11年堀越久三郎(実業家)の寄付を得て開設され、28年に至って大学設置法による東大医学部附属脳研究施設に発展した。▽三宅秀(病理学、東京帝大初代病理学教授)の長男。三宅仁(病理学、東大教授)は長男。

【著書】白痴及低能児(日本小児科叢書第10篇 大3)、責任能力(昭5)、精神病学提要(昭7)、医学的心理学(昭8)、精神鑑定例(昭12)【伝記】三宅鉱一博士事績(金子準二 昭38)

三宅コタミ　みやけ・こたみ

明治12(1879)年～昭和54(1979)年(99歳)、大阪

【看護師(助産師)】　旧姓布谷。高等小学校卒。明治26年6月緒方助産婦教育所(創設者　緒方正清)入学、27年5月助産婦登録、緒方病院勤務、30年三宅栄吉と結婚、昭和2年東区東雲町に助産院開業。▽大阪府産婆会理事、大阪市産婆会副会長、会長、大阪府産婆会副会長(大正9年～11年)などを務めた▽13歳時、三宅栄吉の嫁にと三宅家の養女となっていた。三宅家の祖母、母は助産婦であり、また、娘、孫も助産婦となり、祖母から孫の代まで五代助産事業に貢献した。**［伝記］**祖母から孫の5代続いて助産事業の貢献者三宅コタミ女史(雪永政枝『看護史の人びと第1集』、昭45)

三宅清雄　みやけ・しずお

明治44(1911)～昭和63(1988)年(77歳)、京都

【病理学】　昭和10年京都府立医大卒。産婦人科助手、病理助手、応召、復員後、講師(病理)、助教授(附属女子医専部)、講師(附属病院臨床病理部)、40年6月教授(第1病理)、49年3月定年退職。退職後、京都第一赤十字病院検査部長(49年4月～)、在職中、63年4月逝去。▽わが国で初めてヒト神経芽細胞腫の培養と株化(NB-1株)に成功した。

三宅 秀　みやけ・しゅう

→みやけ・ひいず

三宅史郎　みやけ・しろう

大正11(1922)～平成18(2006)年(83歳)、広島

【外科、病院管理学】　昭和23年9月日大卒。日赤中央病院にて実地修練、25年4月第1外科入局(若林修教授)・助手、33年6月春日部市立病院外科、36年10月院長、37年6月兼日大講師、45年2月日大板橋病院企画調査室長、8月専任講師(病院管理学)、49年12月助教授、52年4月国立甲府病院長、7月日大客員教授、56年2月教授(初代　病院管理学)、医学部長(58年10月～)、平成元年10月定年退職。

［著書］病院管理学から医療管理学への歩み(平元)　**［共編］**実践看護管理(昭60)

三宅 儀　みやけ・ただし

明治35(1902)～平成5(1993)年(90歳)、岡山

【内科】　昭和2年京都帝大卒。講師、15年4月助教授、27年4月岐阜県立大教授(初代　第2内科)、29年4月岐阜県立医大教授、学長心得(31年6月～32年5月)、32年5月京大教授(第2内科)、附属病院長(38年1月～40年1月)、42年4月停年退官。退官後、国立京都病院長(42年4月～48年3月)。

［共編］内分泌学第1(昭38)、第2(昭39)

三宅徳三郎　みやけ・とくさぶろう

明治32(1899)～昭和57(1982)年(82歳)、香川

【外科、政治家】　大正15年九州帝大卒。第1外科入局(三宅速教授)、昭和5年6月岩手医専教授(外科)、8年3月兼青森県立病院外科部長、10年1月退職、三宅病院開設(高松)、19年9月福岡医歯専医学部長兼附属病院長(～22年3月)、24年10月高松・三宅医学研究所附属三宅病院長。▽香川県医師会長(昭和26年4月～42年5月)、高松市長(42年5月～46年5月)などを務めた

三宅 速　みやけ・はやり

慶応2(1866)～昭和20(1945)年(79歳)、阿波(徳島)

【外科】　明治24年11月帝大卒。25年1月外科入局・助手、26年11月徳島市に病院開設(～31年1月)、独留学(私費、31年3月～33年6月　ハイデルベルグ大、ブレスラウ大に在籍)、帰国後、徳島市にて診療従事、34年9月大阪府立医学校教諭、大阪府立病院外科医長(～35年12月)、独再留学(文部省外国留学生、36年1月～37年9月　外科学研究)、37年9月京都帝大福岡医大教授(第2外科)、39年5月(兼第1外科)、8月(第1外科)、附属医院長(大正5年6月～8年1月)、欧米見学(大正11年5月～11月)、昭和2年10月停年退官。▽胃癌の治癒判定を術後5年とすることを提唱(明治44年)、胆石症の主因が寄生虫であることを報告(45年)、陽圧開胸手術を実施(大正3年)、胃癌の分類法ミクリッツ分類をわが国に紹介(昭和2年)などの功績がある。▽昭和6年学士院賞(日本に於ける胆石症)

［著書］日本における胆石症(昭4)、胆道外科(日本外科全書第8巻第20冊　大8)　**［共著］**外科的見地に於ける内外境域問題としての胆石症(昭2)、胃癌(昭3)　**［随筆］**或る明治外科医のメモランダム(平10)

三宅 秀　みやけ・ひいず

嘉永元(1848)～昭和13(1938)年(89歳)、江戸(東京)

【医学教育、医政家】 幼名復一。幼少の時から高島秋帆の塾に学び、文久3年遣欧使節に従い渡仏。帰国後横浜でヘボンにつき英語を学び、米国軍医ウェッダーの内塾生となって3年間医学を修める。明治3年大学に出仕、中助教、4年大助教、その後文部少教授。東京医学校長心得。9年フィラデルフィア市万国医学会参列、副会長。10年4月東大(旧)教授(病理学、診断学、裁判医学、医史学担当)、東大(旧)綜理心得(14年7月〜)、渡欧(私費、18年〜19年 医学教育の調査)、帝大医科大学長(19年3月〜23年11月)、26年9月退官。退官後、貴族院議員(勅選 明治24年4月〜昭和13年3月)。▽わが国の医学教育と医療行政の確立者。▽明治18年学士院会員、21年池田謙斎、橋本綱常、高木兼寛、大沢謙二とともに、わが国最初の医学博士、36年東京帝大最初の名誉教授。▽父は三宅艮斎(蘭方医)、佐藤尚中(順天堂主)の娘婿、三宅鉱一(精神科、東京帝大教授)は長男、三宅仁(病理学、東大教授)は孫。三浦謹之助(内科、帝大教授)は娘婿。

【著書】病理各論上・下巻(明13)、病理総論(明14)、治療通論上・中巻(明17)、安眠法(最新衛生叢書第4編 明45)【編訳】病体剖観示要(明12)【参考】医学者たちの一五〇年 名門医家四代の記(三浦義彰 平8)

三宅 寿 みやけ・ひさし

明治39(1906)〜昭和31(1956)年(49歳)、島根

【放射線科】 昭和8年大阪帝大卒。理学的診療科入局(長橋正道教授)、14年9月傷痍軍人白浜療養所長、20年12月国立白浜温泉療養所長、23年5月阪大講師(西岡時雄教授)、25年3月徳島大徳島医大教授、在職中、31年4月逝去。▽昭和31年4月1日、日本医学放射線学会において、宿題報告「ビニール鋳型による肺紋理の研究」をテープレコーダーにより報告し、翌2日逝去。

【著書】和歌山県の温泉(昭25)

三宅 博 みやけ・ひろし

明治34(1901)〜平成5(1993)年(92歳)、徳島

【外科】 昭和2年九州帝大卒。第1外科入局(赤岩八郎教授)、助手を経て、8年1月講師、9年3月助教授、独留学(在外研究員、9年10月〜11年8月 キール大アンシュッツ教授に師事)、13年7月長崎医大教授(第1外科)、16年12月岡山医大教授(第1外科)、22年7月九大教授(第1外科)、附属病院長(31年8月〜33年7月)、40年3月停年退官。▽胆石、胆石症の権威。▽佐多愛彦(病理学、大阪医大学長)の娘婿、三宅速(九州帝大初代第1外科教授)の長男。

【著書】胆石症(昭45)【共著】外科学総論(昭30)、外科学各論上・中・下巻(昭34)

三宅 仁 みやけ・まさし

明治41(1908)〜昭和44(1969)年(61歳)、東京

【病理学】 昭和7年東京帝大卒。病理学入室(長与又郎教授、緒方知三郎教授、三田村篤志郎教授)、13年3月講師、16年2月臨時附属医専部講師、東京逓信病院、16年10月同仁会東亜医科学院講師、12月同仁会青島診療班、17年5月臨時附属医専部教授、19年4月助教授、22年11月東大教授、43年3月停年退官。退官後、日大歯学部教授(43年4月〜)、ABCC顧問、在職中、44年11月急逝。▽原子爆弾症、肝臓の病理学(肝硬変の病理学的分類)などの業績で知られる。▽三宅秀(東京帝大初代病理学教授)は祖父、三宅鉱一(精神科、東京帝大教授)は父、祖母は佐藤尚中(明治天皇の侍医)の娘、伯母は三浦謹之助(内科、帝大教授)夫人。

【著書】病理学総論(昭24)

三宅 廉 みやけ・れん

明治36(1903)〜平成6(1994)年(90歳)、兵庫

【小児科】 昭和3年京都府立医大卒。小児科入局(斎藤二郎教授)、日赤新潟支部病院小児科医長・新潟県立乳児院長(初代)、20年京都府立医大女医専部教授、26年10月パルモア診療所長、31年1月パルモア病院長、平成元年6月名誉院長。▽昭和24年頃、パルモア学院院長室と教授室を開放して、医師の資格をもつ宣教師が学院生徒に内科診療を行っていた。26年に正式の診療所とし、31年の病院開設においては、三宅廉の熱意から産科と小児科の提携を目指した周産期医療をわが国で初めて実現した。▽「新生児に生きた真のクリスチャンドクター」と称されている。

【伝記】パルモア病院日記 三宅廉と二万人の赤ん坊たち(中平邦彦 昭61)

宮坂松衛 みやさか・まつえ

昭和5(1930)〜平成9(1997)年(66歳)、長野

【精神科】 昭和30年東京医歯大卒。国立東京第一病院にて実地修練、31年精神神経科入局(島崎敏樹教授)・大学院入学、内地留学(33年〜35年、東大脳研神経生理学部 時実利彦教授)、35年4月東京医歯大

助手(〜43年5月)、米国留学(フルブライト交換留学生、41年6月〜43年4月 ミシガン大医学部神経薬理ドミノ教授に師事)、43年6月講師、49年4月獨協医大教授(初代 精神神経科)、平成8年3月定年退職。

宮崎淳弘 みやざき・あつひろ

大正2(1913)〜平成元(1989)年(75歳)、北海道

【整形外科】 昭和14年九州帝大卒。整形外科入局(神中正一教授)、20年3月講師、6月鹿児島県立医専教授(初代 整形外科)、25年3月県立鹿児島医大教授兼鹿児島県立医専教授、26年4月鹿児島県立鹿児島医大教授、27年4月鹿児島県立大教授兼鹿児島県立鹿児島医大教授、30年7月鹿児島大教授、附属霧島温泉研究所長(30年10月〜33年4月)、附属病院霧島分院長(33年5月〜41年5月)、附属病院長(41年6月〜45年5月)、54年4月停年退官。退官後、鹿児島逓信病院長(55年7月〜59年2月)。

【共著】骨・関節・筋肉の外科2(現代外科学大系17B 昭45)

宮崎一郎 みやざき・いちろう

明治40(1907)〜平成11(1999)年(92歳)、熊本

【寄生虫学】 昭和10年九州帝大卒。衛生学入室(大平得三教授、水島治夫教授)、17年11月講師、18年4月鹿児島県立医専教授(予防医学)、22年12月九大教授(衛生学)、26年10月(寄生虫学)、医学部長(39年4月〜41年3月)、46年3月停年退官。退官後、福岡大教授(寄生虫学 49年10月〜52年4月)、特任教授(52年5月〜57年4月)、非常勤講師(57年5月〜58年3月)。▽肺吸虫の分類、形態学的研究の世界的権威、昭和36年宮崎肺吸虫を発見。

【共編】図説人畜共通寄生虫症(昭63)

宮崎英策 みやざき・えいさく

大正8(1919)〜昭和55(1980)年(61歳)、東京

【生理学】 昭和19年9月北海道帝大卒。11月生理学入室(簑島高教授)、21年5月助手、24年9月北海道女子医専助教授(永井寅男教授)、25年4月札幌医大助教授、30年2月教授、35年8月兼附属病院中央検査部教授(〜43年8月)、39年7月(第2生理)、在職中、55年8月逝去。▽骨格筋の構造と機能の権威。▽宮崎彪之助(生理学、北海道帝大教授)の長男。

【共同分担】筋収縮の化学(生理学大系第Ⅶ巻運動系の生理学 昭41)

宮崎寛明 みやざき・ひろあき

大正5(1916)〜平成13(2001)年(85歳)、東京

【皮膚科】 昭和14年東京帝大卒。皮膚科入局(太田正雄教授)、陸軍軍医(14年10月陸軍短期軍医候補生として入隊、20年8月千島ウルップ島にて敗戦、シベリア抑留、24年6月復員)、24年11月東大助手(北村包彦教授)、27年7月助教授、32年6月順天堂大教授(〜56年3月)、順天堂医院長(52年4月〜)、55年4月学長、63年3月退任。退職後、順天堂医療短大学長(初代 63年12月〜平成4年3月)、順天堂看専校長(平成元年4月〜3年3月)。

【著書】水虫の療法(新臨床医学文庫 昭41)

宮崎雅幹 みやざき・まさもと

明治11(1878)〜大正10(1921)年(42歳)、長崎

【皮膚科】 医術開業試験及第。日露戦争(明治37年〜38年)後、ウラジオストックに渡航、ブラゴエシチエンスクにて開業、後、黒竜江省黒河にて病院経営。▽黒河の日本居留民会長となり、シベリア出兵(大正7年〜11年)当時、在留民の保護、日本軍の活動に尽力した。また、黒河在留中、皮膚病の特効薬「黒龍」を開発した。宮崎の没後の昭和5年、敬子夫人は長崎に帰り、「黒龍」を九州の名薬として全国に販路を拡大した。

宮崎松記 みやざき・まつき

明治33(1900)〜昭和47(1972)年(72歳)、熊本

【外科、ハンセン病医療】 旧性井上。大正13年京都帝大卒。第1外科入局(鳥潟隆三教授)、日赤大阪支部病院、昭和9年熊本県立九州療養所長、16年7月国療菊池恵楓園(移管)園長、33年9月退官。退官後、34年インドに渡りハンセン病の調査に従事。37年アジア救らい協会設立、40年アグラ市にアジア救らい協会インド・センターを開設・初代所長、在職中、47年6月日航機ニューデリー事故のため急逝。▽五高在学中、熊本・回春病院における英国貴族出身のハンナ・リデル女史の献身に打たれ、「救らい」に一生を捧げることを決意、「日本のシュヴァイツァー」と呼ばれる。▽昭和41年総理大臣顕彰(第1回)、44年日医功労者表彰(国際医学交流功労者)

【著書】ぼだい樹の木陰で(昭44)

ま

宮崎ミネ　みやざき・みね

明治25(1892)年～不詳、徳島

【看護師(従軍看護婦)】 旧姓小西。明治41年徳島・那賀郡尋常高等小学校高等科卒。44年日赤香川支部救護看護婦養成所入学、大正3年卒。4月日赤大阪支部病院看護婦、5年2月神戸・関西看護婦会(派出看護婦)、7年4月日赤香川支部病院看護婦主任、結婚、8年1月退職、昭和3年東京・日赤産院(～4年9月)、那賀郡に帰郷、日中戦争勃発、応召(大阪陸軍病院第78班要員、三笠丸、瑞穂丸、波上丸にて大阪、上海往復の傷病兵輸送従事、第113班救護班要員として善通寺陸軍病院勤務、16年9月解除)、17年3月牟岐線通運事務員、10月徳島市民病院総婦長、18年3月県立徳島市民病院、県立徳島医専に移管、18年3月県立徳島医専附属病院総婦長、21年4月徳島医大総婦長、24年5月徳島大附属病院総婦長、27年6月定年退職。退職後、社会保険鳴門病院看護部長(28年4月～38年3月)、小松島赤十字病院高等看護学院舎監(40年7月～)。▽昭和16年9月召集解除の際、長女・美代子(日赤香川支部救護看護婦養成所卒)が母の交替要員として派遣されてきたとの奇遇があった。

【伝記】徳島大学病院で近代的看護を実践 宮崎ミネ女史(雪永政枝『看護史の人びと第1集』昭45)

宮崎基嘉　みやざき・もとよし

大正14(1925)～平成13(2001)年(76歳)、東京

【栄養学】 昭和21年東京帝大農学部卒。22年農林省食糧研究所入所、45年女子栄養大教授、47年国立栄養研究所基礎栄養部長、59年放送大教授、60年客員教授。▽昭和57年の食品成分表改定では中心的役割を務めた。

【著書】食物総論(放送大学教材 昭60)、食物各論(同 昭60)**【共著】**食生活論(同 昭61)**【共編】**栄養化学(昭48)、逆転！食べもの常識(昭57)

宮崎吉夫　みやざき・よしお

明治36(1903)～昭和31(1956)年(52歳)、新潟

【病理学】 昭和2年東京帝大卒。第1病理入室(緒方知三郎教授)、7年12月東京高等歯科医学校講師(口腔病理学)、8年3月教授、19年4月東京医歯専教授(病理)、23年7月東大教授(伝研病理学研究部兼東京医歯大講師(歯学部病理)・教授(歯学部第1病理 26年2月～)、伝研所長事務代理(31年6月～)、在任中、31年10月急逝。▽病理学、特に唾液腺内分泌、口腔病理学、ウイルス性疾患のアレルギーの研究における世界的権威。

【分担】口腔(病理学各論中巻 昭32)**【共著】**口腔病理学(昭29)

宮沢　修　みやざわ・しゅう

大正14(1925)～平成7(1995)年(69歳)、長野

【矯正医学】 昭和24年東大卒。実地修練、25年国立武蔵野学院、50年院長、59年退官。▽児童精神医学の専門家。日本精神衛生連盟理事として、昭和54年に青少年の自殺問題懇話会メンバーに加わった。

【著書】少年非行(昭59)**【共著】**青少年の非行(精神衛生学講座2 昭51)

宮地一馬　みやじ・かずま

大正7(1918)～平成7(1995)年(77歳)、福岡

【内科】 昭和18年9月九州帝大卒。軍務(10月～20年9月)、21年1月日本医療団員、22年4月九大理学部化学科(～24年3月)、23年4月九大第3内科入局(沢田藤一郎教授)、25年12月助手、26年7月講師、38年4月助教授(桝屋富一教授)、41年2月三重県立医大教授(第3内科 塩浜病院)、塩浜病院長(44年4月～49年3月)、48年4月三重大教授、三重大保健センター長(49年4月～52年9月)、附属病院長(52年10月～56年9月)、57年4月停年退官。▽ビタミンに関する研究の他、四日市喘息患者の大気汚染と気管支喘息の因果関係を明らかにしたことで知られる。▽昭和41年日本ビタミン学会賞(ビタミンB_2欠乏状態に関する研究)

宮路重嗣　みやじ・しげつぐ

明治16(1883)～昭和26(1951)年(67歳)、新潟

【細菌学】 明治41年12月東京帝大卒。42年1月衛生学入室(緒方正規教授)・助手、43年6月臨時東京高等師範学校医務嘱託、墺・独留学(文部省外国留学生、44年11月～大正3年7月 グラーツ大衛生学プラウスニッツ教授、ミューラー教授、ブレスラウ大衛生学パイフェル教授、ハンブルグ熱帯病研究所プロワツェク教授に師事)、3年10月新潟医専教授(衛生学細菌学担当)、11年4月新潟医大兼附属医専部教授(～13年3月)、昭和4年5月(細菌学)、18年3月停年退官。

【著書】微生物学(昭17)**【共著】**小衛生学(大14)

宮地韶太郎　みやじ・しょうたろう

明治42(1909)~昭和29(1954)年(45歳)、山形

【放射線科】 昭和10年東北帝大卒。皮膚科(皮膚科黴毒科)入局(太田正雄教授、伊藤実教授)、7月助手、15年5月哈爾浜市立病院放射線科医長兼哈爾浜医大教授、17年5月兼哈爾浜開拓医学院教授、11月東北帝大助教授(放射線科 古賀良彦教授)、応召(18年2月陸軍軍医予備員として東部第22部隊入隊、20年9月召集解除)、医専部講師、21年4月助教授、23年4月兼医専部講師、28年12月長崎大教授、在任中、29年12月逝去。

宮地隆興　みやじ・たかおき

昭和2(1927)~平成4(1992)年(64歳)、山口

【内科、臨床検査医学】 昭和28年山口県立医大卒。実地修練、臨床病理入室(柴田進教授)、42年4月山口大(第3内科 柴田進教授)、助教授、46年4月教授(附属病院中央検査部)、58年4月(臨床検査医学)、平成元年退官。退官後、国立下関病院長(平成元年4月~)、在任中、平成4年4月逝去。▽山口県立医大卒業生の最初の山口大教授。

【著書】簡易臨床検査法の実際(昭57)

宮地徹　みやじ・とおる

明治45(1912)~平成20(2008)年(96歳)、大阪

【病理学】 昭和14年大阪帝大卒。第2病理入室(木下良順教授)、18年10月大学院特別研究生、23年2月助教授、米国留学(24年8月~ シカゴ大ハギンズ教授に師事)、29年11月教授、51年4月停年退官。退官後、日本病理学研究所を設立・所長。▽わが国における肝癌と肝硬変の関連性についての研究の先駆者。また、わが国の肺癌には腺癌が多いことを指摘している。『日本病理剖検輯報』の発刊(昭和35年)に尽力した。

【著書】アゾ色素による実験的肝癌(昭23)、図説病理学総論(昭49) 【共著】産婦人科病理学診断図譜(昭56) 【編著】臨床病理組織学(昭24)

宮下俊吉　みやした・しゅんきち

万延元(1860)~明治33(1900)年(40歳)、但馬(兵庫)

【眼科】 旧姓国谷。明治5年上京、外国語学校入学、17年東大(旧)卒。大学御用掛・第一医院助手(スクリバに師事)、独留学(私費、18年12月~22年2月 フライブルグ大眼科マンツ教授、ヴュルツブルグ大眼科ミッヘル教授に師事、ベルリン大、ウィーン大在籍)、5月日本橋区にて開業(宮下眼科医院)、24年9月慈恵医院眼科部長・医学校教授(初代)、32年海軍軍医学校教官、在任中、33年12月逝去。▽宮下左右輔(眼科、大阪帝大教授)は長男。

【著書】産婆学問答(明21) 【訳書】眼科診断学(チェルマック 明25) 【校補】復習用眼科学(ブライテンスタイン 明29)

宮下左右輔　みやした・そうすけ

明治15(1882)~昭和23(1948)年(65歳)、東京

【眼科】 明治39年東京帝大卒。眼科入局(河本重次郎教授)、40年6月助手、独留学(私費、41年1月~43年 フライブルグ大アクセンフェルト教授に師事、細菌学の研究に従事)、43年泉橋慈善病院、大正2年8月大阪府立高等医学校教諭、8年11月大阪医大教授、12年12月退職。東京市渋谷、京橋にて開業、兼東京帝大講師、東京女子医専教授、戦時中、休業、軽井沢に疎開。▽宮下俊吉(京橋・宮下眼科医院創始者)の長男、関東大震災による病院崩壊が起こり、大阪医大教授を退職、再建に努めた。宮下眼科は宮下俊男(俊吉の次男、左右輔の弟、大阪医大卒)によって継承された。

【著書】近世眼科細菌学(大3)、小児期ニ於ケル眼疾患(日本小児科叢書第15編 大4)、宮下小眼科学(大15)、眼科ポリクリ必携(昭2)

宮島幹之助　みやじま・みきのすけ

明治5(1872)~昭和19(1944)年(72歳)、山形

【寄生虫学】 明治31年東京帝大理科大学動物学科卒。大学院(~33年9月)、33年7月講師、10月京都帝大衛生学教室(坪井次郎教授)・大学院、34年2月講師、35年12月内務省伝研入所(北里柴三郎所長)、36年1月痘苗製造所技師、37年2月米国派遣、38年4月伝研技師、独留学(44年~45年 ドレスデン、ベルリン在留)、大正3年11月北里研入所、9年10月慶大教授(寄生虫学)、昭和13年兼北里研副所長、在職中、19年12月自動車事故のため逝去。▽東京帝大大学院在学中、沖縄に信天翁研究に出張中、八重山群島におけるマラリアの流行に関心をもち、京都帝大衛生学に移りマラリアの研究を行った(当時、京都・淀はマラリアの流行地)。伝研では恙虫病の研究に没頭した。大正3年にはマレー半島のマラリア調査、7年には移民の衛生状態調査のためブラジルに出張した。昭和4年から10年までは国際連盟阿片中

央委員会委員を務めた。▽明治40年京都帝大より「本邦産『アノフェレス』ニ就テ」の論文にて医学博士号を取得した。理学部系出身者の最初の医博であった。大正13年5月衆議院議員(山形2区、民政党、当選1回 ~昭和3年1月)。
【著書】動物教本(明33)、日本蝶類図説(明37)、動物と人生(大2)、熱帯生活(大8)、国際阿片問題の経緯(日本国際協会叢書第158輯 昭10、11)**【共著】**人体寄生虫ノ診断及治療法(昭3)**【共編】**北里柴三郎伝(昭7)**【共訳】**大科学者の歩める道 ローベルト・コッホ(ウンゲル 昭12、冨山房百科文庫)**【随筆】**蛙の目玉(昭11)、洋行百面相(昭11)、蝸牛の角(昭13)

宮田重雄 みやた・しげお

明治33(1900)~昭和46(1971)年(70歳)、愛知
【皮膚科、泌尿器科、洋画家】 大正14年慶大卒。皮膚科泌尿器科入局(笹川正男教授)、仏留学(昭和2年~5年 パストゥール研究所において細谷省吾に師事、血清学研究に従事、帰国)、国際聖母病院、8年中島飛行機診療所、田無中島飛行機病院長、13年陸軍軍医(中国)、戦後、田無病院長・理事長。在職中、46年4月逝去。▽慶大在学中の大正12年春陽会に「横浜風景」を初出品して入選、その後、梅原龍三郎に師事、国画会の発足(14年)と同時に会員、パリ留学中、ユトリロ、アンリ・ルソーの影響を受けた。昭和13年軍医として中国赴任中の「雲崗石仏」は代表作となった。戦後、日曜画家集団「チャーチル会」の指導、獅子文六の新聞小説『自由学校』『箱根山』などの挿絵を担当した。▽一方、戦後のラジオ放送『二十の扉』のレギュラーメンバー、映画『石中先生行状記』では主演の石中先生を務める等、幅広く活躍した。また、重亭として俳句を詠み、佐瀬利五郎のペンネームで随筆も書いた。
【著書】大同小異帖(昭17)、さんどりゑ(昭24)、自由学校(現代名作画全集第3巻 昭29)、竹頭帖(昭34)
【編著】ユトリロ画集(西洋名画家選集第2 昭7)
【訳書】V.D.との闘い(ヴォンダァレア、ヘラー 昭25)

宮田篤郎 みやた・とくろう

明治5(1872)~昭和14(1939)年(66歳)、宮城
【耳鼻咽喉科】 明治32年12月東京帝大卒。第2外科入局(佐藤三吉教授)、33年2月助手、仙台医専を経て、36年1月金沢医専教授、2月石川県金沢病院第2外科兼耳鼻咽喉科医長、大正3年独・墺へ耳鼻咽喉科研究のため出張、第一次大戦勃発のため帰国、東京帝大耳鼻咽喉科にて研修、6年4月帰学、10年7月退官、金沢市にて開業。

宮田尚之 みやた・なおゆき

大正元(1912)~昭和56(1981)年(69歳)、和歌山
【内科、保健学】 昭和11年3月京都帝大卒。第3内科入局(真下俊一教授)、12年7月大学院、14年10月京都帝大学生健康相談所医員、16年9月神戸日赤診療所内科医長、18年1月京都帝大学生健康相談所医長、19年1月所長、3月(医学部講師)、24年10月京大保健診療所長(~45年8月)、24年10月(医学部助教授)、39年7月(教養部教授・保健体育科)、保健管理センター長(~45年8月)、50年3月停年退官。
【著書】病はなくなる(昭31)、人生の目的(昭50)、健康の研究(昭54)**【編著】**現代健康学(昭45)

深山杲 みやま・あきら

明治35(1902)~昭和43(1968)年(66歳)、兵庫
【内科、スポーツ医学】 昭和2年京都帝大卒。第3内科入局(真下俊一教授)、7年8月講師、12年3月大阪市保健局保健課長、体力課長を経て保健局長、22年退職、深山医院(父業継承)開業、24年4月神戸女子薬大教授(体育医学)。在職中、43年12月逝去。▽水泳選手の体力強化策として、ビタミンB剤注射と試合前後の酸素吸入を用い、昭和7年の第10回オリンピック大会(ロサンゼルス)には日本水上競技連盟委員水上チーム嘱託、11年の第1回国際スポーツ医学会、第11回オリンピック大会(ベルリン)には大日本体育協会嘱託(日本水泳チーム所属)として参加、日本選手は好成績を収めた。
【伝記】深山杲(堀内泠 兵庫医史散歩、平5)

宮本璋 みやもと・あきら

明治29(1896)~昭和48(1973)年(76歳)、東京
【生化学】 大正11年東京帝大卒。生化学入室(柿内三郎教授)、昭和2年3月助教授、独留学(在外研究員 10年9月~12年)、15年10月東京逓信病院試験部主任、18年9月ジャカルタ医大教授(陸軍軍政地教授)、戦後帰国、22年東京医歯大教授、医学部長(24年4月~26年3月、31年4月~34年3月)、37年4月停年退官。▽血清、唾液の生化学的研究の権威。▽宮本叔(内科、東京帝大教授)は叔父、関口蕃樹(外科、東北帝大教授)は義兄。
【共著】濾紙電気泳動シンポジウム第1集(昭33)

宮本 忍　みやもと・しのぶ

明治44(1911)〜昭和62(1987)年(76歳)、東京

【外科(結核外科)、医史学、医事評論家】 昭和12年東京帝大卒。第1外科入局(大槻菊男教授)、15年5月傷痍軍人東京療養所(軍事保護院技官)、20年国立東京療養所、24年外科医長(〜32年3月)、欧米出張(29年9月〜30年2月)、31年11月日大教授(第2外科)、51年3月定年退職。退職後、日大総合研究所教授(51年4月〜53年3月)。▽肺結核外科の権威(真のヒューマニズムに裏付けられた肺結核外科学のパイオニアと評されている)、肺外科の確立者。昭和23年日本胸部外科学会創立に参加、『胸部外科』『肺と心』『麻酔』などを創刊した。また、昭和11年刊行の『社会医学』以来、『医学思想史』(46年〜50年)刊行に至る医学思想家として高い評価を受けている。▽昭和22年毎日出版文化賞(気胸と成形)

【著書】 社会医学(昭11)、日本の結核(昭17)、産業と結核(昭18)、ソヴェートの医療制度(昭21)、結核の科学(昭22)、胸郭成形術(昭22)、ベルナール実験医学序説(昭22)、気胸と成形(昭22)、予防医学概論(昭23)、ローベルト・コッホ(昭23)、人間と環境(昭26)、肺切除(昭27)、吸入麻酔の実際(昭29)、胸部外科の病態生理(昭35)、肺循環障害(昭43)、医療の原点(昭44)、医学思想史1、2、3(昭46〜50)、医学とは何か(昭52)、森鷗外の医学思想(昭54) **【共著】** 結核を語る(昭19) **【自伝】** 私の昭和外科史(昭60)

宮本忠雄　みやもと・ただお

昭和5(1930)〜平成11(1999)年(68歳)、埼玉

【精神科、病跡学】 昭和29年東京医歯大卒。実地修練、30年5月精神科入局(島崎敏樹教授)・大学院、34年4月助手、39年1月講師、42年1月助教授、西独留学(43年11月〜44年11月 ハイデルベルグ大神経精神科)、48年9月自治医大教授、平成7年3月定年退職。▽病跡学の権威、特に芸術家の作品と精神病理の解明で知られる。

【著書】 精神分裂病の世界(昭41)、人間的異常の考察(昭45)、現代の異常と正常(昭47)、言語と妄想(昭49)、妄想研究とその周辺(昭57)、病跡研究集成(平9) **【編著】** 診断・日本人(昭49)、分裂病の精神病理2(昭55) **【共編】** 講座・こころの科学1、2、3(昭50) **【訳書】** フランクル著作集第3(昭36) **【共訳】** 精神病理学総論上・中・下巻(ヤスパース 昭28〜31)、フランクル著作集第4、6(昭36)、味と雰囲気(テレンバッハ 昭55) **【監修】** 現代精神医学の20年(退官記念論文集 平7) **【追悼】** 宮本忠雄のうちなる人びと1、2(宮本節子編 平12)

宮本 叔　みやもと・はじめ

慶応3(1867)〜大正8(1919)年(52歳)、信濃(長野)

【伝染病学、内科】 明治25年12月帝大卒。26年2月助手、28年8月東京市立駒込病院医長、31年11月府立駒込病院長(〜32年7月)兼東京帝大助教授、独留学(文部省外国留学生、32年8月〜35年10月 ベルリン大にて細菌学研究に従事)、35年12月駒込病院長、36年4月兼東京帝大助教授(第1内科 三浦謹之助教授)、大正7年3月兼教授、駒込病院長在任中、8年10月逝去。▽伝染病学の権威。明治27年内務省伝研北里柴三郎所長、東京帝大青山胤通教授に従い、香港においてペスト研究に従事、39年日露講和条約成立後、小村寿太郎公使に従い清国に出張、41年脚気病調査のためハワイに出張した。▽俳号 鼠禅、正岡子規に学ぶ。

【著書】 ヒポクラテス第二世(明27) **【共編】** 新医学大字典(明35) **【訳書】** 伝染病大全上・中・下巻(スチンチング 明32〜33) **【句集】** 鼠禅句集 宮本叔遺稿(大9)

宮本正治　みやもと・まさはる

明治39(1906)〜昭和53(1978)年(72歳)、山口

【血液学】 昭和8年北海道帝大卒。衛生学入室(井上善十郎教授)、東京都血漿研究所長、都衛生研究所課長などを経て、47年4月日赤血液事業部技監、兼中央血液センター長(49年6月〜10月)、52年5月退職。▽北大寮歌「郭公の声に」の作曲者。

ミュルレル　Müller, Benjamin Carl Leopold

文政7(1824)〜明治26(1893)年(69歳)、ドイツ

【お雇い外国人(陸軍軍医)】 1842(天保13)年よりボン大、次いでベルリン大で外科専攻、1847(弘化4)年ベルリン大附属病院医師、フリードリッヒ・ヴィルヘルム軍医学校講師、1855(安政2)年ベルリン大病院、1856(安政3)年よりハイチの陸軍・陸軍病院の医務総監督、1867(慶応3)年ドイツに帰る。▽明治2年の日本政府の独医学採用により、4年7月ホフマンとともに来日、大学東校で外科、産婦人科、眼科を講義、また教頭となり、日本の近代医学教育の確立に貢献した。7年8月任期満了、11月宮内省雇、8年帰国。帰国後、

ラスタット守備隊附上級2等軍医として勤務の後、同地で開業。▽東大医学部構内に記念碑あり。【著書】東京-医学(石橋長英、小川鼎三、今井正訳 昭50)【伝記】ミュルレルとホフマン(石橋長英、小川鼎三、お雇い外国人9医学 昭44)、ミュルレルとホフマン 最初のドイツ人お雇い医師(酒井シヅ『医学近代化と来日外国人』、昭63)

三好秋馬 みよし・あきま

大正7(1918)~平成12(2000)年(81歳)、愛媛

【内科(消化器)】 昭和17年京都帝大卒。第1内科入局(井上硬教授)、19年助手、26年講師、40年1月助教授、45年5月広島大教授(第1内科)、附属病院長(51年4月~53年3月)、57年4月停年退官。退官後、静岡県立病院長(58年4月~62年9月)、県西部浜松医療センター院長(62年10月~平成3年3月)。**【編著】**過敏性腸症候群の診断と治療(平元)**【共編】**消化管ホルモンの臨床(昭49)、ペプシンの基礎と臨床(昭49)、胃粘膜関門とその周辺(昭54)、胆汁酸研究の進歩(昭59)

三好暁光 みよし・あきみつ

昭和5(1930)~平成19(2007)年(76歳)、京都

【精神科】 昭和31年京大卒。実地修練、精神科入局(村上仁教授)、大阪赤十字病院、西山病院、光風寮、大津赤十字病院、仏留学(仏政府給費留学生、45年9月~47年9月 パリ在留)、47年11月京大助手(保健診療所)、52年4月講師(保健管理センター)、59年4月教授(医療短大作業療法科)、63年4月(教育学部臨床教育学)、平成6年3月停年退官。退官後、三好医院開業。**【編著】**精神医学と哲学(平5)**【共編】**アセスメント(臨床心理学第2巻 平3)**【訳書】**分裂病の精神療法 象徴的実現への道(セシュエー 昭49)、精神医学の歴史(ペリシエ 昭49、文庫クセジュ)、身体像の回復(パンコフ 昭51、現代精神分析双書15)

三好和夫 みよし・かずお

大正3(1914)~平成16(2004)年(90歳)、東京

【内科】 昭和14年東京帝大卒。第2内科入局(呉建教授、佐々貫之教授)、海軍勤務[19年6月海軍徴用医、スラバヤ工作部勤務、(海軍予備軍医中尉)、21年6月復員]、22年5月助手、23年6月第3内科転科(冲中重雄教授)、32年11月講師、12月徳島大教授(第1内科)、附属病院長(41年2月~43年1月)、55年4月停年退官。退官後、冲中記念成人病研究所長(55年7月~62年3月)。▽東大勤務中、ビキニでの第5福竜丸事件(昭和30年)による被爆者の主治医を務めた。▽昭和41年日本電気泳動学会児玉賞(血漿蛋白質の電気泳動)、60年武田医学賞(免疫グロブリン病並びに筋ジストロフィー症に関する研究)**【共著】**放射線の利用と障害(市民のための原子力第2巻 昭32)**【編著】**骨髄腫のすべて(内科シリーズ 昭53)**【共訳】**放射線の恐ろしさ(シューバート、ラップ 昭33)

三好邦達 みよし・くにさと

昭和4(1929)~平成7(1995)年(66歳)、静岡

【整形外科】 昭和28年慈恵医大卒。実地修練、整形外科入局(片山国幸教授)、32年7月国立栃木療養所整形外科医長、35年8月栃木県若草学園医務局長、39年8月慈恵医大講師、43年8月助教授、47年4月東洋医大(現聖マリアンナ医大)教授、平成6年3月定年退職。**【編著】**足の変形と痛み(整形外科 mook no.30 昭58)、足部の外傷(骨折・外傷シリーズ no. 9 昭63)、足の外科 最近の進歩(別冊整形外科 no. 25 平6)

三輪史朗 みわ・しろう

昭和2(1927)~平成18(2006)年(78歳)、東京

【内科(血液病学)、人類遺伝学】 昭和26年東大卒。実地修練、27年第3内科入局(冲中重雄教授)、30年5月助手(~31年5月)、米国留学(34年8月~37年2月 カリフォルニア大ロサンゼルス校医学部内科バレンタイン教授に師事)、37年2月放医研臨床研究部第2研究室長、39年10月虎の門病院血液科部長、46年7月山口大教授(第3内科)、54年5月東大教授(医科研病態薬理学研究部長兼内科診療科長)、医科研附属病院長(60年4月~)、62年3月停年退官。退官後、冲中記念成人病研究所長(62年4月~平成9年3月)、理事長(平成9年3月~)、在職中、18年1月逝去。▽米国留学中、ピルビン酸キナーゼ欠乏による溶血性貧血を世界で初めて発見した。▽昭和54年日本人類遺伝学会賞(赤血球酵素系の遺伝性変異の発見と臨床的生化学的研究)、58年日医医学賞(赤血球酵素異常による溶血性貧血の臨床的、遺伝生化学的研究)、平成9年学士院賞(赤血球酵素異常による遺伝性溶血性貧血の研究)▽三輪寿壮(弁護士、社会党・衆議院議員)は父。**【著書】**血液細胞アトラス(昭46)、血液とからだ(創

元クリニックシリーズ 昭56）、道程 血液・遺伝・臨床病理（平９）【共著】貧血（昭49）【編著】血液病学1、2（昭57）【追悼】三輪史朗へ 家族からの贈り物（平18）

三輪清三 みわ・せいぞう

明治36（1903）〜平成元（1989）年（85歳）、静岡

【内科】 昭和6年千葉医大卒。第1内科入局（竹村正教授）、11年4月助手、応召（12年中国戦線）、15年3月講師、16年5月助教授、12月同仁会、再応召（19年比島、21年6月復員）、22年8月国立千葉病院医長、23年副院長、30年6月千葉大教授、附属病院習志野分院長（31年9月）、附属病院長（34年10月〜37年3月）、44年3月停年退官。退官後、君津中央病院長（46年1月〜58年3月）。

【共著】中毒（現代内科学大系第12 昭35）【共編】医療原性疾患（昭44）【随筆】忘れ得ぬ思い出（昭51）、後編（昭59）

三輪徳寛 みわ・とくひろ

安政6（1859）〜昭和8（1933）年（74歳）、尾張（愛知）

【外科】 幼名徳之助。明治19年10月帝大卒（在学中、外科をスクリバ、内科をベルッに学ぶ）。11月大学院（田口和美教授、スクリバ教師）、20年11月助手、22年5月第一高等中学校医学部教諭、23年10月教授（官制改正）、独留学（文部省外国留学生、30年9月〜32年8月 ベルリン大など各地の大学にて外科見学）、34年4月千葉医専教授（昇格）、大正3年12月校長、12年4月千葉医大学長（初代）兼教授兼附属医専部長兼附属医院第1外科医長、13年11月退任。▽外科医としての他、明治43年わが国最初の日光浴療法を試みたことで知られる。▽栄子夫人は高松凌雲（医師、社会福祉事業家）の長女。

【著書】一般救急療法（家庭衛生講話第1編 明40）、学校家庭体格検査法（明41）、外科学纂録（近世医学叢書第36編 明44）、三輪外科叢書第1篇〜第15篇、臨時第1篇〜第3篇（明42〜大4）、三輪外科診断及療法第1巻〜第12巻、増刊第1巻〜第3巻（大14〜昭5）【校閲】新纂看護婦学（大8）【伝記】三輪徳寛（鈴木要吾編 昭13）

三輪谷俊夫 みわたに・としお

昭和3（1928）〜平成12（2000）年（72歳）、兵庫

【細菌学】 昭和27年阪大卒。附属病院にて実地修練、32年6月阪大助手（微研細菌血清学部門 藤野恒三郎教授）、33年1月阪大附属病院中央臨床検査科・臨床細菌検査室を創設、米国留学（35年7月〜37年9月）、38年4月助教授（微研細菌血清学部門）、47年4月教授、所長（61年4月〜63年3月）、平成3年3月停年退官。退官後、岡山県立大教授（保健福祉学部栄養学科・学科長 5年4月〜10年3月）。▽昭和57年浅川賞（細菌の産生する即時型致死毒の病態生理学的研究）

【共著】コレラ菌と毒素原性大腸菌の検査法（細菌学技術叢書1 昭56）、ビブリオ感染症（昭57）、食中毒の恐怖 実際に役立つ知識と予防（平10）【編著】感染症の検査（臨床検査 mook no.8 昭56）、図説臨床検査法細菌・真菌学（昭57）、医療従事者のための院内感染防止対策（昭60）、細菌1、2（臨床検査アトラス6、7 平元）【共編】感染症学（昭57）

向井紀一 むかい・のりつぐ

大正15（1926）〜昭和63（1988）年（62歳）、和歌山

【病理学、神経病理学】 昭和25年東京医大卒。中央鉄道病院にて実地修練、26年東大脳研（病理 〜27年）、東大病理（〜32年）、32年講師（〜38年）、33年日医大准教授（神経科学 〜38年）、東京歯大講師（神経生理 〜38年）、39年ロンドン大眼科研究所（病理 〜40年）、40年マギル大附属モントリオール総合病院上級研究員（外科実験病理 〜42年）、51年ハーバード大助教授（神経眼科、神経病理 〜57年）、57年准教授、60年兼国立がんセンター研究所特別研究員（腫瘍遺伝子研究部 〜62年）、在職中、63年12月逝去。▽日大（昭和57年〜）、阪大（昭和57年〜）、東京医大（昭和61年〜）の客員教授も務めた。▽神経病理の研究者として知られ、数多くの日本人研究者の指導を行った。『週刊医学界新聞』昭和50年3月10日付から63年12月19日付まで、「ボストンだより」などを寄稿した。しかし、「拝啓日本医師会長殿」と題した原稿は掲載されることなく終わった。

【追悼】ボストンだより（中島孝編 平3）

向笠広次 むかさ・ひろじ

明治44（1911）〜平成4（1992）年（80歳）、福岡

【精神科】 昭和13年九州帝大卒。精神科入局（下田光造教授）、助手、応召、22年大分・中津市にて開業（向笠医院）。▽わが国における電気ショック療法の最初の導入者（昭和14年）、アルコール依存症治療剤シアナマイドの創案者（31年）。

【監訳】核をやめさせる力 ビジネス・リーダーに訴

える(ウィレンズ 昭60)

向山美弘　むこうやま・よしひろ

明治15(1882)～昭和30(1955)年(72歳)、山梨

【海軍軍医】 明治43年11月京都帝大福岡医大卒(39年10月海軍依託学生)。44年1月(中軍医)、海軍軍医学校練習学生、大正2年12月(大軍医)、7年9月海軍軍医学生選科学生(九州帝大医学部内科学生)、8年12月(軍医少佐)、12年5月海軍軍医学校教官・監事、12月(軍医中佐)、海軍軍医学校高等科学生、13年2月独国駐在(日本大使館駐在武官)、15年9月帰朝、海軍軍医学校教官、昭和2年12月(軍医大佐)、6年12月湊海軍病院長・第2部長、8年11月呉海軍病院長兼呉鎮守府軍医長、(軍医少将)、8年11月海軍軍医学校長、12年12月海軍軍令部出仕、(軍医中将)、13年3月予備役、16年6月青島東亜医科学院長、19年7月青島医専校長、20年4月旅順医専校長。戦後、帰国。▽帰国後、引揚学生の転学・編入のために奔走した。

武藤幸治　むとう・こうじ

明治40(1907)～昭和37(1962)年(54歳)、岐阜

【病理学】 昭和6年東京帝大卒。病理学入室(長与又郎、緒方知三郎、三田村篤志郎教授)、癌研究所兼務、独留学(10年～11年 ライプチヒ大フック教授に師事)、12年1月台北帝大医専部教授、6月台北帝大教授(第2病理)、戦後帰国、21年6月日大教授(～31年3月)、27年4月東京医歯大教授(第2病理)、在職中、37年1月逝去。▽武藤徹一郎(外科、東大教授)の父。

武藤昌知　むとう・しょうち

明治19(1886)～昭和42(1967)年(81歳)、山梨

【病理学、寄生虫学、内科】 大正2年愛知県立医専卒。病理学入室(林直助教授)、8年助教授、11年退職、名古屋鉄道病院内科医長、昭和11年7月札幌鉄道病院長、20年3月退官。21年開業。▽愛知医専在職中の大正6年、肝吸虫の第1中間宿主がマメタニシであることを実験的に確定した。▽大正10年浅川賞(肝臓ヂストマの第1中間宿主に関する研究)、昭和40年保健文化賞(寄生虫予防対策の確立に貢献)

武藤完雄　むとう・まさお

明治31(1898)～昭和47(1972)年(74歳)、茨城

【外科】 大正12年東北帝大卒。第1外科入局(杉村七太郎教授)、助手、昭和3年助教授、墺留学(7年12月～9年12月)、10年兵庫県立神戸病院外科部長、16年3月教授、附属医院長(21年3月～23年3月)、医学部長(32年4月～36年3月)、36年3月停年退官。退官後、福島県立医大学長(36年5月～42年4月)、宮城県成人病センター院長(42年4月～)、在職中、47年6月逝去。▽杉村教授時代は泌尿器外科を対象としたが武藤教授時代は胃癌の外科療法中心であった。また、日本の麻酔学の草分けで、昭和29年日本麻酔学会を設立、第1回会長を務めた。

【著書】外科からみた胃癌(昭38) **【共著】**新外科総論(昭30) **【共監】**新外科各論上巻(昭33)、下巻(昭34)

村尾圭介　むらお・けいすけ

明治16(1883)～昭和34(1959)年(76歳)、静岡

【内科(結核病学)】 明治42年東京帝大卒。東京市、横浜療養院長、昭和4年白十字会勤務、6年1月白十字会理事、10年9月恩賜保養農園(初代園長)、17年2月兼村山療養園(初代園長)、28年12月恩賜保養農園長退任。▽村尾式気胸針を考案(大正8年)。▽本多流の射手で、生弓会師範。

【著書】弓道(昭4)、結核予防の常識(昭10)

村尾覚　むらお・さとる

大正11(1922)～平成8(1996)年(73歳)、静岡

【内科(循環器)】 昭和20年9月東京帝大卒。第2内科入局(佐々貫之教授)、28年助手(美甘義夫教授)、34年講師(上田英雄教授)、36年10月助教授、米国留学(39年10月～40年10月 ベイラー医大プルイット教授に師事)、45年7月教授、58年3月停年退官。退官後、関東中央病院長(58年4月～平成3年3月)▽村尾誠(呼吸器病学、北大教授)は弟。

【編著】心臓弁膜症のすべて(昭51)、狭心症のすべて(昭56) **【共編】**あすへの内科展望 1971～1975(昭47～51) **【監訳】**不整脈の臨床(ベレット原著第3版 昭50)

村形友治　むらかた・ともはる

明治44(1911)～昭和44(1969)年(58歳)、山形

【陸軍軍医、陸上自衛隊医官】 昭和11年北海道帝大卒(陸軍依託学生)、陸軍軍医、12年(軍医中尉)、17年(軍医少佐)、戦後、国立山形病院、名寄町立社会病院、27年名寄町立社会病院長。31年防衛庁入隊、(1等陸佐)、陸上自衛隊札幌地区病院副院長、37年(陸将補)、陸上自衛隊福岡地区病院長、39年陸上幕

僚監部衛生課長、41年陸上幕僚監部衛生監、42年(陸将)、在職中、44年7月急逝。

村上氏広　むらかみ・うじひろ

明治43(1910)～平成4(1992)年(82歳)、愛知

【病理学】 昭和10年名古屋医大卒。第1内科入局(勝沼精蔵教授)、16年講師、25年2月助教授[環境医学研第4部門(病理・胎生)]、31年7月教授、33年米国留学(ハーバード大)、所長(42年3月～46年3月)、47年3月退官、退官後、愛知県心身障害者コロニー発達研究所長(47年4月～54年3月)。

[著書]遺伝の話(知識の泉4 昭23)、人間の遺伝(同7 昭23) **[共編]**先天異常 その成因と対策(昭41)、出生前の医学 先天異常の基礎と臨床(昭43)、新生児・小児の発達障害診断マニュアル(昭57) **[監訳]**精神遅滞の用語と分類(米国精神薄弱協会1973年改訂版 昭50)

村上英治　むらかみ・えいじ

大正13(1924)～平成7(1995)年(70歳)、愛知

【心理学(臨床心理学)】 昭和25年東大文学部心理学科卒(千輪浩教授)。4月青山学院大文学部助手、26年6月名大精神科入局(村松常雄教授)、27年3月東大大学院文学研究科(旧制)前期2年修了、27年5月名大助手(教育学部教育心理学 近藤貞次教授)、30年4月講師(教養部)、35年5月助教授、米国留学(フルブライト研究員、35年9月～37年8月 カリフォルニア大・人間発達研究科)、44年4月(教育学部教育心理学科)、48年4月教授、教育学部附属中・高校長(57年4月～60年3月)、教育学部長(60年4月～62年3月)、63年3月停年退官。退官後、椙山女学園大教授(心理学専攻・臨床心理学 63年4月～平成6年3月)。▽知的障害者の人格形成、精神病者の心理療法、家族研究などで知られた。

[著書]重症心身障害児 その生の意味と発達(昭51) **[共著]**ロールシャッハの現象学 分裂病の世界(昭52) **[編著]**臨床診断(心理学研究法12 昭49)、人間性心理学への道 現象学からの提言(昭61)、教育心理学への歩み 自分史からの出発(昭63) **[共編]**質問紙調査(心理学研究法9 昭50)、面接(同11 昭50)

村上勝美　むらかみ・かつよし

明治40(1907)～平成11(1999)年(92歳)、佐賀

【小児科】 昭和6年東京帝大卒。小児科入局(栗山重信教授)、13年4月台北帝大助教授兼附属医専教授、16年兼台湾総督府警務局技師、18年10月ジャカルタ医大教授(陸軍軍政地教授)、戦後帰国、21年12月札幌市立病院小児科医長、24年10月日医大教授(第一病院)、附属病院長(47年4月～49年4月)、49年3月定年退職。退職後、下館市民病院長(49年5月～59年5月)。▽台北時代、ギラン・バレー症候群のわが国第1例を報告、ジャカルタ時代、栄養失調の研究、戦後は小児結核の研究を重ねた。▽国友鼎(解剖学者、長崎医大教授)は岳父。

[著書]小児結核(結核新書第24 昭29)、小児の腎疾患(昭38) **[共著]**呼吸器疾患(現代小児科学大系第5巻 昭44) **[共編]**集団検尿(昭61)

村上清　むらかみ・きよし

明治24(1891)～昭和55(1980)年(88歳)、岐阜

【産婦人科】 大正4年11月京都帝大卒。5年1月病理学入室、6年12月産婦人科入局(高山尚平教授)、10年2月助手、11年11月講師(岡林秀一教授)、12年2月堺市堺病院医長、14年11月兵庫県立神戸病院医長、昭和19年6月兵庫県立医専教授(初代 産婦人科)、24年4月兵庫県立医大教授、附属病院長(21年4月～23年9月)、27年2月兵庫県立神戸医大教授、31年4月兼兵庫県立淡路病院長、32年3月定年退職。退職後、県立淡路病院長専任(～48年3月)。

村上国男　むらかみ・くにお

昭和7(1932)～平成20(2008)年(75歳)、東京

【外科、ハンセン病医療】 昭和33年東大卒。実地修練、34年第2外科入局(木本誠二教授)、40年助手(羽田野茂教授)、42年国療東京病院外科、55年外科医長、平成3年国療多磨全生園副院長、5年院長、10年6月定年退官。退官後、救世軍清瀬病院長(10年7月～18年9月)・ホスピス科部長(10年9月～18年9月)。▽全国国立ハンセン病療養所長連盟会長を務め、らい予防法廃止(平成8年)に尽力した。また、わが国におけるターミナルケアの開拓者の一人。

[著書]医の倫理(人間選書26 昭54)、病名告知とQOL 患者家族と医療職のためのガイドブック(平2)、がんに勝ちがんに死す(平7)、ターミナルケア・ガイド(平15) **[分担]**ターミナルケアにおけるQOL(死生学第2集 平元) **[共編]**ハンセン病医学 基礎と臨床(平9)

村上賢三　むらかみ・けんぞう

明治29(1896)～昭和63(1988)年(91歳)、三重

【衛生学】 大正10年金沢医専卒。衛生学入室、金沢医大助教授(古屋芳雄教授)、昭和24年10月金沢大講師(教育学部保健体育講座保健教室)、25年1月教授、37年3月停年退官。退官後、北陸学院短大教授(37年~61年)。▽十全同窓会長として、『金沢大学医学部百年史』(昭和47年)の刊行に尽力した。▽歌誌『雷鳥』主宰。
【著書】睡眠の話(衛生文化パンフレット15 昭4)、子供の健康(同25~26 昭9)、日本学校保健学会二十年史(昭49)【共編】星野鉄男(昭8)、新編新しい健康教育(教科書 昭31)、新しい保健体育中学校(教科書 昭37)【歌集】双樹(共著 雷鳥叢書第3編 昭47)、双樹以後(共著 同第8編 昭58)、雷鳥自選歌集第2集(昭50)、第3集(昭61)

村上栄 むらかみ・さかえ

明治36(1903)~昭和62(1987)年(84歳)、島根
【細菌学】 旧姓香川。昭和6年岡山医大卒。細菌学入室(鈴木稔教授)・助手、9年4月講師、10年5月助教授、中華民国出張(14年6月 同仁会天津防疫所長、17年3月帰国)、24年7月岡山大教授・岡山医大教授(~35年3月)、医学部長(33年6月~37年6月)、岡山医大学長(33年6月~35年3月)、44年3月停年退官。退官後、山陽学園短大教授(44年4月~46年3月)、川崎医大教授(46年4月~51年3月)、川崎学園医療技術短大教授(51年4月~54年3月)。
【共監】細菌学の今昔 温故知新(昭63)

村上省三 むらかみ・しょうぞう

大正5(1916)~平成11(1999)年(83歳)、広島
【血液学(輸血学)】 昭和14年東京帝大卒。29年4月日赤輸血研究所研究部長、36年4月中央血液センター所長、40年5月血液事業部技監(~41年6月)、43年4月東京女子医大教授(中央検査部・血液科)、56年3月定年退職。▽エイズが血液を介する感染症の可能性が疑われ出した昭和57年末頃から、エイズに関する文献を厚生省に送り、厚生省エイズ研究班発足の契機を作った。
【著書】輸血(昭41)【共著】Rh式血液型(昭33)、輸血の実際(昭37)

村上治朗 むらかみ・じろう

明治42(1909)~昭和55(1980)年(71歳)、愛媛
【外科】 昭和7年京都帝大卒。外科入局、9年9月大学院入学、11年9月助手、15年12月病気退官、16年8月岐阜市立市民病院外科部長、18年6月退職、7月岐阜市にて村上外科病院を開設、47年6月岐阜歯大教授(外科)、7月附属村上記念病院長、在職中、55年2月逝去。▽昭和47年村上外科病院の施設を岐阜歯大へ寄付、教授、病院長に就任した。
【著書】乳幼児腸重積症(昭41)、四つのテストまで(昭47)【訳書】野戦外科(ケーファー編 昭19)

村上精次 むらかみ・せいじ

明治35(1902)~昭和56(1981)年(78歳)、福井
【内科】 昭和5年東京帝大卒。第2内科入局(呉建教授、佐々貫之教授)、19年都養育院内科、22年7月東大助教授(第2内科)、30年8月順天堂大教授(第1内科)、43年3月定年退職。退職後、国立熱海病院長(43年5月~48年4月)。
【共著】中毒(日本内科全書第13巻第1冊 昭33)

村上忠重 むらかみ・ただしげ

大正4(1915)~平成8(1996)年(80歳)、愛知
【外科(消化器)】 昭和15年東京帝大卒。第2外科入局(都築正男教授、福田保教授)、26年5月昭和医大助教授(石井吉五郎教授)、29年6月教授(第1外科)、42年4月順天堂大教授(第1外科)、47年10月東京医歯大教授(第1外科)、56年4月停年退官。▽胃潰瘍の分類(昭和36年)、早期胃癌肉眼分類(41年)を作成した。早期胃癌研究会(39年)、『胃と腸』誌(41年)創立者の一人。
【共著】消化管憩室(昭44)【共編】早期胃癌診断学講座第1~第5(昭40~43)、慢性胃炎(昭45)、胃手術のすべて上(昭46)、下(昭47)、胃がん(バイオメジカルシリーズ 昭49)、胃迷切の臨床(昭52)、腸手術のすべて上巻(昭52)、下巻(昭53)、消化器外科総論上巻・下巻(昭58)【校閲】胃外科の歴史 本邦における明治~近年までの研究(昭46)

村上冬燕 むらかみ・とうえん

→村上正固(むらかみ・まさかた)

村上徳治 むらかみ・とくじ

明治26(1893)~昭和52(1977)年(83歳)、島根
【陸軍軍医(外科)】 大正8年12月京都帝大(陸軍依託学生)卒。軍医候補生(近衛歩兵第2聯隊)、9年7月(2等軍医)、シベリア出兵、山東出兵、京都帝大大学院(外科 鳥潟隆三教授)、軍医学校教官、済南事件、欧州出張(昭和9年8月~10年1月 仏、英、

独、墺、伊、西、ポルトガル、瑞、デンマーク、スウェーデン、ポーランド)、昭和12年8月(軍医大佐)、13年7月第23師団軍医部長、15年3月大阪陸軍病院長、12月(軍医少将)、16年7月新京陸軍病院長、18年8月新京第一陸軍病院長、19年6月(軍医中将)、戦後、シベリア抑留(ハバロフスク収容所)、25年4月帰国・予備役編入、退役後、滋賀県湖西病院長(25年～)、愛媛労災病院長(31年～43年)。

【著書】世界一周六十日(昭40)、捕われた命(昭43)、爆弾下の報告(昭44)、遊学(昭46)

村上長雄　むらかみ・ながお

大正11(1922)～昭和55(1980)年(58歳)、島根

【生理学(運動生理学)】　昭和21年京都帝大卒、実地修練、理学的診療科入局(末次逸馬教授)を経て、第1生理入室(笹川久吾教授)、26年三重県立医大助教授(久野寧教授)、34年5月京大助教授(教養部)、38年10月三重県立医大教授(第1生理)、47年5月三重大教授、在任中、55年10月逝去。▽疲労判定指標研究の権威。

【著書】体育生理学　植物機能論(昭38)　**【共編】**国内保健体育文献集 Vol. 1～3(昭45～49)

村上正固　むらかみ・まさかた

大正3(1914)～平成9(1997)年(82歳)、青森

【外科、俳人】　昭和16年3月名古屋帝大卒。7月名古屋鉄道病院外科、50年4月小牧市民病院長、56年1月定年退職。▽俳号 村上冬燕。昭和13年作句開始、水原秋桜子に師事、『巌』に所属、23年山口誓子に師事、『天狼』に転じ、34年『天狼』同人、51年『樅』創刊・主宰。

【句集】跨線橋(昭34)、北方人(昭41)、茉莉花(昭49)、無音絃(樅叢書第1集 昭53)、雪嘆窪(同第3集 昭54)、村上冬燕集(白註現代俳句シリーズ第4期50 昭56)、閑羅瀬(樅叢書第9集 昭60)、石徹白(同第27集 平9)

村上仁　むらかみ・まさし

明治43(1910)～平成12(2000)年(90歳)、岐阜

【精神科、精神病理学】　昭和8年京都帝大卒。精神科入局(今村新吉教授)、仏留学(在外研究員 13年10月～15年10月)、16年10月助教授、30年4月教授、48年4月停年退官。退官後、兵庫医大教授(48年4月～57年3月)。▽精神分裂病の精神病理学的研究のわが国における先駆者。著書・編著・訳書多数。

【著書】精神分裂病の心理(昭18)、異常心理学(岩波全書 昭27)、精神病者と絵画(昭37)　**【共編】**異常心理学講座全10巻(昭29～51)　**【共監】**精神医学(昭38)　**【訳書】**ストリンドベルクとファン・ゴッホ(ヤスパース 昭21)、フロイト(ウェルダー 昭28、永遠の言葉叢書)　**【共訳】**精神分裂病(ミンコフスキー 昭21)

村上元孝　むらかみ・もとたか

大正3(1914)～平成元(1989)年(74歳)、広島

【内科(循環器)】　昭和12年東京帝大卒。第3内科入局(坂口康蔵教授、冲中重雄教授)、21年講師、28年6月群馬大教授(初代 第2内科)、33年5月金沢大教授(第2内科)、附属病院長(43年4月～47年3月)、47年3月退官。退官後、東京都老人医療センター院長(47年4月～59年3月)。▽東大時代、浴風会病院において行った剖検成績と心電図所見を対比した心筋梗塞に関する研究が注目された。また、昭和50年以来、医学中央雑誌刊行会理事長を務めた。

【著書】強心剤と臨床(昭24)、狭心症と心筋梗塞(昭26)　**【共編】**臨床心電図判読講座第1集～第10集(昭33～35)、動脈硬化のすべて(昭50)、老年病学(昭51)

村瀬敏郎　むらせ・としお

大正10(1921)～平成9(1997)年(76歳)、神奈川

【小児科】　昭和21年慶大卒。実地修練、22年国立三島病院勤務、25年静岡県由比町にて開業、34年渋谷区・代々木にて開業(小児科)。▽昭和50年渋谷区医師会長、58年都医師会理事、59年日本医師会常任理事、平成元年副会長、平成4年4月会長、8年3月退任。▽昭和57年日医最高優功賞(予防接種活動に貢献した医師会)

【著書】小児科なんでも相談(灯台ブックス 昭54)、マイ・ムービー私の映画(昭63)、シネマのカルテ 私の名画座(平4)、続(平8)

村田謙太郎　むらた・けんたろう

文久2(1862)～明治25(1892)年(29歳)、陸奥(福島)

【皮膚科(黴毒科)】　明治17年4月東大(旧)卒。医学部雇、19年3月助手、20年1月助教授、独留学(文部省外国留学生、20年7月～23年2月 ベルリン大にて皮膚病学黴毒学ラサール教授、病理学ウィルヒョー教授、衛生学・細菌学コッホ教授、フレンケル教授、ウィーン大皮膚病学黴毒学カポジ教授、ノイマン教授、泌尿器病学グリュンフェルト教授に師事、ブレスラウ大、ライプチヒ大、イエナ大、ハイデル

ベルグ大などの諸大学、ハンブルグ、パリ、ロンドン、エディンバラ、グラスゴーなどを巡歴、帰国)、帰国後、帝大講師(皮膚病学黴毒学担当)、24年4月教授(初代 皮膚病学黴毒学)、在任中、25年6月逝去。▽乳糜尿の実験、寄生虫ボトリオセファルス・リグロイデスに関する知見、ハンセン病の治療等で学界に貢献した。

【共訳】皮膚病梅毒論上・中・下(レッセル 明21～22)

村田正太 むらた・まさたか

明治17(1884)～昭和49(1974)年(90歳)、高知

【細菌学、血清学、ハンセン病医療】 東京法学院法科、東京外国語学校を経て、大正6年東京帝大卒。7年伝研入所、昭和2年外島保養院長、8年辞任(いわゆる外島事件により)。東京帝大医学部薬学科に再入学。卒後日本大学専門部医学科、陸軍第7技術研究所(嘱託)に勤務。▽東京外国語学校卒業時、熊本を訪れハンナ・リデルに会い「救らい」を志し、一高を経て東京帝大に進学した。伝研時代の大正11年梅毒の血清学的反応検査法(村田氏沈降反応)を開発、実用的価値の高さからわが国の代表的梅毒血清反応として普及した。薬学科卒業後は感光色素の研究や癩菌培養に専念した。▽独語に堪能、またエスペラント語普及の推進者でもあった。

【著書】医家独逸語独修書(大9)、エスペラント講話(大11)、最も簡単な黴毒の血清診断法(大15)

村地 孝 むらち・たかし

大正15(1926)～平成2(1990)年(63歳)、京都

【生化学、臨床検査医学】 昭和24年京大卒。附属病院にて実地修練、医化学入室(内野仙治教授)、27年7月助手、米国留学(32年10月～34年7月 ワシントン大生化学ノイラート博士に師事)、33年3月(早石修教授)、34年11月名市大助教授(明石修三教授)、41年5月教授(生化学)、49年4月京大教授(附属病院中央検査部)、59年4月(臨床検査医学)、平成2年3月停年退官。退官後、ユニチカ研究所技術顧問(2年4月～)、関西医大客員教授、藤田学園衛生大客員教授、在職中、5月急逝。▽昭和45年中日文化賞(蛋白分解酵素プロメラインの研究)

【編著】生体成分の酵素的分析法(昭60)【共編】蛋白分解酵素と生体制御1(昭48)、プロテアーゼと制御機構(昭55)【共訳】免疫化学的同定法(クラウゼン、生化学実験法3 昭48)【監訳】ヒューマンバイオケミストリー(パターソン 平2)

村地悌二 むらち・ていじ

大正8(1919)～昭和49(1974)年(55歳)、東京

【内科、老年医学】 昭和18年東京帝大卒。第3内科入局(坂口康蔵教授)、軍務(短期現役 インドネシア駐在、21年復員)、復帰(沖中重雄教授)、27年群馬大講師(第1内科 七条小次郎教授)、28年浴風会病院(尼子富士郎院長 ～33年)、38年7月東大講師(附属病院老年科外来医長 沖中重雄教授)、39年7月助教授(老年科 吉川政巳教授)、43年4月日医大教授(老人研・臨床部)、在職中、49年11月逝去。▽村地長孝(内科、体育医学、東京高師教授)の次男。

【共著】老年期の食生活(病気と食生活シリーズ第11 昭49)、老人医療(昭50)、老年者(病態栄養学双書9 昭52)【共編】老人患者の理解と看護(昭43)

村地長孝 むらち・ながたか

明治4(1871)～昭和24(1949)年(77歳)、近江(滋賀)

【内科、体育学】 旧姓大塚。明治28年京都府立医学校入学、30年4月退学、独逸協会学校にて独語修業、30年10月私立東京数学院中学5年編入、31年卒業、9月一高第3部入学、34年7月卒業、東京帝大入学、38年7月卒。39年1月医化学入室(隈川宗雄教授)、12月第1内科入局(三浦謹之助教授)・助手、42年1月梨本宮守正妃殿下渡欧のため同船嘱託、引き続き、墺・ウィーン大第1内科ノールデン教授に内科一般、特に新陳代謝に関する病理および療法を、神経部ホッホワルド博士に神経病学の病理、療法を学び、45年3月帰国、東京帝大第1内科勤務、大正3年9月東京高師講師(体育科)、11月教授、昭和17年3月定年退官。▽体育医学のわが国における開拓者。東京高師にて体育生理衛生の講義を担当、学校保健の向上に貢献した。また、この間、宮内省侍医を兼務。▽村地悌二(老人病学、日医大教授)は次男。

【著書】生理衛生講義骨格・筋肉・消化篇(大15)、循環篇(昭2)、呼吸篇(昭2)、泌尿・皮膚篇(昭3)

村松常雄 むらまつ・つねお

明治33(1900)～昭和56(1981)年(81歳)、東京

【精神科】 大正14年東京帝大卒。精神科入局(三宅鉱一教授)・助手、米・独留学(昭和8年9月～10年9月 ロックフェラー研究員としてハーバード大神経病理研究員、次いで在外研究員として独留学)、10年8月講師兼府立松沢病院医員、11年5月兼東京医専教授(～24年4月)、15年8月府立松沢病院副院長、

18年7月都立松沢病院副院長、20年5月都立梅が丘病院分院長(~22年5月)、23年4月国立国府台病院長、25年3月名大教授、医学部長(35年4月~37年3月)、39年3月停年退官。退官後、国立精神衛生研所長(39年4月~46年3月)。▽神経症の権威。米国流の臨床心理学、精神衛生をわが国に導入した。対象を精神病だけでなく、健康人の精神状態にまで拡大した。▽村松剛(評論家、フランス文学者)、村松英子(女優)の父。

【著書】精神衛生(横手社会衛生叢書第17冊 昭5)、犯罪心理学(昭27)、異常心理総論(異常心理学講座第1部A第1 昭30)、人間の心のふしぎ(講談社現代新書 昭41)、「性」の人間学(同 昭53)、不安と祈りの心理(同 昭55) **【編著】**臨床心理学(現代心理学大系第7 昭32) **【共著】**新精神衛生(昭53) **【伝記】**村松常雄(髙臣武史 臨床精神医学14巻1号、昭60)

村松博雄 むらまつ・ひろお

大正15(1926)~昭和53(1978)年(51歳)、東京

【産婦人科、医事評論家】 昭和26年慈恵医大卒。実地修練、産婦人科入局(樋口一成教授)、32年家業の村松医院を継承。▽昭和34年頃から医事評論家として活躍した。

【著書】赤ちゃんタブー集(ノン・ブック 昭47)、赤ちゃん救急箱(キーブックス 昭50)、幼児救急箱 満一歳から三歳までの育児知識(同 昭51)、ママさん救急箱(同 昭52)、ぼくは町医者 村松博雄選集(昭57) **【共編】**今日の性教育1~4、別巻(昭45~47) **【訳書】**男の子の性(ポメロイ 昭52)、女の子の性(同 昭52)

村山浩一 むらやま・こういち

明治22(1889)~昭和45(1970)年(81歳)、新潟

【内科、皇室侍医】 大正3年東京帝大卒。第2内科入局(入沢達吉教授)、7年北村胃腸病院副院長、独留学(14年 ベルリン大)、15年10月宮内省侍医、昭和34年5月皇室医務主管・侍医長・宮内庁病院長、41年3月定年退官。

村山秀雄 むらやま・ひでお

大正9(1920)~平成12(2000)年(79歳)、山形

【産婦人科、俳人】 昭和18年日大専門部医学科卒。産婦人科入局(塚原伊勢松教授)、第1生理にて研究従事(内山孝一教授)、20年山形県長井市にて開業(村山医院)。▽昭和43年俳人佐藤柊坡の指導を受け、46年「氷海」入会、「氷壁」同人、52年「氷海」同人、53年『狩』創刊・同人。

【句集】壷(昭58)、雪囲ひ(現代俳句選集Ⅶ-7 平4)、村山秀雄集(自注現代俳句シリーズ第9期2 平10)

【俳論】俳句のすすめ(平4)

村山義温 むらやま・よしあつ

明治16(1883)~昭和55(1980)年(96歳)、東京

【薬学】 明治42年7月東京帝大医科大学薬学科卒。生薬学入室(下山順一郎教授)・助手、兼東京薬学校講師、大正4年東京衛生試験所(田原良純所長)臨時製薬事務嘱託、技師・製薬部長、欧米出張(内務省派遣 大正10年8月~11年)、昭和3年熊本薬専校長(~17年3月)、17年帝国臓器取締役・製造部長、21年9月東京薬専校長事務取扱、10月校長、24年4月東京薬大学長、41年4月退職。▽東京衛生試験所時代、第一次大戦でドイツからの輸入の途絶した医薬品の国産化に、帝国臓器時代、ホルモン製薬事業の国産化に努めた。

【著書】動植物化学概要(昭13)、薬化学小史(昭31) **【編著】**新薬集成(大9) **【自伝】**薬学六十年(昭41)

村山良介 むらやま・りょうすけ

昭和元(1926)~平成17(2005)年(78歳)、神奈川

【麻酔科】 旧姓福井。昭和28年信州大松本医大卒。第1外科入局(星子直行教授)、30年4月助手、米国留学(在外研究員、30年12月~32年12月 ボストン市立病院麻酔科)、33年5月京大麻酔科入局(稲本晃教授)、36年4月大阪厚生年金病院麻酔科医長、46年12月京大助教授(手術部・材料部)、53年1月高知女子大教授(看護学部)、54年4月東邦大教授(大橋病院)、平成4年3月定年退職。退職後、美容医学研究所設立・所長。▽東洋医学におけるホメオスタシスの応用研究で知られた。昭和40年直腸癌のため手術を受けており、関連した著作がある。平成17年10月肺癌のため逝去。▽朝日新聞社創立者村山龍平の孫富美子の婿。

【著書】ガンとともに生きる 医師として患者として23年(昭63)、ガンになってもあきらめないで…(平17) **【編著】**ライフサイクルと保健活動の実際(最新・保健医療行動の実践第13巻 昭62) **【共編】**医学・医学総論(平2)、慢性疼痛(平4)

室田景久 むろた・かげひさ

昭和4(1929)~平成12(2000)年(71歳)、鹿児島

【整形外科】 昭和29年慈恵医大卒。東京鉄道病院で実地修練、30年7月整形外科入局(片山良亮教授)、36年5月助手、38年8月講師、(33年～42年 国立長野療養所医長、岩手県立宮古病院医長、国立松本病院医長)、米国留学(44年9月～45年1月 キャンベルクリニックにて手の外科を修練)、47年7月慈恵医大助教授(伊丹康人教授)、55年4月教授、平成7年3月定年退職。▽手指の手術例数は1万例以上とわが国有数の実績を有する。【共著】アトラス骨折手術書上巻(昭50)、下巻(昭51)【編著】手の機能解剖と治療の基準(整形外科 mook no.39 昭60)【共編】肘関節(最新医学シリーズ 平元)、図説整形外科診断治療講座1～20(平元～平3)

室橋豊穂 むろはし・とよほ

大正2(1913)～平成元(1989)年(75歳)、群馬

【小児科、細菌学】 旧姓佐藤。昭和13年東京帝大卒。小児科入局(栗山重信教授)、応召(19年5月衛生2等兵、衛生部見習士官、北支派遣甲第1830部隊、20年12月復員)、22年1月東京都衛生局、中央保健所(小児保健担当)、24年4月予研入所(結核部)、BCG研究室主任、33年12月結核部長、54年12月定年退官。▽昭和36年浅川賞(マラカイトグリーン・フクシン法による細菌細胞分別染色の生物学的意義)【著書】BCGワクチンの接種方法(医家叢書39 昭25)、結核をなくすための闘い(昭60)【訳書】予防医学のあけぼの(ジョーンズ 昭59)、BCGを以てする結核予防接種(カルメット 昭60)【随筆】回想 スケッチ集(昭55)、外遊記 一九五〇年代の記録歌文集(昭57)【歌集】北戴河(昭55)【伝記】一筋の道(佐藤穂三郎 昭58)

明城弥三吉 めいじょう・やさきち

明治10(1877)～昭和34(1959)年(81歳)、兵庫

【産婦人科】 明治37年12月東京帝大卒。38年1月産婦人科入局(千葉稔次郎教授、木下正中教授)、39年5月助手、42年6月区立函館病院部長(～45年7月)、独留学(私費、大正元年8月、フランクフルト滞在中、第一次大戦勃発のため抑留され、伊、仏、英、米の大学を視察、3年12月帰国)、大正4年3月東京帝大、5年4月東北帝大講師、6年1月教授(初代)、附属医院長(10年7月～12年7月)、欧州出張(15年12月～昭和2年8月)、昭和14年3月停年退官。▽経腹膜子宮頸部帝王切開をわが国で初めて実施するなど手術の名手として知られた。

目黒庸三郎 めぐろ・ようさぶろう

明治14(1881)～昭和22(1947)年(66歳)、宮城

【細菌学、血清学】 明治43年10月大阪高等医学校卒。12月杏雲堂医院研究部(佐々木隆興副院長)、44年9月内務省伝研入所(志賀潔部長)、大正3年11月北里研(志賀潔部長)、4年8月大阪血清薬院(佐多愛彦設立)技師長、9年12月院長、欧州留学(大正11年10月～13年 ブリュッセル・パストゥール研究所ボルデ博士、パリ・パストゥール研究所ラモン博士に師事)、帰国後、大阪血清薬院長、14年4月辞任、大阪実験治療研究所創立・所長、後、目黒研究所と改称。▽大阪血清薬院は大阪高等医学校の佐多愛彦校長が設立、ワクチン・免疫血清を製造、大阪実験治療研究所はパリより持ち帰った乳酸菌と納豆菌の合剤(塩野義発売)、ヂフテリーホルモワクチンを製造した。

目崎鉱太 めさき・こうた

明治40(1907)～平成10(1998)年(90歳)、東京

【産婦人科】 昭和7年昭和医専卒。千葉医大産婦人科入局(杉山文祐教授)、市立大久保病院勤務、戦後、大田区にて開業、24年宮内庁病院産婦人科医長、34年退官。▽皇太子さまら天皇家の3人のお子様のご誕生に立ち会った。

最上平太郎 もがみ・へいたろう

大正15(1926)～平成18(2006)年(79歳)、大阪

【外科(脳外科)】 昭和24年阪大卒。実地修練、25年10月第2外科入局(岩永仁雄教授)・大学院(～30年3月)、29年4月(久留勝教授)、30年4月助手、講師、38年4月(陣内伝之助教授)、米国留学(40年8月～41年8月 マサチューセッツ総合病院)、47年2月教授(初代 脳神経外科)、附属病院長(57年10月～59年10月)、平成元年11月関西労災病院顧問、2年4月停年退官。退官後、関西労災病院長(2年4月～10年3月)、阪和第一泉北病院長(13年11月～14年4月)。

茂木五郎 もぎ・ごろう

昭和9(1934)～平成16(2004)年(70歳)、群馬

【耳鼻咽喉科】 昭和35年山口県立医大卒。実地修練、耳鼻咽喉科入局(本庶正一教授)・大学院、40年5月坂出回生病院、8月松山赤十字病院、42年7月山口大講師、米国留学(43年6月～46年6月 ワシントン大)、47年11月助教授、米国・オハイオ大客員教

授(55年2月～10月)、56年4月大分医大教授(初代)、副学長兼附属病院長(平成10年4月～15年9月)、15年9月退官。退官後、国立大学法人大分大理事・副学長(16年4月～)。在職中、16年6月逝去。

【著書】中耳炎と免疫 滲出性中耳炎の成因と経口ワクチンによる予防へのアプローチ(平元) 【編著】耳鼻咽喉科疾患への免疫学的アプローチ(図説耳鼻咽喉科 new approach 4 平8)

望月周三郎 もちづき・しゅうざぶろう

明治25(1892)～昭和42(1967)年(75歳)、千葉

【解剖学】 大正8年京都帝大卒。第2解剖入室(足立文太郎教授)、10年5月助教授、12年9月慶大教授、昭和24年9月岐阜県立医工科大学長、28年9月慶大教授に復帰、34年3月退職。▽浮世絵の蒐集家としても知られる。▽望月惇一(内科、京都府立医専校長)の娘婿。

【著書】学生人体生理解剖図説(昭29)

望月孝規 もちづき・たかのり

昭和2(1927)～平成19(2007)年(80歳)、長野

【病理学】 昭和26年東大卒。附属病院にて実地修練、27年4月病理学入室・大学院、32年3月助手、独留学(在外研究員/独学術交流協会・フンボルト財団奨学生、34年8月～38年1月 フライブルグ大病理にて研究従事)、38年9月虎の門病院臨床検査課主任、44年9月病理科部長兼病理検査部長、48年5月兼沖中記念成人病研究所主任研究員、50年4月東京都立駒込病院病理科部長、56年7月日本専売公社東京病院検査科医長、59年2月川崎幸病院医員、平成2年4月以降、山梨県立中央病院、社会保険三島病院、旭川・唐沢病院、BML、SRLに非常勤勤務。▽没後、子息望月真(東京医大講師 八王子医療センター・病院病理部)によって剖検が行われた。

望月成人 もちづき・なると

明治24(1891)～昭和46(1971)年(80歳)、大阪

【外科】 大正4年11月京都帝大卒。5年1月外科入局(猪子止戈之助教授、伊藤隼三教授)、助手、7年2月長崎医専教授、11年4月附属医院外科医長、独・英・米留学(在外研究員、11年9月～13年1月 整形外科研究)、13年12月長崎医大教授兼附属医専部教授、14年1月附属医院第1外科医長兼第3外科医長、昭和2年4月附属医院院長、11月京都府立医大教授、2年12月附属医院第1外科部長、附属医院院長(17年8月～23年4月)、29年2月定年退職。退職後、京都府立医大学長(31年2月～34年2月)。▽輸血、輸液の問題を主なる研究課題とした。木口直二助教授とともに保存血輸血の研究から出発して、「乾燥血液」の研究を行った。

【著書】Allgemeine Chirurgie(昭11)、病気と救急処置の話(昭12)

茂木蔵之助 もてき・くらのすけ

明治14(1881)～昭和20(1945)年(64歳)、宮城

【外科】 明治38年東京帝大卒。病理入室(三浦守治教授、山極勝三郎教授)・大学院、40年4月第1外科入局(近藤次繁教授)、41年5月宮崎県延岡病院長、42年8月東京帝大第1外科、大正3年12月日赤遣仏医療班、6年1月済生会芝病院外科医長、8年4月慶大教授(初代 外科)、在職中、昭和20年2月逝去。▽昭和12年日本外科学会において宿題報告「急性虫様突起炎」を行い、早期手術が第1選択となる契機となった。

【著書】創傷及其療法(大14)、茂木外科総論(大15)、茂木外科各論(昭2～3)、外科類症鑑別診断学(昭7)、簡要外科総論(昭8) 【編著】関節結核及其療法(近世医学叢書第19編 明45)

本川弘一 もとかわ・こういち

明治36(1903)～昭和46(1971)年(68歳)、石川

【生理学】 昭和4年東京帝大卒。第1生理入室(橋田邦彦教授)、助手、講師、15年3月東北帝大教授(第2生理)、22年10月東北大教授、医学部長(36年4月～40年3月)、歯学部長(初代 40年4月～11月)、40年11月学長、在任中、46年2月逝去。▽電気生理学の世界的権威。▽昭和29年朝日賞(文化賞部門 色の感覚に関する研究)、学士院賞(脳電図の研究)、43年学士院会員 ▽本川達雄(東京工大理学部教授)は子息。

【著書】脳波(昭22)、一般生理学上巻(昭24)、下巻(昭25)、医学生物学電気的実験法(昭25)、電気生理学(昭27)

本島一郎 もとじま・いちろう

明治16(1883)～昭和27(1952)年(68歳)、群馬

【整形外科】 旧姓赤尾。明治43年12月東京帝大卒。兵役1年の後、整形外科入局(田代義徳教授)、欧州留学(ヴュルツブルグ大病理シュミット博士)、大正6年10月新潟医専教授(初代 整形外科)、11年4月

新潟医大教授、附属医院長(昭和6年2月～11年7月)、学長(11年7月～19年9月)。退官後、五高校長(19年9月～23年5月)。▽骨端症の初期研究で知られる。▽本島柳之助(放射線科、東京医大教授)は義弟。

本島柳之助 もとじま・りゅうのすけ

明治25(1892)～昭和32(1957)年(64歳)、群馬

【放射線科】 大正12年東京医専卒。順天堂医院外科助手、12月慶大助手(理学診療科 藤浪剛一教授)、独留学(15年～昭和3年 ベルリン大癌研・放射線科研究生)、慶大講師、6年5月東京医専教授(レントゲン科兼第2外科)、7年(放射線科)、22年8月東京医大専門部教授、25年東京医大教授、在職中、32年9月逝去。▽群馬県太田市にて本島病院を経営。▽本島一郎(整形外科、新潟医大学長)は義兄。

本林冨士郎 もとばやし・ふじろう

明治36(1903)～昭和49(1974)年(70歳)、広島

【航空医学】 昭和2年東京帝大卒。海軍軍医、航空技術廠航空医学部長、20年労研、35年4月名大教授(環境医学研・第5部門/航空医学)、所長(38年3月～42年3月)、42年3月停年退官。退官後、日大教授(42年4月～)、在職中、49年2月逝去。

【著書】 小型船医療便覧(昭24)、実務のための職務評価(昭32)、職務給のための職務評価(昭37)

籾山政子 もみやま・まさこ

大正7(1918)～平成元(1989)年(70歳)、東京

【気象学、生気象学】 昭和14年日本女子大中退。東京帝大理学部地理学科、医学部衛生学教室にて研修、22年気象研究所、40年主任研究官。▽疾病と季節と地理の因果関係を追求し、新しい研究分野を拓いた。

【著書】 季節病カレンダー(ブルーバックス 昭38)、疾病と地域・季節(昭46)、私にとっての科学(対談集 昭54) **【共著】** 風土論・生気候(気候と人間シリーズ3 昭44)

百瀬一一 ももせ・かずいち

明治3(1870)～昭和16(1941)年(71歳)、信濃(長野)

【海軍軍医(結核病学)】 明治20年4月東京英語学校入学、21年9月海軍軍医学校入学、25年7月卒。少軍医候補生、27年8月(少軍医)、30年12月(中軍医)、31年3月(大軍医)、内務省伝研にて研究従事(31年10月～34年2月 北里柴三郎所長の下で細菌学研究)、海軍軍医学校教官、38年1月(軍医少監)、41年9月(軍医中監)、欧州留学(私費、43年3月～大正2年4月 ベルリン・ウィルヒョー病院にてハンゼマン教授に病理を、ハイデルベルグ大衛生学にてコッセル教授に細菌学、特に結核を、クレール教授、ハンマー教授に内科一般、ドリンガー教授に血清学の研究などを学ぶ)、軍医学校教官(細菌学、海軍衛生学担当)、(軍医大監)、舞鶴海軍病院副院長、5年予備役編入。退役後、堺市に結核研究所を設立、後、西宮市に移り、百瀬結核研究所と改称。▽ツベルクロストローミン(ワクチン)を作製、結核治療を行った。

【著書】 結核征伐(昭15)

百瀬俊郎 ももせ・しゅんろう

大正9(1920)～昭和59(1984)年(64歳)、福岡

【泌尿器科】 昭和20年9月九州帝大卒。10月泌尿器科入局(富川梁次教授)・大学院特別研究生(～22年9月)、23年5月助手、25年6月講師、26年4月助教授、38年12月教授、58年4月停年退官。

【共著】 尿路感染症の臨床(新臨床医学文庫 昭40)、泌尿器科疾患の鑑別診断(昭42) **【編著】** 新泌尿器科学(昭51)、アトラス泌尿器科手術書(昭58)

桃井直幹 もものい・なおみき

明治21(1888)～昭和46(1971)年(82歳)、和歌山

【陸軍軍医(内科)】 大正2年東京帝大卒。陸軍軍医、東京帝大大学院(第2内科 入沢達吉教授)、昭和7年8月陸軍科学研究所員(軍陣衛生学専攻)、10年3月第7師団軍医部長、11年3月陸軍軍医学校附、12年3月幹事、13年1月第3軍軍医部長、14年8月軍医学校長、15年3月(軍医総監)、18年3月支那派遣軍軍医部長、21年7月予備役編入、23年帰国。▽戦後、昭和42年伊東市戦没者殉難慰霊塔建設委員長、同奉賛会会長、45年陸軍軍医団緑会長などを務めた。

森一郎 もり・いちろう

大正6(1917)～平成11(1999)年(81歳)、鹿児島

【産婦人科】 昭和16年12月九州帝大卒。17年1月産婦人科入局(馬屋原茂教授)、海軍軍医[17年1月(軍医中尉)、18年11月(軍医大尉) 比島、中国、クエゼリン、ウェーキ島に在勤、20年11月復員]、20年11月復学、24年9月国療霧島病院、25年4月県立鹿児島

医専助教授(町野碩夫教授)、7月県立鹿児島医大助教授、27年4月鹿児島県立大助教授、31年4月鹿児島大助教授、米国留学(38年9月～39年8月 ロズウエルパーク記念研究所)、40年10月教授、附属病院長(51年7月～53年7月)、58年4月停年退官。

【共著】診断ならびに検査法第1(臨床産婦人科全書第4巻第1 昭45) 【編著】妊娠指導のすべて(産婦人科シリーズ no. 19 昭52)、中高年婦人の産婦人科(同 no. 37 昭59)

森 於菟 もり・おと

明治23(1890)～昭和42(1967)年(77歳)、東京
【解剖学、随筆家】 大正2年東京帝大医科大学卒、7年東京帝大理学部動物学科卒。8年日本医専教授(～11年)、10年12月東京帝大助教授、独留学(在外研究員 11年5月～13年5月)、昭和3年4月昭和医専教授(～11年1月)、11年4月台北帝大教授(初代 第1解剖)、医学部長(14年7月～16年10月)、戦後、帰国、22年帝国女子医専教授・東邦女子医専校長(24年3月～27年3月)・27年4月東邦大教授、医学部長(32年4月～)、36年3月定年退職。▽森鷗外(陸軍軍医、作家)の長男、森富(解剖学、東北大教授)は次男。
【著書】小組織学(昭3) 【共著】解剖学全5冊(昭24～25) 【随筆】解剖台に凭りて(昭9)、屍室断想(昭10)、木芙蓉(昭11)、解剖刀を執りて(昭21)、森鷗外(昭21)、父親としての森鷗外(大雅新書 昭30)

守 一雄 もり・かずお

明治40(1907)～平成12(2000)年(92歳)、東京
【内科】 昭和8年東京帝大卒。第2内科入局(呉建教授、佐々貫之教授)、19年1月横浜市十全医院内科勤務、4月講師、22年2月横浜市立医専教授、26年4月横浜医大教授、27年4月横市大教授、30年1月(第2内科)、附属病院長(34年11月～37年3月)、48年3月定年退職。退職後、開業(守クリニック)。▽守分威(早大教授・興亜経済研究所)は父。
【著書】内科予後学(昭25)、不整脈(医家叢書第114 昭27)、強心剤の臨床(呼吸・循環新書第9 昭31)、内科薬物療法(昭46) 【共編】診療二頁の秘訣(昭41)、診断二頁の秘訣(昭43)、処方二頁のコツ(昭46)

森 堅志 もり・かたし

明治39(1906)～昭和56(1981)年(74歳)、長野
【解剖学】 昭和7年京都帝大卒。皮膚科入局(松本信一教授)、第2解剖入室(木原卓三郎教授)、14年3月助教授(～15年9月)、18年1月名古屋女子高等医専教授(初代 解剖)、22年6月名古屋女子医大教授、23年6月(第1解剖)、27年4月名市大教授、44年3月定年退職。退職後、東京医大教授(第1解剖 44年～52年)。▽「墨汁加硝酸銀動脈内注入法」を開発、本法を用いて種々の臓器におけるリンパ管の構造・分布に関する業績を残した。

森 茂樹 もり・しげき

明治26(1893)～昭和46(1971)年(78歳)、兵庫
【病理学】 大正8年11月京都帝大卒。病理学入室(藤浪鑑教授、速水猛教授)・大学院、10年7月助手、11年8月助教授、15年1月熊本医大教授、欧米留学(昭和2年5月～3年11月 ベルリン大ローナ教授、プラハ大ビードル教授の下で内分泌学研究に従事)、15年1月京都帝大教授(第2病理)、31年2月停年退官。退官後、関西医大教授(32年4月～11月)、山口県立医大学長(32年12月～40年3月)、神戸学院大学長(41年4月～)、在職中、46年3月逝去。▽内分泌学、腫瘍病理、体質学の領域で功績を挙げた。熊本医大在任中、熊本医大附属体質医学研究所の設立(昭和14年)に尽力、25年、日本体質学会を設立、山口県立医大学長在任中、国立移管に尽力、また、41年神戸学院大を設立、学長に就任した。▽藤浪鑑(病理学、京都帝大教授)の娘婿。
【著書】内分泌学(昭15)、病理学総論(昭20)、病理学各論(昭25)、新撰内分泌学上・下巻(第5版 昭30)
【共著】実験腫瘍学(昭10)

盛 新之助 もり・しんのすけ

明治17(1884)～昭和49(1974)年(90歳)、徳島
【眼科】 旧姓曽我部。明治44年11月京都帝大卒。眼科入局(浅山郁次郎教授)、45年5月助手、大正4年6月講師、5年5月満鉄大連医院医長、欧州留学(満鉄派遣 10年5月～)、14年11月副院長、昭和5年12月京都帝大教授、附属医院長(12年12月～16年12月)、19年3月停年退官。退官後、故郷・徳島にて開業。▽網膜剝離の手術的治療の先駆者。▽盛弥寿男(外科、大阪医大教授)は義弟。
【著書】網膜剝離の手術療法訂再版(図解手術叢書 昭25)

森 武貞 もり・たけさだ

昭和5(1930)～平成12(2000)年(69歳)、大阪

【外科】 昭和30年阪大卒。附属病院にて実地修練、第2外科入局（陣内伝之助教授）、35年1月結核予防会保生園外科医員、36年5月阪大助手（第2外科）、米国留学［41年8月～ ハーバード大外科（マサチューセッツ総合病院）研究員］、46年10月講師、56年5月助教授（神前五郎教授）、58年11月教授、平成6年3月停年退官。退官後、貝塚市立貝塚病院総長（6年6月～）、在職中、平成12年1月逝去。▽平成5年日医医学賞（臨床部門 腫瘍マーカーの研究）
【共編】膵ホスホリパーゼA_2 基礎と臨床（平3）

森 武美 もり・たけみ

明治8（1875）～昭和43（1968）年（93歳）、高知
【陸軍軍医（外科）】 明治31年10月大阪医学校卒。32年1月1日志願兵、33年（3等軍医）、35年京大外科入局、37年日露戦争従軍、（2等軍医）、38年病気休職、39年台湾医学校講師兼台北医院医務嘱託、40年助教授兼医院医員、独留学（総督府派遣、40年1月～大正元年8月 ヴュルツブルグ大、ゲッチンゲン大、キール大在籍）、帰国後、教授、大正7年退官。日赤滋賀支部病院外科医長を経て、東京・両国に病院開設、震災後、浅野造船附属病院院長、昭和5年東京市新宿にて開業、43年3月急逝。
【著書】臨床救急外科手術学（昭3）

森 富 もり・とむ

大正10（1921）～平成19（2007）年（86歳）、東京
【解剖学】 昭和19年9月東北帝大卒。10月第1解剖入室（山崎正文教授）、陸軍短期現役軍医（台湾、中国、広島・呉と転勤、原爆投下直後の広島に入市）、21年11月教室復帰、22年3月講師、7月助教授、31年7月（第3解剖主任）、米国留学（35年9月～36年10月カーネギー研究所で発生学研究）、36年4月教授、60年3月停年退官。退官後、仙台大教授（61年4月～）、学長（平成2年8月～6年7月）。▽森於菟（鷗外長男）の次男。
【著書】日清戦争と軍医森鷗外（平10） 【共著】解剖学（昭30）

森 直之 もり・なおゆき

明治42（1909）～昭和56（1981）年（72歳）、岐阜
【外科、政治家】 昭和7年名古屋医大卒。第1外科入局（斎藤真教授）、助手、講師を経て、13年4月台北帝大講師（第2外科 河西九二夫教授）、戦後、22年1月帰国、名古屋帝大復帰、23年8月岐阜県厚生連西濃病院長、34年10月（移管）大垣市立病院長（初代）、50年7月大垣市長、在職中、56年3月急逝。▽大垣市長として「明るく豊かな住み良い産業文化創造都市」の創造を目指した。

森 信胤 もり・のぶたね

明治36（1903）～昭和57（1982）年（79歳）、岡山
【生理学】 昭和5年日大専門部医学科卒。岡山医大生理学入室（生沼曹六教授）、10年11月帝国女子医薬専助教授（熊谷強助教授）、11年4月教授（～22年4月）、25年10月岡山女子短大教授（～26年4月）、26年6月日大教授（第2生理）、44年4月（総合研究所）、48年10月退職。▽わが国における放射能の生物学的作用に関する基礎的研究の先駆者。理化学研究所仁科研究室において人工放射能の研究に従事している（昭和10年11月～22年7月）。
【著書】生理学実習要綱（昭11）、生理学ヲ中心トシタ医学史（昭16）、血液（科学の泉 昭19）、かくて医学は生まれた 医学史の或る断面（愛育社文化叢書13 昭23）、原子力と医学 アイソトープの医学的利用（昭28）

森 優 もり・まさる

明治36（1903）～昭和59（1984）年（81歳）、大分
【解剖学】 昭和2年九州帝大卒。第1解剖入室（進藤篤一教授）・助手、6年5月助教授、18年8月ジャカルタ医大教授（陸軍軍政地教授）、戦後、20年9月南方第五陸軍病院勤務、21年11月九州帝大教授、22年10月九大教授、41年3月停年退官。
【著書】組織化学の理論と方法（昭23）、臨床応用解剖学（昭25）、解剖学要覧（昭35）、チロハニー村の陸軍病院（昭36）、基礎神経学入門（昭47） 【共著】解剖学5（昭25）

森 万寿夫 もり・ますお

大正5（1916）～平成5（1993）年（76歳）、佐賀
【内科】 昭和15年九州帝大卒（海軍依託学生）。海軍軍医［17年10月（軍医大尉）、大村海軍病院、19年3月海軍第44警備隊軍医長・西カロリン群島メレヨン島、20年8月復員］、九電病院勤務、47年白寿生科学研究所虎ノ門診療所長、在職中、平成5年3月逝去。
【記録】人間の極限 メレヨン島海軍軍医長の記録（昭51）

森 益太 もり・ますた

大正6(1917)~平成10(1998)年(81歳)、岡山

【整形外科】 昭和16年3月京都帝大卒(海軍依託学生)。4月(軍医中尉)、20年9月(軍医少佐)、11月復員・京都帝大整形外科入局(近藤鋭矢教授)、22年5月大学院(医化学 内野仙治教授)にて研究従事、26年8月玉造厚生年金病院部長、27年4月新潟県立中央病院部長、31年5月関西医大助教授、12月教授、59年3月定年退職。▽リウマチの外科的治療の世界的権威。関節炎の手術法「森式滑膜切除術」の創始者として知られる。

盛 弥寿男 もり・やすお

明治33(1900)~平成2(1990)年(89歳)、徳島

【外科】 大正14年京都帝大卒。外科入局(鳥潟隆三教授)、長崎医大助教授を経て、昭和4年5月熊本医大助教授(萩原義雄教授)、7年5月大阪高等医専教授、23年4月大阪医大教授、45年3月定年退職。▽盛新之助(眼科、京都帝大教授)は義兄。

[著書]外科学提要(昭8)、臨床虫垂炎(昭23)

森 林太郎 もり・りんたろう

文久2(1862)~大正11(1922)年(60歳)、石見(島根)

【陸軍軍医、小説家】 明治14年7月東大(旧)卒(19歳の最年少卒業記録)。12月(陸軍軍医副)・東京陸軍病院課僚、15年5月軍医本部庶務課僚(プロイセンの陸軍衛生制度調査に従事)、16年5月(陸軍2等軍医)、独留学[陸軍官費留学生、17年8月~21年9月 陸軍衛生制度調査とともに、ライプチヒ大衛生研究所ホフマン教授、ミュンヘン大衛生・細菌学ペッテンコーフェル教授、ベルリン大コッホ教授につき衛生学、細菌学を修得、留学中18年5月(1等軍医)]、21年9月陸軍軍医学舎教官、陸軍大学校教官、22年10月(2等軍医正)、26年7月軍医学校長心得、27年8月(日清戦争開戦)、朝鮮・中路兵站軍医部長、10月広島・第2軍兵站軍医部長、満州地方に従軍、28年5月(講和成立)、凱旋、8月台湾総督府陸軍局、10月軍医学校長、29年1月兼陸軍大学校教官、30年3月(1等軍医正)、31年10月近衛師団軍医部長兼軍医学校長、32年6月(軍医監)第12師団軍医部長(小倉)、35年3月第1師団軍医部長(東京)、37年2月(日露戦争開戦)、3月第2師団軍医部長(広島)、満州従軍、38年1月東京に凱旋、8月第1師団軍医部長、40年10月(軍医総監)、医務局長(~大正4年11月)、大正2年2月臨時宮内省御用掛(~6年12月)、5年4月予備役編入、6年12月帝室博物館総長兼図書頭、8年9月帝国美術院長、在任中、11年7月逝去。▽明治の建軍以来、陸海軍ともに問題視されたのは脚気の多発であった。海軍では、高木兼寛(海軍省医務局長)は白米食(ビタミンB_1欠乏)が原因ではないかと考え、17年練習艦「筑波」の遠洋航海において白米を減じ、麦飯を充てることによって脚気を解決した。しかし、陸軍では、森を含めて高木仮説に反対、感染説などを唱え、日清、日露戦争では多数の脚気患者を出した。41年森(陸軍医務局長)は「臨時脚気病調査会」を設置、会長に就任した。しかし、その後、白米食原因説は次第に有力となり、43年鈴木梅太郎は米糠からオリザニンを発見、オリザニンの抗脚気効果が認められ、その後、島薗順次郎(東京帝大教授)によって脚気はビタミンB_1欠乏症であることが確定された。しかし、臨時脚気病調査会が「脚気はビタミンB_1欠乏を主因として起こる」と結論付けをして解散したのは森の死後、2年が経過した大正14年のことであった。▽別号 鷗外、観潮樓主人など。軍務のかたわら文筆活動、『舞姫』(明治23年)、『ヰタ・セクスアリス』(42年)、『山椒大夫』(大正4年)、『高瀬舟』(5年)など多数の名作の他、『即興詩人』(明治35年)のような名訳もある。『森鷗外全集』が刊行されている他、森鷗外を研究対象とした著作・伝記が多数刊行されている。軍医としての公的生活と、文学者としての私人として互いに矛盾する生活をいかに統一するかの苦闘が鷗外独自の文学を生み出したと評されている。▽先妻登志子は赤松則良(海軍中将、貴族院議員、わが国の造船の父と呼ばれる)の長女、於菟(解剖学、台北帝大教授)は長男、茉莉(随筆家・小説家)は長女、杏奴(随筆家)は次女、不律(夭折)は次男、類(随筆家)は3男、篤次郎(内科医、劇作家)は弟、喜美子(翻訳家・随筆家・歌人)は妹、小金井良精(解剖学、東京帝大教授)は喜美子の夫。

[著書]森鷗外全集全53巻(昭26~31) **[伝記]**軍医森鷗外(山田弘倫 昭18) **[参考]**鷗外森林太郎と脚気紛争(山下政三 平20)

森岡 三生 もりおか・みつお

大正15(1926)~昭和57(1982)年(55歳)、三重

【衛生学】 昭和24年東大卒。労研主任研究員(労働生理学)、39年4月日大助教授(衛生学 白石信尚教授)、57年教授、在職中、57年5月逝去。▽その交替

ま

制労働の研究が、看護婦などの交替制勤務の制度設計・議論に影響を及ぼしている。

【著書】労働生理学ノート(昭58)

森川義金　もりかわ・よしかね

明治36(1903)年～不詳、東京

【病理学】　昭和5年満州医大卒。病理学入室(大野章三教授)、7年九州帝大病理学、10年吉林医専教授、11年満鉄大連医院病理科医長、戦後帰国、26年3月徳島医大・徳島大初代専任教授(病理)、27年4月(第1病理)、43年4月停年退官。退官後、香川県立衛生研究所嘱託参与。

【共著】病理の基礎技術(昭48)

森崎半治　もりさき・はんじ

明治16(1883)年～昭和33(1958)年(75歳)、不詳

【皮膚科、泌尿器科】　明治38年日本医学校卒。(3等軍医)、東京帝大皮膚病学黴毒学入局(土肥慶藏教授)、浅草松葉町にて開業、大正15年5月烏山病院(精神科)開設、昭和26年7月烏山病院を昭和医大に寄付、27年1月昭和医大烏山病院長、昭和医大理事、32年4月理事長、在職中、33年12月逝去。

森沢成司　もりさわ・せいじ

大正15(1926)～平成15(2003)年(76歳)、長崎

【生化学、免疫学】　昭和19年9月海軍兵学校入学、戦後、福岡高校を経て、昭和28年九大卒。実地修練、医化学入室(広畑竜造教授)、30年助手、32年10月(山村雄一教授)、35年阪大研究員(蛋白研)、米国留学(36年～38年　コロンビア大)、39年九大講師(医化学　高木康敬教授)、米国再留学(39年～41年　コロンビア大)、41年10月鹿児島大助教授、42年4月大阪市大教授、医学部長(59年4月～63年3月)、平成4年3月定年退職。

【共編】免疫応答　免疫成立の機構(昭52)、脾臓　基礎と臨床(昭58)、目でみる病態生化学(昭63)

森重静夫　もりしげ・しずお

明治31(1898)～昭和57(1982)年(83歳)、山口

【小児科】　大正13年東京帝大卒。北海道帝大細菌学入室(中村豊教授)、講師、東京帝大小児科入局(栗山重信教授)、昭和9年3月東京市社会局福祉係・日本橋保健所長、18年市立駒込病院小児科医長兼副院長(内山圭梧院長)、米国留学(27年2月～28年2月　デューク大デビソン博士)、30年6月院長、33年11月定年退職。退職後、日医大教授(小児科　35年～41年)。

【著書】若き母の育児(昭23)、若き母の医学(昭25)、離乳までの育児の急所(実用家庭百科第5　昭27)、急性伝染性疾患(日本小児科全書第21篇第9冊　昭29)、神経系疾患(同第20編第2冊　昭36)

森下　薫　もりした・かおる

明治29(1896)～昭和53(1978)年(81歳)、奈良

【寄生虫学、熱帯病学】　大正10年東京帝大理学部動物学科卒。寄生虫学専攻(飯島魁教授、五島清太郎教授)、北里研助手、台湾総督府中央研究所技師、14年台北帝大教授(衛生学、寄生虫学)、戦後、帰国、22年10月阪大教授(微研・寄生虫学兼原虫学部長)、35年3月停年退官。▽日本寄生虫予防会理事長(昭和30年～)、WHOマラリア専門委員などを務めた。▽台湾時代、マラリアおよびハマダラ蚊の研究、阪大微研時代は回虫および回虫症の研究。退官後、寄生虫病予防事業をアジア全般にわたり指導。また、寄生虫学、予防医学の医学史に通じ、野口英世の研究家としても知られる。▽昭和32年保健文化賞(寄生虫に関する実際的研究とその予防事業の推進)、37年野口英世記念医学賞(マラリアに関する研究)

【著書】蛔虫及蛔虫症(昭24)、ある医学史の周辺(昭47)　【編著】英領印度、馬来半島及爪哇に於けるマラリア　特に其防遏作業及組織並に研究機関(昭4)、最新寄生虫病学第1～7分冊(昭26～28)

森島庫太　もりしま・くらた

慶応4(1868)～昭和18(1943)年(75歳)、美濃(岐阜)

【薬理学】　明治26年帝大卒。薬物学入室(高橋順太郎教授)・助手、独、ベルギー留学(文部省外国留学生、29年9月～33年10月　シュトラスブルグ、ライプチヒ、ヘントの各大学に在籍)、32年12月京都帝大助教授、33年11月教授(初代　第1薬物学)、欧州出張(大正2年4月～3年1月)、4年6月(兼医化学　～8年11月)、医学部長(14年7月～昭和3年4月)、3年4月停年退官。▽わが国における近代薬物学樹立の功労者。多数の生薬有効成分を発見。『日本薬物学雑誌』を創刊(大正14年)。また、詩賦、書にも長じた。▽昭和7年学士院会員、13年日本医学会会頭(京都)

【著書】薬物学(明45)、処方学(大6)　【伝記】森島先生のことども(阿部勝馬　日本医事新報1246号、昭23)

森杉昌彦 もりすぎ・まさひこ

大正10(1921)～平成10(1998)年(77歳)、広島

【内科(循環器)】 昭和21年9月慈恵医大卒。22年10月～25年9月広島逓信病院内科、25年10月～30年3月広島市で森杉内科医院開業、9月東京世田谷区玉川に移転、42年11月北青山に移転。▽臨床のかたわら、昭和38年より吉村正蔵助教授(当時)に心音図学の指導を受ける。実地医家のための会(永井友二郎代表)結成に参加した一人。

【著書】心音図の手ほどき(昭41)、聴診のコツと心音図診断(昭45) 【共編】専門医にきく心疾患の治療(昭47) 【共訳】心臓の聴診と心音図(リーサム 昭48)

森田功 もりた・いさお

大正15(1926)～平成10(1998)年(71歳)、三重

【医師、小説家】 昭和28年三重大卒。実地修練、30年順天堂大病理入室(伴俊男教授、福田芳郎教授)・助手、36年講師(～42年)、36年4月開業(三鷹台診療所 内科・小児科)、平成10年3月逝去。▽筆名 皆実功。▽昭和62年北日本文学賞(「残像」)

【著書】無医村医者(医研新書 昭51)、冥府の鬼手(昭53)、診療所の四季 母親の健康相談(昭54)、白い墓碑銘(昭59)、やぶ医者の言い分(昭62)、輝く波形(平2) 【伝記】町医者森田功の生涯(松中昭一 平5)

森田茂 もりた・しげる

大正4(1915)～昭和63(1988)年(73歳)、東京

【解剖学、人類学】 昭和15年慈恵医大卒。海軍軍医[15年～20年(軍医少佐)としてラバウルにて日本の敗戦を迎える]、解剖学入室(新井正治教授)・助手、29年4月助教授、12月東京教育大助教授、31年教授(応用解剖学)、39年4月慈恵医大教授(第1解剖)、55年3月定年退職。▽関東地方出身者の晒浄頭蓋骨の計測報告の業績を残した。▽森田斉次(解剖学、東京慈恵医院医学校教授)の次男。

【共訳】グラント解剖学図譜(原著第6版、グラント 昭52)

森田正馬 もりた・しょうま

→もりた・まさたけ

森田久男 もりた・ひさお

明治38(1905)～平成8(1996)年(91歳)、石川

【内科】 昭和8年東京帝大卒。第3内科入局(稲田龍吉教授、坂口康蔵教授)、17年山梨県病院内科第2部長、19年4月山梨県立医専教授(第2内科)、20年4月兼山梨県立女子医専教授、22年4月山梨県立医専、山梨県立女子医専廃校、5月山梨県病院、24年6月山梨医学研究所附属病院、25年4月東邦大教授、医学部長(35年4月～)、45年3月定年退職。▽昭和38年東邦大において公金流用問題が起こり、対応をめぐって、教授側理事として法人側理事と対立、39年1月理事長から解職命令が出され、対抗して地位保全などの仮処分申請を提出、法廷闘争に至り、理事長交代後の44年11月の和解成立まで続いた。

【著書】貧血(ヒポクラテス・ブックス 昭46)、脾臓の秘密(平5)

森田正馬 もりた・まさたけ

明治7(1874)～昭和13(1938)年(64歳)、高知

【精神科、心理療法】 明治35年12月東京帝大卒。36年2月精神科入局(呉秀三教授)・助手(～39年12月)、府立巣鴨病院勤務、12月大学院入学、日露戦争にあたり陸軍幇助医員として東京衛戍病院戸山分院にて大学から派遣され傷病兵診療に従事(38年1月～2月)、39年12月根岸病院顧問(医長 ～昭和4年4月)、大正13年4月東洋大教授(教育病理学 ～昭和5年4月)、14年3月慈恵医大教授、昭和12年3月退職、13年4月逝去。▽「森田療法」の創始者。昭和5年森田療法研究会(神経質研究会)を発足、機関誌『神経質』を発刊、7年森田診療研究所を開設した。▽平成2年森田正馬賞が設けられた。

【著書】精神療法講義(大10)、恋愛の心理(大13)、神経衰弱及強迫概念の根治法(大15)、生の欲望(昭9)、森田正馬全集(全7巻 昭49～50) 【伝記】森田正馬評伝(野村章恒 昭49)、形外先生言行録(昭50)

森村茂樹 もりむら・しげき

大正5(1916)～昭和54(1979)年(63歳)、兵庫

【医学教育、精神科】 昭和16年東京帝大卒。軍務(兵站自動車第67中隊附軍医、ジャワ島勤務)、22年5月武庫川病院長(父業継承)、30年5月仁明会設立・常務理事、34年11月新武庫川病院長設立・病院長(～47年3月)、36年10月社会福祉法人武庫川児童園常務理事、39年11月樹光会大村病院設立・理事長(～48年6月)、46年11月兵庫医大設立・理事長、兵庫医大病院長(47年4月～49年3月)、47年11月学長、在職中、

54年11月逝去。▽昭和44年西宮市民文化賞（社会事業）

森本 潔　もりもと・きよし

明治44（1911）～昭和41（1966）年（55歳）、兵庫

【厚生行政】　昭和10年東京帝大法学部卒。内務省入省（土木局）、応召［11年1月現役兵補充（歩兵第70聯隊入隊、12年1月除隊）］、12年7月愛媛県警察部警務部長、臨時応召（14年5月、南支、インドネシア、海南島在勤、17年6月解除）、6月国務大臣秘書官、18年5月勤労局、7月国土局、11月防空総本部施設局、20年2月京都府警察部特別高等警察課長、9月福岡県、21年1月勤労局大臣官房会計課、22年6月厚生省保険局国民保険課長、23年1月国民健康保険課長、30年8月薬務局長、33年12月官房長、35年6月保険局長、36年11月退官。退官後、国民休暇村協会理事長、在職中、41年4月逝去。▽わが国における国民皆年金皆保険実現時の保険局長。

【共編】森憲二遺稿集（昭41）

森本正紀　もりもと・まさのり

大正2（1913）～平成11（1999）年（86歳）、岡山

【耳鼻咽喉科】　昭和10年京都帝大卒。耳鼻咽喉科入局（星野貞次教授）、12年3月助手、14年7月東京高等歯科医学校に留学、16年4月新潟医大講師（鳥居恵二教授）、18年5月助教授、応召（19年5月～21年3月）、26年7月教授、欧米出張（35年8月～36年3月）、ニューヨーク大客員教授（36年9月～12月）、39年1月京大教授、附属病院長（47年8月～）、51年3月停年退官。退官後、高知大教授（51年4月～）、高知医大副学長（医療担当）・病院長（10月～56年6月）、学長事務取扱（56年2月～6月）、学長（56年7月～61年3月）。

【著書】従心欲所　星野貞次先生追想（昭44）　【共著】聴力検査の手引（昭31）　【編著】顔面形成外科（昭48）

【共編】耳鼻咽喉科手術全書全3巻（昭50）

守屋 正　もりや・ただし

明治42（1909）～平成3（1991）年（82歳）、岡山

【内科、医史学】　昭和10年京都帝大卒。第1内科入局（辻寛治教授）、応召（13年～17年　中国河北省、山西省）、病理にて研究従事（清野謙次教授）、18年病理講師、再応召（19年8月～21年8月　比島）、21年10月京都市北区にて開業。▽医学史編纂室員として京都府医師会刊『京都の医学史資料編』（昭和55年）の刊行に尽力した。▽石坂惟寛の西南の役の従軍記（鞍頭日録　手稿）を整理して日本医事新報２７８８号～２７９４号（昭和52年）に掲載している。▽中国美術、殊に明清時代の揚州派の絵画収集家としても知られる。▽昭和57年日医最高優功賞（開業医師で学術的貢献著しい功労者）

【著書】ラグナ湖の北（昭41）、比島捕虜病院の記録（昭48）、フィリピン戦線の人間群像（昭53）、ああ、山上の聖者（昭57）

守屋 博　もりや・ひろし

明治37（1904）～平成2（1990）年（86歳）、岡山

【外科、病院管理学】　昭和3年東京帝大卒。第1外科入局（青山徹蔵教授、大槻菊男教授）、11年東京逓信病院外科、21年東京逓信局保健課長、23年国立東京第一病院、34年副院長、37年4月順天堂大教授（病院管理学研究室・副院長）、44年4月客員教授（副院長）、47年6月退職。▽わが国における病院管理学の先駆者。また、過剰な治療による延命措置は自分から辞退しようとする「医療辞退連盟」を提唱したことがある。

【共著】病院と院長（病院全書　昭30）　【共編】病院史・医療制度・管理・組織・倫理（病院管理大系第1巻　昭47）

森安信雄　もりやす・のぶお

大正5（1916）～昭和59（1984）年（67歳）、東京

【外科（脳神経外科）】　昭和16年12月東京帝大卒。17年1月第1外科入局（大槻菊男教授）、海軍短期現役軍医（21年7月復員）、第1外科復帰、24年6月国立東京第一病院外科（脳外科）、29年6月日大講師（第1外科　若林修教授）、30年7月助教授、33年3月日大教授、44年4月（初代　脳外科）、57年1月定年退職。退職後、総合研究所教授（57年1月～59年3月）。▽厚生省特定疾患特発性脳室拡大、正常圧水頭症調査研究班長を務めた。

【著書】現代の脳神経外科学（昭53）　【共著】脳神経検査法（外科診断技術双書第5巻　昭34）、脳脊髄（現代外科学大系26A　昭44）

森山 豊　もりやま・ゆたか

明治37（1904）～昭和63（1988）年（84歳）、北海道

【産婦人科】　昭和6年東京帝大卒。産婦人科入局（磐瀬雄一教授）、13年2月甲南病院産婦人科部長、15年9月母子愛育会附属愛育医院産婦人科部長（初

代）、24年11月横浜医大教授、32年7月東大教授（保健学科看護学第3講座・分院医長）、附属病院分院長（33年3月～36年3月）、40年3月停年退官。退官後、東芝中央病院長（初代 40年4月～）、東芝総合検診センター所長（初代 45年4月～）、母子愛育会総合保健センター所長（55年9月～）、在職中、63年11月逝去。▽日本母性保護医協会長、新生児管理改善促進連合会長、中央児童福祉審議会委員、母子保健推進会議副会長、代謝異常スクリーニング研究会長、日母おぎゃー献金基金理事長、国際母性新生児保健協会長などを歴任。▽昭和41年保健文化賞（母性保健の推進、指導に貢献）

【著書】結婚と出産全書（昭18）、結婚と出産（昭32）、産むのが不安でならない（21世紀ブックス 昭50）**【共著】**妊娠中の栄養と食事（病気別に立てた病人のためのお献立 昭36）**【編著】**母子保健講座全5巻（昭48）**【共編】**先天異常（昭41）**【評伝】**日本の母子保健と森山豊 すべての母と子に保健と医療の恩恵を（西内正彦 昭63）

森脇大五郎 もりわき・だいごろう

明治39（1906）～平成12（2000）年（93歳）、山口

【遺伝学】 昭和4年東京帝大理学部動物学科卒。14年理研仁科研究室、東京都立大附属高校長、24年4月東京都立大教授（理学部生物学科遺伝学講座）、理学部長（34年4月～40年3月）、44年4月国立遺伝学研究所長、50年2月退任。退官後、理研理事（50年3月～54年3月）。▽染色体の部分交差現象を手掛かりに遺伝子分析を進め、遺伝子地図を描いた。新版標準理科（昭39）など教科書の監修にも携わった。▽森脇和郎（遺伝学、国立遺伝研教授、総合研究大学院大学副学長）の父。

【著書】遺伝学ノート（昭63）**【編著】**ショウジョウバエの遺伝実習（昭52）**【共監】**放射線生物学（昭21）

諸富武文 もろとみ・たけふみ

大正2（1913）～平成5（1993）年（80歳）、佐賀

【整形外科、形成外科、リウマチ科】 昭和13年日医大卒。5月九州帝大整形外科入局（神中正一教授）、応召［12月西部第48部隊入隊、14年7月（軍医中尉）、18年1月召集解除］、九州帝大復帰、再応召［19年3月、9月（軍医大尉）、20年9月召集解除］、九州帝大整形外科外来医長、21年1月八幡製鉄所病院、22年11月国立小倉病院部長、27年3月弘前医大教授、28年4月弘前大教授、33年11月京都府立医大教授、34年1月京都府身体障害者福祉センター身体障害者更生病院長、52年3月定年退職。退職後、日医大教授兼附属多摩永山病院長（52年4月～59年3月）。▽手の外科の権威、また、穿刺全層遊離皮膚移植、諸富式脂肪切除鋏の開発で知られる。

【著書】先天性筋性斜頸の手術（昭29）、図表による整形外科鑑別診断（昭43）**【共著】**上肢の外科（日本外科全書第26巻第2 昭32）、手指外傷の治療（昭41）、運動器1～3（現代外科学大系44A～C 昭44～46）、末梢神経損傷の治療（昭53）**【編著】**外傷性頸部症候群（昭44）**【共編】**外傷外科全書（全7巻 昭47）

諸橋芳夫 もろはし・よしお

大正8（1919）～平成12（2000）年（80歳）、新潟

【内科】 昭和17年12月東京帝大卒。第1内科入局（柿沼昊作教授）、海軍軍医［17年9月、18年4月海軍軍医学校卒、空母「大鳳」「瑞鶴」「翔鶴」乗組、19年1月昭南在勤、内地勤務、（軍医大尉）として20年10月復員］、第1内科復帰、21年7月山梨県小淵沢小沢医院勤務（～23年10月）、24年10月東大助手（～26年4月、27年1月～28年8月）、27年12月国保旭中央病院長、平成11年8月退任。▽全国自治体病院協議会長（昭和45年～）、日本病院会長（58年～平成11年）、アジア病院連盟会長（平成3年11月～6年11月）、厚生省の各種委員を務めた他、中国との医学交流に努め、黒竜江省栄誉公民、北京医院名誉顧問、黒竜江省中日友誼医院名誉院長、遼寧省栄誉医学教授、吉林省栄誉公民の称号を送られている。▽昭和59年旭市名誉市民（昭和27年、国保旭中央病院・病院長に就任。以来30年以上にわたり、「患者の身になった医療」を哲学として、同病院の発展に尽力。旭中央病院附属看護学校長、養護老人ホーム東総園施設長などを歴任、地域医療と住民福祉の向上に大きく貢献）

【著書】医を拓く（平3）、日月無私照（平7）**【自伝】**為善最楽（平10）、補遺（平11）

や

矢追秀武　やおい・ひでたけ

明治27(1894)~昭和45(1970)年(75歳)、奈良

【細菌学、ウイルス学】 大正9年東京帝大卒。衛生学入室(竹内松次郎助教授)、11年5月黴菌学(竹内松次郎教授)、12年5月伝研技手(第5細菌血清学部主任二木謙三技師)、独留学(在外研究員/国際聯盟奨学金 昭和5年11月~8年1月)、8年12月助教授、13年6月技師(第7研究部 佐藤秀三部長兼精製痘苗研究室主任)、陸軍嘱託(18年9月~19年9月 マレー、ジャワにてデング熱研究に従事)、21年8月教授、22年7月予研試験製造部長、24年9月横浜医大講師(細菌学)、26年8月教授、36年3月定年退職。退職後、神奈川歯大教授(細菌学 36年4月~)、在職中、45年9月逝去。▽わが国におけるウイルス学の開拓者。ワクチニアウイルスの精製(精製痘菌=矢追抗原)とその応用、溶連菌毒素のトキソイド化、狂犬病マーゾニン不活性化ワクチンの実用化、クマザサの抗癌作用の研究などの業績で知られる。予研時代、百日咳ワクチンの製造販売に関してGHQサムス局長から糾弾され予研を追放された。東京帝大交響楽団の創設者。二木式健康法(玄米食の利用)普及者としても知られる。また、「結婚すると、研究のために1人の女性を不幸にするかも知れない」との心配から、独身で過ごした。

【著書】種痘(昭22)、栄養と伝染病(昭23)、ウイルス学入門(綜合医学新書第24 昭27)

矢数道明　やかず・どうめい

明治38(1905)~平成14(2002)年(96歳)、茨城

【漢方医、医史学】 本名四郎。昭和5年東京医専卒。東京下谷の一貫堂・森道伯、矢数格(兄)に師事、漢方を修得、8年5月四谷に温知堂医院を開設、応召[南方(比島・ラバウル・ブーゲンビル)勤務、17年9月(陸軍軍医少尉)、21年3月復員帰国]、茨城県大宮町にて兄の格と漢方医療、26年12月新宿に温知堂矢数医院開設、かたわら29年10月東京医大薬理(原三郎教授)にて研究従事、47年6月北里研東洋医学総合研究所非常勤研究員、54年9月副所長、10月所長、61年7月退任。▽昭和10年、大塚敬節らとともに偕行学苑を組織、拓殖大に漢方講座を開設、13年東亜医学協会を結成、『東亜医学』を発刊、25年日本東洋医学会を設立・理事(34年理事長)。医学史研究により医博(東京医大)、62年日本医史学会矢数医史学賞を設けた。▽昭和54年日医最高優功賞(東洋医学の発展に貢献した功労者)

【著書】漢方医学処方解説(昭15)、漢方後世要方解説(昭34)、漢方処方解説(昭41)、ブーゲンビル島兵站病院の記録(昭51)、漢方治療百話第1集~第8集(昭51~平7)、明治110年漢方医学の変遷と将来・漢方略史年表(増補改訂版 昭54)、近世漢方医学史(昭57) **【共著】**漢方診療の実際(昭16)、漢方診療医典(昭44)

八神喜昭　やがみ・よしあき

昭和5(1930)~平成18(2006)年(75歳)、愛知

【産婦人科】 昭和30年名大卒。実地修練、附属病院分院産婦人科入局(渡辺金三郎教授)、32年8月名鉄病院産婦人科、37年8月名市大助手(渡辺金三郎教授)、40年8月助教授、47年1月教授、附属病院長(56年4月~)、医学部長(平成5年4月~)、平成8年3月定年退職。▽昭和46年頃から原因不明の習慣流産の解明に取り組み、59年に、わが国で初めて、習慣流産の夫婦の出産に成功した。

【編著】流産のすべて(産婦人科シリーズ no.21 昭53) **【共編】**性感染症(図説産婦人科 view5 平6)、不育症(同20 平8)、Unexplained infertility 診断へのアプローチ(The latest medical book 昭60)

八木逸郎　やぎ・いつろう

文久3(1863)~昭和20(1945)年(81歳)、大和(奈良)

【眼科、政治家、事業家】 明治16年東大(旧)別課卒。奈良市にて開業、独留学(私費、34年1月~35年12月ロストック大眼科)、大正3年東京・京橋区にて開業、明治41年5月衆議院議員(~昭和17年4月、奈良県選出、当選10回 立憲政友会、政友本党、新党倶楽部、立憲民政党、衆院議員倶楽部、翼賛議員同盟)。立憲民政党総務も務めた。▽大日本医師会、日本医師共済生命保険相互会社の創設に功労があった他、昭和生命社長、京成電気軌道監査役、渡良瀬水電社長、日本タイプライター相談役、近畿日本鉄道顧問、協栄生命監査役など実業界でも活躍した。▽八木高次(衛生学、北京大教授)は長男。

八木国夫 やぎ・くにお

大正8(1919)~平成15(2003)年(84歳)、神奈川

【生化学】 昭和17年名古屋帝大卒。助手、23年講師(第1生化学)、25年助教授、欧州留学(30年~32年仏・生物物理化学研究所、スウェーデン・カロリンスカ研究所)、37年5月教授(第1生化学)、58年4月停年退官。退官後、63年5月応用生化学研究所を設立・理事長・所長、岐阜県国際バイオ研究所長(平成7年~14年)、在職中、平成15年10月逝去。▽酵素・基質複合体の結晶化に世界で初めて成功。生活習慣病や老化の原因物質となる脂質過酸化物を「過酸化脂質」と命名、また、遺伝子を細胞に取り込ませる人工膜を開発、遺伝子治療分野にも貢献した。▽昭和29年中日文化賞(ビタミンB_2の研究)、36年日本ビタミン学会賞(フラビン酵素に関する研究)、48年日医医学賞(酵素メカニズムに関する研究)、50年フランス文化勲章、57年学士院賞(フラビン酵素に関する研究)

【著書】フラビン その検出と定量(綜合医学新書第20 昭26) **【共著】**蛍光 理論・測定・応用(昭33) **【編著】**最新ビタミン定量法(昭29) **【共編】**過酸化脂質と疾患(昭56)、栄養治療学(平成元)

八木舎四 やぎ・すてよ

大正7(1918)~平成3(1991)年(73歳)、北海道

【生理学】 昭和18年東京帝大農学部農芸化学卒。海軍技術将校、戦後、20年東北帝大農学研究所、21年東北帝大医学部入学、25年東北大卒。実地修練、26年環境医学入室(松田幸次郎教授)・助手、27年講師、33年助教授(鈴木泰三教授)、39年(名称変更 応用生理)、34年7月岩手医大教授(第2生理)、62年3月定年退職。退職後、南昌病院高血圧研究所にて研究従事、平成3年8月逝去。▽東京帝大農学部ではビタミン、カロチン、海軍ではロケット燃料、人工燃料(松根油)、東北帝大農研では食品防腐剤、東北大医学部在学中は第1解剖(山崎正文教授)で白血球、組織培養、東北大生理では植物性生理学の研究を行い、第1生理は動物性機能、第2生理は植物性機能を分担とする岩手医大に着任した。

八木精一 やぎ・せいいち

明治15(1882)~昭和35(1960)年(77歳)、岩手

【薬理学】 明治41年11月京都帝大卒。12月薬物学入室(森島庫太教授)・助手、43年10月助教授(~大正4年8月)、欧州留学(文部省外国留学生、2年4月~5年2月 フライブルグ大薬理学ストラウジ教授、2年9月ロンドン大薬物学カシュニ教授に師事)、5年2月東北帝大助教授、8年2月教授(初代 薬物学)、医学部長(昭和16年3月~19年3月)、19年3月停年退官。退官後、福島県立医専校長(19年4月~22年6月)。

八木高次 やぎ・たかつぐ

明治25(1892)~昭和19(1944)年(52歳)、奈良

【衛生学(労働衛生)】 大正7年12月東京帝大卒。8年北里研入所、9年9月倉敷・労働科学研究室(暉峻義等室長)、10年倉敷労働科学研究所入所、昭和14年1月北京大医学院教授(社会衛生学)、19年5月病気(バンチ氏病)退職、9月逝去。▽生体測定の技法をわが国に導入したことで知られる。▽八木逸郎(眼科、政治家)の長男。

【著書】生体測定(横手社会衛生叢書第21冊 昭11)

八木日出雄 やぎ・ひでお

明治32(1899)~昭和39(1964)年(64歳)、兵庫

【産婦人科】 大正14年京都帝大卒。産婦人科入局(岡林秀一教授)、15年3月助手、昭和2年12月講師、4年3月助教授、9年4月岡山医大教授、附属医院長(19年4月~24年7月)、24年5月岡山大教授、医学部長(32年8月~)、33年6月学長、37年5月退任。▽エスペランチストで日本人初めての世界エスペランチスト協会長(昭和38年)を務めた。

【著書】国際語エスペラント講習読本(大10)、我国に於ける外国語問題とエスペラント(述 大13)、レントゲン診断ノ産婦人科ニ於ケル応用ニ就テ(昭9) **【共著】**妊娠悪阻の療法(臨牀医学文庫105 昭25)、八木産婦人科学産科学篇(昭40) **【編著】**子宮癌の管理と登録(昭38) **【評伝】**八木日出雄 子宮ガン手術の芸術家(水野肇『私の出会った名ドクター』、平3)

八木沢文吾 やぎさわ・ぶんご

明治18(1885)~昭和20(1945)年(59歳)、福島

【耳鼻咽喉科】 明治43年12月東京帝大卒。耳鼻咽喉科入局(大学院学生 岡田和三郎教授)、大正5年8月愛知医専教授兼愛知県病院耳鼻咽喉科部長、11年7月愛知医大教授、欧米留学(7月~13年6月)、昭和6年4月退官。名古屋市東区にて開業。

八木沢正雄 やぎさわ・まさお

明治14(1881)〜大正10(1921)年(39歳)、青森

【陸軍軍医(細菌学)】 明治39年東京帝大卒。陸軍軍医、42年12月(2等軍医)、内務省伝研にて2年間細菌学研究に従事、大正3年11月(1等軍医)、伝研の内務省から文部省への移管にあたり、西沢行蔵(3等軍医正)とともに、第4部血清(ワクチン)主任(技術嘱託)として治療血清の製造に従事、4年8月仏留学(パストゥール研究所)、帰国後、(2等軍医正)、陸軍軍医学校教官、9年8月〜10月兄の八木沢貞鋭(陸軍工兵大佐)とともに北樺太の鉄道調査に赴き、腸チフスに罹患、10年1月伝研にて逝去。▽八木沢行正(細菌学、日本抗生物質学術協議会常務理事)は長男。

八木沢行正 やぎさわ・ゆきまさ

明治43(1910)〜昭和57(1982)年(71歳)、東京

【細菌学】 昭和8年北海道帝大理学部生物学科卒。8月陸軍軍医学校嘱託、8月満州・哈爾浜市近郊に研究室開設、11年8月関東軍防疫部附(陸軍技手)、13年8月(陸軍技師)、18年12月関東軍防疫給水部員(兵技少佐)、19年8月(陸軍技術少佐)、21年2月復員、8月日本ペニシリン協会書記長(〜12月)、日本ペニシリン学術協議会書記長、30年6月日本抗生物質学術協議会常務理事、在職中、57年1月逝去。▽戦後、ペニシリン、ストレプトマイシンをはじめとするわが国の抗生物質の発展を支えた。▽八木沢正雄(陸軍軍医、細菌学)の長男。

【追悼】 抗生物質とともに 八木沢行正の足跡(昭57)

柳沼カツ やぎぬま・かつ

明治25(1892)〜昭和44(1969)年(77歳)、福島

【看護師】 明治43年東北女子職業学校本科卒。仙台市・保生医院看護婦養成所入学、7月宮城県看護婦検定試験合格、44年4月日赤宮城支部救護看護婦養成所入学、日赤病院救護看護婦養成所で実務修練、大正3年3月卒。5月東北帝大医専部附属病院(第2内科熊谷岱蔵教授・伝染病室主任)、9月婦長、4年8月東北帝大医科大学附属医院室長、7年6月看護婦長心得、10月宮城県産婆試験合格、14年第2内科(大里俊吾教授)婦長、兼抗研嘱託(16年12月〜18年)、21年1月兼副舎監、23年5月東北大附属病院総婦長(初代)、病気療養・休職(26年4月〜28年4月)、35年3月退官。

【伝記】 東北大学医学部付属病院に四七年 柳沼カツ女史(雪永政枝『看護史の人びと第1集』、昭45)

矢崎芳夫 やざき・よしお

明治27(1894)〜昭和47(1972)年(77歳)、長野

【衛生学】 大正6年慈恵医専卒。細菌学入室(綿引朝光教授)・助手、独留学(10年〜13年 フライブルグ大にて細菌衛生学専攻)。14年10月慈恵医大教授(衛生学)、学長(昭和31年12月〜33年12月)、35年4月定年退職。▽蛍光顕微鏡法の開発、発光生物学の権威として知られる。気象を医学的に研究した。▽昭和19年山谷賞(生物発光とその応用に関する研究)、26年服部報公賞(蛍光顕微鏡の応用に関する研究)

矢沢知海 やざわ・ともみ

大正14(1925)〜平成9(1997)年(71歳)、東京

【外科(消化器)】 昭和26年千葉大卒。実地修練、外科入局、講師、東邦大助教授を経て、37年12月東京女子医大助教授(消化器外科)、43年10月東京女子医大教授、50年5月客員教授(〜51年10月)、52年都立荏原病院副院長、55年広尾病院副院長、59年府中病院長、平成2年定年退職。退職後、東京都健康推進財団多摩がん検診センター所長。

【著書】 人工肛門の実際(新臨床医学文庫 昭48)、ぢの本(カッパ・ホームズ 昭49)、ガンになっても生きられる(平7) **【共編】** 救急医療マニュアル(昭60)

矢嶋良一 やじま・りょういち

明治38(1905)〜平成6(1994)年(89歳)、群馬

【ハンセン病医療】 昭和7年慶大卒。衛生学入室(草間良男教授)、11日より第一区府県立全生病院併任、10月国療栗生楽泉園(初代医官)、14年9月医務課長、24年3月園長、38年7月国療多磨全生園長、51年4月退官。▽昭和43年保健文化賞(らい患者の医療と福祉に貢献)

屋代周二 やしろ・しゅうじ

明治33(1900)〜不詳、群馬

【産婦人科】 大正14年東京帝大卒。産婦人科入局(磐瀬雄一教授)、昭和元年7月豊原医院(樺太庁医官)、3年4月東京帝大第1解剖(井上通夫教授)にて研究従事、5年4月東京帝大産婦人科、7月平安南道立平壌医院、7年4月兼平壌医専教授(第1産

婦人科)、独・仏・英・米視察(10年7月～12年7月)、12年7月賛育会病院産婦人科部長、18年4月身延山たちばな立正診療院院長、20年4月朝日生命高崎支社医長、27年4月前橋市立産婦人科病院長、29年7月開業。

【著書】樺太アイヌの研究 特にその人口減少問題について(昭2)、産婦人科臨牀ノ実際(昭10)、婦人科優生手術(昭16)、高野長英と群馬 町人学者の群馬に於ける全貌(昭52) 【編著】群馬の温泉医学(昭48)

八代豊雄　やしろ・とよお

明治12(1879)～昭和18(1943)年(63歳)、山梨

【外科】 明治37年12月東京帝大卒。38年1月京都帝大福岡医大第2外科入局(大森治豊教授)・大学院、39年4月助手、東京赤坂共愛病院、40年4月順天堂医院外科医員、独留学(順天堂派遣、44年4月～大正2年10月 ボン大病理リッベルト教授に病理学を学び、ハイデルベルグ大ウィルムス教授の下で外科研修)、兼東京医学講習所教授(順天堂医院は実習病院、大正5年9月～7年7月)、在職中、昭和18年7月逝去。▽宮内省侍医(皇太子附 大正7年3月～昭和15年4月)、宮内省御用掛(15年4月～17年12月)を務めた。

安井修平　やすい・しゅうへい

明治26(1893)～昭和58(1983)年(89歳)、愛媛

【産婦人科】 大正10年7月東京帝大卒。9月産婦人科入局(磐瀬雄一教授)、13年6月助手、15年5月講師、昭和3年3月助教授、独・伊・米留学(在外研究員 昭和3年6月～5年6月)、7年5月(第2産婦人科担当)、14年6月東京逓信病院部長、35年6月副院長兼部長、37年7月定年退職。退職後、山王病院顧問。

【著書】新婦人科学(昭8)、ホルモンの学説と実際(昭13)、婦人科学要綱(昭23)、産婦人科疾患の予後(昭38) 【自伝】産科婦人科四十年(昭37)

安井洋　やすい・ふかし

明治11(1878)～不詳、広島

【陸軍軍医(精神科)】 明治29年医術開業試験及第。33年陸軍軍医養成所卒。第5師団附、(3等軍医)、清国駐屯軍附、東京衛戍病院附を経て、大正13年8月近衛師団軍医部長、(軍医監)、15年3月予備役編入。厚生省優生結婚相談所長。

【著書】戦場にみなぎる心(昭10) 【共編】胸部之戦傷(軍陣外科叢書第1輯 明45)、戦傷之統計的観察(同第3輯 大3)

八杉忠男　やすぎ・ただお

昭和4(1929)～平成5(1993)年(63歳)、広島

【内科(循環器)】 昭和29年日大卒。実地修練、第2内科入局(大島研三教授)、米国留学(32年2月～34年2月 カリフォルニア大)、35年3月助手、47年10月講師、48年3月助教授(波多野道信教授)、56年6月教授、在職中、平成5年3月逝去。

【共編】動脈硬化症診療ニューガイド(平元)

安澄権八郎　やすずみ・ごんぱちろう

明治39(1906)～昭和59(1984)年(78歳)、山口

【解剖学】 昭和6年大阪医大卒。応召(12年8月～16年3月)、17年12月助教授、18年5月徳島県立医専教授、19年12月大阪帝大医専部教授兼助教授、29年6月奈良医大教授、47年2月学長、47年5月病気退職(大学紛争のため)。退職後、阪和記念病院長(53年～)、59年3月逝去。▽わが国における生物細胞の微細構造の研究に電子顕微鏡的技法導入の開拓者。昭和44年日本臨床電子顕微鏡学会を設立、初代理事長・会長。日本臨床電子顕微鏡学会に安澄賞が設けられている。学位取得者は100名を超すが、中に手塚治虫(漫画家)もいる。▽昭和22年解剖学会賞(第1回)、32年日本電子顕微鏡学会瀬藤賞(染色体並に精子に関する電子顕微鏡的研究)▽安澄文興(解剖学、琉球大教授)は次男。

【著書】人生と遺伝(昭24)、精子の神秘(昭52)、卵子の神秘(昭55)、知らずにはすまされないコワーイ遺伝病(昭60)

保田岩夫　やすだ・いわお

明治42(1909)～昭和58(1983)年(74歳)、京都

【整形外科】 昭和11年京都府立医大卒。14年外科入局、応召(16年～21年)、24年整形外科入局(来須正男教授)・助手、講師、25年1月助教授、33年11月(諸富武文教授)、35年3月20日教授昇進後、退職、4月京都第二赤十字病院部長、49年宇治市にて開業。▽昭和28年骨の圧電気現象を発見、「力学的仮骨と電気的仮骨」と題した報告を行い、骨折に対する電気刺激療法への道を開いた。しかし、当時のわが国では認められなかったが、1961(昭和36)年以降、米国で注目され、臨床的応用の道が開かれ、わが国では昭和51年に日本生体電気・物理刺激研究会が結成され、組織的研究が始まった。

安田純一　やすだ・じゅんいち

大正15(1926)～平成8(1996)年(70歳)、兵庫

【血液学】　昭和24年阪大医専部卒。実地修練、細菌学入室(天野恒久教授)・助手、31年5月和歌山県立医大講師(微生物学 加藤定吉教授)、32年6月助教授(～35年3月)、米国留学(36年 ハーバード大)、41年阪大助教授(微研細菌血清学部門 藤野恒三郎教授)、米国ニューヨーク州立バッファロー大客員助教授、43年予研一般検定部血液製剤室長、54年5月血液製剤部長、59年12月退官。退官後、日本臓器製薬生物活性科学研究所。

【著書】輸血の医学(昭41)、血清学実習(臨床検査実習書7 昭46)、血液製剤(昭54)【共訳】可能世界と現実世界 進化論をめぐって(ジャコブ 平6)

安田竜夫　やすだ・たつお

明治32(1899)～昭和34(1959)年(59歳)、大阪

【病理学】　大正13年大阪医大卒。病理学入室(村田宮吉教授)、昭和6年助教授(第1病理 村田宮吉教授)、14年附属臨時医専部教授、18年9月陸軍軍政地教授(マニラ)、19年9月(ジャワ・第16軍軍政監部附)、復員後、22年10月阪大教授(第2病理)、在任中、34年3月、交通事故により急逝。▽戦前、胎盤ホルモンの研究、特に、広瀬、村田の胎盤性ゴナドトロピンの立証に従事。戦後は、組織化学、細胞化学、ステロイド化学などの技法を応用、形態の変化を機能的に結びつける内分泌学を発展させた。

【著書】病理学読本(昭15)

安田徳太郎　やすだ・とくたろう

明治31(1898)～昭和58(1983)年(85歳)、京都

【内科、社会運動家、歴史家】　大正13年9月京都帝大卒。第1内科入局(辻寛治教授)、昭和5年7月退職、10月東京・優生病院、6年10月罷免、13年総同盟友愛病院開設・院長(～14年)。▽在学中からマルクス主義に傾倒、東京で無産者運動に関与、産児制限を提唱した。大正4年京都府立二中在学中、マルクス主義のパンフレットを読み、宇治署の取り調べを受ける。11年京大在学中、サンガー婦人と会い、山本宣治とともに性の実態調査を開始、以後、産児制限を主唱、昭和2年『生理・心理』(無産者自由大学の1巻)を刊行、即日発売停止、京大在職中、5年7月三高ストライキ団の検診を行い、退職、9月プロレタリア研究所記念講演会の後、大阪天王寺署に検束、上京、6年7月ヌーラン事件で中野署に検挙、8年8月青山署に検挙、13年松岡駒吉とともに総同盟友愛病院開設、15年ソ連のスパイ・ゾルゲに投薬歴あり、17年2月ゾルゲ事件(治安維持法違反)で青山署に検挙され東京拘置所に18年7月まで拘置、19年3月懲役2年執行猶予5年の判決、22年4月総選挙に、京都より立候補・落選、25年頃より執筆に専念。▽昭和26年に刊行を開始した『人間の歴史』(全6巻)は100万部を超すベストセラーになり、『万葉集の謎』(30年)ではヒマラヤ山中のレプチャ族こそ日本人の先祖と主張して話題となった。翻訳家としても知られる。▽山本宣治(生物学者、労働運動家)は従兄。

【著書】化学療法の啓蒙(昭14)、医学の階級性(昭23)、性科学の基礎知識(新しい知識講座第8 昭25)、万葉集の謎(昭30)、思い出す人びと(昭51)【訳書】精神分析入門上・下巻(フロイド 大15、昭3)、大自然科学史全11巻(ダンネマン 昭16～35)、風俗の歴史(フックス 昭28～34)、エロチック美術の歴史1、2(フックス、昭56)

安田利顕　やすだ・としあき

大正元(1912)～平成6(1994)年(81歳)、宮崎

【皮膚科】　昭和13年東京帝大卒。23年都立駒込病院皮膚科長、26年関東逓信病院皮膚科部長、43年東邦大教授、53年定年退職。

【著書】にきび(昭32)、ヒフ病診療のポイント(昭37)、理美容師のための皮膚科学(昭54)、理美容師のための毛髪科学(昭58)、ヘアー・エステティシャンへの道(平7)【共著】美容の科学(昭32)

安田彦四郎　やすだ・ひこしろう

明治37(1904)～昭和51(1976)年(72歳)、岡山

【事業家(医療保険)】　旧姓杉山。昭和4年東京帝大法学部政治学科卒。安田貯蓄銀行入行(～11年1月)、応召(5年2月幹部候補生として姫路第10師団第39聯隊入隊、11月除隊)、11月合名会社保善社庶務部長、15年4月安田職員健康保険組合理事長(～51年2月)、再応召[16年7月(主計少尉)としてソ満国境東寧第5737部隊、18年12月東部軍司令部防空司令部、20年8月解除]、16年12月保善社常務理事、18年5月健康保険組合連合会副会長、20年4月中国鉄道社長、20年12月～21年12月の間に保善社、中国鉄道、安田銀行、安田興業、昭和電工、日本光機、沖電気、第一徴兵保険、日本飛行機、新潟硫酸の各

社取締役退任、31年6月健康保険組合連合会長(～51年2月)、51年2月逝去。▽中央社会保険協議会、社会保険審査会、社会保障制度審議会の各委員なども務めた。▽安田財閥の創始者安田善次郎の3男善五郎の養嗣子(長女光子と結婚)。【追悼】回想安田彦四郎(昭52)

安中正哉 やすなか・まさや

明治37(1904)～平成3(1991)年(86歳)、鹿児島

【解剖学】昭和5年千葉医大卒。解剖学入室(小池敬事教授)、15年平壌医専教授、17年3月千葉医大助教授兼臨時医専部教授、21年3月医専部教授、24年3月長崎大教授(第2解剖)、45年3月停年退官。退官後、高知女子大学長(45年4月～55年3月)、長崎リハビリーテーション学院長(56年～)、在職中、平成3年12月逝去。▽西日本一帯の現代人の特徴を明らかにし、日本人の起源の解明に寄与した。▽増田義哉(眼科、平壌医専教授・久留米大教授)は弟。

八十島信之助 やそしま・しんのすけ

大正3(1914)～平成2(1990)年(75歳)、東京

【法医学】昭和13年慶大卒。病理入室(川村麟也教授、沓掛諒教授)、東京都監察医務院(～35年7月)、26年5月慶大講師(法医学 中館久平教授)、35年7月助教授、36年4月札幌医大教授、55年3月定年退職。▽八十島義之助(土木工学、東大教授)は弟。【著書】法医学入門(中公新書 昭41)、一般医家のための法医学(昭42)

矢田部達郎 やたべ・たつろう

明治26(1893)～昭和33(1958)年(64歳)、東京

【心理学】大正7年東京帝大文学部哲学科心理学専攻卒。独・仏留学、静岡高校教授、15年1月九州帝大助教授(法文学部心理学講座)、昭和19年7月京都帝大教授(文学部心理学講座)、31年10月停年退官。退官後、早大教授(教育学部 32年4月～)、在職中、33年3月逝去。▽佐久間鼎との共同研究「奥行知覚における俯角の意義について」はわが国での知覚恒常性の実験的研究の端緒となった。▽「矢田部・ギルフォード性格検査」の開発者として知られる。▽矢田部良吉(植物学、東大教授)の4男。【著書】意志心理学史(昭17)、思考心理学史(昭23)、思考心理学全4巻(昭23～34)、心理学序説(心理学全書第1 昭25)、矢田部達郎著作集1～10(昭58)

柳浦才三 やなうら・さいぞう

大正6(1917)～平成17(2005)年(87歳)、島根

【薬理学】応召(昭和13年5月中国派遣、17年10月解除)、18年4月星薬専入学、再応召(20年3月中国派遣、9月復員)、20年9月卒、29年3月東京医大卒。実地修練、30年5月薬理学入室(原三郎教授)、34年6月講師、38年4月星薬大助教授(薬理学)、42年10月教授、58年3月定年退職。▽薬学教育6年制を昭和40年頃から提唱、実現に尽力した。【著書】図説薬理学(昭52)【追悼】柳浦才三先生回想誌(平17)

柳 金太郎 やなぎ・きんたろう

明治29(1896)～昭和38(1963)年(66歳)、東京

【内科】大正10年7月東京帝大卒。9月第1内科入局(三浦謹之助教授)、内地留学(東北帝大第1内科 加藤豊治郎教授 12年1月～)、昭和2年4月医化学(柿内三郎教授)にて研究、5年4月東京帝大講師(第1内科)、米国留学(8年3月在外研究員、4月ロックフェラー財団研究員、10年7月より欧州滞在、11年1月帰国)、11年7月泉橋慈善病院内科部長、13年7月関東保健館長(関東局衛生技師)、18年3月台北帝大教授(熱研所員)、19年3月(兼第3内科)、20年11月中華民国国立台湾大医学院に留用、21年1月熱研に留用、4月教授、22年5月帰国、23年1月国立栄養研究所長(厚生技官)、25年12月東京医歯大教授(内科)、附属病院長(28年4月～31年3月)、29年10月(第1内科)、37年3月停年退官。【著書】栄養と疾病(昭23)、栄養生理(昭25)、栄養生理概説(昭27)、栄養の病理(昭27)、脚気(日本内科全書第9巻第1冊 昭30)、代謝(昭33)【共著】栄養学(家政学講座第2部第13巻 昭27)【自伝】柳金太郎回顧録(橋本芳雄編 昭42)

柳 壮一 やなぎ・そういち

明治23(1890)～昭和31(1956)年(66歳)、兵庫

【外科】大正5年12月東京帝大卒。6年1月第1外科入局(近藤次繁教授)、9年6月慶大講師(外科 茂木蔵之助教授)、11年2月北海道帝大助教授、欧米留学(在外研究員、11年3月～13年3月 外科学研究)、13年5月教授(初代 第2外科)、附属医院長(昭和14

年12月～16年12月)、22年10月北大教授、医学部長(22年12月～24年12月)、26年7月退官。退官後、国立相模原病院長(26年7月～)、在任中、31年8月逝去。

【著書】繃帯学提要(大10)、気管枝喘息(昭8)、外科学汎論上・中・下巻(昭20、25、26)、寒さと生活(昭22)、常用外科手術手技第1輯(昭22)【共編】日本外科全書全30巻(昭29～33)

柳 正義　やなぎ・まさよし

明治43(1910)～平成2(1990)年(80歳)、京都

【漢方医】昭和15年大東亜省施行満州開拓保健団医師試験合格、19年満州国厚生部開拓保健団。敗戦直後、新京脱出、北朝鮮に抑留、20年平安南道价川日本人会診療所長、33年厚生省指定鍼灸養成施設講師、35年医師国家試験合格、36年日本政府第1次沖縄派遣団長、38年大阪・守口市にて開業、49年京都・八幡町にて開業、平成元年12月廃業。

【共著】臨床医のための針灸漢方治療指針(第2版 昭63)

柳沢 謙　やなぎさわ・けん

明治40(1907)～昭和57(1982)年(75歳)、新潟

【内科(結核病学)】昭和6年東京帝大卒。伝研技手(第6細菌血清学部 佐藤秀三教授)、13年6月公衆衛生院講師、14年9月助教授、17年8月結核予防会研究部細菌血清学研究主任、22年8月国立予研所員、27年10月結核部長、33年10月副所長、45年3月所長、52年8月退官。▽乾燥BCGワクチンの開発に携わった他、ポリオに対して経口生ワクチンの導入、ワクチンの国内生産、国家検定を可能にし、ポリオ制圧に貢献した。▽昭和30年朝日賞(文化賞部門 柳沢謙、海老名敏明、大林容二、戸田忠雄、河盛勇造 乾燥BCGワクチンの製造方法に関する研究)、35年らい学会賞(レプロミン反応)、36年科学技術庁長官賞(乾燥BCGワクチン製造法)
【著書】結核対策の実際(昭20)、結核とツベルクリン反応(昭22)、結核の疫学的観察(昭22)、結核の予防とBCG(昭25)【共著】ツベルクリン反応(昭30)

柳沢文正　やなぎさわ・ふみまさ

大正元(1912)～昭和60(1985)年(72歳)、長野

【公衆衛生学、社会運動家】九州帝大農学部卒、昭和16年新潟医大卒。生化学入室(有山登教授)、講師、19年6月助教授、22年3月(島薗順雄教授)、24年6月広島・原爆影響研究所生化学部長、26年東京都立衛生研究所臨床試験部長、44年退職。退職後、柳沢成人病研究所設立・所長、柳沢診療所長。▽昭和37年合成洗剤ABS(アルキルベンゼン・スルホン酸ソーダ)の毒性と公害問題に関する研究論文を発表、弟柳沢文徳(公衆衛生、東京医歯大教授)とともに、合成洗剤追放の市民運動の契機をなしたが、44年退職に追い込まれた。

【著書】100才まで若く美しく(昭42)、日本の洗剤その総点検(昭53)、健康食入門(健康双書 昭53)、食べる(ウィークエンドブックス 昭54)、続(昭56)、薬になる食卓料理(健康双書 昭61)【共著】台所の恐怖 おそろしい洗剤の害毒(昭39)

柳沢文徳　やなぎさわ・ふみよし

大正7(1918)～平成2(1990)年(71歳)、長野

【公衆衛生学】昭16年12月千葉医大卒。第2内科入局(堂野前維摩郷教授)、21年2月衛生学入室(谷川久治教授)、9月腐敗研(相磯和嘉教授)・助手、24年1月助教授、26年4月千葉大助教授(腐敗研・腐敗研究部)、30年1月教授、32年2月東京医歯大教授(医学部附属農村厚生医学研究施設・農村生活研究部)、48年9月(難治研・疫学部門)、所長(53年4月～59年4月)、59年4月停年退官。退官後、柳沢病院勤務。▽兄の柳沢文正とともに、昭和37年「石油系合成洗剤は決して無害ではない」と合成洗剤の有害性を唱え、市民レベルでの衛生思想の普及に努めた。また、フッ素によらない虫歯予防の必要性を主唱した。

【著書】食品衛生学(昭33)、魚介類中毒と好塩性細菌(昭36)、農民と健康(昭42)、食品衛生の考え方(昭44)【共著】微生物学要説(昭30)、台所の恐怖(昭39)

柳沢利喜雄　やなぎさわ・りきお

明治38(1905)～平成10(1998)年(92歳)、長野

【衛生学】昭和5年千葉医大卒。衛生学入室(松村粛教授)、13年5月講師、千葉県学校衛生技師、厚生省体力局(体育官)を経て、19年8月国立北京大医学院教授、戦後、21年3月前橋医専教授(衛生学)、23年5月前橋医大教授、24年5月群馬大教授(～28年11月)、28年1月千葉大教授(公衆衛生学 ～41年4月)、39年4月(農山村医学研究施設)、46年3月停年退官。退官後自治医大教授(公衆衛生学 47年4月～53年3月)。▽千葉大在任中、寄生虫ことに鉤虫の予防撲滅、成人の健康管理、農村衛生に関する研究をすすめ、医学部農山村医学研究施設を開設した。

【著書】決戦体力の目標(昭19)、農村の保健指導(医

家叢書第１２８ 昭27)、社会衛生学原論(昭39)

柳田秀一 やなぎだ・ひでかず

明治38(1905)~昭和53(1978)年(72歳)、京都

【内科、小児科、政治家】 昭和7年岡山医大卒。京大入局、応召(13年5月予備陸軍見習士官、15年8月解除)、再応召[16年7月予備役(軍医中尉)、19年6月除隊]、8月舞鶴簡易保険診療所長(逓信省技官)、10月舞鶴保健所長、21年7月兼宮津保健所長、22年4月舞鶴市長(~25年7月)、27年10月衆議院議員(京都2区、日本社会党、当選8回 ~47年11月)。▽舞鶴市長として、「舞鶴市民の歌」を制定、旧軍港市転換法(昭和25年3月制定)により、舞鶴を平和産業港湾都市として再出発させたが、東舞鶴、西舞鶴の分離問題が起こり住民感情にしこりが残ることとなった。国会では、党国会対策委員長を務めた。また、日本体育協会理事などを歴任した。

柳原英 やなぎはら・はなぶさ

明治20(1887)~昭和56(1981)年(94歳)、広島

【泌尿器科】 大正元年11月京都帝大卒。皮膚科黴毒科入局(松浦有志太郎教授)、2年11月助手、9年9月大連医院皮膚泌尿器科医長、欧米出張(満鉄派遣13年11月~15年4月)、昭和14年3月副院長、18年3月京都帝大教授(泌尿器科)、22年3月停年退官。退官後、広島県立医専講師(皮膚科泌尿器科 22年7月~)、広島県立医大教授、附属医院院長(23年4月~)、学長代理(26年10月~27年3月)、広島医大教授、附属病院長(27年4月~31年3月)、学長事務代理(29年8月~12月)、31年3月退官。呉市にて開業(仁和堂医院)。▽呉市教育委員会委員長、呉ロータリークラブ会長を務めた。▽柳原正典(外科、滋賀県医師会長)は長男。

【著書】 精嚢疾患の診断(臨牀医学文庫第１１９ 昭26)

梁瀬義亮 やなせ・ぎりょう

大正9(1920)~平成5(1993)年(73歳)、奈良

【医師、有機農業家】 昭和18年京都帝大卒。無医村診療班員として瀬戸内海の生口島などを訪問、兵庫県立尼崎病院勤務、応召(18~21年 比島勤務)、復員後、尼崎病院に復帰の後、27年奈良・五条市にて内科・小児科医院開業。▽食生活における農薬の害に着目し、無農薬・有機農業の研究を進め、昭和34年「健康を守る会」発足、37年『農薬について』の小冊子を出版、医業を通じて有機農業の必要性、食生活の改善を啓発した(地元農家が結束、45年安全な農作物を供給する会員組織慈光会結成)。これらの活動が有吉佐和子の『複合汚染』(50年)によって紹介された。▽昭和50年吉川英治文化賞(農薬パラチオンが人体に害を与えていることを発見して以来、無農薬農業の啓蒙運動を進める一方、「慈光会」を設立して独自の農法を実践し成果をあげている)

【著書】 生命を守る正しい農法の追求(昭47)、有機農業革命(ダイヤモンド現代選書 昭50)、生命の医と生命の農を求めて(昭53)

矢野恒太 やの・つねた

慶応元(1865)~昭和26(1951)年(85歳)、備前(岡山)

【医師、事業家】 明治16年1月岡山医学校入学、22年12月三高卒。12月日本生命保険会社医員(~25年12月)、生命保険事業について研究、27年4月共済生命保険合資会社を設立・支配役、欧米留学(28年5月~30年3月 欧米の保険会社における経営の実態研究)、30年3月共済生命総支配役(~31年6月)、31年7月農商務省入省、33年2月保険事務官兼内閣統計局審査官、33年5月商工局保険課長(初代)、34年12月退官。35年6月第一生命相互会社設立・専務、大正4年9月社長、昭和13年11月会長(~21年12月)、公職追放(21年11月~25年10月)。▽日本生命入社以来、生命保険事業について研究を続け、農商務省では保険業法制定に尽力した。退官後、日本最初の相互会社である第一生命を創立した。▽大正10年日本結核予防協会理事となり、13年保生会を設立、健康相談所、衛生博物館を開設、14年保生園(結核療養所)を開設したが、結核予防会が設立され、理事に就任するとともに保生会を解散、設備、所有財産のすべてを予防会に寄付するなど、結核対策に貢献した。また、昭和17年日本医療団設立とともに監事に就任している。また、昭和24年保健文化賞を創設した。▽昭和2年に『日本国勢図会』を刊行、以来、不定期に刊行されていたが、29年以降は「矢野恒太記念会」(28年設立)によって年刊として刊行されている。また、記念会からは『世界国勢図会』(56年初版)なども定期刊行されている。

【著書】 新案生命保険規則(明26)、日歩計算表(明31)、保険業法施行規則に関する講話(明33)、ポケット論語(明40)、芸者論(明45)、国民数表(昭27) **【伝記】** 矢野恒太伝(昭32)

藪内英子　やぶうち・えいこ

昭和2(1927)〜平成20(2008)年(81歳)、大阪

【微生物学】 昭和24年大阪女子高等医専卒。大阪赤十字病院にて実地修練、25年5月阪大第1内科入局(吉田常雄教授)・研究生、26年4月大阪女子医大第1内科入局(平川公行教授)、27年5月内科小児科医院開設、30年9月関西医大微生物学入室(大沢忍婦教授)・専攻生、35年8月助手、37年12月講師、40年10月助教授、米国留学(45年3月〜 ジョージ・ワシントン大微生物学)、57年5月岐阜大教授、平成2年3月停年退官。

【著書】 ブドウ糖非発酵グラム陰性桿菌(日常検査法シリーズ14 昭52) **【共編】** 細菌1、2(臨床検査アトラス6、7 平元)

藪内百治　やぶうち・ひゃくじ

大正14(1925)〜平成3(1991)年(65歳)、大阪

【小児科】 阪大理学部卒、27年名大卒。実地修練、阪大小児科入局(西沢義人教授)、34年助手、38年講師(蒲生逸夫教授)、米国留学(40年〜41年 南カリフォルニア大)、49年7月教授、63年4月兼大阪府立母子保健総合医療センター病院長、10月退官。退官後、大阪府立母子保健総合医療センター病院長専任、総長(平成元年4月〜)、在職中、3年9月逝去。

【編著】 子どもを伸ばす 個性と才能(昭61)

山内昭雄　やまうち・あきお

昭和10(1935)〜平成20(2008)年(72歳)、宮城

【解剖学】 昭和35年東大卒。附属病院にて実地修練、36年4月解剖学入室・助手、オーストラリア留学(40年8月〜42年9月 メルボルン大動物学教室上級研究員)、43年7月千葉大助教授(第2解剖 永野俊雄教授)、英国出張(45年9月〜46年8月 ウェールズ大カーディフ校解剖学客員助教授)、47年4月岩手医大教授(第2解剖)、55年9月東大教授(第3解剖)、平成8年3月停年退官。退官後、東京芸大教授(美術学部美術解剖学 12年4月〜15年3月)。

【共著】 解剖生理学(昭62)、電子顕微鏡入門(平4)、こころの辞典(平9)、感覚の地図帳(平13) **【訳書】** リーソン組織学図譜(リーソン他 昭55)、アトラスとテキスト人体の解剖(ゴスリング 昭56)、リープマン神経解剖学(リープマン 平2)、ワトソン神経解剖学アトラス(ワトソン 平7)、ハインズ神経解剖学アトラス(ハインズ 平8) **【共訳】** スネル臨床解剖学(スネル 昭58)

山浦俊治　やまうら・しゅんじ

大正15(1926)〜平成6(1994)年(68歳)、新潟

【社会事業家(障害者福祉)】 昭和26年日本社会事業学校研究科卒。聖隷三方原病院事務長を経て、41年5月知的障害児施設「小羊学園」を開設・園長、48年5月重症心身障害児施設「あおぞらの家」を開設、53年4月知的障害者更生施設「若樹学園」を開設、62年1月社会福祉法人「小羊学園」の認可を受け、理事長。在職中、平成6年12月逝去。▽昭和62年中日社会功労賞

【著書】 この子らは光栄を異にす(昭62)、この子らからの贈り物(平元)、この子らに愛を教えられて(平3)

山岡憲二　やまおか・けんじ

明治36(1903)〜昭和62(1987)年(84歳)、福岡

【内科】 昭和3年九州帝大卒。第1内科入局(金子廉次郎教授)、19年7月助教授、20年6月岡山医大教授(第1内科)、31年10月九大教授(第1内科)、附属病院長(37年4月〜39年3月)、41年3月停年退官。▽昭和40年学士院賞(血色素並びに胆汁色素の研究)、48年学士院会員

【共著】 胆嚢造影 その手技と読み方(昭35)

山岡誠一　やまおか・せいいち

大正7(1918)〜昭和62(1987)年(69歳)、京都

【生理学】 京都府師範学校を経て、昭和19年東京体育専卒。京都師範学校教諭、23年京都府立医大研究員(第1生理 吉村寿人教授)、27年京都学芸大助教授(保健体育科)、38年教授、41年4月京都教育大教授、57年4月停年退官。退官後、大阪体育大教授(58年4月〜61年5月)▽昭和28年スポーツのエネルギー代謝に関する研究で医博(体育学出身として初のスポーツ研究による学位取得)。

【著書】 スポーツマンの栄養学(昭35) **【共著】** スポーツ労働栄養学(特殊栄養学講座 昭43)、運動と栄養(昭61)

山形敞一　やまがた・しょういち

大正2(1913)〜平成10(1998)年(85歳)、宮城

【内科(消化器)】 昭和11年東北帝大卒。第3内科入局(山川章太郎教授)、16年日独交換学生として独留学の予定であったが、第二次大戦のため中止、17

年2月助教授(黒川利雄教授)、独留学[昭和29年 フライブルグ大(ハイルマイヤー教授に細胞診断を学ぶ)、エルランゲン大]、32年12月教授、51年4月停年退官。▽昭和35年宮城県内で検診車を用いた癌の集団検診を開始したことで知られる。また、アララギ派の歌人、郷土史家としても知られる。▽昭和39年全国発明表彰発明賞(消化管検査器具)、51年日本対がん協会賞(個人の部 胃集検の体系化を確立し精度向上に貢献)

【著書】胸痛(昭29)、細網内皮系統と肝機能(医家叢書 昭29)、みちのく文化私考(昭58)、日本人は120歳まで生きられる(オレンジバックス 昭60) **【共著】**内科学第1～第3(GM選書 昭30)、X線像による消化管診断学全3巻(昭49～50) **【編著】**臨床消化器病講座全4巻(昭51～52) **【歌集】**遠国(群山叢書 昭25)

山形操六 やまがた・そうろく

大正7(1918)～平成11(1999)年(80歳)、東京

【厚生行政】 昭和18年9月慶大卒。海軍軍医[18年9月見習医官、19年2月海軍軍医学校卒。3月(軍医中尉)、大村海軍病院部員、10月台湾航空隊附、20年3月(軍医大尉)、第205航空隊軍医長、12月復員、予備役編入]、21年7月武蔵野市吉祥寺にて開業(～23年5月)、11月荻窪病院内科、24年3月慶大細菌学入室(牛場大蔵教授)・助手、28年10月岩手県衛生研究所長、31年7月厚生省入省(医務局国立病院課)、12月兼薬務局製剤課、33年8月公衆衛生局企画課、36年4月課長補佐、37年7月薬務局細菌製剤課長、40年5月公衆衛生局結核予防課長、42年9月国立がんセンター運営部長、8月千葉県血清研究所長、45年12月千葉県衛生部長、46年7月環境庁大気保全局長(初代)、48年8月退官。退官後、日本医師会事務局長(48年9月～52年12月)、日本医師会嘱託(53年1月～3月)、食品農医薬品安全性評価センター常務理事(53年9月～62年3月)、副理事長(62年5月～)、エイズ予防財団専務理事(62年5月～)、在職中、平成11年7月逝去。

【著書】ペニシリンショックの諸問題(昭32) **【共編】**うつらない、うつさないエイズ110番 エイズ予防完全マニュアル(平5) **【随筆】**入れ歯のしずく(退官記念 昭49)

山形仲芸 やまがた・なかき

安政4(1857)～大正11(1922)年(64歳)、越前(福井)

【外科】 幼名男登介。明治5年大学南校入学。英語、独語を学び大学東校入学、14年東大(旧)卒。1月岡山県医学校1等教諭・岡山県病院副院長、21年3月第二高等中学校医学部主事兼宮城県病院長、独留学(文部省外国留学生、30年4月～32年7月 ベルリン大在籍、31年の万国癩病会議にも参加)、34年1月仙台医専校長、45年4月東北帝大附属医専部主事、大正4年7月東北帝大教授(初代 外科)、医科大学長(初代 ～5年4月)、5年7月(第1外科)、附属医院長(5年4月～7年5月)、7年5月退任。▽岡山県医学校時代、岡山県における肝臓寄生虫病の調査を行い、明治16年菅之芳、清野勇、中浜東一郎とともに、二日市村の農婦を解剖、肝吸虫を再発見した。また、独留学中、局所浸潤麻酔法を修得、帰国。また、てんかんの外科治療に関する先駆者と言われる。

山県正雄 やまがた・まさお

文久3(1863)～昭和34(1959)年(96歳)、近江(滋賀)

【眼科】 明治23年帝大卒。内科助手、大学院・眼科研修(河本重次郎教授)、26年大阪・北浜にて山県眼病院を開設、市内各地に分院を設けた。昭和20年3月空襲にて医院焼失、篠山にて眼科治療のかたわら、リウマチ、神経痛の治療研究を行った。▽大阪医学会創立(明治34年)には発起人として参加した。大正12年損害賠償事件をめぐって、大阪医大の中村文平教授(証人)との争いとなり、注目を浴びた。

【著書】中等生理学教科書(明26)、淋巴医法概観(昭7)、満血療法及其治験100例 リヨーマチスに対する新療法(昭26)

山上熊郎 やまがみ・くまお

明治23(1890)～昭和43(1968)年(78歳)、三重

【法医学】 大正4年12月東京帝大卒。5年1月東北帝大内科入局、6年7月助教授、欧米留学(文部省外国留学生 7年4月～9年10月)、10年1月教授(初代 法医学 ～12年5月)、12年12月北海道帝大教授(初代 法医学)、医学部長(昭和8年10月～10年12月)、18年12月退官。三重県伊勢市郊外で農業に従事、23年4月三重県立医大教授(初代 法医学)、27年2月三重県立大教授、38年3月定年退職。▽A型質、B型質が血液のみでなく、唾液中にも存在することを発見した。

山川強四郎 やまかわ・きょうしろう

明治25(1892)～昭和55(1980)年(88歳)、長崎

【耳鼻咽喉科】 東京帝大入学後転学、大正8年12月九州帝大卒。耳鼻咽喉科入局(久保猪之吉教授)、9年助手、12年講師、14年4月助教授、独留学(在外研究員、昭和2年1月～4年6月 ハンブルグ大ヴィットマーク教授に師事、聴器病理について研究)、4年11月金沢医大教授、6年10月辞職(須藤憲三学長が転任を承認せず)、大阪帝大講師、7年2月教授、22年9月阪大教授、31年3月停年退官。▽昭和13年メニエール病の世界最初の剖検例の報告を行った。

【著書】内科疾患と鑑別を要する耳鼻咽喉科疾患(昭25)【共著】耳鼻咽喉科学提要学生用(昭15)

山川章太郎 やまかわ・しょうたろう

明治17(1884)～昭和16(1941)年(56歳)、香川

【内科】 明治42年12月東京帝大卒。第3内科入局(青山胤通教授)・大学院、44年3月助手、大正2年1月東北帝大医専部教授(～7年4月)、4年7月兼東北帝大教授、米国留学(文部省外国留学生、5年3月～7年3月 ロックフェラー研究所、野口英世の協力を得て血清プロテアーゼの研究に従事)、7年4月東北帝大教授専任(第3内科)、附属医院長(15年3月～昭和2年3月)、在任中、昭和16年2月逝去。▽ブドウ糖、脂肪の非経口的栄養(静脈内投与)の創始者。脂肪乳剤ヤノールの臨床応用を試みた。また、糖尿病を1型、2型に分類したなどの業績がある。▽山川邦夫(内科、順天堂大教授)は長男、山川民夫(生化学、東大教授)は次男。

【著書】臨牀上必要なる非経口的栄養法(臨牀医学講座第84輯 昭12)、小関三英とその書翰1～5(抜刷 昭13)【共著】消化管ノレントゲン診断(昭11)【共編】重要疾患の早期診断と療法(昭13)、診療上の過誤と其注意第1輯、第2輯(昭4)【追悼】山川先生追悼録(斎藤達雄編 昭16)【参考】山川章太郎先生と野口英世(医譚16号、昭18)

山岸精実 やまぎし・きよみ

明治34(1901)～昭和31(1956)年(55歳)、宮城

【衛生学】 昭和4年慈恵医大卒。伝研入所(疫学研究室 野辺地慶三技師)、13年公衆衛生院助教授(疫学部 野辺地慶三教授)、15年12月厚生科学研究所(疫学統計部)、企画院調査官、21年11月慈恵医大教授(公衆衛生学)、在職中、31年4月逝去。

【著書】性病とその予防(昭24)

山極一三 やまぎわ・かずみ

明治30(1897)～昭和43(1968)年(71歳)、長野

【生理学、神経生理学】 大正13年東京帝大卒。第1生理入室(橋田邦彦教授)・助手、昭和6年12月助教授、英国留学(9年2月～11年2月 ケンブリッジ大アドリアン教授の下で生理学研究)、16年7月東京高等歯科医学校教授(口腔生理)、19年4月東京医歯専教授、東京医歯大予科長(22年11月～23年6月)、24年5月東京医歯大教授(歯学部生理学)、27年春以降、病臥、35年12月病気退官。▽神経の興奮伝導に関する権威。また、橋田邦彦(生理学、東京帝大教授・文相)著作の編集者として知られる。

山極勝三郎 やまぎわ・かつさぶろう

文久3(1863)～昭和5(1930)年(67歳)、信濃(長野)

【病理学】 旧姓山本。明治21年11月帝大卒。病理学入室(三浦守治教授)・助手、24年3月助教授、独留学(文部省外国留学生、24年4月～27年5月 ベルリン・伝研コッホ所長に師事、ツベルクリン研究、ベルリン大病理ウィルヒョー教授に師事)、28年9月教授(初代 第2病理・病理解剖学)、44年11月(第1病理・病理解剖学)、大正12年9月停年退官。▽明治31年台湾のペスト流行に際し出張調査、成果を『ペスト病論』にまとめた。ウィルヒョーの癌慢性刺激説を証明するために、市川厚一とともに家兎の耳翼に長期間タールを塗布して、大正4年世界最初の発癌実験に成功した。明治40年雑誌『癌』を創刊。44年日本病理学会を創立・初代会長。▽大正8年学士院賞(山極勝三郎、市川厚一 癌腫の人工的発生研究)、学士院会員、昭和3年ソフィア・ノルドホフ・ユング賞(ドイツ 人工癌の研究)

【著書】病理総論講義(明28)、脚気病論(明31)、ペスト病論(明32)、病的材料観察法(明34)、胃癌発生論(明38)、境遇の感化(明41)【伝記】山極勝三郎先生(石橋松蔵、村山小次郎 日本医事新報1338号、昭24)、山極勝三郎先生(三宅仁 日本医事新報1373号、昭25)、世界初の人工発癌に成功した山極勝三郎(小高健 平18、人と学問選書)

山極三郎 やまぎわ・さぶろう

明治32(1899)～平成5(1993)年(94歳)、東京

【獣医、病理学】 大正12年北海道帝大農学部畜産学科第2部卒。助手(農学部)、13年奉天獣疫研究所、独留学(13年 シュピールマイヤー教授の下で神経病理学を研鑽、15年帰国)、昭和7年研究科長、13年11月東京帝大伝研第3研究部主任(技師)、19年4月第

10研究部長(天然痘、痘苗担当)、21年4月北海道帝大教授(比較病理学)、37年退官。退官後、帯広畜産大学長(37年1月~44年3月)。▽家畜の感染症と代謝性疾患の研究で知られる。▽山極勝三郎(病理学、東京帝大教授)の3男。

【著書】獣医病理学(昭19)、病理学総論講義(昭22)、獣医病理解剖学(昭33)、獣医病理学特論(昭50)【共著】馬の繊維性骨異栄養障碍症に関する病理組織学的研究(昭38)

山口左仲 やまぐち・さちゅう

明治27(1894)~昭和51(1976)年(81歳)、長野

【寄生虫学】大正7年岡山医専卒。東京帝大病理学入室、独留学(14年~15年 ハンブルグ大熱帯病研究所において寄生虫学研究)、昭和2年京都帝大講師(理学部)、18年海軍技師(セレベス島にて海産魚類の寄生虫の研究)、戦後、米軍第207部隊(京都)顧問(北米、グアム、日本、朝鮮の蚊の分類学的研究)、25年3月岡山医大教授(寄生虫学)、米国出張[29年2月~31年3月 中央農業研究所(メリーランド州ベルツヴィル)客員研究員]、34年10月停年退官。退官後、米国農務省農事研究所(35年~)、ハワイ海洋研究所(ハワイ大客員教授 37年~44年9月)。▽寄生虫全般にわたる分類学の世界的権威で、"Systema Helminthum" は世界の寄生虫分類学に大きな貢献をした。▽昭和26年岡山県文化賞(寄生虫学)

山口清治 やまぐち・せいじ

明治28(1895)年~不詳、東京

【内科】大正5年南満医学堂卒。満鉄大連医院内科入局(守中清教授)、京都帝大留学(南満医学堂給費生、9年2月~11年2月 薬物学尾崎良純教授)、講師、15年1月満州医大助教授、米・独留学(満鉄派遣、昭和3年11月~5年6月)、8年7月哈爾浜赤十字診療所長、病院長、13年5月新京医大学長、戦後、留用され、28年7月高砂丸にて帰国、29年3月国立松本病院長、41年9月退官。▽満州医大在職中、地方病性甲状腺腫の存在を報告している。

山口寿 やまぐち・ひさし

明治32(1899)~昭和53(1978)年(79歳)、京都

【内科】大正13年東京帝大卒。第2病理(長与又郎教授)、第1生理(橋田邦彦教授)に学んだ後、大阪帝大第1内科入局(楠本長三郎教授)、昭和8年大阪帝大講師、10年助教授、11年1月(微研診療部主任)、22年10月阪大教授(微研臨床研究部門)、37年3月兼国療刀根山病院長、37年10月停年退官。退官後、国療刀根山病院長専任(~44年12月)。

【著書】臨牀より見たる薬理学の実際(昭14)、主訴で把握する診断法(昭19)【共編】悪性腫瘍の治療(昭23)、浮腫の診断と治療(昭25)

山口秀高 やまぐち・ひでたか

元治2(1865)~大正5(1916)年(51歳)、江戸(東京)

【眼科】別名虎太郎。明治22年帝大卒。眼科入局(河本重次郎教授)・第一医院助手、23年12月沖縄県立病院長(~26年7月)、日本生命保険会社医長、29年10月台北病院長事務嘱託兼台湾総督府民政局事務嘱託、30年1月台北病院長兼台湾総督府民政局技師、31年2月台湾総督府医院医長、同技師兼総督府事務官、32年4月台湾総督府医長兼同医専教授、35年1月(総督府当局と対立のため)休職、欧米留学(私費、35年2月~37年4月 ベルリン、ウィーン、ライプチヒの諸大学において眼科学を専攻、更に仏・英・米各地を歴遊、帰国)、38年1月東京・神田錦町にて開業、44年鉄道院保健課事務嘱託・東京鉄道病院眼科部主任、在職中、大正5年12月逝去。▽独文学、哲学の造詣が深く、比較文学的視野から「舞姫細評」を『しがらみ草紙』に明治23年1月、忍月批判として「アリストオテレスと忍月居士と」を『しがらみ草紙』に23年7月発表している。

【編著】生命保険診断学(明30)

山口正義 やまぐち・まさよし

明治39(1906)~平成9(1997)年(91歳)、長崎

【厚生行政】昭和5年東京帝大卒。伝研内科入局(宮川米次教授)、米国留学(在外研究員、11年4月~12年4月 イェール大にて産業衛生学の研究に従事)、13年厚生省入省(厚生技官)、21年3月引揚援護院医務局検疫課長、11月検疫局検疫課長、23年5月引揚援護庁援護局検疫課長(~24年10月)、24年6月公衆衛生局検疫課長(~24年10月)、24年7月公衆衛生局防疫課長(~25年8月)、24年9月引揚援護庁援護局医療課長(~11月)、25年7月公衆衛生局環境衛生部長(~26年7月、32年5月~6月)、26年2月公衆衛生局長、33年7月退官。退官後、結核予防会長(平成2年10月~6年4月)。▽昭和21年引揚援護院検疫課長として引揚船のコレラ検疫を担当、26年厚生省公衆衛生局長として行った層化任意抽出法による第1回結核実態調査(28年)は規模・精度とも比類

なきものとして結核対策の方向を決めた。

【著書】健康管理（生産工学 昭17）、結核予防法の解説（昭26）、健康管理学（新体育学講座第30巻 昭38）

山口与市 やまぐち・よいち

明治38（1905）～昭和61（1986）年（81歳）、北海道
【内科】 昭和8年慶大卒。内科入局（西野忠次郎教授）、11年シンガポール・ゴム園診療所長、17年北満対店開拓少年団病院長、19年9月講師、21年9月助教授、客員教授、39年横浜市民病院長、46年1月国立東京第二病院院長、51年4月退官。
【著書】医のこころ やさしい医学概論（昭52）【共訳】植物神経と生体反応（ショシャール 昭32、文庫クセジュ）

山崎三省 やまざき・かずみ

明治38（1905）～平成10（1998）年（92歳）、広島
【生化学】 昭和6年岡山医大卒、医化学入室（清水多栄教授）、11年4月助教授、15年6月哈爾浜医大教授、20年3月満州医大助教授、戦後、23年8月米子医大教授、26年7月鳥取大教授、医学部長兼鳥取大学米子医大学長（31年5月～35年5月）、46年3月停年退官。退官後、川崎医大教授（46年4月～51年3月）、川崎医療短大教授（51年4月～56年3月）。
【著書】胆汁酸と臨牀（医家叢書第146 昭28）

山崎元脩 やまざき・げんしゅう

弘化2（1845）～明治43（1910）年（65歳）、越後（新潟）
【産婦人科】 明治9年東京医学校卒。13年8月新潟医学校長、16年4月辞任、済生学舎蘇門病院長、東京本郷真砂町にて産婦人科開業。▽新潟在任中、明治14年産婆教場を開設、助産師教育に努めた。
【著書】婦人病論（明12）、解剖図（模写、ハイツマン原図 明17）、産科要論（明20）【訳書】朱氏産婆論（シュルチェ 明治10）

山崎泰輔 やまざき・たいすけ

天保11（1840）～明治31（1898）年（58歳）、遠江（静岡）
【医師】 静岡の医家村松良粛に師事、明治3年上京、7年大学東校卒。東京医学校監事兼附属病院医員、10年西南の役の際に内務省御用掛として鹿児島に在勤、鹿児島県臨時病院副院長、兼宮崎病院長、延岡病院長、12年群馬県立医学校総理、附属病院長、13年群馬県衛生課長、19年群馬県立病院閉鎖の後、私立前橋病院と改称・院長を続けた。

山崎佐 やまざき・たすく

明治21（1888）～昭和42（1967）年（79歳）、千葉
【医事法制学、弁護士】 大正2年東京帝大法科大学卒。司法官試補を経て、4年判事、東京控訴院判事、11年退官。弁護士開業。昭和27年第一東京弁護士会長、36年日本弁護士連合会長。▽わが国における医事法制の先駆者。大学卒業と同時に医事法制の研究に尽力、数多くの業績を残し、東大をはじめ多くの大学医学部で医事法制を講じた。▽蔵書家としても知られ、順天堂大に「山崎文庫」として残されている。
【著書】医事法制学（大正9）、日本疫史及防疫史（昭6）、江戸期前日本医事法制の研究（昭28）【伝記】思い出に綴られる山崎佐の生涯（江尻進 昭43）

山崎春雄 やまざき・はるお

明治19（1886）～昭和36（1961）年（75歳）、不詳
【解剖学】 明治43年東京帝大卒。大正2年1月熊本医専教授（解剖・組織・胎生 ～7年12月）、瑞留学（文部省外国留学生、8年～10年 チューリヒ大在籍）、10年5月北海道帝大教授（初代 第1解剖）、医学部長（昭和4年3月～6年3月、12年12月～14年12月）、23年3月停年退官。退官後、札幌医大教授（25年2月～33年3月）。▽登山家としても知られる。
【著書】ヘルヴェチア・ヒュッテと秩父宮殿下（抜刷 昭28）

山崎英正 やまざき・ひでまさ

明治44（1911）～昭和51（1976）年（65歳）、高知
【薬理学】 昭和10年京都帝大卒。薬理学入室（荻生規矩夫教授）、19年6月講師兼附属医専部教授、21年4月岡山医大教授、26年4月岡山大教授、51年4月停年退官。11月逝去。▽駆虫薬、特に回虫駆虫薬の研究、ヒスタミン遊離作用に関する研究で知られる。
【分担】蛔虫症の治療および治療剤（日本における寄生虫学の研究第2 昭36）【共編】生体アミン 貯蔵と遊離（昭50）

山崎正董 やまざき・まさただ

明治5（1872）～昭和25（1950）年（77歳）、高知
【産婦人科】 明治33年2月東京帝大卒。4月産婦人科入局（浜田玄達教授）・助手、34年11月熊本県立病院産婦人科部長、35年2月兼私立熊本医学校教諭、独留学（私費、41年11月～43年8月 ミュンヘン大、

ボン大に在籍、産婦人科学、病理学研究従事)、大正5年7月愛知県立医専教諭、8月愛知県立病院長、9年6月愛知医大学長(初代)兼愛知医専校長兼教授(～15年2月)、14年10月県立熊本医大学長、昭和4年5月官立熊本医大学長、7年1月退任。

[編著]肥後医育史(昭4)

山崎正文 やまざき・まさふみ

明治35(1902)～昭和28(1953)年(51歳)、熊本

【解剖学】 昭和2年東北帝大卒。第1解剖入室(布施現之助教授)、4年4月助教授、16年4月教授(第1解剖)、在任中、28年12月逝去。▽白血球の分化能を中心とする造血論を課題とした。

[著書]新血液学序説(昭26)

山沢吉平 やまざわ・よしへい

昭和5(1930)～昭和56(1981)年(51歳)、北海道

【法医学】 旧姓木村。昭和28年京都府立医大卒。実地修練、29年東大法医学入室(上野正吉教授)・大学院、31年4月助手、38年11月東大助教授(三木敏行教授)、49年6月京都府立医大教授、在職中、56年10月逝去。

[著書]小法医学書(昭51)

山下 章 やました・あきら

大正2(1913)～平成18(2006)年(92歳)、愛知

【公衆衛生学】 昭和11年東京医専卒。東京市保健局防疫課、14年国立公衆衛生院医学科入学(第1期生)、15年卒。26年東京都衛生局防疫課長、30年東京都立四谷保健所長、32年渋谷保健所長、38年麹町保健所長、44年日本橋保健所長、49年東京医大講師(衛生学・公衆衛生学)、53年武蔵野療園常務理事、平成10年理事長。

[著書]新しい母子保健 母子保健の問題点を中心に(昭53) [共著]新婚生活百科(昭44)、老人保健(昭46)

[共編]三歳児 幼児の保健指導(昭41)、母性保健(昭42)

山下九三夫 やました・くみお

大正9(1920)～平成6(1994)年(74歳)、京都

【麻酔科、東洋医学】 昭和19年熊本医大卒。20年国立東京第一病院、デンマーク出張(34年～35年 麻酔学研修)、35年麻酔科開設・医長、42年ペインクリニック開設、53年国立病院医療センター手術部長兼麻酔科医長、55年退官。退官後、東海大教授、58年(附属大磯病院東洋医学科)、在職中、平成6年6月逝去。▽経穴・経絡の研究を行い、東洋医学の科学化、教育・診療体制の確立に貢献した。▽昭和49年北米良導絡学会より称号、日医最高優功賞、伊政府より叙勲、60年日本鍼灸良導絡医学会良導絡賞 ▽俳号 山下大杉。▽山下奉文(陸軍大将)は養父(父の実弟)。

[著書]麻酔の偶発症と合併症(新臨床医学文庫 昭45) [共著]リンパ節結核の臨床(結核新書 昭33)

[共編]東洋医学を学ぶ人のために(昭59)

山下久雄 やました・ひさお

明治43(1910)～平成14(2002)年(91歳)、東京

【放射線科】 昭和9年慶大卒。内科入局(西野忠次郎教授)、10年3月癌研放射線科(山川保城科長)、20年慶大内科講師、医専部教授、23年2月国立東京第二病院放射線科医長(西野忠次郎院長)、26年4月渡米、帰国後、アイソトープ研究室開設、33年12月放射線科部長、(26年12月慶大放射線科講師、28年7月客員助教授、34年1月癌研、38年1月慶大客員教授)、39年4月慶大教授、50年4月兼放射線影響研究所理事長、51年3月慶大定年退職。退職後、放射線影響研究所理事長(～53年7月)。▽わが国における放射線治療の開拓者。▽滝沢延次郎(病理学、千葉大教授)は義弟。

[著書]病院の放射線科(病院全書第1 昭27)、放射線看護学(ナーセス・ライブラリ 昭30)、アイソトープの医学的応用(綜合医学新書第32 昭31)、放射線コバルト-60療法(昭32) [編著]アイソトープ医学応用技術(アイソトープ応用技術講座第8巻実用篇 昭31) [共監]放射線治療学(昭41)

山添三郎 やまぞえ・さぶろう

明治41(1908)～平成19(2007)年(98歳)、新潟

【生化学】 昭和7年新潟医大卒。生化学入室(有山登教授)・助手、12年日本労働科学研究所、13年満州開拓科学研究所、17年2月北京大教授(衛生学)、20年応召(軍医少尉)・青島にて敗戦、22年北海道・三菱美唄労働科学研究所主任、24年8月群馬大教授(生化学)、49年3月停年退官。退官後、共立女子大教授(栄養学)。▽脳における脂質の生化学的研究、筋疲労の生化学的研究において知られる他、国際的なエスペラント学者としても知られる。

山田 明 やまだ・あきら

明治44(1911)～昭和60(1985)年(74歳)、新潟

【病理学】 昭和16年満州医大卒。病理学入室（稗田憲太郎教授）、平壌医専助教授、満州医大専門部講師を経て戦後、帰国、21年法務庁技官、26年6月広島医大助教授（第2病理 渡辺漸教授）、36年12月教授（第2病理）、49年4月停年退官。▽広島・大久野島の陸軍造兵廠忠海製造所の従業員における職業性毒ガス傷害後遺症としての慢性気管支炎、気道癌についての研究で知られる。退官後、広島県医師会腫瘍登録委員会において腫瘍の組織登録を推進した。▽昭和48年中国文化賞（職業性毒ガス傷害者気道癌）

山田一夫 やまだ・かずお

明治23（1890）～昭和54（1979）年（89歳）、愛知

【産婦人科】 大正5年11月京都帝大卒。6年1月産婦人科入局（高山尚平教授）・大学院、8年9月講師、11年10月助教授（岡林秀一教授）、14年11月京都府立医大教授、昭和28年6月定年退職。退職後、京都・足立病院長（28年6月～38年6月）。

【著書】おもひ草 産婦人科界今昔夜話（昭35）【編著】畸形児図譜（大7）

山田和麻呂 やまだ・かずまろ

明治36（1903）～昭和55（1980）年（77歳）、岐阜

【解剖学】 昭和3年愛知医大卒。解剖学入室（浅井猛郎教授）、講師、9年3月名古屋医大助教授、14年4月名古屋帝大助教授（第3解剖担当）、17年8月名古屋帝大教授（第3解剖）、医学部長（33年4月～35年3月）、42年3月停年退官。退官後、愛知学院大学教授・一般教育部長（44年4月～54年3月）。

山田憲吾 やまだ・けんご

明治44（1911）～平成2（1990）年（78歳）、新潟

【整形外科】 昭和12年京都帝大卒。整形外科入局（近藤鋭矢教授）、13年3月日赤島根支部病院医員（～14年3月）、15年1月京都帝大助手、応召（16年7月～17年7月）、20年9月助手（～21年5月）、21年9月日本医療団新発田病院医長、23年10月京大講師、28年12月助教授、29年9月徳島大教授、米国留学・欧州視察（30年7月～31年8月）、附属病院長（37年2月～39年2月）、47年10月兼徳島市民病院長（～48年12月）、51年1月学長、54年1月退任。退官後、積善会愛媛十全医療学院長（55年4月～56年11月）、玉造厚生年金病院長（56年11月～58年3月）、愛媛十全医療学院長兼附属病院院長（58年4月～63年4月）。▽わが国における脊椎外科の基礎の確立者。

【共編】脊椎変形（昭52）【自伝】私のあゆみ 小さなメモ帳（昭62）

山田重正 やまだ・しげまさ

明治37（1904）～昭和60（1985）年（81歳）、京都

【小児科、医史学】 昭和4年京都府立医大卒。小児科入局（斎藤二郎教授）、9年京都・大将軍にて開業（内科小児科）、花園大教授（公衆衛生学・体育学24年～54年）。▽京都府医師会の『京都の医学史』（昭和55年）編纂室員として刊行に尽力した。▽昭和60年日医最高優功賞（郷土医学史の研究に貢献した功労者）

【著書】古都陽炎（昭45）、典医の歴史（昭55）、古都点描（昭57）【共著】ＰＴＡ（三一新書 昭34）【随筆】古都残影（昭39）

山田信一郎 やまだ・しんいちろう

明治16（1883）～昭和12（1937）年（54歳）、新潟

【衛生学、環境昆虫学】 旧姓阿部。明治40年広島高等師範卒。石川師範教諭、43年東京帝大理科大学動物学科選科入学、大正2年修了。理科大学動物学教室、4年伝研技手、8年12月技師、欧米出張（10年～12年 衛生学の研究）、中国華北出張中、昭和12年5月逝去。▽蚊と伝染病の関係を研究、特に、流行性脳炎の病毒が蚊によって伝染することを証明（昭和11年）、また、家ダニの研究者として知られる。12年中国の風土病カラ・アザール病研究のため、外務省文化事業部の後援で、佐藤秀三技師、井田清農博らとともに出張、済南同仁病院で研究中、肺炎に罹患して逝去。

【共著】蝿とその駆除法（昭3）

山田誠也 やまだ・せいや

大正11（1922）～平成13（2001）年（79歳）、兵庫

【小説家、医師】 昭和24年東京医大卒。▽筆名山田風太郎。在学中の昭和22年推理小説専門誌『宝石』の第1回懸賞小説に「達磨峠の事件」が入選、以来、風俗に取材した特異な推理小説を発表、34年の『甲賀忍法帖』以後は、忍法小説ブームを作り、50年の『警視庁草紙』からは明治の伝奇化に挑戦するなどきわめて多数の作品があるが、作品はミステリー、伝奇小説、時代小説に大別される。また、『戦中派不戦日記―昭和20年』（昭和46年）など多数の日記を刊行している。

【著書】山田風太郎忍法全集全15巻(昭38～39)、山田風太郎の妖異小説全6巻(昭39)、山田風太郎奇想小説全集全6巻(昭39～40)、山田風太郎推理全集全6巻(昭40)、風太郎忍法帖全10巻(昭42)、山田風太郎全集全16巻(昭47)、山田風太郎奇怪小説集全4巻(昭53)、山田風太郎明治小説全集全7冊(平9)

山田鉄蔵　やまだ・てつぞう

元治元(1864)～大正14(1925)年(61歳)、出羽(山形)

【精神科】明治25年帝大卒。内科(ベルツ)・助手、独留学(私費、28年10月～31年7月 ハイデルベルグ大、ベルリン大に在籍)、東京築地に山田病院開設。41年淀橋町柏木に山田脳病院開設。▽独留学から帰国後、東京慈恵医院医学校において精神病学を講義したとの記録がある。

【著書】近世脳脊髄病学(大元)、神経衰弱の話(述。家庭医学叢書第4編 大4)

山田肇　やまだ・はじめ

明治40(1907)～平成15(2003)年(95歳)、愛知

【薬理学】昭和6年京都帝大卒。薬物学入室(尾崎良純教授)、講師を経て、9年10月助教授、22年8月教授(第2薬理)、医学部長(40年6月～43年8月)、46年3月停年退官。退官後、兵庫医大教授(47年4月～56年3月)▽発熱物質、体温調節の研究で知られる。▽山田基(内科、南満医学堂長、長崎医専校長、長崎医大学長)の長男。

山田博　やまだ・ひろし

明治45(1912)～昭和60(1985)年(73歳)、滋賀

【解剖学】昭和11年京都府立医大卒。4月解剖学入室(勝義孝教授)、7月助手、13年9月講師、16年2月助教授、23年2月教授、50年3月定年退職。▽「生物強弱学」という未開の分野の開拓に取り組み、諸種の器官、組織の物理的強度について多くの業績を残した。

【著書】Strength of Biological Materials(1970／昭45)

山田弘　やまだ・ひろし

大正2(1913)～昭和43(1968)年(55歳)、新潟

【矯正医学】昭和11年平壌医専卒。5月大連市嘱託、15年5月満州国・奉天省民生庁技佐3等、21年11月(司法技官)神戸刑務所医療課長、24年3月東京拘置所、25年2月兼法務省矯正保護局、27年4月兼巣鴨刑務所、31年4月矯正局法務専門職、33年11月矯正局医療分類課長補佐、37年3月矯正局医療分類課長、38年10月米国出張、40年3月東京医療少年院長、43年3月東京少年鑑別所長、在任中、43年11月逝去。▽矯正医官、行政官、刑事学者として収容者処遇の科学的改革に尽くした。

山田弘倫　やまだ・ひろとも

明治2(1869)～昭和30(1955)年(86歳)、美作(岡山)

【陸軍軍医(皮膚科)】旧姓寺田。明治30年12月東京帝大卒(陸軍依託学生)。31年1月見習医官、5月(2等軍医)、33年9月軍医学校学生、東京帝大皮膚病学黴毒学(土肥慶蔵教授)にて研究従事、34年11月(1等軍医)、37年2月日露戦争に従軍、12月(3等軍医正)、39年3月東京帝大大学院入学、9月歩兵第3聯隊附、42年3月(2等軍医正)、豊橋衛戍病院長、43年10月陸軍省医務局衛生課長、大正2年3月(1等軍医正)、6年8月(軍医監)、第12師団軍医部長、7年6月第1師団軍医部長、9年1月朝鮮軍軍医部長、11年5月(軍医総監)、陸軍軍医学校長、12年3月医務局長、昭和3年12月予備役編入。退役後、日医大附属第一医院長(8年2月～17年10月)。

【著書】軍医としての鷗外先生(昭9)【共著】皮膚病診断及治療法(明34)、花柳病診断及治療法(明35)、統計より観たる花柳病(大12)【共訳】黴毒図譜(ムラツエック 明34)

山田瑞穂　やまだ・みずほ

昭和元(1926)～平成16(2004)年(77歳)、関東州(大連)

【皮膚科】昭和21年3月東北帝大工学部化学工学科中退、25年3月京大卒。4月国立京都病院にて実地修練、26年4月国立京都病院皮膚科研究医員、5月京大皮膚科黴毒科入局(山本俊平教授)、9月国立京都病院皮膚泌尿器科医員、33年8月市立宇和島病院皮膚科医長、35年4月島田市民病院皮膚科泌尿器科医長、38年6月京大助手(保健診療所兼医学部皮膚科)、40年8月講師(皮膚科)、44年8月大阪赤十字病院皮膚科部長、52年4月浜松医大教授、59年5月副学長(教育・研究等担当)、63年5月教授(皮膚科)、平成2年5月副学長(医療担当)兼附属病院長、6年4月退官。

【著書】実地診療のための皮膚病学(昭61)、皮膚科学考え方学び方(平2)【編著】皮膚のリンフォーマ(皮膚科 mook no.8 昭62)【随筆】篆刻・蘭亭叙(平10)【句集】大文字(昭61)

山田致知　やまだ・むねさと

大正11（1922）～平成6（1994）年（72歳）、香川

【解剖学】 昭和21年9月東京帝大卒。実地修練、第1解剖入室（小川鼎三教授）・大学院特別研究生、22～24年南氷洋捕鯨船団に同行。25年3月岡山大講師、26年8月助教授、英国留学（29年8月～31年1月大英博物館自然科学部において比較解剖学の研究）、35年4月金沢大教授（第2解剖）、62年3月停年退官。▽東大時代、鯨類の解剖学的、分類学的研究の従事、金沢大では比較解剖学と発生学の関連性の解明に従事した。▽昭和55年北国文化賞（医学教育の実践成果を集大成した『解剖学実習資料集』をこのほど発刊するとともに、二十余年にわたり献体運動を推進、医学の向上に尽くした）

【共著】 実習解剖学（昭60）**【監修】** 南氷洋の捕鯨（昭25）、レオナルド・ダ・ヴィンチ解剖手稿（昭57）**【共監訳】** ランツ下肢臨床解剖学（ラング、ヴァクスムス編　昭54）

山田基　やまだ・もとえ

明治8（1875）～昭和20（1945）年（70歳）、京都

【内科】 明治35年東京帝大卒。36年（陸軍2等軍医）、40～42年東京帝大大学院（内科　青山胤通教授）、43年11月（3等軍医正）満鉄安東医院長兼内科医長、大正3年11月南満医学堂長兼教授、欧米留学（満鉄派遣、5年8月～7年12月）、9年8月長崎医専校長、12年4月長崎医大学長、留学・休職（13年5月～14年1月）、7月辞職・退官。退官後、須磨浦療病院長（14年7月～昭和15年5月）。▽山田肇（薬理学、京大教授）の父。

山田守英　やまだ・もりひで

明治39（1906）～平成7（1995）年（88歳）、北海道

【細菌学】 昭和9年北海道帝大卒。細菌学入室（中村豊教授）、11年1月助手、15年3月臨時医専部講師、16年7月講師、17年2月助教授、勤労奉仕隊医療特技隊指導教官（7月～8月　満州出張）、18年結核集団検診のため樺太出張、北海道防疫医務嘱託、19年同仁会医務嘱託・陸軍嘱託・北部軍司令部軍医部配属（中華民国、満州国出張）、応召・軍医予備員北部軍入隊、11月陸軍衛生軍曹・除隊、20年北海道検疫委員嘱託、26年7月教授、米国留学（在外研究員31年9月～32年10月）、45年3月停年退官。退官後、北海道女子短大教授（45年4月～47年6月）、北海道大学旭川医科大学創設準備室長（47年7月～48年9月）、旭川医大学長（48年7月～56年6月）。▽平成6年北海道開発功労賞（医学の発展と地域医療の振興）

山田至康　やまだ・よしやす

昭和24（1949）～平成23（2011）年（61歳）、兵庫

【小児科、救急医学】 昭和51年順天堂大卒。神戸大小児科入局（松尾保教授）・大学院、平成13年10月六甲アイランド病院長、19年4月順天堂大臨床教授（浦安病院救急・災害医学）、在職中、23年2月西穂高岳下山中、事故により逝去。

【編著】 フローチャート小児救急　緊急度に応じた診療の手順（平21）**【共編】** 子育て支援のための小児保健学（平15）

山中晃　やまなか・あきら

大正6（1917）～平成13（2001）年（83歳）、岐阜

【病理学】 昭和17年12月東京帝大卒。病理入室、23年9月助手、32年9月順天堂助教授（第1病理　伴俊男教授）、33年4月聖路加国際病院病理嘱託医長、46年2月臨床病理科病理医長、57年8月名誉医長、平成6年4月ボランティア嘱託医、13年7月逝去。▽肺病理と肺結核病理と同義であった時代を脱して、構造と機能との関連を追求する形態解析の手法を展開した。肺気腫の形態解析（昭和40年）、本間日臣とともにびまん性汎細気管支炎の疾患概念を提唱した（44年）。

【共著】 慢性閉塞性肺疾患（昭50）、肺病理アトラス（昭60）

山中太郎　やまなか・たろう

明治41（1908）～昭和34（1959）年（50歳）、福岡

【放射線科】 昭和10年満州医大卒。内科入局（高森時雄教授）、独留学（日独交換学生、11年～13年3月ライプチヒ大）、16年5月放射線科転局（入江英雄教授）、17年12月講師、18年11月助教授、19年12月教授、戦後、21年8月国立瀋陽医学院教授、22年10月中華民国放射線医学研究所長、23年1月帰国、25年4月日医大教授、在職中、34年7月急逝。

【著書】 臨床医家のための小型X線装置取扱いの実際（昭31）

山中太木　やまなか・もとき

明治42（1909）～平成9（1997）年（87歳）、福岡

【細菌学、医史学】 昭和8年大阪高等医専卒。細菌学入室（里見三男教授）・助手、13年2月講師、14年9月助教授（～15年2月）、陸軍技師（満州第731部隊・中支防疫給水部）、戦後、連合国軍政部に徴用され中国血清疫苗製造所勤務（～21年4月）、21年5月大阪府教育民生部防疫業務嘱託、7月大阪高等医専助教授復職、24年3月大阪医大助教授、25年9月教授（微生物学）、52年6月学長、56年6月退任。

【著書】最近の細菌学及免疫学（昭23）、微生物学及び免疫血清学（昭38）【編著】戦袍遺録（昭13）、先師先哲遺影（昭54）【共編】Pseudomonas 感染症の基礎と臨床（昭48）【版元】日本細菌学外史 その三つの断面（緒方富雄他著 昭50）

山根正次 やまね・まさつぐ

安政4（1858）～大正14（1925）年（67歳）、長門（山口）
【厚生行政、医政家】 明治15年4月東大（旧）卒。12月長崎医学校1等教諭、欧州巡遊（司法省留学生、20年8月～24年7月 法医学研究、衛生行政視察）、24年11月警察医長・医務局長、29年6月警視庁第3部長、欧州出張（33年5月～12月 ベルリン大在籍、万国衛生会、万国医学会、万国体育会に出席）、35年8月衆議院議員（山口県郡部、当選6回 ～大正9年2月）、37年4月日本医学校長、40年韓国統監府衛生顧問（嘱託）、45年9月日本医専校長（初代 ～大正3年4月、5年12月～7年4月）。▽内務省臨時検疫事務官、警視庁検疫委員長、東京地方裁判所医務嘱託、内閣恩給局顧問医、同印刷局衛生医務嘱託、東京市会議員、市参事会員、国光生命保険会社医務監督などをも兼務した。▽衛生行政の確立者。長崎在勤中、コレラ流行に際して極力防疫に努め、『虎列拉病汎論』を著し、同市に上水道敷設の急を力説、また清国の水兵が長崎に上陸して暴挙を敢てし警官を傷害した事件を憤慨し、時の司法大臣山田顕義に上書して大いに国際法を論じた。衆議院議員時代、医師法（明治39年）成立に貢献した。韓国統監府（曽禰荒助統監）衛生顧問として韓国におけるハンセン病対策に大きな役割を果たした。後、日本医専の発展に尽力した。
【著書】虎列刺病汎論（明20）、裁判的及警察的医事ニ就テ（述 明25）、梅毒蔓延論（明27）、婦人の生活（明34）、改良服図説（述 明35）、日本火葬論（明37）、改正伝染病予防論（明39）、乃木大将言行録（大4）【編著】実用検毒学（明27）【訳書】医権論（オッペンハイム 明26）【伝記】山根正次 萩の生んだ近代日本の医政家（田中助一編 昭42）

山根政治 やまね・まさはる

明治19（1886）～昭和42（1967）年（81歳）、東京
【内科】 明治44年九州帝大卒。大正2年12月大連満鉄病院第3内科部長兼南満医学堂教授、3年9月営口、鉄嶺、各満鉄医院長、8年欧州留学（ベルン大病理ラサリー教授に師事）、11年撫順満鉄医院長、14年関東庁旅順医院長、昭和5年慶尚北道立大邱医院長、8年3月大邱医専校長兼任。戦後帰国、茨城県鉾田協同病院。

山内逸郎 やまのうち・いつろう

大正12（1923）～平成5（1993）年（70歳）、岡山
【小児科】 昭和22年岡山医大卒。実地修練、小児科入局（浜本英次教授）、27年9月国立岡山病院医長、55年4月副院長、57年10月院長、平成元年3月定年退官。▽わが国における新生児学の草分け的存在。▽平成2年日医最高優功賞（学術上貢献著しい功労者）
【著書】母乳は愛のメッセージ（昭59）、新生児（岩波新書 昭61）、子育て（同 平元）、未熟児（同 平4）

山内峻呉 やまのうち・しゅんご

明治42（1909）～昭和49（1974）年（64歳）、三重
【法医学】 昭和9年新潟医大卒。法医学入室（高野与巳教授）・助手、16年3月助教授、応召（16年～21年6月）、28年12月新潟大教授、医学部長兼歯学部長（41年4月～）、42年10月学長、44年2月辞任（大学紛争中、統合移転計画の責を取り）。45年4月新潟県立がんセンター新潟病院長、在職中、49年2月逝去。▽血液型の中の唾液分泌型、非分泌型の研究で知られる。高野素十（与巳）、中田みづほ門下の俳人（俳号 大刀）。▽昭和40年第四銀行賞（血液型の研究、応用法医学への導入、血液対策の推進）

山村英樹 やまむら・ひでき

昭和12（1937）～平成8（1996）年（58歳）、滋賀
【解剖学、発生学】 昭和37年三重県立医大卒。附属病院にて実地修練、38年京大第3解剖入室（西村秀雄教授）・大学院、西独留学（フランクフルト大人類遺伝学・比較遺伝病理学教室）、43年10月広島大助手（第1解剖 沢野十蔵教授）、講師、47年愛知県心身障害者コロニー・発達障害研究所室長、部長、49年広島大助教授（第1解剖 沢野十蔵教授）、51年三重大

教授（第2解剖）、平成2年名大教授（環境医学研究所発生・遺伝部門）、在任中、8年7月北海道・利尻島の利尻山に登山中、遭難・逝去。▽京大大学院時代は胎児の発生に伴う組織特異蛋白質の発現について、愛知、三重大では、新生児核黄疸による脳障害、カドミウムの胎児に及ぼす影響についての研究、名大では電離放射線の胎児に及ぼす影響についての研究で業績を挙げた。

【共著】奇形2（現代外科学大系8B 昭49）【共訳】ムーア人体発生学第5版（ムーア、ペルサード 平9）

山村雄一 やまむら・ゆういち

大正7（1918）～平成2（1990）年（71歳）、大阪

【生化学、内科、免疫学】 昭和16年12月大阪帝大卒（海軍依託学生）。海軍軍医［17年1月（軍医中尉）、海軍砲術学校、海軍軍医学校、6月横須賀海軍病院、7月第22駆逐隊附、1等駆逐艦「文月」乗艦、第8艦隊（ラバウル）附、18年4月佐世保海軍病院雲仙分院、9月第732航空部隊、11月（軍医大尉）、19年9月別府海軍病院、9月復員］、21年4月大阪帝大理学部研究生（有機化学 赤堀四郎教授）、22年4月国療刀根山病院（渡辺三郎院長 厚生省医員）、24年4月兼大阪市立医大助教授、25年6月第2診療科医長、米国留学（厚生省派遣生、30年～32年 ニューヨーク市立衛生研究所ブロッホ部長に師事）、32年10月九大教授（医化学）、37年6月阪大教授（第3内科 ～54年2月）、医学部長（42年4月～44年3月、54年3月～54年8月）、54年2月総長、60年2月退任。▽赤堀四郎教授（阪大理学部）から生化学的手法を修得、刀根山時代、肺結核の空洞が結核菌の侵食ではなく、免疫反応によって作られることを解明（実験空洞の作製 昭和28年）、阪大在任中、BCGから細胞壁だけを取り出して非特異性免疫賦活剤CWS（抗癌剤）の開発など業績を挙げた。48年日本免疫学会を創設・初代会長、58年わが国で最初の国際免疫学会（第5回）を開催した。また、阪大総長として細胞工学センターの創設、医学部・附属病院の吹田地区移転に尽力した。▽昭和35年朝日賞（文化賞部門 結核菌の生化学的研究）、53年高松宮妃癌研究基金学術賞（担癌生体及びがん細胞の生化学的研究）、60年学士院賞（細胞性免疫とその制御）、学士院会員、60年大阪文化賞（医学）、63年文化功労者

【著書】結核菌の生化学（昭30）、結核生化学の進歩（胸部疾患シリーズ第1集 昭34）、新医化学（昭36）【共著】結核のアレルギー（結核新書第33集 昭41）【編著】気管支喘息治療への新しいアプローチ（昭48）、新内科学全4巻（昭51）【共編】免疫化学（昭38）、がん細胞と免疫細胞（昭53）、現代免疫学（昭63）【共訳】結核菌の脂質と結核症（ネーグル 昭31）【自伝】おいでに学ぶ（昭63）、免疫学に恋して 私の履歴書（平3）【評伝】山村雄一 幅広く多くの弟子を養成（水野肇『私の出会った名ドクター』、平3）

山本郁夫 やまもと・あやお

明治42（1909）～平成5（1993）年（83歳）、岡山

【細菌学】 旧姓国富。昭和8年東京帝大卒。黴菌学入室（竹内松次郎教授）、応召（13年～）、18年5月前橋医専教授（細菌学）、再応召（20年8月～）、23年5月前橋医大教授（微生物学）、24年5月群馬大教授、40年4月東大教授（伝研 細菌研究部門）、所長（40年4月～43年11月）、42年6月（医科研・免疫学研究部）、45年3月停年退官。退官後、杏林大医学部長（45年4月～）、学長（49年7月～59年3月）。▽東京帝大黴菌学教室では、流行性脳炎病原の研究に従事、東大伝研では医科研への改組時の所長。野口英世記念会長（62年3月～平成5年4月逝去まで）をも務めた。

【共編】梅毒血清反応検査指針（昭44）

山本巌 やまもと・いわお

大正4（1915）～平成2（1990）年（75歳）、大阪

【薬理学】 昭和14年大阪帝大卒。25年2月奈良県立医大教授（初代 薬理学）、34年1月阪大教授（歯学部・歯科薬理学）、歯学部長（36年～44年）、53年停年退官。▽抗結核薬チオビンの毒性試験、白癬菌に対する化学療法の研究で知られた。

【共編】歯科薬理学（昭46）

山本馨 やまもと・かおる

明治44（1911）～昭和62（1987）年（75歳）、東京

【耳鼻咽喉科】 昭和12年名古屋医大卒。6月耳鼻咽喉科入局（阿久根睦教授）、12年11月助手、応召（13年1月歩兵第11聯隊入隊、17年8月解除）、17年9月助手、18年8月附属臨時医専部講師、臨時召集（19年1月～22年3月）、22年8月附属医専部教授、25年2月名大助教授（後藤修二教授）、米国留学（在外研究員、28年9月～30年9月 フィラデルフィア・テンプル大ジャクソン教室にて気管食道科学、ニューヨーク・レンパート耳科研究所において耳微細手術、耳病理を研修、欧州経由帰国）、32年6月大阪市大教授、

52年3月定年退職。退職後、愛知医大附属病院長(52年4月～57年6月)。

[共編]臨床耳鼻咽喉科検査法(昭40)

山本 清 やまもと・きよし

大正3(1914)～昭和63(1988)年(73歳)、三重

【生理学】 昭和13年慈恵医大卒。生理学入室(浦本政三郎教授)・助手、海軍軍医[7月海軍短期現役軍医横須賀鎮守府附、8月軍医学校普通科、11月「鳥海」乗組、14年11月第5艦隊司令部附、第2遣支艦隊、15年10月横須賀鎮守府附、11月(軍医大尉)、「駒橋」軍医長兼分隊長、16年9月湊海軍病院、17年5月横須賀鎮守府附第5特別陸戦隊軍医長兼分隊長、18年2月横須賀鎮守府附、6月厚木海軍航空隊軍医長兼相模原航空隊軍医長、19年2月第203海軍航空隊軍医長、4月横須賀鎮守府附、5月(軍医少佐)、6月相浦海兵団分隊長兼教官、9月清水海軍航空隊兼教官、20年6月青島海軍航空隊兼教官、10月予備役編入]、22年5月講師、25年1月助教授(第1生理 名取礼二教授)、27年8月群馬大教授(医学部附属内分泌研究施設第2部門機能形態部)、30年7月(機能部)、38年4月(内分泌研究所生理学第2内分泌学)、米・伊出張(39年5月～40年8月)、米国再出張(43年7月～44年9月)、所長(51年1月～54年12月)、55年4月停年退官。退官後、大正製薬総合研究所長(55年5月～57年11月)、群馬大講師(内分泌研 57年12月～58年3月)。

[著書]臨床症状を中心とする臨床生理学(昭24)、ホルモンと糖質の代謝(共立全書227 昭54)、性と性ホルモン(同241 昭57) **[共著]**水分代謝・浮腫・病尿(生理学講座[11] 昭26) **[共編]**内分泌学第1(昭38)、第2(昭39)

山本俊一 やまもと・しゅんいち

大正11(1922)～平成20(2008)年(86歳)、福井

【衛生学、医史学】 昭和21年東京帝大卒。実地修練、22年衛生学入室(田宮猛雄教授、羽里彦左衛門教授)・助手、35年7月助教授(豊川行平教授)、40年12月教授(保健学科・疫学)、58年3月停年退官。退官後、東京都老人総合研究所副所長(58年～61年)、聖路加看大特任教授(62年4月～)・副学長(平成4年4月～8年2月)。▽敗戦直後、医学部学生として引揚者、浮浪者の医療救護に従事、ハンセン病国家賠償訴訟では原告側意見書を提出した。▽昭和61年東京都文化賞

[著書]疫学総論および疫学各論(昭45)、日本食品衛生史1～3(昭55～57)、浮浪者収容所記(中公新書 昭57)、日本コレラ史(昭57)、疫学(昭58)、日本公娼史(昭58)、死生学のすすめ(平4)、日本らい史(平5)、肺がん三十年 がんとの上手なつきあい方(平7)、わが罪 農薬汚染食品の輸入許可(平10)、衛生学者が繙いた売春性病史(平14)、東京大学医学部紛争私観(平15)

山本常市 やまもと・じょういち

明治25(1892)～昭和57(1982)年(90歳)、愛媛

【耳鼻咽喉科】 大正7年東京帝大卒。耳鼻咽喉科入局(岡田和一郎教授)、昭和2年千葉医大(細谷雄太教授)、解剖学(小池敬事教授)にて研究従事、4年栃木県立宇都宮病院耳鼻咽喉科部長、5年副院長、6年9月昭和医専教授、21年4月昭和医大教授、附属病院長(31年9月～37年5月)、学長(37年5月～39年3月)、39年4月昭和大教授、医学部長(39年4月～41年12月)、45年3月退職。▽日本扁桃研究会を設立・初代会長(昭和38年)。

[著書]簡明耳鼻咽喉科学(昭11)、扁桃腺手術(図解手術叢書 昭23)、今日の扁桃腺問題(医家叢書第6 昭25)、魚の耳の形態とその機能 魚の耳は果してきこえるか(昭29) **[共著]**扁桃腺病学(昭和4)

山本 正 やまもと・ただし

大正6(1917)～昭和56(1981)年(64歳)、東京

【ウイルス学】 昭和16年東京帝大卒。24年伝研入所(田宮猛雄教授)・助手、31年5月助教授(第5細菌血清部)、35年1月教授(癌研究部)、38年(制癌研究部)、42年6月医科研教授、所長(48年7月～52年3月)、53年4月停年退官。退官後、東京都臨床医学総合研究所長(53年4月～)、在職中、56年7月逝去。▽わが国における発癌ウイルス研究の草分け的存在。

[編著]癌とウイルス(癌の科学3 昭55) **[共編]**腫瘍ウイルス第1(昭43)、第2(昭44) **[伝記]**喫茶去 山本正(小高健編 昭62)

山本俊平 やまもと・としひら

明治31(1898)～昭和64(1989)年(90歳)、静岡

【皮膚科】 大正13年京都帝大卒。皮膚科黴毒科入局(松浦有志太郎教授)、昭和3年講師、7年大阪女子高等医専教授、病院長(14年～)、20年7月京都帝大教授、22年10月京大教授、兼結研所長(29年4月～32年12月)、附属病院長(29年10月～32年12月)、医学部

長(32年12月〜36年6月)、36年11月停年退官。退官後、北野病院長(36年〜41年)、天理よろず相談所病院長(41年〜47年)

【共編】皮膚科学総論(昭37)、各論(昭40)

山本八治 やまもと・はちじ

明治14(1881)〜昭和42(1967)年(85歳)、東京

【外科(肛門外科)】 明治40年慈恵医専卒。独留学(私費 43年〜44年)、日本橋矢ノ倉にて開業、戦後、武蔵野にて開業。▽肛門外科の草分け。昭和15年日本大腸肛門病学会を設立・会長。▽大正9年、淋毒性肛門周囲炎の男性に「銀エレクロイド」を静注し、1時間後に死亡、損害賠償事件となり、大審院にまで持ち込まれた。

山本真 やまもと・まこと

昭和2(1927)〜平成16(2004)年(76歳)、宮崎

【整形外科】 昭和26年九大卒。附属病院にて実地修練、27年4月整形外科入局(天児民和教授)、10月助手、35年1月講師、37年6月助教授、44年6月(西尾篤人教授)、46年1月北里大教授、平成4年3月定年退職。退職後、九州労災病院長(4年4月〜12年3月)。▽関節外科の権威として知られた。

【著書】慢性関節炎の診療(新臨床医学文庫124 昭43)**【編著】**救急の整形外科(別冊整形外科 no.1 昭57)、遷延融合と偽関節(骨折・外傷シリーズ2 昭61)**【共編】**リウマチ学(昭51)、変形性関節症のすべて(昭57)、整形外科診療図譜全8冊(昭59〜61)**【共訳】**リウマチおよび関連疾患(モル 昭61)

山本正彦 やまもと・まさひこ

昭和2(1927)〜平成15(2003)年(76歳)、愛知

【内科(呼吸器)】 昭和26年名大卒。名古屋赤十字病院にて実地修練、名大第1内科入局(日比野進教授)、35年12月助手、40年1月講師、第1内科教授空席(43年4月〜50年1月)、47年7月名市大助教授(第2内科 滝川清治教授)、53年8月教授、平成5年3月定年退職。退職後、名古屋簡易保険総合医療センター所長(5年4月〜8年8月)、嘱託(8年9月〜)、在職中、15年9月逝去。▽わが国における非結核性抗酸菌症研究の先駆者。また、サルコイドーシス、びまん性汎細気管支炎の全国症例調査に尽力した。▽昭和45年日本結核病学会賞(今村賞第1回 非定型抗酸菌症についての臨床研究)

【著書】非定型抗酸菌症(新臨床医学文庫151 昭45)**【共編】**今日の呼吸器疾患治療指針(平4)

山本幹夫 やまもと・みきお

大正2(1913)〜平成10(1998)年(84歳)、静岡

【公衆衛生学】 昭和14年東京帝大卒。労働省を経て、26年10月順天堂医大助教授(公衆衛生)、31年1月順天堂大教授(体育学部健康教育コース 〜38年)、48年帝京大教授(公衆衛生学)、59年退職。▽日本医師会健康教育委員長(50年〜57年)、国際健康教育ユニオン副会長などを歴任した。

【著書】健康管理概論(昭50)**【編著】**エッセンシャル衛生・公衆衛生学(昭55)**【共著】**労働衛生学(昭32)

山本道雄 やまもと・みちお

昭和2(1927)〜平成11(1999)年(72歳)、東京

【麻酔科】 昭和26年慶大卒。慶大病院にて実地修練、27年6月外科入局(前田和三郎教授、島田信勝教授)、米国留学(28年11月オルバニー大病院麻酔科レジデント、30年11月ボストン・タフト大麻酔科フェロー、32年6月米国麻酔科専門医試験合格、8月帰国)、10月麻酔科に転科(天野道之助助教授)、11月講師(麻酔科)、36年5月助教授(天野道之助教授)、45年2月岐阜大教授(麻酔科)、附属病院長(60年8月〜平成元年)、平成2年3月停年退官。退官後、東海大教授(2年4月〜)。

【編著】麻酔のはなし(看護教養選書 昭60)

山本泰夫 やまもと・やすお

大正11(1922)〜平成9(1997)年(75歳)、静岡

【社会運動家】 昭和18年1月満州第8国境守備隊入隊、20年満州第118部隊第12中隊編入、8月武装解除、10月ソ連チタ州ブカチャチャに強制収容される。タングステン鉱山で削岩手として強制労働に従事、22年4月チタ市にて鉄道工場建設工事、23年6月コムソモリスク市にて建設工事、24年9月ハバロフスク市戦犯収容所に収容される。25年4月舞鶴上陸、帰国。49年10月シベリア珪肺と認定される。59年6月シベリア珪肺全国連絡協議会結成、平成9年3月呼吸困難のため逝去。

【著書】シベリア珪肺 ソ連抑留の後遺症(昭58)、「シベリア珪肺」との闘い(平7)

山本ヤヲ　やまもと・やを

明治8(1875)~昭和30(1955)年(80歳)、広島

【看護師】 明治27年日赤広島支部救護看護婦養成所入学、日清戦争のため広島陸軍予備病院にて傷病者の看護に従事、29年日赤病院救護看護婦養成所入学、32年卒、広島支部救護看護婦養成所・養成助手、応召(33年北清事変に際して、広島陸軍予備病院にて日本人、仏人患者の看護に従事)、日赤病院、再応召(37年日露戦争に際して看護婦長として広島陸軍予備病院勤務)、再々応召(第一次大戦のため英国派遣日赤救護班看護婦長としてロンドン陸軍病院にて戦傷病者の救護に従事)、昭和14年日赤看護婦監督、21年退職。▽日中戦争後の戦時中、人員不足、物資欠乏のなか看護婦養成、看護業務の向上に尽力、特に戦争末期の東京空襲下では、入院患者の避難、防火訓練、食糧調達などに奔走、また、日本帝国看護婦協会長を務めたため、戦後、公職追放となり退職した。その後も看護師寮で後輩の指導に尽くした。▽大正7年ナイチンゲール石黒記念牌、9年フローレンス・ナイチンゲール記章

山本義男　やまもと・よしお

明治41(1908)~昭和61(1986)年(78歳)、関東州(大連)

【病理学】 昭和4年満州医大卒。病理入室、12月助手、10年4月専門部講師、11年4月吉林医専病理担当、12月満州国立新京医大病理、12年4月教授、20年8月自然退官、12月中華民国国立長春大学医学院(大学名変更)に留用され教授、23年12月中国人民解放軍長春軍医大学(大学名変更)に留用され教授、28年7月舞鶴上陸・帰国、10月高知県衛生研究所病理、31年11月所長、53年12月退職。

矢村卓三　やむら・たくぞう

大正7(1918)~平成17(2005)年(86歳)、広島

【皮膚科】 昭和22年長崎大卒。実地修練、皮膚泌尿器科入局(北村精一教授)、24年助手、29年講師、米国留学(34年~ コーネル大、ビタミン研究所)、36年助教授(野北通夫教授)、40年1月広島大教授(皮膚科)、附属病院長(49年4月~51年3月)、医学部長(52年4月~54年4月、56年4月~57年4月)、57年4月停年退官。退官後、中国労災病院長(57年4月~平成3年3月)。▽アレルギー、特に蕁麻疹の専門家として知られた。

【著書】 蕁麻疹の診療(新臨床医学文庫 昭40) **【共著】** ホルモンと皮膚及びその疾患(昭32)、皮膚科学(現代医学叢書 昭49) **【共監】** 蕁麻疹の治療(アレルギー叢書 昭44)

家森武夫　やもり・たけお

明治45(1912)~昭和45(1970)年(57歳)、滋賀

【病理学】 昭和13年京都帝大卒。病理入室・助手、15年講師、19年兼大阪市立医専講師、20年山口県立医専教授、22年京都府医務課(技術吏員)、24年3月京大助教授(結研・病理学部門)、28年4月神戸医大講師、5月教授(第1病理)、在任中、45年3月逝去。▽京大結研在任中、京都市における監察行政解剖例の内の変死者(非病死者)を用いて、結核症の進展と治癒に関する病理学的研究を進めた。

ヤングマン　Youngman, Kate M.

天保12(1841)~明治43(1910)年(68歳)、米国

【宣教師、社会事業家(ハンセン病医療)】 明治6年米国長老教会より派遣され来日。7年1月東京築地にB6番女学校を開設、B6番女学校は新栄女学校と改称、後、女子学院に発展した。▽婦人のハンセン病患者に出会ったことが契機となり、救癩活動を始め、明治10年11月救癩活動団体「好善社」を設立、27年10月ハンセン病患者収容施設「慰廃園」を東京・目黒に開設、慰廃園は32年6月病院を開設(ヤングマンは「医療」よりも「伝道」の立場から病院化に反対)、理事として、43年2月の退社まで「好善社」活動に参加した。9月逝去。▽「慰廃園」は、経営難のため、昭和17年8月解散、全患者56名は多磨全生園に転院した。

【参考】 ある群像 好善社１００年の歩み(昭53)

湯浅うめ　ゆあさ・うめ

明治7(1874)~昭和22(1947)年(73歳)、東京

【看護師】 明治32年日赤病院救護看護婦養成所卒。日赤病院勤務、応召(33年北清事変に際して、広島陸軍予備病院にて日本人、仏人の看護に従事)、再応召(37年日露戦争に際して、日本及び仏人患者の看護に従事)、41年駐英日本大使に同行、ロンドン滞在、45年日赤奉天病院看護婦長、再々応召(大正4年第一次大戦のため日赤仏派遣救護班看護婦長として戦傷患者の看護に従事)、昭和2年日赤奉天病院看護婦監督、11年退職。退職後、日赤奉天病院寄宿舎舎監。▽大正9年フローレンス・ナイチンゲール記章

湯浅恭一　ゆあさ・きょういち

大正14(1925)～昭和63(1988)年(63歳)、福島

【内科、歌人】 昭和26年東大卒。附属病院にて実地修練、第3内科入局(冲中重雄教授)、30年4月助手、31年4月東邦大講師(第1内科 松原正香教授)、34年1月東北大第1内科研究生(中村隆教授)、34年5月寿泉堂綜合病院副院長、47年4月院長、59年3月湯浅報恩会理事長、在職中、63年1月逝去。▽遺歌集には「野鳥を愛し、絵を描き、歌をつくり、ピアノを弾き、そして医師の仕事を黙々とつづけ、ひっそりと死んでいった」と記されている。▽湯浅倉平(内大臣)は大叔父、湯浅譲二(作曲家)は弟。

[編著] ふくしまの野鳥(ふくしま文庫8　昭50)　**[歌集]** 湯浅恭一遺歌集(湯浅孝子編　昭64)

湯浅 謙　ゆあさ・けん

大正5(1916)～平成22(2010)年(94歳)、埼玉

【陸軍軍医(内科)】 昭和16年慈恵医大卒。駒込病院、陸軍軍医[16年短期現役軍医、旭川第28聯隊入隊、17年1月(軍医中尉)、北支山西省潞安陸軍病院]、20年太原にて敗戦、民間医師として残留、26年人民解放軍捕虜として永年捕虜収容所、太原戦犯管理所に収監、31年4月特別軍事法廷にて起訴猶予、帰国、西荻窪診療所長。▽第二次大戦中、潞安陸軍病院において軍医として勤務中、14人の中国人の生体解剖に携わった。帰国後、「話し続ける責任がある」として、人体実験などについての講演活動を各地で続けた。

[参考] 次世代に語りつぐ生体解剖の記憶　元軍医湯浅謙さんの戦後(小林節子　平22、教科書に書かれなかった戦争 part 56)

湯浅為之進　ゆあさ・ためのしん

元治元(1864)～昭和2(1927)年(63歳)、長門(山口)

【内科、外科】 本姓石川。明治5年1月医師古谷道庵の塾に入門、9年10月三田尻の蘭医に入門、14年上京、15年帝大医科大学別課入学、20年3月卒。8月福島県郡山村にて、隠居所を借り受け、開業(湯浅医院)、24年寿泉堂医院と改称、26年医院建築(柴田俊真と共同経営)、29年独立経営、36年11月寿泉堂病院開設、44年8月新築移転、在職中、昭和2年12月逝去。▽明治20年8月から逝去の昭和2年12月まで院長を務めたが、この間、内科の他、外科(明治20年8月～43年7月)、産婦人科(20年8月～36年7月)、耳鼻咽喉科(20年8月～36年8月)、眼科(20年8月～36年7月)をも担当した。湯浅為之進没後、第2代院長(昭和4年4月～30年10月)は湯浅大太郎(為之進の長男)、第4代寿泉堂綜合病院長(47年4月～60年6月)は湯浅恭一、第6代院長は湯浅昭一(平成5年6月～7年4月)と継承されている。現在、金沢正晴院長(第9代　21年10月～)。▽明治40年安積郡医師会長(初代)を務めた他、俳句結社「群峰吟社」を明治30年以来主宰した。俳号　十框(じっきょう)。

[参考] 壽泉堂病院史　医の家に壽の泉あり　生命みつめて110年(平9)

雪永政枝　ゆきなが・まさえ

明治42(1909)～昭和61(1986)年(77歳)、兵庫

【看護師(従軍看護婦)、看護史】 昭和3年3月日赤兵庫支部姫路病院救護看護婦養成所卒。5月兵庫県産婆試験合格、6月日赤兵庫支部神戸診療所看護婦、5年11月日赤病院社会看護婦養成所入学、6年10月卒、11月神戸市立神戸尋常小学校学校衛生看護婦(～17年10月)、日中戦争勃発、12年9月より日赤救護班看護婦として大阪陸軍病院勤務、15年広島陸軍病院勤務、16年12月日赤救護看護婦長、広島にて原子爆弾に被爆、戦後も戦傷病者の引揚船で、ニューギニア、ラバウルに派遣された。国立久里浜病院勤務、21年9月国立大久保病院婦長、22年9月国立大阪病院附属高等看護学院教務主任、兼厚生省医務局近畿出張所(～39年3月)、42年6月退官。退官後、天理よろず相談所病院看護部長(初代)兼天理高等看護学院副学院長(42年7月～48年3月)、星ケ丘厚生年金病院顧問(48年4月～51年3月)、兵庫県立淡路看専設立準備室嘱託、学校嘱託(50年7月～52年9月)、PL衛生看専指導主事(51年11月～)。▽日本看護協会大阪支部長、同協会理事を歴任、看護および看護教育の向上に貢献した。▽昭和48年フローレンス・ナイチンゲール記章

[著書] 看護史年表(昭35)、看護史(最新看護学全書別巻2　昭42)、看護人名辞典(昭43)、看護史の人びと第1集(昭45)、第2集(昭45)、第3集(昭54)　**[共著]** きのこ雲　日赤従軍看護婦の手記(昭59)

行武正刀　ゆくたけ・まさと

昭和10(1935)～平成21(2009)年(74歳)、広島

【内科(呼吸器)】 昭和35年広島大卒。実地修練、第2内科入局(和田直教授)、40年7月忠海病院内科医

長、44年5月院長臨時代行、45年4月忠海病院長、平成10年3月退職。▽旧日本軍の毒ガス製造に従事した工員の毒ガス障害の治療に尽力した。また、イラン・イラク戦争による毒ガス医療への国際的協力も行った。

【編著】一人ひとりの大久野島 毒ガス工場からの証言(平24)【共編】大久野島毒ガス後遺症の臨床(平21)

弓削経一 ゆげ・つねかず

明治39(1906)~昭和62(1987)年(81歳)、兵庫

【眼科】 昭和5年京都府立医大卒。眼科入局(藤原謙造教授)、6年3月助手、11年1月助教授、21年9月兼附属女子専門部教授(~23年5月)、22年10月教授、附属病院長(31年4月~33年4月)、学長(34年3月~37年3月)、43年1月定年退職。退職後、京都市立病院長(43年2月~51年11月)。
【著書】斜視および弱視(昭38)、幼年弱視(新臨床医学文庫 昭41)【共著】交感性眼炎(日本眼科全書第20巻 昭30)、新トラコーマ読本(昭31)【編著】日本眼科文献集第1~3(昭34~36)、眼科診療(昭50)【共編】視能矯正(昭48)【随筆】欧米旅日記 医学教育を見つつ(昭41)、蛙日記(昭63)

遊佐清有 ゆさ・せいゆう

昭和4(1929)~昭和59(1984)年(55歳)、神奈川

【生理学(体育生理学)】 昭和22年神奈川県立鶴見中卒、横浜工専化学工業学科第2部入学、25年卒。22年5月横浜市立医専実験補手(生理 小川義雄助教授)、23年2月横浜医大生理(横浜市技術員)、27年5月横市大文理学部保健体育科体育医学研究室(横浜市技術員 小川義雄教授)、43年10月助手、46年4月助教授、49年7月教授、在職中、59年4月逝去。

【共著】身体科学としての体育理論(昭60)【共編】むつうら(昭46)【共訳】体育アセスメントと評価(サフリット 昭57)

遊佐良雄 ゆさ・よしお

明治31(1898)~昭和59(1984)年(86歳)、岩手

【眼科】 大正13年東北帝大卒。眼科入局(小柳美三教授)、14年8月岩手病院眼科部長、昭和4年4月岩手医専教授、9年5月東京市立大塚病院眼科医長、12年東京市本郷区東片町にて開業、15年6月北上郡黒沢尻町にて開業。▽昭和22年和賀医師会初代会長に就任(~44年)、和賀医師会長就任20周年記念の歌碑が和賀医師会によって陣ケ丘に建立されている。また、大正5年「創作」(若山牧水主宰)同人となって以来、昭和4年「ぬはり」(菊地知勇主宰)同人となり、短歌の道にも精進した。
【著書】今日の医療明日の医療(昭44)、北上のほとりにて 歌論と随筆(昭44)【歌集】漏水音(昭17)、北上(昭29)、葦叢(昭46)

柚木祥三郎 ゆのき・しょうざぶろう

明治31(1898)~昭和35(1960)年(61歳)、大阪

【産婦人科】 大正12年京都帝大卒。産婦人科入局(岡林秀一教授)、長崎医大助教授(勝矢信司教授)、昭和6年4月大阪高等医専教授、11年6月満州医大教授、戦後、留用され23年帰国、神戸市立病院産婦人科医長を経て、24年9月東京女子医大教授、在職中、35年1月逝去。▽組織の放射線感受性に関する研究で知られる。
【著書】新撰産科学上・下巻(昭26、昭28)、最新婦人科学(昭27)

湯槇ます ゆまき・ます

明治37(1904)~平成3(1991)年(86歳)、岡山

【看護師】 大正13年聖路加国際病院附属高等看護婦学校卒。同病院に勤務、昭和2年ボストンのピーター・ベント・ブリガム看護学校専攻科入学、3年ニューヨークのコロンビア大ティーチャーズ・カレッジで研修、5年聖路加女専教員、13年聖路加国際病院看護婦監督、21年東京看護教育模範学院主事、24年トロント大看護教育科卒。同病院復帰後、聖路加女専主事、29年4月東大助教授(医学部衛生看護学科基礎看護学。看護師初の国立大学教官)、40年3月10日教授、20日停年退官。▽昭和34年日本看護協会長(第3代)、40年再任(第5代)。▽昭和52年フローレンス・ナイチンゲール記章
【編著】看護学総論(系統看護学講座 昭43)【監修】日本看護関係文献目録全11巻(平10~11)【訳書】臨床看護指導の原理と実際(ジャンセン 昭27)、フローレンス・ナイチンゲール(セーマー 昭28)【共訳】看護の基本となるもの(ヘンダーソン 昭36)、看護覚え書 看護であること、看護でないこと(ナイチンゲール 昭43)【共編訳】新訳 ナイチンゲール書簡集 看護婦と見習生への書簡(昭52)【監訳】ナイチンゲール著作集全3巻(昭49~51)【自伝】グロウイング・ペイン(昭63)

弓倉繁家　ゆみくら・しげいえ

明治24(1891)~昭和28(1953)年(62歳)、奈良

【歯科】　大正4年府立大阪高等医学校卒。耳鼻咽喉科入局(加藤亨教授)・助手、内地留学(9年~12年文部省歯科病院)、欧米出張(12年~14年)、15年3月大阪医大教授(歯科)、昭和6年5月大阪帝大教授、22年9月阪大教授、26年4月(歯学部・口腔治療学)、歯学部長(26年4月~)、在任中、28年8月急逝。▽阪大歯学部創設の功労者。初代歯学部長に就任したが、設立にまつわる激務で健康を害し、心臓発作のため逝去。

【著書】口腔外科(昭24)、歯科麻酔学(最新歯科学全書第11巻　昭28)

湯本求真　ゆもと・きゅうしん

明治9(1876)~昭和16(1941)年(65歳)、石川

【漢方医】　本名四郎右衛門。明治34年11月金沢医専卒。35年栃木県立病院医員、36年石川県七尾町にて開業、七尾娼妓病院長、警察医を兼ねる、38年12月日赤召集(第33臨時救護班編入、上席医員)、39年6月東京府下淀橋町にて開業、次いで浅草区瓦町に分院開設、大正2年七尾町にて開業、和田啓十郎の『医界之鉄椎』を読み、漢方に転向、4年神戸市兵庫区大開通に漢方医院を開業、8年東京本郷にて開業、9年東京府下滝野川町に移転開業、昭和16年九州出張の帰途、姫路にて急逝。▽東西医学の融合と統一の提唱者。金沢兼六園金沢神社境内に顕彰碑あり。

【著書】臨床応用漢方医学解説(大6)、皇漢医学全3巻(昭2~3)【参考】湯本求真先生著皇漢医学索引(清水藤太郎　昭38)、湯本求真先生顕彰記念文集(昭58)

由良二郎　ゆら・じろう

昭和3(1928)~平成21(2009)年(80歳)、京都

【外科(消化器)】　昭和24年京大附属医専部卒。28年名市大第1外科(柴田清人教授)、助教授、53年教授、平成5年3月定年退職。退職後、岐阜・松波総合病院消化器病センター長。▽平成3年東海地方では最初の生体肝移植(わが国では5番目)に成功。

【編著】消化器外科静脈栄養マニュアル(平3)【監修】生体肝移植　チーム医療の経験を基にして(平6)

横井　晋　よこい・すすむ

大正11(1922)~平成8(1996)年(74歳)、愛知

【精神科】　昭和20年9月東京帝大卒。精神科入局(内村祐之教授)、24年助手、松沢病院、34年横市大助教授(神経科　猪瀬正教授)、米国留学(39年~オレゴン大)、41年7月群馬大教授、53年7月横市大教授(神経科)、附属病院長(60年4月~)、62年3月定年退職。退職後、神奈川県立精神医療センター所長(平成6年7月~8年9月)。

【著書】ボケを科学する(平3)、老人と病気(しずおか健康ブックス　平7)【編著】臨床医学示説第6巻(精神科)全3冊(昭57)【共編】精神分裂病(昭50)【訳書】ある神経学者の歩いた道(オースチン　平1)

横尾安夫　よこお・やすお

明治32(1899)~昭和60(1985)年(85歳)、島根

【解剖学】　大正14年東京帝大卒。解剖学入室(井上通夫教授、西成甫教授)、昭和9年8月講師、11年3月助教授、21年5月長崎医大教授(第2解剖)、23年9月日医大教授(第1解剖)、42年3月定年退職。

【著書】東亜の民族(昭17)、講義用解剖名(昭18)、人体の発生(昭25)【分担】人類学・先史学講座(昭13~16)

横川　定　よこがわ・さだむ

明治16(1883)~昭和31(1956)年(72歳)、岡山

【寄生虫学】　明治41年岡山医専卒。病理学入室(桂田富士郎教授)、44年4月台湾医学校講師(病理学、法医学、解剖学)、大正8年4月台湾医専教授、米国留学(総督府派遣、9年　ジョンズ・ホプキンズ大)、昭和12年1月台北帝大教授(寄生虫学講座を開設)兼附属医専教授(~16年8月)、戦後、帰国。▽明治44年台湾への赴任直後に小腸に寄生する人体寄生虫を発見(大正元年桂田富士郎により横川吸虫と命名)。渡米中発見したネズミの線虫の新種は、免疫学実験の欠くことのできない材料で世界中に使用されている。帰国後台湾で手がけた肺吸虫の生物学、肺吸虫症の化学療法、体内移行経路、マラリア原虫の発育など多くの業績を成し、国際的評価を得た。▽敬虔なクリスチャン、禁酒運動家としても知られる。▽横川宗雄(寄生虫学、千葉大教授)は3男。

【共著】最新人体寄生虫提要(昭16)、寄生虫研究の実際(昭27)

横川正之　よこかわ・まさゆき

昭和4(1929)~平成9(1997)年(67歳)、東京

【泌尿器科】　昭和30年東京医歯大卒。35年6月泌尿

器科入局(落合京一郎教授)、45年助教授、48年3月教授、56年腎センター長(初代)、58年10月退職。退職後、帝京大医学部附属溝口病院泌尿器科長。【共編】泌尿器疾患 主に腫瘍の臨床と病理(昭55)

横川宗雄 よこがわ・むねお

大正7(1918)~平成7(1995)年(77歳)、岡山

【寄生虫学】昭和16年台北帝大卒。外科入局(河石九二夫教授)、戦後、22年8月予研入所、24年10月国立公衆衛生院衛生微生物学部寄生虫室長、米国留学(ジョンズ・ホプキンズ大)、31年5月千葉大教授(医動物学)、35年4月(寄生虫学)、医学部長(48年4月~50年3月、51年8月~53年7月)、59年4月停年退官。退官後、日本寄生虫予防協会常務理事、家族計画国際協力事業団理事。▽昭和30年桂田賞(ウェステルマン肺吸虫の研究)▽横川定(寄生虫学者、台北帝大教授)の3男。【共著】寄生虫研究の実際(昭27)、人体寄生虫学提要(改訂第7版 昭35)【共編】日本の奇病(昭39)

横倉誠次郎 よこくら・せいじろう

明治28(1895)~昭和31(1956)年(60歳)、東京

【海軍軍医(整形外科)、放射線科】大正10年東京帝大卒。海軍軍医、東京帝大整形外科(高木憲次教授)にて研究従事、昭和3年3月海軍軍医学校教官、12月東京築地病院医長、17年11月軍医学校教官兼監事、18年7月兼海軍軍医学校研究部員、19年5月(軍医少将)、20年3月軍医学校教頭兼研究部長、11月横須賀鎮守府出仕、予備役・充員召集、20年12月第2復員官・横須賀地方復員局出仕、充員召集解除、国立東京第二病院長、21年3月退官(公職追放)、28年2月順天堂大教授、在職中、31年7月逝去。【著書】骨之レ線診断指針(昭8)、骨疾患之レ線診断(昭12)、エックス線間接撮影1(昭18)

横田耕三 よこた・こうぞう

昭和7(1932)~平成19(2007)年(75歳)、愛媛

【産婦人科】昭和34年京都府立医大卒。京都第二赤十字病院にて実地修練、35年京都府立医大産婦人科入局(徳田源市教授)、39年足立病院勤務、47年第二足立病院長、平成13年今井会第二足立病院長、今井会理事長。▽昭和55年京都府医師会理事、63年副会長、平成6年会長(~14年3月)。昭和25年から53年まで7選28年にわたる蜷川革新府政を支えた御三家(府職労・京教祖・府医師会)の一郭である府医師会の改革に挑戦した。

横田素一郎 よこた・そいちろう

明治28(1895)~昭和57(1982)年(86歳)、岡山

【内科】大正11年東京帝大卒。第3内科入局(稲田龍吉教授)、14年11月長崎医大助教授(第1内科 角尾晋教授)、独・伊・米留学(在外研究員 5年5月~7年3月)、14年7月兼傷痍軍人佐賀療養所長、20年12月兼国立佐賀療養所長(~21年12月)、21年12月教授、33年12月停年退官。退官後、日赤長崎原爆病院長(33年1月~47年6月)。

横田健 よこた・たけし

大正15(1926)~平成13(2001)年(75歳)、群馬

【細菌学】昭和20年海軍兵学校卒、25年東大卒。実地修練、細菌学入室(秋葉朝一郎教授)・大学院修了、29年1月助手、米国留学(32年8月 ペンシルベニア大微生物学教室)、37年12月講師、38年6月助教授(岩田和夫教授)、41年山梨県立衛生研究所長、46年4月順天堂大教授(細菌学)、平成4年3月定年退職。退職後、順天堂医療短大学長(平成4年4月~8年3月)。▽MRSA(メチシリン耐性黄色ブドウ球菌)の原因となる細胞壁合成酵素PBP2(ペニシリン結合蛋白2)を発見(昭和56年)。▽昭和54年小島三郎記念文化賞(腸内細菌とコレラ菌のサイクリックAMPの役割の研究)、55年浅川賞(細菌におけるサイクリックAMPの生理作用)【著書】新しい抗生物質の使い方 その基礎理論(昭58)【共編】標準微生物学(昭56)、MRSA感染症(昭61)

横田利三郎 よこた・りさぶろう

明治7(1874)~明治36(1903)年(28歳)、三重

【伝染病学】明治34年12月東京帝大卒。35年1月東京市駒込病院医員、36年1月本所区の紡績工場で発生したペスト患者を治療中に罹患、殉職。▽昭和2年10月殉職25年の慰霊祭が開催された。

横手千代之助 よこて・ちよのすけ

明治4(1871)~昭和16(1941)年(70歳)、江戸(東京)

【衛生学】明治27年12月東京帝大卒。衛生学入室(緒方正規教授)・助手、31年12月助教授、独留学(文部省外国留学生、33年6月~36年6月 ライプチヒ大、ヴュルツブルグ大在籍)、39年5月(第2衛生学担当)、40年5月兼東京市衛生試験所技師、41年6月

教授(第2衛生)、大正3年10月兼伝研技師(第1部長～4年7月)、8年11月(第1講座)、昭和6年3月停年退官。退官後、上海自然科学研究所長(6年4月～10年2月)。▽わが国における労働衛生の開拓者。労働衛生、学校衛生、監獄衛生など衛生学の行政面への開拓に尽力、門下より多数の衛生学者を輩出した。また、横手社会医学叢書の刊行で知られる。

【著書】衛生学講義2冊(明34)、衛生学纂録(近世医学叢書第31編 明43)、理想的飲食の話(家庭医学叢書第50編 大6)、住居と衣服(大14)、住居と栄養(述。被保険者衛生叢書第8輯 昭3)

横山 硈 よこやま・かたし

明治27(1894)～昭和35(1960)年(65歳)、新潟
【皮膚科】旧姓秋山。大正7年京都府立医専卒。東京帝大衛生学(緒方正規教授、横手千代之助教授)、京都府立医専皮膚科泌尿器科(中川清教授)を経て、9年8月慶大皮膚泌尿器科(笹川正男教授)・助手、14年講師、昭和7年助教授、欧米出張(8年～9年)、9年4月教授(皮膚科担当)、在職中、35年9月逝去。
【著書】瘙痒と其の療法(臨牀医学文庫[21] 昭22)、湿疹(医家叢書第17 昭24)【共著】皮膚科学教本(昭21)、軟性下疳・第四性病(医家叢書第68 昭26)【共編】皮膚科・泌尿器科冠名事典(昭36)

横山正松 よこやま・しょうまつ

大正2(1913)～平成4(1992)年(79歳)、新潟
【生理学】昭和14年新潟医大卒。北京大医学院生理学入室(福原武教授)・助手、19年2月副教授、応召[19年2月 北支防疫給水部(北京甲1855部隊)、防疫給水部鄭州支部、20年8月解除]、21年5月帰国、新潟医大薬理学助手(松田勝一教授、福原武助教授)、23年米子医専助教授(福原武教授)、25年4月福島県立女子医専助教授、26年4月福島県立医大教授(第1生理)、病気休職、欧米出張(福島県派遣、37年9月～39年1月 独・フランクフルト大、米・オハイオ州立大)、病気休職、54年3月定年退職。▽腸管電気生理学の創始者。北支防疫給水部時代、福原武教授の考案した腹窓法による消化管運動の研究法を人体に応用することを命令されたが拒否した。退官後、生理学研究を続けるとともに、核戦争を防止する福島県医師の会(昭和58年)、反核福島市民の会(昭和59年)結成に参加、代表世話人を務めた。

横山哲朗 よこやま・てつろう

大正15(1926)～平成18(2006)年(79歳)、東京
【内科(呼吸器)】昭和26年慶大卒。実地修練、内科入局(石田二郎教授)、44年5月講師(笹本浩教授)、49年3月助教授、6月兼日本興業銀行診療所長、52年1月教授、平成4年3月定年退職。退職後、日本興業銀行診療所長(～平成5年3月)、日本興業銀行健康管理センター。▽厚生省(身体障害者、薬剤)、労働省(塵肺)、環境庁(公害)など各省庁の委員を務めた。
【共著】スパイログラムの臨床 換気機能の検査法とその評価(昭34)

与謝野 光 よさの・ひかる

明治36(1903)～平成4(1992)年(89歳)、京都
【厚生行政】大正15年慶大卒。助手、四谷鍼灸学院長、昭和8年済生会芝病院長、米国留学(10～11年ジョンズ・ホプキンズ大にて公衆衛生修士取得)、11年所沢保健館所長(埼玉県技師)、15年5月公衆衛生院助教授兼厚生省技師、12月厚生科学研究所に改組、20年5月東京都民生局衛生課指導係長(東京都技師)、民生局防疫課長、24年6月衛生局予防課長、27年11月衛生局長、31年5月退職。退職後、東京医大理事(31年～45年)、附属看護学校長(39年4月～46年3月)。▽所沢保健館は、昭和11年農村における公衆衛生活動を行うためのモデルとして、都市のモデルとしての京橋保健館とともに開設された、わが国における保健所活動の先駆的施設であり、初代館長を務めた。▽与謝野鉄幹(寛)、晶子(歌人)の長男、与謝野馨(衆議院議員)は甥。
【著書】これからの生活(理科文庫29 昭27)、晶子と寛の思い出(平3)【編著】与謝野寛遺稿歌集(昭10)【共編】与謝野晶子選集第1～第5(昭41～43)

吉井丑三郎 よしい・うしさぶろう

明治10(1877)～昭和3(1928)年(50歳)、兵庫
【耳鼻咽喉科】明治35年12月東京帝大卒。耳鼻咽喉科入局(岡田和三郎教授)、36年7月助手、欧州留学(私費、39年10月～42年2月 瑞・バーゼル大ジーベンマン教授に師事)、42年5月講師、大正3年7月助教授、7年9月兼分院助教授(耳鼻咽喉科医長)、13年4月3日岡田和三郎教授退官のため耳鼻咽喉科講座分担、7月28日教授、29日退官(教授選考紛糾のため)。自宅開業。
【著書】小児期ニ於ケル耳疾患(大2)【共著】近世耳

鼻咽喉科学(明40)

吉井隆博 よしい・たかひろ

大正14(1925)～昭和53(1978)年(53歳)、広島

【病理学】 昭和24年日医大医専部卒。国立東京第一病院にて実地修練、25年9月日大病理入室(木村哲二教授)、27年9月助手、35年3月講師、米国留学(36年8月～38年8月 カリフォルニア州ロマリンダ大病理)、39年6月助教授(第2病理 福士勝成教授)、47年10月埼玉医大教授(第1病理)、在職中、53年9月、米国カンザス州ウィチタ市での生物機能関連の国際会議での講演中、急逝。

【著書】胃の病理(昭48)、胃病変組織像の読み方の手引(昭48)

吉井直三郎 よしい・なおさぶろう

明治44(1911)～平成9(1997)年(86歳)、大阪

【生理学】 昭和9年大阪帝大卒。第1生理入室(久保秀雄教授)、12年6月第1外科(小沢凱夫教授)、16年2月講師(第1生理)、18年5月徳島医専教授、20年5月大阪帝大助教授(第2生理 久保秀雄兼担)、23年4月教授、欧米留学(在外研究員 30年8月～31年12月)、49年4月停年退官。退官後、兵庫医大教授(第2生理 49年4月～57年3月)。▽中枢神経系の研究から精神生理学の確立を目指した。

【著書】臨床生理学上・下巻(昭28)、脳のはたらき(講談社現代新書 昭44) **【共編】**筋電図 その臨床的応用(昭29)、現代生理学(昭49)

義江義雄 よしえ・よしお

明治35(1902)～平成7(1995)年(93歳)、福井

【耳鼻咽喉科、ハンセン病医療】 大正15年東京帝大卒。耳鼻咽喉科入局(増田胤次教授)、昭和2年9月助手、4年2月講師、8年日医大教授、12年10月第1区府県立全生病院、16年7月国療多磨全生園、25年1月医務課長、30年5月国立らい研究所研究部長、37年1月所長、37年6月国立多摩研究所長、49年5月退官。▽昭和51年ダミアン・ダットン賞

吉岡博人 よしおか・ひろと

明治35(1902)～平成3(1991)年(88歳)、東京

【衛生学】 昭和4年6月東京帝大卒。6月衛生学入室(田宮猛雄教授)、11月東京女子医専講師(～12年3月)、7年東京帝大助手(～16年10月)、12年4月東京女子医専教授、米国留学(在外研究員、ロックフェラー財団研究生、12年8月～14年10月 ジョンズ・ホプキンズ大)、22年6月東京女子医大教授(～43年3月)、40年5月学長(～58年3月)・理事長(～平成2年4月)、44年4月東京女子医大看護短大学長(～56年9月)。▽吉岡荒太・弥生(東京女子医専の創立者)の長男。

【著書】衛生統計の正しい見方と作り方(昭11)、結核の話(科学新書44 昭18)、民族と結核(民族衛生叢書4 昭23)、衛生統計学(昭24)、臨床医家に必要な統計の常識(医家叢書34 昭25)、医学統計学入門(昭34)、衛生統計概説(昭36) **【追悼】**吉岡博人先生を偲んで(平4)

吉岡ふさ よしおか・ふさ

明治23(1890)～昭和43(1968)年(77歳)、佐賀

【産婦人科】 大正元年東京女子医専卒。昭和22年5月東京・市谷田町に吉岡産婦人科開設。▽至誠会(母校の同窓会)の発展に尽くし、副会長を経て、会長(40年5月～43年3月)を務めた。▽吉岡弥生(東京女子医専の創立者)の義妹(夫の正明が吉岡荒太の末弟)。

吉岡正明 よしおか・まさあき

明治17(1884)～昭和43(1968)年(83歳)、佐賀

【細菌学】 大正3年大阪高等医学校卒。細菌学入室(福原義柄教授)、8年大阪医大教授嘱託、試講、9年助教授、12月東京女子医専教授、12年細菌学教室開設、独留学(昭和10年～12年 ベルリン・伝研にて細菌学研究に従事)、副校長(昭和11年～24年3月)、25年4月東京女子医大教授(～40年3月)、専務理事在職中、43年2月逝去。▽吉岡荒太(東京女子医大創設者)の末弟。

【共著】実習細菌学(昭16)

吉岡守正 よしおか・もりまさ

大正10(1921)～平成8(1996)年(74歳)、東京

【微生物学】 昭和19年9月慶大卒。海軍軍医、21年内科入局を経て、細菌学入室(牛場大蔵教授)・助手、30年4月北里研、米国留学(32年9月 ミシガン大、35年9月帰国)、38年北里大教授(～45年3月)、42年4月東京女子医大教授(細菌学)、45年4月東京女子医大主任教授、7月(微生物学 ～62年3月)、副学長(54年1月～58年3月)、58年4月学長、在職中、平

や

成8年7月逝去。▽吉岡弥生(東京女子医大創設者)の甥、吉岡博人(東京女子医大学長)の従弟
【共編】死の臨床・臨床必携(平5)

吉岡弥生　よしおか・やよい

明治4(1871)~昭和34(1959)年(88歳)、遠江(静岡)

【医学教育】 旧姓鷲山。明治22年4月済生学舎入学、25年3月卒。10月医術開業試験及第、26年4月医師免許下付、開業、33年12月東京女医学校創設・校長、45年3月東京女子医専校長、昭和22年4月退任、教職追放(22年4月~26年11月教職追放解除)、公職追放(22年11月~26年8月公職追放解除)、27年3月東京女子医大学頭、在職中、34年5月逝去。▽女子医学教育の確立者。医師免許取得後、東京至誠学院で独語を学び、学院長吉岡荒太を知り結婚(明治28年)、済生学舎の女子入学拒否を憂い、開業していた東京至誠医院の一室に東京女医学校を開き、東京女子医専、東京女子医大に発展させた。大正13年至誠会病院を開設、昭和14年まで院長。また、日本女医会長(大正9年)、東京連合婦人会委員長(昭和2年)、大日本婦人修養会長(7年)、大日本連合女子青年団理事長(11年~16年)、また、戦時中、政府の嘱託などを務めていたため、戦後、教職・公職追放処分を受けた。
【著書】女性の出発(昭16) 【伝記】吉岡弥生伝(神崎清編 昭16)

吉河為久蔵　よしかわ・いくぞう

明治4(1871)~昭和17(1942)年(71歳)、山城(京都)

【海軍軍医】 明治25年海軍軍医候補生、27年(陸軍3等軍医)、日清戦争時、近衛輜重兵大隊附、騎兵第6聯隊附として従軍、31年3月「武蔵」軍医長(海軍大軍医)、大正2年12月海軍軍医学校教官兼海軍大学校教官(軍医大監)、4年12月舞鶴海軍病院長兼鎮守府軍医長、6年12月軍医学校教官、7年12月舞鶴海軍病院長、8年6月呉海軍病院長(軍医総監)、12年12月軍令部出仕(軍医中将)、待命、13年2月予備役編入。退役後、日本海員掖済会横浜病院長。

吉川順治　よしかわ・じゅんじ

明治15(1882)~昭和3(1928)年(46歳)、大阪

【内科(消化器)】 明治40年11月京都帝大卒。41年1月第2内科(中西亀太郎教授)・医化学入室(荒木寅三郎教授)・大学院、43年10月講師(医化学)、大正2年9月京都府立医専講師、10月京都帝大助教授、4年5月京都府立医専教諭(医化学)、内地留学(6年3月~8年4月 中西教授の下で内科学研究)、8年4月京都府立医専附属病院胃腸科部長(初代)、12年3月年京都府立医大教授(胃腸科)、欧米出張・視察(12年4月~10月 朝香宮に随行)、在職中、昭和3年7月急逝。

吉川春寿　よしかわ・はるひさ

明治42(1909)~昭和56(1981)年(72歳)、神奈川

【栄養学、医化学】 昭和6年東京帝大卒。医化学入室(柿内三郎教授)、13年1月東京市都市衛生試験部長、12月公衆衛生院助教授(生理衛生学部・生化学室)、米国留学(厚生省派遣 15年8月~16年9月)、15年12月厚生科学研究所助教授、20年1月東京帝大助教授(生化学)、27年11月教授(栄養学)、40年4月兼伝研教授(~42年4月)、44年3月停年退官。退官後、女子栄養大教授。▽赤血球の代謝機構の研究、また、生化学の実験において、わが国で初めてアイソトープを用いたことで知られる。▽俳号 春藻。

【著書】硫酸銅法(昭23)、臨牀医化学第1実験編、第2臨床編(昭24)、生化学(簡約医学叢書第5 昭24)、からだと食物(岩波新書 昭34)、栄養生理・生化学(昭49)、栄養生化学(昭50) 【共編】総合栄養学事典(昭56)、栄養大学講座1~14(昭57~平2) 【句集】吉川春藻句集(昭58)

吉川政己　よしかわ・まさき

大正7(1918)~平成14(2002)年(83歳)、東京

【内科、老年医学】 昭和17年12月東京帝大卒。第3内科入局(坂口康蔵教授、冲中重雄教授)、33年8月助教授、39年4月教授(初代 老年病学)、附属病院長(45年1月~48年3月)、医学部長(51年4月~53年3月)、54年7月兼東京警察病院長、55年3月停年退官。退官後、東京警察病院長専任(~平成元年3月)、アークヒルズクリニック院長。

【著書】老いと健康(岩波新書 平2) 【共著】自律神経系と臨床(改訂版 昭39) 【共編】老年医学(昭48)、老化制御(昭52) 【監訳】脳血管障害(トウール、パテル 昭48) 【共監訳】臨床老年病学(ロスマン 昭49)

吉川昌之介　よしかわ・まさのすけ

昭和9(1934)~平成14(2002)年(67歳)、大阪

【細菌学】 昭和34年東大卒。附属病院にて実地修練、35年4月細菌学入室(秋葉朝一郎教授)・大学院、39年4月助手(岩田和夫教授)、米国留学(40年3月

～42年8月 ペンシルベニア大)、42年9月(医科研細菌感染部 常松之典教授)、49年7月助教授、56年2月教授(細菌研究部)、平成7年3月停年退官。退官後、日本歯大教授(微生物学 7年4月～)、在職中、14年9月逝去。▽薬剤耐性遺伝子の研究から、後、細菌病原性の分子遺伝学的研究を展開した。
【著書】細菌の逆襲(中公新書 平7)、ヒトは細菌に勝てるか(丸善ライブラリー 平13)【編著】細菌の病原性 その分子遺伝学(昭59)、医科細菌学(平元)【共編】遺伝子からみた細菌の病原性(平元)

吉倉範光 よしくら・のりみつ

明治40(1907)～昭和63(1988)年(81歳)、東京
【小児科、児童精神医学】 昭和8年慈恵医大卒。東京帝大精神科入局(三宅鉱一教授、内村祐之教授)、仏留学(26年～29年 パリ大にて小児、成人の神経学的研究)、日大講師(小児科 田章吾教授)、38年5月教授(駿河台病院小児科部長)、46年3月定年退職。
【著書】精神医学の黎明(昭19)、小児臨床神経学入門(昭41)、図説小児の神経病(昭48)【共著】若き独創の危機(白水社科学選書第2 昭16)【訳書】異常児その鑑別と保導(ロバン 昭15)、青年期(ドベス 昭26、文庫クセジュ)、言語と思考(ショシャール 昭32、同)、心の健康 精神衛生(クルーチェ 昭42、同)、子どもの精神医学(デュシェ 昭50)【共訳】ジイドの青春(ドレ 芸術家の病誌シリーズ)第1巻祖先と少年時代(昭34)、第2巻青春時代(昭34)、第3巻過渡期(昭35)

吉崎誓信 よしざき・せいしん

明治17(1884)～昭和40(1965)年(80歳)、大阪
【歯科】 大正6年ペンシルベニア大歯科卒。同年ペンシルベニア州歯科医師試験合格、帰国、昭和8年歯科医籍登録、10年大阪歯科医専教授(～11年)、15年4月大阪歯科医専教授、22年6月大阪歯大教授、32年4月学長、在職中、40年1月逝去。
【著書】歯科治療学上(昭17)【共著】臨床口腔治療学(昭32)

吉沢国雄 よしざわ・くにお

大正4(1915)～平成20(2008)年(93歳)、埼玉
【内科(糖尿病学)、地域医療】 昭和16年12月東京帝大卒。17年1月第3内科入局(坂口康蔵教授 ～3月)、29年10月第3内科入局(冲中重雄教授)、12月長野県厚生連安曇病院副院長、30年11月東大第3内科、34年4月佐久市立国保浅間総合病院長、44年6月退任、49年7月佐久市立健康管理センター所長。▽地域医療に貢献。長野県知事、佐久市長、長野県国保団体連合会などより表彰を受けた。また、平成4年糖尿病学会坂口賞を受賞している。

吉田邦男 よしだ・くにお

明治43(1910)～昭和63(1988)年(78歳)、東京
【小児科】 昭和11年大阪帝大卒。小児科入局(笠原道夫教授)、15年5月助手、応召(18年～21年10月 満州)、22年3月講師、8月日生病院医長、24年7月奈良医大教授、附属奈良病院長(41年4月)、附属病院長(45年4月～47年3月)、50年4月定年退職。退職後、国療福井病院長(50年5月～56年4月)。
【共著】小児血液病学1(新小児医学大系第23巻A 昭55)【共編】小児血液学(昭42)【監訳】血友病と共にその治療と生活(ジョーンズ 昭55)

吉田健康 よしだ・けんこう

弘化3(1846)～明治30(1897)年(51歳)、越前(福井)
【医学教育、陸軍軍医】 慶応3年長崎に遊学、蘭医マンスフェルト、レーウェンに学ぶ。明治4年6月文部少助教、中助教、長崎病院勤務、8年5月院長、9年6月長崎医学校長、10年5月西南の役に際し、軍医となり征討別働隊第3旅団附医官、21年4月第五高等中学校教諭・医学部長、27年7月五高教授・医学部主事、8月日清戦争に際し(1等軍医)として第3師団後備歩兵第9聯隊附、9月名古屋予備病院附、28年3月(2等軍医正)、姫路予備病院長、6月復職、在職中、30年9月逝去。▽長崎医学校設立の功労者。
【校閲】実用臨床宝鑑(明24)【伝記】吉田健康(宿輪亮三編『長崎医人伝』、平16)

吉田顕三 よしだ・けんぞう

嘉永元(1848)～大正13(1924)年(75歳)、安芸(広島)
【海軍軍医、政治家】 漢籍を修め、大坂で医学(松本良順)を学び、京都で英学(西周)を修めた。明治元年、箱館戦争に際し、箱館府知事清水谷公考に随行、侍医安藤精軒、英医デメルキらとともに箱館府民政方病院を開設、明治2年甲鉄艦医官、海軍用所治療医師、英国留学(第1回軍医留学生、5年～11年 ユニバーシティ・カレッジ卒)、7年(軍医少監)、軍務

局副長、海軍病院長、14年1月大阪医学校長(～16年9月、17年4月～)兼大阪府立病院長、22年3月退官。退官後、開業、吉田病院を開設、35年8月衆議院議員(大阪市選出、当選2回 ～36年12月、壬寅会、中正倶楽部所属)。▽北清事変(明治33年)では赤十字病院船弘済丸医長として各国傷兵の治療に当たった。
【著書】耳科約説(述 明17)、産科学2冊(述 明18)、婦人病論(述 明23)**【編著】**ヒポクラテース(大3)**【訳書】**防腐的内科医方(トローサルト 明29)**【回想】**天僕随筆(大13)

吉田貞雄 よしだ・さだお

明治11(1878)～昭和39(1964)年(85歳)、福岡
【寄生虫学】 明治35年高等師範理科博物学部卒。中学教師、兵役を経て、39年東京帝大理学部動物学科選科生(飯島魁教授)卒。42年広島高師講師(～45年)、大正3年3月大阪府立高等医学校教諭(寄生虫学)、4年10月大阪府立医大教授(予科 動物学、学部寄生虫学)、欧米視察留学(8年～10年)、昭和6年5月大阪府立浪速高校教授兼大阪帝大講師、9年11月大阪帝大教授(微研・寄生虫学部長)、14年3月停年退官。▽研究業績は条虫、肺吸虫、回虫、顎口虫にわたるが、特に、回虫の肺循環の発見(大正6年)で知られる。▽大正8年浅川賞(蛔虫の発育試験)、昭和37年保健文化賞(蛔虫発育についての研究)
【著書】高等教育動物学上巻(昭6)、下巻(昭7)、大東亜熱帯圏の寄生虫病(自然科学選書205 昭19)
【共著】家畜寄生虫学(大正3)

吉田重春 よしだ・しげはる

明治41(1908)～平成11(1999)年(90歳)、東京
【泌尿器科】 昭和11年九州帝大卒。5月泌尿器科入局(高木繁教授)、12年8月大阪市外島療養所、14年3月朝鮮木浦府立病院皮膚泌尿器科部長、16年9月九州帝大大学院入学(～17年6月)、17年6月助手、18年7月講師(富川梁次教授)、19年4月助教授、21年8月兼米子医専講師、22年8月米子医専教授、28年3月鳥取大米子医大教授、28年4月鳥取大教授、49年4月停年退官。
【共著】皮膚炎と治療(新臨床医学文庫65 昭41)

吉田寿三郎 よしだ・すみお

明治45(1912)～平成14(2002)年(90歳)、兵庫
【老年医学(老年社会医学)、衛生学】 昭和13年京都帝大卒。海軍軍医、厚生省技官、総理府技官、公衆衛生院衛生行政学部社会保障室長、43年4月大阪大教授(衛生学)、55年3月定年退職。▽日本ウエルエージング協会長、世界高齢者連盟日本代表、日本WHO協会理事などを務めた。
【著書】老人の保健福祉に関する体系的開発(昭42)、日本老残(100万人の創造選書 昭49)、デイ・ケアのすすめ(OP選書21 昭55)、高齢化社会(講談社現代新書 昭56)、文明病としての高齢社会(平8)**【訳書】**創老紀の医学上・下(アンダーソン 昭50～51、医歯薬ブックス)

吉田セイ よしだ・せい

明治42(1909)～昭和51(1976)年(66歳)、山口
【歯科、政治家】 昭和6年広島女子高等歯科医学校卒。東京に歯科診療所開設、後、横浜歯科医院開設。歯科医のかたわら、砲丸投げ選手として活躍、昭和15年の幻の東京五輪に出場を予定されていた。▽昭和21年4月衆議院議員(神奈川県選出、当選1回～22年3月、新日本婦人党、のち国民協同党)。
【著書】一つの世界に(昭26)

吉田宗全 よしだ・そうぜん

天保6(1835)～明治44(1911)年(76歳)、出羽(山形)
【皮膚科】 長崎遊学を経て、大学東校にて修学。明治25年東京・神田に瘡毒・痔疾専門病院を設立(皮膚科専門の開業医第1号)。

吉田坦蔵 よしだ・たんぞう

明治8(1875)～昭和29(1954)年(79歳)、兵庫
【内科】 明治32年11月三高卒。京都帝大専修生(第1内科 笠原光興教授)、大阪・石神伝染病研究所研究員、34年5月台湾総督府基隆海港検疫所。35年8月台北医院医務嘱託、37年1月台湾医学校講師、8月助教授、独留学(総督府派遣、40年12月～42年12月ミュンヘン大内科ミュラー教授、病理ボリンガー教授に師事)、43年2月教授兼医院医長、大正8年4月台湾医専教授、9年3月兼日赤台湾支部病院副院長兼内科医長、11年9月退官。退官後、吉田内科医院(11年11月)、戦後、引き揚げ。▽台湾医師会長、台北市会議員を務めた。
【共著】内科診断学(大4)

吉田常雄　よしだ・つねお

明治34(1901)~昭和60(1985)年(84歳)、福井

【内科】 昭和3年大阪医大卒。第1内科入局(楠本長三郎教授)、5年9月助手、11年11月講師(布施信良教授)、14年7月助教授、25年4月教授、附属病院長(34年10月~40年3月)、40年3月停年退官。退官後、国立大阪病院長(40年3月~48年8月)、国立循環器病センター総長(52年6月~58年8月)▽昭和56年大阪文化賞(医学)

【著書】ＡＣＴＨとコルチゾン(医家叢書第131　昭28)、低蛋白症(昭32)、病態生理からみた内科診断学(昭37)**【共著】**臨床家用血液諸検査の栞(昭14)

吉田富三　よしだ・とみぞう

明治36(1903)~昭和48(1973)年(70歳)、福島

【病理学】 昭和2年東京帝大卒。病理学入室(長与又郎教授、緒方知三郎教授)、4年6月佐々木研究所(佐々木隆興所長)・助手、10年2月東京帝大病理、3月長崎医大助教授、独留学(在外研究員、10年12月~13年2月 ベルリン大レスレ教授に師事)、13年3月教授、19年6月東北帝大教授(第1病理 ~28年3月)、27年8月東大教授、兼佐々木研究所長(28年4月~)、医学部長(33年5月~37年5月)、38年3月停年退官。退官後、癌研究会癌研所長(38年3月~)、在職中、48年4月逝去。▽昭和18年長崎系腹水肉腫を発見(23年木下良順の提言で吉田肉腫と命名)、以来、わが国における癌研究の中心的人物として国内的、国際的に活躍した。医療問題にも関心をもち、39年日本医師会会長選に出馬・落選、40年日本医学協会を設立した。また、36年以来国語審議会委員として、「漢字かなまじり文をもって基本とする」との吉田提案を行い、戦後の混乱した国語問題に大きな方針を与えた。▽昭和11年恩賜賞(佐々木隆興、吉田富三 o-Amidoazotoluol の経口的投与による肝臓癌成生の実験的研究)、26年朝日賞(吉田肉腫の研究)、28年恩賜賞(吉田肉腫の病理学的研究)、34年文化勲章(病理学に対する貢献)・文化功労者、40年学士院会員、福島県浅川町名誉町民。平成5年吉田富三記念館が浅川町に開設された。▽吉田直哉(ＮＨＫテレビ演出家、武蔵野美術大教授)は長男。

【著書】癌ノ発生(再版　昭24)、吉田肉腫(昭24)、吉田富三医学論文集1~3(昭56~58)**【共著】**ガンの実体(ＮＨＫブックス13　昭39)**【共編】**病理学各論上巻(昭31)、中巻(昭32)、下巻(昭34)**【訳書】**生理的及病理組織学を基礎とする細胞病理学(ウィルヒョウ　昭32)**【随筆】**生命と言葉(昭47)、雑念雑記(昭47)**【伝記】**人間吉田富三(昭49)、流動する癌細胞　吉田富三伝(永田孝一　平4)、癌細胞はこう語った　私伝・吉田富三(平4)、吉田富三先生その業績と生涯　顕微鏡を考える道具に使った思想家(平15)、日本の科学者吉田富三(北川知行、樋野興夫編　平17)

吉田彦太郎　よしだ・ひこたろう

昭和6(1931)~平成16(2004)年(73歳)、兵庫

【皮膚科、アレルギー学】 昭和30年岡山大卒。実地修練、32年皮膚科泌尿器科入局(大村順一教授)・助手、36年4月講師(皮膚科　谷奥喜平教授)、米国留学(46年~ ペンシルベニア大皮膚科)、48年助教授、52年10月長崎大教授、附属病院長(平成3年~)、6年5月退官。退官後、社会保険広島市民病院長(6年5月~)、在職中、16年2月逝去。▽アトピー性皮膚炎の研究者として知られた。

【著書】アトピー性皮膚炎(平10)**【編著】**薬物と薬物アレルギー(皮膚科 mook no.16 平元)

吉田秀雄　よしだ・ひでお

大正3(1914)~平成12(2000)年(85歳)、大阪

【内科(糖尿病学)】 昭和12年京都府立医大卒。第1内科入局(飯塚直彦教授)、陸軍軍医[12年11月軍医候補生、中国、南方在勤、16年(軍医大尉)、18年10月解除]、21年6月大学院修了、24年5月助手、27年7月講師、29年11月助教授(舘石叔教授)、35年4月教授、53年3月定年退職。▽昭和36年全国に先駆けて老人病クリニックを開設した。

【著書】糖尿病の早期発見と治療(昭47)、糖尿病(新臨床医学文庫247　昭50)

吉田万次　よしだ・まんじ

明治25(1892)~昭和33(1958)年(66歳)、愛知

【内科、小児科、政治家】 大正6年愛知医専卒。7年一宮市にて開業。10年11月一宮市議、12年12月市会議長、昭和6年県会議員、14年県会議長、17年6月一宮市長(~22年1月)、21年12月公職追放(~27年1月)、28年5月参議院議員(全国区、無所属クラブ)。(34年愛知県知事選出馬予定)、33年12月急逝。▽昭和16年3月一宮女子商業学校理事長・校長(~21年12月)、27年1月桃陵女学院学院長、30年4月一宮女子短大学長(~33年12月)。

【著書】戦災余談(昭29)**【共著】**岐阜、大垣両市ニ於

や

ケル悪性腫瘍ノ地理的統計ニ就テ(大13)

吉田充男　よしだ・みつお

昭和8(1933)〜平成10(1998)年(65歳)、東京

【神経内科】 昭和34年東大卒。実地修練、精神科入局(秋元波留夫教授)・大学院、39年4月第3内科入局(中尾喜久教授)、40年8月神経内科助手(豊倉康夫教授)、米国留学(42年8月〜 ロックフェラー大研究員)、西独留学(45年10月〜 マックス・プランク脳研究所客員教授)、46年9月神経内科助手(島津浩教授)、47年4月自治医大助教授(神経内科)、49年4月教授、平成7年3月定年退職。退職後、那須野が原菅間病院長(7年4月〜8年8月)。宮の橋クリニック院長(9年4月〜)、宇都宮社会保険病院副院長(9年8月〜)、10年11月逝去。

[共編]神経病学(NIML 昭54)

吉田章信　よしだ・ゆきのぶ

明治17(1884)〜昭和31(1956)年(71歳)、岡山

【生理学、体育学】 旧姓田口。明治44年九州帝大卒(陸軍依託学生)。(2等軍医)、大正9年(1等軍医)、予備役編入、東京市学校衛生主任技師兼視学、10年文部省衛生官、13年10月体育研究所衛生学科(技師)、欧米留学(在外研究員、昭和4年6月〜5年1月 体育に関する衛生学研究に従事)、応召(12年10月〜13年12月)、16年東京体育専門学校教授、19年退官。退官後、東京医歯大講師、東京女子医大講師。▽わが国における運動生理学の先駆者。陸軍在籍中、陸軍戸山学校、軍医学校で生理・衛生を研究、大正5年、わが国最初の運動医学書『運動生理学』を出版。退役後、運動の生理・衛生の研究を進め、学校体育、社会体育の指導に務めた。

[著書]運動生理学(大5)、体育運動生理(大9)、運動衛生学(大10)、運動衛生(横手社会衛生叢書第2冊 大14)、業務衛生(大14)、体力測定(昭3)、日本人の体力(昭14) [訳書]ターナー式学校衛生評価(ターナー 昭10)

吉田吉信　よしだ・よしのぶ

昭和2(1927)〜平成19(2007)年(80歳)、京都

【産婦人科】 昭和30年京大卒。実地修練、産婦人科入局(三林隆吉教授)、36年1月ベネズエラ共和国カラカス中央大実験医学研究所教授、39年7月京大講師(西村敏雄教授)、49年4月助教授、51年4月滋賀医大教授、平成4年3月停年退官。

[共著]内分泌・測定・診断法(現代産科婦人科学大系 昭51)

吉田竜蔵　よしだ・りゅうぞう

明治7(1874)〜昭和20(1945)年(71歳)、鳥取

【寄生虫学】 明治33年京都府医学校卒。34年広島・中津原にて開業。▽藤浪鑑(病理学、京都帝大教授)とともに広島県神辺町の風土病・片山病の原因究明に取り組み、明治37年病死者を解剖、日本住血吸虫(桂田富士郎が命名)を発見、40年地方病研究会を設立、中間宿主であるミヤイリガイの駆除法を研究した。▽福山市に、「藤浪先生功徳碑」とともに「吉田先生頌徳碑」が建立されている。

吉田 亮　よしだ・りょう

大正13(1924)〜平成16(2004)年(80歳)、長野

【公衆衛生学】 昭和23年千葉医大卒。実地修練、小児科入局(佐々木哲丸教授)、28年千葉大助手、32年6月講師、43年1月教授(公衆衛生学)、医学部長(59年8月〜61年7月)、63年7月学長、平成6年7月退任・退官。▽公害問題に対し、一貫して患者側に立った研究者として知られた。

吉津 度　よしづ・わたる

明治11(1878)〜昭和31(1956)年(78歳)、広島

【医学教育】 明治25年上阪、27年大阪・道修町の薬種商にて丁稚奉公、大阪薬学校(夜間)にて薬種商免許を得る、大阪府警察部技手、37年医術開業試験及第、大正5年大阪府会議員(立憲政友会、当選3回)、昭和2年2月大阪高等医学専門学校を創立・理事長、6年11月辞任。▽大阪高等医専は、大正15年10月設立願書提出、昭和2年2月認可、教授陣は京都帝大との併任が多かったものの開校条件を満たしたが、校舎建設は間に合わず、4月仮校舎で入学式を挙行したが、5年10月学園ストが起こり、定員過剰の是正、入学寄付金の公表などの要求となり、理事長、主事(副校長)、附属病院長を兼ねていたが、昭和6年11月辞任。第1回卒業生は卒業延期となった。▽生前、死後は、病理解剖に付し、骨骸は学生実習用に供すべしとの遺書を残した。骨像の完成を待ち、1周年追悼祭が昭和32年6月南大阪病院において行われた。

吉利 和　よしとし・やわら

大正2(1913)～平成4(1992)年(79歳)、鹿児島

【内科】 昭和13年東京帝大卒。第1内科入局(柿内昊作教授)、6月海軍軍医[戸塚衛生学校、(軍医少尉)にて予備役]、20年助手、30年6月講師、33年9月助教授(田坂定孝教授)、37年4月教授、49年3月停年退官。退官後、浜松医大学長(初代 49年6月～61年3月)、日赤医療センター院長(61年4月～平成2年3月)。▽昭和34年、大島研三、上田泰らとともに日本腎臓学会を創設、山村雄一らとともに『代謝』誌を創刊(39年)。

【著書】内科診断学(昭41)、医師の生命観(昭61) **【共著】**腎臓病の人の食生活(材料別による病人食シリーズ 昭38) **【編著】**胃・十二指腸潰瘍のすべて(内科シリーズ2 昭51) **【共編】**健康医療大百科 Medical 1～6(昭61) **【共訳】**図解心電図学(ゴールドマン 昭35) **【監訳】**薬の副作用と臨床 繁用医薬品の相互作用一覧表(マーチン 昭49)、ハリソン内科書上・下巻(昭50)

吉益脩夫　よします・しゅうふ

明治32(1899)～昭和49(1974)年(75歳)、岐阜

【精神科】 大正13年東京帝大卒。精神科入局(呉秀三教授、三宅鉱一教授)、松沢病院勤務、東京帝大文学部大学院(心理学研究)修了、昭和11年3月講師(脳研・第3部主任)、16年11月兼厚生科学研究所、28年4月(脳研・心理学部門)、31年3月教授、34年4月東京医歯大教授(総合法医学研究施設・犯罪心理学部門)、40年3月停年退官。▽わが国における犯罪学の創設者。犯罪双生児の研究、犯罪生活曲線の研究は世界的業績として評価されている。▽吉益東洞(江戸中期古方医)7代目の子孫。

【著書】優生学の理論と実際(昭15)、精神医学(簡約医学叢書第15 昭23)、犯罪心理学(刑事学全書第5巻 昭23、再版)、犯罪学概論(昭33) **【訳書】**犯罪生物学原論 受刑者の審査による犯罪人の人格の発達と本性(レンツ 昭13)、ヒステリーの心理(現代科学叢書第7、クレッチュマー 昭28)

吉松信宝　よしまつ・のぶたか

明治24(1891)～昭和51(1976)年(85歳)、和歌山

【産婦人科】 大正5年府立大阪医大卒。医化学入室(古武弥四郎教授)・助手、13年3月産婦人科入局(緒方十右衛門教授)、欧米留学(在外研究員 昭和5年2月～6年1月)、5年9月講師、10年11月大阪帝大教授、附属医院長(21年1月～23年1月)、医学部長(21年11月～23年1月)、22年9月阪大教授、27年1月兼奈良県立医大学長、29年3月阪大停年退官。退官後、奈良県立医大学長専任(～35年2月)。▽阪大医学部長時代、医学部薬学科の創設に尽力した。

吉村喜作　よしむら・きさく

明治12(1879)～昭和20(1945)年(66歳)、山口

【内科】 明治36年東京帝大卒。37年生理学入室(大沢謙二教授)・大学院、38年第1内科入局(三浦謹之助教授)・助手、墺留学(私費、40年8月～42年10月ウィーン大学生理学、神経学にて研究の後、内科ノルデン教授に師事)、大正4年広島県技師兼県立病院長、9年8月退職。広島市にて開業、広島関西病院長、昭和20年10月逝去。▽バビンスキー徴候(１８９６年)を誘発する一つの変法を、１９０６(明治39)年『医学中央雑誌』に報告したが、5年後の１９１１年チャドックが全く同一の手法を発表、以来「チャドック反射」と呼ばれていた。１９８６(昭和61)年に至って田代邦雄(北大)が、この事実を知り、〝Archives of Neurology〟誌に報告、以来、チャドック反射は「吉村反射」とも呼ばれることになった。▽吉村敬三(外科、浜松医大教授)は次男、西村周郎(脳外科、大阪市大教授)は甥。

吉村敬三　よしむら・けいぞう

大正13(1924)～昭和62(1987)年(63歳)、広島

【外科(胸部外科)】 昭和23年東大卒。実地修練、第1外科入局(木本誠二教授)、37年4月助手、40年4月講師(胸部外科 木本誠二教授)、43年9月助教授(三枝正裕教授)、49年10月浜松医大教授(初代 第1外科)、50年1月副学長、在任中、62年12月逝去。▽吉田喜作(内科)の次男。

【編著】縦隔・胸膜・横隔膜(胸部X線診断プラクティス第8巻 昭58) **【共編】**臨床呼吸器病学(昭57)

吉村寿人　よしむら・ひさと

明治40(1907)～平成2(1990)年(83歳)、兵庫

【生理学】 昭和5年京都帝大卒。第1生理入室(正路倫之助教授)、助手、講師、13年3月陸軍技師(満州第７３１部隊 凍傷担当)、21年2月京都帝大助教授(環境医学 青木九一郎教授)、11月兵庫県立医大教授(第1生理)、22年9月京都府立医大教授(生理)、米国留学(フルブライト研究生、29年8月～30年6

月 ニューヨーク大スミス教授、ハーバード大ソロモン教授)、英、仏、西独、デンマーク、ベルギー出張(～30年12月)、学長(42年3月～44年7月)、45年3月定年退職。退職後、兵庫医大教授(第1生理 47年4月～55年3月)、神戸女子大特任教授(55年4月～)、在職中、平成2年11月急逝。▽京都帝大在任中、ガラス電極による血液pHの測定法とその理論的基礎を確立。満州では耐寒性の研究、京都府立医大在職中、戦後の混乱期には低蛋白栄養の研究、高度経済成長期には生体の内部環境の調節機構(上皮膜輸送)の研究に従事した。『機能と代謝』と題した研究論文集7巻(昭和22年～41年)を刊行、295の論文が収録されている。内外において広範な学会活動を展開、また、大学紛争の解決に尽力した。米国留学中、当時生理学領域で話題の "active transport" を「能動輸送」と訳して、わが国に紹介している。
【著書】pHの理論と測定法(昭15) 【自伝】喜寿回顧(昭59)

吉村 仁 よしむら・ひとし

昭和5(1930)～昭和61(1986)年(56歳)、広島
【厚生行政】 昭和28年3月東大法学部卒。厚生省入省、児童局養護課、保険局医療課、大臣官房企画室、37年4月三重県民生部厚生課長、39年9月厚生省年金局企画課長補佐、40年6月保険局企画課長補佐、42年10月社会保険庁医療保険部船員保険課長、44年8月社会局施設課長、46年1月保険局国民健康保険課長、47年6月薬務局企業課長、48年7月薬務局薬事課長、49年4月薬務局企画課長、50年7月大臣官房総務課長、52年8月大臣官房審議官、54年7月社会保険庁長官・官房参事官、55年4月官房審議官、5月大臣官房長、57年8月保険局長、59年8月事務次官、61年6月退職、厚生省顧問、在任中、10月逝去。▽在任中、医療費適正化問題(健康保険法改正)を担当、「医療費亡国論」を展開、また、高齢化時代を意識した年金一元化を目標とした施策を進めた厚生官僚として高い評価を残した。▽昭和62年「吉村記念厚生政策研究助成基金」が設けられた(～平成5年)。
【追悼】吉村仁さん(昭63)

吉村不二夫 よしむら・ふじお

大正8(1919)～平成21(2009)年(90歳)、京都
【解剖学】 昭和19年9月慈恵医大卒。20年4月短期現役(豊川工場病院)、21年東京帝大第1解剖入室(小川鼎三教授)、25年松本医大助教授(尾持昌次教授)、27年群馬大助教授(内分泌研 伊東俊夫教授)、30年10月1日慈恵医大助教授、24日教授(第2解剖 ～55年3月)。▽内分泌腺の組織学的研究を進めた。
【著書】組織学(医学演習講座第2 昭36)、下垂体前葉の細胞学(昭59)、形態学の復権(昭62)、ヒトの死が変わる(平6)、医学者のみた福祉経済学(平11)、日本型福祉社会の展望(平16)

吉村義之 よしむら・よしゆき

大正4(1915)～昭和59(1984)年(68歳)、岐阜
【病理学】 昭和15年3月東京帝大卒。病理学専攻(緒方知三郎、三田村篤志郎教授)、18年8月青島医専教授、戦後、20年12月山東省立医科専科学校教授、21年8月帰国、22年11月横浜市立医専講師、25年4月横浜医大助教授、30年2月横市大教授(病理)、36年4月(第1病理)、医学部長(41年4月～44年2月)、56年3月定年退職。▽骨病理(仮骨分化、骨折治癒、骨腫瘍の病態)の研究で知られる。

吉本伊信 よしもと・いしん

大正5(1916)～昭和63(1988)年(72歳)、奈良
【心理療法】 昭和7年奈良県立郡山園芸学校卒。若き日に内観(自己の内心を観察することから始まる人格淘汰法・心理療法)を見出し、当初は実業(軍需産業)のかたわら自宅で希望者にさせていたが、戦後、昭和28年事業から引退し、大和郡山市に内観道場を設け内観療法に専念、30年代には、教悔師となり、刑務所、少年院で内観療法の普及に努めた。▽内観療法の原点は、吉本の経験した浄土真宗の一派の修行法「身調べ」であるが、昭和35年頃からは矯正施設で有力な矯正法として用いられるようになり、当初は修養法・人格変容法として用いられたが、薬物依存症・神経症などにも適用されるようになった。40年頃から医学界(精神科、心療内科)にも導入された。42年試行錯誤の上、内観三項目(してもらったこと、して返したこと、迷惑かけたこと)が成立、53年には日本内観学会が設立された。
【著書】内観四十年(昭40) 【伝記】内観一筋・吉本伊信の生涯(平元)

吉本千禎 よしもと・ちよし

大正5(1916)～平成6(1994)年(77歳)、北海道
【医用工学】 昭和14年北海道帝大工学部電気工学科卒。東芝研究員を経て、20年北海道帝大助教授(低

温科学研究所)、31年(医学部)、35年米国ジョンズ・ホプキンズ大医学部研究員、37年4月北大教授(応用電気研究所感覚情報工学部門)、大型計算センター長(50年〜)、応用電気研究所長(51年1月〜54年3月)、55年4月停年退官。▽昭和48年北海道新聞文化賞(科学技術賞 メディカル・エレクトロニクスの研究)

【著書】指で聴く 医工学への招待(北大選書5 昭54)、人の感性 機械の感性(昭56)、医工学入門 技術革命への挑戦(東海科学選書 昭58)

吉屋真砂 よしや・まさご

→嶋本マサコ(しまもと・まさこ)

米倉育男 よねくら・いくお

大正13(1924)〜平成18(2006)年(82歳)、愛知

【精神科、病跡学】 昭和19年名古屋帝大医専部卒。岐阜精神病院副院長、岐阜少年鑑別所長、49年10月国療東尾張療養所長、平成元年4月定年退官。退官後、椙山女学園大教授(心理学専攻、精神衛生学 平成元年4月〜6年3月)。▽平成17年日本病跡学会賞(老人と性 病跡学的接近6 一休宗純)

【著書】薬物依存者の生と死 無頼派作家のパトグラフィ(有斐閣選書 平4)、病跡学 おち穂ひろい(平6)【自伝】一精神科医の断章1精神医学の軌跡(平元)、2酔語念(平元)

米倉昌達 よねくら・まさよし

明治19(1886)〜昭和12(1937)年(50歳)、東京

【薬学】 旧姓山口。明治44年東京帝大医科大学薬学科卒、大正5年医学部医学科卒。6年伝研技手、8年7月東京帝大医学部附属病院分院薬局長、7年5月日本医専教授(医化学 〜11年)、9年11月千葉医専薬学科教授(血清化学 〜12年3月)、12年12月京都薬専校長、昭和5年12月昭和女子薬専校長、7年3月退職。▽大正7年7月貴族院議員(子爵議員〜12年2月)。

米沢英雄 よねざわ・ひでお

明治42(1909)〜平成3(1991)年(81歳)、福井

【医師、仏教者】 昭和11年日医大卒。13年4月日立製作所病院内科、16年9月福井市の個人病院勤務、応召(19年10月 軍医見習士官として台湾に渡り、野戦病院勤務、21年3月復員)、25年10月福井市大宮において開業。▽深く浄土真宗に帰依し、開業医のかたわら講演活動、宗教文学の研究に努めた。

【著書】こころの詩(昭44)、米沢英雄著作集第1巻〜第8巻(昭53〜54)、補巻第1巻〜第3巻(昭60〜61)、歎異抄ざっくばらん(昭57)、自然法爾 親鸞聖人円熟期の人間救済の根本思想(昭59)、仏は私に何をくださるか(昭60)

米沢和一 よねざわ・わいち

明治42(1909)〜昭和51(1976)年(67歳)、富山

【微生物学(口腔微生物学)】 昭和7年東京歯科医専卒。微生物学入室(寺田正中教授)、15年講師、17年助教授、19年金沢医大医専部教授・金沢医大講師、22年東京歯大教授、47年3月定年退職。

【著書】口腔細菌学(最新歯科学全書第6巻 昭24)

【訳書】歯科細菌学(ギンス 昭15)

米田正彦 よねだ・まさひこ

大正10(1921)〜昭和51(1976)年(55歳)、奈良

【細菌学】 昭和21年9月名古屋帝大卒。実地修練、細菌学入室(鶴見三三教授)・大学院特別研究生(〜27年9月)、27年10月名市大助教授(小川透教授)、33年4月阪大助教授(微研竹尾結核研究部 伊藤政一教授)、35年5月教授(抗酸菌生理学部門)、在任中、51年8月逝去。▽結核菌抗原と細菌毒素に関する研究業績で知られる。

【訳書】細菌の化学的活性 その酵素と物質代謝(ゲイル 昭28)

米村大蔵 よねむら・だいぞう

大正12(1923)〜平成4(1992)年(69歳)、関東州(大連)

【眼科】 昭和21年9月金沢医大卒。実地修練、眼科入局(倉知与志教授)、22年12月助手、25年7月金沢医大附属医専部教授、26年3月金沢大講師、27年9月助教授、米国留学(37年9月〜38年9月)、46年7月教授、附属病院長(55年4月〜57年3月)、63年3月停年退官。▽臨床網膜電図学創始者の一人。網膜電図の律動様小波(oscillatory potential)の命名者。▽昭和57年金沢市文化賞

【共著】臨床網膜電図学(昭60)

米山武志 よねやま・たけし

昭和4(1929)〜昭和62(1987)年(57歳)、東京

【外科(呼吸器)】 昭和28年慶大卒。外科入局(呼吸器外科 石川七郎教授)、37年4月国立がんセンター病院外科、53年4月国立がんセンター病院外来部長、

56年6月臨床検査部長、在任中、62年5月逝去。

【共著】肺がん(成人病ガイド第2号 昭46) 【共編】肺癌(図説臨床「癌」シリーズ no. 6 昭61)

米山良昌 よねやま・よしまさ

大正11(1922)～平成4(1992)年(69歳)、東京

【生化学】 昭和20年9月東京帝大卒。11月生化学入室(児玉桂三教授)、21年4月東京帝大理学部化学科入学、24年3月卒。4月大学院特別研究生、30年5月東大助教授(栄養学 吉川春寿教授)、39年2月金沢大教授(第1生化学)、63年3月停年退官。▽昭和55年中日文化賞(血色素の研究)、62年日医医学賞(血色素の生理と病理の分子論)

ヨンケル Junker von Langegg, Ferdinand Adalbert

文政11(1828)～明治34(1901)年(53歳)、ドイツ

【お雇い外国人(陸軍軍医)】 ウィーン大卒。渡英、ロンドンで外科、産婦人科研修後開業、サマリタン病院勤務、1870(明治3)年10月独陸軍軍医、第1竜騎兵隊附軍医として普仏戦争に参加。▽明治5年来日、京都府療病院に勤務、入学生規則、療病院治療条則、療病院舎則などを定め、解剖学、外科学、内科学、精神医学を教授、梅毒・性病対策、精神病対策にも貢献、9年更迭され帰国。後に、英国に帰化した。▽1867(慶応3)年小型麻酔器を発明、麻酔器は長く使用された。また、日本文化の西欧への紹介者として知られる。

【著書】京都療病院日講録(述 明6～7)、外国人のみたお伽ばなし(奥沢康正訳 平5) 【伝記】ヨンケルとショイベ 京都府療病院の外人教師達(藤田俊夫『医学近代化と来日外国人』、昭63)

ら

ライト Wright, Ada Hannah

明治3(1870)～昭和25(1950)年(80歳)、英国

【宣教師、社会事業家(ハンセン病医療)】 幼時、両親を亡くし、伯母のハンナ・リデルに引き取られて成長した。伯母を追って明治29年来日、水戸師範学校の英語教師として赴任、各地で伝道と英語教授を務めた後、大正12年以来熊本において伯母を扶けて救癩活動に専念した。昭和7年2月伯母の没後、回春病院第2代院長に就任したが、16年1月病院を解散、全資産を癩予防協会に寄付した。4月国外退去を要請され、オーストラリアに移ったが、戦後の23年6月再来日、元の回春病院に居住、25年2月病院内で逝去。回春病院の後身であるリデル・ライト記念老人ホーム内墓地に葬られている。

【伝記】ユーカリの実るを待ちて リデルとライトの生涯(志賀一親著、内田守編 昭51)

ラニング Lanning, Henry

天保14(1843)～大正6(1917)年(73歳)、米国

【宣教医】 アルバニー医学校卒。陸軍軍医として南北戦争に従軍、シラキュースにて開業。▽明治6(1873)年米聖公会宣教医として来日、大阪に赴任、西区梅本町に施療院開設、英和学舎を開校、16年川口町に聖バルナバ病院を設立・院長、大正4(1915)年帰国、ワシントンに居住。

リチャーズ Richards, Linda A.J.

天保12(1841)~昭和5(1930)年(88歳)、米国

【看護師(看護教育)】 ボストン・ニューイングランド病院看護婦養成所卒(第1期生 米国最初の訓練看護婦)。米国各地の看護婦養成所勤務、1877(明治10)年4月エディンバラ大病院看護婦学校留学(~9月 滞在中、ナイチンゲールの招きを受け訪問)。▽明治19年1月、神戸上陸、4月京都看病婦学校にて授業開始、23年健康不調のためため帰国。▽京都看病婦学校では初代婦長をリチャーズ(明治19年4月~23年)、2代目婦長をスミス(23年9月~24年1月)、3代目婦長をフレーザー(24年9月~29年6月)が務めている。

【伝記】アメリカ及び日本看護開拓者、リンダ・リチャード女史について(阿知波五郎 看護学雑誌23巻3~5号、昭34)

リデル Riddell, Hannah

安政2(1855)~昭和7(1932)年(76歳)、英国

【宣教師、社会事業家(ハンセン病医療)】 明治22年英国聖公会伝道教会婦人宣教師として来日、大阪プール女学校に3か月滞在、23年2月五高教授および学生に伝道のため熊本赴任。4月熊本市本妙寺に集まっているハンセン病患者を目撃、救癩活動を決意し、牧崎村に臨時救護所を開設、28年には熊本市外立田山麓に回春病院を創立、宣教師を辞任、病院経営に専念、昭和7年2月熊本市内にて逝去。回春病院の後身であるリデル・ライト記念老人ホーム内墓地に葬られている。

【伝記】ミス・ハンナ・リデル小伝 生誕百年を迎えて(昭31)、ユーカリの実るを待ちて リデルとライトの生涯(志賀一親著、内田守編 昭51)、ハンナ・リデル ハンセン病救済に捧げた一生(ボイド著、吉川明希訳 平7)

リード Reade, Mary E.

生没年不詳、米国

【看護師(看護教育)、宣教師】 明治14年10月米国長老教会ニューヨーク婦人伝道局より宣教師・教師として日本に派遣、新栄女学校教師、16年桜井女学校教師。17年10月高木兼寛(海軍軍医、医学教育)に看護法教授のため招聘され、18年有志共立東京病院看護婦教育所取締として2年契約、看護教育と共立病院医員への英語・生理学・薬物学等教授に従事、20年契約満了退職、新栄女学校復職、21年帰国。▽わが国の近代看護教育開始の功労者。

レーウェン Leeuwen van Duivenbode, Willem Karl Maurits

天保8(1837)~明治15(1882)年(45歳)、オランダ

【お雇い外国人(陸軍軍医)】 1853(嘉永6)年9月ユトレヒト陸軍軍医学校入学、卒業後、1857(安政4)年7月オランダ陸軍に入隊、(3等軍医)、1862(文久2)年2月(2等軍医)、1865(慶応元)年10月フローニンゲン大で研究開始、1866(慶応2)年3月医博。▽明治3年長崎医学校に赴任、解剖学、組織学、生理学、病理学、内科学、外科学、眼科学、産科学などを講義した。明治12年3月解雇通知され帰国。▽ユトレヒト陸軍軍医学校におけるボードウィンの教え子。

【著書】普通病理学(内藤直之訳 明14) 【伝記】ハラタマ、レーウェン、ブッケマとロイトル ウトレヒト陸軍医学校の同窓生たち(石田純郎『医学近代化と来日外国人』、昭63)

ロイトル Ruijter, Franciscus Johannes Antonius de

天保12(1841)~明治19(1886)年(44歳)、オランダ

【お雇い外国人(陸軍軍医)】 1858(安政5)年ユトレヒト陸軍軍医学校入学、卒業後、1862(文久2)年7月オランダ陸軍入隊、(3等軍医)、1867(慶応3)年12月(2等軍医)に昇格、バタビア勤務、退役。▽明治3年6月岡山藩医学館教師として就職、解剖学、外科学、生理学、包帯学を講義、また、医学館北隣りの台崇寺を病院として診察を行った。4年7月辞職、5年1月帰国、1886(明治19)年ジャワで逝去。▽岡山における解剖学の講義にはユトレヒト陸軍軍医学校の教科書、フレスの解剖書第2版(1866年版)を用いたが、本書は高橋鼎蔵の翻訳で『解剖記聞』として、3年7月医学館から刊行されている。▽ボードウィンは母方の叔父。ユトレヒト陸軍軍医学校では叔父に学んだ。また、岡山赴任前、大坂でボードウィンとの生活歴がある。オランダ陸軍、岡山を短期間で離職したのは酒乱のためとの風評がある。

【伝記】ロイトル先生伝(石田純郎 日本医事新報3077号、昭58)

六鹿鶴雄 ろくしか・つるお

明治44(1911)~昭和61(1986)年(74歳)、京都

【衛生学(環境衛生)】 昭和11年京都帝大卒。衛生

学入室(戸田正三教授)、15年9月助手、17年10月講師、20年3月医専部教授、24年12月大阪医大講師(富士貞吉教授)、26年4月助教授、27年12月名市大教授、51年3月定年退職。
【著書】生活衛生学101章(昭45)

六反田藤吉　ろくたんだ・とうきち

明治40(1907)~昭和59(1984)年(77歳)、鹿児島
【微生物学、ウイルス学】　昭和6年熊本医大卒。衛生・細菌・微生物学入室(太田原豊一教授)、5月助手、軍医予備員候補生(12年12月熊本陸軍病院)、臨時召集(13年2月第1船舶司令部、17年10月解除)、17年11月附属医専部講師、18年5月熊本医大助教授、臨時召集(20年6月西部軍管区司令部、9月解除)、22年8月教授(微生物学)、27年9月熊本大教授兼熊本大熊本医大教授(~35年3月)、米欧出張(28年12月~30年1月　米、英、西独、仏)、医学部長(40年3月~44年3月)、44年学長、45年8月退官。退官後、化血研所長(45年~)、銀杏学園短大学長(47年5月~)、在職中、59年3月急逝。▽ウイルス性疾患、特にインフルエンザウイルス、エンテロウイルスの疫学的研究で知られる。▽昭和43年西日本文化賞(熊本大学水俣病研究班「水俣病研究」の功績)、57年熊日賞(伝染病予防の防疫に尽力)
【追悼】六反田藤吉先生を偲んで(昭60)

ローレッツ　Roretz, Albrecht von

弘化3(1846)~明治17(1884)年(37歳)、オーストリア
【お雇い外国人(内科、外科)】　1866(慶応2)年ウィーン大入学、内科、外科専攻、1874(明治7)年8月極東旅行に出発、米国経由、11月横浜到着。▽オーストリア・ハンガリー公使館附医官となり、明治9年5月愛知県公立病院勤務、医療・衛生・精神病対策に種々の建議を行った。皮膚病の分類学をわが国で初めて講義した。13年4月金沢医学校勤務、産科学・衛生学を講義、9月山形・済生館医学寮教頭、15年7月退職、8月離日。▽帰国後、1884(明治17)年1月アムヒンメルサナトリウム院長、7月急逝。▽山形市霞城公園に記念碑がある。
【講義録】皮膚病論一斑(田野俊貞口訳、石井栄三筆記　明13)、薬剤学(朝山義六口訳、河原有記、堀義水編輯　明14)

わ

和井兼尾　わい・かねお

明治42(1909)~平成2(1990)年(81歳)、高知
【看護師(保健師)】　昭和6年専門学校入学者検定規定試験合格。7年看護婦免許取得、大阪帝大附属病院勤務。14年佐伯栄養学校卒。島根県保健所指導員兼松江保健婦養成所講師、16年保健婦免許取得、保健婦協会設立・副会長、20年広島原爆被災者の救護活動(島根県代表)、22年高知県教育民生部衛生課・県立保健婦養成所、23年中央保健所保健婦長、24年高知県衛生部公衆衛生課看護係長、29年高知女子大講師、36年助教授、42年教授、51年退職、名誉教授。▽女医をめざし看護助手として勉強中に結核罹患、療養後に進学した。▽高知女子医専廃校・高知女子大設立の際、県衛生部長の聖成稔(厚生行政)を補佐し、わが国初の看大創設・発展に尽くした。▽昭和51年保健文化賞(大学における看護教育確立)、60年看護教育100周年記念式厚生大臣表彰
【追悼】和井兼尾先生想い出集(平成3)

若杉長英　わかすぎ・ちょうえい

昭和13(1938)~平成8(1996)年(58歳)、大阪
【法医学】　昭和38年阪大卒。実地修練、39年法医学入室(松倉豊治教授)・大学院(43年10月修了)、43年助手、51年助教授、55年4月和歌山県立医大教授、63年阪大教授、在任中、平成8年11月急逝。▽厚生

省の臓器移植の社会的問題に関する研究班の中心的役割を果たした。また、平成2年傷害致死の被害者の死亡診断書に脳死時刻を記載し、脳死問題に関して反響を呼んだ。**【著書】**法医学（医学要点双書11　昭58）**【共著】**カラーアトラス法医学（平2）**【共編】**現代の法医学（改訂第3版　平7）**【監修】**コーディネーターのための臓器移植概説（平9）

若月俊一　わかつき・としかず

明治43(1910)～平成18(2006)年(96歳)、東京

【地域医療、外科】　昭和11年東京帝大卒。分院外科入局（大槻菊男教授）、応召（満州斉斉哈爾在勤）、20年3月長野県農業会佐久病院外科医長、21年病院長、25年長野県厚生農業協同組合連合会佐久総合病院長、平成6年総長、10年退職。▽東京帝大在学中、左翼活動のため2回の検挙歴あり、戦争中、工場労働者の安全を説いて1年間投獄された。▽佐久病院では、無医村への巡回診療など地域医療に貢献、〝信州の赤ひげ先生〟と呼ばれた。昭和34年八千穂村で「全村健康診断」を実施、老人保健、在宅医療の分野で全国の先駆けとなった。27年日本農村医学会を設立・理事長・初代会長、44年国際農村医学会長、48年第1回アジア農村医学会長。平成4年永年にわたる地域医療での実践活動を記念して「若月賞」が制定された。▽昭和47年朝日賞（農村医療の開拓と実践に尽くした功績）、51年マグサイサイ賞、平成2年日医最高優功賞（農村医学の開拓・確立並びに包括医療の推進に貢献した功績）**【著書】**作業災害と救急処置（労務管理全書第29巻　昭18）、愛情のモラル　新しい性科学のために（昭24）、健康な村（昭28）、農薬のはなし（昭41）、村で病気とたたかう（岩波新書　昭46）、農村医学（昭46）、環境汚染と健康障害（昭48）、農家のかかりやすい病気　予防と対策（昭52）、若月俊一著作集全7巻（昭60～61）、八十八歳の秋　若月俊一の語る老いと青春（述　平11）、若月俊一の遺言　農村医療の原点（平19）**【共著】**高齢化社会の在宅ケア佐久総合病院の実践（岩波ブックレット no. 210　平3）、健やかに輝く人生を　高齢者協同組合の船出（平8）**【共編】**農村保健（昭44）、食品汚染　食と健康からみた輸入農産物（現代社会を考えるシリーズ14　平元）、地域福祉を創る　福祉を創る人・施設・システム（社会福祉講座3　平3）**【伝記】**信州に上医あり（南木佳士　平6、岩波新書）

若林　修　わかばやし・おさむ

明治40(1907)～平成7(1995)年(87歳)、徳島

【外科】　昭和7年東京帝大卒。第1外科入局（青山徹蔵教授）、第1病理（緒方知三郎教授）にて研究従事、応召、（陸軍軍医少尉）にて復員、21年8月日大教授、23年3月（第1外科）、48年3月定年退職。退職後、横須賀市立横須賀市民病院長（46年6月～58年3月）。▽東京帝大病理在籍中、満州におけるカシン・ベック病調査研究班（班長　緒方友三郎教授）に参加している。▽若林勲（生理学、東大教授）は兄、板東丈夫（薬理学、順天堂大教授）は弟。**【著書】**炎症学（日本外科整形外科叢書第5巻　昭24）、小児外科（昭39）**【共編】**外科学上・中・下巻（昭31～32）

若林　勲　わかばやし・つとむ

明治34(1901)～昭和63(1988)年(87歳)、徳島

【生理学】　大正14年東京帝大卒。第2生理入室（橋田邦彦教授）、昭和7年1月助手、9年6月講師、14年6月臨時医専部講師、16年10月助教授（坂本嶋嶺教授）、20年7月教授（第1航空医学兵器医学）、12月（航空医学兵器医学廃止、臨時生理）、21年11月（立地自然科学研究所）、27年3月（第2生理）、36年3月停年退官。退官後、東京医大教授（第2生理　37年1月～）、（第1生理　40年4月～46年4月）。▽筋神経の電気生理学的研究を展開した。昭和34年日本ＭＥ学会を創設・会長。▽若林修（外科、日大教授）、板東丈夫（薬理学、順天堂大教授）は弟。**【著書】**医科実用数理略説（昭17）、実験室の計算知識（昭28）、人体生理学摘要（昭50）、寺田寅彦と医学・生物の世界（昭54）**【共著】**解剖生理学（昭35）**【共編】**医学エレクトロニクス（昭31）、脳波の分析と応用（昭32）、興奮伝導の諸問題（昭34）、自動能の研究　より高次の器官運動の生理学（昭34）、日本生理学の先覚者（昭38）**【訳書】**基礎生理学上・下巻（ダアブソン　昭30、33）**【共訳】**筋収縮力学の実験　A.V. Hill 教授の歩んだ道（ヒル　昭47）**【歌集】**雲路（昭39）、うから歌集朝顔（共著　昭46）**【追悼】**随流（平6）

若林　勝　わかばやし・まさる

明治40(1907)～昭和63(1988)年(80歳)、山形

【放射線科】　昭和7年北海道帝大卒。第1生理入室・助手、15年4月助教授、21年（兼応用電気研究所・医学生理部門）、内地留学（21年9月　東大放射線科）、

わ

24年2月放射線科主任、11月北大教授(初代 放射線科)、附属病院長(42年12月～44年11月)、46年3月停年退官。▽昭和47年北海道科学技術賞

若松栄一 わかまつ・えいいち

大正3(1914)～昭和62(1987)年(73歳)、新潟

【厚生行政】 昭和13年新潟医大卒。病理学入室、講師、新潟保健所長、厚生省入省、30年8月児童局母子衛生課長、33年7月公衆衛生局結核予防課長、37年7月医務局国立病院課長、38年7月公衆衛生局長、40年10月医務局長、43年6月退官。退官後、国立身体障害者リハビリテーションセンター総長(初代 54年7月～60年3月)。

【著書】 苦悩するアメリカの医療(昭48)、アメリカ医療の横顔(昭51) **【共訳】** 医療の未来像(セルビー 昭51)

脇坂行一 わきさか・ぎょういち

大正3(1914)～平成19(2007)年(92歳)、滋賀

【内科(血液病学)】 昭和12年京都帝大卒。第2内科入局(松尾巌教授)、17年2月助手(菊池武彦教授)、大学院特別研究生(18年10月～20年10月)、21年3月助教授、英国留学(27年7月～29年4月 オックスフォード大内科)、32年10月教授(第1内科 ～50年3月)、49年2月京都大学国立医科大学(滋賀県)創設準備室長、10月滋賀医大学長(～62年3月)。▽原爆投下後の広島市で京都帝大原爆災害総合調査班の一員として被爆者治療に取り組むとともに、放射能の影響について血液学の観点から調査を進めた。

【共著】 貧血(成人病ガイド no.33 昭51) **【共編】** 内科診断学(昭42)

脇坂順一 わきざか・じゅんいち

大正2(1913)～平成15(2003)年(89歳)、福岡

【外科(消化器)】 昭和12年九州帝大卒。第2外科入局(後藤七郎教授、友田正信教授)、応召(19年～北支、蒙古)、講師、24年12月助教授、27年5月久留米大教授(第1外科)、53年3月定年退職。▽胃の手術例3000例以上。登山家としても知られ、久留米大ネパール医学調査診療隊長を務め(昭和43年)、63年8月11度目のマッターホルン登頂で海外百座登山を達成している。また、アフリカ・ランバレネのシュヴァイツァー病院で二度医療奉仕を行っている(36年、39年)。▽荒川文六(電気工学、九州帝大総長)の娘婿。

【著書】 七十歳はまだ青春 スーパーおじいちゃんクライマー世界の山ある記(昭59)、医人岳人 脇坂順一聞書(述、荒木久 平元)、八十歳はまだ現役 モンブランで傘寿を祝ったスーパーおじいちゃん山行記(平6)

和久正良 わく・まさよし

大正14(1925)～昭和63(1988)年(62歳)、東京

【泌尿器科】 昭和26年東大卒。実地修練、泌尿器科入局(市川篤二教授)、米国留学、44年1月助教授(分院科長)、47年4月帝京大教授、在職中、63年9月逝去。

【著書】 新しい泌尿器科看護の知識と実際(The best nursing 昭62) **【共著】** 男子の性腺不全および性腺過剰(泌尿器科新書G-1 昭37)、TURの実際(昭42)

和気巌 わけ・いわお

明治30(1897)～昭和20(1945)年(47歳)、栃木

【病理学】 明治30年帝大卒。病理学入室、大正15年10月東邦女子医専教授、昭和6年5月平安南道立平壌医院、8年3月平壌医専教授、独留学(9年9月～)、11年4月台北帝大教授(第1病理)、在職中、20年5月逝去。▽わが国における脳病理の先駆者。

和合卯太郎 わごう・うたろう

明治33(1900)～昭和45(1970)年(69歳)、長野

【生理学】 大正14年東京帝大卒。生理学入室(橋田邦彦教授)、昭和2年4月東京医専教授、14年3月東京市衛生試験所部長、16年5月京城帝大教授(第1生理)、戦後、21年2月松本医専講師、12月松本医専教授、23年2月松本医大教授(第1生理)、24年5月信州大教授、医学部長(33年9月～39年9月)、41年停年退官。▽筋神経の興奮性を中心とした疲労の研究で知られる。▽戦後、松本市会議員、引揚者団体厚生協会長野県委員長、松本支部長を兼務した。

和佐野武雄 わさの・たけお

明治43(1910)～平成4(1992)年(82歳)、福岡

【解剖学】 昭和10年九州帝大卒。第2解剖入室(平光吾一教授)、講師、15年4月附属医専部教授、24年7月徳島大教授(第2解剖)、28年4月九大教授(第3解剖)、48年4月停年退官。

【共著】 頭部・感覚器(人体解剖図譜第2巻 昭25)

和田啓十郎　わだ・けいじゅうろう

明治5(1872)～大正5(1916)年(44歳)、長野

【漢方医、漢方医存続運動家】　明治24年11月中学卒業後、漢方医多田民之助の食客となり、医師を目指して済生学舎に入学したが、在学中、吉益東洞の『医事或問』を読み、漢方の良さを再認識した。当時、明治政府の西洋医学採用方針のため漢方医学は全滅の危機に瀕していたことに反発し、漢方医学の優秀性を訴えるため、43年6月『医界之鉄椎』を自費出版した。大きな反響を呼び、本書によって漢方に志した湯本求真の治験を加え、大正4年第2版を刊行した。第3版の刊行を準備中、5年7月逝去。第3版は印刷完了していたが、12年の関東大震災によって、紙型ともに焼失したと伝えられる。▽幼少時、姉の難病が漢方医により治癒されたことから漢方医学を志したと伝わる。号は手真、堂号は治本堂。

【参考】完訳医界之鉄椎(和田啓十郎原著、寺澤捷年、渡辺哲郎注釈・解説 平22)

和田寿郎　わだ・じゅろう

大正11(1922)～平成23(2011)年(88歳)、北海道

【外科(心臓外科)】　昭和19年9月北海道帝大卒。第2外科入局(柳壮一教授)・大学院特別研究生、24年9月国立八雲病院外科医長(厚生技官)兼北大講師、米国留学(ガリロア奨学生、25年8月～29年9月ミネソタ大、ハーバード大など)、29年10月札幌医大助教授(外科 橋場輝芳教授、高山坦三教授)、32年4月教授(胸部外科)、39年7月(第3外科)、44年4月(第2外科)、52年10月東京女子医大教授(心臓血圧研究所外科主任)、62年3月定年退職。退職後、和田寿郎記念心臓肺研究所長(62年4月～平成9年3月)。▽昭和43年8月日本最初の心臓移植を執刀、患者は死亡、移植医療の妥当性をめぐっての議論が起こり、45年8月嫌疑不十分として不起訴。検察審査会の再捜査要求に対しても47年8月不起訴との決定が行われた。▽昭和43年北海道新聞文化賞(科学技術賞 胸部外科の臨床研究)▽和田禎純(国際法、北大教授)の長男、和田淳(神経内科、ブリティッシュ・コロンビア大教授)は弟。

【著書】心臓疾患の診断と治療(昭39)、ゆるぎなき生命の塔を(昭43)、胸郭変形(昭62)、脳死と心臓移植(平4)**【共編】**ボストン随想集 医学そしてチャールズ川のさざなみ(平9)**【自伝】**一外科医の歩み49年教授職の意義を求め続けて1、2(昭62)、ふたつの死からひとつの生命を(平12)

和田孝雄　わだ・たかお

昭和13(1938)～平成9(1997)年(58歳)、東京

【内科、生化学】　昭和38年慶大卒。実地修練、内科入局・大学院、助手、米国留学(44年～ ニューヨーク大)、48年講師、平成2年助教授、稲城市立病院副院長、5年院長。在職中、逝去。▽臨床のかたわら、統計数理研究所の赤池弘次博士(平成18年京都賞受賞)に師事、赤池情報規準(AIC)に基づく多変量自己回帰モデルを、生体のホメオスタシスやゆらぎなどの生体内フィードバック系の解析に世界に先駆けて適用し、多くの貴重な成果を公表した。

【著書】輸液の基礎知識 プログラム演習(昭52)、輸液を学ぶ人のために(昭56)、臨床家のための水と電解質(昭59)、生体のゆらぎとリズム(平9)

和田武雄　わだ・たけお

大正3(1914)～平成11(1999)年(84歳)、北海道

【内科】　昭和15年3月北海道帝大卒。第2内科入局(中川諭教授)、6月海軍軍医(短期志願、空母「飛龍」乗組、真珠湾攻撃、ミッドウェイ海戦などに参加)、21年1月第2内科復帰、10月北海道庁立女子医専講師(内科 滝本庄蔵教授)、北大第1生理(簑島高教授)・生化学(正宗一教授)にて研究従事、25年4月札幌医大助教授、29年6月教授、米国出張(34年7月～35年8月 UCLA訪問教授)、39年7月(第1内科)、55年2月学長、61年2月退任。▽札幌医大在職中から国際医学・医療協力を進めてきたが、退職後、平成元年頃からタイ・チェンマイ大に癌研究基金を設立、癌研究・医療の指導、運営協力に毎年出張していたが平成11年1月チェンマイにて急逝。▽平成8年日本癌学会長与又郎賞(第1回)、北海道開発功労賞(医学の発展と学術文化の振興)

【編著】がんの事典(平2)、医原病全2巻(平4)**【共編】**消化管ホルモン研究の動向(昭55)、病態栄養学講座1～5(昭55～56)**【随筆】**日日の投影(昭53)

和田徳次郎　わだ・とくじろう

明治12(1879)～昭和14(1939)年(59歳)、和歌山

【耳鼻咽喉科】　明治40年12月東京帝大卒。耳鼻咽喉科入局(岡田和一郎教授)、42年11月陸軍軍医学校耳鼻咽喉科講師、44年2月東京帝大助手、5月仙台医専教授、6月兼宮城病院耳鼻咽喉科長、7月仙台医専に耳鼻咽喉科を創設、大正2年4月東北帝大医専

部附属医院耳鼻咽喉科長、7年4月東北帝大助教授、米・英・仏留学(文部省外国留学生、7年5月～10年2月)、10年3月教授、在任中、昭和14年6月逝去。
【著書】耳漏及其療法(近世医学叢書第51編 明44)、耳鳴及其療法(同第52編 明44)、耳鼻咽喉科手術学・耳科編(昭7)、耳鼻咽喉科の臨床(昭15)**【共著】**新撰耳鼻咽喉科学前・後編(明43)

和田豊治 わだ・とよじ

大正8(1919)～平成14(2002)年(83歳)、青森

【精神科】 昭和17年北海道帝大卒。精神科入局(石橋俊実教授)、応召(弘前陸軍病院)、臨時召集(19年～21年 満支国境、中支湖南在勤)、23年東北大講師、25年助教授、31年2月弘前大教授、41年4月東北大教授、48年1月停年退官。退官後、国療静岡東病院長(50年2月～60年3月)。▽わが国における脳波研究の先駆者。
【著書】臨床脳波(昭32)、精神医学(GM選書 昭30)**【編著】**てんかん学 臨床・基礎(昭39)**【訳書】**てんかん事典(ガストー 昭49)、てんかんの歴史1、2(テムキン 昭63、平元)

和田豊種 わだ・とよたね

明治13(1880)～昭和42(1967)年(86歳)、大阪

【精神科】 明治32年大阪府立医学校卒。陸軍軍医(1年志願兵)、大阪府立医学校・助手、35年(3等軍医)、36年助教諭、日露戦争従軍(37年～39年)、(2等軍医)、39年京都帝大(精神科 今村新吉教授)、40年東京帝大(精神科 呉秀三教授)にて研修、42年3月大阪府立高等医学校教諭、独・墺留学(大阪府派遣、42年～43年12月 ベルリン大、ウィーン大に在籍)、43年精神神経科医長、大正6年大阪医大教授、昭和6年5月大阪帝大教授、附属医院長(9年6月～12年6月)、16年5月停年退官。退官後、大阪市内にて神経科医院開業。
【著書】内分泌(家庭叢書第1編 大9)、児童の精神健康法(大10)、精神衛生入門(昭36)

和田博夫 わだ・ひろお

大正6(1917)～平成6(1994)年(77歳)、福岡

【整形外科、障害者医療】 昭和17年9月九州帝大卒。整形外科入局(神中正一教授)、応召(陸軍軍医候補生、中支派遣)、22年1月復帰、27年7月厚生省社会局国立身体障害者更生指導所、40年6月兼国立東京第一病院整形外科、42年7月東京第一病院専任、47年12月退職。48年1月開業(浦和整形外科診療所)、56年3月南多摩整形外科病院開設・院長。在職中、平成6年9月逝去。▽国立身体障害者更生指導所において、障害者の機能改善手術に取り組む。昭和32年には根っこの会(障害者団体。村上修創設)が発足、根っこの会は国立東京第一病院への転勤に対して反対闘争を行ったことがある。また、南多摩整形外科病院の開設にあたって、根っこの会は機能改善専門病院建設を目標に努力した。
【著書】障害者の医療はいかにあるべきか1福祉と施設の模索(平5)、2機能改善医療の可能性(平6)、3障害者とともに歩んで(平7)

和田博 わだ・ひろし

昭和3(1928)～平成15(2003)年(74歳)、大阪

【薬理学】 昭和28年阪大卒。附属病院にて実地修練、生化学入室(市原硬教授)・大学院、32年4月助手、米国留学(カリフォルニア大バークレー校スネル教授に師事)、36年講師(早石修教授)、39年2月助教授(山野俊雄教授)、47年5月教授(第2薬理)、平成4年3月停年退官。退官後、錦秀会常任理事(4年4月～15年3月)、理事(15年3月～)、サントリー生物有機科学研究所理事(平成5年4月～14年3月)、錦秀会高等看護学院副学長(8年4月～)、錦秀会準看護学院副学院長(8年4月～)、兵庫錦秀会理事(10年9月～)、兵庫錦秀会西神看専副校長(10年9月～)、校長(14年9月～)、在職中、15年6月逝去。▽関西棋院理事長(14年6月～)をも務めた。
【著書】生命のしくみ その誕生から脳の働きまで(平4)**【編著】**囲碁と脳の働き(平15)**【共編】**アミノ酸代謝と生体アミン上・中・下(生化学実験講座 昭51～52)、肝障害・感染症とアミノ酸(昭61)

和田正男 わだ・まさお

明治38(1905)～昭和48(1973)年(68歳)、東京

【生理学】 旧姓阿部。昭和3年東北帝大卒。第1生理入室(佐武安太郎教授)、9年4月助教授、21年6月教授、43年3月停年退官。▽発汗生理学の分野で業績を挙げた。発汗検出法(和田・高垣法)は内外で汎用されている。▽阿部俊男(細菌学、満洲衛生技術廠長)は長兄、阿部康男(寄生虫学、鹿児島大教授)、佐藤和男(伝研)は実弟。
【共編】藤田佐武生理学講義上・下巻(改訂版 昭40)

和田正久　わだ・まさひさ

大正7(1918)～平成3(1991)年(72歳)、大阪

【内科】　昭和16年12月大阪帝大卒。第1内科入局(布施現之助教授)、応召(17年2月～中部第22部隊入隊、広島陸軍病院、南方戦線、ニューブリテン、ラバウル、ツルブ勤務)、戦後、帰国後、第1内科復帰(吉田常雄教授)、37年助教授、39年4月大阪市大教授(第2内科)、59年3月定年退職。退職後、大阪逓信病院院長。

【著書】糖尿病の食事(昭48)、糖尿病(創元医学新書昭58)【共編】内分泌・代謝疾患患者の看護(疾患別看護双書7　昭42)、糖尿病の臨床(昭45)、女性の内科疾患(昭59)

渡辺篤　わたなべ・あつし

明治32(1899)～昭和47(1972)年(73歳)、大分

【耳鼻咽喉科】　旧姓松本。大正12年6月京都帝大卒。耳鼻咽喉科入局(和辻春樹教授)、13年4月助手、6月津市立病院部長、内地留学(昭和3年3月～5年3月　京都帝大大学院耳鼻咽喉科星野貞次教授)、8年4月副院長、12年4月院長、(18年4月三重県立医専創立事務取扱)、19年4月三重県立医専教授・附属病院長、22年6月三重県立医大教授、学長・医専校長事務取扱(22年11月～23年1月)、27年2月三重県立大教授、36年4月学長、42年3月退職。▽三重大学医学部創設の功労者。

渡辺格　わたなべ・いたる

大正5(1916)～平成19(2007)年(90歳)、島根

【分子生物学】　昭和15年東京帝大理学部化学科(水島三一郎教授)卒。理研入所(片山研究室　片山正夫)、17年東京文理大助教授、20年5月東京帝大助教授(輻射線化学研究所)、25年3月(理工学研究所)、米国留学(28年1月～30年9月　カリフォルニア大ウイルス研究所スタンレー所長)、31年7月教授、33年4月(理学部生物化学科)、34年11月京大教授(ウイルス研・化学部)、38年11月慶大教授(医学部・分子生物学)、56年3月定年退職。▽わが国における分子生物学の草分け。敗戦直後に核酸研究の重要性に思い至り、柴谷篤弘、江上不二夫らとともに昭和24年核酸研究会を設立。国産遠心分離機の製作など研究方法の開発を含め、わが国における核酸やウイルス研究、分子生物学の興隆を先導した。米国留学中の28年、ワトソン、クリックが発表したDNAモデルの衝撃を日本に伝えた。41年、赤堀四郎、江上不二夫とともに『蛋白質・核酸・酵素』誌を発刊。53年分子生物学会を創立・初代会長。ファージ増殖における初期RNAや、鋳型特異的RNAポリメラーゼなどの世界的レベルでの先駆的研究を手がけた。京大ウイルス研当時、利根川進(昭和62年ノーベル医学生理学賞)を指導した。▽渡辺漸(病理、広島大教授)は兄。

【著書】ライフサイエンスと人間(昭49)、人間の終焉分子生物学者のことあげ(昭51)、生命科学の世界(述、NHKブックス　昭61)、物質文明から生命文明へ(平2)、「第三の核を求めて」物質、生命そして精神へ(平11)【共著】対談人間のゆくえ(昭54)【共編】生物物理化学実験法(昭37)、微生物遺伝学(昭42)【訳書】細菌と人類　終わりなき攻防の歴史(ハンセン、フレネ　平16)【共訳】分子生物学　遺伝子とその作用機構(バリー　昭40、モダンバイオロジーシリーズ1)、遺伝子操作の幕あけ(ロジャース　昭53)【自伝】生命のらせん階段　分子生物学への道(昭53)

渡辺一郎　わたなべ・いちろう

明治22(1889)～昭和26(1951)年(61歳)、栃木

【泌尿器科】　大正元年慈恵会医院医専卒。外科入局、米国留学(5年～8年5月　ミシガン大にて泌尿器科研修)、帰国後、阿久津病院副院長、12年4月慈恵医大講師(泌尿器科開設)、昭和5年6月教授、在職中、26年1月急逝。▽在職中、約1000例の腎結核摘出を行った。

渡辺栄蔵　わたなべ・えいぞう

明治31(1898)～昭和61(1986)年(87歳)、熊本

【社会運動家(水俣病患者)】　行商人などを遍歴した後、昭和5年水俣に定住、漁業に従事。31年孫2人が水俣病を発病、33年に孫が胎児性水俣病で生まれ、その後一家全員が水俣病を発病。34年汚染源チッソ水俣工場へ補償要求をして工場前に座り込んだが、一旦は、死者30万円という見舞金契約で解決された。▽昭和43年政府がチッソの排水が原因とようやく断定した後、補償を再度要求、水俣病患者家庭互助会を結成、初代会長として責任をあくまで追求する立場から訴訟派と呼ばれた。昭和44年裁判提起の日、「今日ただいまから国家権力と闘う」と宣言した。

渡辺鼎　わたなべ・かなえ

安政5(1858)～昭和7(1932)年(73歳)、陸奥(福島)

わ

【外科】 明治10年、陸軍軍医試補として西南の役に従軍、19年米国留学、21年カリフォルニア大卒。サンフランシスコにて開業、23年福島県若松町に会陽医院を開設、27年日清戦争に従軍(2等軍医)、35年8月衆議院議員(福島県若松市、無所属、当選2回～36年12月)。▽明治25年野口英世(細菌学、ロックフェラー研究所員)の左手の熱傷瘢痕の形成手術を行い、26年～29年、書生となった野口に医学を伝授、血脇守之助(歯科、東京歯科医専校長)を紹介、上京、渡米の機会を与えたことで知られる。
【著書】脚気病新説(明14)、東髪案内(明20) 【共著】病理学的細菌学的検究術式綱要(明32)

渡辺慶一 わたなべ・けいいち

昭和9(1934)～平成14(2002)年(68歳)、東京
【病理学】 昭和33年慶大卒。立川米陸軍病院にて実地修練、米国留学(フルブライト留学生 ワシントン・ジョージタウン大にてレジデント、タフツ大フィッシュマン教授の下でアルカリホスファターゼの組織化学的な検出方法の開発に従事)、慶大病理入室(影山圭三教授)、46年6月講師、49年4月東海大教授、平成11年定年退職。退職後、青葉学園短大教授。在職中、14年12月交通事故により急逝。▽わが国での酵素抗体法の普及に貢献した。▽昭和61年日本電子顕微鏡学会瀬藤賞(安田健次郎、渡辺慶一 電子顕微鏡免疫組織化学的手技の開発と応用)
【共編】臓器別アポトーシス証明法(平12) 【共訳】細胞とガン(バトラ 昭46)

渡辺甲一 わたなべ・こういち

明治27(1894)～昭和43(1968)年(74歳)、埼玉
【陸軍軍医(内科)】 大正9年東京帝大卒(陸軍依託学生)。陸軍軍医、昭和17年7月軍医学校監事、18年7月第8航空技術研究所長、20年3月(軍医中将)、10月医務局長代理・陸軍軍医学校長代理、12月第1復員局、21年6月復員局勤務。退役後、東京中野・江古田にて内科医院開業。

渡辺剛二 わたなべ・こうじ

明治19(1886)～昭和34(1959)年(72歳)、山口
【医師、事業家】 明治42年熊本医専卒。京都帝大にて研修、沖ノ山炭鉱附属同仁病院(先代渡辺祐策開設)経営を主管。昭和19年山口県立医専開設にあたり、山口県医師会長として開設に尽力、私財を提供、同仁病院を附属病院として提供、34年7月逝去。▽先代の事業継承後、炭鉱(沖ノ山炭鉱)、セメント(宇部セメント製造)、硫安(宇部窒素工業)、鉄工(宇部鉄工所)などの諸事業を統合、昭和17年宇部興産を設立、会長就任。また、山口県会議長、宇部市医師会長、山口県医師会長、宇部商工会議所会頭などを歴任した。▽没後、渡辺記念学術奨励会が設立された。

渡辺五郎 わたなべ・ごろう

明治42(1909)～昭和59(1984)年(74歳)、新潟
【病理学】 昭和8年昭和医専卒。外科入局(石井吉五郎教授)、12年1月講師(病理)、12年1月東京帝大病理(緒方知三郎教授)、応召(13年～17年)、18年4月教授、再応召(19年～21年)、21年5月昭和医大教授、28年4月(第1病理)、50年3月定年退職。
【共著】最新病理学(昭38)

渡辺定 わたなべ・さだむ

明治25(1892)～昭和51(1976)年(84歳)、東京
【内科、老年医学】 大正6年東京帝大卒。第2内科入局(入沢達吉教授)、薬物学教室(林春雄教授)にて研究従事、10年共済生命(後、安田生命)医長。独留学(大正15年10月～昭和3年10月 弱体保険の研究)、23年内閣統計局(国際疾病分類に基づく人口動態作成に従事)。▽生命保険医学および寿命の研究に従事、昭和27年WHOパネルメンバーとなり、30年寿命学研究会を創設。33年日本老年社会科学会長。この間、日本医師会専務理事なども務めた。
【著書】寿命予測と生命保険(昭18)、医師を迎えるまで(昭23) 【編著】和英病名用語集(昭22)

渡辺悟 わたなべ・さとる

昭和8(1933)～平成14(2002)年(69歳)、愛知
【生理学(環境生理学、宇宙生理学)】 昭和32年名市大卒。実地修練、名大第2生理入室(伊藤竜教授)・大学院、東京医歯大(難聴研村田計一教授)にて研究従事、40年11月岐阜大助教授(第1生理 竹中繁雄教授)、独留学(43年10月～44年3月 マックス・プランク研究所にてクロイツフェルト教授に師事)、47年1月教授(反射研究施設)、59年10月名大教授(環境医学研第5部門航空医学)、平成8年3月停年退官。退官後、藤田保健衛生大教授、大同工大客員教授、大同産業医学研究所長。▽平成6年宇宙飛行士の向

井千秋搭乗のスペースシャトル・コロンビア内で行われた金魚の宇宙酔いの実験計画に参画した。

【共編】人体生理学（昭60）

渡辺三郎　わたなべ・さぶろう

明治26（1893）～昭和37（1962）年（68歳）、新潟

【内科（結核病学）】 大正9年大阪医大卒。第1内科入局（橋本長三郎教授）、大阪市立刀根山療養所勤務、昭和4年4月大阪市立刀根山病院、18年4月日本医療団刀根山病院院長、22年4月国療刀根山病院長、在任中、37年1月逝去。▽昭和36年11月、発起人として橋田邦彦頌徳碑を倉吉市に建立した。

渡辺左武郎　わたなべ・さぶろう

明治44（1911）～平成9（1997）年（85歳）、北海道

【解剖学、人類学】 昭和10年北海道帝大卒。第2解剖入室（児玉作左衛門教授）・助手、応召（13年1月26日軍医予備員として旭川陸軍病院入隊、2月19日衛生軍曹として除隊）、15年5月臨時医専部教授、陸軍軍医［16年7月旭川歩兵第27聯隊入隊、第24師団衛生隊附となり東満州国境、17年9月（軍医少尉）、第99兵站病院、18年7月錦州に移動、20年4月第99兵站病院は宮崎に移動、10月復員］、医専部に復帰、21年8月北海道庁立女子医専教授、25年4月札幌医大教授（解剖）、39年7月（第1解剖）、学長職務代理（45年2月）、学長（47年2月～55年2月退任）。退職後、北海道開拓の村理事長（57年12月～61年3月）、北海道開拓記念館長（61年4月～平成6年3月）。▽アイヌの形質人類学、軟部人類学の研究者として知られる。▽昭和58年北海道文化賞（教育部門）、平成5年北海道開発功労賞（医学の発展と学術文化の振興）

【著書】八雲アイヌ頭蓋骨の人類学的研究（ドイツ語 昭13）【自伝】そのまま（昭59）、続（平6）

渡辺茂夫　わたなべ・しげお

明治45（1912）～平成3（1991）年（79歳）、愛知

【外科】 旧姓田口。昭和12年名古屋医大卒。第1外科入局（斎藤真教授）、17年講師兼附属医専部教授、応召（名古屋陸軍病院）、21年復員、講師、22年10月社会保険中京病院外科部長兼副院長、36年6月社会保険中央総合病院長（～45年12月）、48年4月国立熱海病院長、56年4月退官。▽「救急救命センター」の名称の提唱者。わが国の救急医療体制の確立に貢献した。▽田口勇三（恵那峡北岸開発の功労者）は兄。

【著書】ロボトミーと側頭葉切除術（昭32）【編著】田口勇三 歩いた道（昭59）

渡辺昌平　わたなべ・しょうへい

大正10（1921）～平成22（2010）年（88歳）、千葉

【内科（呼吸器）】 昭和20年千葉医大卒。第2内科入局（堂野前維摩郷教授、田坂定孝教授、斎藤十六教授）、34年11月助教授、スウェーデン留学（38年8月～39年11月 カロリンスカ研究所胸部部門ジョンソン教授に師事）、44年1月教授（肺癌研究施設第2臨床研究部）、研究施設長（51年8月～）、附属病院長（56年4月～58年3月）、61年3月停年退官。退官後、千葉労災病院長（61年4月～平成6年3月）。▽肺水腫、肺高血圧症に関する研究で知られる。

【編著】肺癌（内科 mook no.29 昭60）【共編】肺水腫をめぐる諸問題（集中治療医学講座8 昭59）

渡辺　漸　わたなべ・すすむ

明治36（1903）～昭和59（1984）年（80歳）、東京

【病理学（血液病理学）】 昭和4年東京帝大卒。病理学入室（長与又郎教授、緒方知三郎教授、三田村篤志郎教授）、9年1月伝研病理、16年7月平壌医専教授、20年6月応召（光州陸軍病院）、戦後帰国、22年6月広島県立医専教授、23年4月広島県立医大教授、28年8月広島大教授、医学部長（33年3月～35年3月）、原爆放射能医学研究所長（36年4月～42年3月）、42年3月停年退官。43年8月国立がんセンター研究所病理部長、51年11月辞職。▽渡辺格（分子生物学、慶大教授）は弟。

【共編】原子医学（昭38）

渡辺豊輔　わたなべ・とよすけ

大正8（1919）～昭和48（1973）年（54歳）、新潟

【病理学】 昭和17年12月東京帝大卒。病理入室、応召［陸軍2等兵として歩兵第16聯隊補充隊入隊、18年2月衛生部（軍医）幹部候補生、12月南方総軍司令部附（サイゴン）、19年7月（軍医少尉）、サイゴン、プノンペンの病院勤務、20年8月（軍医中尉）、21年5月帰国、解除］、23年4月東大病理復帰、10月東京都監察医務院（技術吏員）、24年6月東大助手（病理）、32年8月都立駒込病院検査科長、欧州出張（東京都職員海外研修、41年3月～9月 ドイツにおける中央検査室制度の研究に従事）、42年3月長崎大教授（風土病研究所・病理学部門）、6月（熱研）、47年9月ケニア・ナクール病院赴任、48年4月胃癌の疑いにて帰国、長崎大第1外科入院、6月逝去。▽ケニ

アにおける医療技術協力などに参加し、アフリカに総合的な医学研究所の開設を目指して活躍していた。
【著書】真剣 渡辺豊輔論文集(昭51)

渡辺 裕　わたなべ・ひろし

大正13(1924)〜平成6(1994)年(70歳)、東京

【病理学】昭和22年9月慶大卒。実地修練、24年1月病理入室・助手、28年5月講師、32年9月米・デューク大講師、35年12月慶大助教授、47年3月藤田保健衛生大教授・副医学部長、52年1月医学部長代行、2月藤田学園理事、53年4月医学部長、61年6月藤田学園評議員、平成元年10月学長、在職中、6年6月逝去。▽胸腺病理の権威として知られた。

【共著】病理学学習の基礎(昭38)

渡辺真言　わたなべ・まこと

明治33(1900)〜平成2(1990)年(90歳)、長野

【内科、医政家】旧姓淵井。昭和5年慶大卒。薬理学入室(阿部勝馬教授)・助手、8年8月内科助手(西野忠次郎教授、大森憲太教授、平井文雄教授)、横浜警友病院・豊島病院・下谷病院に出張、11年11月浅草にて内科開業、教育応召(19年9月、麻布1聯隊入隊、陸軍衛生2等兵、11月解除)、召集(20年1月、独立231中隊自動車隊附見習士官、満州・奉天、南京、上海、南京と移動、21年3月白山丸にて博多帰着)、4月今市にて開業、12月浅草にて再開業。▽台東区医師会長(昭和24年4月〜26年5月)、浅草医師会長(初代 26年6月〜34年3月)を経て、24年間、東京都医師会長(34年4月〜58年3月)を務めた。▽茂手木皓喜(都立駒込病院臨床検査部長)、土井偉誉(放射線科、岐阜大教授)は娘婿。

【自伝】風雪の医政三十年(昭57)

渡辺正毅　わたなべ・まさき

明治44(1911)〜平成6(1994)年(82歳)、長野

【整形外科】昭和12年東京帝大卒。整形外科入局(高木憲次教授)、助手、講師を経て、24年11月東京逓信病院整形外科部長、53年8月副院長兼整形外科部長、55年8月退官。退官後、帝京大客員教授。▽関節鏡の開発者。▽昭和46年日本リウマチ学会賞(関節鏡に関する論文多数)、59年朝日賞(優れた関節鏡の開発と進歩への貢献)
【著書】関節鏡視アトラス(昭55)【編著】膝関節とその周辺(整形外科 mook no.8 昭54)、小関節の関節鏡視(昭59)【共編】関節鏡の外科(昭52)

渡辺嶺男　わたなべ・みねお

大正9(1920)〜昭和59(1984)年(63歳)、鳥取

【衛生学】昭和19年京城帝大卒。軍医を経て、戦後、広島県佐伯郡能美村杉原医院勤務、24年12月広島県立医専公衆衛生入室(田中正四教授)・助手、27年2月助教授、36年4月広島大教授(原医研生物統計学)、46年1月国立公衆衛生院衛生統計学部長兼任、4月国立公衆衛生院衛生統計学部長、英国留学(オックスフォード大)、50年8月鳥取大教授(衛生学)、在職中、59年3月急逝。▽国立公衆衛生院における情報科学の教育、研究に貢献した。
【共著】公衆衛生学入門(昭31)、衛生統計学(昭42)
【編著】医学・生物学研究者のためのFORTRAN(昭43)

渡辺モトヱ　わたなべ・もとえ

明治43(1910)〜平成5(1993)年(83歳)、山口

【看護師】旧姓杉野。山口県立厚狭高女卒。昭和2年聖路加女専入学、5年卒。研究科、7年3月公衆衛生看護婦、聖路加国際病院(京橋区築地小学校、文海小学校にて学校衛生に従事)、10年4月特別地区保健館(婦長)、11年4月(保健指導婦)、12年1月渡辺美雄と結婚、18年東京市中央保健館(改称)、12月渋谷保健所保健婦長、27年7月東京都衛生局看護課看護係長、32年4月総務部看護課免許係長、35年4月都立保健婦助産婦学院長、42年11月定年退職。退職後、日医大高等看護学院アドバイザー。▽昭和44年保健文化賞(保健婦事業の推進および看護教育の向上に貢献)
【伝記】看護に心を 渡辺モトヱ先生記念誌(平12)

渡辺洋宇　わたなべ・よおう

昭和8(1933)〜平成17(2005)年(71歳)、石川

【外科】昭和35年金沢大卒。実地修練、第1外科入局(卜部美代志教授)・大学院、42年7月国療古里保養園、43年7月金沢大助手、51年4月講師、55年4月助教授、平成3年11月教授、附属病院長(10年4月〜12年3月)、12年3月停年退官。退官後、4月金沢医大客員教授、富山労災病院長(13年4月〜)、金沢大副学長(16年4月〜)、在職中、17年8月逝去。▽平成10年北国文化賞(日本肺癌学会会長を務めるなどわが国における肺癌研究で指導的役割を果たすとともに肺機能を残す治療方法の確立に努めた)

【共編】臨床呼吸器外科(平7)、肺癌に対する集学的治療は進歩したか(平8)

渡辺義政　わたなべ・よしまさ

明治15(1882)～昭和25(1950)年(68歳)、神奈川

【細菌学】 明治37年済生学舎卒。医術開業試験及第、東京帝大選科、海軍軍医、大正3年(軍医少佐)退官、北里研入所(志賀潔部長)、在職中、昭和25年1月急逝。▽結核、らい菌の研究に終始した。

【著書】結核の細菌及免疫学(昭12)

綿貫重雄　わたぬき・しげお

明治41(1908)～平成3(1991)年(83歳)、千葉

【外科(消化器)】 昭和12年千葉医大卒。第1外科入局(高橋信美教授)、応召(13年8月東京世田谷銃砲聯隊入隊、18年6月解除)、18年6月助手(河合直次教授)、19年3月講師(附属臨時医専部)、20年1月(第1外科)、23年12月助教授、27年4月千葉大助教授、34年7月教授、48年8月兼国立習志野病院長、49年3月停年退官。退官後、国立習志野病院長専任(～54年4月)。

綿貫 哲　わたぬき・てつ

大正7(1918)～昭和55(1980)年(62歳)、群馬

【外科】 昭和17年9月東京帝大卒。第2外科入局(都築正男教授)、応召(17年9月陸軍短期軍医、石垣島駐屯、20年11月復員)、復帰(福田保教授、木本誠二教授)、29年9月東北大助教授(麻酔科主任)、30年12月教授(麻酔、わが国における麻酔科教授第1号)、33年9月東大第2外科、37年4月慈恵医大教授(第1外科)、在職中、55年12月逝去。▽昭和30年、わが国で最初の麻酔科教授となったが、33年辞任、外科医に復帰した。

【著書】気管内麻酔法及びその注意(医家叢書第145 昭28)【共編】外科診療指針適応編(昭37)、治療編(昭38)、医科器械入門講座(医科器械学叢書5 昭52)、生体用テレメータ・電気刺激装置(ME選書11 昭55)

綿引朝光　わたびき・ともみつ

明治16(1883)～昭和27(1952)年(68歳)、茨城

【細菌学】 明治33年医術開業試験及第。渡米、34年9月カリフォルニア州国定試験局医術開業免状を得てロサンゼルス日本人会病院長、35年ノースウェスタン大、ペンシルベニア医大病理細菌学教室勤務、39年1月帰国、43年9月慈恵医専教授(細菌学)、独出張(大正3年1月～3月)、13年3月退職、6月京城医専教授(衛生学・予防医学)、15年4月京城帝大教授、英・仏・独・米留学(昭和2年12月から1年間)、8年9月退官。退官後、川崎市衛生課長(11年9月)。▽志賀潔、佐藤剛蔵とともに京城帝大創立委員を務めた。

【著書】病原微生物学上巻、下巻(大2～6)、細菌学(訂3版 大15)、簡明衛生学(昭8)、食品衛生学(昭8)

和辻春次　わつじ・はるじ

文久3(1863)～昭和21(1946)年(82歳)、播磨(兵庫)

【耳鼻咽喉科】 明治22年帝大卒。第2外科入局(佐藤三吉教授)、24年1月豊橋慈善病院長、25年4月松江共立病院長、27年新潟県立病院外科医長、31年台湾総督府台北医院外科医長、32年4月台湾医学校教授(外科)、33年6月京都帝大助教授(外科)、独留学(34年3月～38年3月 耳鼻咽喉科研究のため、ベルリン大カッツ教授、ウィーン大ハイエク教授に師事)、38年4月京都帝大教授(初代 耳鼻咽喉科)、附属医院長(大正8年1月～12年11月)、12年11月停年退官。退官後、大阪女子高等医専校長(昭和3年7月～5年3月)、理事長(4年12月～5年1月)。▽京大医学部構内に記念像あり。

【著書】音楽才能と遺伝(述 大元)【共著】耳科学(明44)【編著】鼻咽喉気管食道病学(明45)【共訳】外科手術学(コッヘル 明31)

鰐淵健之　わにぶち・けんし

明治27(1894)～平成元(1989)年(95歳)、福井

【耳鼻咽喉科】 旧名源。大正7年東京帝大卒。耳鼻咽喉科入局(岡田和一郎教授)、12年9月海軍医学校教官(耳鼻咽喉科)、13年5月広島県立広島病院耳鼻咽喉科部長、昭和2年1月熊本医大教授、附属医院長(11年4月～14年3月、22年6月～23年9月)、学長(23年8月～24年4月)、24年4月熊本大教授、医学部長兼熊本医大学長(24年4月～25年1月)、25年熊本大学長、34年退任。厚生省水俣食中毒特別部会代表(34年1月～11月)。退官後、熊本中央病院顧問(34年～)、熊本商大学長・熊本短大学長(36年8月～44年12月)。▽昭和28年熊本県保健文化功労賞、熊日社会賞、40年熊本県近代文化功労者

【著書】頭痛と耳鼻咽喉の疾患(昭14)、扁桃腺と病巣感染(昭17)

付録

参考文献・資料／年表／書名索引

参考文献・資料

原則として、書名の五十音順に、書名(著者・編集者・監修者)、出版者(社)、出版年の順に記載したが、大学史、医学部史、病院史などの場合は、編集者、出版者(社)については原則省略した。例外的記載は各章において注記した。

Ⅰ. 人名事典・辞典

医学近代化と来日外国人(宗田一他編著)、世界保健通信社、昭63

医籍総覧(保険医療調査会編)第1版～第81版、医事公論社、昭37～平17

海を越えた日本人名事典(富田仁編)新訂増補、日外アソシエーツ、平7

科学・技術人名事典(都築洋次郎編著)、北樹出版、昭61

議会制度百年史10 衆議院議員名鑑、大蔵省印刷局、平2

議会制度百年史11 貴族院・参議院議員名鑑、大蔵省印刷局、平2

[現代日本]朝日人物事典、朝日新聞社、平2

現代日本人名事典、平凡社、昭30

現代物故者事典、1980～1982、昭58／1988～1990、平5／1991～1993、平6／1994～1996、平9／1997～1999、平12／2000～2002、平15／2003～2005、平18／2006～2008、平21、日外アソシエーツ

出版人物事典 明治-平成物故出版人(鈴木徹造著)、出版ニュース社、平8

新潮日本人名辞典(尾崎秀樹他編)、新潮社、平3

精神医学を築いた人びと(松下正明編著)上巻・下巻、ワールドプランニング、平3

続・精神医学を築いた人びと(松下正明編著)上巻・下巻、ワールドプランニング、平6

大衆人事録 第14版、帝国秘密探偵社、昭18

大日本博士録 第1巻～第5巻(井関九郎編)、発展社出版部、大10～昭5

帝国学士院一覧 昭和19年、帝国学士院、昭19

20世紀日本人名事典[1][2]、日外アソシエーツ、平16

日本医学博士録、中央医学社、昭29

日本医籍録 1版～78版、医事時論社(医学公論社)、大14～平17

日本海軍将官辞典(福川秀樹編著)、芙蓉書房出版、平12

日本近現代人名辞典(臼井勝美他編)、吉川弘文館、平13

日本獣医学人名事典 日本獣医史学会創立35周年記念、日本獣医史学会、平19

日本人名大事典 全6巻、平凡社、昭13／日本人名大事典 現代、平凡社、昭54

日本陸海軍総合事典(秦郁彦編)、東京大学出版会、平3

日本陸軍将官辞典(福川秀樹編著)、芙蓉書房出版、平13

幕末明治海外渡航者総覧(手塚晃、国立教育会館編)全3巻、柏書房、平4

批判研究 博士人物 医科篇(井関九郎著)、発展社出版部、大14

平和人物大事典(鶴見俊輔監)、日本図書センター、平18

明治国手百家略伝(鈴木要吾著)(1)～(47)、東京医事新誌 2991号～3053号、昭11～昭12

来日西洋人名事典(武内博編著)増補改訂版、日外アソシエーツ、平7

陸海軍将官人事総覧 陸軍篇、海軍篇(外山操編)、芙蓉書房出版、昭56

わが銀海のパイオニア—明治以後における眼科の人々(宇山安夫著)、千寿製薬、昭48

Ⅱ. 名簿・年表

医学研究者名簿、年刊(1960～2004)、医学書院、昭35～平16

Maruzen 科学年表(ヘルマンズ、バンチ編著、植村美佐子他編訳)、丸善、平15

コンサイス科学年表(湯浅光朝編著)、三省堂、昭63

近代日本看護総合年表 第4版(日本看護協会出版会編)、平7

人物物故大年表 日本人編1・2、日外アソシエーツ、平17、18
世界医学年表(藤井尚治編著)、科学新聞社出版局、昭55
世界外科学史年表—医学を学ぶために(佐藤正編著)、考古堂書店、昭61
誰でも読める日本近代史年表、吉川弘文館、平20
日本医事大年表(中野操著)増補版、思文閣、昭47
日本科学技術史大系 第24巻(医学第1)(日本科学史学会編)、第一法規出版、昭40／25巻(医学第2)、昭42
日本眼科の年表(日本眼科学会編)、平9
年表、日本内科学雑誌 創立１００周年記念号(91巻1号)、平14

III. 大学史誌(含、附置研究所)・教室史誌

秋田大学医学部創設十周年記念誌、昭55／20年史、平3
愛知医科大学二十年史、平6／三十年史(通史・部局史)、平16、18
愛知医科大学の歴史(1970～2006)(写真集)、平20
旭川医科大学二十年の軌跡(写真集)、平6
岩手医科大学四十年史、昭43／五十年史、昭53／六十年史、平元／八十年史、平20
岡山大学医学部百年史、昭47
岡山大学50年小史、平11
岡山大学史 昭和44年～昭和54年、昭55／昭和54年～平成元年、平2／平成元年～平成11年、平11
大阪医科大学ペインクリニック20周年記念誌、昭61
大阪医科大学50年史、昭60／70年史、平12
(大阪市立大学医学部)20年記念史、昭40
大阪市立大学医学部50年史、平6
大阪市立大学百年史 全学編上巻[第5章大阪市立医科大学史、第9章 医学部(含附属病院、刀根山結核研究所)]、昭62
大阪大学医学部衛生学教室の歩み—丸山博教授退官記念、昭48
大阪大学五十年史 通史、昭60／部局史、昭58
鹿児島大学十年史、昭35／五十年史、平12
金沢医科大学三十年史、平15
金沢大学医学部百年史、昭47
金沢大学五十年史通史編、平13／部局編、平11
関西医科大学四十年の歩み、昭43／六十年の歩み、平元／八十年の歩み、平20
北里学園25年の歩み、昭62
北里大学医学部三十年史、平13／四十年史、平22
岐阜大学医学部三十年史附属病院百年史、昭52
岐阜大学医学部50年史附属病院１２０年史、平6
九州医学専門学校十周年記念誌、昭和15
九州歯科大学五拾年史、昭42／六十年誌、昭53
九州大学医学部五十年史、昭28／百年史、平16
京都大学七十年史、昭42
京都大学医学部医化学教室創設百周年記念誌、平11
京都大学医学部病理学教室百年史、平20
京都大学薬学部創設70周年記念誌、平21
京都府立医科大学解剖学教室小史、解剖学雑誌(65：383)、平2
京都府立医科大学百年史、昭49／創立百二十五年記念誌、平11
熊本大学医学部百年史 通史、平10
久留米大学六十年史、昭63
群馬大学医学部五十年史、平5
慶應義塾大学医学部十周年記念誌、昭6／六十周年記念誌、昭58
慶應義塾大学医学部食養研究所変遷史、平2
神戸医科大学史、昭43
神戸大学医学部50年史、平7
神戸大学百年史通史1、平14／通史2、平22／部局史、平17
高知女子大学家政学部看護学科三十年史、昭59
埼玉医科大学創立30周年記念誌、平16
佐賀医科大学開講十周年記念誌、昭63／開講二十周年記念誌、平10
札幌医科大学開学50年・創基55年史、平13

自治医科大学創立十周年記念誌、昭57／20周年記念誌、平４／三十周年記念誌、平14
順天堂史、上巻、昭55／下巻、平８
順天堂看護教育１００周年記念誌 1896～1996、平８
昭和医学専門学校十年記念誌、昭13
昭和大学50年の歩み（写真集）、昭53
昭和大学五十年史、昭55
昭和大学藤が丘病院10周年記念誌、昭60／開院20周年記念誌、平７
信州大学医学部25年史、昭44／50年史、平６
聖路加看護大学50年史、昭45／聖路加看護大学の70年、平２／聖路加看護大学のあゆみ、平22
千葉大学医学部八十五年史、昭39／百周年記念誌、昭53
千葉大学五十年史、平11
鶴見大学歯学部創立十周年記念誌、昭54／二十周年記念誌、平２
東京医科歯科大学創立五十年記念誌、昭53
東京医科歯科大学医学部50年史、平９
東京医科歯科大学医学部神経精神医学教室40年のあゆみ、昭58
東京医科大学五十年史、昭46
東京歯科大学百年史、平３
東京慈恵会医科大学八十五年史、昭40
慈恵看護教育百年史、昭59
東京女子医科大学小史—六十五年の歩み、昭42／八十年史、昭55
東京女子医科大学百年史、平12
東京女子医科大学附属消化器病センター30周年記念誌、平７
東京大学百年史 部局史2、3、資料3、東京大学出版会、昭61、昭62
東京大学医学部百年史、昭42
東京大学医学部生化学教室創設百周年記念誌、平９
東京大学医学部病理学教室百周年記念誌、平２
東京帝国大学医学部法医学教室五十三年史、昭18
東京大学医学部・医学部附属病院１５０年史、平23
東京大学医学部附属病院分院のあゆみ、平13
東京大学医学部内科物理療法学教室50年史、昭41
東大小児科の百年、平元
東大小児科の生い立ち、昭34
東京大学精神医学教室１２０年、新興医学出版社、平19
東京大学第一外科開講百年記念誌、平５
東京大学医学部外科学第二講座百年のあゆみ、平５
東京大学整形外科学教室百年史、平20
東京大学医学部眼科学教室百年史、平元
東京大学医学部泌尿器科学講座五十年史、昭53／七十五年史、平14
東京大学医学部音声・言語医学研究施設のあゆみ 創立二十周年にあたり（1965～1985）、昭60
分院泌尿器科の五十年（東京大学医学部附属病院分院泌尿器科）、平８
（東京大学）伝染病研究所・医科学研究所の１００年、平４
（東京大学）伝染病研究所—近代医学開拓の道のり（小高健著）、学会出版センター、平４
東北大学抗酸菌病研究所創立50周年記念誌、平５
東北大学百年史５（部局史２）、平17
東邦大学50年史、昭53
徳島大学五十年史、平12
獨協医科大学創立十周年記念誌、昭58
飛鳥—目で見る鳥取大学医学部50年の歩み、平７
富山医科薬科大学開学三十周年記念誌、平18
長崎医学百年史（長崎大学医学部）、昭36
長崎大学三十五年史、昭59／五十年史、平11
長崎大学医学部創立百五十周年記念誌、平21
名古屋市立大学20年の歩み、昭45／50年の歩み、平13
名古屋市立大学医学部創立40周年記念誌、昭61
名古屋大学五十年史 通史1、部局史1、平元
名古屋大学医学部九十年史、昭36

奈良県立医科大学五十年史、平7
新潟大学二十五年史 総編、昭49／部局編、昭55
新潟大学医学部七十五年史上巻・下巻、平6
日本医科大学八十周年記念誌、昭58
日本歯科大学60周年誌、昭46
日本赤十字中央女子短期大学90年史、昭55
日本大学百年史 全5巻、平9～平18
日本大学医学部50年史、昭52
日本大学歯学部六十年史、昭54
浜松医科大学開学三十周年記念誌、平16
兵庫医科大学開学25周年記念誌、平9
弘前大学医学部三十年史、昭51／五十年史、平6
広島大学五十年史 通史編、平19／資料編上・下、平15
広島大学医学部三十年史、昭50
星薬科大学八十年史、平3
北海道大学創基八十年史、昭40
北海道医学教育史攷(小竹英夫著)、北海道出版企画センター、平15
北大百年史 部局編、昭55
北大百二十五年史、平15
北大医学部五十年史、昭49／九十年史、平23
北大医学部90年(写真集)、平22
北海道大学医学部附属病院創立75周年記念誌、平9
北大専門部史誌―終校35周年記念、北医会、昭61
三重大学五十年史、平11
宮崎医科大学開学十周年記念誌、昭60／20年の歩み、平6
山口大学三十年史、昭57／50周年記念誌、平11
山口大学医学部創立三十周年記念誌、昭50／50周年記念誌、平7
かもめ50―横浜市立大学医学部創立50周年記念誌、平6
陸軍軍医学校五十年史、昭11
和歌山県立医科大学四十年の歩み、昭63

Ⅳ. 研究所史誌

愛知県がんセンター二十周年記念誌、昭59／40周年記念誌、平17
癌研究会七十五年史、平元／百年史、平20
北里研究所五十年誌、昭41／七十五年誌、平4
(結核予防会)創立二十周年小史、昭34
国立栄養研究所創立50周年記念誌、昭48
感染研(国立感染症研究所)60年史、平20
国立がんセンター20周年記念誌、昭58／40周年記念誌、平14
国立公衆衛生院創立五十周年記念誌、昭63
記念誌「しろがね」―国立公衆衛生院64年の軌跡、平14
国立循環器病センター創立二十周年記念誌、平10／30周年記念誌、平20
(国立精神衛生研究所)創立30周年記念誌、昭58
予研(国立予防衛生研究所)二十年の歩み、昭42／国立予防衛生研究所創立30周年の歩み、昭52／予研40年の歩み 1947～1987、昭63／予研五十年誌 1947～1997、平9
上海自然科学研究所十周年記念誌、昭17
人口問題研究所創立五十周年記念誌、平元
体育研究所概要、昭14
東京都監察医務院50年史、平10
労働科学研究所60年史話―創立60周年記念、昭56

Ⅴ. 病院史誌

財団法人泉橋慈善病院三十年略史、昭14
大阪回生病院沿革史(和田英太郎編)、大13
公立学校共済組合関東中央病院弐拾年のあゆみ、昭48／40年のあゆみ、平5
駒込病院百年史、昭58
国立京都病院20年の歩み、昭40／30年の歩み、昭50／50年のあゆみ、平8

国立病院十年の歩み(厚生省医務局編)、昭30
国立駿河療養所開所30年記念誌、昭50／開所40年記念誌、昭60／開所50年記念誌、平7／60周年記念誌、平17
国立療養所多磨全生園創立50周年記念誌、昭34／創立60周年記念誌、昭44
長島愛生園30年の歩み、昭36
(国立療養所長島愛生園)創立五十周年記念誌、昭56／創立70周年記念誌、平12／創立80周年記念誌、平23
京都第一赤十字病院創立70周年記念誌、平17
好生館史―好生館改築記念誌、佐賀県立病院好生館、昭54
佐々木研究所附属杏雲堂病院百年史、昭58
賛育会の七十五年、平6
三楽病院三十年史、昭38／五十年史、昭63
日に新たなり―社会保険小倉記念病院50周年記念誌、平10
順天堂百五十年史(松本本松)、東京医事新誌局、昭34
順天堂史 上巻、昭55／下巻、平8
市立札幌病院史(昭4)／90年史、昭35／百年史、昭47／百三十年史、平11
聖路加国際病院100年史、平14
東京厚生年金病院50年史、平14
東京逓信病院五十年史、昭63
(東京都立荏原病院)創立50周年記念事業概要、昭60
東京都立荏原病院100周年記念、平10
都立台東病院のあしあと―吉原病院から台東病院休止まで 1911～1996年、平8
東京都立広尾病院100年の歩み―100周年記念誌、平7
東京都立松沢病院七十五年略史(林暲編)、昭29
松沢病院九〇年略史稿(精神医療史研究会編)、昭47
松沢病院120年年表、平13
私説松沢病院史(岡田靖雄著)、岩崎学術出版社、昭56
松沢病院を支えた人たち(宮内充編著)、昭60
日本赤十字社医療センター百年の歩み、平3
白十字会80年史、平2
函館病院120年史―市立函館病院60年・高等看護学院30年・準看護学院25年(橋本昌武編)、昭57
三井記念病院―百年のあゆみ、平21
大阪市立桃山病院創立五十年記念誌、昭12／創立七十周年記念誌、昭32／100年史、昭62
桃山病院と共に50年(熊谷謙三郎編)、昭48
山梨県立中央病院史、昭57

VI. 学会・協会・財団・医師会史誌

看護婦養成史料稿(日本赤十字社編)、昭2／復刻版、平19
呼吸器学100年史―21世紀へのメッセージ、日本呼吸器学会、平15
小児科学会の百年、日本小児科学会、平9
創立90年記念誌、性の健康医学財団、平22
創立五十周年誌 藤楓協会、平19
日本医師会創立記念誌―戦後五十年のあゆみ、平9
日本医史学会総会百回記念誌、平12
日本解剖学会九十年史、昭61
日本解剖学会百年のあゆみ、平7
日本解剖学会教室史、平7
日本眼科の歴史 大正・昭和(前)篇(日本眼科学会百周年記念誌第2巻)、日本眼科学会、平9
日本眼科医会四十年史、昭49／創立八十周年記念誌、平22
日本外科学会100年誌、平12
日本耳鼻咽喉科史、日本耳鼻咽喉学会、昭58
日本耳鼻咽喉科学会百年史、平5
日本女医史(秋山龍三著、日本女医会編)、昭37
日本女医史 追補(日本女医会編)、平3
日本女医会百年史、平14

60年の歩み、日本助産婦会、昭63
創立70周年記念誌―この10年間の軌跡、日本助産婦会、平10
糖尿病学の変遷を見つめて―日本糖尿病学会50年の歴史、平20
日本神経学会50年の歩み、平22
日本生理学教室史 上巻、昭58／下巻、昭63
日本病理学会50年史 上・下巻、南山堂、昭39～41
創立百年記念日本薬剤師会史、平6
日本薬理学会五十年誌、昭52
日本臨床検査医学会50周年記念史、平14

VII. 医学雑誌、学会・研究会機関誌（発行所）

アレルギー（日本アレルギー学会）
医学史研究（医学史研究会）
解剖学雑誌（日本解剖学会）
看護歴史研究（看護史研究会）
生化学（日本生化学会）
整形外科（南江堂）
蛋白質・核酸・酵素（共立出版）
東京医事新誌（東京医事新誌局）
日本医史学雑誌（日本医史学会）
日本医事新報（週刊：日本医事新報社）
日本医事年鑑（年刊：日本医事新報社）
日本細菌学雑誌（日本細菌学会）
日本小児外科学会雑誌（日本小児外科学会）
日本病跡学雑誌（日本病跡学会）

VIII. その他の参考文献

医界風土記（日本医師会編）、思文閣出版、近畿篇、平5／北海道・東北篇、関東・甲信越篇、中部篇、中国・四国篇、九州・沖縄編、平6
医学者たちの一五〇年―名門医家四代の記（三浦義彰著）、平凡社、平8
医学書院40年史、昭59／50年史、平7
医書同業会八十周年誌、昭46／全国医書同業会九十周年誌、昭56／日本医書出版協会50年史、平23
医制百年史 記述編、資料編（厚生省医務局編）、昭51
医の系譜―緒方家五代―洪庵、惟準、銈次郎、準一、惟之（緒方惟之著）、燃焼社、平19
大森文子が見聞した看護の歴史（大森文子著）、日本看護協会出版会、平15
海軍医務・衛生史（小池猪一編著）第1～4巻、柳原書店、昭60～61
海軍軍医学校追想録（桜医会編）、平元
海軍奉仕五十年回顧録（高杉新一郎、有馬玄著）、有馬玄、昭51／続編（有馬玄著）、東京医事新誌局、昭36
科学者のあゆんだ道（日本科学者会議編）、水曜社、昭57
各種学校の歴史的研究―明治東京・私立学校の原風景（土方苑子編）、東京大学出版会、平20
目でみる金原の111年（金原創業111年記念会編纂）、金原出版、昭60
看護学生のための日本看護史（看護史研究会編）、医学書院、平元
看護史（系統看護学講座別巻、杉田暉道他著）、医学書院、平17
看護史の人びと（雪永政枝著）、メヂカルフレンド社、第1集・第2集、昭45／第3集、昭54
京都の医学史（京都府医師会医学史編纂室）、思文閣出版、昭55
北里柴三郎とその一門（長木大三著）、慶応通信、平元
近代医療のあけぼの―幕末・明治の医事制度（青柳精一著）、思文閣出版、平23
近代日本海外留学生史 上・下（渡辺実著）、講談社、昭52、53
近代日本海外留学の目的変容―文部省留学生の派遣実態について（辻直人著）、東信堂、平22
近代日本看護史（亀山美知子著）、ドメス出版、1、昭58／2、昭59／3～4、昭60
近代日本の科学者 第1～4巻、人文閣、昭17

近代日本高等教育体制の黎明(田中智子著)、思文閣出版、平24
厚生省五十年史 記述編、資料編、昭63
コスモスの花陰で—らい医療にたずさわった女医達の記録(東京女子医科大学皮膚科学教室編)、平2
島津製作所百十年史、昭60
資料にみる日本看護教育史(平尾真智子著)、看護の科学社、平11
新編・医学史探訪—医学を変えた巨人たち(二宮睦雄著)、医歯薬出版、平18
精神医療の歴史(臨床精神医学講座S1巻、松下正明他編)、中山書店、平11
駐在保健婦の時代 1942-1997(木村哲也著)、医学書院、平24
超音波医学の先駆者たち—日本の黎明期を支えた人々(千田彰一編)、日経メディカル開発、平14
鉄門倶楽部創立百周年記念誌、東京大学医学部鉄門倶楽部、平11
同仁会診療防疫班(青木義勇著)、長崎大学医学部細菌学教室水曜会、昭50
内務省史全4巻(大霞会編)、地方財政協会、昭45～46
名古屋大学 歴代総長略伝—名大をひきいた人びと(名大史ブックレット13、堀田慎一郎著)、名古屋大学大学文書資料室、平21
日本近代医学史(小高健著)、考古堂書店、平23
日本近代医学のあけぼの—維新政権と医学教育(神谷昭典著)、医療図書出版社、昭54
日本近代医学の相剋—総力戦体制下の医学と医療(神谷昭典著)、医療図書出版社、平4
写真でみる日本近代看護の歴史—先駆者を訪ねて(高橋政子著)、医学書院、昭59
日本血液学の建設者(柴田昭著)、医薬ジャーナル社、平17
藤野・日本細菌学史(藤野恒三郎著)、近代出版、昭59
日本産科学史(緒方正清著)、洪庵記念会・科学書院、昭55
日本精神科医療史(岡田靖雄著)、医学書院、平14
日本赤十字看護教育のあゆみ—博愛社から日赤中央女子短大まで 写真記録(日赤中央女子短大史研究会編)、蒼生書房、昭63
日本の看護120年—歴史をつくるあなたへ(日本看護歴史学会編)、日本看護協会出版会、平20
日本における西洋医学の先駆者たち(バワース著)、慶應義塾大学出版会、平10
博愛の道 永遠なる歩み—フローレンス・ナイチンゲール記章に輝く人々(日本赤十字社看護師同方会編)、平18
病気の日本近代史—幕末から平成まで(秦郁彦著)、文藝春秋、平23
病理の百年を振り返って—広々とした病理学(菅野晴夫著)、第99回日本病理学会総会、平22
仏教と医療・福祉の近代史(中西直樹著)、法蔵館、平16
明治二十一年六月三日—鷗外「ベルリン写真」の謎を解く(山崎光夫著)、講談社、平24
名士の系譜—日本養子伝(新井えり著、集英社新書)、集英社、平21
名誉都民小伝(東京都編)、東京都、昭30
横切った流星—先駆的医師たちの軌跡(松木明知著)、メディサイエンス社、平2
陸軍衛生制度史(陸軍軍医団編)、大2／第2巻(陸軍軍医団編)、昭3／昭和編(陸上自衛隊衛生学校修親会編)、原書房、平2
労働と健康の歴史(労働科学叢書、三浦豊彦著)、労働科学研究所、第5巻、昭59／第6巻、平元
私の出会った名ドクター(水野肇著)、読売新聞社、平3

年表

明治5年12月3日(太陽暦6年1月1日)までは年月は太陰暦をもって記載し、以降は太陽暦をもって記載した。

慶応4年／明治元年(1868)

【社会】

▼鳥羽・伏見の戦い(1月、戊辰戦争開始、2年5月終結)

▼大政奉還(3月)

▼江戸城開城(4月)

▼江戸を東京と改称(7月)

▼明治と改元(9月8日)

【医事】

[軍事]

▼政府、横浜に軍陣病院設立(1月、院長ウィリス、戊辰戦争の負傷者収容)

▼横浜軍陣病院を東京に移転、大病院と称し、医学所の所属とする(9月)

[医療行政]

▼太政官、西洋医学採用を許可(3月)

▼緒方惟準、典薬寮医師に採用(9月、西洋医術採用を公認)

▼太政官、医業取締と医学振興に関する布達(12月)

[医育機関]

▼新政府、旧幕府の医学所復興(6月、頭取 林洞海)→医学校兼病院(2年2月)→大学東校(2年12月)→東校(4年7月)→第一大学区医学校(5年8月)→東京医学校(7年5月)→東京大学医学部(第1次、10年4月)→帝国大学医科大学(19年3月)→東京帝国大学医科大学(30年6月)→東京帝国大学医学部(大正8年4月)→東京大学医学部(昭和22年10月)

▼長崎府医学校・病院(長崎精得館改編、10月、頭取 長与専斎)→長崎県病院医学校(2年7月)→第六大学区医学校(5年8月)→第五大学区医学校(6年10月)→長崎医学校(7年1月)→廃止(10月)

[医療施設]

▼箱館府設置、箱館医学所を箱館府民政方病院と改称(4月)→官立函館病院(2年9月)→大学東校所轄函館病院(3年10月)→官立函館病院(4年11月)→廃止(13年11月)→公立函館病院(14年7月)→県立函館病院(17年9月)→庁立函館病院(19年3月)→公立函館病院(23年4月)→区立函館病院(32年10月)→焼失(33年5月)→(再興)区立函館病院(38年11月)→焼失(40年8月)→(再築)区立函館病院(42年7月)→市立函館病院(大正11年8月)

▼ヘッシング(独、近代整形外科の祖)、ゲッチンゲンに整形外科病院開設

【医学】

▼ミシェル(瑞) 核酸を発見

▼パストゥール(仏) 低温滅菌法を開発

明治2年(1869)

【社会】

▼東京遷都(3月)

▼五稜郭開城(5月、戊辰戦争終結)

▼(米)大陸横断鉄道開通(5月)

▼(埃・仏)スエズ運河開通(11月)

▼東京・横浜間、電信開通(12月)

【医事】

▼(英)ネイチャー創刊

[医育機関]

▼医学校兼病院開設(医学所と大病院合併改称、2月)→大学東校(12月)

▼大阪・大福寺に仮病院設立(2月)→大阪府病院(7月)→大阪府医学校開校(9月)→大阪医学校(大学直轄、3年2月)→第四大学区医学校(5年8月)→廃止(9月)

▼薩摩藩医学校・病院設立(3月)→医学校長兼病院長にウィリスが就任(12月)→県立鹿児島医学校・附属病院設立(13年6月)→廃止(21年3月)

▼長崎県病院医学校(長崎府医学校・病院改称、7月)

[医療施設]

▼官立函館病院(箱館府民政方病院改称、9月)

【医学】

▼ランゲルハンス(独) 膵臓のランゲルハンス島細胞を記載

▼シモン(独) 初めて腎摘出術に成功

明治3年(1870)

【社会】

▼イタリア統一完成(ローマ教皇領併合、10月)

▼太政官布告 海外留学生規則(12月)

→文部省外国留学生規程(25年11月)→文部省在外研究員規程(大正9年9月)→在外研究員規程(11年1月)

【医事】

▼政府、ドイツ医学の採用を決定、大学東校教師にドイツ人医師招聘の交渉開始(2月)

[医育機関]

▼政府、大阪府医学校を大学の直轄とし、大阪医学校と改称(2月)

▼金沢藩医学館設置(2月)→金沢県医学館(4年7月)→私立金沢医学館(5年4月)→石川県金沢病院(8年8月)→金沢医学所(9年8月)→金沢医学校(12年11月)→石川県甲種医学校(17年3月)→廃止(21年3月)

▼岡山藩医学館設置(4月)→岡山藩医学所(5年1月)→閉鎖(2月)→再興(4月)→医学教場(7月)→岡山県医学校(13年9月)→廃止(21年3月)

[医療施設]

▼大学東校所轄函館病院(官立函館病院移管、道内各地の病院を統轄、10月)

【医学】

▼フリッチュ(独)、ヒッチヒ(独) 大脳皮質に運動中枢を発見

▼オールバット(英) 近代的臨床体温計を導入

明治4年(1871)

【社会】

▼郵便規則制定(東京・大阪間に郵便業務開始、1月)

▼ドイツ帝国成立(独、3月)

▼新貨条例制定(5月)

▼パリ・コミューン(仏、5月)

▼廃藩置県通達(7月)

▼文部省設置(大学廃止、7月)→文部科学省(平成13年1月)

▼岩倉使節団、米欧回覧のため出発(11月、長与専斎随行)→6年9月帰国

【医事】

[軍事]

▼兵部省に軍医寮設置(7月、陸軍軍医制度の確立、軍医頭 松本順)→陸軍省所管(5年2月)→軍医寮廃止・本病院軍医部(6年5月)→軍医本部(12年10月)→医務局(19年2月)→廃止(昭和20年11月)

[医療行政]

▼(英)強制種痘法施行

[医育機関]

▼名古屋藩、仮病院・仮医学校設置(5月、専任教師 張三石)→仮病院閉鎖(5年2月)、仮医学校閉鎖(8月)→義病院開設(4月)→仮病院復興(6年5月)、医学講習場開設(11月)→愛知県病院(病院名称変更、8年1月)→愛知県公立病院医学講習場(9年4月)→愛知県公立医学所(9年6月)→愛知医学校(14年10月)→(甲種 16年1月)→愛知県立医学校(34年8月)→愛知県立医学専門学校(36年7月)→県立愛知医科大学(大正9年7月)→官立名古屋医科大学(昭和6年5月)→名古屋帝国大学医学部(14年4月)→名古屋大学医学部(22年10月)

▼東校(大学東校改称、7月)

▼金沢県医学館(医学館改称、7月)

[医療施設]

▼官立函館病院(大学東校より開拓使へ移管、11月)

【医学】

▼ボウディッチ(米) 心臓収縮の悉無律を発見

明治5年(1872)

【社会】

▼人口3481万人(内務省調査)

▼文部省、学制施行(8月)→廃止・教育令制定(12年12月)

▼品川・横浜鉄道仮営業(5月)、新橋・横浜開通(9月)

▼太陽暦採用(太陰暦5年12月3日は太陽暦6年1月1日となる)

【医事】

[軍事]

▼兵制改革(兵部省廃止、陸軍省、海軍省設置、軍医寮は陸軍省所管、海軍病院は海軍省所管 2月)

[医療行政]

▼文部省に医務課設置(7月)→内務省(8年6月)→厚生省(昭和13年1月)→厚生労働省(平成13年1月)

[医育機関]

▼岡山藩医学所(岡山藩医学館改称、1月)

▼名古屋藩仮病院閉鎖(2月)、仮医学校閉鎖(8月)→義病院開設(4月)

▼私立金沢医学館(金沢県医学館移管、4月)

▼第一大学区医学校(東校改称、8月)

▼第四大学区医学校(大阪医学校改称、8月)→廃止(9月)

▼第六大学区医学校(長崎県病院医学校改称、8月)

▼京都療病院開設、京都療病院生徒条例制定(医学教育の開始、11月)→京都療病院医学校(12年8月)→京都府医学校(14年7月)→京都府医学校(甲種 15年11月)→京都府立医学校(34年9月)→京都府立医学専門学校(36年6月)→京都府立医科大学(大正10年10月)

[学会]

▼ランゲンベック(独)、ドイツ外科学

会創設

明治6年(1873)

【社会】

▶徴兵令制定(1月)→兵役法(昭和2年4月)→廃止(20年11月)

▶地租改正法制定(6月、7年より着手)

▶内務省設置(11月)→廃止(昭和22年12月)

【医事】

[軍事]

▶陸軍、軍医寮廃止のため本病院軍医部が所管(5月)

[医療行政]

▶文部省医務課、医務局に昇格(3月、初代局長 相良知安)

▶長与専斎、文部省医務局長に就任(6月)

▶東京府、娼妓の梅毒検査を制度化(貸座敷渡世規則・娼妓規則・芸妓規則、6月)

[医育機関]

▶名古屋・義病院閉鎖(2月)→仮病院復興(8月)、医学講習場開設(11月)

▶第五大学区医学校(第六大学区医学校改称、4月)

▶第一大学区医学校に製薬教場設置(製薬学教育の開始、7月、9月開校)→東京医学校製薬学科(7年5月)→東京大学医学部製薬学科(10年4月)→帝国大学医科大学薬学科(19年3月)→東京帝国大学医科大学薬学科(30年6月)→東京帝国大学医学部薬学科(大正8年4月)→東京大学医学部薬学科(昭和22年10月)→東京大学薬学部(33年3月)

[医療施設]

▶順天堂、佐倉より下谷練塀町に移転(2月)→湯島・本郷に移転(8年5月)

【医学】

▶エスマルヒ(独) 人工駆血法を発表

▶オーベルマイヤー(独) 回帰熱スピロヘータ発見

▶ゴルジ(伊) 銀塩を用いた細胞染色法を発見(→1906年ノーベル生理学・医学賞)

▶ハンセン(諾) らい菌発見

明治7年(1874)

【社会】

▶佐賀の乱(2月~3月)

▶台湾出兵(4月~12月)

【医事】

▶東京司薬場設立(3月、文部省所管、輸入薬を検査)→内務省衛生局東京試験所(16年5月)→東京衛生試験所(20年5月)→厚生省所管(昭和13年1月)→国立衛生試験所(24年6月)→国立医薬品食品衛生研究所(平成9年7月)

[医療行政]

▶医制(医療の基本法)公布、文部省より東京(8月)・京都・大阪(9月)3府に布達(国家試験による医師の開業許可制の採用、ただし、従来開業の医師は試験を要せずに開業免許を受け開業可とする)

[医育機関]

▶長崎医学校(第五大学区医学校改称、1月)→廃止(10月)

▶東京医学校(第一大学区医学校改称、5月)

▶東京医学校製薬学科(第一大学区医学校製薬教場改称、5月)

▶共立病院開設(千葉町、7月)→公立千葉病院と改称、医学教場を附設(9年6月、教頭 浅川岩瀬)→県立千葉医学校(甲種、15年10月)→第一高等中学校医学部(官立移管、21年9月)→第一高等学校医学部(27年9月)→千葉医科専門学校(34年4月)→千葉医科大学(大正12年4月)→千葉大学医学部(昭和24年5月)

▶長崎医学校廃止、(台湾)蕃地事務(支)局(兵員)病院に移管(10月)→長崎病院(8年4月)→長崎病院医学場(9年6月)→長崎医学校(10年12月)→甲種長崎医学校(15年5月)→廃止(21年3月)

【医学】

▶クローグ(丁) 毛細血管は体の各部で血液の流れを制御していることを発見

▶クスマウル(独) 糖尿病性昏睡、クスマウル呼吸を記載

▶ティールシュ(独) 植皮術を提唱

明治8年(1875)

【社会】

▶日露、千島樺太交換条約に調印(5月)

▶メートル法条約締結(5月、9年1月施行)

▶東京気象台創設(内務省所管、6月)→中央気象台(20年1月)→(文部省移管、28年4月)→(運輸通信省移管、昭和18年11月)→気象庁(31年7月)

▶度量衡取締条例(8月)→度量衡法(24年3月)

▶江華島事件(9月)

【医事】

[医療行政]

▶衛生行政事務を文部省から内務省第7局に移管(6月)、衛生局と改称(7月)

[医育機関]

▶愛知県病院(名古屋・仮病院改称、1月)

- ▾長崎病院［（台湾）蕃地事務（支）局（兵員）病院を長崎県に移管、4月］
- ▾東京医学校に通学生教場設置（5月）→別課と改称（13年5月）→廃止（18年4月募集停止）
- ▾石川県金沢病院（私立金沢医学館移管、8月）

［医療施設］
- ▾京都癲狂院開設（わが国最初の公立精神病院、7月）→廃止（15年10月）

【医学】
- ▾ペアン（独）止血鉗子創製
- ▾カートン（英）脳波の最初の報告

明治9年（1876）

【社会】
- ▾神風連の乱（10月）、秋月の乱（10月）、萩の乱（10月〜11月）

【医事】

［医療行政］
- ▾内務省、医制を全国に及ぼす。各県は県規則により「医師開業試験」を実施
- ▾内務省、病院設立者の種別により呼称を明確にするよう通牒
- ▾天然痘予防規則制定（強制種痘を初めて規定 5月）

［医育機関］
- ▾愛知県公立病院医学講習場（愛知県病院医学講習場改称、4月）→愛知県公立医学所（6月）
- ▾長谷川泰、私立医学校「済生学舎（医師開業試験予備校）」開設（4月）→廃止（36年8月）
- ▾長崎病院医学場開設（長崎病院改称、6月）
- ▾金沢医学所（金沢病院医育部門改称、8月）
- ▾公立千葉病院（共立病院改称）、医学教場を附設（6月）

［医療施設］
- ▾東京医学校本郷病院業務開始（12月）→神田和泉町に附属医院開院（大病院跡）、本郷の附属医院を第一医院、神田和泉町の附属医院を第二医院とする（11年11月）→帝国大学医科大学附属医院（26年9月）→東京帝国大学医科大学附属医院（30年6月）→東京帝国大学医学部附属医院（大正8年4月）→東京帝国大学医学部附属病院（昭和22年8月）→東京大学医学部附属病院（10月）
- ▾（米）ジョンズ・ホプキンズ大創立

【医学】
- ▾コッホ（独）炭疽菌の病原性を確定
- ▾キューネ（独）膵液より酵素トリプシンを発見
- ▾ツェルニー（独）外鼠径ヘルニア根治手術法創始、食道切除術に成功
- ▾バンクロフト（英）象皮病のバンクロフト糸状虫を発見
- ▾ポロ（伊）子宮全摘出術を実施

明治10年（1877）

【社会】
- ▾西南の役（2月〜9月）
- ▾東京大学創立（東京医学校・開成学校合併、4月）

【医事】
- ▾東京医事新誌創刊（わが国初の週刊医学雑誌、2月、主幹 太田雄寧）→日本医学及び健康保険（東京医事新誌・健康保険医報合同、昭和15年8月）→日本医学（19年1月）→東京医事新誌復刊（23年1月）→廃刊（35年12月最終号）
- ▾佐野常民、博愛社設立（5月）→日本赤十字社（20年5月）

［医療行政］
- ▾毒薬劇薬取扱規則制定（毒薬19種、劇薬46種、2月）→薬品取締規則（13年1月）

［医育機関］
- ▾東京大学医学部（東京医学校改称、4月、初代医学部綜理 池田謙斎）
- ▾東京大学医学部製薬学科（東京医学校製薬学校改称、4月）
- ▾長崎医学校（長崎病院医学場改称、12月）

【医学】
- ▾ベルクマン（独）昇汞による消毒法を開発

明治11年（1878）

【社会】
- ▾ファーブル（仏）『昆虫記』発表

【医事】
- ▾京都府、京都盲唖院開設（わが国最初の盲唖学校 5月）

［医育機関］
- ▾愛知県公立医学校（愛知県公立医学所改称、4月）

［医療施設］
- ▾宮内省、東京府に委託、神田神保町に脚気病院設立（7月）→廃止（15年6月）
- ▾東京大学、神田和泉橋に医学部附属医院開設（大病院跡地、通学生の臨床教育用）、附属第二医院とする（11月）→焼失・廃止（25年2月）

【医学】
- ▾コッホ（独）破傷風菌を発見
- ▾エールリッヒ（独）アニリンを使用、細菌の染色法を発明
- ▾フォルクマン（独）直腸癌を初めて切除
- ▾ベール（仏）潜函病を発見
- ▾ペアン（仏）胃癌を初めて切除
- ▾ビグロー（米）膀胱砕石術を創始

明治12年(1879)

【社会】

▼東京学士会院創立(1月)→帝国学士院(39年6月)→日本学士院(昭和22年12月)

▼琉球藩廃止(琉球処分)、沖縄県設置(4月)

▼教育令公布(9月、学制廃止)

【医事】

▼コレラ大流行(患者16万2637人、死者10万5786人)

【軍事】

▼陸軍、軍医本部設置(10月)

【医療行政】

▼内務省、「医師試験規則」を各県に通達、全国統一の試験を実施(官立または欧米の大学にて医学卒業証書を得た者は無試験、2月)

▼内務省、中央衛生会設置(7月、コレラ流行に対する対策協議機関として設置、恒久的機関として地方衛生会を設置)

[医育機関]

▼大阪公立病院開設(大阪府病院改称)・教授局設置(4月)→府立大阪医学校(13年3月)→(甲種 15年5月)→大阪医学校(21年1月)→大阪府立医学校(34年6月)→大阪府立高等医学校(36年9月)→府立大阪医科大学(大正4年10月)→大阪医科大学(8年11月)→大阪帝国大学医学部(昭和6年5月)→大阪大学医学部(22年10月)

▼京都療病院医学校(京都療病院生徒改称、8月)

▼東京大学医学部第1回卒業(18名、10月)

▼金沢医学校(金沢医学所改称、11月)

[医療施設]

▼東京府、癲狂院設立(7月、院長 長谷川泰)→東京府巣鴨病院(22年3月)→東京府立松沢病院(大正8年10月)→東京都立松沢病院(昭和18年7月)

▼東京本所に常設の虎列剌避病院開設(わが国最初の伝染病院、8月)

[医師会]

▼漢方医団体「温知会」を結成(3月)

【医学】

▼パストゥール(仏) ニワトリコレラ菌の研究から弱毒化菌による免疫現象を発見

▼ヴント(独) 心理学の講座をライプチヒで初めて開講

▼ナイセル(独) 淋菌を発見

▼ニッツェ(独) 膀胱鏡開発

▼ビアード(米)「神経衰弱」の病名を提唱

▼ミューレル(英) 狭心症治療にニトログリセリンを導入

▼エストランデル(芬) 慢性膿胸に対して胸郭成形術を創案

明治13年(1880)

【社会】

▼横浜正金銀行設立(2月)

▼宮内省式部寮雅楽課(林広守)「君が代」を作曲(10月)

【医事】

[医療行政]

▼伝染病予防規則制定(コレラ、腸チフス、赤痢、ジフテリア、発疹チフス、痘瘡の6種を法定伝染病とする、7月)→伝染病予防法(30年4月)→感染症の予防及び感染症の患者に対する医療に関する法律(公布 平成10年10月、施行11年4月)

[医育機関]

▼府立大阪医学校(大阪公立病院教授局独立)、大阪公立病院を府立大阪病院と改称(3月)

▼岡山医学校(医学教場改称、9月)

[学会]

▼日本薬学会設立(4月)→薬学会(14年2月)→東京薬学会(18年3月)→日本薬学会(25年1月)→日本薬剤師協会学術部(昭和23年5月)→日本薬学会(25年4月)

[医療施設]

▼警視庁黴毒病院設置(麹町・本郷、3月)→廃止(22年6月)

▼官立函館病院廃止(開拓使廃止のため、11月)

【医学】

▼ラヴラン(仏) マラリア原虫発見(→1907年ノーベル生理学・医学賞)

▼エーベルト(独) 腸チフス菌発見

▼ミクリッツ-ラデッキ(独) 胃鏡開発

明治14年(1881)

【社会】

▼国会開設の詔(10月)

【医事】

[医育機関]

▼高木兼寛、成医会講習所開設(医師試験受験予備校、5月)→成医学校(23年1月)→東京慈恵医院医学校(24年9月)→私立東京慈恵医院医学専門学校(36年6月)→東京慈恵会医院医学専門学校(41年5月)→東京慈恵会医科大学(大正10年10月)

▼京都府医学校(京都療病院医学校、療病院から独立改称、7月)

▼愛知病院(愛知県公立病院改称、9月)・愛知医学校開設(愛知県公立医学校改称、10月)

[学会・研究会]

▼薬学会(日本薬学会改称、2月)

[医療施設]
▼公立函館病院(函館県設置による、7月)

【医学】
▼菅之芳(岡山) 岡山にて肺ジストマ発見
▼フィンレー(玖) 蚊が黄熱病を媒介すると示唆
▼クレブス(独) 腸チフス菌を同定(エーベルトと別に)
▼パストゥール(仏) 炭疽菌ワクチンの開発に成功
▼ヘス(瑞) イヌやネコを使って脳の特定部位を刺激する技術によって脳のいろいろな部位を特定
▼エールリッヒ(独) メチレンブルーを用いて生体染色に成功
▼コッホ(独) 細菌の純培養法を発明
▼ビルロート(墺) 幽門癌患者の胃切除術に成功
▼ランデラー(独) 静脈内注射に成功

明治15年(1882)

【社会】
▼壬午の変(朝鮮兵反乱、日本公使館襲撃、7月~8月)
▼日本銀行創立(10月)

【医事】
[医育機関]
▼医学校通則制定(5月) 医学校を、甲種(修学年限4年以上)、乙種(修学年限3年)に分ける(甲種医学校認可)。17年より甲種医学校卒業生は医師試験を経ず医師免許を授与
▼長崎医学校(甲種、5月)→廃止(21年3月)
▼府立大阪医学校(甲種、5月)
▼県立千葉医学校(甲種、10月)→廃止(21年9月)
▼京都府医学校(甲種、11月)

[医療施設]
▼杏雲堂医院開院(6月、院長 佐々木東洋)→佐々木研究所附属杏雲堂医院(昭和3年12月)→佐々木研究所附属杏雲堂病院(32年11月)

【医学】
▼エールリッヒ(独) 腸チフス診断のためのジアゾ反応を開発
▼コッホ(独) 結核菌発見(12月、→1905年ノーベル生理学・医学賞)
▼ランゲンベック(独) 初めて胆嚢摘出術に成功
▼フォルラニーニ(伊) 肺結核治療に人工気胸術を開発
▼リンゲル(英) 血液代用液(リンゲル液)を創製(カエルの心臓の還流実験に使用)

明治16年(1883)

【社会】
▼鹿鳴館開館式(11月)

【医事】
[医療行政]
▼医師免許規則、医術開業試験規則公布(10月、17年1月施行、官立・府県立医学校卒業生は無試験にて医師免許、医術開業試験規則受験者は修学の履歴書必要、医籍登録を内務省で行う)
▼(独)ドイツ連邦疾病保険法制定(強制加入)

[医育機関]
(甲種医学校認可)
▼愛知医学校(1月)
▼宮城医学校(3月)→廃止(21年3月)
▼和歌山県医学校(3月)→廃止(20年3月)
▼熊本県医学校(3月)→廃止(21年3月)
▼三重県医学校(6月)→廃止(19年3月)
▼福岡医学校(6月)→廃止(21年3月)
▼徳島医学校(6月)→廃止(19年12月)
▼新潟医学校(8月)→廃止(21年3月)
▼秋田医学校(8月)→廃止(20年3月)
▼岡山県医学校(8月)→廃止(21年3月)

[学会]
▼大日本私立衛生会設立(5月、会頭 佐野常民、副会頭 長与専斎)→日本衛生会(昭和6年12月)→日本公衆衛生協会(26年1月)

[医療施設]
▼(米)メイヨー・クリニック開設

【医学】
▼クレブス(独) ジフテリア菌発見
▼コッヘル(瑞) 甲状腺の機能について報告(→1909年ノーベル生理学・医学賞)
▼ゴルジ(伊) 神経系細胞の一つのゴルジ細胞を発見(→1906年ノーベル生理学・医学賞)
▼バンチ(伊) バンチ病を発見
▼メチニコフ(露) 食細胞・食作用を発見(→1908年ノーベル生理学・医学賞)

明治17年(1884)

【社会】
▼墓地及埋葬取締規則公布(墓地行政の基本、10月)→廃止・墓地、埋葬等に関する法律(昭和23年5月公布、6月施行)
▼秩父事件(埼玉県秩父郡農民の武装蜂起事件、10月~11月)

【医事】
▼荻野吟子、医術開業試験(前期)合格女医第1号(9月)

[軍事]
▼海軍省軍医本部設置(10月)→衛生部(19年1月)→中央衛生会議(22年4月)→衛生会議(26年5月)→医務局(30年4月)→廃止(昭和20年11月)

[医育機関]
▼看護婦リード女史(米)、招聘先の有志共立東京病院において、看護法の講義開始(わが国の看護法の教育の初め、9月)
(甲種医学校認可)
▼石川県甲種医学校(3月)→廃止(21年3月)
▼広島病院附属医学校(3月)→廃止(19年3月)
▼福島医学校(5月)→廃止(20年3月)
▼大分県立医学校(7月)→廃止(21年3月)
▼岩手県医学校(8月)→廃止(19年3月)

[医療施設]
▼京都・岩倉村に私立岩倉癲狂院創立(8月)→岩倉精神病院(25年10月)→廃止(37年12月)→私立岩倉病院(38年1月)→廃止(昭和20年7月)
▼県立函館病院(名称変更、9月)

【医学】
▼高木兼寛(海軍) 海軍の食糧改革(兵食試験)を進め、脚気予防に成功
▼ニコライエル(独) 破傷風菌を発見
▼クレーデ(独) 新生児膿漏眼予防に硝酸銀液を点眼
▼デトワイラー(独) 肺結核の大気安静療法を提唱
▼フレンケル(独) 肺炎双球菌を発見
▼レフラー(独) ジフテリア菌の分離・培養に成功
▼ガフキー(独) チフス菌の培養に成功
▼コーラー(墺) 局所麻酔にコカインを使用
▼グラム(丁) グラム染色法を開発
▼スミス(米) 脳下垂体の機能を発見
▼ベネット、ゴドリー(英) 脳腫瘍の手術に成功

明治18年(1885)

【社会】
▼メートル法条約加盟(10月、メートル条約公布19年4月)
▼太政官制廃止、「内閣制度」創設(初代総理 伊藤博文)(12月)

【医事】
▼荻野吟子、医術開業試験(後期)合格(3月)、わが国最初の公許女医

[医療行政]
▼「種痘規則」制定(種痘医規則、天然痘予防規則廃止、11月、19年1月施行)

[医育機関]
▼沖縄県医院附属医学講習所開設(2月)→沖縄県病院附属医生教習所(22年4月)→廃止(45年3月)
▼東京大学医学部別課、製薬学科募集停止(4月)
(甲種医学校認可)
▼島根県医学校(7月)→廃止(19年11月)
▼順天堂医事研究会設立(1月)→(財団法人 昭和16年3月)→順天堂医学専門学校(18年12月)→順天堂医科大学(21年5月)→順天堂大学医学部(27年4月)

[学会]
▼東京薬学会(薬学会改称、3月)
▼東京医会設立(12月)

[医療施設]
▼トルードー(米)、アディロンダック・コテジ・サナトリウムを建設(米国最初の結核療養所)

【医学】
▼長井長義(東京大学) エフェドリンを発見
▼緒方正規(東京大学) 脚気病原菌発見と報告
▼大森正豊、池田陽一(福岡病院) 帝王切開に成功
▼ピエール(仏) 先端巨大症を記述
▼パストゥール(仏) 狂犬病ワクチンの開発に成功
▼エールリッヒ(独) 血液脳関門を発見
▼ハルステッド(米) コカインを用いて初めて「局所浸潤麻酔法」実施
▼コーニング(米) コカイン腰椎麻酔開始

明治19年(1886)

【社会】
▼各省官制を公布、内務省に県治、警保、土木、衛生、地理、社寺、会計の7局を設け、衛生局に衛生、医務の2課をおく(2月)
▼文部省設置(2月)→文部科学省(平成13年1月)
▼帝国大学設置(大学院と分科大学をもって構成、3月公布)→帝国大学を国立総合大学と改称(昭和22年9月公布、10月施行)→廃止・国立学校設置法(24年5月)
▼師範学校令公布(4月)→師範教育令公布(30年1月、4月施行)→学校教育法公布(昭和22年3月、4月施行)
▼小学校令公布(4月)→国民学校令公布(昭和16年3月、4月施行)→学校教

育法公布(22年3月、4月施行)
▼中学校令公布(4月)→中等学校令公布(昭和18年1月、4月施行)→学校教育法公布(昭和22年3月、4月施行)
▼万国赤十字条約加盟(6月、11月公布)

【医事】
▼宮内省侍医局設置(2月、長官 池田謙斎)
▼コレラ大流行(患者15万5923人、死者10万8405人)
▼腸チフス流行(患者6万6224人、死者3807人)
▼痘瘡流行(患者7万3337人、死者1万8678人)

[軍事]
▼陸軍、医務局(軍医本部改称、2月)、陸軍軍医学舎設立(6月、学舎長 緒方惟準)→陸軍軍医学校(21年12月)→廃止(昭和20年12月)
▼海軍、軍医本部を衛生部とし、海軍医学校令を公布(1月)→海軍軍医学校令(22年4月)

[医療行政]
▼日本薬局方制定(6月、20年7月施行)

[医育機関]
▼帝国大学医科大学(東京大学医学部改称、3月)

[医療施設]
▼庁立函館病院(県立函館病院改称、北海道庁設置のため、3月)
▼博愛社病院開院(11月、院長 橋本綱常)→日本赤十字社病院(20年5月)→臨時東京第一陸軍病院赤十字病院(昭和13年2月～20年9月)→日本赤十字社中央病院(昭和16年1月)→日本赤十字社医療センター(47年11月)

【医学】
▼(米)メイヨー・クリニック診療開始
▼フレンケル(独) 肺炎双球菌発見
▼ワイル(独) ワイル病を記載
▼シンメルブッシュ(独) 高圧蒸気滅菌器創製
▼ヒル(英) 血圧計を開発
▼ホースリー(英) 粘液水腫、クレチン病、手術後悪液質が甲状腺の機能低下によるものであることを報告
▼エイクマン(蘭) オランダ政府が東インド諸島に脚気の原因調査委員会を派遣、エイクマン助手として参加
▼ゴルジ(伊) ゴルジ装置発見(→1906年ノーベル生理学・医学賞)
▼アルトマン(独) ミトコンドリア発見

明治20年(1887)

【社会】
▼中央気象台(東京気象台改称、1月)
▼学位令(学位ハ博士及大博士ノ二等トスル、5月公布)→31年12月改正(学位ハ法学博士、医学博士、薬学博士、工学博士、文学博士、理学博士、農学博士、林学博士及獣医学博士ノ九種トス、12月公布→大正9年7月廃止)、大正9年学位令(学位ハ博士トス、博士ノ種類ハ大学ニ於テ之ヲ定メ文部大臣ノ認可ヲ受クヘシ、勅令、7月公布・施行)→廃止・学校教育法(昭和22年3月公布、4月施行)
▼横浜水道通水(わが国初の近代的水道、10月)

【医事】
▼日本赤十字社(博愛社改称、5月)

[軍事]
▼海軍海外留学生給与概則制定(5月)

[医療行政]
▼衛生試験所官制公布[5月、内務省衛生局東京試験所を東京衛生試験所と改称(所長 田原良純)、大阪試験所を大阪衛生試験所と改称(所長 桜井小平太)、6月、横浜試験所を横浜衛生試験所と改称(所長 辻岡良輔)]

[医育機関]
▼高等中学校に医学部設置[第一／千葉(9月、21年4月授業開始)、第二／仙台(8月、21年4月授業開始)、第三／岡山(8月、21年4月授業開始)、第四／金沢(8月、21年4月授業開始)、第五／長崎(8月、21年4月授業開始)]
▼第一高等中学校医学部(9月)→第一高等学校医学部(27年9月)→千葉医学専門学校(34年4月)→千葉医科大学(大正12年4月)→千葉大学医学部(昭和22年5月)
▼第二高等中学校医学部(8月)→第二高等学校医学部(27年9月)→仙台医学専門学校(34年4月)→東北帝国大学医学専門部(45年4月)→東北帝国大学医科大学(大正4年7月)→東北帝国大学医学部(8年4月)→東北大学医学部(昭和22年10月)
▼第三高等中学校医学部(8月)→第三高等学校医学部(27年9月)→岡山医学専門学校(34年4月)→岡山医科大学(大正11年3月)→岡山大学医学部(昭和22年10月)
▼第四高等中学校医学部(8月)→第四高等学校医学部(27年9月)→金沢医学専門学校(34年4月)→金沢医科大学(大正12年4月)→金沢大学医学部(昭和22年10月)
▼第五高等中学校医学部(8月)→第五高等学校医学部(27年9月)→長崎医学専門学校(34年4月)→長崎医科大学

（大正12年4月）→長崎大学医学部（昭和22年5月）

▼府県立医学校ノ費用ノ件（府県立医学校ノ費用ハ明治二十一年度以降地方税ヲ以テ之ヲ支弁スルコトヲ得ス、勅令10月→36年4月廃止）。多くの公立医学校は21年3月までに廃止、愛知、京都、大阪の公立医学校のみ存続

▼帝国大学医科大学附属医院看護婦養成所開所（11月、ヴェッチを英国より招聘）

【医療施設】

▼病院の名称を「公立病院」「私立病院」に整理統合

▼東京慈恵医院開院（1月、院長 高木兼寛）→東京慈恵会医院（40年7月）→東京慈恵会医科大学附属東京病院南病棟（昭和22年4月）→東京慈恵会医科大学附属病院（37年10月）

▼日本赤十字社病院（博愛社病院改称、5月）

【医学】

▼ガラス細工師（独）が最初のコンタクトレンズを開発（角膜だけでなく白眼全体を覆うもの）

▼ギュンツブルグ（独） 胃液中の遊離塩酸を確認

▼モートン（米） 虫垂炎の手術に成功

明治21年（1888）

【社会】

▼市制、町村制公布（4月、22年4月施行）

【医事】

▼学位令による博士誕生（25名、医学博士は池田謙斎、橋本綱常、三宅秀、高木兼寛、大沢謙二の5名、5月）

▼（仏）パストゥール研究所開設

【軍事】

▼衛戍病院開設（軍事病院、陸軍本病院、陸軍病院、鎮台病院、養生所などの病院の名称を統合、5月）→陸軍病院（昭和11年1月）

▼陸軍軍医学校［陸軍軍医学舎改称、12月、校長（兼）石黒忠悳］

【医育機関】

▼大阪医学校（府立大阪病院廃止、府立大阪医学校改称、1月）

【医療施設】

▼大阪慈恵病院開院（2月、院長 緒方惟準）→弘済会救療部大阪慈恵病院に移行（大正2年5月）

【学会】

▼帝国大学医科大学教授「東京医学会」を結成（1月）

【医学】

▼ゲルトナー（独） 腸炎菌を発見

▼ヒッペル（独） 角膜移植に成功

▼ベルクマン（独）『脳疾患の外科的手術法』刊行

▼コッヘル（瑞）「絹糸縫合法」を考案

▼ヒルシュスプルング（丁） 先天性巨大結腸症を報告

▼ガワース（英）、ホースリー（英） 脊髄腫瘍摘出に成功

明治22年（1889）

【社会】

▼大日本帝国憲法、皇室典範、議院法、衆議院議員選挙法、貴族院令を公布（2月）

▼第3回パリ万国博覧会開催（5月～11月）、エッフェル塔建設（仏）

▼東海道線開通（7月）

【医事】

【軍事】

▼海軍軍医学校（海軍医学校改称、4月）

【医療行政】

▼薬品営業並薬品取扱規則公布（薬事行政の総合法規、薬品取締規則廃止、3月）

▼薬剤師試験規則制定（3月、23年3月施行）

▼死因別死亡者統計開始

【医育機関】

▼沖縄県病院附属医生教習所（沖縄県医院附属医学講習所改称、4月）

【医療施設】

▼東京府巣鴨病院開設（癲狂院改称、3月）

▼神山復生病院（仏宣教師テストヴィド、御殿場に創設、わが国における最初の本格的ハンセン病病院、5月）

▼警視庁黴毒病院廃止（22年6月、警視庁に代わり各遊郭の貸座敷が病院を設立・運営）

▼須磨浦療病院（わが国初の本格的な結核療養所）開設（8月、院長 鶴崎平三郎）→須磨浦病院

【医学】

▼猪子止戈之助（京都療病院長）わが国初の全喉頭摘出術を施行（4月）

▼北里柴三郎（在独） 破傷風菌の純培養に成功（9月）

▼フュールブリンゲル（独） 手指消毒法（フュールブリンゲル法）創始

▼パブロフ（露） 胃液分泌神経（迷走神経）を証明（→１９０４年ノーベル生理学・医学賞）

▼ラモン・イ・カハール（西） ニューロン（神経単位）説を確立（→１９０６年ノーベル生理学・医学賞）

▼ルー、イェルサン（仏） ジフテリア菌の外毒素を発見

▼エイクマン（蘭） ニワトリの脚気様疾患を報告

▼マックバーニー(米) マックバーニー圧痛点(虫垂炎の主要症状)を報告

明治23年(1890)

【社会】

▼足尾鉱毒事件起こる(渡良瀬川の魚類多数死滅、1月)
▼水道条例公布(水道の布設主体、市町村に限定、2月)
▼府県制・郡制公布(5月)
▼第1回衆議院議員選挙(7月)
▼文部直轄諸学校官制公布(高等中学校の教諭・助教諭は教授・助教授と改称、10月)

【医事】

▼インフルエンザ全国的猛威

[医育機関]

▼成医学校開設(成医会講習所改称、1月)
▼高山歯科医学院開設(1月)→東京歯科医学院(33年2月)→東京歯科医学専門学校(40年9月)→東京歯科大学(昭和21年9月)
▼日本赤十字社看護婦養成所開所(4月)→日本赤十字女子専門学校(昭和21年6月)→東京看護教育模範学院(21年6月)→日本赤十字女子専門学校(28年7月)→日本赤十字女子短期大学(29年4月)→日本赤十字中央女子短期大学(41年1月)→日本赤十字看護大学(61年4月)

[学会]

▼第1回日本医学会(東京、4月)→第2回(26年4月)→第3回開催されず
▼日本薬剤師連合会設立、医薬分業の請願運動開始
▼浅井国幹ら漢方医、「帝国医会」結成(4月)

[医療施設]

▼公立函館病院(庁立函館病院改称、4月)

【医学】

▼ベーリング(独)、北里(在独) ジフテリアと破傷風における免疫の成立(免疫血清療法)について報告(12月4日)
▼ベーリング(独) ジフテリア免疫の成立(免疫血清療法)について報告(12月11日)(→1901年ノーベル生理学・医学賞)
▼コッホ(独) ツベルクリンを創製(11月)
▼エールリッヒ(独) ジフテリア抗毒素を規格化、免疫学分野を確立
▼エイクマン、グリインス(蘭) ニワトリに脚気を起こすことに成功、脚気治療物資が米糠中に存在することを報告(～1897年 →1929年ノーベル生理学・医学賞)

明治24年(1891)

【社会】

▼度量衡法公布(度量衡取締条例廃止、3月、26年1月施行)→計量法(昭和26年6月)
▼大津事件(巡査津田三蔵、露皇太子を襲撃、5月)
▼濃尾大地震(死者9700人、10月)
▼足尾鉱毒事件(田中正造、質問書を衆議院に提出、12月)
▼石井亮一、聖三一孤女学院開設(孤児収容施設、12月)→滝乃川学園(知的障害児収容施設、30年3月)

【医事】

▼(独)国立伝染病研究所開設(6月、所長 コッホ)

[医療行政]

▼文部省学校衛生事項取調嘱託を置く(三島通良就任、学校衛生事務の初め、9月)

[医育機関]

▼東京慈恵医院医学校(成医学校改称、9月、校長 高木兼寛)

[看護団体]

▼東京看護婦会設立(わが国最初、2月)

【医学】

▼エールリッヒ(独) マラリアの治療にメチレンブルーを使用
▼ベーリング(独)、北里(在独) 破傷風、ジフテリアのワクチンを開発
▼クインケ(独) 腰椎穿刺法を創始

明治25年(1892)

【社会】

▼文部省外国留学生規程制定(11月)

【医事】

▼大日本私立衛生会附属伝染病研究所設立(11月、所長 北里柴三郎)→内務省所管国立伝染病研究所(32年4月)→文部省所管国立伝染病研究所(大正3年10月)→東京帝国大学附置伝染病研究所(5年4月)→東京大学附置伝染病研究所(昭和22年10月)→東京大学附置医科学研究所(42年6月)

[学会]

▼日本薬学会(東京薬学会改称、1月)
▼富士川游ら、私立奨進医会設立(3月)→日本医史学会(昭和2年11月)

[医療施設]

▼岩倉精神病院(私立岩倉癲狂院改称、10月)

【医学】

▼コッホ(独) ハンブルグでコレラの流行を防止するため水の濾過を試行
▼エールリッヒ(独) 能動免疫と受動免疫の概念を確立(→1908年ノーベル生理学・医学賞)

▼パイフェル(独) インフルエンザ桿菌を発見

▼イワノフスキー(露) タバコモザイクウイルスを発見(最初のウイルス発見)

明治26年(1893)

【社会】

▼帝国大学官制(勅令、分科大学教授会の明文化、講座制創設、9月)

【医事】

▼赤痢流行(患者16万7305人、死者4万1284人)

[軍事]

▼陸軍、医科大学依託学生採用規則を制定(6月)

[医療行政]

▼地方衛生行政を内務行政から警察行政に変更(10月)

[学会]

▼東京耳鼻咽喉科会設立(2月)→大日本耳鼻咽喉科学会(30年1月)→日本耳鼻咽喉科学会(昭和22年4月)

▼第2回日本医学会(東京、4月、会頭北里柴三郎)

▼川上清哉ら、恙虫研究会設立(7月)

▼解剖学会(7月)→日本解剖学会(大正5年7月)

[医師会・歯科医師会・薬剤師会]

▼大日本医師会連合会設立(わが国初の医師の全国組織、4月)→日本連合医師会(大正3年3月)→大日本医師会(5年11月)→日本医師会(12年11月)→(会長官選、昭和18年1月)→解散(21年11月)→社団法人日本医師会(22年3月)

▼歯科医会設立認可(警視庁令、わが国初の歯科医師団体、7月)→日本歯科医会(29年11月)→大日本歯科医会(36年11月)→日本連合歯科医会(40年4月)→日本連合歯科医師会(大正7年4月)→日本歯科医師会(15年11月)

▼日本薬剤師会設立(2月)→日本薬剤師協会(昭和23年5月)→日本薬剤師会(37年7月)

【医学】

▼フィンセン(丁) 赤外線の天然痘治療効果発見、紫外線の殺菌作用を確認、尋常性狼瘡の紫外線治療を施行、近代光線療法の祖となる(→1903年ノーベル生理学・医学賞)

▼ドレッサー(独) アスピリン合成に成功

▼マグヌス・レヴィ(独) 基礎代謝測定報告

▼ウンナ(独) 紫外線の発癌性を指摘

▼ケーラー(独) 紫外線顕微鏡開発

▼クラウゼ(独) 「クラウゼ植皮術」を提唱

明治27年(1894)

【社会】

▼人口4114万人(内務省調査)

▼高等学校令公布(高等中学校を高等学校と改称、6月)

▼日英通商航海条約署名(7月)

▼日清戦争開戦(8月)→終結(日清講和条約、28年4月)

▼日米通商航海条約署名(11月)

【医事】

[医療行政]

▼日本薬剤師会、医薬分業を決議(4月)

[医育機関]

▼高等中学校医学部、高等学校医学部に変更(9月)

第一高等学校医学部(千葉)
第二高等学校医学部(仙台)
第三高等学校医学部(岡山)
第四高等学校医学部(金沢)
第五高等学校医学部(長崎)

【医学】

▼青山胤通(帝国大学)、北里柴三郎(伝研) ペスト調査のため内閣より香港出張を命ぜられる(5月)

▼北里柴三郎(伝研) 香港でペスト菌発見を報告(8月)

▼イェルサン(仏) 香港でペスト菌を発見

▼ドゥロルム(仏) 陳旧性膿胸に対する「剝皮術」を発表

▼高峰譲吉(在米) タカジアスターゼの抽出に成功

▼ハルステッド(米) 乳癌に対する「根治的乳房切断術」開発

▼コルサコフ(露) 逆向性健忘症候群を記載

明治28年(1895)

【社会】

▼日清講和条約(下関条約)(日清戦争終結、4月)

▼三国干渉(独・露・仏3国、遼東半島の清国への返還をわが国へ要求、4月)

▼台湾総督府設置(6月、総督 樺山資紀)→廃止(昭和20年10月)

▼保険学会設立(9月)→日本保険学会(昭和15年11月)

【医事】

▼コレラ大流行(患者5万5144人、死者4万154人)

[医育機関]

▼大阪慈恵病院附属医学校開校(11月)

【医学】

▼レントゲン(独) X線発見(11月)(→1901年ノーベル物理学賞)

▼フロイト(独) 精神分析(フロイト理論)を創始
▼ケリー(米) 直腸鏡開発
▼キルスタイン(独) 直達喉頭鏡検法開発

明治29年(1896)

【社会】
▼薬煙草専売法公布(3月)
▼第1回オリンピック開催(4月、アテネ)
▼三陸大津波(6月 死者2万7122人、被害家屋8891戸)

【医事】
▼X線装置、本邦に初輸入(1月)
▼島津製作所、X線写真の撮影に成功(10月)
▼東京顕微鏡院開院(12月)

[医療行政]
▼内務省所轄消毒所の名称を「検疫所」に改称(3月)
▼獣疫予防法公布(3月、30年4月施行)
▼痘苗製造所官制公布(3月、東京、大阪に設置、東京は東京大学)
▼血清薬院官制公布(3月)
▼文部省、学校衛生顧問、学校衛生取締主事を置く(5月)

[医育機関]
▼私立熊本医学校開設(9月、校長 谷口長雄)→私立熊本医学専門学校(37年2月)→熊本医学専門学校(大正8年9月)→熊本県立医学専門学校(10年4月)→熊本県立熊本医科大学(11年5月)→官立熊本医科大学(昭和4年5月)→熊本大学医学部(24年5月)

[学会]
▼小児科研究会設立(12月)→日本小児科学会(35年11月)

[歯科医師会]
▼日本歯科医会(歯科医会改称、11月)

[医療施設]
▼佐賀県立病院好生館開院(12月、館長 渋谷周平)

【医学】
▼山極勝三郎、緒方正規、ペスト調査のため台湾出張(11月)
▼ヴィダル(仏) ヴィダル反応(腸チフスの血液凝集反応)を考案
▼ベクレル(仏) ウラニウム塩からベクレル線を発見(→1903年ノーベル物理学賞)
▼ブシャール(仏) 胸膜炎、肺結核患者のX線写真を発表
▼リバロッチ(伊) 水銀血圧計を製作
▼エイクマン(蘭) ジャワで、鶏の脚気と食品(ビタミンB_1)の関係を発見(→1929年ノーベル生理学・医学賞)
▼コプリック(米) 麻疹にみられるコプリック斑(口腔内)を記載
▼レーン(独) 心臓損傷の縫合に成功

明治30年(1897)

【社会】
▼東京帝国大学設立(帝国大学改称、6月)、京都帝国大学設置(6月)
▼(米) ハワイ併合条約署名(6月、1898年8月併合)

【医事】
▼滝乃川学園(聖三一孤女学院改称、3月)
▼赤痢流行(患者9万1077人、死者2万3763人)、痘瘡流行(患者4万1946人、死者1万2276人)

[医療行政]
▼文部省、「学生生徒身体検査規程」制定(3月)
▼阿片法公布(3月、4月施行)→廃止・あへん法公布(昭和29年4月、5月施行)
▼海軍省官制改正、医務局設置(4月)
▼伝染病予防法公布(コレラ、赤痢、腸チフス、疱瘡、発疹チフス、猩紅熱、ジフテリア、ペストの8種)(4月、5月施行)
▼海軍病院条例公布(9月、各軍港に海軍病院設置)

[医育機関]
▼海軍軍医学生、薬剤学生、造船学生、造兵学生条例制定(10月)
▼台北病院医学講習所開設(4月)→台湾総督府医学校(32年4月)→台湾総督府医学専門学校(大正8年4月)→台湾総督府台北医学専門学校(昭和2年4月)→台北帝国大学附属医学専門部(11年4月)→廃止(昭和20年11月)

[学会]
▼大日本耳鼻咽喉科会(東京耳鼻咽喉科会改称、1月)
▼保険医協会設立(1月)→日本保険医協会(34年1月)→日本保険医学協会(41年12月)→日本保険医学会(昭和11年4月)
▼日本眼科学会設立(3月)

[医療施設]
▼楽山堂病院開院(5月、院長 宇野朗)
▼内務省医術開業試験場設置(通称永楽病院、医術開業試験のため、東京麹町にわが国初の官設施療病院、7月)→文部省へ移管(36年3月)→東京帝国大学へ移管・医科大学附属医院分院(大正6年4月)→医学部附属医院分院(8年4月)→附属病院分院(昭和22年10月)→附属病院に統合(平成14年3月)

【医学】
▼志賀潔(駒込病院) 赤痢菌発見(12月)

▼緒方正規（東京帝大）台湾にて、ペストのネズミのノミによる媒介を確認・報告（6月）
▼弘田長（東京帝大）小児脚気を発見
▼キリアン（独）気管支鏡検査法開発
▼グルムマッハ、ローゼンフェルト（独）X線診断法の確立
▼クラウス（独）赤血球凝集反応を開発
▼シュラッター（瑞）胃全摘術に成功
▼ホフマン（独・バイエル社）アセチルサリチル酸を合成（世界で初めて人工合成された医薬品、8月）→アスピリン商標登録発売開始（1899年3月）
▼ロス（英）蚊がマラリアを媒介することを発見（→1902年ノーベル生理学・医学賞）
▼ラモン・イ・カハール（西）『人と脊椎動物の神経系の構造』刊行（→1906年ノーベル生理学・医学賞）
▼エイクマン（蘭）米食、玄米食を比較、米食群に脚気の多いことを報告（→1929年ノーベル生理学・医学賞）

明治31年（1898）

【社会】
▼米西戦争（4月〜8月）
▼戸籍法制定（6月、7月施行）

【医事】
▼「公立学校ニ学校医ヲ置クノ件」公布（1月）
▼各府県警察部に衛生課設置（10月）
▼陸軍軍医学校にシーメンス社製X線装置を輸入（11月）

［学会］
▼胃腸病研究会設立（12月、主宰 長与称吉）→日本消化機病学会（35年3月）→日本消化器病学会（昭和39年5月）

［医療施設］
▼東京府世田谷村立隔離病舎設置（7月）→荏原郡立病院（33年9月）→組合病院（大正12年3月）→東京市立荏原病院（昭和7年10月）→都立荏原病院（伝染病院 18年7月）→（総合病院 平成6年10月）

【医学】
▼ドレッサー（独）アスピリン使用開始
▼ビール（独）腰椎麻酔法開発
▼キュリー夫妻（仏）ラジウムを発見（12月）（→1903年ノーベル物理学賞）
▼ロス（英）マラリア原虫の蚊体内生活発育圏を解明（→1902年ノーベル生理学・医学賞）
▼ベイエリンク（蘭）濾過性病原体（ウイルス）を発見

明治32年（1899）

【社会】
▼治外法権撤廃（7月）
▼私立学校令（8月公布・施行、地方長官の監督とする）→改正（監督官庁の認可とする、44年7月公布）→廃止（学校教育法附則、法律により、昭和22年7月）

【医事】
▼初の薬学博士誕生（4名 田原良純、長井長義、下山順一郎、丹波敬三）
▼第1回肺結核死亡数全国調査（死亡者6万6408人、人口10万対153、総死亡数の7・12％）
▼内務省所管伝染病研究所（大日本私立衛生会附属伝染病研究所移管、4月）

［医療行政］
▼海港検疫法公布（恒常的検疫制度の確立、2月、8月施行）→廃止・検疫法（昭和26年6月公布、27年1月施行）
▼行旅病人及行旅死亡人取扱法公布（3月、7月施行）→廃止（昭和61年12月公布、62年4月施行）
▼産婆規則（産婆に関する統一的な法規）公布（7月、10月施行）

［医育機関］
▼台湾総督府医学校（台北病院医学講習所昇格、4月）
▼京都帝国大学医科大学開設（文部省令、7月）→京都帝国大学医学部（大正8年4月）→京都大学医学部（昭和22年10月）

［学会］
▼関西産科婦人科学会創立（4月）→日本婦人科学会（34年2月）→日本産科婦人科学会（昭和24年4月）
▼日本外科学会創立（4月）

［医療施設］
▼区立函館病院（公立函館病院改称、函館区設置のため、10月）

【医学】
▼ビール（独）コカイン液による腰椎麻酔法を創始
▼ヘンリー（英）犯罪者鑑別に指紋分類法を提唱

明治33年（1900）

【社会】
▼産業組合法公布（3月、9月施行）
▼下水道法公布（3月、4月施行）→廃止・下水道法（昭和34年4月施行）
▼汚物掃除法公布（汚物処理に関する最初の法律、3月、4月施行）→廃止・清掃法（昭和29年7月施行）
▼未成年者喫煙禁止法（3月、4月施行）
▼（中）義和団の乱（6月〜34年1月）

【医事】
▼横浜海港検疫所の野口英世、わが国初のペスト患者を発見(7月)
[医療行政]
▼死亡診断書等に関する省令制定(死亡診断書、死体検案書、死産証書、死胎検案書の様式、記載方事項を規定、9月)
▼精神病者監護法公布(3月、7月施行)→廃止・精神衛生法(昭和25年5月施行)→精神保健法(62年9月、63年7月施行)→精神保健及び精神障害者福祉に関する法律(精神保健福祉法、平成7年7月、8年4月施行)
▼娼妓取締規則制定(公娼制度の確立、公娼の検診開始、10月)→廃止(昭和21年)
▼内務省　第1回癩患者実態調査(患者3万359人)
[医育機関]
▼東京歯科医学院(高山歯科医学院改称、2月)
▼東京女医学校創立(12月、校長　吉岡弥生)→東京女子医学専門学校(45年4月)→東京女子医科大学(昭和22年7月)
[学会]
▼皮膚病学会創立(12月)→日本皮膚科学会(35年3月)
▼第1回日本産婆学協会総会
[医療施設]
▼大阪回生病院開院(7月、院長　菊池篤忠)
▼荏原郡立病院(世田谷村立隔離病室昇格、9月)
▼区立函館病院焼失(5月)
【医学】
▼プレブル(米)　食道動脈瘤が肝臓における血流阻害によるものであることを記載
▼エールリッヒ、モルゲンロート(独)　溶血現象を研究、補体、受容体の概念を提唱
▼ホプキンス(英)　トリプトファンを発見(必須アミノ酸の最初の発見)
▼パブロフ(露)　条件反射説を提唱(→1903年ノーベル生理学・医学賞)
▼ランドシュタイナー(墺)　ABO型血液型を発見(→1930年ノーベル生理学・医学賞)

明治34年(1901)

【社会】
▼八幡製鉄所操業開始(2月)
▼畜牛結核予防法公布(4月)→廃止・家畜伝染病予防法(昭和26年5月)
▼日本赤十字社条例公布・社団法人化(12月)
▼ノーベル賞創設(12月)
【医事】
▼(米)ロックフェラー医学研究所設立
[医育機関]
▼東京帝国大学医科大学附属第二医院焼失(1月)、第一医院・第二医院の名称を廃し、附属医院とする(2月)
▼文部省直轄諸学校官制改正により、第一、第二、第三、第四、第五の高等学校医学部は千葉、仙台、岡山、金沢、長崎の官立医学専門学校となる(4月)。
千葉医学専門学校
仙台医学専門学校
岡山医学専門学校
金沢医学専門学校
長崎医学専門学校
▼大阪府立医学校(大阪医学校改称、6月)
▼愛知県立医学校(愛知医学校改称、8月)
▼京都府立医学校(京都府医学校改称、9月)
[学会]
▼日本保険医協会(保険医協会改称、1月)
▼日本婦人科学会設立(関西産科婦人科学会解散・合併、2月)
【医学】
▼高峰譲吉、上中啓三(在米)　牛の副腎髄質からアドレナリン抽出
▼オピー(米)　ランゲルハンス島と糖尿病の関係を発見
▼ボルデ(白)　抗原抗体反応に補体が関与することを発見
▼グリインス(蘭)　米糠中には白米に含まれない未知の必須栄養素があることを発見
▼クライル(米)　麻酔・輸血・補液などの処置法を開発、外科手術の安全性を高める
▼ハッチンソン(米)　電気式補聴器の特許取得
▼リード(米)　黄熱ウイルスを発見(ヒトに対する病原ウイルスの最初)
[ノーベル生理学・医学賞]
▼ベーリング(独)　血清療法、とくにジフテリアへの適用に関する研究に対して
[ノーベル物理学賞]
▼レントゲン(独)　後に彼に因んで命名される注目すべき放射線の発見によってもたらされた偉大な貢献に対して

明治35年(1902)

【社会】
▼日英同盟協約調印、同時発効(1月)
▼シベリア鉄道開通(1月)
【医事】
▼同仁会創立(清韓諸国における医学

の普及を目的とする団体、6月、会長長岡護美)→解散(昭和21年2月)

▼精神病者慈善救治会設立(10月)→精神病者救治会(大正10年5月)→救治会(昭和2年1月)→解散(16年3月)→精神厚生会(18年3月)→日本精神衛生会(25年8月)

▼ガーゼ事件(わが国最初の医療訴訟、12月)

▼カーネギー研究所開設(米・ワシントン)

[学会]

▼歯科医学会設立(日本歯科医師会に附設、1月)

▼台湾医学会創立(1月)

▼第1回日本連合医学会開催(日本医学会改称、東京、4月、会頭 田口和美)

▼日本小児科学会(小児科研究会改称、1月)

▼日本消化機病学会(胃腸病研究会改称、3月)

▼日本皮膚科学会(皮膚病学会改称、3月)

▼日本神経学会設立(4月)→日本精神神経学会(昭和10年4月)

▼前田園子ら、日本女医会創立(4月)

[医療施設]

▼聖路加病院開院(2月、院長 トイスラー)→聖路加国際病院(大正6年4月)→大東亜中央病院(昭和18年4月)→聖路加国際病院(20年9月)

【医学】

▼北川乙次郎(名古屋・私立好生館病院長)胃全摘にわが国で初めて成功

▼ベイリス、スターリング(英)セクレチンを発見(ホルモン作用の確立)

▼サットン(米)染色体は対をなし遺伝の担い手であろうと報告

▼カレル(仏)動脈縫合術を考案、血管移植に成功(→1912年ノーベル生理学・医学賞)

▼リシェ(仏)アナフィラキシー現象を発見(→1913年ノーベル生理学・医学賞)

▼キュリー夫妻(仏)ラジウムの単離に成功(→1903年ノーベル物理学賞)

[ノーベル生理学・医学賞]

▼ロス(英)マラリアの人体組織への侵入機構を解明し、この病気とその治療法について重要な研究の基礎を確立した業績に対して

明治36年(1903)

【社会】

▼専門学校令公布(公立・私立の専門教育を公認、3月、4月施行)→廃止・学校教育法(昭和22年4月)

▼(米)ライト兄弟、動力飛行機操縦に成功(12月)

▼(米)フォード自動車会社設立

【医事】

▼伊沢修二 楽石社創設(音声障害者・吃音者を指導。3月)

▼日本花柳病予防協会(4月)→日本性病予防協会(大正10年10月)→性の健康医学財団(平成11年3月)

[医療行政]

▼医術開業試験、薬剤師開業試験事務を内務省より文部省に移管(4月)

[医育機関]

▼京都帝国大学福岡医科大学設立(4月開設)→九州帝国大学医科大学(44年4月)→九州帝国大学医学部(大正8年4月)→九州大学医学部(昭和22年10月)

▼東京慈恵医院医学専門学校(東京慈恵医院医学校改称、私立医学専門学校の認可第1号、6月)

▼京都府立医学専門学校(京都府立医学校改称、6月)

▼愛知県立医学専門学校(愛知県医学校改称、7月)

▼大阪府立高等医学校(大阪府立医学校改称、9月)

▼済生学舎廃止(8月)

[学会]

▼日本内科学会設立(4月)

[歯科医師会]

▼大日本歯科医会設立(日本歯科医会解散、11月)

[医師団体]

▼帝国連合医会第1集会(京都、3月)

[医療施設]

▼永楽病院(内務省から文部省へ移管、3月)

▼青山脳病院開院(8月、院長 斎藤紀一)→東京都に移管(昭和20年3月)→東京都立松沢病院梅ケ丘分院(5月)→東京都立梅ケ丘病院(27年11月)→東京都立小児総合医療センター(東京都清瀬小児病院、東京都立八王子小児病院と統合、平成22年3月)

【医学】

▼アイントホーフェン(蘭)弦電流計を開発(心電計の原型)、心電図の開発に成功(→1924年ノーベル生理学・医学賞)

▼ペルテス(独)X線が癌の成長を阻害することを発見

▼ヤング(米)「会陰式前立腺摘除術」創始

▼ケリー(米)「直腸鏡検査法」開発

[ノーベル生理学・医学賞]

▼フィンセン(丁)集中的な光線照射によって病気とくに尋常性の狼瘡を治療する方法に対して

［ノーベル物理学賞］

▼ベクレル（仏）自然放射能の発見によってもたらされた偉大な功績を認めて

▼P・キュリー、M・キュリー（仏）ベクレルによる放射能に関連した研究によってもたらされた偉大な功績を認めて

明治37年（1904）

【社会】

▼人口4614万人（内閣統計局、日本帝国人口動態統計）

▼日露戦争開戦（2月）→ポーツマス条約・終結（38年9月）

【医事】

▼煙草専売法公布（4月、7月施行）

［医療行政］

▼内務省 肺結核予防ニ関スル件公布（2月）

［医育機関］

▼私立熊本医学専門学校（私立熊本医学校改称、2月）

▼私立日本医学校設立（4月、理事長 磯部検蔵、校長 山根正次）→日本医学専門学校（45年7月）→日本医科大学（大正15年2月）

▼私立東京医学校開校（4月、校長 石川清忠）→私立日本医学校に売却・合併（43年3月）

［学会］

▼日本衛生学会設立（6月、会頭 緒方正規）→休止（昭和17年11月）

［看護］

▼聖路加看護婦学校開設（7月）→聖路加国際病院附属高等看護学校（大正9年4月）→聖路加女子専門学校（昭和2年11月）→興健女子専門学校（16年7月）→聖路加女子専門学校（20年12月）→東京看護教育模範学院（21年6月）→聖路加女子専門学校（28年7月）→聖路加看護短期大学（29年3月）→聖路加看護大学（39年4月）

［医療施設］

▼岩倉精神病院廃院（12月）

【医学】

▼桂田富士郎（岡山医専）山梨県で猫の体内から風土病の病原体を発見、日本住血吸虫と命名（5月26日）

▼藤浪鑑（京都帝大）広島県の患者体内から日本住血吸虫を発見（5月30日）

▼ラモン・イ・カハール（西）神経系が神経細胞と突起のみからなる理論を完成（→1906年ノーベル生理学・医学賞）

▼ザウアーブルッフ（独）「肺外科における胸腔内圧変化に対する処理法」を考案、肺結核外科治療の開始となる

［ノーベル生理学・医学賞］

▼パブロフ（露）消化の生理学のきわめて重要な側面に関する知識を一変し増大した業績を認めて

明治38年（1905）

【社会】

▼日露講和条約（ポーツマス条約）（9月、日露戦争終結）

▼韓国統監府設置（12月、統監 伊藤博文）

【医事】

▼鐘紡共済組合設立（労働保険の先駆）（6月）

▼八幡官営製鉄所、製鉄所職工共済会設立（6月）→（健康保険の代行機関、昭和元年9月）→日本製鉄八幡共済組合（9年2月、厚生年金保険の代行機関、健康保険部門分離）

［医療行政］

▼伝染病研究所、痘苗製造所・血清薬院を合併（4月）

▼医師免許規則第2条改正（文部大臣の指定した私立医学専門学校の卒業生に無試験医師免許制度を採用、5月）

［医育機関］

▼文部省、私立医学専門学校指定規則発布（7月）

▼私立慈恵医院専門学校、申請により初指定（10月）

［医療施設］

▼私立岩倉病院（岩倉精神病院再興、38年1月）

▼区立函館病院再興（11月）

【医学】

▼シャウディン、ホフマン（独）梅毒病原体（スピロヘータ・パリダム）を発見

▼アインホルン（独）ノボカイン（局所麻酔薬）創製

▼カレル（仏）在米中、犬の腎臓の自家移植に成功（→1912年ノーベル生理学・医学賞）

▼スターリング（英）「ホルモン（内分泌細胞より分泌され、血液を介して運搬され標的細胞に作用する細胞間の化学的情報伝達物質）」の用語を提唱

▼ラングリー（英）交感神経と副交感神経を区別

▼ウダン、ヴェルシェール（仏）子宮腫瘍にラジウム療法実施

▼コロトコフ（露）聴診器を用いて拡張期血圧の測定に成功

［ノーベル生理学・医学賞］

▼コッホ（独）結核症に関する研究と発見に対して

明治39年(1906)

【社会】
▼鉄道国有法公布(3月、主要17社の私設鉄道会社を買収)
▼帝国学士院規定公布(東京学士会院改称 6月)
▼関東都督府官制公布(8月、9月施行)
▼南満州鉄道株式会社設立(11月、40年4月開業)

【医事】
▼精神障害者調査実施(総数2万4166人、監置患者4658人、仮監置116人)

[医療行政]
▼廃兵院法公布(傷痍軍人に対する収容と保護を規定、4月、9月施行)
▼医師法、歯科医師法発布(開業許可制から身分許可制に移行、医術開業試験は8年後廃止、5月、10月施行)

[学会]
▼第2回日本連合医学会(日本医学会、東京、4月、会頭 北里柴三郎)

[医師団体]
▼医師会規則(内務省令)発布(11月)
郡市区医師会、道府県医師会を設置、官公立病院以外の医業従事医師は強制加入

【医学】
▼小口忠太(陸軍軍医) 夜盲症の一種(小口病)を発見
▼シェリントン(英) 神経系を機械的レベル、思考が起こるレベル、精神-体のレベルの3つの領域に区分
▼ボルデ、ジャングー(白) 百日咳菌を発見
▼田原淳(在独)、アショフ(独) 心臓刺激伝導系ヒス筋にアショフ・田原結節発見
▼ワッセルマン(独) 梅毒の診断テスト(ワッセルマン反応)を開発
▼ピルケ(墺) アレルギーの命名(アレルギー概念の確立)
▼リケッツ(米) ロッキー山紅斑熱患者の血液に細菌様小体を発見(リケッチアの最初)

[ノーベル生理学・医学賞]
▼ゴルジ(伊)、ラモン・イ・カハール(西) 神経系の構造に関する業績を認めて

明治40年(1907)

【社会】
▼樺太庁設置(4月施行)
▼東北帝国大学設置(9月施行)

【医事】

[軍事]
▼廃兵院開設(4月陸軍省所管で東京・渋谷に日露戦争の傷病兵救護施設を開設、41年8月東京・巣鴨に移転)→傷兵院(昭和9年3月)→傷兵保護院(13年4月)→軍事保護院(14年7月)→保護院(20年12月)→廃止(21年2月)

[医療行政]
▼癩予防ニ関スル件公布(3月、41年4月施行)→癩予防法(法律改正、昭和6年4月公布、8月施行)→廃止(平成8年4月)
▼宮内省、侍医局を侍医寮、局長を侍医頭とする(官制改正、10月)

[医育機関]
▼東京慈恵会医院附属医学専門学校(東京慈恵医院医学専門学校改称、7月)
▼東京歯科医学専門学校(東京歯科医学院昇格、9月)

[歯科医師会]
▼日本連合歯科医会開設(大日本歯科医会改称、4月)

[医療施設]
▼区立函館病院焼失(8月)

【医学】
▼ピルケ(墺) ツベルクリン反応を提唱
▼アルツハイマー(墺) アルツハイマー病を初めて記載
▼エールリッヒ(独) 睡眠病に対して化学療法を実施
▼ホースリー(英) 脳下垂体の手術始める
▼フリードリヒ(独) 肺虚脱療法としての胸郭成形術を報告

[ノーベル生理学・医学賞]
▼ラヴラン(仏) 病原性原虫動物に関する業績に対して

明治41年(1908)

【社会】
▼移民に関する日米紳士協約成立(日本移民の制限)(2月)
▼監獄法公布(監獄則廃止、在監者の衛生・医療の充実)(3月、10月施行)
▼ブラジル移民開始(4月)

【医事】
▼社団法人癌研究会設立(4月、会頭青山胤通)→解散(昭和8年5月)→財団法人癌研究会設立(12月)→公益財団法人がん研究会(平成23年4月)
▼臨時脚気病調査会官制公布(5月、7月第1回臨時脚気病調査会開会、会長森林太郎)→廃止(大正13年11月)

[学会]
▼満州医学会創立(9月)
▼日本保険医学協会(日本保険医協会

改称、12月)

【医育機関】

▼東京慈恵会医院附属医学専門学校開設(東京慈恵医院医学専門学校改称、5月)

▼大韓医院開院(10月、院長 佐藤進)→朝鮮総督府医院(43年10月)→京城帝国大学医学部附属医院(昭和3年4月)→廃止(20年11月)

【医学】

▼高安右人(金沢) 特異な網膜血管疾患を報告

▼マントー(仏) マントー反応(ツベルクリン反応)を考案

▼カレル(仏) 動脈の移植実験に成功(→1912年ノーベル生理学・医学賞)

▼トレンデレンブルグ(独) 肺動脈の塞栓摘除に成功

[ノーベル生理学・医学賞]

▼メチニコフ(露)、エールリッヒ(独) 免疫に関する研究に対して

明治42年(1909)

【医事】

▼島津製作所、国産初の医療用X線装置を完成、国府台衛戍病院に納入(11月)

【医療行政】

▼種痘法公布(新生児の種痘義務化、4月、43年1月施行)

【医療施設】

▼全国5か所に府県連合立癩療養所設置(4月)

▼三井慈善病院開院(貧困患者に無料診療、3月、院長 田代義徳)→泉橋慈善病院(大正8年4月)→三井厚生病院(昭和18年7月)→三井記念病院(45年4月)

▼区立函館病院再築(7月)

【医学】

▼田原良純(東京衛生試験所) フグ卵巣よりテトロドトキシンを分離

▼呉秀三(東京帝大) クレチン病研究のため台湾出張

▼森正道(三重・羽津病院) 小腸を用いた造膣術を開発報告

▼ブラウアー(独) 人工気胸術、胸郭形成術を肺結核に応用

▼キルシュナー(独) 骨折治療の「キルシュナー鋼線牽引法」を発表

▼ブロードマン(独) 「脳地図」作成

▼ニコル(仏) 発疹チフスのシラミによる伝播を発見(→1928年ノーベル生理学・医学賞)

▼アイゼルスベルグ(墺) 損傷した肺動脈の縫合に成功

[ノーベル生理学・医学賞]

▼コッヘル(瑞) 甲状腺の生理学、病理学および外科学に関する研究

明治43年(1910)

【社会】

▼日韓併合条約調印(8月)、韓国を朝鮮と改称(8月)、朝鮮総督府設置(10月、総督 寺内正毅)

【医事】

▼エム・カテラ光学研究所、顕微鏡製造開始、大正3年国産顕微鏡開発に成功

【医療行政】

▼「道府県費ヲ以テ娼妓等ヲ入院サセタルタメノ病院等ヲ設置スベキコト」が勅令で定められた(風俗上取締ヲ要スル稼業ヲ為ス者及行政執行法第3条ノ治療設備ニ関スル件、7月)

【医育機関】

▼私立日本医学校、私立東京医学校を買収・合併(3月)

▼新潟医学専門学校開校(4月、校長事務取扱池原康造)→新潟医科大学(大正11年4月)→新潟大学医学部(昭和24年5月)

▼朝鮮総督府医院附属医学講習所開校(10月)→朝鮮総督府京城医学専門学校(大正5年4月)→廃止(昭和20年9月)

▼フレクスナー(米) 医学校評価を実施

【学会】

▼第3回日本医学会総会(大阪、4月、会頭 青山胤通)

【医療施設】

▼朝鮮総督府医院(大韓医院改称、10月)

【医学】

▼稲本亀五郎、藤浪鑑(京都帝大) 家鶏の可移植性肉腫(藤浪肉腫)を報告(4月)

▼鈴木梅太郎(東京帝大) 「白米の食品的価値並びに、動物の脚気様疾病」についての講演を行い、米糠成分に脚気の治療成分としての新しい栄養素(オリザニン)の存在を報告(12月)

▼アインホルン(米) 十二指腸ゾンデを開発

▼ラウス(米) ウイルスによって動物に癌が起こることを発見(→1966年ノーベル生理学・医学賞)

▼ウッドベリー(米) 傷の殺菌のためヨウ素のチンク剤を使用

▼エールリッヒ(独)、秦佐八郎(在独) 梅毒に対するサルバルサン療法を報告(4月)

▼モナコフ(瑞) モナコフ束(錐体外路系)発見

[ノーベル生理学・医学賞]

▼コッセル(独) 核酸との複合体を含

めて蛋白質について研究を通じてなされた細胞化学の知識への貢献を認めて

明治44年(1911)

【社会】

▼大審院、大逆事件に判決(1月)

▼工場法公布(わが国初の労働立法、3月、大正5年9月施行)

▼九州帝国大学設置(4月)→九州大学(昭和22年10月)

▼(中)辛亥革命始まる(10月)

▼帝国学士院、恩賜賞を創設(4月)、三井、岩崎家の寄付金により帝国学士院賞創設(11月)

【医事】

▼日本白十字会(結核予防の民間団体)創立(2月)

▼恩賜財団済生会(救療の中心機関)設立(5月)

▼鈴木梅四郎、加藤時次郎、東京・京橋に実費診療所を開設(9月)

▼(英)国民保険法公布

[医育機関]

▼九州帝国大学医科大学(京都帝国大学福岡医科大学改称、4月)

▼南満医学堂開校(10月、堂長 河西健次)→満州医科大学(大正11年5月)→廃止(昭和20年11月)

[学会]

▼日本病理学会設立(4月)

[医療施設]

▼警視庁吉原病院開設(2月)→娼妓病院(警視庁衛生部から東京府内政部に移管、昭和17年11月)→都立吉原病院(18年10月)→都立台東病院(34年4月)→休止(平成8年3月)

【医学】

▼鈴木梅太郎(東京帝大) 米糠より「アベリ酸(翌年、オリザニンと改称)」を発見との論文を公表(1月)

▼橋本策(京都帝大福岡医大) 特異な慢性甲状腺炎(橋本病)を報告

▼ブロイラー(瑞) 精神分裂症という用語を提唱

▼野口英世(在米) 梅毒スピロヘータの培養に成功

▼フンク(波) 米糠より脚気に有効な含尿素有機化合物を発見、この脚気治療物質の精製化に成功

[ノーベル生理学・医学賞]

▼グルストランド(典) 眼の屈折光学に関する研究に対して

明治45年/大正元年(1912)

【社会】

▼明治天皇崩御(7月29日)、大正天皇践祚(30日)

▼中華民国臨時政府成立(1月、臨時大総統 孫文)、宣統帝退位(清朝滅亡、2月)、袁世凱、臨時大総統就任

▼第5回オリンピック(ストックホルム)開催、日本初参加(7月)

▼国際赤十字委員会、フローレンス・ナイチンゲール記章制定

【医事】

[医育機関]

▼沖縄県病院附属医生教習所廃止(3月)

▼東京女子医学専門学校(東京女子医学校昇格、4月)

▼日本医学専門学校(日本医学校昇格、7月)

[学会]

▼日本泌尿器病学会設立(4月)→日本泌尿器科学会(昭和3年4月)

[医師団体]

▼東京眼科医会設立(10月)→日本眼科医会東京支部(昭和5年11月)

【医学】

▼ホプキンス(英) 新栄養素の存在の実験証明に成功(→1929年ノーベル生理学・医学賞)

▼ヴィーラント(独) 胆汁酸について研究、コレステロールを基にしたステロイドであることを確認(→1927年ノーベル化学賞)

▼フンク(波) ビタミンB_1を発見、「ビタミン(生命の物質)」の用語を初めて使用、今後、多数のビタミンが発見されるであろうと予言

[恩賜賞]

▼日本医学史 富士川游

[帝国学士院賞]

▼アドレナリンの発見 高峰譲吉

[ノーベル生理学・医学賞]

▼カレル(仏) 血管縫合および血管と器官の移植に関する研究を認めて

大正2年(1913)

【社会】

▼(中)袁世凱、中華民国大総統就任(10月)

【医事】

▼日本結核予防協会設立(2月)→結核予防会(昭和14年5月)

▼石原修、「女工と結核」と題し講演(10月)

▼(米)ロックフェラー財団設立

[医療行政]

▼医術開業試験規則廃止・医師試験規則制定(9月、3年10月施行)

▼歯科医師試験規則制定、公布(9月、10年10月施行)

▼薬剤師規則廃止・薬剤師試験規則制定(9月)

[学会]
▼東京レントゲン研究会設立(9月)↓日本レントゲン学会(12年4月)↓日本医学放射線学会(昭和16年4月)
▼歯科医学談話会設立↓日本歯科口腔外科学会(大正7年4月)↓日本口腔科学会(昭和22年4月)

【医学】
▼宮入慶之助、鈴木稔(九州帝大) 広島県深安郡片山で日本住血吸虫の中間宿主(宮入貝)を発見
▼野口英世(米) 変性梅毒患者の組織中に梅毒スピロヘータを発見
▼シュレーダー(独) 子宮粘膜の周期的変化と排卵の関係を解明
▼ヒル(英) 筋肉は収縮時ではなく、収縮後に呼吸し、酸素を消費することを発見(↓1922年ノーベル生理学・医学賞)
▼フィビゲル(丁) ネズミの発癌に成功(↓1926年ノーベル生理学・医学賞)
▼アーベル(米) 人工腎臓を開発
▼マッカラム(米)、デイヴィス(米) 脂溶性ビタミン(後のビタミンA)を発見
▼トレック(米) 胸腔内食道癌の最初の切除成功

[恩賜賞]
▼脳神経起首の研究 上坂熊勝

[帝国学士院賞]
▼外部寄生性吸虫類の研究 五島清太郎

[ノーベル生理学・医学賞]
▼リシェ(仏) アナフィラキシーに関する研究に対して

大正3年(1914)

【社会】
▼シーメンス事件起こる(日本海軍高官への贈賄発覚、1月)
▼第一次世界大戦勃発(7月)、日本、対独宣戦布告(8月)、日本軍、青島占領(11月)
▼パナマ運河開通(8月)

【医事】
▼伝染病研究所、文部省へ移管(10月北里柴三郎所長以下総辞職)
▼桂田富士郎、船員病及び熱帯研究所開設(神戸、11月)
▼北里柴三郎、北里研究所設立(11月)↓社団法人北里研究所(大正7年10月)↓学校法人北里研究所[社団法人北里研究所、学校法人北里学園合併、平成20年]
▼佐伯矩、私立栄養研究所(国立栄養研究所の前身)設立(12月)
▼日本トラホーム予防会設立(12月)↓日本トラホーム予防協会(大正9年7月)↓日本失明予防協会(昭和60年7月)

[医療行政]
▼売薬規則廃止・売薬法公布(3月、10月施行)
▼肺結核療養所ノ設置及国庫補助ニ関スル法律公布(3月)
▼医師法改正(医術開業試験を2年延長 4月)

[学会]
▼第4回日本医学会総会(東京、4月、会頭 大沢謙二)
▼日本法医学会創立(4月)
▼日本鉄道医協会創立(7月)↓日本鉄道医学会(昭和16年4月)↓日本交通医学会(昭和22年4月)↓日本交通災害医学会(25年4月)↓日本交通医学会(42年3月)

[医師会]
▼日本連合医師会(大日本医師会連合会解散、3月)

【医学】
▼熊谷岱蔵(東北帝大) 人工気胸術の成功例を報告
▼尾見薫(満鉄大連病院) わが国で初めて肺結核の外科療法を試みる
▼フスチン(白) クエン酸ソーダの凝固防止性を利用した間接輸血法を開始
▼デール(英) アセチルコリンが神経刺激の化学伝達物質であることを解明(↓1936年ノーベル生理学・医学賞)
▼フンク(波) 「ビタミン」の概念提唱
▼カレル(仏) イヌで初めて心臓手術に成功
▼ケンダル(米) 甲状腺ホルモン(チロキシン)を分離・同定(↓1950年ノーベル生理学・医学賞)

[恩賜賞]
▼哺乳動物の心臓に於ける刺激伝導筋系統の研究 田原淳

[ノーベル生理学・医学賞]
▼バラニー(墺) 内耳前庭器官の生理学および病理学に関する研究

大正4年(1915)

【社会】
▼日本対支21か条要求を提出(1月)

【医療】
[医療行政]
▼内務省、看護婦規則制定(看護婦に対する全国統一的法規、6月)
▼内務省、東京・大阪・神戸3市に市立結核療養所の設置を命令(7月)

[医育機関]
▼東北帝国大学医科大学開学(7月)
▼府立大阪医科大学(大阪府立高等医学校昇格、10月)

[学会]

▼産科婦人科医学会設立(7月)→日本産科婦人科学会(昭和24年4月)

【医学】

▼稲田龍吉、井戸泰(九州帝大) ワイル病レプトスピラを発見(1月)

▼中川幸庵(金沢) 肺ジストマの中間宿主(サワガニ)を発見

▼山極勝三郎、市川厚一(東京帝大) タールを用いて癌の人工発生に成功(9月)

▼トゥオート(英) バクテリオファージ(溶菌現象)を発見

▼アルビー(米) 骨移植を報告

[恩賜賞]

▼スピロヘータパリーダの研究 野口英世

大正5年(1916)

【社会】

▼内務省、工場監督官を設置(1月)

【医事】

▼東京帝国大学附置伝染病研究所(文部省所管から東京帝国大学に移管、4月)

[医療行政]

▼医術開業試験廃止

[学会]

▼日本解剖学会(解剖学会改称、7月)

[医育機関]

▼朝鮮総督府医院附属医学講習所閉校・朝鮮総督府京城医学専門学校開設(4月)

▼東京医学講習所開設(9月)→東京医学専門学校(7年1月)→東京医科大学(昭和21年5月)

▼慶應義塾大学部、医学科設置(予科2年、本科4年、12月)→予科授業開始(6年4月)→医学部開学(9年11月)

[医師団体]

▼大日本医師会(日本連合医師会解散、11月、会長 北里柴三郎)

【医学】

▼二木謙三、高木逸麿、谷口腆二、大角真八(東京帝大) 鼠咬症病原スピロヘータ発見を報告(2月)

▼石原忍(東京帝大) 色覚検査表を徴兵検査用に開発(4月)

▼ヴィンダウス(独) ビタミンDを発見(→1928年ノーベル化学賞)

▼デュボア(米) 身長・体重による体表面表示式を呈示

▼クラウス、シッテンヘルム(独)、ストルム・ヴァン・レーウェン(蘭) 気管支喘息とアレルギーの関係に着目

[恩賜賞]

▼黄疸出血性スピロヘーテ病に関する研究 稲田龍吉、井戸泰

大正6年(1917)

【社会】

▼財団法人理化学研究所設立(3月、所長 菊地大麓)→解散・株式会社科学研究所設立(昭和23年3月)→科学研究所・科研化学(27年8月)→科学研究所(31年2月)→特殊法人理化学研究所(33年10月)→独立行政法人理化学研究所(平成15年10月)

▼軍事救護法公布(7月、7年1月施行)→軍事扶助法(昭和12年7月)→生活保護法(21年10月)

▼ロシア二月革命(3月、ニコライ2世退位)

▼ロシア十月革命(11月、ソビエト政府樹立)

【医事】

▼保健衛生調査会 精神病者の全国調査を実施(6月、調査結果 患者6万5941人、人口1000対1・18)

[医育機関]

▼慶應義塾大学医学科予科開講(4月)→慶應義塾大学医学科本科(8年4月)→慶應義塾大学医学部(9年11月)

[医療施設]

▼大阪市立刀根山療養所開設(わが国初の公立結核療養所、9月)→大阪市立刀根山病院(昭和4年4月)→日本医療団刀根山病院(22年4月)→国立療養所刀根山病院(22年4月)

▼聖路加国際病院(聖路加病院改称、4月)

▼東京帝国大学医科大学附属医院分院(小石川分院)開設[永楽病院(文部省所管)東京帝国大学に移管、4月]

【医学】

▼ランケ(独) 結核を3期に分ける、結核初期病変群を提唱

▼マイニッケ(独) 沈降反応による梅毒診断法

▼デレル(加) トゥオートと別に細菌に感染するウイルスを発見、バクテリオファージと命名

▼エコノモ(墺) 嗜眠性脳炎を記載

▼ワーグナー・フォン・ヤウレック(墺) 梅毒による進行性麻痺患者にマラリア患者の血液を接種、成功(報告は1918年)

大正7年(1918)

【社会】

▼北海道帝国大学設置(4月)

▼シベリア出兵(7月~11年10月)

▼大学令公布(大学制度の全面的改革、分科大学制廃止、学部制採用、新たに公・私立大学、単科大学の設置を認める、12月、8年4月施行)

▼高等学校令公布(12月、8年4月施行)

▼(独)ドイツ革命(皇帝退位、共和国宣言)、ドイツ休戦(11月 第一次世界大戦終結)

▼文部省、科学研究奨励金の交付開始

【医事】

▼スペインかぜ(インフルエンザ)流行(7年～9年 患者2380万人、死者38万人)

[医育機関]

▼東京医学専門学校(東京医学講習所昇格、1月)

[学会]

▼第5回日本医学会総会(東京、4月、会頭 緒方正規)

[歯科医師会]

▼日本連合歯科医師会(日本連合歯科医会改称、4月)

【医学】

▼ダンディ(米) 気脳室撮影法(大脳のX線撮影)を創始

[帝国学士院賞]

▼日本住血吸虫病の研究 桂田富士郎、藤浪鑑

大正8年(1919)

【社会】

▼パリ講和会議(1月～6月)

▼大原孫三郎、大原社会問題研究所(大阪)創設(2月)→(東京に移転、昭和12年4月)→解散(24年12月)→法政大学大原社会問題研究所(25年1月)

▼帝国大学令改正公布(分科大学を学部と改称、2月)

▼関東庁官制公布(4月)

▼国際労働機関(ILO)第1回総会(ワシントン 10月)

【医事】

[医療行政]

▼結核予防法公布(3月、11月施行)→結核予防法(新法、昭和26年4月)→感染症の予防及び感染症の患者に対する医療に関する法律に統合(平成19年4月)

▼トラホーム予防法公布(3月、9月施行)→廃止(昭和58年12月)

▼精神病院法公布(3月、8月施行)→廃止・精神衛生法(昭和25年5月)

[医育機関]

▼東京、京都、九州、東北の帝国大学医科大学、帝国大学医学部と改称(4月)

▼北海道帝国大学医学部設置(4月)→北海道大学医学部(昭和22年10月)

▼府立大阪医科大学昇格、大阪医科大学設立認可(大学令による最初の公立大学、11月)

▼熊本医学専門学校(私立熊本医学専門学校改称、9月)

[学会]

▼医科器械研究会(1月)→日本医科器械学会(12年3月)→日本医療機器学会(平成19年10月)

[医療施設]

▼東京、京都、九州、東北の各帝国大学医科大学附属医院は医学部附属医院と改称、東京帝国大学医科大学附属医院分院は、医学部附属医院分院と改称(4月)

▼泉橋慈善病院(三井慈善病院改称、4月)

▼東京府立松沢病院(東京府立巣鴨病院、府下松沢に移転・改称、10月)

[医師会]

▼医師会令公布(9月、10月施行)→医師会及歯科医師会令(昭和17年11月)→廃止・医師会、歯科医師会及び日本医療団の解散等の法律の施行に関する政令(22年11月)

【医学】

▼森田正馬(慈恵医大) 森田療法を提唱

▼後藤七郎(九州帝大) わが国最初のクエン酸ナトリウムを用いた輸血を施行

▼ヤング(米) マーキュロクロム(殺菌消毒剤)を創製

▼ヴォルフ(独) 持続睡眠療法を発表

[帝国学士院賞]

▼癌腫の人工的発生研究 山極勝三郎、市川厚一

[ノーベル生理学・医学賞]

▼ボルデ(白) 免疫に関する発見に対して

大正9年(1920)

【社会】

▼人口5596万人(第1回国勢調査、10月)

▼国際連盟設立(1月)→解散(国際連合発足、昭和22年4月)

▼新学位令公布(学位は各大学において文部大臣の認可を得て授与、7月)

▼(米)カリフォルニア州議会、住民立法の外国人土地法(第2次排日土地法)可決(11月)

【医事】

▼国際結核予防連合(IUAT 本部パリ)設立

▼大原孫三郎、倉敷労働科学研究所創立(大原社会問題研究所より独立、7月、所長 暉峻義等)→解散(昭和11年11月、学術振興会に寄託)→日本労働科学研究所(昭和12年1月、東京)→大日本産業報国会に統合(16年10月)→大日本産業報国会労働科学研究所(17年1月)→大日本産業報国会解散(20年9月)→労働科学研究所再建(20年11月)

▼日本精神病医協会設立(4月)→日本精神病院協会(11年10月)→精神厚生会

(昭和18年3月)→日本精神衛生会(25年8月)
▼日本トラホーム予防協会(日本トラホーム予防会改称、7月)
▼栄養研究所設置(内務省所管、9月、所長 佐伯矩、10年7月開所)→厚生省所管(昭和13年1月)→厚生科学研究所国民栄養部(15年12月)→公衆衛生院国民栄養部(21年5月)→国立栄養研究所(22年5月)→独立行政法人国立健康・栄養研究所(平成13年4月)
▼帝国学校衛生会発足(12月)→日本学校衛生会(昭和21年1月)→日本学校保健会(29年7月)

[医育機関]
▼愛知医科大学(愛知県立医学専門学校昇格、7月)

[看護教育]
▼聖路加国際病院附属高等看護学校設立(4月)

[医療施設]
▼東京市結核療養所開院(5月)→日本医療団中野療養所(昭和18年4月)→国立中野療養所(22年4月)→国立療養所中野病院(42年4月)→国立病院医療センターと統合(平成5年10月)

【医学】

[帝国学士院賞]
▼音の異常伝播の研究 藤原咲平

[ノーベル生理学・医学賞]
▼クローグ(丁) 毛細血管運動機能の調節機構の発見に対して

大正10年(1921)

【社会】
▼尺貫衡法改正公布(メートル法採用)(4月、13年7月実施)
▼米穀法公布(4月)→廃止・米穀統制法(昭和8年3月公布、9月施行)→廃止・米穀配給統制法(14年4月公布、10月施行)→廃止・食糧管理法(17年2月公布)→廃止(平成7年11月)
▼統計局官制公布・施行(国勢院廃止、11月)
▼帝国大学教授の停年制を制定(11年3月より実施)
▼海軍軍縮会議開催(ワシントン会議 日・米・英・仏・伊、主力戦艦保有比率)(11月～11年2月)
▼日英同盟廃棄(12月)

【医事】
▼日本医事新報創刊(2月)
▼日本性病予防協会(日本花柳病予防協会改称、4月)
▼精神病者救治会(精神病者慈善救治会改称、5月)
▼司法省官制改正(監獄衛生官制度採用)(6月)
▼海軍病院令公布(6月)

[医育機関]
▼熊本県立医学専門学校(熊本医学専門学校移管、4月)
▼京都府立医科大学(京都府立医学専門学校昇格、10月)
▼東京慈恵会医科大学(東京慈恵医院医学専門学校昇格、10月)

【医学】
▼大森憲太(慶大) 脚気はビタミンB欠乏症と報告(11月)
▼下田光造(九州帝大) 持続睡眠療法を発表
▼バンティング、ベスト(加) ヒトの膵臓よりインスリンを抽出、イヌを用いて糖尿病治療実験を開始(7月)(バンティング、→1923年ノーベル生理学・医学賞)
▼フレミング(英) リゾチームを発見
▼ホプキンス(英) 細胞による酸素の使用に必要なグルタチオンを発見
▼ロールシャッハ(瑞) ロールシャッハ・テスト(知覚診断検査法)を提唱
▼アンデション(典) 北京原人を発見
▼カルメット(仏)、ゲラン(仏) 動物に病原性のないBCG(結核予防ワクチン)を開発
▼アロポー(仏) 収縮性心膜炎に対する「心膜切除術」施行
▼エヴァンス、ロング(米) 脳下垂体前葉の成長促進作用を発見
▼レーヴィ(米) 神経が刺激の伝達媒体として特殊な化学物質を遊離することを発見(→1936年ノーベル生理学・医学賞)

[恩賜賞]
▼脳の解剖的研究 布施現之助

[桂公爵記念賞]
▼河豚の毒素の研究 田原良純

大正11年(1922)

【社会】
▼未成年飲酒禁止法公布(3月、4月施行)
▼南洋庁官制公布(3月)
▼日本共産党結成(7月)
▼ソビエト社会主義共和国連邦(USSR)樹立宣言(12月)
▼東京市三河島汚水処分場(わが国最初の本格的下水処理施設)完成

【医事】
▼健康保険法発布(4月、15年7月一部施行、昭和2年1月全面施行)

[医育機関]
▼官立医科大学官制制定(3月)
▼岡山医科大学(岡山医学専門学校昇格、4月)
▼新潟医科大学(新潟医学専門学校昇格、4月)

▼北海道帝国大学医学部授業開始（4月）
▼熊本医科大学（熊本県立医学専門学校昇格、5月）
▼セブランス聯合医学専門学校（朝鮮教育令による認可、5月）→旭医学専門学校（昭和18年4月）→戦後、延世大学校医科大学
▼満州医科大学（南満医学堂昇格、5月）

［学会］
▼第6回日本医学会総会（京都、4月、会頭 荒木寅三郎）
▼大日本生理学会設立（7月）→日本生理学会（昭和22年9月）

［医療施設］
▼市立函館病院（区立函館病院改称、函館市発足のため、8月）
▼逓信省、簡易保険健康相談所開設（9月）→保健所に統合（昭和19年10月）

【医学】
▼関口蕃樹（東北帝大）右下葉の結核結節を切除（わが国最初の肺切除成功例）
▼高木憲次（東京帝大）関節鏡を開発
▼エヴァンス（米）、ビショップ（米）小麦の胚芽中に不妊予防因子（ビタミンE）発見
▼マッカラム（米）ビタミンDを発見、くる病治療に応用

［帝国学士院賞］
▼生体染色法に就ての研究 清野謙次

［ノーベル生理学・医学賞］
▼ヒル（英）筋内での熱の遅延放出の発見に対して
▼マイヤーホフ（独）筋肉での乳酸産生と酸素消費の関係に関する発見に対して

大正12年（1923）

【社会】
▼関東大震災（9月、死者9万1344人、全壊焼失46万4909戸）
▼虎ノ門事件（12月、難波大助、摂政宮に発砲）

［軍事］
▼廃兵院官制公布（3月、陸軍省より内務省に移管）

【医事】
▼盲学校及聾唖学校令公布（8月）

［医育機関］
▼私立医学講習所設立（平壌慈恵医院内、1月）→道立平壌医学講習所（13年5月）→道立平壌医学専門学校（昭和8年3月）→廃止（20年8月）
▼私立医学講習所設立（大邱慈恵医院内、9月）→道立大邱医学講習所（13年3月）→道立大邱医学専門学校（昭和8年3月）→廃止（20年8月）
▼千葉医科大学（千葉医学専門学校昇格、4月）
▼金沢医科大学（金沢医学専門学校昇格、4月）
▼長崎医科大学（長崎医学専門学校昇格、4月）

［学会］
▼日本レントゲン学会設立（東京レントゲン研究会解散、4月）
▼日本結核病学会設立（1月）
▼日本医科器械学会（医科器械研究会改称、3月）

［医師会］
▼日本医師会設立（大日本医師会解散、11月）

［医療施設］
▼組合病院（郡制廃止のため荏原郡立病院は19町村の組合経営に変更）
▼倉敷中央病院（大原孫三郎創立、6月）

【医学】
▼加藤元一（慶大）神経の不減衰伝導学説を提唱（12月）
▼カトラー（米）、レヴィン（米）僧帽弁狭窄症手術に成功
▼ヘベシー（洪、在丁）放射線同位体をトレーサーとして利用する方法を確立（→1943年ノーベル化学賞）

［恩賜賞］
▼漢薬成分の化学的研究 朝比奈泰彦
▼放射線に関する研究 木下季吉

［ノーベル生理学・医学賞］
▼バンティング（加）、マクラウド（英）インスリンの発見に対して（バンティングの共同研究者ベストが学生のため受賞できず、バンティングは抗議）

大正13年（1924）

【社会】
▼京城帝国大学設置（5月）
▼米国議会、新移民法（排日移民法）可決・成立（5月、7月施行）
▼文部省、体育研究所設置（10月）

【医事】
▼臨時脚気病調査会廃止（脚気はビタミンB欠乏によることを認める、11月）

［医師会］
▼東京医会解散（民間医師団体として40年の歴史に幕、2月）

【医学】
▼荻野久作（新潟・竹山病院）女性の排卵期に関する学説（荻野学説）を発表
▼平井毓太郎（京都帝大）小児の脳膜炎が母親の白粉による鉛中毒であることを証明
▼ウイップル（米）肝臓食は貧血に効果のあることを動物実験で証明（ビタミンB_{12}の発見）（→1934年ノーベル生理学・医学賞）

▼ケイリン(英) 呼吸酵素シトクロムを発見

▼ヴェスターグレン(典) 赤血球沈降速度測定を提唱

▼カルメット(仏)、ゲラン(仏) BCGの最初の臨床実験(~1927年)

▼アショフ(独) 「細網内皮系」を提唱

▼ベルガー(独) ヒトの脳波を初めて記録

〔恩賜賞〕

▼蛋白質及び之を構成するアミノ酸の細菌に因る分解とアミノ酸の合成に関する研究 佐々木隆興

〔帝国学士院賞〕

▼類脂肪体の研究 川村麟也

▼副栄養素の研究 鈴木梅太郎、高橋克己

〔大阪毎日新聞東京日日新聞寄附東宮御成婚記念賞〕

▼炭酸発生並に炭酸の微量測定法に関する研究 田代四郎助

〔ノーベル生理学・医学賞〕

▼アイントホーフェン(蘭) 心電図の機序の発見に対して

大正14年(1925)

【社会】

▼人口5974万人(第2回国勢調査、10月)

▼日ソ基本条約調印(1月)、日ソ国交樹立(2月)

▼東京放送局開局・仮放送開始(3月)

▼治安維持法公布(4月、5月施行)→廃止(昭和20年10月)

▼普通選挙法公布(25歳以上の成年男子に選挙権、5月)

▼ジュネーブ議定書 化学・細菌兵器使用禁止

【医事】

▼浴風会設立(1月)

▼日本公衆保健協会設立(6月)→日本公衆衛生協会(昭和26年1月)

〔医療行政〕

▼薬剤師法公布(4月、15年3月施行)→廃止・薬事法(昭和18年11月)→薬事法改正・薬剤師法(36年2月)

〔医育機関〕

▼帝国女子医学専門学校設立(4月、校長 額田豊)→帝国女子医学薬学専門学校(昭和5年12月)→東邦医科大学(22年6月)→東邦大学医学部(27年2月)

▼日本大学専門部医学科設置(4月、学科長 額田豊)→日本大学医学部(昭和17年4月)

〔学会〕

▼日本生化学会設立(5月)

▼行刑衛生会設立(7月)→日本矯正医学会(昭和26年1月)

▼第6回極東熱帯病学会(10月、わが国最初の国際会議、会長 北里柴三郎)

【医学】

▼大原八郎(福島) 野兎病病原菌を発見

▼関口蕃樹(東北帝大)、鳥潟隆三(京都帝大) 過圧・平圧開胸論争(日本外科学会総会において、大正14年~昭和13年)

▼ウイップル(米) 鉄が赤血球の重要な構成成分であることを発見

▼ソーター(英) 僧帽弁狭窄症に対して「用指切開術」に成功

〔帝国学士院賞〕

▼白鼠に関する研究 畑井新喜司

大正15年/昭和元年(1926)

【社会】

▼日本放送協会設立(東京・名古屋・大阪の放送局合同、8月)

【医事】

〔医療行政〕

▼歯科医師会令公布・施行(3月)→廃止・医師会及歯科医師会令(昭和17年11月)→廃止・医師会、歯科医師会及び日本医療団の解散等に関する法律の施行に関する政令(22年11月)

〔医育機関〕

▼日本医科大学(日本医学専門学校昇格、2月)

▼京城帝国大学医学部設立(5月)→廃止(昭和20年9月)

〔学会〕

▼第7回日本医学会総会(東京、4月、会頭 佐藤三吉)

▼日本整形外科学会設立(4月)

▼日本内分泌学会設立(5月)

▼日本伝染病学会設立(8月)→日本感染症学会(49年11月)

〔医師会・薬剤師会〕

▼日本歯科医師会設立(日本連合歯科医師会解散、11月)

▼日本薬剤師会設立(11月)→日本薬剤師協会(23年5月)→日本薬剤師会(37年7月)

【医学】

▼マラー(米) X線が遺伝子に突然変異をもたらすことを発見(→1946年ノーベル生理学・医学賞)

▼サムナー(米) ウレアーゼを結晶化(結晶化された最初の酵素)

▼マイノット(米) 貧血の治療に肝臓を用いて成功

〔帝国学士院賞〕

▼オキシダーゼの組織学的研究 勝沼精蔵

〔大阪毎日新聞東京日日新聞寄附東宮御成婚記念賞〕

▼ヴィタミンB欠乏症に就ての実験的研究 島薗順次郎、緒方知三郎

[ノーベル生理学・医学賞]
▼フィビゲル(丁) スピロプテラ癌腫の発見に対して

昭和2年(1927)

【社会】
▼金融恐慌起こる(3月)
▼兵役法公布(徴兵法廃止、4月、12月施行)→廃止(20年11月)
▼蒋介石、南京に国民政府樹立(4月)

【医事】
▼健康保険法施行(1月)
▼救治会(精神病者救治会改称、1月)
[医療行政]
▼花柳病予防法公布(4月、施行3年9月)→廃止・性病予防法(23年9月)
▼国立癩療養所官制公布(10月)
[医育機関]
▼大阪高等医学専門学校開校(4月)→大阪医科大学(21年4月)
▼聖路加女子専門学校(聖路加国際病院附属看護学校昇格、11月)
[学会]
▼日本薬理学会設立(4月)
▼日本細菌学会設立(4月)
▼癩学会設立(9月)→日本癩学会(8年11月)→日本らい学会(45年1月)→日本ハンセン病学会(平成8年4月)
▼口腔病学会設立(4月)
▼日本医史学会設立(11月)
[助産師会]
▼日本産婆会設立(5月)→日本産婆看護婦保健婦協会(21年11月)→日本助産婦会(30年6月)→日本助産師会(平成14年7月)

【医学】
▼ツォンデク(独) 性腺ホルモン(プロランA、プロランB)の分離に成功
▼モニス(葡) 「脳血管撮影法」開発(→1949年ノーベル生理学・医学賞)
[帝国学士院賞]
▼神経に於ける不減衰伝導に関する研究 加藤元一
[大阪毎日新聞東京日日新聞寄附東宮御成婚記念賞]
▼黴毒の起源に就ての研究 土肥慶蔵
[ノーベル生理学・医学賞]
▼ワーグナー・フォン・ヤウレック(墺) 進行麻痺の症例(麻痺性痴呆)に対するマラリア接種の治療上の重要性の発見に対して
[ノーベル化学賞]
▼ヴィーラント(独) 胆汁酸とその類縁物質の構造に関する研究に対して

昭和3年(1928)

【社会】
▼台北帝国大学設置(3月、4月開校)
▼第16回総選挙(第1回普通選挙、2月)
▼関東軍、張作霖を爆殺(6月)
▼高柳健次郎、世界最初のブラウン管使用のテレビ公開実験(12月)

【医事】
▼野口英世(米・ロックフェラー研究所)、西アフリカにて殉職(5月)
[医育機関]
▼私立岩手医学専門学校開校(4月、校長代理 三田俊次郎)→岩手医科大学(22年4月)
▼私立昭和医学専門学校開校(4月、校長 岡田和一郎)→昭和医科大学(21年4月)→昭和大学医学部(39年4月)
▼私立九州医学専門学校開校(4月、校長 伊東祐彦)→九州高等医学専門学校(18年2月)→久留米医科大学(21年3月)→久留米大学医学部(27年2月)
▼私立大阪女子高等医学専門学校開校(7月、校長 和辻春次)→大阪女子医科大学(22年6月)→関西医科大学(29年12月)
[学会]
▼日本泌尿器科学会(日本泌尿器病学会改称、4月)
[医療施設]
▼佐々木研究所附属杏雲堂医院(杏雲堂医院改称、12月)

【医学】
▼フレミング(英) 青カビの細菌増殖阻止効果を発見・ペニシリン発見(→1945年ノーベル生理学・医学賞)
▼セント・ジェルジ(洪) 牛の副腎皮質よりヘキスロン酸を抽出(1932年ビタミンCと命名、→1937年ノーベル生理学・医学賞)
▼クロー(米) 「鞭打ち症」を記載
[大阪毎日新聞東京日日新聞寄附東宮御成婚記念賞]
▼本邦産植物に含まるゝ数種のアルカロイドに関する研究 近藤平三郎
[ノーベル生理学・医学賞]
▼ニコル(仏) 発疹チフスに関する研究に対して
[ノーベル化学賞]
▼ヴィンダウス(独) ステリン類の構造およびビタミン類との関連性についての研究に対して

昭和4年(1929)

【社会】
▼救護法公布(4月 施行7年1月)→廃止・生活保護法(21年9月公布、10月施行)
▼拓務省設置(6月)→廃止・大東亜省設置(17年11月)→消滅(20年8月)
▼政府、中国国民政府(主席 蒋介石)を

承認(6月)
▼世界大恐慌始まる(ニューヨーク株式大暴落、10月)

【医事】

[医療行政]

▼医師、歯科医師、薬剤師の試験業務を文部省より内務省へ移管(4月)

[学会]

▼産業衛生協議会設立(2月)→日本産業衛生協会(7年11月)→日本産業衛生学会(47年4月)
▼日本寄生虫学会設立(4月)
▼日本連合衛生学会設立(4月)→日本衛生学会(24年10月)

[看護師会]

▼日本看護婦協会設立(3月)→日本帝国看護婦協会(7年10月)→日本産婆看護婦保健婦協会(21年11月)→日本看護協会(26年7月)

[医療施設]

▼東京警察病院開院(3月、院長 坂口康蔵)
▼大阪市立刀根山病院(大阪市立刀根山療養所改称、4月)
▼下谷病院開院(東京府医師会経営、4月、院長 林曄)
▼同愛記念病院開院(6月、院長 三浦謹之助)

【医学】

▼大沢達(京都帝大) 平圧開胸開腹術下、胸腔内食道消化管手術に世界で初めて成功
▼リップマン(米) 筋組織からATPを分離、ATPと細胞中のエネルギー産生との関連性を報告(→1953年ノーベル生理学・医学賞)
▼フォルスマン(独) 「心臓カテーテル」を開発(→1956年ノーベル生理学・医学賞)
▼ブーテナント(独) 妊娠尿より女性ホルモン(エストロン)を単離(→1939年ノーベル化学賞)
▼ローマン(独) 筋肉内にATPを発見
▼ハイテンガー(独)、エリンガー(独) 蛍光顕微鏡開発
▼ダム(丁) ビタミンK発見(→1943年ノーベル生理学・医学賞)

[大阪毎日新聞東京日日新聞寄附東宮御成婚記念賞]

▼鼠咬症の研究 二木謙三、高木逸磨、谷口腆二、大角真八
▼鼠咬症の実験的研究 石原喜久太郎、太田原豊一

[ノーベル生理学・医学賞]

▼エイクマン(蘭) 抗神経炎ビタミンの発見に対して
▼ホプキンス(英) 成長を促進するビタミンの発見に対して

昭和5年(1930)

【社会】

▼人口6445万人(第3回国勢調査、10月)
▼ロンドン軍縮会議(1月～4月)

【医事】

▼癩患者1万4263人(入所3261人、在宅1万1000人、入所率23%、台湾、朝鮮、樺太を除く、内務省調査、3月)
▼(白)ミューズ渓谷事件(石炭による大気汚染、12月)
▼(米)国立衛生研究所(NIH)開設

[医育機関]

▼帝国医学薬学専門学校(帝国女子医学専門学校改称、12月)

[学会]

▼第8回日本医学会総会(大阪、4月、会頭 佐多愛彦)
▼日本民族衛生学会設立(11月)
▼日本眼科医師会設立(11月)→解散(17年12月)→日本眼科医会(26年10月)

[医療施設]

▼岡山県長島に最初の国立癩療養所開所(11月、6年3月名称を「長島愛生園」と定める)

【医学】

▼太田典礼(京都) 避妊リングを創案
▼ノースロップ(米) 胃液中の蛋白分解酵素を単離(→1946年ノーベル化学賞)
▼タイラー(南阿) 黄熱ウイルスに対する血清予防接種に成功(→1951年ノーベル生理学・医学賞)
▼ゼルニケ(蘭) 位相差顕微鏡の原理を報告(→1953年ノーベル物理学賞)

[ノーベル生理学・医学賞]

▼ランドシュタイナー(墺) ヒトの血液型の発見に対して

昭和6年(1931)

【社会】

▼大阪帝国大学設置(医学部、理学部、4月公布、5月施行)
▼満州事変勃発(柳条湖事件、9月)
▼日本学術振興会設立(12月)
▼上海自然科学研究所開所(4月、所長 横手千代之助)→中国国民政府接収(20年9月)

【医事】

▼有害避妊用器具取締規則施行(1月)
▼日本産児調節聯盟設立(発起人 馬島僴、安部磯雄、1月)
▼癩予防協会設立(1月)→藤楓協会(27年6月)→解散・ふれあい福祉協会(平成15年4月)
▼日本精神衛生協会設立(6月)→精神

厚生会(18年3月)→日本精神衛生会(25年8月)

▼九州帝国大学附置温泉治療学研究所設置(10月、田原淳主任、7年1月開所)→九州大学附置温泉治療学研究所(22年10月)→九州大学生体防御医学研究所(57年4月)

▼日本衛生会(大日本私立衛生会改称、12月)

[医療行政]

▼癩予防ニ関スル件、癩予防法と改正公布(4月、8月施行)→廃止・らい予防法(28年8月)

▼寄生虫予防法公布(対象 蛔虫、十二指腸虫、日本住血吸虫、肝臓ジストマ)(4月、施行7年8月)

[医育機関]

▼大阪帝国大学医学部(大阪医科大学より移行、5月)

▼名古屋医科大学(県立愛知医科大学移管、5月)

[医療施設]

▼東京府立清瀬病院開院(10月)→日本医療団清瀬病院(18年4月)→国立療養所清瀬病院(22年4月)→国立療養所東京病院(37年1月)

▼国際聖母病院開院(12月、初代院長戸塚文卿)→聖母病院(18年8月)

【医学】

▼ブーテナント(独) 男子尿より男性ホルモン(アンドロステロン)を単離(→1939年ノーベル化学賞)

▼クノール(独)、ルスカ(独) 電子顕微鏡を開発(→1986年ノーベル物理学賞)

▼カラー(瑞) ビタミンAの構造決定

▼グッドパスチャー(米)、ウッドラフ(米) 発育鶏卵によるウイルス培養に成功

▼スミス・ピーターセン(米)「三翼釘」考案(大腿骨頸部骨折の治癒促進)

[帝国学士院賞]

▼日本に於ける胆石症 三宅速

[ノーベル生理学・医学賞]

▼ワールブルグ(独) 呼吸酵素の本性と機能の発見に対して

昭和7年(1932)

【社会】

▼桜田門事件(桜田門外で天皇の馬車に爆弾投げられる、1月)

▼上海事変(海軍陸戦隊、中国第19路軍と交戦、1月~5月)

▼血盟団事件(前蔵相井上準之助、射殺される、2月)

▼団琢磨、射殺される(3月)

▼満州国建国宣言(3月)、日本・満州国承認(9月)

▼五・一五事件(陸海軍青年将校、首相官邸その他を襲撃、犬養首相を射殺、5月)

【医事】

▼日本産業衛生協会(産業衛生協議会改称、11月)

[医療施設]

▼東京市立荏原病院(組合病院移管、10月)

[看護師会]

▼日本帝国看護婦協会(日本看護婦協会改称、10月)

【医学】

▼佐々木隆興、吉田富三(佐々木研究所) 肝臓癌の人工発生を報告(10月)

▼シンドラー(独) 軟性胃鏡を開発

▼クレブス(英) 哺乳類でアンモニアを尿素に変換させる尿素サイクルを発見、D-アミノ酸酸化酵素を発見(→1953年ノーベル生理学・医学賞)

▼クローン(米) 限局性腸炎(クローン病)を報告

▼クッシング(米) 脳腫瘍の手術施行。クッシング症候群を記載

▼ハイマン(米) 人工ペースメーカー開発

▼モニス(葡) 初老期うつ病患者に対する両側前頭葉白質切断術施行(→1949年ノーベル生理学・医学賞)

[帝国学士院賞]

▼本邦乳児に於て屢々見らるる脳膜炎様病症の原因に就ての研究 平井毓太郎

[ノーベル生理学・医学賞]

▼シェリントン(英)、エードリアン(英) ニューロンの機能の発見に対して

昭和8年(1933)

【社会】

▼東北三陸地方地震・大津波(死者3008人、倒壊・流失家屋7263戸、3月)

▼国際連盟脱退(3月)

▼米穀統制法公布(米穀法廃止、3月、9月施行)

▼滝川事件(鳩山文相、京都帝国大学総長に滝川幸辰教授の辞職を要求、4月、5月休職発令)

▼(独)ヒトラー政権成立(1月)

【医事】

▼社団法人癌研究会解散(5月)→財団法人癌研究会設立(12月)

[学会]

▼日本放射線学会設立(4月)→日本医学放射線学会(16年4月)

▼口腔外科集談会発足(5月)→口腔外科学研究会(9年4月)→口腔外科学会(10年4月)→日本口腔外科学会(41年10月)

▼日本癩学会（癩学会改称、11月）

［医療施設］

▼三楽病院開院（11月、院長 坂本恒雄）

【医学】

▼スミス（英）ら インフルエンザAウイルス発見

▼ライヒシュタイン（瑞） アスコルビン酸（ビタミンC）を合成

▼ザーケル（波） 統合失調症（精神分裂病）にインスリン・ショック療法を提唱

［恩賜賞］

▼脂肪酸及之を含有する生物体成分の研究 鈴木文助

［大阪毎日新聞東京日日新聞寄附東宮御成婚記念賞］

▼小口氏病の研究 小口忠太

▼トリプトファーンの中間代謝に就ての研究 古武弥四郎

［ノーベル生理学・医学賞］

▼モーガン（米） 遺伝をになう染色体の機能に関する発見に対して

昭和9年（1934）

【社会】

▼満州国帝政施行（3月）

▼三井報恩会設立（3月）

▼室戸台風（9月）

▼鉄道省 丹那トンネル開通（12月）

【医事】

▼恩賜財団愛育会設立（3月）→大日本母子愛育会（18年12月）→社会福祉法人母子愛育会（21年1月）→恩賜財団母子愛育会（27年5月）

▼第9回日本医学会（東京、4月、会頭 入沢達吉）

▼大阪帝国大学附置微生物病研究所設置（9月、初代所長 古武弥四郎）

▼癌研究会癌研究所開所（5月、所長 長与又郎）

［軍事］

▼傷兵院法公布（廃兵院改称、3月）

［医療行政］

▼内務省衛生局 医療制度調査会を設置（11月）

［学会］

▼口腔外科学研究会（口腔外科集談会改称、9年4月）

［医療施設］

▼東京市立荏原病院（初代常勤院長 長岐佐武郎、4月）

▼癌研究会附属康楽病院開院（4月、院長 稲田龍吉）→焼失（20年4月）→癌研究会附属病院（再開、21年8月）→（巣鴨移転、38年7月）→有明病院（平成17年3月）→がん研究会有明病院（23年4月）

【医学】

▼ケンダル（米）、ライヒシュタイン（瑞） 副腎皮質からホルモンの単離開始（→1950年ノーベル生理学・医学賞）

［帝国学士院賞］

▼細胞の銀反応の研究 今裕

［ノーベル生理学・医学賞］

▼ウイップル（米）、マイノット（米）、マーフィー（米） 貧血に対する肝臓療法の発見に対して

昭和10年（1935）

【社会】

▼人口6925万人（第4回国勢調査、10月）

▼美濃部達吉（東京帝大）の天皇機関説、貴族院で攻撃される（2月）、不敬罪で起訴（4月）

▼ロンドン軍縮会議開催（12月）→脱退（11年1月）

▼（米）社会保障法制定（8月、社会保障を冠した最初の立法。老齢保険、失業保険、公的扶助、母子衛生、児童福祉サービスを包括）

【医事】

▼東京市京橋区特別衛生地区保健館開館（わが国最初の公立保健所、4月、館長 酒井菊雄）

［学会］

▼日本温泉気候学会設立（1月）→日本温泉気候物理医学会（37年4月）

▼口腔外科学会（口腔外科学研究会改称、4月）

▼日本精神神経学会（日本神経学会改称、4月）

［医療施設］

▼日本結核予防協会 結核療養所村松晴嵐荘開設（10月）→内務省に移管（12年6月）→厚生省に移管（13年1月）→傷痍軍人療養所村松晴嵐荘（17年11月）→国立療養所村松晴嵐荘（20年12月）→国立療養所村松晴嵐荘病院（51年5月）→国立病院機構茨城東病院（平成16年4月）

【医学】

▼ドーマク（独） プロントジル（サルファ剤）を初めて人体（末娘）に投与、連鎖球菌感染から救命、以来、プロントジルは「驚異の薬」として世界的に有名となった（→1939年ノーベル生理学・医学賞）

▼モニス（葡） 精神病治療法として前頭葉白質切截法を開発

▼セント・ジェルジ（洪） 筋肉細胞の呼吸に関与する4つの酸を同定（→1937年ノーベル生理学・医学賞）

▼ノースロップ（米） 酵素キモトリプシンの結晶化に成功（→1946年ノーベル化学賞）

▼スタンレー（米） タバコモザイクウ

イルスの結晶化に成功(→1946年ノーベル化学賞)
▼ウイップル(米) 十二指腸乳頭部癌に対し膵頭十二指腸切除術に成功
▼カレル(仏)、リンドバーク(米) 人工心臓の開発に成功
▼ローレンツ(墺) 動物の社会的行動に関する研究を発表(→1973年ノーベル生理学・医学賞)

[ノーベル生理学・医学賞]
▼シュペーマン(独) 胚の発生の際の形成体の作用の発見に対して

[ノーベル化学賞]
▼F・ジョリオ(仏)、I・ジョリオ－キュリー(仏) 人工放射性元素の開発を認めて

昭和11年(1936)

【社会】
▼二・二六事件(陸軍部隊一部反乱、斎藤実内大臣、高橋是清大蔵大臣ら暗殺、2月)
▼第11回オリンピック大会(ベルリン、8月)
▼日独防共協定調印(11月)
▼理化学研究所、サイクロトロン建設(12月)
▼(英)公衆衛生法制定
▼倉敷労働科学研究所解散(11月、学術振興会に寄託)

【医事】
▼警視庁消防部、救急車による救急活動開始(1月)
▼健康保険組合連合会結成(12月)

[軍事]
▼陸軍病院(衛戍病院改称、陸軍衛戍病院令改正、11月)→廃止(20年11月)

[医育機関]
▼台北帝国大学医学部開設(4月)→廃止(20年11月)

[学会]
▼日本循環器病学会設立(3月)→日本循環器学会(21年11月)
▼日本保険医学会(日本保険医学協会改称、4月)

【医学】
▼久保喜代二(京城帝大) 統合失調症に対するインスリン・ショック療法追試
▼古賀良彦(東北帝大) X線間接撮影法を開発(結核検診に貢献)(4月)
▼馬杉復三(千葉医大) ネフロトキシン(抗腎血清)により実験的腎炎の発症に成功
▼榊原亨(岡山市・榊原病院) わが国初の心臓外傷の手術施行
▼ボヴェ(瑞) プロントジルが体内で分解され、スルファニルアミドに変換、連鎖球菌に作用することを発見(→1957年ノーベル生理学・医学賞)
▼ケンダル(米)、ライヒシュタイン(瑞) コルチゾンを単離

[恩賜賞]
▼o-Amidoazotoluol の経口的投与による肝臓癌成生の実験的研究 佐々木隆興、吉田富三

[大阪毎日新聞東京日日新聞寄附東宮御成婚記念賞]
▼胎生化学に就ての研究 冨田雅次

[ノーベル生理学・医学賞]
▼デール(英)、レーヴィ(米) 神経インパルスの化学的伝達に関する発見に対して

昭和12年(1937)

【社会】
▼文化勲章令公布(2月、4月施行)
▼日中戦争勃発(盧溝橋事件、7月)
▼母子保護法公布(3月、施行13年1月)→廃止・生活保護法(21年10月)
▼日独伊三国防共協定調印(11月)

[軍事]
▼軍事扶助法公布(軍事救護法改正、3月、7月施行)

【医事】
▼日本労働科学研究所(東京、1月)
▼シカゴに世界最初の血液銀行設置(米、3月)

[医療行政]
▼保健所法公布(4月、7月施行)、49か所に設置

[学会]
▼日本血液学会設立(5月)
▼日本臨床外科学会設立(11月)

[医療施設]
▼国立結核療養所官制公布・施行(6月)
▼日本結核予防協会の村松晴嵐荘、国(内務省)に移管され、わが国最初の国立結核療養所となる(6月)

【医学】
▼三田村篤志郎(東京帝大伝研) 日本脳炎が蚊により伝播されることを証明
▼クレブス(英) クレブス(TCA)サイクルを提案(→1953年ノーベル生理学・医学賞)
▼ホワイト(米) 下垂体前葉ホルモン(プロラクチン)を分離
▼ボヴェ(瑞) 抗ヒスタミン薬を発見(→1957年ノーベル生理学・医学賞)
▼ティセリウス(典) 電気泳動法を開発(→1948年ノーベル化学賞)

[ノーベル生理学・医学賞]
▼セント・ジェルジ(洪) 生体燃焼機構、特にビタミンCの作用とフマル酸の触媒作用の発見

［ノーベル化学賞］
▾ハワース（英） 炭水化物とビタミンCの構造に関する研究に対して
▾カラー（瑞） カロチノイド、フラビンおよびビタミンA、B_2に関する研究に対して

昭和13年(1938)

【社会】
▾厚生省設置、大臣官房、体力、衛生（保健、指導、医務の3課）、予防、社会、労働の5局、臨時軍事援護部、保険院より構成（1月）→厚生労働省（平成13年1月）
▾国家総動員法公布（4月、5月施行）→廃止（21年4月）
▾興亜院設置（12月）→大東亜省（17年11月）→消滅（20年8月）

【医事】
▾農村保健館、所沢に設置（1月）
▾公衆衛生院設立（院長 林春雄、3月）→厚生科学研究所（15年12月）→公衆衛生院（21年5月）→国立公衆衛生院（24年6月）→国立医療保健科学院（平成14年4月）
▾国民健康保険法公布（4月、7月施行）
▾医薬制度調査会官制公布（7月）
▾国家総動員法による医療関係者職業能力申告令公布（8月）

［軍事］
▾傷兵保護院官制公布（傷兵院移管、4月）

［医育機関］
▾京城女子医学専門学校開校（5月）→廃止（20年8月）
▾満州国立新京医科大学開学（5月）→廃止（20年8月）
▾満州国立哈爾浜医科大学開学（1月）→廃止（20年8月）

［学会］
▾第10回日本医学会総会（京都、4月、会頭 森島庫太）
▾日本血液学会設立（4月）
▾日本産業衛生協会設立（4月）→日本産業衛生学会（47年4月）

［医療施設］
▾沖縄県立国頭愛楽園創設（11月）→琉球列島米国軍政府所管（21年4月）→琉球政府所管（27年4月）→国立療養所国頭愛楽園（47年5月）
▾東北新生園創設（三井報恩会の寄付による 4月）→国立療養所東北新生園（厚生省に移管、14年10月）
▾傷兵保護院、全国25か所に傷痍軍人療養所（結核）設置
▾村松晴嵐荘、厚生省に移管（13年1月）

【医学】
▾ワイルス（英） ステンレス鋼を用いて人工股関節を開発
▾グロス（米）、ハバード（米） 世界初の動脈管結紮手術に成功
▾ツェルレッティ（伊）、ビニ（伊） 統合失調症治療のための電気痙攣療法（ショック療法）を開発

［毎日新聞東京日日新聞寄附東宮御成婚記念賞］
▾サポゲニンの構造に関する研究 北里善次郎
▾胆汁酸の化学的及生理学的研究 清水多栄

［ノーベル生理学・医学賞］
▾ハイマンス（白） 呼吸調節に対する頸動脈洞および大動脈機序によって行われる役割の発見に対して

昭和14年(1939)

【社会】
▾文部省、科学研究費補助金制度を設立（3月）
▾名古屋帝国大学設置（4月）
▾米穀配給統制法公布（4月、10月施行）
▾ノモンハン事件（日ソ両軍衝突 5月、9月停戦協定成立）
▾米、日米通商航海条約破棄を通告（7月、15年1月条約失効）
▾国民徴用令公布・施行（7月）→廃止（21年4月）
▾厚生省、人口問題研究所設置（8月）→厚生省研究所人口民族部（17年11月）
▾第二次世界大戦勃発（ドイツ軍、ポーランド進駐、9月）→終結（20年9月）
▾（中）汪兆銘政権樹立（9月）
▾朝鮮総督府、創氏改名に関する法を公布（12月）

【医事】
▾職員健康保険法公布（4月、12月、15年6月施行）→廃止・健康保険法改正（被保険者、健康保険に吸収、17年2月公布、18年4月施行）
▾船員保険法公布（4月、15年3月、6月施行）
▾結核予防会設立（日本結核予防協会解散、5月）
▾財団法人佐々木研究所設立（1月、理事長・所長 佐々木隆興）

［軍事］
▾軍事保護院官制公布・施行（傷兵保護院、臨時軍事援護部廃止、7月）

［医療行政］
▾厚生省予防局に結核課新設（4月、課長 勝俣稔）

［医育機関］
▾名古屋帝国大学医学部（名古屋医科大学昇格、4月）

▼7帝国大学(北海道、東北、東京、名古屋、京都、大阪、九州)、6官立医科大学(千葉、新潟、金沢、大阪、岡山、長崎、熊本)に臨時医学専門部設置・開校(5月)→臨時医学専門部を医学専門部と改称(19年4月)→廃止(27年3月)

▼関東州庁立旅順医院附属医学校開設(4月)→関東州庁立旅順医学専門学校(16年4月)→官立旅順医学専門学校(18年4月)→廃止(20年10月)

▼東亜医科学院開設(12月)→同仁会東亜医科学院(16年7月)→同仁会青島医学専門学校(19年7月)→廃止(20年12月)

【医学】

▼安河内五郎、向笠広次(九州帝大) 統合失調症治療のための電気痙攣療法を追試

▼グロス(米) 先天性動脈管開存症に対する結紮手術に初めて成功

▼ドイジー(米) ビタミンK合成(→1943年ノーベル生理学・医学賞)

▼ミュラー(瑞) DDTの殺虫効果を発見(→1948年ノーベル生理学・医学賞)

▼デュボス(米) 土壌中より2種類の殺菌物質を発見

[恩賜賞]

▼脊髄副交感神経に関する研究 呉建

[ノーベル生理学・医学賞]

▼ドーマク(独) プロントジルの抗菌効果の発見に対して(ナチス支配下では受賞できず、戦後、ストックホルムで賞碑を受領)

[ノーベル化学賞]

▼ブーテナント(独) 性ホルモンに関する研究に対して(ナチスの圧力で辞退、1949年に受賞)

昭和15年(1940)

【社会】

▼内地人口7311万人(第5回国勢調査、10月)

▼汪兆銘、国民政府樹立(南京、3月)

▼パリ陥落、フランス軍、ドイツ軍に降伏(6月)

▼日本軍、北部仏印進駐(9月)

▼日独伊三国同盟成立(9月)

▼総力戦研究所設置(10月)→廃止(20年1月)

▼大政翼賛会発会式(10月)→解散(20年6月)

▼大日本産業報国会創立(全国労働組合同盟、日本労働総同盟解散、11月)→解散(20年9月)

▼紀元2600年式典(11月)

▼日本保険学会(保険学会改称、11月)

【医事】

▼訪独医学使節団出発(7月～10月帰国)

▼日本医学及び健康保険(東京医事新誌、健康保険医報合併、8月)

▼厚生科学研究所設置(公衆衛生院、栄養研究所統合、12月)

[医療行政]

▼国民体力法公布(4月、9月施行)→廃止(29年6月)

▼国民優生法公布(5月、16年7月施行)→廃止・優生保護法(23年7月公布、9月施行)

▼医療制度調査会、医療制度改善方策を答申(10月)

[医学教育]

▼満州国立佳木斯医科大学開学(6月)→廃止(20年8月)

▼満州国立哈爾浜開拓医学院開院(6月)→北安開拓医学院(18年10月)→戦後・廃止

▼満州国立斉斉哈爾開拓医学院開院(6月)→戦後・廃止

▼満州国立龍井開拓医学院開院(6月)→戦後・廃止

[学会]

▼日本直腸肛門病学会(3月)→日本大腸肛門病学会(41年9月)

【医学】

▼フローリー(英)、チェイン(英) 抗生物質ペニシリンを精製(→1945年ノーベル生理学・医学賞)

▼ランドシュタイナー(墺)、ウィーナー(米) Rh因子を発見

▼フランシス(米) インフルエンザBウイルス発見

[文化勲章]

▼佐々木隆興(生化学・病理学)

昭和16年(1941)

【社会】

▼国民学校令公布(小学校令改正、3月、4月施行)→廃止・学校教育法(公布22年3月、4月施行)

▼日ソ中立条約締結(4月)→ソ連破棄(20年8月)

▼独ソ開戦(6月)

▼米、在米日本資産凍結を通告(7月)

▼日本軍、南部仏印進駐(7月)

▼米、対日石油輸出禁止(8月)

▼ゾルゲ事件(ゾルゲ、尾崎秀美ら検挙、10月)

▼大学専門学校学生修業年限短縮(勅令、6か月短縮、16年度は3か月短縮、10月)

▼日本、真珠湾攻撃、対英米宣戦、太平洋戦争開始(12月)

▼日本軍、香港占領(12月)

【医事】
▼国立癩療養所設置(公立癩療養所5か所、国に移管、7月)
▼大日本産業報国会、日本労働科学研究所を統合(10月)
▼医療関係者徴用令公布(12月)
［医療行政］
▼医療保護法公布(3月、10月施行)→廃止・生活保護法(21年10月)
［医育機関］
▼興健女子専門学校(聖路加女子専門学校改称、7月)
▼樺太庁豊原医院附設医学講習所開設(8月)→18年4月樺太庁立医学専門学校(18年4月)→官立樺太医学専門学校(20年4月)→廃止(21年1月)
［医療施設］
▼日本赤十字社中央病院(日本赤十字社病院改称、1月)
［学会］
▼日本癌学会設立(4月)
▼日本医学放射線学会設立(日本レントゲン学会、日本放射線学会合同、4月)
▼日本鉄道医学会(日本鉄道医協会改称、4月)
［保健師会］
▼日本保健婦協会設立(11月)→日本産婆看護婦保健婦協会(21年11月)

【医学】
▼ビードル(米)、テータム(米) 遺伝子が細胞中の化学反応を制御する(1遺伝子1酵素仮説)を発表(→1958年ノーベル生理学・医学賞)
▼ハギンス(米) 前立腺癌の女性ホルモン療法を報告(1966年ノーベル生理学・医学賞)
▼クールナン(米)、リチャーズ(米) 心臓カテーテルの臨床応用に成功(→1956年ノーベル生理学・医学賞)
▼カール・ツァイス社(独) 位相差顕微鏡開発
［恩賜賞］
▼人体発汗の研究 久野寧
［帝国学士院賞］
▼色神及色盲に関する研究 石原忍

昭和17年(1942)

【社会】
▼日本軍、マニラ占領(1月)
▼日本軍、シンガポール占領(2月)
▼戦時災害保護法公布(2月、4月施行)→廃止・生活保護法(21年10月)
▼食糧管理法(2月、米穀配給統制法廃止)
▼日本軍、ビルマ、ジャワ、スマトラ占領(3月)
▼ミッドウェー海戦(日本海軍、空母4隻を失い戦局の転機。6月)
▼関門トンネル開通(6月)
▼第1次ソロモン海戦(8月)
▼大東亜省設置(拓務省、興亜院、対満事務局、外務省東亜局、南方局合併、11月)
▼第3次ソロモン海戦(11月)
【医事】
▼大日本産業報国会労働科学研究所(17年1月)
［医療行政］
▼国民医療法公布(2月)→廃止・医師法(23年10月)
▼日本医療団令公布(4月施行)→廃止(22年11月)
▼日本医療団発足(6月、総裁 稲田龍吉)→解散(22年11月)
▼結核対策要綱(8月閣議決定、18年1月実施)
▼医師会及歯科医師会令公布(8月、11月施行、会長官選制)
▼厚生省研究所設置(人口問題研究所、産業安全研究所、厚生科学研究所統合、11月)
［医療施設］
▼国立結核療養所を軍事保護院所管傷痍軍人療養所とする(11月)
▼傷痍軍人療養所村松晴嵐荘(国立療養所村松晴嵐荘移管、11月)
［学会］
▼第11回日本医学会総会(東京、3月、会頭 長与又郎)
▼日本放射線技術学会(11月)
［医学］
▼梶谷鐶(癌研) 胃癌手術における広汎リンパ節郭清を提唱
▼ルリア(米) バクテリオファージの最初の鮮明な電子顕微鏡写真撮影
▼インクラン(米) 「冷却保存骨」の使用法基準作成

昭和18年(1943)

【社会】
▼民族研究所設置(文部省管轄、1月)→廃止(21年4月)
▼日本軍、ガダルカナル島から撤退(2月)
▼兵役法改正公布(朝鮮に徴兵制、3月、8月施行)
▼アッツ島日本守備隊全滅(5月)
▼東京都制公布(6月、7月施行)
▼閣議決定 台湾に徴兵制、20年度より実施(9月)
▼学徒出陣、神宮外苑で壮行会(在学徴集延期臨時特例公布、学生・生徒の徴兵猶予停止、勅令、10月)→廃止(20年11月)
▼大日本育英会設立(10月)→日本育英

会(28年8月)
▼イタリア、連合軍に無条件降伏(9月)
▼米英ソ3国首脳会談(テヘラン、11月)
▼カイロ宣言(米英中3国、12月)

【医療】

▼精神厚生会(救治会、日本精神衛生協会、日本精神病院協会解散、3月)
▼日本学術振興会第8小委員会、結核予防接種に関する報告書(BCGワクチンの接種は有効であるとの研究成果、3月)
▼結核死亡率最高(人口10万対235・3)
▼大日本母子愛育会結成(日本母性保護会、日本小児保健報国会、愛育会統合、12月)

[医療行政]

▼薬事法公布(薬事関係法規の統合、3月、11月施行)→廃止・(新)薬事法(23年7月公布・施行)

[医育機関]

▼私立九州高等医学専門学校(私立九州医学専門学校改称、2月)
▼順天堂医学専門学校開校(4月、校長佐藤達次郎)→順天堂医科大学(21年5月)→順天堂大学医学部(27年4月)
▼名古屋女子高等医学専門学校開校(4月、校長 戸谷銀三郎)→名古屋市立女子医学専門学校(19年3月)→名古屋女子医科大学(22年6月)→名古屋市立大学医学部(25年4月)
▼県立鹿児島医学専門学校開校(4月、校長 高安慎一)→県立鹿児島医科大学(22年7月)→鹿児島県立大学医学部(27年4月)→国立鹿児島大学医学部(30年4月)
▼官立前橋医学専門学校開校(5月)→前橋医科大学(23年2月)→群馬大学医学部(24年5月)
▼県立徳島医学専門学校開校(5月)→官立徳島医学専門学校(20年4月)→徳島医科大学(23年2月)→国立徳島大学医学部(24年5月)
▼官立旅順医学専門学校(関東州庁立旅順医学専門学校移管、4月)
▼ジャカルタ医科大学開学(4月)→戦後・廃止
▼昭南医科大学開学(4月、学長 日影薫)→マライ医科大学(19年2月)→戦後・廃止
▼樺太庁立医学専門学校(樺太庁豊原医院附設医学講習所昇格、4月)
▼ラングーン医学校(6月)→戦後・廃止

[学会]

▼大日本航空医学会設立(4月)
▼日本衛生動物学会設立(10月)

[医師会・歯科医師会]

▼日本医師会(会長官選、1月)
▼日本歯科医師会(会長官選、1月)

[医療施設]

▼日本医療団中野療養所(東京市結核療養所移管、4月)
▼日本医療団刀根山病院(大阪市立刀根山病院移管、4月)
▼大東亜中央病院(聖路加国際病院改称、4月)
▼東京都立松沢病院(東京府立松沢病院移管、7月)
▼東京都立荏原病院(伝染病院、東京市立荏原病院移管、7月)
▼三井厚生病院(泉橋慈善病院改称、7月)

【医学】

▼吉田富三(長崎医大) 吉田肉腫を発見
▼古賀秀夫(古賀病院) 膵尾部切除・脾臓摘出術施行(術後8日目死亡)
▼コルフ(蘭) 腎臓透析装置を初めて開発
▼ワクスマン(米) ストレプトマイシンを発見(→1952年ノーベル生理学・医学賞)
▼ワクスマン(米) 「antibiotics(抗生物質) 他の型の生物を傷つけず細菌だけを殺す物質」の用語を提唱
▼パパニコロー(米) 細胞擦過診による子宮頸癌の早期発見法を開発
▼ドラグステッド(米) 十二指腸潰瘍に「迷走神経切断術」を提唱
▼ティセリウス(典) 電子顕微鏡下にポリオウイルスを呈示

[文化勲章]

▼鈴木梅太郎(農芸化学)

[恩賜賞]

▼血液型の研究 古畑種基

[帝国学士院賞]

▼樟脳の強心作用の本態に関する研究 田村憲造、石館守三、木原玉汝

[ノーベル生理学・医学賞]

▼ダム(丁) ビタミンKの発見に対して
▼ドイジー(米) ビタミンKの化学的性質の発見に対して

[ノーベル化学賞]

▼ヘベシー(洪) 化学反応の研究におけるトレーサーとしての同位体の利用に関する研究に対して

昭和19年(1944)

【社会】

▼日本軍、インパール作戦開始(3月、7月失敗・中止)
▼米軍、サイパン島上陸(6月、7月日本守備隊全滅)
▼連合軍、ノルマンディーに上陸(6月)

▼閣議、学童疎開促進要綱決定(6月)
▼東条内閣辞職、小磯内閣(7月)
▼米軍、グアム島、テニアン島上陸(7月、8月日本守備隊全滅)
▼米軍、レイテ島上陸、レイテ沖海戦(日本海軍、主力艦艇を喪失)、海軍神風特攻隊、レイテ沖にて初出撃(7月)
▼パリの独軍、連合軍に降伏(パリ解放、8月)

【医事】

▼日本医学(日本医学及健康保険改称、1月)
▼保健所網完成(公立健康相談所、簡易保険健康相談所、健康保険健康相談所、小児結核予防所統合、全国770か所、10月)
▼軍事保護院駿河療養所開設(癩の傷痍軍人を収容、12月、所長 高島重孝)→国立駿河療養所(厚生省に移管、20年12月)

[医育機関]

▼マライ医科大学(昭南医科大学、マラッカに移転・改称、2月)
▼福島女子医学専門学校開校(1月)→福島県立医科大学(22年6月)
▼横浜市立医学専門学校開校(4月、校長 及能謙一)→横浜医科大学(24年4月)→横浜市立大学医学部(27年4月)
▼日本医科大学附属医学専門部開校(4月、部長 塩田広重)→廃止(25年3月)
▼岐阜県立女子医学専門学校開校(4月、校長 山口新平)→岐阜県立医科大学(22年6月)→岐阜県立医工科大学医学部(24年4月)→岐阜県立大学医学部(25年4月)→岐阜県立医科大学(29年5月)→国立岐阜大学医学部(39年4月)
▼三重県立医学専門学校開校(4月、校長 石川日出鶴丸)→三重県立医科大学(22年6月)→三重県立大学医学部(27年2月)→国立三重大学医学部(47年5月)
▼京都府立医科大学附属女子専門部開校(4月、部長 中村登)→廃止(26年3月)
▼大阪市立医学専門学校開校(4月、校長 小幡亀寿)→大阪市立医科大学(22年6月)→大阪市立大学医学部(30年4月)
▼兵庫県立医学専門学校開校(4月、校長 小川瑳五郎)→兵庫県立医科大学(21年4月)→兵庫県立神戸医科大学(27年4月)→国立神戸大学医学部(39年4月)
▼山口県立医学専門学校開校(4月、校長 富田雅次)→山口県立医科大学(24年4月)→国立山口大学医学部(39年4月)
▼福岡県立医学歯学専門学校(九州歯科医学専門学校移管、4月、校長 進藤篤一)→医学科廃止(22年3月)
▼道立光州医学専門学校開校(4月、校長 大橋宏一)→廃止(20年8月)
▼道立咸興医学専門学校開校(4月、校長 小林隆美)→廃止(20年8月)
▼官立青森医学専門学校開校(5月、校長 丸井清泰)→弘前医科大学(23年2月)→弘前大学医学部(26年1月)
▼東京高等歯科医学校、官立東京医歯学専門学校と改称(5月、校長 長尾優)→東京医科歯科大学医学部(21年8月)
▼官立松本医学専門学校開校(5月、校長 竹内松次郎)→松本医科大学(23年2月)→信州大学医学部(25年2月)
▼同仁会大学医学院開学(9月)→戦後・廃止

【医学】

▼陰山以文(大阪帝大) 小沢凱夫の指導の下、わが国で初めての開頭血腫除去手術を施行
▼アレキサンダー(米)、バイロン(米) 胸部大動脈瘤切除に成功
▼ケンダル(米) 副腎皮質ホルモンの構造式決定(→1950年ノーベル生理学・医学賞)
▼ブラロック(米) 世界初の短絡手術に成功(非直視下心臓手術)
▼マーチン(英) ペーパー・クロマトグラフィー創案

[文化勲章]

▼志賀潔(細菌学)、稲田龍吉(細菌学)

[恩賜賞]

▼唾液腺の内分泌に関する研究 緒方知三郎

[帝国学士院賞]

▼芳香族複素環塩基に関する研究 落合英二

[ノーベル生理学・医学賞]

▼アーランガー(米)、ガッサー(米) 単一の神経線維の機能がもつ多様な相違に関する発見に対して

昭和20年(1945)

【社会】

▼人口7200万人(人口調査、11月)
▼ヤルタ会議(米英ソ 2月4日～11日)
▼米軍、硫黄島上陸(2月19日、3月17日日本守備隊全滅)
▼米軍、沖縄本島上陸・沖縄戦開始(4月1日、終結6月25日)
▼イタリア、ムッソリーニ処刑される(4月28日)
▼ドイツ、連合国に無条件降伏(5月7日)
▼連合国、ポツダム宣言発表(7月26日)

▼広島(8月6日)、長崎(8月9日)に原爆投下
▼ソ連、対日宣戦布告(8月8日)
▼連合国に無条件降伏、第二次世界大戦終結(8月15日)
▼満州国皇帝退位、満州国解散(8月18日)
▼連合軍最高司令官総司令部(GHQ)、横浜に設置(8月30日)、東京に移転(9月16日)
▼降伏文書調印式(戦艦ミズーリ艦上、9月2日)
▼南朝鮮引き揚げ第1船興安丸、仙崎港に入港(海外よりの引き揚げ開始、9月2日)
▼京都帝大原爆被害についての研究調査班、広島郊外大野にて枕崎台風による山津波で遭難、11名犠牲となる
▼復員第1船高砂丸、メレヨン島から別府港に帰港(9月25日)
▼国際連合発足(10月24日)
▼厚生省臨時防疫局設置(10月27日~21年3月12日)
▼衆議院議員選挙法改正(婦人参政権の実現)公布(12月17日)

[軍事]

▼陸軍省、海軍省廃止(11月)、第1復員省、第2復員省設置(12月)
▼兵役法廃止(11月)
▼GHQ、軍事保護院に関する覚書(軍事保護院の病院、療養所、患者収容所その他の病院施設を厚生省に移管、一般国民に開放、11月)
▼GHQ、陸海軍病院に関する覚書(陸海軍病院、療養所を厚生省に移管、一般国民に開放、11月)

【医事】

▼医師免許の特例に関する件公布(歯科医師から医師への転換を認める勅令、4月)
▼医務局(厚生省外局)設置(国立病院、国立療養所管理、12月、局長 塩田広重)
▼第1回国民栄養調査(12月)
▼癌研究会焼失(4月)→再開(21年8月、銀座)→移転(38年7月、西巣鴨)→移転(平成17年3月、有明)→公益財団法人がん研究会(23年4月)

[医育機関]

▼官立徳島医学専門学校(県立徳島医学専門学校移管、4月)
▼大連女子医学専門学校開校(4月)→戦後・廃止
▼高知県立女子医学専門学校開校(4月、校長 星野貞次)→廃止(21年3月)
▼官立米子医学専門学校開校(7月、校長 下田光造)→米子医科大学(23年2月)→鳥取大学医学部(24年5月)
▼北海道庁立女子医学専門学校開校(7月、校長 大野精七)→札幌医科大学(25年4月)
▼奈良県立医学専門学校開校(7月、校長 今村荒男)→奈良県立医科大学(22年7月)
▼和歌山県立医学専門学校開校(7月、校長 古武弥四郎)→和歌山県立医科大学(22年7月)
▼広島県立医学専門学校開校(8月、校長 林道倫)→広島県立医科大学(23年4月)→国立広島大学医学部(28年8月)

[医療施設]

▼青山脳病院を東京都に移管(3月)、都立松沢病院梅ケ丘分院発足(5月)
▼私立岩倉病院廃止(7月)→中部防衛管区京都陸軍病院精神病院岩倉分院に転用
▼聖路加国際病院(大東亜中央病院改称、9月)
▼国立療養所村松晴嵐荘(傷痍軍人療養所村松晴嵐荘移管、12月)

【医学】

▼ルリア(米) ファージの遺伝物質が細菌の遺伝物質に混入することを示唆(→1969年ノーベル生理学・医学賞)
▼ブラロック(米)、タウシグ(米) ファロー四徴症手術として鎖骨下動脈を肺動脈に端側吻合する方法を考案、成功(ブラロック・タウシグ手術)
▼クロード(白) 細胞の電子顕微鏡下の観察所見(小胞体、ミトコンドリアなどの微細構造)を報告(→1974年ノーベル生理学・医学賞)
▼米国でフッ素を虫歯予防のため水道水に添加

[帝国学士院賞]

▼循環器系疾患の機能検査 真下俊一

[ノーベル生理学・医学賞]

▼フレミング(英)、チェイン(英)、フローリー(英) ペニシリンの発見と種々の伝染病に対するその治療効果の発見に対して

昭和21年(1946)

【社会】

▼GHQ、公職追放の覚書を日本政府に指示(1月)、公職追放令(2月)、教職員追放令(5月)、労働追放令(12月)→公職追放覚書該当者解除法公示(26年11月)
▼米国教育使節団来日(GHQの要請による、3月)、報告書提出(3月)→初等教育行政・中等教育行政の改革(男女共学、6・3・3制導入、23年4月)
▼極東国際軍事裁判開始(5月)→判決(23年11月)
▼国号の呼称を「日本国」と決定(7月)
▼生活保護法公布(9月、10月施行、救護法、軍事保護法、母子保護法、医療

保護法、戦時災害保護法廃止)→廃止・(新)生活保護法(25年5月)

▼日本国憲法公布(11月、22年5月施行)

▼国連第1回総会(ロンドン、1月)

▼ペンシルベニア大学、大型電子計算機完成

【医事】

▼発疹チフス大流行(患者3万2366人、死者3351人)

▼母子愛育会(大日本母子愛育会改称、1月)

▼日本学校衛生会(帝国学校衛生会、日本連合学校歯科医会合併、1月)

▼厚生省研究所廃止、公衆衛生院(5月)、人口問題研究所(5月)、国立栄養研究所(22年5月)、労働省産業安全研究所(22年6月)に分離

▼第1回医師国家試験(外地引揚者、医学補習修了歯科医が対象、11月)

[医療行政]

▼国民医療法施行令改正[医師の実地修練、国家試験制度の採用(8月)、9月施行]

[医育機関]

▼久留米医科大学(九州高等医学専門学校昇格、3月)

▼昭和医科大学(昭和医学専門学校昇格、4月)

▼大阪医科大学(大阪高等医学専門学校昇格、4月)

▼兵庫県立医科大学(兵庫県立医学専門学校昇格、4月)

▼順天堂医科大学(順天堂医学専門学校昇格、5月)

▼東京歯科大学(東京歯科医学専門学校昇格、わが国最初の歯科大学、7月)

▼東京医科歯科大学(東京医学歯科専門学校昇格、8月)

▼東京看護教育模範学院(聖路加女子専門学校、日本赤十字女子専門学校、21年6月)→聖路加女子専門学校、日本赤十字女子専門学校(28年7月)に分離

[産婆・保健婦・看護婦協会]

▼日本産婆看護婦保健婦協会(日本産婆会、日本保健婦協会、日本帝国看護婦協会合同、11月)→日本看護協会(26年4月)、日本助産婦会(30年5月)

[医療施設]

▼国立療養所宮古南静園、米国軍政府所管となる(1月)→国立療養所宮古南静園(47年5月)

▼国立癩療養所奄美和光園、米国軍政府所管となる(2月)→国立療養所奄美和光園(28年12月)

▼沖縄県立国頭愛楽園、米国軍政府所管となる(4月)→国立療養所沖縄愛楽園(47年5月)

【医学】

▼久留勝(金沢医大)膵頭十二指腸切除術(術後3日目死亡)報告(18年施行)

▼林周一(国療清瀬病院)わが国初の肺結核に対する左肺全剔切除に成功

▼バインバーグ(加)内胸動脈心筋移植術(虚血性心疾患に対し)施行

▼レーダーバーク(米)、テータム(米)細菌における遺伝子組み換え現象を発見(→1958年ノーベル生理学・医学賞)

▼デルブリュック(米)、ハーシー(米)別々に、異なるウイルスからの遺伝物質をつなぐと新しいウイルス生まれることを発見(→1969年ノーベル生理学・医学賞)

▼オイラー(典)ノルアドレナリン(交感神経刺激伝達物質)を発見(→1970年ノーベル生理学・医学賞)

[帝国学士院賞]

▼小児腸管内細菌による毒物生成の実験的研究 平井金三郎

[ノーベル生理学・医学賞]

▼マラー(米)X線照射による突然変異の発見に対して

[ノーベル化学賞]

▼サムナー(米)酵素が結晶化されうることの発見に対して

▼ノースロップ(米)、スタンレー(米)酵素とウイルス蛋白質の純粋調製に対して

昭和22年(1947)

【社会】

▼人口7810万人(臨時国勢調査、10月)

▼教育基本法・学校教育法公布(3月、4月施行)、6・3・3制実施(4月)

▼第1回参議院議員選挙、第1回衆議院議員選挙、第1回知事・市町村長選挙、戦後初の地方議会選挙(4月)

▼労働基準法公布(4月、施行9月、11月)

▼日本国憲法施行(5月)

▼マーシャル米国務長官、欧州復興計画を発表(マーシャルプラン、6月)

▼パキスタン独立、インド独立(8月)

▼労働省設置(9月)→厚生労働省(平成13年1月)

▼帝国大学官制を国立総合大学官制に改組(帝国大学の名称廃止、9月)

▼コミンフォルム結成(ソ連・東欧など9か国共産党参加、9月)

▼国家公務員法公布(10月、11月施行)

▼(英)国民保健事業法(医療の国営化病院の国営化、家庭医の登録制)公布(11月)

▼警察法公布(12月、23年3月施行、国家地方警察・自治体警察)→全面改正

(29年7月)
▼内務省廃止(12月)
▼日本学士院(帝国学士院改称、12月)
▼児童福祉法公布(12月、23年1月施行)

【医事】

▼マラリア患者多発(1万1825人、死者456人)
▼原爆傷害調査委員会(ABCC)開設(広島、3月、長崎、23年7月)→放射線影響研究所(50年4月)
▼国立栄養研究所(公衆衛生院国民栄養部独立、5月、所長事務取扱 三木行治)
▼予防衛生研究所(厚生省所管)設置(5月 所長 小林六造)→国立予防衛生研究所(24年6月)→国立感染症研究所(平成9年4月)
▼労働省産業安全研究所(厚生省より移管、6月)→厚生労働省産業安全研究所(平成13年1月)→独立行政法人産業安全研究所(4月)→独立行政法人労働安全衛生総合研究所(18年4月)
▼東京大学伝染病研究所(東京帝国大学改称、10月)
▼日本医療団解散(11月)

[医療行政]

▼国立療養所官制公布(4月)
▼保健所法改正公布(9月、23年1月施行)
▼地域保健法公布(9月、23年4月施行)
▼医師会、歯科医師会及び日本医療団の解散等に関する法律の施行に関する政令公布(10月、11月施行、医師会及歯科医師会令廃止)
▼栄養士法公布(12月、23年1月施行)

[医育機関]

▼帝国大学医学部は大学医学部に変更(10月)
▼官公立医学専門学校6校(長崎医科大学附属、山梨県立、山梨県立女子、福岡県立、秋田県立女子、高知県立女子)廃止(3月)
▼岩手医科大学(岩手医学専門学校昇格、6月)
▼福島県立医科大学(福島県立女子医学専門学校昇格、6月)
▼東邦医科大学(帝国女子医学薬学専門学校昇格、6月)
▼名古屋女子医科大学(名古屋女子医学専門学校昇格、6月)
▼大阪女子医科大学(大阪女子医学専門学校昇格、6月)
▼大阪市立医科大学(大阪市立医学専門学校昇格、6月)
▼県立鹿児島医科大学(県立鹿児島医学専門学校昇格、7月)

[学会]

▼結核談話会設立(関東地方、1月)→胸部外科研究会(23年11月)→日本胸部外科学会(25年10月)
▼第12回日本医学会総会(大阪、4月、会頭 楠本長三郎)
▼日本交通医学会(日本鉄道医学会改称、4月)
▼日本公衆衛生学会設立(4月)
▼日本産業衛生学会(日本産業衛生協会改称、4月)
▼日本栄養・食糧学会設立(5月)
▼日本耳鼻咽喉科学会(大日本耳鼻咽喉科学会改称、4月)

[医師会・歯科医師会]

▼日本医師会、日本歯科医師会解散(GHQの指示による法律・政令により、11月)→社団法人日本医師会(22年3月)、社団法人日本歯科医師会(22年4月)

[医療施設]

▼国立中野病院(日本医療団中野療養所改称、日本医療団より移管)
▼国立療養所刀根山病院(日本医療団刀根山病院改称、日本医療団より移管、4月)
▼徳山博愛病院開院(わが国初のオープン制病院)

【医学】

▼シュピーゲル(米)、ワイシス(米) 定位脳手術を開始
▼リップマン(米) コエンザイムAを発見(→1953年ノーベル生理学・医学賞)
▼ブロック(英) 世界初の肺動脈弁切開(非直視下心臓手術)

[ノーベル生理学・医学賞]

▼C・コリ(米)、G・コリ(米) グリコーゲンの触媒的変化過程の発見に対して
▼ウーサイ(亜) 糖代謝に対する脳下垂体前葉ホルモンの機能の発見に対して

昭和23年(1948)

【社会】

▼ビルマ民主共和国独立(1月)
▼イスラエル共和国成立宣言(5月)
▼ソ連、ベルリン全面封鎖(6月)
▼国家公務員共済組合法公布(6月、7月施行)
▼福井県に大地震(6月、死者3769人)
▼第14回オリンピック大会(ロンドン、日本不参加、7月~8月)
▼(韓)大韓民国成立宣言(8月、大統領 李承晩)
▼朝鮮民主主義人民共和国樹立(9月、首相 金日成)
▼株式会社科学研究所(第1次)設立(理化学研究所解散、3月、社長 仁科

芳雄）
▼極東国際軍事裁判判決、東条英機ら7名に死刑（11月、12月執行）
▼食品衛生法公布（12月、23年1月施行）

【医事】
▼東京医事新誌復刊（1月）→廃刊（35年12月）
▼日本国立私立療養所患者同盟（日本患者同盟の前身）結成（3月）
▼WHO設立（4月憲章効力発生、9月本格的活動開始）
▼病院給食実施（5月）
▼科学捜査研究所設置（5月）→科学警察研究所（34年4月）
▼厚生省、母子手帳の配布開始（5月）
▼（米）ペンシルベニア州ドノラ事件（石炭による大気汚染、10月）

［医療行政］
▼全国都道府県に衛生部設置（1月）
▼麻薬取締法公布（3月、4月施行）
▼東京都監察医務院開院（3月）
▼墓地、埋葬等に関する法律公布（墓地及埋葬取締規則廃止、5月、6月施行）
▼予防接種法公布（6月、7月、24年6月施行）
▼予防接種法にBCG採用（6月）
▼優生保護法公布（国民優生法廃止、7月、9月施行）
▼性病予防法公布（7月）
▼厚生省医務局に看護課設置（7月、初代課長 保良せき）
▼薬事法公布・施行（旧薬事法廃止、7月）
▼医療法、医師法、歯科医師法、歯科衛生士法公布（7月、10月施行）
▼保健婦助産婦看護婦法公布（7月、看護婦25年9月施行、保健婦助産婦26年9月施行）
▼社会保険診療報酬支払基金設立（9月）

［医育機関］
▼官立医学専門学校5校、医科大学に昇格（2月）→国立大学医学部（24年5月）
弘前医科大学（弘前医学専門学校昇格、2月）
前橋医科大学（前橋医学専門学校昇格、2月）
松本医科大学（松本医学専門学校昇格、2月）
米子医科大学（米子医学専門学校昇格、2月）
徳島医科大学（徳島医学専門学校昇格、2月）
▼奈良県立医科大学（奈良県立医学専門学校昇格、6月）

［学会］
▼結核外科談話会設立（関西地方、2月）→胸部外科研究会（結核談話会、結核外科談話会合同、11月）→日本胸部外科学会（25年10月）
▼脳神経外科研究会設立（5月）→日本脳神経外科学会（26年10月）
▼日本鍼灸学会設立→日本鍼灸医学会（50年3月）→全日本鍼灸学会（55年1月）

［医師会］
▼社団法人日本医師会発足（3月、会長 高橋明）
▼社団法人日本歯科医師会発足（4月、会長 佐藤運雄）

［薬剤師会］
▼日本薬剤師協会設立（日本薬学会、日本薬剤師会合併、5月）

【医学】
▼中山恒明（千葉医大）胸壁前食道胃管吻合施行
▼ダッガー（米）オーレオマイシンを発見
▼サレット（米）副腎皮質ホルモンの一種のコルチゾンの合成に成功
▼ヤコブセン（丁）、ハルド（丁）アンタビュース（アルコール依存症治療薬）開発
▼エンダース（米）、ウェラー（米）、ロビンス（米）ポリオウイルス培養に成功（最初のウイルス培養 →1954年ノーベル生理学・医学賞）

［ノーベル生理学・医学賞］
▼ミュラー（瑞）DDTが多数の節足動物に対して接触毒として示すすぐれた効果の発見に対して

［ノーベル化学賞］
▼ティセリウス（典）電気泳動装置の考案および血清蛋白質の複合性に関する研究に対して

昭和24年（1949）

【社会】
▼日本学術会議設置（総理府所管、1月）、第7部（医歯薬、部長 塩田広重）
▼北大西洋条約調印（西欧12か国 4月、8月発効）
▼国立学校設置法公布・施行、国立大学（新制）発足（5月）
▼ドイツ連邦共和国成立（西独、5月）
▼中華人民共和国成立（10月、主席 毛沢東）
▼ドイツ民主共和国成立（東独、10月）
▼インドネシア連邦共和国成立（12月）
▼湯川秀樹（京大・在米）ノーベル物理学賞受賞（核力の理論による中間子存在の予言に対して）（12月）
▼私立学校法公布（12月、25年3月施行）
▼身体障害者福祉法公布（12月、25年4月施行）

【医事】
▼厚生省保険局、ペニシリン使用方針を決定（健保財政への配慮 2月）
▼国立遺伝学研究所設置（4月）
▼国立公衆衛生院（公衆衛生院改称、6月）
▼国立予防衛生研究所（予防衛生研究所改称、6月）
▼国立衛生試験所（東京衛生試験所改称、6月）
▼病院管理研修所設置（6月、所長 坂口康蔵）→病院管理研究所（36年6月）→国立医療・病院管理研究所（平成2年7月）
▼米薬剤師協会使節団来日（7月、9月医薬分業を勧告）
▼東北、北海道に小児マヒ集団発生（7月）
▼日本精神病院協会設立（10月）
▼避妊薬製造許可

［医療行政］
▼厚生省、大臣官房統計調査部設置（6月）
▼死体解剖保存法公布（6月、12月施行、監察医制度発足）

［医育機関］
▼鹿児島県立大学医学部（県立鹿児島医科大学改称、2月）
▼山口県立医科大学（山口県立医学専門学校昇格、2月）
▼横浜医科大学（横浜市立医学専門学校昇格、4月）
▼官立11医科大学、国立大学医学部と改称（5月）
弘前大学医学部（弘前医科大学改称、5月）
群馬大学医学部（前橋医科大学改称、5月）
千葉大学医学部（千葉医科大学改称、5月）
信州大学医学部（松本医科大学改称、5月）
新潟大学医学部（新潟医科大学改称、5月）
金沢大学医学部（金沢医科大学改称、5月）
岡山大学医学部（岡山医科大学改称、5月）
長崎大学医学部（長崎医科大学改称、5月）
熊本大学医学部（熊本医科大学改称、5月）
鳥取大学医学部（米子医科大学改称、5月）
徳島大学医学部（徳島医科大学改称、5月）

［学会］
▼日本産科婦人科学会設立（日本婦人科学会、産科婦人科医学会合併、4月）
▼日本ビタミン学会設立（5月）
▼日本体力医学会設立（7月）
▼日本気管食道科学会設立（11月）

［医療施設］
▼国立大学設置法により国立大学医学部附属医院は附属病院と改称（5月）

【医学】
▼本庄一夫（小倉記念病院） 膵頭部癌に対する膵全摘術にわが国で初めて成功
▼本庄一夫（小倉記念病院） 転移性肝癌に対して世界初の定型的肝右葉切除に成功
▼梶谷鐶、吉岡一、雨宮三代次（癌研） 胃癌の膵頭部浸潤に対し膵頭十二指腸切除にわが国で初めて成功
▼慶應大学病院にて非配偶者間人工授精第1号誕生
▼マックイストン（米） 表面冷却低体温麻酔法（33・2℃）を血管吻合手術に施行・成功
▼ヘンチ（米）、ケンダル（米） リウマチ性関節炎の治療におけるコルチゾンの有効性を確認（→１９５０年ノーベル生理学・医学賞）
▼リドレー（英） 人工水晶体の移植に成功
▼ド・デューヴ（白） リソソーム発見（→１９７４年ノーベル生理学・医学賞）
▼デュシック（墺） 脳内疾患の超音波診断を初めて報告

［文化勲章］
▼三浦謹之助（内科学）

［日本学士院賞］
▼脊髄後角内に於ける痛温度覚伝導に関する細胞群の決定に関する研究 久留勝

［ノーベル生理学・医学賞］
▼ヘス（瑞） 内臓の活動の調整を可能にする中脳の機能的な機構を発見したことに対して
▼モニス（葡） 前部前頭葉の白質切除法がある種の精神病に対して治療上の価値をもつことに対して

昭和25年（1950）

【社会】
▼人口８３２０万人（第7回国勢調査、10月）
▼年齢の数え方、満年齢に変更（1月1日）
▼生活保護法公布・施行（旧・生活保護法廃止、5月）
▼ＧＨＱ、警察予備隊7万５０００人創設、海上保安庁８０００人増員指示（再軍備開始、8月）
▼社会保障制度審議会、社会保障制度に関する勧告（10月）
▼ＮＨＫ東京テレビジョン放送局、定

期実験放送開始(11月)
▼地方公務員法公布(12月、26年2月施行)
▼朝鮮戦争勃発(6月)→28年7月休戦
▼沖縄群島政府発足(11月)

【医事】
▼第一生命、保健文化賞創設(1月)
▼日本精神衛生会(精神厚生会改称、8月)

[医療行政]
▼精神衛生法公布・施行(5月、精神病者監護法廃止)
▼狂犬病予防法公布・施行(8月)
▼GHQ、ストレプトマイシン国内製造許可(10月)
▼GHQ、パスカルシウム国内製造許可(12月)

[医育機関]
▼札幌医科大学(北海道道立女子医学専門学校昇格、2月)
▼東京女子医科大学(東京女子医学専門学校昇格、3月)
▼名古屋市立大学医学部(名古屋女子医科大学改称、4月)

[学会]
▼日本体質学会設立(1月)
▼日本東洋医学会設立(3月)
▼日本交通災害医学会(日本交通医学会改称、4月)
▼日本胸部外科学会(胸部外科研究会改称、10月)
▼電気泳動研究会設立(11月)→日本電気泳動学会(32年10月)

【医学】
▼林周一(東大) 内循環麻酔器をわが国初の臨床応用
▼宇治達郎(東大)、杉浦睦夫、深海正治(オリンパス光学工業) 胃カメラ開発
▼テイラー(米) インフルエンザCウイルス発見
▼セリエ(加) ストレス学説を提唱
▼J・ジュデ(仏)、R L・ジュデ(仏) 股関節人工骨頭置換術に成功
▼ラウレル(米) 慢性腎不全に対する腎移植第1号を報告

[日本学士院賞]
▼所謂骨端炎の研究 名倉重雄

[ノーベル生理学・医学賞]
▼ケンダル(米)、ライヒシュタイン(瑞)、ヘンチ(米) 副腎皮質ホルモンに関する発見およびその構造と生物学的な作用の発見に対して

昭和26年(1951)

【社会】
▼米大統領トルーマン、マッカーサー司令官解任(4月)
▼日本、世界保健機関(WHO)に加盟(5月)
▼対日講和条約調印、日米安全保障条約調印(9月、サンフランシスコ)

【医事】
▼結核は死因第2位、脳卒中が第1位となる。
▼日本ブラッドバンク開業(大阪、わが国の血液銀行、2月)
▼ボツリヌス食中毒発生(わが国初、北海道岩内町にて鰊のいずしによる、5月)
▼BCG有害論争(10月、日本学術会議有志BCG接種反対を表明、27年1月政治決着が図られBCG接種再開)

[医療行政]
▼結核予防法公布(旧結核予防法廃止3月、4月施行)
▼検疫法公布(海港検疫法廃止 6月、27年1月施行)
▼医薬分業法公布(6月、30年1月施行)

[学会]
▼日本公衆衛生協会設立(日本衛生会、日本公衆保健協会、日本公衆衛生学会合併、1月)
▼日本矯正医学会(行刑衛生会改称、1月)
▼第13回日本医学会総会(東京、4月、会頭 田宮猛雄)
▼日本眼科医会(日本眼科医師会改称、10月)
▼日本脳神経外科学会設立(脳神経外科研究会改称、10月)
▼日本臨床病理懇談会設立(11月)→臨床病理学会(28年12月)→日本臨床病理学会(30年11月)→日本臨床検査医学会(平成12年11月)
▼実験動物研究会設立(10月)→日本実験動物研究会(32年4月)→日本実験動物学会(55年4月)

[看護師会]
▼日本看護協会(保健婦・助産婦・看護婦・准看護婦)(日本産婆看護婦保健婦協会改称、7月)

【医学】
▼榊原亨(岡山市・榊原病院) わが国初の動脈管開存症の結紮術に成功(5月)
▼榊原亨(岡山市・榊原病院) わが国初の肺動脈狭窄症に対するブロック手術に成功(7月)
▼白壁彦夫(千葉大) 胃二重造影法を開発
▼時実利彦(東大) 筋電図国産第1号を試作
▼デニス(米) 人工心肺を初めて心臓手術に試用
▼リップマン(米) アセチルコエンザイムAを発見(→1953年ノーベル生理学・医学賞)
▼ラボリ(仏) クロルプロマジンを精

神疾患治療に導入

【文化勲章】
▼光田健輔（癩医学）

【文化功労者】
▼志賀潔、佐々木隆興、朝比奈泰彦、光田健輔

【日本学士院賞】
▼錐体外路系に関する研究　小川鼎三、平沢興

【ノーベル生理学・医学賞】
▼タイラー（南阿）黄熱病およびこの病気との闘いに関する発見に対して

昭和27年（1952）

【社会】
▼（韓）李承晩大統領、李承晩ラインを設定、竹島を韓国領と主張（1月）
▼琉球中央政府設立（4月）
▼対日講和条約・日米安保条約発効（4月）
▼公職追放令廃止（4月）
▼東京国際空港（羽田）開港（7月）
▼保安庁設置（8月、海上警備隊を警備隊と改称、10月警察予備隊を保安隊と改称）→防衛庁（29年7月）→防衛省（平成19年1月）
▼株式会社科学研究所（第2次）・科研化学設立［株式会社科学研究所（第1次）分離、8月］→株式会社科学研究所（第3次、31年2月）

【医事】
▼国立精神衛生研究所設置（1月、所長事務取扱　黒沢良臣）→国立精神・神経センター（61年10月）→国立精神・神経医療研究センター（平成22年4月）
▼藤楓協会設立（癩予防協会解散、6月）
▼（英）ロンドン煙霧事件（石炭による大気汚染、12月）

【医療行政】
▼栄養改善法公布（7月、12月施行）

【医育機関】
▼新制医科大学・医学部26校許可（2月）
　東邦大学医学部（東邦医科大学改称、2月）
　横浜市立大学医学部（横浜市立医科大学改称、2月）
　三重大学医学部（三重県立医科大学移管、2月）
　神戸医科大学（兵庫県立医科大学改称、2月）
　広島医科大学（広島県立医科大学改称、2月）
　久留米大学医学部（久留米医科大学改称、2月）
　鹿児島県立大学医学部（県立鹿児島医科大学改称、4月）
　順天堂大学医学部（順天堂医科大学改称、4月）

【学会】
▼日本脳波学会設立（6月）
▼輸血研究会設立（6月）→日本輸血学会（29年4月）→日本輸血・細胞治療学会（平成18年4月）
▼日本農村医学会設立（7月）
▼日本アレルギー学会設立（10月）

【医療施設】
▼東京厚生年金病院開院（10月）
▼東京都立梅ケ丘病院（都立松沢病院梅ケ丘分院昇格、11月）→（小児精神専門病院、49年6月）→東京都立小児総合医療センターに統合（平成22年3月）

【医学】
▼レーダーバーグ（米）細菌を攻撃するウイルスが細菌から別の細菌へ遺伝物質を伝えることがあることを発見、細菌の染色体外遺伝物質を含む構造物にプラスミドの名称を与えた（→1958年ノーベル生理学・医学賞）
▼ホジキン（英）、ハクスリー（英）神経細胞中のNaとCaの変化に基づいた神経の興奮理論を確立（→1963年ノーベル生理学・医学賞）

【文化勲章】
▼熊谷岱蔵（結核医学）

【文化功労者】
▼熊谷岱蔵

【日本学士院賞】
▼昆虫類を材料とする遺伝生化学的研究　吉川秀男

【ノーベル生理学・医学賞】
▼ワクスマン（米）ストレプトマイシンすなわち結核に有効な最初の抗生物質の発見に対して

昭和28年（1953）

【社会】
▼NHK、東京地区でテレビ本放送開始（2月）
▼朝鮮戦争休戦協定調印（7月）
▼私立学校教職員共済法公布（8月、29年1月施行）
▼奄美群島、日本に返還（12月）

【医事】
▼第1回結核実態調査（7～9月、患者数推計292万人）
▼水俣病患者第1号発病（12月）

【医療行政】
▼麻薬取締法公布（3月、4月施行、旧・麻薬取締法廃止）
▼らい予防法公布・施行（癩予防法廃止、8月）

【医育機関】
▼東京大学医学部衛生看護学科設置（4月）→保健学科（40年4月）→健康科学・看護学科（平成4年4月）→東京大

学大学院医学研究科健康科学・看護学専攻(8年4月)

▼国立広島大学医学部(広島医科大学移管、8月)

[学会]

▼日本ウイルス学会設立(5月)

▼日本化学療法学会設立(7月)

▼災害医学研究会設立(11月)→災害医学会(30年1月)→日本災害医学会(35年1月)→日本職業・災害医学会(平成12年1月)

▼臨床病理学会(日本臨床病理懇談会改称、12月)

[医療施設]

▼国立療養所奄美和光園[国立癩療養所奄美和光園(米国軍政府所管)改称、12月]

【医学】

▼スワン(米) 低温外科手術法を開発

▼ワトソン(米、在英)、クリック(英) DNAの構造(二重らせんモデル)提唱(→1962年ノーベル生理学・医学賞)

▼ギボン(米) 人工心肺装置を世界初の臨床応用(心臓手術)に成功

▼マレー(米) 虚血性心疾患に対する「内胸動脈冠状動脈バイパス」に成功

▼ソーク(米) 小児マヒ(ポリオ)ワクチン開発

▼ドーセ(仏) 白血球型を発見(→1980年ノーベル生理学・医学賞)

▼ヨンクマン(瑞)「トランキライザー」の薬剤名を提唱

[文化功労者]

▼北島多一(細菌学)

[恩賜賞]

▼吉田肉腫の病理学的研究 吉田富三

[日本学士院賞]

▼アゾメトリーの研究 岩崎憲

[ノーベル生理学・医学賞]

▼クレブス(英) トリカルボン酸サイクルの発見に対して

▼リップマン(米) コエンザイムAの発見およびそれが中間代謝に果たす重要性の発見に対して

昭和29年(1954)

【社会】

▼清掃法公布(4月、7月施行)

▼社会福祉事業振興会設立(4月)→社会福祉・医療事業団(60年1月)→独立行政法人福祉医療機構(平成15年10月)

▼学校給食法公布(6月)

▼警察法公布(全面改正、6月。警察庁、警視庁・道府県警察体制に変更)

▼防衛庁・自衛隊発足(7月)

▼日本学校保健会(日本学校衛生会改称、7月)

▼市町村職員共済組合法公布(7月、30年1月施行)

【医事】

▼ビキニ水爆実験で第5福竜丸被害(3月)

▼国立らい研究所(厚生省附属機関)設置(4月、30年7月開所、所長 小林六造)→国立多摩研究所(37年6月)→国立感染症研究センターハンセン病研究センター(平成9年4月)

▼国立東京第一病院にわが国初の「人間ドック」発足(7月)

▼第1回精神衛生実態調査(障害者130万人、7月)

▼大阪大学薬学部設置(7月)、以後、昭和40年までに、東京大学、京都大学、九州大学、北海道大学に設置

[医療行政]

▼あへん法公布(阿片法廃止、4月、5月施行)

▼医薬分業延期法公布(12月、31年4月まで延期)

[医育機関]

▼関西医科大学(大阪女子医科大学改称、12月)

[学会]

▼日本輸血学会(日本輸血研究会改称、4月)

▼日本麻酔学会設立(10月)

【医学】

▼長野泰一、小島保彦(東大伝研) ウイルス抑制因子の存在確認報告

▼稲生綱政(東大) わが国初の人工腎臓に成功

▼クライン(米) レセルピンを精神病治療に導入

▼マレー(米) 1卵性双生児間の腎移植に成功

▼リリハイ(米) 開放心外科手術に成功

▼エンダース(米) 麻疹ウイルスの組織培養に成功

[文化勲章]

▼勝沼精蔵(血液学・航空医学)

[文化功労者]

▼塩田広重(外科学)、勝沼精蔵

[日本学士院賞]

▼日本脳炎の蚊による伝播についての研究 三田村篤志郎

▼脳電図の研究 本川弘一

[ノーベル生理学・医学賞]

▼エンダース(米)、ウェラー(米)、ロビンス(米) ポリオウイルスが種々の組織培養の中で示す増殖能力の発見に対して

昭和30年(1955)

【社会】

▼人口8928万人(第8回国勢調査、10月)

▼第1回原水爆禁止世界大会広島大会(8月)

【医事】

▼森永ヒ素ミルク事件(浜本英次岡山大学教授が粉ミルクに混入したヒ素の慢性中毒と指摘、8月)

[医療行政]

▼珪肺及び外傷性せき髄障害に関する特別保護法公布(7月)↓じん肺法公布(35年3月)

[医育機関]

▼6年制大学医学部発足、医学部進学課程を35大学に設置(4月)

▼大阪市立大学医学部(大阪市立医科大学改称、4月)

▼国立鹿児島大学医学部(鹿児島県立大学医学部移管、4月)

[学会]

▼災害医学会(災害医学研究会改称、1月)

▼胃カメラ研究会設立(1月)↓日本胃カメラ学会(34年6月)↓日本内視鏡学会(36年9月)↓日本消化器内視鏡学会(48年4月)

▼第14回日本医学会総会(京都、4月、会頭 松本信一)

▼日本臨床病理学会(臨床病理学会改称、11月)

[助産婦会]

▼日本助産婦会(日本看護協会離脱、5月)↓日本助産師会(平成14年7月)

【医学】

▼木本誠二(東大) 心房中隔欠損症の縫合、心室中隔欠損症の縫合、ファロー四徴症根治手術に成功(わが国における開心術時代の始まり)

▼オチョア(米) 核酸塩基からRNAを作る酵素を開発、合成RNAの作製を可能にした(↓1959年ノーベル生理学・医学賞)

▼フレンケル-コンラート(独) 感染性ウイルスの人工的再構成に成功

▼サンガー(英) インスリンの全(アミノ酸)化学構造解明(↓1958年ノーベル化学賞)

[文化勲章]

▼二木謙三(伝染病学)

[日本学士院賞]

▼鼠蹊淋巴肉芽腫症の病原体に関する研究 宮川米次

[ノーベル生理学・医学賞]

▼テオレル(典) 酸化酵素の性質および作用の仕方に関係した発見に対して

昭和31年(1956)

【社会】

▼石原慎太郎、小説「太陽の季節」で芥川賞受賞(1月)

▼売春防止法公布(5月、33年4月施行)

▼公共企業体等共済組合法公布(6月、7月施行)

▼気象庁設置(中央気象台昇格、7月)

▼佐久間ダム完成(10月)

▼ハンガリー動乱(10月)

▼スエズ戦争開始(イスラエル軍エジプトに侵入、10月)

▼第16回オリンピック大会(メルボルン、11月～12月)

▼日本、国連加盟(12月)

【医事】

▼水俣病の正式発見(4月、新日本窒素附属病院入院の5歳女児)

▼東京大学法学部尾高朝雄教授、ペニシリン・ショックのため死去(5月)

▼インフルエンザ全国的に流行(12月～)

[学会]

▼日本不妊学会設立(3月)↓日本生殖医学会(平成18年4月)

▼国際自律神経学会日本支部設立(6月)↓日本自律神経研究会(41年12月)↓日本自律神経学会(48年11月)

▼日本人類遺伝学会設立(6月)

▼日本音声言語医学会設立(11月)

▼日本医真菌学会設立(12月)

▼内科神経同好会設立↓日本臨床神経学会設立(35年4月)↓日本神経学会(38年4月)

[医療施設]

▼日本赤十字社広島原爆病院開院(9月)↓広島赤十字・原爆病院(63年4月)

【医学】

▼曲直部寿夫(阪大) 人工心肺を用いてファロー四徴症根治手術に成功(わが国における人工心肺を用いた直視下心臓手術の第1例)

▼コーンバーグ(米) 核酸塩基に対する酵素の作用を用いてDNAを合成(↓1959年ノーベル生理学・医学賞)

▼サザーランド(米) サイクリックAMPの単離に成功(↓1971年ノーベル生理学・医学賞)

[文化勲章]

▼古畑種基(法医学)

[文化功労者]

▼古畑種基

[日本学士院賞]

▼微生物の免疫遺伝学的研究 井関尚栄

[ノーベル生理学・医学賞]

▼クールナン(米)、フォルスマン(独)、リチャーズ(米) 心臓カテーテル法に関係した発見および血液循環系に与えた病理学上の発見に対して

昭和32年(1957)

【社会】

▼日本南極観測隊、オングル島上陸(昭和基地を設置 1月)

▼水道法公布(水道条例廃止、6月、12月施行)

▼日本初の原子の火(茨城県東海原子力研究所、8月)

▼ソ連、人工衛星スプトーニク1号打ち上げ成功(10月)

【医事】

▼インフルエンザ(アジアかぜ)流行(5月)

▼労働省・労働衛生研究所開所(6月)→産業医学総合研究所(51年7月)→独立行政法人産業安全研究所(平成13年4月)→独立行政法人労働安全衛生総合研究所(18年4月)

▼国立放射線医学総合研究所開所(7月)

▼チバ・ゲストシンポジウム(閉塞性肺疾患についての世界最初の集会、9月)

[医療行政]

▼厚生省、国民皆保険4か年計画を決定(2月)

▼保険医療機関及び保険医療養担当規則(厚生省令、4月)

[学会]

▼日本実験動物研究会(実験動物研究会改称、4月)

▼日本形成外科研究会設立(6月)→日本形成外科学会(33年11月)

▼日本手の外科学会設立(7月)

▼人工内臓研究会設立(9月)→日本人工臓器学会(37年9月)

▼日本電気泳動学会(電気泳動研究会改称、11月)

[医師会]

▼日本医師会長に武見太郎就任(4月)→退任(56年4月)

【医学】

▼梅沢浜夫ら(東大応用微研) カナマイシン発見(10月)

▼萩野昇(富山) イタイイタイ病の鉱毒説を発表(12月)

▼岡田善雄(阪大微研) センダイウイルスによって世界初の異種の細胞融合に成功

▼アイザックス(英)、リンデンマン(英) インターフェロンの発見報告

▼セービン(米) 弱毒化したポリオウイルスを用いて、ポリオの生ワクチンを開発

▼ベイリー(米) 世界初の冠状動脈内血栓除去術に成功

▼バーネット(豪) 免疫抗体産出機構のクローン選択説提唱(→1960年ノーベル生理学・医学賞)

▼カールソン(典) ドーパミンが神経伝達物質であることを報告(→2000年ノーベル生理学・医学賞)

[文化勲章]

▼緒方知三郎(病理学)

[文化功労者]

▼緒方知三郎

[日本学士院賞]

▼核酸による溶血性連鎖状球菌の溶血毒増産現象の発見について 岡本肇

[ノーベル生理学・医学賞]

▼ボヴェ(瑞) 生体内物質の作用、特に血管系、骨格筋に対する作用を抑制する合成物に関連した発見に対して

昭和33年(1958)

【社会】

▼欧州経済共同体(EEC)発足(1月)

▼下水道法公布(旧・下水道法廃止、4月、34年4月施行)

▼公共用水域の水質の保全の関する法律(水質保全法)公布(12月)

▼工場排水等の規制に関する法律(工場排水規制法)公布(12月)

▼特殊法人理化学研究所設立(第3次科学研究所解散、10月)

▼東京タワー完工(12月)

▼岩戸景気(33年下期~36年下期)

【医事】

▼日本対癌協会設立(8月)

▼日本心身障害児協会設立(11月)

[医療行政]

▼学校保健法公布(4月、施行6月、10月)

▼角膜移植に関する法律公布(4月、7月施行)

▼衛生検査技師法公布(衛生検査技師制度創設、4月、7月施行)→臨床検査技師、衛生検査技師等に関する法律(45年5月公布、46年1月施行)

▼国民健康保険法全面改正(12月、34年1月施行)

[学会]

▼日本糖尿病学会設立(4月)

▼日本公衆衛生協会、学会設置(11月)→日本公衆衛生学会(46年10月)

[医療施設]

▼日本赤十字社長崎原爆病院開院(5月)

【医学】

▼長野泰一、小島保彦(東大伝研) ウイルス抑制因子を報告

▼井口潔(九大) わが国最初の「血管吻合器」開発

▼野村隆吉(名大) わが国最初の「高血圧性脳出血手術」成功

▼ハーショヴィッツ(米) 光ファイバーを利用した世界初の胃ファイバースコープを開発

▼ドーセ(仏) 組織適合抗原を発見(→

1980年ノーベル生理学・医学賞)

【文化勲章】
▼近藤平三郎(薬学・薬化学)
▼野副鉄男(有機化学)

【文化功労者】
▼近藤平三郎
▼野副鉄男

【日本学士院賞】
▼動物染色体の研究　牧野佐二郎
▼脈管外通液路系に関する研究　木原卓三郎

【ノーベル生理学・医学賞】
▼ビードル(米)、テータム(米)、レーダーバーグ(米)　遺伝子の組み換えおよび細菌における遺伝物質の形成にかんする発見に対して

【ノーベル化学賞】
▼サンガー(英)　蛋白質、特にインスリンの構造に関する研究に対して

昭和34年(1959)

【社会】
▼メートル法施行(尺貫法廃止、1月)
▼国民年金法公布(4月、11月施行)
▼安保闘争(4月~35年7月)
▼ソ連、ロケット月面到達(9月)

【医事】
▼科学警察研究所(科学捜査研究所改称、4月)
▼厚生省食品衛生調査会、水俣病の主因は有機水銀と厚生大臣に答申(11月)
▼関東地方を中心にアジ等の魚類からの腸炎ビブリオによる食中毒多発

【医療行政】
▼急性灰白髄炎(小児マヒ)、伝染病予防法による指定伝染病に指定される(6月)
▼日本学校安全会法公布(12月、施行35年3月)

【学会】
▼日本腎臓学会設立(1月)
▼日本平滑筋学会設立(1月)
▼第15回日本医学会総会(東京、4月、会頭　内村祐之)
▼国際肝臓研究会日本支部設立(4月)→日本肝臓学会(40年4月)
▼日本胃カメラ学会設立(6月)
▼日本母性衛生学会設立(10月)
▼熱帯医学研究会設立(10月)→日本熱帯医学会(35年9月)
▼日本老年医学会設立(11月)
▼日本精神身体医学会設立(11月)→日本心身医学会(50年7月)

【医療施設】
▼心臓血管研究所設立(5月、所長　小山晋太郎)
▼大阪府立成人病センター開設(9月、所長　今村荒男)

【医学】
▼葛西森夫(東北大)　先天性胆道閉塞症に「肝門部腸吻合術」施行
▼カーレンス(典)　縦隔鏡検査法を確立

【文化勲章】
▼吉田富三(病理学)

【文化功労者】
▼吉田富三

【日本学士院賞】
▼ビタミンB_1に関する研究　藤田秋治、木村廉、藤原元典、松川泰三
▼硬組織の生理および薬理の研究　岡田正弘

【ノーベル生理学・医学賞】
▼オチョア(米)、コーンバーグ(米)　RNA(リボ核酸)およびDNA(デオキシリボ核酸)の生物学的な合成の機構の発見に対して

昭和35年(1960)

【社会】
▼人口9342万人(第9回国勢調査、10月)
▼日米新安保条約調印(1月、6月発効)
▼石油輸出国機構(OPEC)結成(9月)
▼東京地裁、朝日訴訟判決(厚生大臣裁決取消、現行生活保護基準は憲法の理念に反する、10月)→東京高裁、却下(38年11月)→最高裁、本人死亡のため訴訟終了(42年5月)

【医事】
▼北海道・夕張市にて小児マヒ集団発生(5月~11月)
▼医療金融公庫法公布(6月、7月医療金融公庫設立)→社会福祉・医療事業団(60年1月)→独立行政法人福祉医療機構(平成15年10月)
▼東京医事新誌廃刊(最終号77巻12号、12月)
▼菅田政夫(東北大鳴子分院)、スモン症例を初めて報告

【医療行政】
▼じん肺法公布(3月、4月施行、珪肺及び外傷性せき髄障害に関する特別保護法廃止)
▼薬事法改正公布(薬剤師法公布のため、8月、36年2月施行)
▼薬剤師法公布(8月、36年2月施行)

【学会】
▼日本災害医学会(災害医学会改称、1月)
▼日本神経病理学会設立(2月)
▼日本臨床神経学会設立(内科神経同好会改称、4月)
▼肺癌研究会設立(6月)→日本肺癌学会(41年12月)

▼日本脈管学会設立(9月)
▼日本熱帯医学会(熱帯医学研究会改称、9月)

【医学】

▼ジャコブ(仏) メッセンジャーRNAの存在を報告(→1965年ノーベル生理学・医学賞)
▼ヤコブソン(米)「手術用双眼顕微鏡」を用いて血管吻合の新技術を開拓

[文化功労者]

▼今村荒男(内科学)

[ノーベル生理学・医学賞]

▼バーネット(豪)、メダワー(英) 獲得性免疫学的寛容性の発見に対して

昭和36年(1961年)

【社会】

▼ソ連、有人宇宙船ボストーク1号打ち上げに成功(4月)
▼米国、有人ロケット打ち上げに成功(5月)
▼東独、東西ベルリン境界線に「ベルリンの壁」建設(8月)

【医事】

▼広島大に原爆放射線医科学研究所設置(4月)
▼国民皆保険・皆年金実現(4月)
▼病院管理研究所(病院管理研修所改称、6月、所長 吉田幸雄)
▼小児マヒ、北海道、東京、大阪、九州にて大流行のためソ連製ワクチン使用開始(7月)
▼荻野昇(富山)、神通川流域のイタイイタイ病は公害と発表(6月)
▼レンツ(西独)、サリドマイド(睡眠薬)による奇形発生(あざらし児)を警告、西独、サリドマイド発売中止(11月)

[学会]

▼日本先天異常研究会開催(2月)→日本先天異常学会設立(8月)
▼医学史研究会設立(4月)
▼日本網内系学会設立(6月)→日本リンパ網内系学会(平成9年4月)
▼小児臨床神経学研究会設立(7月)→日本小児神経学研究会(39年3月)→日本小児神経学会(51年6月)
▼日本内視鏡学会(日本胃カメラ学会改称、9月)
▼超音波医学研究会発足(10月)→日本超音波医学会(昭和40年6月)
▼日本胸部疾患学会設立(10月)→日本呼吸器学会(平成9年4月)

[医療施設]

▼島田療育園開園(5月、園長 小林提樹)→島田療育センター(平成4年2月)

[医学]

▼ニレンバーグ(米) 試験管内で蛋白質合成の研究方法を開発(→1968年ノーベル生理学・医学賞)
▼コラーナ(米) アラニン転移RNA遺伝子の完全合成に成功(→1968年ノーベル生理学・医学賞)
▼ハーショヴィッツ(米)「胃十二指腸ファイバースコープ」を初めて使用

[文化功労者]

▼吉武弥四郎(生化学)
▼石原忍(眼科学)

[恩賜賞]

▼自律神経に関する研究 冲中重雄

[日本学士院賞]

▼二、三アミノ酸の中間代謝及び之に関する酵素の研究 市原硬、須田正巳

[ノーベル生理学・医学賞]

▼ベケシー(米) 耳の蝸牛内における刺激の物理的な機構の発見に対して

昭和37年(1962年)

【社会】

▼旧制学位制度終了(3月)
▼ばい煙の排出の規制等に関する法律公布(6月、12月施行)→廃止・大気汚染防止法(43年6月公布、12月施行)
▼社会保険庁設置(厚生省外局 7月)

【医事】

▼国立がんセンター設置(1月、5月病院診療開始、7月研究所業務開始、総長 中原和郎、病院長 久留勝)→国立がん研究センター(平成22年4月)
▼インフルエンザ大流行(3月)
▼厚生省 サリドマイド禍のためイソミンなど製造販売禁止(9月)
▼国立多摩研究所(国立らい研究所改称、6月)
▼地方公務員共済組合法公布(9月)

[学会]

▼日本温泉気候物理医学会(日本温泉気候学会改称、4月)
▼日本リウマチ学会設立(日本リウマチ協会より分離、5月)
▼日本臨床細胞学会設立(6月)
▼日本人工臓器学会(人工内臓研究会改称、9月)
▼日本生体医工学会設立(11月)

[薬剤師会]

▼日本薬剤師会(日本薬剤師協会より分離、7月)

【医学】

▼モルト(米)、マックハン(米)「切断肢再接着」に初めて成功
▼クライナート(米)、カスダン(米)「切断指再接着」に初めて成功
▼ガードン(英) クローンオタマジャクシの作製に成功(→2012年ノーベル生理学・医学賞)
▼ミラー(豪) 胸腺が免疫系器官であることを確認
▼眼の手術にレーザーが初めて使用される

【文化勲章】
▼梅沢浜夫（微生物学）
【文化功労者】
▼梅沢浜夫
【日本学士院賞】
▼カナマイシンの研究　梅沢浜夫
【ノーベル生理学・医学賞】
▼クリック（英）、ワトソン（米）、ウィルキンズ（英）　核酸の分子構造および生体中での情報伝達に果たす意義の発見に対して
【ノーベル化学賞】
▼ペルーツ（英）、ケンドルー（英）　球状蛋白質の構造に関する研究に対して

昭和38年（1963）

【社会】
▼老人福祉法公布（7月、8月施行）
▼（米）ケネディ大統領暗殺される（11月）
【医事】
▼熊本大水俣病研究班、水俣病は新日本窒素工場の廃液が原因と発表（2月）
▼厚生省、精神衛生実態調査実施（124万人、精神病57万人、精神薄弱40万人、その他27万人、7月）
▼癌研究会移転（7月、銀座から西巣鴨に）
▼アイ・バンク、慶大病院、順天堂医院に開設（10月）
【医育機関】
▼国立療養所東京病院リハビリテーション学院開設（わが国初のリハビリテーション学院、5月）
▼国立久里浜療養所にアルコール中毒特別病棟開設（7月）
【学会】
▼実地医家のための会発足（2月）→日本プライマリ・ケア学会（53年6月）→日本プライマリ・ケア連合学会（平成22年4月）
▼第16回日本医学会総会（大阪、4月、会頭　今村荒男）
▼日本病院管理学会設立（4月）→日本医療・病院管理学会（平成20年1月）
▼血管外科研究会発足（4月）→日本血管外科学会（平成4年7月）
▼日本神経学会（日本臨床神経学会改称、4月）
▼日本癌治療学会設立（8月）
▼日本リハビリテーション医学会設立（9月）
【医学】
▼町田製作所、日本初の「胃ファイバースコープ」完成
▼タレル（米）　結腸ファイバースコープ開発
▼スターツル、ムーア（米）　世界初の肝臓移植を施行（3月）
【文化勲章】
▼久野寧（生理学）
【文化功労者】
▼小野寺直助（内科学）
▼久野寧
【日本学士院賞】
▼カビ類代謝産物の中毒学的研究　小林芳人、浦口健二、三宅市郎
▼聴覚機構の研究　勝木保次
【ノーベル生理学・医学賞】
▼エックルズ（豪）、ホジキン（英）、ハクスリー（英）　神経細胞の末梢と中枢部の膜における刺激と抑制のイオン機構の発見に対して

昭和39年（1964）

【社会】
▼戦後第1回生存者叙勲発表（4月）
▼母子福祉法公布（7月、40年4月施行）
▼東海道新幹線開通、第18回オリンピック東京大会（10月）
【医事】
▼（米）公衆衛生局、肺癌死急増の原因は紙巻きタバコの吸い過ぎと発表（1月）
▼日本内科学会、腸疾患治療中、神経炎症状や下半身麻痺を併発する原因不明の疾患をスモン（SMON）と命名（5月）
▼新潟水俣病発生（6月）
▼愛知県がんセンター研究所・病院開設（12月）
【医育機関】
▼国立岐阜大学医学部（岐阜県立医科大学移管、4月）
▼国立神戸大学医学部（神戸医科大学移管、4月）
▼国立山口大学医学部（山口県立医科大学移管、4月）
▼昭和大学医学部（昭和医科大学改称、4月）
【学会】
▼日本小児外科学会設立（1月）
▼日本小児神経学研究会（小児臨床神経学研究会改称、3月）
▼日本消化器病学会（日本消化機病学会改称、5月）
▼日本核医学会設立（11月）
▼日本人間工学会設立（12月）
【医学】
▼ブラック（英）　β受容体遮断薬プロプラノロール開発に成功（→1988年ノーベル生理学・医学賞）
▼ヴレットリンド（典）　脂肪乳剤「イントラリピッド」開発
【日本学士院賞】
▼無カタラーゼ血液症の発見とその応用　高原滋夫

［ノーベル生理学・医学賞］
▼ブロック（米）、リネン（独） コレステロールおよび脂肪酸の新陳代謝の機構および調節に関する発見に対して

昭和40年（1965）

【社会】
▼人口9828万人（第10回国勢調査、10月）
▼日韓基本条約仮調印（2月）
▼米軍、南ベトナムに直接介入、北ベトナム爆撃開始（2月）
▼インターン反対闘争（願書提出せず、3月）
▼ベトナムに平和を！市民文化団体連合（ベ平連）結成（4月）
▼朝永振一郎、ノーベル物理学賞［シュウィンガー（米）、ファインマン（米）と共同受賞 量子電磁力学の物理学について深い考察をもって発展に寄与した功績に対して］

【医事】
▼理学療法士及び作業療法士法公布（6月、41年1月施行）
［医療行政］
▼母子保健法公布（8月、41年1月施行）
［医育機関］
▼東大医学部保健学科（衛生看護学科改称、4月）
［学会］
▼日本アルコール医学会設立（1月）→日本アルコール・薬物医学会（平成8年1月）
▼日本肝臓学会（国際肝臓研究会日本支部改称、4月）
▼日本超音波医学会（超音波医学研究会改称、6月）
▼日本新生児学会設立（7月）→日本周産期・新生児医学会（平成15年9月）
▼日本移植学会設立（10月）
［医療施設］
▼国立小児病院（国立世田谷病院改称、11月）

【医学】
▼梶谷鐶（癌研附属病院） 肝門部胆管癌に対して世界初の肝右葉切除・胆管切除・門脈合併切除再建（Eck 瘻）に成功
▼ローレンツ（墺）『動物及び人の行動について』2巻刊行（→1973年ノーベル生理学・医学賞）
▼ホリー（米） 転移RNAを発見（→1968年ノーベル生理学・医学賞）
▼ブランバーク（米） オーストラリア抗原（B型肝炎ウイルス）発見（→1976年ノーベル生理学・医学賞）
▼マギル（米）、フランシス（米） インフルエンザBウイルス発見
［文化勲章］
▼赤堀三郎（生物有機化学）
［文化功労者］
▼赤堀三郎
［日本学士院賞］
▼癌毒素及び発癌物質に関する研究 中原和郎、福岡文子
▼血色素並びに胆汁色素の研究 山岡憲二
［ノーベル生理学・医学賞］
▼ジャコブ（仏）、ルヴォフ（仏）、モノー（仏） 酵素およびウイルスの産生の遺伝的制御についての発見に対して

昭和41年（1966）

【社会】
▼全日空ボーイング727、羽田沖に墜落（2月4日）
▼カナダ太平洋航空機、羽田空港防潮堤に激突（3月4日）
▼羽田発のBOAC機、富士山上空にて空中分解（3月5日）
▼（中）文化大革命（5月～昭和52年7月）

【医事】
▼青年医師連合結成（3月）
▼フランス医学アカデミー、心臓停止の代わりに脳死を臨床的な死の判定に初めて用いた
［学会］
▼日本大腸肛門病学会（日本直腸肛門病学会改称、9月）
▼日本口腔外科学会（口腔外科学会改称、10月）
▼日本肺癌学会（肺癌研究会改称、12月）
▼日本自律神経学会（国際自律神経学会日本支部改称、12月）

【医学】
▼池田茂人（国立がんセンター） 「気管支ファイバースコープ」開発
▼石坂公成（在米） 免疫グロブリンE発見
▼ガイジュセク（米） クールーをチンパンジーに感染させることに成功（中枢神経系のウイルス病をヒトから他の種に感染させた最初）（→1976年ノーベル生理学・医学賞）
▼コルフ（米） 死体腎で腎移植施行（死体腎移植第1号）
［文化勲章］
▼仁田勇（結晶化学）
［文化功労者］
▼松本信一（皮膚病学）
［日本学士院賞］
▼苦蔘塩基を中心とする荳科アルカロイドの化学的研究 津田恭介
［ノーベル生理学・医学賞］
▼ラウス（米） 発癌ウイルスの発見に

対して
▼ハギンズ(米) 前立腺癌のホルモン療法に関する発見に対して

昭和42年(1967)

【社会】
▼人口1億超(1億20万人。国勢調査、10月)
▼第3次中東戦争勃発(6月5日~11日)
▼欧州共同体(EC)発足(7月)
▼公害対策基本法公布・施行(8月)→廃止・環境基本法公布(平成5年11月)
▼東南アジア諸国連合(ASEAN)成立(8月)
▼環境衛生金融金庫発足(9月)→国民生活金融公庫(平成11年10月)→株式会社日本政策金融公庫(20年10月)

【医事】
▼青年医師連合、インターン制度に反対、医師国家試験をボイコット(3月)
▼四日市喘息患者12人、石油コンビナート6社を相手に慰謝料請求訴訟(初の大気汚染公害訴訟、9月)
▼金沢大学がん研究所(結核研究所改組、6月)→がん進展制御研究所(平成23年4月)
▼京都大学結核胸部疾患研究所(結核研究所改組、6月)→胸部疾患研究所(63年4月)→大学院医学研究科・医学部・医学部附属病院・再生医科学研究所(平成10年4月)
▼東京大学医科学研究所(伝染病研究所改組、6月)
▼長崎大学熱帯医学研究所(風土病研究所改組、6月)

[学会]
▼日本交通医学会(日本交通災害医学会改称、3月)
▼第17回日本医学会総会(名古屋、4月、会頭 勝沼精蔵)
▼日本てんかん学会設立(4月)
▼日本看護学会設立(11月)

【医学】
▼杉村隆(国立がんセンター) MNNG(突然変異誘発剤)を用いてマウスに高率に胃癌を発生させることに成功
▼川崎富作(日赤中央病院) 川崎病を発表(3月)
▼コーンバーグ(米) 生物学的活性をもつDNA合成(→1959年ノーベル生理学・医学賞)
▼スネル(米) 組織適合性が特別な遺伝子によって決定されることを発見(→1980年ノーベル生理学・医学賞)
▼バーナード(南阿) ヒトの心臓移植に成功(12月、患者は18日目に死亡)

[文化勲章]
▼坂口謹一郎(微生物学・酵素学)

[文化功労者]
▼中田瑞穂(脳外科学)
▼坂口謹一郎

[日本学士院賞]
▼酸素添加酵素の研究 早石修

[ノーベル生理学・医学賞]
▼グラニット(典)、ハートライン(米)、ウォールド(米) 目の中で最初に起こる生理学的および化学的な視覚過程に関する発見に対して

昭和43年(1968)

【社会】
▼アラブ石油輸出国機構(OAPEC)結成(1月)
▼(米)キング牧師暗殺される(4月)
▼米国、小笠原諸島返還(4月)
▼大気汚染防止法公布(6月、12月施行)
▼騒音規制法公布(6月、12月施行)
▼郵便番号制度実施(7月)
▼チェコ事件(ソ連・東欧軍、チェコ占領、8月)
▼川端康成、ノーベル文学賞受賞(12月)

【医事】
▼東京大学医学部学生スト始まる(1月、全国的に学園紛争・医局紛争激化)→医師法改正(医師実地修練制度廃止・臨床研修制度規定、5月)
▼富山県のイタイイタイ病に関する厚生省の見解(神岡鉱山の廃液による)(5月)
▼和田寿郎(札幌医大)、本邦初の心臓移植手術を実施(8月、患者は83日目に死亡)
▼厚生省、水俣病の原因は新日本窒素水俣工場の排水、阿賀野川水銀中毒は昭和電工の排水と発表(9月)
▼カネミ油症事件起こる(長崎県、福岡県など西日本地域 10月)

[医育機関]
▼琉球大学保健学部開設(4月)→医学部保健学科(56年4月)

[学会]
▼人工透析研究会設立(5月)→日本透析療法学会(60年7月)→日本透析医学会(平成5年11月)
▼日本消化器外科学会設立(7月)

【医学】
▼ギルバート(米) 最初の抑制遺伝子を発見(→1980年ノーベル化学賞)

[文化勲章]
▼黒川利雄(内科学)

[文化功労者]
▼黒川利雄

[日本学士院賞]

▼無菌動物の研究　宮川正澄

[ノーベル生理学・医学賞]

▼ホリー(米)、コラーナ(米)、ニレンバーグ(米)　遺伝の暗号および蛋白質の合成におけるその機能の解明に対して

昭和44年(1969)

【社会】

▼東京大学安田講堂事件(東大全共闘学生らに占拠された安田講堂に機動隊8500人出動、封鎖解除、1月)

▼米・アポロ11号(アームストロング船長)、人類初の月面着陸に成功、月面歩行(7月)

【医事】

[学会]

▼日本医学教育学会設立(8月)

▼臨床薬理学研究会発足(秋、砂原茂一会長)→日本臨床薬理学会(55年2月)

【医学】

[文化勲章]

▼落合英二(薬化学)

[文化功労者]

▼落合英二

[学士院賞]

▼酵素による血液型の転換に関する実験的研究　井関尚栄

[ノーベル生理学・医学賞]

▼デルブリュック(米)、ハーシー(米)、ルリア(米)　ウイルスの増殖サイクルおよび細菌やウイルスにおける遺伝物質の役割に関する発見に対して

昭和45年(1970)

【社会】

▼人口1億3720万人(第11回国勢調査、10月)

▼日本万国博覧会開催(大阪千里丘陵、3月～9月)

▼閣議、日本の呼称「ニッポン」に統一を了承(7月)

▼公害関係14法律公布(公害対策基本法改正法、公害防止事業費事業者負担法、人の健康に係る公害犯罪の処罰に関する法律、海洋汚染防止法、破棄物の処理及び清掃に関する法律、水質汚濁防止法、農用地の土壌の汚染防止等に関する法律等、12月)

【医事】

▼東京・杉並区で光化学スモッグ発生(7月)

▼椿忠雄(新潟大)、スモンのキノホルム説を提唱(8月)

[医療行政]

▼臨床検査技師、衛生検査技師等に関する法律公布(5月、46年1月施行、衛生検査技師法廃止)

▼心身障害者対策基本法公布・施行(5月)→障害者基本法(平成5年12月)

[医育機関]

▼秋田大学医学部開学(4月、医学部長九嶋勝司)

▼杏林大学医学部開学(4月、医学部長勝沼晴雄)

▼川崎医科大学開学(5月、学長　柴田進)

▼北里大学医学部開学(5月、医学部長事務取扱　黒川正治)

[学会]

▼日本らい学会(日本癩学会改称、1月)

▼臨床心音図研究会(10月)→臨床心電図学会(57年3月)→日本心臓病学会(62年10月)

▼日本免疫学会設立(免疫化学研究会、免疫生物学研究会統合、11月)

[医療施設]

▼三井記念病院(三井厚生病院改称、4月)

【医学】

▼瀬在幸安(日大)　わが国初の大動脈冠状動脈バイパス手術に成功

▼フォンタン(仏)　三尖弁閉鎖手術に成功

▼スミス(米)　制限酵素を発見(→1978年ノーベル生理学・医学賞)

▼コラーナ(米)　遺伝子の人工合成に成功(→1968年ノーベル生理学・医学賞)

▼テミン(米)、ボルチモア(米)　逆転写酵素を発見(→1975年ノーベル生理学・医学賞)

[文化勲章]

▼冲中重雄(内科学・神経学)

[文化功労者]

▼冲中重雄

▼岡田要(動物発生学)

[ノーベル生理学・医学賞]

▼アクセルロッド(米)、オイラー(典)、カッツ(英)　神経終末における体液性伝達物質の発見と、その貯蔵、および不活化の機構に関する発見に対して

昭和46年(1971)

【社会】

▼台湾、尖閣列島領有権を主張(4月)

▼総理府に環境庁設置(7月)→環境省(平成13年1月)

▼日本円、為替相場変動制に移行(8月)

▼中国、尖閣列島領有権を主張(12月)

【医事】

[医療行政]

▼視能訓練士法公布(5月、7月施行)

[医育機関]
▼帝京大学医学部開学(4月、医学部長 高橋吉定)
▼東洋医科大学開学(4月、学長 古閑義之)→聖マリアンナ医科大学(48年4月)

[学会]
▼第18回日本医学会総会(東京、4月、会頭 沖中重雄)
▼日本公衆衛生学会設立(日本公衆衛生協会より分離、10月)

【医学】
▼ネイサンズ(米)、スミス(米) DNAを特定の部位で切断する制限酵素を単離(→1978年ノーベル生理学・医学賞)
▼シャリー(米) 視床下部の神経分泌ホルモン、CRF、LRHの分離・構造解明に成功(→1977年ノーベル生理学・医学賞)
▼ブラック(英) H_2受容体遮断薬シメチジン(抗潰瘍薬)開発に成功(→1988年ノーベル生理学・医学賞)

[日本学士院賞]
▼リボヌクレアーゼに関する研究 江上不二夫

[ノーベル生理学・医学賞]
▼サザーランド(米) ホルモンの作用機構の発見に対して

昭和47年(1972)

【社会】
▼第11回冬季オリンピック札幌大会開催(本邦初の冬季オリンピック大会、2月)
▼連合赤軍(あさま山荘)事件(軽井沢、2月)
▼米中共同声明(上海コミュニケ、2月)
▼奈良県・明日香村の高松塚古墳から極彩色の壁画発見(3月)
▼沖縄返還、沖縄県発足(5月)
▼労働安全衛生法公布(産業医設置 6月、10月施行)
▼第1回国連人間環境会議(ストックホルム)開催(6月)
▼日中共同声明調印、日中国交回復(9月)
▼環境庁、光化学スモッグの原因は自動車排出ガスであるとする汚染調査結果を発表(10月)

【医事】
▼スモン調査研究協議会、キノホルム剤がスモン病の原因であると発表(3月)
▼厚生省、特定疾患対策室設置(難病対策、7月)
▼特定疾患対策懇談会、難病として8疾患を指定(7月)

[医育機関]
▼自治医科大学開学(4月、学長 中尾喜久)
▼埼玉医科大学開学(4月、学長 落合京一郎)
▼名古屋保健衛生大学医学部開学(4月、学部長 小川透)→藤田保健衛生大学(59年6月)
▼愛知医科大学開学(4月、学長 橋本義雄)
▼福岡大学医学部開学(4月、学部長 樋口謙太郎)
▼兵庫医科大学開学(4月、学長 森村茂樹)
▼三重大学医学部(三重県立大学を国に移管、5月～50年4月移管完了)
▼金沢医科大学開学(6月、学長 大谷佐重郎)

[学会]
▼日本産業衛生学会(日本産業衛生協会改称、4月)
▼日本動脈硬化研究会設立(10月)→日本動脈硬化学会(49年5月)

[医療施設]
▼国立療養所宮古南静園(米国軍政府所管宮古南静園移管・改称、5月)
▼国立療養所沖縄愛楽園(米国軍政府所管国頭愛楽園移管・改称、5月)
▼東京都養育院附属病院開院(わが国初の本格的老人病院、6月)
▼日本赤十字社医療センター(日本赤十字社中央病院改称、11月)

【医学】
▼ハンスフィールド(英) X線CT開発、脳の断層撮影に成功(→1979年ノーベル生理学・医学賞)

[文化勲章]
▼早石修(生化学)

[文化功労者]
▼早石修

[恩賜賞・日本学士院賞]
▼筋の収縮及び弛緩の機構に関する研究 江橋節郎

[日本学士院賞]
▼リボゾーム再構成に関する研究 野村真康
▼糖尿病と高血圧症の基礎的研究 岡本耕造

[ノーベル生理学・医学賞]
▼エーデルマン(米)、ポーター(英) 抗体の化学構造に関する発見に対して

昭和48年(1973)

【社会】
▼ベトナム和平協定成立(パリ会議、1月)
▼第4次中東戦争勃発(10月～11月)
▼第1次石油危機(オイルショック、10月)

▼江崎玲於奈(在米)、ノーベル物理学賞[ジェーバー(米)と共同受賞 半導体および超伝導体内の各々におけるトンネル効果の実験的発見に対して、12月]

【医事】

▼宮崎県土呂久鉱山の慢性ヒ素中毒、第4の公害病に認定(1月)

[医療行政]

▼老人医療無料化制度実施(1月)

▼厚生省、乳児健康診査制度創設(6月)

▼公害健康被害の補償等に関する法律(公害健康被害補償法、10月)

[医育機関]

▼獨協医科大学開学(4月、学長 磯田仙三郎)

▼聖マリアンナ医科大学(東洋医科大学改称、4月)

▼愛媛大学医学部開学(11月、医学部長 須田正巳)

▼山形大学医学部開学(11月、医学部長 中村隆)

▼旭川医科大学開学(11月、学長 山田守英)

[学会]

▼日本自律神経学会(日本自律神経研究会改称、11月)

▼日本救急医学会設立(7月)

【医学】

▼ラウターバー(米)、マンスフィールド(英) MRI(磁気共鳴画像)の基本原理を発表(→2003年ノーベル生理学・医学賞)

▼ブラウン(米)、ゴールドスタイン(米) ヒト体細胞膜に存在する低密度リポ蛋白と結合する受容体の存在を発見(→1985年ノーベル生理学・医学賞)

▼シャリー(米)、ギルマン(米) 成長ホルモン分泌抑制因子の化学構造を決定、ホルモンの機序を解明(→1977年ノーベル生理学・医学賞)

▼ファインストーン(米) A型肝炎ウイルス発見

[文化勲章]

▼勝木保次(生理学)

[ノーベル生理学・医学賞]

▼ティンバーゲン(英)、フリッシュ(独)、ローレンツ(墺) 組織化および個体と社会の行動様式のはじまりに関する発見に対して

昭和49年(1974)

【社会】

▼国立公害研究所設置(3月、所長 大山義年)→国立環境研究所(平成2年7月)

▼ニクソン米大統領、ウォーターゲート事件で辞任(8月)

▼田中角栄首相、金脈問題で追及を受ける(11月)、退陣(12月)

▼佐藤栄作(前首相)、ノーベル平和賞受賞(12月)

▼戦後初の経済マイナス成長(マイナス1・2%)、狂乱物価(消費者物価指数23%上昇)

【医事】

▼FDA、発癌性が疑われたためクロロホルムの食品、化粧品への使用を禁止

[医育機関]

▼防衛医科大学校開校(4月、校長 松林久吉)

▼東海大学医学部開学(4月、医学部長 佐々木正五)

▼近畿大学医学部開学(4月、医学部長 伊勢村寿三)

▼筑波大学医学専門群開学(4月、学群長 阿南功一)

[学会]

▼日本集中治療医学会設立(2月)

▼日本動脈硬化学会(日本動脈硬化研究会改称、5月)

▼日本感染症学会(日本伝染病学会改称、11月)

[医療施設]

▼都立梅ケ丘病院(小児精神専門病院を明文化、6月)

▼国立病院医療センター開設(国立東京第一病院改組、11月)

【医学】

▼イェルネ(丁) 免疫ネットワーク説を提唱(→1984年ノーベル生理学・医学賞)

▼ドハーティ(豪)、ツィンカーナーゲル(瑞) キラーT細胞がウイルス感染細胞を殺すにはキラーT細胞の主要組織適合抗原(MHC)とウイルス感染細胞のMHCが同じ場合に限ることを発見(→1996年ノーベル生理学・医学賞)

[文化勲章]

▼石坂公成(免疫学)

[文化功労者]

▼石坂公成

[恩賜賞・日本学士院賞]

▼免疫グロブリンEの発見とレアギン型アレルギーの機序に関する研究 石坂公成

[ノーベル生理学・医学賞]

▼パラーデ(米)、ド・デューヴ(白)、クロード(白) 細胞の構造と機能の組織化に関する発見に対して

昭和50年(1975)

【社会】

▼人口1億1194万人(第12回国勢調査、10月)

▼ベトナム戦争終結(南ベトナム政府が無条件降伏、4月)
▼沖縄国際海洋博覧会(7月〜51年1月)
▼日本赤軍クアラルンプール事件(8月)
▼第1回サミット(主要先進国首脳会議)開催(パリ、11月)

【医事】
▼放射線影響研究所(ABCC改組、4月、広島、長崎)
▼WHO、喫煙と健康への影響(たばこ白書)発表(7月)
▼頭部CT、わが国に初輸入(東京女子医大脳神経センター、8月診療開始)

[医育機関]
▼滋賀医科大学開学(4月、学長 脇坂行一)
▼浜松医科大学開学(4月、学長 吉利和)
▼宮崎医科大学開学(4月、学長 勝木司馬之助)→宮崎大学医学部(平成15年10月)

[学会]
▼日本脳卒中学会(日本脳卒中研究会改称、1月)
▼日本熱傷学会設立(1月)
▼日本心臓血管外科学会(日本心臓血管外科協議会改称、2月)
▼日本鍼灸医学会(日本鍼灸学会改称、3月)
▼第19回日本医学会総会(京都、4月、会頭 平沢興)
▼日本心身医学会(日本精神身体医学会改称、7月)

【医学】
▼ミルスタイン(英)、ケーラー(独) モノクローナル抗体の開発に成功(→1984年ノーベル生理学・医学賞)

[文化勲章]
▼江橋節郎(薬理学)

[文化功労者]
▼江橋節郎

[日本学士院賞]
▼網膜における情報処理機構の研究 冨田恒男

[ノーベル生理学・医学賞]
▼テミン(米)、ボルチモア(米)、ダルベッコ(米) 腫瘍ウイルスと細胞の遺伝物質のあいだの相互作用の発見に対して

昭和51年(1976)

【社会】
▼ベトナム社会主義共和国成立(南北ベトナム統一、7月)
▼第21回オリンピック大会(モントリオール、7月)

【医事】
▼安楽死協会設立(1月)
▼(米)カレン・アン・クインラン裁判(ニュージャージー州最高裁、医師の同意があれば呼吸装置停止を認めるとの判決、3月)

[医育機関]
▼島根医科大学開学(学長 深瀬政市)→島根大学医学部(平成15年10月)
▼富山医科薬科大学医学部開学(4月、学長 平松博、医学部長事務取扱 小林収)→富山大学医学部(平成17年10月)

[学会]
▼日本小児神経学会(日本小児神経学研究会改称、6月)

[医療施設]
▼国立療養所村松晴嵐荘病院(国立療養所村松晴嵐荘改称、5月)

【医学】
▼ビショップ(米)、ヴァーマス(米) 癌遺伝子発見(→1989年ノーベル生理学・医学賞)
▼ツア・ハウゼン(独) 子宮頸癌の原因をHPV(ヒトパピローマウイルス)とする仮説を発表(→2008年ノーベル生理学・医学賞)

[文化勲章]
▼木村資生(遺伝学)

[文化功労者]
▼木村資生

[恩賜賞・日本学士院賞]
▼胃癌発生に関する実験的研究 杉村隆

[日本学士院賞]
▼糖脂質の生化学的研究 山川民夫

[ノーベル生理学・医学賞]
▼ブランバーグ(米)、ガイジュセク(米) 感染症の病原、伝播方式に関する新しい機序の発見に対して

昭和52年(1977)

【社会】
▼ダッカ日航機ハイジャック事件(日航機、ボンベイで日本赤軍によりハイジャックされ、ダッカに着陸、赤軍の要求を日本政府が超法規的処置により受け入れる、9月)
▼生物科学総合研究機構(生理学研究所、基礎生物学研究所)開所(岡崎、5月)→岡崎国立共同研究機構(生理学研究所、基礎生物学研究所、分子科学研究所、56年4月)→自然科学研究機構(国立天文台、核融合科学研究所、分子科学研究所、基礎生物学研究所、生理学研究所、平成16年4月)

【医事】
▼全身CT、わが国に初輸入(福島医大、4月)
▼聖隷浜松病院、新生児集中治療施設

(ＮＩＣＵ)開設(5月)

▼国立循環器病センター設置(6月、8月開院、総長 吉田常雄)→国立循環器病研究センター(平成22年4月)

▼腎臓移植研究会、千葉県・国立佐倉療養所に腎臓バンク設置(6月)

【医学】

▼高月清ら(京大) 成人Ｔ細胞白血病(ＡＴＬ)報告(4月)

▼ファーチゴット(米) 一酸化窒素(ＮＯ)の血管拡張作用説を提唱(→１９９８年ノーベル生理学・医学賞)

▼シャープ(米)、ロバーツ(米) 分断された遺伝子を別個に発見(→１９９３年ノーベル生理学・医学賞)

▼利根川進(在瑞) マウス胎児免疫グロブリン可変部の遺伝子の単離に成功(→１９８７年ノーベル生理学・医学賞)

[文化勲章]

▼田宮博(細胞生理化学)

[文化功労者]

▼田宮博

[恩賜賞・日本学士院賞]

▼X線による生体病理解剖の研究 高橋信次

[日本学士院賞]

▼シナプスの機能と形態に関する研究 内薗耕二

[ノーベル生理学・医学賞]

▼ギルマン(米)、シャリー(米) 脳内でのペプチドホルモンの生成に関する発見に対して

▼ヤロー(米) ペプチドホルモンの放射免疫学的測定法の開発に対して

昭和53年(1978)

【社会】

▼新東京国際空港開港(成田、5月)

▼日中平和友好条約調印(8月)

【医事】

▼インフルエンザ(香港・ソ連型)流行(3月)

▼国産ＣＴ第1号開発(東芝)

[医育機関]

▼高知医科大学開学(4月、学長 平木潔)→高知大学医学部(平成15年10月)

▼佐賀医科大学開学(4月、学長 古川哲二)→佐賀大学医学部(平成15年10月)

▼産業医科大学開学(4月、学長 土屋健三郎)

▼大分医科大学開学(4月、学長 中塚正行)→大分大学医学部(平成15年10月)

[学会]

▼日本気管支研究会設立(4月)→日本気管支学会(57年7月)→日本呼吸器内視鏡学会(平成15年5月)

▼日本高血圧学会設立(4月)

▼日本血栓止血学会設立(4月)

▼日本プライマリ・ケア学会(実地医家のための会改称、6月)

【医学】

▼ブラックバーン(米) テロメア構造の解明(→２００９年ノーベル生理学・医学賞)

▼ギルバート(米) 遺伝子組み換え技術により大腸菌内でのインスリン合成に成功

▼エドワーズ(英) ルイーズ・ブラウン(最初の体外受精児)誕生(→２０１０年ノーベル生理学・医学賞)

[文化勲章]

▼杉村隆(癌生化学)

[文化功労者]

▼杉村隆

[日本学士院賞]

▼ヒトの先天性心身障害の由来に関する研究 西村秀雄

[ノーベル生理学・医学賞]

▼ネイサンズ(米)、スミス(米)、アルバー(瑞) 制限酵素の発見およびこの酵素の分子遺伝学の分野への応用に関する研究に対して

昭和54年(1979)

【社会】

▼米中国交樹立(1月)

▼第1回国公立大学入試の共通一次学力試験実施(1月)

▼第5回先進国首脳会議(東京、6月)

▼(米)スリーマイル島原子力発電所事故(3月)

▼ソ連軍、アフガニスタンに侵攻、親ソ政権樹立(ソ連軍、12月〜１９８９年2月まで駐留)

【医事】

▼ＷＨＯ、天然痘根絶を発表(10月)

▼国立身体障害者リハビリテーションセンター開所(7月)→国立障害者リハビリテーションセンター(平成20年4月)

[医療行政]

▼角膜及び腎臓の移植に関する法律公布(12月、55年3月施行)

[学会]

▼第20回日本医学会総会(東京、4月、会頭 樋口一成)

▼日本レーザー医学会設立(11月)

【医学】

▼ウォーレン(豪) 胃粘膜よりヘリコバクター・ピロリ発見(→２００５年ノーベル生理学・医学賞)

[文化功労者]
▼高橋信次(放射線医学)

[日本学士院賞]
▼近代医学の史的基盤　川喜田愛郎
▼微生物の産業的利用に関する研究　有馬啓
▼肝臓の脂肪摂取細胞に関する研究　伊東俊夫
▼キニン系の蛋白化学とその制御に関する研究　鈴木友二

[ノーベル生理学・医学賞]
▼コーマック(米)、ハンスフィールド(英)　コンピューター断層撮影法の開発に対して

昭和55年(1980)

【社会】
▼人口1億1706万人(第13回国勢調査、10月)
▼第22回オリンピック大会(モスクワ、7月。米・西独・日本など西側諸国はソ連のアフガニスタン侵攻を理由に不参加)

【医事】
▼WHO、天然痘絶滅を宣言(5月)

[医育機関]
▼山梨医科大学開学(4月、学長　高安久雄)→山梨大学医学部(平成14年10月)
▼福井医科大学開学(4月、学長　高瀬武平)→福井大学医学部(平成15年10月)
▼香川医科大学開学(4月、学長　砂田輝武)→香川大学医学部(平成15年10月)

[学会]
▼肥満研究会発足(12月)→日本肥満学会(59年1月)
▼日本臨床薬理学会(臨床薬理研究会改称、2月)
▼日本実験動物学会(日本実験動物研究会改称、4月)
▼全日本鍼灸学会(日本鍼灸学会、日本鍼灸治療学会統合、4月)

【医学】
▼ドルニエ社(西独)　腎石破砕器を開発
▼ガロ(米)　HTLV(ヒトT細胞白血病ウイルス)-1を発見

[文化功労者]
▼津田恭介(薬学・有機化学)

[恩賜賞・日本学士院賞]
▼細胞融合現象の解析と細胞工学的応用　岡田善雄

[日本学士院賞]
▼アミノ配糖体抗生物質の合成に関する研究　梅沢純夫
▼ビタミンB_2の生合成機構に関する研究とその応用　満田久輝

[ノーベル生理学・医学賞]
▼ベナセラフ(米)、ドーセ(仏)、スネル(米)　免疫反応を制御する細胞表面の遺伝的に決定される構造の発見に対して

[ノーベル化学賞]
▼バーグ(米)　核酸の生化学の基礎的研究に対して
▼ギルバート(米)、サンガー(英)　核酸の塩基配列の決定に関する貢献に対して

昭和56年(1981)

【社会】
▼岡崎国立共同研究機構(生物科学総合研究機構改組、生理学研究所、基礎生物学研究所、分子科学研究所)開所(4月)
▼福井謙一(京大)、ノーベル化学賞[ホフマン(米)と共同受賞　化学反応過程の理論的研究に対して(研究は独立して行われた)、12月]

【医事】
▼癌、昭和26年以来の脳卒中を抜き、死因第1位となる(癌死17万人で死亡者総数の24%)
▼国連、国際障害者年採択(4月)
▼(米)CDC、AIDS該当例を報告(6月)

[医育機関]
▼琉球大学医学部開学(4月、部長　大橋正満)
▼琉球大医学部保健学科(保健学部改組、4月)

[学会]
▼日本看護科学学会設立(7月)

【医学】
▼日沼頼夫　ATL(成人T細胞白血病)患者からレトロウイルスを分離、ATLVと命名(後にHTLV-1と同一と判明)
▼エバンス(英)　ES(胚性幹)細胞の作製に成功(→2007年ノーベル生理学・医学賞)

[文化功労者]
▼名取礼二(筋生理学)

[恩賜賞・日本学士院賞]
▼インターフェロンの研究　長野泰一

[日本学士院賞]
▼生物レオロジーの理論的研究　岡小天
▼スキンド・ファイバー法による筋収縮機構の研究　名取礼二

[ノーベル生理学・医学賞]
▼スペリー(米)　大脳半球の機能分化に関する発見に対して
▼ヒューベル(米)、ウィーゼル(典)　大脳皮質視覚野における情報処理過程の発見に対して

昭和57年(1982)

【社会】
▼日航ジャンボ機、羽田空港沖で墜落(2月)

【医事】
▼川崎病流行(春)
▼老人保健法公布(老人医療の有料化8月、58年2月施行)
▼(米)CDC、AIDSの名称を正式に採用(9月)
▼(米)FDA、細菌より生産されたヒトインスリンの発売許可(遺伝子工学で生産されたはじめての商品、10月)

[学会]
▼日本受精着床学会設立(1月)
▼臨床心電図学会(臨床心音図研究会改称、3月)
▼日本気管支学会(日本気管支研究会改称、7月)
▼日本蘇生学会設立(9月)

【医学】
▼竹市雅俊(京大) 細胞接着分子カドヘリンを発見
▼プルシナー(米) 牛海綿状脳症に似たスクレピーを発症させたハムスターの脳から病気の原因となる蛋白質を分離、プリオン(感染性蛋白質粒子)と命名(→1997年ノーベル生理学・医学賞)
▼ショスタク(米) テロメア機能の発見(→2009年ノーベル生理学・医学賞)
▼モンタニエ(仏)、バレーシヌシ(仏) LAV(リンパ節腫関連ウイルス、後のHIV)発見(→2008年ノーベル生理学・医学賞)

[文化勲章]
▼津田恭介(薬学・有機化学)

[文化功労者]
▼岡田善雄(細胞生物学)

[日本学士院賞]
▼フラビン酵素に関する研究 八木国夫

[ノーベル生理学・医学賞]
▼ベルイストレーム(典)、サムエルソン(典)、ベイン(英) プロスタグランジンと関連した生物学的活性物質の発見に対して

昭和58年(1983)

【社会】
▼東京ディズニーランド開業(4月)
▼大韓航空機撃墜事件(9月)

【医事】
▼厚生省エイズ(AIDS)研究班発足(6月)
▼厚生省、脳死に関する研究班を発足(9月)

[医療行政]
▼トラホーム予防法廃止(行政事務の簡素合理化及び整理に関する法律、12月)

[学会]
▼日本周産期学会設立(1月)→日本周産期・新生児学会(平成15年9月)
▼日本医療情報学会設立(4月)

【医学】
▼鈴木雅州(東北大) 体外受精による妊娠に成功(3月、10月出産)
▼モンタニエ(仏)、バレ・シヌシ(仏) LAV(HIV)発見(→2008年ノーベル生理学・医学賞)
▼ツア・ハウゼン(西独) HPV(ヒトパピローマウイルス)16型DNAが子宮頸癌とその前癌病変に見出されることを報告(1984年、HPV18型DNAを分離)(→2008年ノーベル生理学・医学賞)
▼ウォーレン(豪)、マーシャル(豪) ヘリコバクター・ピロリの分離培養に成功(→2005年ノーベル生理学・医学賞)

[文化功労者]
▼利根川進(分子生物学)

[日本学士院賞]
▼視床下部-脳下垂体系の比較内分泌的研究 小林英司
▼ペプチド性神経伝達物質、特にP物質の研究 大塚正徳

[ノーベル生理学・医学賞]
▼マクリントック(米) 動く遺伝子の発見に対して

昭和59年(1984)

【社会】
▼日本人の平均寿命(男女ともに世界一)、男74・2歳、女79・8歳(簡易生命表発表、6月)
▼第23回オリンピック大会(ロサンゼルス、7月~8月)
▼三宅島の大噴火(10月)

【医事】

[学会]
▼日本呼吸器外科研究会発足(4月)→日本呼吸器外科学会(62年5月)
▼日本肥満学会(肥満研究会改称、1月)
▼家庭医学セミナー発足(11月)→家庭医療学研究会(61年11月)→日本家庭医療学会(平成14年11月)→日本プライマリ・ケア連合会(22年4月)

【医学】
▼利根川進(在米) ヒトのリンパ球T細胞の受容体構造を解明(→1987年ノーベル生理学・医学賞)
▼ガロ(米) HTLV-3(HIV)発見

［文化勲章］
▼高橋信次（放射線医学）
▼利根川進（分子生物学）
［文化功労者］
▼多田富雄（免疫学）
［日本学士院賞］
▼視床に関する研究　新見嘉兵衛
［ノーベル生理学・医学賞］
▼イェルネ（丁）、ケーラー（独）、ミルスタイン（英）免疫制御機構に関する理論の確立とモノクローナル抗体の作製法の確立に対して

昭和60年（1985）

【社会】
▼人口1億2105万人（第14回国勢調査、10月）
▼国際科学技術博覧会（科学万博）開催（筑波、3月～9月）
▼電電公社、専売公社民営化、日本電信電話株式会社（NTT）、日本たばこ産業株式会社（JT）開業（4月）
▼日航ジャンボ機、群馬県御巣鷹山で墜落（死亡520人、生存4人、日本航空史上最大の惨事、8月）
【医事】
▼社会福祉・医療事業団（社会福祉事業振興会、医療金融金庫統合、1月）
▼厚生省エイズ調査検討委員会　エイズ本邦第1号患者の確認報告（3月）
▼日本失明予防協会（日本トラホーム予防協会改称、7月）
▼厚生省、脳死診断の判定基準作成（12月）
▼（米）FDA、埋め込み式除細動装置を認可
［学会］
▼日本透析療法学会（人工透析研究会改称、7月）→日本透析医学会（平成5年11月）
【医学】
▼グライダー（米）テロメラーゼ発見（→2009年ノーベル生理学・医学賞）
［文化功労者］
▼高原滋夫（耳鼻咽喉科学）
［恩賜賞・日本学士院賞］
▼ミクロソームの複合酸素添加酵素系に関する研究　佐藤了
［日本学士院賞］
▼分子レベルにおける集団遺伝学の理論的研究　太田（原田）朋子
▼神経情報伝達の分子機構に関する研究　沼正作
▼細胞性免疫とその制御　山村雄一
［ノーベル生理学・医学賞］
▼ブラウン（米）、ゴールドスタイン（米）コレステロール代謝の制御に関する発見に対して

昭和61年（1986）

【社会】
▼ソ連、チェルノブイリ原発事故（4月）
【医事】
▼WHO、エイズウイルスの名称をヒト免疫不全ウイルス（HIV）に統一（7月）
▼国立精神・神経センター創設（国立武蔵療養所、国立武蔵療養所神経センター、国立精神・神経研究所統合、10月、総長　島薗安雄）
［学会］
▼日本外傷研究会（5月）→日本外傷学会（平成6年5月）
▼家庭医療学研究会（家庭医学セミナー改称、11月）
【医学】
［文化勲章］
▼名取礼二（筋生理学）
［文化功労者］
▼日沼頼夫（ウイルス学）
［恩賜賞・日本学士院賞］
▼小脳の神経機構と運動学習の機序　伊藤正男
［日本学士院賞］
▼ホルモン作用における情報の受容伝達機構に関する研究　西塚泰美
［ノーベル生理学・医学賞］
▼コーエン（米）、レヴィ・モンタルチーニ（伊／米）成長因子の発見に対して

昭和62年（1987）

【社会】
▼国鉄分割・民営化（6旅客会社、貨物会社、4月）
【医事】
▼エイズ予防財団設立（6月）
［医療行政］
▼精神保健法公布（精神衛生法改題、9月、63年7月施行）
［学会］
▼第22回日本医学会総会（東京、4月、会頭　中尾喜久）
▼日本呼吸器外科学会（日本呼吸器外科研究会改称、5月）
▼日本心臓病学会（臨床心電図学会改称、10月）
▼日本冠疾患学会設立
【医学】
▼カペッキ（米）、スミシーズ（米）ES細胞での相同遺伝子組み換え（ジーン・ターゲティング法）に成功（→2007年ノーベル生理学・医学賞）
［文化勲章］
▼岡田善雄（細胞遺伝学）

[文化功労者]
▼西塚泰美(生化学)
[日本学士院賞]
▼核酸の分子構造とその多形性に関する研究 坪井正道
▼センダイウイルスの発見及びその構造と機能に関する研究 石田名香雄
▼サルク・ファミリーがん遺伝子の研究 豊島久真男
[ノーベル生理学・医学賞]
▼利根川進(在米) 多様な抗体を生成する遺伝的原理の発見に対して

昭和63年(1988)

【社会】
▼青函トンネル開通(世界最長、3月)
▼瀬戸大橋開通(鉄道併用橋では世界最長、4月)
▼第24回オリンピック大会(ソウル、9月~10月)
▼パレスチナ解放戦線、パレスチナ国家樹立を宣言(11月)
【医事】
▼京都大学胸部疾患研究所(結核胸部疾患研究所改組、4月)
▼厚生省エイズ発病予防・治療に関する研究班発足(5月)
[学会]
▼日本内分泌外科学会設立(4月)
▼日本生命倫理学会設立(11月)
【医学】
▼ライア(伯) 世界初の生体部分肝移植を実施(12月)
[文化勲章]
▼西塚泰美(生化学)
[文化功労者]
▼山村雄一(免疫学)
[恩賜賞・日本学士院賞]
▼核酸塩基修飾に関する有機化学・生化学的研究 西村暹
[日本学士院賞]
▼二本鎖RNAウイルスの分子遺伝学的研究、特にRNAキャップ構造の発見 三浦謹一郎
▼腸内菌叢の系統的研究 光岡知足
▼中枢神経系および内在性化学物質による摂食調節の研究 大村裕
[ノーベル生理学・医学賞]
▼ブラック(英)、エリオン(米)、ヒッチングス(米) 薬物療法の重要な原理の発見に対して
[注]ブラックは受容体遮断薬(プロネタロール、プロプラノロール、シメチジン)の開発者、エリオン、ヒッチングスは細胞の核酸合成を妨げる新薬(ジアミノプリン、メルカプトプリン)の開発者

昭和64年/平成元年(1989)

【社会】
▼昭和天皇崩御(1月7日)
「平成」に改元(1月8日)
▼消費税実施(3%、4月)
▼(中)天安門事件(6月)
▼ベルリンの壁崩壊・撤去(11月)
▼臨時脳死及び臓器移植調査会設置法公布(12月、施行2年2月)
【医事】
▼国立健康・栄養研究所(国立栄養研究所改称、4月)
▼薬害エイズ事件(民事) 5月大阪、10月東京で製薬会社と厚生省に対する損害賠償訴訟→平成8年3月和解
[医療行政]
▼後天性免疫不全症候群の予防に関する法律(エイズ予防法)公布(1月、施行2月)→廃止・感染症新法公布(平成10年10月、施行11年4月)
【医学】
▼永末直文(島根医大) わが国初の生体部分肝移植、男児に施行(11月、2年8月死亡)
▼カペッキ(米)、スミシーズ(米) ノックアウトマウス作製に成功(→2007年ノーベル生理学・医学賞)
[文化功労者]
▼満田久輝(栄養化学)
[恩賜賞・日本学士院賞]
▼成人T細胞白血病のウイルス病因に関する研究 日沼頼夫
[日本学士院賞]
▼生体内情報伝達に係わる超微量ペプチドの研究―特に心房性ナトリウム利尿ホルモンの構造と機能に関する研究 松尾寿之
[ノーベル生理学・医学賞]
▼ビショップ(米)、ヴァーマス(米) レトロウイルスのもつ癌遺伝子が細胞起源であることの発見に対して
[注]論文に名を連ねたステーラン(仏)から受賞に対する異議申し立てが行われた。

平成2年(1990)

【社会】
▼人口1億2361万人(第15回国勢調査、10月)
▼第1回大学入試センター試験(1月)
▼ドイツ連邦共和国(統一ドイツ)誕生(東独を西独に編入、10月)
【医事】
▼国立医療・病院管理研究所(病院管理研究所改称、7月)
【医学】
▼(米)NIH、遺伝子治療を初めて承認(ADA欠損症、TNF遺伝子を用

いた皮膚癌の治療)

[文化功労者]

▼沼正作(生化学)

[日本学士院賞]

▼神経系の機能形態学、特に超高圧電子顕微鏡による定量的三次元構造解析　浜清

▼生物活性を有する微生物代謝産物、特にマクロライド抗生物質に関する研究(共同研究)　秦藤樹、大村智

[ノーベル生理学・医学賞]

▼マレー(米)、トーマス(米)　ヒトの病気の治療における臓器・細胞移植に関する発見に対して

平成3年(1991)

【社会】

▼湾岸戦争開始(多国籍軍、イラクへの空爆開始、1月～3月)

▼ソ連邦消滅(12月)

【医事】

[学会]

▼日本疫学会設立(1月)

▼日本内視鏡下外科手術研究会設立(3月)→日本内視鏡外科学会(7年2月)

▼第23回日本医学会総会(京都、4月、会頭　岡本道雄)

【医学】

▼バック(米)、アクセル(米)　匂い受容体を発見(→2004年ノーベル生理学・医学賞)

[日本学士院賞]

▼川崎病の診断法の確立、治療及び疫学に関する研究　川崎富作

▼細胞情報伝達におけるGTP結合蛋白質の役割に関する研究　宇井理生

[ノーベル生理学・医学賞]

▼ネーアー(独)、ザクマン(独)　細胞内に存在する単一のイオンチャネルの機能に関する発見に対して

平成4年(1992)

【社会】

▼第25回オリンピック大会(バルセロナ、7月～8月)

【医事】

▼臨時脳死及び臓器移植調査会(脳死臨調)、脳死を人の死とし脳死者からの臓器移植を認める最終答申を提出(1月)

[医育機関]

▼東京大学医学部健康科学・看護学科(衛生看護学科改組、4月)

[学会]

▼日本血管外科学会(血管外科研究会改称、7月)

▼日本乳癌学会設立(9月)

【医学】

[恩賜賞・日本学士院賞]

▼インターロイキン6(IL-6)に関する研究　岸本忠三

[日本学士院賞]

▼医事法制に関する研究　唄孝一

▼糖タンパク質糖鎖の構造と機能に関する研究　木幡陽

[ノーベル生理学・医学賞]

▼クレブス(米)、フィッシャー(米)　生体制御機構としての可逆性蛋白質リン酸化の発見に対して

平成5年(1993)

【社会】

▼EC統合市場発足(1月)

▼環境基本法公布(11月、公害対策基本法廃止)

【医事】

▼国立国際医療センター設置(国立病院医療センター、国立療養所中野病院統合、10月)→国立国際医療研究センター(平成22年4月)

▼障害者基本法(心身障害者対策基本法改正、12月)

[学会]

▼総合診療研究会発足(2月)→日本総合診療医学会(11年2月)→日本プライマリ・ケア連合学会(22年4月)

▼日本臨床腫瘍研究会設立(8月)→日本臨床腫瘍学会(14年3月)

▼日本透析医学会(日本透析療法学会改称、11月)

【医学】

[文化功労者]

▼織田敏次(医学)

[日本学士院賞]

▼レーザー照射による齲蝕予防その他歯科応用に関する研究　山本肇

▼高グリシン血症に関する研究(共同研究)　多田啓也、菊地吾郎

[ノーベル生理学・医学賞]

▼ロバーツ(米)、シャープ(米)　分断化された遺伝子の発見(スプライシング)に対して

平成6年(1994)

【社会】

▼英仏海峡トンネル開通(5月、11月列車運転開始)

▼関西国際空港開港(9月)

▼大江健三郎、ノーベル文学賞受賞(12月)

▼主要食糧の需給及び価格の安定に関する法律(食糧法)(12月公布、7年11月施行、食糧管理法廃止)

【医事】
▼エイズ訴訟起こる（4月）
［学会］
▼日本外傷学会（日本外傷研究会改称、5月）

【医学】
［文化勲章］
▼満田久輝（栄養化学・食糧化学）
［日本学士院賞］
▼RNAプロセシングの研究　志村令郎
▼エンドセリンの同定とその生理活性　真崎知生
▼ハチ毒、クモ毒の化学的、生理学的研究、特にジョロウグモ毒（JSTX）の神経科学的研究（共同研究）　中嶋暉躬、川合述史
［ノーベル生理学・医学賞］
▼ギルマン（米）、ロッドベル（米）　G蛋白質の発見とその細胞内における信号伝達機能の発見に対して

平成7年（1995）

【社会】
▼人口1億2557万人（第16回国勢調査、10月）
▼阪神・淡路大震災（1月、死者6434人）
▼地下鉄サリン事件（3月）

【医事】
▼横浜地裁、東海大病院安楽死事件の判決で、尊厳死の要件、安楽死の要件を示した（3月）
［医療行政］
▼精神保健及び精神障害者福祉に関する法律（精神保健福祉法、5月、施行7月、8年4月精神保健法廃止）
［学会］
▼日本内視鏡外科学会（日本内視鏡下外科手術研究会改称、2月）
▼第24回日本医学会総会（名古屋、4月、会頭　飯島宗一）
▼日本遺伝子治療学会設立（5月）

【医学】
［文化勲章］
▼花房秀三郎（ウイルス学・腫瘍学）
［文化功労者］
▼岡田節人（発生生物学）
▼高月清（内科学）
［日本学士院賞］
▼細胞表面の複合糖質と関連糖鎖に関する合成研究　小川智也
［ノーベル生理学・医学賞］
▼ルイス（米）、ニュスライン・フォルハルト（独）、ウィーシャウス（米）　初期の胚形成における遺伝的制御に関する発見に対して

平成8年（1996）

【社会】
▼在ペルー日本大使公邸占拠事件（12月～9年4月）

【医事】
▼病原性大腸菌O-157による食中毒、全国に発生
▼薬害エイズ事件（刑事、8月～10月）
▼国立社会保障・人口問題研究所（人口問題研究所・特殊法人社会保障研究所統合、12月）
［医療行政］
▼らい予防法廃止（4月）
［学会］
▼日本ハンセン病学会（日本らい学会改称、4月）

【医学】
［文化勲章］
▼伊藤正男（神経生理学・神経科学）
［恩賜賞・日本学士院賞］
▼抗体クラススイッチ制御に関する研究　本庶佑
［日本学士院賞］
▼動物細胞の接着因子カドヘリンの発見とその接着機構に関する研究　竹市雅俊
▼レニン・アンギオテンシン系に関する生化学ならびに分子生物学的研究（共同研究）　稲上正、村上和雄
▼核酸の合成と機能に関する研究―合成*ras*遺伝子関連の研究を中心として（共同研究）　池原森男、大塚栄子
［ノーベル生理学・医学賞］
▼ドハーティ（豪）、ツィンカーナーゲル（瑞）　細胞性免疫防御の特異性に関する発見に対して

平成9年（1997）

【社会】
▼秋田新幹線開通（3月）
▼消費税5%に引き上げ（4月）
▼香港、中国へ返還（7月）
▼米・火星探索機、火星に着陸（7月）
▼長野新幹線開通（10月）

【医事】
▼国立感染症研究所（国立予防衛生研究所改称、4月）
▼国立医薬品食品衛生研究所（国立衛生研究所改称、7月）
［医療行政］
▼臓器移植法公布（7月、10月施行）
▼介護保険法公布（12月、12年4月施行）
［学会］
▼日本呼吸器学会（日本胸部疾患学会改称、4月）
▼日本リンパ網内系学会（日本網内系学会改称、4月）

【医学】

［**文化功労者**］

▼柴田承二（薬学）

▼野村達次（実験動物学）

［**恩賜賞・日本学士院賞**］

▼神経伝達の分子メカニズムに関する研究　中西重忠

［**日本学士院賞**］

▼赤血球酵素異常による遺伝性溶血性貧血の研究　三輪史朗

［**ノーベル生理学・医学賞**］

▼プルシナー（米）　感染を引き起こす新たな生物学的因子であるプリオンの発見に対して

平成10年（1998）

【社会】

▼第18回冬季オリンピック大会（長野、2月）

▼金融監督庁、全金融機関の自己査定による3月末の不良債権は87兆5270億円と発表（7月）

▼金融再生法及び金融機能早期健全化法公布（10月）

▼この年、老年人口2000万人（全人口の16・2％）超える

▼世界人口60億人突破

【医事】

▼京都大学胸部疾患研究所改組（4月）基礎医学部門、生体医療工学センター統合、再生医科学研究所発足、臨床医学部門は京都大学医学研究科・医学部・医学部附属病院に移管

［**医療行政**］

▼感染症の予防及び感染症の患者に対する医療に関する法律（感染症新法）（10月公布、11年4月施行、感染症予防法、性病予防法、エイズ予防法廃止）

［**学会**］

▼東京保健科学学会設立（9月）↓日本保健科学学会（16年9月）

【医学】

▼ファイアー（米）、メロー（米）　二本鎖RNAによる新しい遺伝子発現抑制機構を発見（↓2006年ノーベル生理学・医学賞）

［**文化勲章**］

▼岸本忠三（免疫学）

［**文化功労者**］

▼豊島久真男（ウイルス学）

▼森亘（病理学）

［**日本学士院賞**］

▼膜リン脂質の構造と代謝に関する研究—大腸菌ホスホリパーゼの研究を中心に　野島庄七

▼中枢神経系の統合機能　佐々木和夫

［**ノーベル生理学・医学賞**］

▼ファーチゴット（米）、イグナーロ（米）、ムラード（米）　循環器系における情報伝達分子としての一酸化窒素の発見に対して

平成11年（1999）

【社会】

▼国旗国歌法公布・施行（8月）

▼国民生活金融公庫（環境衛生金融公庫、国民金融公庫統合、10月）

▼マカオ、中国に返還（12月）

【医事】

▼性の健康医学財団（日本性病予防協会改称、3月）

［**学会**］

▼日本総合診療医学会（総合診療研究会改称、2月）

▼第25回日本医学会総会（東京、4月、会頭　高久史麿）

【医学】

▼臓器移植法施行後、初の脳死移植（2月）

松田暉（阪大）　わが国初の脳死心臓移植

川崎誠治（信州大）　わが国初の脳死肝移植

［**文化功労者**］

▼日野原重明（医学）

［**日本学士院賞**］

▼細胞骨格の分子細胞生物学的研究　広川信隆

▼GTP結合タンパク質の反応機構ならびに生理機能に関する研究　上代淑人

［**ノーベル生理学・医学賞**］

▼ブローベル（米）　蛋白質が細胞内における蛋白質の輸送と局在を支配する内的因子の発見に対して

平成12年（2000）

【社会】

▼人口1億2693万人（老年人口が年少人口を超す、第17回国勢調査、10月）

▼第27回オリンピック大会（シドニー、9月～10月）

▼白川英樹（筑波大）、ノーベル化学賞［ヒーガー（米）、マクダイアミッド（米）と共同受賞　導電性ポリマーの発見と開発に対して、12月］

【医事】

▼21世紀における国民健康づくり運動（健康日本21）開始（1月）

▼介護保険法施行（4月）

［**学会**］

▼日本職業・災害医学会（日本災害医学会改称、1月）

▼日本臨床検査医学会（日本臨床病理学会改称、11月）

【医学】
▼日米欧国際ヒトゲノム計画チーム、ヒトゲノム解読ほぼ完了と報告
[文化功労者]
▼本庶佑(分子免疫学)
[恩賜賞・日本学士院賞]
▼アポトーシスの分子構造の研究 長田重一
[日本学士院賞]
▼インターフェロンを中心としたサイトカインの研究 谷口維紹
[ノーベル生理学・医学賞]
▼カールソン(典)、グリーンガード(米)、カンデル(米) 神経系の情報伝達に関する発見に対して

平成13年(2001)

【社会】
▼文部科学省(文部省、科学技術庁統合)、厚生労働省(厚生省、労働省統合)、環境省(環境庁昇格)(4月)
▼野依良治(名大)、ノーベル化学賞[ノールズ(米)、シャープレス(米)と共同受賞 触媒を用いた不斉水素化反応の研究に対して、12月]

【医事】
▼薬害エイズ事件(刑事) 安部英(元帝京大副学長)に無罪(東京地裁、検察控訴 3月)
▼独立行政法人国立健康・栄養研究所(国立健康・栄養研究所移行、4月)
▼ハンセン病訴訟判決、昭和35年以降隔離の違憲性は明白(熊本地裁、国は控訴断念 5月)
[医療行政]
▼ハンセン病療養所入所者等に対する補償金の支給等に関する法律(ハンセン病補償法)公布・施行(6月)
[医療施設]
▼東京大学医学部附属病院分院廃止(3月)、附属病院と統合(4月)

【医学】
[文化勲章]
▼豊島久真男(ウイルス学)
[文化功労者]
▼長田重一(生化学・分子生物学)
[恩賜賞・日本学士院賞]
▼初期発生における形態形成の基礎的研究 浅島誠
[日本学士院賞]
▼合成二分子膜の発見と分子組織化学の開拓 国武豊喜
▼血栓溶解の制御機構に関する研究 青木延雄
▼ビタミンDと骨に関する研究 須田立雄
[ノーベル生理学・医学賞]
▼ハートウェル(米)、ハント(英)、ナース(英) 細胞周期の主たる制御因子の発見に対して

平成14年(2002)

【社会】
▼ユーロ(欧州単一通貨)、12か国で流通開始(1月)
▼田中耕一(島津製作所)、ノーベル化学賞[フェン(米)と共同受賞 生体高分子の同定と構造解析の方法の開発に対して、12月]
▼小柴昌俊(東大)、ノーベル物理学賞[デービス(米)と共同受賞 天体物理学における先駆的貢献、特に宇宙ニュートリノの検出に対して、12月]

【医事】
▼国立医療保健科学院設置(国立公衆衛生院、国立医療病院管理研究所、国立感染症研究所の一部を統合、4月)
[学会]
▼日本臨床腫瘍学会(日本臨床腫瘍研究会改称、3月)
▼日本周産期・新生児医学会(日本新生児学会、日本周産期学会統合、9月)
▼日本家庭医療学会(家庭医療学研究会改称、11月)
[助産師会]
▼日本助産師会(日本助産婦会改称、7月)
[医療施設]
▼国立成育医療センター設置(国立小児病院、国立大蔵病院統合、3月)→国立成育医療研究センター(平成22年4月)

【医学】
[文化功労者]
▼太田朋子(集団遺伝学)
[日本学士院賞]
▼核酸の高次構造を利用したゲノム情報解析 関谷剛男
▼遺伝性神経疾患、特にスフィンゴリピドーシスの病理機序に関する研究 鈴木邦彦
[ノーベル生理学・医学賞]
▼ブレンナー(英)、ホーヴィッツ(米)、サルストン(英) 器官発生とプログラム細胞死(アポトーシス)の遺伝的制御に関する研究に対して

平成15年(2003)

【社会】
▼米・スペースシャトル「コロンビア」、大気圏再突入中に空中分解、飛行士7名全員死亡(2月)
▼少子化社会対策基本法公布(7月、9月施行)
▼地方独立行政法人法公布(7月、16年4月施行)

【医事】
▼中国・香港に新型肺炎(SARS)蔓延(4月)
▼ヒトゲノム解読完了(4月)
▼ふれあい福祉協会発足(藤楓協会解散、4月)
▼特殊法人理化学研究所解散(9月)、独立行政法人理化学研究所設立(10月、理事長 野依良治)
▼独立行政法人福祉医療機構(社会福祉・医療事業団独立行政法人移行、10月)

【医育機関】
▼宮崎医科大学、高知医科大学、佐賀医科大学、大分医科大学、福井医科大学、香川医科大学を宮崎大学、高知大学、佐賀大学、大分大学、福井大学、香川大学の医学部に移管(10月)

【学会】
▼第26回日本医学会総会(福岡、4月、会頭 杉岡洋一)
▼日本予防医学会設立(4月)
▼日本呼吸器内視鏡学会(日本気管支学会改称、5月)

【医学】
［文化勲章］
▼森亘(病理学・科学技術・学術振興)
［文化功労者］
▼菅野晴夫(腫瘍学・学術振興)
［恩賜賞・日本学士院賞］
▼細胞周期の制御と染色体分配の機構 柳田充弘
［日本学士院賞］
▼実験糖尿病の発症とその防止に関する研究 岡本宏
▼筋細胞におけるカルシウム・イオン動員機構に関する研究 遠藤實
［ノーベル生理学・医学賞］
▼ラウターバー(米)、マンスフィールド(英) MRI(核磁気共鳴画像診断法)の発見に対して

平成16年(2004)

【社会】
▼米・NASA探査車「スピリット」、火星着陸に成功(1月)
▼国立大学法人化(4月)
▼自然科学研究機構(岡崎国立共同研究機構改組、国立天文台、核融合科学研究所、分子科学研究所、基礎生物学研究所、生理学研究所、4月)
▼裁判員の参加する刑事裁判に関する法律(裁判員法)公布(5月、施行21年5月)

【医事】
▼国立長寿医療センター開設(2月)↓国立長寿医療研究センター(平成22年4月)
▼国立病院機構発足(4月 国立高度専門医療センター及び国立ハンセン病療養所を除く国立病院・国立療養所は独立行政法人に移行)

【学会】
▼日本保健科学学会(東京保健科学学会改称、9月)

【医学】
［文化功労者］
▼竹市雅俊(発生生物学)
▼柳田充弘(分子遺伝学・分子生理学)
［日本学士院賞］
▼上皮細胞間バリアーの分子基盤の解明 月田承一郎
▼ポリオウイルスの複製と病原性の研究 野本明男
［ノーベル生理学・医学賞］
▼アクセル(米)、バック(米) 匂い受容体の発見と匂い識別の機序

平成17年(2005)

【社会】
▼人口1億2777万人(第18回国勢調査、10月)
▼中部国際空港開港(2月)
▼日本国際博覧会(愛知万博、3月～9月)
▼JR福知山線で脱線事故(107人死亡、4月)

【医事】
▼石綿関連死の報告(クボタなど)相次ぐ(6月)
▼癌研究会、西巣鴨から有明に移転(7月)
▼(中)鳥インフルエンザのヒトへの感染初確認(11月)

【医育機関】
▼富山大学医学部(富山医科薬科大学医学部移管、10月)

【医学】
▼東京女子医科大学にて国産人工心臓初手術(5月)
［文化勲章］
▼日野原重明(内科学・看護教育・医療振興)
［文化功労者］
▼真崎知生(薬理学)
［日本学士院賞］
▼インフルエンザ制圧のための基礎的研究 喜田宏
▼KIT受容体を介した肥満細胞とカハール介在細胞の分化と癌化 北村幸彦
［ノーベル生理学・医学賞］
▼マーシャル(豪)、ウォーレン(豪) ヘリコバクター・ピロリおよび胃炎と消化性潰瘍におけるピロリ菌の役割の発見に対して

平成18年(2006)

【医事】

▼終末期医療問題化(富山県射水市民病院、人工呼吸器取り外し7件の報道、3月)

▼病気腎移植問題化(宇和島徳州会病院、宇和島市立病院、11月)

▼独立行政法人労働安全衛生総合研究所発足(独立行政法人産業安全研究所、独立行政法人産業医学総合研究所統合、4月)

[医療行政]

▼石綿による健康被害の救済に関する法律(石綿健康被害救済法)公布(2月、施行3月)

▼がん対策基本法公布(6月、施行19年4月)

[学会]

▼日本輸血・細胞治療学会(日本輸血学会改称、4月)

【医学】

▼山中伸弥、高橋和利(京大再生研)iPS(人工多能性幹)細胞作製に成功(8月 →2012年ノーベル生理学・医学賞)

[文化功労者]

▼中西重忠(神経科学)

▼松原謙一(分子生物学・学術振興)

[恩賜賞・日本学士院賞]

▼プロスタグランジン受容体の研究 成宮周

[日本学士院賞]

▼オートファジーの分子機構と生理機能の研究 大隅良典

▼好アルカリ性微生物の発見と、その生理及び応用に関する研究 掘越弘毅

▼超音波診断法の創始と発展に関する研究 和賀井敏夫

[ノーベル生理学・医学賞]

▼ファイアー(米)、メロー(米) 二本鎖RNAによる遺伝子サイレンシングに干渉するRNAの発見に対して

平成19年(2007)

【社会】

▼防衛省(防衛庁昇格、1月)

【医事】

[学会]

▼第27回日本医学会総会(大阪、4月、岸本忠三)

▼日本医療機器学会(日本医科器械学会改称、10月)

【医学】

[文化勲章]

▼岡田節人(発生生物学)

[文化功労者]

▼川島康生(移植外科学)

▼鈴木章夫(人工心肺)

[恩賜賞・日本学士院賞]

▼自然免疫による病原体認識とシグナル伝達 審良静男

[日本学士院賞]

▼連想記憶ニューロンの発見と大脳認知記憶システムの解明 宮下保司

[ノーベル生理学・医学賞]

▼カペッキ(米)、エバンス(英)、スミシーズ(米) ES細胞を用いてマウスの特定の遺伝子を改変する方法の発見に対して

平成20年(2008)

【社会】

▼米・証券大手リーマン・ブラザーズ破綻、米国発の金融恐慌が世界に波及(9月)

▼株式会社日本政策金融公庫(国民生活金融公庫民営化、10月)

▼南部陽一郎(米・シカゴ大)、ノーベル物理学賞(素粒子物理学における自発的対称性の破れの機構の発見に対して、12月)

▼小林誠(高エネルギー加速器研究機構)、益川敏英(京大)、ノーベル物理学賞(自然界に少なくとも3世代のクォークが存在することを予言する対称性の破れの起源の発見に対して、12月)

▼下村脩(米・プリンストン大)、ノーベル化学賞[チャルフィー(米)、チェン(米)と共同受賞 緑色蛍光蛋白質(GFP)の発見と応用に対して、12月]

【医事】

▼後期高齢者医療制度開始(4月)

▼国立障害者リハビリテーションセンター開設(国立身体障害者リハビリテーションセンター改称、10月)

【医学】

[日本学士院賞]

▼極低温電子顕微鏡の開発による膜タンパク質の構造決定 藤吉好則

▼新しい生理活性ペプチドの発見とその基盤的研究 寒川賢治

▼パラミクソウイルス病原性の分子基盤の解明と新規発現ベクターの創出 永井美之

[ノーベル生理学・医学賞]

▼ツア・ハウゼン(独) 子宮頸癌の原因となるHPV(ヒトパピローマウイルス)の発見に対して

▼バレ-シヌシ(仏)、モンタニエ(仏) AIDS(後天性免疫不全)ウイルスの発見に対して

平成21年(2009)

【社会】

▼ギリシャ財政危機表面化(10月)↓欧州債務危機拡大

【医事】

▼新型インフルエンザ世界的流行（メキシコに始まり、わが国では5月発見）

［医療行政］

▼肝炎基本対策法（肝炎法案）公布（12月、施行22年1月）

【医学】

［文化勲章］

▼日沼頼夫（ウイルス学）

［文化功労者］

▼審良静男（免疫学）

▼谷口維紹（分子生物学）

［日本学士院賞］

▼糖質を用いる多様な天然生理活性物質の全合成　竜田邦明

▼生理活性脂質と膜脂質代謝に関する研究　清水孝雄

▼細胞内カルシウム制御機構の研究　御子柴克彦

［ノーベル生理学・医学賞］

▼ブラックバーン（米）、グライダー（米）、ショスタク（米）　テロメアとテロメア合成酵素による染色体保護の仕組みの発見に対して

平成22年（2010）

【社会】

▼人口1億2806万人（第19回国勢調査、10月）

▼根岸英一（パデュー大）、鈴木章（北大）　ノーベル化学賞［ヘック（米）と共同受賞　有機合成におけるパラジウム触媒によるクロスカップリング法に対して、12月］

▼中国国内総生産（GDP）、世界第2位に（米国、中国、日本の順）

【医事】

▼外国人看護師3人誕生（3月）

▼都立小児総合医療センター発足（都立梅ケ丘病院統合、3月）

▼国立がん研究センター開設（国立がんセンター改称、4月）

▼国立循環器病研究センター開設（国立循環器病センター改称、4月）

▼国立精神・神経医療研究センター開設（国立精神・神経センター改称、4月）

▼国立成育医療研究センター開設（国立成育医療センター改称、4月）

▼国立長寿医療研究センター開設（国立長寿医療センター改称、4月）

［学会］

▼日本プライマリ・ケア連合学会（日本プライマリ・ケア学会、日本家庭医療学会、日本総合診療医学会合同、4月）

【医学】

［文化功労者］

▼山中伸弥（幹細胞生物学）

▼松尾寿之（生化学）

［恩賜賞・日本学士院賞］

▼人工多能性幹細胞（iPS細胞）の樹立　山中伸弥

［日本学士院賞］

▼新規生物機能性分子の創製とその応用に関する研究　大類洋、村橋俊一

▼プロテアソーム（蛋白質分解酵素複合体）の構造と機能に関する研究　田中啓二

［ノーベル生理学・医学賞］

▼エドワーズ（英）　体外受精の技術の確立に対して

平成23年（2011）

【社会】

▼チュニジア政権崩壊（アラブの春の先導、1月）

▼東日本大震災（死者1万5000人超、3月）

▼原子力緊急事態宣言（福島原発爆発、3月）

▼タイ洪水（7月～11月）

【医事】

▼金沢大学がん進展制御研究所（がん研究所改組、4月）

［学会］

▼第28回日本医学会総会（東京、4月、会頭　矢崎義雄）

【医学】

［日本学士院賞］

▼糖鎖生物学、とくに*N*-結合型糖鎖の病気での重要性についての先駆的業績　谷口直之

▼がん細胞における細胞シグナルとその制御機構に関する研究　宮園浩平

［ノーベル生理学・医学賞］

▼ボイトラー（米）、ホフマン（仏）　免疫機能の解明、自然免疫機能の解明

▼スタインマン（加）　免疫機能の解明、樹状細胞の発見に対して

平成24年（2012）

【社会】

▼領土問題再燃
韓国・李明博大統領、竹島上陸、日本政府抗議（8月）
日本政府、尖閣諸島を国有化、中国政府反発、反日運動暴徒化（9月）

【医学】

［文化勲章］

▼山中伸弥（幹細胞生物学）

［日本学士院賞］

▼制御性T細胞による免疫応答制御　坂口志文

［ノーベル生理学・医学賞］

▼ガードン（英）、山中伸弥（日）　成熟細胞が初期化され多能性をもつことの発見に対して

書名索引

原則として、標題の五十音順に記載し、副題等は割愛した。
同一標題の他書籍が混在している索引語があることに注意されたい。

あ

い

う

か

き

く

け

こ

さ

そ

た

ち

つ

な

に

ひ

ふ

へ

ほ

ま

み

や

ゆ

ゐ

ゑ

数字

欧文

泉 孝英 いずみ・たかてる
昭和11年徳島県生まれ．35年京都大学医学部卒．40年大学院修了，同大結核研究所附属病院助手，欧米留学(42年米国ロックフェラー大学，46年スウェーデン カロリンスカ病院)，結核胸部疾患研究所附属病院講師，研究所助教授を経て，64年京都大学教授(胸部疾患研究所/医学部，呼吸器病学)．研究所附属病院長，研究所長，米国胸部学会諮問委員，欧州呼吸器学会国際委員を歴任．平成10年米国胸部学会会長賞受賞．11年停年退官，名誉教授．退官後は公益財団法人京都健康管理研究会・中央診療所理事長として外来診療のかたわら，滋賀文化短期大学教授・学長，神戸薬科大学，同志社女子大学非常勤講師として医学一般，医療経済学を担当．

本文・装丁デザイン：町口 景(マッチアンドカンパニー)

日本近現代医学人名事典【1868-2011】
発 行 2012年12月15日 第1版第1刷©
編 集 泉 孝英
発行者 株式会社 医学書院
代表取締役 金原 優
〒113-8719 東京都文京区本郷1-28-23
電話 03-3817-5600(社内案内)
印刷・製本 三美印刷

ISBN978-4-260-00589-0